CURRENT
Diagnóstico e Tratamento

MEDICINA FÍSICA E REABILITAÇÃO

Revisão técnica desta edição:

Carlos Alberto Issa Musse
(Capítulos 1, 2, 4, 6, 8 a 11, 13, 16 e 17)
Professor adjunto da Faculdade de Medicina da Pontifícia Universidade Católica do Rio Grande do Sul (PUCRS).
Chefe do Serviço da Fisiatria do Hospital São Lucas (HSL) da PUCRS.
Especialista pela Associação Brasileira de Medicina Física e Reabilitação.
Membro da International Society of Physical and Rehabilitation Medicine (ISPMR).

Jacques Vissoky
(Capítulos 29, 30, 32, 33, 34, 36 e 39)
Médico ortopedista e do trabalho. Perito judicial.
Fellow em Ortopedia e Traumatologia pelo Robert Jones and Agnes Hunt Orthopaedic Hospital.
Mestre em Prevenção de Riscos Laborais (Ergonomia).

Juliana Donadussi Neuhaus Lignati
(Capítulos 21, 22, 24, 31, 37 e 42)
Médica fisiatra com área de atuação em Dor. Médica acupunturista. Médica do Serviço de Fisiatria do HSL da PUCRS.
Preceptora da Residência Médica e do Curso de Pós-graduação em Fisiatria do HSL da PUCRS.
Especialista pela Associação Brasileira de Medicina Física e Reabilitação e pelo Colégio Médico Brasileiro de Acupuntura.

Leon Kulkes
(Capítulos 3, 5, 7, 18 e 23)
Membro do corpo clínico do HSL da PUCRS. Especialista pela Associação Brasileira de Medicina Física e Reabilitação.
Certificado pela Sociedade Brasileira de Terapia por Ondas de Choque.

Luciana Schwan
(Capítulos 12, 26, 27, 35, 38 e 40)
Médica fisiatra. Professora adjunta da Faculdade de Medicina da PUCRS.
Professora do Centro de Estudos de Acupuntura (CESAC). Mestre em Clínica Médica.

Patricia Zambone da Silva
(Capítulos 14, 15, 19, 20, 25, 28 e 41)
Médica fisiatra. Mestre em Gerontologia Biomédica pela PUCRS.
Doutoranda em Gerontologia Biomédica da PUCRS.

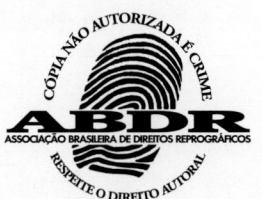

C976   CURRENT medicina e reabilitação : diagnóstico e tratamento /
       Organizador, Ian B. Maitin, organizador associado, Ernesto
       Cruz ; tradução: Jacques Vissoky, Maria da Graça Figueiró
       da Silva Toledo. – Porto Alegre : AMGH, 2016.
       xvi, 735 p. il. ; 25 cm.

       ISBN 978-85-8055-578-3

       1. Medicina física. 2. Reabilitação. 3. Fisiatria. I. Maitin,
       Ian B.

                                                    CDU 616:615.8

Catalogação na publicação: Poliana Sanchez de Araujo – CRB 10/2094

Um livro médico LANGE

CURRENT
Diagnóstico e Tratamento
MEDICINA FÍSICA E REABILITAÇÃO

Organizador

Ian B. Maitin, MD, MBA
Professor and Chair
Physical Medicine and Rehabilitation
Temple University School of Medicine
Philadelphia, Pennsylvania

Organizador associado

Ernesto Cruz, MD
Associate Professor
Physical Medicine and Rehabilitation
Temple University School of Medicine
Philadelphia, Pennsylvania

Tradução
Jacques Vissoky
(Capítulos 29, 30, 32-34, 36 e 39)

Maria da Graça Figueiró da Silva Toledo
(Capítulos 1-28, 31, 35, 37, 38, 40-42)

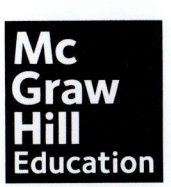
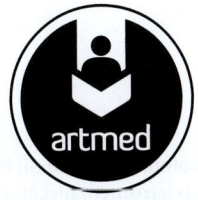

AMGH Editora Ltda.

2016

Obra originalmente publicada sob o título *Current Diagnosis and Treament: Physical Medicine and Rehabilitation*, 1st edition
ISBN 0071793291 / 9780071793292

Original edition copyright © 2015, McGraw-Hill Education Global Holdings, LLC. All rights reserved.

Portuguese language translation copyright © 2016 AMGH Editora Ltda., a Grupo A Educação S.A. company. All rights reserved.

Gerente editorial: *Letícia Bispo de Lima*

Colaboraram nesta edição:

Coordenadora editorial: *Verônica de Abreu Amaral*

Editora: *Dieimi Deitos*

Preparação de originais: *Ana Claudia Regert Nunes Bragé*

Leitura final: *Camila Wisnieski Heck*

Arte sobre capa original: *Kaéle Finalizando Ideias*

Editoração: *Know-how Editorial*

Nota

A medicina é uma ciência em constante evolução. À medida que novas pesquisas e a experiência clínica ampliam o nosso conhecimento, são necessárias modificações no tratamento e na farmacoterapia. Os autores desta obra consultaram as fontes consideradas confiáveis, num esforço para oferecer informações completas e, geralmente, de acordo com os padrões aceitos à época da publicação. Entretanto, tendo em vista a possibilidade de falha humana ou de alterações nas ciências médicas, os leitores devem confirmar estas informações com outras fontes. Por exemplo, e em particular, os leitores são aconselhados a conferir a bula de qualquer medicamento que pretendam administrar, para se certificar de que a informação contida neste livro está correta e de que não houve alteração na dose recomendada nem nas contraindicações para o seu uso. Essa recomendação é particularmente importante em relação a medicamentos novos ou raramente usados.

Reservados todos os direitos de publicação, em língua portuguesa, à
AMGH EDITORA LTDA., uma parceria entre GRUPO A EDUCAÇÃO S.A. e McGRAW-HILL EDUCATION
Av. Jerônimo de Ornelas, 670 – Santana
90040-340 – Porto Alegre – RS
Fone: (51) 3027-7000   Fax: (51) 3027-7070

Unidade São Paulo
Rua Doutor Cesário Mota Jr., 63 – Vila Buarque
01221-020 – São Paulo – SP
Fone: (11) 3221-9033

SAC 0800 703-3444 – www.grupoa.com.br

É proibida a duplicação ou reprodução deste volume, no todo ou em parte, sob quaisquer formas ou por quaisquer meios (eletrônico, mecânico, gravação, fotocópia, distribuição na Web e outros), sem permissão expressa da Editora.

IMPRESSO NO BRASIL
PRINTED IN BRAZIL

Em memória de Ann Judith Maitin e em honra ao Dr. David L. Maitin,
por seu amor, apoio e incentivo.

Autores

Alberto Esquenazi, MD
John Otto Haas Chair and Professor
Department of PM&R & Chief Medical Officer
Director Gait & Motion Analysis Laboratory and Regional
    Amputee Center
MossRehab Hospital
Elkins Park, Pennsylvania
*Análise da marcha, Amputação de membro superior,
    reabilitação e restauração com prótese*

Alfy Olufade, MD
Emory Orthopedics and Spine Center
Assistant Professor of Physical Medicine and Rehabilitation
Emory University School of Medicine
Atlanta, Georgia
Reabilitação de condições musculoesqueléticas comuns

Alyson Axelrod, DO
Temple/Moss PRM&R Residency
Philadelphia, Pennsylvania
Reabilitação clínica, reabilitação do AVC

Amit Bharara, MD
Pulmonary Critical Care Fellow
Medical College of Virginia
Richmond, Virginia
Reabilitação pulmonar

Andrea Brown, MD
Assistant Professor of Physical Medicine and Rehabilitation
Temple University School of Medicine
Philadelphia, Pennsylvania
Cadeiras de rodas e dispositivos de assistência

Anjali Shah, MD
Associate Professor of Physical Medicine and Rehabilitation
University of Texas Southwestern
Dallas, Texas
Esclerose múltipla

Arthur Gershkoff, MD
Clinical Director, Stroke and Neurological Diseases Program
MossRehab Hospital
Elkins Park, Pennsylvania
Associate Professor PM&R
Sidney Kimmel Medical College
Adjunct Associate Professor PM&R
Temple University School of Medicine
Philadelphia, Pennsylvania
Reabilitação de AVC

Barkha B. Manne, MD
The University of Oklahoma Health Sciences Center
Department of Neurology
Oklahoma City VA Medical Center
Neurology/Rehabilitation Services
Oklahoma City, Oklahoma
Abordagem ao paciente de medicina física e reabilitação

C. Obi Onyewu, MD
Mid Atlantic Spine & Pain Physicians
Newark, Delaware
Adjunct Assistant Clinical Professor
Temple University Medical School
Philadelphia, Pennsylvania
Assistant Director Pain Medicine Fellowship Program
Physical Medicine & Rehabilitation Department
Temple University Hospital
Philadelphia, Pennsylvania
Intervenção para controle da dor

C. R. Sridhara, MD
Director, Moss Rehab Electrodiagnostic Center
Diretor, Graduate and Undergraduate Medical Education,
    Moss Rehab
Associate Chairman, Department of PM&R, Albert Einstein
    Medical Center
Clinical Professor of Rehabilitation Medicine, Jefferson
    Medical College
Adjunct Professor, Department of PM&R, Temple University
    School of Medicine
MossRehab at Elkins Park
Elkins Park, Pennsylvania
Eletromiografia

Caitlin Innerfield, MD
Attending Physiatrist
RA Pain Services
Washignton Township and Mount Laurel, New Jersey
Prótese total

Christopher Connor, DO
Chief Resident
Temple/Moss PM&R Residency
Philadelphia, Pennsylvania
Doenças vasculares, reabilitação esportiva

Daniel Moon, MD
Attending Physiatrist
MossRehab Hospital
Elkins Park, Pennsylvania
*Reabilitação de AVC, Emergências clínicas na medicina
    de reabilitação*

Danielle Ryan, DO
Physical Medicine & Rehabilitation Associates
Porthsmouth, Ohio
Lesão na medula espinal, Reabilitação clínica

Dave Brown, DO
Clinical Professor
Department of Physical Medicine and Rehabilitation
Rutgers Robert Wood Johnson Medical School
Piscataway, New Jersey
Director, Outpatient Services
JFK/Johnson Rehabilitation Institute
Edison, New Jersey
Miopatias

AUTORES

David Lichten, MD
Performance Spine and Sports Physicians, P.C.
Pottstown, Pennsylvania
Reabilitação da coluna

David Mahon, DO
Sports Fellow
San Diego Sports Medicine
San Diego, California
Reabilitação da coluna

David Stolzenberg, DO
Premier Sports and Spine Rehabilitation
Chadds Ford, Pennsylvania
Emergências clínicas na medicina de reabilitação

Dean Balagtas, DO
Interventional Physiatrist,
Northern California Spine and Rehabilitation Associates
Sacramento, California
Neurorreabilitação

Deanna Janora, MD
Associate Professor, Rehabilitation Medicine
Rowan University School of Osteopathic Medicine
Stratford, New Jersey
Reabilitação de distúrbios reumatológicos

Debra L. Braverman, MD
Director of EECP, co-Director of Cardiac Rehabilitation
Division of Cardiology, Albert Einstein Medical Center
Moss Rehab Hospital
Clinical Associate Professor of Rehabilitation Medicine
Clinical Associate Professor of Medicine
Jefferson Medical College
Philadelphia, Pennsylvania
Reabilitação cardíaca

Derek Lafontant, BS
Temple University School of Medicine
Philadelphia, Pennsylvania
Reabilitação de câncer

Edward Rosero, DO
Orthopaedicare
Willow Grove, Pennsylvania
Reabilitação esportiva, utrassonografia musculoesquelética

Ernesto Cruz, MD
Associate Professor
Associate Residency Program Director
Department of Physical Medicine and Rehabilitation
Temple University School of Medicine
Philadelphia, Pennsylvania
Doenças vasculares, Reabilitação pulmonar, Emergências clínicas na medicina de reabilitação, Reabilitação clínica

Evelyn Balogun, MD
Department of Occupational Medicine
Temple University Hospital
Philadelphia, Pennsylvania
Medicina do trabalho

Faren H. Williams, MD, MS
Chief of Physical Medicine and Rehabilitation Division
Department de Orthopedics and Physical Rehabilitation
Clinical Professor
University of Massachusetts Medical School
Worcester, Massachusetts
Eletromiografia

Ferheen Shamim, MD
Chief Resident for Program Development
Department of Rehabilitation Medicine
Sidney Kimmel Medical College
Philadelphia, Pennsylvania
Anatomia funcional

Frank J.E. Falco, MD
Medical Director
Mid Atlantic Spine & Pain Physicians
Newark, Delaware
Adjunct Associate Professor
Temple University Medical School
Director Pain Medicine Fellowship Program
Physical Medicine & Rehabilitation Department
Temple University Hospital
Philadelphia, Pennsylvania
Intervenção para controle da dor

Gilbert Lafontant, MD
Clinical Director of consult service
Moss Rehabilitation Hospital/Albert Einstein Medical Center
Clinical Director of PM&R at Fox Chase Cancer Center
Clinical Assistant Professor of Rehabilitation Medicine
Sidney Kimmel Medical College
Thomas Jefferson University
Philadelphia, Pennsylvania
Reabilitação de câncer

Gilbert Siu, DO, PhD
Physical Medicine and Rehabilitation
Rowan University School of Osteopathic Medicine
Stratford, New Jersey
Farmacoterapia

Gina M. Benaquista DeSipio, DO
Spinal Cord Attending Physiatrist
MossRehab Hospital
Elkins Park, Pennsylvania
Lesão na medula espinal

Greg Worsowicz, MD
HealthSouth Chair in Physical Medicine and Rehabilitation
Medical Director, Howard A. Rusk Rehabilitation Center
University of Missouri School of Medicine
Columbia, Missouri
Reabilitação de trauma

Harsh T. Dangaria, MD
Pain Fellow
Georgia Pain Physicians
Atlanta, Georgia
Reabilitação do AVC, Injeções e procedimentos articulares

AUTORES

Heather Galgon, DO
Sports and Spine Fellow
Premier Sports and Spine Rehabilitation
Chadds Ford, Pennsylvania
Neuropatia

Heikki Uustal, MD
Attending Physiatrist
Medical Director, Prosthetic/Orthotic Team
JFK Johnson Rehabilitation Institute
Edison, New Jersey
Associate Clinical Professor
Rutgers Robert Wood Johnson Medical School
Piscataway, New Jersey
Amputação do membro inferior, reabilitação & restauração com prótese

Hope Voto, DO
University of Michigan Pediatric Rehabilitation Fellow
Ann Arbor, Michigan
Reabilitação pediátrica

Ian B. Maitin, MD, MBA
Professor and Chair
Residency Program Director
Physical Medicine and Rehabilitation
Temple University School of Medicine
Philadelphia, Pennsylvania
Abordagem ao paciente de medicina física e reabilitação, Esclerose múltipla, Neuropatia, Reabilitação de condições musculoesqueléticas comuns

Jacqueline Russell, MD
University of Washington PM&r Residency
Seattle, Washington
Neuropatia

James Bailey, DO
Physical Medicine and Rehabilitation
Rowan University School of Osteopathic Medicine
Stratford, New Jersey
Reabilitação de condições musculoesqueléticas comuns

Jamie L. Schmeer, DO
Staff Physiatrist
Rehabilitation Medicine Associates
Portland, Oregon
Reabilitação cardíaca, Reabilitação de câncer

Jason Smith, MD
Interventional Spine and Musculoskeletal Physiatrist
Coordinated Health
Bethlehem, Pennsylvania
Intestino e bexiga neurogênicos

Jeff North, MD
Attending Physiatrist
MossRehab Hospital
Elkins Park, Pennsylvania
Exercício terapêutico

Jeffrey S. Berger, MD
Premier Sports and Spine Rehabilitation
Chadds Ford, Pennsylvania
Professor Assistente Adjunto de Medicina Física e Reabilitação
Temple University School of Medicine
Philadelphia, Pennsylvania
Injeções e procedimentos articulares

Jie Zhu, MD
Mid Atlantic Spine & Pain Physicians
Newark Delaware
Adjunct Assistant Professor, Temple University Medical School
Philadelphia, Pennsylvania
Faculty Pain Medicine Fellowship Program
Physical Medicine & Rehabilitation Department
Temple University Hospital
Philadelphia, Pennsylvania
Manejo intervencional da dor

John-Paul Hezel, MD
Beth Israel Deaconess Medical Center
Boston, Massachusetts
Reabilitação esportiva

Jonathan Niszczak, MS, OTR/L
Clinical Specialist
Bio Med Sciences, Inc.
Allentown, Pennsylvania
Senior Burn Therapist
Physical Medicine & Rehabilitation
Temple University Hospital
Philadelphia, Pennsylvania
Rebilitação de queimaduras

Jonathan Quevedo, MD
Clinical Associate Professor
Department of Physical Medicine and Rehabilitation
Rutgers Robert Wood Johnson Medical School
Piscataway, New Jersey
Medical Director, Inpatient Rehabilitation
JKF/Johnson Rehabilitation Institute
Edison, New Jersey
Intestino e bexiga neurogênicos

Karon Hammonds, MD
WellStar Medical Group
Marietta, GA
Imobilidade

Kathryn Gollotto, DO
Orthopedic Reconstruction Specialists
Voorhees, New Jersey
Adjunct Assistant Professor of Physical Medicine and Rehabilitation
Temple University School of Medicine
Philadelphia, Pennsylvania
Reabilitação esportiva

Kelly Baron, MD
University of Minnesota Pediatric Rehabilitation Fellow
St. Paul, Minnesota
Reabilitação pediátrica

AUTORES

Kevin McElroy, DO
Medical Director
Progressive Spine and Sports Medicine
Ramsey, New Jersey
Prótese total

Kevins Banks, PT, DPT
Physical Therapy Supervisor
Temple University Hospital
Philadelphia, Pennsylvania
Cadeiras de rodas e dispositivos de assistência

Kristin Varacalli, DO
Physical Medicine and Rehabilitation
Abington Memorial Hospital
Abington, Pennsylvania
Esclerose múltipla, Reabilitação de câncer

Kristofer J. Feeko, DO
Clinical Instructor
Department of Rehabilitation Medicine
Sidney Kimmel Medical College
Thomas Jefferson University
Cinesiologia

Krystle Williams, MD
Clinical Assistant Professor
Department of Physical Medicine and Rehabilitation
SUNY Upstate Medical University
Syracuse, New York
Miopatias

Kwame Asante, MD
Temple/Moss PM&R Residency
Philadelphia, Pennsylvania
Neuropatia

Lanvin Taylor, DO
Attending Physiatrist
MossRehab Hospital
Elkins Park, Pennsylvania
Órtese

Lauren Ciniglia, MS, CCC-SLP/L
Speech Therapy
Temple University Hospital
Philadelphia, Pennsylvania
Reabilitação cognitiva, da fala, da linguagem e de distúrbios de deglutição

Liat Goldman, MD
Cancer Rehabilitation Physician
Courage Kenny Rehabilitation Associates
Abbot Northwestern Hospital
Allina Health Systems
Minneapolis, Minnesota
Espasticidade, eletromiografia

Lisa Forbes, MSc, OT Reg(MB)
Clinical Specialist in Burn Care
Winnipeg Health Sciences Centre
Winnipeg, Canada
Reabilitação de queimaduras

Marie Frando, MD
Physical Medicine and Rehabilitation Residency
Baylor College of Medicine
Houston, Texas
Reabilitação pediátrica

Matthew McAuliffe, MD
Department of Rehabilitation Medicine
Sidney Kimmel Medical College
Thomas Jefferson University
Philadelphia, Pennsylvania
Lesão na medula espinal

Mendel Kupfer, MD
Magee Rehabilitation Hospital
Assistant Professor of Physical Medicine and Rehabilitation
Sidney Kimmel Medical College
Thomas Jefferson University
Philadelphia, Pennsylvania
Lesão na medula espinal

Michael Andreas Serghiou, OTR MBA
Administrative Director
Rehabilitation and Outpatient Services
Shriners Hospital for Children
Galveston, Texas
Reabilitação de queimaduras

Michael D. Stubblefield, MD
Chief Rehabilitation Service
Associate Attending Physiatrist
Department of Neurology, Rehabilitation Service
Memorial Sloan Kettering Cancer Center
Associate Professor of Rehabilitation Medicine
Division of Rehabilitation Medicine
Weill Cornell Medical College
Reabilitação de câncer

Michael H. Marino, MD
Drucker Brain Injury Center
MossRehab at Elkins Park/Albert Einstein Medical Center
Elkins Park, Pennsylvania
Lesão cerebral traumática

Michael Mallow, MD
Assistant Professor
Department of Rehabilitation Medicine
Sidney Kimmel Medical College
Thomas Jefferson University
Anatomia funcional, Cinesiologia

Michael Saulino, MD, PhD
Clinical Director, Intrathecal Therapy Services
Moss Rehab Hospital
Elkins Park, Pennsylvania
Espasticidade

Michael Weinik, DO
Associate Chair and Professor of Physical Medicine and Rehabilitation
Temple University School of Medicine
Medical Director, Temple Spine Center
Temple University Hospital
Philadelphia, Pennsylvania
Reabilitação das condições musculoesqueléticas comuns

AUTORES

Mohamed E. Nasser, MD
The University of Oklahoma Health Sciences Center
Department of Neurology
Oklahoma City VA Medical Center
Neurology/Rehabilitation Services
Oklahoma City, Oklahoma
Abordagem ao paciente de medicina física e reabilitação

Mously Le Blanc, MD
Assistant Professor
Department of PM&R
Hospital of the University of Pennsylvania
Philadelphia, Pennsylvania
Reabilitação oncológica

Nancy Minniti, PsyD
Clinical Neuropsychologist
Physical Medicine and Rehabilitation
Temple University Hospital
Philadelphia, Pennsylvania
Avaliação e intervenção psicológica na reabilitação aguda

Nathaniel H. Mayer, MD
Director, Motor Control Analysis Laboratory
codirector, Neuro-Orthopaedic Program
MossRehab Hospital
Elkins Park, Pennsylvania
Professor Emeritus PM&R
Temple University School of Medicine
Philadelphia, Pennsylvania
Análise da marcha

Nermine Tawadrous, PsyD
Rehabilitation Neuropsychologist
Christiana Care Health System
Wilmington Hospital
Wilmington, Delaware
Avaliação e intervenção psicológica na reabilitação aguda

Niteesh Bharara, MD
Interventional Pain & Sports Physician
Virginia Spine Institute
Reston, Virginia
Reabilitação pulmonar

Paul Lento, MD
Physical Medicine and Rehabilitation
Sarasota Orthopedic Associates
Sarasota, Florida
Ultrassonografia musculoesquelética

Peter Coveleski, DO
CNMRI
Medical Director of Prosthetic and Orthotic Clinic
Bayhealth Medical Center
Dover, Delaware
Modalidades terapêuticas

Peter Dawson, MD
Physical Medicine and Rehabilitation
University of Missouri School of Medicine
Columbia, Missouri
Reabilitação de trauma

Philip Noto, DO
JFK Medical Center Pain Fellow
Edison, New Jersey
Análise da marcha

Reed Williams, MD
Chief Resident
Temple/Moss PM&R Residency
Philadelphia, Pennsylvania
Doenças vasculares

Richard Jermyn, DO
Associate Professor and Chair
Rehabilitation Medicine
Director, Neuro Musculoskeletal Institute
Rowan University School of Osteopathic Medicine
Stratford, New Jersey
Reabilitação de distúrbios reumatológicos

Robert Rankin, MD
Smart Pain Management, LLC
Westminster, Maryland
Reabilitação da coluna

Rochelle Dy, MD
Assistant Professor
Department of Physical Medicine and Rehabilitation
Baylor College of Medicine
Texas Children's Hospital
Houston, Texas
Lesão na medula espinal, Reabilitação pediátrica

Roger P. Rossi, DO
Clinical Associate Professor
Department of Physical Medicine and Rehabilitation
Rutgers Robert Wood Johnson Medical School
Piscataway, New Jersey
Director, Graduate Medical Student Education Program
JFK/Johnson Rehabilitation Institute
Edison, New Jersey
Neurorreabilitação, Prótese total

Sajid A. Surve, DO
Associate Professor
Department of Osteopathic Manipulative Medicine
UNTHSC Texas College of Osteopathic Medicine
Fort Worth, Texas
Reabilitação de distúrbios reumatológicos

Sara Cuccurullo, MD
Clinical Professor and Chairman
Residency Program Director
Department of Physical Medicine and Rehabilitation
Rutgers Robert Wood Johnson Medical School
Piscataway, New Jersey
Medical Director, Vice President
JFK/Johnson Rehabilitation Institute
Edison, New Jersey
*Bexiga e intestino neurogênicos, miopatias, neurorreabilitação,
    Prótese total*

AUTORES

Sarah Hwang, MD
Assistant Professor of Clinical Physical Medicine and Rehabilitation
University of Missouri School of Medicine
Columbia, Missouri
Reabilitação de trauma

Sergio Chacin, MD
Performance Spine and Sports Physicians, P.C.
Pottstown, Pennsylvania
Reabilitação da coluna

Shivani Dua, MD
Temple/Moss PM&R Residency
Philadelphia, Pennsylvania
Reabilitação clínica

Stanley Yoo, MD
Amputee Attending Physiatrist
MossRehab Hospital
Elkins Park, Pennsylvania
Órtese

Steve Gingrich, MD
University of Washington Sports Medicine Fellow
Seattle, Washington
Exercício terapêutico

Talia Schwartz, MS, CCC-SLP/L
Speech Therapy
Temple University Hospital
Philadelphia, Pennsylvania
Reabilitação cognitiva, da fala, da linguagem e de distúrbios de deglutição

Thomas Haley, DO
Performance Spine and Sports Physicians, P.C.
Pottstown, Pennsylvania
Reabilitação da coluna

Thomas K. Watanabe, MD
Clinical Director, Drucker Brain Injury Center
MossRehab at Elkins Park/Albert Einstein Medical Center
Elkins Park, Pennsylvania
Adjunct Associate Professor
Department of Physical Medicine and Rehabilitation
Temple University School of Medicine
Philadelphia, Pennsylvania
Lesão cerebral traumática

Thomas S. Savadove, MD, MPH
Maine Medical Partners Neurosurgery and Spine
Scarborough, Maine
Imobilidade

Vikram Arora, DO
Chief Resident
Temple/Moss PM&R Residency
Philadelphia, Pennsylvania
Doenças vasculares

Wesley Chay, MD
Spinal Cord Attending Physiatrist
MossRehab Hospital
Elkins Park, Pennsylvania
Lesão na medula espinal

William Bonner, MD
Chief Resident
Temple/Moss PM&R Residency
Philadelphia, Pennsylvania
Doenças vasculares

Yan Gu, MD
Temple/Mid Atlantic Spine Pain Fellow
Temple University Hospital
Philadelphia, Pennsylvania
Reabilitação de condições musculoesqueléticas comuns

Prefácio

A medicina física e reabilitação é um campo único - diverso e dinâmico: como não há região anatômica específica a ser estudada, tendemos a tratar o paciente como um todo. Por meio dela, buscamos potencializar a independência, a qualidade de vida, a mobilidade e a melhora funcional dos pacientes.

Elaborada para refletir a complexa especialidade que é a medicina física e reabilitação, a obra apresenta uma abordagem prática aos pacientes, incluindo as patologias comumente observadas e as complicações que podem surgir. São abordados, também, aspectos clínicos da medicina física e reabilitação, apoiados na Medicina Baseada em Evidências.

O diagnóstico e os procedimentos terapêuticos realizados pelo médico – entre eles, o eletrodiagnóstico, a ultrassonografia musculoesquelética e as infiltrações e procedimentos articulares – também são vistos nesta obra. Além disso, para um bom entendimento do assunto, conhecimentos básicos de anatomia, cinesiologia e biomecânica são apresentados antes de o leitor avançar para os exercícios terapêuticos e para as modalidades de tratamento para dor e disfunção. O texto finaliza destacando a importância de os fisiatras compreenderem as tarefas que abrangem o trabalho clínico dos médicos de cuidado primário.

Médicos, residentes e estudantes de medicina e das demais áreas da saúde que atuam na reabilitação de pacientes se beneficiarão com a leitura desta obra, tanto na revisão dos conteúdos para provas quanto para tópicos específicos do dia a dia.

Gostaríamos de agradecer a Harriet Lebowitz e Brian Belval, por sua visão, paciência e valiosa assistência na realização desta obra, bem como a Donna Frassetto, por sua meticulosa revisão do texto. Somos gratos ao corpo docente e aos alunos da Temple and Moss, bem como aos demais colegas, por sua inestimável colaboração para a conclusão deste livro.

Agradeço à minha família - Pamela, Maxwell e Asher -, por seu apoio, auxílio e paciência durante a conclusão deste livro. Eles estiveram ao meu lado ao longo desta prolongada jornada.

Ian B. Maitin, MD, MBA

Sumário

1. **Abordagem ao paciente de medicina física e reabilitação** 1
   Barkha B. Manne, MD, Mohamed E. Nasser, MD e Ian B. Maitin, MD, MBA

2. **Anatomia funcional** 13
   Ferheen Shamin, MD e Michael Mallow, MD

3. **Doenças vasculares** 24
   Ernesto S. Cruz, MD, Vikram Arora, DO, William Bonner, MD, Christopher Connor, DO e Reed Williams, MD

4. **Cinesiologia** 47
   Kristofer J. Feeko, DO e Michael Mallow, MD

5. **Imobilidade** 62
   Thomas S. Savadove, MD e Karon Hammonds, MD

6. **Espasticidade** 73
   Michael Saulino, MD, PhD e Liat Goldman, MD

7. **Intestino neurogênico & bexiga** 86
   Jonathan Quevado, MD, Jason Smith, MD e Sara Cuccurullo, MD

8. **Modalidades terapêuticas** 99
   Peter Coveleski, DO

9. **Exercício Terapêutico** 113
   Stephen Gingrich, MD e Jeff North, MD

10. **Farmacoterapia** 128
    Gilbert Siu, DO, PhD

11. **Análise da marcha** 136
    Nathaniel H. Mayer, MD, Philip Noto, DO e Albert Esquenazi, MD

12. **Lesão na medula espinal** 162
    Mendel Kupfer, MD, Gina M. Benaquista DeSipio, DO, Danielle Ryan, DO, Rochelle Dy, MD, Wesley Chay, MD e Matthew McAuliffe, MD

13. **Traumatismo craniencefálico** 191
    Thomas K. Watanabe, MD e Michael H. Marino, MD

14. **Reabilitação de AVC** 209
    Arthur Gershkoff, MD, Daniel Moon, MD, Alyson Fincke, DO e Harsh Dangaria, MD

15. **Esclerose Múltipla** 237
    Kristin Varacalli, DO, Anjali Shah, MD e Ian B. Maitin, MD

16. **Eletromiografia** 247
    C.R. Sridhara, MD, Faren H. Williams, MD, MS e Liat Goldman, MD

17. **Neuropatia** 263
    Heather Galgon, DO, Jacqueline Russel, MD, Kwame Asante, MD e Ian B. Maitin, MD

18. **Miopatias** 282
    David Brown, DO, Krystle Williams, MD e Sara Cuccurullo, MD

19. **Neurorreabilitação** 302
    Roger Rossi, DO, Dean Balagtas, DO e Sara Cuccurullo, MD

20. **Reabilitação pediátrica** 321
    Rochelle Dy, MD, Marie Frando, DO, Hope Voto, DO e Kelly Baron, MD

21. **Manejo intervencionista para controle da dor** 353
    Frank J. E. Falco, MD, C. Obi Onyewu, MD e Jie Zhu, MD

SUMÁRIO

22. **Reabilitação de distúrbios reumatológicos** 379
    Richard Jermyn, DO, Deanna Janora, MD e Sajid Surve, DO

23. **Reabilitação cardíaca** 398
    Debra L. Braverman, MD e Jamie Schmeer, DO

24. **Reabilitação pulmonar** 410
    Ernesto S. Cruz, MD, Amit Bharara, MD e Niteesh Bharara, MD

25. **Reabilitação de queimaduras** 424
    Jonathan Niszczak, MS, OTR/L, Lisa Forbes, MSc, OT Reg(MB) e Michael Andreas Serghiou, OTR, MBA

26. **Amputação de membro inferior, reabilitação e protetização** 438
    Heikki Uustal, MD

27. **Amputação de membro superior, reabilitação & restauração com prótese** 453
    Alberto Esquenazi, MD

28. **Órteses** 460
    Lanvin Taylor, DO e Stanley Yoo, MD

29. **Reabilitação nos esportes** 472
    Kathryn Gollotto, DO, Edward Rosero, DO, Christopher Connor, DO e John-Paul Hezel, MD

30. **Reabilitação de condições musculoesqueléticas comuns** 499
    James Bailey, DO, Yan Gu, MD, Alfy Olufade, MD, Ian B. Maitin, MD e Michael Weinik, DO

31. **Reabilitação da coluna** 523
    Thomas Haley, DO, David Lichten, MD, Sergio Chacin, MD, Robert Rankin, MD e David Mahon, DO

32. **Reabilitação do trauma** 539
    Greg Worsowicz, MD, Sarah Hwang, MD e Pete Dawson, MD

33. **Prótese total** 547
    Kevin McElroy, DO, Caitlin Innerfield, MD, Sara Cuccurullo, MD e Roger P. Rossi, DO

34. **Medicina do trabalho** 561
    Evelyn Balogun, MD

35. **Reabilitação de câncer** 569
    Gilbert Lafontant, MD, Kristin Varacalli, DO, Jamie L. Schmeer, DO, Mously LeBlanc, MD, Dereck Lafontant, BS e Michael D. Stubblefield, MD

36. **Emergências médicas em medicina de reabilitação** 586
    Ernesto S. Cruz, MD, David Stolzenberg, DO e Daniel Moon, MD

37. **Avaliação & intervenção psicológica na reabilitação aguda** 602
    Nancy Minniti, PsyD e Nermine Tawadrous, PsyD

38. **Reabilitação cognitiva, da fala, da linguagem & de distúrbios de deglutição** 612
    Talia Schwartz, SLP, CCC-SLP/L e Lauren Ciniglia, SLP, CCC-SLP/L

39. **Ultrassonografia musculoesquelética** 632
    Paul Lento, MD e Edward Rosero, DO

40. **Infiltrações e procedimentos articulares** 643
    Jeffrey S. Berger, MD e Harsh T. Dangaria, MD

41. **Cadeira de rodas & dispositivos de assistência** 662
    Andrea Brown, MD e Kevin Banks, PT, DPT

42. **Reabilitação clínica** 688
    Ernesto S. Cruz, MD, Alyson Axelrod, DO, Danielle Ryan, DO e Shivani Dua, MD

Índice 715

Abordagem ao paciente de medicina física e reabilitação

Barkha B. Manne, MD
Mohamed E. Nasser, MD
Ian B. Maitin, MD, MBA

FUNDAMENTOS DE MEDICINA FÍSICA E REABILITAÇÃO

O campo da medicina física e de reabilitação (MF&R) surgiu nos anos de 1930 para se concentrar nos aspectos musculoesqueléticos e neurológicos dos pacientes e evoluiu mais ainda após a Segunda Guerra Mundial, à medida que veteranos retornavam para os Estados Unidos com lesões incapacitantes. A restauração da capacidade funcional foi estabelecida como um objetivo fundamental desse novo campo. Em 1947, o American Board of Medical Specialties concedeu à medicina física e de reabilitação o título de uma especialidade independente, também conhecida como fisiatria.

A medicina física e de reabilitação concentra-se na prevenção, no diagnóstico e no tratamento de distúrbios relacionados aos nervos, músculos e ossos que podem produzir lesão ou incapacidade temporária ou permanente. Essa área é muitas vezes chamada de "profissão de qualidade de vida", porque seu objetivo é intensificar o desempenho e melhorar a função do paciente. Foca-se a qualidade de vida – nos âmbitos médico, social, emocional e profissional – após uma lesão ou doença. A abordagem para o paciente é baseada no trabalho em equipe, com o médico, o enfermeiro de reabilitação, o fisioterapeuta, o terapeuta ocupacional, o fonoaudiólogo, o psicólogo de reabilitação, o profissional de próteses/órteses (no Brasil usa-se também protesista), o assistente social, o recreacionista terapêutico e o conselheiro vocacional trabalhando em conjunto como uma equipe de tratamento.

A equipe avalia, semanalmente, o progresso do paciente, as necessidades futuras e o plano de alta. O papel do fisiatra é atuar como um chefe médico da equipe e orientar o tratamento médico e terapêutico. A equipe interdisciplinar promove comunicação estruturada frequente entre todos os membros da equipe para estabelecer e realizar os objetivos do tratamento. O objetivo de uma instituição de reabilitação hospitalar é promover o retorno do paciente para um ambiente seguro e funcional, de preferência sua casa ou uma instituição de cuidados de saúde.

American Academy of Physical Medicine and Rehabilitation: What is a physiatrist? Available at: http://www.aapmr.org.

Hospital for Special Surgery. What is physiatry? Available at: http://www.hss.edu/what-is-physiatry.asp.

Centers for Medicare and Medicaid Services. Available at: http://www.cms.hhs.gov/.

HABILIDADES CLÍNICAS

▶ História do paciente

A história do paciente, no campo da medicina física e de reabilitação, é um documento médico-legal que segue o formato utilizado por outras disciplinas médicas com a adição de elementos-chave que são exclusivos da fisiatria. Ele serve como uma ferramenta de comunicação para membros da equipe de reabilitação, bem como para profissionais de saúde que não são da área de reabilitação, fornecedores do plano de saúde do paciente e, às vezes, para instituições responsáveis pelo cuidado em andamento após a alta de uma unidade de reabilitação hospitalar intensiva. Dependendo do ambiente de cuidado do paciente, a história de medicina física e de reabilitação pode variar de uma avaliação fisiátrica ambulatorial até uma avaliação hospitalar minuciosa. Alguns pacientes, em especial aqueles que são internados em uma unidade de reabilitação hospitalar intensiva, podem ter problemas de saúde complexos, que requerem informações e confirmação da história a partir dos membros da equipe de reabilitação. A obtenção de uma história completa do paciente pode levar vários dias, visto que ela muitas vezes depende da informação do fisiatra, de outros membros da equipe de reabilitação e dos familiares e cuidadores do paciente.

A. Queixa principal

A queixa principal do paciente de reabilitação é a preocupação primária que o levou a buscar cuidado médico e de reabilitação. A queixa principal é puramente subjetiva e, quando possível, deve ser documentada nas próprias palavras do paciente. Em muitos casos, os pacientes que tiveram acidente vascular cerebral (AVC), lesão cerebral traumática ou outras doenças ou lesões que causam alterações cognitivas não serão capazes de estabelecer uma queixa principal. Nessas situações, é aceitável que o médico avalie a história e especifique o motivo para internação como a queixa principal. Para um paciente internado em um serviço de reabilitação hospitalar, a queixa principal é muitas vezes relacionada a deambulação, atividades da vida diária, comunicação ou cognição. No ambiente ambulatorial, o paciente pode ter várias razões para buscar tratamento fisiátrico. É imperativo que ele classifique as queixas da mais problemática até a menos incômoda e separe aqueles problemas que não estão relacionados com a queixa principal.

B. História da doença atual

A história da doença atual é uma descrição detalhada da queixa principal para a qual o paciente está buscando tratamento de reabilitação. Ela examina informações relacionadas à queixa principal, incluindo localização, início, qualidade, quantidade, fatores de modificação, duração e sinais e sintomas associados. A história da doença atual, quando desenvolvida com cuidado pelo médico, pode ser um item valioso, visto que serve para estabelecer a relação médico-paciente por meio do processo de obter informação. Como parte da história da doença atual, devem ser solicitados detalhes quanto a danos funcionais atuais, lesões do intestino e da bexiga e problemas de pele relacionados à queixa principal.

> Adler HM: The history of the present illness as treatment: Who's listening, and why does it matter? *JAMA* 1997;10:28–35.

C. História médica e cirúrgica prévia

Detalhes da história médica e cirúrgica prévia do paciente permitem que a equipe de reabilitação e o médico responsável formulem um plano de reabilitação apropriado, com as precauções necessárias de acordo com sua história prévia. Essa informação pode alterar o curso de reabilitação do paciente. Quando o médico entrevistar um paciente com possíveis danos cognitivos, membros da família mais próximos, amigos e cuidadores também devem ser entrevistados. O médico deve perguntar sobre a história de doença pulmonar do paciente e tratamentos cirúrgicos para assegurar-se de que o programa de reabilitação não excede as limitações cardiopulmonares do indivíduo. As limitações funcionais de origem pulmonar ou cardíaca devem ser observadas, bem como os fatores de risco suscetíveis de modificação para doença cardíaca, tais como tabagismo, hipertensão e obesidade. De forma similar, deve ser investigada história de distúrbios musculoesqueléticos e reumatológicos e de procedimentos relacionados. O impacto funcional de quaisquer distúrbios mais antigos deve ser considerado no tratamento do paciente. A história de doenças neurológicas também deve ser solicitada, porque pode ajudar a descrever o nível funcional anterior ao problema de saúde atual.

> Redelmeier DA, Tu JV, Schull MJ, et al.: Problems for clinical judgement: 2. Obtaining a reliable past medical history. *Can Med Assoc J* 2001;164:809–813.

D. História familiar

É importante perguntar sobre a história familiar de doença cardíaca, câncer, AVC, artrite, diabetes, doença neurológica, hipertensão, transtornos psiquiátricos e abuso de substâncias. Como os pacientes de reabilitação muitas vezes sentem dor e requerem tratamento com medicações apropriadas, é importante determinar qualquer história de alcoolismo ou uso de drogas por parte do paciente ou da família.

> Merikangas K, Stolar M, Stevens DE, et al.: Familial transmission of substance use disorders. *Arch Gen Psychiatry* 1998;55:973–979.

E. Medicações

A documentação de todos os medicamentos e suplementos prescritos por médico ou isentos de prescrição é um elemento importante da história, visto que medicações imprecisas podem impactar adversamente o bem-estar e a segurança do paciente. Em 2005, a Joint Commission estabeleceu a conciliação de medicação – o processo de comparar os pedidos de medicação de um paciente com todas as medicações que ele tenha tomado – como seu objetivo de número oito no National Patient Safety Goal, em um esforço para minimizar os erros relacionados à polifarmácia (omissões, duplicações, dosagens inadequadas e interações medicamentosas) e promover a implementação sistemática de compatibilização das medicações nos diversos cenários de cuidado do paciente, particularmente aqueles envolvendo transições de um tipo ou nível de cuidado para outro.

> Institute of Medicine: *Preventing Medication Errors*. National Academies Press, 2006.
> Greenwald JL, Halasyamani L, Greene J, et al: Making inpatient medication reconciliation patient centered, clinically relevant and implementable: A consensus statement on key principles and necessary first steps. *Jt Comm J Qual Patient Saf* 2010;36:504–513.

F. Alergias

As alergias do paciente a medicamentos (incluindo as classes principais de antibióticos), corante intravenoso, látex e vários alimentos devem ser obtidas e cuidadosamente documentadas. O paciente ou a pessoa que está fornecendo a história deve ser questionado em detalhes sobre as consequências anteriores de exposição ao alérgeno particular.

G. História social

Uma história social descreve os aspectos pessoais, profissionais e de lazer da vida do paciente, os quais carregam significância clínica. Informações sobre a ocupação do paciente, atividades da vida diária, apoio social, estresses, situação financeira, cobertura do plano de saúde e hábitos de lazer estão incluídas. Também é obtida informação funcional completa, como o uso de aparelhos de auxílio, necessidade de assistência e capacidade de caminhar longas distâncias.

Importância particular deve ser dada ao ambiente e ao estilo de vida do paciente – por exemplo, se ele mora em casa ou em apartamento, o número de pavimentos da casa ou o andar no qual o apartamento está localizado, se é necessário subir ou descer escadas para ter acesso à casa e quantos degraus existem. Também são informações relevantes se as escadas têm corrimão e de qual lado ele fica, se existe um acesso com elevador e acessibilidade para cadeirantes. A localização do quarto e do banheiro deve ser observada, assim como a presença ou ausência de barras de apoio no chuveiro. A maior parte dessa informação é exclusiva do campo da medicina de reabilitação, pois o estado funcional de um paciente após a alta depende de sua capacidade de percorrer o ambiente físico da casa. Antes da alta, o terapeuta ocupacional pode visitar a casa para avaliar os tipos de equipamentos ou modificações que serão necessários para uma alta segura. Em todos os casos, é importante perguntar sobre o sistema de apoio do paciente, incluindo família, amigos e cuidadores, e a extensão da assistência que pode ser fornecida na alta hospitalar. A necessidade de um cuidador ou de uma equipe de enfermagem para preencher quaisquer lacunas no cuidado do paciente pode, então, ser identificada.

A documentação dos hábitos do paciente, entre eles história de tabagismo, ingestão de álcool e uso de drogas, é extremamente importante. Essa informação deve ser solicitada de uma maneira ilimitada e imparcial. Da mesma forma, os pacientes devem ser questionados sobre sua história sexual e quaisquer práticas de risco no passado. Devem ser obtidos dados sobre os *hobbies* e as atividades de lazer do paciente. O nível de escolaridade e a ocupação também devem ser documentados. Se as lesões do paciente impedem o retorno total a sua ocupação anterior, a necessidade de reabilitação profissional deve ser identificada. Modificações ambientais e aparelhos de auxílio muitas vezes tornam possível o retorno do paciente às suas atividades.

H. Revisão de sistemas

O fim da entrevista fisiátrica deve incluir uma lista completa de sintomas de todos os sistemas fisiológicos (Quadro 1.1). Em geral, a revisão de sistemas deve começar com uma pergunta aberta, como "Você está tendo algum outro problema que não discutimos?". O médico pode, então, fazer uma série de perguntas sobre problemas específicos relacionados à saúde, induzindo o paciente a dar mais detalhes sobre áreas que são problemáticas para ele. Cada sistema deve ser abordado de uma maneira sistemática. Os pacientes que dão uma resposta positiva durante toda a revisão de sistemas, indicando problemas em cada uma das áreas da saúde, podem estar ampliando sintomas, em uma tentativa de obter atenção e apoio emocional.

Duffy FD, Gordon GH, Whelan G, et al.: Assessing competence in communication and interpersonal skills: The Kalamazoo II report. Acad Med 2004;79:495–507.

Quadro 1.1 Achados de amostra: revisão de sistemas

Sistema	Achados de amostra
Geral	Febre, calafrios, fadiga, apetite, perda de peso não intencional
COONG	Congestão sinusal, sangramento nasal, alterações visuais, perda de audição, zumbido no ouvido, faringite, cefaleias
Pulmões	Falta de ar, expectoração, dor torácica
Coração	Palpitações, falta de ar, dor torácica
Gastrintestinal	Apetite, náusea, vômito, diarreia, constipação, sangramento, incontinência
Geniturinário	Dor ao urinar, frequência, incontinência, sangue na urina
Musculoesquelético	Dor articular, dor nas costas, rigidez, dor muscular, fraqueza
Neurológico	Tontura, dormência, perda de equilíbrio, problemas de fala ou de deglutição

COONG, cabeça, olhos, orelhas, nariz, garganta.

▶ Exame físico

O exame fisiátrico é uma extensão de um exame físico geral, neurológico e musculoesquelético completo. Como em qualquer exame físico, a avaliação inicial e a documentação dos sinais vitais do paciente (temperatura, frequência cardíaca, pressão arterial e frequência respiratória) são habituais. Uma avaliação dos sistemas cardíaco, pulmonar e abdominal é um componente necessário do exame fisiátrico. Áreas específicas que constituem um foco primário do fisiatra são descritas em detalhes a seguir.

A. Função cognitiva

1. Estado mental — O estado mental do paciente é avaliado com questões que visam determinar a orientação, a atenção, a lembrança, as capacidades visuais e espaciais e a linguagem do paciente. As respostas do paciente durante o exame de estado mental também podem fornecer informações sobre sua capacidade de linguagem, déficits e coerência de pensamento. Durante esse tempo, o padrão de fala e de linguagem do paciente pode ser observado e documentado.

2. Consciência — É essencial documentar o nível de consciência do paciente. Consciência é o estado de estar atento ao ambiente ao redor. Um paciente letárgico mostra diminuição geral dos movimentos e da fala, mas pode ser facilmente despertado. Obnubilação é um estado letárgico ou lacônico no qual o paciente tem dificuldade de despertar e, uma vez despertado, ainda fica confuso. Torpor é um estado de semiconsciência no qual o paciente pode ser despertado temporariamente por estímulos como dor ou barulho. No torpor, os movimentos dos olhos tornam-se determinados quando um estímulo é aplicado; pode ser observado o pestanejar, ou pode ocorrer constrição das pupilas.

O paciente tem pouca ou nenhuma resposta motora voluntária. *Delirium* é uma condição comum observada no cenário ambulatorial. É caracterizado por início agudo ou subagudo e por um curso flutuante ou reversível. Muitas vezes, um estado de agitação e insônia se desenvolve, seguido por obnubilação, labilidade emocional e ilusões visuais. Os sintomas podem piorar à noite, especialmente em idosos, uma manifestação referida como síndrome do pôr do sol.

A Escala de Coma de Glasgow (GCS, de *Glasgow Coma Scale*) – um método objetivo de avaliar o nível de consciência que considera a abertura dos olhos, a resposta motora e a resposta verbal – é utilizada para avaliar pacientes, particularmente aqueles com lesão cerebral traumática (ver Cap. 13). O coma é o estado de não responsividade no qual os olhos do paciente estão fechados, há ausência de ciclos de vigília e de sono e ausência de interação do paciente com o ambiente. Pacientes comatosos não podem ser despertados e não têm consciência de si mesmos ou do ambiente ao seu redor. Aqueles em estado vegetativo não têm percepção de si mesmos ou do ambiente, mas apresentam ciclos de sono e de vigília intactos. Em um estado minimamente consciente, os pacientes apresentam ciclos de sono e vigília intactos e mostram evidência de percepção inconsistente, mas reproduzível, de si mesmos ou do ambiente.

> Laureys S, Owen A, Schiff N: Brain function in coma, vegetative state, and related disorders. Lancet Neurol 2004;3:537–546.

3. Orientação — A orientação é caracterizada pela percepção que a pessoa tem do local e do tempo. Pode ser avaliada durante o exame de estado mental, pedindo-se ao paciente para dizer seu nome, especificar a localização atual e fornecer a data (incluindo o ano e o dia da semana). Em geral, a orientação é perdida na seguinte ordem: tempo, local e, por fim, pessoa.

4. Memória — A memória pode ser testada solicitando-se que o paciente relate informações sobre eventos recentes e remotos. Detalhes sobre doença, datas de hospitalização e lembranças do dia a dia podem servir para testar a memória recente. Na avaliação da memória, especialmente em um paciente que ficou hospitalizado por um período prolongado, é melhor testar fatos objetivos, com perguntas como "Quem ganhou a Copa do Mundo?" ou "Quem é o presidente, atual e anterior?". A memória remota pode ser avaliada pedindo-se ao paciente para relatar detalhes pessoais, como sua data de nascimento, data de casamento e nomes dos filhos. Além disso, pode-se dar ao paciente uma lista de pelo menos três palavras e depois pedir para que ele se lembre delas após 5 e 10 minutos. Em pacientes com disfunção perceptível, perguntas induzidas podem ser necessárias (i.e., dar ao paciente múltiplas escolhas, com uma escolha sendo a palavra correta).

5. Humor e afeto — O humor e o afeto do paciente devem ser observados e documentados. Humor refere-se a um estado interno que é persistente. Afeto refere-se a um sentimento ou emoção – muitas vezes momentâneo – que é experimentado em resposta a uma ocorrência externa ou pensamento. As alterações de humor são achados comuns em pacientes com lesões cerebrais. O examinador deve avaliar ansiedade, humor deprimido, medo, suspeita, irritabilidade, agressividade, labilidade, apatia ou indiferença. Questões abertas que abordem os sentimentos e a vivacidade do paciente podem ser úteis para avaliar o humor. Os pacientes com alterações de afeto são muitas vezes descritos como tendo um afeto insípido, inexpressivo ou monótono.

6. Pensamento abstrato — O paciente deve ser solicitado a interpretar afirmações abstratas, tais como "mais vale prevenir do que remediar", ou "quem tem teto de vidro não atira pedras no dos outros". Deve-se ter em mente que as barreiras culturais e de linguagem podem impedir o teste adequado de pensamento abstrato.

7. Julgamento e compreensão — A compreensão é determinada avaliando-se o reconhecimento que o paciente tem de seus problemas de saúde. O julgamento pode ser testado fazendo-se perguntas abertas, tais como "Por que existem leis?" ou "O que você faria se achasse um envelope selado e endereçado na rua?".

8. Atenção e concentração — A atenção é demonstrada quando o paciente é alertado por um estímulo significativo e mantém interesse nele. Concentração refere-se à capacidade de manter esforço mental contínuo apesar dos estímulos de distração. Um paciente desatento ignora as perguntas do examinador ou perde interesse nelas rapidamente. Um paciente com concentração prejudicada é facilmente distraído por barulhos, visões e pensamentos enquanto responde a perguntas.

9. Apraxia — Apraxia é a incapacidade de realizar tarefas motoras aprendidas anteriormente de forma correta apesar da compreensão intacta, cooperação completa e funções sensoriais e motoras intactas. No teste para apraxia, em geral os pacientes são solicitados a realizar uma série de atividades ou tarefas gerais que suas lesões ou doença não os incapacitaram de realizar fisicamente. Os pacientes com apraxia ideomotora são incapazes de realizar respostas motoras sob comando verbal; contudo, esses atos podem ser realizados espontaneamente. Por exemplo, um paciente pode ser incapaz de pentear os cabelos sob comando, mas faz espontaneamente. A apraxia ideatória é uma anormalidade na concepção e no sequenciamento dos padrões de movimento. Os pacientes podem ser testados para essa forma de apraxia solicitando-se que demonstrem como usar uma chave, um pente ou um garfo.

> Nurcombe B, Ebert MH: The psychiatric interview. In Ebert MH, Loosen PT, Nurcombe B, Leckman JF (Eds): *Current Diagnosis & Treatment: Psychiatry*, 2nd ed. McGraw-Hill, 2008.
>
> Waxman SG: Appendix A: The neurologic examination. In: Waxman SG (Ed): *Clinical Neuroanatomy*, 26th ed. McGraw-Hill, 2010.

B. Comunicação

A linguagem é um princípio básico da inteligência humana e um componente-chave da interação social. Todos os aspectos da capacidade de linguagem do paciente devem ser examinados, entre eles denominação, produção espontânea de fala, compreensão, repetição, leitura e escrita.

1. Afasias — As afasias são anormalidades de funções de linguagem que não são causadas por problemas de visão, audição ou disfunção motora. Elas podem ser divididas em três categorias: fluente, não fluente e anômica. (Os distúrbios de fala são descritos em detalhes no Cap. 38.) Anomia, um déficit de denominação, é um achado comum em pacientes afásicos. Quando solicitado a denominar um objeto, os pacientes muitas vezes compensam seu déficit descrevendo o objeto com circunlóquio. Os pacientes com parafasia semântica são capazes de identificar o objeto; contudo, eles fornecem uma palavra incorreta, porém relacionada à mesma categoria. Por exemplo, um garfo pode ser identificado como uma colher. Na parafasia fonêmica, a palavra aproxima-se da resposta correta, mas é foneticamente incorreta; assim, um pincel pode ser descrito pelo paciente como um "pintel". As afasias devem ser distinguidas de disartria (descrita a seguir), que indica um problema motor.

A compreensão de um paciente pode ser testada usando-se perguntas gerais de sim ou não, tais como "Os elefantes voam?" ou "O sol nasce no Leste?". A compreensão também pode ser avaliada dando-se comandos simples aos pacientes, como "Feche os olhos". Os comandos devem estar dentro de seus dos limites funcionais. A repetição pode ser testada pedindo-se aos pacientes para repetir palavras simples, frases curtas ou uma sequência de palavras. A leitura pode ser testada pedindo-se para o paciente ler em voz alta. Se o indivíduo tiver uma lesão visual, deve-se certificar de que ele esteja usando lentes corretivas ou óculos e de que a fonte escrita é grande o suficiente para ele ler. Se o paciente tem controle motor suficiente da mão dominante, a escrita pode ser avaliada por ordem de palavras e gramática. Alexia refere-se à incapacidade de ler ou de compreender a palavra escrita. Agrafia é uma deficiência na capacidade de escrever.

2. Disartria — Disartria é um distúrbio no qual o mecanismo de articulação da fala é deficiente. Contudo, o conteúdo da fala em si não é afetado, e não há anormalidade do mecanismo de linguagem cortical. Assim, o paciente tem compreensão intacta tanto da palavra escrita como da falada. A disartria pode ser caracterizada por dificuldade nos aspectos de fonação, articulação, ressonância ou respiração da fala.

3. Disfonia — Disfonia é disfunção na produção de som. Paresia do movimento respiratório e doenças pulmonares podem causar problemas de fonação. A disfonia é muitas vezes acompanhada por hipofonia, que é uma diminuição no volume de voz devido ao movimento restrito da musculatura da respiração. Em geral, os pacientes falam em sussurros e são incapazes de gritar. Laringoscopia indireta pode ser utilizada para examinar as cordas vocais para paresia. As cordas vocais normalmente se separam na inspiração; contudo, quando elas estão paralisadas, pode ocorrer um estridor inspiratório. Paresia de corda vocal bilateral ocasiona ao paciente a fala por sussurros. Se apenas uma das cordas vocais é fraca, a voz pode se tornar rouca e estridente.

Barrett KE, Barman SM, Boitano S, Brooks HL: Learning, memory, language, & speech. In Barrett KE, Barman SM, Boitano S, Brooks HL (Eds): *Ganong's Review of Medical Physiology*, 24th ed. McGraw-Hill, 2012.

Mesulam M: Aphasia, memory loss, and other focal cerebral disorders. In Longo DL, Fauci AS, Kasper DL, et al (Eds): *Harrison's Principles of Internal Medicine*, 18th ed. McGraw-Hill, 2012.

C. Função dos nervos cranianos

1. Nervo craniano I (nervo olfatório) — A função do nervo olfatório é testada pedindo-se para o paciente cheirar um aroma não irritante, como menta ou café. Se ele puder identificar o cheiro, então pode-se afirmar que o nervo olfatório tem funcionamento normal. Cada narina é testada separadamente, com os olhos do paciente fechados, para evitar identificação visual da fonte do aroma.

2. Nervo craniano II (nervo óptico) — A função do nervo óptico é avaliada por fundoscopia, medição da acuidade visual e testagem dos campos visuais de cada olho separadamente. Um oftalmoscópio deve ser usado em uma sala escura para dilatar as pupilas e examinar o fundo do olho. A acuidade visual deve ser testada com o quadro de Snellen colocado a cerca de 6 m de distância do paciente. A acuidade é definida como uma fração, com 20/20 sendo normal. À medida que a acuidade visual piora, o denominador aumenta. Pacientes com dano visual conhecido devem ser testados com suas lentes corretivas ou óculos. Os campos visuais podem ser avaliados por comparação. O nervo óptico é o trajeto aferente no reflexo luminoso pupilar, ao passo que o nervo oculomotor (nervo craniano III) é o trajeto eferente.

3. Nervos cranianos III, IV e VI (nervos oculomotor, troclear e abducente) — Os nervos oculomotor, troclear e abducente são testados em conjunto, visto que todos são responsáveis pelos movimentos oculares. O nervo oculomotor inerva todos os músculos extraoculares, exceto o oblíquo superior, que é inervado pelo nervo troclear, e o reto lateral, que é inervado pelo nervo abducente. O nervo oculomotor também é responsável pela inervação dos músculos levantador da pálpebra, pupiloconstritor (constritor da pupila) e ciliar (responsável pela espessura do cristalino). O músculo reto medial é responsável pela adução, e a principal ação do reto lateral é a abdução. A elevação do olho ocorre por meio da ação dos músculos reto superior e oblíquo inferior. A depressão do olho é atingida pelas ações dos músculos reto inferior e oblíquo superior. O oblíquo superior é responsável pelo olhar fixo para baixo, em especial durante a adução do olho.

Os músculos extraoculares são testados pedindo-se para o paciente seguir o movimento do dedo do examinador ou um alvo sem mover a cabeça. O objeto é movimentado em uma amplitude total, horizontal e verticalmente. O examinador deve observar a amplitude de movimento e prestar atenção em qualquer paresia, nistagmo ou outras anormalidades. O formato e o tamanho das pupilas e sua reação à luz e acomodação também devem ser testados. Como observado anteriormente, o nervo óptico (nervo craniano II) é o trajeto aferente no reflexo pupilar à luz, ao passo que o nervo oculomotor é o trajeto eferente. Um reflexo luminoso pupilar normal deve produzir constrição nas duas pupilas quando um estímulo luminoso é apresentado a qualquer olho separadamente.

4. Nervo craniano V (nervo trigêmeo) — O nervo trigêmeo é responsável pela função sensorial da face e pela função motora dos músculos da mastigação. A divisão oftálmica inerva a fronte, a divisão maxilar inerva a bochecha, e a divisão mandibular inerva a mandíbula. O nervo trigêmeo é testado avaliando-se a resposta ao toque facial e a sensação de temperatura. O examinador coloca um objeto frio, como um diapasão, nos dois lados do rosto do paciente, em todas as três áreas inervadas, e pergunta se a sensação do diapasão é a mesma nas duas laterais do rosto. O nervo trigêmeo também é responsável pela porção aferente do reflexo corneano por meio da divisão oftálmica. Isso pode ser avaliado arrastando-se lentamente um chumaço de algodão na superfície lateral do olho. O paciente deve piscar bilateralmente ao longo do trajeto eferente do reflexo via nervo facial (nervo craniano VII). A função motora do nervo trigêmeo pode ser testada avaliando-se a função dos músculos da mastigação. O paciente é solicitado a abrir e fechar a boca (deprimir e elevar a mandíbula), enquanto o examinador avalia a simetria. Depois se pede para o paciente manter os dentes cerrados enquanto o examinador tenta abrir a boca do indivíduo. Se a força for normal, o examinador não conseguirá abrir a boca do paciente.

5. Nervo craniano VII (nervo facial) — O nervo facial é responsável pela função dos músculos faciais e pelo paladar a partir dos dois terços anteriores da língua. O nervo facial pode ser testado observando-se a simetria da face do paciente. O paciente é solicitado a franzir a testa, fechar os olhos com força, sorrir, mostrar os dentes e inflar as bochechas, enquanto o examinador observa se há assimetria. O examinador, então, tenta abrir os olhos do paciente ou comprime suas bochechas enquanto o indivíduo está inflando-as. Nos pacientes com uma lesão periférica do nervo facial, todo o lado da face é fraco, e o indivíduo não consegue fechar completamente o olho; com uma lesão central, a testa deve ser poupada, bem como alguma capacidade de fechar o olho. O paladar pode ser testado aplicando-se hastes flexíveis com algodão embebido em uma solução doce, azeda, salgada ou amarga sobre a língua protraída do paciente e pedindo-se para que ele identifique o gosto.

6. Nervo craniano VIII (nervo vestibulococlear) — O nervo vestibulococlear leva informação sensorial do vestíbulo e da cóclea da orelha até o cérebro. As fibras vestibulares fornecem informação sobre a posição e a rotação da cabeça, a qual é necessária para o equilíbrio. As fibras cocleares transmitem os estímulos de audição. Para testar a divisão coclear do nervo, o examinador esfrega seus dedos polegar e indicador perto de cada orelha do paciente, que mantém seus olhos fechados. O indivíduo é solicitado a indicar de que lado ouviu o barulho. As fibras vestibulares devem ser testadas em indivíduos com vertigem ou problemas de equilíbrio. O teste de Dix Hallpike ajuda a distinguir vertigem postural benigna daquela causada por uma lesão do sistema nervoso central.

7. Nervos cranianos IX e X (nervos glossofaríngeo e vago) — Os nervos glossofaríngeo e vago podem ser testados avaliando-se o reflexo do vômito. Para fazer isso, o examinador estimula a parede faríngea posterior com um objeto rombo, como um afastador de língua, e observa o reflexo do vômito. O trajeto aferente desse reflexo é mediado pelo nervo glossofaríngeo, e o trajeto eferente, pelo nervo vago. O nervo vago também inerva os músculos do palato, da faringe e da laringe. O nervo glossofaríngeo transmite o paladar a partir do terço posterior da língua, e a sensação, a partir da faringe, bem como da orelha média. Qualquer rouquidão da voz deve ser observada, visto que pode indicar uma lesão do nervo laríngeo recorrente, um ramo do nervo vago. O examinador também deve inspecionar a posição e a simetria do palato e a elevação da úvula em repouso e quando o paciente fala "aaah".

8. Nervo craniano XI (nervo acessório espinal) — O nervo acessório espinal é um nervo motor que inerva os músculos trapézio e esternocleidomastóideo. Ele é testado verificando-se a força do movimento de retração dos ombros (trapézio) e a rotação da cabeça (esternocleidomastóideo) contra resistência. O músculo esternocleidomastóideo ipsilateral gira a cabeça para o lado contralateral.

9. Nervo craniano XII (nervo hipoglosso) — Esse nervo motor é examinado inspecionando-se a capacidade do paciente de empurrar a língua contra a superfície interna das bochechas e manter a força enquanto está protraída. O examinador observa quaisquer desvios da língua. Em pacientes com lesão periférica do nervo hipoglosso, a língua aponta para o lado da lesão, enquanto desvia contralateralmente naqueles com lesão central.

> Dhillon N: Anatomy. In: Lalwani AK (Ed): *Current Diagnosis & Treatment in Otolaryngology: Head & Neck Surgery*, 3rd ed. McGraw-Hill, 2012.
>
> Greenberg DA, Aminoff MJ, Simon RP: Neurologic history & examination. In Greenberg DA, Aminoff MJ, Simon RP (Eds): *Clinical Neurology*, 8th ed. McGraw-Hill, 2012.
>
> Lowenstein DH, Martin JB, Hauser SL: Approach to the patient with neurologic disease. In Longo DL, Fauci AS, Kasper DL, et al (Eds): *Harrison's Principles of Internal Medicine*, 18th ed. McGraw-Hill, 2012.
>
> Ropper AH, Samuels MA: Diseases of the cranial nerves. In Ropper AH, Samuels MA (Eds): *Adams and Victor's Principles of Neurology*, 9th ed. McGraw-Hill, 2009.

D. Função sensorial

O exame sensorial testa as sensibilidades primárias e as sensações discriminativas. As principais modalidades sensitivas primárias incluem toque leve, dor, temperatura e sensibilidade profunda envolvendo posicionamento (propriocepção) e vibração. Para avaliar o toque leve, o examinador pode usar um aplicador com ponta de algodão para tocar levemente a pele. A dor e a temperatura podem ser avaliadas usando-se um alfinete de segurança ou outro objeto limpo pontiagudo. O examinador deve alternar entre exame com objeto pontiagudo e rombo, pedindo para o paciente dizer como ele sente cada objeto ao toque. O uso de estímulos quentes e frios ajuda a determinar a percepção de temperatura do paciente.

A sensibilidade proprioceptiva e vibratória percorre o cordão (ou coluna dorsal) dorsal medular. Para testar a propriocepção, o examinador move verticalmente os dedos das mãos ou dos pés do paciente. Cada dedo deve ser mantido separado durante o movimento para cima ou para baixo, e o paciente deve dizer para qual direção de seu movimento o dedo está sendo movido. A sensação de vibração pode ser verificada usando-se um diapasão de 128 Hz colocado sobre uma proeminência óssea dos membros, como os maléolos ou o olécrano. Deve-se perguntar ao paciente se ele consegue sentir a vibração e pedir para ele indicar quando a vibração não pode mais ser sentida.

As modalidades sensoriais discriminativas são testadas avaliando-se discriminação de dois pontos, grafestesia e estereognosia. A discriminação de dois pontos costuma ser avaliada com os olhos do paciente fechados. Dois pontos de estímulo são introduzidos em uma distância normal de separação, dependendo da área do corpo que está sendo testada. O paciente deve ser capaz de identificar os estímulos como dois estímulos separados. Para testar a grafestesia, o paciente é solicitado a fechar os olhos e então identificar um número, letra ou símbolo que é traçado na palma da mão. Da mesma forma, a estereognosia é avaliada pedindo-se para o paciente fechar os olhos e identificar um pequeno objeto colocado em sua mão. O objeto deve ser comum e de fácil identificação, como uma chave ou uma moeda.

E. Função motora

A função motora é mediada pelos neurônios motores superiores e inferiores. Os neurônios motores superiores originam-se no córtex cerebral e no tronco cerebral e projetam-se para os neurônios motores inferiores no tronco cerebral e na medula espinal. Os neurônios motores inferiores projetam-se desde o tronco cerebral e medula espinal até os músculos esqueléticos. Lesões dos neurônios motores superiores ou inferiores podem produzir fraqueza. Sinais de lesões nos neurônios motores superiores incluem tônus muscular aumentado, hiper-reflexia e sinais de Babinski e de Hoffman positivos. Sinais de lesão nos neurônios motores inferiores incluem reflexos diminuídos, atrofia muscular e fasciculações.

1. Massa muscular — Os músculos devem ser cuidadosamente inspecionados para determinar se o volume de massa muscular é adequado. Massa muscular diminuída ou atrofia podem resultar de uma lesão de neurônio motor inferior. Qualquer atrofia muscular, fasciculação ou movimentos involuntários devem ser observados. A massa muscular deve ser comparada lado a lado. Os músculos do membro superior dominante são muitas vezes mais proeminentes e não devem ser confundidos com massa muscular diminuída no lado não dominante.

2. Coordenação — Quatro áreas do sistema nervoso devem funcionar de forma coesa para que o movimento motor normal ocorra. Elas são: (1) o sistema motor, para força muscular; (2) o sistema sensorial, para sensação de posicionamento (propriocepção); (3) o sistema vestibular, para equilíbrio e coordenação dos movimentos do olho, da cabeça e do corpo; e (4) o sistema cerebelar, que permite movimentos rítmicos e estabilidade postural. O cerebelo é dividido na linha média, no lobo anterior e no hemisfério lateral. As lesões da linha média, em geral, produzem ataxia do tronco, na qual o paciente não consegue sentar ou ficar de pé sem apoio. Para testar isso, o paciente é solicitado a sentar na borda da cama com os braços cruzados, de modo que eles não possam ser utilizados para apoio. Lesões do lobo anterior podem resultar em ataxia da marcha. Em comparação às lesões da linha média, o paciente ainda é capaz de sentar ou ficar de pé sem apoio, mas sua caminhada é bastante instável. As lesões do hemisfério lateral podem resultar em ataxia do membro. Nessa situação, o indivíduo tem dificuldade de corrigir e mudar rapidamente a direção do membro afetado. Testes que medem a coordenação do membro incluem o teste do dedo até o nariz e o teste do calcanhar até a canela. O teste do dedo até o nariz mede a capacidade do paciente de realizar movimentos ponto a ponto. Primeiro, o paciente é solicitado a estender o dedo indicador e tocar o nariz com o mesmo dedo, e depois, a tocar o dedo do examinador.

Bickley LS (Ed): *Bates' Guide to Physical Examination and History Taking.* 11th ed. Lippincott Williams & Wilkins, 2012.

3. Tônus — Tônus é a resistência de um músculo ao movimento passivo em uma articulação. Quando normal, o membro que está sendo testado deve ser capaz de ser movido facilmente sem resistência para vários graus e velocidades. Tônus diminuído pode ser descrito como flacidez ou hipotonia e é visto com distúrbio do neurônio motor inferior, muitas vezes após lesões cerebrovasculares agudas. O tônus aumentado pode se manifestar como rigidez ou espasticidade. Rigidez é o aumento da resistência de um membro ao movimento passivo e apresenta-se de forma constante e independente de velocidade. Espasticidade é o aumento da resistência ao alongamento muscular passivo e velocidade-dependente. A rigidez é vista em doenças dos núcleos da base. A espasticidade é observada em pacientes com lesões do trato corticospinal. Clônus é uma alteração cíclica de contração muscular dos músculos agonistas e antagonistas em resposta a um alongamento sustentado. O clônus é avaliado por um estiramento rápido do músculo e, em geral, é testado no tornozelo.

O tônus muscular pode ser testado usando-se a Escala de Ashworth Modificada ou o teste do pêndulo. É importante instruir o paciente a relaxar antes de qualquer teste. A Escala de Ashworth Modificada é uma escala ordinal de seis pontos, fidedigna, usada na medição do tônus muscular, que indica um grau de 0 a 4 para descrever o tônus muscular. Um grau 0 indica ausência de aumento do tônus muscular. Um grau 1 indica leve aumento do tônus muscular, manifestado por tensão e liberação ou por resistência mínima no final da amplitude de movimento quando as partes afetadas são movidas em flexão ou em extensão. Um grau 1+ indica leve aumento do tônus muscular, manifestado por uma tensão seguida por resistência mínima por todo o restante (menos da metade) da amplitude de movimento. Um grau 2 indica aumento mais acentuado do tônus muscular na maior parte da amplitude de movimento, mas a área afetada é facilmente movimentada. Um grau 3 indica aumento considerável do tônus muscular, com o movimento passivo sendo difícil. O grau mais alto, 4, indica que a área afetada é rígida na flexão ou na extensão. No teste do pêndulo, primeiro o paciente é solicitado a assumir a posição supina e, depois, a estender por completo o joelho e permitir que ele caia e oscile no movimento de um pêndulo. Em condições normais, o membro irá oscilar livremente por vários ciclos, ao passo que um membro hipertônico irá retornar de forma imediata para a posição inicial.

Gregson J, Leathley M, Moore AP, et al.: Reliability of the tone assessment scale and the modified Ashworth scale as clinical tools for assessing poststroke spasticity. Arch Phys Med Rehabil 1999;80:1013–1016.

Tabela 1.1 Reflexos de estiramento muscular

Músculo	Inervação
Bíceps	C5, C6
Braquiorradial	C5, C6
Tríceps	C7, C8
Patelar	L3, L4
Isquiotibiais	L5, S1
Aquiles	S1, S2

4. Movimentos involuntários — A presença de movimentos involuntários também deve ser avaliada. Os tremores são os tipos mais comuns de movimentos involuntários. Eles são movimentos oscilatórios relativamente rítmicos, que podem ser subdivididos em três grupos: tremores de repouso, tremores intencionais e tremores posturais. Como o nome indica, os tremores de repouso são mais comuns em repouso e podem diminuir ou desaparecer com movimentos voluntários. Os tremores posturais ocorrem quando a parte do corpo afetada está mantendo uma postura de maneira ativa. Os tremores intencionais estão ausentes em repouso e muitas vezes tornam-se pronunciados com atividade, em especial quando esta se aproxima. Hemibalismo refere-se a movimentos oscilatórios violentos e repetitivos, em geral causados por um déficit no núcleo subtalâmico. Coreia caracteriza-se por movimentos não repetitivos, espasmódicos, rápidos e breves. Tiques são movimentos coordenados, repetitivos e breves, que ocorrem em intervalos regulares; são exemplos encolher os ombros, fazer caretas e piscar os olhos repetidamente. Atetose consiste em movimentos contínuos lentos com posições retorcidas e alternadas e é comumente vista na paralisia cerebral. Distonia é uma postura sustentada que pode afetar grupos musculares pequenos e grandes. Um exemplo é o torcicolo, que é causado por postura sustentada dos músculos do pescoço, que puxam a cabeça para um lado.

5. Reflexos — Três grupos de reflexos são testados: estiramento muscular, superficial e primitivo.

A. Reflexos de estiramento muscular — O reflexo de estiramento muscular, ou reflexos tendinosos profundos, é uma contração muscular em resposta ao alongamento. Os reflexos de estiramento muscular normais podem ser provocados percutindo sobre o tendão muscular com um martelo de reflexo, resultando em contração do músculo cujo tendão é estirado (Tab. 1.1). O paciente é posicionado na amplitude média do arco de movimento articular e instruído a relaxar, a fim de evocar-se uma resposta. Os níveis de resposta dos reflexos tendinosos são classificados de 0 a 4+ (Tab. 1.2). Um grau 0 indica ausência de resposta; 1+ indica reflexo diminuído; 2+ indica resposta normal; 3+ indica resposta mais intensa que o normal; e 4+ indica que o reflexo é hiperativo, com a presença de clônus. Clônus é um reflexo ciclotímico, sustentado e repetitivo, dos músculos agonistas e antagonistas, evocado por estiramento manual do tendão.

B. Reflexos superficiais — Os reflexos superficiais são respostas à ação de raspar a pele. Esses reflexos são classificados como presentes ou ausentes, com respostas proeminentemente irregulares, classificadas como ausentes também. O reflexo plantar é o reflexo superficial mais comum e é evocado aplicando-se um estímulo de arranhar a sola do pé da borda lateral em direção ao arco plantar. A flexão do hálux ou ausência de resposta é normal; uma resposta anormal consiste em dorsiflexão do hálux com abertura em forma de leque dos outros dedos. Essa resposta sugere disfunção do trato corticospinal e é conhecida como sinal de Babinski. Outros sinais importantes são o sinal de Chaddock (dorsiflexão do hálux quando um estímulo é aplicado desde a parte lateral do tornozelo até a parte lateral do pé) e o sinal de Stransky (que ocorre quando o dedo mínimo é movimentado para fora e resulta em movimento do hálux para cima).

C. Reflexos primitivos — Os reflexos primitivos são um achado anormal em crianças maiores e em adultos e representam uma regressão para um nível mais imaturo de atividade reflexa, sugerindo anormalidades neurológicas significativas. Os reflexos de busca e de sucção são evocados, respectivamente, deslizando-se a mão nas bochechas do paciente ou estimulando-se a área ao redor da boca. Em resposta, o paciente vira para o lado e faz movimentos de sucção com a boca. O reflexo de preensão é evocado colocando-se um dedo na palma da mão aberta do paciente,

Tabela 1.2 Classificação do reflexo de estiramento do músculo

Grau	Resposta
0	Sem resposta
1+	Resposta diminuída
2+	Resposta normal
3+	Resposta brusca
4+	Hiperativa com clônus

resultando em uma garra firme quando o examinador tenta remover o dedo. A resposta mentual – uma contração repentina do músculo mentual, ou músculo do queixo, quando a palma da mão é rapidamente raspada – sugere dano unilateral da área pré-frontal do cérebro. Por fim, o reflexo nasolabial é o movimento de franzir os lábios como uma resposta a uma percussão acima ou abaixo da boca.

> Blumenfeld H: Deep tendon reflexes. Neuroanatomy through Clinical Cases. Available at: http://www.neuroexam.com/neuroexam/content.php?p=31. Accessed 26 January 2014.
> Zafeiriou DI: Primitive reflexes and postural reactions in the neurodevelopmental examination. J Pediatr Neurol 2004;31:1–8.

F. Sistema musculoesquelético

O exame do sistema musculoesquelético pode ser um dos aspectos mais complexos do exame físico geral. A extensão do exame pode variar dependendo do problema a ser avaliado. Durante todo o exame, deve ser direcionada atenção para a estrutura e a função. O exame musculoesquelético deve ser simétrico e incluir inspeção, palpação, avaliação da estabilidade articular, amplitude de movimento, teste de força muscular e testes especiais (p. ex., Hawkins, Neer [para o ombro], Patrick [para o quadril] e Lachman [para o joelho]; consultar o Cap. 30).

1. Inspeção e palpação — A inspeção do sistema musculoesquelético começa com a observação do paciente durante o momento de investigação da história da avaliação. O examinador inspeciona a simetria, a circunferência e a forma dos membros e observa se há deformidades comuns na coluna, tais como escoliose, cifose e lordose. Em pacientes com amputação, o membro residual deve ser examinado para nível de amputação, comprimento e contorno. O examinador também avalia os tecidos adjacentes, observando quaisquer alterações na pele, nódulos subcutâneos, massas, edema, cicatriz e atrofia muscular. As articulações devem ser avaliadas para edema, temperatura, sensibilidade, eritema ou rubor e posicionamento anormal. Após inspeção, a palpação complementa as impressões iniciais da inspeção. Dependendo da situação clínica, as articulações e os músculos devem ser avaliados também em relação a contratura de bandas musculares, tônus, crepitação e fraturas.

2. Estabilidade articular — A avaliação da estabilidade articular deve incluir avaliação de consistência óssea, integridade capsular e cartilaginosa e força dos ligamentos e dos músculos. Antes de avaliar a articulação com função comprometida, o examinador deve avaliar o lado não envolvido, para entender a biomecânica do paciente. Inicia-se a avaliação da estabilidade articular com localização da dor ou resistência na articulação envolvida. O próximo passo deve ser uma avaliação do jogo ou movimento articular para verificar a sensação final, os padrões capsulares e a mobilidade articular.

Jogo articular e padrões capsulares avaliam a integridade da cápsula em uma posição na qual há mínimo contato ósseo com máxima lassidão capsular. Para atingir amplitude de movimento máxima da articulação envolvida, é importante que o examinador avalie a articulação por meio de amplitude de movimento passiva. A sensação final de uma articulação é determinada por sua estrutura (i.e., os tendões, os ossos adjacentes e as inserções musculares que mantêm a articulação no lugar) e pode variar de rígida a suave. Em geral, o tipo de estrutura que limita a amplitude de movimento irá determinar o tipo de sensação final observada. Com flexão de quadril, a sensação final é suave, devido ao volume muscular significativo que circunda essa articulação. Com extensão passiva do quadril na amplitude de movimento total, a sensação final é firme, devido à tensão na cápsula anterior do quadril e à tensão nos músculos flexores do quadril. Contudo, firmeza que ocorre antes do ponto final de amplitude pode ser um sinal de tônus aumentado ou de tensão capsular, ou ambos. Uma sensação final rígida costuma ser vista na extensão do cotovelo, porque os ossos se juntam para bloquear essa articulação no final do movimento. Em uma articulação artrítica, uma sensação final rígida pode ocorrer antes de a amplitude total ser atingida. Uma sensação final vazia é registrada quando nenhuma sensação final real é atingida, como quando o teste é abortado devido à dor e à sensibilidade.

Articulações hipomóveis aumentam o risco de lesões musculares, tendinite e compressões nervosas. Articulações hipermóveis aumentam o risco de entorses articulares e de doença articular degenerativa. A inflamação sinovial pode causar uma articulação hipermóvel e reduzir a resistência da cápsula. Fraqueza muscular associada irá aumentar mais o risco de trauma e de instabilidade articular. A imagem radiológica pode ser útil em casos de suspeita de instabilidade articular; por exemplo, radiografias espinais de flexão e extensão podem ajudar a avaliar a instabilidade da coluna vertebral.

3. Amplitude de movimento — A flexibilidade articular é a amplitude de movimento (ADM) tolerada em uma articulação. Ao examinar a mobilidade atual existente na articulação que está sendo avaliada, compara-se com a da articulação não afetada. Assim, podem ser desenvolvidos os objetivos e um plano de tratamento para aumentar ou diminuir a ADM. O teste de ADM também auxilia no diagnóstico e na determinação da função articular do paciente. Isso fornece informação quanto às limitações se houver suspeita de doença articular. Hipermobilidade ou hipomobilidade das articulações afeta a capacidade do paciente de realizar atividades da vida diária. Um exemplo de hipomobilidade articular que impede as atividades da vida diária de uma pessoa é a incapacidade de subir escadas devido a uma restrição da flexão do joelho a 70°. Além disso, por meio da observação da ADM, o examinador pode reavaliar o estado do paciente após o tratamento e estabelecer uma comparação com a amplitude encontrada no momento do tratamento inicial.

Os fatores que afetam a ADM incluem idade, sexo, estrutura articular e músculos. Em geral, quanto mais jovem o paciente, maior é a ADM. Dependendo da idade e da ação articular específica, os homens apresentam uma amplitude mais limitada que as mulheres. Alguns indivíduos têm articulações hipermóveis ou hipomóveis devido à genética ou à postura. Determinados músculos relacionados à articulação podem se tornar flexíveis ou contraídos, afetando o movimento articular. A ADM passiva é a quantidade de movimento articular possível sem a ajuda do paciente.

Tabela 1.3 Teste da extremidade superior

Movimento (graus de ADM)	Músculo	Inervação
Flexão do ombro (180)	Deltoide, porção anterior Coracobraquial	Axilar C5, C6 Musculocutâneo C6, C7
Extensão do ombro (60)	Deltoide, porção posterior Latíssimo do dorso Redondo maior	Axilar C5, C6 Toracodorsal C6, C7, C8 Subescapular inferior C5, C6, C7
Abdução do ombro (180)	Deltoide, porção média Supraespinal	Axilar C5, C6 Supraescapular C5, C6
Adução do ombro (30)	Peitoral maior Latíssimo do dorso	Peitoral medial/lateral C5-T1 Toracodorsal C6, C7, C8
Rotação interna do ombro (70)	Subescapular Peitoral maior Latíssimo do dorso Redondo maior	Subescapular superior/inferior C5, C6 Peitoral medial/lateral C5-T1 Toracodorsal C6, C7, C8 Subescapular inferior C5, C6, C7
Rotação externa do ombro (90)	Infraespinal Redondo menor	Supraescapular C5, C6 Axilar C5, C6
Encolhimento do ombro	Trapézio Levantador da escápula	Espinal acessório (NC XI) C3, C4, escapular dorsal C5
Flexão de cotovelo (150)	Bíceps braquial Braquial Braquiorradial	Musculocutâneo C5, C6 Musculocutâneo C5, C6 Radial C5, C6
Extensão de cotovelo (10)	Tríceps braquial	Radial C6, C7, C8
Pronação de antebraço (90)	Pronador redondo Pronador quadrado	Mediano C6, C7 Interósseo anterior C8, T1
Supinação de antebraço (90)	Supinador Bíceps braquial	Interósseo posterior C5, C6, C7 Musculocutâneo C5, C6
Flexão de punho (80)	Flexor radial do carpo Flexor ulnar do carpo	Mediano C6, C7, C8 Ulnar C7, C8, T1
Extensão de punho (70)	Extensor radial longo do carpo Extensor radial curto do carpo Extensor ulnar do carpo	Radial C6, C7 Radial C6, C7 Interósseo posterior C7, C8
Flexão MCF (90)	Lumbricais Interósseos	Mediano, ulnar C8, T1 Ulnar C8, T1
Flexão IFP (100)	Flexor superficial dos dedos Flexor profundo dos dedos	Mediano C7-T1 Mediano, ulnar C7, C8, T1
Flexão IFD (80)	Flexor profundo dos dedos	Mediano, ulnar C7, C8, T1
Extensão MCF (20)	Extensor dos dedos Extensor do indicador Extensor do dedo mínimo	Interósseo posterior C7, C8 Interósseo posterior C7, C8 Interósseo posterior C7, C8
Abdução dos dedos (20)	Interósseos dorsais Abdutor do dedo mínimo	Ulnar C8, T1 Ulnar C8, T1
Adução dos dedos (tocar dedo adjacente)	Interósseos palmares	Ulnar C8, T1
Oposição do polegar	Oponente do polegar Flexor curto do polegar Abdutor curto do polegar	Mediano C8, T1 Mediano, ulnar C8, T1 Mediano C8, T1
Flexão do polegar (90)	Flexor curto do polegar Flexor longo do polegar	Mediano, ulnar C8, T1 Interósseo anterior C7, C8, T1

(continua)

Tabela 1.3 Teste da extremidade superior (*continuação*)

Movimento (graus de ADM)	Músculo	Inervação
Extensão do polegar (15)	Extensor curto do polegar Extensor longo do polegar	Interósseo posterior C7, C8 Interósseo posterior C7, C8
Abdução do polegar	Abdutor longo do polegar Abdutor curto do polegar	Interósseo posterior C7, C8 Mediano C8, T1
Adução do polegar	Adutor do polegar	Ulnar C8, T1

ADM, amplitude de movimento; NC, nervo craniano; MCF, metacarpofalângica; IFP, interfalângica proximal; IFD, interfalângica distal.

Tabela 1.4 Teste da extremidade inferior

Movimento (graus de ADM)	Músculo	Inervação
Flexão de quadril (100)	Ilíaco Psoas Tensor da fáscia lata Reto femoral Pectíneo Adutor longo, curto, porção anterior do magno	Femoral, L2-L4 Plexo lombar, L1-L4 Glúteo superior, L4, L5, S1 Femoral, L2-L4 Femoral ou obturador, L2, L3 Obturador, L2-L4
Extensão de quadril (30)	Glúteo máximo	Glúteo inferior, L5, S1, S2
Abdução de quadril (40)	Glúteo médio, mínimo, tensor da fáscia lata	Glúteo superior, L4, L5, S1
Adução de quadril (20)	Adutor curto, longo Adutor magno, porção anterior Pectíneo	Obturador, L2-L4 Obturador, L3, L4 Femoral ou obturador, L2, L3
Rotação interna de quadril (40)	Tensor da fáscia lata Pectíneo Glúteo mínimo, porção anterior	Glúteo superior, L4, L5, S1 Femoral ou obturador, L2, L3 Glúteo superior, L4, L5, S1
Rotação externa de quadril (60)	Piriforme Glúteo máximo Gêmeo superior ou obturador interno Gêmeo inferior ou quadrado femoral	Nervo até o piriforme, S1, S2 Glúteo inferior, L5, S1, S2 Nervo até obturador interno, L5, S1, S2 Nervo até o quadrado femoral, L4, L5, S1
Flexão de joelho (135)	Semitendinoso, semimembranoso Bíceps femoral	Porção tibial do ciático, L5, S1 Porção tibial do ciático, L5, S1, S2
Extensão de joelho (10)	Quadríceps femoral	Femoral, L2-4
Dorsiflexão de tornozelo (20)	Tibial anterior, extensor longo dos dedos, extensor longo do hálux	Fibular profundo, L4, L5, S1
Flexão plantar do tornozelo (40)	Gastrocnêmio, sóleo	Tibial, S1, S2
Inversão do tornozelo (30)	Tibial anterior Tibial posterior Flexor longo dos dedos Flexor longo do hálux	Fibular profundo, L4, L5, S1 Tibial, L5, S1 Tibial, L5, S1 Tibial, L5, S1, S2
Eversão do tornozelo (20)	Extensor longo dos dedos Fibular longo, curto	Fibular profundo, L4, L5, S1 Fibular superficial, L4, L5, S1
Extensão IF do primeiro dedo (0)	Extensor longo do hálux	Fibular profundo, L4, L5, S1
Extensão IFP do segundo ao quinto dedos (0)	Extensor longo dos dedos Extensor curto dos dedos	Fibular profundo, L4, L5, S1 Fibular profundo, L5, S1
Flexão IF do primeiro dedo (60)	Flexor longo do hálux Flexor curto do hálux	Tibial, L5, S1, S2 Plantar medial, L5, S1
Flexão IFP do segundo ao quinto dedos (35)	Flexor longo dos dedos Flexor curto dos dedos	Tibial, L5, S1 Plantar medial, L5, S1

IF, interfalângica; IFP, interfalângica proximal.

Ela, em geral, é maior do que a ADM ativa porque a integridade da estrutura dos tecidos moles não determina os limites do movimento. A integridade da articulação pode ser avaliada por meio da conclusão desse teste. A ADM ativa é realizada pelo paciente em todos os planos de movimento, sem ajuda do examinador. A ADM ativa avalia a coordenação de movimento e a capacidade funcional de forma bastante completa e fornece informação limitada sobre o movimento articular.

Realiza-se o teste de ADM antes do teste de força. Com um instrumento chamado goniômetro, o examinador mede a ADM articular nos três planos de movimento: sagital, coronal e frontal. O plano sagital separa o corpo em metades esquerda e direita; o plano frontal (coronal) divide o corpo nas metades anterior e posterior; e o plano transversal divide o corpo em partes superior e inferior. A medida de cada arco de movimento deve iniciar em 0° e prosseguir até 180°. A posição anatômica da maioria das articulações é a 0°. À medida que o movimento articular ocorre, a quantidade de movimento articular é positivamente registrada em graus. Por exemplo, na flexão do ombro, a amplitude normal para flexão no sistema de 180° é 0 a 180° e, para extensão, 0 a 60°.

Muitos profissionais sugerem obter várias medições e registrar um valor médio para aumentar a precisão. A inexatidão de medidas nos membros pode ser de até 10 a 30% e pode não ter valor na coluna se a avaliação se basear apenas na observação visual isolada. Na deformidade articular, a posição inicial é o ponto inicial de movimento articular. A ADM vertebral é mais difícil de mensurar, e sua confiabilidade tem sido debatida. As radiografias fornecem o método mais preciso de mensuração do movimento vertebral.

4. Força muscular — O teste muscular manual é um procedimento para avaliar a função e a força de músculos individuais e de grupos musculares com base no desempenho efetivo de um movimento em relação às forças de gravidade e à resistência manual. Quando um teste de força é realizado, um músculo particular ou grupo de músculos é isolado primeiro, depois uma força externa é aplicada. O teste muscular manual mede especificamente a capacidade de contrair de forma voluntária um músculo ou grupo muscular de uma determinada articulação.

Fatores que influenciam os resultados do teste muscular manual (e de força) incluem o efeito da gravidade, a força manual utilizada pelo examinador, a extensão da lesão, fatores cognitivos e emocionais do paciente e do examinador, o número de unidades motoras estimuladas, a área transversal do músculo, a linha de tração das fibras musculares, o número de articulações cruzadas, os receptores sensitivos, as inserções ósseas, a idade do paciente, fadiga, medo e capacidade de interpretação. Pode ser difícil avaliar os músculos de forma isolada. Por exemplo, o bíceps, o braquial e o braquirradial auxiliam na flexão do cotovelo. A dor produz fraqueza por inibição da contração muscular de forma reflexa, em função da dor produzida, e deve ser documentada como tal. A presença de substituição deve ser observada com músculos fracos ou quando o movimento é descoordenado. Em mulheres, há um aumento na força até os 20 anos de idade, seguido por um platô, e depois por um declínio, após os 30 anos. Os homens têm um aumento na força até os 20 anos de idade e depois apresentam um platô, que dura até um pouco mais de 30 anos antes do declínio. As fibras musculares do tipo 1, que são resistentes à fadiga, às vezes requerem uma carga prolongada no teste para descobrir uma fraqueza. Um exemplo de um músculo com fibras musculares principalmente do tipo 1 é o quadríceps. As fibras musculares do tipo 2, que entram em fadiga rapidamente, requerem menos estresse no teste muscular para descobrir déficits. Um exemplo de um músculo com fibras do tipo 2 é o esternocleidomastóideo. Pacientes que não conseguem controlar a tensão muscular de maneira ativa (p. ex., aqueles com espasticidade por doença do sistema nervoso central) não devem ser avaliados usando os métodos-padrão de teste muscular manual.

Ao realizar o teste muscular manual, o examinador deve avaliar se existe assimetria dos grupos musculares. Todos os testes devem ser realizados bilateralmente, e o lado não afetado deve ser testado primeiro. Muitos examinadores utilizam a escala do Medical Research Council, que classifica os resultados usando uma variação de 0 a 5. O grau 0 indica que nenhuma atividade contrátil pode ser sentida na posição com eliminação da gravidade. O grau 1 indica que a contração muscular pode ser palpada enquanto o paciente está realizando a ação na posição com eliminação da gravidade. O grau 2 indica que o paciente tem ADM total ou parcial na posição com eliminação da gravidade. O grau 3 indica que o paciente não tolera qualquer resistência, mas consegue realizar os movimentos na ADM total. O grau 4 indica que o paciente pode manter a posição contra resistência moderada a forte e tem ADM total. O grau 5 indica que o paciente pode manter a posição contra a resistência máxima e por meio da ADM total. As Tabelas 1.3 e 1.4 resumem as amplitudes de movimento articular e a inervação de todos os grupos musculares principais das extremidades superior e inferior, respectivamente. O uso de um dinamômetro pode adicionar um grau de objetividade para medidas de pinça e de garra.

Os testes de rastreamento dinâmicos de força também podem ser realizados. Exemplos incluem:

- Flexão profunda do joelho (agachar e levantar) – rastreamento do membro inferior proximal.
- Caminhar sobre os calcanhares e sobre os dedos dos pés – rastreamento da extremidade inferior distal.
- Pedir para o paciente agarrar dois dedos do examinador enquanto o examinador tenta liberar os dedos puxando-os em todas as direções – rastreamento da extremidade superior.
- Observar o paciente mudar as posições de supina para sentada com os quadris e os joelhos flexionados – rastreamento de força abdominal.

O iliopsoas é testado quando os quadris e os joelhos são estendidos. As anormalidades de marcha podem ficar evidentes quando se pede para o paciente aumentar sua velocidade de caminhada e caminhar para os lados e para trás.

Braddom RL: *Physical Medicine and Rehabilitation*, 4th ed. Elsevier, 2011.

Cibere J, Bellamy N, Thorne A, et al.: Reliability of the knee examination in osteoarthritis: Effect of standardization. Arthritis Rheum 2004;50:458–468.

Malanga GA, Nadler SF: *Musculoskeletal Physical Examination: An Evidence-Based Approach.* Elsevier, 2006.

Anatomia funcional

Ferheen Shamim, MD
Michael Mallow, MD

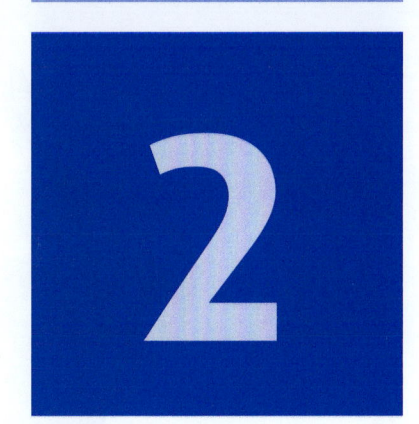

O estudo da anatomia funcional – anatomia humana em relação à função – tem grande importância para fisiatras e quaisquer profissionais clínicos que cuidam de pacientes com incapacidades ou lesões do sistema musculoesquelético. Este capítulo fornece uma visão geral da anatomia funcional, organizada por problemas clínicos comuns esquematizados a partir da perspectiva do estudo anatômico. Existem inúmeros recursos excelentes para um estudo aprofundado, que é essencial para o domínio desse tópico. Alguns deles são listados neste capítulo.

O MEMBRO SUPERIOR

PROBLEMA CLÍNICO: ESCÁPULA ALADA (FIGURA 2.1)

▸ Anatomia pertinente

O músculo trapézio (Fig. 2.1) realiza as seguintes funções:

- Estabiliza proximalmente a escápula (Fig. 2.2) no plano coronal, realizando uma retração (adução) em direção à caixa torácica e aos processos espinhosos.
- Gira a escápula para cima no plano coronal para maximizar o alcance do braço para cima e para fora.
- Gira a escápula para melhorar a relação comprimento-tensão para os músculos abdutores do outro ombro, incluindo o deltoide e o manguito rotador, permitindo a contração mais eficiente e forçada.

O músculo serrátil anterior (Fig. 2.1) estabiliza a escápula no plano sagital, gira a escápula para cima no plano sagital e protrai a escápula. Isso produz uma combinação de excursão lateral no plano coronal, rotação interna e translação anterior no plano sagital. A fraqueza do serrátil produz discinesia escapular no plano sagital, mais notadamente durante a flexão do braço.

▸ Considerações de manejo

O braço pode ser abduzido a 180° no plano coronal. Desse movimento, 120° ocorrem na articulação glenoumeral, e 60° ocorrem na articulação escapulotorácica. A fraqueza do trapézio causa déficit na abdução do braço e produz uma forma de discinesia escapular. A discinesia escapular, ou alteração no ritmo escapuloumeral normal, resulta em uma rotação contrária da escápula para baixo, devido à direção da tração do deltoide e à força não oposta da gravidade sobre o membro superior. A abdução umeral no plano coronal pode ser limitada a apenas 60° de abdução devido à limitação do movimento da articulação escapulotorácica. A abdução do ombro na posição ereta leva a escápula a alar lateralmente em um paciente com fraqueza do trapézio.

Um paciente com fraqueza do serrátil pode não apresentar alamento observável quando está na posição em pé ereta com os braços ao lado do corpo. Contudo, quando o úmero força posteriormente a escápula, o alamento medial de toda a borda vertebral da escápula é observado. (Essa é a maneira mais eficiente de avaliar o alamento, em vez fazer o paciente colocar os braços em uma parede ou fazê-lo realizar uma flexão de braço. Os pacientes com fraqueza do serrátil podem ter dificuldade em realizar essas manobras de maneira correta devido à fraqueza concomitante de outra musculatura necessária.)

PROBLEMA CLÍNICO: PATOLOGIA DO MANGUITO ROTADOR

▸ Anatomia pertinente

O manguito rotador é composto pelos músculos supraespinal, infraespinal, redondo menor e subescapular (Fig. 2.3). Os três primeiros músculos originam-se na escápula posterior (Fig. 2.2) e inserem-se na tuberosidade maior do úmero para girar externamente o úmero. O subescapular origina-se na fossa anterior da escápula e insere-se na tuberosidade menor do úmero.

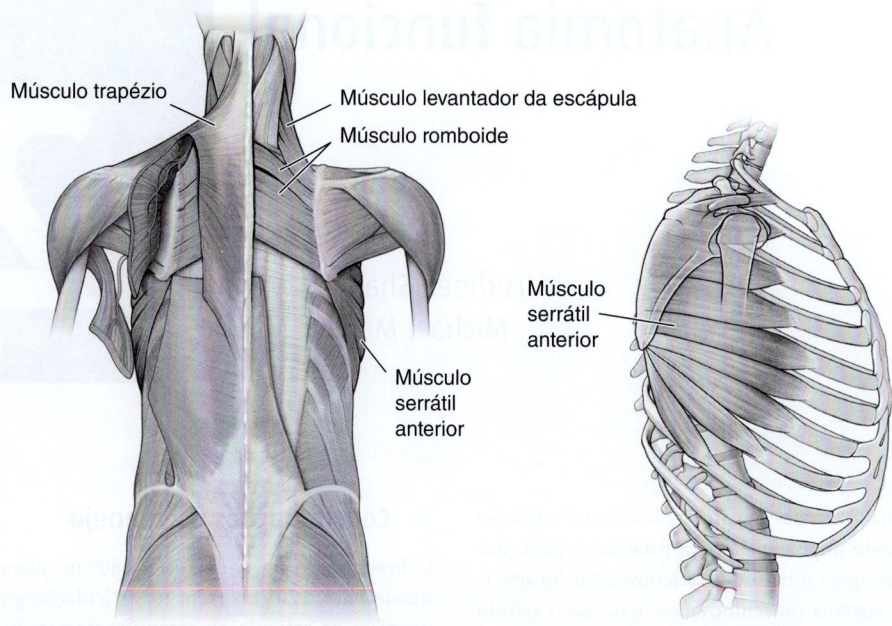

▲ **Figura 2.1** Músculos dorsais. (Reproduzida com permissão de Morton DA: *The Big Picture: Gross Anatomy*. McGraw-Hill, 2011.)

▶ Considerações de manejo

De forma conjunta, os músculos do manguito rotador conferem estabilidade dinâmica à articulação glenoumeral fixando ou estabilizando a cabeça umeral no centro da fossa glenoide. A musculatura do manguito rotador resiste à translação e à subluxação umeral durante as amplitudes médias do movimento umeral nos planos coronais ou transversos. O subescapular é o único rotador interno do úmero que também funciona para fixar a cabeça umeral na glenoide de modo dinâmico durante a rotação interna. Assim, a fraqueza do subescapular pode ter um impacto mais profundo sobre a força da rotação interna do que a fraqueza dos músculos deltoide anterior ou peitoral. A fraqueza de todo o manguito rotador produz limitação do movimento acima da cabeça à medida que o vetor de contração do deltoide médio causa subluxação anterossuperior da cabeça umeral e claramente impede um movimento posterior da articulação glenoumeral. Os músculos do manguito rotador trabalham como estabilizadores dinâmicos da articulação glenoumeral tracionando a cabeça umeral para a fossa glenoide durante toda a flexão, extensão, abdução e adução do ombro.

PROBLEMA CLÍNICO: LUXAÇÃO DA ARTICULAÇÃO ACROMIOCLAVICULAR

▶ Anatomia persistente

Uma das principais articulações do ombro, a articulação acromioclavicular (Fig. 2.4), é sustentada pelo ligamento acromioclavicular e o ligamento coracoacromial. O aspecto superior do ligamento acromioclavicular corre horizontalmente sobre a articulação e fornece estabilidade nessa direção. O ligamento coracoacromial estende-se até o acrômio a partir de uma ampla base sobre o processo coracoide. O ligamento coracoclavicular,

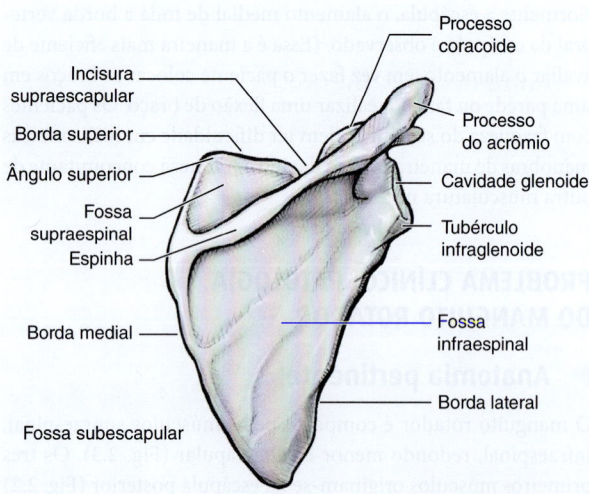

▲ **Figura 2.2** Escápula (Reproduzida com permissão de Morton DA: *The Big Picture: Gross Anatomy*. McGraw-Hill, 2011.)

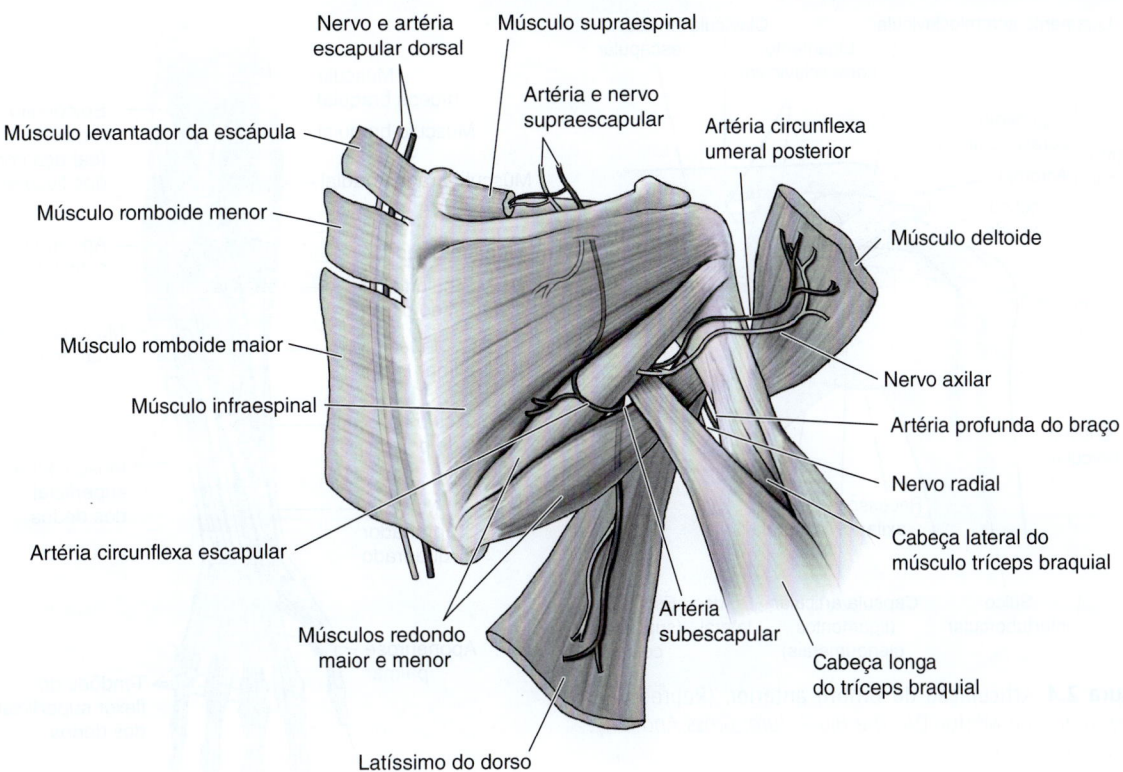

▲ **Figura 2.3** Manguito rotador. (Reproduzida com permissão de Morton DA: *The Big Picture: Gross Anatomy*. McGraw-Hill, 2011.)

embora não tecnicamente uma parte da articulação acromioclavicular, é composto por duas partes, os ligamentos trapezoide e conoide, e insere a escápula na clavícula.

▶ Considerações de manejo

A lesão no ombro, como um impacto direto contra o solo, pode produzir dano à articulação acromioclavicular (luxação) e é chamada de separação do ombro. Tal lesão prejudica o movimento escapular e, assim, a flexão e a abdução do braço. O grau de dano aos ligamentos acromioclavicular e coracoclavicular e o grau de deslocamento resultante da clavícula em relação ao acrômio são critérios para a classificação das separações acromioclaviculares. As lesões do tipo I envolvem entorse dos ligamentos coracoclavicular e acromioclavicular, porém estes permanecem intactos. As lesões do tipo II são caracterizadas por uma ruptura completa do ligamento acromioclavicular e pela entorse do ligamento coracoclavicular, porém este último permanece intacto. Em uma lesão do tipo III, ambos os ligamentos apresentam ruptura completa. As lesões do tipo IV são caracterizadas pelo deslocamento posterior da clavícula em relação ao acrômio, com formação de botoeira no músculo trapézio. Nas lesões do tipo V, a clavícula está amplamente deslocada de modo superior em relação ao acrômio como resultado de ruptura das inserções musculares. As lesões do tipo VI são raras e caracterizadas pelo deslocamento da clavícula distal abaixo do acrômio ou do processo coracoide.

PROBLEMA CLÍNICO: LUXAÇÃO GLENOUMERAL

▶ Anatomia pertinente

Os estabilizadores estáticos da articulação glenoumeral incluem as seguintes estruturas (Fig. 2.4):

- Cápsula da articulação glenoumeral
- Ligamento glenoumeral superior
- Ligamento glenoumeral médio
- Ligamento glenoumeral inferior
- Ligamento coracoide
- Ligamento coracoacromial

▶ Considerações de manejo

Com a remoção da cápsula da articulação glenoumeral, a força requerida para luxar essa articulação diminui em 20%, indicando que a cápsula tem um importante papel como

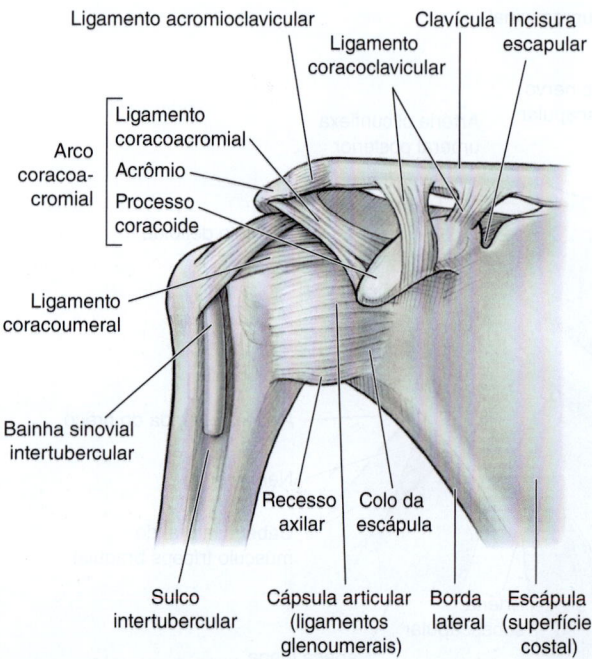

▲ **Figura 2.4** Articulação do ombro anterior. (Reproduzida com permissão de Morton DA: *The Big Picture: Gross Anatomy*. McGraw-Hill, 2011.)

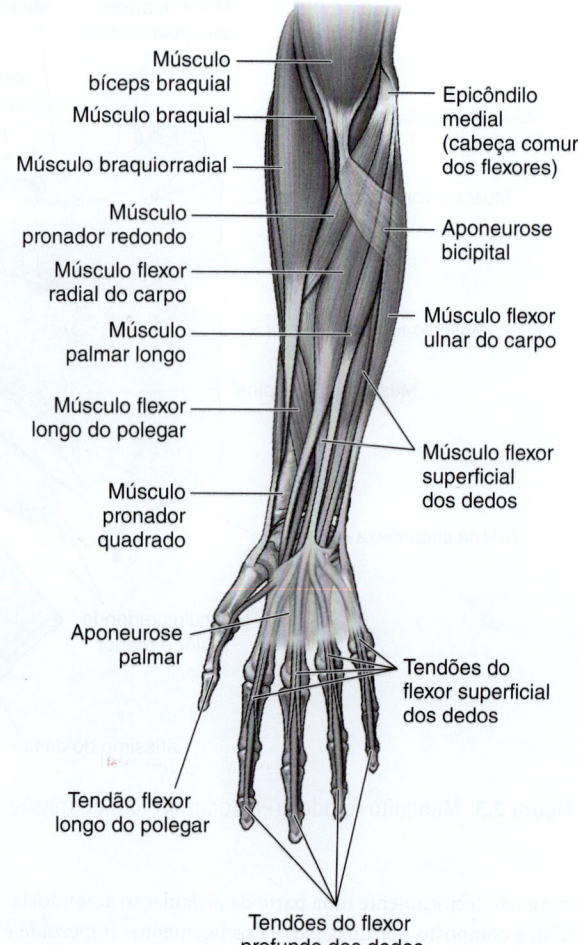

▲ **Figura 2.5** Flexores do antebraço. (Reproduzida com permissão de Morton DA: *The Big Picture: Gross Anatomy*. McGraw-Hill, 2011.)

estabilizador estático. O ligamento glenoumeral superior fornece estabilidade posterior e inferior quando o úmero está em adução e rotação externa. O ligamento glenoumeral médio restringe a instabilidade da articulação glenoumeral anterior quando o úmero está em 45° de abdução. O ligamento glenoumeral inferior protege a instabilidade da articulação glenoumeral anterior e posterior. A ruptura da banda posterior desse ligamento resulta em subluxação posterior; contudo, a luxação só ocorrerá quando a amplitude de rotação for acima do limite máximo.

PROBLEMA CLÍNICO: LESÃO AO NERVO INTERÓSSEO ANTERIOR

▶ Anatomia pertinente

O flexor superficial dos dedos e o flexor profundo dos dedos são músculos do antebraço anterior (Fig. 2.5) que flexionam os dedos na articulação interfalângica proximal e na articulação interfalângica distal, respectivamente. O pronador quadrado é um músculo profundo no antebraço anterior e parte da ulna distal para o rádio, com as fibras correndo de forma perpendicular a esses ossos. O flexor longo do polegar, também do compartimento profundo do antebraço anterior, insere-se na falange distal do polegar e é o único músculo que flexiona a articulação interfalângica. Todos os músculos do antebraço mencionados são inervados pelo ramo interósseo anterior do nervo mediano, com a exceção do flexor superficial dos dedos, que é inervado pelo nervo mediano próprio, e da porção medial do flexor profundo dos dedos, inervada pelo nervo ulnar.

▶ Considerações de manejo

Quando há uma lesão no ramo interósseo anterior do nervo mediano, observa-se a fraqueza do flexor longo do polegar, do flexor profundo dos dedos indicador e longo e do pronador quadrado. A fraqueza do pronador quadrado é de difícil detecção clínica, uma vez que o pronador redondo é um forte agonista. A flexão da articulação distal do polegar e do primeiro dedo é prontamente observada; o sinal de "ok" pode ser empregado para avaliar a fraqueza nos músculos supridos por esse nervo. (Quando solicitado a unir os dedos polegar e indicador em um sinal de "ok", o paciente apresenta horizontalização da articulação interfalângica do polegar, devido à fraqueza do flexor longo do polegar, e horizontalização da articulação interfalângica do dedo indicador, devido à fraqueza do flexor profundo dos dedos.)

PROBLEMA CLÍNICO: DOR NO COTOVELO EM UM ATLETA DE ARREMESSO

▶ Anatomia pertinente

As articulações umeroulnar, umerorradial e radioulnar proximal formam uma articulação em dobradiça no cotovelo. A cabeça do rádio articula-se com o capítulo do úmero, e a ulna articula-se com a tróclea. O rádio proximal também se articula com a ulna proximal, formando a articulação radioulnar. A tróclea apresenta um formato específico para estender-se mais distalmente do que o capítulo, produzindo o ângulo de carga valgo do antebraço. Uma cápsula da articulação sinovial simples, que recebe inervação sensorial principalmente dos nervos musculocutâneo e radial, está presente no cotovelo circundando todas as três articulações.

A articulação do cotovelo é protegida anterior e posteriormente pelos músculos que cruzam a articulação, e medial e lateralmente pelos ligamentos. O ligamento colateral ulnar é composto por três bandas: anterior, posterior e transversa. A banda anterior origina-se no epicôndilo medial do úmero e insere-se sobre o processo coronal da ulna. A banda posterior também se origina no epicôndilo medial e insere-se no processo do olécrano da ulna. As fibras transversas originam-se e inserem-se no mesmo osso, a ulna, partindo do olécrano e indo até o processo coronoide. Sobre o aspecto lateral do cotovelo, está o ligamento colateral radial, que se origina no epicôndilo lateral e insere-se no ligamento anular. O ligamento anular envolve o rádio e insere-se em ambas as extremidades no processo coronoide da ulna.

▶ Considerações de manejo

As congruências ósseas do cotovelo contribuem de forma significativa para a estabilidade da articulação. Essa contribuição é especialmente forte em menos de 20° de extensão e em mais de 120° de flexão. Entre os limites da flexão e da extensão máximas, os ligamentos fornecem estabilidade à articulação. Devido aos altos estresses em valgo do movimento de arremesso, o ligamento colateral ulnar é uma fonte bastante importante de estabilidade. A banda anterior do ligamento colateral ulnar funciona primariamente entre a extensão total e 85° de flexão e é o elemento estabilizador mais importante do complexo do ligamento colateral ulnar no atleta de arremesso. A banda posterior desse ligamento fica tensa em 55° de flexão e permanece assim na flexão total. O ligamento transverso, que se origina e se insere no mesmo osso, a ulna, não fornece suporte durante o movimento.

A estabilidade dinâmica é fornecida durante o movimento de arremesso pelo grupo muscular flexor-pronador (ver Fig. 2.5). O flexor ulnar do carpo, situado sobre o ligamento colateral ulnar, é o estabilizador dinâmico primário. Uma contribuição adicional é fornecida pelo flexor superficial dos dedos, em particular quando o cotovelo está em extensão.

PROBLEMA CLÍNICO: NEUROPATIA ULNAR

▶ Anatomia pertinente

O nervo ulnar está sujeito a uma possível compressão nos seguintes locais anatômicos:

- Arcada de Struthers, localizada 8 cm acima do cotovelo; geralmente é apenas um local de compressão após a transposição do nervo ulnar.
- Cabeça medial do tríceps.
- Septo intermuscular medial.
- Sulco retrocondilar.
- Túnel cubital. A aponeurose do flexor ulnar do carpo passa entre as duas cabeças do flexor ulnar do carpo de um modo igual a uma arcada a partir do epicôndilo medial do úmero para o processo do olécrano da ulna. O assoalho do túnel cubital é formado pelo ligamento colateral medial do cotovelo.
- Epitrocleoancôneo, um raro músculo anômalo que atravessa o nervo ulnar posteriormente ao túnel cubital.
- Ligamento arqueado ou aponeurose do flexor ulnar do carpo, que insere as duas cabeças do flexor ulnar do carpo.
- Aponeurose do flexor-pronador profunda, localizada distalmente ao epicôndilo medial.

▶ Considerações de manejo

Os dois locais mais comuns de compressão do nervo ulnar próximos ao cotovelo são o sulco retrocondilar e o túnel cubital real entre as duas cabeças do flexor ulnar do carpo. Embora o nervo ulnar inerve o flexor ulnar do carpo e a porção medial do flexor profundo dos dedos distalmente ao cotovelo, as neuropatias ulnares mencionadas no cotovelo tendem a preservar esses grupos musculares. A evidência eletrodiagnóstica da desnervação desses músculos pode ou não ser observada. Sinais de desnervação são vistos nos músculos intrínsecos mais distalmente inervados da mão, incluindo o músculo abdutor do dedo mínimo, todos os interósseos palmares e dorsais, lumbricais do quarto e quinto dedos, bem como o adutor do polegar.

PROBLEMA CLÍNICO: SÍNDROME DO TÚNEL DO CARPO

▶ Anatomia pertinente

Existem oito ossos do carpo que se situam distalmente à articulação radioulnar distal e dorsalmente ao flexor do retináculo ou à aponeurose palmar. Os ossos do carpo, iniciando a partir da porção radial do punho proximal, são o escafoide, semilunar, piramidal e pisiforme. A segunda fila mais distal dos ossos do carpo, de radial a ulnar, são trapézio, trapezoide, capitato e hamato.

A anatomia de superfície pertinente a essa região inclui a tabaqueira anatômica, sobre o aspecto radial do punho, e o pisiforme e o hamato, sobre o aspecto ulnar. O assoalho da tabaqueira anatômica compreende as proeminências do escafoide e do trapézio palpadas lateralmente junto à superfície palmar do punho. As bordas são o estiloide radial, proximalmente, e o primeiro metacarpo, distalmente.

▶ Considerações de manejo

Os quatro tendões do flexor profundo dos dedos, os quatro tendões do flexor superficial dos dedos, o flexor longo do polegar e o nervo mediano passam através do túnel do carpo. Os músculos estão localizados proximalmente no antebraço e recebem inervação do nervo mediano ou nervo interósseo anterior proximalmente ao túnel do carpo e não são afetados na síndrome do túnel do carpo.

PROBLEMA CLÍNICO: DOR NO PUNHO

▶ Anatomia pertinente

No lado dorsal do punho (Fig. 2.6), os tendões podem ser agrupados em seis compartimentos, dispostos a partir do aspecto mais radial ou lateral do punho para o aspecto medial ou ulnar do punho.

▶ Considerações de manejo

O tubérculo de Lister, agora conhecido como tubérculo dorsal do rádio, pode ser usado como referência para localizar os compartimentos na palpação ou na imagem radiográfica, uma vez que os primeiros dois compartimentos são laterais ao tubérculo de Lister, e os quatro seguintes são mediais. O primeiro compartimento é composto por tendões do abdutor longo do polegar e do extensor curto do polegar. O segundo compartimento é composto por tendões do extensor radial longo do carpo e do extensor radial curto do carpo. O terceiro compartimento, localizado lateralmente ao tubérculo de Lister, é composto pelo tendão do extensor longo do polegar. O quarto e maior dos compartimentos é composto pelo tendão do extensor próprio do indicador e pelos tendões dos extensores do 2º ao 5º dedos. Esses quatro

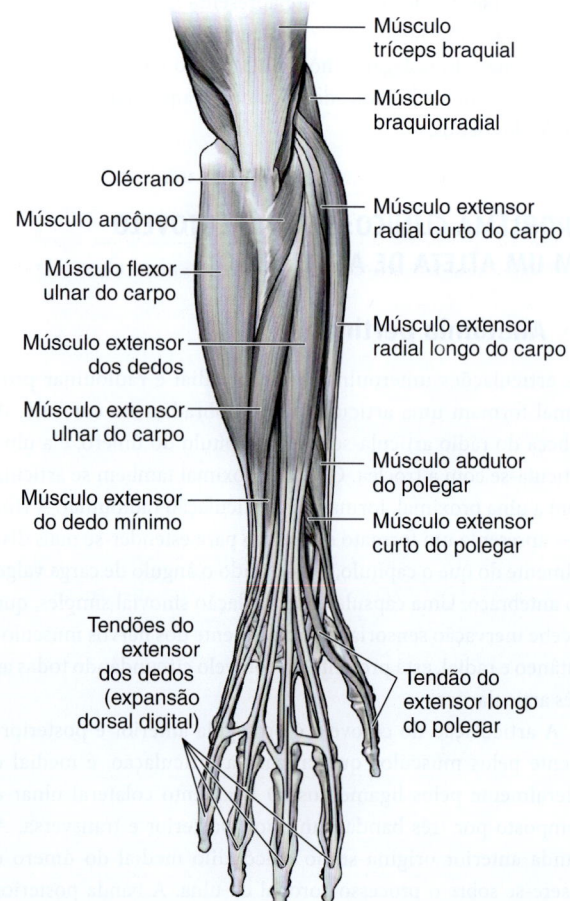

▲ **Figura 2.6** Extensores do antebraço. (Reproduzida com permissão de Morton DA: *The Big Picture: Gross Anatomy*. McGraw-Hill, 2011.)

compartimentos estão localizados dorsalmente ao rádio distal. O quinto compartimento contém o tendão do extensor do dedo mínimo dorsalmente à articulação radioulnar. O sexto e último compartimento situa-se dorsalmente à ulna e abriga o tendão do extensor ulnar do carpo. Todos os músculos nos compartimentos extensores são inervados pelo nervo radial ou ramo interósseo posterior do nervo radial no antebraço.

PROBLEMA CLÍNICO: RUPTURA DO LIGAMENTO COLATERAL ULNAR

▶ Anatomia pertinente

A articulação metacarpofalângica do polegar é protegida de estresses em valgo pelo ligamento colateral ulnar do polegar, em particular quando o polegar está abduzido. O ligamento origina-se no metacarpo do polegar e tem sua inserção na falange proximal.

Considerações de manejo

A abdução excessiva da articulação metacarpofalângica do polegar pode produzir uma ruptura do ligamento colateral ulnar do polegar. Isso é conhecido como polegar de esquiador e costuma ocorrer em uma queda contra um bastão de esqui ou o solo. Uma lesão crônica no ligamento colateral ulnar, chamada de polegar do caçador, pode ocorrer devido a estresse lateral repetitivo aplicado a uma articulação metacarpofalângica abduzida. A lassidão crônica do ligamento colateral ulnar pode resultar em fraqueza da garra em forma de pinça e em doença articular degenerativa.

> Finnoff J, et al.: Glenohumeral instability and dislocation. Phys Med Rehabil Clin N Am 2004;15:575–605.
> Hannibal M: Orthopedic surgery for gamekeeper's thumb. February 17, 2012. Emedicine on Medscape. http://emedicine.medscape.com/article/1239413-overview.
> Mendell J, Kissel J, Cornblath D: Median nerve, ulnar nerve. In: Diagnosis and Management of Peripheral Nerve Disorders. Oxford University Press, 2001:595-605, 606-613.
> Moore K, Agur A: Essential Clinical Anatomy. 4th ed. Lippincott Williams & Wilkins, 2011.
> Morton DA: The Big Picture: Gross Anatomy. McGraw Hill Professional, 2011.
> Neumann D: Kinesiology of the Musculoskeletal System, 2nd ed. Mosby, 2010.

O MEMBRO INFERIOR

PROBLEMA CLÍNICO: IMPACTO FEMOROACETABULAR

Anatomia pertinente

A hemipelve é um complexo de três ossos, o ílio, o ísquio e o púbis, os quais formam o acetábulo. O acetábulo contém um anel cartilaginoso chamado de lábio acetabular, que aumenta a área da superfície articular. A articulação do quadril é também sustentada por três ligamentos: o ligamento isquiofemoral, o ligamento pubofemoral e o mais poderoso dos três, o ligamento iliofemoral, também chamado de ligamento em Y de Bigelow. Posteriormente, a pelve articula-se com o sacro ósseo, um osso em formato de borboleta nas articulações sacroilíacas. Anteriormente, as duas porções da pelve se encontram na sínfise púbica.

O ílio é a maior porção da pelve óssea e serve como origem para os músculos do glúteo, o ilíaco e o reto femoral. No ísquio, originam-se os músculos isquiotibiais e o adutor magno. Os ramos púbicos servem como origem para os músculos adutores.

O ligamento iliofemoral não apenas mantém com firmeza a cabeça femoral em seu lugar no acetábulo como é crucial para prevenir que o tronco caia para trás à medida que a pelve se inclina para frente em uma postura ereta. Ele mantém sua estabilidade sem qualquer contração muscular ativa ou gasto de energia.

Considerações de manejo

O impacto femoroacetabular é uma condição clínica na qual há colisão prematura entre o fêmur e o acetábulo, o que diminui a amplitude de movimento ideal e pode levar a lesão. Em um impacto do tipo *cam*, a cabeça femoral adquire uma forma esférica que leva sua porção lateral a colidir com o acetábulo antes da amplitude de movimento completa. Em um impacto do tipo *pincer*, que é um problema acetabular, o acetábulo fornece cobertura excessiva ao redor da porção esférica da cabeça femoral, restringindo, desse modo, a amplitude de movimento. A maioria dos pacientes tem uma combinação desses dois tipos de impacto, e, segundo alguns estudiosos, o impacto femoroacetabular predispõe um paciente a uma osteoartrite do quadril. A osteoartrite com frequência resulta da degeneração de desgaste na cápsula articular do quadril, levando a estreitamento do espaço articular, formação de osteófito e cistos subcondrais ou esclerose. Isso com frequência resulta em diminuição da amplitude de movimento no quadril, de forma que afeta a primeira rotação interna e a rotação externa do quadril.

PROBLEMA CLÍNICO: DOR NA LATERAL DO QUADRIL E NÁDEGA

Anatomia pertinente

No trocanter maior do fêmur ficam as inserções dos tendões do glúteo mínimo e médio. Os seguintes músculos podem também funcionar para rotar o quadril (Fig. 2.7):

- Rotadores externos: piriforme, obturadores, gêmeos.
- Rotadores internos: glúteo médio e mínimo, tensor da fáscia lata.
- Glúteo máximo: um importante extensor do quadril que também estende o joelho em cadeia fechada com o pé fixo no chão.

O piriforme é um músculo em forma de pera, profundo e paralelo com o glúteo médio, que se origina no sacro anterior e se insere no trocanter maior. O piriforme trabalha para abduzir e girar externamente o quadril de 0 a 90° de flexão e então trabalha para aduzir e girar internamente o quadril em mais de 90° de flexão.

Considerações de manejo

Essas inserções permitem que tais músculos realizem a abdução do quadril, mas, mais importante, a força da abdução do quadril previne a pelve e o membro inferior de caírem durante a fase de oscilação ou balanço da perna contralateral na marcha. Do ponto de vista estrutural, o nervo ciático corre profundamente ao piriforme, e, em alguns casos, a porção fibular comum do

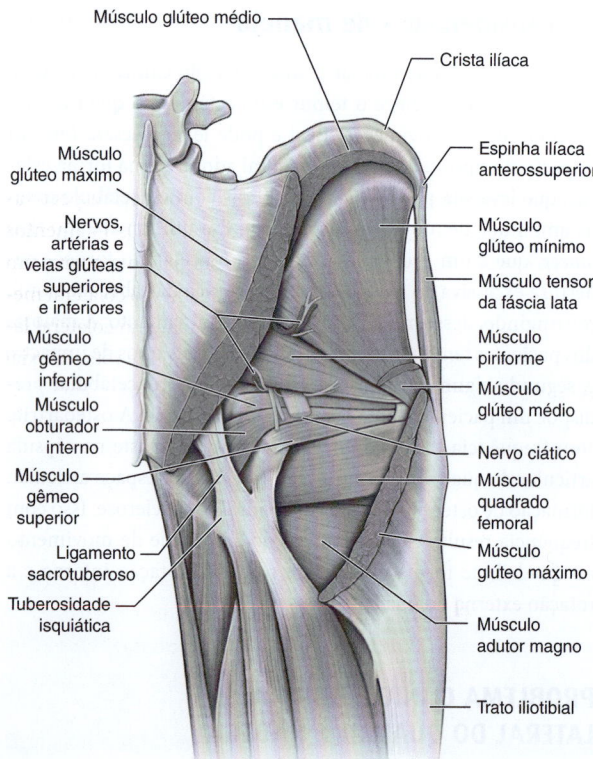

▲ **Figura 2.7** Quadril posterior. (Reproduzida com permissão de Morton DA: *The Big Picture: Gross Anatomy*. McGraw-Hill, 2011.)

nervo pode passar por dentro do piriforme e então seguir na porção tibial do nervo para descer até a perna.

PROBLEMA CLÍNICO: SÍNDROME PATELOFEMORAL

▶ Anatomia pertinente

Os músculos da loja anterior da coxa (Fig. 2.8) inserem-se sobre a patela e, então, via tendão patelar, na tuberosidade tibial, trabalham para estender o joelho. O reto femoral, o vasto lateral, o vasto intermédio e o vasto medial formam o músculo quadríceps. O grupo dos vastos tem sua origem no fêmur, enquanto o reto femoral origina-se na espinha ilíaca anteroinferior acima do acetábulo, permitindo-o trabalhar como um flexor do quadril e um extensor do joelho.

O grupo muscular medial da coxa, o grupo dos adutores, compreende os músculos adutor longo, adutor curto, pectíneo, grácil e adutor magno. Todos os adutores originam-se no púbis e inserem-se no fêmur, permitindo adução e flexão do quadril. O adutor magno possui uma origem adicional sobre a tuberosidade isquiática, que o permite estender o quadril.

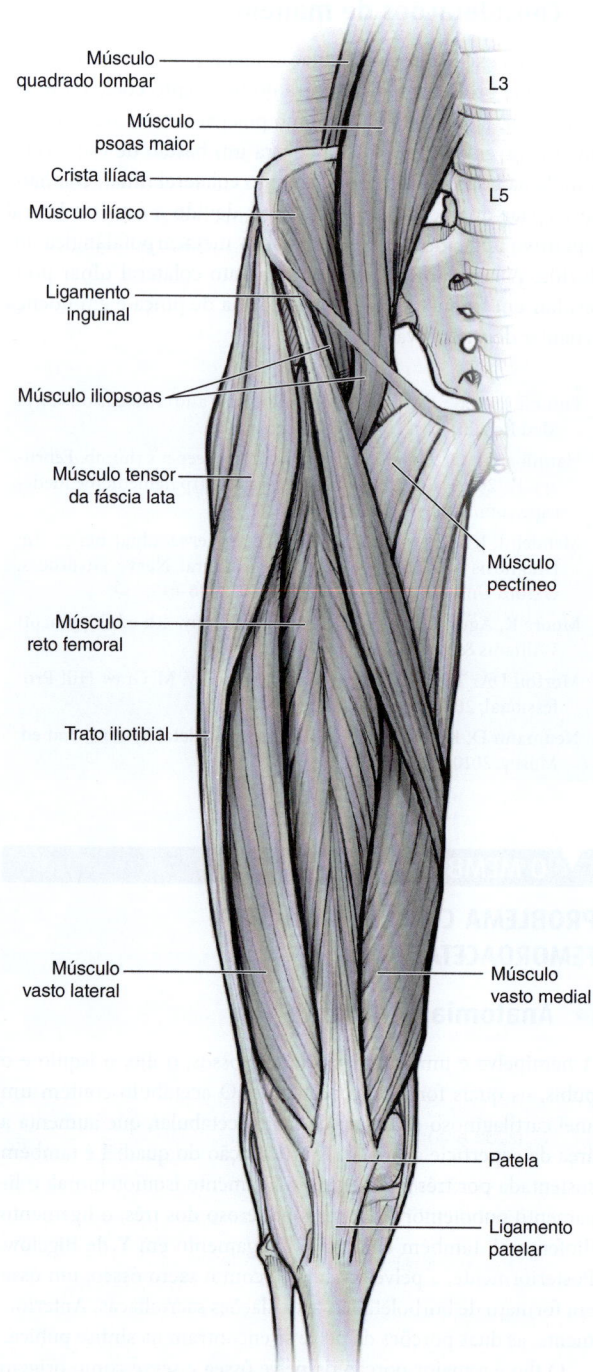

▲ **Figura 2.8** Coxa e joelho. (Reproduzida com permissão de Morton DA: *The Big Picture: Gross Anatomy*. McGraw-Hill, 2011.)

Dependendo de sua origem e inserção específicas, esses músculos podem também funcionar para rotar o quadril interna ou externamente.

Considerações de manejo

Vários fatores mecânicos e musculares contribuem para a estabilidade dinâmica da articulação do joelho. O ângulo entre o reto femoral e o tendão patelar é chamado de ângulo Q, e, quando sua medida excede amplitudes normais, o paciente pode ficar predisposto a problemas patelares. Uma amplitude normal para o ângulo Q medida em uma posição em pé é entre 18 e 22°. As mulheres tendem a ter ângulos Q na extremidade mais alta desse ângulo.

PROBLEMA CLÍNICO: LESÃO NO JOELHO INTERNO

Anatomia pertinente: ligamentos

A articulação do joelho (Fig. 2.9) apresenta estruturas ligamentares e uma cápsula articular que fornecem estabilidade. O ligamento colateral medial origina-se no côndilo medial do fêmur e insere-se no côndilo medial da tíbia. O ligamento colateral lateral tem sua origem no côndilo lateral da tíbia e sua inserção na cabeça fibular. O ligamento cruzado anterior origina-se na parede medial do côndilo lateral do fêmur. Dois feixes de fibras correm em uma direção anteromedial para se inserirem na tíbia. O ligamento cruzado posterior origina-se no côndilo femoral medial na incisura intercondilar e, em contraste com o ligamento cruzado anterior, segue em uma direção posterior para inserir-se no platô tibial.

Considerações de manejo

Os ligamentos colateral medial e lateral resistem, respectivamente, a estresses em valgo e varo no joelho. Os ligamentos costumam ser lesionados quando o pé está fixado e ocorre um impacto na direção lateral (nas lesões do ligamento colateral medial) ou na direção medial (nas lesões do ligamento colateral lateral). Ambos os ligamentos resistem a extremos de rotação axial do joelho e podem ser igualmente lesionados dessa maneira. O ligamento cruzado anterior resiste primariamente à translação anterior da tíbia em relação ao fêmur e pode ser lesionado, às vezes com o ligamento colateral medial, por uma força em valgo no joelho com o pé plantado. O ligamento cruzado anterior pode também ser lesionado em situações de "não contato", quando uma forte contração do quadril traciona a tíbia em uma direção anterior após o pé ser plantado ao solo para desacelerar o movimento para frente de um indivíduo. O ligamento cruzado posterior, em contraste com o ligamento cruzado anterior, resiste à translação posterior da tíbia em relação ao fêmur e pode ser lesionado em extremos de flexão do joelho, como em uma queda sobre um joelho já flexionado.

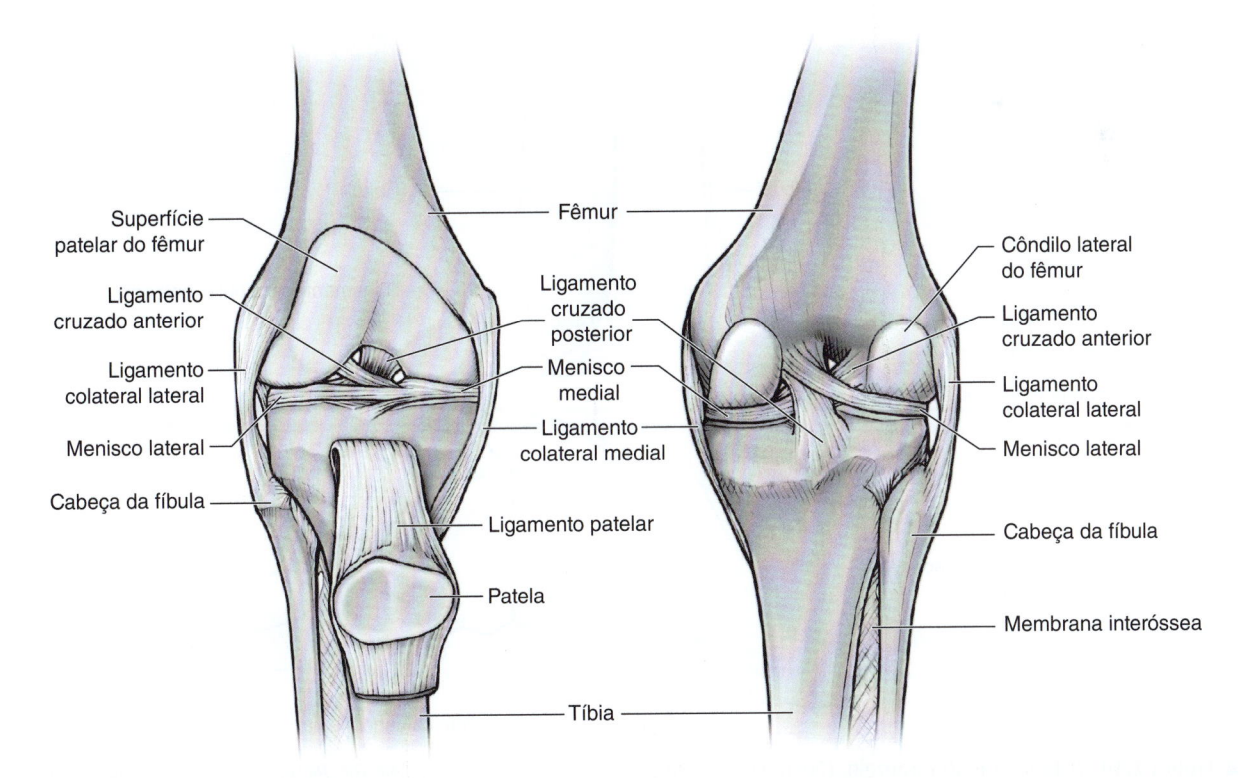

▲ **Figura 2.9** Articulação do joelho. (Reproduzida com permissão de Morton DA: *The Big Picture: Gross Anatomy*. McGraw-Hill, 2011.)

▶ Anatomia pertinente: meniscos

Os meniscos medial e lateral são estruturas fibrocartilaginosas em forma de C que se situam acima das superfícies articulares da tíbia, fornecendo um assento para os côndilos femorais convexos. Eles ficam ancorados à região intercondilar da tíbia em ambas as extremidades do "C" em seus cornos anterior e posterior e são conectados anteriormente por um ligamento transverso. Os meniscos reduzem o estresse compressivo sobre a articulação tibiofemoral e fazem um movimento de pivô livremente durante o movimento.

▶ Considerações de manejo

A cápsula articular do joelho é conectada aos meniscos medial e lateral; contudo, a inserção capsular no menisco lateral é interrompida pelo tendão poplíteo. O menisco medial pode ter maior propensão a lesão devido à redução na mobilidade da estrutura relativa ao menisco lateral. Ambas as estruturas com frequência são lesionadas quando uma força em valgo ou em varo afeta um joelho flexionado. A lesão meniscal pode causar dor, mas também travamento durante flexão e extensão. Isso pode ocorrer quando o tecido meniscal rompido é luxado em regiões mais centrais da articulação. O tecido luxado impede o movimento adequado do joelho, o que leva a uma sensação de travamento e bloqueio. Rupturas desse tipo são referidas como rupturas "em alça de balde". Na população mais idosa, sem história de lesão aguda, as lesões meniscais com frequência são de natureza degenerativa e podem ser vistas na imagem em conjunto com outros sinais de osteoartrite.

PROBLEMA CLÍNICO: LESÃO AOS ISQUIOTIBIAIS

▶ Anatomia pertinente

Os músculos da loja posterior da coxa, conhecidos como isquiotibiais, partilham uma origem comum na tuberosidade isquiática, com exceção da cabeça curta do bíceps femoral. Os quatro músculos isquiotibiais são o semimembranoso, o semitendinoso, a cabeça longa do bíceps femoral e a cabeça curta do bíceps femoral. Os três primeiros estendem o quadril, e todos eles trabalham para flexionar o joelho em uma cadeia aberta e estendem o joelho em uma cadeia fechada. O grupo dos isquiotibiais mediais, semimembranoso e semitendinoso, insere-se na tíbia.

▶ Considerações de manejo

Nitidamente, os músculos isquiotibiais são poderosos flexores do joelho, bem como extensores do quadril, e são importantes durante a corrida e a marcha. A lesão a esse grupo muscular pode ocasionar uma significativa limitação das atividades. Na fase de balanço da marcha, os isquiotibiais trabalham de forma excêntrica para diminuir a extensão do joelho, e esse é possivelmente

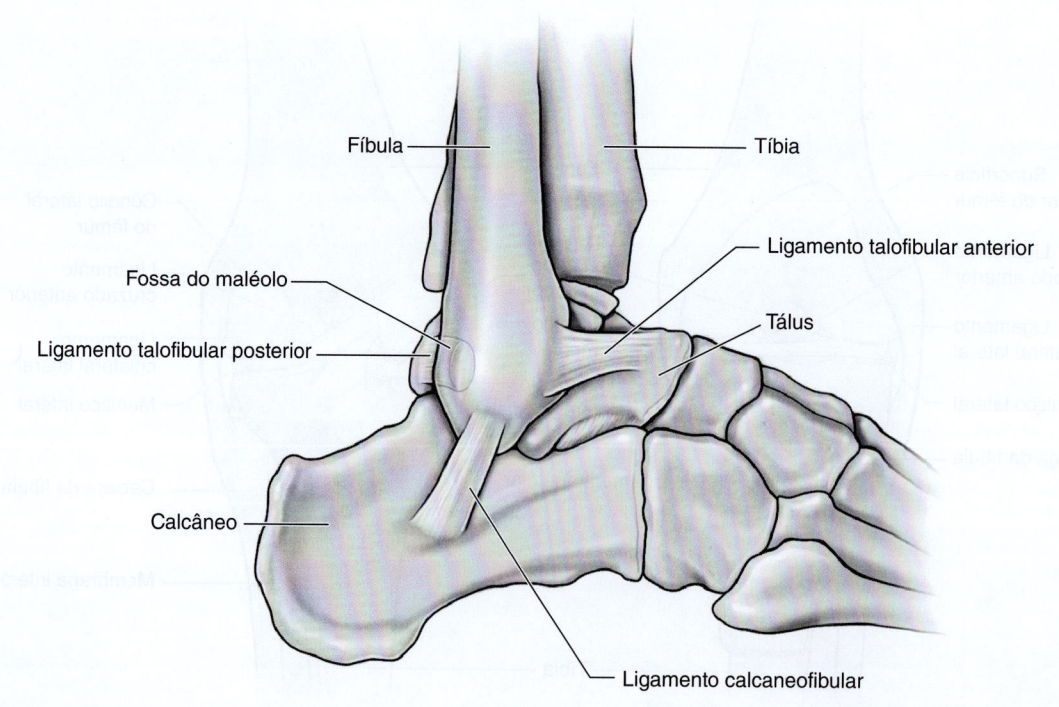

▲ **Figura 2.10** Vista lateral do tornozelo. (Reproduzida com permissão de Morton DA: *The Big Picture: Gross Anatomy*. McGraw-Hill, 2011.)

o momento mais comum da lesão. As lesões nos isquiotibiais ocorrem com mais frequência no músculo bíceps femoral e na junção miotendinosa.

PROBLEMA CLÍNICO: ENTORSE DE TORNOZELO

▶ Anatomia pertinente

O tornozelo (Fig. 2.10) compreende três articulações – talocrural, tibiofibular inferior e subtalar – e permite o movimento em dorsiflexão, flexão plantar, inversão e eversão. A articulação tibiofibular inferior abrange os aspectos distais da tíbia e da fíbula. O ligamento tibiofibular inferior sustenta a articulação tibiofibular e permite uma modesta quantidade de movimento rotacional. Esse ligamento, ou sindesmose, é lesionado nas entorses de tornozelo altas. A articulação subtalar é a articulação entre o tálus e o calcâneo e permite que o pé e o tornozelo acomodem-se a um terreno desnivelado. O seio do tarso divide a articulação subtalar em porções anterior e posterior. A articulação mais proeminente no tornozelo é a talocrural, que permite os movimentos mais perceptíveis do tornozelo e aqueles movimentos com a maior amplitude de movimento, flexão plantar e dorsiflexão. A articulação talocrural é formada pela superfície superior do tálus e a superfície inferior da tíbia.

▶ Considerações de manejo

A articulação do tornozelo é mais estável em dorsiflexão; por essa razão, o tornozelo é lesionado com mais frequência em flexão plantar. Quando uma força atua sobre as articulações precedentes em quantidades que excedem a força das estruturas de suporte, a lesão pode ocorrer. O termo *entorse de tornozelo* refere-se à lesão ligamentar ao redor do tornozelo. Na lateral do tornozelo, as estruturas mais comumente lesionadas são o ligamento talofibular anterior (LTFA), o ligamento calcaneofibular (LCF) e o ligamento talofibular posterior (LTFP). Esses ligamentos originam-se na fíbula distal e inserem-se na porção anterior do tálus, no calcâneo e na porção posterior do tálus, respectivamente. É fácil imaginar, dada a inserção do LTFA sobre o talo anterior, que a flexão plantar irá estressar o LTFA, deixando-o tenso. Em uma lesão de inversão, a distância entre o tálus e a fíbula é ainda maior, e o LTFA, portanto, corre risco aumentado de lesão. O LTFA é o primeiro ligamento do tornozelo a ficar lesionado, e lesões isoladas de LCF e LTFP são raras. O ligamento medial do tornozelo, o ligamento deltoide, sofre bem menos lesões, dada sua força e tamanho relativos. O ligamento deltoide origina-se no maléolo medial da tíbia distal e insere-se anteriormente no navicular e no talo, inferiormente no calcâneo e posteriormente no talo. Como pode ser compreendido a partir da descrição precedente, e observado a partir da Figura 2.10, os ligamentos do tornozelo originam-se nos ossos longos da perna inferior distal e inserem-se de uma maneira esperada com base na anatomia óssea do tornozelo.

Brukner P, Khan K: Clinical Sports Medicine, 3rd ed. McGraw-Hill, 2006.

Moore K, Agur A: Essential Clinical Anatomy, 4th ed. Lippincott Williams & Wilkins, 2011.

Morton DA: The Big Picture: Gross Anatomy. McGraw Hill, 2011.

Neumann D: Kinesiology of the Musculoskeletal System, 2nd ed. Mosby, 2010.

Shimokochi Y, Shultz S: Mechanisms of noncontact anterior cruciate ligament injury. J Athletic Training 2008:43:396–408.

Tannast M, Siebenrock K, Anderson S: Femoroacetabular impingement: Radiographic diagnosis. AJR Am J Roentgenol 2007;188:1540-1552.

3

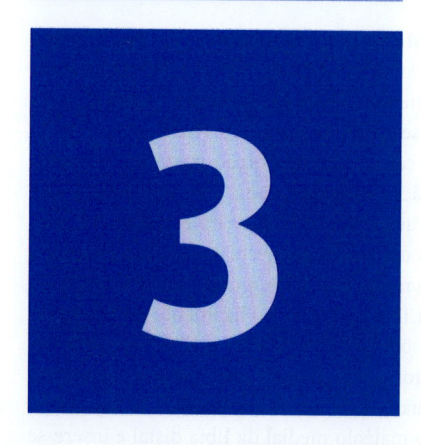

Doenças vasculares

Ernesto S. Cruz, MD
Vikram Arora, DO, William Bonner, MD
Christopher Connor, DO, Reed Williams, MD

A expressão "doença vascular" inclui qualquer condição que afete o sistema circulatório, abrangendo doenças das artérias, veias e vasos linfáticos, bem como distúrbios hematológicos que afetam a circulação. Ela descreve um amplo grupo de condições clínicas que vão de crônicas a agudas e outras fatais. A crescente prevalência da doença arterial periférica (DAP) e da doença da artéria carótida entre os americanos pode estar relacionada a um aumento na predominância do diabetes melito, assim como o aumento da incidência de veias varicosas está ligado a aumentos nas taxas de obesidade.

A doença vascular é uma condição quase pandêmica que tem o potencial de causar perda do membro e até mesmo perda da vida. Ela se manifesta como perfusão tecidual insuficiente que pode ser causada de forma aguda por êmbolo ou trombos em uma condição de aterosclerose existente. Muitas pessoas vivem com doença vascular; contudo, em situações como a isquemia aguda de um membro, essa doença pandêmica pode ser fatal, requerendo intervenção de emergência para minimizar a morbidade e a mortalidade.

FERIDAS DIABÉTICAS

FUNDAMENTOS DO DIAGNÓSTICO

▶ O risco de, em algum momento da vida, pacientes com diabetes melito desenvolverem ulceração na extremidade inferior é de cerca de 25%.
▶ A avaliação anual pormenorizada do pé diabético é recomendada.
▶ A inspeção visual deve ser feita em cada consulta de rotina ao médico.
▶ Embora de origem multifatorial, a ulceração diabética está primariamente ligada ao controle inadequado da glicose.

▶ Considerações gerais

As feridas diabéticas são associadas a morbidade e mortalidade significativas. O diabetes melito é um fator de risco importante no desenvolvimento de feridas crônicas, pois está associado a neuropatia, vasculopatia e imunopatia. A ulceração crônica afeta as extremidades inferiores em 1,3% dos adultos nos Estados Unidos. Contudo, entre pacientes diabéticos, o risco de desenvolver ulceração da extremidade inferior se aproxima de 25%. Dois terços das amputações não traumáticas realizadas nos Estados Unidos são decorrentes de úlceras de pé diabético e suas complicações.

Essas estatísticas ilustram a importância da avaliação e prevenção das infecções cutâneas relacionadas ao diabetes e a necessidade de um tratamento médico-cirúrgico imediato quando as infecções se desenvolvem. Em 2012, a Infectious Disease Society of America atualizou suas diretrizes para diagnóstico e manejo das infecções do pé diabético. As atuais orientações da American Diabetes Association, que em grande parte concordam com aquelas de outras organizações, recomendam a avaliação anual pormenorizada do pé diabético. Essa avaliação deve incluir inspeção do pé para a presença de eritema, calor e calo, anormalidades ósseas ou de mobilidade articular, bem como integridade cutânea, dando atenção especial a uma avaliação completa entre os dedos dos pés e das cabeças metatarsais sensíveis sob pressão. Como parte dessa avaliação, os pacientes devem ser testados para perda de sensação de proteção por meio de teste tátil, vibratório e de reflexo. Também se deve examinar o paciente em busca de sinais de DAP, questionando-o sobre sintomas de claudicação, avaliando-se os pulsos podais e, nos casos de indivíduos com mais de 50 anos ou com outro fator de risco para DAP, avaliando-se o índice tornozelo-braço (ITB). Uma inspeção visual também deve ser feita em cada consulta de rotina ao médico.

Quando o paciente tem uma ferida diabética, a avaliação clínica deve determinar a extensão e gravidade da infecção, identificar os fatores subjacentes que predispõem e promovem a infecção e avaliar a causa microbiana. A história clínica deve observar detalhes relacionados à lesão (causa, duração, sintomas associados e tratamentos prévios, se houver). O exame clínico deve observar a localização da lesão, a presença e extensão da infecção (local ou sistêmica), a extensão da própria ferida (p. ex., envolvendo apenas a pele superficial ou infectando tecidos subcutâneos mais profundos, músculos, ossos) e se o osso é visível a olho nu ou palpável ao exame. O exame clínico deve também incluir uma avaliação neurológica e vascular. A avaliação laboratorial deve incluir exames para identificar inflamação sistêmica ou metabólica (p. ex., hemograma completo, painel de metabólito básico, taxa de sedimentação de eritrócito [TSE], proteína C reativa [PCR]), bem como nível de glicose, para avaliar o controle glicêmico. A procalcitonina pode ser um marcador inflamatório relevante, mas sua utilidade ainda deve ser determinada.

Patogênese

Em nível bioquímico e celular, o diabetes melito envolve uma complexa gama de fatores metabólicos e vasculares que deslocam o equilíbrio entre reparo da fibra nervosa e dano à fibra nervosa em direção a este último processo. O resultado é uma manifestação de polineuropatia que afeta em especial os nervos da extremidade distal. Em pacientes com diabetes do tipo 2, os fatores vasculares, que causam isquemia devido ao espessamento do endotélio, são particularmente importantes.

A polineuropatia envolve nervos sensoriais, motores e autônomos. A neuropatia sensorial diminui a percepção protetora da dor que notifica o indivíduo quando ocorre lesão tecidual. Os nervos motores dos músculos intrínsecos do pé estão afetados em cerca da metade de todos os pacientes diabéticos, resultando em deformidades em garra que transferem pressão para as cabeças metatarsais plantares. A pressão tecidual aumentada pode levar a erosão da pele e ulceração e, no caso do indivíduo sem sensibilidade, pode passar despercebida. A neuropatia autonômica deixa a pele seca e suscetível a fissuras, ruptura e infecção, como resultado da perda de suor e da função da glândula sudorípara. Além disso, o diabetes com frequência está associado a DAP grave, que afeta as artérias distais menores, causando mudanças ateroscleróticas. A combinação de DAP e diabetes contribui para taxas mais altas de úlceras não cicatrizadas e perda de membro em comparação com pacientes não diabéticos.

Mais de 100 fatores citológicos conhecidos contribuem para o prejuízo à cicatrização da ferida em pacientes com diabetes. Estes incluem diminuição ou dano a: produção do fator de crescimento, resposta angiogênica, função de macrófago, acúmulo de colágeno, função de barreira epidérmica, quantidade do tecido de granulação, queratinócitos e migração e proliferação de fibroblastos, número de nervos epidérmicos, consolidação óssea e equilíbrio anormal entre o acúmulo de componentes de matriz extracelular e sua remodelagem pela metaloproteinase da matriz.

Achados clínicos

As úlceras diabéticas (Fig. 3.1) podem se desenvolver como resultado de trauma, rachaduras de pele, fissuras ou outros defeitos

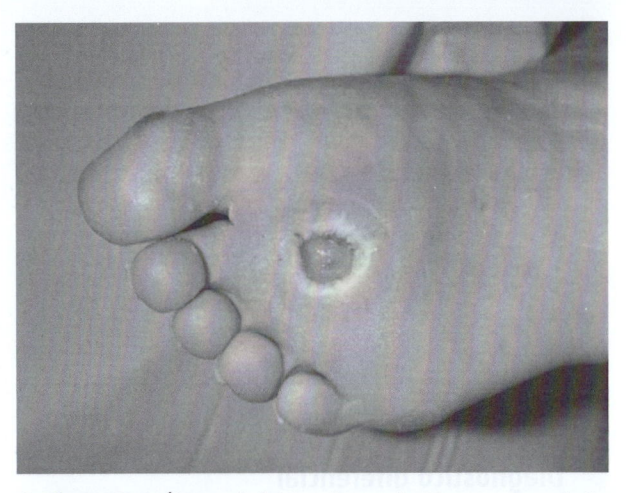

▲ **Figura 3.1** Úlcera diabética (Reproduzida com permissão de Apelqvist J, Bakker K, van Houtum WH, Nabuurs-Franssen MH e Schaper NC. International consensus and practical guidelines on the management and the prevention of the diabetic foot. Diabetes/Metabolism Research and Reviews. 2000; 16:584-592).

na pele do pé ou paroníquia. A infecção pode ser localizada na pele superficial no local de uma lesão preexistente ou envolver a pele ou as estruturas mais profundas além do local, disseminando-se para articulações, ossos ou circulação sistêmica.

Os pacientes com infecções do pé diabético muitas vezes apresentam os sintomas universais de infecção (febre, tremores, hipotensão e taquicardia) ou inflamação (eritema, calor, edema e sensibilidade) ou pus dentro de uma úlcera ou fístula. Contudo, esses sintomas nem sempre são observados, uma vez que os pacientes diabéticos com neuropatia sensorial podem não ter sensibilidade, e os pacientes com DAP de comorbidade podem não sentir calor por causa da isquemia. Em tais casos, as infecções podem avançar para níveis mais profundos ou sistêmicos antes de o paciente procurar ajuda médica. Outros sintomas não específicos podem estar presentes, inclusive drenagem não purulenta, tecido de granulação quebradiço ou sem cor e enfraquecimento das bordas das feridas.

A osteomielite também pode ocorrer em um pé diabético com ou sem evidência de infecção do tecido mole. Os aspectos clínicos associados à presença de osteomielite subjacente incluem exposição óssea ou a habilidade de examinar o osso, tamanho de úlcera maior do que 2 cm^2, duração de úlcera maior do que duas semanas e TSE maior do que 70 mm/h.

A classificação da neuropatia e das feridas é igualmente importante na prática clínica. O International Working Group on the Diabetic Foot desenvolveu um sistema de classificação de neuropatia para prever a ulceração do pé que classifica os pacientes em grupos de risco (Tab. 3.1). Um sistema comumente usado para a classificação de feridas diabéticas é mostrado na Tabela 3.2.

Tabela 3.1 Classificação do pé diabético segundo o International Working Group

Grupo	Descrição clínica
0	Sem evidência de neuropatia
1	Neuropatia presente sem evidência de deformidade no pé ou doença vascular periférica
2	Neuropatia com evidência de deformidade do pé ou doença vascular periférica
3	História de ulceração do pé ou amputação da extremidade inferior

▶ Diagnóstico diferencial

Na maioria dos casos, a história de infecção ou ferida é suficiente para isolar a origem do diabetes. Contudo, outras infecções ou processos podem se apresentar com mudanças inflamatórias generalizadas na pele das extremidades distais, imitando uma infecção diabética. Algumas delas incluem trauma, artrite associada a cristal, artropatia de Charcot, fratura, trombose e estase venosa. Outras ulcerações de pele que se manifestam de modo similar à ulceração diabética incluem, mas não estão limitadas a úlceras crônicas de doença venosa, úlceras de pressão, alterações cutâneas isquêmicas arteriais e trauma de queimadura localizado.

▶ Complicações

Muitas complicações podem ocorrer quando as infecções diabéticas formam úlcera. As mais importantes são todas as formas de infecções que, se despercebidas, não diagnosticadas ou não tratadas, podem progredir para osteomielite, requerendo possível tratamento agressivo, hospitalização prolongada, intervenção vascular ou amputação. Junto com diversas outras funções prejudicadas relacionadas a feridas diabéticas, o simples fato de ocorrer ulceração causa a ruptura do mecanismo de barreira natural do corpo – a pele –, permitindo que bactérias tenham um rápido acesso. A maioria das úlceras diabéticas, se crônicas, é colonizada e não necessariamente infectada. Quando as úlceras ficam infectadas, as feridas são polimicrobianas.

As úlceras diabéticas superficiais, na maioria dos indivíduos, são provavelmente causadas por cocos gram-positivos aeróbios (*Staphylococcus aureus, Streptococcus agalactiae, Streptococcus pyogenes* e estafilococos de coagulase negativa). As úlceras que são profundas, cronicamente infectadas ou previamente tratadas com antibióticos, têm maior probabilidade de ser polimicrobianas. Tais feridas podem envolver as espécies antes mencionadas, bem como enterococcos, Enterobacteriaceae, *Pseudomonas aeruginosa* e anaeróbios. As feridas com inflamação local extensa, necrose, drenagem de odor fétido ou gangrena junto com sinais de toxicidade sistêmica devem ser presumidas como contendo organismos anaeróbios (espécies *Clostridium*, espécies *Bacteroides* e estreptococos anaeróbios), além dos organismos já referidos.

Considerando a predileção de organismos específicos para infectar úlceras diabéticas, deve ser obtida uma informação adicional relacionada ao risco de infecção do paciente com organismos específicos. O *S. aureus* resistente à meticilina (MRSA) é um patógeno comum, particularmente naqueles que tiveram infecções prévias por MRSA ou colonização conhecida. Outros fatores de risco para infecções por MRSA são uso prévio de antibióticos, história de hospitalização e residência em uma instituição de cuidados de longo prazo. O *P. aeruginosa* é um organismo prevalente nas feridas diabéticas de pacientes que moram em locais de clima quente. Úlceras maceradas, banhos nos pés e outra exposição a água ou ambientes úmidos também aumentam o risco de envolvimento de *P. aeruginosa*. Na ausência dessas condições, ele não é um patógeno comumente isolado.

Bacilos gram-negativos entéricos resistentes (organismos β-lactamase de largo espectro) são crescentes em prevalência nas infecções por feridas diabéticas. Embora essas bactérias sejam ainda incomuns, há risco maior nos pacientes que tiveram estadias hospitalares prolongadas, cateterização prolongada, uso prévio de antibióticos ou residência em uma instituição de cuidados de longo prazo.

▶ Tratamento

A. Cuidado preventivo

O princípio mais importante do tratamento da ferida diabética baseia-se na prevenção da ferida. O cuidado preventivo do pé deve ser rotineiramente abordado com pacientes que correm alto risco de desenvolvimento da ferida, em especial aqueles com neuropatia existente. Em conjunto com rastreamento, apoio nutricional e orientação preventiva clínica para controlar a glicose e os fatores de risco vasculares, o paciente em alto risco deve ser instruído a evitar fumar, caminhar descalço, usar bolsas de aquecimento e entrar no banho sem antes verificar a temperatura da água. Orientações adicionais incluem aparar as unhas dos dedos do pé adequando-as ao formato do pé, com remoção de bordas pontudas; realizar inspeção diária do pé (pelo paciente ou outra pessoa, se a visão ou a capacidade forem um problema); garantir o encaixe adequado de calçados e meias; e realizar a limpeza diária dos pés em água morna com sabão e então secá-los com uma toalha macia.

Tabela 3.2 Classificação de Wagner para feridas diabéticas

Grau	Descrição clínica
0	Sem úlcera em um pé com alto risco
1	Uma úlcera superficial que envolve toda a espessura cutânea, mas não os tecidos superficiais
2	Úlcera profunda, penetrando ligamentos e músculo, mas sem envolvimento ósseo ou formação de abscesso
3	Úlcera profunda com celulite ou formação de abscesso, muitas vezes com osteomielite
4	Gangrena localizada
5	Gangrena extensa envolvendo todo o pé

B. Medidas para promover a cicatrização da ferida

Se a prevenção falhar e for necessária terapia clínica a uma ferida diabética, diversas estratégias de tratamento podem ser iniciadas, todas as quais demonstraram ter efeitos positivos sobre a cicatrização dessas feridas. Tais estratégias incluem tratamentos com antibióticos, vários métodos de debridamento, modalidades tópicas variadas, materiais de curativo de feridas, técnicas de fechamento da ferida, descarga mecânica e terapias combinadas.

1. Terapia com antibióticos — Os antibióticos podem ser usados para tratar feridas infectadas. As opções variam de tratamento oral a parenteral, dependendo da gravidade da ferida e das bactérias provavelmente presentes. A escolha do agente deve sempre abranger espécies como *S. aureus* e estreptococos (grupo A e B). As culturas devem ser obtidas para confirmar patógenos e, se necessário, alterar a escolha do antibiótico. As coletas de amostra preferidas para a cultura confiável incluem aspiração de um abscesso ou curetagem a partir da base da úlcera. As coletas superficiais não são confiáveis nem suficientes para previsão da amostra.

2. Debridamento — As feridas crônicas costumam apresentar diminuição de angiogênese e acúmulo de tecido desvitalizado, tecido com hiperqueratose, exsudato e crescimento bacteriano excessivo na superfície da ferida, criando um biofilme. O debridamento pode ajudar na restauração de um ambiente ideal para a cicatrização da ferida e pode ser feito de várias maneiras.

A irrigação com solução salina isotônica morna pode diminuir a carga bacteriana e remover o material solto. Deve ser feita com pressão baixa (menos de 15 libras psi), visto que a pressão mais alta poderia causar dano tecidual local, dissecando o tecido conectivo frouxo e aumentando o edema.

O debridamento cirúrgico de excisão usa um bisturi para remoção do tecido desvitalizado e dos resíduos acumulados. Ele trabalha para diminuir a carga bacteriana e estimular a epitelização da ferida. O debridamento cirúrgico é a opção mais adequada para remover grandes áreas de tecido necrótico e é indicado quando há envolvimento articular ou ósseo excessivo, tecido com gangrena ou qualquer evidência de sepse.

O debridamento enzimático usa enzimas proteolíticas tópicas, como colagenase, fibrinolisina e desoxirribonuclease, que trabalham de maneira sinérgica com enzimas endógenas para debridar a ferida. O debridamento autolítico é executado cobrindo-se a ferida de modo que as enzimas proteolíticas endógenas possam digerir o tecido com necrose, enquanto a cobertura previne a infecção externa. Esse método não deve ser usado se a ferida estiver inicialmente infectada, pois as enzimas tópicas não funcionam como um desinfetante.

O debridamento biológico é um método alternativo que utiliza larvas esterilizadas da mosca-varejeira do carneiro australiano (*Lucilia cuprina*) ou a mosca da espécie *Lucilia sericata*. As larvas produzem enzimas que degradam o tecido necrótico, mas não prejudicam o tecido saudável. Elas são impedidas de migrar por uma rede e podem permanecer no local por 48 a 72 horas antes de o curativo ser trocado. A maior desvantagem desse método são as percepções negativas sobre seu uso por parte de pacientes e equipe médica.

3. Terapias tópicas — Fatores de crescimento e antimicrobianos são alternativas que foram usadas no cuidado de feridas diabéticas. O fator de crescimento derivado das plaquetas promove a proliferação celular e a angiogênese. Ele é indicado para úlceras diabéticas não infectadas que se estendem até o tecido subcutâneo e apresentam suprimento vascular adequado. O fator estimulante de colônias de granulócitos e macrófagos (GM-CSF) tem sido usado em várias feridas crônicas para promover a cicatrização. O iodo cadexomer é um antimicrobiano que reduz a carga bacteriana por agir contra bactérias gram-negativas e gram-positivas. A sulfadiazina de prata é um creme antisséptico tópico que diminui a incidência de sepse por feridas cutâneas. Serve também como antimicrobiano, uma vez que a prata é tóxica para as bactérias.

4. Curativos de feridas — Os curativos adequados de feridas promovem a cicatrização da úlcera, facilitando os mecanismos endógenos, absorvendo o excesso de exsudato e protegendo a ferida do ambiente externo. As feridas que estão muito úmidas ou muito secas cicatrizam mais lentamente; o excesso de líquido causa a maceração da ferida, enquanto o ressecamento excessivo diminui a migração celular ao local. Além disso, à medida que as feridas cicatrizam, suas necessidades mudam; assim, o tipo de curativo também deve mudar.

Os curativos são classificados em três categorias – aberto, semiaberto ou semioclusivo – de acordo com suas capacidades de retenção de líquido, porque a manutenção de um ambiente úmido é o objetivo principal da terapia por curativos. Em geral, curativos abertos consistem em gaze, que nunca deve ser aplicada seca. A gaze é um material barato, mas requer trocas frequentes. Os curativos semiabertos incluem uma gaze de rede fina impregnada com alguma forma de pomada. Curativos Xeroform® e Adaptic® são exemplos. Curativos semiabertos são baratos, mas não conseguem fornecer bom controle de exsudação ou manter um ambiente rico em umidade. Os curativos semioclusivos estão disponíveis com uma ampla variedade de propriedades oclusivas, capacidades de absorção, adaptação e atividade bacteriostática. Exemplos incluem filmes, espumas, alginatos, hidrocoloides e hidrogéis.

Um curativo de absorção (p. ex., alginato, espuma ou hidrofibra) deve ser usado para úlceras com muito exsudato. Os alginatos são derivados da alga marinha castanha e formam um gel no contato. As espumas fornecem isolamento térmico, alta capacidade de absorção e ambiente úmido; elas podem ser facilmente cortadas para formatação, não largam fibras e são usadas para feridas com exsudato com pele descamada. As úlceras ressecadas carecem de líquido da ferida, que estimula a epitelização; assim, um curativo que pode fornecer um ambiente úmido sem causar maceração é necessário. Gaze umedecida com solução salina, filmes transparentes, hidrocoloides e hidrogéis são curativos comumente usados, que satisfazem essa necessidade. A gaze umedecida em solução salina fornece o ambiente correto, mas requer mudanças frequentes no curativo, uma vez que ele seca com rapidez. Além disso, é necessário cuidado ao trocar o curativo, para evitar o debridamento mecânico acidental de tecido saudável.

C. Terapias adjuvantes

Uma variedade de terapias adjuvantes pode ser empregada para auxiliar na cicatrização da ferida diabética, entre as quais terapia por pressão negativa na ferida, oxigenoterapia hiperbárica e estimulação elétrica.

1. Terapia por pressão negativa na ferida — Essa terapia, também conhecida como terapia de feridas com sistema a vácuo, baseia-se no fechamento pressurizado subatmosférico de uma ferida. Ela tem demonstrado aumentar a perfusão da ferida, reduzir o edema e reduzir o perigo bacteriano local, enquanto aumenta a formação de tecido de granulação.

2. Oxigenoterapia hiperbárica — A oxigenoterapia hiperbárica aumenta a mobilização de células progenitoras endoteliais, que comprovadamente auxiliam na cicatrização por meio do início da angiogênese em uma ferida hipóxica. A técnica tem-se mostrado útil na prevenção de amputação e na melhora da cicatrização da ferida. Contudo, a terapia não pode ser direcionada ao local da ferida, e a exposição sistêmica tem sido associada a eventos adversos graves, incluindo convulsões e pneumotórax.

3. Estimulação elétrica — A corrente elétrica direta aplicada a uma ferida promove migração e proliferação de fibroblastos. A estimulação elétrica demonstrou aumentar a cicatrização durante os estágios iniciais do fechamento da ferida.

D. Modulação da pressão e descarga mecânica

A modulação da pressão é uma intervenção importante no tratamento de úlceras diabéticas, em especial nas extremidades inferiores. Assim, o conceito de descarga mecânica é fundamental na consideração das opções terapêuticas para o pé diabético.

1. Considerações biomecânicas — As causas biomecânicas de úlceras do pé são pressões aplicadas ao membro durante a fase de apoio. As forças de reação terrenas geradas em resposta à sustentação de peso contêm componentes vertical, anteroposterior e mediolateral, com o aspecto vertical muito maior do que os outros dois (para uma abordagem adicional deste tópico, consultar o Cap. 4). A força vertical criada durante uma fase de caminhada rápida atinge o pico de cerca de 1,5 vezes o peso do corpo. Durante uma corrida, essa força aumenta para cerca de cinco vezes o peso do corpo. A força vertical danifica o tecido, comprimindo e deformando-o. As forças anteroposterior e mediolateral unem-se para criar uma bainha que danifica o tecido saudável, alongando-o. É a combinação de pressões focais e estresse repetitivo aplicado aos aspectos plantares do pé diabético que resulta em feridas nos pés.

2. Métodos de alívio da pressão — O alívio da pressão é mais bem-sucedido quando as forças de pressão são distribuídas em uma ampla área ou, quando possível, eliminadas. Os métodos de alívio comuns incluem repouso no leito, uso de cadeiras de rodas, muletas e órteses. Embora repouso na cama e uso de cadeira de rodas e muletas sejam comumente prescritos, podem precipitar outros problemas, machucando mais do que ajudando. Eles requerem que o paciente limite o uso das extremidades inferiores, o que pode levar a perda muscular, contração, diminuição da resistência e outros problemas relacionados à imobilidade. Essas práticas também deslocam a pressão para outras áreas do corpo, o que pode causar mais lesões relacionadas à pressão. As muletas exercem pressão sob os braços e colocam maiores pressões sobre o membro diabético contralateral em alto risco; o uso de leitos e cadeira de rodas aumenta a pressão sobre o cóccix e as espinhas isquiáticas. Com frequência, os pacientes não têm a resistência ou força para usar muletas ou suas casas não podem acomodar a dimensão de uma cadeira de rodas. Por isso, o uso correto e o comprometimento com essas opções se mostraram bastante deficientes. (Estes e outros assuntos relacionados ao uso de dispositivos de assistência específicos são discutidos em mais detalhes no Cap. 41.)

3. Opções de órteses para o pé diabético — As órteses prescritas para o membro inferior têm mostrado resultados muito melhores na cicatrização da ferida; elas incluem sapatos do tipo chinelo, sandália especial, calçado terapêutico feito sob medida, próteses removíveis para locomoção (PRLs), tala de contato total (TCT), sandália com cunha e tala de contato total instantâneo (TCTi).

Os sapatos do tipo chinelo foram desenvolvidos para reduzir a pressão pós-operatória sobre o antepé. O calçado consiste em uma sola em cunha que termina proximalmente às cabeças dos metatarsos, eliminando a marcha de propulsão e diminuindo as forças terrenas aplicadas sobre o antepé. Eles são baratos e de fácil aplicação.

As sandálias especiais são projetadas para limitar a progressão plantar das cabeças dos metatarsos durante a fase de propulsão da marcha por meio da limitação da dorsiflexão das articulações metatarsofalângicas pela aplicação de um reforço rígido ao solado. Elas são leves, estáveis e reaproveitáveis. Contudo, são caras, e o solado reforçado requer uma quantidade significativa de tempo e experiência para ser produzido.

Calçados terapêuticos feitos sob medida são customizados e com frequência prescritos e confeccionados de acordo com as medidas do paciente. Embora eles não tenham mostrado utilidade em ajudar na cicatrização da ferida, são extremamente efetivos na prevenção de ulcerações em pés de alto risco. Como são feitos sob medida, podem ser caros, e os pacientes podem não os considerar esteticamente agradáveis.

As PRLs são dispositivos iguais a uma tala que são removíveis para permitir a autoinspeção da ferida e a aplicação de terapias tópicas que requeiram administração frequente. São indicadas para úlceras infectadas e infecções de tecido superficial. Elas limitam a propulsão, mantendo o tornozelo em 90°, ajudando, desse modo, a diminuir a pressão plantar sobre o antepé. Os pacientes registram facilidade em dormir e tomar banho, visto que podem tirar os dispositivos durante esses momentos; contudo, eles também podem remover o dispositivo de forma inadequada. A capacidade de remoção é o melhor aspecto da PRL; paradoxalmente, é também o seu pior. A capacidade de remover a PRL elimina a "obediência forçada" no uso do dispositivo, o que torna as TCTs o método ideal para atingir a distribuição da pressão.

Os sistemas de TCT empregam uma tala de gesso parisiense bem encaixada, minimamente acolchoada, que mantém contato com todo o aspecto plantar do pé e a parte inferior da perna. O encaixe íntimo à superfície plantar do pé aumenta a área da superfície de sustentação de peso. As TCTs são indicadas no tratamento de feridas diabéticas plantares não infeccionadas e não isquêmicas, e as taxas de cura registradas variam de 72 a 100% em um curso de 5 a 7 semanas. Elas demonstraram diminuir a pressão no local de ulceração em 84 a 92%, reduzindo os componentes inflamatórios e reativos que se afastam do processo de reparação, de forma a reduzir ou controlar o edema que impede a cicatrização. Como a tala é um objeto sólido, ela previne a exposição a objetos estranhos e patógenos. O mais importante, contudo, é que ela garante o comprometimento do paciente com seu uso, pois a tala é imóvel e não removível.

O sistema TCT não se apresenta sem desvantagens, algumas das quais podem impedir a prescrição dessa modalidade. A aplicação de tala é demorada e requer um profissional experiente. A aplicação inadequada – o problema mais significativo – pode causar irritação da pele e, em casos extremos, uma nova úlcera. Como a TCT (diferente da PRL) não pode ser removida, a ferida não pode ser avaliada com frequência. As TCTs são, portanto, contraindicadas a pacientes com infecções do tecido mole ou osteomielite. Os pacientes também registraram dificuldade em dormir e banhar-se devido à mobilidade precária do tornozelo em 90° e à necessidade de manter o gesso seco.

As sandálias com cunha são uma alternativa às botas de gesso parisiense, sendo criadas com polímeros de fibra de vidro mais leves, fortes e duráveis. A sandália com cunha age de modo muito semelhante à TCT e mostra taxas de cicatrização similares, embora seja de confecção mais dispendiosa. Pequenos estudos têm registrado menos complicações com o material de fibra de vidro do que com as TCTs de gesso parisiense.

A construção de um dispositivo de TCTi envolve simplesmente tomar uma PRL como base e embrulhá-la com bandagem, Elastoplast® ou ligadura de gesso. A capacidade de remover e reaplicar o dispositivo – mas não sem esforço – aborda os aspectos de obediência associados à PRL, bem como as limitações da TCT padrão a respeito do manejo da ferida. O primeiro estudo controlado randomizado que comparou a TCTi com a TCT não encontrou diferenças nas taxas de cicatrização ou complicações entre as duas e mostrou que o custo com materiais e pessoal era muito inferior àquele da TCTi. Um estudo paralelo que comparou taxas de cicatrização da TCTi com a PRL mostrou que a TCTi é superior.

▶ Prognóstico

O diabetes é a causa subjacente da maioria das amputações de extremidade inferior em países desenvolvidos, e a infecção é o evento precipitador para quase 90% dessas amputações. Pesquisa têm mostrado que, com o aumento da gravidade da infecção, há uma nítida tendência para o aumento do risco de amputação, aumento do risco para a amputação anatômica mais proximal e aumento da necessidade de hospitalizações relacionadas à extremidade inferior. A mesma pesquisa revelou uma tendência similar para o aumento do risco de outras complicações relacionadas ao pé diabético, como neuropatia ou doença vascular. Isso sugere que as pessoas com feridas não infeccionadas ou leves muito provavelmente não precisarão de hospitalização, não desenvolverão osteomielite nem sofrerão amputação, ao passo que aquelas com feridas moderadas a graves requerem estratégias de tratamento muito mais diligentes, minuciosas e extensas, que com frequência resultam em amputação.

Armstrong DG, Lavery LA, Wu S, Boulton AJ: Evaluation of removable and irremovable cast walkers in the healing of diabetic foot wounds: A randomized controlled trial. Diabetes Care 2005;28:551-554.

Atiyeh BS, Ioannovich J, Al-Amm CA, El-Musa KA: Management of acute and chronic open wounds: The importance of moist environment in optimal wound healing. Curr Pharm Biotechnol 2002;3:179-195.

Bakker K, Schaper NC, International Working Group on Diabetic Foot Editorial Board: The development of global consensus guidelines on the management and prevention of the diabetic foot 2011. Diabetes Metab Res Rev 2012;28:116-118.

Boulton AJ, Armstrong DG, Albert SF, et al.: Comprehensive foot examination and risk assessment: A report of the task force of the foot care interest group of the American Diabetes Association, with endorsement by the American Association of Clinical Endocrinologists. Diabetes Care 2008;31:1679-1685.

Brem H, Kirsner, R, Falanga V: Protocol for the successful treatment of venous ulcers. Am J Surg 2004;188:1-8.

Brem H, Tomic-Canic M: Cellular and molecular basis of wound healing in diabetes. J Clin Invest 2007;117:1219-1222.

Callaghan BC, Cheng HT, Stables CL, et al.: Diabetic neuropathy: Clinical manifestations and current treatments. Lancet Neurol 2012;11:521-534.

Chakraborti C, Le C, Yanofsky A: Sensitivity of superficial cultures in lower extremity wounds. J Hosp Med 2010;5:415-420.

Eginton MT, Brown KR, Seabrook GR, et al.: A prospective randomized evaluation of negative-pressure wound dressings for diabetic foot wounds. Ann Vasc Surg 2003;17:645-649.

Etoz A, Ozgenel Y, Ozcan M: The use of negative pressure wound therapy on diabetic foot ulcers: A preliminary controlled trial. Wounds 2004;16:264.

Ford CN, Reinhard ER, Yeh D, et al.: Interim analysis of a prospective, randomized trial of vacuum-assisted closure versus the healthpoint system in the management of pressure ulcers. Ann Plast Surg 2002;49:55-61.

Katz IA, Harlan A, Mirand-Palma B, et al.: A randomized trial of two irremovable off-loading devices in the management of plantar neuropathic diabetic foot ulcers. Diabetes Care 2005;28:555-559.

Lavery LA, Armstrong DG, Murdoch DP, et al. Validation of the Infectious Diseases Society of America's diabetic foot infection classification system. Clin Infect Dis 2007;44:562-565.

Lipsky BA, Berendt AR, Cornia PB, et al.: 2012 Infectious Diseases Society of America clinical practice guideline for the diagnosis and treatment of diabetic foot infections. Clin Infect Dis 2012;54:e132-173.

Lipsky BA, Berendt AR, Deery HG, et al.: Diagnosis and treatment of diabetic foot infections. Plast Reconstr Surg 2006;117: 212S-238S.

Lipsky BA, Hoey C: Topical antimicrobial therapy for treating chronic wounds. Clin Infect Dis 2009;49:1541-1549.

Lipsky BA, Peters EJ, Senneville E, et al.: Expert opinion on the management of infections in the diabetic foot. Diabetes Metab Res Rev 2012;28:163-178.

Paul AG, Ahmad NW, Lee HL, et al.: Maggot debridement therapy with Lucilia cuprina: A comparison with conventional debridement in diabetic foot ulcers. Int Wound J 2009;6:39-46.

Ramakant P, Verma AK, Misra R, et al.: Changing microbiological profile of pathogenic bacteria in diabetic foot infections: Time for a rethink on which empirical therapy to choose? Diabetologia 2011;54:58-64.

Schultz GS, Sibbald RG, Falanga V, et al.: Wound bed preparation: A systematic approach to wound management. Wound Repair Regen 2003;11:S1-S28.

Shakil S, Khan AU: Infected foot ulcers in male and female diabetic patients: A clinico-bioinformative study. Ann Clin Microbiol Antimicrob 2010;9:2.

Wang C, Schwaitzberg S, Berliner E, et al.: Hyperbaric oxygen for treating wounds: A systematic review of the literature. Arch Surg 2003;138:272-279.

Wrobel JS, Charns MP, Diehr P, et al.: The relationship between provider coordination and diabetes-related foot outcomes. Diabetes Care 2003;26:3042-3047.

Wu SC, Crews RT, Armstrong DG: The pivotal role of offloading in the management of neuropathic foot ulceration. Curr Diabetes Rep 2005;5:423-429.

Wu SC, Jensen JL, Weber AK, et al.: Use of pressure offloading devices in diabetic foot ulcers—Do we practice what we preach. J Diabetes Care 2008;31:2118-2119.

DOENÇA ARTERIAL PERIFÉRICA

FUNDAMENTOS DO DIAGNÓSTICO

- Comumente causada pela aterosclerose.
- O sintoma inicial costuma ser claudicação intermitente, mas os pacientes muitas vezes são assintomáticos.
- Associada a aumento do risco de mortalidade cardiovascular.
- A angiografia é o padrão de excelência para o diagnóstico.

Considerações gerais

A doença arterial periférica (DAP) é uma condição na qual o fluxo sanguíneo para as extremidades se encontra prejudicado, mais comumente causada pela aterosclerose. Dependendo do grau de estenose arterial e de circulação colateral, a DAP pode levar a variadas apresentações clínicas. Contudo, em uma significativa porção da população com DAP, possivelmente até 75%, a apresentação é assintomática. A prevalência da DAP aumenta de forma significativa com a idade, e a doença é mais comum em negras não hispânicas. Homens e mulheres desenvolvem DAP em taxas similares, mas ela pode ser um pouco mais comum nos homens. Os fatores de risco mais importantes que com frequência estão associados à DAP são tabagismo, diabetes melito, hipertensão e hiperlipidemia. A DAP também é mais prevalente em pacientes com insuficiência renal crônica, hiper-homocisteinemia, hiperviscosidade e estados de hipercoagulação. História autorrelatada de doença cardiovascular, incluindo doença da artéria coronária, insuficiência cardíaca congestiva e acidentes vasculares cerebrais, tem estado fortemente correlacionada com a DAP.

Achados clínicos

A. Sinais e sintomas

A DAP é assintomática, mas, quando a limitação do fluxo sanguíneo se torna significativa, o primeiro sintoma costuma ser a claudicação intermitente. A claudicação intermitente produz dor na perna e dormência ou fadiga durante o exercício, de maneira que reduz com o repouso. Os sintomas podem ocorrer em diferentes níveis da extremidade inferior, dependendo de onde a estenose arterial está localizada. O local mais comum da DAP é a artéria femoral superficial, levando à claudicação intermitente dos músculos da panturrilha. A DAP também pode ocorrer nas artérias ilíacas, femoral comum e artérias tibioperoneais, causando sintomas nas nádegas, nas coxas e nos pés, respectivamente.

Indivíduos com claudicação intermitente têm metabolismo oxidativo disfuncional nos músculos afetados. Essa disfunção leva a lesão muscular esquelética, com perda de fibras musculares e atrofia. Como resultado, esses pacientes têm uma tolerância mais baixa para atividade física do que os sem DAP e apresentam declínio na capacidade de realizar atividades da vida diária. Os pacientes com frequência desenvolvem circulação colateral ou alterações em seu padrão de marcha, sugestivos da estabilização da doença, mas a avaliação minuciosa revela sintomas que são, em geral, de avanço lento, levando a um declínio na distância da caminhada livre de dor. Cerca de 25% dos pacientes com claudicação intermitente avançam para a dor em repouso ou para isquemia crítica do membro, manifestada por ulceração e gangrena. Os pacientes com dor no membro com frequência relatam deixar as pernas penduradas na borda da cama ou dormir em uma cadeira, para aumentar a perfusão distal e aliviar os sintomas. Fontaine classificou essa progressão da DAP assintomática para isquemia crítica de membro (Tab. 3.3).

A DAP está associada a aumento de 3 a 6 vezes no risco de mortalidade cardiovascular. Os pacientes com valores de ITB mais baixos (indicando DAP mais grave) e aqueles com valores de ITB anormalmente elevados (indicando calcificações arteriais) correm um risco mais alto de eventos cardiovasculares. Portanto, os médicos devem prestar atenção a quaisquer queixas de dor no peito, angina e sintomas relacionados nesses pacientes.

No exame físico, diversos achados relacionados à DAP podem ser observados. A auscultação das artérias maiores, incluindo a aorta, ambas as carótidas e ambas as femorais, pode revelar um ruído, mas a ausência deste não elimina a possibilidade de haver estenose. A DAP também pode causar diminuição

Tabela 3.3 Classificação de Fontaine da doença arterial periférica

Estágio	Descrição clínica
I	Assintomática
IIa	Claudicação branda
IIb	Claudicação moderada a grave
III	Dor isquêmica no repouso
IV	Ulceração ou gangrena

na temperatura da pele, perda capilar, mudanças de cor e unhas dos pés hipertrofiadas. A avaliação da pulsação periférica pode revelar pulsos diminuídos ou ausentes, o que poderia significar estenose arterial proximal ao ponto de palpação. O teste de Buerger para DAP é positivo se se desenvolver palidez após a elevação do membro, com subsequente hiperemia ao seu abaixamento. Na oclusão arterial aguda, os pacientes podem se apresentar com os clássicos "5 Ps" – *pain* (dor), palidez, pulso ausente, parestesia e paralisia. Esses pacientes requerem encaminhamento imediato a um especialista vascular.

B. Exames diagnósticos

Pacientes com história ou achados, no exame físico, indicativos de DAP devem ser avaliados com exame não invasivo. O exame com frequência é a medida do índice tornozelo-braço (ITB). O ITB é calculado por meio de leituras de pressão arterial das artérias pediosas dorsais e das artérias tibiais posteriores e subsequente divisão do valor mais alto daquelas duas pressões pela leitura de pressão arterial mais alta obtida dos dois braços do paciente. Em geral, um ITB menor que 0,9 é considerado hemodinamicamente significativo e diagnóstico de DAP. Pacientes com diabetes, insuficiência renal crônica ou outras doenças que causem calcificações vasculares podem apresentar um ITB falsamente elevado secundário a artérias não compressíveis; neles, o ITB é muitas vezes maior do que 1,4. Em tais pacientes, no lugar do ITB, pode ser medido o índice dedo-braço.

Outros exames diagnósticos não invasivos que podem ser solicitados incluem registro do volume do pulso, oximetria transcutânea, Doppler arterial de ondas contínuas, ultrassom vascular, angiografia por ressonância magnética (ARM) e angiografia por tomografia computadorizada (ATC). Os exames de imagem, como ultrassom vascular, ARM e ATC, em geral são reservados para pacientes com isquemia crítica do membro que irão se submeter à revascularização. O padrão de excelência de exame diagnóstico para DAP é a angiografia, mas esse exame é invasivo e, assim, reservado para casos definitivos de revascularização.

▶ Diagnóstico diferencial

Conforme previamente descrito, a história do paciente costuma fornecer a primeira importante informação no diagnóstico da DAP. Outras condições podem se apresentar com queixas similares, entre elas (mas não limitadas a) síndrome compartimental crônica, claudicação venosa, compressão da raiz nervosa, estenose espinal e osteoartrite.

▶ Tratamento

A. Modificação do estilo de vida

A modificação do fator de risco cardiovascular é a base do tratamento para pacientes com DAP. Essa estratégia envolve parar de fumar, controlar a pressão arterial, controlar a glicose no sangue em pacientes diabéticos, perder peso e reduzir o colesterol de lipoproteína e baixa intensidade. Além disso, a terapia antiplaquetária deve ser iniciada em todos os pacientes com DAP e sinais ou sintomas de doença cardiovascular.

Os objetivos adicionais do tratamento da DAP são diminuir os sintomas durante a caminhada, aumentar o desempenho funcional e melhorar a qualidade de vida. Um programa de exercício supervisionado provou ser benéfico em atingir esses objetivos, com um programa de treinamento em esteira mostrando mais efetividade do que o treinamento de força. O programa deve envolver pelo menos três dias por semana de exercício, começando com sessões de 30 minutos e avançando para 50 a 60 minutos de duração. O paciente deve caminhar a uma velocidade que induza claudicação dentro de aproximadamente 3 a 5 minutos e deve continuar caminhando até os sintomas atingirem uma intensidade moderada. Nesse momento, o paciente deve repousar até os sintomas se resolverem por completo, e então, repetir o processo até o fim da sessão. A classificação da velocidade da esteira deve ser aumentada quando o paciente puder caminhar de 8 a 10 minutos sem desenvolver claudicação moderada. Estudos mostraram que um programa de 24 semanas é mais efetivo do que um de 12 semanas. Se o paciente não puder tolerar um programa na esteira, um treinamento com ergômetro de braço também propicia uma resposta de treinamento benéfica.

Vários mecanismos de ação podem contribuir para o sucesso de um programa de exercícios em pacientes com DAP. Primeiro, o exercício melhora a função da célula endotelial, com aumento da vasodilatação em resposta ao ácido nítrico. Além disso, o exercício pode intensificar a produção de energia oxidativa mitocondrial em lugar do metabolismo glicolítico. Por fim, um programa de exercícios diminui a presença de marcadores inflamatórios, entre eles interleucina-6, PCR e moléculas de adesão.

B. Farmacoterapia

Além da terapia do exercício, uma série de medicamentos foi testada como terapia para claudicação intermitente. Dois desses medicamentos, cilostazol e naftidrofuril, mostraram claro benefício para a melhora sintomática. O cilostazol é um inibidor da fosfodiesterase III que causa vasodilatação e diminuição de agregação plaquetária. Em estudos clínicos, demonstrou aumentar a distância da caminhada livre de dor, a distância absoluta da caminhada e a qualidade de vida em pacientes com claudicação intermitente. O naftidrofuril é um antagonista do receptor da 5-hidroxitriptamina que também aumenta a produção de ATP intracelular. Apresenta efeito moderado sobre a melhora da distância de caminhada livre de dor, do desempenho na esteira e da qualidade de vida nos primeiros seis meses de terapia. Esses medicamentos podem ser usados para diminuir os sintomas em pacientes com claudicação intermitente, mas a mudança do estilo de vida com a redução do fator de risco cardiovascular deve sempre ser usada simultaneamente. Além desses medicamentos, a carnitina e propionil-L-carnitina melhoram o metabolismo musculoesquelético e mostraram algum benefício ao aumentar a distância da caminhada na esteira e a qualidade de vida, mas são necessários estudos maiores para determinar seus efeitos clínicos.

Outros medicamentos que foram estudados, com evidência insuficiente, incluem pentoxifilina, prostanoides e buflomedil. A pentoxifilina é um inibidor da fosfodiesterase não seletivo que diminui a viscosidade do sangue enquanto melhora a flexibilidade dos eritrócitos, o fluxo microcirculatório e a oxigenação dos tecidos. Os estudos que envolvem a pentoxifilina têm, em geral, qualidade ruim, e não foi demonstrado nenhum benefício evidente para o tratamento da claudicação intermitente. Acredita-se que os prostanoides prostaglandina E1 (PGE1) e prostaciclina (PGI2) atuem por meio de vários mecanismos de ação, incluindo vasodilatação direta, inibição de neutrófilos, redução de proliferação do músculo liso vascular e inibição de plaquetas, entre outros. Apesar de seus vários efeitos benéficos, eles também não apresentaram eficácia evidente na claudicação intermitente. O buflomedil inibe a agregação de plaquetas, melhora a flexibilidade de eritrócitos e reduz o fibrinogênio no plasma, com diminuição resultante na viscosidade do sangue. Esse medicamento foi amplamente usado durante muitos anos para a claudicação intermitente, mas não há evidência suficiente disponível para sustentar seu uso. Além disso, efeitos adversos neurológicos e cardiovasculares foram registrados em *overdoses* acidentais ou incidentais.

C. Manejo da isquemia crítica em membro

Os pacientes com DAP sintomática mais proximal ou isquemia crítica em membro (Fig. 3.2) provavelmente precisarão de terapia mais invasiva com revascularização. Os principais objetivos do tratamento da isquemia crítica em membro devem ser alívio da dor, cicatrização da úlcera e preservação do membro. Nenhuma medicação se mostrou eficaz contra os sintomas ou na cura da isquemia crítica em membro. Há alguma evidência que sustenta o uso de terapia por oxigênio hiperbárico ou estimulação da medula espinal, mas essas terapias podem ser mais bem adequadas para pacientes que não podem sofrer revascularização. O processo de revascularização pode implicar procedimentos cirúrgicos ou endovasculares, que podem ser subdivididos em angioplastia e colocação de *stent*. Um especialista vascular deve realizar esses procedimentos, e os detalhes estão além do alcance deste capítulo. Contudo, estudos têm mostrado que o treinamento de exercício supervisionado após ou junto com a revascularização é superior à revascularização isolada. Portanto, a importância da terapia de exercício em todos os estágios da DAP não pode ser superenfatizada.

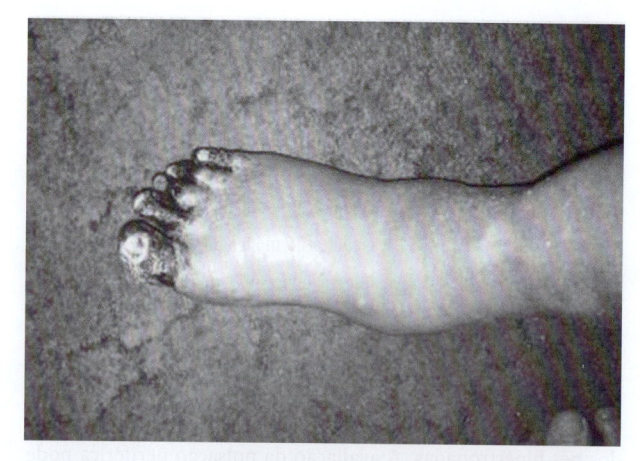

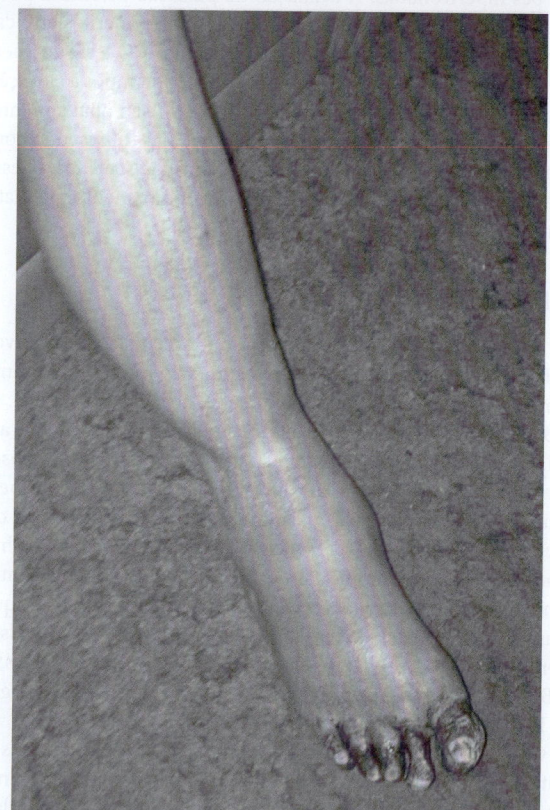

▲ **Figura 3.2 A, B.** Isquemia crítica em membro.

Os pacientes com oclusão arterial aguda requerem encaminhamento imediato a um especialista vascular e anticoagulação com heparina intravenosa. A revascularização de emergência deve ser atingida em 6 horas a partir do início, para prevenir a lesão irreversível ao tecido isquêmico. Em casos de dano irreversível ao tecido, a amputação é a opção de tratamento. A amputação também pode ser considerada quando os pacientes têm dor grave ou quando a infecção com DAP não responde a procedimentos de revascularização. Esse resultado é raro para pacientes com DAP, e estima-se que seja menor do que 3% em um período de cinco anos.

▶ Prognóstico

A taxa anual de eventos cardiovasculares, incluindo infarto do miocárdio, acidente vascular cerebral (AVC) isquêmico e morte vascular, para pacientes com DAP é de aproximadamente 5 a 7%. Esses eventos são também as causas mais comuns de morte entre pacientes com DAP (infarto do miocárdio, 40-60%; AVC isquêmico, 10-20%; e morte vascular, 10%). Um estudo registrou aumento de 2,5 a 3,5 vezes no risco de mortalidade e eventos cardiovasculares em pacientes com DAP proximal em relação aos com DAP distal. Além disso, o ITB mostrou-se correlacionado à mortalidade em pacientes com DAP, com cada diminuição de 0,10 no ITB correspondendo a um aumento de 10% no risco relativo para eventos cardiovasculares. Em pacientes com isquemia crítica e crônica em membro, a taxa de mortalidade em um ano é de cerca de 20%. Na maioria das pessoas com DAP, os sintomas na perna permanecem estáveis. Cerca de 10 a 15% dos pacientes melhoram, e 15 a 20% pioram. A perspectiva é melhor para pessoas que conseguem se manter afastadas do cigarro, permanecem com uma alimentação saudável, mantêm seu colesterol sob controle e exercitam-se regularmente.

Ahimastos AA, Walker PJ, Askew C, et al.: Effect of ramipril on walking times and quality of life among patients with peripheral artery disease and intermittent claudication: A randomized controlled trial. JAMA 2013;309:453–460.

Armstrong DWJ, Tobin C, Matangi MF: The accuracy of the physical examination for the detection of lower extremity peripheral arterial disease. Can J Cardiol 2010;26:e346–e350.

De Backer TLM, Vander Stichele R: Buflomedil for intermittent claudication. Cochrane Database Syst Rev 2013;(3):CD000988.

Gardner AW, Montgomery PS, Parker DE: Optimal exercise program length for patients with claudication: A randomized controlled trial. J Vasc Surg 2012;55:1346–1354.

Garg P, Liu K, Tian L, et al.: Physical activity during daily life and functional decline in peripheral arterial disease. Circulation 2009;119:251–260.

Hamburg N, Balady G: Exercise rehabilitation in peripheral artery disease. Functional impact and mechanism of benefit. Circulation 2011;123:87–97.

Koelemay MJ, Lijmer JG, Stoker J, et al.: Magnetic resonance angiography for the evaluation of lower extremity arterial disease. A meta-analysis. JAMA 2001;285:1338–1345.

Kruidenier LM, Nicolai SP, Rouwet EV, et al.: Additional supervised exercise therapy after a percutaneous vascular intervention for peripheral arterial disease: A randomized clinical trial. J Vasc Interv Radiol 2011;22:961–968.

Mazari FA, Gulati S, Rahman MN, et al.: Early outcomes from a randomized, controlled trial of supervised exercise, angioplasty, and combined therapy in intermittent claudication. Ann Vasc Surg 2010;24:69–79.

McDermott M, Criqui M, Greenland P, et al.: Leg strength in peripheral arterial disease: Associations with disease severity and lower-extremity performance. J Vasc Surg 2004;39:523–530.

McDermott M, Guralnik J, Albay M, et al.: Impairments of muscles and nerves associated with peripheral arterial disease and their relationship with lower extremity functioning: The InCHIANTI Study. J Am Geriatric Soc 2004;52:405–410.

Norgren L, Hiatt W, Dormandy J, et al.: Inter-society consensus for the management of peripheral arterial disease (TASC II). J Vasc Surg 2007;45:S5–67.

Peach G, Griffin M, Jones, KG, et al.: Diagnosis and management of peripheral arterial disease. BMJ 2012;345:e5208.

Potier L, Abi Khalil C, Mohammedi K, Roussel R. Use and utility of the ankle brachial index in patients with diabetes. Eur J Endovasc Surg 2011;41:110–116.

Robless P, Mikhailidis DP, Stansby GP: Cilostazol for peripheral arterial disease. Cochrane Database Syst Rev 2008;(1):CD003748.

Rooke TW, Hirsch AT, Misra S, et al.: 2011 ACCF/AHA Focused update of the guideline for the management of patients with peripheral artery disease (updating the 2005 guideline): A report of the American College of Cardiology Foundation/American Heart Association Task Force on Practice Guidelines. J Am Coll Cardiol 2011;58:2020–2045.

Salhiyyah K, Senanayake E, Abdel-Hadi M, et al.: Pentoxifylline for intermittent claudication. Cochrane Database Syst Rev 2012;(1):CD005262.

Stevens JW, Simpson E, Harnan S, et al.: Systematic review of the efficacy of cilostazol, naftidrofuryl oxalate and pentoxifylline for the treatment of intermittent claudication. Br J Surg 2012;99:1630–1638.

Wong PF, Chong LY, Mikhailidis DP, et al.: Antiplatelet agents for intermittent claudication. Cochrane Database Syst Rev 2011;(11):CD001272.

TROMBOANGEÍTE OBLITERANTE (DOENÇA DE BUERGER)

FUNDAMENTOS DO DIAGNÓSTICO

▶ Afeta artérias e veias de calibre pequeno e médio das extremidades.

▶ A vasculatura distal é a primeira envolvida.

▶ Nenhum exame laboratorial específico pode identificar a condição.

▶ A arteriografia muitas vezes mostra colaterais em forma de "saca-rolhas".

▶ Considerações gerais

A tromboangeíte obliterante, também conhecida como doença de Buerger, é uma doença não aterosclerótica, segmentar e inflamatória que afeta artérias e veias de calibre pequeno e médio das extremidades. Ela é uma vasculite caracterizada por trombo inflamatório com não envolvimento da parede de vaso. A doença é mais prevalente no Oriente Médio e na Ásia. Nos Estados Unidos, a incidência de tromboangeíte obliterante é de cerca de 12 por 100.000; ela é mais comum nos homens, com o início ocorrendo com mais frequência entre as idades de 40 e 45 anos. A prevalência global decaiu nos Estados Unidos em conjunto com os esforços de combate ao tabaco. O tabagismo é essencial para o início e a progressão de tromboangeíte obliterante. Fatores de risco adicionais incluem consumo de charuto, maconha, uso de produtos do tabaco sem combustão e infecção periodontal crônica.

▶ Achados clínicos

A. Sinais e sintomas

Em geral, os pacientes com tromboangeíte obliterante são fumantes jovens com sintomas isquêmicos (claudicação dos pés e mãos mais do que das pernas e braços). A tromboflebite superficial com frequência ocorre antes dos sintomas de isquemia e consiste em nódulos sensíveis que seguem uma distribuição venosa. Em geral, pelo menos duas extremidades estão envolvidas. As artérias e veias distais são afetadas primeiro, seguidas pelo envolvimento de vasos mais proximais. As ulcerações e a dor em repouso podem ser sintomas encontrados em pacientes com doença mais avançada. O fenômeno de Raynaud pode estar presente em 40% dos pacientes.

Os pacientes devem se submeter a um exame neurovascular abrangente. Uma história detalhada deve ser obtida, incluindo informações sobre uso de todos os produtos do tabaco. O encaminhamento a um especialista vascular é essencial, para que exames clínicos e de imagem adequados possam ser feitos. O ITB e os índices punho-braço devem ser sempre obtidos em pacientes com sinais de isquemia. Pode ser feito o teste de Allen, que envolve compressão de uma das artérias da mão após o sangue ter sido afastado cerrando-se o punho. A falha em o sangue difundir-se para a mão quando aberta indica que a artéria não comprimida está ocluída. Um teste de Allen positivo em um fumante jovem com isquemia do dedo pode sugerir tromboangeíte obliterante; 70% dos pacientes podem ter deficiências sensoriais no exame neurológico.

B. Exames diagnósticos

Não existem exames laboratoriais específicos para diagnosticar a tromboangeíte obliterante. Além dos exames laboratoriais de rotina, a avaliação diagnóstica deve incluir TSE, ressuscitação cardiopulmonar (RCP), anticorpos antinucleares, anticorpo anticentrômero, anti-SCL-70, aglutininas a frio e crioglobulinas. Os exames laboratoriais são feitos para eliminar outras doenças que podem ter uma apresentação similar. Exames de imagem e biópsia raramente são necessários para o diagnóstico. Quando a arteriografia é realizada, os achados incluem oclusão segmentar, envolvimento distal de vasos de calibre pequeno a médio e colaterais "em saca-rolhas" (Fig. 3.3). Não há evidência de aterosclerose.

▶ Tratamento

O tratamento é parar de fumar. Essa é a única terapia definitiva para a tromboangeíte obliterante. A não obediência causa

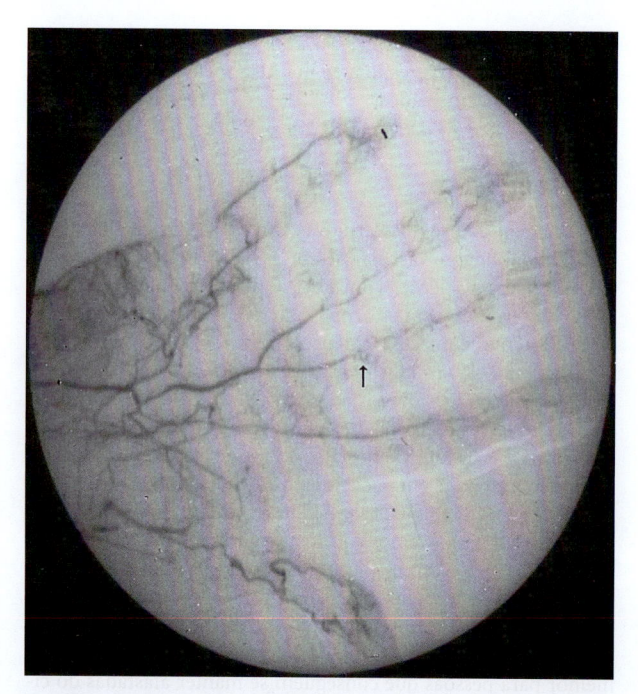

▲ **Figura 3.3** Tromboangeíte obliterante (doença de Buerger) mostrando a aparência característica "em saca-rolhas" na angiografia (Reproduzida com permissão de Young C, Beynon H, Haskard D. Buerger's disease [thromboangiitis obliterans]: a reversible cause of upper limb digital infarcts. Rheumatology [Oxford] 2000;39:4).

progressão significativa e pode resultar em amputação. A reposição da nicotina não deve ser oferecida, visto que pode causar progressão da doença. A terapia farmacológica e de grupo deve ser parte de um plano abrangente com o objetivo de parar de fumar. A revascularização cirúrgica raras vezes é realizada, devido ao envolvimento vascular distal. Outros tratamentos, com resultados variáveis, incluem infusão de iloprost, simpatectomia, bloqueadores do canal de cálcio e compressão pneumática intermitente.

Cooper LT, Henderson SS, Ballman KV, et al.: A prospective, case-control study of tobacco dependence in thromboangiitis obliterans. Angiology 2006;57:73–78.

Donas KP, Schulte S, Ktenidis K, Horsch S: The role of epidural spinal cord stimulation in the treatment of Buerger's disease. J Vasc Surg 2005;41:830–836.

Iwai T, Inoue Y, Umeda M, et al.: Oral bacteria in the occluded arteries of patients with Buerger disease. J Vasc Surg 2005;42: 107–115.

Malecki R, Zdrojowy K, Adamiec R: Thromboangiitis obliterans in the 21st century—a new face of disease. Atherosclerosis 2009;206:328–334.

Olin JW: Thromboangiitis obliterans (Buerger's disease). N Engl J Med 2000;343:864–869.

LINFEDEMA

FUNDAMENTOS DO DIAGNÓSTICO

- O linfedema ocorre quando a quantidade de linfa excede a capacidade de transporte.
- A causa mais comum, nos Estados Unidos, é a malignidade e seu tratamento.
- Os pacientes geralmente se apresentam com edema unilateral de um membro.
- A linfocintilografia com radionuclídeo é o procedimento de escolha para a avaliação do sistema linfático.

► Considerações gerais

O linfedema é uma condição insidiosa e progressiva, resultante da coleção de líquido rico em proteína no interstício devido ao bloqueio do fluxo linfático. O sistema linfático trabalha para transportar o líquido intersticial, que é coletado pelos capilares linfáticos para o sangue. O linfedema ocorre quando a quantidade de linfa excede a capacidade de transporte, resultando em acúmulo de líquido no espaço intersticial.

► Patogênese

O transporte de linfa ocorre em um sistema de baixa pressão que não é fechado, diferente do sistema circulatório, fechado e de alta pressão. O movimento ocorre por meio da contração e do relaxamento da musculatura lisa junto com a compressão proveniente da contração da musculatura esquelética adjacente e da pulsação arterial. Valvas unidirecionais impedem o afluxo durante o transporte. O ducto torácico coleta a linfa da maior parte do corpo e drena para a circulação sistêmica na veia braquiocefálica esquerda. As áreas não coletadas pelo ducto torácico incluem a parte superior direita do corpo, a região direita da cabeça e pescoço e, ocasionalmente, a porção inferior do pulmão esquerdo; a linfa dessas áreas entra na circulação venosa por meio do ducto linfático direito.

O linfedema é categorizado em tipos primário e secundário. O linfedema primário refere-se a uma disfunção congênita ou hereditária do sistema linfático; ele também pode ser subdividido com base na idade de seu surgimento. O linfedema congênito apresenta um padrão de hereditariedade autônomo-dominante e ocorre do nascimento até os 2 anos de idade. O linfedema praecox, também autossômico dominante, costuma surgir na puberdade; em geral, ele ocorre em mulheres e é a causa mais comum de linfedema primário. O linfedema tardio é a forma menos comum de linfedema congênito. Ele é observado em indivíduos com mais de 35 anos e pode ser causado por valvas incompetentes.

O linfedema secundário é causado pela lesão ao sistema linfático, resultante de doença ou causas iatrogênicas. Está associado a malignidade, infecção, obesidade e trauma. A causa mais comum de linfedema secundário no mundo inteiro (afetando 120 milhões de pessoas) é a filariose, que resulta da infecção com o nematódeo *Wuchereria bancrofti*. A filariose linfática ocorre quando os vermes adultos ocupam o sistema linfático e obstruem seu fluxo. As infecções crônicas podem levar à elefantíase, e o linfedema relacionado é permanente. Nos Estados Unidos, o linfedema secundário está associado a malignidade e a seu tratamento. Essa condição de saúde pode ocorrer a partir da infiltração direta de vasos linfáticos e canais por um crescimento maligno ou como resultado de tratamentos como linfadenectomia e radioterapia.

O câncer de mama é a malignidade mais comum associada ao linfedema e, por essa razão, a mais estudada. Isso ocorre em grande parte devido a tratamentos e cirurgias relacionados ao câncer de mama, como dissecção de linfonodo axilar e radioterapia. O edema da extremidade superior desenvolve-se em 10 a 40% das mulheres submetidas à dissecção de linfonodo axilar. O risco de linfedema após a dissecção aumenta de maneira significativa com o acréscimo de radioterapia em comparação à dissecção de linfonodo axilar isolada; em um estudo, as taxas de linfedema dobraram com o acréscimo de radioterapia. Embora a radioterapia seja com frequência necessária, a dissecção de linfonodo axilar pode ser evitada em alguns casos. O advento da biópsia de linfonodo sentinela diminuiu o número de dissecções de linfonodo axilar desnecessárias. A biópsia de linfonodo sentinela diminui o risco de linfedema em mais da metade quando comparada com a dissecção de linfonodo axilar. (Para uma abordagem mais detalhada de linfedema em pacientes com câncer, ver o Cap. 35.)

Outras causas de linfedema secundário incluem obesidade e infecção. Em pacientes com obesidade mórbida, o retorno linfático é prejudicado, o que resulta em edema significativo. As causas infecciosas de linfedema não são limitadas à filariose. Foi registrado que a celulite recorrente e a linfangite estreptocócica também podem causar linfedema.

► Achados clínicos

Em geral, os pacientes com linfedema apresentam edema unilateral de um membro, o que pode envolver as extremidades superiores e inferiores (Fig. 3.4). O edema é inicialmente depressível e avança de distal para proximal. O edema depressível evolui para edema não depressível após a fibrose da gordura subcutânea. Os pacientes queixam-se de rigidez ou sensação de peso na extremidade afetada. Com o passar do tempo, a derme continua a engrossar, e pode haver desenvolvimento de elefantíase verrucosa nostra (ENV). Essa condição é caracterizada pela hiperceratose e papilomatose da epiderme, com fibrose rígida da derme e do tecido subcutâneo.

Fissura e ruptura da pele também podem ocorrer com o edema crônico, causando infecções recorrentes. Um sinal de Stemmer positivo – a incapacidade de pinçar o aspecto dorsal da pele entre o primeiro e segundo dedos do pé – pode ser observado no exame físico. Se o edema for extenso, a amplitude de movimento na

Figura 3.4 A, B, C. Linfedema.

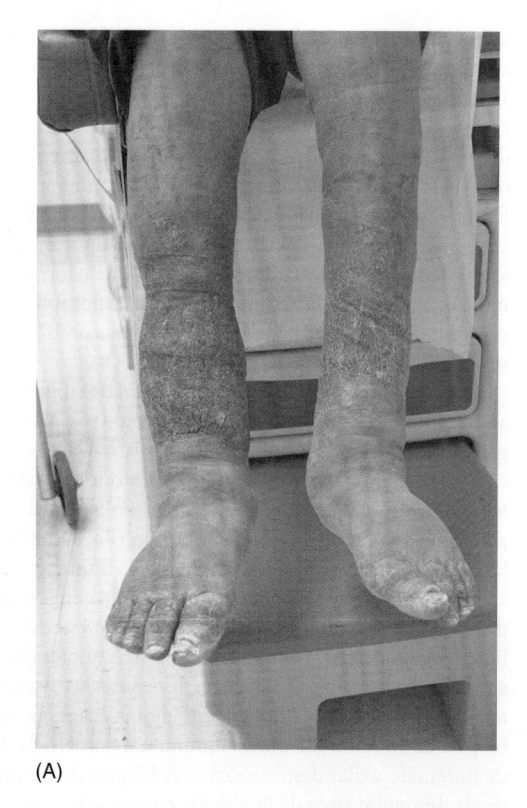

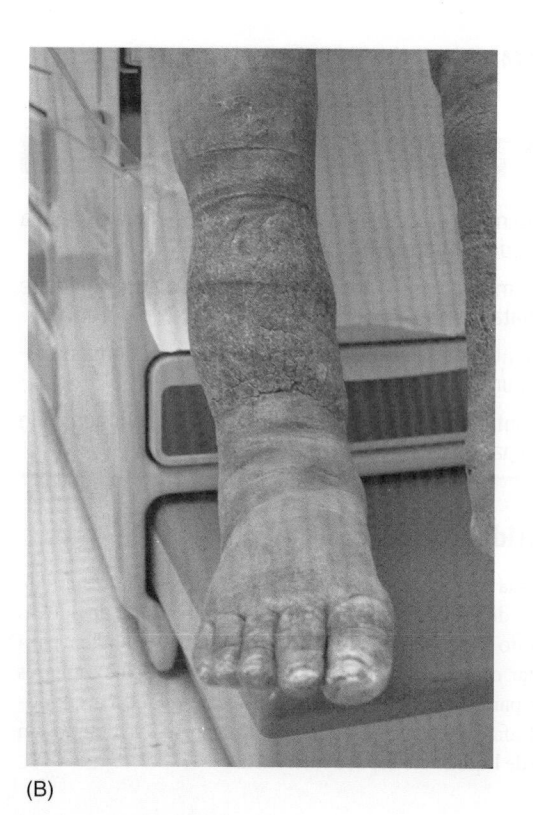

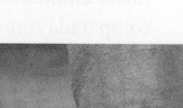

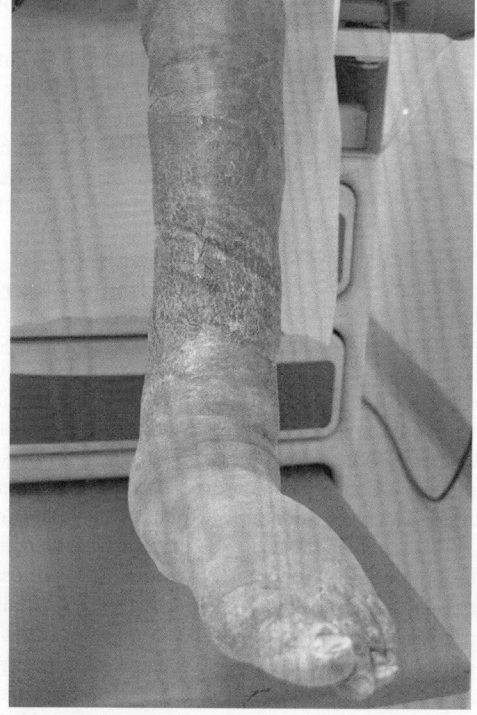

articulação afetada pode ficar significativamente diminuída. Isso pode causar dificuldade nas atividades da vida diária e gerar um impacto negativo sobre a qualidade de vida do paciente.

Nos casos de pacientes com linfedema, devem ser registradas as medidas, para auxiliar no diagnóstico, ajudar a determinar a efetividade do tratamento e monitorar a progressão da doença. As medidas mais comuns são as circunferências das extremidades. Uma diferença de mais de 2 cm entre as extremidades é considerada significativa. O deslocamento de água, outro método de avaliação do linfedema, demonstrou ser eficaz no diagnóstico de linfedema inicial em pacientes após a cirurgia para câncer de mama. Medidas de volume são obtidas no pré-operatório para se obter valores de referência. Uma diferença de 200 mL na medida do volume no pós-operatório é considerada um edema clinicamente significativo. O uso de exames de imagem deve começar com radiografias seguidas por ultrassom com Doppler. A imagem radiográfica permitirá que uma fratura seja eliminada como causa do edema; por meio do ultrassom com Doppler avalia-se a vasculatura profunda e superficial. A linfocintilografia com radionuclídeo é o exame recomendado para avaliação do sistema linfático. Ela é uma modalidade diagnóstica segura, que pode ser realizada repetidas vezes e que identifica a disfunção linfática.

▶ Tratamento

No tratamento do linfedema, um sistema de estadiamento padronizado é usado para garantir a comunicação precisa dentro do grupo multidisciplinar de profissionais que tratam os pacientes. A escala de estadiamento mais utilizada foi desenvolvida pela International Society of Lymphology (Tab. 3.4).

Independentemente da etiologia do linfedema (primário ou secundário), o tratamento começa com a terapia completa descongestiva (TCD). O diagnóstico inicial e o tratamento são benéficos e podem prevenir a progressão para a fase crônica. A TCD é um sistema de duas fases. A primeira fase envolve a manutenção da higiene ótima da pele e o cuidado com as unhas de modo a reduzir o risco de infecção. Outras estratégias incluem drenagem linfática manual (DLM) e compressão do membro por 24 horas. A DLM é uma modalidade similar a uma massagem, que move o líquido no sentido distal para proximal com o objetivo de aumentar a drenagem linfática superficial. A terapia deve ocorrer por pelo menos cinco dias por semana, e as medidas do membro devem ser obtidas semanalmente para monitorar o avanço. O objetivo da segunda fase da TCD é preservar os objetivos conquistados na fase I. As roupas de compressão devem ser usadas durante o dia, e bandagens de autocompressão podem ser usadas à noite. As medidas devem ser obtidas a cada seis meses.

Para serem benéficas, as ações da TCD requerem estrita observância. As bandagens de compressão devem ser usadas durante 24 horas por dia na fase I da TCD. O objetivo da bandagem de compressão é diminuir a ultrafiltração por meio da aplicação de compressão externa. As bandagens consistem em muitas camadas de acolchoamento e bandagem de elasticidade curta (baixa). O princípio para a bandagem de elasticidade curta é que ela não fique ativa no repouso. Contudo, acredita-se que a pressão aplicada durante o movimento do paciente (contração muscular) seja causadora de estimulação mecânica dos músculos lisos nos vasos linfáticos. As roupas de compressão são usadas durante a fase II da TCD; estas devem ser de tamanho adequado, elásticas e ter elasticidade reversível. Elas trabalham criando pressões mais altas na região distal do que na proximal, o que promove a mobilização do líquido. A quantidade de pressão exercida é variável e pode ser de até 50 mmHg. As roupas de compressão devem ser feitas sob medida e substituídas a cada 3 a 6 meses.

O tratamento do linfedema pode ser desafiador, e, por essa razão, é dada grande ênfase à prevenção, que pode ser dividida em primária e secundária. A respeito da prevenção primária, recomenda-se que a biópsia de linfonodo sentinela seja feita sempre que possível no lugar da dissecção do linfonodo axilar. Outras técnicas incluem limitação da extensão da dissecção do linfonodo e técnicas de radioterapia avançadas. A prática de exercícios demonstrou reduzir a incidência de linfedema após a dissecção de linfonodo anterior. Contudo, exercícios com peso e de resistência não são recomendados durante a fase pós-cirúrgica aguda.

A prevenção secundária foca a educação do paciente. Os pacientes devem ser ensinados a medir e monitorar sua pele de maneira adequada para mudanças e instruídos a praticar a higiene da pele para prevenir infecção e evitar procedimentos clínicos no membro afetado. O peso corporal ideal deve ser mantido, uma vez que a obesidade é um fator de risco para linfedema. O exercício (aeróbio e de resistência) demonstrou reduzir os sintomas de linfedema e as exacerbações, além de aumentar a força. O National Lymphedema Network recomenda que as roupas de compressão sejam usadas durante o exercício.

O tratamento do linfedema, em geral, é não cirúrgico; contudo, algumas indicações para a terapia cirúrgica incluem falha na terapia médica e celulite recorrente. Dois tipos de procedimentos são diferenciados: fisiológico e de redução. Os procedimentos fisiológicos aumentam a capacidade de o sistema linfático criar novos canais. Os procedimentos de redução

Tabela 3.4 Escala de estadiamento da International Society for Lymphology para o linfedema

Estágio	Descrição clínica
0	Estágio latente. Há dano à vasculatura linfática, mas a capacidade de transporte é ainda suficiente. Sem presença de edema clínico.
1	Espontaneamente reversível. O edema irá se resolver com 24 horas de elevação do membro. O edema pode ser depressível.
2	Espontaneamente irreversível. A fibrose começa neste estágio. O edema não irá se resolver com 24 horas de elevação do membro.
3	Elefantíase estática da linfa. Tecido fibrótico. O edema é irreversível.

envolvem a redução do tecido fibrótico e gorduroso. Mais estudos sobre o papel da intervenção cirúrgica no tratamento de linfedema são necessários.

Ahmed RL, Thomas W, Yee D, Schmitz KH: Randomized controlled trial of weight training and lymphedema in breast cancer survivors. J Clin Oncol 2006;24:2765–2772.

Ancukiewicz M, Russel TA, Otoole J, et al.: Standardized method for quantification of developing lymphedema in patients treated for breast cancer. Int J Radiat Oncol Biol Physiol 2011;79:1436–1443.

Harris SR, Hugi MR, Olivotto IA, et al.: Clinical practice guidelines for the care and treatment of breast cancer: Lymphedema. CMAJ 2001;164:191–199.

Hayes SC, Janda M, Cornish B, et al.: Lymphedema after breast: Incidence, risk factors, and effect on upper extremity body function. J Clin Oncol 2008;26:3536–3542.

Kerchner K, Fleischer A, Yosipovitch G: Lower extremity lymphedema update: Pathophysiology, diagnosis, and treatment guidelines. J Am Acad Dermatol 2008;59:324–331.

Lawenda BD, Mondry TE, Johnstone PA: Lymphedema: A primer on the identification and management of a chronic condition in oncologic treatment. CA Cancer J Clin 2009;59:8–24.

Mondry TE, Riffenburgh RH, Johnstone PA: Prospective trial of complete decongestive therapy for upper extremity lymphedema after breast cancer therapy. Cancer J 2004;10:42–48.

Position Statement of the National Lymphedema Network: The Diagnosis and Treatment of Lymphedema. Available at: http://lymphnet.org/resources/nln-position-paper-the-diagnosis--and-treatment-of-lymphedemahttp://www.lymphnet.org/pdfDocs/nIntreatment.pdf. Accessed 27 January 2014.

Purushotham AD, Upponi S, Klevesath MB, et al.: Morbidity after sentinel lymph node biopsy in primary breast cancer: results from a randomized controlled trial. J Clin Oncol 2005;23:4312–4321.

Sisto K, Khachemoune A: Elephantiasis nostras verrucosa: A review. Am J Clin Dermatol 2008;9:141–146.

Szuba A, Cooke JP, Yousuf S, Rockson SG: Decongestive lymphatic therapy for patients with cancer-related or primary lymphedema. Am J Med 2000;109:296–300.

Tiwari A, Cheng KS, Button M, et al.: Differential diagnosis, investigation, and current treatment of lower limb lymphedema. Arch Surg 2003;138:152–161.

Warren AG, Brorson H, Borud LJ, Slavin SA: Lymphedema: A comprehensive review. Ann Plastic Surg 2007;59:464–472.

TROMBOFLEBITE SUPERFICIAL

FUNDAMENTOS DO DIAGNÓSTICO

- Dor, eritema e sensibilidade à palpação sobre as veias superficiais.
- A extremidade inferior é afetada com mais frequência do que a superior.
- Ocorre com frequência em pacientes com veias varicosas.
- A trombose da veia profunda deve ser eliminada como diagnóstico diferencial.

▶ Considerações gerais

A tromboflebite superficial (TFS) é uma condição que costuma se manifestar como uma área sobre as veias superficiais em uma extremidade inferior que se torna eritematosa, dolorosa, sensível e quente ao toque; muitas vezes, uma massa palpável está presente. Existem dois mecanismos subjacentes em seu desenvolvimento: inflamação e formação de coágulo. Estima-se que a TFS afete cerca de 3 a 11% da população em geral e envolva com mais frequência a veia safena magna em vez da veia safena parva. Ela é mais comumente encontrada em indivíduos com veias varicosas.

▶ Achados clínicos

O diagnóstico de TFS, em geral, pode ser realizado no exame clínico, com base nos achados previamente descritos. Contudo, ultrassom duplex venoso deve ser feito se: a) a área envolvida estiver no terço proximal da coxa medial; b) observar-se extensão clínica; ou c) a perna estiver mais inchada do que o esperado. Se a TFS estiver presente, os achados de Doppler podem incluir engrossamento da parede da veia, edema subcutâneo e possível trombose intraluminal. Uma biópsia pode ser realizada (embora raramente seja necessária) e pode mostrar evidência de vasculite aguda nas veias de calibre médio a grande nas regiões subcutânea superior e da derme inferior. Além disso, evidência de células inflamatórias, engrossamento da parede, formação de tecido conectivo e eventual recanalização do vaso, se houver presença de trombo, podem ser histologicamente observados.

▶ Diagnóstico diferencial

Embora comumente observada em pacientes com veias varicosas, a TFS tem uma ampla lista de causas para as quais os médicos devem estar atentos. Estas incluem, mas não estão limitadas a, estados de hipercoagulação (como observado em situações de gravidez, uso de contraceptivo oral, malignidade), outros estados de trombofilia herdados ou adquiridos (p. ex., deficiência de proteína C ou S), lesão à parede da veia resultante de punção com agulha ou infusão subcutânea, tromboangeíte obliterante (doença de Buerger), infecção e trombose venosa profunda (TVP). Se clinicamente indicada, uma avaliação deve ser feita para eliminar essas causas mais graves. Em indivíduos com TFS bilateral, envolvimento da veia safena magna proximal e fatores de risco coexistentes, deve-se suspeitar de TVP. Por fim, o eritema que se estende além da borda da veia em um paciente com febre deve sugerir tromboflebite supurativa.

▶ Tratamento

O tratamento de TFS é muitas vezes conservador, com a maioria dos casos se resolvendo espontaneamente em 2 a 3 semanas. Elevação da extremidade afetada, compressas quentes ou frias para alívio, deambulação continuada, uso de meias de compressão (quando não há qualquer contraindicação) e uso de medicamentos anti-inflamatórios não esteroides são procedimentos comuns de tratamento conservador. Não é incomum a TFS ocorrer novamente no mesmo vaso, mas em diferentes segmentos, com o passar do tempo. O American College of Chest Physicians recomenda o tratamento com anticoagulação terapêutica quando o segmento da veia envolvida é maior ou igual a 5 cm de comprimento, dentro de 5 cm ou menos do sistema venoso profundo, e quando existem fatores de risco clínicos. A duração do tratamento é de quatro semanas. A ligação ou excisão cirúrgica da veia é muitas vezes o tratamento de última escolha.

Gillet J, Allaert F, Perrin M: [Superficial thrombophlebitis in non varicose veins of the lower limbs. A prospective analysis in 42 patients.] [Article in French] J Mal Vasc 2004;29:263–272.

Kearon C, Kahn S, Agnelli G, et al.: Antithrombotic therapy for venous thromboembolic disease: American College of Chest Physicians Evidence-Based Clinical Practice Guidelines (8th Edition). Chest 2008;133:454S–545S.

Leon L, Giannoukas A, Dood D, et al.: Clinical significance of superficial vein thrombosis. Eur J Vasc Endovasc Surg 2005;29: 10–17.

Meissner M, Wakefield T, Ascher E, et al.: Acute venous disease: Venous thrombosis and venous trauma. J Vasc Surg 2007;46:25S–53S.

Rodriguez-Peralto J, Carrillo R, Rosales B, et al.: Superficial thrombophlebitis. Sem Cutan Med Surg 2007:71–76.

Van Langevelde K, Lijfering W, Rosendaal F, et al.: Increased risk of venous thrombosis in persons with clinically diagnosed superficial vein thrombosis: Results from the MEGA study. Blood 2011;118:4239–4241.

Van Weert H, Dolan G, Wichers I, et al.: Spontaneous superficial venous thrombophlebitis: Does it increase risk for thromboembolism? A historic follow-up study in primary care. J Fam Pract 2006;55:52–57.

TROMBOSE VENOSA PROFUNDA

A trombose venosa profunda é discutida em detalhes no Capítulo 5 (ver Tromboembolismo Venoso [Trombose Venosa Profunda]).

INSUFICIÊNCIA VENOSA CRÔNICA

FUNDAMENTOS DO DIAGNÓSTICO

▶ Disfunção venosa da extremidade inferior resultante da hipertensão venosa.

▶ Dor, edema ou sensação de peso da extremidade inferior que piora com a atividade.

▶ Sintomas melhoram com repouso e elevação da perna.

▶ Considerações gerais

A insuficiência venosa crônica (IVC) está relacionada à doença venosa crônica. Mais especificamente, IVC é o termo dado aos achados de estágio mais avançado da doença venosa crônica, equiparando à classificação de 4 a 6 da Clinical-Etiology-Anatomy Pathophysiology (CEAP), como representado na Tabela 3.5. A IVC tem sido definida como disfunção venosa que resulta em edema, descoloração da pele e ulceração devido à diminuição na capacidade de bombear sangue pobre em oxigênio de volta para o coração. Os vasos comumente envolvidos incluem veia safena magna, veia safena parva e veias perfurantes conectando os sistemas venoso superficial e profundo das extremidades inferiores. De acordo com a Vascular Disease Foundation, a insuficiência venosa é 10 vezes mais comum do que a DAP nos Estados Unidos, com mais de 6 milhões de pessoas apresentando IVC e meio milhão de pessoas tendo úlceras venosas.

As causas primárias e secundárias de IVC são diferenciadas. As causas primárias incluem diferenças intrínsecas na morfologia da veia, fraqueza da parede e incompetência da valva. As causas secundárias incluem TVP, TFS e fístulas arteriovenosas. A síndrome de May-Thurner, oclusão da veia ilíaca esquerda por uma artéria ilíaca comum direita, também foi descrita como possível causa de IVC. Seja de causa primária, seja de secundária, o mecanismo que cria as mudanças observadas na IVC resulta da hipertensão venosa elevada.

As cascatas de mudanças bioquímicas resultantes da hipertensão venosa são numerosas. Tanto o sistema microcirculatório quanto o macrocirculatório são afetados, com evidência de adesão de leucócitos ao endotélio e plaquetas aumentadas, fibrina e agregação de eritrócitos em áreas de pressões elevadas, causando mudanças inflamatórias e hipóxicas nos vasos e capilares. As mudanças histológicas resultantes interrompem o fluxo sanguíneo do sistema venoso superficial para o profundo, causando a reversão do fluxo e a diminuição da capacidade de retorno do sangue que está acumulado na extremidade inferior.

▶ Achados clínicos

Os sintomas comuns de IVC incluem dor, ardência, cãibras, edema, peso e pernas agitadas. Os sintomas são muitas vezes exacerbados com calor e atividade e melhoram com repouso e elevação das pernas. Os sinais de IVC incluem edema na extremidade inferior, hiperpigmentação da pele ao redor dos tornozelos (causada pelo extravasamento de células no sangue), aneurismas visíveis ou palpáveis, lipodermatoesclerose (Fig. 3.5; uma inflamação de gordura por baixo da pele), ulceração de pele (Fig. 3.6) e diminuição da mobilidade do tornozelo. Os médicos devem eliminar a presença de DAP e de neuropatias periféricas, uma vez que essas condições também podem produzir mudanças ulcerativas nas extremidades inferiores. Muitos exames, incluindo pletismografia, venografia por contraste, ultrassom intravascular, tomografia computadorizada e venografia por ressonância magnética, são usados para confirmar a presença de IVC; contudo, o ultrassom duplex venoso tornou-se o exame de escolha.

Tabela 3.5 Classificação CEAP de distúrbios venosos crônicos

Classificação clínica	C0	Sem sinais visíveis ou palpáveis de doença venosa
	C1	Telangiectasia ou veias reticulares
	C2	Veias varicosas
	C3	Edema
	C4a	Pigmentação ou eczema
	C4b	Lipodermatoesclerose ou atrofia branca
	C5	Úlcera venosa cicatrizada
	C6	Úlcera venosa ativa
	S	Sintomática, incluindo dor, rigidez, irritação de pele, peso e cãibras musculares e outras queixas atribuíveis à disfunção venosa A: Assintomático
Classificação etiológica	Ec	Congênita
	Ep	Primária
	Es	Secundária (pós-trombótica)
	En	Sem causa venosa identificada
Classificação anatômica	As	Veias superficiais
	Ao	Veias perfurantes
	Ad	Veias profundas
	An	Sem localização venosa identificada
Classificação fisiopatológica	Pr	Refluxo
	Po	Obstrução
	Pr,o	Refluxo e obstrução
	Pn	Sem fisiopatologia identificável

Adaptada, com permissão, de Eklof B, Rutherford R, Bergan J, et al.: Revision of the CEAP classification for chronic venous disorder: Consensus statement. J Vasc Surg 2004;40:1248-1252.

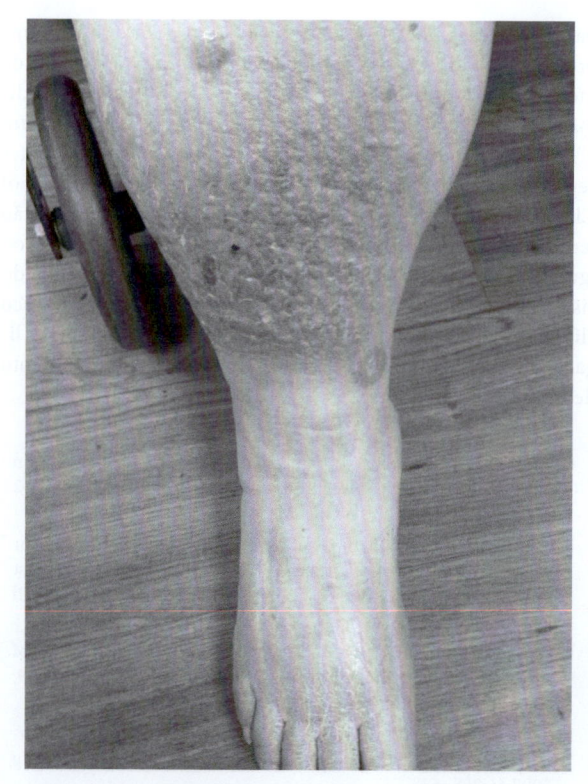

▲ **Figura 3.5** Lipodermatoesclerose.

▶ Tratamento

A. Terapia por compressão

A base do tratamento da IVC é a compressão, que pode ser aplicada de várias maneiras. Esses métodos incluem curativos elásticos, compressão rígida e pressão pneumática intermitente. A maioria dos resultados benéficos estudados da compressão foi atingida com meias de compressão que forneceram 35 a 45 mmHg de pressão. Os pacientes com IVC que podem se beneficiar da compressão incluem aqueles com edema significativo, áreas umedecidas, lipodermatoesclerose e úlcera venosa. As contraindicações à terapia por compressão incluem DAP moderada a grave, celulite e TVP. Os pacientes com ITB de 0,6 a 0,9 podem iniciar a terapia por compressão, mas com cuidado. As maiores preocupações relacionadas ao uso dessa terapia incluem ruptura de pele sobre as superfícies ósseas e neuropatias por compressão. Para indivíduos que não podem tolerar essa terapia, a compressão pneumática intermitente pode ser realizada durante 4 horas ao dia. Além disso, deve ser promovida elevação da perna, posicionando-se o membro afetado acima do nível do coração por 30 minutos, de 3 a 4 vezes por dia.

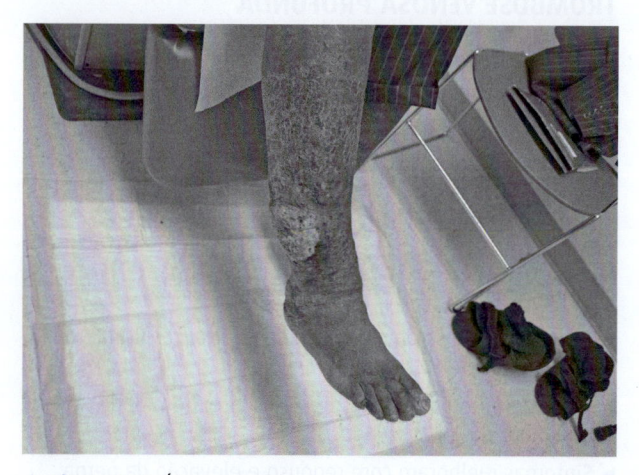

▲ **Figura 3.6** Úlcera venosa.

B. Farmacoterapia

Não existem medicações aprovadas pela Food and Drug Administration (FDA) para a IVC; contudo, alguns fármacos que agem no sistema circulatório demonstraram melhorar o tônus venoso e a permeabilidade capilar. A Society for Vascular Surgery confere grau 2b às recomendações de uso de diosmina, hesperidina, fração flavonoide purificada micronizada (FFPM) ou extrato de castanha-da-índia para dor e edema. Além disso, recomendações de grau 2b foram dadas ao uso de pentoxifilina ou FFPM, junto com compressão, de modo a auxiliar na cura da úlcera venosa. A aspirina também demonstrou aumentar a taxa de cura e diminuir as taxas de reincidência de úlcera.

No momento, não há evidência de que o uso de curativos hidrocoloides embaixo das meias de compressão produza qualquer benefício de cura sobre a compressão isolada. Além disso, não há um papel para os diuréticos no tratamento do edema em pacientes com IVC. Os antibióticos não são úteis, a menos que haja suspeita clínica de infecção; em tais casos, os antibióticos que são efetivos contra MRSA ou *Pseudomonas*, ou ambos, devem ser utilizados até que os resultados das culturas sejam obtidos.

C. Exercício

Os efeitos da prática de exercícios também foram examinados em pacientes com IVC. Os pacientes com IVC grave apresentam diminuição da amplitude de movimento da articulação do tornozelo, bem como diminuição da função de bombeamento do músculo da panturrilha. O exercício na forma de alongamento e fortalecimento da extremidade inferior – mais especificamente, o treinamento de potência e força no tornozelo – demonstrou melhorar a hemodinâmica do fluxo sanguíneo da panturrilha, a mobilidade da articulação do tornozelo e a força da panturrilha.

D. Tratamento cirúrgico

As opções de tratamento invasivo devem ser consideradas se os pacientes não responderem a medidas conservadoras. Um especialista vascular deve decidir o momento da seleção do procedimento, se necessário. Por essa razão, é importante que pacientes com IVC estabeleçam o cuidado com um desses especialistas no início da doença. A incompetência da veia superficial, a incompetência da veia perfurante, a incompetência da veia profunda e a obstrução da veia profunda são as áreas anatômicas específicas nas quais a intervenção cirúrgica ou endovascular irá trabalhar. As intervenções cirúrgicas incluem ligação, divisão ou fleboextração da veia e várias cirurgias de *bypass* veia-veia. Além disso, pode ser realizado o debridamento cirúrgico de uma úlcera, se clinicamente indicado. Os procedimentos endovasculares executam ablação venosa por meio de múltiplas técnicas, incluindo radiofrequência, *laser*, térmica e escleroterapia, bem como colocação de *stent* nas veias mais profundas.

Brem H, Kirsner R, Falanga V: Protocol for the successful treatment of venous ulcers. Am J Surg 2004;188:1-8.

Del Rio Sola ML, Antonio J, Fajardo G, et al.: Influence of aspirin therapy in the ulcer associated with chronic venous insufficiency. Ann Vasc Surg 2012;26:620-629.

Eklöf B, Rutherford R, Bergan J, et al.: Revision of the CEAP classification for chronic venous disorders: Consensus statement. J Vasc Surg 2004;40:1248-1252.

Gloviczki P, Comerota A, Dalsing M, et al.: The care of patients with varicose veins and associated chronic venous disease: Clinical practice guidelines of the Society for Vascular Surgery and the American Venous Forum. J Vasc Surg 2011;53:2S-48S.

Mclafferty R, Passman M, Caprini J, et al.: Increasing awareness about venous disease: The American Venous Forum expands the national venous screening program. J Vasc Surg 2008;48:394-399.

Padberg F, Johnston M, Sisto S: Structured exercise improves calf muscle pump function in chronic venous insufficiency: A randomized trial. J Vasc Surg 2004;39:79-87.

VEIAS VARICOSAS

FUNDAMENTOS DO DIAGNÓSTICO

- ▶ Veias subcutâneas anormalmente dilatadas, alongadas e tortuosas com mais do que 3 mm de diâmetro.
- ▶ O sistema venoso superficial é mais afetado, em particular as veias safenas magna e parva.
- ▶ Embora ligadas à disfunção valvular, as varicosidades podem formar-se na ausência de tal disfunção como resultado da incompetência venosa local isolada.

▶ Considerações gerais

As veias varicosas são veias subcutâneas anormalmente dilatadas, alongadas e tortuosas que se formam como uma progressão da dilatação do diâmetro de veia normal, por meio de pequenos alargamentos conhecidos como telangiectasias ou microvarizes, alcançando o valor requerido para definir uma veia como varicosa (3 mm em diâmetro). Entre os adultos nos Estados Unidos, a prevalência de veias varicosas é de cerca de 23%. As veias varicosas são duas vezes mais comuns nas mulheres do que nos homens; estima-se que, nos Estados Unidos, 22 milhões de mulheres, em comparação com 11 milhões de homens, sejam afetadas. Os fatores de risco incluem ser de sexo feminino, ficar em pé por período prolongado, ter estatura elevada, apresentar disfunção valvular congênita, ter hipertensão venosa da obesidade e gestações múltiplas. A hereditariedade é sugerida pela linhagem autossômica dominante com penetração incompleta. Em pacientes que não apresentam doença venosa primária, as veias varicosas podem se desenvolver como parte da síndrome pós-trombótica após a TVP ou resultar de malformações venosas congênitas.

As veias varicosas ocorrem nos membros inferiores devido à posição ereta e ao aumento da pressão hidrostática. As varicosidades costumam ser observadas nas veias superficiais, porque estas estão sujeitas a uma maior resistência de fluxo. A gravidade, além da pressão de coluna de líquido hidrostática, impede o retorno espontâneo do sangue venoso das pernas para cima, em direção ao coração, em um indivíduo na posição ereta. A musculatura do membro inferior resolve esse problema fornecendo uma ação igual a uma bomba para o movimento antigravitacional. A coluna do sangue que retorna não pode ser continuamente conduzida em direção ao coração apenas pela compressão; assim, as veias têm valvas unidirecionais inibindo o fluxo retrógrado que, em combinação com a atividade muscular, permitem a progressão sanguínea gradual através da vasculatura venosa.

▶ Patogênese

Nos anos recentes, tem ocorrido uma mudança nos paradigmas que se afasta das teorias que propõem que a disfunção mecânica, incluindo incompetência valvular e malformação venosa ou arteriovenosa, seja a causa primária de veias varicosas. As hipóteses atuais sobre a causa enfatizam as complexas alterações moleculares e histopatológicas na parede do vaso e na membrana extracelular, que são agora conhecidas como consistentes em todos os casos de veias varicosas. O aumento da pressão venosa causa o alongamento do endotélio, o que promove a liberação de citocinas e moléculas de adesão, ativação de quinases relacionadas ao sinal extracelular e produção de radicais livres nas varicosidades venosas. Embora a incompetência valvular e a hipertensão venosa localizada sejam encontradas na maioria dos pacientes com veias varicosas, as mudanças histopatológicas estão presentes de maneira uniforme. Esse é o ímpeto principal para a mudança de paradigma em relação à patogênese. Todavia, como as forças mecanopatológicas conhecidas estão presentes na maioria dos pacientes com veias varicosas, é lógico pensar que a incompetência valvular e a hipertensão venosa possivelmente modulem a gravidade da doença.

▶ Achados clínicos

As veias varicosas variam amplamente quanto a sua apresentação clínica. Um paciente pode ser assintomático e apresentar varicosidades grandes observadas no exame a olho nu ou pode se apresentar com veias varicosas bem pequenas e sintomas clínicos significativos. Na clássica apresentação, as veias alargadas podem levar a desconforto, mudanças na pele e incômodo emocional devido à aparência não estética, bem como ao prejuízo nas atividades da vida diária. As veias varicosas são classificadas usando-se o sistema CEAP (Clinical-Etiology-Anatomy-Pathophysiology), previamente descrito para a IVC (ver Tab. 3.5).

De forma geral, os sinais e sintomas incluem edema, mudanças na derme (chamadas de *dermatite de estase* ou *eczema venoso*), impaciência, peso no membro e fadiga, cãibras noturnas na perna, atrofia branca (manchas iguais a uma cicatriz, irregulares, esbranquiçadas nas áreas de estase) e sensibilidade local. Muitas vezes, os pacientes queixam-se de sensações variadas atribuídas às varicosidades, como dor, latejamento, ardência e formigamento. Nos casos graves, os pacientes podem se apresentar após o desenvolvimento de úlceras de estase (Fig. 3.7).

O trabalho inicial antes de qualquer intervenção deve incluir um exame de pulso completo para eliminar a associação arterial

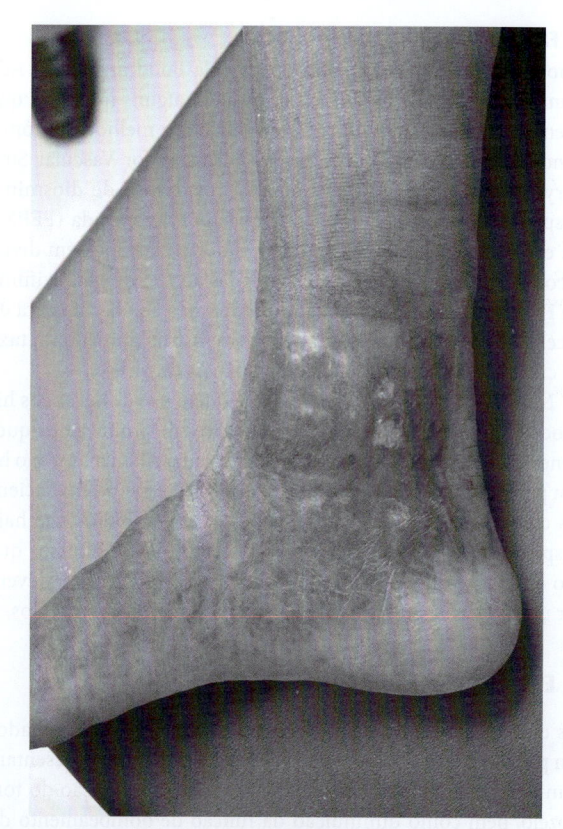

▲ **Figura 3.7** Úlcera de veia varicosa.

e um exame de ultrassom duplex completo para avaliar os sistemas venoso superficial e profundo.

▶ Complicações

Como a maioria dos casos de veia varicosa é benigna, a taxa de complicação global é bem pequena, e as complicações fatais são raras. Contudo, em relação aos achados clínicos relativos a essa condição, pode ocorrer o desenvolvimento de uma variedade de complicações secundárias à estase venosa, à hipertensão venosa localizada e ao edema do membro. Dor, incômodo emocional e efeito nocivo sobre as atividades da vida diária, inclusive na deambulação e capacidade de realizar as funções no local de trabalho, foram observados. Além disso, mudanças na pele podem evoluir para dermatite, celulite, lipodermatoesclerose (endurecimento da camada de gordura subcutânea), úlceras venosas (ver Fig. 3.7) e, nos casos graves (com mais frequência em pacientes obesos), necrose gordurosa.

▶ Tratamento

A. Medidas conservadoras

As opções de tratamento conservador para veias varicosas incluem meias de compressão, medicações, elevação da perna e mudanças no estilo de vida, inclusive perda de peso e prática de exercícios regulares. A primeira opção é o uso de meias de compressão variável, que demonstrou diminuir o desconforto e corrigir o edema, bem como intensificar a troca nutricional celular e melhorar a microcirculação. As forças de compressão de 20 a 30 mmHg são implementadas para ajudar na redução da dor e no controle do edema. Pacientes com úlceras de estase venosa recebem meias de 30 a 40 mmHg. As meias de compressão têm limitações práticas que podem prejudicar a adesão ao tratamento. O idoso pode não conseguir vestir ou tirar as meias de forma efetiva; pacientes com obesidade mórbida podem ter problemas para colocar as meias; e pacientes com dano à pele podem ter problemas no manejo desta.

As medicações mostraram-se benéficas para alguns pacientes com varicosidades, mas o tamanho do estudo era muito limitado para permitir uma recomendação conclusiva de seu uso terapêutico. A escina, um extrato da castanha-da-índia, é usada na Europa e age inibindo a agregação de plaquetas, o que, por sua vez, limita o edema e a permeabilidade capilar e pode melhorar a drenagem linfática. Flavonoides purificados (p. ex., Diosmina) reduzem os sintomas de dor e peso em pacientes com veias varicosas e podem ser usados como um agente complementar às meias de compressão na cicatrização da úlcera.

B. Procedimentos invasivos

As opções de tratamento invasivo estão disponíveis se os sintomas persistirem, se o tamanho ou a localização das veias varicosas forem limitantes (do ponto de vista estético ou funcional) ou se o paciente preferir ou desejar esse tipo de abordagem. A escleroterapia e a fleboextração da veia são as duas medidas de tratamento comumente realizadas.

Na escleroterapia, um agente esclerosante é injetado na veia problemática para gerar dano endotelial; a trombose e a fibrose subsequentes obstruem o vaso, impedindo o fluxo sanguíneo futuro. Três classes de fármacos são usadas para esse propósito: osmóticos, álcoois e detergentes. O esclerosante mais usado no mundo todo é o polidocanol, um detergente aprovado pela FDA para o uso na escleroterapia. As complicações desse procedimento incluem reações alérgicas aos esclerosantes, hiperpigmentação causada pela hemossiderina extrudada, fosqueamento (quando capilares muito finos se desenvolvem no local da injeção e ficam inflamados, causando celulite) e, raras vezes, pequenas úlceras no local da injeção. A escleroterapia é usada com frequência em casos retratários ou recorrentes. Uma revisão da Cochrane concluiu que a escleroterapia era preferível à cirurgia no curto prazo (menos de um ano) em relação a sucesso do tratamento, complicações e custo, mas que a cirurgia era melhor no longo prazo (mais de cinco anos), usando as mesmas variáveis de medida. Muitas vezes, são requeridos tratamentos múltiplos, e a resolução completa das veias varicosas apenas com escleroterapia é improvável, em especial quando o diâmetro dos vasos aumenta.

A opção cirúrgica para correção das veias varicosas é chamada de *fleboextração* e envolve a remoção da veia, em sua totalidade, da perna, corrigindo de modo imediato as varicosidades. Quando descrito pela primeira vez, o procedimento demandava a extração de toda a veia safena, do tornozelo até a virilha. Contudo, essa abordagem foi considerada de alto risco de lesão neuropráxica à veia, o que pode ser permanente. Assim, a abordagem foi ajustada para a remoção recomendada dessa porção da veia safena entre a virilha e a panturrilha. A recorrência das veias varicosas após a fleboextração é um grande inconveniente encontrado em 10 a 50% dos pacientes à medida que há a formação de vasos colaterais. Outras complicações da fleboextração, causadas pelo teor invasivo do procedimento, incluem infecções na ferida e retardo na cicatrização. Muitas vezes, a fleboextração é combinada com microflebectomia, uma abordagem cirúrgica menos invasiva na qual várias pequenas incisões são feitas e porções da veia são removidas, interrompendo o fluxo por toda a veia. A microflebectomia pode também ser usada como monoterapia e tem o benefício adicional de poder ser feita em um ambiente ambulatorial se as veias afetadas são pequenas o suficiente e não requerem sutura.

Os procedimentos cirúrgicos venosos têm sido, em sua maioria, suplantados por procedimentos percutâneos endovenosos menos invasivos, que produzem resultados equivalentes e são associados a menos risco e redução nas necessidades de reabilitação. A ablação a *laser* endovenosa age por meio de termocoagulação direta da via, causando cessação do fluxo. Ela é mais útil nas telangiectasias (menos de 1 mm), mas pode ser usada para varicosidades na extremidade menor do espectro. A ablação por radiofrequência endovenosa trabalha de uma maneira similar, mas usa sinais de alta intensidade para produzir energia térmica. Essas abordagens são especialmente úteis em pacientes com varicosidades do tornozelo e pé, que são de difícil tratamento com escleroterapia e têm altas taxas de formação de úlcera. Outros benefícios dessa opção de tratamento incluem ausência de complicações relacionadas à formação de pequenos capilares e de aspecto fosco.

▶ Prognóstico

O prognóstico para o paciente que recebe tratamento apropriado é bom, pois, mesmo se as estratégias de tratamento exigirem a cessação cirúrgica ou invasiva do fluxo sanguíneo da veia afetada, o retorno venoso total não é relativamente afetado.

Eklof B, Rutherford RB, Bergan JJ, et al.: American Venous Forum International Ad Hoc Committee for Revision of the CEAP classification. Revision of the CEAP classification for chronic venous disorders: consensus statement. J Vasc Surg 2004;40:1248-1252.

Elmore FA, Lackey D: Effectiveness of ELA in eliminating superficial venous reflux. Phlebology 2008;23:21-31.

Hamdan A: Management of varicose veins and venous insufficiency. JAMA 2012;308:2612-2621.

Ibegbuna V, Delis KT, Nicolaides AN, et al.: Effect of elastic compression stockings on venous hemodynamics during walking. J Vasc Surg 2003;37:420-425.

Kistner RL, Eklof B: Classification and etiology of chronic venous disease. In: Handbook of Venous Disorders: Guidelines of the American Venous Forum. 3rd ed. Hodder Arnold, 2009:37-46.

McGuckin M, Waterman R, Brooks J, et al.: Validation of venous leg ulcer guidelines in the United States and United Kingdom. Am J Surg 2002;183:132-137.

Mellor RH, Brice G, Stanton AW, et al.: Mutations in FOXC2 are strongly associated with primary valve failure in veins of the lower limb. Circulation 2007;115:1912-1920.

Morrison C, Dalsing MC: Signs and symptoms of saphenous nerve injury after greater saphenous vein stripping: Prevalence, severity, and relevance for modern practice. J Vasc Surg 2003;38:886-890.

Oklu R, Habito R, Mayr M, et al.: Pathogenesis of varicose veins. J Vasc Intervent Radiol 2012;23:33-39.

Pittler MH, Ernst E: Horse chestnut seed extract for chronic venous insufficiency. Cochrane Database Syst Review 2006;(1):CD003230.

Shepard AC, Gohel MS, Brown LC, et al.: Randomized clinical trial of VNUS ClosureFAST radiofrequency ablation vs laser for varicose veins. Br J Surg 2010;97:810-818.

Tisi PV; Beverley C, Rees A: Injection sclerotherapy for varicose veins. Cochrane Database Syst Rev 2006;(4):CD001732.

SÍNDROME DE RAYNAUD

FUNDAMENTOS DO DIAGNÓSTICO

- Manifesta-se de duas formas (primária e secundária). A forma primária (doença de Raynaud) é um distúrbio vasoespástico para o qual não há causa identificável. A forma secundária (fenômeno de Raynaud) envolve vasoespasmo secundário a outra condição ou doença subjacente.
- Caracterizada por episódios de vasoespasmo em resposta ao frio ou a um desencadeador emocional.
- O diagnóstico é clínico.
- A aparência clássica é palidez intensa da extremidade distal seguida por cianose e depois por hiperemia no reaquecimento.

Considerações gerais

Inicialmente descrita em 1862, a síndrome de Raynaud (SR) permanece uma condição clínica mal compreendida. Ela é mais comum em mulheres do que em homens e apresenta-se com mais frequência entre os 20 e 40 anos de idade. A síndrome pode surgir de forma isolada, historicamente chamada de doença de Raynaud ou SR primária, ou em associação com outras condições, muitas vezes chamada de fenômeno de Raynaud ou SR secundária. A SR secundária costuma estar associada com doenças do tecido conectivo, incluindo esclerodermia, lúpus eritematoso sistêmico, artrite reumatoide e síndrome de Sjögren, mas também pode estar associada com aterosclerose, artrite, câncer, doença vascular do colágeno, síndrome do desfiladeiro torácico, oclusão embólica, doença ocupacional e determinadas medicações.

Em geral, as crises duram de 30 a 60 minutos e podem variar em frequência, dor e dano. Em alguns pacientes, os ataques ocorrem apenas sazonalmente no inverno, produzindo sintomas leves; outros experimentam múltiplos episódios por dia que são associados com dor intensa e ulceração da extremidade distal. Todavia, a incidência de úlceras isquêmicas é muito rara na SR, sendo vista com mais frequência na SR secundária grave. Os episódios de SR, em geral, afetam as extremidades distais bilateralmente, ao passo que a SR primária às vezes tem preferência unilateral.

A patogênese exata do vasoespasmo da extremidade distal permanece desconhecida. As teorias incluem exagero da resposta termorregulatória, bem como anormalidades na atividade ou na expressão adrenorreceptora periférica, viscosidade sanguínea ou função endotelial.

Achados clínicos

A apresentação clínica da SR, primária ou secundária, é caracterizada por alterações na cor da pele induzidas por frio ou por estresse que seguem um padrão descrito de três fases. Inicialmente, os dedos ficam pálidos em relação às extremidades proximais. Depois, as partes distais dos dedos tornam-se cianóticas. A terceira fase é descrita como uma progressão para hiperemia e rubor à medida que os dedos se aquecem e se revascularizam. Contudo, muitos pacientes não passam pelas três fases classicamente descritas, observando apenas palidez e cianose. As mãos são afetadas com mais frequência. Em determinados pacientes, os pés podem estar envolvidos. As pontas da língua e do nariz são afetadas.

Como eventos testemunhados são raros por causa da natureza transitória e aleatória dos episódios de SR, o diagnóstico permanece clínico e é baseado principalmente nas descrições que o paciente faz de alterações cutâneas induzidas pelo estado emocional ou pelo frio. Os profissionais muitas vezes pedem para os pacientes fornecerem evidência fotográfica para verificação e avaliação. Para descartar obstrução arterial como a causa dos sintomas, registros do volume de pulso da extremidade superior devem ser realizados. O registro fotopletismográfico da forma de onda é uma modalidade que permite que o examinador diferencie entre causas vasoespásticas e obstrutivas. Doppler com *laser* e termografia digital têm sido utilizados primariamente nos estudos de pesquisa, mas não foi encontrado uso clínico prático. Outras ferramentas, tais como "testes de provocação de frio", com imersão em água com gelo e recuperação da temperatura monitorada, são altamente sensíveis, mas carecem de especificidade. Além disso, devido aos distúrbios que acompanham a SR, costumam ser feitos rastreamentos de rotina para fator reumatoide e anticorpo antinuclear.

Complicações

A complicação mais comum é dor não controlada nas extremidades distais. Complicações como úlceras digitais são bastante raras na SR primária. Na SR secundária, o surgimento de úlceras digitais permanece raro, embora seja mais comum do que na SR primária. Muitas complicações associadas com SR secundária estão relacionadas às condições subjacentes que causam os sintomas secundários.

▶ Tratamento

Os principais objetivos do tratamento da SR são diminuir a frequência e a intensidade dos episódios e sua duração. É relevante mencionar que se a SR secundária (fenômeno de Raynaud) estiver presente, a causa da doença subjacente também deve ser tratada. Os distúrbios de tecido conectivo associados com SR secundária são muitas vezes tratados com agentes imunossupressores ou imunomoduladores. Esses agentes, usados de forma isolada, não trataram os sintomas de SR, portanto com frequência a terapia simultânea com agentes vasodilatadores é apropriada.

A. Medidas conservadoras

A abordagem conservadora é a base do tratamento de SR inicialmente, com o objetivo principal de prevenir episódios mantendo-se o aquecimento, limitando a exposição ao frio e minimizando a vasoconstrição evitável. Vestir roupas quentes, usar chapéus e luvas sem divisão para os dedos (em vez de luvas com divisão), empregar técnicas de conservação de calor, evitar exposição desnecessária ao frio e mudar-se para uma região com clima mais quente são medidas que podem melhorar substancialmente os sintomas. Os pacientes com SR devem evitar medicamentos, incluindo nicotina, que gerem vasoconstrição e, dessa forma, iniciem uma crise. Para os pacientes que não respondem às medidas conservadoras, cujos sintomas limitam sua capacidade de realizar atividades da vida diária, ou aqueles com risco de isquemia cutânea, tratamentos farmacológicos, cirúrgicos e comportamentais adicionais estão disponíveis.

B. Farmacoterapia

Várias terapias farmacológicas e invasivas para o tratamento de sintomas de SR foram estudadas; contudo, nenhum tratamento específico é atualmente aprovado pela FDA para a SR, pois nenhum tratamento médico provou ser universalmente benéfico. Como a causa da SR permanece desconhecida (e seu tratamento não pode ser direcionado), o tratamento não conservador tem buscado minimizar os sintomas ao induzir vasodilatação geral. Vários medicamentos vasodilatadores provaram ser benéficos para esse objetivo no tratamento da SR.

Entre eles, estão os bloqueadores do canal de cálcio, que são os agentes mais estudados e a escolha de primeira linha no tratamento farmacológico. Di-hidropiridinas, tais como nifedipina ou amlodipina, demonstraram ser mais eficazes do que as não di-hidropiridinas na redução da frequência e da gravidade dos episódios vasoespásticos, pois a classe da di-hidropiridina é mais potente para a vasculatura. Contudo, essa vasopotência também leva a mais efeitos colaterais do que a classe de não di-hidropiridina. Diltiazem, uma não di-hidropiridina, tem algum benefício terapêutico, mas é mínimo quando comparado com a nifedipina, atualmente considerada o agente mais eficaz. A amlodipina pode ter maior potencial no tratamento de SR do que a nifedipina, visto que sua meia-vida é mais longa e o uso é menos associado a efeitos colaterais.

Os bloqueadores α_1, como a prazosina, mostraram reduzir em 1 a 2 ataques de SR por dia, bem como diminuir a duração dos episódios, e esses fármacos têm benefício modesto na SR secundária. Formulações de ação longa de doxazosina e terazosina também podem ser benéficas na redução da frequência e da gravidade dos ataques, mas ainda devem ser estudadas sistematicamente.

As medicações que interagem com o sistema renina-angiotensina foram estudadas como possíveis agentes para o tratamento de sintomas de SR. Os inibidores da enzima que converte a angiotensina, como o captopril, melhoram o fluxo sanguíneo nas extremidades distais durante os episódios da SR, mas não mostraram eficácia na diminuição da frequência ou da gravidade das crises. Os bloqueadores do receptor da angiotensina II, como a losartana, diminuem a frequência e a gravidade dos episódios e, portanto, têm maior utilidade na SR. Dados promissores sugerem que a losartana é mais eficaz que a nifedipina quanto ao benefício terapêutico e ao perfil de efeitos colaterais, e estudos estão em andamento.

A classe de inibidores da fosfodiesterase recentemente demonstrou ser benéfica no tratamento de SR secundária. A inibição da fosfodiesterase leva a aumento direto no monofosfato cíclico de guanosina, o que resulta em vasodilatação. A evidência mais forte até hoje é para sildenafila, que foi associada a diminuição na frequência e na intensidade dos episódios de SR secundária. Além disso, a sildenafila é terapêutica na cura da úlcera – uma característica exclusiva que a nifedipina, por exemplo, não apresenta. Ainda não existe nenhuma evidência para sustentar a sildenafila no tratamento de SR primária. Como as formulações de ação longa são preferidas no tratamento de SR, tadalafila e vardenafila estão sendo estudadas para se determinar sua utilidade no tratamento. Atualmente, parece que esses agentes são mais bem utilizados em conjunto com outras terapias em vez de em monoterapia. A classe dos inibidores da fosfodiesterase, contudo, tem relevância clínica crescente.

Os nitratos têm utilidade no tratamento de SR; contudo, por causa da frequência dos efeitos colaterais, eles não são os tratamentos de preferência. Eles podem ser utilizados para aliviar sintomas de episódios isquêmicos periagudos aplicando-se uma formulação tópica nos dedos afetados. Preparações orais e intravenosas também podem ser usadas. As formulações tópicas não mostraram diminuir a frequência dos episódios.

A endotelina é um vasoconstritor potente, e a bosentana é um antagonista do receptor de endotelina que mostrou ser eficaz na diminuição da incidência de novas úlceras digitais em pacientes com esclerodermia. A bosentana não diminuiu o tempo de cura da úlcera ou dor e tem efeitos colaterais conhecidos sobre a função hepática, que limitam seu uso.

As prostaciclinas são vasodilatadores que apresentam benefício terapêutico no tratamento de isquemia por doença oclusiva fixa. O iloprost intravenoso, uma prostaciclina, demonstrou reduzir a frequência, a intensidade e a duração das crises de SR; ele também mostrou ser eficaz na diminuição do tempo de cura das úlceras isquêmicas. Contudo, a forma oral do fármaco não mostrou benefício.

C. Modalidades invasivas

Se a farmacologia falhar, modalidades de tratamento invasivas e cirúrgicas são o próximo passo no tratamento. Como essas técnicas são pouco estudadas, e os resultados até hoje têm sido variáveis, elas são muitas vezes implementadas como último recurso terapêutico em pacientes gravemente refratários.

O uso de bloqueios nervosos simpáticos percutâneos mostrou ser eficaz em pacientes com SR refratária. Vários agentes utilizados para esse objetivo têm sido estudados. Injeção de mepivacaína ou de bupivacaína ajudou a aliviar os sintomas e facilitar a cura da úlcera. A toxina botulínica, injetada nos dedos e direcionada aos feixes neurovasculares digitais controlando atividade vasoespástica local, também mostrou, em estudos preliminares, produzir alívio sintomático nos pacientes com SR refratária.

A simpatectomia cervicotorácica aberta, um procedimento cirúrgico inicialmente proposto para desnervar a resposta simpática para as extremidades distais, tem sido amplamente substituída por simpatectomia torascópica em candidatos apropriados com SR secundária. A simpatectomia torascópica não é indicada para SR primária, visto que as taxas de recidiva são altas após o procedimento. Contudo, o procedimento pode produzir alívio significativo dos sintomas em alguns pacientes com SR secundária gravemente refratária complicada por ulceração ou dor.

Desgaste adventicial vascular distal das artérias da mão e dos dedos demonstrou ajudar na cura da úlcera e na melhora da dor isquêmica. Contudo, esse procedimento não foi adequadamente estudado e hoje é utilizado apenas em pacientes com risco significativo de necrose ou perda de tecido por isquemia.

A estimulação nervosa elétrica transcutânea também foi utilizada em alguns pacientes para induzir vasodilatação. Estimuladores da medula espinal implantados estão sendo estudados e parecem reduzir a dor e promover cura da úlcera em pacientes com sintomas graves de SR secundária. Estudos estão em andamento.

D. Terapias alternativas

Além das opções de tratamento conservador, farmacológico e invasivo ou cirúrgico antes descritas para SR, foram estudadas modalidades de terapias alternativas. Estas incluem *biofeedback* de temperatura, acupuntura e terapia com *laser*. O *biofeedback* de temperatura, uma técnica na qual os pacientes aprendem métodos de autorregulação da temperatura da pele, resultou em desfechos variáveis. Quando os pacientes são capazes de aprender as técnicas, os resultados parecem promissores; contudo, vários estudos observaram problemas com relação ao aprendizado inadequado das técnicas. A acupuntura é outra modalidade que pode ter relevância; um pequeno estudo mostrou redução da frequência e da gravidade dos episódios. O possível mecanismo é a estimulação nervosa local e vasodilatação por liberação de quimiocina induzida por agulha.

▶ Prognóstico

Em geral, a SR primária (doença de Raynaud) é mais leve e mais fácil de tratar, normalmente respondendo às medidas conservadoras, ao passo que a SR secundária (fenômeno de Raynaud) é mais variável e mais difícil de controlar.

Balogh B, Mayer W, Vesely M, et al.: Adventitial stripping of the radial and ulnar arteries in Raynaud's disease. J Hand Surg Am 2002;27:1073–1080.

Chung L, Shapiro L, Fiorentino D, et al.: MQX-503, a novel formulation of nitroglycerin, improves the severity of Raynaud's phenomenon: A randomized, controlled trial. Arthritis Rheum 2009;60:870–877.

Coveliers HME, Hoexum F, Nederhoed JH, et al.: Thoracic sympathectomy for digital ischemia: A summary of evidence. J Vasc Surg 2011;54:273–277.

Fries R, Shariat K, von Wilmowsky H, et al.: Sildenafil in the treatment of Raynaud's phenomenon resistant to vasodilatory therapy. Circulation 2005;112:2980–2985.

Gofeld M, Faclier G: Bilateral pain relief after unilateral thoracic percutaneous sympathectomy. Can J Anesth 2006;53:258–262.

Hirsch LM, Katzenschlager R, Francesconi C, et al.: Low level laser therapy in primary Raynaud's phenomenon—results of a placebo controlled, double blind intervention study. J Rheumatol 2004;31:2408–2412.

Landry GJ: Current medical and surgical management of Raynaud's syndrome. J Vasc Surg 2013;57:1710–1716.

Mannava S, Plate JF, Stone AV, et al.: Recent advances for the management of Raynaud phenomenon using botulinum neurotoxin A. J Hand Surg Am 2011;36:1708–1710.

Matucci-Cerinic M, Denton CP, Furst DE, et al.: Bosentan treatment of digital ulcers related to systemic sclerosis: Results from the RAPIDS-2 randomized, double blind placebo-controlled trial. Ann Rheum Dis 2011;70:32–38.

Pope JE: Raynaud's phenomenon (primary). Clin Evid (Online) 2011;2011:1119.

Shenoy PD, Kumar S, Jha LK, et al.: Efficacy of tadalafil in secondary Raynaud's phenomenon resistant to vasodilator therapy—a double-blind randomized cross-over trial. Rheumatology (Oxford) 2010;49:2420–2428.

Sibell DM, Colantonio AJ, Stacey BR: Successful use of spinal cord stimulation in the treatment of severe Raynaud's disease of the hands. Anesthesiology 2005;102:225–227.

Thompson AE, Pope JE: Calcium channel blockers for primary Raynaud's phenomenon: A meta-analysis. Rheumatology (Oxford) 2005;44:145–150.

Cinesiologia

Kristofer J. Feeko, DO
Michael Mallow, MD

BASE DA CINESIOLOGIA

O diagnóstico e o tratamento bem-sucedidos de disfunção musculoesquelética requerem uma compreensão de anatomia básica e da relação dinâmica entre as estruturas anatômicas, conhecida como anatomia funcional. A biomecânica é o estudo das ações físicas de força ou mecânica aplicadas a um sistema biológico e das implicações que isso tem sobre as relações anatômicas e funcionais. As forças podem ser divididas em tipos estáticos e dinâmicos. A biomecânica estática envolve um sistema fisiológico no qual as forças resultam em um estado de equilíbrio com mudança zero na velocidade de sistema. Nesse caso, o corpo pode permanecer em repouso ou em movimento; contudo, uma velocidade constante persiste devido ao equilíbrio das forças. As forças dinâmicas resultam em aceleração final do sistema fisiológico devido à aplicação de forças não equilibradas.

Cinética é o estudo do movimento; trata-se de um termo geral que abrange muitas ciências. A cinética humana é o estudo do movimento do corpo humano com um foco nas forças que produzem movimento. A estrutura e a estabilidade de cada extremidade refletem as forças transmitidas e, por fim, as demandas funcionais colocadas sobre o membro. As demandas funcionais do membro superior são bastante diferentes das do membro inferior, e as forças resultantes são, portanto, diferentes. A quantidade de movimento *versus* a quantidade de estabilidade necessária para o funcionamento de uma articulação determina seu tamanho, formato e estrutura. Essa diferença é vista com clareza quando a articulação do quadril é comparada à articulação glenoumeral. A cinemática é um ramo da ciência que descreve o movimento de pontos, objetos ou sistemas sem levar em consideração a causa desse movimento e também pode ser descrita como a geometria do movimento. Isso envolve os fatores tempo, deslocamento, velocidade, aceleração e espaço de um movimento do sistema.

Dois tipos de movimento ocorrem na maioria das articulações em graus variados com base na função: translação (deslocamento linear) e rotação (deslocamento angular). Esses dois movimentos ocorrem dentro dos três planos ortogonais: o coronal, o sagital e o transversal. Embora um movimento complexo ocorra em muitos planos de forma simultânea, ele pode ser subdividido nos planos mencionados com o uso de captura de imagem e de análise de movimento auxiliada pelo computador. Quando se analisa o movimento que está ocorrendo em qualquer um dos planos, a estrutura que serve como ou que cria o eixo de rotação, perpendicular ao plano maior de movimento, deve ser determinada. Por exemplo, o movimento no plano coronal ocorre ao redor de um eixo de rotação que está no plano sagital. Se a pessoa compreende as estruturas que determinam o eixo de rotação, estas podem, então, ser examinadas nos processos patológicos e funcionais.

A cinesiologia requer uma compreensão da anatomia funcional e combina as ciências da cinética e da cinemática, bem como biomecânica, anatomia e fisiologia, no estudo do movimento. É por meio de uma compreensão fundamental de cinesiologia e da implementação de seus princípios que uma pessoa pode reconhecer função normal e anormal e utilizar essa informação para otimizar a recuperação, o desempenho e a prevenção de lesão do paciente.

Ter um modelo para orientar a análise da função anormal é crucial para o sucesso de um médico de reabilitação. Um desses modelos foi proposto pelo Dr. Gerald Herbison, do Thomas Jefferson University Hospital, na Filadélfia. O movimento anormal é examinado e depois classificado como causado por dor, paralisia ou paresia, ou contratura. A dor sozinha, devido a *input* aferente aumentado, pode inibir a contração muscular. Sem contração muscular, há estabilidade articular e movimento articular diminuídos. Paralisia ou fraqueza podem claramente afetar o movimento articular por causa da falta de contração muscular concêntrica ou excêntrica, mas também devido ao posicionamento articular inadequado para movimento favorável e possível instabilidade articular devido à falta de função muscular agonista-antagonista. Por fim, na contratura articular, o movimento está fisicamente impedido, e os achados nos tecidos moles podem estar fisiologicamente normais ou anormais. Se esses fatores forem considerados na análise de movimento, a causa da anormalidade e, por fim, um diagnóstico podem ser determinados em um contexto clínico.

MECANISMO FUNCIONAL

▶ Braço de alavanca

No corpo humano, o sistema musculoesquelético utiliza três tipos principais de mecânica para produzir movimento: alavancas, roda e eixo e roldanas ou polias. Uma alavanca utiliza uma barra rígida que gira ao redor de um eixo de rotação, ou fulcro. No corpo humano, os ossos funcionam como as alavancas, as articulações formam os eixos de rotação, e os músculos produzem a força que causa o movimento. Todos os sistemas de alavanca contêm esses três componentes; contudo, o arranjo desses três componentes pode variar conforme os tipos de articulações envolvidos em diferentes movimentos (Fig. 4.1). A força, ou esforço, é devida à contração de um músculo e costuma ser representada pela inserção do músculo em um osso. A resistência pode ser o centro de gravidade da alavanca ou a localização da aplicação de alguma resistência externa. Em um braço de alavanca do tipo 1 (Fig. 4.2A), o fulcro está localizado entre a resistência e a força; um exemplo disso é a extensão do cotovelo com o braço em uma posição acima da cabeça. O tríceps insere-se no olécrano, a articulação do cotovelo é distal a esse ponto, e a força de resistência é o centro de gravidade do antebraço. Nos braços de alavanca do tipo 2 (Fig. 4.2B), a resistência está localizada entre o fulcro e a força. Existem poucos exemplos fisiológicos desse tipo de braço de alavanca, mas um exemplo comum é a elevação do calcanhar. Em uma elevação do calcanhar, o eixo de rotação está localizado distalmente na articulação metatarsofalângica, e a resistência é o peso do corpo entre o eixo e a força de contração aplicada do complexo gastrocnêmio-sóleo proximalmente no calcâneo. Por fim, em um braço de alavanca do tipo 3 (Fig. 4.2C), a força está localizada entre o fulcro e a resistência. Esse é o tipo mais comum de braço de alavanca. Os exemplos desse último tipo são os músculos braquial e iliopsoas. Aqui, o eixo de rotação é proximal, a força de resistência no centro da massa do membro é distal, e a força muscular de contração fica em algum ponto entre os dois.

A vantagem mecânica (Fig. 4.3) de um sistema pode ser verificada primeiro calculando-se a carga de trabalho do sistema e depois calculando-se o diferencial entre a carga de trabalho do braço de momento interno (força muscular) e do braço de momento externo (carga), de forma que o comprimento do braço de força (df) é dividido pelo comprimento do braço de resistência (dr) sobre o qual uma força é aplicada. A carga de trabalho pode, então, ser calculada como $(F \times df) / (R \times dr)$, onde F e R são a magnitude da força da força e da resistência aplicadas, respectivamente. Uma razão de vantagem mecânica maior do que 1 favorece o braço de momento interno. Em um sistema tipo 2 (Fig. 4.4, painéis A e B), o braço de momento interno é sempre maior do que o braço de momento externo, criando, assim, uma condição na qual menos força pode ser necessária para superar uma força externa muito grande. Por isso, é difícil testar o sistema gastrocnêmio-sóleo com o paciente sentado ou deitado em prono. A força externa aplicada pelo examinador

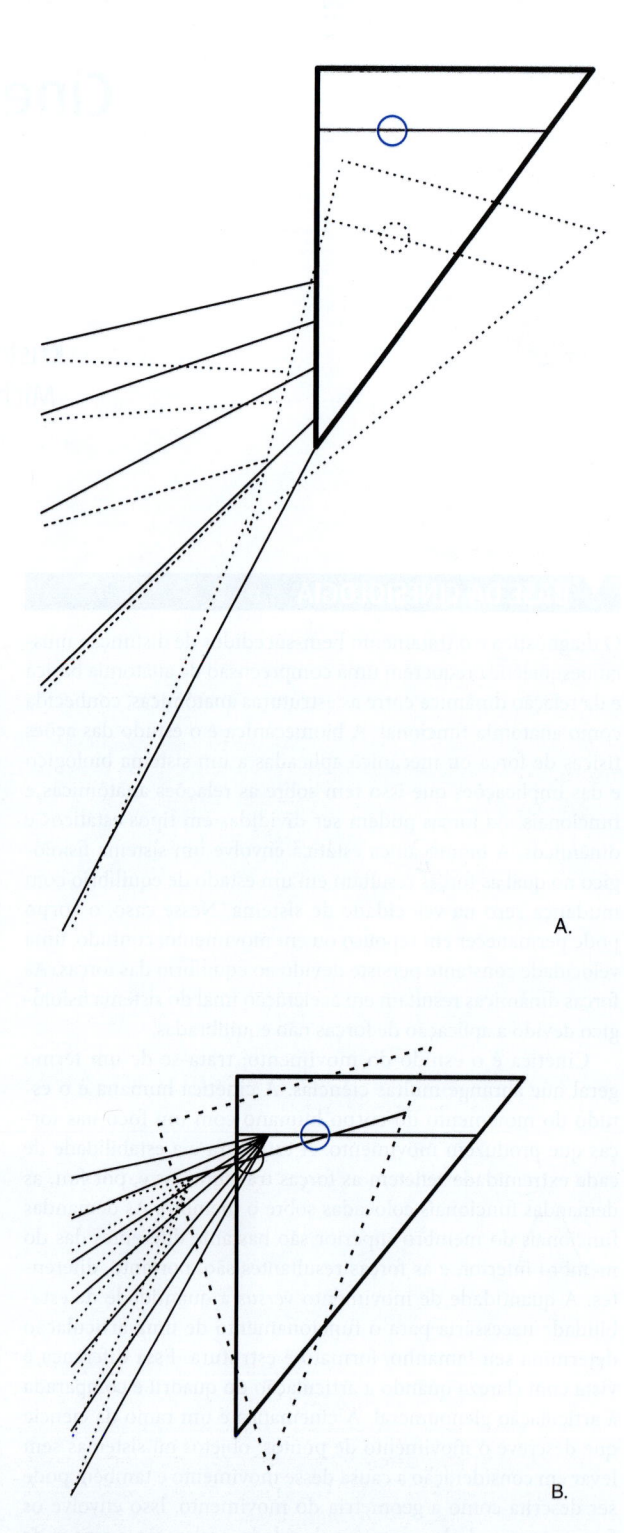

▲ **Figura 4.1** Braços de alavanca. **A.** Alavanca longa do latíssimo do dorso e o efeito de sua tração sobre a posição da escápula. **B.** Alavanca curta das fibras do trapézio inferior e o efeito de sua tração sobre a posição da escápula.

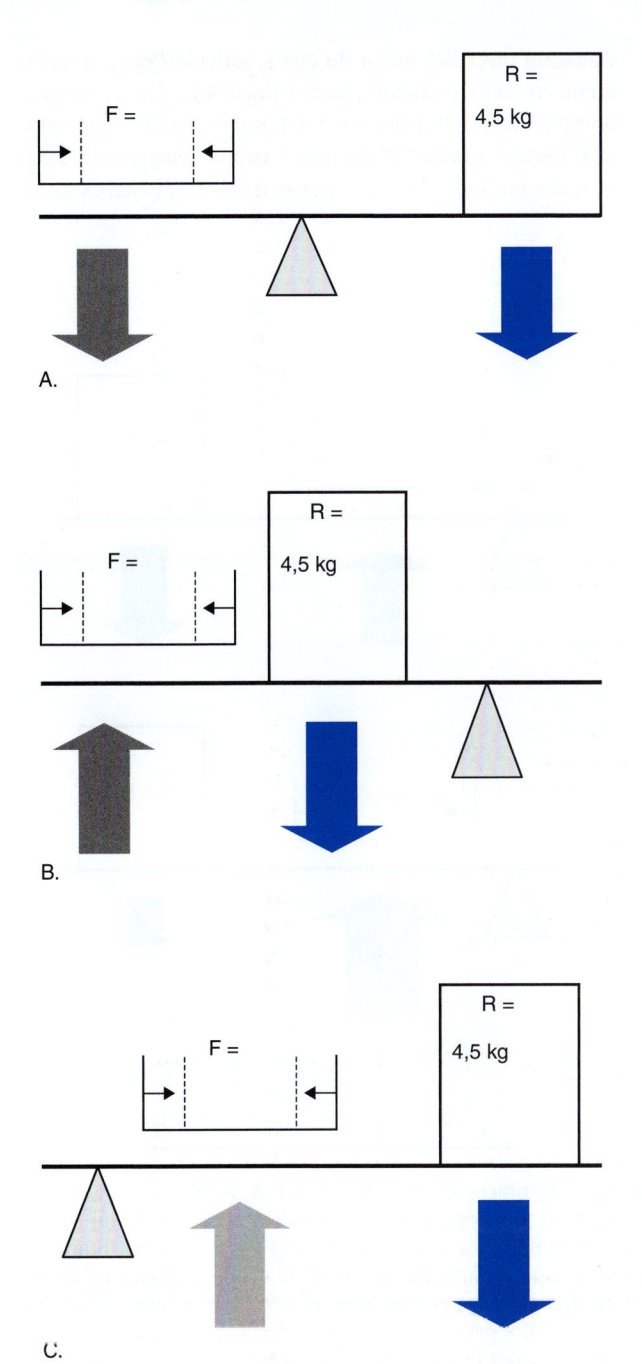

▲ **Figura 4.2** Braços de alavanca. **A.** Braço de alavanca do tipo 1. **B.** Braço de alavanca do tipo 2. A resistência é o centro de massa, e esta fica entre a força de contração dos músculos que agem na flexão plantar e o fulcro, que é a articulação metatarsofalângica. **C.** Braço de alavanca do tipo 3. A resistência é o peso do antebraço e qualquer peso carregado na mão. A força aplicada é devida à contração dos flexores do cotovelo, de forma que a inserção desses músculos na porção proximal do rádio e da ulna é distal ao eixo de rotação da articulação do cotovelo. Esse é o braço de alavanca fisiológico mais comum.

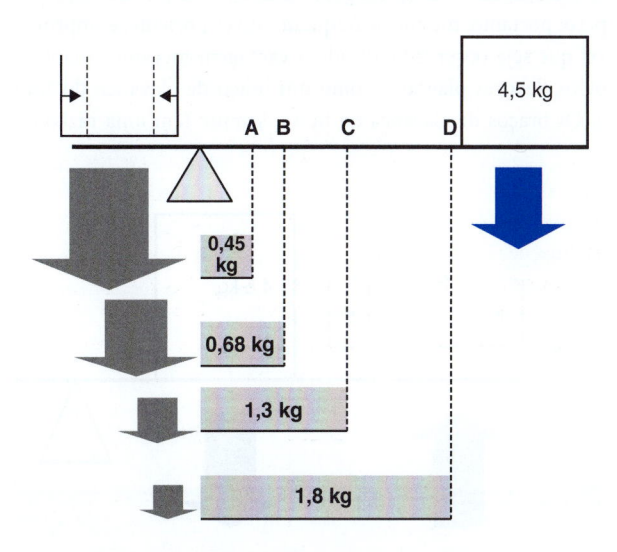

▲ **Figura 4.3** Vantagem mecânica. Relação de comprimento do braço de momento (distância A-D) e contração muscular (representada pelo tamanho da seta verde). Há distância crescente desde o ponto A de inserção até o D, que resulta em aumento no comprimento do braço de momento do músculo que está se contraindo. A força de contração muscular produz deslocamento angular do membro distal; essa força é chamada de torque. A força de torque é $T = F \times d$, onde F é a magnitude de contração muscular (em Newtons) e d é o comprimento do braço de alavanca. Há uma relação inversa entre contração muscular (F) e comprimento do braço de alavanca (d): para produzir a mesma quantidade de deslocamento angular ou torque, quanto maior a distância, menor é a força de contração muscular necessária para equilibrar a resistência externa aplicada. Com a força de contração muscular mantida constante, a vantagem mecânica se refere à quantidade de trabalho requerida para mover uma resistência externa. Seguindo o mesmo princípio, com braço de alavanca aumentado ou, nesse caso, braço de momento, menos trabalho é necessário para deslocar a mesma carga externa que é proporcional ao comprimento do braço de momento. Portanto, sistemas com braços de alavanca mais longos (ponto D de inserção) terão uma vantagem mecânica (área sombreada de amarelo) sobre aqueles com braços de alavanca mais curtos (ponto A), se a magnitude de força de contração muscular (*setas verdes*) for proporcionalmente menor em relação ao comprimento do braço de momento. Por exemplo, no ponto A de inserção, a força da contração muscular deve ser igual a 4,5 kg de carga externa, ao passo que, no ponto D, a força de contração muscular é um quarto da força em A, devido ao comprimento aumentado do braço de momento. A vantagem mecânica ocorre devido ao estresse diminuído e ao trabalho submetido pelo músculo em contração com braços de momento mais longos.

será bem menor do que a produzida durante a sustentação de peso; portanto, mesmo se fraqueza estiver presente, é improvável que seja observada, devido à vantagem mecânica mantida pelos flexores plantares como um braço de alavanca do tipo 2. Os braços de alavanca do tipo 2 sempre têm uma razão de vantagem mecânica maior do que 1, tornando esses sistemas muito eficientes (**ver Correlação Clínica 4.1**). Em um sistema do tipo 3 (Fig. 4.3, painéis C e D), o tipo mais comum fisiologicamente, o braço de alavanca interno é sempre mais curto do que o braço de alavanca externo, e uma força interna maior

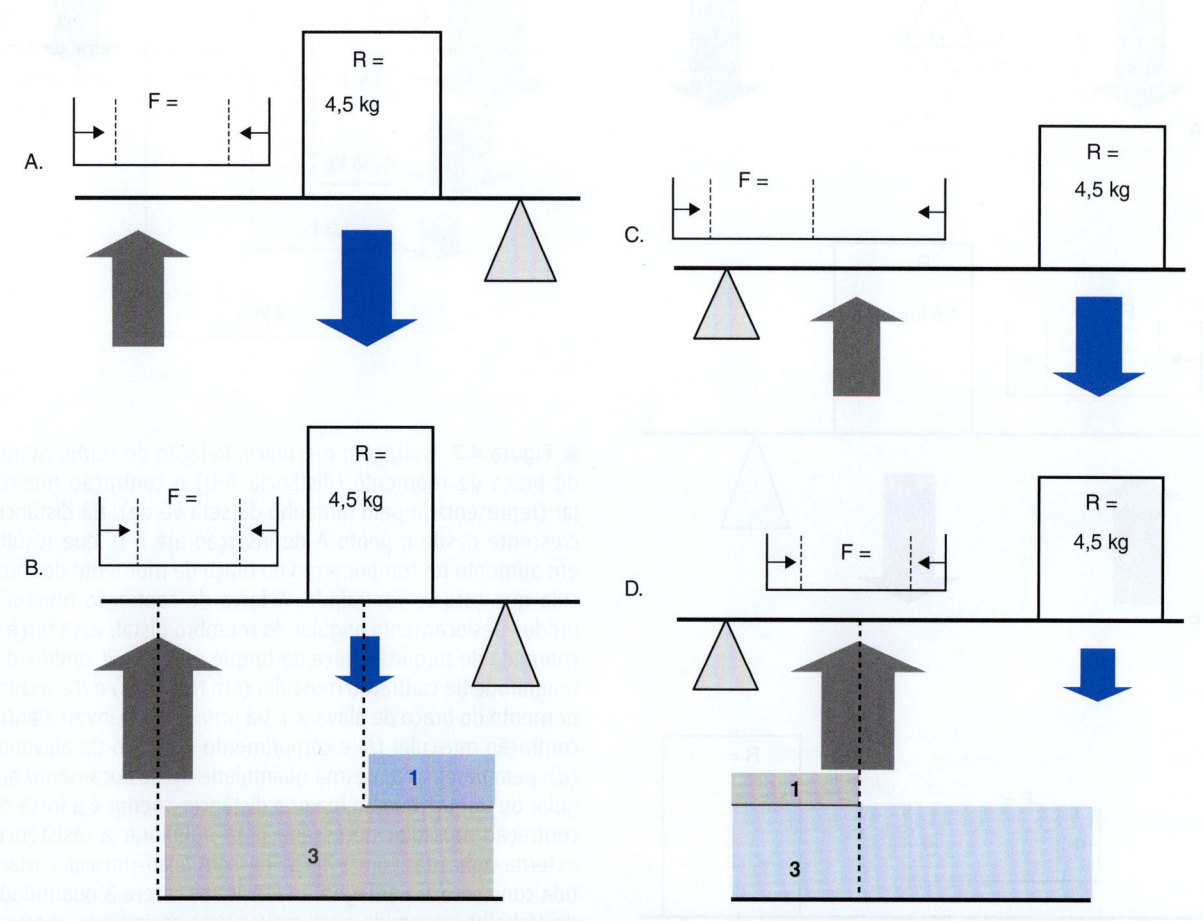

▲ **Figura 4.4** Comparação da vantagem mecânica de diferentes tipos de braços de alavanca (A–D). **A.** A relação do vetor da força produzida pela contração muscular *versus* resistência de força aplicada externamente e o fulcro para rotação ou deslocamento angular em um braço de alavanca do tipo 2. **B.** A vantagem mecânica (área sombreada) desse sistema, braço de alavanca do tipo 2, devido ao braço de momento maior (distância da seta a partir do fulcro) do braço de alavanca longo do músculo comparado com o braço de alavanca da força externa. Esse tipo de sistema tem uma relação de vantagem mecânica > 1. Isso é produzido pelo braço de momento da força muscular ($F \times df$)/($R \times dr$). Assim, com uma força igual à resistência, há uma vantagem mecânica > 1 devido ao fato de o braço de momento ser mais longo a partir da contração muscular com base na orientação de sua inserção. Durante o apoio em uma única perna, em que a carga externa a ser superada pelos músculos ativos é normalmente cerca de 1,5 a 2 vezes o peso do corpo, esse grupo muscular é capaz de produzir forças de contração provavelmente maiores do que 200 a 400 kg. É evidente que uma força de magnitude menor aplicada externamente, produzida pela força de um membro superior durante o teste muscular, não será capaz de superar esse músculo a menos que fraqueza significativa esteja presente. **C.** A relação do vetor da força produzida pela contração muscular *versus* resistência de força aplicada externamente e o fulcro para rotação ou deslocamento angular em um braço de alavanca do tipo 3. **D.** A vantagem mecânica desse sistema (braço de alavanca do tipo 3) baseia-se no braço de momento maior do braço de alavanca longo da resistência externa comparado com o braço de alavanca da força muscular. Há uma relação de vantagem mecânica < 1, conforme demonstrado por ($F \times df$) ($R \times dr$). Para superar a vantagem mecânica da força externa nesse tipo de sistema, o aumento da magnitude da força muscular de contração deve ser proporcional à vantagem de comprimento da carga externa. Isso é mostrado pela seta de força proporcionalmente maior (demonstrada pela *seta de força em cinza*).

> **CORRELAÇÃO CLÍNICA 4.1:**
> **Fraqueza dos flexores plantares do tornozelo**
>
> Os flexores plantares do tornozelo exemplificam um sistema de alavanca do tipo 2. Como tal, o músculo e o braço de alavanca do músculo sempre mantêm uma vantagem mecânica sobre a força externa e o braço de alavanca de carga. Essa é a razão pela qual é difícil determinar a presença de fraqueza nos flexores plantares do tornozelo quando o examinador agarra o pé com suas mãos e aplica uma força oposta. A forma mais precisa de avaliar a fraqueza nesse grupo muscular é envolver o músculo em uma atividade mais fisiológica, tal como elevações do calcanhar, em que uma força muito maior do que o peso da pessoa pode ser adicionada.

é sempre necessária para superar a força externa. Esse tipo de sistema produz relativamente pouca vantagem mecânica, com a razão sendo menor do que 1.

▶ Roda e eixo

A relação roda e eixo tem muitas correlações fisiológicas e implicações para aceleração angular ou torque e magnitude de movimento. Em muitos sistemas, o raio da roda é maior do que o raio do eixo. Essa relação se mantém no braço de força; portanto, a roda terá uma vantagem mecânica sobre o eixo. Por essa razão, uma força menor pode ser aplicada à roda para mover uma resistência relativamente maior aplicada ao eixo. Se a força for invertida e aplicada ao eixo, a roda irá girar mais rápido do que o eixo e percorrer uma distância maior por causa da mesma relação de vantagem mecânica.

Um exemplo desse sistema é o úmero e o antebraço. O úmero serve como um eixo de rotação. Os rotadores externos do úmero contraem apenas um pouco, mas produzem até 90° de rotação externa. A distância que o antebraço e a mão irão percorrer é muito maior do que o comprimento de encurtamento do músculo entre a origem e a inserção no eixo de rotação (eixo). Da mesma forma, na rotação interna, como na fase de aceleração do arremesso no beisebol, o deslocamento articular da articulação glenoumeral provavelmente seria prejudicial em virtude da velocidade final com que a bola deixa a mão do arremessador. Contudo, conforme descrito, devido à relação de distância, a velocidade da rotação interna umeral é reduzida por uma magnitude proporcional ao comprimento do raio da roda.

▶ Polia

Embora menos numerosos do que os outros sistemas mecânicos, os sistemas de polia existem no corpo humano e servem para mudar a direção efetiva de uma força aplicada. Isso diminui o trabalho e torna o movimento de um objeto mais fácil. As polias podem ser únicas ou combinadas em um sistema no qual a vantagem mecânica de uma polia é igual a 1 e a adição de cada nova polia aumenta a vantagem mecânica por um fator

de 1. Um exemplo fisiológico de um sistema de polia é visto nos músculos fibulares longo e curto, que surgem dos terços proximal e médio da fíbula e inserem-se na base do primeiro e quinto metatarsos, respectivamente. Durante seu curso, eles ficam posteriores à fíbula distal. Se não realizasse esse percurso, a inserção do músculo fibular longo seria na base do primeiro metatarso, e o músculo, então, funcionaria mais completamente como um dorsiflexor do tornozelo. A fíbula distal funciona para criar um sistema de polia, no qual uma mudança no vetor de força é criada pelo complexo dos músculos fibulares. Nesse caso, as forças aplicadas às respectivas cabeças metatarsais agora servem para flexão plantar e eversão do pé (Fig. 4.5).

Einhorn TA, Buckwalter JA, O'Keefe RJ (Eds): *Orthopaedic Basic Science: Foundations of Clinical Practice*, 3rd ed. American Academy of Orthopedic Surgeons, 2010.

Karandikar N, Ortiz Vargas OO: Kinetic chains: A review of the concept and its clinical applications. PM&R 2011;3:739–745.

Neumann D (Ed): *Kinesiology of the Musculoskeletal System: Foundations for Physical Rehabilitation*, 2nd ed. Mosby, 2002.

▼ CINEMÁTICA DE CADEIA ABERTA E CADEIA FECHADA: UMA INTERAÇÃO DE MÚSCULO E ARTICULAÇÃO

A ação muscular descreve movimento em um sistema de cadeia aberta ou de cadeia fechada. Em um sistema de cadeia aberta, o elo distal é livre para se mover, enquanto os elos mais proximais são fixos. Em um sistema de cadeia fechada, o elo distal é fixo, e a extremidade proximal é livre para se mover. Steidler transformou esse sistema para o movimento humano nos anos de 1940, propondo que cada elo na cadeia é um membro e que a interação de dois elos é similar a uma articulação. A maioria dos movimentos fisiológicos envolve um sistema de cadeia fechada, porque as forças aplicadas ao membro distal estão, em geral, sustentando peso. A sustentação de peso transmite uma carga axial por meio de uma articulação que, junto com a força reativa terrestre, cria um membro fixo. Em contraste, em um sistema de cadeia aberta, as forças articulares no segmento distal costumam ser perpendiculares, produzindo aceleração angular na articulação, e não compressão. No momento em que o membro distal participa de um sistema fechado, o movimento em qualquer articulação do membro irá afetar todas as outras articulações do sistema; isso está em oposição direta à cinemática de cadeia aberta, na qual todo movimento articular é independente do movimento nas outras articulações do membro. A maioria dos músculos, em especial durante o ciclo de marcha, funciona em um sistema de cadeia fechada e de uma maneira que pode ser o oposto de sua atividade de cadeia aberta normal. Por exemplo, o glúteo máximo normalmente funciona como um rotador externo e um extensor do quadril; contudo, a partir do contato inicial até a fase de carga da marcha, ele é ativado de forma excêntrica e funciona como um extensor do joelho. Durante esse período, a função do

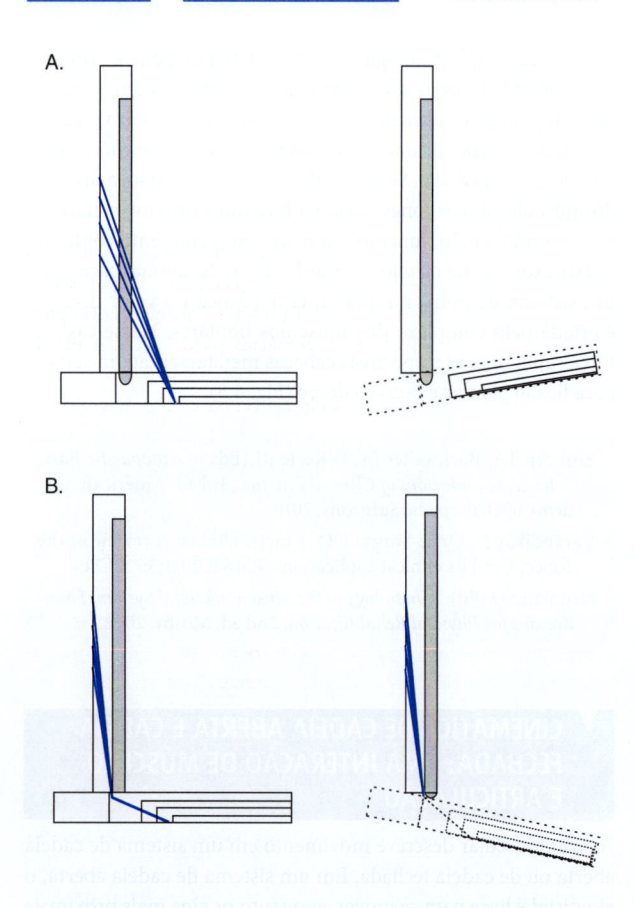

▲ **Figura 4.5** Vetores de força do complexo de músculos fibulares. **A.** O vetor de força do complexo fibular resultaria em dorsiflexão e eversão, com ausência do efeito de polia criado pelo maléolo lateral. **B.** O vetor de força do complexo fibular produz flexão plantar e eversão devido à polia criada por seu percurso posterior ao maléolo lateral.

músculo é agir contra a força de reação do solo, que fica atrás do joelho e produz um momento de flexão do joelho (Fig. 4.6). Se houver fadiga ou fraqueza do quadríceps, pode ocorrer arqueamento do joelho; no entanto, a função desse músculo pode ajudar a reduzir esse efeito.

Transferências e propulsão na cadeira de rodas em um paciente tetraplégico fornecem um exemplo de função adaptativa em um sistema fechado. No caso de um paciente tetraplégico com lesão no nível de C6, a função normal do tríceps deve estar ausente. Contudo, muitos pacientes tetraplégicos por lesão em C6 são capazes de produzir extensão de cotovelo. O mecanismo para esse movimento não envolve extensão ativa realizada pelo tríceps; em vez disso, há a substituição deste por músculos que têm inervação intacta e que podem produzir extensão de cotovelo em um sistema de cadeia fechada. No plano transversal, um paciente tetraplégico pode curvar-se bastante para a frente para ativar os músculos peitoral e deltoide anterior. Nesse plano de movimento, ambos os grupos musculares podem produzir

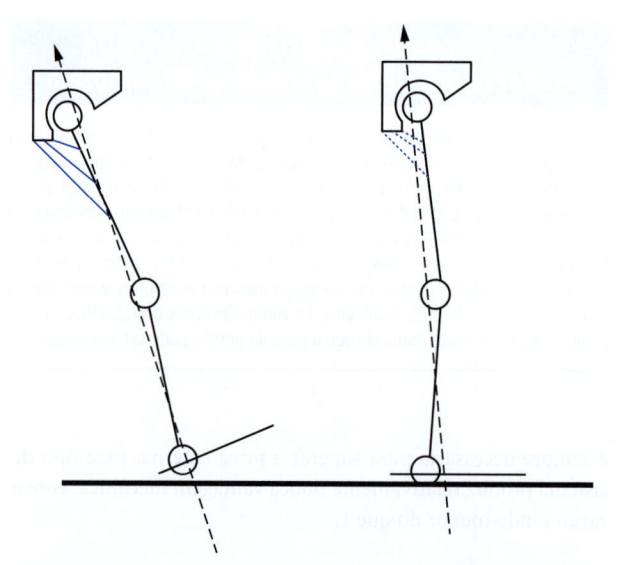

▲ **Figura 4.6** Função do glúteo máximo durante a marcha. A função do glúteo máximo aumenta a partir do contato inicial (imagem da esquerda) até uma função eletromiográfica máxima no médio apoio (imagem da direita). O glúteo máximo inicialmente funciona para se opor à força de reação do solo (GRF), que, em contato, é anterior à articulação do quadril e produziria flexão do quadril. Com sustentação de peso crescente, a GRF continua se movendo e, no médio apoio, é posterior ao quadril e ao joelho. Essa força no joelho produziria sua flexão excessiva, que é compensada pela contração do glúteo máximo na cadeia cinética fechada. Nesse tipo de sistema, como o membro distal está fixo, a força de contração produzida pelo músculo glúteo provoca movimento na extremidade proximal. O efeito final é a extensão de joelho.

extensão passiva de cotovelo via adução do úmero proximal com o membro distal fixo em uma extremidade de propulsão. O resultado final é a extensão do cotovelo. No plano sagital, o serrátil anterior e o deltoide anterior irão funcionar como extensores do cotovelo, também levando o úmero proximal para a frente (flexão relativa), enquanto o membro distal está fixo, produzindo extensão de cotovelo final. Por fim, no plano coronal, a ativação do latíssimo do dorso pode ser capaz de aduzir o úmero proximal de maneira suficiente para produzir extensão de cotovelo (Fig. 4.7).

CINESIOLOGIA DA ARTICULAÇÃO DO OMBRO

Inman, em 1954, descreveu em detalhes o movimento acima da cabeça e a contribuição das articulações para esse movimento. Nessa descrição, ele utilizou o termo *ritmo escapuloumeral* para descrever a relação entre movimento na articulação escapulotorácica e na articulação glenoumeral. Há uma relação previsível de movimento entre essas duas articulações até a amplitude total de movimento acima da cabeça, de forma que, para cada dois graus de movimento glenoumeral, há um grau de movimento escapulotorácico. Portanto, o movimento máximo acima da cabeça é atingido com 120° de movimento glenoumeral e 60° de movimento escapulotorácico. A partir desse achado, ficou evidente que os movimentos dessas duas articulações são interdependentes; entretanto, o movimento da articulação escapulotorácica também depende do movimento máximo da clavícula nas articulações esternoclavicular e acromioclavicular. Além disso, o movimento na articulação escapulotorácica é fundamental para manter as forças musculares necessárias para produzir movimento acima da cabeça.

O movimento da escápula ao longo da parede torácica é possível devido à contribuição das duas articulações envolvendo a clavícula, as articulações esternoclavicular e acromioclavicular. A clavícula permite os movimentos de elevação, depressão, protração e retração na articulação esternoclavicular. Elevação e depressão da escápula imitam movimento na escápula; a elevação máxima tem sido mensurada em 30 a 45°, e a depressão máxima, em 10°, no plano coronal. Em geral, esse movimento ocorre em 90° de elevação de braço. A protração e a retração na articulação esternoclavicular têm sido mensuradas em cerca de 15 a 30°. A clavícula também permite rotação posterior na articulação esternoclavicular até 35° (onde o aspecto inferior da clavícula move-se via rotação anterior e superiormente). A soma total de movimento articular na articulação esternoclavicular é de pelo menos 30° de elevação e de cerca de 30 a 40° de rotação posterior. Esse movimento contribui de maneira direta para o movimento escapulotorácico. O movimento clavicular na articulação acromioclavicular ocorre inicialmente (entre 0 e 30°) e tardiamente (após 130° de elevação do braço), quando ocorre um total de cerca de 20 a 40° de elevação escapular adicional. A rotação clavicular posterior permite que ocorra a quantidade de movimento da articulação acromioclavicular.

▶ Movimento da articulação do ombro

Na articulação glenoumeral, os movimentos no plano sagital incluem flexão e extensão; no plano coronal, os movimentos glenoumerais incluem abdução e adução. Rotação glenoumeral interna e externa pode ocorrer em múltiplos planos. Na articulação escapulotorácica, a descrição de movimento pode ser confusa devido aos inúmeros termos usados nas disciplinas que descrevem movimento similar. O movimento ativo da escápula em direção à linha média é chamado de retração. O movimento ativo para longe da linha média é chamado de protração. Este é diferente do movimento passivo da escápula para longe da linha média, que será chamado aqui de excursão lateral. A escápula pode se mover em uma direção craniana ao longo da parede torácica, o que é chamado de elevação, ou mover-se caudalmente, o que é chamado de depressão. Por fim, a escápula pode rodar para cima ou para baixo nos planos coronal, sagital ou escapular. Durante a rotação escapular para cima no plano coronal, o ângulo inferior move-se mais lateralmente,

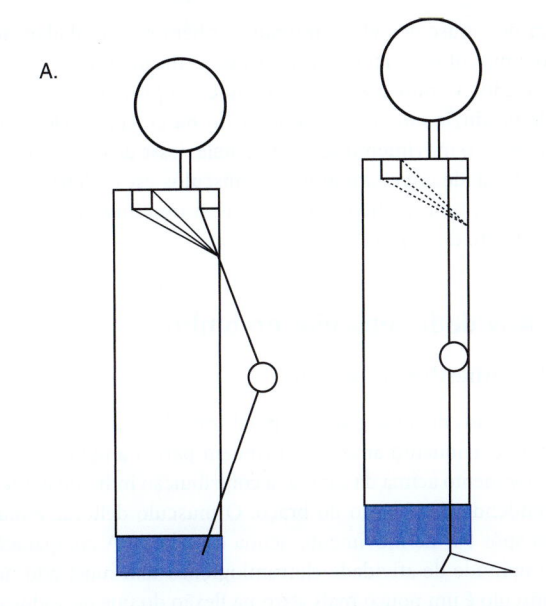

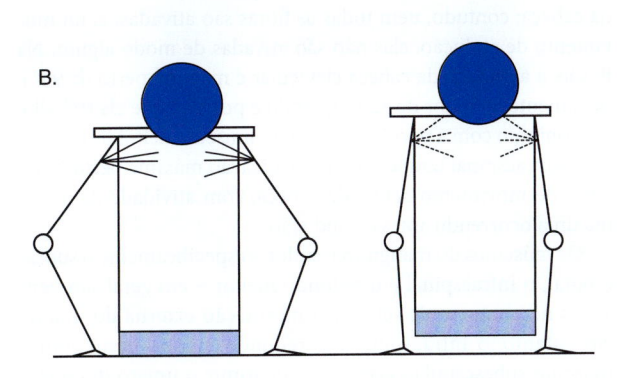

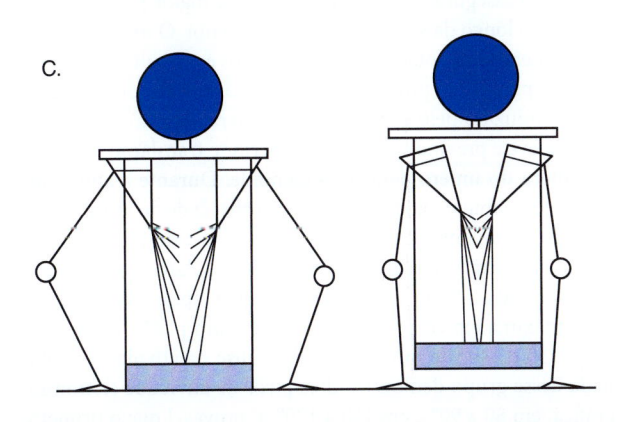

▲ **Figura 4.7** Substituição funcional. **A.** No plano sagital, o deltoide anterior funciona como um extensor do cotovelo. **B.** No plano transversal, o peitoral maior funciona como um extensor do cotovelo. **C.** No plano coronal, o latíssimo do dorso funciona como um extensor do cotovelo.

e o ângulo superior, mais medialmente, enquanto há elevação final da glenoide. Da mesma forma, durante o mesmo movimento no plano sagital, o ângulo inferior move-se mais anteriormente, e o ângulo superior, mais posteriormente, e há uma elevação final da glenoide.

Estabilidade do ombro

A estabilidade da articulação do ombro, chamada de articulação glenoumeral, é influenciada por vários fatores. A área da superfície glenoide é de cerca de um terço da cabeça umeral e, mesmo com a área aumentada conferida pelo labrum, ainda é menor do que a cabeça umeral. Em geral, quando há instabilidade, ela acontece no plano anterior; com menos frequência, há instabilidade inferior, e raras vezes ela é identificada na direção posterior.

A posição estática da escápula maximiza a articulação óssea com o úmero devido ao posicionamento da escápula a cerca de 30° anteriormente ao plano coronal, acoplada com retroversão da cabeça umeral ao longo da diáfise do úmero de angulação similar. Além disso, há acoplamento da inclinação posterior da fossa glenoide junto com a cabeça umeral posteriormente inclinada, fornecendo uma relação que também é contra a tendência de instabilidade anterior. Uma inclinação estática superior de cerca de 5° da glenoide no plano coronal também é contra o deslocamento para baixo. A estabilidade lateral da articulação glenoumeral é fornecida pelo ligamento glenoumeral superior e pelos ligamentos coracoumerais. Durante a elevação do braço, outras estruturas são responsáveis pela estabilidade, em especial as estruturas interiores. Na amplitude média de abdução o suporte é fornecido pelo músculo subescapular, pelo ligamento glenoumeral médio e pela faixa superior do ligamento glenoumeral inferior. Nas amplitudes superiores de elevação, a bolsa axilar do ligamento glenoumeral inferior fornece a maior parte da estabilização.

Forças no ombro

Em qualquer momento e em qualquer posição do braço, três forças agem sobre a articulação glenoumeral: o peso do membro, a força gerada pela tração ativa do músculo durante a abdução acima do centro de rotação (deltoide e supraespinal) e uma combinação de atrito e pressão na articulação glenoumeral e nos músculos que resistem à força de abdução abaixo do centro de rotação. As forças musculares de abdução examinadas por meio da amplitude total de movimento acima da cabeça produzem uma onda senoidal, com força máxima encontrada em cerca de 90° de elevação, na qual a magnitude é aproximadamente oito vezes o peso da extremidade. Entretanto, a força resultante (atrito mais tração do músculo depressor) é maior em magnitude do que a força do abdutor, cerca de 10 vezes o peso da extremidade. Essa discrepância na força é necessária para prevenir translação umeral excessiva ou subluxação, que pode levar a sinais clínicos de impacto. A força dos músculos glenoumerais também é contrabalançada pelos músculos escapulotorácicos, especificamente o trapézio e o serrátil. O movimento via deltoide e supraespinal também pode produzir movimento indesejado na escápula. De modo específico, o movimento sem resistência desse grupo muscular, sem atividade concomitante dos músculos escapulotorácicos, resultaria em instabilidade da escápula e amplitude anormal de movimento do ombro.

Atividade muscular no ombro

A. Movimentos do úmero

Os músculos deltoide e supraespinal trabalham na abdução do ombro, e, enquanto ambos contribuem para a amplitude total de movimento acima da cabeça, a contribuição individual difere dependendo da posição do braço. O músculo deltoide é mais ativo após 90° de movimento acima da cabeça. A comparação de amplitude de atividade eletromiográfica tem mostrado que o músculo é um pouco mais ativo na flexão do que na abdução. O peitoral maior também contribui para o movimento acima da cabeça; contudo, nem todas as fibras são ativadas, e, no movimento de abdução, elas não são ativadas de modo algum. Na flexão, a atividade da cabeça clavicular é máxima perto de 90° e novamente ao redor de 120°, quando é possível que ela trabalhe em conjunto com a porção anterior do músculo deltoide. O músculo supraespinal também tem sua ativação máxima perto de 80 a 90° de movimento acima da cabeça, com atividade de flexão máxima ocorrendo antes da abdução.

Os músculos do manguito rotador – especificamente o supraespinal, o infraespinal e o redondo menor – em geral são pensados no contexto de seu papel na rotação externa do úmero. No entanto, o infraespinal e o redondo menor, junto com o músculo subescapular, agem para deprimir o úmero durante o movimento do braço acima da cabeça. Compressão e depressão do úmero asseguram que a cabeça umeral maior possa deslizar e rodar ao longo da superfície glenoide menor. O movimento de deslizamento e de rotação desses músculos é o resultado do vetor de força para baixo produzido, que resiste ao vetor de força para cima produzido pelo grupo abdutor umeral. Isso mantém a rotação suave e previne subluxação superior e translação excessiva da cabeça do úmero dentro da glenoide. Durante a amplitude total de movimento acima da cabeça, a atividade do músculo supraespinal aumenta de forma linear. As curvas de atividade para abdução e flexão do redondo menor são similares e ocorrem ao redor de 100 a 120° de movimento. O subescapular mostra atividade máxima em cerca de 90° e mantém um platô de atividade entre 130 e 140° de movimento. A análise da atividade combinada desse grupo demonstra dois picos de atividade eletromiográfica, em 80 a 90° e em 110 a 120°. É provável que o primeiro pico represente a função do grupo para fornecer um vetor de força para baixo em oposição à força produzida pelo deltoide e supraespinal, e o segundo pico, a atividade dos músculos em fornecer rotação e deslizamento adequados da cabeça do úmero para atingir amplitude total de movimento.

B. Movimentos escapulotorácicos

O grupo muscular escapulotorácico é composto pelos músculos romboides, levantador da escápula, latíssimo do dorso, trapézio, peitoral menor e serrátil anterior. Os músculos escapulotorácicos fornecem estabilização escapular em resposta à tração dos músculos que não se originam da escápula (abdutores e depressores do úmero), fornecem posicionamento estático da escápula, rodam a escápula em resposta às demandas funcionais e mantêm relações de tensão favoráveis dos músculos escapuloumerais durante o movimento acima da cabeça.

A ativação de vários músculos escapulotorácicos durante o movimento acima da cabeça produz as seguintes ações na escápula: elevação-depressão, protração-retração e rotação superior e inferior no plano coronal-sagital. O conhecimento da função dos músculos individuais é necessário antes que se possa entender o movimento complexo do grupo muscular. Além disso, deve-se considerar a origem-inserção dos músculos e os vetores de sua tração muscular em relação aos vários eixos de movimento ao redor das articulações escapulares. O eixo para rotação superior e inferior ocorre ao longo da espinha escapular, a cerca de um terço da distância da borda vertebral, onde a espinha escapular, na posição estática, está ao redor do nível de T3 ou T4; e o eixo para rotação interna e externa está em torno da articulação acromioclavicular. Os romboides originam-se na linha média dos processos espinhosos de C7 a T5 e inserem-se medialmente na borda vertebral da escápula. Portanto, enquanto a inserção do músculo está abaixo do eixo de rotação, a maioria dos vetores de força produzidos por esses músculos é craniana e medial, e a tração é acima do eixo de rotação. Os romboides realizam retração escapular, elevação e rotação inferior no plano coronal. O latíssimo do dorso tem fibras curtas que se originam na região de T6 e fibras longas a partir da fáscia toracodorsal que se inserem no ângulo inferior da escápula. A inserção dessas fibras é medial e abaixo do eixo de rotação da escápula. O latíssimo do dorso age para deprimir, retrair e rodar a escápula para baixo no plano coronal. O levantador da escápula origina-se a partir das vértebras C1 a C4 e insere-se na borda medial superior da escápula. O levantador eleva e retrai a escápula. No entanto, devido à orientação de tração das fibras, superior e medialmente, e à inserção acima e medial ao eixo de rotação, o levantador causa rotação inferior da escápula. O trapézio tem uma divisão superior, média e inferior. Todas as fibras do trapézio irão retrair a escápula. As fibras superiores inserem-se ao longo da clavícula e do acrômio, em um ponto que é lateral e acima do eixo de rotação escapular. O trapézio superior produz elevação escapular e rotação superior no plano coronal. As fibras do trapézio médio inserem-se ao longo da porção lateral da espinha escapular, onde a inserção é novamente lateral e acima do eixo de rotação, produzindo, assim, retração escapular e rotação superior. Por fim, as fibras do trapézio inferior inserem-se medialmente na espinha da escápula, onde a força de tração está abaixo e medial ao eixo de rotação. Isso produz depressão escapular e ainda continua a rodar a glenoide para cima no plano coronal. O serrátil anterior surge da porção cartilaginosa das primeiras oito costelas e segue de forma posteromedial na parede torácica para inserir-se ao longo da porção ventral da escápula, na região da borda vertebral. O serrátil produz protração da escápula e também roda a glenoide para cima no plano sagital.

Durante todo o movimento acima da cabeça, também há movimento relativo da escápula, de forma que sua posição final resultante, comparada com a posição estática, produz um movimento final, com aumentos na inclinação posterior, rotação superior e rotação externa da escápula. É importante lembrar que o úmero deve rodar externamente durante o movimento acima da cabeça para evitar limitar as estruturas do tubérculo sob o acrômio; a magnitude de rotação externa ocorre em qualquer ponto entre 10 e 50°. A escápula, para acomodar esse movimento e manter uma posição favorável da glenoumeral, roda externamente até 2°, roda para cima no plano coronal ou sagital até 40° e inclina-se posteriormente até 20°. Isso ocorre devido à atividade coordenada da musculatura escapulotorácica em resposta às forças geradas no úmero e na escápula pela musculatura escapulotorácica (ver Correlação Clínica 4.2).

CINESIOLOGIA DA ARTICULAÇÃO DO COTOVELO

A articulação do cotovelo tem múltiplas funções. Ela serve como um fulcro durante o levantamento, como uma articulação de sustentação de peso durante transferências e, em coordenação com a articulação do ombro e a articulação do punho, participa da realização de movimentos de destreza com a mão e os dedos. Dessa forma, mudanças patológicas na articulação do cotovelo impactam as funções mencionadas e podem precipitar o uso excessivo das articulações do punho e do ombro.

▶ Movimento da articulação do cotovelo

A articulação do cotovelo permite flexão e extensão, bem como pronação e supinação. A amplitude de movimento normal para a flexão é de cerca de 140 a 160° e, para a extensão, de 170 a 180°. Na pronação e na supinação, 70 a 80° de movimento é possível. A orientação da articulação umeroulnar produz uma ligeira posição em valgo do antebraço, conhecida como ângulo de carga, formada pelo ângulo da intersecção das linhas axiais através do úmero e da ulna. Nas mulheres, um ângulo de carga normal fica entre 10 e 15° e, nos homens, entre 5 e 10°.

A estabilidade articular é fornecida pela cápsula articular, pelos ligamentos colateral ulnar e radial e pelas articulações ósseas sobre a articulação do cotovelo. Com o esforço em valgo, a maior parte da estabilidade é fornecida pelos músculos flexores e pelo ligamento colateral medial, ou ulnar. Esse ligamento tem três porções, com a anterior sendo a mais forte; contudo, com o aumento da flexão, as fibras posteriores e oblíquas contribuem cada vez mais para a estabilidade articular. Com o esforço em varo, a estabilidade é fornecida pelo ligamento colateral radial. Além disso, a articulação do cotovelo é mais estável na extensão

CORRELAÇÃO CLÍNICA 4.2: Diminuição do movimento acima da cabeça

A perda do movimento acima da cabeça pode resultar de inúmeras causas, incluindo trauma, mudanças degenerativas na articulação e uso excessivo. No entanto, se houver dor, paralisia e contratura, a avaliação, a análise e o tratamento são esclarecidos. Na avaliação da diminuição do movimento acima da cabeça, a história e o contexto clínico são fundamentais para a formação de um diagnóstico diferencial. Conforme observado na discussão do texto, o grupo rotador escapular também deve ser considerado como uma potencial causa da fraqueza. Vamos supor que um trabalhador de construção civil desenvolveu paralisia do nervo torácico longo. Isso seria extremamente nocivo, impedindo sua capacidade de continuar a trabalhar. A fraqueza do músculo serrátil anterior poderia afetar todo o movimento acima da cabeça. No exame, haveria fraqueza da musculatura do manguito rotador, dos músculos bíceps, coracobraquial e peitoral. Tecnicamente, isso poderia ser chamado de pseudofraqueza, causada não apenas pela patologia intrínseca do músculo, mas também pela desestabilização do ponto de origem de vários músculos, pela incapacidade de manter a posição escapular ideal e pela perda da relação comprimento-tensão ideal durante a ativação muscular. Seria muito fácil confundir essa fraqueza do serrátil com outras causas, como impacto no manguito rotador, ruptura do manguito rotador e até mesmo uma radiculopatia.

O mecanismo pelo qual a fraqueza do serrátil pode se apresentar como fraqueza da extremidade reflete o papel desse músculo na rotação escapular. É bom lembrar que o serrátil gira a escápula para cima no plano sagital. Dessa forma, ele trabalha com todo o movimento que ocorre no plano sagital. A flexão do cotovelo e do ombro, bem como a rotação interna e externa, podem ser testadas no plano sagital. Os músculos bíceps, braquial e do manguito rotador originam-se na escápula e inserem-se em pontos junto ao úmero. Com a ativação desses músculos, duas forças são produzidas na articulação glenoumeral: a força devido a sua tração muscular e aquela gerada pelo peso do braço. A soma dessas forças sobre a articulação glenoumeral leva a escápula a girar inferiormente. Se a fraqueza do serrátil resultar da desnervação, essas forças não serão opostas pela rotação do serrátil na direção oposta. Apesar dos achados fisiológicos normais, os músculos parecerão fracos. Contudo, se os músculos toracoescapulares forem considerados na avaliação de todos os pacientes com fraqueza muscular na extremidade, evita-se ignorar essa possível causa de fraqueza (Fig. 4.8).

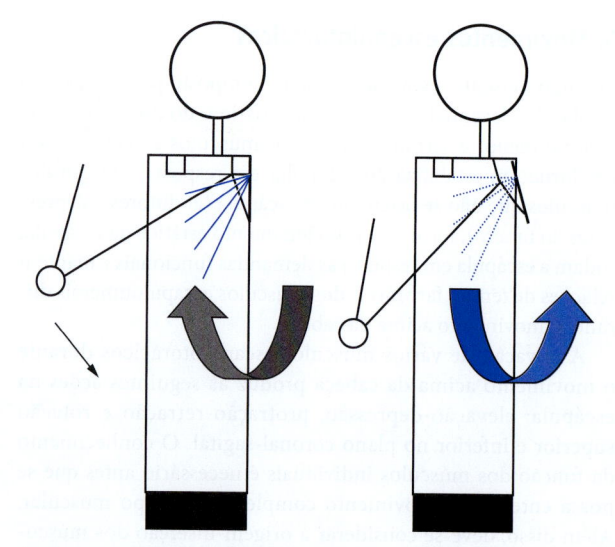

▲ **Figura 4.8** A fraqueza do músculo serrátil anterior pode causar desestabilização da escápula e afetar todos os músculos do membro superior proximal, devido à inserção escapular destes últimos. O teste muscular pode revelar fraqueza na flexão do ombro ou do cotovelo, causada por fraqueza do músculo serrátil anterior. Durante a força de extensão aplicada no ombro ou no cotovelo, a escápula faz rotação inferior no plano sagital. Isso pode produzir uma semifraqueza do músculo testado, devido a um "efeito de desestabilização".

devido à articulação da ulna e ao úmero posterior. Com a extensão total, o olécrano da ulna desliza para o recesso profundo da fossa do olécrano sobre o úmero posterior, fornecendo estabilidade adicional ao cotovelo.

▶ Forças no cotovelo

Os músculos da articulação do cotovelo que se inserem no aspecto proximal do rádio e da ulna funcionam em um sistema de alavanca de braço do tipo 2 (ver Fig. 4.2B). Assim como em todas as alavancas do tipo 2, os músculos têm alavancas de braço relativamente curtas, e, por isso, o músculo ativo deve gerar uma grande quantidade de força para sobrepor a carga aplicada sobre a região distal do antebraço ou a mão. Um músculo que se insere perto da articulação e do eixo de rotação é capaz de gerar uma grande quantidade de torque de rotação e excursão rotacional, na forma de uma maior amplitude de movimento da articulação.

A força máxima da flexão do cotovelo é gerada entre 90 e 100°. A partir da extensão completa para em torno de 30° de flexão, apenas cerca de 30% de força de flexão máxima pode ser gerada. A função de articulação de sustentação de peso é aparente quando se examina a pressão intra-articular durante o levantamento de uma carga pesada, que pode ser até três vezes o peso do corpo. As forças de extensão máxima são atingidas entre 0 e 30° de flexão. É interessante observar que a força isométrica máxima da extensão é aproximadamente 40% menor do que as forças de flexão máxima.

CINESIOLOGIA DO PUNHO E DA MÃO

O ato de cerrar o punho ou de juntar os dedos polegar e indicador exibe a complexa interação do músculo e das articulações do punho e da mão. O ato de agarrar ocorre quando a flexão do dedo é usada para manter a posição fixa de um objeto na mão, em geral contra a palma, na garra de força, ou entre os dedos, na garra de precisão.

A garra de força é realizada pelos flexores longos do dedo, especificamente pelo flexor profundo dos dedos. O flexor superficial dos dedos também está envolvido, mas apenas durante a flexão resistida dos dedos. A maior parte da força é derivada do quarto e quinto dedos, bem como do polegar, e o controle do objeto na palma é auxiliado pelo primeiro, segundo e terceiro dedos. Existem três tipos de garra de força, e sua análise demonstra a complexidade do controle desse movimento. A garra cilíndrica ocorre quando os dedos são flexionados e o polegar é mantido em uma posição flexionada e aduzida em contato com o segundo e terceiro dedos. A principal atividade muscular ocorre no flexor profundo dos dedos, flexor longo do polegar e adutor do polegar. Quando há demandas maiores da garra, o flexor superficial dos dedos e o interósseo são ativados. A garra esférica é usada para abrir garrafas. Ela é muito similar à garra cilíndrica em termos de padrões de atividade do músculo flexor; contudo, há maior atividade dos interósseos devido à posição abduzida dos dedos nas articulações metacarpofalângicas. A garra de força em gancho, diferente das garras cilíndrica e esférica, não envolve contribuição direta do músculo do polegar. Essa garra é induzida pela flexão da articulação interfalângica proximal e é ativada primariamente via os músculos flexor superficial e profundo dos dedos.

Durante a garra, o punho trabalha para transmitir forças, equilibrar as forças musculares e posicionar os dedos. A posição do punho é crucial para a integridade da garra devido a seu papel na manutenção de uma relação comprimento-tensão ideal dos músculos flexores longos.

▶ Movimento da articulação do punho

O punho pode realizar flexão e extensão, desvio ulnar e radial e quantidades mínimas de pronação e supinação. O alcance de extensão máximo é de 45 a 75°, e o alcance da flexão é de 65 a 80°. A amplitude de movimento do desvio ulnar é maior do que o desvio radial, com o alcance ulnar entre 30 e 45°, e o alcance radial, entre 15 e 25°. Apesar da concepção comum de que o movimento do punho tem um grau de liberdade, na realidade ele ocorre como parte de um complexo de movimentos. Um exemplo é o assim chamado movimento do arremessador de dardos, quando o eixo se encontra em um ângulo oblíquo, e o padrão mais comum de movimento observado é a extensão radial dorsal para a flexão ulnar palmar.

▶ Forças no punho

As forças na articulação do punho são geradas pela combinação de movimento do osso do carpo e a influência do movimento do osso do carpo sobre braço de momento dos flexores e extensores longos do punho. Com o desvio radial do punho, o escafoide flexiona; esse movimento aumenta o diâmetro anteroposterior do punho. O movimento de flexão leva a porção distal do escafoide a mover-se em uma direção volar relativa a sua posição de repouso em uma mão não desviada. O polo distal age como uma polia para aumentar o braço do momento do flexor radial do carpo. Com o desvio ulnar, o escafoide move-se para uma posição de extensão. Esse movimento produz uma diminuição na direção anteroposterior do punho. O escafoide é deslocado em uma direção dorsal e cria uma polia convexa sobre a superfície do punho dorsal. O resultado é um aumento no momento do braço do extensor radial do carpo.

CINESIOLOGIA DO QUADRIL

O quadril, ou articulação femoroacetabular, é a principal articulação de sustentação de peso no corpo humano, e o formato de sua estrutura óssea deriva da força que ela sustenta. O acetábulo está localizado na junção de três ossos da pelve: ílio, ísquio e púbis. Ele está orientado em uma direção inferior e anterolateral para articular-se com a cabeça femoral. Aumentando a área da superfície da articulação com a cabeça femoral está o labro acetabular, que é uma estrutura fibrocartilaginosa que circunda a borda externa do acetábulo. A orientação do acetábulo e da cabeça femoral permite que a articulação seja extremamente estável. A estabilidade e a grande área da articulação são consistentes com as cargas substanciais que devem ser toleradas nessa articulação (ver Correlação Clínica 4.3).

CORRELAÇÃO CLÍNICA 4.3:
Falta de tração muscular

A lei de Wolff é um princípio fisiológico que afirma que a forma e a densidade do osso são resultados de forças sustentadas por esse osso, de maneira que a adaptação ocorre via remodelagem óssea como resultado de forças aplicadas por meio da sustentação de peso e tração muscular. No nascimento, o ângulo entre a diáfise femoral e o colo femoral é entre 150 e 160°, e a quantidade de torsão femoral, ou ângulo entre os eixos transversos da cabeça e colo (anteversão femoral), em comparação com aquele do eixo transverso entre os côndilos femorais, é de cerca de 40°. No entanto, por volta da idade adulta, a angulação da cabeça e do colo femoral é de cerca de 120 a 130°, e a anteversão femoral é, em geral, menor que 15°. As mudanças nesses ângulos se desenvolvem com o passar do tempo em resposta à tração de vários grupos musculares sobre a articulação do quadril, como, por exemplo, o grupo do abdutor do quadril (glúteo médio, mínimo e tensor da fáscia lata) e os rotadores externos (glúteo mínimo, piriforme, gêmeos e quadrado). O efeito da falta de tração muscular é observado em crianças com espinha bífida. Nessas crianças, um dos locais mais comuns de lesão neurológica devido ao disrafismo espinal é o quarto segmento lombar. Abaixo desse nível, é comum haver uma desnervação muscular, afetando grande parte da musculatura da cintura do quadril. A falta de tração muscular do grupo do abdutor do quadril e dos rotadores externos do quadril resulta em angulação do quadril mais próxima daquela observada cedo no desenvolvimento, bem como hipoplasia do acetábulo devido à falta de tração muscular e de forças de sustentação de peso sobre a articulação. Assim, esses pacientes correm risco aumentado de deslocamento do quadril (Fig. 4.9).

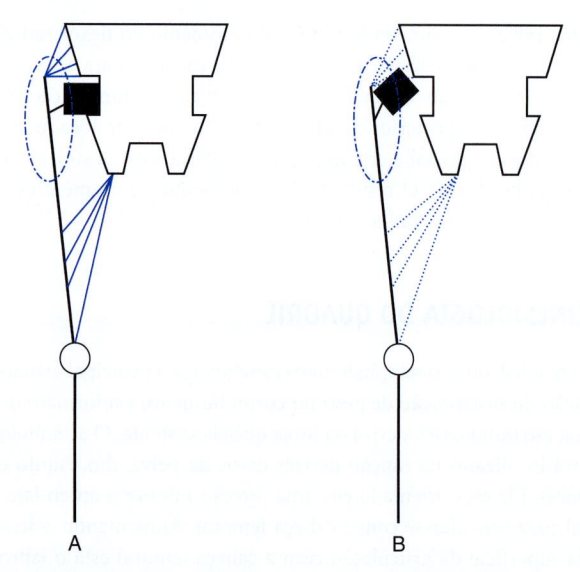

▲ **Figura 4.9** Efeito da lesão ao neurônio motor inferior sobre o desenvolvimento ósseo. A angulação normal do colo femoral na idade adulta fica entre 120 e 130°. Se a tração da força muscular é inadequada, a angulação excessiva será similar àquela encontrada mais próxima do nascimento (~150-160°). A displasia do acetábulo pode também apresentar profundidade rasa e contornos anormais.

▶ Movimento da articulação do quadril e estabilidade

A estabilidade do quadril deriva da arquitetura óssea, da cartilagem, das estruturas ligamentares, da cápsula do quadril e dos músculos que fazem parte da articulação do quadril. A superfície articular acetabular é mais espessa no aspecto superior, o que é consistente com as forças compressivas produzidas durante a sustentação de peso na posição ereta. A cápsula do quadril é uma das cápsulas articulares mais fortes e mais espessas do corpo. O ligamento redondo é uma inserção sinovial fraca que vai do acetábulo e do ligamento acetabular transverso para a fóvea da cabeça do fêmur. Estendendo-se a partir da espinha ilíaca anteroinferior e da borda do acetábulo para a linha intertrocantérica está o ligamento iliofemoral (também conhecido como ligamento Y de Bigelow). O último nome reflete o fato de que, a partir de seu ponto de origem, o ligamento divide-se em dois segmentos. O segmento transverso corre em paralelo com o colo do fêmur e insere-se próximo e medialmente ao trocanter maior; a porção descendente insere-se proximalmente sobre a diáfise femoral no lado medial. A principal função do ligamento iliofemoral é resistir à extensão excessiva do quadril. A estabilidade anterior adicional é fornecida pelo ligamento pubofemoral, que surge do ramo púbico. Suas fibras unem-se lateralmente com o ligamento iliofemoral. Por fim, suporte adicional para resistir à extensão excessiva e à translação posterior é fornecido pelo ligamento isquiofemoral ou capsulofemoral. Esse ligamento parte do ísquio, posteriormente ao acetábulo, e depois se insere ao longo da linha intertrocantérica.

A flexão máxima do quadril varia entre 130 e 140°, e a extensão máxima fica entre 30 e 45°. Outros movimentos são possíveis, contudo, são permitidos pela mobilidade da pelve (inclinação pélvica e rotação do inominado), bem como pela flexão e extensão da coluna lombar. A rotação externa do quadril é de, em média, 45°, e a rotação interna costuma ser um pouco menor, de 30 a 40°. Em geral, a rotação interna do quadril é o primeiro movimento a ficar reduzido em razão da mudança artrítica. A abdução do quadril ocorre em cerca de 45°, e a adução além da linha média ocorre entre 15 e 30°.

▶ Forças no quadril

As estimativas de forças do quadril variam devido às diferenças nos métodos de mensuração, atividade, nível de esforço e comorbidades com desvio dos padrões normais da marcha. Muitas estimativas concordam que, durante o apoio em uma perna só, as forças da articulação do quadril são duas vezes o peso corporal normal para um determinado paciente. Com apoio nas duas pernas, a força em cada articulação do quadril é igual ao peso do corpo. No entanto, as estimativas da contribuição da atividade dos músculos do quadril, além da atividade que está sendo realizada durante a mensuração, demonstram forças de compressão do quadril de pelo menos 6 a 7 vezes o peso corporal. Por exemplo, a mensuração da força exercida na perna que está no solo em um atleta no salto em altura foi estimada em maior do que 453 kg; em um homem pesando menos de 79 kg, essa quantidade de força produzirá uma força reativa igual e oposta, que deve ser transmitida pelo quadril.

▶ Músculos que agem sobre o quadril

Diversos músculos agem na articulação do quadril, e sua ação é mais bem analisada em grupos funcionais. Entretanto, deve ser observado que esses músculos estão entre os mais fortes do corpo e que a força de contração deles pode produzir forças acetabulares bem maiores do que a compressão devido ao peso corporal em isolamento.

A flexão do quadril é realizada pelos músculos psoas e ilíaco, que surgem da coluna lombar e da fossa ilíaca, respectivamente. Esses músculos inserem-se no trocanter menor e produzem rotação externa, além de flexão do quadril. Outros músculos que produzem flexão de quadril, mas em menor grau, devido aos braços de alavanca relativamente mais curtos para flexão, incluem o tensor da fáscia lata, o reto femoral e o grácil.

A extensão do quadril é produzida pelo glúteo máximo e pelos isquiotibiais. Os isquiotibiais originam-se na pelve óssea e atravessam o quadril e a articulação do joelho. Por causa disso, esses músculos produzem não apenas flexão de quadril em um sistema de cadeia aberta, mas também extensão de joelho em um sistema de cadeia fechada. O glúteo máximo também é um rotador externo muito forte do quadril.

A adução do quadril é realizada pelos adutores (curto, longo e magno), pelo pectíneo e pelo sartório, com a maior parte da força vindo dos adutores. Todos os adutores do quadril trabalham na flexão do quadril, até cerca de 40°. Depois desse ponto, desenvolve-se tensão muscular suficiente para produzir resistência à flexão; assim, além desse ponto, a ativação do músculo ajudará na extensão do quadril.

A abdução do quadril e a rotação interna são realizadas pela musculatura lateral do quadril. Esses músculos originam-se da fossa externa medial e ilíaca e da espinha ilíaca superior e incluem o glúteo médio, o glúteo mínimo e o tensor da fáscia lata. Os glúteos médio e mínimo tomam uma abordagem anterior, inferior e lateral e inserem-se no aspecto interno e anterior do trocanter maior. Especula-se que esses músculos são ativos na rotação interna do quadril apenas com flexão do quadril concomitante; no entanto, a análise eletromiográfica tem mostrado que eles são ativos até com uma posição neutra de quadril. É importante salientar que o teste muscular desse grupo é difícil em qualquer posição que não a posição sentada com flexão de quadril. Na posição de decúbito lateral, a fraqueza desse grupo muscular pode ser facilmente substituída ao se usar os flexores do quadril ou os rotadores externos do quadril se o paciente puder girar externamente em uma posição mais supina (ver Correlação Clínica 4.4).

A rotação externa do quadril é produzida pelo piriforme, gêmeos, quadrado femoral e obturador externo. Esses músculos surgem da pelve óssea e inserem-se posteromedialmente no trocanter maior. Os rotadores externos podem ser considerados da mesma maneira que o manguito rotador do ombro. Esses músculos não apenas produzem rotação externa, mas são responsáveis por rotação mais suave e compressão da cabeça femoral dentro do acetábulo durante toda a amplitude de movimento final.

> **CORRELAÇÃO CLÍNICA 4.4:**
> **Marcha de Trendelenburg**
>
> A atividade muscular é responsável por grandes forças compressivas articulares, muito superiores à soma da força de gravidade com o peso do corpo, assim, irá alterar a mecânica da marcha. Uma marcha de Trendelenburg ocorre devido à fraqueza dos glúteos médio e mínimo e produz queda do quadril para o lado contralateral ao grupo muscular envolvido. Para compensar, em geral o paciente balança a parte superior do corpo ou inclina-se para o lado ipsilateral a fim de puxar o quadril para cima ou prevenir mais queda do quadril e instabilidade da marcha. Contudo, uma marcha de Trendelenburg não compensada pode ocorrer em pacientes com doença degenerativa no quadril. Nesses casos, o quadril acometido causa dor. Para reduzir os sintomas de dor, o paciente desenvolve uma marcha que minimiza a contração dos glúteos médio e mínimo ao se balançar para o lado envolvido, evitando as forças compressivas adicionais na articulação. A força que deve ser produzida pelo grupo de abdutores do quadril durante a marcha é pelo menos 2,5 vezes o peso corporal normal. Portanto, durante a fase de apoio de uma única perna, a força aplicada ao quadril é 3,5 vezes o peso corporal normal. Adotando uma marcha não compensada, o paciente reduz essa força para perto do peso do corpo, reduzindo a compressão e a dor (Fig. 4.10).

CINESIOLOGIA DO JOELHO

A articulação do joelho é composta das articulações femorotibial e patelofemoral. Ela é fundamental para a coordenação suave do movimento e para a transmissão de forças articulares e reativas durante a caminhada, a corrida e o salto. Por causa disso, a articulação do joelho é um dos locais mais comuns de desenvolvimento de mudanças degenerativas e dor.

▶ Movimento da articulação do joelho

O maior movimento articular ocorre em flexão e extensão; no entanto, os movimentos de rotação interna-externa e varo-valgo são possíveis. Além desses movimentos articulares principais, essas ações apresentam componentes de compressão-distração e translação mediolateral e anteroposterior. O movimento normal do joelho no plano sagital varia de leve hiperextensão de −4 a 0° até 130 a 160° de flexão. O movimento de translação também é maior durante a flexão do joelho.

Na extensão completa, o joelho é estabilizado pela cápsula articular, pelos ligamentos e pelos músculos. Contudo, a translação anterior máxima da tíbia ocorre ao redor de 30° de flexão, devido à lassidão do ligamento cruzado anterior relativa a sua tensão em extensão total. Da mesma forma, a translação posterior máxima da tíbia ocorre com 90° de flexão de joelho, devido à lassidão relativa do ligamento cruzado posterior. É por isso que, quando se testa lesão ligamentar, o joelho é posicionado em 30° de flexão, para o teste de Lachman, e em 90° de flexão, para o teste da gaveta posterior.

O movimento no plano frontal consiste em angulação em varo e em valgo e depende do grau de flexão do joelho. A angulação máxima ocorre ao redor de 30° de flexão e é maior com movimento em varo do que em valgo, devido à lassidão do ligamento colateral lateral durante flexão e tensão relativa do colateral medial com a mesma quantidade de angulação. O movimento em varo e em valgo é, em média, de cerca de 3 a 15 mm em qualquer direção.

O movimento no plano transversal do joelho envolve rotação interna e externa da tíbia sobre o fêmur. Durante extensão total, há mínimo movimento no plano transversal. A rotação interna aumenta de forma progressiva durante a flexão e alcança 100 a 120°. Durante a marcha, a rotação externa ocorre à medida que o joelho se move de flexão para extensão. Isso resulta do tamanho diferencial dos côndilos femorais, com o côndilo medial tendo um raio maior do que o côndilo lateral. Esse mecanismo *screw-home* é responsável pela estabilidade aumentada do joelho durante as fases de oscilação terminal e de contato inicial da marcha.

▶ Forças no joelho

As forças no joelho são dependentes da atividade, da posição do pé, da angulação do joelho, da localização das forças reativas

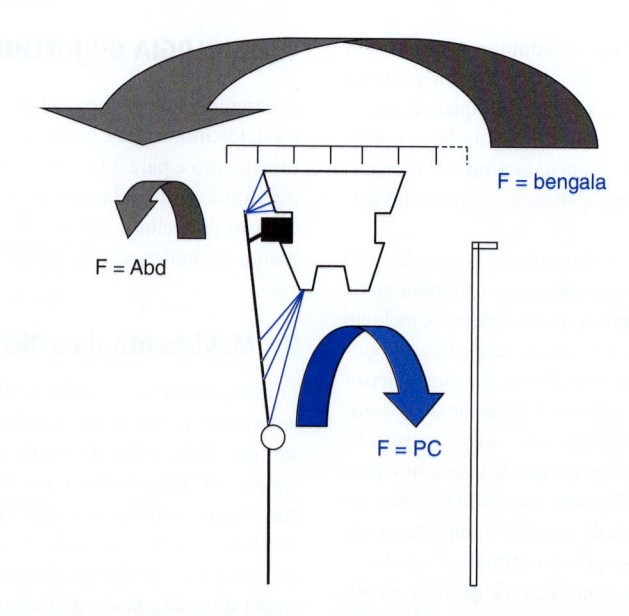

▲ **Figura 4.10** A dor no quadril é causada pela soma de duas forças principais: o peso do corpo e a força da contração muscular, nesse caso, dos glúteos mínimo e médio (abdutores do quadril). Durante a marcha, os abdutores do quadril contraem-se para prevenir queda do quadril e produzir compressão da cabeça femoral no acetábulo. Em um paciente artrítico, isso pode produzir dor. Uma marcha de Trendelenburg não compensada ocorre quando um paciente com artrite utiliza uma marcha que minimiza a contração do glúteo médio inclinando a parte superior do corpo sobre o lado artrítico. Fazendo isso, o paciente reduz o braço de alavanca da carga externa sobre o quadril. Com a fase de apoio em uma única perna, o torque produzido pelos abdutores do quadril (Tabd) deve ser igual ao torque do peso do corpo (Tpc) no centro de massa. Isso é representado pela equação Tabd = Fabd × $d$abd (e $d$abd = 1), e onde Tpc = Fpc × $d$pc (e $d$pc = 2). Substituindo, então, por força, Fabd = 2 pc. A segunda força, o peso do corpo, é o peso corporal total (pct) menos o peso de um membro abaixo do centro de massa, ou aproximadamente um sexto do pct. Portanto, com o apoio em uma única perna, a força do acetábulo, a soma de contração/compressão muscular e o peso do corpo, é de 2,55 pct. Como o pct é fixo, o paciente pode reduzir essas forças diminuindo a força de contração do abdutor do quadril. Isso é feito deslocando-se a parte superior do tronco sobre o lado doloroso, encurtando, de fato, o braço de alavanca da resistência a que o músculo em contração deve se opor. Se ocorrer deslocamento suficiente, o Tpc pode ser reduzido; Fpc × $d$pc, onde $d$pc pode ser $1 \leq d$pc ≤ 2. O uso de uma bengala também reduz de forma significativa o Tabd. Em um homem de 100 kg, por exemplo, até mesmo a aplicação de uma quantidade pequena de força (p. ex., 10 kg de força para baixo) pode reduzir bastante a atividade dos abdutores do quadril e a dor no quadril causada por compressão femoroacetabular, devido ao braço de alavanca longo da força aplicada. Com uma bengala, o Tabd = Tpc; entretanto, como a força produzida usando a bengala é na mesma direção que a força de abdução do quadril, a equação deve ser Tbengala + Tabd = Tpc, onde ((Fbengala × $d$bengala) + (Fabd × $d$abd)) = Fpc × $d$pc. Resolvendo a equação Fabd; ((Fabd × 1) + (10 kg × 6)) = (100 kg × 2); Fabd = 200 kg − 60 kg = 140 kg. Assim, a aplicação de apenas 10 kg de força reduz a força de abdução para 140 kg (lembre-se de que, em geral, ela é de pelo menos 200 kg). O uso de bengala, portanto, pode resultar em redução de 30 a 45% na força de contração dos abdutores do quadril.

do solo e da posição do corpo, entre outros fatores. As forças de translação anterior e posterior no joelho são neutralizadas pela estrutura capsular e ligamentosa. O ligamento cruzado anterior (LCA) corre da porção posteromedial do côndilo femoral lateral e insere-se na porção anterior do sulco intercondilar do joelho. O LCA é o obstáculo principal para translação anterior excessiva da tíbia sobre o fêmur. Além disso, o menisco medial fornece resistência à translação excessiva, em especial se o LCA estiver comprometido. O LCA chega a sua tensão máxima em extensão total; portanto, essa é a posição mais estável do joelho para resistir à translação anterior e também é a posição a partir da qual o LCA tem mais probabilidade de ser danificado quando uma força de translação posterior de alta magnitude é aplicada ao fêmur. O ligamento cruzado posterior (LCP) corre a partir da porção anterolateral do côndilo femoral medial e insere-se posteriormente no sulco intercondilar do joelho. Similar ao LCA, o LCP tem tensão máxima em extensão total e nessa posição irá resistir à translação posterior excessiva da tíbia sobre o fêmur. As forças rotatórias internas ao redor da tíbia são resistidas pelos ligamentos colateral medial e cruzado anterior. As forças rotatórias externas são resistidas pela cápsula articular posterior e pelo ligamento cruzado posterior.

Einhorn TA, Buckwalter JA, O'Keefe RJ (Eds): *Orthopaedic Basic Science: Foundations of Clinical Practice*, 3rd ed. American Academy of Orthopedic Surgeons, 2010.

Johanson ME, Jameson A, Skiner SR: Forearm muscle activation during power grasp and release. *J Hand Surg* 1998;9:938-944.

Karandikar N, Ortiz Vargas OO: Kinetic chains: A review of the concept and its clinical applications. *PM R* 2011;3:739-745.

Ludewig PM, Phadke V, Braman JP, et al: Motion of the shoulder complex during multiplanar humeral elevation. *J Bone Joint Surg* 2009;91:378-389.

McClure PW, Michener LA, Sennett BJ, Karduna AR: Direct 3-dimensional measurement of scapular kinematics during dynamic movements in vivo. *J Shoulder Elbow Surg* 2001;10:269-277.

Neumann DA (Ed). *Kinesiology of the Musculoskeletal System: Foundations for Rehabilitation*, 3rd ed. Mosby, 2009.

O'driscoll SW, Horii E, Ness R, et al: Relationship between wrist position, grasp size and grip strength. *J Hand Surg* 1992;17:169-177.

Zerby SA, Herbison GJ, Marino RJ, et al: Elbow extension using the anterior deltoids and the upper pectorals. *Muscle Nerve* 1994;17:1472-1474.

5

Imobilidade

Thomas S. Savadove, MD
Karon Hammonds, MD

A imobilidade é inimiga da função. Grande parte do tratamento fisiátrico envolve o movimento e sua antítese, a imobilidade. Esse conceito se aplica igualmente à imobilidade generalizada (declínio funcional progressivo em indivíduos adultos como resultado dos efeitos cumulativos de dor, medo de cair e fraqueza muscular), à imobilidade forçada (repouso na cama durante hospitalização ou vivenciado por astronautas na microgravidade) e à imobilização de pequenas partes do corpo (restrição da amplitude de movimento [ADM] causada por espasticidade, contratura ou imobilização ou gesso de fraturas).

A reabilitação regula a capacidade do corpo de mudar, adaptar e crescer em resposta ao estímulo. Isso é tão verdadeiro em situações de neuroplasticidade em um paciente com acidente vascular cerebral (AVC) quanto no fortalecimento dos músculos do manguito rotador em um paciente com tendinopatia crônica. A imobilidade não é um estado nulo no qual a função corporal permanece em equilíbrio fisiológico. Assim como o movimento e o exercício, a imobilidade é também uma condição que estimula a adaptação fisiológica, levando a rápidas mudanças nas funções cardiovascular, pulmonar, musculoesquelética e neurológica, as quais, por fim, diminuem nossa capacidade de interagir com o mundo externo. A causa e os efeitos da imobilidade nos pacientes devem sempre ser examinados e reexaminados. Esses fatores têm grande impacto sobre a função, a independência, a segurança e o bem-estar emocional de um indivíduo.

▼ REPOUSO NO LEITO E IMOBILIZAÇÃO

Durante toda a história da medicina, a imobilização ou o repouso no leito forçados têm sido o combustível do tratamento para doenças e lesões. As condições que historicamente foram ou estão sendo tratadas com repouso imposto incluem dor lombar aguda, infarto agudo do miocárdio, tuberculose, fratura e doenças graves (p. ex., sepse).

As justificativas teóricas ou reais para o repouso no leito incluem redução das demandas metabólicas do corpo, a fim de "conservar" esses recursos para a recuperação. A redução do consumo de oxigênio pelos músculos – esquelético e cardíaco – reduz a demanda de oxigênio por todos os tecidos, resultando em menos ventilação mecânica, FiO_2 mais baixa e menos risco de lesão pulmonar por ventilação induzida. Outros benefícios percebidos incluem diminuição do estresse cardíaco, melhora da perfusão do sistema nervoso central, consolidação óssea e controle da dor (p. ex., na imobilização de uma extremidade lesionada para conforto). Outros benefícios percebidos se aplicam à segurança: manutenção do acesso intravenoso e vias aéreas artificiais, prevenção de quedas e prevenção das lesões ocupacionais à equipe de enfermagem.

Especialistas da medicina física e de reabilitação trabalham no limite entre mobilidade e imobilidade. Pacientes com lesão na medula espinal, neuropatia, AVC ou lesão no nervo periférico com dano sensorial não sentem o mesmo desconforto que levaria uma pessoa neurologicamente intacta a mudar de posição ou tratar de uma ferida ou laceração. Os fisiatras também tratam de pacientes que estão imobilizados para sua própria proteção com talas ou gesso devido a fraturas, rupturas ligamentares ou lesão no tendão. Muitas vezes, eles encontram e tratam os efeitos da imobilidade autoimposta ou funcional das articulações devido a rigidez ou dor.

CONSEQUÊNCIAS MUSCULOESQUELÉTICAS DA INATIVIDADE

1. Fraqueza

A massa muscular cai em 1,5 a 2% *por dia* nas primeiras 2 a 3 semanas de repouso no leito. Desse modo, um músculo em repouso completo perde 10 a 15% de sua força a cada semana, resultando em perda de cerca de 50% após 3 a 5 semanas de imobilização completa. O membro inferior e os músculos antigravitacionais do tronco (extensores do quadril, extensores do joelho, flexores plantares do tornozelo e paraespinais) são os mais afetados.

A diminuição da massa muscular é conduzida pela atrofia. As fibras musculares individuais diminuem de tamanho, resultando em perda da capacidade de gerar tensão e perda proporcional de torque. Em um estudo com nove voluntários do sexo masculino saudáveis, expostos a repouso absoluto no leito horizontal, a área de seção cruzada do complexo gastrocnêmio-sóleo (flexor plantar do tornozelo) diminuiu em 12% na medição feita com imagem por ressonância magnética. Os mesmos músculos perderam 26% de força na medição feita com dinamômetro. Notavelmente, os dorsiflexores do tornozelo (não um músculo antigravitacional na função normal) não mostraram diminuição significativa da área ou força nesse estudo.

A imobilidade muscular neurogênica resultante de lesão nervosa central ou periférica implica consequências ainda mais relevantes. A lesão nervosa periférica causa paralisia flácida, e os músculos afetados podem perder até 95% de volume. Se a desnervação é irreversível (i.e., neurotmese), as fibras musculares são substituídas por atrofia gordurosa e tecido conectivo. Na paralisia espástica causada pela lesão ao neurônio motor superior (p. ex., AVC ou lesão espinal), os músculos antigravitacionais podem perder 30 a 40% de sua saliência.

▶ Prevenção

A contração de um músculo em 20% de sua tensão máxima durante vários segundos por dia irá prevenir a perda de força. Contudo, isso não ajuda a contrabalançar a variedade de outros efeitos fisiológicos do repouso no leito.

▶ Tratamento

A miopatia de desuso pode ser revertida com o exercício. Entretanto, a recuperação da força ocorre a uma taxa de apenas 6% *por semana* com um exercício submáximo (65-75% máx.). Assim, para cada dia de repouso ao leito no hospital, o paciente deve compensar com 2 a 3 dias de exercício para retornar à força muscular anterior. Esse número não se refere ao tempo de recuperação de outros efeitos fisiológicos não musculares do repouso ao leito nem à doença que resultou na hospitalização em primeiro lugar.

2. Contratura

Uma contratura é uma deformidade articular fixa resultante da imobilização da articulação. A própria imobilização pode ser causada pela aplicação de tala ou gesso a uma fratura ou por outras rupturas da tensão dinâmica, como espasticidade de uma lesão de neurônio motor superior (oposição ativa) ou desnervação com paralisia flácida (lesão de neurônio motor inferior, que resulta em ausência de oposição). Outros fatores incluem posicionamento da cama ou mudanças no músculo ou no tecido mole intrínsecas causadas por queimaduras ou doença do tecido conectivo, como escleroderma.

▶ Fatores de risco

Os grupos que correm o mais alto risco são aqueles com doença articular ou paralisia de um grupo muscular, os fragilizados e os idosos, os cognitivamente prejudicados e os muito passivos, incluindo aqueles com doença mental e catatonia. Os músculos com mais alto risco de contratura durante a imobilização são aqueles que cruzam duas articulações, como isquiotibiais, músculos lombares, tensor da fáscia lata, reto femoral, gastrocnêmio e, no membro superior, o bíceps braquial.

▶ Patogênese

Muitas vezes, os ligamentos são vistos como estruturas relativamente fixas, estáveis. Na realidade, eles são estruturas dinâmicas e complexas, que respondem de forma ativa à presença ou à ausência de forças mecânicas. Assim, a imobilização articular pode levar a mudanças fisiológicas da inserção ligamentar e do próprio corpo do ligamento.

As fibras de colágeno em áreas de movimento desenvolvem tecido conectivo alveolar frouxo, e o alongamento frequente mantém o comprimento. Na ausência de movimento, o colágeno desenvolve-se em uma densa rede de bainhas interconectadas e irá encurtar se não for alongado com frequência. Isso pode avançar para infiltração fibrogordurosa intra-articular e adesões persistentes.

Uma série de estudos com animais investigou os resultados da imobilização de oito semanas em um gesso de corpo inteiro. No fim do ensaio, o enrijecimento dos ligamentos do joelho diminuiu para 69% do normal, a carga máxima de insucesso diminuiu para 61% do normal, e a absorção de energia diminuiu para 68% do normal. Em um ano de acompanhamento, os ligamentos ainda não tinham retornado a sua condição pré-morbidade.

▶ Achados clínicos

As contraturas causadas pela imobilidade levam inevitavelmente a um dano mais grave e prolongado, a menos que seja empregada uma intervenção agressiva e persistente. As contraturas interferem no posicionamento na cama e em cadeiras de rodas e podem deixar áreas sensíveis à pressão em contato com superfícies que aumentam o risco de lesão ao tecido profundo. Por exemplo, um paciente imobilizado com contraturas de flexão do quadril pode ser incapaz de manter na cama uma posição de supino ou semissupino, ter a capacidade de girar reduzida e desenvolver feridas de pressão intertrocantéricas. As contraturas também interferem nas atividades da vida diária e na administração do cuidado e da higiene. Se deixada sem tratamento, a contratura espástica promove umidade, infecção fúngica, maceração e ruptura da pele e, potencialmente, celulite, sepse e morte.

Em relação ao movimento ativo, as contraturas interferem na biomecânica normal e podem prevenir ou impedir transferências e deambulação segura. Mesmo se permitirem a deambulação segura, as contraturas do membro inferior podem encurtar o comprimento da passada, desestabilizar o apoio e aumentar o consumo geral de energia, diminuindo a tolerância à atividade. As contraturas do membro superior podem prejudicar o uso efetivo de dispositivos de assistência ou gerar desvantagem mecânica em tarefas funcionais ou uso de ferramentas que misturem técnicas de acomodação ou adaptação.

▶ Prevenção e tratamento

A prevenção é essencial. É mais fácil prevenir uma contratura do que corrigi-la, embora isso requeira tempo, esforço e atenção aos detalhes. Um fisiatra consultor encontra-se na posição

Quadro 5.1 Contraindicações a programas de amplitude de movimento agressiva para contratura

- Osteoporose
- Ossificação heterotópica
- Crise aguda de artrite
- Instabilidade ligamentar
- Nova fratura
- Áreas insensíveis
- Incapacidade de comunicar dor

Quadro 5.2 Complicações cardiovasculares geradas por imobilidade e repouso ao leito

- Aumento da frequência cardíaca
- Diminuição do débito cardíaco
- Diminuição do volume sistólico
- Dano à função ventricular esquerda
- Diminuição da reserva cardíaca
- Hipotensão postural

de auxiliar na prevenção de contraturas no cenário do cuidado agudo recomendando e implementando programas de exercício de amplitude de movimento ativa e passiva, imobilização estática e dinâmica (p. ex., talas de repouso, talas funcionais), imobilização em série, se uma equipe treinada estiver à disposição, posicionamento na cama e na cadeira e encaminhamento para liberação cirúrgica, quando apropriado.

Se uma articulação precisar ser imobilizada, isso deve ser feito na posição alongada, se possível, para diminuir a atrofia muscular, o grau de contratura e a perda de força de tração. Se a imobilização alongada for impossível, uma alternativa é imobilizar na posição neutra para equilibrar comprimento e tensão dos músculos em oposição. A imobilização ativa inicial após a estabilização é benéfica, se permitida pela natureza do reparo cirúrgico.

As contraturas desenvolvidas devem ser avaliadas pela etiologia subjacente (deformidade óssea *versus* paralisia espástica), pontos extremos rígidos *versus* moles, grau da dor ou desconforto em repouso e quando alongado e grau de impacto sobre a função. As contraturas podem ser tratadas com aquecimento profundo a 40 a 45° C, ADM passiva e alongamento terminal por 25 a 30 segundos. Quimioneurólise com toxina botulínica ou fenol, imobilização em série, tala ou outros dispositivos (p. ex., imobilização para joelho móvel ou fixa; tala dinâmica; ou dispositivo de movimento passivo contínuo) podem ser prescritos, quando apropriado. Deve-se ter cuidado com pacientes frágeis ou cronicamente imobilizados (p. ex., idosos ou aqueles com lesão na medula espinal), a fim de prevenir fraturas por insuficiência. O Quadro 5.1 lista as contraindicações a programas de ADM agressiva para contratura.

CONSEQUÊNCIAS CARDIOVASCULARES

Assim como o sistema musculoesquelético, o coração e os vasos sanguíneos irão se adaptar de forma ativa ao repouso prolongado no leito, o que pode ser visto por qualquer pessoa que tente deambular um paciente na unidade de cuidado intensivo. Estudos têm mostrado que a frequência cardíaca aumenta em 7 a 10 batimentos por minuto após 7 a 14 dias de repouso na cama. Concomitantemente, a frequência cardíaca elevada diminui a ejeção sistólica e o tempo de enchimento diastólico, deixando o coração menos capaz de satisfazer as demandas metabólicas. O Quadro 5.2 resume essas e outras mudanças cardiovasculares decorrentes do repouso prolongado no leito.

A hipotensão ortostática pode ocorrer após três semanas de repouso no leito ou mesmo em períodos mais curtos, em indivíduos idosos. O mecanismo é multifatorial e envolve estase venosa nos membros inferiores, diminuição do volume sanguíneo circulante, perda de tônus simpático e aumento da frequência cardíaca, com diminuição do enchimento diastólico ventricular.

Em um clássico estudo de 1968, de Saltin e colaboradores, 24 voluntários do sexo masculino jovens e saudáveis foram submetidos a 20 dias de confinamento restrito ao leito. O experimento produziu diminuição de 27% da captação máxima de oxigênio, diminuição de 25% do volume sistólico e aumento de 20% da frequência cardíaca. Esses efeitos podem ser ainda mais severos em pessoas frágeis e idosos e naquelas com dano cardiovascular preexistente, bem como causar consequências funcionais mais significativas nesses grupos.

CONSEQUÊNCIAS GASTRINTESTINAIS

O repouso ao leito elimina os benefícios normais que a gravidade e a atividade exercem sobre o sistema digestivo. Os tempos de trânsito esofágico e gástrico ficam prolongados no esôfago e no estômago – até 66% mais lentos na posição supina. Esse efeito estende-se ao cólon, onde a estase leva a reabsorção excessiva de água, constipação e impactação fecal. Além disso, na posição sentada (ereta), as fezes exercem pressão sobre o esfíncter anal, criando a urgência de defecar. Na posição supina, o efeito não existe. O repouso na cama em ambientes hospitalares, particularmente em casos de trauma, muitas vezes é acompanhado por medicações com opioides para a dor, as quais desaceleram a motilidade do intestino. Isso é potencializado nos casos de NPO (nada por via oral) e falta de fibra alimentar e hidratação oral.

A falta do posicionamento normal também permite que secreções de ácido gástrico se acumulem no estômago superior e exerçam pressão sobre o esfíncter esofágico inferior. Se associada com a diminuição de secreção de bicarbonato gástrico que ocorre no repouso ao leito, que diminui o pH do estômago, pode aumentar os sintomas de refluxo gastroesofágico e causar exacerbação da disfagia preexistente.

CONSEQUÊNCIAS RENAIS E GENITURINÁRIAS

O sistema urinário também depende da força da gravidade para ter função normal. Os cálices renais drenam para os ureteres

Quadro 5.3 Complicações pulmonares causadas por imobilidade e repouso ao leito

- Diminuição da ventilação
- Descondicionamento do músculo ventilatório
- Diminuição da capacidade respiratória
- Aumento da compensação na frequência respiratória
- Alteração na razão de ventilação/perfusão (menos ventilação, aumento na perfusão) → desvio arteriovenoso
- Tosse prejudicada
- Atelectasia
- Pneumonia hipostática

apenas pela gravidade. O repouso ao leito na posição supina causa áreas de estase que, juntamente com a hipercalciúria como resultado da desmineralização óssea, podem aumentar o risco de cálculos renais. A drenagem da urina através dos ureteres é também estimulada pela gravidade, embora o peristaltismo ureteral preencha a bexiga mesmo na posição supina.

A urgência de urinar, criada pela pressão sobre o esfíncter urinário, a parede da bexiga e o colo vesical, fica diminuída na posição supina, na medida em que os órgãos abdominais não mais fazem pressão descendente sobre a bexiga. Isso pode levar a perda do tônus da parede da bexiga e da elasticidade, retenção urinária, estase e infecção. A estase e a infecção do trato urinário, em particular com organismos que desperdiçam urease e alcalinizam a urina, também contribuem para a formação de cálculos renais.

CONSEQUÊNCIAS PULMONARES

Acredita-se que o mecanismo de atelectasia no repouso ao leito na posição supina seja causado pelo deslocamento ascendente (cefalado) do diafragma junto com o deslocamento descendente (dorsal) do coração na posição supina. As atelectasias do lobo inferior esquerdo podem ser observadas nas radiografias após 48 horas de repouso ao leito. O Quadro 5.3 resume essas e outras complicações pulmonares do repouso ao leito.

CONSEQUÊNCIAS PARA A SAÚDE MENTAL

A imobilidade no ambiente hospitalar leva a privação sensorial, deterioração mental, *delirium*, transtornos comportamentais e dependência. Esses efeitos são acentuados em pacientes com dano cognitivo, que estão presentes em grande número em ambientes de reabilitação aguda e subaguda. Considere os efeitos das estadas prolongadas em unidades de cuidado intensivo e hospitais sobre pacientes com AVC, lesão cerebral traumática ou lesão na medula espinal e em pacientes idosos com demência de estágio inicial ou nem tão inicial. Embora apenas isolamento não cause declínio cognitivo, o isolamento, combinado com a falta de exercício físico, causa. Outras complicações da privação sensorial incluem regressão intelectual, depressão, pouca capacidade de concentração e falta de motivação.

A imobilidade e o confinamento em instituições de cuidado à saúde promovem a dependência. Os pacientes agem conforme os papéis que lhes são dados. O resultado de profissionais da saúde superprotetores são pacientes cada vez mais passivos. Além disso, podem ser observados níveis de independência funcional bastante diferentes em pacientes, dependendo de se sua interação é com o terapeuta ocupacional ou físico ou com a equipe de enfermagem.

> Brower RG. Consequences of bed rest. Crit Care Med 2009;37: S422–428.
>
> Halar EM, Bell KR: Physical inactivity: Physiologic and functional impairments. In DeLisa JA, Frontera W, Gans BN, Walsh NE (Eds): Rehabilitation Medicine: Principles and Practice, 5th ed. Lippincott Williams & Wilkins, 2010:1249–1272.
>
> Knight J, Nigam Y, Jones A: Effects of bedrest 2: Gastrointestinal, endocrine, renal, reproductive, and nervous systems. Nurs Times 2009;105:24–27.
>
> Spaak J, Montmarle S, Sunblad P, Linarsson D: Long-term bed rest induced reductions in stroke volume during rest and exercise: Cardiac dysfunction and volume depletion. J Appl Physiol 2005;98:648–654.
>
> Thomas DC, Kreitzman IJ, Melchiorre P, Ragnarsson KT: Rehabilitation of the patient with chronic critical illness. Crit Care Clin 2002;18:695–715.
>
> Winkelman C: Bed rest in health and critical illness: A body systems approach, AACN Adv Crit Care 2009;20:254–266.

ÚLCERAS DE PRESSÃO

▶ Considerações gerais

As úlceras de pressão são áreas de lesão isquêmica que se desenvolvem quando o tecido mole é comprimido sob proeminências ósseas por todo o corpo. O termo *úlcera de pressão* é preferido sobre outras nomenclaturas por vezes obsoletas, como úlcera de decúbito, escara, ferida de pressão e úlcera dérmica. Os indivíduos com risco mais alto incluem os idosos, aqueles com prejuízo à mobilidade e aqueles com dano sensorial (p. ex., lesão à medula espinal, neuropatia periférica, AVC ou outra lesão neurológica). Perda de peso não intencional, má nutrição de proteínas e baixo índice de massa corporal são fatores de risco adicionais para o desenvolvimento de úlceras de pressão.

▶ Patogênese

As úlceras de pressão são causadas pela combinação de pressão extrema ou prolongada, forças de cisalhamento, fricção e efeitos de microclimas. De acordo com o National Pressure Ulcer Advisory Panel (NPUAP), pressão, uma unidade de força por unidade de área, ocorre de modo perpendicular, enquanto o cisalhamento é a força por unidade de área exercida em paralelo ao plano de interesse. A resistência do movimento paralelo entre o corpo e a superfície subjacente é conhecida como fricção. O microclima refere-se à temperatura da pele e às suas condições de umidade e contribui para o desenvolvimento de úlceras de pressão. As áreas comuns de ruptura da pele causada por esses fatores incluem o sacro, as costas, as nádegas, os calcanhares, o occipício e os cotovelos. A maioria das úlceras de pressão ocorre na parte inferior do corpo; cerca de 36% ocorrem no sacro, e 30%, nos calcanhares.

Prevenção

Um programa preventivo bem-sucedido primeiro identifica indivíduos em risco. A Braden Scale for Predicting Pressure Sore Risk avalia seis áreas – percepção sensorial, umidade, atividade, mobilidade, nutrição e fricção e cisalhamento – para estratificar o risco em uma escala de 23 pontos. Além de identificar pacientes em alto risco, as estratégias preventivas incluem redução da pressão, da fricção e das forças de cisalhamento e a otimização da nutrição. Muitos estudos têm avaliado a eficácia das superfícies de redução da pressão, incluindo colchões de apoio estático e dinâmico. As superfícies de suporte dinâmico alternam mecanicamente as forças de pressão, ao passo que as superfícies estáticas, ou de sobreposição, fornecem um nível constante de alívio da pressão. Um estudo retrospectivo feito por Reddey e colaboradores observou que as superfícies de suporte, em particular colchões de sobreposição, são superiores aos colchões comuns; contudo, o estudo não encontrou diferença significativa entre superfícies de suporte dinâmicas e estáticas. Como a pele sacral seca é um fator contribuinte para o desenvolvimento de úlcera de pressão, o estudo recomendou que as medidas preventivas atuais devem incluir pele sacral umedecida. Embora as técnicas de reposicionamento sejam, muitas vezes, a primeira medida de prevenção no ambiente clínico (p. ex., virar o paciente a cada 2 horas), não há evidência definitiva para sustentar essa recomendação. A partir de um ponto de vista nutricional, é útil obter uma avaliação de nutricionista, em particular nas situações de cuidado crítico. As orientações do NPUAP recomendam que os pacientes recebam uma alimentação que forneça de 30 a 35 calorias por quilograma e de 1,25 a 1,5 g de proteína por quilograma do peso do corpo por dia. Além disso, o ácido ascórbico pode contribuir para a cicatrização da ferida.

Achados clínicos

Em 1975, Darrell Shea desenvolveu um sistema de estadiamento para úlceras de pressão, que se tornou a base dos atuais critérios de estadiamento. O estadiamento da úlcera de pressão passou por várias revisões desde 1975; no entanto, o conceito de Shea de profundidade do tecido permaneceu. As atualizações mais recentes do sistema de classificação de úlcera de pressão foram feitas em 2007 pelo NPUAP. As atuais orientações de estadiamento do NPUAP, com ilustrações, são resumidas no Quadro 5.4.

Complicações

As úlceras de pressão estiveram ligadas a dor, depressão, infecção local, osteomielite, anemia, sepse, gangrena gasosa, fasceíte necrosante, aumento da internação hospitalar e mortalidade. Deve-se suspeitar de infecção em casos de retardo da cicatrização da ferida. Em geral, as infecções são polimicrobianas, incluindo bactérias gram-positivas e gram-negativas, bem como anaeróbios.

Tratamento

O tratamento da úlcera de pressão abrange avaliação da ferida, alívio da pressão, controle da fricção ou do cisalhamento, manejo da colonização e infecção bacteriana, educação e melhora da qualidade. É importante manter a ferida umedicida, limpa e não infeccionada. Isso é feito por meio de cuidado local da ferida, que inclui trocas de curativos e debridamento. Os tipos de curativos comercialmente disponíveis são inúmeros para se listar, mas suas propriedades comuns incluem absorção de exsudato, hidratação, debridamento e atividade antimicrobiana. Atualmente, nenhum tipo específico de curativo foi considerado superior a outro. O debridamento químico, enzimático ou cirúrgico pode ser necessário para manter a base da ferida limpa. Os objetivos finais do tratamento são controlar os níveis de umidade e equilíbrio bacteriano, de modo a promover a cicatrização da ferida.

Brem H, Maggi J, Nierman D, et al: High cost of stage IV pressure ulcers. Am J Surg 2010;200:473–477.

Clark M, Romanelli M, Reger SI, et al: Microclimate in context. Pressure ulcer prevention: Pressure, shear, friction, and microclimate in context. Wounds Int 2010;19–25.

Dorner B, Posthauer ME, Thomas D, et al: The role of nutrition in pressure ulcer prevention and treatment: National Pressure Ulcer Advisory Panel white paper. National Pressure Ulcer Advisory Panel, 2009:1–15.

NPUAP Pressure Ulcer Stages/Categories, Revised. National Pressure Ulcer Advisory Panel, 2007. Available at: http://www.npuap.org/resources/educational-and-clinical-resources/npuap-pressure-ulcer-stagescategories. Accessed 12 December 2013.

Reddy M, Sudeep GS, Sunila R, et al: Treatment of pressure ulcers: A systematic review. JAMA 2008;300:2647–2662.

Regan MA, Teasell RW, Wolfe DL, et al: A systematic review of therapeutic interventions for pressure ulcers after spinal cord injury. Arch Phys Med Rehabil 2009;90:213–231.

OSSIFICAÇÃO HETEROTÓPICA

Considerações gerais

A ossificação heterotópica (OH) é uma condição na qual o osso lamelar maduro forma-se dentro do tecido mole, geralmente ao redor de uma articulação. O termo deriva de *heteros* (do grego, "outro"), *topos* (do grego, "lugar") e *os* (do latim, "osso"). A OH pode ser hereditária ou adquirida (p. ex., etiologia traumática ou neurogênica). Fraturas, em especial do quadril, com frequência são associadas à OH. A incidência registrada de OH após artroplastia total do quadril varia de 5 a 90% e, após artroplastia total do joelho, de 3 a 39%. As etiologias traumáticas da OH também incluem luxação e queimaduras. Em geral, a OH neurogênica é observada na lesão da medula espinal e na lesão cerebral. A incidência registrada na lesão da medula espinal varia de 10 a 53% e, na lesão cerebral traumática, de 11 a 76%. Essas taxas variam amplamente devido à natureza em grande parte assintomática da OH inicial. As condições hereditárias associadas à OH incluem fibrodisplasia ossificante progressiva, heteroplastia óssea progressiva e osteodistrofia hereditária de Albright.

Quadro 5.4 Estadiamento das úlceras de pressão

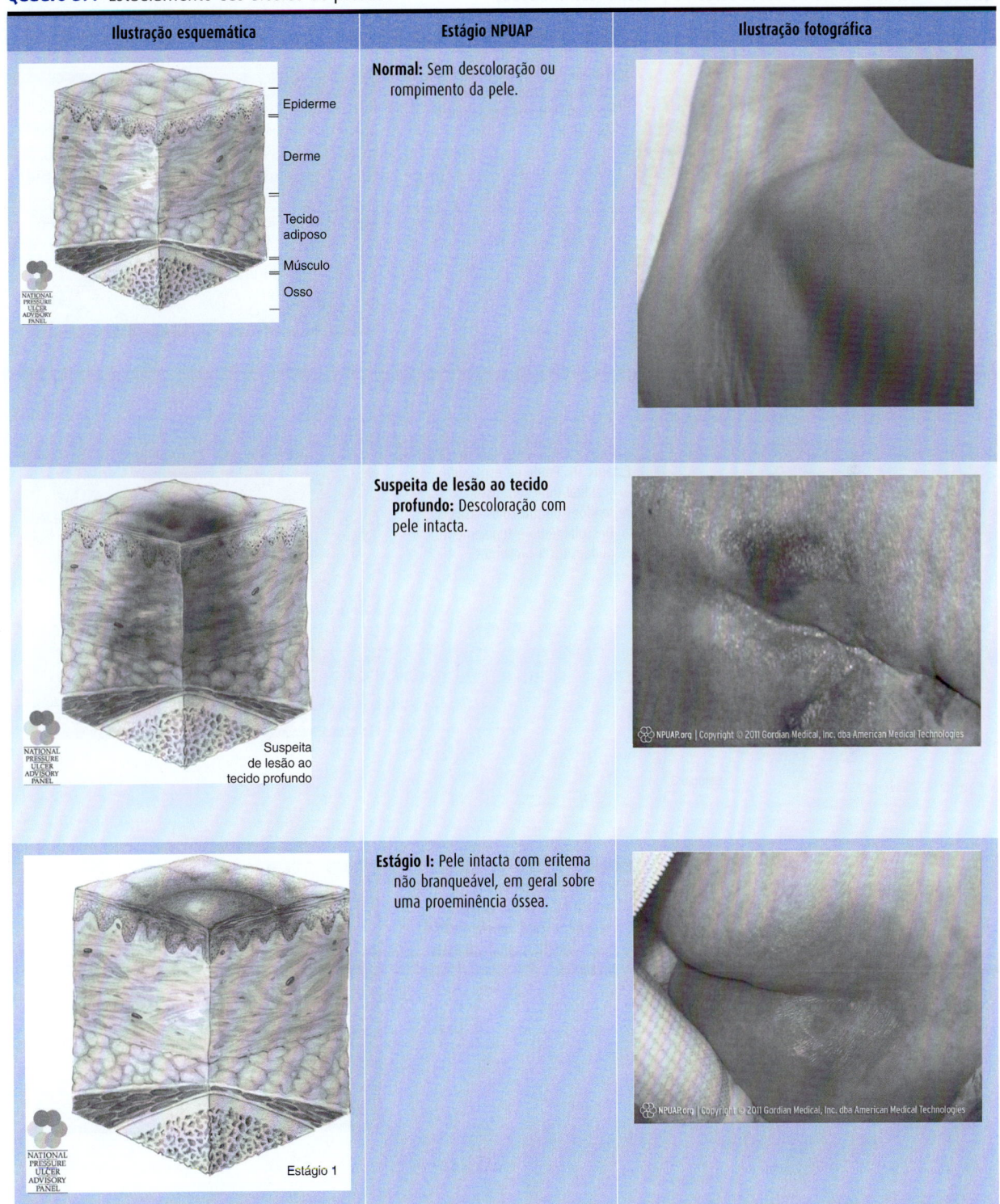

Ilustração esquemática	Estágio NPUAP	Ilustração fotográfica
Epiderme / Derme / Tecido adiposo / Músculo / Osso	**Normal:** Sem descoloração ou rompimento da pele.	
Suspeita de lesão ao tecido profundo	**Suspeita de lesão ao tecido profundo:** Descoloração com pele intacta.	
Estágio 1	**Estágio I:** Pele intacta com eritema não branqueável, em geral sobre uma proeminência óssea.	

(continua)

Quadro 5.4 Estadiamento das úlceras de pressão (*continuação*)

Ilustração esquemática	Estágio NPUAP	Ilustração fotográfica
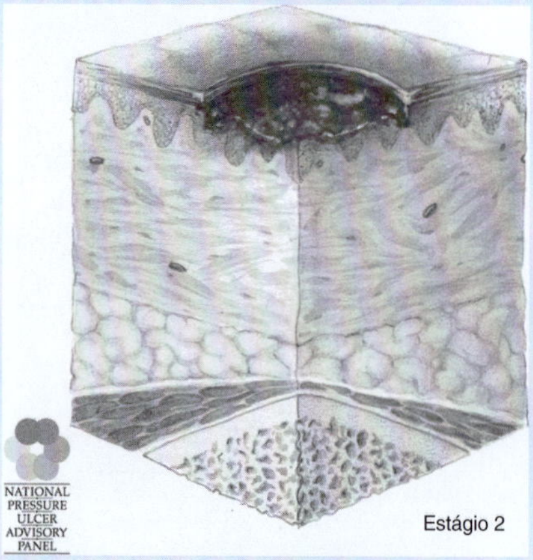 Estágio 2	**Estágio II:** Perda de espessura parcial da derme, uma úlcera aberta com um leito de ferida róseo, ou bolha.	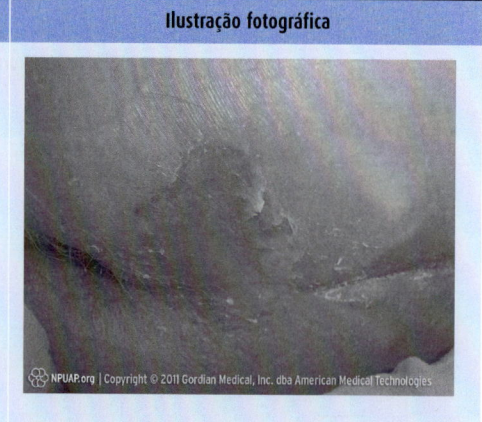
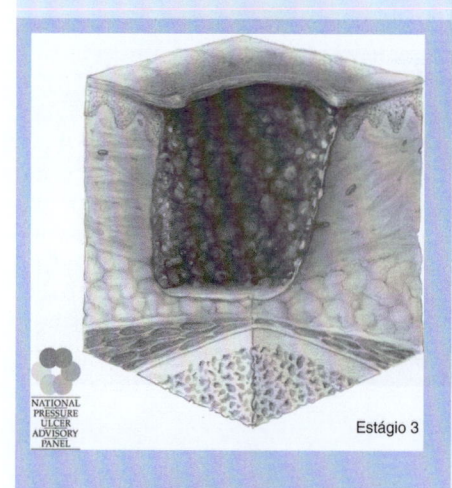 Estágio 3	**Estágio III:** Perda de espessura tecidual total sem osso, tendões ou músculos visíveis. Descolamento e tunelamento podem estar presentes.	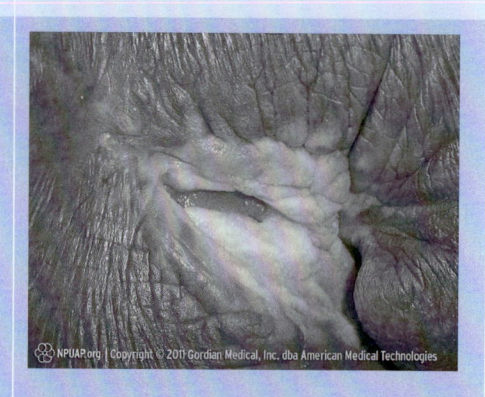
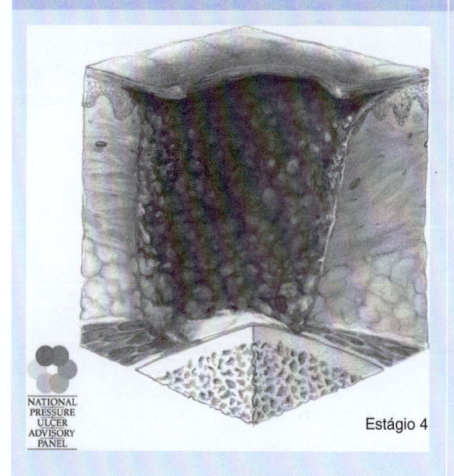 Estágio 4	**Estágio IV:** Perda de espessura tecidual total com osso, tendão ou músculo expostos. Necrose, escara, tunelamento e descolamento costumam estar presentes.	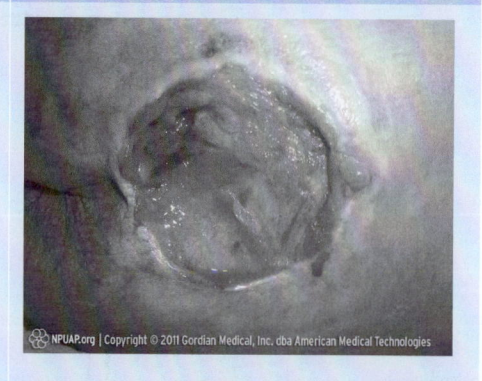

(*continua*)

Quadro 5.4 Estadiamento das úlceras de pressão (*continuação*)

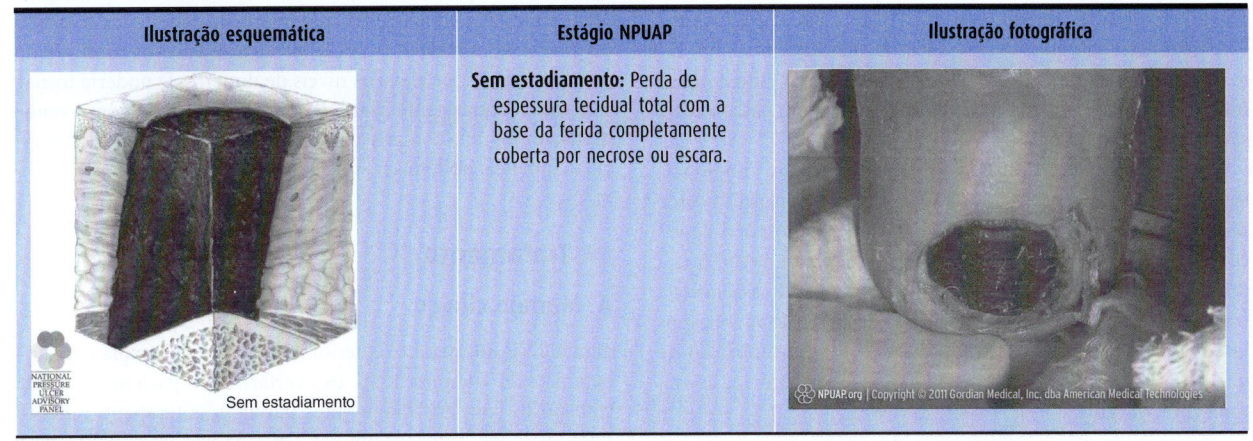

Ilustração esquemática	Estágio NPUAP	Ilustração fotográfica
	Sem estadiamento: Perda de espessura tecidual total com a base da ferida completamente coberta por necrose ou escara.	

NPUAP: National Pressure Ulcer Advisory Panel.
Ilustrações esquemáticas e fotográficas reproduzidas com permissão da National Pressure Advisory Ulcer Panel, 2007. Para informações adicionais, ver http://npuap.org/resources/educational-and-clinical-resources/npuap-pressureulcer-stagescategories.

▶ Patogênese

O mecanismo fisiopatológico exato da OH permanece incerto. Alguns profissionais propuseram que a OH se desenvolve como uma resposta inflamatória após a lesão. Dentro dos tecidos moles, os mediadores inflamatórios, como as prostaglandinas, têm aumento na regulação e agem para diferenciar as células-tronco mesenquimatosas em osteoblastos. Assim como na formação óssea normal, os osteoblastos utilizam fosfatase alcalina e tropocolágeno para mineralizar a matriz óssea. Dessa forma, os achados histológicos e radiográficos imitam aqueles do osso normal.

▶ Achados clínicos

A. Sinais e sintomas

Os sinais clínicos de OH não são específicos. Os sinais podem incluir, mas não se limitam a, dor, edema, diminuição da amplitude de movimento e febre. Na população com lesão cerebral, a OH costuma afetar os quadris, cotovelos, ombros, joelhos e coxas, em ordem decrescente de frequência. Nos pacientes com lesão na medula espinal, a OH desenvolve-se abaixo do nível neurológico da lesão e envolve mais os quadris do que os joelhos. Os fatores de risco para OH incluem úlceras de pressão, infecções do trato urinário, cálculos renais, tromboembolismo venoso, espasticidade e trauma. Na OH não hereditária, em geral, os sintomas aparecem em 3 a 12 semanas após o evento precipitador. Se deixada sem tratamento, a OH pode levar a ou contribuir para o desenvolvimento de anquilose, perda de ADM e dor. Isso pode resultar em dificuldades adicionais na deambulação e nas atividades da vida diária e aumentar o ônus do cuidado para a equipe de saúde e os familiares. A OH também aumenta o risco de úlceras de pressão e tromboembolismo venoso, devido à imobilização resultante.

B. Exames diagnósticos

Se houver suspeita de OH por motivos de diagnóstico de reabilitação, perda de função ou sinais físicos, como dor na realização de amplitude de movimento e manipulação das articulações, o médico deve verificar a fosfatase alcalina do soro como uma medida de rastreamento inicial. Embora a fosfatase alcalina não seja altamente específica para a condição, na presença da OH, os níveis podem estar elevados até 3,5 vezes acima da média de referência normal. Os níveis de prostaglandina podem também ser medidos; especificamente, os níveis de prostaglandina E_2 urinária em 24 horas (PGE_2) podem ser monitorados para detectar OH ativa. Se a excreção urinária de PGE_2 aumentar muito, então um exame de imagem é indicado. Para a confirmação final, a imagem óssea tridimensional nuclear é o exame recomendado para diagnóstico. Embora radiografias simples possam ser usadas, a OH visível no raio X pode ficar atrás dos achados da imagem óssea positiva em até duas semanas. Se uma imagem óssea inicial for negativa e a suspeita clínica permanecer alta, o exame deve ser repetido em uma data posterior.

▶ Tratamento

O tratamento precoce da OH é essencial para evitar complicações maiores. Um programa de reabilitação abrangente com foco na amplitude de movimento, no treinamento de atividades da vida diária e na recuperação psicológica é parte integral do tratamento não farmacêutico. Durante a fase aguda da OH, exercícios de ADM passiva são iniciados, e exercícios de ADM ativa e de fortalecimento são evitados, para descansar a articulação afetada. O principal tratamento farmacológico da OH consiste em medicações anti-inflamatórias não esteroides (AINEs), inibidores da ciclo-oxigenase (COX) e bifosfonatos de sódio. Foi proposto que os AINEs bloqueiam a cascata inflamatória, o que pode contribuir para o desenvolvimento de OH. Em geral, a indometacina ou o ibuprofeno são os AINEs escolhidos. Há uma evidência limitada, porém crescente, que sustenta o uso de bifosfonatos no tratamento e prevenção da OH. Os bifosfonatos inibem a formação de cristais de hidroxiapatita, um passo necessário para a formação óssea.

Nos pacientes que apresentam danos físicos ou funcionais significativos como resultado da OH, a excisão cirúrgica pode ser considerada; contudo, ela está associada a alto risco de recorrência. A intervenção cirúrgica deve ser atrasada até que a OH tenha maturado: seis meses após a lesão, quando associada a trauma, 12 meses após lesão da medula espinal e 18 meses após lesão cerebral. Essa recomendação é baseada na suposição de que a OH madura tem menos probabilidade de recorrer após a remoção cirúrgica.

> Abut J, Mehta S, Cullen N, et al: A comparison of heterotopic ossification treatment within the traumatic brain and spinal cord injured population: An evidence-based systematic review. NeuroRehabilitation 2011;28:151–160.
> Baird E, Kang Q: Prophylaxis of heterotopic ossification—An updated review. J Orthop Surg Res 2009;4:12.
> Cipriano C, Pill S, Keenanan MA: Heterotopic ossification following traumatic brain injury and spinal cord injury. J Am Acad Orthop Surg 2009;17:659–697.
> Teasell R, Mehta S, Aubut J, et al: A systematic review of therapeutic interventions of heterotopic ossification after spinal cord injury. Spinal Cord 2010;48:512–521.

TROMBOEMBOLISMO VENOSO (TROMBOSE VENOSA PROFUNDA)

Considerações gerais

A American College of Chest Physicians (ACCP) publica orientações abrangentes e resumidas para o tratamento da trombose venosa profunda (TVP). Uma visão geral das orientações relevantes à reabilitação é apresentada aqui. (Para a farmacoterapia profilática usada na prevenção da TVP, consultar o Cap. 10.)

Achados clínicos

Os pacientes devem ser avaliados do ponto de vista clínico para fatores de risco e sintomas. O principal exame diagnóstico em pacientes de baixo risco deve ser feito com ensaio de dímeros-D moderado ou de alta sensibilidade ou ultrassom de compressão do membro possivelmente acometido. Se o resultado do dímeros-D for negativo, nenhum exame adicional precisa ser conduzido. Se for positivo, deve ser complementado com estudos de ultrassom das veias proximais. Se o ultrassom de compressão for negativo em um paciente com suspeita de TVP, deve ser complementado com um ensaio de dímeros-D de moderado a altamente sensível ou um ultrassom de acompanhamento em sete dias. Fatores externos podem afetar a escolha do exame diagnóstico. Por exemplo, a avaliação de ultrassom seria impraticável, senão inútil, em um paciente com linfedema, obesidade mórbida ou um membro imobilizado. De forma inversa, uma condição de pré-morbidade que eleve os níveis de dímeros-D poderia tornar esse exame igualmente inútil. Exames alternativos, como venografia, tomografia computadorizada ou venografia por ressonância magnética, podem ser solicitados.

Tratamento

A. Manejo clínico

Para a TVP do membro inferior, com início de terapia com antagonista da vitamina K (p. ex., varfarina), o paciente deve ser transposto com anticoagulantes parenterais terapeuticamente dosados (p. ex., enoxaparina ou heparina não fracionada). Se a suspeita clínica de TVP for alta, então agentes de ligação devem ser iniciados enquanto se espera pelos resultados dos exames. Se a suspeita for moderada, os agentes de ligação devem ser iniciados se os resultados dos exames demorarem mais de 4 horas. Se a suspeita clínica for baixa, os agentes de ligação podem esperar pelos resultados dos exames, contanto que fiquem prontos dentro de 24 horas.

Se o paciente apresentar TVP aguda, mas isolada, na perna distal, *sem* sintomas ou fatores de risco graves, a trombose pode ser monitorada com repetidos ultrassons durante duas semanas. Essa também é a abordagem sugerida para pacientes com alto risco de sangramento. Se os indivíduos apresentam sintomas ou fatores de risco graves para extensão, a anticoagulação deve ser igual à recomendada para TVP proximal aguda. A enoxaparina e a fondaparinux são os agentes preferidos, embora fármacos alternativos possam ser usados se estes não estiverem à disposição, forem muito dispendiosos ou contraindicados devido ao dano renal. O Quadro 5.5 resume as informações sobre esses e outros agentes que podem ser usados no tratamento da TVP. A terapia ligação deve ser iniciada ao mesmo tempo que a varfarina e continuada por, pelo menos, cinco dias *e* até que a razão normalizada internacional (INR) seja maior do que 2,0 por pelo menos 24 horas. Para a TVP do membro inferior, a terapia anticoagulante isolada é recomendada sobre a trombólise sistêmica, trombólise intra-arterial ou trombectomia cirúrgica. Mesmo se essas opções mais agressivas forem buscadas, o esquema de anticoagulação deve ser igual àquele para pacientes que não são submetidos a intervenção.

Os filtros da veia cava inferior (VCI) não são recomendados para pacientes em terapia adequada de anticoagulação. Eles são recomendados quando há uma contraindicação à anticoagulação (como sangramento); contudo, se o risco de sangramento se resolver, o método padrão para anticoagulação deve ser implementado conforme antes descrito. A presença de um filtro de VCI de longo prazo na ausência de outros fatores de risco não indica a necessidade de anticoagulação.

Os pacientes com TVP aguda assintomática no membro inferior devem receber terapia anticoagulante igual à daqueles com

Quadro 5.5 Farmacoterapia para a trombose venosa profunda

Fármaco genérico (marca comercial)	Administração	Mecanismo	Contraindicações	Monitoramento
Argatroban (Acova)	Intravenosa	Inibidor de trombina direto	Dano hepático	TTPa
Bivalirudina (Angiomax)	Injeção subcutânea	Inibidor de trombina direto, reversível	Dano renal	Verificar a creatinina de referência
Dalteparina (Fragmin)	Injeção subcutânea	Une-se e acelera a antitrombina III → inibidor de trombina e fator Xa	TIH, anestesia epidural ou espinal, dano renal ou hepático	HC, plaquetas, níveis anti-Xa se houver dano renal
Enoxaparina (Lovenox)	Injeção subcutânea	Une-se e acelera a antitrombina III → inibidor de trombina e fator Xa	TIH, anestesia epidural ou espinal, dano renal ou hepático	HC, plaquetas, níveis anti-Xa se houver dano renal
Fondaparinux (Arixtra)	Injeção subcutânea	Une-se seletivamente à antitrombina III, neutralizando o fator Xa e inibindo a trombina	Anestesia epidural ou espinal, dano renal, trombocitopenia com anticorpos antiplaquetários	Verificar a creatinina de referência, contagem sanguínea periódica com plaquetas, níveis anti-Xa
Heparina não fracionada	Infusão intravenosa, injeção subcutânea	Une-se e acelera a antitrombina III → inibidor de trombina e fator Xa	TIH, anestesia epidural ou espinal, dano renal ou hepático	TTPa
Etexilato de dabigatrana (Pradaxa)	Oral	Inibidor de trombina direto, reversível (livre e ligado ao coágulo)	Sangramento, idade > 75 anos	Verificar a creatinina de referência
Rivaroxaban (Xarelto)	Oral	Bloqueia seletivamente o local ativo do fator Xa (livre e ligado ao coágulo)	Dano hepático ou renal, anestesia epidural ou espinal	
Varfarina (Coumadin)	Oral	Inibe a produção do fator de coagulação dependente da vitamina K (fator II, VII e IX), proteína C e S	Dano hepático ou renal, anestesia epidural ou espinal ou punção, discrasias sanguíneas, pacientes não aderentes ao tratamento, deficiência de proteína C ou S	TP/RNI

TTPa, tempo de tromboplastina parcial ativado; TIH, trombocitopenia induzida por heparina; HC, hemograma completo; TP/RNI, tempo de protrombina/razão normalizada internacional.

TVP sintomática. Meias de compressão também são recomendadas e devem ser usadas durante dois anos, para prevenir a síndrome pós-trombótica.

B. Mobilização

A deambulação inicial, diferentemente do repouso na cama, é recomendada e estimulada em pacientes com TVP aguda do membro inferior, a menos que a dor e o edema sejam muito fortes para permitir a deambulação. Nesses casos, meias de compressão (passivas) devem ser usadas. Essa estratégia pode estar em desacordo com a sabedoria convencional na instituição do médico, devido à noção incorreta de que o trombo tem maior propensão de deslocar se com a atividade. Um estudo informal conduzido em um hospital universitário, em 2009, revelou discrepâncias nos níveis de atividade permitidos a pacientes com TVP profunda, o que o médico pode considerar reproduzível em muitas instituições. Na pesquisa, os enfermeiros receberam ordens de oferecer repouso no leito sem dispositivos de compressão mecânicos. Os fisioterapeutas receberam ordens de promover repouso no leito até a anticoagulação, seguido de deambulação. Os médicos recomendaram a deambulação com o acréscimo de outras medidas (anticoagulação padrão, antiplaquetas ou dispositivos de compressão).

Vários ensaios clínicos descobriram que a deambulação inicial em casos de TVP aguda não aumenta, estatisticamente, o risco de embolia pulmonar. Um ensaio clínico de grande escala feito por Trujillo-Santos e colaboradores examinou a ocorrência de embolia pulmonar em pacientes com TVP aguda, comparando repouso restrito ao leito com deambulação durante os primeiros 15 dias de tratamento com anticoagulante. Não foi observada nenhuma diferença estatisticamente significativa na ocorrência de embolia pulmonar fatal ou sangramento maior entre os dois grupos. No entanto, o grupo do repouso no leito demonstrou um risco mais alto para pequeno sangramento e mortalidade, ao passo que o grupo da deambulação apresentou uma resolução mais precoce da dor e do edema e uma taxa mais baixa de síndrome pós-trombótica. Assim, um médico pode sentir-se confiante ao permitir que seus pacientes com TVP aguda deambulem cedo, com os benefícios adicionais da diminuição da mortalidade e morbidade.

C. Populações de pacientes especiais

1. Pacientes neurocirúrgicos — As orientações da ACCP sugerem que se dê preferência ao uso de meias antitromboembolismo mecânicas, idealmente com compressão pneumática intermitente, no lugar da profilaxia farmacológica ou sem profilaxia nos pacientes após craniotomia ou cirurgia espinal. Se um paciente corre alto risco de desenvolver TVP, o cirurgião deve ser consultado sobre quando a profilaxia farmacológica será considerada segura e adequada.

Pacientes com trauma maior, lesão neurológica, inclusive lesão cerebral traumática e lesão da medula espinal, devem ser tratados de preferência com profilaxia farmacológica (heparina não fracionada ou de baixo peso molecular) ou profilaxia mecânica por meio de dispositivos de compressão pneumática intermitente. Se não existirem lesões à extremidade inferior que possam impedir a aplicação de dispositivos mecânicos, então a prevenção farmacológica e a mecânica devem ser empregadas de modo concomitante. Se os agentes farmacológicos forem contraindicados, as medidas mecânicas devem ser usadas até o risco de sangramento diminuir, momento no qual a profilaxia farmacológica deve ser iniciada. O uso isolado de filtros de VCI não deve ser implementado para a prevenção primária da TVP.

2. Pacientes ortopédicos — No cenário da reabilitação, existem muitos pacientes que foram submetidos a substituições totais de articulação (quadris ou joelhos) ou cirurgia para fixar fraturas do quadril. A menos que contraindicado, esses pacientes devem ser tratados de preferência com heparina de baixo peso molecular por pelo menos 10 a 14 dias após a operação, com duração ideal de até 35 dias após a operação no cenário da reabilitação e ambulatorial. Agentes alternativos (p. ex., varfarina, heparina não fracionada, fondoparinux, apixaban, dabigatrana, rivaroxaban e aspirina) estão disponíveis, mas são menos favoráveis, devido ao maior risco de sangramento, ao maior risco de TVP ou à falta de dados sobre sua segurança a longo prazo. Se as medidas mecânicas isoladas forem indicadas, são recomendadas, devido ao aumento no risco de sangramento, unidades portáteis com funções de memória e registro para garantir a adesão ao tratamento, com um tempo de uso mínimo de 18 horas por dia.

> Gay V, Hamilton R, Heiskell S, et al: Influence of bedrest or ambulation in the clinical treatment of acute deep vein thrombosis on patient outcomes: A review and synthesis of the literature. Medsurg Nurs 2009;18:293–299.
>
> Guyatt GH, Akl EA, Crowther M, et al: Executive summary, antithrombotic therapy and prevention of thrombosis, 9th ed: American College of Chest Physicians evidence-based clinical practice guidelines. Chest 2012;141:7S–47S.
>
> Kearon C, Akl EA, Comerota AJ, et al. Antithrombotic therapy for VTE disease: Antithrombotic therapy and prevention of thrombosis, 9th ed.: American College of Chest Physicians evidence-based clinical practice guidelines. Chest 2012;141:e419S–e494S.

Espasticidade

6

Michael Saulino, MD, PhD
Liat Goldman, MD

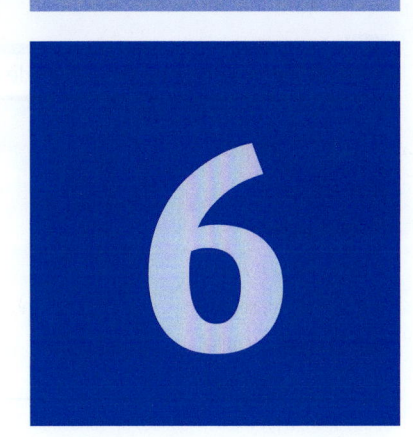

CONSIDERAÇÕES GERAIS

A espasticidade é uma condição comum que pode ter um impacto devastador sobre os pacientes afetados. Lance a descreveu como "um distúrbio motor caracterizado por um aumento, dependente da velocidade, do reflexo de estiramento tônico com exacerbação dos reflexos tendinosos, resultantes da hiperexcitabilidade do reflexo de estiramento". Ela também pode ser definida como contrações constantes e indesejadas de um ou mais grupos musculares como resultado de uma lesão ao cérebro ou à medula espinal. A condição pode ser leve, com os pacientes sentindo apenas desconforto ou incômodo menor, ou grave, com a espasticidade levando à imobilidade e ao desenvolvimento de contraturas e úlceras de pressão. Contudo, os médicos devem ter cuidado na aplicação de tais descritores de gravidade à atividade muscular excessiva, de modo a não representar incorretamente seu impacto clínico na vida do paciente. Por exemplo, a resistência relativamente leve ao movimento passivo, avaliada como "leve" por um médico, pode ter um impacto funcional bastante significativo para um paciente, que pode descrever o mesmo fenômeno como "grave". Mesmo graus leves de espasticidade podem prejudicar a capacidade de realizar as atividades básicas da vida diária, entre as quais realizar a higiene, vestir-se e ir ao toalete. Além disso, os espasmos associados à espasticidade podem causar dor, interromper o sono, influenciar de forma negativa o humor e prejudicar a mobilidade.

Embora o tratamento adequado e precoce seja necessário para obter resultados favoráveis, há evidências de que a espasticidade é maltratada. O tratamento tardio ou inadequado pode levar a um posicionamento mal-adaptativo da parte do corpo afetada, gerando encurtamento dos músculos e contratura dos tendões e do músculo liso e, por fim, deformidade física permanente.

Lance JW: What is spasticity? Lancet 1990;335:606.

Sheean G, McGuire JR: Spastic hypertonia and movement disorders: Pathophysiology, clinical presentation, and quantification. PM R 2009;1:827–833.

Stevenson VL: Rehabilitation in practice: Spasticity management. Clin Rehabil 2010;24:293–304.

ACHADOS CLÍNICOS

▶ Sinais e sintomas

As mudanças patológicas no sistema nervoso central muitas vezes produzem um conjunto de sinais ou sintomas que abrangem componentes positivos e negativos. A fraqueza e a perda de destreza, fenômenos negativos encontrados com mais frequência, são relativamente fáceis de definir. Outros sinais negativos incluem atrofia, fatigabilidade e perda de controle motor seletivo. Os componentes positivos são mais complexos, com mecanismos fisiopatológicos diversos. Os fenômenos observáveis incluem resistência aumentada ao alongamento passivo, hiper-reflexia musculotendinosa, clônus, cocontração dos grupos musculares sinérgicos e espasmos flexores-extensores espontâneos. A espasticidade é apenas um desses aspectos, a saber, um aumento velocidade-dependente na resistência à amplitude de movimento (ADM) passiva. Em conjunto, todos os sinais positivos podem ser chamados de "hiperatividade muscular", de forma que as anormalidades patológicas se estendem além do próprio músculo. Com frequência, e talvez infelizmente, o termo *espasticidade* é aplicado a esse conjunto de sinais. Dada essa prática comum, *espasticidade* e *hiperatividade muscular* são usadas como sinônimos pelo restante deste capítulo.

As causas da espasticidade são heterogêneas. Essa síndrome costuma ser observada em condições que envolvem lesões em regiões do encéfalo ou da medula espinal que controlam o movimento voluntário. A espasticidade pode ser associada a lesões da medula espinal, esclerose múltipla, paralisia cerebral, acidente vascular cerebral (AVC) e lesão cerebral traumática ou anóxica, bem como a doenças metabólicas ou degenerativas, como adrenoleucodistrofia, esclerose lateral amiotrófica, paraparesia espástica hereditária, síndrome da pessoa rígida e fenilcetonúria. Embora a espasticidade seja uma condição comum, sua incidência e prevalência são de difícil determinação, devido a sua associação com uma ampla variedade de processos de doença. Com a combinação de várias fontes, é razoável estimar que mais de 2 milhões de pessoas nos Estados Unidos tenham espasticidade. A prevalência estimada da espasticidade para as etiologias mais comuns é mostrada na Tabela 6.1.

Tabela 6.1 Prevalência da espasticidade nos Estados Unidos

Condição	Prevalência*	Proporção razoável experimentando espasticidade	Número estimado de pacientes com espasticidade
Paralisia cerebral	750.000	50%	375.000
Esclerose múltipla	400.000	60%	240.000
Acidente vascular cerebral	7.000.000	20%	1.400.000
Lesão cerebral traumática	1.500.000	33%	500.000
Lesão na medula espinal	200.000	50%	100.000
Total, todas as condições			2.615.000

*Dados sobre a prevalência obtidos de Lundstrom E, Terent A, Borg J: Prevalence of disabling spasticity 1 year after first-ever stroke. Eur J Neurol 2008;15:533-539.

Lundstrom E, Terent A, Borg J: Prevalence of disabling spasticity 1 year after first-ever stroke. Eur J Neurol 2008;15:533–539.

Rizzo MA, Hadjimichael OC, Preiningerova J, Vollmer TL: Prevalence and treatment of spasticity reported by multiple sclerosis patients. Mult Scler 2004;10:589–595.

Yeargin-Allsopp M, Van Naarden Braun K, et al: Prevalence of cerebral palsy in 8-year-old children in three areas of the United States in 2002: A multisite collaboration. Pediatrics 2008;121:547–554.

▶ Padrões de espasticidade

A apresentação clínica da espasticidade é muito diversa em razão da variação da doença do sistema nervoso central que pode produzir hiperatividade muscular. Uma abordagem usada para diferenciar a espasticidade foca o número de grupos musculares envolvidos. Padrões difusos de espasticidade podem envolver todos os quatro membros (quadriplegia), ambas as extremidades inferiores (paraplegia ou diplegia) ou as extremidades superior e inferior do mesmo lado do corpo (hemiplegia). A combinação desses padrões também pode ser observada (p. ex., paraplegia e hemiplegia) no mesmo paciente. A musculatura axial da coluna cervical, torácica e lombar também pode estar envolvida. De maneira alternativa, uma apresentação mais localizada, que envolva apenas alguns músculos ou grupos musculares, pode ser detectada. As combinações de padrões focal e difuso podem também ser registradas no mesmo paciente.

A flexão (o movimento de um membro para diminuir o ângulo de uma articulação), a extensão (o movimento oposto) ou as sinergias flexão-extensão combinadas podem ser observadas. As sinergias motoras são movimentos estereotipados de todo o membro que refletem a perda do controle articular independente e que limitam a capacidade de um indivíduo de coordenar suas articulações em padrões flexíveis e adaptáveis, o que impede o desempenho de muitas tarefas motoras funcionais. Na extremidade superior, a sinergia de flexão é muitas vezes caracterizada por flexão do cotovelo e abdução do ombro simultâneas. De maneira inversa, a sinergia de extensão da extremidade superior é caracterizada por extensão do cotovelo e adução do ombro simultâneas. No membro inferior, a sinergia de flexão consiste em flexão, abdução e rotação externa do quadril, junto com flexão do joelho, dorsiflexão do tornozelo e inversão. A sinergia de extensão do membro inferior consiste em extensão do quadril, adução, rotação externa, extensão do joelho, flexão plantar do tornozelo, inversão e flexão plantar dos dedos dos pés. Esses padrões sinérgicos podem aparecer como posicionamento estático de um membro afetado ou um padrão de movimento não específico. Considere o seguinte exemplo: um homem é solicitado a se alimentar; ao fazer isso, ele abduz seu ombro e flexiona seu cotovelo, mas não pega sua colher. Quando o mesmo homem é solicitado a abrir uma porta, ele também abduz seu ombro e flexiona seu cotovelo.

Mayer NH, Herman RM: Phenomenology of muscle overactivity in the upper motor neuron syndrome. Eura Medicophys 2004;40:85–110.

▶ Medida da espasticidade

A espasticidade pode ser classificada de acordo com a gravidade (leve, moderada ou grave) com o uso de medidas objetivas e subjetivas. No entanto, conforme já observado, os médicos devem ser cuidadosos quando forem escolher os descritores da gravidade da atividade muscular excessiva, de modo a não representar incorretamente seu impacto clínico na vida do paciente. A partir de um ponto de vista técnico, os níveis de espasticidade podem ser afetados por muitos fatores, entre os quais temperatura, estado emocional, hora do dia, nível de dor, posição do corpo e nível de alongamento prévio. Dada essa variabilidade potencial, a interpretação das medidas seriadas pode ser problemática.

A. Escalas de classificação clínica

A hipertonia pode ser avaliada no âmbito clínico usando-se diversas escalas de classificação bem estabelecidas. As escalas mais usadas são a Ashworth, Ashworth Modificada e Tardieu (Tab. 6.2), que, de modo geral, se acredita terem uma confiabilidade inter e intraexaminador de razoável a boa. Uma crítica às escalas de Ashworth e Ashworth Modificada é sua incapacidade

Tabela 6.2 Escalas de classificação de espasticidade frequentemente utilizadas

Escore	Escala de Ashworth	Escala de Ashworth Modificada	Escala Tardieu
0	Sem aumento do tônus	Sem aumento do tônus	Sem resistência à ADM passiva
1	Leve aumento do tônus causando tensão quando o membro é movido de flexão para extensão	Leve aumento do tônus causando travamento e liberação ou resistência mínima no final da amplitude articular na flexão ou extensão	Leve resistência à ADM passiva
1+	–	Leve aumento do tônus, com um travamento seguido por resistência mínima durante todo o restante da amplitude de movimento (menos da metade)	–
2	Tônus aumentado, sem dificuldades para mover o membro em flexão	Aumento do tônus durante a maior parte da ADM; a parte afetada é ainda fácil de mover	Travamento seguido por uma liberação
3	Considerável aumento do tônus. O movimento passivo é difícil	Considerável aumento do tônus; o movimento passivo é difícil	Clônus esgotável (< 10 s)
4	O membro é rígido em flexão ou extensão	A parte afetada é rígida na flexão ou extensão	Clônus esgotável (> 10 s)

ADM, amplitude de movimento.

de distinguir entre propriedades reológicas dos tecidos moles e as contribuições neurais para hipertonia. A escala Tardieu tenta abordar essa dificuldade medindo dois ângulos: R1, o ângulo no qual a resistência é primeiro encontrada durante um estiramento rápido muscular, e R2, o ângulo final que reflete a amplitude de movimento máxima durante um estiramento muscular lento. Acredita-se que a diferença entre as duas represente a verdadeira quantidade de espasticidade, ou o ângulo de espasticidade.

B. Testes neurológicos e outros

As medidas mais sofisticadas de hipertonia incluem testes neurofisiológicos que tentam quantificar a resposta muscular ao estiramento (eletromiográfica de superfície, resposta H, a padronização da relação reflexo H com onda M máxima ou a resposta de onda F) ou medidas instrumentadas da rigidez e do torque com acelerômetros. O teste do pêndulo é um método de avaliar a espasticidade em um membro estendendo-o e depois deixando-o pender livremente contra a gravidade. O padrão de oscilação observado é matematicamente avaliado para obter dados como atraso de tempo e limiar do reflexo do estiramento muscular, o que pode identificar mudanças sutis na espasticidade. Uma desvantagem do teste do pêndulo é a grande variabilidade quando se testa o mesmo indivíduo várias vezes. Isso o torna menos confiável para medir os resultados de tratamento. Outro aspecto é que a velocidade da força e o comprimento da força não têm uma relação linear. Portanto, posicionamento do membro, comprimento muscular, relaxamento e diversos outros fatores afetam a confiabilidade do teste. O escore do pêndulo de Wartenberg é calculado durante um movimento pendular induzido pela gravidade no membro inferior, e a relação com os ângulos de movimento é medida por goniometria ou análise de movimento videocomputadorizada.

C. Medidas subjetivas

As medidas subjetivas incluem avaliação da intensidade do espasmo e registros da frequência do espasmo. Há uma correlação inconsistente entre registro subjetivo e medidas objetivas da espasticidade.

> Ansari NN, Naghdi S, Arab TK, Jalaie S: The interrater and intrarater reliability of the modified Ashworth scale in the assessment of muscle spasticity: Limb and muscle group effect. NeuroRehabilitation 2008;23:231–237.
>
> Lechner HE, Frotzler A, Eser P: Relationship between self- and clinically rated spasticity in spinal cord injury. Arch Phys Med Rehabil 2006;87:15–19.
>
> Mehrholz J, Wagner K, Meissner D, et al: Reliability of the modified Tardieu scale and the modified Ashworth scale in adult patients with severe brain injury: A comparison study. Clin Rehabil 2005;19:751–759.
>
> Platz T, Eickhof C, Nuyens G, Vuadens P: Clinical scales for the assessment of spasticity, associated phenomena, and function: A systematic review of the literature. Disabil Rehabil 2005;27:7–18.

TRATAMENTO

A espasticidade pode ter efeitos benéficos ou nocivos, e ambos podem ser observados no mesmo paciente. Os efeitos vantajosos podem incluir assistência com mobilidade, manutenção da postura, melhora da circulação, preservação da massa muscular e densidade mineral óssea, prevenção da trombose venosa e assistência na função vesical e intestinal reflexa. De maneira inversa, a espasticidade pode interferir no posicionamento, na mobilidade, no conforto e na higiene. A espasticidade também está ligada ao aumento das demandas metabólicas, o que pode ser problemático no paciente com comprometimento nutricional. Os espasmos espontâneos podem interferir no sono ou no tempo de uso da cadeira de rodas. Os espasmos podem também levar a fissuras da pele devido ao efeito de cisalhamento ou dificultar a cicatrização de feridas cirúrgicas devido à tensão junto às linhas de sutura.

A relação entre espasticidade e dor é complexa. A espasticidade pode limitar a amplitude de movimento em uma articulação, causando dor musculoesquelética. Nesse cenário, a redução da espasticidade pode diminuir a dor associada às limitações biomecânicas. Contudo, a doença do sistema nervoso central também pode produzir dor neuropática, para a qual a modulação da espasticidade pode não ser tão efetiva na redução dos sintomas. Portanto, os médicos devem considerar todos os aspectos da espasticidade de um paciente antes de colocá-lo em um plano de tratamento. Em vez da eliminação completa da espasticidade, um objetivo mais realista é sua titulação para maximizar a relação risco-benefício.

▶ Técnicas de reabilitação

As intervenções terapêuticas são essenciais para o manejo da espasticidade, tanto de forma isolada como em combinação com outras modalidades de tratamento descritas neste capítulo. Uma grande variedade de técnicas foi registrada para modular a hiperatividade muscular excessiva, entre elas exercícios de amplitude de movimento, alongamento, exercício terapêutico, terapias de restrição induzidas pela constrição, técnicas neuroevolutivas, posicionamento, imobilização, neuroprotético, imobilizações seriadas e estimulação elétrica funcional. De maneira ideal, a terapia tentará maximizar os aspectos benéficos da hiperatividade muscular e minimizar os aspectos nocivos.

A. Alongamento

O alongamento é uma das estratégias principais usadas pelos fisioterapeutas e terapeutas ocupacionais para o manejo da espasticidade. O alongamento estático ou de baixa velocidade tem sido a principal característica dessa técnica quando aplicado manualmente pelo terapeuta. De forma geral, recomenda-se um tempo mínimo de 30 segundos para a obtenção de um benefício terapêutico; alguns dados sugerem que alongamentos de maior duração são mais benéficos. Dispositivos mecânicos de alongamento, como dinamômetros (Cybex, Kin-Com, Biodex, etc.), são cada vez mais utilizados. Esses equipamentos permitem sessões de terapia mais longas, com capacidade de ajuste programado com base em sistemas inteligentes de *biofeedback*. O custo pode ser um fator limitador no uso desses dispositivos, mas isso pode ser equilibrado quando se considera o benefício operacional de liberar o tempo do profissional de saúde. Vários estudos têm mostrado os efeitos positivos do alongamento, como diminuição da atividade motora na eletromiografia (EMG), maior amplitude de movimento e diminuição da rigidez, mas as evidências dos benefícios de longo prazo dessa intervenção são limitadas.

B. Tala

O uso de talas envolve a aplicação sequencial de material de imobilização, gesso clássico e gesso sintético de uma maneira circunferencial ao redor da articulação espástica. A área a ser imobilizada (p. ex., pé e tornozelo) é coberta por uma meia, as proeminências ósseas são acolchoadas com cuidado, e a tala é aplicada em uma amplitude de movimento final confortável. As talas são trocadas semanalmente a um ângulo articular aumentado. O uso de talas em série é interrompido quando nenhum aumento adicional na amplitude de movimento é observado em suas talas sequenciais. Coloca-se nos pacientes, então, uma tala bivalvada, como uma estratégia de longa duração. O mecanismo pretendido para reduzir a espasticidade, nessa intervenção, é que as talas minimizem as mudanças no comprimento e na tensão muscular, diminuindo, desse modo, o *input* excitatório dos fusos. Esse *input* diminuído, por sua vez, reduz a atividade do arco reflexo medular. De maneira alternativa, a tala pode reduzir o *input* sensorial. As complicações potenciais da tala em série incluem lesão da pele, trombose venosa, síndrome compartimental e diminuições regionais da densidade mineral óssea.

C. Órteses

A órtese é um método útil e não invasivo para a prevenção de contraturas relacionadas a condições espásticas e para a manutenção da amplitude de movimento. Diversas órteses pré-fabricadas e moldadas estão disponíveis. Os exemplos incluem órteses de repouso para a mão, órteses para o punho, talas de extensão do cotovelo e órteses para a parte posterior do pé. As órteses dinâmicas têm um componente elástico de autoajuste, como uma mola ou banda de borracha, que pode servir como assistência passiva para o movimento de músculos mais fracos, e um componente resistente para músculos com aumento do tônus. Dispositivos de órteses dinâmicas (p. ex., Saeboflex, Dynasplints) são comumente usados. O Saeboflex foi projetado para permitir o treinamento de atividades de pegar e largar quando um paciente hemiplégico apresenta hipertonicidade flexora da extremidade superior com limitação da atividade extensora. Os Dynasplints são colocados no eixo da articulação. Eles permitem que a tensão e a força sejam ajustadas.

D. Treinamento de força

Talvez a modalidade de reabilitação mais empregada seja o treinamento de força. Essa técnica é bastante importante no paciente com espasticidade, dado o potencial para coexistência de hiperatividade muscular e fraqueza. Além disso, várias abordagens descritas mais adiante neste capítulo têm o potencial de aumentar a fraqueza.

Achados de vários estudos sustentam a ideia de que a capacidade de força pode ser aumentada em indivíduos com doença do sistema nervoso central sem exacerbar a espasticidade. Os parâmetros dos protocolos de treinamento de força são quase ilimitados, mas nenhum em particular é preferencial no paciente com espasticidade. Embora não haja evidência mínima para sugerir que o treinamento de força reduza a espasticidade, o potencial de comorbidade associado a fraqueza, nessa população de pacientes, determina a consideração dessas técnicas após outras intervenções.

E. Estimulação nervosa

A estimulação elétrica funcional (FES, *functional electrical stimulation*) e a estimulação nervosa elétrica transcutânea (TENS) podem ser usadas para reduzir a dor e a espasticidade, melhorar o tônus muscular e facilitar a função em pacientes com lesão no neurônio motor superior. Na FES, uma corrente elétrica é aplicada aos nervos intactos de modo a gerar uma contração muscular. Vários estudos têm registrado benefícios após o uso da FES (melhora da amplitude de movimento, diminuição da espasticidade e melhora do pé equino) e da TENS (melhora da função motora e da espasticidade) em pacientes pós-AVC.

> Bovend'Eerdt TJ, Newman M, Barker K, et al: The effects of stretching in spasticity: A systematic review. Arch Phys Med Rehabil 2008;89:1395–1406.
> Burtner PA, Poole JL, Torres T, et al: Effect of wrist hand splints on grip, pinch, manual dexterity, and muscle activation in children with spastic hemiplegia: A preliminary study. J Hand Ther 2008;21:36, 42.
> Farrell JF, Hoffman HB, Snyder JL, et al: Orthotic aided training of the paretic upper limb in chronic stroke: Results of a phase 1 trial. NeuroRehabilitation 2007;22:99–103.
> Ng SS, Hui-Chan CW: Transcutaneous electrical nerve stimulation combined with task-related training improves lower limb functions in subjects with chronic stroke. Stroke 2007;38:2953–2059.
> Smania N, Picelli A, Munari D, et al: Rehabilitation procedures in the management of spasticity. Eur J Phys Rehabil Med 2010;46:423–438.

▶ Farmacoterapia oral

Cinco medicamentos orais são usados com frequência para espasticidade: baclofeno, diazepam, dantrolene, clonidina e tizanidina. Entre outras substâncias que estão sendo investigadas para essa indicação estão os canabinoides. Atualmente, os medicamentos disponíveis são mais adequados para pacientes com hiperatividade muscular global ou multifocal. (A discussão adicional sobre os agentes mais prescritos para a espasticidade consta no Cap. 10.)

A. Vantagens da terapia

O uso de agentes orais não é invasivo, não requer experiência técnica especializada e costuma ser considerado uma abordagem de primeira escolha. A maioria dos medicamentos orais disponíveis para o uso em pacientes com espasticidade tem apresentações genéricas e de baixo custo. Em geral, esses fármacos não são medicamentos nem controlados, nem de notificação. Outras vantagens incluem sua utilidade como estratégia de avanço (ou seja, é um dos únicos métodos pelos quais os pacientes podem exercer um grau de autocontrole na tentativa de manejar padrões de espasticidade irregulares), bem como para indicações secundárias, como dor, insônia, epilepsia e distúrbios de humor.

B. Limitações da terapia

Os medicamentos orais não são boas escolhas para pacientes com apresentações focais ou regionais de espasticidade. O aspecto mais significativo relacionado ao seu uso pode ser a falta de tolerância pelas populações de pacientes que são propensas à espasticidade, em particular aquelas com lesão cerebral adquirida.

Os possíveis efeitos adversos dos medicamentos individuais são revisados a seguir, mas os médicos devem estar cientes de que sedação, sonolência, letargia e disfunção no processo cognitivo são preocupações relacionadas a esses fármacos. Com frequência, medicamentos orais para a espasticidade têm meia-vida curta, o que requer múltiplas administrações por dia. Isso pode ser desafiador para os pacientes e os profissionais.

C. Diazepam

Historicamente, o fármaco com o mais longo registro no tratamento da espasticidade é o diazepam, com quase 50 anos de uso clínico. Esse agente é a molécula prototípica para a classe de benzodiazepínicos das medicações. As benzodiazepinas estimulam os receptores de ácido y-aminobutírico (GABA) localizados principalmente no tronco cerebral e na medula espinal, resultando em aumento da inibição pré-sináptica. Todas as benzodiazepinas são consideradas depressivas do sistema nervoso central, com propriedades ansiolíticas, hipnóticas, antiespásticas e antiepilépticas. A meia-vida e as propriedades sedativo-hipnóticas (i.e., se um medicamento em particular é mais sedativo ou mais hipnótico) são os principais aspectos usados para distinguir vários agentes. O diazepam é um agente GABA de relativa longa duração em contraste com as benzodiazepinas de ação mais curta, como oxazepam e lorazepam. A eficácia clínica das benzodiazepinas tem sido registrada em pacientes com esclerose múltipla e lesão na medula espinal. O uso pediátrico também foi descrito.

Os efeitos no sistema nervoso central muitas vezes limitam o uso dos benzodiazepínicos no tratamento da espasticidade, com a sedação sendo relatada como o efeito colateral mais funcionalmente incapacitante. Em doses mais altas, a sonolência pode progredir para depressão respiratória, coma ou morte. O uso de benzodiazepínicos também pode levar a dependência fisiológica, com o potencial para uma síndrome de abstinência se a medicação for interrompida de forma abrupta ou diminuída de maneira rápida.

D. Baclofeno

O baclofeno é talvez o medicamento oral mais comumente usado no tratamento da espasticidade. Esse agente, que tem estrutura similar à do GABA, exerce um efeito agonista sobre os receptores do $GABA_B$ pré-sináptico dentro do tronco cerebral, do corno dorsal da medula espinal e em outros locais do sistema nervoso central. Os efeitos benéficos sobre a espasticidade são mediados principalmente por meio da depressão de reflexos espinais monossinápticos e polissinápticos, bloqueando a liberação de neurotransmissores. No entanto, a ação do fármaco sobre os receptores supraespinais pode levar a significativos efeitos colaterais. O baclofeno tem sido demonstrado como mais efetivo em pacientes com espasticidade de origem espinal, incluindo lesão da medula espinal e esclerose múltipla.

Quando administrado por via oral, o baclofeno é absorvido por uma seção relativamente pequena da porção superior do intestino delgado. A meia-vida do baclofeno oral é de 3 horas e meia. A maior parte do fármaco é excretada inalterada pelos rins, com uma quantidade menor (6-15%) sendo metabolizada pelo fígado. Os efeitos colaterais incluem sedação, confusão, tontura e náusea. A *overdose* pode levar a supressão respiratória, hipotensão, bradicardia e incapacidade de responder. A interrupção abrupta pode ocasionar convulsões, mudanças de estado mental ou um quadro clínico consistente com síndrome neuroléptica maligna, que, se não tratado, pode levar à morte. Efeitos adversos significativos foram demonstrados na população idosa com AVC e em uma população mista de pacientes com lesão encefálica adquirida. O baclofeno parece diminuir o limiar da convulsão, independentemente do aumento ou da diminuição da dose. Assim, esse medicamento deve ser usado com cuidado em pacientes com história de convulsões.

Considerando a absorção gastrintestinal limitada do fármaco e a meia-vida curta no plasma, os pacientes devem usar o baclofeno várias vezes por dia. Esforços estão em andamento para contornar esse problema usando-se tecnologia pró-fármaco. O baclofeno é uma combinação racêmica de isômeros de imagem espelhada. Considera-se o isômero R a molécula mais farmacologicamente ativa. O baclofeno R foi reformulado com uma molécula portadora que permite a absorção aumentada no trato gastrintestinal. O resultado geral é a redução da espasticidade com apenas uma dosagem, duas vezes ao dia. Um pequeno ensaio clínico demonstrou espasticidade reduzida em indivíduos com lesão na medula espinal, e há um ensaio clínico em andamento envolvendo o uso de fármaco modificado em indivíduos com esclerose múltipla.

E. Tizanidina

Outro medicamento oral usado com frequência é a tizanidina. Essa molécula é um agonista do receptor α_2-adrenérgico seletivo e tem estrutura similar à da clonidina. A tizanidina é ativa nos níveis espinal e supraespinal. No nível espinal, reduz a atividade interneuronal pré-sináptica por meio da inibição da liberação de aminoácidos excitatórios e substância P. No cérebro, a tizanidina inibe o disparo dos neurônios dentro do *locus ceruleus*. Esse efeito regula para menos a influência facilitadora do trato cerebrospinal espinal. O efeito sobre a substância P e os efeitos supraespinais são os mecanismos propostos dos possíveis efeitos analgésicos da tizanidina.

A tizanidina costuma ser bem tolerada; os efeitos colaterais registrados com mais frequência são boca seca, sonolência, tontura e fadiga. Estudos comparativos indicam que sua eficácia é similar à do baclofeno e à do diazepam, com menos desistência por parte do paciente devido aos efeitos colaterais. Os efeitos adversos mais comuns são sedação, tontura e boca seca. Cerca de 5% dos pacientes que tomam o medicamento por longo prazo apresentam enzimas hepáticas elevadas no teste sorológico. Essa anormalidade costuma se resolver com a interrupção do fármaco ou a redução da dose. A verificação de rotina das enzimas hepáticas é recomendada.

F. Clonidina

Como a tizanidina, a clonidina é um agonista do receptor α_2-adrenérgico. Seu efeito antiespástico é atribuído à inibição pré-sináptica dos aferentes sensoriais. O mesmo mecanismo também é associado às propriedades antinociceptivas do fármaco. Em contraste, seus efeitos anti-hipertensivos resultam das propriedades simpatolíticas centrais. A clonidina é altamente lipofílica, o que permite múltiplas vias de administração (i.e., oral, transdérmica, intravenosa, retal, epidural e intratecal).

G. Dantrolene*

O dantrolene é um agente antiespástico que age de modo periférico diminuindo a liberação de cálcio do retículo sarcoplasmático das células do músculo esquelético. Isso resulta em uma separação da contração muscular dos impulsos neuronais elétricos. O dantrolene é específico para o músculo esquelético, assim, afeta em especial as contrações de reflexo (espasticidade), em vez do movimento muscular voluntário. A hepatotoxicidade é uma limitação significativa; cerca de 1% dos pacientes tratados com esse agente desenvolvem anormalidades hepáticas significativas. Esse risco é elevado em dosagens maiores do que 400 mg/dia (dosagem máxima recomendada pelo fabricante). O dantrolene demonstrou eficácia em diversas populações de pacientes, incluindo aquelas com lesão na medula espinal, paralisia cerebral e esclerose múltipla. A natureza periférica desse composto torna-o bastante atraente no tratamento da espasticidade após uma lesão cerebral. O uso pediátrico também foi descrito.

H. Agentes de investigação

Pesquisadores têm mostrado interesse considerável na modulação da espasticidade via sistema endocanabinoide. Os receptores canabinoides do tipo 1 (CB1) são expressos na membrana pré-sináptica dos neurônios e usam um mecanismo de *feedback* negativo para regular a liberação de transmissores nas sinapses GABAérgica, glutamatérgica e dopaminérgica. Os agonistas em CB1 produziram efeitos antiespásticos em estudos experimentais com animais. Os canabinoides mais importantes para uso farmacológico são o Δ-9-tetra-hidrocanabinol (THC) e o canabidiol (CBD). O Sativex, disponível comercialmente fora dos Estados Unidos, é um extrato de planta que contém THC e CBD em quantidades definidas. É administrado na forma de *spray* na mucosa oral. O Sativex foi aprovado em muitos países para o tratamento da espasticidade em pacientes com esclerose múltipla nos quais a terapia antiespástica convencional não foi efetiva. Existem ensaios clínicos em andamento dessa preparação nos Estados Unidos.

Kamen L, Henney HR 3rd, Runyan JD: A practical overview of tizanidine use for spasticity secondary to multiple sclerosis, stroke, and spinal cord injury. Curr Med Res Opin 2008;24:425–439.

Lakhan SE, Rowland M: Whole plant cannabis extracts in the treatment of spasticity in multiple sclerosis: A systematic review. BMC Neurol 2009;9:59.

Nance PW, Huff FJ, Martinez-Arizala A, Ayyoub Z, et al: Efficacy and safety study of arbaclofen placarbil in patients with spasticity due to spinal cord injury. Spinal Cord 2011;49:974–980.

Watanabe TK: Role of oral medications in spasticity management. PM R 2009;1:839–841.

Simon O, Yelnik AP: Managing spasticity with drugs. Eur J Phys Rehabil Med 2010;46:401–410.

---

* N. de R.T. Este agente não está mais disponível no Brasil.

Terapia com toxina botulínica

Talvez nenhuma técnica tenha afetado o manejo da espasticidade mais do que a introdução da neurólise focal (ou bloqueio químico) com toxina botulínica, uma proteína e neurotoxina produzida pela bactéria anaeróbia *Clostridium botulinum*. As toxinas dos tipos A e B são atualmente utilizadas para propósitos médicos. Ambas consistem nas chamadas cadeias pesadas (100 kDa) unidas por ponte dissulfeto simples a uma cadeia leve (50 kDa). A cadeia leve é a porção tóxica da molécula. A toxina botulínica bloqueia a liberação de neurotransmissor nos terminais nervosos colinérgicos periféricos, resultando em desunião na junção neuromuscular. O bloqueio é obtido em quatro passos distintos: (1) união com receptores na membrana pré-sináptica, (2) captação endocitótica nos terminais nervosos, (3) translocação através da membrana endossômica e (4) inibição da endocitose de neurotransmissor. Os alvos moleculares para esse último passo são diferentes para cada sorotipo. A toxina do tipo A cliva a proteína associada ao sinaptossoma de 25-kDa (SNAP-25) para prevenir a união de vesículas sinápticas à membrana pré-sináptica, enquanto a toxina do tipo B cliva a sinaptobrevina, também conhecida como proteína da membrana associada à vesícula (VAMP).

As injeções de toxina botulínica são usadas no manejo da espasticidade para reduzir a força criada pela contração do músculo ou grupos musculares hiperativos. Uma redução na tensão muscular pode levar à melhora da amplitude de movimento passiva e ativa, bem como permitir um melhor resultado com as técnicas de alongamento, o que facilita o uso de órteses, talas e técnicas de imobilização, discutido previamente. Além disso, os pacientes podem perceber melhora do controle motor após a injeção da toxina. Dados esses resultados, é de extrema importância unir as injeções de toxina a um protocolo de reabilitação se o objetivo for melhorar a função ativa ou passiva.

A. Preparações

Entre os sorotipos do tipo A, estão diversas formulações com diferentes padrões de doses. Todos os produtos de toxina botulínica do tipo A têm a mesma molécula 150 kDa em seu núcleo. A abobotulinumtoxina A circunda essa molécula com 350 kDa para uma concha de 750 kDa de proteínas complexas, enquanto a onabotulinumtoxina A usa um complexo de proteína 750 kDa para esse propósito. A incobotulinumtoxina A não apresenta proteínas complexas. A importância clínica dessas proteínas complexas não está clara no momento, e pode parecer que elas se dissociam da molécula núcleo com muita rapidez na diluição com solução salina. É muito importante reconhecer que as unidades de atividade biológica são únicas em cada preparação de toxina e não podem ser convertidas (ou comparadas) umas às outras. O Quadro 6.1 lista as neurotoxinas botulínicas comercialmente disponíveis nos Estados Unidos. Apenas a abobotulinumtoxina A recebeu uma indicação formal da Food and Drug Administration (FDA) para uso, em pacientes adultos com espasticidade da extremidade superior, embora existam ensaios clínicos atuais envolvendo outras preparações e indicações.

Quadro 6.1 Toxinas botulínicas comercialmente disponíveis nos Estados Unidos

Sorotipo	Nome comercial	Nome recomendado pela FDA
A	Botox	Onabotulinumtoxina A
A	Dysport	Abobotulinumtoxina A
A	Xeomin	Incobotulinumtoxina A
B	Myobloc*	Rimabotulinumtoxina B

*N. de R.T. Não disponível no Brasil.

B. Administração

Para a toxina botulínica ser efetiva, ela deve ser injetada diretamente no músculo contraído com atividade excessiva. Várias técnicas estão disponíveis para facilitar a localização do músculo. Alguns médicos usam julgamento clínico junto com inspeção visual e palpação para orientar a injeção da toxina. Outros baseiam-se na EMG para orientação. Essa última técnica envolve inserção de uma agulha coaxial isolada eletricamente em que fica exposta apenas a ponta da agulha. A ponta da agulha trabalha como uma sonda, na qual sinais eletromiográficos podem ser registrados. Após a atividade eletromiográfica excessiva ser detectada, a toxina é injetada. A estimulação elétrica pode ser igualmente aplicada por meio desse tipo de agulha. A técnica mais comum envolve estimulação nervosa capaz de liberar pulsos de duração de 0,1 a 0,5 milissegundos uma ou duas vezes por segundo. O estimulador deve possuir um reostato para controlar o fluxo da corrente. Um amperímetro (que mede a intensidade elétrica) facilita a localização precisa à medida que os pontos motores irão responder à amperagem muito mais baixa em comparação com o músculo ou tecido mole circundante. Mais recentemente, o ultrassom tem sido usado por alguns médicos para facilitar a localização do músculo. Uma vantagem desse método é a capacidade de identificar estruturas vasculares usando o modo Doppler no equipamento de ultrassonografia. A escolha da técnica de localização deve ser baseada na experiência local e nos recursos. Há um recente consenso de que não existe evidência suficiente para sustentar ou refutar o uso de uma técnica de localização em detrimento de outra.

A seleção dos músculos a serem injetados com toxina botulínica costuma basear-se na apresentação espástica no paciente em particular. Embora as apresentações de hiperatividade muscular possam variar, várias sinergias comuns são observadas nas extremidades superior e inferior. Na extremidade superior, estas incluem ombro aduzido e internamente rotado, cotovelo flexionado, punho flexionado, antebraço pronado, polegar em deformidade na palma e mão em forma de garra. Na extremidade inferior, as apresentações comuns incluem quadril flexionado, coxas aduzidas, joelho estendido ou flexionado, hiperextensão do hálux e pé equinovaro. Também é comum a sinergia na qual o calcanhar é girado em direção à linha média, o pé está em flexão plantar, a borda interna do pé está posição de supino, e o pé anterior está deslocado medialmente ao eixo vertical. Artelhos curvados ou em forma de garra podem coexistir com a deformidade equinovaro. Embora a observação clínica e o exame físico sejam usados com mais frequência para determinar qual músculo deve ser injetado, a avaliação, em laboratório, de marcha e do controle motor usando eletromiografia de multicanal dinâmica junto com dados cinéticos e cinemáticos pode intensificar o processo de seleção, pela identificação das contribuições relativas dos músculos ou grupos musculares.

Vários fatores influenciam a dosagem da toxina botulínica, entre eles resposta prévia do paciente a injeções, intensidade de tônus, função residual do músculo espástico e impacto potencial da redução excessiva do tônus. Recomenda-se a consulta a outras fontes para informação adicional sobre dosagem e estratégias de seleção de músculo.

C. Reações adversas

Os efeitos adversos da terapia com toxina botulínica podem ser agrupados em três amplas categorias. Primeiro, a difusão da toxina para fora dos locais de ação pretendidos pode levar à inibição indesejada da transmissão em terminações nervosas próximas. Embora a difusão localizada seja indesejável, raramente ela é um problema grave. Mais problemática é a difusão a distância para os músculos que controlam a respiração e a deglutição. Em 2008, a FDA registrou que a toxina botulínica esteve "ligada, em alguns casos, a reações adversas, incluindo insuficiência respiratória e morte, após o tratamento de uma variedade de condições usando uma ampla gama de doses". Vários desses casos envolveram o uso pediátrico, no qual as estratégias de dose com base no peso devem ser consideradas. A administração de toxina botulínica com outros agentes que afetam a função neuromuscular, como aminoglicosídeos, pode aumentar o efeito da toxina. Segundo, a manutenção do bloqueio da transmissão pode produzir efeitos similares à desenervação anatômica, incluindo atrofia muscular. O terceiro efeito indesejado é a resistência imunológica às toxinas botulínicas. A resistência resulta do desenvolvimento de anticorpos circulantes que se unem à cadeia pesada e impedem sua associação com as membranas nervosas, impedindo, assim, a internalização da cadeia leve funcional ativa. As proteínas auxiliares no complexo da toxina poderiam, em teoria, promover a resposta imune à toxina. Lesão ou sangramento no local da injeção é uma consequência não da toxina, e sim do procedimento de injeção. Os clínicos devem estar atentos a consequências em pacientes que estão usando terapia antiplaquetária ou de anticoagulação. Outros eventos adversos incluem cefaleias, síndromes semelhantes a gripe, visão embaçada, boca seca e fadiga.

D. Considerações especiais

Como previamente observado, o uso de toxina botulínica deve sempre ser complementado, de algum modo, com um protocolo de reabilitação. Isso pode ser feito por meio de encaminhamento formal a um fisioterapeuta ou terapeuta ocupacional ou instruções ao paciente ou ao cuidador sobre um programa de exercícios domiciliares. Para pacientes nos quais o objetivo do tratamento é apenas a função passiva, técnicas de alongamento lentas ou estáticas devem ser aplicadas manualmente, por meio de dispositivos de amplitude de movimento ou pela aplicação de uma órtese. Para pacientes cujos objetivos incluem a função ativa, são adequados exercício terapêutico como terapia de movimento por restrição do lado normal, obrigando o uso do deficitário, bicicleta ergométrica, treinamento em esteira com sustentação do peso do corpo e exercícios de fortalecimento. A respeito de outras modalidades de tratamento, um crescente corpo da literatura sugere que os efeitos da toxina botulínica são aumentados quando combinados com estimulação elétrica.

A terapia por toxina botulínica é um tratamento efetivo para a hiperatividade muscular, mas a duração do efeito é limitada. A duração do bloqueio químico varia de acordo com o tipo de neurotoxina e o tipo de terminação nervosa. Na junção neuromuscular humana, em geral, o efeito dura de 2 a 4 meses; no sistema nervoso autônomo, pode durar por mais de um ano.

> Wheeler A, Smith HS: Botulinum toxins: Mechanisms of action, antinociception and clinical applications. Toxicology 2013;306:124–146.

▶ Tratamento com baclofeno intratecal

O tratamento com baclofeno intratecal (TBI) é uma poderosa técnica para o manejo da hipertonia espástica. A TBI exerce seu efeito terapêutico liberando baclofeno de forma direta no líquido cerebrospinal, permitindo amento na distribuição desse agente nos neurônios-alvo na medula espinal. Antes de prosseguir com essa terapia, os candidatos adequados precisam ser informados de que essa modalidade de tratamento envolve um procedimento invasivo e representa comprometimento em longo prazo. Em geral, os pacientes podem ser considerados candidatos para a TBI quando:

- A espasticidade tem sido muito mal controlada apesar da terapia máxima com outras modalidades.
- A espasticidade tem sido muito mal controlada devido à limitação da tolerância do paciente a outras modalidades.
- A redução ajustável da espasticidade por uma bomba de fluxo variável programável poderia ser vantajosa.

As indicações aprovadas pela FDA para a TBI incluem espasticidade de origem medular (lesão traumática na medula espinal e esclerose múltipla) e cerebral (lesão encefálica adquirida, paralisia cerebral e AVC). A eficácia dessa terapia também está comprovada para condições degenerativas do cérebro e da medula espinal (i.e., esclerose lateral amiotrófica, paraparesia espástica hereditária).

A. Início da terapia

1. Ensaio intratecal da medicação — Um ensaio intratecal é realizado para expor o paciente aos agentes que serão administrados de forma permanente na implantação da bomba. O procedimento típico para um ensaio de TBI é realizar uma punção lombar e injetar uma dose em *bolus* de solução de baclofeno no líquido cerebrospinal. A dose de titulação inicial mais usada é

50 mcg de baclofeno. Os efeitos clínicos de uma injeção em *bolus* são observados por 1 a 3 horas após a injeção, e o pico do efeito costuma ser observado de 4 a 6 horas após a injeção. Os efeitos da titulação em *bolus* são sempre temporários, com duração de cerca de 6 a 8 horas; contudo, efeitos prolongados de um simples teste em *bolus* foram registrados. A titulação em *bolus* pode ser repetida se a injeção inicial não for bem-sucedida. Avaliações sequenciais a cada duas horas são recomendadas para verificar o início, o pico e a resolução dos efeitos da TBI. Os efeitos intratecais podem diferenciar deficiências de amplitude de movimento devido à espasticidade grave, as quais podem ser reversíveis sem cirurgia, de contraturas fixas.

2. Implantação da bomba — Após o ensaio apresentar um resultado positivo, o paciente pode prosseguir para a implantação da bomba. A dosagem inicial da TBI é, muitas vezes, determinada pela resposta do paciente à dose do teste. Uma dose inicial razoável é 100 a 200% da dose em *bolus*, dividida em um período de 24 horas. Se o paciente tiver demonstrado hipotonia prolongada ou excessiva durante a fase de titulação, pode ser prudente iniciar com 50% da dose em *bolus*, dividida em um período de 24 horas. É fundamental que o médico responsável pela implantação da bomba esteja em íntima comunicação com o médico responsável pelo teste para a determinação da dose inicial adequada. O paciente deve continuar com as medicações antiespásticas orais até que um programa de interrupção seja prescrito.

3. Modificação da dosagem — Os ajustes na dose podem iniciar logo após a implantação da bomba. Em geral, é razoável esperar 24 horas entre cada ajuste na dose para permitir que os efeitos plenos do fármaco sejam observados. Durante a fase de titulação da terapia com BI, os pacientes costumam parar com as medicações antiespásticas orais. A quantidade de cada ajuste intratecal varia com base na capacidade de tolerância do paciente. Pacientes não ambulatoriais toleram ajustes de 20% da dose diária total, enquanto outros, em especial pacientes ambulatoriais, requererem aumentos de titulação mais baixos (5-10%). Os efeitos adversos que podem ser observados durante essa fase da terapia incluem hipotonia excessiva, mudanças na condição intestinal e vesical e aumento do risco de tromboembolismo. A frequência e o tamanho dos ajustes da dose devem ser individualizados com base na resposta do paciente às modificações anteriores.

4. Reabilitação pós-implante — Se for prevista alteração da condição funcional ativa do paciente devido à TBI, um programa de reabilitação após a implantação é adequado. A reabilitação pós-implante pode também ser necessária para garantir o treinamento adequado do cuidador. As áreas que podem estar envolvidas no processo de reabilitação incluem fisiatria, fisioterapia, terapia ocupacional e enfermagem de reabilitação. Os aspectos que podem requerer atenção incluem cuidado de incisão, manejo médico (p. ex., cefaleia pós-punção, avaliação da dor, ajuste da medicação, mudanças das doses), mobilidade, capacidade de autocuidado e função intestinal e vesical. Os pacientes, em especial os indivíduos ambulatoriais, devem ser cuidadosamente aconselhados sobre a necessidade de reabilitação pós--implantação a fim de maximizar os efeitos da TBI.

B. Terapia de manutenção

Após a fase de titulação da TBI, o paciente entra na fase de manutenção da terapia. Os aspectos dessa fase incluem reabastecer o reservatório da bomba com a nova medicação, resolver qualquer mau funcionamento do sistema de infusão e substituir a bomba para repor a carga na bateria. As recargas são um procedimento esterilizado, feito no consultório, a cada semana ou meses. As soluções mais usadas de baclofeno permanecem estáveis no reservatório da bomba por até seis meses. A bomba possui um volume de reservatório residual baixo, que é o volume mínimo que mantém o fluxo estável. O intervalo da recarga é o tempo requerido para a bomba dispensar o volume da solução do reservatório cheio para o volume do reservatório baixo. O intervalo da recarga reflete a concentração de baclofeno e a dose diária. As recargas de bomba são programadas para ter um volume de reservatório residual suficiente antes da data limite, de modo a evitar a "síndrome do reservatório baixo" e sintomas de privação da TBI. As recargas da bomba costumam ser acompanhadas pela palpação externa da bomba e pelo uso de um modelo para orientar a agulha na câmara do reservatório. A fluoroscopia ou o ultrassom podem ser usados para auxiliar na localização da porta e na colocação da agulha.

Para pacientes com condições neurológicas crônicas e não progressivas, a dose da TBI deve ser relativamente estável durante a fase de manutenção da terapia. Indivíduos com doenças progressivas, como esclerose lateral amiotrófica ou esclerose múltipla, podem requerer aumento nas dosagens com o passar do tempo. Pacientes com hipertonia prévia bem controlada em um esquema de dose estável e que se apresentam com aumento na espasticidade devem ser examinados com atenção especial. Embora a tolerância farmacológica à TBI possa exigir aumento na dose, isso não deve ser confirmado até que uma avaliação clínica detalhada tenha sido feita. As comorbidades da doença neurológica podem servir como estímulos nocivos que agem como "desencadeadores" do aumento da espasticidade (p. ex., infecção do trato urinário, distensão vesical, urolitíase). Se nenhuma causa para o aumento da espasticidade for encontrada, deve-se procurar por um mau funcionamento no sistema, conforme descrito a seguir.

C. Possíveis complicações

1. Problemas relacionados à bomba e ao cateter — As possíveis causas para a perda da efetividade da TBI incluem erros de programação e problemas mecânicos envolvendo a bomba ou o cateter (p. ex., torção, buracos, oclusões). Alguns desses problemas são prontamente detectáveis; a descoberta de outros é mais desafiadora. Em geral, os erros de programação e recarga tendem a ser identificados e corrigidos com mais facilidade. O mau funcionamento do mecanismo da bomba é raro, mas, quando presente, é confirmado de maneira simples. Os problemas no cateter são relativamente frequentes e podem variar quanto à apresentação e à facilidade de identificação. A pronta identificação de quaisquer problemas no sistema de liberação é fundamental, visto que podem ocorrer graves efeitos de *overdose* e privação da TBI.

Duas técnicas iniciais para a investigação do mau funcionamento da bomba são "questionamento" da bomba e verificação do volume de seu reservatório residual. O questionamento dos parâmetros da dosagem da bomba deve comparar a dosagem prescrita. A presença de um alarme audível (bem como um alarme eletrônico durante o questionamento da bomba) ou a descoberta de um volume residual "extra" inesperado no reservatório sugere um mau funcionamento da bomba. As condições de alarme, em geral, ocorrem em uma situação de bateria fraca ou reservatório baixo. Um alarme de bateria fraca irá soar quando a bateria atingiu um nível de carga muito baixo. Um alarme de reservatório baixo irá indicar que a bomba já liberou quase a totalidade do volume do reservatório e que o paciente precisa de uma recarga imediata. Um aumento no volume residual do reservatório pode indicar anormalidade do rotor da bomba. A presença de um regulador do torque ou condição de bateria fraca requer a reposição urgente da bomba.

Após eliminar as possibilidades de anormalidades da bomba e programação ou dificuldades de solução, a atenção se volta para identificar os potenciais problemas com o cateter. Na maioria dos casos, isso envolve técnicas de imagem. A radiografia simples é o primeiro passo. Se os filmes estiverem normais, uma aspiração de porta de acesso ao cateter pode ser feita. Esse procedimento envolve acessar uma porta que está em continuidade direta com o cateter (a porta de acesso ao cateter [PAC]). Como a extremidade distal do cateter fica dentro do espaço subaracnóideo, o médico deve ser capaz de prontamente interromper o líquido cerebrospinal através do cateter. A aspiração de pelo menos 2 a 3 mL é necessária para determinar uma aspiração "normal", visto que o volume do cateter costuma ser menor do que 0,25 mL. A falha em aspirar o líquido pode sugerir ruptura ou oclusão do cateter, tendo em mente que alguns pacientes com dano neurológico podem produzir líquido cerebrospinal mínimo na região da ponta do cateter. Após remover a solução do fármaco do cateter e coletar o líquido cerebrospinal, um meio de contraste pode ser injetado e observado por meio de fluoroscopia ou tomografia computadorizada. O extravasamento de corante do cateter pode servir para diagnosticar quebras, loculações na ponta do tubo e migração do cateter para os espaços subdural ou epidural.

2. Síndrome de abstinência — A redução abrupta da TBI pode resultar em síndrome de abstinência, que pode apresentar consequências graves e até mesmo fatais. A gravidade da síndrome de abstinência da TBI não está relacionada de maneira consistente com os níveis da dosagem. Talvez a apresentação sintomática mais comum seja o retorno ao grau anterior de hipertonia do paciente. As características adicionais dessa síndrome podem incluir prurido, convulsões, alucinações e disreflexia autonômica. Alguns pacientes demonstram uma síndrome fatal, que apresenta espasticidade exagerada ou de rebote (i.e., maior do que o grau anterior de hipertonia), febre, instabilidade hemodinâmica e estado mental alterado. Se não tratada de maneira agressiva, essa síndrome pode avançar durante 24 a 72 horas e causar rabdomiólise, insuficiência do sistema de vários órgãos e, raras vezes, morte. Após o reconhecimento da abstinência da TBI, o tratamento inicial inclui cuidado de apoio, observação cuidadosa e reposição do baclofeno por via enteral ou, preferencialmente, por meio da restauração da liberação intratecal. A farmacoterapia adjunta pode também incluir a administração de benzodiazepinas e ciproeptadina.

3. Overdose — Em contrapartida à abstinência, que pode ocorrer apesar da atenção vigilante, a *overdose* da TBI, em geral, é causada por cálculo humano errado durante ajustes da dose ou mudanças de concentração. Os sintomas da *overdose* incluem hipotonia profunda ou flacidez, hiporreflexia, depressão respiratória, apneia, convulsões, coma, instabilidade autonômica, alucinações, hipotermia e anormalidades no ritmo cardíaco. O manejo inicial inclui manutenção das vias aéreas, respiração e circulação. As medidas secundárias incluem redução ou interrupção temporária da liberação intratecal pela reprogramação da bomba. As medidas ideais para a *overdose* da TBI incluem drenagem do líquido cerebrospinal via aspiração PAC ou punção lombar e administração de um "antídoto". Embora não sejam propriamente antídotos, fisostigmina e flumazenil demonstraram reduzir os efeitos colaterais centrais, como sonolência e depressão respiratória. A fisostigmina é o agente mais utilizado, mas pode produzir efeitos adversos como bradicardia, convulsões e aumento das secreções respiratórias.

> Cruikshank M, Eunson P: Intravenous diazepam infusion in the management of planned intrathecal baclofen withdrawal. Dev Med Child Neurol 2007;49:626-628.
>
> Francisco GE, Yablon SA, Schiess MC, et al: Consensus panel guidelines for the use of intrathecal baclofen therapy in poststroke spastic hypertonia. Top Stroke Rehabil 2006;13:74-85.
>
> Horn TS, Yablon SA, Stokic DS: Effect of intrathecal baclofen bolus injection on temporospatial gait characteristics in patients with acquired brain injury. Arch Phys Med Rehabil 2005;86:1127-1133.
>
> Hoving MA, van Raak EP, Spincemaille GH, et al: Intrathecal baclofen in children with spastic cerebral palsy: A double-blind, randomized, placebo-controlled, dose-finding study. Dev Med Child Neurol 2007;49:654-659.
>
> Sadiq SA, Wang GC: Long-term intrathecal baclofen therapy in ambulatory patients with spasticity. J Neurol 2006;253:563-569.
>
> Saulino M: The use of intrathecal baclofen in pain management. Pain Management 2013;2:603-608.
>
> Stokic DS, Yablon SA, Hayes A: Comparison of clinical and neurophysiologic responses to intrathecal baclofen bolus administration in moderate-to-severe spasticity after acquired brain injury. Arch Phys Med Rehabil 2005;86:1801-1806.

▶ Manejo ortopédico

As intervenções ortopédicas para a correção das deformidades espásticas foram descritas por mais de 170 anos e podem representar a mais antiga forma de manejo da espasticidade. Seu papel primário é focar os aspectos biomecânicos da espasticidade que não foram abordados de maneira adequada por outras medidas. Assim como todos os outros planos de tratamento, os objetivos do manejo ortopédico devem sempre ser bem definidos para pacientes e profissionais. Os objetivos incluem a correção de maus alinhamentos musculoesqueléticos, deformidades e contraturas. É fundamental, antes de empreender quaisquer intervenções ortopédicas, que os pacientes e os profissionais entendam a diferença entre contratura, que é um alongamento fixo, estático, da unidade musculotendinosa, e espasticidade, que é uma anormalidade dinâmica do sistema nervoso central. As intervenções ortopédicas devem ser empregadas em indivíduos que demonstram anormalidades musculoesqueléticas biomecânicas com danos funcionais (p. ex., anormalidades da marcha, problemas em executar atividades da vida diária) ou dor. Desvios "assintomáticos" do alinhamento devem ser monitorados para progressão ou tratados com medidas mais conservadoras, como alongamento, tala, fisioterapia, entre outras, antes de prosseguir para intervenções cirúrgicas.

Em geral, as intervenções ortopédicas para o paciente espástico situam-se em quatro categorias principais: alongamento musculotendinoso, transferência de tendão, osteotomia e artrodese. Não é incomum múltiplos procedimentos serem realizados de forma simultânea.

A. Técnicas de alongamento

O aumento do comprimento de um músculo ou tendão pode ser realizado usando-se qualquer uma das técnicas apresentadas a seguir. Pode ser feito por meio do tendão de uma maneira do tipo Z, algumas vezes referida como o método de divisão e deslizamento de meia seção. Nesse procedimento, uma incisão vertical ou longitudinal é feita no centro do tendão, igual ao comprimento do tendão que será estendido. Um corte transverso é, então, feito em cada extremidade da incisão nos lados opostos do tendão, produzindo um padrão Z alongado. As suturas podem, então, reunir as extremidades do tendão. Essa técnica provavelmente fornece um ganho maior na amplitude de movimento, mas pode estar associada a alongamento excessivo do tendão e encurtamento do músculo. Uma segunda, e talvez mais empregada, técnica é alongamento intramuscular, ou aponeurótico, liberado na porção tendinosa. O reparo não é necessário, e as chances de alongamento excessivo do músculo são reduzidas; contudo, a chance de recorrência é mais alta. Por fim, uma ressecção pode liberar o tendão em sua inserção, com uma nova sutura nos tecidos moles proximais ou no osso. As técnicas seletivas de alongamento cirúrgico que minimizam a fraqueza subsequente da unidade musculotendinosa devem ser favorecidas. O aumento do comprimento muscular tem o benefício adicional de alterar a atividade dos receptores de Golgi. Isso resulta em diminuição temporária da espasticidade, bem como na obtenção de um alongamento muscular funcional. O objetivo específico da cirurgia e o nível de função atual do paciente ajudam a ditar qual procedimento será escolhido.

B. Transferência de tendão

A transferência de tendão busca utilizar o tônus muscular aumentado de uma maneira benéfica, movendo a unidade musculotendinosa com espasticidade para um grupo antagonista que apresente fraqueza excessiva. Por exemplo, um paciente que demonstra excessiva extensão do joelho poderia ser submetido a um procedimento no qual o reto femoral é transferido para os isquiotibiais. De maneira similar, a correção de uma deformidade do pé em varo poderia ser alcançada ao se realizar uma transferência partida do tibial posterior ou tibial anterior com espasticidade para a parte lateral do pé.

C. Osteotomia

Osteotomias são incisões ou transecções de um osso. São realizadas em muitos procedimentos ortopédicos para corrigir o mau alinhamento e apresentam benefícios adicionais no paciente espástico. Essa abordagem baseia-se no conceito da "disfunção do braço de alavanca", que foi inicialmente descrito por Gage e colaboradores. Esse problema, abordado em detalhes no Capítulo 4, é definido como o rompimento na geração de momento de um complexo músculo-articulação devido a um braço de alavanca ineficaz. O resultado da disfunção do braço de alavanca é a fraqueza funcional e a diminuição da produção de força. Gage descreveu cinco tipos distintos de deformidades: (1) braço de alavanca curto, (2) braço de alavanca flexível, (3) braço de alavanca mal girado, (4) um pivô ou ponto de ação anormal e (5) disfunção do braço de alavanca posicional. As osteotomias não apenas buscam corrigir o mau alinhamento ósseo, mas também posicionam os músculos circundantes em uma posição biomecânica mais eficiente. Talvez o exemplo mais citado dessa abordagem seja a osteotomia de rotação do fêmur proximal. O aumento da anteversão femoral ocorre com frequência em crianças com paralisia cerebral espástica, devido à excessiva espasticidade dos adutores do quadril. A osteotomia fornece um alinhamento mais normal da articulação do quadril e permite que os músculos que a cruzam se contraiam junto a uma linha de força mais adequada.

D. Artrodese

A opção mais permanente no manejo ortopédico do paciente com espasticidade é a artrodese (i.e., fusão de uma articulação). Para algumas deformidades de base neurológica, a correção dinâmica pode não ser bem-sucedida. Os exemplos comuns incluem uma artrodese tripla (fusão das articulações talocalcânea, talonavicular e calcaneocuboide) para corrigir deformidades ósseas do retropé, artrodese da primeira articulação metatarsofalângica para hálux valgo ou joanete dorsal e artrodese das interfalanges para deformidade em valgo ou de flexão do grande artelho.

E. Considerações especiais

As intervenções ortopédicas podem ser feitas em crianças e adultos, embora sua prevalência seja mais alta na faixa etária pediátrica. Como delineado anteriormente, a espasticidade está presente em várias condições neurológicas, entre as quais paralisia cerebral, lesão cerebral, lesão da medula espinal, doença da medula espinal, AVC e esclerose múltipla. A maioria dos relatos descreve intervenções ortopédicas em indivíduos com paralisia cerebral. Talvez em menor magnitude, existam relatos realçando o manejo ortopédico das extremidades inferiores distais anormais em pacientes com AVC ou lesão cerebral. Existe também uma série de exemplos menos citados. As liberações musculares dos flexores do cotovelo e dos adutores-rotadores internos do ombro podem melhorar a amplitude de movimento e diminuir a dor em pacientes com AVC ou lesão cerebral. Claramente, há considerável oportunidade de expansão contínua das intervenções ortopédicas para todos os pacientes com espasticidade, independentemente da idade ou do diagnóstico.

Davids JR: The foot and ankle in cerebral palsy. Orthop Clin North Am 2010;41:579-593.

de Morais Filho MC, Kawamura CM, Dos Santos CA, Junior RM: Outcomes of correction of internal hip rotation in patients with spastic cerebral palsy using proximal femoral osteotomy. Gait Posture 2012;36:201-204.

Horstmann HM, Hosalkar H, Keenan MA: Orthopaedic issues in the musculoskeletal care of adults with cerebral palsy. Dev Med Child Neurol 2009;51:99-105.

Keenan MA: The management of spastic equinovarus deformity following stroke and head injury. Foot Ankle Clin 2011;16: 499-514.

Muthusamy K, Seidl AJ, Friesen RM, et al: Rectus femoris transfer in children with cerebral palsy: Evaluation of transfer site and preoperative indicators. J Pediatr Orthop 2008;28:674-678.

Namdari S, Alosh H, Baldwin K, et al: Shoulder tenotomies to improve passive motion and relieve pain in patients with spastic hemiplegia after upper motor neuron injury. J Shoulder Elbow Surg 2011;20:802-806.

Namdari S, Horneff JG, Baldwin K, Keenan MA: Muscle releases to improve passive motion and relieve pain in patients with spastic hemiplegia and elbow flexion contractures. J Shoulder Elbow Surg 2012;21:1357-1362.

Thomason P, Baker R, Dodd K, et al: Single-event multilevel surgery in children with spastic diplegia: A pilot randomized controlled trial. J Bone Joint Surg Am 2011;93:451-460.

▶ Manejo neurocirúrgico

Os procedimentos neurocirúrgicos para a redução da espasticidade buscam interromper o reflexo de estiramento ou aumentar a influência inibitória dos tratos motores na medula espinal. Essas intervenções podem ser agrupadas em procedimentos periféricos (rizotomia, neurectomia, etc.) e procedimentos centrais (cordotomia, mielotomia ou técnicas de neuromodulação). O desenvolvimento das outras terapias descritas anteriormente neste capítulo resultou em diminuição no uso de intervenções neurocirúrgicas para a espasticidade. A técnica de neuromodulação primária atualmente empregada é a TBI (ver abordagem anterior). Quando se busca empregar intervenções neurocirúrgicas para o manejo da espasticidade, é de suprema importância reconhecer que a síndrome do neurônio motor superior apresenta sintomas positivos e negativos. A avaliação clínica cuidadosa e a seleção de paciente são cruciais nesses procedimentos, a fim de maximizar a redução da espasticidade sem criar novos defeitos ou exacerbar defeitos preexistentes.

A via aferente do reflexo de estiramento inclui o fuso muscular e suas fibras aferentes. Essas estruturas neurais seguem de maneira proximal ao nervo periférico, na direção da raiz espinal posterior da medula espinal, onde realizam sinapse com os neurônios motores que surgem do corno anterior. A rizotomia posterior interrompe a via aferente do reflexo de estiramento na raiz nervosa espinal posterior ou no nível da radicela. Esse procedimento surgiu a partir dos achados clássicos de Sherrington, que demonstraram redução da hipertonicidade após seccionamento das raízes nervosas posteriores em gatos descerebrados. Na década de 1970, Fasano e colaboradores observaram que determinadas radicelas posteriores mostravam uma resposta anormal à estimulação elétrica em pacientes espásticos. As radicelas que respondiam a uma série de estímulos elétricos com a breve contração muscular esperada foram poupadas; já outras, que produziam uma contração anormal, contínua ou prolongada que, algumas vezes, se espalhava para outros grupos musculares, foram divididas. Esses pesquisadores identificaram crianças com paralisia cerebral espástica sem distonia ou fraqueza preexistente significativa como melhores candidatos para a rizotomia posterior seletiva. No início da década de 1980, usando uma abordagem similar, Laitinen e colaboradores tiveram resultados encorajadores em um grupo de adultos com espasticidade proveniente de lesão na medula espinal ou esclerose múltipla. Nos dias atuais, a avaliação eletromiográfica intraoperatória e a reabilitação pós-operatória agressiva são consideradas o cuidado padrão nesse procedimento. As possíveis complicações associadas à rizotomia posterior seletiva incluem aumento da fraqueza; perda sensorial; alívio inadequado da espasticidade; disfunção sexual, intestinal ou vesical; deformidade da coluna vertebral; infecção; infecção do trato urinário ou cistite; hemorragia e vazamento de líquido cerebrospinal.

De maneira alternativa, a via eferente do arco reflexo espinal (o neurônio motor que surge a partir do corno anterior e segue em direção à raiz nervosa espinal anterior e, distalmente, até o nervo periférico apropriado) também pode ser interrompida de modo cirúrgico. Vários locais já foram dissecados, sendo feitas rizotomia anterior e neurectomia periférica. De forma geral, essas abordagens foram abandonadas devido à paralisia flácida e à atrofia resultantes, junto com a possibilidade de disestesias (no caso de neurectomia periférica envolvendo nervos sensoriais e motores mistos). Nas extremidades superiores, a neurectomia do nervo musculoesquelético foi usada com sucesso para alívio da flexão do cotovelo espástico por meio de técnica microcirúrgica com estimulação nervosa para a ablação seletiva dos fascículos nervosos individuais. Nas extremidades inferiores, as neurectomias periféricas podem ser feitas em diversos locais, inclusive no nervo obturador, nervo tibial, nervo tibial posterior e nervo ciático. Algumas séries registram uma taxa um tanto alta de recorrência com esses procedimentos.

Os procedimentos neurolíticos centrais são executados com pouca frequência, devido ao risco aumentado de complicações. McCarty e Kiefer descreveram a cordectomia em 1949. Esse procedimento foi acompanhado por perda motora e sensorial completa e piora da função vesical, por isso não é mais realizado para o tratamento da espasticidade. Bischof introduziu a mielotomia longitudinal em 1951 e, em momento posterior, modificou o procedimento para uma mieolotomia longitudinal dorsal, para evitar dano às trajetórias motoras descendentes. Esse procedimento foi defendido para doenças espinais completas ou quase completas, com espasticidade intratável bilateral grave da extremidade inferior. Por fim, Sindou descreveu uma modificação da rizotomia posterior seletiva, na qual as fibras aferentes são dissecadas à medida que entram no sulco posterolateral (também conhecido como zona de entrada da raiz dorsal [DREZ]). O procedimento destrói as fibras nociceptiva e miotáticas, preservando a trajetória de lemnisco de coluna medial. O resultado é a interrupção do arco reflexo espinal.

Lynn AK, Turner M, Chambers HG: Surgical management of spasticity in persons with cerebral palsy. PM R 2009;1:834–838.

Mertens P, Sindou M: Microsurgical drezotomy for spastic limbs. Neurochirurgie 2003;49:325–338.

7

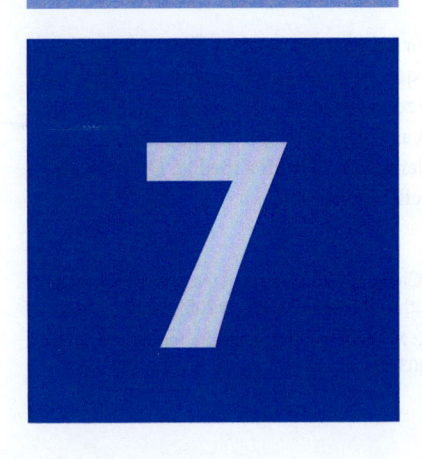

Intestino neurogênico & bexiga

Jonathan Quevado, MD
Jason Smith, MD
Sara Cuccurullo, MD

INTESTINO NEUROGÊNICO

FUNDAMENTOS DO DIAGNÓSTICO

- Incontinência intestinal.
- Dificuldade em evacuar.
- Aumento da incontinência ou constipação intestinal.

Considerações gerais

O termo *intestino neurogênico* é usado para descrever as alterações no funcionamento do sistema gastrintestinal (GI) dos pacientes após uma lesão neurológica. Essas alterações são preocupantes devido a aspectos do controle intestinal e, por fim, do medo e do constrangimento que as acompanham. A maior mudança na função GI após uma lesão da medula espinal (LME) envolve a evacuação. Em contraste com o desafio que os indivíduos com incontinência urinária enfrentam (discutido mais adiante neste capítulo), a continência com um intestino neurogênico é alcançável para a maioria das pessoas, em especial quando o paciente e a família estão motivados e disciplinados.

A. Epidemiologia

A incontinência fecal e a impactação fecal ocorrem em 0,3 a 5% da população em geral, e essa taxa pode ser de 10 a 50% em pacientes mais velhos ou hospitalizados. Estudos têm registrado que a qualidade de vida é afetada pela incontinência fecal em 62% dos pacientes com LME. Além disso, da população amostrada, 39% relataram constipação, 36% relataram hemorroidas, e 31% relataram distensão abdominal um ano após a LME.

B. Neuroanatomia e função do intestino

O cólon é responsável pela formação e pelo armazenamento das fezes, bem como pela evacuação. O cólon, o ânus e o reto recebem inervações parassimpáticas, simpáticas e somáticas. Entre as camadas do músculo liso e sob a mucosa do cólon está o sistema nervoso entérico (SNE) intrínseco, composto pelo plexo de Auerbach (mioentérico) e plexo de Meissner (submucoso). O plexo de Auerbach atua no controle motor, e o plexo de Meissner, no controle sensorial. Embora, no intestino neurogênico, haja perda de controle sensorial ou motor somático direto, com ou sem inervação simpática ou parassimpática, em geral, o SNE permanece intacto.

1. Controle do sistema nervoso autônomo — A motilidade do trato GI é controlada via sistema nervoso parassimpático por meio de sua capacidade de intensificar a motilidade do cólon. O estímulo é recebido a partir do nervo vago e dos nervos esplâncnicos (pélvicos). O nervo vago inerva o cólon ascendente até o transverso médio; os nervos esplâncnicos originam-se em S2 a S4, inervando o cólon descendente e a região do reto.

2. Controle do sistema nervoso somático — O sistema nervoso somático controla o tônus do esfíncter anal externo, ajudando a promover a continência.

3. Controle do sistema entérico — De forma geral, acredita-se que o SNE seja a chave para o funcionamento adequado de todo o trato GI. Os plexos de Meissner e Auerbach contêm cerca de 10 a 100 milhões de neurônios. A coordenação de segmento para segmento do trato GI é amplamente regulada pelo SNE; por causa disso, algumas vezes o SNE é chamado de "terceiro elemento" do sistema nervoso autônomo. Ele tem sua própria barreira nervo-sangue, similar àquela do sistema nervoso central (SNC).

Embora o SNE possa funcionar de forma autônoma, ele costuma se comunicar com o SNC por meio dos sistemas nervosos parassimpático e simpático. O SNE é composto de neurônios eferentes, neurônios aferentes e interneurônios, os quais, juntos, permitem que ele carregue reflexos e atue como um centro integrado, independentemente de o *input* do SNC estar disponível.

4. Controle da região anal — Em indivíduos neurologicamente intactos, o esfíncter anal interno relaxa com o preenchimento do reto. Ele é composto de músculo liso e está sob influência do sistema nervoso simpático (T11-L2). O esfíncter anal externo ajuda a manter a continência ao aumentar seu tônus. Apresenta uma banda circular de músculo esquelético estriado e é controlado pelo nervo pudendo (S2-S4).

Em um indivíduo neurologicamente intacto, as ações combinadas dos esfíncteres anais interno e externo permitem o armazenamento de fezes. Quando determinado volume é obtido, a distensão retossigmoide causa relaxamento reflexo do esfíncter anal interno. A atividade cortical voluntária envia um sinal para o centro de evacuação pontino, que permite a contração dos músculos levantadores do ânus. Essa atividade abre o canal proximal e relaxa o esfíncter anal externo e os músculos puborretais. Nesse momento, as contrações propulsoras retais reflexas também ajudam na evacuação das fezes.

Achados clínicos

Os sinais e os sintomas gerais em indivíduos com intestino neurogênico incluem incontinência fecal, dificuldade para evacuar, sintomas vesicais neurológicos e sintomas relacionados a disreflexia autônomica, em pacientes com lesões na medula espinal no nível de T6 e acima.

Uma lesão da medula espinal acima do cone medular é considerada uma lesão do neurônio motor superior (NMS) e, em geral, manifesta-se como peristalse propulsora hipoativa, peristalse segmentar hiperativa ou distensão intestinal. Uma lesão no nível do cone medular, da cauda equina ou do nervo esplâncnico inferior é considerada uma lesão de neurônio motor inferior (NMI) e, em geral, manifesta-se como desaceleração do cólon. Isso resulta em constipação, incontinência fecal e dificuldade para evacuar.

A história e o exame físico fornecem informação essencial na avaliação de pacientes que podem estar com disfunção intestinal. Um exame completo da American Spinal Injury Association (ASIA) é sempre recomendado durante esse processo. (Para mais informações, consultar o Cap. 12.)

A. Lesões do neurônio motor superior

Pacientes com lesão do NMS (acima do cone medular) manifestam os seguintes sintomas: tempo de trânsito aumentado, hiper-reflexia levando a espasmos que causam evacuação frequente, baixa capacidade retal (pois o nervo reage a apenas um volume menor de fezes) e controle reduzido, ou ausência de controle do esfíncter externo.

Os déficits na trajetória sensorial cortical espinal levam à diminuição da capacidade de sentir a urgência de defecar. A maioria das pessoas com intestino neurogênico por lesão a NMS apresenta, contudo, uma vaga sensação de desconforto quando há distensão excessiva do cólon ou do reto. Imagina-se que essas sensações sejam mediadas por fibras do sistema nervoso autônomo que desviam da zona da LME através da cadeia simpática paraespinal ou através dos aferentes parassimpáticos vagais.

B. Lesões do neurônio motor inferior

Em pacientes com lesão do NMI, os seguintes sintomas costumam ser observados: aumento da capacidade retal, intestinos inferiores frouxos, contrações retais reduzidas e controle reduzido, ou ausência de controle do esfíncter externo.

De forma geral, os pacientes com intestino neurogênico por lesão de NMI têm déficits de inervação simpática e parassimpática. No caso de lesão apenas ao nervo pudendo, os tempos de trânsito no cólon costumam ser normais, e a incontinência fecal é predominante. O tônus diminuído do cólon distal é um resultado da perda de suprimento parassimpático.

Diagnóstico diferencial

Uma grande variedade de diagnósticos clínicos pode levar um paciente a manifestar um intestino neurogênico. Entre os mais comuns estão LME, demência, espinha bífida, esclerose múltipla, diabetes melito, síndrome de Brown-Séquard, síndrome da medula central, mielomeningocele e envelhecimento natural. Além disso, o intestino neurogênico foi observado em pacientes que recentemente foram submetidos a cirurgia pélvica ou parto vaginal.

Complicações

Os problemas intestinais ocorrem em 27 a 62% dos pacientes com LME. Pacientes com intestino neurogênico correm risco de desenvolver numerosas complicações, entre as quais impactação fecal, hemorroidas, íleo gástrico e úlceras, colelitíase, pancreatite, síndrome da artéria mesentérica superior, desequilíbrio eletrólito, abdome agudo e câncer.

A. Impactação fecal

O objetivo geral de um programa intestinal é prevenir a complicação da impactação fecal. Esse problema costuma apresentar-se como diminuição ou ausência da passagem de fezes e, algumas vezes, como diarreia aguda. A impactação fecal é conhecida por causar disreflexia autônomica nos pacientes e, em casos extremos, perfuração do órgão. Se houver suspeita de impactação, uma desimpactação manual deve ser tentada com gel anestésico, de modo a prevenir a disreflexia autônomica. Se a impactação for mais proximal, enemas ou potentes estimulantes orais podem ser indicados. Em casos repetitivos de impactação fecal, especificamente aqueles que resultam em episódios de disreflexia autônomica, uma ileostomia ou colostomia pode ser indicada.

B. Hemorroidas

Em geral, as hemorroidas são causadas pelo aumento da pressão no reto e, muitas vezes, estão associadas a esforços prolongados para eliminar fezes endurecidas. Os sintomas incluem sangramento, dor e possível disreflexia autônomica. As estratégias de tratamento efetivas incluem a manutenção de fezes moles e de evacuações regulares. Supositórios clínicos e pomadas com esteroides tópicos podem ser efetivos no tratamento dos sintomas.

Deve-se ter cuidado, todavia, pois supositórios, enemas e estimulação digital podem também exacerbar os sintomas.

C. Gastrite do íleo

A disfagia é algumas vezes observada em pacientes com intestino neurogênico. Os fatores que predispõem essa população de pacientes à doença do refluxo gastroesofágico (DRGE) incluem esvaziamento gástrico atrasado, posicionamento reclinado, imobilização e determinados fármacos. Embora a ocorrência de DRGE não seja mais alta em pacientes com LME, essa população pode se submeter com menos frequência à endoscopia, o que permite que a esofagite e a gastrite atinjam um estágio clínico mais avançado antes do diagnóstico.

D. Envolvimento da vesícula biliar

A razão para o aumento da incidência de colelitíase em pacientes com intestino neurogênico devido a LME é desconhecida. Não foi encontrada nenhuma correlação com nível neurogênico da lesão, duração da LME, idade, obesidade ou diabetes melito, embora o desenvolvimento subsequente de colelitíase possa se correlacionar com a gravidade da LME. Devido à perda de percepção sensorial normal, os sinais e sintomas da doença da vesícula biliar podem ser atípicos ou mesmo estar ausentes. Logo, o processo patológico pode não ser descoberto antes de atingir um estágio avançado. Os sintomas que podem ter sido registrados em pacientes com intestino neurogênico coexistente e colelitíase ou colecistite incluem uma massa no quadrante superior direito, febre, taquicardia e colestase. Os fatores de predisposição para a colecistite incluem o uso de narcóticos, ventilação mecânica com pressão expiratória final positiva e hiperalimentação. A necessidade de colecistectomia permanece em um nível igual ao de pacientes sem intestino neurogênico, contanto que as medidas profiláticas sejam empregadas.

E. Síndrome da artéria mesentérica superior (AMS)

A síndrome da AMS é uma condição na qual a terceira parte do duodeno é intermitentemente comprimida pela artéria mesentérica superior. Os fatores que predispõem os pacientes a essa síndrome incluem rápida perda de peso, posicionamento em supino prolongado e uso de órtese espinal. Os sintomas da síndrome da AMS incluem dor e vômito, em especial na posição supina. O tratamento consiste em posicionamento corporal ereto, ganho de peso e, nos casos graves, uma duodenojejunostomia.

F. Abdome agudo

A perda de funções sensoriais, motoras e reflexas em pacientes com LME geralmente mascara os sinais de abdome agudo, que são dor, sensibilidade, rigidez e resguardo, embora a dor possa ainda estar presente. As primeiras pistas incluem náusea, vômito, mal-estar, uma vaga sensação de não se sentir bem, incontinência intestinal ou vesical, espasmos vesicais e diarreia. No exame físico, o paciente pode estar febril, ter distensão abdominal, sensibilidade na palpação, sons intestinais diminuídos ou ausentes e, possivelmente, rigidez ou espasmo. A patologia abdominal aguda inclui órgão perfurado (como uma doença de úlcera péptica), colecistite, apendicite e obstrução intestinal. O abdome agudo apresenta uma taxa de mortalidade de 9,5% em pacientes com LME, e o tratamento clínico adequado e precoce é fundamental para reduzir a mortalidade desses pacientes.

G. Câncer colorretal

O carcinoma colorretal em pacientes com intestino neurogênico costuma ser descoberto em um estágio mais avançado do que na população em geral. Esse atraso na detecção pode ocorrer porque os sintomas mais comuns de câncer GI – distensão, constipação e dor – também são atribuídos a outras complicações GIs do intestino neurogênico. A avaliação colorretal adequada, com teste de sangue oculto fecal e colonoscopia, é importante para essa população de pacientes, e as orientações de avaliação apropriadas devem ser seguidas.

▶ Tratamento

Os objetivos do tratamento para pacientes com intestino neurogênico são similares aos dos pacientes comuns, independentemente da classificação (i.e., hiper-reflexia ou disreflexia intestinal): a evacuação efetiva sem incontinência fecal. A consistência das fezes é um fator importante para encontrar-se o equilíbrio entre evacuação efetiva e incontinência fecal e deve ser manejada com dieta e medicações.

A. Manejo clínico

1. Fase aguda pós-lesão — Durante a fase aguda (5-21 dias) do intestino neurogênico após uma LME, a maior parte, ou a totalidade, da atividade reflexa abaixo do nível da lesão é temporariamente perdida ou deprimida como resultado do choque espinal. Esse período é caracterizado por menos evacuação mediada por reflexo. O monitoramento vigilante é essencial, uma vez que os pacientes correm risco aumentado de atonia gástrica e íleo paralítico.

2. Fase crônica pós-lesão — Após o choque espinal ter-se resolvido, costuma se iniciar um programa intestinal. Durante esse período, aconselha-se manter cuidado. Dependendo do nível da lesão espinal, o paciente pode desenvolver um intestino com hiper-reflexia ou hiporreflexia. Pode haver desenvolvimento de hemorroidas em resposta à alta pressão causada pela passagem de fezes endurecidas. Além disso, com as lesões no NMI, a passagem constante de fezes grandes e endurecidas pode resultar em prolapso retal com um esfíncter hiperalongado incompetente.

3. Componentes básicos de um programa intestinal — O programa intestinal abrange métodos, comportamento, técnicas e medicações para o autocuidado, os quais devem ser apropriados para o paciente, junto com processos e procedimentos para evacuação assistida, quando necessário. Esse programa constitui o esquema de tratamento para o paciente com intestino neurogênico. Embora a evacuação adequada seja, em geral, definida como evacuação diária ou em dias alternados, alguns estudos sugerem que os pacientes com LME padrão diagnosticados com disreflexia intestinal apresentem um padrão de evacuação de duas vezes ao dia, enquanto aqueles diagnosticados com hiper-reflexia intestinal têm um padrão de evacuação de três vezes por semana.

A. ALIMENTAÇÃO — O paciente deve ser estimulado a consumir uma dieta consistente e balanceada, prestando atenção especial à ingestão diária de fibras (15-30 g) e à ingestão adequada de líquidos (1-2 L por dia).

B. ATIVIDADE — Para promover a motilidade intestinal, os pacientes são estimulados a passar um tempo fora da cama e, à medida que sua condição melhora, retomar um estilo de vida ativo.

C. MEDICAÇÕES — Medicações anticolinérgicas, narcóticos (com diminuição da peristalse) e irritantes de contato, como óleo de rícino, devem ser evitados em pacientes com intestino neurogênico. Medicações que podem ser usadas para auxiliar na evacuação incluem amaciadores de fezes, agentes de volume fecal e estimulantes orais. Amaciadores de fezes (p. ex., docusato de sódio [Colace®]) ajudam nos movimentos intestinais, aumentando o líquido no trato GI. Agentes como psyllium (Metamucil®) aumentam o volume fecal. Estimulantes orais (p. ex., senosídeos [Senokot®] e comprimidos de bisacodilo [Dulcolax®]) estimulam a peristalse pela ação sobre o plexo de Auerbach. Supositórios ajudam a desencadear o reflexo anorretal. Alguns, como o supositório de bisacodilo, podem também desencadear a peristalse local. Evidências indicam que supositórios com polietilenoglicol (p. ex., Magic Bullet®) são superiores aos supositórios com óleo vegetal hidrogenado, porque dissolvem de forma mais rápida e agem com mais prontidão. Minienemas são outra opção e agem de maneira similar aos supositórios.

4. Cuidados com o intestino e medidas para evacuação assistida — A evacuação assistida deve ocorrer em um momento programado, de modo a regular o intestino e, se possível, obter vantagem dos reflexos fisiológicos existentes.

Se o reflexo gastrocólico está presente (aumento da atividade do cólon dentro de 15 a 60 minutos após uma refeição), o paciente deve ser instruído a usar o toalete e a técnica de evacuação 1 hora após a refeição. A posição ereta em um vaso sanitário tem a vantagem da gravidade no processo de evacuação e facilita a manobra de Valsalva.

Se o reflexo anorretal-retocólico estiver presente (relaxamento reflexo do esfíncter anal interno quando a parede retal está alongada), a programação deve incluir supositórios, enemas ou estímulo digital manual (ver a seguir), os quais podem ativar esse reflexo, com exceção de pacientes com lesões no NMI.

Estimulantes orais devem ser administrados 6 a 12 horas antes da evacuação programada, para obter-se plena vantagem do efeito da medicação. O tempo de administração pode precisar ser ajustado, com base nos resultados individuais, para coincidir com o reflexo gastrocólico.

5. Técnicas usadas para desencadear a evacuação retal — Pacientes que requerem assistência com a evacuação retal podem se beneficiar de uma ou mais das seguintes medidas.

A. SUPOSITÓRIOS E MINIENEMAS — Essas opções podem ajudar na transição do paciente de supositórios estimulantes (p. ex., Magic Bullet®, supositório de glicerina) à medida que a necessidade de peristalse local diminui.

B. ESTIMULAÇÃO DIGITAL — Nessa técnica, insere-se um dedo enluvado lubrificado, e o canal anal é alongado por 20 a 30 segundos, causando contração reflexa do cólon (reflexo anorretal).

C. DESIMPACTAÇÃO DIGITAL E EXTRAÇÃO MANUAL — Essa técnica, que envolve esvaziamento manual da abóbada retal, não se baseia no reflexo anorretal.

D. ENEMAS — Embora úteis para a evacuação em muitos pacientes, os enemas podem ser de difícil execução naqueles com intestino neurogênico se o esfíncter anal for incompetente (p. ex., em pacientes com disreflexia intestinal).

E. IRRIGAÇÃO TRANSANAL — Essa é uma técnica de irrigação retrógrada que utiliza um cateter especializado com um balão inflável que é inserido no reto. O balão é inflado para prevenir o vazamento da água usada como líquido de lavagem e, após vários minutos, desinflado. Em seguida, o cateter é removido, e o intestino pode evacuar. A irrigação transanal pode ser particularmente útil no controle da incontinência fecal, mas aconselha-se cuidado. Em um estudo as taxas de sucesso iniciais foram altas (cerca de 80% após três meses), essa taxa declinou, com o passar do tempo, para 35%, após três anos. Mesmo os usuários que tiveram bons resultados a partir dessa técnica podem sentir efeitos colaterais, como dor abdominal, pequeno sangramento retal, fadiga e desconforto geral.

B. Tratamento cirúrgico

Se, após uma quantidade suficiente de tempo, as várias tentativas com as medidas conservadoras descritas forem ineficazes, devem ser consideradas as opções cirúrgicas.

1. Estimulação elétrica ou neuromodulação sacral — Essa técnica pode ser utilizada para ajudar na evacuação e diminuir a constipação e a incontinência fecal, ou ambas, em pacientes selecionados com LME incompleta quando as medidas conservadoras não apresentarem bons resultados.

2. Irrigação anterógrada — Nesse procedimento, é feita uma passagem a partir da parede abdominal até o apêndice, passa-se um cateter através dessa apendicostomia, e o cólon é irrigado de uma maneira anterógrada. Estudos registram resultados melhores em pacientes mais jovens com espinha bífida. Com o passar do tempo, pode ocorrer estenose da passagem.

3. Colostomia — Esse procedimento é uma opção quando todas as outras tiverem falhado. Uma colostomia esquerda pode ser mais desejável, visto que as fezes são menos líquidas do que aquelas produzidas com uma colostomia direita. Essa opção pode diminuir o tempo de cuidado intestinal e melhorar a qualidade de vida de muitos pacientes. Contudo, embora ela possa resolver problemas de evacuação retal e incontinência fecal retal, outras questões podem surgir, como vazamento do saco de colostomia, prolapso da ostomia ou irritação cutânea local.

4. Ileostomia — Um procedimento de ileostomia, em geral, é realizado se todo o cólon está atônico. Pode haver menos absorção de água, uma vez que as fezes não entram no cólon. Todavia, esse processo é similar à colostomia e pode fornecer um aumento similar da qualidade de vida de pacientes com doença intestinal intratável.

▶ Prognóstico

Com o tratamento clínico adequado e a manutenção de uma rotina intestinal, os pacientes com intestino neurogênico podem levar uma vida saudável e produtiva. Assim como na população em geral, aqueles com um nível regular de atividade e condicionamento físico têm uma chance maior de manter movimentos intestinais regulares. Os pacientes com LME são propensos a muitas doenças que afetam a população saudável, como as malignidades do trato GI superior e inferior. Assim, os médicos devem avaliar todos os pacientes com mais de 50 anos para cânceres colorretais usando teste de sangue oculto fecal e colonoscopia.

> Coggrave M, Norton C, Wilson-Barnett J: Management of neurogenic bowel dysfunction in the community after spinal cord injury: A postal survey in the United Kingdom. Spinal Cord 2009;47:323–330.
>
> Emmanuel A: Managing neurogenic bowel dysfunction. Clin Rehabil 2010;24:483–488.
>
> Emmanuel A: Review of the efficacy and safety of transanal irrigation for neurogenic bowel dysfunction. Spinal Cord 2010;48:664–673.
>
> Faaborg PM, Christensen P, Kvitsau B, et al: Long-term outcome and safety of transanal colonic irrigation for neurogenic bowel dysfunction. Spinal Cord 2009;47:545–549.
>
> Lombardi G, Del Popolo G, Cecconi F, et al: Clinical outcome of sacral neuromodulation in incomplete spinal cord-injured patients suffering from neurogenic bowel dysfunctions. Spinal Cord 2010;48:154–159.
>
> Krassioukov A, Eng JJ, Claxton G, et al: Neurogenic bowel management after spinal cord injury: A systematic review of the evidence. Spinal Cord 2010;48:718–733.
>
> Lynch AC, Anthony A, Dobbs BR, Frizelle FA: Bowel dysfunction following spinal cord injury. Spinal Cord 2001;39:193–203.
>
> Miller BJ, Geraghty TJ, Wong CH, et al: Outcome of the acute abdomen in patients with previous spinal cord injury. J Surg 2001;71:407–411.
>
> Rotter KP, Larrain CG. Gallstones in spinal cord injury (SCI): A late medical complication? Spinal Cord 2003;41:105–108.

BEXIGA NEUROGÊNICA

FUNDAMENTOS DO DIAGNÓSTICO

- Incapacidade de eliminar urina.
- Incapacidade de esvaziar adequadamente a bexiga mesmo sendo capaz de eliminar urina.
- Aumento do volume de resíduo pós-miccional.
- Incontinência involuntária.

▶ Considerações gerais

A bexiga armazena a urina produzida pelos rins e é esvaziada voluntariamente. Quando a bexiga não trabalha de maneira adequada, as causas podem ser anormalidades estruturais ou disfunção neurológica. Esta discussão busca abordar a avaliação e o manejo da bexiga neurogênica desenvolvida por essa última causa.

A. Epidemiologia

A disfunção neurológica da bexiga pode derivar de lesão ou doença dos núcleos mesencefálicos corticopontinos, na medula espinal, no sistema nervoso autonômico ou nos nervos sacrais que inervam a bexiga. A bexiga neurogênica pode ocorrer em associação com uma ampla gama de condições, entre as quais acidente vascular cerebral (AVC), lesão na cabeça, distúrbio degenerativo do SNC, esclerose múltipla, LME e disfunção autônoma. Os sintomas dependem do local da lesão e da função dos nervos que são danificados (Quadro 7.1).

Em geral, a incapacidade de controlar a micção afeta 1,6% dos homens e 8,5% das mulheres entre as idades de 15 e 64 anos. Incapacidades que ocorrem com frequência e que podem se apresentar com uma bexiga neurogênica incluem AVC, esclerose múltipla, doença de Parkinson e LME. Até 15% dos pacientes com AVC são afetados pela retenção urinária, devido à bexiga flácida, que, em geral, posteriormente muda para uma bexiga espástica. Cerca de 40 a 90% dos pacientes com esclerose múltipla são afetados; para a doença de Parkinson, a variação é de 37 a 72%. Entre os pacientes com LME, a porcentagem afetada é dependente da gravidade (i.e., lesão completa *versus* incompleta) e do nível do dano à medula espinal.

B. Neuroanatomia e função do trato urinário e bexiga

A função vesical é baseada nos princípios que envolvem o armazenamento de urina e o esvaziamento final de urina da bexiga. O trato urinário inferior consiste na bexiga urinária e sua saída, a uretra, e é responsável pelo armazenamento e ocasional eliminação da urina. O trato urinário inferior é controlado por uma série complexa de nervos autonômicos e somáticos, os quais são controlados pelas trajetórias neurais na medula espinal e cérebro. Os defeitos no trato urinário inferior podem levar à retenção ou incontinência urinária, uma condição constrangedora que afeta mais de 200 milhões de pessoas no mundo todo.

No adulto saudável com bexiga e tônus do músculo do assoalho pélvico intactos, a bexiga pode armazenar até 200 a 300 mL de urina antes que um sinal seja emitido a partir dos receptores de alongamento em sua parede. Esse sinal sensorial é transmitido para a medula espinal no nível de S2-S4. A medula espinal, então, retransmite vários sinais: primeiro, um sinal viaja da medula espinal para o cérebro, assinalando a plenitude da bexiga; um segundo sinal reflexo estimula os ramos simpáticos a relaxar o esfíncter da bexiga, e os ramos parassimpáticos, a iniciar seu esvaziamento.

INTESTINO NEUROGÊNICO & BEXIGA — CAPÍTULO 7

Quadro 7.1 Comparação das características principais da bexiga neurogênica por lesão em neurônio motor superior (NMS) *versus* neurônio motor inferior (NMI)

	Bexiga neurogênica por lesão em NMI	Bexiga neurogênica por lesão em NMS
Problema urinário	Falha em esvaziar	Falha em armazenar
Causas[a]	Mais comum – bexiga flácida, esfincter espástico, ou ambos No choque espinal, o arco reflexo não está funcionando, devido ao trauma inicial Outras causas incluem síndrome do cone medular, síndrome da cauda equina, siringomielia, AVC agudo (disreflexia do detrusor)	Mais comum – bexiga espástica, esfincter incompetente, ou ambos Na lesão de medula espinal, há retorno do arco reflexo após trauma inicial Outras causas incluem AVC subagudo (hiper-reflexia do detrusor) e esclerose múltipla (a hiper-reflexia do detrusor é vista com mais frequência)
Localização da lesão	Envolve centro de micção sacral (S2-S4) Envolve exclusivamente a inervação periférica da bexiga	Acima do centro de micção sacral (acima de S2)
Apresentação clínica	Bexiga grande, disrefléxica, flácida Esfincter tenso, espástico Falha em esvaziar	Bexiga pequena, hiperativa, espástica Falha em armazenar
Tratamento	Cateterização intermitente Manobra de Credé (pressão suprapúbica) Manobra de Valsalva Fármacos para induzir a micção: • Estimulantes dos receptores colinérgicos (p. ex., betanecol [Urecholine®]) • Bloqueadores dos receptores α-adrenérgicos (p. ex., prazosina [Minipress®], fenoxibenzamina [Dibenzyline®], terazosina [Hytrin®], doxazosina [Carduran®])	Fármacos para aumentar o armazenamento de urina: • Medicações anticolinérgicas (p. ex., tolterodina [Detrol®] e propantelina [Pro-Banthine®]) são mais utilizadas • Relaxantes diretos do músculo liso (p. ex., oxibutinin [Ditropan®]) • Estimulantes α-receptores e β-receptores (p. ex., imipramina [Tofranil®], efedrina) permitem armazenamento

[a] Estes são os tipos *mais comumente* vistos de patologia da bexiga em cada caso. Contudo, várias causas podem cair em qualquer categoria ou mostrar aspectos de patologia de NMI e NMS em momentos diferentes durante o curso natural da doença. Por exemplo, pacientes com esclerose múltipla podem ter hiper-reflexia do detrusor ou disfunção do esfincter detrusor; aqueles com AVC podem se apresentar primeiro com disreflexia do detrusor, seguida por hiper-reflexia do detrusor.
Reproduzida, com autorização, de Cuccurullo SJ: *Physical Medicine and Rehabilitation Board Review*, 2nd ed. Demos Medical, 2010:571.

1. Controle do trajeto central — Um dos dois trajetos principais no controle da função miccional é o trajeto central, cuja primeira porção está localizada no lobo frontal, dentro dos núcleos mesencefálicos corticopontinos. Essa área do cérebro inibe o centro de micção sacral parassimpático e permite o armazenamento de urina na bexiga. Dentro da ponte, estão os núcleos mesencefálicos pontinos. É nessa região que ocorre o controle da contração da bexiga e o relaxamento do esfincter. Se houver perda de controle a partir desse centro, o resultado é dissinergia do esfincter detrusor. Os núcleos pélvicos e pudendos estão envolvidos na micção sacral integrando estímulos dos centros cefálicos. Essa área ajuda a mediar o reflexo de micção sacral S2-S4 parassimpático. O córtex motor e o núcleo pudendo estão envolvidos no controle voluntário (contração e inibição) do esfincter uretral externo.

2. Controle do trajeto periférico — As fibras nervosas eferentes parassimpáticas originam-se no núcleo do detrusor, na substância cinzenta intermediolateral da medula sacral S2-S4. Elas seguem dos nervos pélvicos até os receptores parassimpáticos dos músculos detrusores e estimulam os receptores colinérgicos, causando contração e esvaziamento da bexiga.

As fibras nervosas eferentes simpáticas originam-se na substância cinzenta intermediolateral de T11 até T12. Elas seguem dos nervos hipogástricos até os receptores α_1 e β_2-adrenérgicos dentro da bexiga e da uretra. A estimulação dos receptores α_1-adrenérgicos na base da bexiga e na uretra prostática causa contração de músculo liso. A estimulação dos receptores β_2-adrenérgicos dentro do corpo da bexiga causa relaxamento do músculo liso. A ativação desses dois receptores juntos funciona no armazenamento de urina.

As fibras nervosas aferentes somáticas originam-se no núcleo pudendo dos segmentos sacrais de S2-S4. Elas seguem através do nervo pudendo para inervar o músculo estriado do esfincter uretral externo. Esses nervos ajudam na contração voluntária do esfincter e previnem o esvaziamento da bexiga ou o vazamento de urina.

As fibras nervosas aferentes originam-se nos receptores de estiramento do músculo detrusor, esfincteres uretrais externos, períneo e genitália. Essas fibras seguem através dos nervos pélvicos e pudendos até a medula sacral. As fibras Aδ mielinizadas respondem à distensão da bexiga, estimulando seu esvaziamento parassimpático. Embora as fibras C não mielinizadas não sejam necessárias para a micção normal, há atividade aumentada nessas fibras após LME.

3. Receptores da bexiga — Os receptores muscarínicos colinérgicos estão localizados dentro da parede da bexiga, no trígono e no colo vesical e estão envolvidos nas contrações da bexiga, na capacidade de aumentar a pressão intravesical e na subsequente eliminação. Os receptores α_1-adrenérgicos estão localizados dentro do fundo da bexiga e da uretra prostática. A noradrenalina une-se a esses receptores para causar contração do esfíncter interno. Os receptores β_2-adrenérgicos estão localizados dentro do colo e corpo da bexiga. A noradrenalina une-se a esses receptores para causar relaxamento e diminuição da pressão intravesical.

4. Esfíncteres uretrais — O esfíncter interno é composto de músculo liso involuntário e contrai-se para promover o armazenamento de urina. Reúne um grande número de receptores α-adrenérgicos e é inervado pelos nervos hipogástricos simpáticos T11-L2, sob o controle do sistema autônomo. O esfíncter externo consiste em músculo esquelético voluntário e ajuda a prevenir o vazamento ou esvaziamento voluntário. Ele é inervado pelos nervos pudendos S2-S4.

5. Armazenamento normal da bexiga — O armazenamento da bexiga é uma função do sistema nervoso simpático. O tônus simpático predomina para promover a contração do esfíncter interno e o relaxamento da bexiga. As fibras eferentes simpáticas T11-L2 seguem através dos nervos hipogástricos para ativar os receptores α_1 e β_2-adrenérgicos, levando o esfíncter a se contrair e parte do corpo da bexiga a relaxar, permitindo o armazenamento de urina. Os receptores α_1-adrenérgicos causam contração do esfíncter interno na base da bexiga e na uretra prostática, ao passo que os receptores β_2-adrenérgicos causam relaxamento do corpo da bexiga.

6. Esvaziamento normal da bexiga — O esvaziamento da bexiga é uma função do sistema nervoso parassimpático. O tônus parassimpático predomina para promover a contração e o esvaziamento da bexiga. As fibras eferentes parassimpáticas S2-S4 seguem através da pelve para ativar os receptores colinérgicos (muscarínico M_2). A acetilcolina estimula os receptores colinérgicos na parede, no trígono e no colo da bexiga e na uretra, causando a contração da bexiga.

▶ Achados clínicos

O mau funcionamento dos nervos que inervam a bexiga pode ser causado por diversas condições, como trauma no cérebro ou na medula espinal ou anormalidades congênitas, portanto é essencial uma avaliação cuidadosa e individualizada dos pacientes que se apresentam com problemas de eliminação urinária. O Quadro 7.1 resume as características principais que ajudam na distinção das apresentações clínicas da bexiga neurogênica.

A. Sinais e sintomas

A história do paciente é útil para determinar se os sintomas de evacuação existiam antes do momento da lesão ou disfunção.

Uma história detalhada e um exame neurológico cuidadoso (incluindo um exame ASIA; ver Cap. 12) podem ajudar a diferenciar os distúrbios neurológicos, determinar o nível de uma lesão e esclarecer a extensão da disfunção. Esses aspectos têm importância na predição do tipo de disfunção do trato urinário que pode estar presente. Registros de ingestão de líquido do paciente, débito, resíduo pós-miccional e episódios de incontinência durante um período de 24 horas também devem ser obtidos. Essas informações, junto com os resultados de outros exames, mencionados a seguir, podem ajudar a determinar o tipo de bexiga neurogênica que está presente.

Os sintomas de uma bexiga neurogênica podem ser bastante enganosos e nem sempre se correlacionam com os achados objetivos. Eles podem ser classificados em três categorias, definidas a seguir.

1. Incapacidade de eliminar — Os sintomas dessa categoria podem resultar na incapacidade de a bexiga se contrair e, portanto, esvaziar, ou de se contrair suficientemente para sobrepor a resistência do esfíncter uretral, como na dissinergia.

2. Incapacidade de esvaziar por completo — Os sintomas dessa categoria podem resultar da diminuição das contrações da bexiga ou do aumento da resistência do esfíncter uretral, que impede a bexiga de esvaziar por completo.

3. Incontinência — O vazamento involuntário de urina pode ser devido a fatores neurogênicos ou a outros fatores, que devem ser determinados ou descartados. Os possíveis fatores não neurogênicos que podem ser tratados ou modificados incluem infecções do trato urinário (ITU) ou cistite (causando frequência e incontinência); medicações como diuréticos e anticolinérgicos (causando aumento no enchimento da bexiga e diminuição do esvaziamento, o que pode exacerbar a urgência e a incontinência); obesidade (causando pressão externa sobre a bexiga, que pode resultar em incontinência); constipação, impactação ou distensão retal (causando pressão sobre a bexiga); determinados alimentos, cafeína e álcool (que podem ter um efeito diurético); e fatores comportamentais, como tentar evitar a atividade envolvida na eliminação (p. ex., sair da cama, pedir auxílio), o que pode também resultar em urgência e incontinência de fluxo excessivo.

B. Exames diagnósticos

O exame para a disfunção do trato urinário superior e inferior é individualizado, de acordo com o paciente e sua condição neurológica. O nível anatômico da lesão pode sugerir o padrão mais provável de disfunção da bexiga (ver Quadro. 7.1); contudo, isso deve ser confirmado com uma avaliação urodinâmica (AUD).

1. Avaliação do trato superior — O ultrassom é um exame de baixo risco e relativamente baixo custo para a avaliação estrutural rotineira do trato urinário superior. Ele pode identificar obstrução e dilatação crônica, formação de cicatriz, massas renais (obstrutiva e cística) e pedras, mas não é sensível o suficiente para detectar a obstrução ureteral aguda, que é mais bem identificada com um exame de tomografia computadorizada (TC) intensificada sem contraste.

Muitas vezes, um exame de TC sem contraste é realizado para avaliar a obstrução aguda por pedras. Ele é o exame mais sensível para a detecção das pequenas pedras em pacientes que podem ter uma bexiga em colapso proveniente de um cateter vesical de demora.

A pielografia intravenosa - tomografia computadorizada (PIV-TC) suplantou o uso de urografias de excreção como ferramenta diagnóstica para a avaliação de pacientes com disfunção do trato superior. Entretanto, esse exame não deve ser administrado em pacientes com concentrações de creatinina sérica maiores do que 1,5 mg/dL ou naqueles com diabetes melito dependente de insulina, para prevenir a neuropatia relacionada ao contraste.

2. Avaliação do trato inferior — Os volumes de resíduo pós-miccional (RPM) são uma rápida e simples maneira de avaliar a função vesical, em especial a capacidade de a bexiga esvaziar. Essa informação é ainda mais útil quando combinada com leituras de pressão da bexiga obtidas de uma AUD. Os volumes de RPM obtidos à cabeceira da cama por meio de um exame da bexiga são preferíveis em relação àqueles derivados das coletas de cateterização pós-micção para determinar volumes de urina residuais. Um volume de RPM menor do que 20% da capacidade não é mais considerado um indicativo de bexiga "equilibrada", uma vez que as pressões intravesicais altas podem coexistir com valores de RPM baixos.

A cistografia pode ser feita para avaliar o refluxo ureteral e pode também revelar o contorno e a forma da bexiga. A única indicação rotineira para cistoscopia é a presença de um cateter vesical de demora suprapúbico ou uretral de longa duração, que aumenta o risco de desenvolvimento de tumor na bexiga. A avaliação com esse exame é recomendada a cada cinco anos em pacientes que apresentam alto risco, como fumantes, e a cada 10 anos naqueles sem fatores de risco conhecidos.

Outros exames para avaliação da disfunção do trato urinário incluem perfis de pressão uretral e o exame de estimulação de betanecol (Urecholine); ambos têm valor limitado e altas taxas de resultados falso-positivos e falso-negativos.

3. Avaliação urodinâmica — Um exame urodinâmico comum leva cerca de 30 minutos para ser realizado. Uma AUD abrangente fornece informação sobre a sensação e a capacidade da bexiga, bem como a presença de atividade involuntária do detrusor. Os exames usados para avaliar essas funções incluem taxa de fluxo de eliminação, cistometria, EMG do esfincter e perfil de pressão uretral. O objetivo na execução desses exames é tentar reproduzir o ciclo de micção típico do paciente e os sintomas relacionados.

As sensações avaliadas são: a primeira sensação de enchimento da bexiga, que geralmente ocorre com 100 mL, a primeira urgência em urinar e o forte desejo de esvaziar (sensações proprioceptivas). A capacidade considerada normal da bexiga é de 300 a 600 mL. A capacidade funcional da bexiga é uma combinação de volume esvaziado e volume de urina residual. Volumes de RPM altos (≥ 150 mL) podem indicar ITU. Níveis aumentados também estão associados a incontinência por fluxo excessivo.

Durante a cistometria na AUD, uma solução salina é infundida a uma taxa de 40 a 60 mL/min. O paciente é solicitado a identificar vários limiares sensoriais, incluindo a primeira sensação de enchimento, o primeiro desejo de urinar e o forte desejo de eliminar. Quando um paciente informa as sensações em limiares sensoriais inferiores ao desejado, o diagnóstico de aumento na sensação vesical é feito. Por sua vez, quando a sensação é informada em um limiar mais alto do que o esperado ou, em alguns casos, quando nem sequer é percebida pelo paciente, é feito um diagnóstico de diminuição da sensação vesical.

Durante essa fase de enchimento, quaisquer contrações vesicais involuntárias devem ser observadas. Embora as contrações do detrusor involuntárias sejam identificadas em até 20% dos pacientes assintomáticos durante a cistometria, sua presença deve sempre ser considerada anormal, instigando a consideração da atividade excessiva do detrusor. Após a bexiga ser enchida com 50% da capacidade esperada, o enchimento é temporariamente interrompido para avaliar um mecanismo de fechamento do esfincter uretral incompetente; isso é observado com frequência em pacientes com incontinência por estresse.

Quando a bexiga é preenchida até sua capacidade, o paciente recebe permissão para urinar. Se o paciente urinar de forma involuntária antes desse ponto, o diagnóstico de atividade excessiva do detrusor pode ser feito. Durante essa fase de eliminação, uma taxa de fluxo é obtida com o uso de um fluxômetro. Ao mesmo tempo, a pressão intravesical é calculada. Essas medidas, coletadas em um exame de pressão do fluxo, são usadas para avaliar uma obstrução fisiológica da bexiga. O diagnóstico de obstrução da bexiga é confirmado por meio da observação simultânea das pressões da bexiga elevadas e taxas de fluxo urinário baixas. Usados em combinação com a fluoroscopia, esses exames podem permitir ao examinador determinar o nível de obstrução.

A atividade EMG do esfincter urinário é avaliada para determinar se há sinergia entre a bexiga e o esfincter. Em muitos pacientes com bexigas neurogênicas, a obstrução decorre da falta de coordenação neuralmente mediada do esfincter e da bexiga, um processo chamado de dissinergia do detrusor-esfincter. O médico deve conseguir diferenciar a real dissinergia do esvaziamento funcional, um comportamento aprendido ou um problema de causa externa.

▶ Diagnóstico diferencial

O diagnóstico de bexiga neurogênica costuma ser feito com base na história e no exame físico do paciente, mas um exame adicional pode ser necessário, para diferenciar a etiologia neurológica. O Quadro 7.1 contrasta as características-chave que auxiliam na diferenciação das lesões em NMS e NMI. As condições que imitam a bexiga neurogênica devem também ser descartadas.

A. Etiologias centrais: lesões suprassacrais (NMS)

De maneira geral, os pacientes com lesões acima do nível da medula espinal apresentam espasticidade da bexiga. O arco sacral permanece intacto; no entanto, uma perda de inibição dos centros mais altos resulta em bexiga e esfincter espásticos. O grau de espasticidade irá variar de paciente para paciente.

O diagnóstico diferencial de lesões suprassacrais que podem causar espasticidade da bexiga inclui LME acima do nível dos segmentos sacrais (cone medular) secundária a etiologias variadas, trauma, siringomielia, esclerose múltipla, doença de Parkinson, tumores cerebrais, demência, AVC, distúrbios inflamatórios (p. ex., encefalite, meningite) e fatores iatrogênicos. As lesões à cápsula interna secundárias a AVC ou doença de Parkinson são conhecidas como causas de bexiga espástica ou semiflácida. Quando as lesões ocorrem no centro pontino de micção, em geral a dissinergia do detrusor-esfincter estriado não ocorre. A espasticidade do esfincter e a dissinergia da eliminação podem, por fim, levar a hiperatividade do detrusor, altas pressões de eliminação, refluxo ureteral ou obstrução. Essa progressão pode levar à diminuição da função renal.

As lesões suprassacrais podem causar diversos sintomas. Além da óbvia incontinência, os pacientes podem sentir urgência precoce, frequência, urina residual, retenção urinária e ITUs recorrentes. É importante avaliar a disreflexia autonômica em pacientes com LME acima do nível de T6. A distensão excessiva da bexiga, a eliminação com dissinergia ou a simples inserção de um cateter podem causar sintomas de disreflexia autonômica, que inclui pressão arterial elevada, bradicardia e diaforese.

B. Etiologias periféricas: lesões sacrais (NMI)

As principais causas de bexiga neurogênica por lesão das raízes nervosas sacrais ou de NMI incluem lesão ao núcleo motor do detrusor, às trajetórias de *feedback* aferentes e aos nervos periféricos.

A lesão na medula espinal no centro de micção (S2-S4), mais especificamente no núcleo motor do detrusor, é a causa mais comum de bexiga neurogênica flácida. Uma bexiga flácida pode ocorrer em pacientes com LME que estão em choque espinal ou em pacientes com AVC que estão em estágio hemiplégico flácido agudo. O dano ao núcleo motor do detrusor pode ser resultado de infecção secundária a doenças como herpes-zóster ou poliovírus, discos herniados que lesionam a cauda equina ou raízes do nervo sacral, mielodisplasias ou fatores iatrogênicos, como cirurgia ou radiação. Nessas lesões, o tônus do músculo perineal e do esfincter externo está diminuído, mas, em geral, o paciente não manifesta incontinência urinária, devido ao aumento compensatório no armazenamento da bexiga relacionado à flacidez.

A lesão das trajetórias de *feedback* aferentes pode resultar de várias neuropatias, incluindo diabetes melito, *tabes dorsalis*, anemia perniciosa e lesões na medula espinal posterior. Não há lesão direta ao núcleo motor do detrusor nessas lesões; contudo, há perda de *input* sensorial para o núcleo do detrusor ou perda de neurotransmissão nos cornos dorsais do cordão.

As lesões periféricas são a terceira causa significativa de uma bexiga atônica em um paciente neuropático. As causas típicas desse tipo de lesão incluem fraturas, erro em cirurgia, radioterapia, infecção crônica, cistite intersticial e carcinoma *in situ*. Em geral, nessas lesões, o músculo liso permanece intacto, mas não há reflexo central para organizar a atividade muscular. Uma fratura pélvica costuma romper os nervos para o esfincter externo, ao passo que complicações cirúrgicas danificam apenas a inervação sensorial do esfincter externo. Na radioterapia, em geral ocorre uma desnervação do músculo detrusor ou do esfincter.

C. Outras etiologias: condições que imitam a bexiga neurogênica

Várias condições que podem imitar os sintomas de uma bexiga neurogênica devem ser consideradas no diagnóstico diferencial; elas incluem cistite, cistite intersticial, cistocele, uretrite crônica, dano miogênico e obstrução infravesical.

▶ Complicações

As complicações comuns em indivíduos com bexiga neurogênica incluem ITU, formação de pedra e incontinência. As complicações graves incluem hidronefrose, infecção, descompensação da junção ureterovesical e perda da função renal.

A. Infecções do trato urinário

1. ITUs assintomáticas — É importante diferenciar colonização (uma cultura positiva sem piúria significativa) de uma infecção (uma cultura positiva junto com piúria). As ITUs assintomáticas em um paciente com LME sendo manejado com um cateter Foley de demora, em geral, não são tratadas. Não existe também literatura que apoie o uso de antibióticos profiláticos na prevenção de ITU. Se o paciente desejar, vitamina C, suco de oxicoco e sais de metenamina podem ser usados como agentes de acidificação. As exceções são pacientes que estão se submetendo a procedimentos invasivos (cistoscopia e AUD), aqueles nos quais o refluxo vesicoureteral foi observado ou aqueles que demonstram crescimento de organismos produtores de urease (p. ex., *Escherichia coli, Staphylococus epidermidis, Klebsiella, Proteus, Pseudomonas* e *Providentia*). A identificação deste último grupo é importante, pois os organismos de divisão da ureia irão produzir cálculo de estruvita (abordado a seguir).

2. ITUs sintomáticas — Os pacientes que apresentam uma ITU sintomática (febre, mal-estar, aumento na espasticidade ou dor neurogênica) devem receber tratamento. Os critérios para tratamento de paciente com ou sem sintomas incluem a presença de mais de 100 mil organismos por mililitro em um espécime de jato médio asséptico, mais de 100 organismos por mililitro durante uma cateterização vesical e piúria. Nos pacientes com suspeita de pielonefrite, a infecção deve ser tratada de modo agressivo com antibióticos adequados para prevenir a perda renal. Os pacientes com epididimite também devem ser tratados com antibióticos, junto com repouso ao leito e elevação do escroto. Se esses pacientes tiverem um cateter Foley de demora, ele deve ser removido ou substituído.

3. Profilaxia para ITU — As ITUs em pacientes com bexiga neurogênica podem ser prevenidas, em algum grau, pela drenagem adequada da bexiga a pressões abaixo de 40 cmH$_2$O, pela cateterização intermitente ou pelo alívio cirúrgico oportuno.

B. Cálculos

Vários fatores contribuem para a formação de cálculos renais em pacientes com bexiga neurogênica. O repouso no leito e a inatividade podem causar desmineralização do esqueleto, mobilização de cálcio e subsequente hipercalciúria. Além disso, a redução na ingestão de líquidos pode contribuir para a estase urinária, aumentando a concentração de cálcio na urina. Por fim, a infecção com organismos de divisão da ureia resulta em alcalinização da urina, reduzindo a solubilização de cálcio e fosfato.

Cálculos renais ocorrem com frequência com cateteres de demora, de forma geral são leves e podem ser esmagados e lavados por meio de citoscópio. Se não forem muito grandes para ser removidos com esse método, pode ser realizada uma cistotomia suprapúbica.

Pedras ureterais podem ser removidas por métodos de recuperação anterógrados ou retrógrados ou via litotripsia por onda de choque.

Os cálculos renais em indivíduos com bexiga neurogênica costumam resultar de uma infecção. Quando a infecção for deixada sem tratamento, as pedras tornam-se a fonte da infecção constante e, por fim, da perda da função renal. Embora cálculos menores possam com frequência ser removidos com procedimentos endoscópicos, alguns podem requerer cirurgia aberta, devido ao seu tamanho.

C. Hidronefrose

"Contrapressão" é aplicada sobre os rins primariamente por meio de dois mecanismos. No primeiro, o alongamento trigonal resultante de urina residual e hipertonicidade do detrusor causa tração anormal sobre a junção ureterovesical, produzindo aumento da resistência à passagem de urina. Isso é referido como uma obstrução "funcional" de urina e é aliviado, em geral, por uma drenagem com cateter vesical de demora ou por cateterização intermitente combinada com a aplicação de anticolinérgicos.

Às vezes, a hipertrofia trigonal e a espasticidade do detrusor podem levar à descompensação da junção ureterovesical, causando um refluxo – um segundo mecanismo que produz contrapressão. Essa progressão é, de forma geral, resultado de uma combinação de alta pressão intravesical e trabeculação da parede da bexiga. A rigidez aumentada da junção ureterovesical enfraquece a função tipo valva, erodindo lentamente sua capacidade de prevenir o refluxo de urina. Se um cateter vesical de demora não conseguir solucionar o problema, pode ser considerada a cirurgia antirrefluxo. A hidronefrose progressiva pode requerer uma nefrostomia. Se todos os outros métodos falharem, pode ser realizado um desvio urinário.

D. Disreflexia autonômica

A disreflexia autonômica é vista em pacientes com LME no nível de T6 ou acima; contudo, ela é mais comum em pacientes com lesões espásticas acima de T1. Os sintomas incluem aumento da pressão arterial sistólica ou diastólica (ou de ambas), transpiração, bradicardia, cefaleia e piloereção. Uma bexiga com distensão excessiva pode precipitar esse fenômeno. Trata-se de um comportamento reflexo simpaticamente mediado, desencadeado por *feedback* aferente sacral para a medula espinal. A cateterização imediata é indicada como a primeira opção de tratamento e pode propiciar a resolução dos problemas.

E. Tumores na bexiga

Conforme já observado, há aumento no risco de tumores na bexiga em pacientes com cateter vesical de demora, seja uretral, seja suprapúbico. A cistografia é indicada nesses casos (ver discussão anterior).

▶ Tratamento

As opções de tratamento para a bexiga neurogênica podem ser agrupadas em três categorias: (1) medidas clínicas para manejar ou aliviar a incapacidade de esvaziamento ou a incontinência, (2) procedimentos cirúrgicos para corrigir problemas estruturais e melhorar a função em pacientes com incontinência crônica e (3) técnicas de neuroestimulação. A Figura 7.1 fornece um protocolo para o tratamento inicial de um paciente com bexiga neurogênica. O Quadro 7.1 diferencia as medidas de tratamento específicas das lesões em NMS e NMI. A seguir, discute-se em detalhes estas e de outras estratégias de manejo.

A. Manejo clínico: incapacidade de eliminar

1. Bexiga flácida, arrefléxica ou hipotônica

A. CATETERIZAÇÃO — Um cateter uretral de demora fornece drenagem contínua de urina da bexiga. Seus potenciais efeitos colaterais incluem ITUs recorrentes, cálculos da bexiga, erosões uretrais e risco de carcinoma na bexiga. Os procedimentos de manutenção incluem ingestão oral de líquido de pelo menos 2 litros por dia, troca de cateteres a cada 3 a 4 semanas e colocação de bolsa de drenagem abaixo do nível da bexiga, para prevenir que a urina volte para o órgão.

Um cateter suprapúbico é um cateter vesical de demora percutâneo inscrito na região suprapúbica que também fornece drenagem contínua. Está associado a menos ITUs recorrentes e ausência de erosões uretrais, mas outros efeitos colaterais são similares aos do cateter uretral de demora.

Um programa de cateterização intermitente (PCI) tem menos efeitos colaterais do que o uso de um cateter vesical de demora. No entanto, essa opção depende da função manual ou assistência de outra pessoa. Um benefício dessa abordagem é que as ITUs recorrentes são menos frequentes do que com os cateteres de demora ou suprapúbicos. O uso de cateteres esterilizados reduz a frequência de ITU em comparação com a técnica limpa de reutilizar os cateteres após a limpeza.

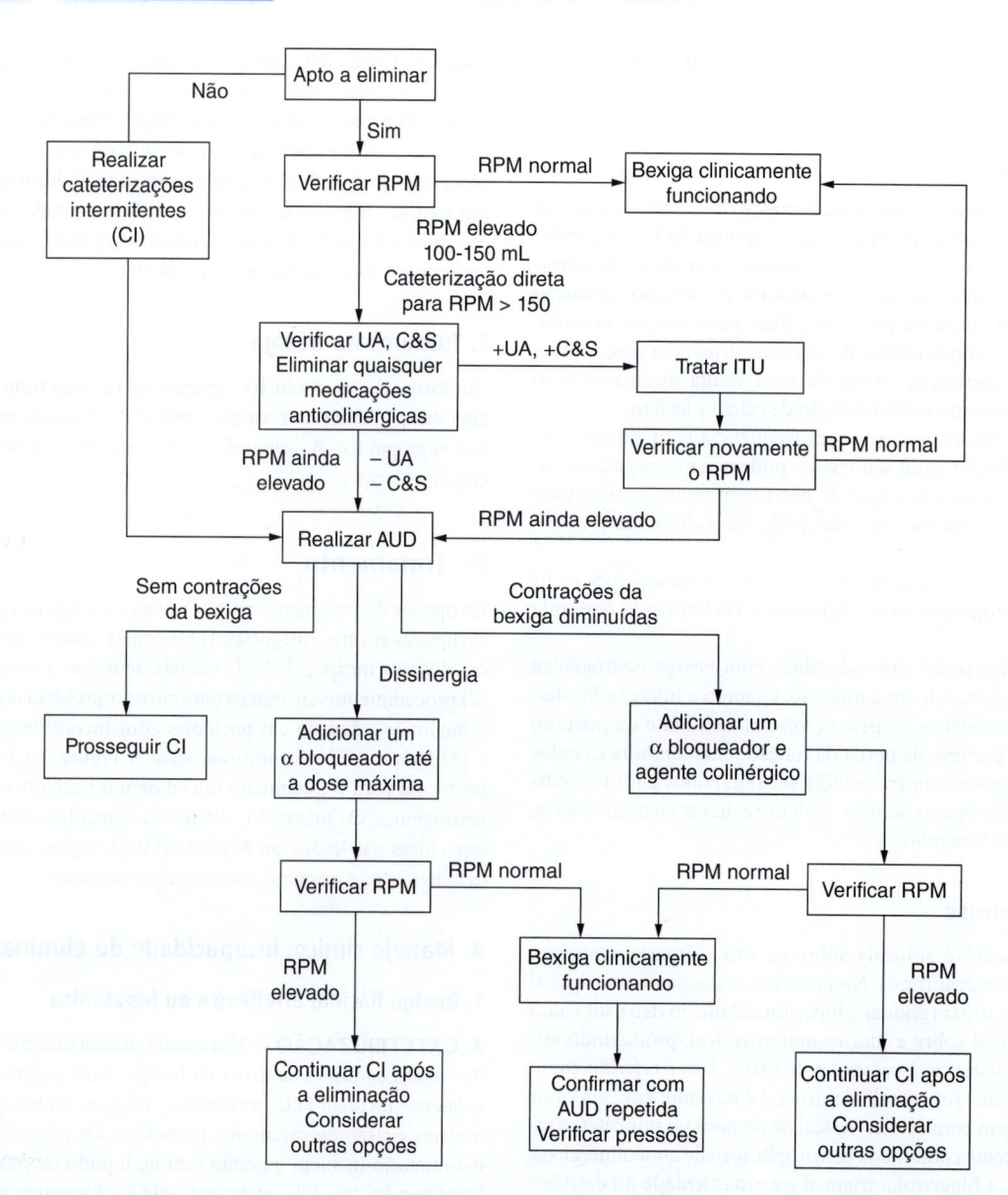

```
                    Apto a eliminar
         Não       ↙            ↘ Sim
   Realizar                Verificar RPM ──RPM normal──→ Bexiga clinicamente
   cateterizações                                         funcionando
   intermitentes                    │
   (CI)                             │ RPM elevado
                                    │ 100-150 mL
                                    │ Cateterização direta
                                    │ para RPM > 150
                                    ▼
                        Verificar UA, C&S
                        Eliminar quaisquer ──+UA, +C&S──→ Tratar ITU
                        medicações                              │
                        anticolinérgicas                        ▼
                    RPM ainda    − UA               Verificar novamente ──RPM normal──↑
                    elevado      − C&S              o RPM
                           │                              │
                           ▼          RPM ainda elevado   │
                    Realizar AUD ←────────────────────────┘
              ↙            ↓              ↘
   Sem contrações      Dissinergia    Contrações da
   da bexiga                          bexiga diminuídas
        │                  │                  │
        ▼                  ▼                  ▼
   Prosseguir CI   Adicionar um        Adicionar um
                   α bloqueador até    α bloqueador e
                   a dose máxima       agente colinérgico
                          │                   │
                          ▼                   ▼
                   Verificar RPM ──RPM normal──┐ ┌──RPM normal── Verificar RPM
                          │                    ▼ ▼                      │
                   RPM elevado            Bexiga clinicamente        RPM elevado
                          │               funcionando                    │
                          ▼                    │                         ▼
                   Continuar CI após           ▼                  Continuar CI após
                   a eliminação          Confirmar com            a eliminação
                   Considerar            AUD repetida             Considerar
                   outras opções         Verificar pressões       outras opções
```

▲ **Figura 7.1** Tratamento inicial da bexiga neurogênica de etiologia desconhecida. RPM, resíduo pós-miccional; UA, uroanálise; C&S, cultura e sensibilidade; ITU, infecção do trato urinário; AUD, avaliação urodinâmica (Reproduzida com permissão de JFK-Johnson Rehabilitation Institute, Edison, NJ).

B. FARMACOTERAPIA — Medicações para estimular as contrações do detrusor da bexiga, como betanecol (Urecholine®), podem ser experimentadas. Essa terapia deve ser usada com um dispositivo de coleta externo ou cateter vesical, especialmente se houver carência do controle voluntário. Para esse método ser efetivo, o paciente deve apresentar diminuição da contração e do tônus do esfíncter e volumes de RPM aceitáveis. Caso contrário, cateterizações intermitentes ainda precisarão ser realizadas.

C. POSICIONAMENTO — Os pacientes podem ser instruídos sobre o uso da manobra de Credé ou Valsalva para aumentar a pressão intravesical por meio da pressão suprapúbica manual (manobra de Credé) ou do aumento da pressão abdominal (manobra de Valsalva). Para esse método ser efetivo, o paciente deve apresentar diminuição da atividade do esfíncter uretral, e a dissinergia esfíncter-detrusor não pode estar presente. Os volumes de RPM devem ser usados para determinar se esse método foi eficiente, evitando, assim, cateterizações desnecessárias. Contudo, os pacientes podem ainda ter problemas com refluxo ureteral, de forma a desenvolver hidronefrose e exacerbação das hemorroidas.

2. Bexiga espástica, com hiper-reflexia, hipertonia ou eliminação incompleta com aumento dos volumes de RPM

A. FARMACOTERAPIA — Os agentes bloqueadores dos receptores α-adrenérgicos, como tansulosina (Flomax®) e terazosina (Hytrin®), estão disponíveis e diminuem a dissinergia esfincter-detrusor ou a resistência do esfincter para permitir o esvaziamento adequado ou melhorar o esvaziamento da bexiga. Eles podem precisar ser combinados com medicação colinérgica, como betanecol, se a contração da bexiga não for adequada. Os volumes de RPM devem ser verificados para determinar se o esvaziamento da bexiga é adequado. Além disso, uma AUD deve ser feita para verificar se as pressões da bexiga não são excessivas, uma vez que esse estado pode levar ao refluxo ureteral.

B. ESFINCTEROTOMIA — Se as medicações mencionadas não forem efetivas, a esfincterotomia transuretral e o uso de um cateter vesical com uma bolsa para a perna ou fralda podem ser considerados. A esfincterotomia não é permanente e precisa ser repetida. Assim como nas outras opções de manejo, os volumes de RPM são necessários para avaliar o grau de esvaziamento da bexiga. Esse método geralmente não é efetivo na diminuição da pressão intravesical; portanto, a hidronefrose permanece uma complicação potencial.

C. *STENT* URETRAL — Um *stent* uretral de rede entrelaçada de aço inoxidável é outra opção que pode ser usada para manter a permeabilidade do esfincter. Um dispositivo de coleta de urina externo ou fralda são necessários. Os possíveis efeitos colaterais incluem encrustração do cálculo, migração do *stent* e estenoses uretrais provenientes do crescimento tecidual ao redor do *stent*.

D. OUTRAS ABORDAGENS — Se os métodos mencionados não são opções adequadas, ou seu uso não se prova bem-sucedido, o paciente pode não ter opções de tratamento a não ser um cateter vesical de demora ou cateterizações intermitentes. Se o indivíduo sentir incontinência entre as cateterizações ou tiver pressão vesical elevada na AUD como resultado das contrações da bexiga secundárias à atividade excessiva ou hiper-reflexia, o uso de agentes anticolinérgicos, como tolterodina (Detrol®) ou oxibutinina (Ditropan®), pode ser necessário para diminuir as contrações da bexiga, em especial à medida que a bexiga está sendo esvaziada por meio da técnica de cateterização intermitente.

B. Manejo clínico: incontinência

1. Abordagens psicológicas — Alguns pacientes com bexiga neurogênica beneficiam-se de técnicas de modificação comportamental que usem eliminação ou esvaziamento programado para diminuir a incontinência.

2. Farmacoterapia — As medicações anticolinérgicas podem ajudar a diminuir as contrações da bexiga. Antidepressivos tricíclicos, que são anticolinérgicos, podem também ser úteis no tratamento da dor neuropática. Agentes antiespásticos, como tizanidina (Zanaflex®) e baclofeno, também podem ser benéficos.

3. Injeção de toxina botulínica — A injeção de toxina botulínica para a atividade excessiva do detrusor neurogênico pode diminuir as contrações da bexiga. Em geral, esse procedimento é bem tolerado; no entanto, os tratamentos repetidos costumam ser necessários. Os possíveis efeitos colaterais são dor, ITU relacionada ao procedimento, hematúria branda, aumento no RPM e retenção urinária.

4. Coleta externa — Dispositivos de coleta externa, cateteres vesicais para pacientes do sexo masculino ou fraldas podem ser usados. Contudo, o contato prolongado da urina com a pele é uma preocupação no uso desses métodos.

C. Tratamento cirúrgico

As opções cirúrgicas, como aumento da bexiga ou autoaumento, podem ser exploradas após as medidas de tratamento mais conservadoras falharem.

1. Aumento da bexiga — Essa técnica cirúrgica emprega segmentos do intestino do paciente pra criar uma bexiga com grande capacidade, com pressão intravesical baixa. É uma opção quando os tratamentos conservadores falham e o objetivo do tratamento é atingir a cateterização intermitente sem incontinência. As complicações incluem anormalidades metabólicas, acidose, ITUs recorrentes, cálculos e adenocarcinomas.

2. Autoaumento da bexiga — Essa técnica, também chamada de miomectomia do detrusor, aumenta cirurgicamente o tamanho da bexiga. A capacidade da bexiga aumenta de maneira gradual (cerca de 25%) em um período de 1 a 6 meses, ajudando a prevenir ou diminuir a incontinência entre as cateterizações. Prefere-se esse método em vez do aumento da bexiga.

3. Derivação da bexiga — Essa abordagem é usada quando problemas fisiológicos interferem na capacidade de realizar as cateterizações. Dois tipos de derivações da bexiga são realizados: procedimentos do conduto ileal e ileovesicostomia.

A. CONDUTO ILEAL — Nessa técnica, os ureteres são eviscerados da bexiga e inseridos em um segmento do íleo, que é então trazido para fora por meio de uma abertura estoma-cutânea na parede abdominal. A urina é coletada em um saco colocado sobre o estoma.

B. ILEOVESICOSTOMIA — Com uma ileovesicostomia, o segmento ileal age como um canal entre a bexiga e a pele. Esse procedimento mantém a junção ureterovesical, o que evita as complicações da estenose ureteroileal no local da anastomose. Um benefício desse procedimento é que ele pode ser revertido, se necessário, em uma data posterior.

D. Neuroestimulação ou neuromodulação

Os pacientes devem ter arco reflexo sacral e contrações da bexiga intactos para extrair o potencial benefício das técnicas de neuroestimulação. Embora o mecanismo de ação neurológico exato seja desconhecido, a estimulação nervosa sacral provou ser útil em pacientes com bexiga hiperativa, espástica e com retenção urinária não obstrutiva. Alguns estudos indicam que os efeitos terapêuticos podem ser temporários. A estimulação no nível do nervo pudendo pode ser benéfica para pacientes com sintomas de bexiga hiperativa que não respondem a medidas mais conservadoras. As considerações de tratamento incluem as complicações da migração de chumbo, a falta de eficiência com o passar do tempo e o fato de que quaisquer futuros exames de imagem por ressonância magnética serão contraindicados.

Prognóstico

A recuperação completa de uma bexiga neurogênica é incomum; assim, o objetivo do tratamento deve ser manejar seus efeitos. O médico deve ter em mente que a complicação mais comum em um paciente com bexiga neurogênica é lesão renal proveniente de aumento da pressão ou infecção na bexiga. Consequentemente, os pacientes com bexiga neurogênica devem ter um acompanhamento próximo para preservar sua função renal. Exames de níveis de creatinina como referência e ultrassom renal são benéficos nesses esforços.

Para indivíduos com envolvimento brando, em geral a terapia complementada com uso de material absorvente para incontinência fornece alívio suficiente para um paciente manter um estilo de vida relativamente normal. Quando isso não é possível, a cateterização pode ser necessária. Os pacientes que estão motivados e são fisicamente capazes de aprender a autocateterização intermitente têm maior probabilidade de atingir uma melhor qualidade de vida, com menos complicações e menos incapacidade do que aqueles que são mantidos em cateterização contínua.

Appell RA: Urethral and bladder injections for incontinence including botox. Urol Clin North Am 2011;38:1–6.

Beckel JM, Holstege G: Neuroanatomy of the lower urinary tract. Handb Exp Pharmacol 2011;202:99–116.

Burks FN, Bui DT, Peters KM: Neuromodulation and the neurogenic bladder. Urol Clin North Am 2010;37:559–565.

Klausner AP, Steers WD: The neurogenic bladder: An update with management strategies for primary care physicians. Med Clin North Am 2011;95:111–120.

Lansang RS, Krouskop AC: Bladder management. Massagli TL et al (Eds): eMedicine. Medscape, 9 Dec 2004; 3 Jan 2005.

Panicker JN: Rehabilitation in practice: Neurogenic lower urinary tract dysfunction and its management. Clin Rehabil 2010;24:579–589.

Samson G, Cardenas DD: Neurogenic bladder in spinal cord injury. Phys Med Rehabil Clin N Am 2007;18:255–274.

Smaldone MC, Ristau BT, Leng WW: Botulinum toxin therapy for neurogenic detrusor overactivity. Urol Clin North Am 2010;37:567–580.

Subnarmorian K, Cartwright RA, Marnder P, et al: Bladder cancer in patients with spinal cord injuries. BJU Int 2004;93:739–743.

Truzzi JC, Almeida EM, Nunes EC, Sadi MV: Residual urinary volume and urinary tract infection—when are they linked? J Urol 2008;180:182–185.

Westney OL: The neurogenic bladder and incontinent urinary diversion. Urol Clin North Am 2010;37:581–592.

Modalidades terapêuticas

8

Peter Coveleski, DO

O uso de agentes físicos e de equipamentos para reduzir a dor e melhorar a função tem uma longa história na prática da medicina. Nas últimas décadas, a tecnologia aumentou a variedade de modalidades disponíveis para o profissional. Este capítulo examina as opções mais utilizadas, com o objetivo de ajudar o profissional a escolher entre as alternativas. No entanto, apesar do uso difundido e de décadas de experiência, não há consenso quanto às indicações, à implementação e à eficácia de muitas dessas abordagens.

TERAPIA COM CALOR SUPERFICIAL

O calor pode ser transferido para um paciente a partir de um objeto, um equipamento ou água, por meio de compressas quentes, lâmpadas de aquecimento, banhos de parafina e turbilhões. Todas essas opções são consideradas modalidades de calor superficial, pois são incapazes de produzir mudanças de temperatura maiores do que alguns graus em profundidades de 1 a 2 cm. Acredita-se que o calor aumenta a extensibilidade do tecido colágeno, diminui a rigidez articular, alivia os espasmos musculares, fornece alívio da dor e aumenta o fluxo sanguíneo e o metabolismo. O calor superficial é um tratamento adjunto e, em geral, não é a intervenção curativa primária. O Quadro 8.1 lista as precauções e contraindicações gerais para seu uso. O uso crônico e excessivo de calor pode produzir uma mancha hipercrômica permanente na pele (eritema calórico).

> Basford JR, Baxter DG. Therapeutic agents. In: *Delisa's Physical Medicine and Rehabilitation: Principles and Practice*, 5th ed. Lippincott Williams & Wilkins, 2010:1691–1712.

▶ Compressas quentes

Muitas variedades de compressas quentes estão disponíveis. As camadas externas podem ser feitas de borracha, tecido ou plástico flexível; o interior pode ser preenchido com um gel, água ou outra substância com alta capacitância de calor. Um tipo comum usado em clínicas é a compressa de calor úmido Hydrocollator, que contém um gel de sílica que absorve água e cria um alto conduto calórico. Em geral, essa compressa é submersa em uma solução de água aquecida. Ela é removida e enrolada em toalhas para proteger o paciente da temperatura de 70 a 80° C da compressa. Algumas compressas quentes podem ser aquecidas em um micro-ondas. Outros aparelhos de calor circulam um líquido através de tubos até um coxim ou manguito. A corrente elétrica também pode ser usada para produzir calor em um coxim.

A. Mecanismo fisiológico

As compressas quentes aquecem o tecido por condução. A condução de calor, também chamada de difusão, é a troca microscópica direta da energia cinética de partículas através do limite entre os dois sistemas. A tolerância da pele, a condutividade térmica do tecido e as respostas do corpo à temperatura aumentada limitam a profundidade efetiva das mudanças de temperatura até poucos centímetros.

B. Aplicações

As compressas quentes são comumente aplicadas em pacientes com diversas condições, entre as quais entorse e lesão muscular, tendinite, bursite, espasmo muscular, músculos ou articulações contraturadas, osteoartrite, artrite reumatoide, espasticidade, doença inflamatória pélvica crônica e flebite superficial. As compressas quentes podem ser usadas para facilitar a resolução de hematomas ou para relaxar músculos antes da tração ou do alongamento.

C. Prescrição

Ao prescrever o uso de compressas quentes, o nome do paciente, a idade, o diagnóstico, o objetivo e as precauções devem ser identificados. A prescrição deve incluir a área de aplicação e o tempo de uso. O tempo de aplicação pode variar de alguns minutos até 30 minutos. Em geral, a frequência de aplicação é três vezes por semana. A flexibilidade pode ser expressa pelo terapeuta como um intervalo – por exemplo "compressas quentes para a área sacral lombar por 10 a 20 minutos conforme tolerância". Deve-se ter cuidado especial ao aplicar compressas quentes em

Quadro 8.1 Precauções e contraindicações para uso de calor superficial

- Déficits sensoriais
- Insensibilidade cutânea
- Edema
- Inflamação aguda, trauma ou hemorragia
- Dano circulatório
- Distúrbios circulatórios
- Incapacidade de comunicar dor ou responder à dor
- Regulação térmica insatisfatória (p. ex., por fármacos neurolépticos)
- Malignidade
- Isquemia
- Pele atrófica
- Tecido cicatricial
- Angina ou pressão arterial instável
- Insuficiência cardíaca descompensada, no período de 6 a 8 semanas do infarto do miocárdio

indivíduos sem sensibilidade, pois foram relatadas queimaduras. Por essa razão, muitos hospitais utilizam apenas um sistema de calor muito baixo para esse grupo de pacientes.

Khan MA: A physiotherapy-induced hot pack burn in a paraplegic Paralympic athlete. J Burn Care Res 2011;32:e167.

▶ Lâmpadas de aquecimento

Embora sejam de baixo custo e versáteis, as lâmpadas de aquecimento são utilizadas com menos frequência hoje do que no passado em clínicas. Elas consistem em um bulbo (em geral de 250 W) energizado por eletricidade que emite uma fonte de luz que pode ser incandescente ou infravermelha especial. Os bulbos incandescentes comuns emitem grandes quantidades de luz infravermelha, portanto bulbos de tungstênio especiais ou do tipo quartzo raras vezes são necessários. O paciente é posicionado a cerca de 40 a 50 cm da fonte de luz. Mover a lâmpada para mais longe ou mais perto do tecido-alvo controla a quantidade de calor administrado.

A. Mecanismo fisiológico

As lâmpadas de aquecimento convertem energia radiante em calor. Nesse caso, a luz infravermelha gerada é convertida em energia de calor sobre o tecido-alvo. A distância entre a lâmpada de aquecimento e o paciente controla a velocidade de aquecimento e a temperatura atingida. A intensidade que irradia de uma fonte específica (energia por unidade de área perpendicular à fonte) é inversamente proporcional ao quadrado da distância a partir da fonte.

B. Aplicações

As aplicações da lâmpada de aquecimento são, em geral, as mesmas das compressas quentes. Os fatores que influenciam a escolha incluem facilidade de aplicação no tecido-alvo (a colocação pode ser difícil dependendo da posição do paciente) e se a área a ser tratada é intolerante à pressão. Se o paciente for se beneficiar mais do calor úmido, então as compressas quentes serão preferíveis à lâmpada de aquecimento.

C. Prescrição

Ao escrever a prescrição para o uso de lâmpada de aquecimento, o nome, a idade e o diagnóstico do paciente devem ser identificados, assim como o objetivo do tratamento, as precauções, a área do corpo a ser tratada e a duração. As precauções são incluídas para realizar-se ajuste à tolerância do paciente e monitoramento frequente. A duração pode variar de alguns minutos até 20 a 30 minutos, e a frequência de aplicação é, em geral, três vezes por semana, embora a aplicação diária por um tempo limitado possa ser útil em alguns pacientes. Um exemplo pode ser: "lâmpada de aquecimento para a área do cotovelo medial direito por 10 minutos conforme tolerância". Quaisquer modalidades integrantes também devem ser listadas, junto com a forma como elas se ajustam ao plano de tratamento.

Batavia M: Contraindications for superficial heat and therapeutic ultrasound: Do sources agree? Arch Phys Med Rehabil 2004;85:1006–1012.

Chou R, Huffman LH: Non-pharmacologic therapies for acute and chronic low back pain: A review of the evidence for an American Pain Society/American College of Physicians clinical practice guideline. Ann Intern Med 2007;147:492–504.

▶ Banhos de parafina

A aplicação de calor superficial por meio de banhos de parafina é feita com um pequeno recipiente de óleo mineral e cera de parafina (uma parte de óleo mineral para 6 ou 7 partes de cera) que é aquecido a 52 a 54° C em um tampo de mesa ou em uma unidade de aquecimento. O paciente mergulha um membro limpo (em geral a mão) na unidade e o reveste com várias camadas (p. ex., 7 a 12), obtendo uma luva espessa de cera de parafina. O membro revestido é, então, envolto em uma luva isolante ou toalha por até 30 minutos. O calor condutivo fornecido por esse método facilita a amplitude de movimento (ADM) ativa e a massagem por fricção e melhora a função da mão em pacientes com artrite reumatoide e esclerodermia.

A. Mecanismo fisiológico

O calor transferido por condução é obtido pela soma de várias camadas de cera construídas na área afetada, normalmente na mão. Como a parafina tem baixa capacidade de calor e isola o tecido submerso, a temperatura recebida de 45 a 54° C é mais bem tolerada pelo tecido do que no uso da água similarmente aquecida. O aquecimento da pele até 47° C primeiro é seguido por um declínio para poucos graus acima da temperatura inicial. Enquanto as temperaturas do tecido subcutâneo podem aumentar 3 a 5° C, as temperaturas intramusculares e intra-articulares aumentam apenas 1° C. Apesar da boa tolerância pelos pacientes, recomenda-se inserir um termômetro na mistura, para segurança. As elevações de temperatura no tecido tratado diminuem após 15 a 20 minutos.

B. Aplicações

Os banhos de parafina apresentam muitas aplicações, entre as quais lesões subagudas ou crônicas de punho, mão, dedo, pé ou tornozelo; contraturas por queimaduras; osteoartrite; artropatias inflamatórias; e contraturas de músculo, tendão e articulação.

C. Prescrição

A prescrição para o uso de banho de parafina deve identificar o nome do paciente, a idade e o diagnóstico, descrever os objetivos e listar as precauções, que incluem especificar "até a tolerância do paciente" e "monitorar com frequência". A duração é de 20 a 30 minutos, e a frequência pode ser três vezes por semana por várias semanas.

Um exemplo de prescrição seria: "[Nome do paciente], homem de 35 anos, com contratura nos dedos após lesão traumática da mão. Objetivos: Aumentar a ADM dos dedos. Precauções: Aplicar até a tolerância e estabelecer comunicação frequente com o paciente para que mencione qualquer desconforto aumentado. Aplicar cera de parafina na mão esquerda por meio da técnica de mergulho, enrolar para aquecimento 20 a 30 minutos, depois ADM ativa assistida e passiva até tolerância".

> Delhag B, Wollersjo I, Bjelle A: Effect of hand exercises and wax bath treatments in rheumatoid arthritis patients. Arthritis Care Res 1992;5:87–92.

▶ Turbilhão ou hidroterapia

Na terapia com turbilhão, também chamada de hidroterapia, um tanque contendo água pode ser aquecido ou agitado para fornecer o efeito do tratamento desejado. Os tanques variam de tamanho, desde 120 até milhares de litros. Tanques grandes (p. ex., de Hubbard) permitem o tratamento de diferentes áreas corporais de modo simultâneo.

Lesões musculoesqueléticas, queimaduras, limpeza de feridas, artrite e articulações rígidas ou congeladas são as principais indicações para hidroterapia. As articulações rígidas podem ser aquecidas para facilitar o movimento, e os membros com traumatismos agudos podem ser resfriados. A imersão na água pode diminuir o estresse sobre os ossos e as articulações. Os benefícios do cuidado de feridas e queimaduras incluem remoção de contaminadores macroscópicos e de fragmentos tóxicos, bem como diluição de conteúdo bacteriano. Além disso, as bandagens podem ser removidas com mais facilidade após a hidroterapia.

A hidroterapia utiliza água como o meio, mas meios alternativos podem incluir esferas aquecidas e circulando em uma câmara por jato de ar quente (uma modalidade chamada *fluidoterapia*). Nessa variação, o membro do paciente é colocado em um ambiente seco, de capacidade de calor baixa e de temperatura alta (46,1 a 48,9° C). Temperaturas da mão e do pé de 42° C e 39,5° C, respectivamente, são obtidas após 20 minutos. As vantagens incluem a capacidade de realizar exercícios de ADM e massagem.

O Quadro 8.2 lista as contraindicações para a terapia com turbilhão. Os benefícios de longo prazo dessa abordagem permanecem controversos.

Quadro 8.2 Contraindicações para uso de turbilhão

- Novos enxertos ou retalhos de pele
- Incapacidade de comunicar dor
- Função cardiovascular ou pulmonar gravemente comprometida
- Flebite aguda
- Insuficiência renal aguda
- Gangrena seca
- Membro gravemente isquêmico
- Condições febris
- Incontinência (se turbilhão de corpo inteiro for utilizado)

A. Mecanismo fisiológico

Na terapia com turbilhão, o calor é transferido ao redor do tecido por convecção. O aquecimento do corpo ou de partes do corpo é facilitado pela agitação da água (ou de outro meio), prevenindo, assim, a formação de uma camada isolante. Em geral, a temperatura da água do turbilhão aquecido é de 33 a 39° C para um paciente sem evidência de isquemia. Se uma área pequena do corpo estiver sendo tratada, uma amplitude de temperatura maior pode ser tolerada antes que seja observada mudança na temperatura corporal central. Os membros podem ser aquecidos em uma temperatura mais alta (43 a 45° C) em adultos saudáveis; no entanto, em indivíduos com dano vascular, temperaturas acima de 32° C devem ser evitadas, devido ao risco de precipitar um evento isquêmico. Para imersão de grandes áreas em um paciente sem dano vascular, são recomendadas temperaturas neutras (33 a 36° C), para diminuir a probabilidade de mudanças adversas na temperatura corporal central. Em pessoas saudáveis, a imersão quase total em temperaturas de até 40° C pode ser tolerada por curtos períodos; isso equivale ao máximo normalmente recomendado para banheiras quentes. O tempo de exposição a temperaturas mais altas do que a do corpo deve ser monitorado, visto que sua capacidade de se resfriar pode ser superada, levando à homeostasia alterada.

B. Aplicações

O turbilhão é adequado para o tratamento de feridas e queimaduras. Tanques grandes como o de Hubbard podem acomodar o corpo todo. A agitação, o calor e a ação dissolvente ajustáveis podem ajudar a debridar uma ferida e remover bandagens aderidas ou pele necrótica. O uso de vários aditivos pode fornecer um elemento bactericida ao processo global, auxiliando no tratamento de infecções. Contudo, há pouco consenso sobre quais antimicrobianos utilizar e sua eficácia. Entre os agentes antimicrobianos em geral utilizados estão hipoclorito de sódio, providine-iodine, gliconato de clorexidina-isopropanol e cloramina. Cloreto de sódio isotônico pode ser adicionado para o tratamento de feridas muito grandes, a fim de minimizar os deslocamentos de líquido (900 g/100 L) em indivíduos sensíveis.

Há preocupação quanto à possibilidade de os agentes antimicrobianos utilizados nos tratamentos com turbilhão afetarem de maneira adversa a cicatrização das feridas. Uma pesquisa sugere que o uso excessivo de aditivos pode prejudicar as células envolvidas no reparo do tecido. Por essa razão, o uso de aditivos antimicrobianos deve ser direcionado para feridas necróticas, com muito exsudato; devem ser realizadas monitoração e interrupção de uso de produtos químicos à medida que a ferida é limpa. Preocupações com contaminação cruzada têm levado alguns fornecedores de hidroterapia a utilizar revestimentos descartáveis para cada tratamento do paciente.

A mobilização das articulações em pacientes com artrite ou outras condições musculoesqueléticas (p. ex., envolvendo os tornozelos e os punhos, mas não limitadas a eles) pode ser facilitada, em especial após a remoção de gesso. As lesões agudas de entorse podem ser resfriadas no turbilhão. Irritabilidade e fadiga muscular em atletas podem ser tratadas com imersão em água fria em um tanque sem agitação. (Ver, mais adiante, Crioterapia.)

C. Prescrição

Além de listar o nome, a idade, o diagnóstico, os objetivos e as precauções do paciente, a prescrição de hidroterapia deve especificar a área a ser tratada, a temperatura da água e quaisquer aditivos. Em geral, a duração do tratamento é de 15 a 20 minutos para cada sessão, embora períodos mais curtos possam ser apropriados para alguns pacientes. O tratamento com aditivos é mantido até a ferida começar a melhorar (p. ex., alguns dias até semanas ou mais).

Como exemplo, um paciente diabético com ferida na perna por uma queimadura e contraturas do tornozelo pode se beneficiar da seguinte prescrição: "Turbilhão para a ferida da perna esquerda conforme tolerado por 15 a 20 minutos, três vezes por semana, por duas semanas. Manter a temperatura abaixo de 32° C e usar hipoclorito de sódio até a ferida começar a ficar limpa. Por favor, alongar o tornozelo após o aquecimento. Interromper o tratamento se o paciente se queixar de dor aumentada ou piora da condição. Retorno para avaliação em duas semanas".

> Bohannon RW: Whirlpool versus whirlpool and rinse for removal of bacteria from a venous stasis ulcer. Phys Ther 1982;62:304–306.
>
> Franchimont P, Juchmes J, Lecomte J: Hydrotherapy—mechanisms and indication. Pharmacol Ther 1983;20:79–93.
>
> Frantz RA: Adjuvant therapy for ulcer care. Clin Geriatric Med 1997;13:553–564.
>
> Moore Z, Cowman S: A systematic review of wound cleansing for pressure ulcers. J Clin Nurs 2008;17:1963–1972.

CRIOTERAPIA

Assim como o calor terapêutico, a crioterapia – a aplicação terapêutica de frio – tem utilidade no tratamento de diversas condições. O gelo e o frio são considerados agentes superficiais. A profundidade de penetração do frio é limitada pelo tecido adiposo e pelas respostas circulatórias teciduais que tentam manter a homeostasia; em geral, o frio penetra poucos centímetros. Os aerossóis congelantes utilizam um mecanismo de ação evaporativo para congelar a pele externa, mas por apenas alguns segundos. Compressas geladas feitas de gelo, água e vários materiais finos são opções baratas e efetivas. Compressas químicas de criogel são transportadas e armazenadas com facilidade e podem ser ativadas de forma instantânea perfurando-se a compressa, que inicia uma reação química endotérmica. Outras compressas de criogel, que podem ser moles ou rígidas, são armazenadas em um congelador para serem utilizadas mais tarde. Aparelhos de água gelada com manguitos ou tubos podem ser utilizados para esfriar áreas específicas, como o joelho ou o ombro, e fornecem uma ação de resfriamento relativamente constante por meio da circulação de um reservatório de banho com gelo. Tanques ou banheiras grandes podem ser preenchidos com água gelada para imersão quase total. A massagem com gelo combina pressão no tecido e a ação do frio.

Quadro 8.3 Contraindicações para uso de crioterapia

Incapacidade de comunicar ou responder à dor
Alergias ao frio
Crioglobulinemias
Doença ou fenômeno de Raynaud
Intensas respostas pressóricas ao frio
Intolerância ao frio
Isquemia
Regulação térmica ineficiente
Hemoglobinúria paroxística ao frio

Os efeitos mais reconhecidos do resfriamento são diminuições do fluxo sanguíneo do tecido (vasoconstrição), do metabolismo do tecido, do consumo de oxigênio, da inflamação, do espasmo muscular, da espasticidade, da condução nervosa e da dor. As diminuições da temperatura do tecido demonstraram reduzir a produção de força muscular, a potência muscular e a propriocepção. O Quadro 8.3 lista as contraindicações para crioterapia.

A. Mecanismo fisiológico

O efeito de resfriamento de uma compressa de gelo inicia-se na pele, diminuindo a temperatura para 12 a 13° C em 10 minutos. A temperatura do tecido subcutâneo diminui 3 a 5° C em 10 minutos, e a temperatura muscular profunda cai bem pouco, cerca de 1° C ou menos. Com períodos mais longos de resfriamento (de 20 minutos a 3 horas), a temperatura dos músculos do antebraço cai 6 a 16° C, e a temperatura intra-articular do joelho cai 5 a 6° C. Os fusos musculares, as fibras γ, a condução nervosa e a contração muscular são influenciados pelo frio. Quando o resfriamento é fornecido pelo turbilhão, a água agitada e o gelo limitam a formação de uma camada isolante.

Na lesão muscular, o uso precoce de crioterapia está associado a formação de hematoma significativamente menor entre os pedículos de miofibra rompidos, menos inflamação e regeneração inicial um pouco acelerada. Na artrite reumatoide, a diminuição intra-articular de histamina e colagenase foi relatada. O início do resfriamento provoca um reflexo local e tônus simpático aumentado, resultando em vasoconstrição; no entanto, a resposta corporal subsequente ao resfriamento adicional pode ou não levar a uma vasodilatação reativa. A dilatação de vasos profundos limita o efeito do frio no tecido mais profundo. A analgesia pode ser atingida em 7 a 10 minutos.

B. Aplicações

As aplicações de crioterapia incluem lesões agudas e trauma de tecidos moles, redução de pressões compartimentais, lesão muscular, entorses, espasmos, espasticidade, fraturas, lesões articulares traumáticas, inflamação articular, cirurgias articulares, queimaduras, dor musculoesquelética crônica, dor dentária, cirurgia oral, locais de injeção e locais pós-cirúrgicos.

C. Prescrição

A prescrição de modalidades de frio deve levar em conta a área a ser tratada, a tolerância dessa área e a duração do tratamento desejado. O aerossol irá resfriar a pele de forma rápida; contudo, o efeito dura apenas alguns segundos. O limiar de dor aumentado transitório pode ser útil para reduzir o desconforto de injeções em articulações ou pontos-gatilho. Os períodos de aplicação típicos para compressas frias e gelo são cerca de 20 minutos. Um equipamento de resfriamento contínuo ou uma cinta térmica pode ser aplicado por períodos mais longos (p. ex., 1 a 2 horas) em pacientes após cirurgia articular, dependendo da tolerância. Como temperaturas de piscina abaixo de 13 a 15° C são desconfortáveis, a sessão dessa modalidade de resfriamento costuma durar de 10 a 20 minutos.

O nome, a idade e o diagnóstico do paciente devem estar registrados de forma clara, bem como os objetivos e as precauções. Um exemplo de prescrição seria: "[Nome do paciente], 44 anos, sexo masculino, com entorse lombar. Objetivo: Reduzir o espasmo e a dor. Precauções: Até a tolerância, monitoração frequente e descontinuar se aumentar o desconforto. Gelo para a área lombar do lado direito por 10 a 20 minutos, três vezes por semana, por duas semanas. [Qualquer outra modalidade a ser usada deve ser observada.] Retorno para avaliação em duas semanas".

> Basford JR, Baxter DG: Therapeutic agents. In: *Delisa's Physical Medicine and Rehabilitation: Principles and Practice*, 5th ed. Lippincott Williams & Wilkins, 2010:1691–1712.
>
> Hurme T, Rantanen J, Kalimo H: Effects of early cryotherapy in experimental skeletal muscle injury. Scand J Med Sci Sports 1993;3:46–51.
>
> Wassinger, GA, Myers JB, Gatti JM, et al: Proprioception and throwing accuracy in the dominant shoulder after cryotherapy. J Athl Train 2007;42:84–89.
>
> Wojtecka-Lukasik E, Ksiezopolska-Orlowska K, Gaszewska E, et al. Cryotherapy decreases histamine levels in the blood of patients with rheumatoid arthritis. Inflamm Res 2010;59:S253–S255.

TERAPIA DE CALOR PROFUNDO

Ultrassom, diatermia por ondas curtas (OC) e diatermia por micro-ondas podem atingir aquecimento profundo dos tecidos do corpo, o que pode trazer benefício para alguns pacientes após lesão traumática ou cirurgia. Muitas vezes, a escolha da modalidade é baseada na disponibilidade, mas existem diferenças sutis que podem influenciar a decisão do profissional quanto a qual modalidade prescrever.

▶ Ultrassom terapêutico

O ultrassom terapêutico utiliza ondas sonoras de alta frequência (> 20 kHz) que podem ser direcionadas, refratadas e refletidas.

Quadro 8.4 Contraindicações para uso de ultrassonografia terapêutica

Contraindicações para uso de calor superficial (ver Quadro 8.1) mais:
Cavidades cheias de líquido
Coração
Cérebro
Gânglios cervicais
Locais de hemorragia aguda
Locais isquêmicos
Marca-passos, desfibriladores, estimuladores ou bombas implantáveis
Desvios
Derivação ventrículo-peritoneal
Locais de laminectomia (e coluna, em geral)
Metal, inclusive substituições articulares
Placas de crescimento imaturas
Regiões próximas a tumores
Alergias a gel ou *pads* de silicone

Um meio, como gel ou água, é necessário para a transmissão das ondas sonoras, que promovem efeitos térmicos e não térmicos no tecido. A produção de calor e seus efeitos sobre o tecido são os mais conhecidos. Os efeitos não térmicos (p. ex., cavitação, emissão acústica e ondas estacionárias) são utilizados em tecnologia de separação para obter componentes sanguíneos, destruir coágulos sanguíneos, romper as membranas celulares para avaliação laboratorial e no corte de ossos e com bisturi. A capacidade não térmica de alterar a permeabilidade e a função da membrana celular pode gerar algum benefício para a cicatrização da ferida e é utilizada na fonoforese (ver discussão adiante). É necessário mais pesquisa sobre esses e outros efeitos não térmicos. Em geral, os efeitos térmicos são gerados em intensidades mais altas.

Os benefícios do ultrassom terapêutico incluem aumento da atividade metabólica e do fluxo sanguíneo, diminuição da dor, aumento da extensibilidade do tendão e capacidade de aquecer os tecidos em uma profundidade maior do que com outra modalidade. A área ideal a ser tratada é pequena, visto que áreas maiores requerem campos adicionais de tratamento. A consolidação óssea em fraturas agudas e sem união foi demonstrada. No entanto, apesar da promoção aparente da fase de proliferação na regeneração muscular, essa modalidade não mostrou efeito positivo (intensificação) sobre o resultado final da cura muscular. As contraindicações para o ultrassom terapêutico são listadas no Quadro 8.4.

A. Mecanismo fisiológico

O calor profundo é produzido quando a energia da onda sonora é convertida em calor à medida que ela passa pelos tecidos corporais. Durante a passagem pelos tecidos, ocorre pouca absorção até serem alcançadas estruturas com alto conteúdo de colágeno (osso, periósteo, ligamentos, cápsulas, fáscia, tendões, cicatrizes e interfaces teciduais). Em geral, o ultrassom terapêutico emprega ondas incidentes de 1 ou 3 MHz, transmitidas de forma pulsada ou contínua, dependendo dos efeitos fisiológicos desejados. Comprimentos de onda mais longos tendem a penetrar mais profundamente. Comprimentos de onda mais curtos interagem com o tecido em profundidades menores. A profundidade do aquecimento pode ser de até 8 cm. A área total tratada depende da área do transdutor. Podem ocorrer aumentos na temperatura de até 46° C nos tecidos moles (i.e., interface osso-músculo). O aumento na temperatura induzido por ultrassom varia conforme as propriedades teciduais (coeficiente de absorção, densidade, perfusão) e os parâmetros do equipamento (duração do pulso, frequência de repetição do pulso, configuração do feixe ou do *scanning*). Os tecidos adjacentes ao osso são particularmente suscetíveis a um aumento de calor significativo via condução.

B. Aplicações

O ultrassom terapêutico é usado com frequência no tratamento de lesões de tecido mole, incluindo músculo, tendão, ligamento e bursas. Ele pode agravar o dano tecidual e o edema se usado de forma precoce. Outras indicações incluem hematomas subagudos, dor perineal pós-parto, consolidação de fraturas, artrite degenerativa, contraturas das articulações ou de tecidos moles e síndrome do túnel do carpo.

C. Prescrição

Após serem informados nome, idade e diagnóstico do paciente, o objetivo deve ser definido A prescrição para o ultrassom terapêutico deve incluir frequência, razão de pulso, intensidade e duração. As lesões mais superficiais demandam frequência de 3 MHz; para uma lesão mais profunda, 1 MHz seria mais apropriado. A razão do pulso é determinada pelo estado do tecido. Um estado de tecido agudo é mais sensível à energia, assim, uma razão de pulso maior (ciclo de trabalho inferior), de 1:4, é mais adequada. À medida que estados teciduais mais crônicos são encontrados, uma razão menor, de 1:2 ou 1:1, pode ser adequada. Um modo contínuo também pode ser usado em lesões crônicas. A intensidade (listada como W/cm^2), em geral, fica entre 0,5 e 2,0 W/cm^2, embora o máximo de 3 W/cm^2 possa ser administrado. Quando o ultrassom é usado para facilitar a cicatrização, a intensidade deve ser mais baixa para lesões agudas (0,1-0,3) e mais alta para lesões crônicas (0,3-0,8). Quando usado para aquecer o tecido, intensidades de 0,8 a 1,0 W/cm^2 são empregadas para tecidos superficiais; intensidades maiores do que 1,5 W/cm^2 são usadas para tecidos mais profundos (p. ex., no quadril). A duração do tratamento é de cerca de 5 a 10 minutos.

Uma prescrição para ultrassom terapêutico poderia ser como o exemplo a seguir: "[Nome do paciente], homem, 56 anos, com ombro esquerdo congelado após ruptura do manguito rotator. Objetivo: Melhorar ADM e diminuir a dor. Precauções: Tolerância. Monitorar a resposta e parar se aumentar o desconforto. Ultrassom terapêutico para o ombro esquerdo 1 MHz, razão do pulso 1:1, 0,8 W/cm^2 durante 5 a 10 minutos. Três vezes por semana durante três meses. Retorno para avaliação em três semanas".

Järvinen TAH, Järvinen TLN, Kääriäinen M, et al: Muscle injuries: Biology and treatment. Am J Sports Med 2005;33:745–764.

Mason TJ: Therapeutic ultrasound: An overview. Ultrason Sonochem 2011;18:847–852.

Rantanen J, Thorsson O, Wollmer P, et al: Effects of therapeutic ultrasound on the regeneration of skeletal muscle myofibers after experimental muscle injury. Am J Sports Med 1999;27:54–59.

Wilkin LD, Merrick MA, Kirby TE, Devor ST: Influence of therapeutic ultrasound on skeletal muscle regeneration following blunt contusion. Int J Sports Med 2004;25:73–77.

▶ Diatermia por ondas curtas (DOC)

As ondas de rádio (energia eletromagnética) são convertidas para aquecer à medida que elas percorrem o corpo. Na DOC, vários aplicadores na forma de placas, bobinas, tambores, cabos e cobertores são dispostos ao redor do paciente para criar um circuito, do qual o paciente faz parte. A DOC pode ser indutora ou capacitora. A DOC indutora cria um campo magnético usando cabos ou tambores para induzir campos elétricos circulares no tecido. Isso produz altas temperaturas em tecidos ricos em água (p. ex., músculo, pele). O corpo age como receptor, e correntes em redemoinho são induzidas nos tecidos em seu campo. A temperatura tecidual pode aumentar 4 a 6 °C acima do normal. Aplicadores capacitores utilizam placas de eletrodos em ambos os lados do corpo, produzindo altas temperaturas em tecido pobre em água (p. ex., gordura, osso).

A Federal Communications Commission (FCC) limita o uso para 13,56 MHz (comprimento de onda de 22 m), 27,12 MHz (11 m) e 40,68 MHz (7,5 m). Muitas máquinas comerciais operam em uma frequência de 27,33 MHz e um comprimento de onda de 11 m. As máquinas podem utilizar modos contínuos ou pulsados. As contraindicações são listadas no Quadro 8.5.

A. Mecanismo fisiológico

À medida que as ondas de alta frequência percorrem os tecidos do corpo entre os condensadores ou as bobinas, elas são convertidas em calor. Em contraste ao ultrassom, a DOC pode aquecer áreas grandes de tecido. O grau de calor e a profundidade de penetração dependem, em parte, das propriedades de absorção

---

Quadro 8.5 Contraindicações para o uso de diatermia por ondas curtas e por micro-ondas

Contraindicações para uso de calor superficial (ver Quadro 8.1) mais:
Metal
Joias
Isquemia
Malignidade
Implantes, marca-passos, estimuladores, desfibriladores, bombas, etc.
Clipes pequenos, dispositivos intrauterinos
Placas de crescimento ativas
Infecção
Lentes de contato
Menstruação ou gravidez
Inflamação articular aguda
Implantes cocleares
Olhos
Gônadas

e de resistência dos tecidos que as ondas encontram. A DOC aquece, em especial, tecidos de impedância baixa, como os músculos esqueléticos, o sangue e o líquido sinovial. A profundidade de aquecimento muscular é de 4 a 5 cm. Os tecidos moles tratados com DOC mantêm os aumentos de temperatura por 2 a 3 vezes mais tempo do que com o ultrassom.

B. Aplicações

As indicações incluem prostatite crônica, doença inflamatória pélvica refratária, mialgia, espasmos musculares na coluna, lesões de tecidos moles, inflamação (articular ou tecidual), entorses ou distensões, tendinite, tenossinovite, bursite, artrite reumatoide, periostite, capsulite e osteoartrite. A DOC também pode ser utilizada como um adjunto no alongamento de tecidos contraturados e na aderência de tecidos moles.

C. Prescrição

O nome, a idade, o diagnóstico, os objetivos e as precauções do paciente devem ser informados. Uma prescrição para DOC também deve incluir a área a ser tratada e a duração. A dosagem é baseada na percepção de calor do paciente e no *feedback* sobre a dor. Em geral, a duração da terapia é de 20 a 30 minutos. Um exemplo pode ser: "[Nome do paciente], mulher de 47 anos, entorse de quadril direito. Objetivo: Diminuir a dor e aumentar a ADM. Precauções: Até tolerância, comunicar-se frequentemente com o paciente e parar se o desconforto aumentar. DOC para a área do quadril direito por 10 a 15 minutos, três vezes por semana por duas semanas. ADM ativa assistida e ADM passiva até a tolerância após o aquecimento. Retorno para avaliação em duas semanas".

> Basford JR, Baxter DG: Therapeutic agents. In: *Delisa's Physical Medicine and Rehabilitation: Principles and Practice*, 5th ed. Lippincott Williams & Wilkins, 2010:1691–1712.
>
> Knight KL, Draper DO: *Therapeutic Modalities: The Art and Science*. Lippincott Williams & Wilkins 2008:284–300.

▶ Diatermia por micro-ondas

Similar à DOC, a diatermia por micro-ondas converte energia eletromagnética (micro-ondas) em energia térmica. Os aparelhos utilizam uma frequência mais alta do que a da DOC. As frequências aprovadas pela FCC são 915 MHz (comprimento de onda de 33 cm) e 2.456 MHz (12 cm). As unidades de diatermia por micro-ondas concentram sua energia como um feixe a partir de uma antena e não utilizam capacitores ou indutores. A fração de potência absorvida pelo tecido-alvo depende da frequência da onda eletromagnética, da constante dielétrica e da condutividade elétrica do tecido. Essa modalidade foi popular há décadas, mas foi substituída pelo ultrassom e por compressas quentes. As contraindicações são as mesmas da DOC e estão listadas no Quadro 8.5.

A. Mecanismo fisiológico

As micro-ondas não penetram os tecidos de forma tão profunda quanto o ultrassom ou a DOC. As temperaturas médias obtidas são de cerca de 41° C, em uma profundidade de 1 a 3 cm. Usando 915 MHz, as temperaturas da gordura subcutânea podem aumentar 10 a 12° C. Os aplicadores de 915 MHz são melhores para aquecer o tecido muscular.

B. Aplicações

A diatermia por micro-ondas pode ser utilizada para aquecer músculos e articulações superficiais, tais como o ombro, para resolução mais rápida de hematomas e para hipertermia local em pacientes com câncer.

C. Prescrição

A diatermia por micro-ondas pode ser considerada uma opção se todas as precauções e contraindicações forem observadas e a profundidade de aquecimento tecidual desejada for de 1 a 4 cm. O nome, a idade, o diagnóstico, os objetivos e as precauções do paciente devem ser informados. Em geral, a duração do tratamento é de 5 a 10 minutos, e a frequência é de cerca de três vezes por semana por poucas semanas. O paciente e o profissional devem usar óculos protetores.

> Paliwal BR, Shrivastava PN: Microwave hyperthermia: Principles and quality assurance. Radiol Clin North Am 1989;27:489–497.

ELETROTERAPIA

A estimulação elétrica é utilizada para fins terapêuticos e funcionais. A estimulação nervosa elétrica transcutânea (TENS) pode fornecer alívio para pacientes com dor musculoesquelética por meio de uma corrente elétrica de baixa intensidade, ao passo que a estimulação elétrica funcional (FES) tem o potencial de permitir movimento e função em um membro parético e não funcional. (Às vezes, a FES é chamada de estimulação neuromuscular funcional ou estimulação elétrica neuromuscular [NMES].)

▶ Estimulação nervosa elétrica transcutânea (TENS)

Um estimulador nervoso elétrico transcutâneo é um aparelho pequeno, portátil, movido a pilha, que se conecta a um paciente por meio de cabos ou eletrodos conectados a dois ou quatro fios. O principal objetivo do aparelho é ajudar no alívio da dor. A unidade de TENS permite selecionar intensidade, frequência (frequência de pulso), largura de pulso, modo e tempo. O controle de intensidade varia de 2 a 250 Hz. Consideram-se frequências altas 50 a 130 Hz, e frequências baixas, 2 a 10 Hz.

O modo salvas (*burst*) utiliza uma combinação de alta frequência com intervalos de baixa frequência (2 a 3 segundos). A largura de pulso varia de 10 a 1.000 microssegundos. Alguns aparelhos apresentam um modo multimodal ou de modulação no qual as unidades de TENS aplicam aleatoriamente modos e ajustes diferentes em uma tentativa de evitar a neuromodulação (i.e., o efeito de acomodação). A duração do estímulo pode ser variada junto com a frequência. O tempo de aplicação também é variável. Algumas dessas unidades podem ter controles de tempo pré-ajustados (p. ex., 15 a 30 minutos, ou operação contínua).

Quadro 8.6 Contraindicações para uso de terapia elétrica

Estimulação sobre o seio carotídeo ou sobre o coração
Gravidez
Distúrbios convulsivos
Malignidade
Pele insensível ou atrófica
Alergia a gel ou coxins
Incapacidade de relatar estimulação ou expressar dor
Trombose arterial ou venosa, tromboflebite
Colocação de eletrodo transcerebral, ocular, oral ou na parte anterior do pescoço

Estimulações fortes de alta intensidade e de longa duração são menos toleradas; com frequência, o tempo de aplicação para esse tipo de uso é de 15 a 30 minutos. Com outros modos, o tempo de aplicação, em geral, é de 30 minutos ou mais; não é incomum a TENS ser aplicada por várias horas em uma sessão.

A eficácia da TENS em relatos publicados é controversa. As diversas variáveis e os *designs* heterogêneos de investigações têm produzido necessidade de estudos maiores e mais significativos para confirmar seu uso. O Quadro 8.6 lista as contraindicações para a terapia elétrica (TENS e FES).

A. Mecanismo fisiológico

O mecanismo de ação pelo qual a TENS atinge seus efeitos é desconhecido. Muitas teorias concentram-se em alternância competitiva (relé) dos sinais neuronais mistos do sistema nervoso sensitivo. A teoria das comportas afirma que a unidade de TENS ativa fibras sensoriais Aβ (100 Hz). Essas fibras competem com as fibras de dor C e δ no encéfalo por prioridade, reduzindo, assim, a percepção de dor. Uma teoria alternativa sustenta que as fibras Aδ (2 a 5 Hz) são ativadas pela unidade de TENS, que causa a liberação de opioides endógenos na medula espinal (encefalina), fornecendo alívio da dor.

Uma terceira abordagem combina as duas anteriores ao defender que ocorre a ativação simultânea de fibras Aβ e Aδ quando estimulação de alta frequência em intervalos de 2 a 3 segundos (modo de explosão) é utilizada. Os eletrodos são colocados empiricamente para benefício máximo e podem ser distais ou proximais à área dolorosa.

B. Aplicações

O equipamento de TENS é utilizado para dor musculoesquelética, cefaleia, dor na articulação temporomandibular, dor pélvica, dor abdominal visceral, dismenorreia, dor neuropática, artrite, dor de dente e recuperação pós-operatória.

C. Prescrição

Devido à variação significativa das respostas às unidades de TENS, é necessário que os médicos escolham a alternativa mais adequada entre as três opções de implementação. A primeira é uma *abordagem convencional*, na qual a intensidade é ajustada a um nível confortável, fornecendo corrente de 10 a 30 mA, frequência maior do que 100 Hz, duração de pulso menor do que 200 microssegundos e duração de 30 minutos ou de algumas horas.

A segunda é um *ajuste tipo acupuntura*, com frequência de 1 a 10 Hz, duração de pulso maior do que 200 microssegundos e uma alta intensidade de estímulo no limiar de tolerância ou próximo do limiar do paciente. Esse ajuste, embora possa ser desconfortável, pode ser uma opção para pacientes que não respondem a uma abordagem convencional. Os indivíduos raras vezes toleram uma duração maior do que 15 a 30 minutos.

A terceira abordagem utiliza salvas (*bursts*) pulsadas repetidas de TENS. Uma sucessão de *bursts* de alta frequência (100 Hz) é administrada em ciclos de 1 a 2 *bursts* por segundo. Por fim, a resposta do paciente dita os ajustes; eles devem ser informados de como variar com segurança os ajustes na unidade de TENS. A duração, em geral, é de 30 a 60 minutos.

Por causa das diversas opções de tratamento e das diferentes respostas do paciente, muitas vezes, a prescrição é elaborada como um ensaio de TENS, e o médico trabalha com o paciente para ajustar os parâmetros para benefício máximo. Pesquisas adicionais podem ajudar a definir os usos de parâmetros específicos para condições específicas.

Cetin N, Aytar A, Atalay A, et al: Comparing hot pack, short-wave diathermy, ultrasound, and TENS on isokinetic strength, pain, and functional status of women with osteoarthritic knees: A single-blind, randomized, controlled trial. Am J Phys Med Rehabil 2008;87:443-451.

Cipriano G Jr, de Camargo Carvalho AC, Bernardelli GF, et al: Short-term transcutaneous electrical nerve stimulation after cardiac surgery: Effect on pain, pulmonary function and electrical muscle activity. Interact Cardiovasc Thorac Surg 2008;7:539-543.

Dubinsky RM, Miyasaki J: Assessment: Efficacy of transcutaneous electric nerve stimulation in the treatment of pain in neurologic disorders (an evidence-based review): Report of the Therapeutics and Technology Assessment Subcommittee of the American Academy of Neurology. Neurology 2010;74:173-176.

Fernandez-Del-Olmo M, Alvarez-Sauco M, Koch G, et al: How repeatable are the physiological effects of TENS? Clin Neurophysiol 2008;119:1834-1139.

Law PP, Cheing GL: Optimal stimulation frequency of transcutaneous electrical nerve stimulation on people with knee osteoarthritis. J Rehabil Med 2004;36:220-225.

Nnoaham KE, Kumbang J: Transcutaneous electrical nerve stimulation (TENS) for chronic pain. Cochrane Database Syst Rev 2008;CD003222.

Ottawa Panel: Ottawa Panel evidence-based clinical practice guidelines for electrotherapy and thermotherapy interventions in the management of rheumatoid arthritis in adults. Phys Ther 2004;84:1016-1043.

Peters K, Carrico D, Burks F: Validation of a sham for percutaneous tibial nerve stimulation (PTNS). Neurourol Urodyn 2009;28;58-61.

Robb KA, Bennett MI, Johnson MI, et al: Transcutaneous electric nerve stimulation (TENS) for cancer pain in adults. Cochrane Database Syst Rev 2008;CD006276.

Tugay N, Akbayrak T, Demirtürk F, et al: Effectiveness of transcutaneous electrical nerve stimulation and interferential current in primary dysmenorrhea. Pain Med 2007;8:295–300.

▶ Estimulação elétrica funcional (FES)

Na FES, um dispositivo elétrico conecta-se a um nervo ou ao tecido muscular do paciente por meio de eletrodos de superfície ou implantáveis para provocar um movimento funcional. Músculos imobilizados, lesados, desnervados ou afetados por lesão no neurônio motor superior são alvos comuns de FES. As aplicações podem ser terapêuticas ou funcionais. Os usos funcionais incluem atividades em pé ou deambulação, atividades da vida diária com o membro superior e controle da respiração e da função da bexiga por meio de uma neuroprótese (um dispositivo ou sistema que utiliza FES). Há, disponíveis no comércio, sistemas para uso em pacientes com déficit de flexão dorsal do pé e problemas nas extremidades superiores. Os efeitos terapêuticos incluem reeducação motora, tratamento de dor no ombro hemiplégico, tratamento de espasticidade e músculos lesionados, condicionamento cardiovascular em lesão da medula espinal, escaras e prevenção de atrofia muscular, osteoporose por desuso, consolidação de fratura e trombose venosa profunda. Pesquisas estão se concentrando cada vez mais em novas tecnologias, tais como aproveitamento de sinais de controle cortical, que podem fornecer um meio melhor de interface com uma neuroprótese para facilitar o movimento funcional.

A. Mecanismo fisiológico

Na FES, uma corrente elétrica é aplicada através dos eletrodos a um ou mais músculos selecionados. O tamanho do músculo, a posição dos eletrodos e a quantidade de tecido entre o músculo e a pele determinam a intensidade necessária na unidade de FES para provocar uma contração. Como o limiar para gerar um potencial de ação de fibra nervosa é 100 a 1.000 vezes menor do que para estimular uma fibra muscular, os sistemas de FES agem estimulando o próprio nervo ou o ponto motor do nervo na junção neuromuscular. O recrutamento de fibra nervosa e as características da força resultante da contração muscular são modulados pela largura de pulso do estímulo e pela frequência do estímulo. As limitações da FES incluem falta de interfaces eficientes de controle e fadiga muscular rápida. O recrutamento das fibras nervosas usando FES é o oposto da fisiologia normal do corpo (que utiliza diâmetro pequeno antes do diâmetro grande). O limiar de estímulo nervoso é inversamente proporcional ao diâmetro do neurônio. Assim, fibras nervosas de grande diâmetro, que inervam unidades motoras maiores, são recrutadas preferencialmente. A fadiga com FES pode ser causada porque as fibras motoras de grande diâmetro inervam as fibras musculares mais fatigáveis.

Os parâmetros incluem intensidade, duração de pulso, tipo de forma de onda e frequência. A intensidade do estímulo é aumentada de modo lento para atingir um limiar de contração do músculo desejado. Muitas vezes, isso é chamado de *ramp up* (rampa crescente) ou *ramp down* (rampa decrescente) e pode ser programado. Em geral, a frequência varia entre 10 e 100 Hz. A duração do ciclo de pulso costuma ser de cerca de 150 a 200 microssegundos, para músculos pequenos, e de 200 a 350 microssegundos, para músculos grandes. O estímulo *on time* ou *off time* é alterado para atingir o efeito desejado.

B. Aplicações

A FES é uma terapia efetiva para hemiplegia, lesão da medula espinal, esclerose múltipla, lesão de nervos periféricos e músculos fracos que são difíceis para o paciente contrair de modo voluntário. A FES ajuda a manter a massa muscular após imobilização, diminui a perda óssea em pacientes com lesão da medular e previne complicações por imobilidade, como trombose venosa profunda, osteoporose e perda de condicionamento cardiovascular (em pacientes com lesão da medula espinal com doença pulmonar obstrutiva crônica).

C. Prescrição

O nome, a idade, o diagnóstico, os objetivos e as precauções do paciente devem ser informados. Para um paciente com lesões musculoesqueléticas, a prescrição pode ser similar a este exemplo: "FES para o trapézio médio e superior direito por 5 a 10 minutos, seguida por [outras modalidades/tratamentos]". Para um paciente com acidente vascular cerebral, pode ser recomendado: "FES para o extensor do antebraço direito. Fazer o paciente tentar a contração e depois facilitar com FES". A duração da sessão normalmente não é especificada, visto que é necessário tempo considerável para a colocação correta a fim de obter resposta máxima. Além disso, a contração de um músculo pode ser desconfortável, e a tolerância varia de acordo com o indivíduo. Sistemas FES disponíveis para compra são descritos como um equipamento médico durável (EMD).

Backus D: Exploring the potential for neural recovery after incomplete tetraplegia through nonsurgical interventions. PM R 2010;2:S279–S285.

Collinger JL, Dicianno BE, Weber DJ, et al: Integrating rehabilitation engineering technology with biologics. PM R 2011;3:S148–S157.

Daly JJ, Ruff RL, Haycook K, et al: Feasibility of gait training for acute stroke patients using FNS with implanted electrodes. J Neurol Sci 2000;179:103–107.

Groah SL, Licky AM, Libin A, et al: Intensive electrical stimulation attenuates femoral bone loss in acute spinal cord injury. PM R 2010;2:1080–1087.

Sheffler LR, Chae J: Neuromuscular electrical stimulation in neurorehabilitation. Muscle Nerve 2007;35:562–590.

▶ Iontoforese

A estimulação elétrica para carrear agentes químicos pode provocar sua passagem pela pele. A administração transdérmica de drogas via iontoforese permite uma administração localizada. Nesse método, um pequeno aparelho elétrico é conectado ao paciente por meio de um eletrodo positivo e um negativo.

O transporte ativo é criado pela passagem da corrente elétrica através dos eletrodos para as partículas com cargas iônicas. Essa forma de administração é frequentemente bem tolerada e tem a vantagem de eliminar a necessidade de infiltrações, que às vezes são dolorosas ou traumáticas. Os efeitos adversos mais comuns são irritação sob o eletrodo, calor, prurido e formigamento no local de aplicação. Eritema e urticária transitórios foram relatados. A extensão da penetração está relacionada à espessura do tecido, ao tempo de tratamento e ao fluxo sanguíneo local. A iontoforese de drogas ionizadas aplicadas topicamente fornece um aumento de 20 a 60 vezes na penetração. Muitas drogas ionizadas estão à venda, incluindo lidocaína, adrenalina, succinato de metilprednisolona, fosfato de dexametasona, vários antivirais e diversos antibióticos. A toxina botulínica tem sido usada em pacientes com hiperidrose palmar e apresentado resultados positivos. Contudo, a eficácia da iontoforese para síndromes de dor musculoesquelética não está clara. As contraindicações para iontoforese são similares às da terapia elétrica (ver Quadro 8.6) e incluem alergia à droga que está sendo usada.

A. Mecanismo fisiológico

Para uma droga ser usada na iontoforese, ela deve ser capaz de transferir energia elétrica. Como as cargas irão se repelir, um eletrodo positivo irá repelir drogas catiônicas (p. ex., dexametasona) e um eletrodo negativo irá repelir drogas aniônicas. A estimulação catódica de drogas catiônicas requer uma corrente, que, em geral, é medida em miliamperes, variando de 0,1 a 40 mA e com duração de 10 a 40 minutos. A profundidade de penetração de dexametasona relatada foi de 3 cm em alguns pacientes, embora seja observada variação significativa.

B. Aplicações

As indicações para iontoforese incluem síndrome do túnel do carpo, bursite, epicondilite lateral, tendinite do calcâneo, esporão do calcâneo, fasceíte plantar, hiperidrose, anestesia local para biópsias na pele ou cirurgia na pálpebra, dissecção cutânea em pacientes de diálise, anestesia tópica pré-injeção e neuralgia pós-herpética.

C. Prescrição

O nome, a idade, o diagnóstico, os objetivos e as precauções do paciente, bem como a área a ser tratada e a droga a ser usada, devem constar na prescrição de iontoforese, como neste exemplo: "[Nome do paciente], sexo masculino, 27 anos, com epicondilite lateral. Objetivo: Diminuir a dor. Precauções: Até tolerância, monitorar para segurança e conforto. Iontoforese com solução de dexametasona, 4 mg/mL, para a área do epicôndilo lateral esquerdo, três vezes por semana durante três semanas. Retornar para avaliação em três semanas".

Amirjani N, Ashworth NL, Watt JM, et al: Corticosteroid iontophoresis to treat carpal tunnel syndrom: A double-blind randomized controlled trial. Muscle Nerve 2009;39:627–633.

Annaswamy MT, De Luigi A, O'Neill BJ, et al: Emerging concepts in the treatment of myofascial pain: A review of medications, modalities, and needle-based interventions. PM R 2011;3:940–961.

Davarian S, Kalantari KK, Rezasoltani A, et al: Effect and persistency of botulinum toxin iontophoresis in the treatment of palmar hyperhidrosis. Australas J Dermatol 2008;49:75–79.

Jewell DV, Riddle DL, Thacker LR: Interventions associated with an increased or decreased likelihood of pain reduction and improved function in patients with adhesive capsulitis: A retrospective cohort study. Phys Ther 2009;89:419–429.

Nirschl R, Rodin DM, Ochiai DH, Maartmann-Moe C: Iontophoretic administration of dexamethasone sodium phosphate for acute epicondylitis. A randomized, double-blind, placebo-controlled study. Am J Sports Med 2003;31:189–195.

Taskaynatan, MA, Ozgul A, Ozdemir A, et al: Effects of steroid iontophoresis and electrotherapy on bicipital tendonitis. J Musculoskel Pain 2007;15:47–48.

FONOFORESE

Fonoforese é a técnica de administrar medicações (muitas vezes fármacos para alívio da dor) de forma transdérmica por meio de ondas ultrassônicas que aumentam a permeabilidade das células. Corticosteroides, como acetato de hidrocortisona e dexametasona, são mais utilizados; no entanto, anestésicos, como lidocaína a 1%, foram administrados por meio desse método. A técnica requer que o fármaco seja aplicado com um meio de acoplamento. A eficácia e os parâmetros favoráveis da fonoforese não estão bem definidos e têm sido questionados. As contraindicações para fonoforese são quase idênticas àquelas para ultrassom terapêutico (ver Quadro 8.4) e incluem alergia ao fármaco que está sendo usado.

A. Mecanismo fisiológico

Os efeitos não térmicos do ultrassom sobre a permeabilidade celular são a base para os resultados atribuídos à fonoforese. O ajuste típico de ultrassom empregado é de 1,5 W/cm^2 em uma frequência de 1 a 2 MHz; a administração pode ser pulsada ou contínua. A área que está sendo tratada pode ser pré-tratada com ultrassom, depilada ou coberta após o tratamento para aumentar a absorção da medicação. A quantidade de medicação usada por sessão e a frequência das sessões variam, e as diretrizes não estão bem definidas.

B. Aplicações

A fonoforese tem sido utilizada para nódulos sarcoides, queloides, dor no ombro, epicondilite lateral, tenossinovite e tendinite.

C. Prescrição

Após listar o nome, a idade, o diagnóstico, os objetivos e as precauções do paciente, uma prescrição pode especificar: "Fonoforese com creme de dexametasona, 4 mg/g, para a área afetada por 5 a 7 minutos".

Baskurt F, Ozcan A, Candan A: Comparison of effects of phonophoresis and iontophoresis of naproxen in the treatment of lateral epicondylitis. Clin Rehabil 2003;17:96–100.

Hoppenrath T, Ciccone CD: Is there evidence that phonophoresis is more effective than ultrasound in treating pain associated with lateral epicondylitis? Phys Ther 2006;86:136–140.

TERAPIA COM *LASER* DE BAIXA INTENSIDADE

A terapia com *laser* de baixa intensidade (TLBI) utiliza um pequeno aparelho que emite uma luz monocromática coerente, nas variações vermelha a quase infravermelha (comprimento de onda 600 a 1.000 nm), com potência de 5 a 500 mW. Essas ondas de luz sem aquecimento partem de uma sonda até o tecido a ser tratado. Muitas vezes chamados de "*lasers* frios", os *lasers* de baixa intensidade não produzem sensação nem queimam a pele. Os aparelhos mais usados incluem *lasers* de gálio-arsênio (GaAs), de gálio-arsênio-alumínio (GaAsAl) e de hélio-neon (HeNe). Os *lasers* GaAs com o comprimento de onda de 904 nm são usados com mais frequência para dor e inflamação, pois fornecem uma penetração tecidual mais profunda. Em anos recentes, uma versão de LED barata (usando luz não coerente) tornou-se disponível como uma fonte de luz diferente.

Os mecanismos de ação da TLBI no nível molecular, celular e tecidual não estão claros. Embora aprovada pela Food and Drug Administration como segura para uso nos Estados Unidos desde 2002, a eficácia desses aparelhos é confusa. Vários estudos mostraram uma resposta à TLBI no tratamento de várias condições; outros mostraram a ausência de benefício significativo. A ampla variação dos parâmetros de estudo (p. ex., comprimento de onda, fluência, irradiação, tempo de tratamento e repetição, pulso e polarização) e tamanhos de amostras pequenos tornam difícil tirar conclusões definitivas. As contraindicações para TLBI estão listadas no Quadro 8.7.

Quadro 8.7 Contraindicações para uso de terapia com *laser* de baixa intensidade

Absolutas
Irradiação direta nos olhos
Gravidez
Carcinoma
Aplicação sobre a glândula tireoide
Hemorragia
Terapia com fármacos imunossupressores
Tratamento sobre os gânglios simpáticos, nervos vagos ou região cardíaca (em pacientes com doença cardíaca)
Placas de crescimento ativas

Relativas
Tecido infectado
Aplicação sobre os órgãos reprodutores
Sensação prejudicada ou ausência de resposta

A. Mecanismo fisiológico

Na terapia a *laser*, os fótons emitidos provocam uma resposta de fotobiomodulação não térmica, alterando a função celular e tecidual. No nível celular, a TLBI pode causar fotodissociação de óxido nítrico a partir de estruturas transmembranas complexas. O trifosfato de adenosina (ATP) celular aumentado pela TLBI pode contribuir para os efeitos positivos, elevando os níveis de energia celular e regulando para cima a molécula de monofosfato de adenosina cíclica (cAMP) (bioquimicamente formada a partir do ATP), que está envolvida em muitos trajetos de sinalização. A produção aumentada de ATP pelas mitocôndrias e o consumo aumentado de oxigênio no nível celular podem relaxar os músculos; aumentar a serotonina, as endorfinas e os efeitos anti-inflamatórios (por meio da síntese de prostaglandina reduzida); melhorar a circulação sanguínea para a pele (p. ex., na neuralgia e no diabetes); diminuir a permeabilidade da membrana celular do nervo para Na/K; causar hiperpolarização; aumentar o fluxo linfático; e diminuir o edema. Apesar de haver pesquisas em andamento, o mecanismo bioquímico relacionado aos efeitos terapêuticos da TLBI ainda não é bem conhecido.

B. Aplicações

A TLBI é indicada para dor musculoesquelética (incluindo síndrome do túnel do carpo); dor miofascial; pontos-gatilho; tratamento da região lombar, da cervical do ombro, do cotovelo ou das articulações facetárias; radiculopatia ou osteoartrite; distúrbio patelofemoral; cicatrização de feridas; mucosite oral ou dor dentária; tratamento complementar de psoríase; acne ou foliculite; acidente vascular cerebral (AVC); lesão cerebral traumática; doença degenerativa do sistema nervoso central; e espasticidade.

C. Prescrição

Qualquer prescrição para TLBI deve incluir um cuidado com o uso de óculos protetores contra o *laser* (para o paciente e o profissional que está administrando o tratamento). Embora a ampla variedade de condições tratadas e de parâmetros de TLBI impeça a demonstração de um modelo de prescrição, alguns exemplos podem ilustrar as informações que, em geral, são especificadas. Por exemplo, síndrome do túnel do carpo leve a moderadamente grave tem sido tratada com doses de *laser* infravermelho, variando de 6 a 13,5 J por ponto de tratamento e 2 a 5 pontos por sessão; na epicondilite umeral lateral, tem-se usado *laser* infravermelho de 4 J por ponto de tratamento e 1 a 2 pontos por sessão; os casos de tendinite do manguito rotador têm sido tratados com doses de 10 J por ponto de tratamento e 2 a 3 pontos por sessão. As sessões de tratamento, em geral, restringem-se a 10 a 15 durante 2 a 3 semanas.

Abrisham SMJ, Alghoraishi MK, Ghahramani R, et al: Additive effects of low-level laser therapy with exercise on subacromial syndrome: A randomized, double-blind, controlled trial. Clin Rheumatol 2011;30:1341–1346.

Alfredo PP, Bjordal JM, Dreyer SH, et al: Efficacy of low level laser therapy associated with exercises in knee osteoarthritis: A randomized double-blind study. Clin Rehabil 2011;26:523–533.

Bjordal JM, Lopes-Martins RAB, Joensen J, et al: A systematic review with procedural assessments and meta-analysis of low level laser therapy in lateral elbow tendinopathy (tennis elbow). BMC Musculoskel Dis 2008;9:75.

Chow RT, Johnson MI, Lopes-Martins RAB, Bjordal JM: Efficacy of low-level laser therapy in the management of neck pain: Systematic review and meta-analysis of randomized placebo or active treatment controlled trials. Lancet 2009;374:9705:1897–1908.

De Luigi J: Complementary and alternative medicine in osteoarthritis. PM R 2012;4:5S.

Djavid GE, Mehrdad M, Ghasemi M, et al: In chronic low back pain, low level laser therapy combined with exercise is more beneficial than exercise alone in the long term: A randomised trial. Aust J Physiother 2007;53:155–160.

Hashmi JT, Huang YY, Bushra Z, et al: Role of low-level laser therapy in neurorehabilitation. PM R 2010;2:12S.

Hoon C, Dai T, Sharma SK, et al: The nuts and bolts of low-level laser (light) therapy. Ann Biomed Eng 2012;40:516–533.

Jiang JA, Chang WD, Wu JH, et al: Low-level laser treatment relieves pain and neurological symptoms in patients with carpal tunnel syndrome. J Phys Ther Sci 2011;23:661–665.

Quadro 8.8 Contraindicações para o uso de tração

Tração geral
Instabilidade ligamentosa
Osteomielite
Discite
Tumor ósseo primário ou metastático
Tumor da medula espinal
Osteoporose grave
Hipertensão não tratada
Ansiedade grave
Sinais clínicos de mielopatia

Tração cervical
Insuficiência basilar cerebral
Artrite reumatoide ou distúrbio do tecido conectivo
Núcleo pulposo herniado na linha média
Torcicolo agudo

TRAÇÃO

Tração é a técnica de aplicar uma força para uma direção a fim de superar o posicionamento estático de articulações, ossos e tecidos moles. O conceito básico é simples, e estudos anatômicos forneceram evidência de separação de corpos vertebrais e espaços foraminais. Contudo, há falta de estudos baseados em evidências que sejam cientificamente rigorosos. A eficácia da tração continua sendo questionável, visto que proporciona benefício de curto prazo e é considerada, na melhor das hipóteses, limitada. Apesar disso, em parte por causa de relatos empíricos de sucesso, a tração cervical e a tração lombar continuam sendo opções na reabilitação de pacientes com dor irradiada no pescoço e nas costas.

A tração da coluna lombar pode ser contínua (horas até dias), sustentada (20 a 60 minutos) ou intermitente (alternando tração e relaxamento com ciclos de poucos minutos ou menos). Pode ser aplicada de forma manual ou com a ajuda de um aparelho. A tração lombar requer uma força elevada (30 a 50% do peso do corpo), muitas vezes 22,6 a 68 kg. Uma correia com um motor ou polias e pesos são materiais tradicionais. Algumas mesas de tração são divididas para que a (força de) tração seja mais efetivamente aplicada sobre o paciente, e não sobre a fricção. A tração de inversão para a coluna lombar requer que o paciente coloque seus pés em botas especiais que o sustentam de cabeça para baixo. Os efeitos colaterais de pressão arterial aumentada, petéquias faciais, cefaleias, alterações na visão e dor articular limitam seu uso.

No passado, muitas vezes as unidades de tração cervical eram conectadas a um peso (saco cheio de água) suspenso sobre uma porta. Felizmente, a falta de geração de força adequada e a dificuldade de posicionamento do paciente levaram os profissionais a não utilizarem mais esse tipo de tração cervical. Mais recentemente, aparelhos para o pescoço que utilizam manguitos insufláveis que afastam o pescoço dos ombros ou do tronco foram aplicados em um paciente na posição supina com o pescoço em 20 a 30° de flexão. As contraindicações para tração estão listadas no Quadro 8.8.

A. Mecanismo fisiológico

Estudos anatômicos mostraram aumento do forame intervertebral, separação de articulações apofisárias, alongamento de músculos e ligamentos e redução de discos prolapsados e da pressão do núcleo pulposo após a aplicação de tração. Alguns pesquisadores concluíram que é possível realizar 2 a 20 mm de alongamento da coluna cervical com 11,3 kg ou mais de força de tração. A média para a coluna lombar é pouco maior do que 3 mm em um forame intervertebral. A normalização de potenciais evocados somatossensoriais bilaterais foi relatada em radiculopatias lombossacrais.

B. Aplicações

Com base em seus efeitos anatômicos, em vez de nas indicações baseadas em evidências, as condições mais relevantes para tração parecem ser radiculopatias da coluna cervical ou lombar. Dada a falta de eficácia e o potencial para perigo, é necessária a seleção cuidadosa de pacientes.

C. Prescrição

O nome, a idade, o diagnóstico, os objetivos e as precauções devem ser informados. Devido ao fato de o tecido mole limitar a força que alcança as vértebras, as modalidades que buscam relaxar os músculos podem ser utilizadas para aumentar a tolerância. Deve-se definir tração intermitente ou sustentada, e, devido à falta de diretrizes clínicas, o conforto do paciente pode ditar qual utilizar. Em geral, a duração do tratamento é de 10 a

30 minutos, e a frequência é de 3 a 5 vezes por semana durante 3 a 6 semanas. Por fim, é importante que as diretrizes para interrupção sejam descritas. Se os sintomas piorarem, ou se novos sintomas surgirem (p. ex., dor, tontura, fraqueza, sintomas autônomos), a tração deve ser interrompida.

Uma prescrição pode conter: "[Nome do paciente], sexo masculino, 49 anos. Diagnóstico: Radiculopatia cervical, lado esquerdo. Objetivo: Diminuir ou eliminar a dor no braço. Precauções: Até a tolerância, monitorar a resposta à tração, evitar extensão cervical. Por favor, utilizar calor superficial e massagem na área paraespinal cervical até tolerância, por 8 a 10 minutos antes da tração cervical, a fim de relaxar os músculos e facilitar o procedimento. Tração cervical intermitente com o indivíduo em supino e a cabeça flexionada em 20 a 30°. Iniciar com baixo peso e ajustar lentamente até tolerância a cada sessão ou durante várias sessões. Tentar aplicar pelo menos 11,3 kg de peso. Peso cervical máximo: 20,4 kg. Duração: 10 a 30 minutos. Frequência: Três vezes por semana por duas semanas. Retorno para avaliação em duas semanas".

A tração domiciliar só deve ser realizada depois que um ensaio clínico de tração for bem-sucedido.

> Gay RE, Brault JS: Evidence-informed management of chronic low back pain with traction therapy. Spine J 2008:8:234–242.
>
> Gross AR, Hoving JL, Haines TA: Spine. A Cochrane Review of Manipulation and Mobilization for Mechanical Neck Disorders. Spine 2004;29:1541–1548.
>
> Wieting MJ, Andary MT, Holmes TG, et al: Manipulation, massage, and traction. In: *Delisa's Physical Medicine and Rehabilitation: Principles and Practice*, 5th ed. Lippincott Williams & Wilkins, 2010:1713–1741.

▶ MASSAGEM

A massoterapia é uma das modalidades terapêuticas mais antigas e mais simples, visto que é necessário apenas um par de mãos treinadas. Massagem clássica ou ocidental é basicamente sinônimo de massagem sueca. Quatro técnicas são utilizadas. Na *Effleurage*, busca-se aplicar pressão com as mãos, deslizando-as na pele. A técnica *Petrissage* envolve compressão do tecido subjacente (pele e músculo) entre os dedos e o polegar de uma mão ou entre as duas mãos do profissional. *Tapotagem*, ou massagem de percussão, envolve pancadas rítmicas e repetitivas das mãos sobre o tecido-alvo. As expressões "tecido profundo", "fricção" ou "massagem de fricção profunda" referem-se ao uso de pressão aumentada de forma gradual e aplicada ao tecido-alvo, em geral com a palma da mão ou com os polegares. Existem vários outros tipos de massagens. Muitas vezes, as técnicas de massagem são integradas com outros métodos, que se concentram no relaxamento, na postura, na meditação, na rotação, no amassamento, na nutrição, e assim por diante.

Com frequência, as técnicas de massagem de estilo ocidental são usadas para problemas musculoesqueléticos, e as técnicas orientais, para queixas viscerais ou musculoesqueléticas. O

Quadro 8.9 Contraindicações para o uso de massagem

Absolutas
- Sobre implantes, bombas e *shunts*
- Malignidade
- Trombos
- Placas ateroscleróticas
- Tecido infectado

Relativas
- Tecido cicatricial não totalmente curado
- Pacientes com medicações ou doenças anticoagulantes
- Tecidos moles calcificados
- Enxertos de pele
- Pele atrófica
- Tecido suscetível a edema adicional se a circulação for aumentada por técnica de massagem
- Osteoporose avançada

fisiatra pode prescrever massagem para diminuir o edema nos membros causado por AVC ou linfedema ou a dor por lesão muscular. Alguns planos de saúde integrados incluem massagem terapêutica nos programas complementares/de bem-estar ou como adjuvante no tratamento de câncer, pediátrico ou psiquiátrico ou nos procedimentos cirúrgicos. O Quadro 8.9 lista as contraindicações para massagem.

A. Mecanismo fisiológico

Acredita-se que as alterações vasculares por pressão mecânica da massagem resultem da progressão de líquido para áreas de pressão inferior adiante das mãos que estão realizando a massagem. O líquido mobilizado ao redor das células entra no sistema linfático ou venoso, onde é impedido de retornar por mecanismos valvulares. As quantidades de líquido movimentado são pequenas, e não foram relatados efeitos significativos sobre o coração. A massagem diminui a viscosidade do sangue, o hematócrito e o lactato e aumenta os compostos fibrinolíticos circulantes, as células NK (do inglês, *natural killer*), a mioglobina, a transaminase oxalacética glutâmica, a creatinina quinase e a desidrogenase láctica. A histamina também é liberada e pode ajudar na vasodilatação local. A diminuição dos espasmos e a recuperação muscular atribuídas à massagem podem resultar da mobilização de produtos residuais metabólicos para fora do tecido-alvo e do fluxo sanguíneo aumentado. A estimulação de receptores cutâneos e de receptores de fusos no músculo esquelético superficial facilita efeitos reflexos mais distantes sobre o sistema nervoso somático e visceral.

B. Aplicações

A massagem é efetiva para entorse muscular, distensão, fadiga, contratura, espasmo, alívio de tensão, ansiedade, linfedema, articulações contraturadas, fibromialgia e edema causado por membros fracos. Os benefícios da massagem também foram relatados na doença de Parkinson.

C. Prescrição

Além de nome, idade, diagnóstico e precauções do paciente, o objetivo deve ser apontado, tal como "Reduzir edema em [um determinado membro ou outra área do corpo]". Medidas que complementem a massagem, tais como ADM passiva ou outras modalidades, devem ser estabelecidas de forma clara. Se a técnica é importante, ela deve ser observada. Por exemplo, um músculo lesionado, como o levantador da escápula, pode requerer massagem tecidual profunda por causa de sua localização; contudo, em um paciente com fibromialgia, o uso dessa técnica pode ser muito doloroso. A duração da massagem depende do tamanho da área que está sendo tratada, da cronicidade e do uso de outras modalidades de tratamento. Se incluída como parte de uma abordagem multimodal, massagem pode ser aplicada por 10 a 15 minutos. É comum a prescrição isolada de sessões de 30 minutos ou mais. Em geral, a duração da terapia é de três vezes por semana por 2 a 4 semanas, seguida por reavaliação.

Chou R, Huffman LH: Non-pharmacologic therapies for acute and chronic low back pain: A review of the evidence for an American Pain Society/American College of Physicians clinical practice guideline. Ann Intern Med 2007;147:492–504.

Field T: Massage therapy. Med Clin North Am 2002;86:163–171.

Furlan AD, Imamura M, Dryden T, et al: Massage for low back pain: An updated systematic review within the framework of the Cochrane Back Review Group. Spine 2009;34:1669–1684.

Kalichman L: Massage therapy for fibromyalgia symptoms. Rheumatol Int 2010;30:1151–1157.

Robertshawe P: Effects of traditional Thai massage versus Swedish massage for back pain. J Aust Trad Med Soc 2007;13:97.

Wieting MJ, Andary MT, Holmes TG, et al: Manipulation, massage, and traction. In: *Delisa's Physical Medicine and Rehabilitation: Principles and Practice*, 5th ed. Lippincott Williams & Wilkins, 2010:1713–1741.

Exercício Terapêutico

9

Stephen Gingrich, MD
Jeff North, MD

O exercício terapêutico abrange a fisiologia básica, as ciências fisiológicas e a ciência do exercício. Este capítulo demonstra, de forma breve, como utilizar os conhecimentos sobre atividade física, contração muscular e esforço físico de modo a prevenir, tratar e reabilitar as condições físicas, bem como melhorar o desempenho ou o condicionamento físico. O exercício pode ser usado para aumentar ou melhorar a força, a resistência, a capacidade aeróbia e o condicionamento, a flexibilidade, a mecânica corporal e a propriocepção. Além disso, pode ajudar um paciente a avançar em direção a movimentos funcionais e atividades diárias. Embora o capítulo apresente uma síntese do conhecimento essencial, recomenda-se a consulta a fontes adicionais, para mais detalhes.

METABOLISMO AERÓBIO E ANAERÓBIO

O trifosfato de adenosina (ATP) é o substrato de energia usado pelas células musculares (miócitos) para gerar força contrátil durante o exercício. Quando o estoque de ATP intramuscular é esgotado após 10 segundos de exercício, ele deve ser recarregado. A ressíntese de ATP ocorre por meio de três processos, usando as vias aeróbia (i.e., incluindo O_2) e anaeróbia (sem O_2). Os três sistemas de geração de ATP ocorrem de maneira simultânea. As atividades que têm menor duração e maior intensidade baseiam-se nos sistemas anaeróbios, enquanto aquelas de baixa intensidade e duração mais longa baseiam-se nos sistemas aeróbios.

▶ Metabolismo anaeróbio

Os dois sistemas que alimentam a atividade muscular são o sistema de adenosina trifosfato-fosfocreatina (ATP-PCr) e a glicólise anaeróbia. Dos dois, o sistema ATP-PC ressintetiza ATP com mais rapidez porque envolve apenas uma reação química simples. Nessa reação, a ligação entre fosfato (P) e creatina (C) na fosfocreatina (PCr) é quebrada, liberando energia e um grupo de fosfato para ressíntese de ATP a partir de ADP: PC + ADP → ATP + P. Infelizmente, os estoques de PCr nos miócitos podem sustentar apenas cerca de 30 segundos de atividade. As atividades envolvendo explosões curtas, potentes (p. ex., a oscilação na rebatida no beisebol, uma corrida de 100 metros rasos ou levantamento de peso), baseiam-se, principalmente, no sistema ATP-PCr.

A glicólise, o segundo sistema aeróbio, envolve uma série de reações por meio das quais carboidratos simples (glicose) e de cadeia longa (glicogênio) são metabolizados em piruvato. Durante as glicólises aeróbia e anaeróbia, o ATP e o piruvato são sintetizados. Contudo, em condições anaeróbias, o piruvato é preferencialmente fermentado em lactato, de modo que a glicólise e sua geração de ATP possam prosseguir. Todavia, a glicólise anaeróbia é limitada em sua capacidade de gerar ATP, pois a acidificação do citosol pelo lactato acaba por impedir a atividade da enzima glicolítica. É interessante observar que, embora o lactato possa impedir a glicólise, algum lactato é transferido para a circulação sistêmica. Na circulação, o lactato pode ser convertido em glicogênio no fígado por meio do ciclo de Cori. De maneira alternativa, o lactato intracelular e extracelular pode ser oxidado em piruvato e, então, ser metabolizado para ATP em um processo conhecido como lançadeira de lactato. A glicólise anaeróbia produz mais ATP durante um período de tempo mais longo do que o sistema ATP-PC; no entanto, ambos os sistemas anaeróbios geram menos do que 10% do ATP potencial do corpo. Exercícios muito intensos e de curta duração, de até dois minutos, como corridas de 400 metros rasos ou levantamento de peso repetitivo, irão exaurir ambos os sistemas.

▶ Metabolismo aeróbio

Por sua vez, nas condições aeróbias, o piruvato é metabolizado em acetilcoenzima A (acetil-CoA) antes de entrar no ciclo do ácido tricarboxílico (TCA) nas mitocôndrias. As fontes de energia que não são carboidratos, como lipídeos e proteínas, também são catabolizadas no substrato de acetil-CoA, mas a taxas são mais lentas do que na utilização de carboidratos. O ciclo do TCA produz ATP, bem como a maioria dos agentes oxidantes ricos em energia usados na fosforilação oxidativa por meio da cadeia de transporte de elétrons. Os 90% restantes de ATP são gerados pela fosforilação oxidativa, que é a fonte principal de produção de ATP após o esgotamento dos sistemas glicolíticos anaeróbio e de ATP-PC. Isso ocorre em atividades de resistência que duram mais de 3 a 4 minutos, como corrida de resistência em uma distância superior a 1,6 km e eventos de esqui *cross-country*.

> Nelson DL, Cox MM: *Lehninger Principles of Biochemistry*, 5th ed. Worth, 2008.
>
> Plowman SA, Smith DS: *Exercise Physiology for Health, Fitness, and Performance*, 4th ed. Lippincott Williams and Wilkins, 2013.

ESTRUTURA MUSCULAR, FISIOLOGIA E PRINCÍPIOS BIOMECÂNICOS

A energia potencial de ATP deve ser convertida em força mecânica para criar movimento durante o exercício. Tal processo ocorre com grande eficiência no tecido muscular. Os músculos são compostos por fascículos contendo miócitos. A contração dos miócitos baseia-se na rede extensa de miofibrilas que preenchem o citoplasma. Uma miofibrila é um miofilamento grosso de miosina ou um miofilamento fino de actina. Ambos os tipos de miofilamento se sobrepõem um ao outro em unidades chamadas de sarcômeros, como mostrado na Figura 9.1.

Os sarcômeros alinham-se de extremidade a extremidade (o que, no músculo esquelético, é responsável por sua aparência estriada). Os músculos se contraem por meio de um fenômeno de sobreposição envolvendo filamentos deslizantes. Para que ocorra a contração, íons de cálcio devem ser primeiro liberados no citoplasma a partir de seu local de armazenamento, o retículo sarcoplasmático do miócito. A actina é composta por moléculas de troponina e tropomiosina; na ausência de cálcio, a tropomiosina impede que a cabeça de miosina interaja com a actina. Contudo, quando o cálcio está presente, ela se une à troponina, impedindo a tropomiosina de interferir com o local de união da miosina sobre a actina. Isso libera a troponina para unir-se com a miosina. O ATP pode ser convertido em energia e ADP na cabeça da miosina. A energia que foi liberada quebra o elo na cabeça de actina-miosina, reduzindo o comprimento do sarcômero e, assim, o miócito e o comprimento do tecido muscular. A força é gerada quando o músculo se contrai contra a carga.

▶ Comprimento muscular *versus* força

O comprimento muscular ideal para a geração de força ativa é conhecido como comprimento em repouso natural. No nível do sarcômero, esse é o comprimento no qual a actina e a miosina se sobrepõem de forma máxima, sem colisão dos filamentos de actina opostos, resistindo a uma contração adicional. Em geral, um músculo está próximo do comprimento em repouso natural na metade da amplitude de movimento da articulação, se o músculo agir sobre essa articulação. A tensão total gerada por um músculo é a soma da tensão muscular ativa e da tensão elástica passiva. A tensão ativa é criada pela interação da cabeça de actina-miosina; a tensão passiva deriva, principalmente, das fibras de titina que conectam a miosina aos filamentos de actina, como observado na Figura 9.2. Quando o comprimento é inferior ao do repouso neutro, a tensão total é apenas o fator de contração ativa do músculo. À medida que o músculo é alongado, a tensão total é a combinação da tensão ativa e passiva. A tensão ativa diminui em comprimentos maiores do que o do repouso neutro, enquanto a tensão passiva continua a aumentar. Em geral, tem-se a tensão global máxima dentro de um músculo quando ele está em um comprimento um pouco mais longo do que o do repouso.

▶ Tipos de músculo

As fibras musculares esqueléticas não se contraem todas da mesma maneira, e pesquisadores dividiram as fibras em subtipos baseados em resistência e velocidade de contração. Cada subtipo varia de acordo com a velocidade na qual o ATP é consumido, com as fontes de combustível utilizadas para ATP, a velocidade da contração muscular e a taxa de fadiga. As duas categorias são:

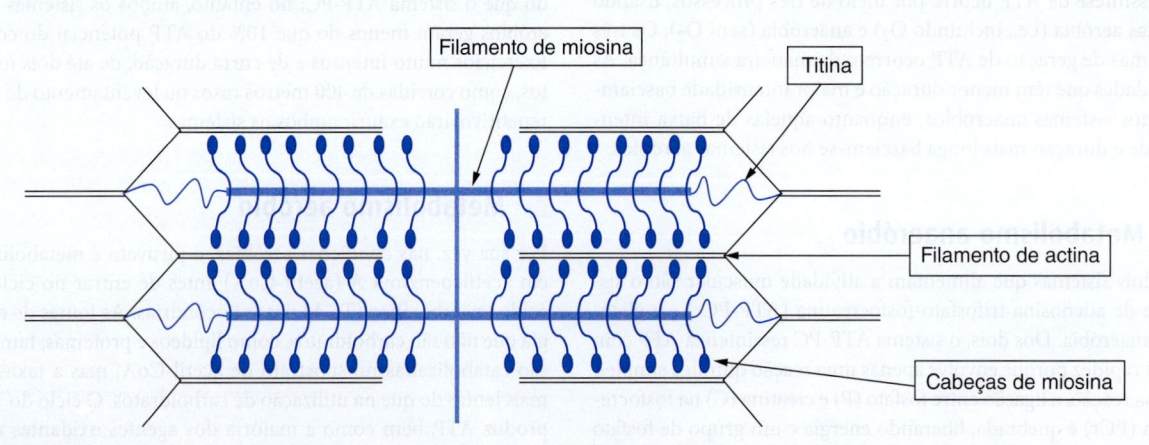

▲ **Figura 9.1** Um sarcômero do músculo esquelético é representado com filamentos de actina e miosina, bem como com fibras elásticas de titina.

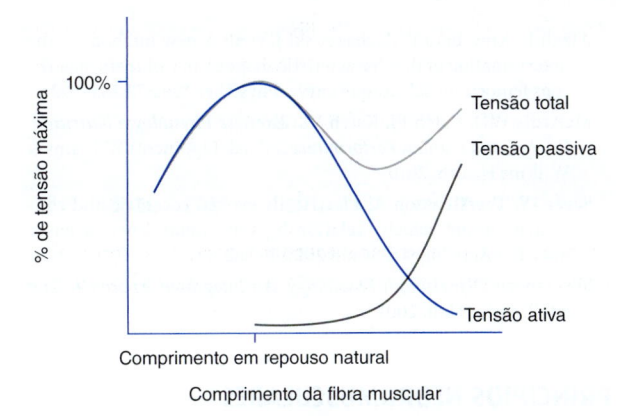

Figura 9.2 A relação comprimento-tensão de um miócito.

tipo I (contração lenta) e tipo II (contração rápida). De forma geral, as fibras do tipo I têm menos miofibrila em seu citoplasma, o que resulta em menos massa muscular e geração de força. O deslizamento da cabeça da actina sobre a miosina e o uso de ATP são também 2 a 3 vezes mais lentos nas fibras do tipo I quando comparadas com as do tipo II. Contudo, as contrações da fibra de miosina do tipo I podem durar até 10 vezes mais tempo do que aquelas do tipo II. As fibras do tipo I contêm quantidades significativas de mitocôndrias, mioglobinas transportadoras de oxigênio e acesso capilar. Esses fatores conferem uma cor vermelho-escura distinta às fibras musculares e, mais importante, significam que elas se distinguem na fosforilação oxidativa. As fibras do tipo II, que carecem de mitocôndrias e mioglobinas das fibras do tipo I, baseiam-se mais no sistema ATP-PC e na glicólise anaeróbia para a rápida produção de ATP. Essas fibras são ricas em filamentos de actina-miosina, criando um maior volume de fibra muscular de secção transversal e também na produção de força. É pertinente afirmar que as fibras do tipo II são projetadas para uma corrida rápida, enquanto as do tipo I são voltadas para atividades de resistência.

Embora essa distinção binária entre os tipos de fibra seja conceitualmente útil, na realidade, uma série contínua de fibras partilha características de ambos os tipos de fibra. Além disso, as fibras são subdivididas em três categorias, designadas IIa, IIx e IIb. As fibras do tipo IIa, que produzem mais força que as do tipo I, são relativamente resistentes à fadiga e têm altas capacidades oxidativas e glicolíticas. As fibras do tipo IIx produzem maior força, mas têm resistência à fadiga e capacidade oxidativa um pouco menores. Por fim, as fibras IIb são mais similares às fibras do tipo II, com altas capacidades glicolíticas e de geração de força, mas pobre capacidade oxidativa e de resistência à fadiga.

▶ Contração muscular

A *contração concêntrica* é uma contração de encurtamento muscular. Quando a força gerada pelo músculo é suficiente para sobrepor a resistência durante a contração, o músculo irá encurtar. A *contração excêntrica* é uma contração de alongamento do músculo. Isso ocorre quando a força gerada pelo músculo é insuficiente para sobrepor a carga externa, e o músculo alonga apesar da contração. Esse tipo de contração também pode ser usado para desacelerar e controlar movimentos dos membros e articulações, bem como para controlar o movimento de objetos externos sendo erguidos ou carregados. Uma *contração isométrica* é uma contração que não envolve nem encurtamento, nem alongamento muscular (i.e., sem movimento articular). A tensão do músculo iguala-se à carga; assim, nenhum movimento ocorre. O comprimento do músculo durante a contração tem um impacto sobre a força que ele pode gerar durante a contração isométrica. O comprimento do músculo em repouso natural produz a maior força isométrica, e, quando o comprimento de seu ponto neutro aumenta ou diminui, a força isométrica irá diminuir.

O local de inserção miotendínea, o ângulo de inserção e a distância da inserção do centro da rotação articular afetam a alavanca muscular, o que pode ser representado pelo torque. Na biomecânica, o torque é o produto da distância de uma força do centro da rotação articular e da magnitude do vetor de força perpendicular. Se o ângulo de inserção do tendão estiver a 90° (i.e., perpendicular ao osso), então a produção de torque é maior para uma determinada tensão no músculo. À medida que o ângulo aumenta ou diminui, o torque também diminuirá. A distância da inserção do tendão do centro de rotação também afeta o torque. As distâncias de inserção mais afastadas do centro de rotação aumentam o torque produzido por um músculo para uma determinada força contrátil, mas à custa da excursão total do movimento, ou amplitude angular. Para uma determinada contração, o músculo irá encurtar em uma certa quantidade, e, se a inserção do tendão estiver distante do centro de rotação da articulação, a amplitude do movimento dessa articulação será menor do que seria se o tendão estivesse inserido mais próximo do centro de rotação. Leves diferenças anatômicas nos pontos de inserção miotendínea e das fibras podem permitir diferente produção de força ou torque para um determinado esforço contrátil; isso poderia ser responsável pela variação nas capacidades de desempenho.

A variação no alinhamento da fibra muscular também afeta a geração de força e a velocidade de contração de um músculo. O alinhamento é definido como o ângulo entre as fibras musculares e uma linha traçada entre a origem e a inserção de todo o músculo, que é geralmente o plano de geração de força. A mais simples disposição ocorre quando as fibras seguem em paralelo ao plano de geração de força; estas são chamadas de fibras fusiformes. Compare isso às fibras penadas, nas quais há um ângulo de 5 a 30° entre as fibras e o vetor de geração de força. Essa disposição confere às fibras penadas uma vantagem sobre as fusiformes, na medida em que permite uma maior densidade de fibras por área de secção transversa. A comparação de carros estacionados em paralelo com carros estacionados na diagonal fornece uma analogia; mais carros podem ser encaixados dentro de um determinado espaço quando estacionados na diagonal em vez de em paralelo. No entanto, com os músculos, a maior geração de força ocorre à custa de uma velocidade de contração muscular global, uma vez que cada fibra precisa contrair a uma distância mais longa para encurtar todo o músculo. Embora as fibras fusiformes possam ter uma área de secção transversal menor, elas são capazes de contrair significativamente mais rápido do que as fibras penadas. Os exemplos de músculos penados incluem o sóleo e o vasto medial. Os músculos sartório e bíceps braquial têm uma disposição fusiforme.

A velocidade de contração também afeta o torque. No início do século XX, Hill propôs uma relação de força-velocidade mostrando que o torque muscular é maior durante a contração isométrica e diminui hiperbolicamente à medida que a velocidade da contração aumenta. Essa curva teórica é representada na Figura 9.3, com a força expressa como torque.

A porção isométrica e concêntrica desse modelo foi evidenciada experimentalmente; por exemplo, dispositivos isocinéticos mensuraram o torque gerado pelo músculo e mostraram que há menos torque à medida que a velocidade da contração concêntrica (medidas em ciclos por minuto) aumenta. As contrações excêntricas têm, pelo menos *in vivo*, demonstrado produzir forças bem maiores do que as contrações isométricas. *In situ*, a força da contração muscular excêntrica voluntária nos seres humanos, quando possível, é superior apenas minimamente à força de contração isométrica e pode ser limitada pelo mecanismo de regulação da tensão neurológica para proteger o tecido muscular. Além disso, apesar da diminuição da força contrátil em velocidades de contração concêntrica mais altas, a força muscular (força vezes velocidade) aumenta.

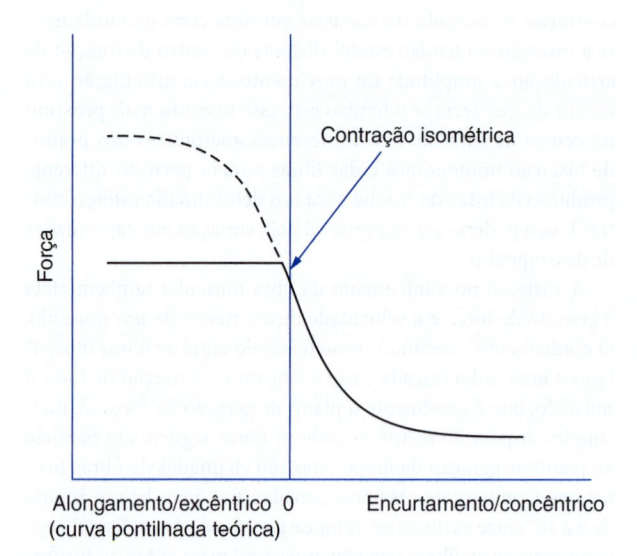

▲ **Figura 9.3** Curva de força-velocidade proposta por Hill. As contrações excêntricas mostraram pouca produção de força maior em relação à contração isométrica no modelo laboratorial, como previsto por Hill (linha pontilhada). Contudo, sob o ponto de vista fisiológico, a produção de força excêntrica máxima é obtida a níveis aproximadamente isométricos (linha escura).

Afzali L, Kuwabara F, Zachazewski J, et al: A new method for the determination of the characteristic shape of an isokinetic quadriceps femoris muscle torque curve. Phys Ther 1992;72:585–592.

McArdle WD, Katch FI, Katch VL: *Exercise Physiology: Nutrition, Energy, and Human Performance*, 7th ed. Lippincott Williams & Wilkins Health, 2010.

Seger JY, Thorstensson A: Electrically evoked eccentric and concentric torque-velocity relationships in human knee extensor muscles. Acta Physiol Scand 2000;169:63–69.

Silverthorn DU: *Human Physiology: An Integrated Approach*, 2nd ed. Prentice Hall, 2001.

PRINCÍPIOS NEUROMUSCULARES

Uma unidade motora consiste em um grupo de miócitos e um axônio de um α-motoneurônio inervando-o. As fibras musculares dentro de uma unidade motora contraem-se de modo simultâneo quando um potencial de ação se propaga do corpo celular do neurônio motor para o seu axônio, causando liberação de acetilcolina no terminal do axônio pré-sináptico para a junção neuromuscular. A acetilcolina é um neurotransmissor que se une aos receptores de acetilcolina nicotínicos pós-sinápticos na superfície da membrana de miócito pós-sináptica, induzindo liberação de cálcio do retículo sarcoplasmático do miócito pós-sináptico. O resultado final é uma contração, conforme previamente descrito pela teoria do filamento deslizante. Diversas unidades motoras estão distribuídas por toda a área de secção transversal de um músculo. Cada unidade motora varia em número de fibras e composição de subtipo de fibra. Portanto, a magnitude global de uma contração muscular não é necessariamente proporcional ao volume muscular; na verdade, ela reflete o número, o tamanho e a composição das fibras das unidades motoras que estão se contraindo de forma simultânea. O número de fibras por unidade motora varia e depende do tamanho e da função do músculo. Os músculos que realizam o controle fino e pequenos movimentos coordenados, como os lumbricais, contêm apenas algumas fibras por unidade motora. Já os músculos que realizam movimentos e atividades amplas, como o gastrocnêmio, contêm muitas fibras por unidade motora.

▶ Ativação muscular

O sistema nervoso central mantém controle preciso sobre quantos e quais tipos de unidades motoras são ativados durante a contração do músculo. Nem todas as fibras musculares são ativadas de modo simultâneo. Histologicamente, os neurônios motores de condução rápida inervam unidades motoras com uma maior porcentagem de fibras do tipo II, enquanto neurônios motores mais lentos e menores inervam unidades motoras com mais fibras do tipo I. O princípio do tamanho de Henneman afirma que as unidades motoras com a menor quantidade de miócitos e a maioria das fibras I são recrutadas (ou ativadas via potencial de ação) em primeiro lugar para qualquer contração muscular. À medida que a demanda e a necessidade de maior produção de força surgem, maiores unidades motoras com crescentes quantidades de fibras do tipo II são recrutadas. O benefício do recrutamento inicial de menores unidades motoras densas do tipo I é que a contração pode ser sustentada por mais tempo baseando-se na produção de energia de fosforilação oxidativa em vez de em processos anaeróbios. O recrutamento posterior de unidades motoras com capacidade de contração mais forte também permite um bom controle sobre a quantidade de força gerada. Além de gradualmente selecionar as unidades motoras com tamanhos maiores para gerar força, os potenciais de ação da unidade motora também se tornam mais frequentes, e a frequência da contração aumenta.

Se o recrutamento da unidade motora é maximizado, o músculo demonstra sua contração voluntária máxima (CVM). Embora um músculo seja capaz de ativar de modo simultâneo todas as suas unidades motoras (um aspecto que é debatido) para atingir uma CVM, a força máxima produzida pelo músculo está muito relacionada a sua área de secção transversal. A força muscular absoluta por área de secção transversal varia dependendo da fonte consultada, mas os valores ficam em uma média de 15 N/cm^2.

▶ Fadiga muscular

De forma geral, a fadiga muscular pode ser definida como qualquer redução na capacidade de geração de força máxima. Ela é uma capacidade ativa do desempenho motor, sendo manifestada por um aumento no esforço para manter a produção de força desejada ou por um declínio involuntário global na produção de força. Vários outros fatores que não a composição do tipo de fibra muscular levam à fadiga muscular.

O impulso central inadequado envolve uma diminuição no recrutamento de unidade motora para CVM após uma tarefa cansativa. A capacidade de excitação da membrana da fibra muscular diminui com o estímulo contínuo, prejudicando a propagação do potencial de ação. A força contrátil pode diminuir sem que ocorra uma mudança na atividade EMG, uma ocorrência chamada de *falha no acoplamento ou sincronização de excitação-contração*. Com a contração muscular sustentada, os subprodutos metabólicos podem se acumular no local, resultando em acidose intramuscular. Isso afeta as pontes cruzadas de miofibrilas, levando a um declínio no número de pontes cruzadas que podem ser formadas, bem como na força exercida por elas. Em níveis de exercício abaixo da intensidade aeróbia máxima, mas de durações longas (mais de 1 hora), esse processo irá levar à depleção de glicogênio intramuscular.

A fadiga muscular é reversível, mas o tempo de recuperação varia de acordo com a causa. As contrações de curta duração, intermitentes e submáximas podem resultar em fadiga relacionada à falha no acoplamento de excitação-contração, com uma recuperação lenta de até 30 a 60 minutos. Em contraste, a fadiga proveniente do acúmulo de metabólitos parece ocorrer com mais rapidez durante as contrações máximas ou quase máximas, mas apresenta um tempo de recuperação inferior a 2 minutos.

Por fim, o nível atual de condicionamento do indivíduo e o nível de motivação psicológica também afetam a taxa de desenvolvimento da fadiga. O treinamento pode reduzir a capacidade de fadiga de um músculo, mas a resposta parece ser específica da tarefa. Visto que o treinamento de resistência muscular parece ser específico da tarefa, testes de resistência clínica que utilizam medidas como dispositivos isocinéticos podem ter pouca influência sobre as atividades funcionais.

Carroll TJ, Riek S, Carson RG: Neural adaptations to resistance training—Implications for movement control. Sports Med 2001;31:829–840.

McArdle WD, Katch FI, Katch VL: *Exercise Physiology: Nutrition, Energy, and Human Performance*, 7th ed. Lippincott Williams & Wilkins Health, 2010.

Plowman SA, Smith DS: *Exercise Physiology for Health, Fitness, and Performance*, 4th ed. Lippincott Williams & Wilkins, 2013.

PRINCÍPIOS DO CONDICIONAMENTO AERÓBIO

A **VO**$_2$ é definida como a quantidade total de consumo de oxigênio do sangue arterial por unidade de tempo. Ela pode ser representada pela equação de Fick, na qual a diferença entre conteúdo de oxigênio arterial e venoso é multiplicada pelo débito cardíaco:

$$VO_2 = DC (O_2A - O_2V)^*$$

À medida que a intensidade aeróbia aumenta, mais oxigênio arterial é usado para fosforilação oxidativa e maior é a VO$_2$. Isso prossegue até que o máximo é atingido, quando não há aumento adicional na captação de oxigênio apesar dos aumentos na intensidade do exercício – a **VO**$_{2máx}$. Esse valor representa a quantidade *máxima* de consumo de oxigênio do sangue por unidade de tempo e é considerado a medida mais precisa da capacidade aeróbia de um indivíduo para uma atividade específica. A VO$_{2máx}$ é afetada por muitas variáveis, entre as quais tipo de exercício, esforço do indivíduo, condição do treinamento do indivíduo, tipo de fibra muscular mais usada no exercício e adaptações ao exercício aeróbio, como vascularização capilar dentro do músculo.

▶ Equivalente metabólico

Um **equivalente metabólico (MET)** é uma unidade usada para estimar, de modo geral, o custo metabólico de uma atividade física. Ele é representado como um múltiplo da taxa metabólica em repouso e, assim, é um múltiplo da VO$_2$ encontrada em repouso. Um MET equivale a cerca de 3,5 mL de O$_2$/kg/min, ou 250 mL/min nos homens e 200 mL/min nas mulheres de compleição física média. Para uma maior precisão em indivíduos de massas variadas, o MET também pode ser expresso como VO$_2$ dividido pela massa do corpo: mL/(min x kg). Muitas vezes, os equivalentes metabólicos são usados no lugar da VO$_2$ para calibrar com facilidade a intensidade relativa de uma determinada atividade física.

O condicionamento aeróbio e anaeróbio baseia-se no princípio da sobrecarga, segundo o qual o aumento da *frequência, duração* ou *intensidade* no desempenho da atividade (modo) irá promover adaptações fisiológicas, melhorando a capacidade de um indivíduo de realizar alguma atividade. Um programa de treinamento progressivo deve ser estruturado para aumentar pelo menos um desses componentes com o passar do tempo, a fim de produzir ganhos no exercício.

O princípio da especificidade refere-se às adaptações específicas geradas em razão das demandas impostas sobre o sistema

---

* DC = débito cardíaco, O$_2$A = O$_2$ arteria, O$_2$V = O$_2$ venoso.

(princípio AEDI), o que ocorre na sobrecarga neurológica e biomecânica. Os ganhos em força e resistência obtidos durante o treinamento de sobrecarga com uma modalidade de exercício específica são percebidos em atividades mais similares àquela modalidade. Por exemplo, o treinamento ideal para uma atividade deve incluir os mesmos grupos musculares, amplitude de movimento articular e posicionamento, intensidade aeróbia e duração que são usados na atividade. Isso é chamado de treinamento funcional, no qual os movimentos e as ações do treinamento reproduzem aqueles que serão realizados durante o esporte ou a competição.

Todos os ganhos fisiológicos aeróbios obtidos por meio do treinamento são reversíveis e podem ser rapidamente perdidos como resultado da falta de treinamento se o indivíduo parar de realizar a atividade específica. Foram registradas perdas em $VO_{2máx.}$ e densidade capilar muscular em indivíduos condicionados confinados ao repouso no leito durante várias semanas, e o tamanho do coração diminuiu para níveis pré-treinamento quando o treinamento de resistência foi interrompido.

> Coyle EF, Martin WF 3rd, Sinacore DR, et al: Time course of loss of adaptations after stopping prolonged intense endurance training. J Appl Physiol Respir Environ Exerc Physiol 1984;57:1857–1864.
>
> Dudley GA, Tesch PA, Miller BJ, Buchanan P: Importance of eccentric actions in performance adaptations to resistance training. Aviat Space Environ Med 1991;62:543–550.
>
> Kraemer WJ, Ratamess NA: Fundamentals of resistance training: Progression and exercise prescription. Med Sci Sports Exerc 2004;3:674–688.
>
> Rhea MR, Alvar BA, Burkett LN, Ball SD: A meta-analysis to determine the dose response for strength development. Med Sci Sports Exerc 2003;35:456–464.

TREINAMENTO AERÓBIO

▶ Respostas fisiológicas

A. Respostas iniciais

Dentro de 24 horas após treinamento aeróbio, a síntese de albumina intravascular tem regulação ascendente, e ocorre aumento nos volumes de plasma via transferência de líquido osmótico. Com o treinamento aeróbio continuado durante mais algumas semanas, o volume de plasma aumenta em 12 a 20%. O transporte de oxigênio e a termorregulação por meio do suor sofrem otimização, com aumento de conteúdo de hemoglobina total e líquido disponível para a transpiração. A expansão do volume de plasma cria várias mudanças anatômicas. O coração recebe uma pré-carga maior devido ao aumento do retorno venoso, elevando o volume sistólico. Segundo a lei de Frank-Starling, a contratilidade do miocárdio aumenta em condições de volume diastólico final ventricular esquerdo mais alto, e o volume sistólico é melhorado em todas as frequências cardíacas. De modo gradual, o miocárdio sofre hipertrofia excêntrica, com o aumento do volume diastólico final ventricular esquerdo. Ao passo que o treinamento aeróbio normalmente aumenta o volume do coração com hipertrofia excêntrica, o treinamento de resistência, em geral, causa hipertrofia concêntrica, produzindo uma maior massa ventricular esquerda.

B. Respostas vasculares e pulmonares

Com o condicionamento aeróbio, o consumo de oxigênio pelo corpo torna-se cada vez mais eficiente; além disso, VO_2 e $VO_{2máx.}$ aumentam de forma significativa durante o treinamento. Em comparação com indivíduos sem treinamento, aqueles que realizam treino aeróbio apresentam uma taxa cardíaca mais baixa para uma determinada VO_2. Em parte, isso ocorre devido ao aumento no débito cardíaco em razão da melhora do volume sistólico (visto que DC = FC x VS). Um coração aerobicamente treinado bate mais rápido em direção à frequência cardíaca máxima, o volume sistólico aumenta bem mais do que nos indivíduos não treinados, os quais se baseiam principalmente em aumentos da frequência cardíaca para a melhora do débito cardíaco. A VO_2 mais alta em frequências cardíacas submáximas e máximas também foi atribuída a uma redistribuição de fluxo sanguíneo mais efetiva e a uma geração de ATP muscular melhorada a níveis de saturação de oxigênio (PO_2) arterial mais baixos.

Várias mudanças vasculares periféricas ocorrem com o treinamento aeróbio, que otimiza a redistribuição do fluxo sanguíneo e a captação de oxigênio. No exercício máximo ou submáximo, a resistência vascular fica diminuída como resultado da vasodilatação mediada por óxido nítrico. Além disso, alguns estudos têm mostrado que o tipo de fibra muscular ativado pode mudar durante o treinamento para melhorar a capacidade oxidativa. No exercício máximo, o desvio sanguíneo para fora de áreas inativas é intensificado. A arteriogênese e a angiogênese nos músculos periféricos melhoram o fluxo de plasma para o tecido muscular em exercício, aumentando a extração de oxigênio. O fluxo sanguíneo esplâncnico e renal também pode diminuir com o treinamento aeróbio, para fornecer um desvio adicional.

O treinamento aeróbio diminui o equivalente ventilatório para o oxigênio (V_E/VO_2), o que representa a taxa de consumo de oxigênio por ventilação por minuto. Novamente, há a necessidade de menor ventilação para executar quantidades similares de consumo de oxigênio. Maiores quantidades de oxigênio são extraídas do ar inspirado; assim, a frequência ventilatória e o volume diminuem. Como menos trabalho de inspiração é requerido, a musculatura pulmonar requer menos oxigênio e não se cansa com rapidez. Dessa forma, mais oxigênio fica disponível aos músculos ativados no exercício. Além disso, devido à melhora da resistência do músculo respiratório, períodos mais longos de ventilação submáxima são tolerados com geração de maior força de inspiração.

C. Resposta hormonal

O treinamento de exercício aeróbio tem demonstrado inúmeros efeitos hormonais no corpo. O hormônio de crescimento aumenta de modo mais lento durante o exercício, e seus níveis em repouso são maiores quando o treinamento aeróbio ocorre em intensidades acima do limiar de lactato ou mesmo em relação a indivíduos não treinados. A sensibilidade à insulina e ao glucagon também aumenta, e concentrações de plasma ficam mais baixas durante o exercício do que antes do treinamento aeróbio. Nos homens, foram registrados níveis reduzidos de prolactina e testosterona em repouso após o treinamento de resistência de longa duração. Nas mulheres que se submetem ao treinamento de resistência de longa duração, os níveis do hormônio folículo-estimulante e do hormônio luteinizante podem também variar em relação aos valores normais. Essas anormalidades podem ser responsáveis pela anovulação e amenorreia, que produzem a assim chamada "tríade da atleta", descrita em mulheres que participam de treinamento esportivo rigoroso. A secreção de catecolamina encontra-se diminuída no repouso após o treinamento aeróbio continuado. Enquanto ocorre o exercício, os níveis de catecolamina aumentam, mas a extensão do aumento depende da intensidade do exercício e, possivelmente, da duração. Alguns estudos mostram que, em indivíduos condicionados, há uma maior capacidade de secretar adrenalina e noradrenalina do que naqueles não treinados.

Existe evidência significativa de que o exercício aeróbio diminui o risco de desenvolver diabetes tipo 2 em adolescentes e adultos. Os benefícios mais importantes são percebidos naqueles com fatores de risco preexistentes, entre os quais obesidade, história familiar de diabetes e estilo de vida sedentário. No diabetes tipo 2, o treinamento aeróbio esteve associado a redução na quantidade de medicações necessárias para o controle glicêmico, pois a sensibilidade à insulina é melhorada.

Com o passar do tempo, o treinamento aumenta as concentrações musculares de enzima do ciclo do ácido cítrico envolvida na fosforilação oxidativa, produzindo conteúdo mitocondrial mais elevado, bem como maiores estoques de glicogênio. Essas mudanças potencializam a capacidade oxidativa dos miócitos ao criarem mais ATP e irão gradualmente levar à hipertrofia preferencial das fibras do tipo I e IIa, de contração lenta, em relação às fibras IIx e IIb, de contração rápida.

Comparado com o metabolismo dos carboidratos, o metabolismo das gorduras é intensificado após o treinamento aeróbio. As taxas do catabolismo de gordura nos triacilgliceróis e a captação muscular dos triacilgliceróis para a β-oxidação dos ácidos graxos em glicose são aceleradas. A disponibilidade da glicose sistêmica também se eleva com o aumento da capacidade gliconeogênica hepática.

▶ Manejo do treinamento aeróbio

A. Intensidade do exercício

Ao se prescrever um programa de treinamento aeróbio, deve-se incluir aumentos de intensidade, frequência e duração, para promover ganhos devido à sobrecarga, como mencionado anteriormente. Das três variáveis de treinamento, a intensidade é a que mais afeta as adaptações fisiológicas. A intensidade aeróbia pode ser monitorada por meio de várias técnicas. A medição do gasto de energia por unidade de tempo, ou produção de força, é útil para descrever a capacidade aeróbia de um indivíduo, mas não reflete o estresse aplicado sobre o sistema aeróbio. Dada a mesma quantidade de gasto de energia, o estresse fisiológico aplicado sobre os indivíduos difere de acordo o nível de treinamento e a genética. É mais relevante medir a intensidade relativa ao nível de estresse aeróbio máximo do indivíduo. As técnicas para medir a intensidade incluem uma taxação subjetiva de esforço, como a escala de Borg (ver a seguir). Métodos mais objetivos incluem porcentagens de frequência cardíaca máxima, MET, limiar de lactato e $VO_{2máx}$.

É possível estimar a intensidade do exercício calculando-se as porcentagens desejadas de $VO_{2máx}$ ou a frequência cardíaca máxima como objetivos durante uma série. Contudo, isso seria desafiador, uma vez que a medição desses dados pode ser tecnicamente difícil, bem como sobrecarregaria o paciente. As estimativas são realizadas com mais facilidade para ambos os valores quando se planeja primeiro um programa de exercício. Em geral, a frequência cardíaca máxima ($FC_{máx.}$) tem sido calculada com rapidez por meio da seguinte equação, com base em estudos populacionais feitos por Haskell e Fox:

$$FC_{máx.} = 220 - Idade.$$

Estudos recentes propuseram que uma estimativa mais precisa seja representada por uma equação revisada:

$$FC_{máx.} = 206{,}9 - (0{,}67 \times Idade).$$

Porcentagens da $FC_{máx.}$ calculada ou mensurada também podem ser usadas como diretrizes para os objetivos de intensidade.

Outra técnica é o método de Karvonen, que usa uma porcentagem da reserva de frequência cardíaca para determinar uma taxa-alvo:

$$FC_{alvo} = FC_{repouso} + \chi\,(FC_{máx.} - FC_{repouso}),$$

onde χ representa a porcentagem desejada de reserva de frequência cardíaca, que, em geral, é estabelecida entre 40 e 90%, dependendo da capacidade física atual dos participantes.

De maneira alternativa, a taxa subjetiva de intensidade de exercício do indivíduo pode complementar outras técnicas ou pode ser usada de modo exclusivo. A escala RPE de Borg (escala de percepção de esforço) varia de 6 - "muito leve" - até 19 - "muito pesado". As classificações entre 13 e 17 demonstraram aproximar-se de 61 a 92% da $FC_{máx.}$ e 51 a 85% da $VO_{2máx}$. O chamado "teste da fala", que demonstra a intensidade na qual é difícil manter uma conversa, é outro método subjetivo usado com frequência. O exercício aeróbio que ocorre nesse nível de intensidade demonstrou adequar-se às orientações de exercício atuais (ver Tab. 9.1).

Há controvérsia sobre qual intensidade é necessária para produzir benefícios de resistência e metabólicos. As últimas orientações da American College of Sports Medicine (ACSM) propõem que a maioria dos adultos busque intensidades de moderadas a vigorosas. Aqueles que estão destreinados, são idosos ou que estão começando um novo programa de exercício são aconselhados a treinar em intensidade mais baixa (p. ex., de leve a moderada) e a avançar de forma lenta para intensidades mais altas, de modo a continuar produzindo uma resposta de treinamento. Valores de $FC_{máx.}$ de cerca de 13 batidas/min a menos foram registrados em participantes de programas de exercício aeróbio que envolviam, principalmente, as extremidades superiores (p. ex., natação) em comparação àqueles que envolviam as extremidades inferiores (p. ex., corrida). Essa diferença deve ser reconhecida se a frequência cardíaca é usada para estimar a intensidade de tais atividades.

B. Limiar de lactato

Embora os cálculos de frequência cardíaca e $VO_{2máx}$ modulem a intensidade com base no desempenho cardiopulmonar, as medidas de lactato no sangue fornecem informação que pode

Tabela 9.1 Classificação da intensidade da atividade física com base na atividade física de até 60 minutos

Intensidade	Atividade do tipo resistência								Exercício do tipo força
	Intensidade relativa			Intensidade absoluta (MET) em adultos saudáveis (idade em anos)					Intensidade relativa[a]
	VO$_{2máx.}$ (%) Reserva de frequência cardíaca (%)	Frequência cardíaca máxima (%)	RPE[b]	Jovem (20-39)	Meia-idade (40-64)	Idoso (65-79)	Muito idoso (+ de 80)	RPE	Contração voluntária máxima (%)
Muito leve	< 25	< 30	< 9	< 3,0	< 2,5	< 2,0	< 1,25	< 10	< 30
Leve	25-44	30-49	9-10	3,0-4,7	2,5-4,4	2,0-3,5	1,26-2,2	10-11	30-49
Moderada	45-59	50-69	11-12	4,8-7,1	4,5-5,9	3,6-4,7	2,3-2,95	12-13	50-69
Pesada	60-84	70-89	13-16	72,-10,1	6,0-8,4	4,8-6,7	3,0-4,25	14-16	70-84
Muito pesada	≥ 85	≥ 90	> 16	≥ 10,2	≥ 8,5	≥ 6,8	≥ 4,25	17-19	> 85
Máxima[c]	100	100	20	12,0	10,0	8,0	5,0	20	100

MET, equivalente metabólico; RPE, classificação de esforço percebido; VO$_{2máx.}$, captação máxima de oxigênio.
[a] Com base em 8-12 repetições para pessoas com menos de 50 anos e 10-15 repetições para pessoas com 50 anos ou mais.
[b] Escala de Borg Rating of Relative Perceived Exertion 6-20 (Fonte: Borg GA: Psychophysical bases of perceived exertion. Med Sci Sports Exerc 1982;14:377-381).
[c] Valores máximos são valores médios atingidos durante o exercício máximo por adultos saudáveis. Os valores de intensidade absoluta (MET) são valores médios aproximados para homens. Os valores médios para mulheres são aproximadamente 1-2 METs inferiores àqueles dos homens.
Reproduzida de *Physical Activity and Health: A Report of the Surgeon General*. USDHHS, CDC, NCCDPHP, Division of Nutrition and Physical Activity, November 17, 1999, Chap 2, p. 33. Dados de Haskell WL: Physical activity and health: The need to define the required stimulus. Am J Cardiol 1984;55:4D-9D; e Pollock ML: The quantification of endurance training programs. Exerc Sport Sci Rev 1973;1:155-188.

direcionar a intensidade do treinamento com base na capacidade oxidativa dos músculos que estão sendo exercitados e na vasculatura associada. Vários estudos têm mostrado que o exercício no limiar de lactato, ou um pouco acima deste, pode produzir respostas melhores em atletas de resistência. O limiar de lactato, também conhecido como limiar anaeróbio, é definido como o ponto no qual a fosforilação oxidativa começa a ser superada pelas formas (geração de lactato) de produção de energia anaeróbias. Em intensidades abaixo desse limiar, os níveis de lactato no sangue são constantes. No entanto, em intensidades acima do limiar, forma-se um excesso de lactato, e um aumento é detectado. O limiar de lactato pode ser medido de forma direta por meio de amostras de sangue ou calculado usando-se o quociente respiratório da troca de gás durante o exercício. Imagina-se que o exercício consistente em níveis um pouco acima do limiar de lactato sobrecarregue o sistema aeróbio, com regulação ascendente da síntese da enzima oxidativa.

C. Duração do exercício

A duração do exercício aeróbio necessária para produzir benefício de treinamento é também tema de extenso debate. Indivíduos previamente sedentários podem requerer sessões de treinamento de apenas 5 minutos de duração, enquanto indivíduos ativos precisariam de intervalos mais longos para os benefícios serem percebidos. Em alguns grandes ensaios de coortes prospectivos, a duração de exercício necessária para queimar 1.000 calorias por semana foi relatada como requisito mínimo para um benefício cardiovascular e metabólico. Em geral, a ACSM recomenda sustentar uma frequência cardíaca ideal de exercício por 20 a 60 minutos. A duração do treino de atletas que competem em eventos específicos deve se relacionar à duração do evento, devido à especificidade da resposta ao treinamento. Embora tenha sido proposta uma resposta dependente da dose entre gasto de energia e benefício à saúde, durações significativas de exercício também aumentam o risco de sofrer lesões como resultado do excesso de treinamento.

Com frequência, a síndrome do supertreinamento é manifestada por deterioração do desempenho físico, alterações de humor e uma alta razão cortisol-cortisona. Esse estado ocorre em resposta a excesso na carga de treinamento, estresse psicológico e comportamentos competitivos quando combinados com qualidade e duração inadequadas de recuperação. Existem duas formas de excesso de treinamento: simpática e parassimpática. A forma simpática envolve aumento da atividade simpática em repouso, incluindo hiperexcitabilidade e inquietação, que prejudicam a qualidade do repouso e, por consequência, o desempenho do exercício. Na forma parassimpática, mais comum, há resposta simpática inadequada ao exercitar-se. Há predominância de sensações de fadiga e mal-estar durante o exercício e o repouso. É comum haver baixo desempenho no exercício, falta de sono, padrões alimentares inadequados, aumento na suscetibilidade a infecções e distúrbios de humor (irritabilidade, depressão).

Não há um método confiável para prever o excesso de treinamento; por essa razão, o atleta deve ser monitorado de perto para serem identificados os sintomas de um estado de excesso de exercício. A frequência, a duração e a intensidade do exercício em que o excesso ocorre diferem entre os indivíduos. Além disso, a quantidade de repouso necessária para recuperar-se da síndrome do excesso de treinamento também é específica do indivíduo.

> Budgett R, Newsholme E, Lehmann M, et al: Redefining the overtraining syndrome as the unexplained underperformance syndrome. Br J Sports Med 2000;34:67–68.
>
> DiPietro L, Dzivra J, Yeckel CW, Neuger PD: Exercise and improved insulin sensitivity in older women: Evidence of the enduring benefits of higher intensity training. J Appl Physiol 2006;100:142–149.
>
> Faude O, Kindermann W, Meyer T: Lactate threshold concepts: How valid are they? Sports Med 2009;39:469–490.
>
> Garber CE, Blissmer B, Deschenes MR, et al: American College of Sports Medicine position stand. Quantity and quality of exercise for developing and maintaining cardiorespiratory, musculoskeletal, and neuromotor fitness in apparently healthy adults: Guidance for prescribing exercise. Med Sci Sports Exerc 2011;43:1334–1359.
>
> Gatterer H, Ulmer H, Dzien A, et al: High cardiorespiratory fitness is more beneficial in pre-diabetic men than women. Clinics (Sao Paulo) 2011;66:747–751.
>
> Gellish RL, Goslin BR, Olson RE, et al: Longitudinal modeling of the relationship between age and maximal heart rate. Med Sci Sports Exerc 2007;39:822–829.
>
> Gulati M, Shaw LJ, Thisted RA, et al: Heart rate response to exercise stress testing in asymptomatic women: The St. James women take heart project. Circulation 2010;122:130–137.
>
> Helgerud J, Hoydal K, Wang E, et al: Aerobic high-intensity intervals improve VO2max more than moderate training. Med Sci Sports Exerc 2007;39:665–671.
>
> Kriska A: Can a physically active lifestyle prevent type 2 diabetes? Exerc Sport Sci Rev 2003;31:132–137.
>
> Lee CM, Wood RH, Welsch A: Influence of short-term endurance exercise training on heart rate variability. Med Sci Sports Exerc 2003;35:961–969.
>
> Manson JE, Greenland P, LaCroix AZ, et al: Walking compared with vigorous exercise for the prevention of cardiovascular events in women. N Engl J Med 2002;347:716–725.
>
> Mischler I, Boirie Y, Gachon P, et al: Human albumin synthesis is increased by an ultra-endurance trial. Med Sci Sports Exerc 2003;35:75–81.
>
> Nassis GP, Papantakou K, Skenderi K, et al: Aerobic exercise training improves insulin sensitivity without changes in body weight, body fat, adiponectin, and inflammatory markers in overweight and obese girls. Metabolism 2005;54:1472–1429.
>
> Prior BM, Lloyd PG, Yang HT, Terjung RL: Exercise-induced vascular remodeling. Exerc Sport Sci Rev 2003;31:26–33.
>
> Robergs RA, Landwehr R: The surprising history of the HR_{max} = 220 – Age equation. JEPOnline 2002;5:1–10.
>
> Sawka MN, Convertino VA, Eichner ER, et al: Blood volume: Importance and adaptations to exercise training, environmental stresses, and trauma/sickness. Med Sci Sports Exerc 2000;32:332–348.
>
> Schmidt-Trucksäss A, Dörr B, Huonker M, et al: The relationship of left ventricular to femoral artery structure in male athletes. Med Sci Sports Exerc 2003;35:214–219.
>
> Walther C, Gielen S, Hambrecht R: The effect of exercise training on endothelial function in cardiovascular disease in humans. Exerc Sport Sci Rev 2004;32:129–134.
>
> Wannamethee SG, Shaper AG, Walker M: Physical activity and mortality in older men with diagnosed coronary heart disease. Circulation 2000;102:1358–1363.
>
> Williams PT: Reduced diabetic, hypertensive, and cholesterol medication use with walking. Med Sci Sports Exerc 2008;40:433–443.

TREINAMENTO DE FORÇA

▶ Respostas fisiológicas

A. Respostas iniciais

Estudos têm mostrado que as primeiras melhoras induzidas pelo treinamento de força muscular máxima ocorrem sem qualquer hipertrofia ou aumento no volume muscular. Em geral, os indivíduos destreinados não podem recrutar de forma voluntária todas as unidades motoras.

B. Sincronização neural

Após o treinamento de resistência, um indivíduo pode desenvolver a capacidade de recrutar com mais eficiência mais unidades motoras para a atividade funcional. Segundo esse princípio, chamado de *sincronização neural*, mais unidades motoras são recrutadas ao mesmo tempo. Alguns fatores que mudam com o treinamento de resistência, entre eles o aumento da frequência do disparo das unidades motoras, podem contribuir para essa resposta. A frequência de disparo máxima normal das unidades motoras é 100 a 200 Hz; com o treinamento de resistência, ela pode aumentar em até 40%. O aumento na taxa de disparo pode diminuir o tempo para a contração muscular máxima (tempo de reação). De maneira similar, a amplitude da unidade motora eletromiográfica (EMG) máxima pode aumentar com o treinamento de resistência (até 50% de acordo com alguns estudos). Contudo, um platô na frequência de disparo e aumentos na amplitude EMG ocorrem com o treinamento. Assim, com o treinamento de resistência continuado, não são reconhecidos ganhos adicionais nessas adaptações neurais.

C. Hipertrofia muscular

À medida que o treinamento de resistência continua além dos estágios iniciais das adaptações neurais, ocorrem as mudanças estruturais musculares. A hipertrofia muscular começa a tornar-se o fator dominante na força muscular aumentada. A hipertrofia muscular é o aumento da célula muscular; especificamente, os elementos contráteis do músculo aumentam. A matriz extracelular também se expande, de modo a sustentar esse crescimento. Os sarcômeros são adicionados em série ou em paralelo dentro da célula muscular.

Três fatores principais são responsáveis pelo início da resposta hipertrófica ao exercício de resistência: tensão mecânica (estresse e carga mecânica), dano muscular e estresse metabólico. A tensão mecânica produzida pela geração de força e alongamento é essencial para o crescimento muscular. A combinação desses dois elementos parece ter um efeito adicional no processo. Imagina-se que a tensão associada ao treinamento de resistência altere a integridade do músculo esquelético, causando respostas moleculares e celulares nas fibras musculares e nas células satélites. A resposta hipertrófica à tensão passiva pode favorecer mais as fibras de contração rápida do que as de contração lenta. O exercício e o treinamento de resistência muitas vezes resultam em dano local às fibras musculares; acredita-se que isso auxilie na resposta hipertrófica. Com o alongamento não uniforme do tecido muscular, pode ocorrer cisalhamento das miofibrilas e rompimento das membranas musculares. A homeostase de cálcio pode ser perturbada pelas rupturas da membrana e pela abertura dos canais ativados pelo alongamento. A resposta a esse trauma muscular é similar à resposta inflamatória. Os neutrófilos viajam para a área do microtrauma e liberam citocinas, que atraem macrófagos e linfócitos. Os macrófagos removem a sujeira celular e liberam as citocinas, que ativam mioblastos, linfócitos e mais macrófagos. Acredita-se que isso leve à liberação de vários fatores de crescimento que regulam a proliferação e diferenciação da célula satélite. O acúmulo de metabólitos pode ser tão importante quanto o desenvolvimento de força alta na resposta hipertrófica ao treinamento. Metabólitos como lactato, íons de hidrogênio, fosfato, creatina e outros são gerados devido à glicólise anaeróbia para a produção de ATP. Isso altera o ambiente hormonal, bem como leva a edema celular, produção de radicais livres e aumento na atividade dos fatores de transcrição orientados pelo crescimento.

Outro fator que contribui para a hipertrofia muscular é a turgidez celular, por meio de aumentos na síntese de proteína e diminuições na proteólise. A hipoxia demonstrou contribuir para os aumentos na hipertrofia muscular, em especial quando combinada a exercício. A hipoxia aumenta o acúmulo de lactato e reduz a *clearance* de lactato agudo, que pode levar ao aumento da turgidez celular. Os aumentos no lactato podem também causar elevações nos hormônios anabólicos e nas citocinas. A hiperemia reativa também é uma resposta à hipoxia local e pode permitir a liberação de hormônios anabólicos e fatores de crescimento para células satélites, auxiliando no reparo celular e na hipertrofia.

D. Hiperplasia muscular

Acredita-se que a hiperplasia muscular (aumento no número total de miócitos) desempenhe um papel no aumento do volume muscular. As células satélites encontradas na membrana basal muscular têm o potencial de proliferar e diferenciar-se em mioblastos e miócitos, bem como de fornecer núcleos para o miócito genitor. Em geral, essas células sustentam as fibras musculares existentes durante o crescimento normal, a hipertrofia e o processo de regeneração após lesão ou doença. No entanto, faltam pesquisas que mostrem hiperplasia muscular induzida por célula satélite nos seres humanos. A maioria dos dados sugere que o músculo é um tecido pós-mitótico e não sofre reposição celular significativa durante toda sua vida. À medida que os indivíduos envelhecem, em particular após os 60 anos, a sarcopenia é comum, devido a uma perda global de miócitos.

E. Respostas hormonais

Os hormônios e as citocinas desempenham importantes papéis na resposta hipertrófica muscular, servindo como reguladores do processo anabólico. Estão envolvidos na proliferação e na diferenciação da célula satélite e podem facilitar o reparo da célula satélite das fibras musculares danificadas. Muitos hormônios contribuem para a resposta hipertrófica, entre eles o fator de crescimento de hepatócito, a interleucina-5 (IL-5), a interleucina-6 (IL-6), o fator de crescimento de fibroblasto, o fator inibidor de leucemia, a insulina, o fator de crescimento semelhante à insulina 1 (IGF-1), a testosterona e o hormônio do crescimento (GH). Destes, os mais importantes e mais estudados são o IGF-1, o GH e a testosterona.

Acredita-se que o IGF-1 forneça a principal resposta anabólica durante a carga mecânica. Os receptores desse hormônio são encontrados nas células satélites, nas miofibras e nas células de Schwann. Três isoformas do hormônio foram identificadas, a saber, IGF-1Ea, IGF-1Eb e IGF-1Ec. Elas são expressas no tecido muscular. O IGF-1Ec, em geral referido como fator de crescimento mecânico (MGF), é ativado pela estimulação mecânica e é sensível ao dano muscular. O IGF-1 ajuda a induzir hipertrofia muscular ao aumentar a taxa de síntese de proteína nas células musculares. O MGF ativa as células satélites e ajuda na proliferação e diferenciação dessas células, e o IGF-1Ea aumenta a fusão das células satélites com as fibras musculares e facilita a transferência de núcleos para a célula muscular. O IGF-1 também aumenta a concentração de cálcio intracelular, levando à ativação de outras trajetórias anabólicas dependentes do cálcio.

A testosterona é um esteroide que atua no músculo e afeta a liberação de neurotransmissor, a regeneração nervosa e o tamanho do corpo da célula nervosa. Quase a totalidade (98%) do esteroide é proteína ligada a soro; apenas 2% não são ligados e, em virtude disso, são biologicamente ativos. As ações da testosterona são aumentadas com carga mecânica, resultando em aumento nas taxas de síntese de proteína e diminuição da quebra de proteína. Ela também estimula a liberação de GH e promove a replicação e a ativação de células-satélite. O treinamento de resistência demonstrou regular de forma ascendente a concentração do receptor de androgênio, bem como o aumento na secreção de testosterona. Respostas mais intensas, contudo, são mais limitadas em mulheres e idosos, razão pela qual o potencial hipertrófico nessas populações é mais limitado, apesar do treinamento de resistência.

O GH é um hormônio polipeptídeo secretado pela glândula hipofisária anterior e liberado de maneira pulsátil. A maior liberação fora do momento de exercício ocorre durante os ciclos de sono. O GH desempenha um papel na regulação da função imune, na modelagem óssea e no volume de líquido extracelular. Os aumentos de GH induzidos pelo treinamento estiveram correlacionados com a magnitude da hipertrofia da fibra muscular dos tipos I e II. Acredita-se que o GH também esteja envolvido no aumento induzido pelo exercício na expressão de IGF-1 e na regulação ascendente da isoforma de MGF.

F. Mudanças no osso e colágeno

Após o treinamento de força, tendões e ligamentos demonstram aumento de espessura, peso e força. A hipertrofia muscular também é acompanhada por aumento no conteúdo de colágeno da matriz do tecido conectivo circundante, bem como nas bainhas do tecido conectivo do músculo. O osso também se adapta ao treinamento de resistência, mas de forma muito mais lenta do que o tecido muscular; pode levar até 6 a 12 meses para que tal adaptação seja observada. A densidade óssea aumenta de uma maneira dependente da força e do esforço. Alta potência, resistência pesada (carga) e volumes mais altos produzem as maiores mudanças na densidade óssea. O treinamento de resistência também aumenta a espessura da cartilagem de hialina sobre as superfícies articulares, o que pode promover a função de absorção de choque na articulação. De modo geral, a $VAO_{2máx.}$ não é afetada de forma significativa pelo treinamento de resistência, com exceção do uso de um esquema de "treinamento em circuito", que emprega altos volumes e curtos períodos de repouso entre os exercícios.

▶ Manejo do treinamento de força

Com o objetivo de maximizar de modo adequado a hipertrofia muscular induzida pelo exercício, a alteração das variáveis de treinamento é essencial, o que se alinha com o princípio da especificidade do treinamento. Essas variáveis de treinamento incluem intensidade, volume, seleção do exercício, intervalos de repouso, velocidade da repetição, periodização e exercício até o cansaço muscular.

A. Intensidade do exercício de resistência

A intensidade do exercício, ou a quantidade de carga, é provavelmente a mais importante variável de exercício para o estímulo do crescimento muscular. Com frequência, ela é representada como uma porcentagem de uma repetição máxima (% de 1 RM) e refere-se a um número de repetições para um determinado peso. Um número moderado de repetições (cerca de 6 a 12) parece ser ideal, ao passo que altas repetições (> 15) são comparativamente inferiores na produção de hipertrofia muscular. Além disso, cargas inferiores a 65% de 1 RM não são suficientes para produzir hipertrofia significativa. Repetições moderadas baseiam-se mais na glicólise, o que resulta em formação de metabólitos com impacto significativo sobre os processos anabólicos. Baixas repetições baseiam-se mais no sistema de fosfocreatina; assim, podem não produzir uma grande composição de metabólitos. A liberação de testosterona e GH também é mais estimulada por meio de séries de repetição moderada em relação às baixas repetições. Alguns investigadores têm proposto que os músculos com uma porcentagem maior de fibras de contração lenta podem responder melhor a programas de repetição mais alta, mas pesquisas sobre essa teoria são escassas.

B. Volume do exercício de resistência

Em geral, o volume do exercício de resistência refere-se à combinação de repetições, séries e carga total realizadas durante uma sessão de exercício. Séries múltiplas e volumes mais altos são superiores a rotinas de série simples com respeito à hipertrofia muscular. Programas de volume mais alto geram mais atividade glicolítica e metabólitos que estimulam a resposta anabólica. Níveis mais altos de testosterona e de GH são observados com esses programas. Para otimizar a resposta hipertrófica, o programa de exercício deve incorporar um aumento progressivo no volume por período com breve período de fadiga. Deve-se ter cuidado, contudo, já que se a fadiga em curto prazo for prolongada pode haver um estado de supertreinamento, com efeitos catabólicos sobre o músculo, resultando em concentrações cronicamente diminuídas de testosterona e hormônio luteinizante e aumento nos níveis de cortisol.

C. Exercícios monoarticulares *versus* multiarticulares

Sabe-se que os variados parâmetros de exercício, incluindo direção, ângulo de levantamento ou tração e posição das articulações com o exercício, ocasionam diferentes padrões de ativação dentro de um músculo. Os músculos apresentam diferentes locais de inserção, e até mesmo as fibras têm diferentes ângulos e inserções comparadas a outras. Assim, variar a posição ou o ângulo pode ser necessário para exercitar de modo completo certos músculos. Quase todos os músculos são compostos de fibras que são alinhadas em diferentes direções ou diferentes planos, muitas vezes tendo uma forma cônica. Assim, determinadas unidades motoras ou regiões de um músculo podem ser ativadas em um plano particular de movimento ou direção, enquanto outra porção do músculo pode funcionar melhor em um plano diferente. Um bom exemplo é o bíceps braquial, em que as unidades motoras do aspecto lateral do músculo são primariamente recrutadas para a flexão do cotovelo, as unidades motoras no aspecto medial, primariamente para supinação, e as unidades motoras centralmente localizadas, para combinações não específicas de flexão e supinação.

Para se obter o maior benefício, os exercícios devem abranger estímulos em múltiplos planos de movimento ou múltiplos ângulos. Um treinador pode defender o uso de protocolos de movimentos livres ou peso livre para atingir esse objetivo, em vez de esquemas de treinamento com peso com base em aparelhos. Muitos aparelhos de peso têm ângulos fixos de movimento ou direções fixas que podem não permitir as adaptações de movimentos para atingir planos variados. Em contraste, aparelhos com cabos ou pesos livres podem permitir uma variação de movimento para treinar adequadamente todos os aspectos do músculo, impedindo, desse modo, desequilíbrios ou outras disfunções mecânicas.

Exercícios multiarticulares recrutam grandes quantidades de massa muscular, o que tem impacto sobre a resposta hormonal anabólica. As avaliações hormonais pós-exercício estão relacionadas à massa muscular envolvida no programa de exercício. Os aumentos nos níveis de testosterona e GH em resposta a exercícios multiarticulares são maiores do que aqueles dos monoarticulares. Os exercícios multiarticulares também requerem estabilização significativa de outras áreas do corpo; assim, geram a ativação de muitos outros músculos que poderiam não ser estimulados com movimentos monoarticulares. Esses músculos de sustentação realizam contração isométrica para estabilizar os movimentos e permitir que outros músculos produzam força e movimento. Por exemplo, estima-se que mais de 200 músculos sejam ativados durante um agachamento. Logo, os exercícios multiarticulares com pesos livres ou programas de movimento livre produzirão um volume global mais elevado de exercício em uma sessão devido à necessidade de ativação de grandes quantidades de músculos para a estabilização das articulações de sustentação e das regiões do corpo.

Por sua vez, exercícios monoarticulares permitem focar apenas alguns músculos, de modo isolado, em contraste com os movimentos multiarticulares. Além disso, deve-se ter cuidado na prescrição de exercícios de movimento multiarticular, para evitar uso excessivo ou treinamento em excesso de determinados músculos. Nos movimentos multiarticulares, alguns músculos são favorecidos; a ênfase exagerada em motores primários poderia levar a desequilíbrios musculares. O uso de exercícios monoarticulares pode visar seletivamente os músculos subdesenvolvidos que podem ajudar a corrigir desequilíbrios musculares e disfunção mecânica.

A utilização de superfícies instáveis tem demonstrado exigir ativação extensa de outra musculatura de sustentação, incluindo os músculos do centro de força do corpo, para ajudar a fornecer estabilidade a uma região ou articulação do corpo. De maneira similar aos exercícios de movimentos multiarticulares, isso aumenta o trabalho global do corpo e gera maior atividade muscular durante uma rotina de exercício, produzindo um volume maior de exercício em uma série ou sessão. Essa estratégia pode ser favorável a uma rotina de exercício para condicionamento, mas pode ser contraproducente em um programa que busca hipertrofia. Com o aumento da instabilidade vem uma maior ativação da musculatura circundante e do centro de força do corpo, causando diminuição significativa na produção de força dos músculos motores primários. Isso produzirá um efeito negativo sobre a hipertrofia do motor primário, mas pode levar à hipertrofia de outros músculos de sustentação, em especial dos músculos abdominais.

A. Periodização

A periodização, também conhecida como treinamento periodizado, é a variação sistemática de intensidade, repetições, séries ou frequência do exercício durante um período de tempo específico. Muitas vezes, essa abordagem é usada para prevenir o excesso de treinamento e manter o esquema de exercício interessante ao indivíduo. A periodização também pode ser usada em uma rotina de treinamento a fim de preparar o indivíduo para uma competição, com o objetivo de chegar a um desempenho máximo. A Figura 9.3 representa uma estratégia de periodização linear simples, com base no modelo original de Matveyev, que permite que um atleta se prepare para um estágio da competição no qual ocorra um desempenho máximo.

A quantidade de repouso permitida durante as séries do treinamento de resistência gera diferentes efeitos na capacidade de força e na composição metabólica, o que, por sua vez, afeta as respostas anabólica e hipertrófica. Períodos de repouso inferiores a 30 segundos entre as séries aumentam a composição metabólica, mas prejudicam a recuperação da força e o desempenho muscular em séries subsequentes. Longos períodos de repouso (> 3 minutos) possibilitam a completa recuperação da força, permitindo ao indivíduo treinar com a capacidade de força máxima. Embora a tensão mecânica seja maximizada com o aumento dos intervalos de repouso, o estresse metabólico é minimizado, de forma a reduzir a resposta anabólica. Após o treinamento de resistência, a maior parte da força é recuperada no primeiro minuto após uma série. Consequentemente, quantidades moderadas de repouso – entre 60 e 90 segundos – após uma série de exercícios ser concluída parecem ser ideais. Essa abordagem intensifica o ambiente anabólico melhor do que períodos de intervalo mais longos e é caracterizada por aumento da hipoxia induzida, da composição metabólica e da concentração de hormônio anabólico. Uma resposta de adaptação aos intervalos de repouso reduzidos foi sugerida, o que pode justificar a necessidade de periodização.

B. Falha muscular

A falha muscular é definida como o ponto no qual um músculo não consegue mais produzir qualquer força para erguer uma determinada carga de forma concêntrica. O treinamento até a falha é necessário para a resposta hipertônica máxima e resulta em aumento no recrutamento da unidade motora, bem como em aumento do estresse metabólico e da resposta hormonal. O número de repetições realizadas antes da falha afeta os resultados. Estudos têm mostrado que realizar de 1 a 6 repetições máximas (RM) é melhor para aumentar a força dinâmica máxima, enquanto executar de 8 a 12 RM é mais efetivo para a resposta hipertrófica muscular. Realizar de 12 a 15 RM (ou mais) tem pouco efeito sobre a força máxima ou hipertrofia, mas aumenta a resistência muscular. Contudo, realizar o mesmo número de repetições antes da falha em um esquema fixo está associado a aumento no risco de excesso de treinamento; assim, os programas devem ser variados, para evitar o excesso de treinamento e para se obter o condicionamento muscular ideal.

C. Especificidade do exercício

Muitos programas de treinamento de resistência podem atingir a hipertrofia muscular, embora o "princípio da especificidade" (i.e., princípio AEDI, descrito anteriormente) afirme que o programa mais efetivo é aquele similar às atividades desejadas pelo indivíduo de acordo com o tipo e a natureza da ativação muscular. Historicamente, dois programas de exercício de resistência progressivos foram empregados: o programa DeLorme e a técnica Oxford.

O Dr. Thomas DeLorme desenvolveu um dos primeiros treinamentos de força reconhecidos enquanto servia como capitão da marinha norte-americana. Seu método envolve a determinação de 10 repetições máximas (RM) para um indivíduo; isto é, a quantidade máxima de peso que um indivíduo pode erguer 10 vezes antes da falha. Uma vez que esse ponto é identificado, o indivíduo deve se exercitar de 3 a 5 dias por semana, realizando 10 repetições de frações do peso para 10 RM (10%, depois 20%, depois 30%, etc.) até que novas 10 RM sejam determinadas, ponto no qual o processo recomeça. O programa sofreu várias modificações, com intervalos de treinamento subsequentes estabelecidos a 10 repetições de 50% das 10 RM, então 75% das 10 RM e, por fim, 100% das 10 RM. Alguns críticos comentaram que atingir 100% das 10 RM era difícil devido ao número de repetições e ao peso requerido para atingir esse nível. A técnica Oxford foi desenvolvida para abordar essas preocupações. Essa técnica inicia em 100% das 10 RM, avançando para 75% das 10 RM e então 50% das 10 RM. Alguns estudos têm mostrado que a técnica Oxford é menos eficaz no aumento do nível das 10 RM do que o método DeLorme, mas nenhum estudo definitivo foi realizado.

Evidências sugerem que pode ocorrer uma melhor transferência do treinamento se pesos mais leves (i.e., 50 ou 75% das 10 RM) forem usados, mas o número de repetições aumenta até o ponto da fadiga muscular. Em outras palavras, um indivíduo que trabalha com uma carga mais baixa pode conseguir atingir resultados similares aos daquele que trabalha com a carga máxima menos vezes contanto que o número de repetições seja aumentado até o ponto de falha (i.e., o ponto no qual o peso não pode ser erguido mais uma vez sequer). No entanto, o número de repetições necessário para atingir a falha pode ser excessivo, e a verdadeira falha muscular pode não ser atingível se uma carga baixa for usada. Além disso, outros fatores podem contribuir para a "falha" – não se limitando a outro esforço ou estresse da articulação ou do tecido, efeitos metabólicos teciduais locais e assim por diante –, todos relacionados a maior trabalho mecânico realizado com cargas baixas e mais repetições. Assim, há uma eficiência muito maior (e até provavelmente uma eficácia maior) com o uso de cargas mais altas e menos repetições. Esses princípios fundamentam o desenvolvimento dos populares programas de "pirâmide", que são usados com frequência em academias de treinamento com peso.

> Bickel CS, Slade J, Mahoney E, et al: Time course of molecular responses of human skeletal muscle to acute bouts of resistance exercise. J Appl Physiol 2005;98:482–488.
>
> Buresh R, Berg K, French J: The effect of resistive exercise rest interval on hormonal response, strength, and hypertrophy with training. J Strength Cond Res 2009;23:62–71.
>
> Goldspink G: Gene expression in skeletal muscle. Biochem Soc Trans 2002;30:285–290.
>
> Goto K, Ishii N, Kizuka T, et al: The impact of metabolic stress on hormonal responses and muscular adaptations. Med Sci Sport Exerc 2005;37:955–963.
>
> Hansen S, Kvorning T, Kjaer M, et al: The effect of short-term strength training on human skeletal muscle: The importance of physiologically elevated hormone levels. Scan J Med Sci Sport 2001;11:347–54.
>
> Kadi F, Schjerling P, Andersen LL, et al: The effects of heavy resistance training and detraining on satellite cells in human skeletal muscles. J Physiol 2004;558:1005–1012.
>
> Prado LG, Makarenko I, Andresen C, et al: Isoform diversity of giant proteins in relation to passive and active contractile properties of rabbit skeletal muscles. J Gen Physiol 2005;126:461–480.
>
> Ratamess NA, Falvo MJ, Mangine GT, et al: The effect of rest interval length on metabolic responses to the bench press exercise. Eur J Appl Physiol 2007;100:1–17.
>
> Sinha-Hikim I, Cornford M, Gaytan H, et al: Effects of testosterone supplementation on skeletal muscle fiber hypertrophy and satellite cells in community-dwelling older men. J Clin Endocrinol Metab 2006;91:3024–3033.
>
> Toigo M, Boutellier U: New fundamental resistance exercise determinants of molecular and cellular muscle adaptations. Eur J Appl Physiol 2006;97:643–663.

FLEXIBILIDADE E ALONGAMENTO

Os exercícios de flexibilidade e alongamento são importantes componentes dos programas de exercício terapêutico e ajudam os indivíduos a manter uma amplitude de movimento (ou a melhorar, se a amplitude de movimento estiver restrita), permitindo que as atividades desejadas sejam feitas. A redução da amplitude de movimento (ADM) de uma articulação pode afetar as atividades funcionais, entre elas deambulação, autocuidado, trabalho e tarefas esportivas. Até mesmo pequenas reduções na ADM de uma articulação podem ter um impacto biomecânico sobre outros tecidos, estruturas e articulações circundantes, requerendo compensações mecânicas ou de movimentos para realizar as tarefas desejadas. Isso pode levar a problemas biomecânicos secundários ou lesões teciduais e dor. Janda observou que a rigidez muscular pode inibir os antagonistas musculares por meio de fatores proprioceptivos; ele descreveu esse fenômeno como uma síndrome cruzada. A manutenção ou restauração de uma amplitude de movimento funcional é, portanto, necessária para a produção de força máxima. O alongamento é uma técnica comum usada para melhorar a amplitude de movimento.

Os benefícios do alongamento incluem prevenção de lesões e melhora do desempenho nas tarefas, inclusive nos esportes. Alguns fisioterapeutas também acreditam que o alongamento pode reduzir a dor pós-exercício. Deve-se observar que não há um grau ideal de flexibilidade, e as amplitudes de movimentos articulares ideais podem diferir de acordo com o indivíduo, a atividade ou o esporte. Na verdade, o desempenho atlético pode ser intensificado por uma determinada quantidade de "rigidez". Essa aparente contradição pode refletir o uso de energia elástica muscular armazenada e a menor necessidade de haver atividade estabilizadora muscular. Imagina-se que alguns atletas tenham melhor desempenho devido à rigidez inerente.

Os médicos precisam estar familiarizados com as amplitudes normais de movimento de várias articulações e membros antes de prosseguir com um programa de alongamento (Tab. 9.2). As medidas específicas das amplitudes de movimentos cervical e lombar são desafiadoras, visto que a ADM deriva de muitos segmentos ou mesmo regiões de movimento. Por exemplo, o movimento cervical também incorpora movimento torácico, e o movimento lombar incorpora movimentos torácico, sacral e até mesmo pélvico. As amplitudes de movimentos publicadas para a coluna lombar e cervical variam, mas as médias geralmente aceitas, como aquelas usadas nas avaliações de incapacidade, são fornecidas na Tabela 9.3.

▶ Métodos de alongamento

Os métodos para aumentar o comprimento do músculo ou a amplitude de movimento podem incluir alongamento manual ou alongamento mecânico. O alongamento mecânico é uma força externa contínua (ou intermitente) que mantém a articulação em sua amplitude máxima e é aplicada com pressão intensa por um dispositivo físico. Os exemplos incluem imobilizações dinâmicas (p. ex, Dynasplint) e talas seriadas. O alongamento manual é realizado pelo indivíduo, sem o uso de aparelhos. Os vários tipos de alongamento manual incluem balístico, estático, dinâmico e de facilitação neuromuscular proprioceptiva (FNP).

A. Alongamento balístico

O alongamento balístico é rápido, enérgico e intermitente, caracterizado por rápidos movimentos de elasticidade que criam um estímulo para alongamento dos tecidos. Esse tipo de alongamento pode levar ao microtrauma muscular e à deposição de colágeno, produzindo rigidez muscular. Mais energia é absorvida pelo músculo e pelo tendão durante o alongamento balístico, elevando o risco de lesão músculo-tendão, incluindo avulsão. Desse modo, esse tipo de alongamento não é indicado.

B. Alongamento estático

No alongamento estático, um músculo é lentamente alongado e mantido em sua posição de maior comprimento tolerado. A

Tabela 9.2 Amplitudes de movimento médias normais de articulações das extremidades superior e inferior

Articulação	Grau de movimento	Articulação	Grau de movimento
Ombro		**Tornozelo**	
Flexão horizontal	141	Flexão plantar	56
Extensão horizontal	45	Flexão dorsal	13
Abdução neutra	14		
Flexão para frente	167	**Antepé**	
Extensão para trás	62	Inversão	37
Rotação interna	69	Eversão	21
		Polegar	
Cotovelo		Abdução	58
Flexão	143	Flexão IF	81
Extensão	1	Flexão MCF	53
		Flexão MC	15
Antebraço		Extensão IF	17
Pronação	76	Extensão MCF	8
Supinação	82	Flexão MC	20
Punho		**Dedos das mãos**	
Flexão	76	Flexão IFD	80
Extensão	75	Flexão IFP	100
Desvio radial	22	Flexão MCF	90
Desvio ulnar	36	Extensão IFD	0
		Extensão IFP	0
		Extensão MCF	45
Quadril		**Hálux**	
Flexão	122	Flexão IF	60
Extensão	10	Extensão IF	0
Abdução	46	Flexão MTF	37
Adução	27	Extensão MTF	63
Rotação interna	47		
Rotação externa	47	**Dedos dos pés**	
		Flexão IFD	55
Joelho		Flexão IFP	38
Flexão	143	Flexão MTF	35
Hiperextensão	10	Extensão MTF	40

IF, interfalangeana; MC, metacarpal; IFD, interfalangeana distal; IFP, interfalangeana proximal; MCF, metacarpofalangeana; MTF, metatarsofalangeana.
Dados de Boone D, Azen S. Normal range of motion in male subjects. J Bone Joint Surg Am 1979;61:756-759; e American Academy of Orthopaedic Surgeons: *Joint Motion: Method of Measuring and Recording.* AAOS, 1965.

Tabela 9.3 Amplitudes de movimento médias de articulações da coluna cervical e lombar

Articulação	Grau de movimento
Coluna cervical	
Flexão	45
Extensão	45
Flexão lateral	45
Rotação	80
Coluna lombar	
Flexão	90
Extensão	30
Flexão lateral	30
Rotação	30

tensão deve ser sentida dentro do músculo, mas a dor deve ser evitada. A duração ideal é assunto de debate, mas imagina-se que 15 a 30 segundos sejam necessários para criar o aumento do comprimento muscular. Contudo, o alongamento prolongado durante 30 segundos ou mais pode ser prejudicial, resultando em diminuição de força por até 1 hora mais tarde. Isso ocorre devido à isquemia muscular e tecidual local causada pela pressão aumentada dentro do músculo. Alguns pesquisadores afirmam que isso pode ocorrer com até 5 segundos de alongamento máximo prolongado.

C. Alongamento dinâmico

O alongamento dinâmico envolve movimentos ativos de um grupo muscular que causem um alongamento, sem a manutenção da posição final. Esse tipo de alongamento pode apresentar mais vantagens do que o alongamento estático em relação ao desempenho muscular. O alongamento dinâmico utiliza mais *input* proprioceptivo, aumenta o fluxo sanguíneo para os músculos e tecidos e aumenta força, flexibilidade e amplitude de movimento. Sua eficácia é específica ao exercício realizado. Portanto, para maximizar o desempenho muscular para uma atividade desejada, o movimento de alongamento deve ser similar ao movimento realizado durante essa atividade.

Como mencionado anteriormente, os músculos são tridimensionais. Assim como um programa de resistência deve exercitar um grupo muscular em diferentes planos, o alongamento também pode envolver movimentos em diversos planos de modo a alongar a maior quantidade possível de fibras dentro do músculo. Alguns investigadores têm chamado esse alongamento dinâmico *on-off* de *técnica de alongamento tridimensional*. Em geral, o alongamento é mantido durante vários segundos, relaxado e, então, repetido nos planos sagital, frontal e transverso.

D. Facilitação neuromuscular proprioceptiva (FNP)

O alongamento de FNP envolve inibição autogênica ou recíproca de um músculo-alvo.

A inibição autogênica baseia-se no disparo do órgão tendinoso de Golgi (OTG) para causar um relaxamento muscular reflexo à medida que o músculo é alongado ao seu ponto extremo, ativando o OTG. As técnicas de FNP incluem segurar-relaxar e contrair-relaxar. Com o uso da técnica de segurar-relaxar, um músculo é alongado ao seu ponto extremo e depois isometricamente contraído com um esforço submáximo por, pelo menos, 3 segundos. Em seguida, o músculo é relaxado e um novo ponto extremo muscular é determinado (i.e., "compensar"). Essa sequência pode ser repetida algumas vezes para obter-se um maior alongamento. A técnica de contrair-relaxar é similar, contudo, a contração é concêntrica contra a resistência (i.e., mover a articulação na amplitude de movimento normal); então, após relaxar, o novo ponto extremo é alcançado. A técnica de contrair-relaxar é considerada inferior à de segurar-relaxar, uma vez que a ativação do OTG é perdida durante o movimento concêntrico.

A inibição recíproca envolve a contração voluntária do músculo antagonista, levando à redução da ativação do músculo-alvo por meio da ativação do interneurônio inibitório do tipo Ia. Um exemplo poderia ser um segurar-relaxar com técnica de contração muscular oposta. Isso é similar à técnica de contrair/relaxar descrita, mas é seguida por uma contração de músculo oposto enquanto uma maior amplitude de movimento é alcançada. O indivíduo pode também realizar uma contração muscular oposta, uma vez que a amplitude final é atingida, sem primeiro realizar a contração isométrica do músculo-alvo.

▶ Manejo de flexibilidade e alongamento

De acordo com a ACSM, o alongamento é mais eficaz após a temperatura do músculo ser aumentada por um leve exercício de resistência ou um treinamento de força, ou ambos, ou após o uso de modalidades de aquecimento. Uma temperatura precisa não foi definida. Para promover o ganho máximo de amplitude de movimento, o alongamento deve ocorrer diariamente; contudo, realizar os exercícios de 2 a 3 vezes por semana pode também ser efetivo. Embora as técnicas de alongamento dinâmico, estático ou de FNP possam ser empregadas, há cada vez mais evidências de que os alongamentos de FNP e dinâmico que abordam diversos planos são mais eficazes. Os alongamentos devem ser mantidos por 10 a 30 segundos e repetidos de 2 a 4 vezes, com o objetivo de realizar 60 segundos de alongamento por grupo muscular, por sessão.

Aagaard P: Training-induced changes in neuronal function. Exerc Sport Sci Rev 2003;31:61–67.

Garber CE, Blissmer B, Deschenes M, et al: Quantity and quality of exercise for developing and maintaining cardiorespiratory, musculoskeletal, and neuromotor fitness in apparently healthy adults: Guidance for prescribing exercise. Med Sci Sport Exerc 2011;43:1334–1359.

Marek S, Cramer J, Fincher A, et al: Acute effects of static and proprioceptive neuromuscular facilitation stretching on muscle strength and power output. J Athl Train 2005;40:94–103.

Parsons L, Maxwell N, Elniff C, et al: *Static vs. Dynamic Stretching on Vertical Jump and Standing Long Jump*. Department of Physical Therapy, Wichita State University, Wichita, KS.

Sharman M, Cresswell A, Riek S: Proprioceptive neuromuscular facilitation stretching. Sports Med 2006;36:929–939.

Shepstone TN, Tang JE, Dallaire S, et al: Short-term high- vs. low-velocity isokinetic lengthening training results in greater hypertrophy of the elbow flexors in young men. J Appl Physiol 2005;98:1768–1776.

Takarada Y, Takazawa H, Sato Y, et al: Effects of resistance exercise combined with moderate vascular occlusion on muscular function in humans. J Appl Physiol 2000;88:2097–2106.

Yamaguchi T, Ishii K: Effects of static stretching for 30 seconds and dynamic stretching on leg extension power. J Strength Cond Res 2005;19:677–683.

U.S. Department of Health and Human Services: *2008 Physical Activity Guidelines for Americans*. Available at: http://www.health.gov/paguidelines/pdf/paguide.pdf.

10 Farmacoterapia

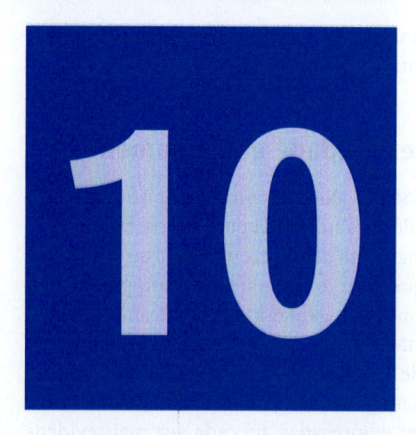

Gilbert Siu, DO, PhD

Mesmo com o surgimento de novas intervenções terapêuticas na medicina física e de reabilitação, os agentes farmacológicos continuam desempenhando um papel importante na reabilitação do paciente. Este capítulo faz uma revisão de uma série de medicações muitas vezes usadas para condições frequentemente tratadas na prática fisiátrica. A discussão detalhada de cada uma dessas condições – espasticidade, lesão cerebral traumática, dor e tromboembolia venosa (trombose venosa profunda) – consta em outra parte deste livro, e os leitores são encaminhados a esses capítulos para informações adicionais.

ESPASTICIDADE

A espasticidade, um distúrbio do neurônio motor (muitas vezes envolvendo o neurônio motor superior), leva a um aumento anormal do tônus muscular devido à hiperexcitabilidade do reflexo de estiramento. (Ver o Cap. 6 para obter informações adicionais.) O tratamento farmacológico atual utiliza medicações antiespasmódicas orais e agentes de quimiodesnervação invasiva. A escolha dos agentes envolve consideração de benefícios *versus* complicações de espasticidade e expectativas do antiespástico, como benefício funcional ou alívio da dor.

▶ Agentes orais antiespásticos

Uma variedade de agentes antiespásticos orais está disponível no mercado; contudo, apenas quatro medicamentos são aprovados pela U.S. Food and Drug Administration (FDA) para tratamento de espasticidade: baclofen, diazepam, tizanidina e dantrolene. Esses agentes orais apresentam um efeito sistêmico, reduzindo o tônus muscular generalizado; no entanto, todos são associados a efeitos colaterais sistêmicos significativos. Como todos os quatro medicamentos envolvem um grau de metabolismo hepático, aconselha-se cuidado nos casos de pacientes com doença hepática. O Quadro 10.1 contrasta os principais aspectos desses medicamentos.

A. Baclofen

O baclofen é um agente antiespástico de ação central que se liga aos receptores pré-sinápticos e pós-sinápticos do ácido γ-aminobutírico ($GABA_B$) como um agonista GABA. A ativação dos receptores $GABA_B$ inibe os neurotransmissores excitatórios e reduz a excitabilidade do neurônio motor γ e a sensibilidade do fuso muscular. Os efeitos colaterais incluem sedação e fraqueza; portanto, a dose inicial do baclofen deve ser baixa e aumentada de forma progressiva até uma dose tolerável. Outro possível efeito colateral inclui a diminuição do limiar de convulsão. O maior risco relacionado a esse medicamento é a retirada repentina, que pode levar a convulsões, alucinações, espasticidade de rebote e febre. Além disso, os pacientes com doença renal podem precisar de um ajuste de dosagem, pois o baclofen é excretado pela urina. Os casos de dose excessiva de baclofen podem ser tratados com fisostigmina.

B. Diazepam

O diazepam é um agente antiespástico de ação central que se liga aos receptores $GABA_A$ e causa hiperpolarização da membrana, abrindo seus canais de cloreto. O efeito colateral mais comum é a sedação. Outros efeitos colaterais incluem dano à memória, adição com a retirada, dano cognitivo, diminuição do sono REM (movimentos rápidos dos olhos) e fraqueza muscular. Por causa dos efeitos colaterais cognitivos, em geral, o diazepam não é administrado a pacientes com lesão cerebral traumática. A dose excessiva de diazepam pode ser tratada com flumazenil.

C. Tizanidina

A tizanidina é um agente antiespástico de ação central que se liga aos receptores α_2-adrenérgicos, agindo como um antagonista. A ativação dos receptores α_2-adrenérgicos leva a aumento da inibição do neurônio motor pré-sináptico, de forma a suprimir os neurotransmissores excitatórios e reduzir os reflexos espinais. A tizanidina tem início rápido e meia-vida muito curta, o que requer dosagem frequente. O principal efeito colateral é a sedação. Outros efeitos colaterais incluem fraqueza muscular, hipotensão, toxicidade hepática, boca seca, bradicardia e tontura. Da mesma forma, a clonidina pode ser usada como um agente antiespástico, além de seu uso na hipertensão. Esse medicamento é exclusivo,

Quadro 10.1 Agentes antiespasticidade

Medicamento	Mecanismo de ação	Efeitos colaterais
Baclofen	Age sobre os receptores $GABA_B$	Sedação, fraqueza, limiar de convulsão mais baixo
Diazepam	Age sobre os receptores $GABA_A$	Sedação, dano à memória, fraqueza, sono REM diminuído
Tizanidina	Agonista α_2-adrenérgico de ação central	Sedação, hipotensão, boca seca, bradicardia, tontura, fraqueza
Dantrolene	Inibe a liberação de cálcio no retículo sarcoplasmático	Sedação, fraqueza, diarreia, hepatotoxicidade, náusea

pois também pode ser administrado como um adesivo transdérmico. A clonidina tem mais propriedades anti-hipertensivas quando comparada à tizanidina.

D. Dantrolene

O dantrolene* é um agente antiespástico de ação periférica que inibe a liberação de cálcio pelo retículo sarcoplasmático em músculos estriados, em vez de afetar os neurotransmissores. Ao interferir na liberação de cálcio, o dantrolene reduz a contração muscular (em especial da fibra muscular extrafusal e das fibras de contração rápida) e a sensibilidade do fuso muscular. Ele gera menos efeitos sobre os músculos liso e cardíaco. Há menos sedação com o dantrolene quando comparado aos outros agentes antiespásticos orais, devido a sua ação periférica. Além disso, ele tem o potencial de causar toxicidade hepática; contudo, a literatura demonstra uma ocorrência baixa, de 1,8%.

> Utili R, Boitnott JK, Zimmerman HJ: Dantrolene-associated hepatic injury. Incidence and character. Gastroenterology 1977;72:610–616.

▶ Agentes antiespasticidade injetáveis

A. Fenol

O fenol é um agente neurolítico químico baseado em álcool que modifica a proteína neural e induz a destruição axônica. Quando injetado no nervo, o fenol desmieliniza as fibras γ e destrói os axônios. Em geral, é usada uma concentração de 5% para tratamento de espasticidade; no entanto, relatos têm demonstrado efeitos com concentrações entre 2 e 7%. Além disso, concentrações inferiores de fenol produzem um efeito anestésico transitório. As vantagens de seu uso são o baixo custo e o início imediato

---

* N. de R.T. Medicamento não disponível no Brasil

de efeitos, os quais podem durar até seis meses. Os efeitos colaterais incluem disestesia, dor muscular, fraqueza e reações sistêmicas, incluindo convulsões e comprometimento cardiovascular.

B. Toxina botulínica

A toxina botulínica é uma neurotoxina produzida pela bactéria *Clostridium botulinum*. A neurotoxina, que é subdividida em sete sorotipos (A até G), inibe a liberação de acetilcolina (ACh) na junção neuromuscular. O mecanismo de ação envolve clivagem proteolítica do complexo SNARE (*soluble NSF attachment protein receptor*) no terminal do axônio pré-sináptico. O complexo SNARE consiste, principalmente, em sinaptobrevina, SNAP-25 e sintaxina. A toxina faz clivagem das vesículas contendo ACh, prevenindo a liberação de ACh para a fenda sináptica. Os sorotipos de toxina A, C e E clivam proteoliticamente o SNAP-25, ao passo que os sorotipos B, D, F e G clivam sinaptobrevina, e o sorotipo C também cliva sintaxina. Isso resulta em desnervação e melhora de espasticidade.

Nos dias atuais, os sorotipos de toxina A e B estão sendo administrados para tratamento de espasticidade. As formulações do sorotipo A incluem onabotulinumtoxinA (Botox®), abobotulinumtoxinA (Dysport®) e incobotulinumtoxinA (Xeomin®); o sorotipo B é rimabotulinumtoxinB (Myobloc®). A dosagem dos sorotipos A e B não é equivalente sem uma conversão de fórmula direta. A dosagem depende do tipo de toxina botulínica e do peso, tamanho muscular, nível de espasticidade e objetivo de tratamento do paciente. A resposta costuma ser dose-dependente; assim, quanto mais toxina for injetada, maior é a fraqueza muscular resultante.

Em geral, os efeitos da toxina botulínica ocorrem dentro de 24 a 72 horas após a injeção. O pico do efeito da medicação ocorre em cerca de 4 a 6 semanas e tem duração de 2 a 6 meses. Essa duração é o tempo necessário para o brotamento de axônios colaterais. Os efeitos colaterais e as complicações da toxina botulínica são fraqueza, dor no local da injeção, infecção, síndrome tipo influenza, disfagia com injeções cervicais, lesão nervosa, insuficiência respiratória e formação de anticorpos.

Para mais informações sobre os vários agentes utilizados no tratamento da espasticidade e medidas de tratamento não farmacológico, consultar o Capítulo 6.

> Elovic E: Principles of pharmaceutical management of spastic hypertonia. Phys Med Rehabil Clin N Am 2001;12:793–816, vii.
>
> Pathak MS, Nguyen HT, Graham HK, Moore AP: Management of spasticity in adults: Practical application of botulinum toxin. Eur J Neurol 2006;13(Suppl 1):42–50.
>
> Zafonte RD, Munin MC: Phenol and alcohol blocks for the treatment of spasticity. Phys Med Rehabil Clin N Am 2001;12:817–32, vii.

LESÃO CEREBRAL TRAUMÁTICA

A lesão cerebral traumática ocorre em cerca de 1,7 milhão de pessoas a cada ano, gerando um custo estimado de 60 bilhões de dólares. Os indivíduos que sobrevivem à lesão cerebral apresentam

Quadro 10.2 Agentes farmacológicos para percepção e excitação

Medicamento	Mecanismo de ação	Efeitos colaterais
Metilfenidato	Aumenta a disponibilidade de dopamina e de noradrenalina	Taquicardia, hipertensão, contusão, febre, agitação
Amantadina	Aumenta a disponibilidade de dopamina	Hipotensão ortostática, insônia, tontura, boca seca, constipação, cefaleia
Bromocriptina	Age sobre o receptor de dopamina D2	Hipotensão ortostática, vômito, alterações intestinais, cefaleia, congestão nasal, movimentos involuntários, elevação de enzima hepática
Carbidopa-levodopa	Aumenta a disponibilidade de dopamina	Hipotensão ortostática, vômito, alterações intestinais, cefaleia, congestão nasal, movimentos involuntários, elevação de enzima hepática
Modafinil	Desconhecido	Cefaleia, náusea, vômito, nervosismo, ansiedade, insônia

déficits físicos, cognitivos e neurocomportamentais. Os agentes farmacológicos atuais desempenham um papel importante na modulação neuroquímica do indivíduo com lesão cerebral traumática, a fim de melhorar a cognição, a atenção e a excitação. O Capítulo 13 explora diversos aspectos do tratamento relacionados à reabilitação de pacientes com lesão cerebral traumática. O foco, neste momento, é abordar os agentes farmacológicos que ajudam na recuperação pós-lesão e na reabilitação.

O tratamento de pacientes com lesão cerebral traumática pode incluir medicações administradas com o objetivo de melhorar a consciência e o estado de alerta do indivíduo. Cinco desses agentes são descritos a seguir e comparados entre si no Quadro 10.2. Nos dias atuais, há evidência insuficiente para sustentar o uso de um único agente farmacológico ou uma combinação de agentes para esse objetivo. Contudo, evidências recentes sugerem o importante papel da amantadina para pacientes saindo de estados de baixa resposta.

▶ Anfetamina e metilfenidato

Os neuroestimulantes, como a anfetamina e o metilfenidato, demonstraram alguns benefícios no estado de alerta. Esses agentes aumentam a disponibilidade de dopamina e de noradrenalina, estimulando o sistema nervoso central. No início, a dosagem de metilfenidato é baixa e administrada duas vezes ao dia. Os efeitos colaterais incluem taquicardia, palpitações, febre, contusão, hipertensão e agitação; portanto, monitorar a frequência cardíaca e a pressão arterial desses pacientes é muito importante após a administração. O risco e a frequência de convulsões com o uso de metilfenidato não aumentaram nessa população de pacientes.

▶ Amantadina

Agentes dopaminérgicos, como a amantadina, têm produzido melhora na percepção e no estado de alerta de pacientes com lesão cerebral traumática. A amantadina é indicada para o tratamento de parkinsonismo e da influenza. Por aumentar a disponibilidade de dopamina pré-sináptica e pós-sináptica e também por ser um antagonista do receptor de NMDA fraco, tem sido usada para promover a recuperação funcional de pacientes com distúrbios prolongados de percepção após lesão cerebral traumática. Os efeitos colaterais comuns da amantadina são hipotensão ortostática, insônia, tontura, boca seca, constipação e cefaleia.

▶ Bromocriptina

A bromocriptina tem sido usada para tratar distúrbios envolvendo estados de excitação e de percepção reduzidas. Age predominantemente no receptor de dopamina D2 pós-sináptico, junto com os receptores de serotonina 5-HT1 e 5-HT2. Estudos têm demonstrado que a bromocriptina pode ajudar a melhorar a velocidade de processamento, o controle estratégico e a negligência hemiespacial. Os efeitos colaterais incluem hipotensão ortostática, vômito, alterações intestinais, cefaleia, congestão nasal, movimentos involuntários e elevação de enzima hepática.

▶ Carbidopa-Levodopa

A carbidopa-levodopa é uma medicação combinada (levodopa mais carbidopa) que permite que a dopamina atravesse a barreira hematencefálica, de modo a prevenir a descarboxilação periférica da dopamina. O agente combinado influencia a excitação e a percepção ao agir sobre os receptores de dopamina do lobo frontal, dos gânglios da base e da substância branca. Os efeitos colaterais incluem hipotensão ortostática, movimentos involuntários, vômitos, perda de apetite, alterações intestinais, cefaleia, congestão nasal e elevação de enzima hepática.

▶ Modafinil

O modafinil é indicado para narcolepsia, apneia obstrutiva do sono e fadiga relacionada à esclerose múltipla. Também pode ser usado no tratamento de pacientes com problemas de alerta e percepção. Embora o mecanismo de ação seja desconhecido, estudos mostraram efeitos sobre os sistemas de catecolamina, dopamina, serotonina, histamina, adenosina e monoaminoxidase B no hipotálamo, no hipocampo e na amígdala. Em pacientes com lesão cerebral traumática, o modafinil demonstrou melhorar a atenção e diminuir a insônia durante o dia. Os efeitos colaterais mais comuns são cefaleia, náusea, vômitos, nervosismo, ansiedade e insônia. O efeito sobre o limiar de convulsão não foi completamente estabelecido. São contraindicações relativas infarto do miocárdio recente ou angina. O papel do modafinil nos casos de percepção prejudicada continua sendo investigado.

Frenette AJ, Kanji S, Rees L, et al: Efficacy and safety of dopamine agonists in traumatic brain injury: A systematic review of randomized controlled trials. J Neurotrauma 2012;29:1–18.

Giacino JT, Whyte J, Bagiella E, et al: Placebo-controlled trial of amantadine for severe traumatic brain injury. N Engl J Med 2012;366:819–826.

Kaiser PR, Valko PO, Werth E, et al: Modafinil ameliorates excessive daytime sleepiness after traumatic brain injury. Neurology 2010;75:1780–1785.

Qu WM, Huang ZL, Xu XH, et al: Dopaminergic D1 and D2 receptors are essential for the arousal effect of modafinil. J Neurosci 2008;28:8462–8469.

Ugoya SO, Akinyemi RO: The place of L-dopa/carbidopa in persistent vegetative state. Clin Neuropharmacol 2010;33:279–284.

van der Feltz-Cornelis CM, Aldenkamp AP: Effectiveness and safety of methylphenidate in adult attention deficit hyperactivity disorder in patients with epilepsy: An open treatment trial. Epilepsy Behav 2006;8:659–662.

DOR

A dor é uma experiência subjetiva e desagradável que, muitas vezes, é um elemento relevante na vida de pacientes que requerem cuidado físico e reabilitação. A dor pode ser classificada como aguda ou crônica. A dor aguda é associada a dano tecidual, atividade nervosa autônoma aumentada e resolução com cura da lesão. A dor crônica perdura além do período esperado de cura, não tem função protetora, interfere na saúde e na função e contribui para o humor deprimido. A dor pode ser classificada como nociceptiva (surge de um estímulo fora do sistema nervoso e é proporcional à estimulação do receptor) ou neuropática (surge de uma lesão primária ou disfunção no sistema nervoso, não requer estimulação nociceptiva e é desproporcional à estimulação do receptor), ou uma mistura de dor nociceptiva e neuropática.

A dor pode ser tratada com fármacos que atuam em níveis diferentes do trajeto da dor (Fig. 10.1), usando-se agentes diversos. Vários desses agentes são descritos aqui. Para discussão adicional sobre o tratamento da dor, ver também o Capítulo 21.

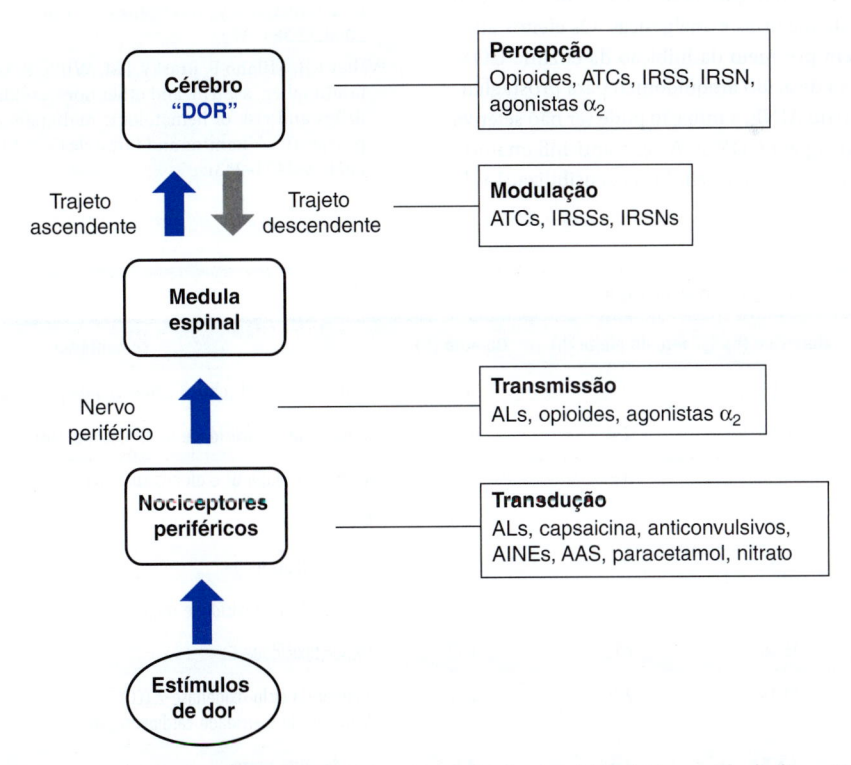

▲ **Figura 10.1** Abordagem analgésica multimodal para o tratamento de dor. AAS, ácido acetilsalicílico; ALs, anestésicos locais; AINEs, anti-inflamatórios não esteroides; IRSNs, inibidores da recaptação de serotonina-noradrenalina; IRSSs, inibidores da recaptação de serotonina seletiva; ATCs, antidepressivos tricíclicos.

Analgésicos não opioides

O paracetamol é um medicamento muito utilizado para diminuir a dor; ele age perifericamente sobre a dor e não inibe a nocicepção ou muda sua percepção. Seu mecanismo analgésico de ação é incerto, mas sabe-se que envolve a fraca inibição da ciclo-oxigenase (COX), sendo possivelmente seletivo a COX-2. Devido a sua ação sobre COX, o paracetamol tem fraca atividade anti-inflamatória. Ele é absorvido de maneira rápida no trato gastrintestinal. A analgesia inicia em cerca de 11 minutos, o pico fica entre 30 e 60 minutos, a meia-vida é de 1 a 4 horas, e a duração é de 1 a 4 horas. Estudos sobre seus benefícios para alívio da dor têm registrado resultados variados em comparação com a aspirina ou o ibuprofeno. Embora o perfil de segurança do paracetamol seja superior ao dos anti-inflamatórios não esteroides (AINEs), visto que os efeitos gastrintestinais e de coagulação são menores, altas doses podem levar a dano hepático, renal e cerebral. Os efeitos colaterais comuns incluem náusea, erupção de pele e cefaleia. O uso crônico pode levar a anemia, trombocitopenia e malignidades hematológicas.

Anti-inflamatórios não esteroides

Com frequência, os AINEs são usados no tratamento de várias manifestações de dor e são classificados como analgésicos moderados. O mecanismo de redução da dor deriva de seu efeito sobre as trajetórias inflamatórias e analgésicas. Os efeitos anti-inflamatórios ocorrem por meio da inibição da enzima COX, resultando em redução de ácido araquidônico para prostaglandina H2. Dependendo do AINE, a inibição pode ser não seletiva (COX-1 e 2) ou seletiva para COX-2. A ação anti-inflamatória leva a um efeito analgésico, interferindo na sensibilização de prostaglandina dos nociceptores. Em geral, os pacientes são mais tolerantes aos AINEs do que aos opioides, pois eles apresentam menos efeitos colaterais, menos potencial para dependência psicológica ou física e ausência de desenvolvimento de tolerância. Os efeitos colaterais dos AINEs incluem ulceração e sangramento gastrintestinal, insuficiência renal, inflamação hepática e hipertensão. Devido aos efeitos colaterais gastrintestinais, determinados AINEs têm revestimento entérico. Tomar AINE com as refeições ou com a coadministração de um bloqueador H2 ou inibidor da bomba de prótons também se mostrou uma prática efetiva na redução dos efeitos colaterais gastrintestinais. Os AINEs inibidores seletivos da COX-2 geram poucos efeitos colaterais gastrintestinais; no entanto, aumentam o risco de toxicidade cardiovascular.

Os AINEs são administrados com mais frequência de modo oral. Atualmente, o diclofenaco – um AINE – é aprovado pela FDA para uso tópico. Pode ser prescrito como pílula, gel, gelatina, solução ou emplastro. A administração tópica visa restringir a ação do AINE ao local da dor e diminuir sua concentração no sangue, resultando em menos efeitos colaterais sistêmicos. O diclofenaco tópico tem alto risco de causar hepatotoxicidade; portanto, é importante monitorar as enzimas hepáticas antes e depois da administração. A Tabela 10.1 compara as propriedades farmacológicas dos AINEs mais prescritos.

> Hinz B, Cheremina O, Brune K: Acetaminophen (paracetamol) is a selective cyclooxygenase-2 inhibitor in man. FASEB J 2008;22:383–390.
>
> Walter RB, Milano F, Brasky TM, White E: Long-term use of acetaminophen, aspirin, and other nonsteroidal anti-inflammatory drugs and risk of hematologic malignancies: Results from the prospective Vitamins and Lifestyle (VITAL) study. J Clin Oncol 2011;29:2424–2431.

Tabela 10.1 Anti-inflamatórios não esteroides

Medicamento	Meia-vida (h)	Pico do efeito (h)	Duração (h)	Comentários
Ácido acetilsalicílico	4-16	1-2	4-6	Efeito irreversível sobre a agregação de plaquetas
Diclofenaco	6-8	2-4	10-12	Diminuição da toxicidade gastrintestinal (GI)
Indometacina	4-5	1-2	4	Maior toxicidade GI e efeitos colaterais sobre o sistema nervoso central
Ibuprofeno	2-4	1-2	4-6	Rápido início
Naproxeno	12-17	2-3	8-12	Duração mais longa
Sulindaco	14-16	3-4	8-12	Diminuição da toxicidade renal
Meloxicam	15-20	5-12	8-12	Menor toxicidade GI
Celecoxib	11-13	2-9	8-12	Inibidor da ciclo-oxigenase-2 (COX-2) Aumento da toxicidade cardiovascular
Cetorolaco	3,5-9	2-3	4-6	Uso de curto prazo

Reproduzida, com permissão, de Basford JR, Baxter DG: *Delisa's Physical Medicine and Rehabilitation: Principles and Practice,* 5th ed. Lippincott Williams & Wilkins, 2010;511.

▶ Analgésicos opioides

Os analgésicos opioides são narcóticos usados para tratar a dor moderada a grave. Os opiáceos podem ser divididos em três classes: os que ocorrem naturalmente (p. ex., morfina), os semissintéticos (p. ex., oxicodona, hidrocodona) e os sintéticos (p. ex., metadona, fentanil). O mecanismo de ação envolve a ligação aos receptores de opioides (μ, κ, δ, OFQ/N) em neurônios, nervos periféricos e articulações. A ligação a esses receptores leva ao alívio da dor por meio de diminuição da percepção da dor, diminuição da reação à dor e aumento da tolerância à dor. A união ao receptor de opioide também resulta na ampla gama de efeitos colaterais, que incluem depressão respiratória, diminuição da motilidade gastrintestinal, náusea, vômito, prurido, hipotensão ortostática e alteração de humor. A maioria dos opiáceos é metabolizada no fígado e eliminada no rim. A administração contínua de opiáceos pode conduzir ao desenvolvimento de tolerância e dependência física. Vários efeitos adversos são revertidos pela naloxona, um antagonista de opiáceos. A Tabela 10.2 contrasta características dos vários analgésicos opioides comumente prescritos.

O tramadol é um agente analgésico sintético de mecanismo duplo usado no tratamento da dor moderada a grave. O mecanismo de ação duplo produz analgesia ao permitir que o fármaco se una aos receptores de opioides com afinidade igual à codeína, bem como aos receptores de serotonina e noradrenalina; contudo, o fármaco não é classificado como uma substância controlada. O tramadol tem-se mostrado efetivo no tratamento da dor nociceptiva e neuropática. O início da ação ocorre em 1 hora, e ela atinge o pico entre 1,5 e 2 horas. Esse analgésico tem meia-vida de 6 horas e duração de 4 a 6 horas. Os efeitos colaterais incluem náusea, tontura, sedação, prurido, boca ressecada e transpiração. Há risco de dependência física, mas não tão grave quanto o dos opiáceos. Aconselha-se ter cuidado nos casos de pacientes que tomam, de forma simultânea, medicações que afetam o limiar convulsivo, antidepressivos tricíclicos, carbamazepina e inibidores da monoaminoxidase.

O tapentadol é outro agente analgésico sintético de mecanismo duplo para a dor moderada a grave. O mecanismo de ação duplo produz analgesia ao agir como um agonista aos receptores de opioide e ao inibir a receptação de noradrenalina. A potência do tapentadol situa-se entre a do tramadol e a da morfina. Seu início de ação ocorre em 30 minutos, e ela atinge o pico entre 1 e 1,5 hora. O tapentadol tem meia-vida de 4 horas e duração de 3 a 4 horas. O fármaco apresenta menos efeitos colaterais gastrintestinais e produz menos tolerância quando comparado com os opiáceos. Contudo, os pacientes podem desenvolver náusea, tontura e sedação. Indivíduos que tomam simultaneamente medicações anticonvulsivas e antidepressivas correm risco aumentado de ter alucinações e de desenvolver síndrome da serotonina; assim, aconselha-se cuidado.

Tabela 10.2 Analgésicos opioides

Medicamento	Via e dosagem (mg)	Meia-vida (h)	Duração (h)	Pico do efeito (h)	Comentários
Morfina	VO: 20-30 IM: 10	2-3	2-4	0,5-1,5	Múltiplas rotas: VO, IM, IV, retal, intratecal
Morfina CR	VO: 20-30 IM: 10	2-3	8-12	–	
Oxicodona	VO: 20	2-3	3-4	0,5-1	Ação rápida
Oxicodona CR	VO: 20	2-3	8-12	–	
Hidromorfona	VO: 7,5 IM: 1,5	2-3	2-4	0,5-1,5	Ação rápida
Metadona	IM: 10	12-190	4-12	1-2	Evitar em pacientes com insuficiência respiratória, hepática ou renal significativa
Hidrocodona	VO: 30	2-4	3-6	1-2	Combinado com paracetamol ou AINE
Codeína	VO: 120 IM: 200	2-3	3-6	1-2	Ação fraca, breve
Fentanil transdérmico	25 mcg	16-24	58-72	12	Evitar a aplicação de calor direto sobre o emplastro
Oximorfona	VR: 10 IM: 1	2-3	2-4	0,5-1,5	Supositório retal

AINE, anti-inflamatório não esteroide.
Reproduzida, com permissão, de Basford JR, Baxter DG: *Delisa's Physical Medicine and Rehabilitation: Principles and Practice,* 5th ed. Lippincott Williams and Wilkins, 2010:514-515.

Gabapentinoides

A gabapentina é um análogo estrutural do GABA que foi inicialmente desenvolvido para o tratamento de epilepsia. Hoje, o fármaco é bastante usado para tratar a dor neuropática, devido a sua combinação de propriedades anti-hiperalgésicas e antialodínicas, mas não antinociceptivas. O mecanismo de ação é desconhecido, mas parece envolver sinergia complexa da síntese de GABA, ligante do canal de cálcio e antagonista do receptor não NMDA. O início da ação do fármaco ocorre dentro de 1 a 3 horas, atingindo o pico em 2 a 4 horas. A meia-vida é de 5 a 7 horas, e a duração é de 8 a 12 horas. Embora o fármaco comece a agir dentro de horas, estudos têm demonstrado que o início do alívio da dor, de modo geral, começa em 1 a 3 semanas. Os efeitos colaterais incluem perda de coordenação, lipotimia, sedação, sede, tontura, edema periférico e ganho de peso. A função renal é um importante fator na dosagem, uma vez que a gabapentina é eliminada na urina.

A pregabalina apresenta efeitos similares aos da gabapentina, bem como propriedades anticonvulsivas, anti-hiperalgésicas e ansiolíticas. É aprovada pela FDA para o tratamento de dor neuropática causada por diabetes, lesão na medula espinal e fibromialgia. A pregabalina apresenta estrutura similar à do neurotransmissor inibitório (GABA) e une-se aos canais de cálcio voltagem-dependentes, levando a redução do influxo de cálcio e de neurotransmissores excitatórios; contudo, ela não se une de forma direta a $GABA_A$, $GABA_B$ ou receptores da benzodiazepina. A pregabalina, assim como a gabapentina, reduz a hiperexcitabilidade dos neurônios do corno dorsal causada pelo dano tecidual. O início de ação ocorre dentro de 30 minutos a 3 horas e atinge o pico em 1,5 hora. A meia-vida é de 6,3 horas. Ela apresenta contraste acentuado com a gabapentina, pois o início do alívio da dor ocorre dentro de 24 a 48 horas. Os efeitos colaterais incluem perda de coordenação, sensação de desfalecimento, sedação, sede, tontura, edema periférico e trombocitopenia. A pregabalina pode também potencializar os efeitos das benzodiazepinas, devido ao aumento na GABA. Como seu mecanismo de ação difere daquele da gabapentina, ambas os medicamentos podem ser combinados, o que pode permitir o benefício de diminuir a dosagem requerida e o número de efeitos colaterais. Além disso, a pregabalina demonstrou sinergismo com opioides, tendo efeitos de preservação de opioides e diminuindo o consumo dos mesmos.

> Stacey BR, Barrett JA, Whalen E, et al: Pregabalin for postherpetic neuralgia: Placebo-controlled trial of fixed and flexible dosing regimens on allodynia and time to onset of pain relief. J Pain. 2008;9:1006-1017.

TROMBOEMBOLISMO VENOSO

Um dos objetivos no decorrer da reabilitação do paciente internado é prevenir a ocorrência de tromboembolismo venoso (TEV). A base da prevenção do TEV é a profilaxia por meio de dispositivos de compressão pneumática e agentes farmacológicos.

Quadro 10.3 Agentes para profilaxia tromboembólica

Medicamento	Mecanismo de ação	Efeitos colaterais
Heparina não fracionada	Une-se à antitrombina III	Hemorragia, hematomas, HITS
Heparina de baixo peso molecular (HBPM; enoxaparina, fondaparinux)	Une-se à antitrombina III	Hemorragia, hematomas, HITS
Rivaroxaban	Inibe o fator Xa	Hemorragia, hematomas
Varfarina	Inibe os fatores de coagulação da vitamina K	Hemorragia, hematomas, necrose da pele

HITS, trombocitopenia induzida por heparina.

Estes últimos serão discutidos a seguir. Para medidas de tratamento adicionais usadas em pacientes com TEV diagnosticada ou suspeita de trombose venosa profunda, consultar o Capítulo 5. Quatro fármacos são comumente prescritos para a prevenção de TEV: heparina não fracionada, heparina de baixo peso molecular, varfarina e rivaroxaban (Quadro 10.3).

Heparina não fracionada

O uso da heparina não fracionada padrão para a profilaxia do TEV tem sido documentado desde o início do século XX. A heparina age em diversas etapas da cascata de coagulação sanguínea ao ligar-se à antitrombina III e catalisar a inativação dos fatores IIa, Xa, IXa e XIIa. A heparina tem função anticoagulante e antitrombótica. Na profilaxia do TEV, o fármaco é administrado de modo subcutâneo. Os efeitos colaterais incluem sangramento, hematomas, hipercalemia e trombocitopenia induzida por heparina (para a qual estudos têm demonstrado alta taxa hemorrágica, de 8 a 15%). A reversão efetiva da heparina envolve a administração de sulfato de protamina.

Heparina de baixo peso molecular

A heparina de baixo peso molecular (HBPM) é derivada da heparina padrão por meio de métodos enzimáticos e químicos. O peso molecular médio é de 4,5 kDa, comparado com 15 kDa da heparina. As mudanças enzimáticas e químicas resultam em uma biodisponibilidade mais elevada, meia-vida mais longa e menos ligações não específicas a proteínas do plasma. Em geral, os efeitos colaterais são semelhantes aos da heparina e incluem sangramento, machucados, hipercalemia e trombocitopenia induzida por heparina. No entanto, há risco menor de sangramento microvascular em relação à heparina. A reversão efetiva da HBPM envolve a administração do fator VII recombinante ativado; o sulfato de protamina é apenas parcialmente efetivo na reversão. Os agentes da HBPM comuns administrados para profilaxia de TEV são enoxaparina e fondaparinux. A enoxaparina difere-se do fondaparinux quanto ao fato de ter rápido início e meia-vida longa; contudo, o fondaparinux ocasiona episódios mais frequentes de sangramento do que a enoxaparina.

▶ Rivaroxaban

Mais recentemente, um fármaco oral inibidor do fator Xa, o rivaroxaban, foi aprovado para a profilaxia de TEV. Seu mecanismo de ação envolve a inibição do fator Xa de ligação e livre, interrompendo as trajetórias intrínsecas e extrínsecas da cascata de coagulação do sangue. Alguns estudos têm demonstrado que o rivaroxaban é tão efetivo e seguro quanto a HBPM na prevenção do TEV em pacientes após uma cirurgia de artroplastia total do quadril ou joelho. Ainda não há tratamento de reversão efetivo para as complicações do rivaroxaban.

▶ Varfarina

A varfarina é classificada como cumarina. O mecanismo de ação envolve a inibição da síntese hepática dos fatores de coagulação dependentes da vitamina K (II, VII, IX e X). O fármaco é absorvido de forma rápida no trato gastrintestinal, onde é ligado às proteínas plasmáticas. Em geral, são necessárias 36 a 72 horas para se obter uma dose de ataque estável; contudo, a dosagem da varfarina depende da ingestão de vitamina K, dos níveis de proteína, do metabolismo hepático, da interação do fármaco, da absorção gastrintestinal, da genética e da colaboração do paciente. A varfarina tem meia-vida longa (20 a 60 horas) em relação a outros agentes profiláticos para TEV. A razão normalizada internacional (RNI) é usada para monitorar os níveis do fármaco no sangue e a efetividade da terapia. Os efeitos colaterais incluem sangramento, hematomas e possível redução da densidade mineral óssea. Uma complicação incomum é a necrose cutânea devido à trombose de um pequeno vaso pela inibição de proteínas C e S. A reversão dos efeitos da varfarina envolve a administração de vitamina K e concentrado do complexo de protrombina ou plasma fresco congelado.

Beyer-Westendorf J, Lutzner J, Donath L, et al: Efficacy and safety of rivaroxaban or fondaparinux thromboprophylaxis in major orthopedic surgery: Findings from the ORTHO-TEP registry. J Thromb Haemost 2012;10:2045–2052.

Ingerslev J, Vanek T, Culic S: Use of recombinant factor VIIa for emergency reversal of anticoagulation. J Postgrad Med 2007;53:17–22.

Nieto JA, Espada NG, Merino RG, Gonzalez TC: Dabigatran, rivaroxaban and apixaban versus enoxaparin for thomboprophylaxis after total knee or hip arthroplasty: Pool-analysis of phase III randomized clinical trials. Thromb Res 2012;130:183–191.

Young G, Yonekawa KE, Nakagawa PA, et al: Recombinant activated factor VII effectively reverses the anticoagulant effects of heparin, enoxaparin, fondaparinux, argatroban, and bivalirudin ex vivo as measured using thromboelastography. Blood Coagul Fibrinolysis 2007;18:547–553.

Análise da marcha

11

Nathaniel H. Mayer, MD
Philip Noto, DO
Albert Esquenazi, MD

A locomoção humana normal tem sido o foco de intensa análise observacional clínica há várias décadas. Por meio desses esforços, os componentes básicos do ciclo da marcha – duas fases e subfases – foram identificados, definidos de modo observacional e ligados a cinemática, cinética e comportamentos musculares. Uma análise mais profunda revelou combinações de subfases que definem os aspectos operacionais da marcha – componentes organizados do ciclo da marcha que refletem as características funcionais para alcançar importantes objetivos operacionais do sistema de locomoção. Esses objetivos incluem avanço do centro de massa corporal por meio de mecanismos de propulsão da fase de oscilação e fase de apoio, mecanismos de liberação do pé no chão do membro em oscilação e mecanismos de estabilidade antigravitacionais que operam durante a carga do peso do corpo e o período subsequente de apoio unipodal. Os desvios comuns da marcha também foram analisados em termos de como eles se relacionam com um contexto maior dos aspectos operacionais da marcha, esclarecendo as estratégias de reabilitação que podem melhor abordar as características operacionais desaparecidas.

PRINCIPAIS CONTRIBUIÇÕES PARA A LOCOMOÇÃO HUMANA

Este capítulo descreve a locomoção humana como uma sequência de movimentos corporais repetitivos, organizados funcionalmente como um ciclo da marcha. O capítulo fornece descrições de trabalho do ciclo da marcha, as fases e subfases, suas cinemáticas e cinéticas e cinesiologia muscular. Os principais objetivos do ciclo da marcha são apresentados, incluindo o avanço do centro de massa corporal, o controle da estabilidade ereta contra a gravidade e a liberação do pé do chão de modo a evitar tropeços e quedas. O capítulo prossegue com o desenvolvimento dos aspectos operacionais da marcha, a saber, componentes clinicamente observáveis do ciclo da marcha que trabalham juntos para atingir importantes objetivos, como a translação do centro de massa corporal e a manutenção da estabilidade ereta. Com base nos conceitos desenvolvidos no papel, o capítulo termina com casos de pacientes com disfunção na marcha a fim de alertar o leitor para as maneiras úteis de analisar e tratar os problemas da locomoção humana. Na análise da marcha humana, o examinador deve ter conhecimento dos três contribuintes que têm papéis fundamentais na locomoção: força de reação do solo, momentos articulares e centro de massa.

Força de reação do solo

Uma força é um empurrar ou puxar um objeto que resulta de sua interação com outro. As forças resultam de interações. Algumas forças resultam das *interações de contato*: força normal, de fricção e de tensão são exemplos de forças de contato. Outras são o resultado de interações do tipo *ação a uma distância* (p. ex., forças de gravitação e magnéticas). De acordo com Newton, sempre que o objeto A interagir com o B, eles exercem forças um sobre o outro.

Quando uma pessoa fica em pé sobre o chão, o corpo exerce uma força descendente sobre o chão (no mínimo, a força do peso do corpo). De uma maneira recíproca, o solo exerce uma força ascendente sobre o corpo da pessoa. Duas forças resultam dessa interação: a força sobre o solo e a força sobre o corpo da pessoa. Essas duas forças são chamadas de forças de *ação e reação*. A Terceira Lei de Newton do Movimento descreve de modo formal a relação entre essas duas forças: *para cada ação, há uma reação igual ou oposta.* Para ilustrar o conceito de forças de ação-reação, imagine a preparação para atracar um barco em um lago. O que acontece quando aproximamos o barco das docas? À medida que nos movemos na direção das docas, o barco tende a mover-se (acelerar) na direção oposta. A aceleração é produzida quando uma força age sobre uma massa.

O que acontece quando damos um passo no chão? O chão move-se na direção oposta (como o barco)? A análise física dessa questão envolve a Segunda Lei de Newton ($F = m.a$), que descreve a relação entre força, massa e aceleração. Quanto maior a massa do objeto sendo acelerado, maior a quantidade de força necessária para acelerar o objeto. Quando atracamos o barco nas docas, este se move porque sua massa é relativamente pequena. No entanto, quando pisamos no chão, a massa da terra é tão grande que a força exercida pelo corpo contra ela pode acelerar a terra apenas de modo insignificante. Por sua vez, a massa corporal é pequena, de modo que a força de reação da terra, chamada de *força de reação do solo*, pode acelerar o corpo com facilidade. Por meio da Terceira Lei de Newton, a força de pressão do corpo sobre a terra é a mesma da força de pressão da terra sobre o corpo. De forma esquemática, a equação 1 a seguir reflete a força de reação exercida pela terra sobre a pequena massa corporal do indivíduo, resultando em uma grande aceleração. A equação 2 demonstra a força de ação exercida pelo indivíduo sobre a terra, resultando em uma aceleração muito pequena da grande massa da terra.

1) $F = m \times \mathbf{a}$
2) $F = \mathbf{m} \times a$

Em resumo, o corpo de um indivíduo possui massa, e, quando o corpo fica em pé sobre o solo, a massa do corpo exerce uma força sobre o solo. Quando o corpo exerce uma força de pressão sobre o solo, o solo exerce uma força de pressão contrária e de igual magnitude sobre o corpo. Essa força de pressão contrária é chamada de **força de reação do solo (FRS)**. Quando entidades de diferentes massas exercem força uma sobre a outra, a entidade com a menor massa terá a maior aceleração. A força de reação do solo é um dos elementos importantes para a locomoção humana, pois a menor massa do corpo humano é facilmente acelerada pela força de reação do solo durante o ciclo da marcha.

▶ Momentos articulares

Os principais objetivos da locomoção humana são mover a massa corporal de um local para outro e fornecer estabilidade antigravitacional para que o indivíduo não caia. Os mecanismos de locomoção do ser humano bípede fundamentam-se em dois fatos: cada membro inferior é configurado com muitas articulações móveis e, durante a caminhada, os movimentos dentro e sobre cada membro devem ser coordenados, porque ambos os membros são conectados a uma massa superposta pela pelve. O translado da massa corporal por meio da locomoção bípede depende de uma sequência repetitiva de movimentos articulares que movem de forma simultânea o centro de massa do corpo junto a uma linha de progressão planejada enquanto são neutralizados os efeitos da gravidade sobre a postura ereta e o movimento articular.

As articulações móveis na marcha humana geram rotações articulares que requerem controle por meio de forças musculares, de tecidos moles e do peso corporal. Para entender como o movimento articular é controlado, introduzimos o conceito de **momento articular**, ou a força exercida pela alavancagem. Em geral, um momento M é definido pela força exercida por um braço de alavanca, r, a saber, $M = rF$ (onde força F é aplicada a uma distância r do eixo de rotação). A Figura 11.1 ilustra uma pessoa em pé, equilibrada, com um joelho flexionado. Se não for oposta pelo quadríceps, a força do peso corporal (B) caindo atrás do joelho poderia promover o colapso da flexão do joelho devido ao efeito de rotação do momento articular Ba. A força gerada pela contração do quadríceps (Q) produz um momento articular contrário, Qb. Quando Ba é igual a Qb, o sistema está

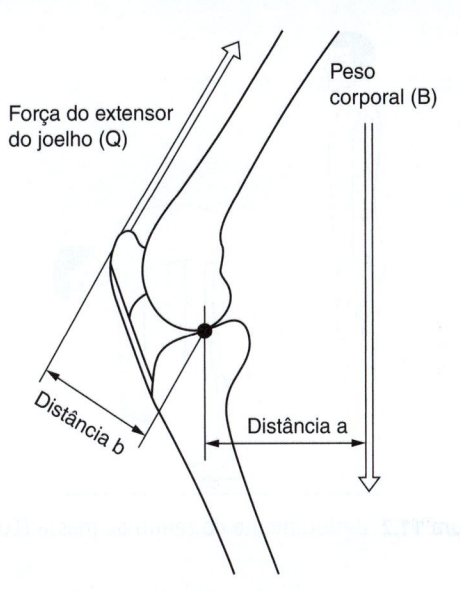

▲ **Figura 11.1** As forças geradas quando se está em pé, com um joelho flexionado.

em equilíbrio e não ocorre movimento, todos os momentos articulares estão sendo perfeitamente contrabalançados. (De modo inverso, momentos não equilibrados resultam em movimento articular, um achado característico da locomoção normal.)

▶ Centro de massa

O **centro de massa (CdM)** de qualquer objeto é a localização do ponto onde se imagina que a totalidade da massa desse objeto esteja concentrada. Se imaginarmos todos os segmentos corporais conectados por articulações como "objetos" separados, tendo o seu próprio CdM, afirmamos que o CdM da totalidade do corpo humano é aquele ponto no espaço onde todos os momentos articulares criados pela configuração de segmentos corporais articulados (i.e., posturas de membro, tronco e cabeça) estão em equilíbrio. (Momentos articulares incluem todas as forças derivadas de contração muscular, das resistências dos tecidos moles e o peso corporal sobreposto agindo sobre os braços de alavanca de seus respectivos eixos de rotação.) A Figura 11.2 ilustra o caso de uma pessoa em pé; a localização do CdM não é um ponto fixo, pois varia de acordo com a configuração do segmento do corpo. De maneira similar, à medida que o corpo se impulsiona para frente durante a deambulação, o CdM move-se no sentido vertical e lateral; ele não se comporta como um ponto fixo. Observando-se no plano sagital, o deslocamento vertical do CdM move-se como uma curva sinusoidal suave (Fig. 11.3). A amplitude dessa curva, em um indivíduo sadio, é de cerca de 5 cm. O centro de gravidade também oscila de lado a lado durante a deambulação, gerando outra curva sinusoidal cuja amplitude é de cerca de 6 cm (Fig. 11.4). O significado do movimento do CdM para essa discussão é que as forças que agem sobre o corpo durante a locomoção são vistas como atuantes por meio de seu

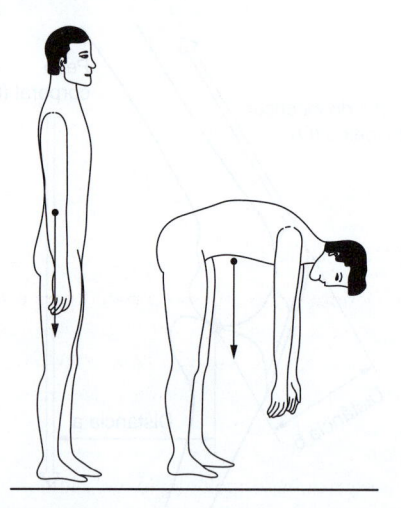

▲ **Figura 11.2** Deslocamento do centro de massa (CdM).

CdM. Na posição ereta humana, o CdM está anterior ao segmento S2 do sacro, e, em geral, durante a locomoção normal, presume-se que ele resida aproximadamente lá também.

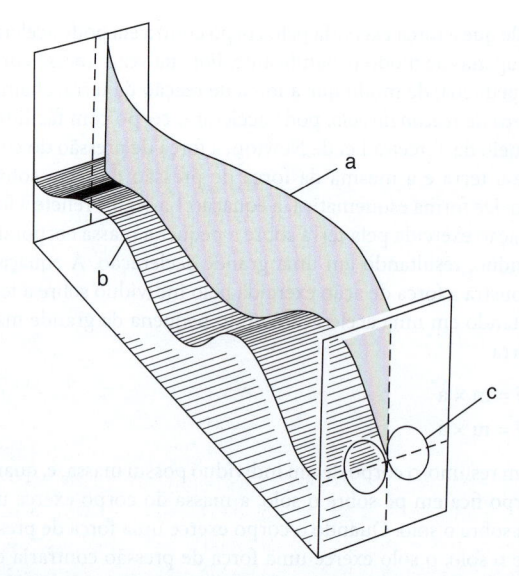

▲ **Figura 11.4** Deslocamento do CdM com a marcha; deslocamento horizontal (a), deslocamento vertical (b) e deslocamentos horizontal e vertical (c) (Reproduzida, com permissão, de Inman VT, Ralston HJ, Todd F: Human Walking. Williams & Wilkins, 1981).

União de todos os elementos

Quando um indivíduo fica em pé, o peso de seu corpo é uma força contra a superfície de apoio do solo e é definido como originando-se do CdM. A Terceira Lei de Newton afirma que, quando dois corpos exercem força um sobre o outro, essas forças (chamadas de *forças de ação* e *reação*) são iguais em magnitude, mas opostas em direção. De acordo com essa lei, uma força de reação é gerada pelo solo contra o peso da pessoa em pé, a assim chamada força de reação do solo (FRS). A FRS pode ser representada por um vetor com magnitude e direção. Conforme a pessoa caminha e o peso é deslocado de um membro para outro, diversas FRSs são geradas à medida que a descarga de peso total é suportada e, então, transferida de um membro para outro repetitivamente. As FRSs podem ser medidas em laboratório usando-se placas de força situadas no pavimento do laboratório. A produção da placa de força (forças de cisalhamento normais e tangenciais) pode ser processada de modo eletrônico

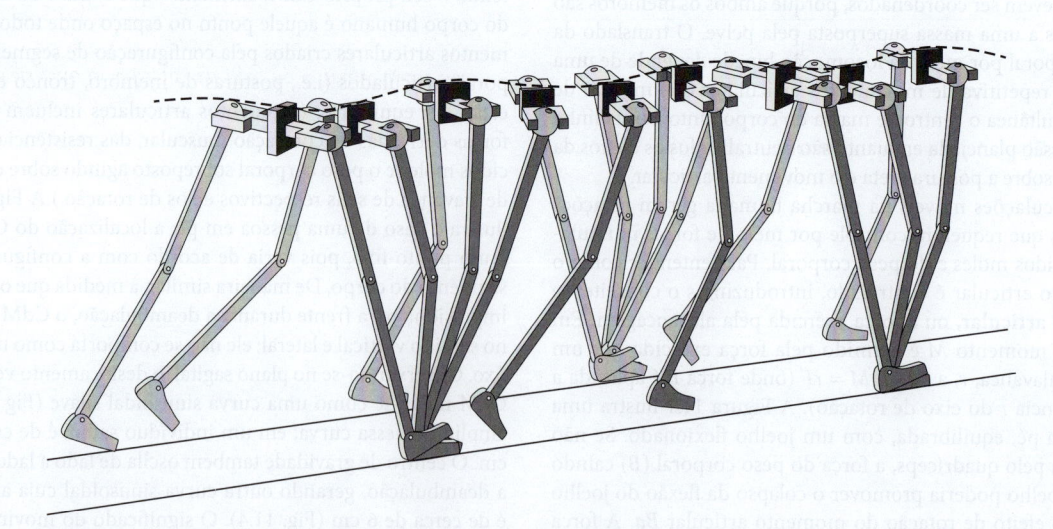

▲ **Figura 11.3** Deslocamento vertical do CdM (Reproduzida, com permissão, de Inman VT, Eberhart HD, J Bone Joint Surg Am 1953;35:543).

para gerar uma linha visível sobre o vídeo de um indivíduo caminhando, que representa o vetor da FRS em magnitude e direção. A FRS fornece informação clínica sobre magnitude e direção dos momentos articulares para o membro que sustenta o peso à medida que o vetor passa anterior, posterior, lateral ou medialmente aos vários centros articulares de rotação. Muitas das fotografias e ilustrações deste capítulo representam a FRS gerada por um indivíduo caminhando em um laboratório da marcha.

FASES E SUBFASES DA MARCHA

A locomoção humana é caracterizada por uma sequência de movimentos de tronco e membros que tem significado funcional para o avanço do CdM do corpo e a estabilidade ereta. A sequência organizada e complexa dos movimentos articulares inerentes à caminhada tem boa capacidade de repetição e baixa variabilidade (i.e., o desvio-padrão da marcha é pequeno). Além disso, a locomoção humana sobre duas pernas é um comportamento cíclico, envolvendo um ou outro membro inferior sempre esteja em contato com o solo (Quadro 11.1).

A natureza cíclica da marcha, com sua sequência repetitiva de movimentos articulares, leva a oito unidades funcionais descritivas ou subdivisões do ciclo da marcha, incluindo duas principais fases, sete subfases e um evento. (Alguns autores eliminam por completo o termo *subfase* e referem-se a sete fases e um evento.) As duas principais fases, oscilação e apoio, incorporam as sete subfases e um evento, como abordado na sequência.

▶ Contato inicial

Definição: O instante em que o pé faz contato com o solo (Fig. 11.5).

Comentário: Para a locomoção normal com velocidades contínuas variando entre 0,9 e 1,8 metros por segundo (m/s), o contato inicial é caracterizado pelo contato do calcanhar. No contato inicial, a FRS cria três momentos articulares: flexão plantar no tornozelo, extensão do joelho e flexão do quadril.

Tornozelo: No contato inicial, a articulação do tornozelo está neutra, mantida pela contração dos músculos dorsiflexores do pé. A FRS situa-se posteriormente ao eixo da articulação do tornozelo, resultando em um momento de flexão plantar que leva a uma flexão plantar do tornozelo.

Joelho: No contato inicial, o joelho está completamente ou quase completamente estendido, o músculo quadríceps está ativo e age para absorver o choque do contato do calcanhar, e a FRS está situada anteriormente ao joelho para prevenir o súbito colapso da flexão do joelho resultante do impacto abrupto do contato do calcanhar com o solo, em especial em velocidades de marcha mais altas.

Quadril: No contato inicial, o quadril está flexionado 30°. Com a FRS na região anterior do quadril, criando um momento de flexão, a atividade muscular dos isquiotibiais que anteriormente ajudou a desacelerar o membro em oscilação agora ajuda a controlar o momento da flexão do quadril no contato inicial, observando-se que a contração do glúteo máximo e do adutor maior está apenas começando a ser ativada.

▶ Resposta à carga

Definição: Deslocamento do peso corporal para o membro de apoio logo após o contato inicial (Fig. 11.6, direita) para erguer a extremidade oposta (Fig. 11.6, esquerda).

Comentário: A resposta à carga reflete o deslocamento do peso corporal do suporte do membro contralateral para o novo membro de apoio. Durante a subfase de resposta à carga, existe um período de apoio duplo, pois ambos os membros estão em contato com o solo até que o membro contralateral seja erguido.

Tornozelo: A subfase de resposta à carga inicia-se logo após o contato inicial e, no tornozelo, é marcada por uma flexão plantar gradual de 15°, controlada pela atividade dos músculos pré-tibiais (tibial anterior, extensor longo dos dedos, extensor longo do hálux e fíbular terceiro). O contato do calcanhar pode ser ouvido, mas, em geral, a flexão plantar controlada previne a batida do pé. A FRS situa-se posteriormente à articulação do tornozelo (ver Fig. 11.6).

Joelho: Durante a resposta à carga, um momento de flexão ocorre no joelho, e a FRS fica situada na região posterior da articulação do joelho. A contração excêntrica do quadríceps controla a taxa de flexão do joelho. A contração dos isquiotibiais reduz à medida que sua participação na desaceleração do membro em oscilação aproxima-se do fim. No fim da resposta à carga, o joelho é flexionado a cerca de 15°.

Quadril: A flexão de 30° do quadril permanece bem constante durante toda a resposta de carga. A FRS, inicialmente anterior ao quadril no contato inicial, move-se para uma posição mais próxima do eixo de rotação do quadril durante a resposta à carga. Isso reduz o efeito do momento de flexão do quadril, que está presente no instante do contato inicial. A restrição do momento de flexão do quadril é fornecida pelo glúteo máximo e adutor maior. A atividade desses dois músculos aumenta após o contato inicial; já a atividade dos isquiotibiais diminui.

▶ Apoio médio

Definição: Elevação da extremidade contralateral (Fig. 11.7, direita) para uma posição na qual o corpo fica diretamente sobre o pé estacionário (Fig. 11.7, esquerda).

Comentário: Na locomoção normal, a elevação da extremidade contralateral ocorre de modo concomitante com a retirada dos dedos, em especial o hálux. Quando os dedos contralaterais saem do chão, começa o período de suporte simples

Quadro 11.1 Características da marcha

Termo	Definição/Descrição	Exemplo/Valores
Ciclo da marcha	Comportamento que se inicia com um evento envolvendo uma extremidade e continua até que o evento seja novamente repetido com a mesma extremidade.	
Comprimento da passada	Um ciclo da marcha completo.	A distância medida a partir de um ponto sobre um pé para o mesmo ponto no mesmo pé no próximo apoio.
Passo	Atividade que se inicia com um evento envolvendo uma extremidade e continua até que o evento seja repetido com a extremidade contralateral.	
Comprimento do passo	Distância longitudinal entre contatos repetidos do calcanhar dos pés opostos; varia de forma direta com a altura e de forma inversa com a idade.	A distância medida durante o apoio duplo, a partir do pé que completou o apoio simples para o pé que completou a oscilação. O comprimento do passo esquerdo é medido quando o pé esquerdo completou a oscilação; da mesma forma, o comprimento do passo direito é medido quando o pé direito completou a oscilação.
Velocidade livre	Taxa de deambulação escolhida pelo indivíduo quando solicitado a caminhar confortavelmente; varia de forma direta com a altura e de forma inversa com a idade.	Adulto normal = 80 m/min, 1,3 m/s, 4,8 km/h; 90% de todos os indivíduos ficam na média de 0,9-1,8 m/s (3,0-5,9 pés/s).
Cadência	O número de passos por unidade de tempo (1 minuto).	Adulto normal = 90-120 passos/min (ver figura anterior).
Base de apoio*	Distância lateral média entre os calcanhares.	90% dos indivíduos ficam na média de 2,5-12,7 cm.
Mecanismo de substituição	Movimento realizado na tentativa de compensar a perda de um ou outros componentes do padrão da marcha normal.	A circundução é um mecanismo usado para atingir a liberação quando a flexão do joelho ou dorsiflexão é inadequada.

(continua)

ANÁLISE DA MARCHA | CAPÍTULO 11 | 141

Quadro 11.1 Características da marcha (*continuação*)

Termo	Definição/Descrição	Exemplo/Valores
Cadeia cinética aberta	Movimento de um membro quando a extremidade distal está livre para se mover no espaço.	O membro inferior durante a fase de oscilação da marcha.
Cadeia cinética fechada	Movimento de um membro quando a extremidade distal está fixada.	O membro inferior durante a fase de apoio da marcha.
Linha de progressão	Linha hipotética que representa a direção da caminhada.	LINHA DE PROGRESSÃO
Vista frontal	Observada a partir da frente ou de trás.	
Vista sagital	Observada de lado.	

ipsilateral da massa corporal. Durante toda a subfase de médio apoio, o pé mantém contato com o solo.

Tornozelo: No início do médio apoio, o tornozelo permanece em leve flexão plantar (cerca de 5°). À medida que o período de médio apoio se desenvolve, ocorre o movimento do tornozelo para cerca de 5° de dorsiflexão. A FRS move-se sobre o antepé conforme a tíbia avança à frente (ver Fig. 11.7). Com a FRS agora em posição anterior ao tornozelo, um momento de dorsiflexão ocorre, refletindo a aceleração para frente da tíbia. Esse momento é controlado pela atividade do sóleo. Contudo, a atividade do gastrocnêmio também contribui para atenuar o momento de dorsiflexão, que controla a taxa de avanço da tíbia.

Joelho: A flexão máxima do joelho na fase de apoio ocorre no início do médio apoio. Durante essa subfase, o joelho é estendido pela contração ativa do quadríceps. Por volta da metade do médio apoio, a FRS move-se para região anterior ao eixo de rotação do joelho, resultando em um momento da articulação do extensor. Portanto, no fim do médio apoio, não há mais nenhuma necessidade de atividade do quadríceps, pois a estabilidade da extensão é fornecida de modo passivo pelo alinhamento do segmento ósseo e estruturas dos tecidos moles posterior.

Quadril: Durante o médio apoio, o quadril estende-se de modo progressivo conforme a tíbia e o fêmur avançam à frente. Na parte inicial da subfase, os isquiotibiais (semitendinoso e semimembranoso) contribuem para a extensão, mas, por volta do fim do médio apoio, nenhum esforço muscular adicional é necessário. Durante o apoio simples do médio apoio, o peso do membro em oscilação contralateral leva a pelve daquele lado a cair 4°. Os abdutores do quadril, em especial o glúteo médio, são responsáveis pela prevenção da inclinação pélvica excessiva.

▶ Apoio terminal

Definição: Subfase logo após a posição na qual o corpo está diretamente sobre o pé estacionário (Fig. 11.8, direita) até um ponto anterior ao contato inicial do membro contralateral (Fig. 11.8, esquerda).

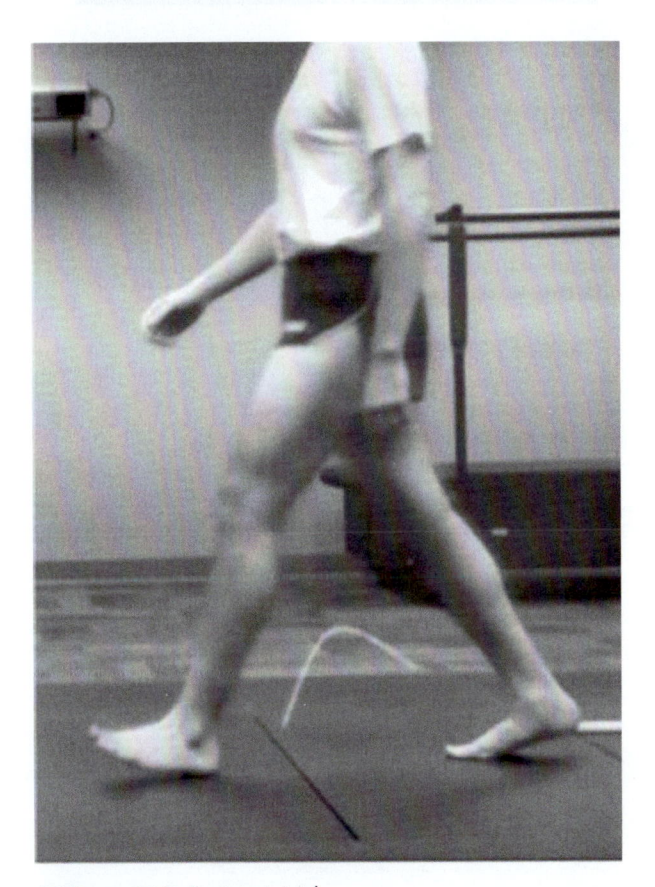

▲ **Figura 11.5** Contato inicial.

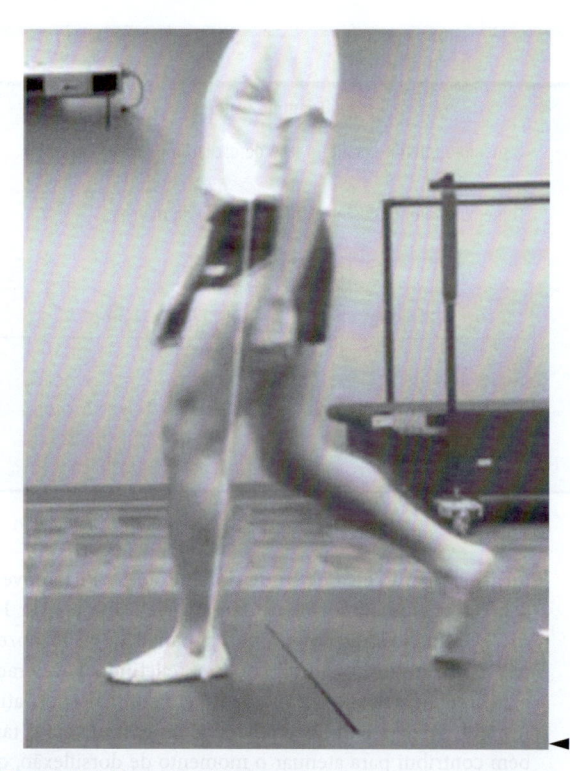

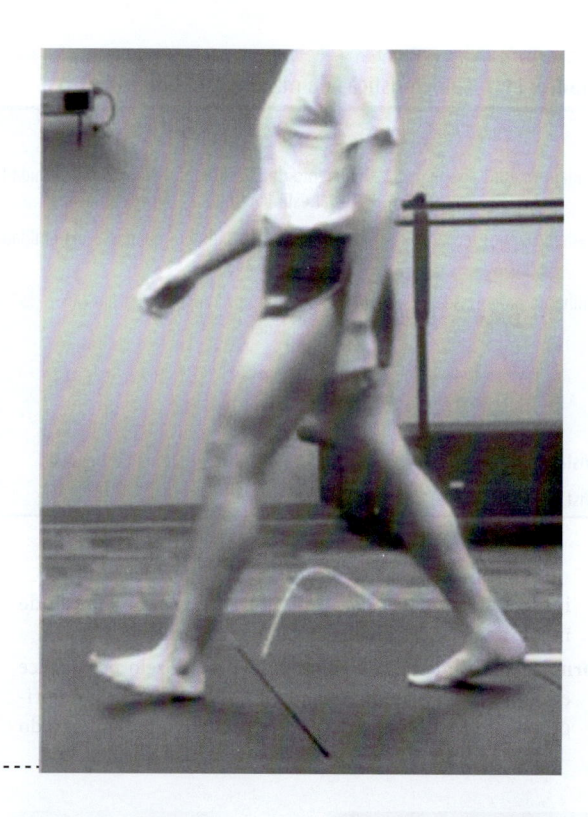

▲ **Figura 11.6** Resposta à carga.

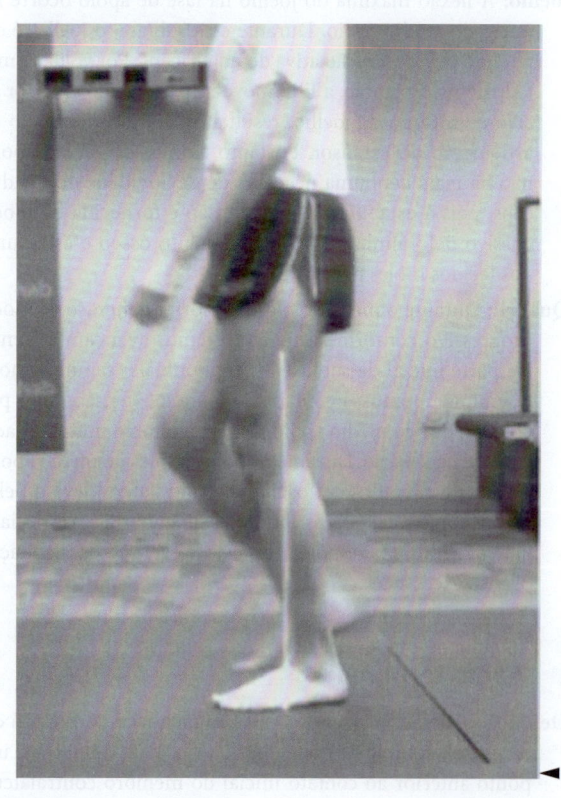

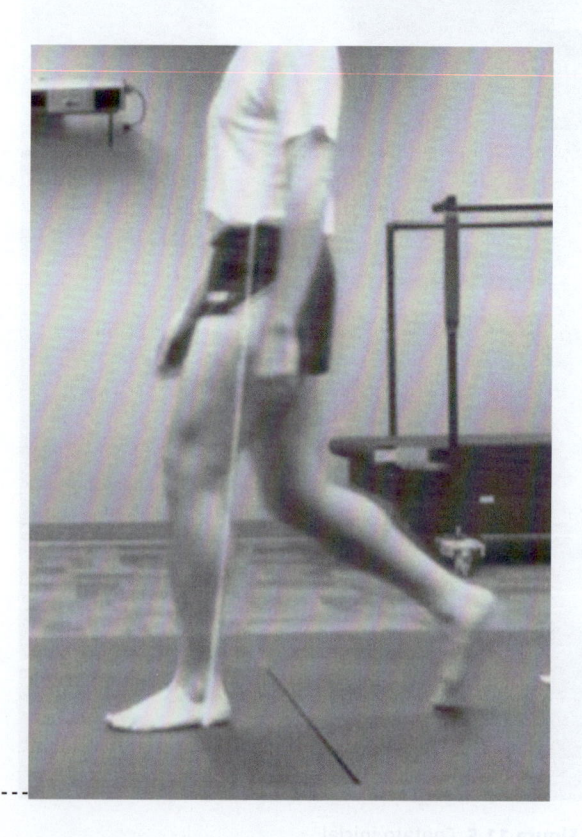

▲ **Figura 11.7** Médio apoio.

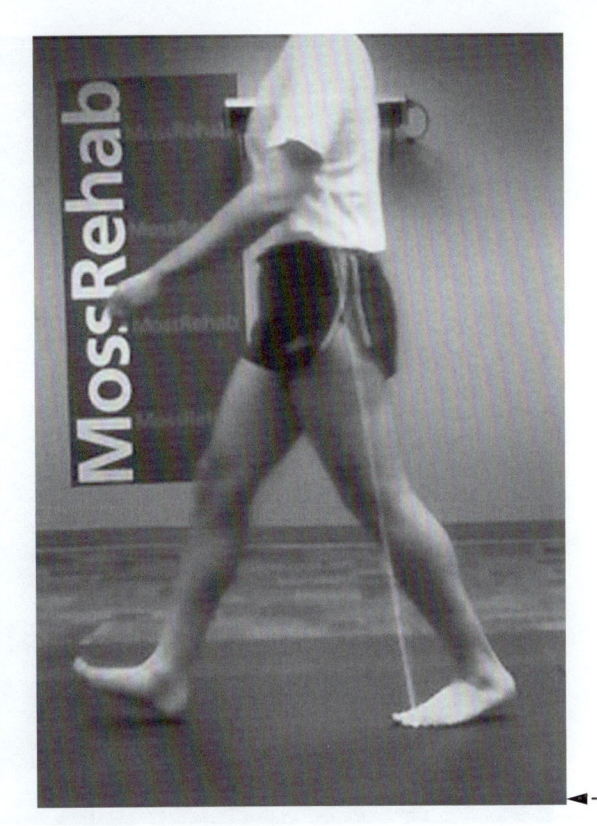

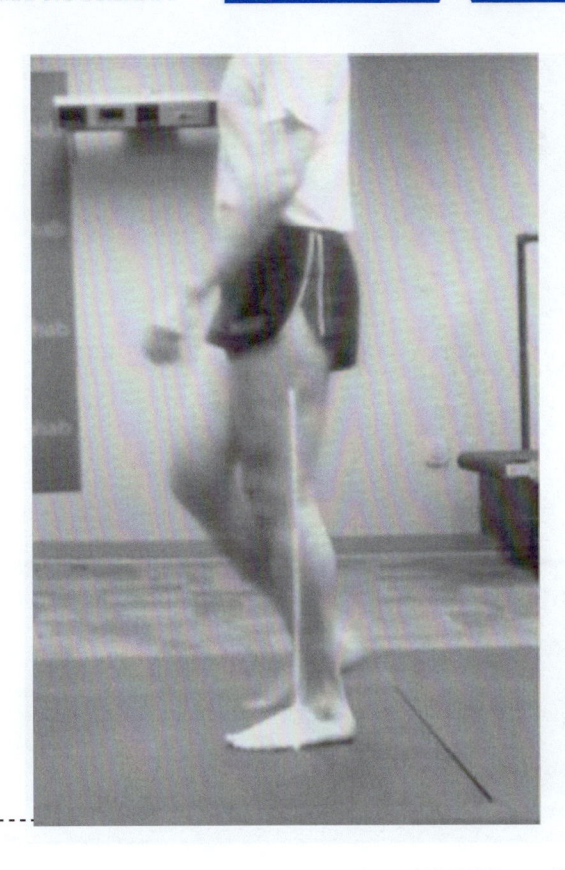

▲ Figura 11.8 Apoio terminal.

Comentário: A principal força de propulsão que leva o corpo para a frente ocorre durante o apoio terminal. À medida que a tíbia continua a girar para a frente no apoio terminal inicial, o aumento da tensão no músculo da panturrilha logo ergue o calcanhar do solo. A FRS move-se para o antepé e o CdM segue sua trajetória sinusoidal, descendo de seu ponto elevado no final do médio apoio.

Tornozelo: No apoio terminal inicial, o tornozelo continua em dorsiflexão de cerca de 10°, permitindo que a tíbia gire para a frente. A contração dos músculos da panturrilha aumenta, e o calcanhar se eleva. O movimento de dorsiflexão dá lugar à flexão plantar de modo que, por volta do final do apoio terminal (i.e., o final do apoio simples), o tornozelo atinja cerca de 5° de flexão plantar. A FRS moveu-se para a frente da articulação do tornozelo, junto do antepé (resultando em um longo braço de alavanca), de modo que uma forte contração dos músculos sóleo e gastrocnêmio é capaz de executar a elevação do calcanhar e controlar o momento de dorsiflexão gerado pela FRS. A elevação do calcanhar também inicia a dorsiflexão nas articulações metatarsofalângicas. Quando o peso do corpo é transferido para o membro contralateral, a contração dos músculos da panturrilha é rapidamente desativada.

Joelho: Durante o apoio terminal, o joelho está em extensão total e permanece assim pela duração dessa subfase. Não há necessidade de nenhuma atividade do quadríceps para controlar o joelho, pois o vetor da FRS está na região anterior da articulação do joelho. A estabilidade do joelho é mantida, e a hiperextensão é prevenida pelas estruturas capsulares e ligamentares posteriores.

Quadril: Conforme o CdM avança para além do pé de apoio e a FRS passa para a região posterior do quadril, ocorre a extensão passiva do quadril, e a contração do extensor do quadril não é requerida durante todo o apoio terminal. Por volta do fim do apoio terminal, o quadril moveu-se em cerca de 10° de hiperextensão, uma posição que gera alongamento do ilíaco, o que comumente inicia a contração do flexor do quadril. O efeito de propulsão à frente da contração dos músculos da panturrilha no apoio terminal, seguido pela contração do flexor do quadril na pré-oscilação, combinam-se para avançar o corpo junto à linha de progressão, com o CdM oscilando para a frente e para trás, impulsionado pelo momento.

▶ Pré-oscilação

Definição: O intervalo do contato inicial do membro contralateral (Fig. 11.9, direita) até um ponto anterior ao levantamento (Fig. 11.9, esquerda) do membro ipsilateral a partir do solo.

Comentário: A fase de pré-oscilação é tecnicamente uma fase de apoio, mas recebe a denominação de oscilação porque a

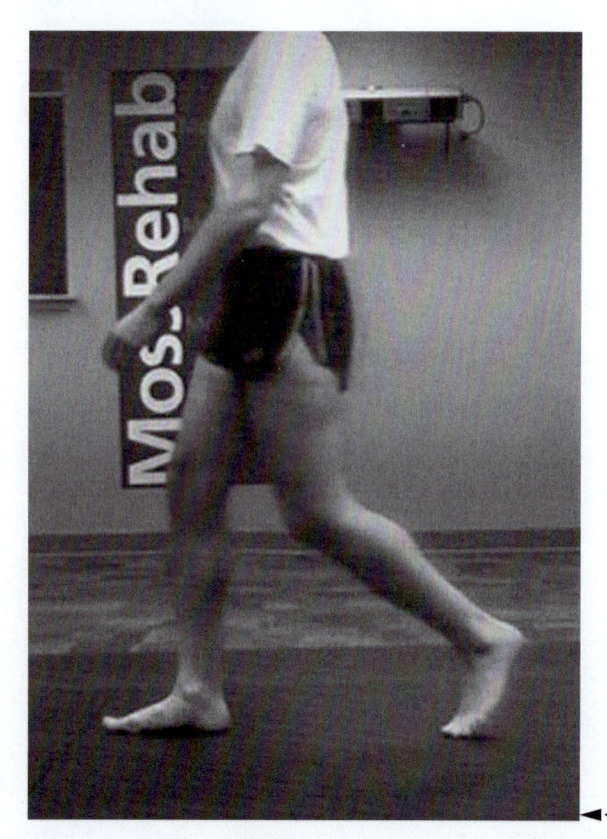

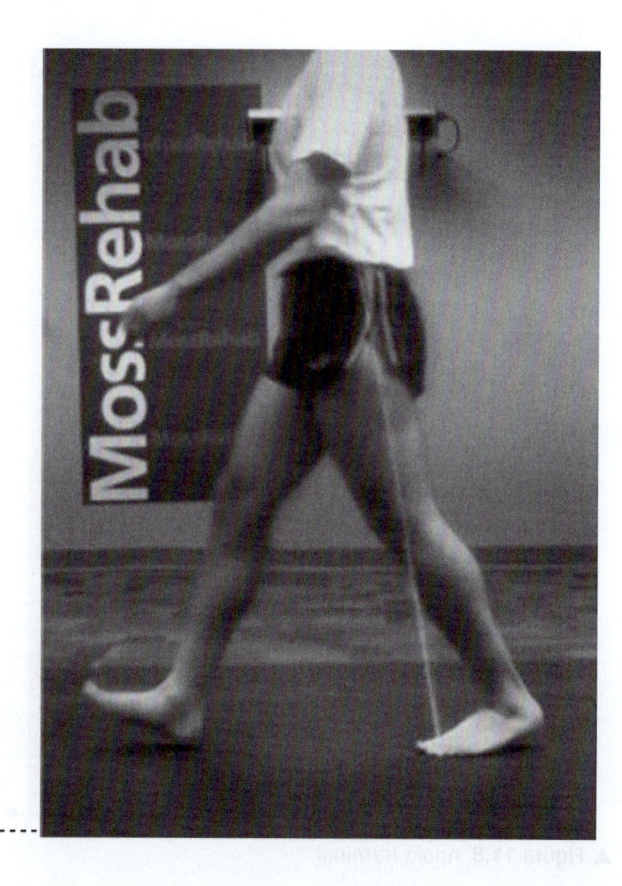

▲ **Figura 11.9** Pré-oscilação.

contração do flexor do quadril junto com a retirada da carga do membro é uma importante fonte de aceleração do CdM junto a sua trajetória sinusoidal.

Tornozelo: Durante a pré-oscilação, o tornozelo faz cerca de 20° de flexão plantar. Esse é um movimento gerado pelo momento, visto que os músculos flexores plantares já interromperam a contração nessa articulação; seu papel na propulsão ativa já foi completado.

Joelho: Durante a pré-oscilação, o joelho flexiona cerca de 35°, sendo impulsionado de modo passivo pela contração ativa de flexores do quadril; nenhum músculo flexor do joelho está ativo durante essa subfase. A partir de outro ponto de vista, um torque de flexão é produzido pela FRS situada atrás do joelho à medida que a tíbia avança para a frente.

Quadril: A flexão dinâmica do quadril é gerada durante essa subfase, principalmente pela contração do ilíaco e do reto femoral.

▶ Oscilação inicial

Definição: Intervalo que vai da elevação do pé do solo (Fig. 11.10, direita) até a flexão máxima do joelho (Fig. 11.10, esquerda).

Comentário: Uma vez que o quadril continua a flexionar, trazendo o segmento da coxa para cima e para a frente, o joelho também flexiona, mantendo os artelhos do pé em flexão plantar, longe do solo.

Tornozelo: A dorsiflexão ativa do tornozelo ocorre nessa subfase, mas apenas 10° de flexão plantar são atingidos. Portanto, a liberação dos artelhos na oscilação inicial não depende da dorsiflexão do tornozelo. Os músculos que trabalham para dorsiflexionar o pé incluem o tibial anterior, o extensor dos dedos, o hálux longo e o fibular terceiro. Os músculos antagonistas da panturrilha não estão ativos.

Joelho: O momento proporcionado pela contração dos flexores do quadril gera torque de flexão do joelho, trazendo o joelho a um ângulo de cerca de 60° por volta do final da oscilação inicial. O momento da flexão do joelho pode ter contribuições do bíceps femoral, sartório e grácil, em especial em velocidades de marcha mais altas.

Quadril: No final da pré-oscilação, o quadril atingiu a posição neutra. Durante a subfase de oscilação inicial, o quadril realiza 20° de flexão. Nesse ponto, o ilíaco é o principal flexor do quadril; contudo, a atividade dos músculos sartório, grácil e adutor longo pode igualmente contribuir para a flexão.

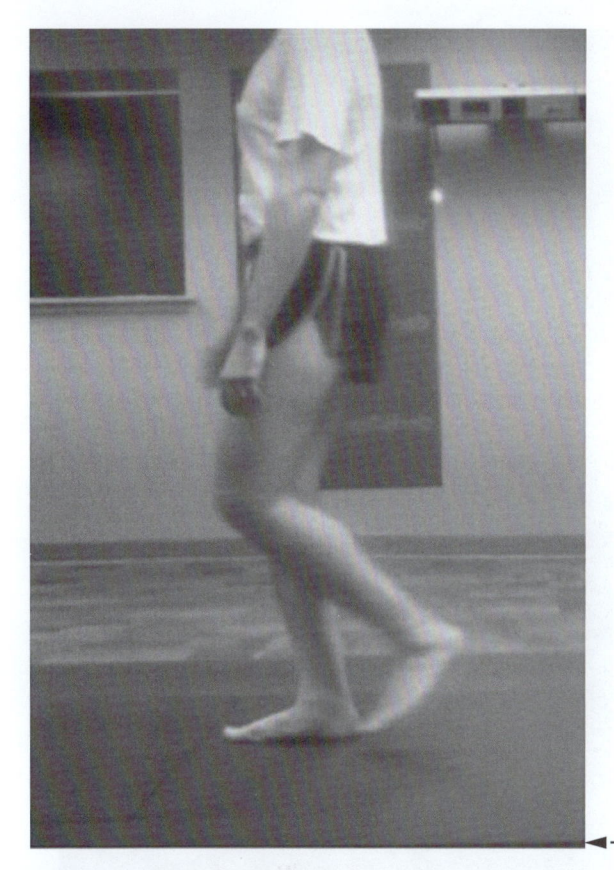

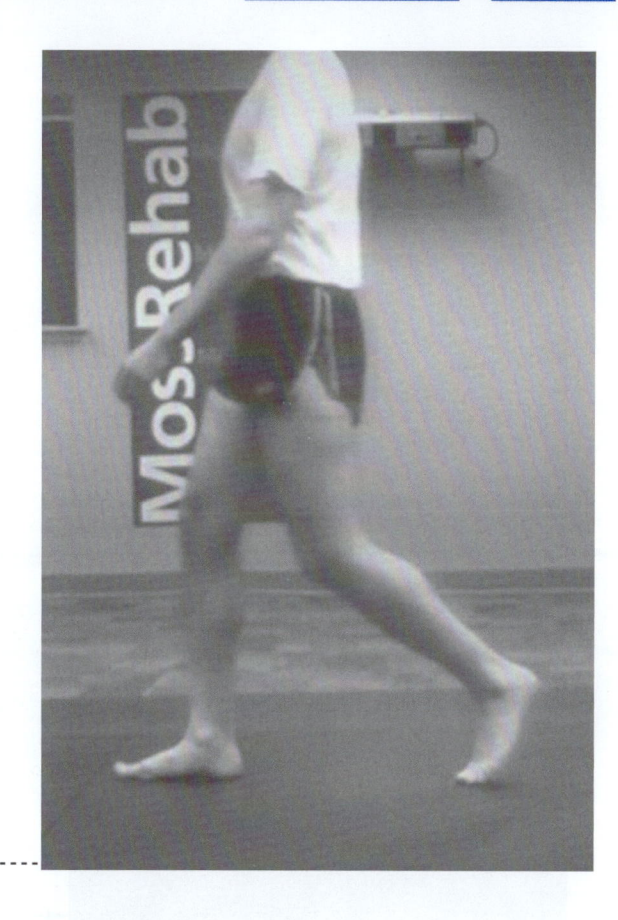

▲ **Figura 11.10** Oscilação inicial.

▶ Oscilação média

Definição: A subfase que segue a flexão máxima do joelho (Fig. 11.11, direita) até a posição vertical da tíbia (Fig. 11.11, esquerda).

Comentário: Conforme o membro em oscilação avança e a tíbia move-se em direção a uma posição vertical, a liberação do pé do solo é facilitada pela dorsiflexão ativa do tornozelo.

Tornozelo: A dorsiflexão do tornozelo até a posição neutra é completa e sustentada pelos músculos do compartimento anterior. O desenvolvimento da tíbia verticalmente mantém a necessidade de controle ativo do pé pelos músculos tibial anterior, fibular terceiro e extensor longo dos dedos.

Joelho: O joelho sofre extensão passiva em preparação para o contato inicial. Esse movimento é impulsionado pelo momento e facilita o avanço do membro em oscilação. Quando a tíbia está verticalmente orientada no final da oscilação média, o ângulo do joelho está em cerca de 30° de flexão.

Quadril: O quadril atinge 30° de flexão, seu valor máximo, durante a oscilação média por meio da contração do músculo ilíaco.

▶ Oscilação terminal

Definição: Subfase logo após a posição vertical da tíbia (Fig. 11.12, direita) até um ponto anterior ao contato com o solo (Fig. 11.12, esquerda).

Comentário: O pé toma a dianteira no avanço do membro. À medida que o avanço do membro em oscilação termina, ele é posicionado para a fase de apoio que se aproxima pela desaceleração da flexão do quadril, extensão do joelho e prosseguimento da dorsiflexão do tornozelo.

Tornozelo: O tornozelo basicamente se mantém em posição neutra por meio da ação dos músculos pré-tibiais.

Joelho: A tíbia move-se a partir de uma posição vertical em relação ao solo para uma posição oblíqua no final do apoio terminal (ver Fig. 11.12), colocando o joelho em uma extensão quase total. Nesse ponto, os isquiotibiais estão ativos para desacelerar a extensão do joelho e prevenir a hiperextensão, em particular quando em velocidades mais altas. O quadríceps também se torna ativo para estabilizar a articulação durante o impacto do contato inicial e em antecipação ao momento do flexor, que ocorrerá na resposta de carga.

Quadril: O quadril mantém 30° de flexão durante toda a fase de oscilação terminal. O momento move o membro para a

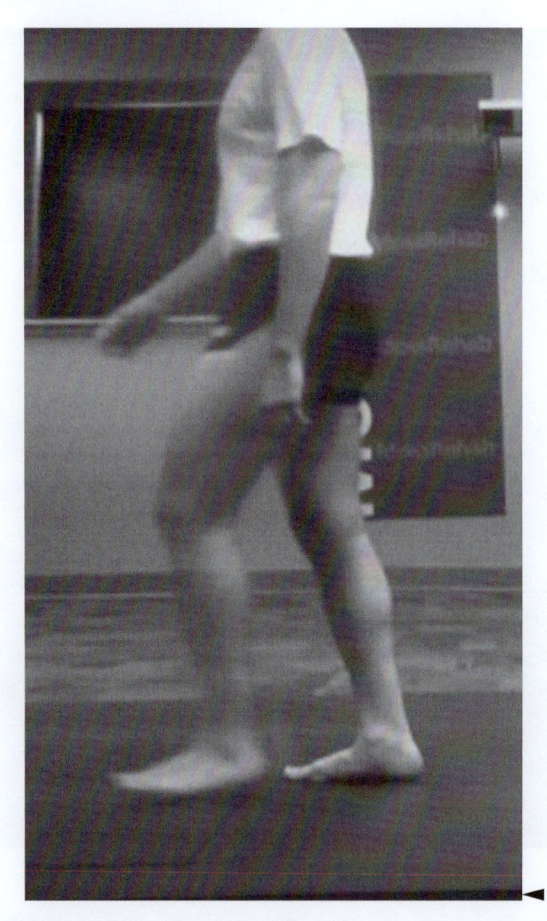

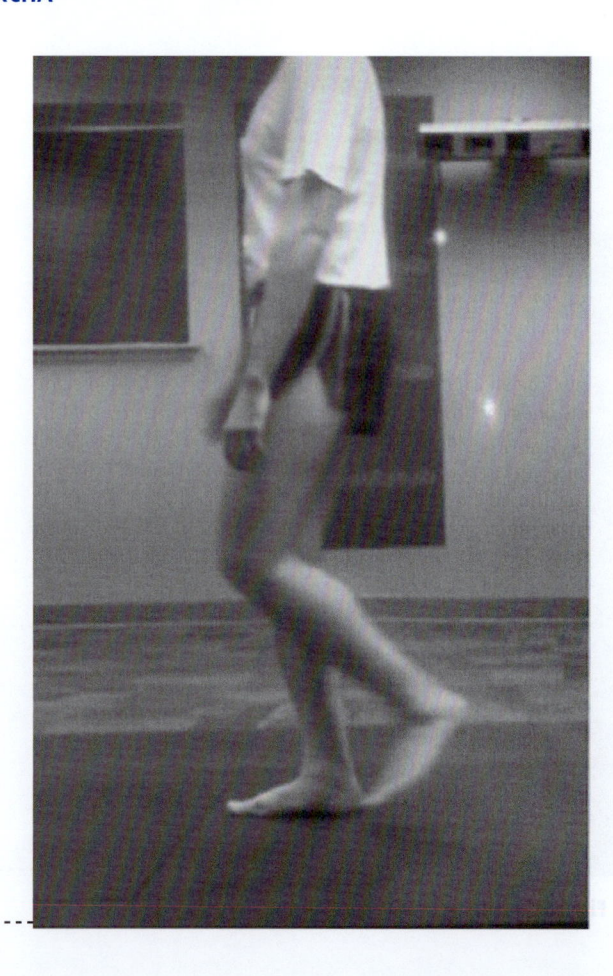

▲ **Figura 11.11** Oscilação média.

frente enquanto a contração ativa dos isquiotibiais restringe uma maior flexão do quadril, desacelerando o momento para a frente (como ocorre na extensão do joelho). A restrição mantida pelos músculos isquiotibiais, como o semimembranoso, o semitendinoso e o bíceps femoral, controla a aceleração e a posição do membro em oscilação a fim de preparar-se para o contato inicial.

As subfases até agora descritas são definidas em relação ao plano sagital. No plano frontal, as observações mais importantes são feitas a respeito da estabilidade no apoio unipodal, em especial durante a fase de médio apoio (Fig. 11.13).

ASPECTOS OPERACIONAIS DA MARCHA

Em um ambiente gravitacional, a translação do centro de gravidade humano em uma estratégia de locomoção bípede requer o manejo de determinados objetivos ou aspectos operacionais. Esses aspectos operacionais incluem (1) avanço contínuo do CdM na direção da perspectiva de progressão das fases de oscilação e apoio; (2) estabilidade da carga do membro de apoio durante o apoio duplo e o subsequente apoio simples; e (3) liberação do pé (do solo) durante a fase de oscilação. As subfases já descritas são combinadas de maneiras específicas para atingir esses aspectos operacionais da locomoção humana em um solo nivelado. Os aspectos operacionais discutidos aqui – avanço da fase de oscilação, avanço da fase de apoio, apoio com sustentação de peso e liberação do pé do solo – promovem vários produtos "funcionais" de locomoção, como comprimento do passo e da passada, largura da base, cadência, velocidade e ritmo, mencionados posteriormente neste capítulo.

▶ Avanço da fase de oscilação

O avanço da fase de oscilação refere-se à propulsão para a frente do CdM, acompanhada por um membro em oscilação (Fig. 11.14). A flexão dinâmica do quadril é impulsionada pelo ilíaco durante a subfase de pré-oscilação, muitas vezes acompanhada pela atividade do reto femoral. A flexão ativa do quadril é um forte contribuinte para a aceleração para a frente do CdM e avanço da coxa. O avanço suave do membro na fase de

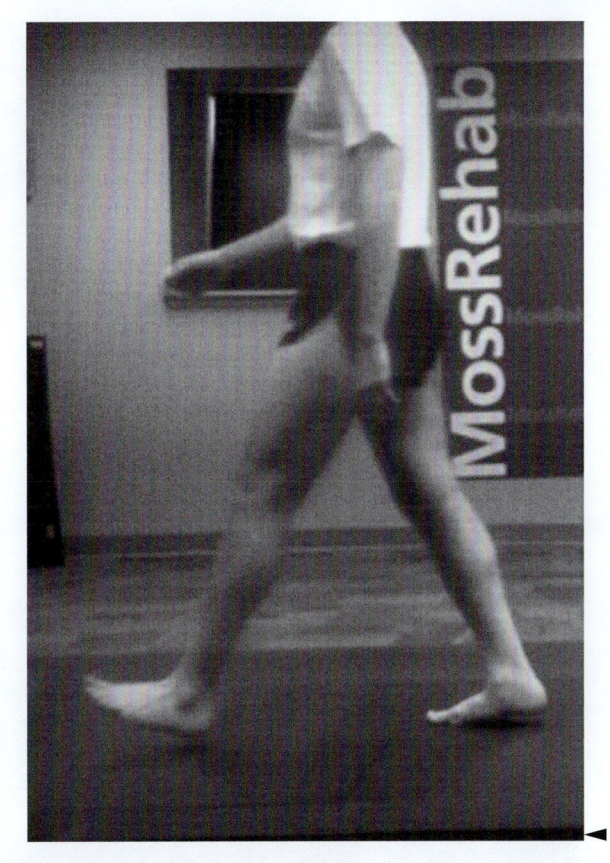

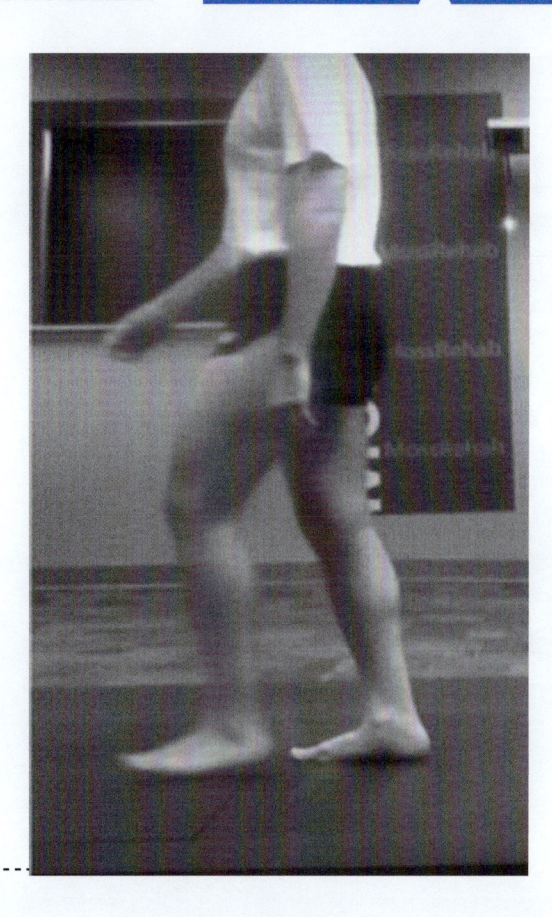

▲ **Figura 11.12** Oscilação terminal.

oscilação acontece no início da pré-oscilação (Fig. 11.14, direita), quando o membro contralateral faz contato inicial, começando o processo de carregamento para o "contra" membro simultaneamente com o processo de descarregamento para o "ipsi" membro. A contração do flexor do quadril durante a pré-oscilação começa um processo de avanço da coxa por meio de um momento de flexão do quadril, adicionando o avanço da perna durante a oscilação média e terminal. O segmento da coxa avança para a frente na pré-oscilação, mesmo que a porção anterior do pé tenha um contato diminuído com o solo. Como consequência do avanço da coxa na pré-oscilação, durante a qual ainda permanece algum contato entre o pé e o solo, o joelho começa a flexionar. O momento gerado pelos flexores do quadril continua a gerar momento de flexão do joelho durante a próxima subfase de oscilação inicial. O momento de flexão do joelho pode ser complementado pela contração dos músculos bíceps femoral, sartório e grácil. O movimento do joelho inverte-se na próxima subfase da oscilação média, quando o joelho começa a estender, prolongando sua extensão durante a subfase de oscilação terminal. Se formos observar a trajetória do pé da pré-oscilação e oscilação terminal até o contato inicial, poderemos reconhecer o avanço da fase de oscilação na forma de uma passada.

▶ Avanço da fase de apoio

A progressão do corpo para a frente na perspectiva de uma fase de apoio começa durante a resposta de carregamento inicial conforme os músculos pré-tibiais ativam-se de modo a controlar a flexão plantar do pé (Fig. 11.15). Após o contato inicial, o pé realiza flexão plantar contra o solo de uma maneira controlada. Quando o pé está plantado no solo, os músculos pré-tibiais estão aptos a agir em uma cadeia cinética fechada para levar a tíbia adiante. De maneira similar, a contração do quadríceps leva a cadeia mais adiante, levando o fêmur à frente como reboque, avançando o segmento da coxa com a perna. Os segmentos da perna e da coxa, trabalhando em sincronia, continuam a rotar para a frente. Com o pé no solo, o tornozelo continua a dorsiflexão até o CdM passar para a região anterior à articulação do joelho, momento no qual os músculos da panturrilha são ativados para controlar a taxa de avanço da perna até a elevação do calcanhar. A própria elevação do calcanhar está associada à propulsão para a frente do corpo, a saber, a propulsão dos músculos da panturrilha contra o solo. A elevação do calcanhar acelera a queda para frente do corpo, de modo que a tíbia e o fêmur ficam angulados para frente nessa parte do ciclo da marcha. No ponto de elevação do calcanhar, o CdM está na frente das cabeças metatarsais (no

▲ **Figura 11.13** Médio apoio no plano frontal.

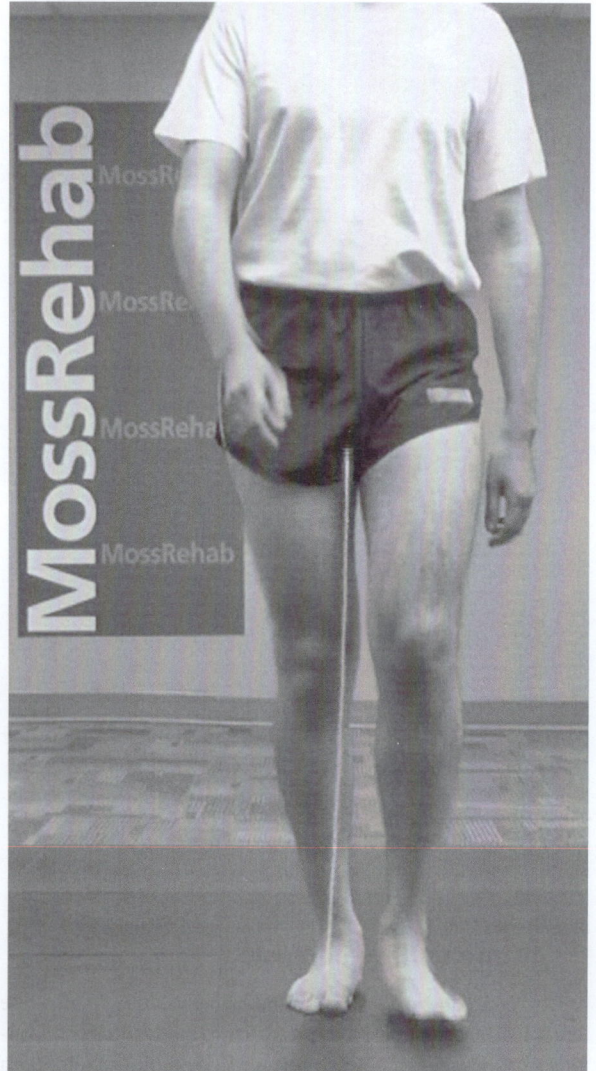

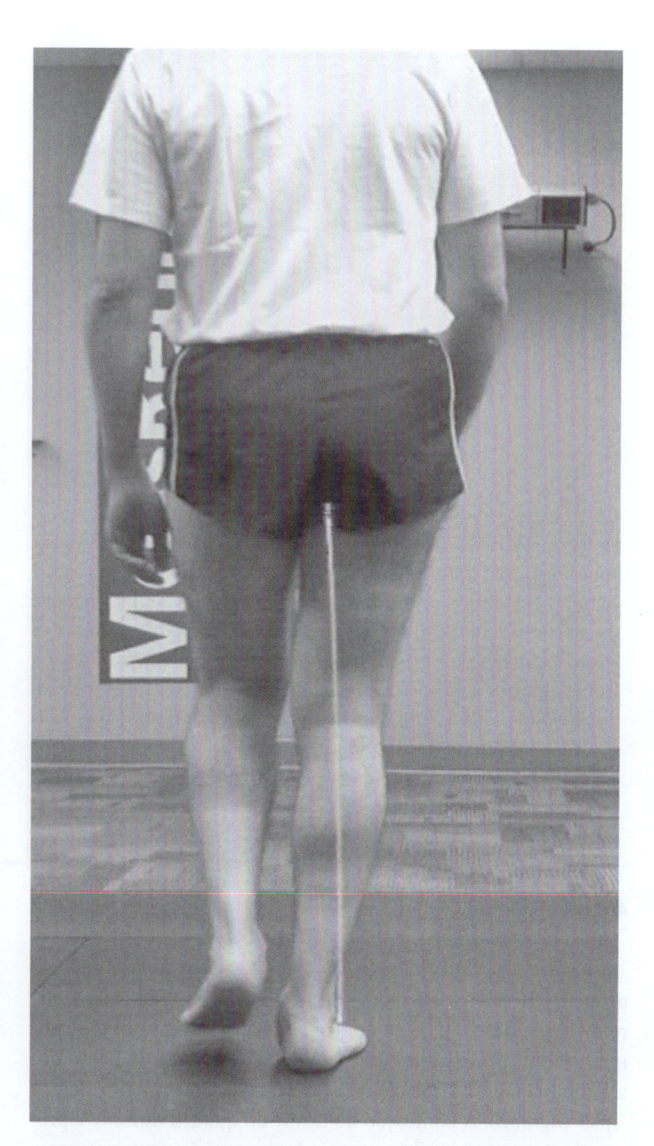

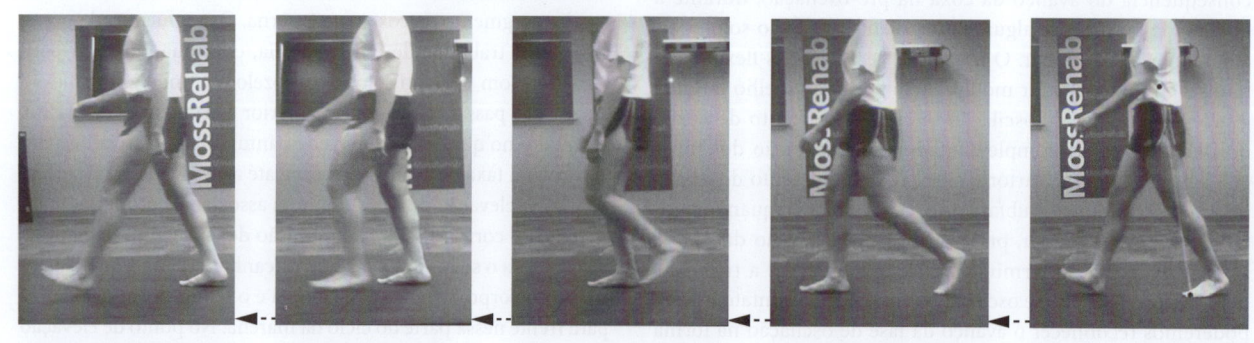

▲ **Figura 11.14** Avanço na fase de oscilação.

ANÁLISE DA MARCHA   CAPÍTULO 11   149

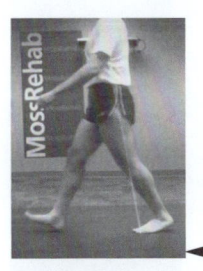

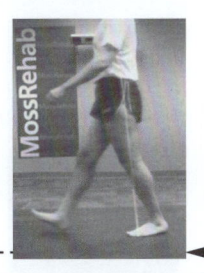

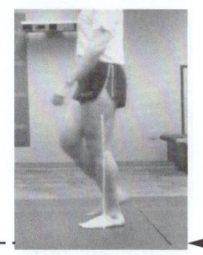

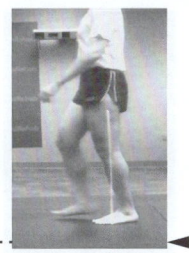

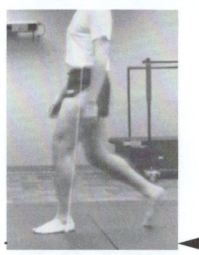

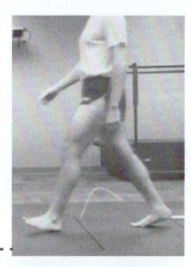

▲ **Figura 11.15** Avanço da fase de apoio.

plano sagital); assim, a massa do corpo está se movendo "ladeira abaixo" a partir de seu ponto alto prévio no final do médio apoio.

Observe que, na descrição anterior, o calcanhar, o tornozelo e as articulações metatarsofalângicas fornecem pontos de fulcro, transportando a massa junto à linha de progressão até seus respectivos pontos de contato com o solo. De modo mais específico, eles facilitam o avanço da massa sobreposta do corpo sobre o membro de suporte na fase de apoio. A execução efetiva desses mecanismos exige que o tornozelo tenha a amplitude de movimento necessária para flexão plantar e dorsal. Se a amplitude de movimento em alguma direção estiver limitada, a posição da FRS relativa às articulações proximais ficará alterada. O avanço irá, então, gerar os mecanismos de compensação, resultando no desvio da marcha "normal" descrita aqui. Do mesmo modo, o joelho e o quadril devem ser capazes de mover-se em suas respectivas amplitudes de movimentos para permitir a progressão de líquido. Por fim, a configuração do pé e tornozelo, em especial da parte do pé que faz o contato inicial, influenciará a configuração de articulações mais proximais, novamente devido à posição da FRS.

▶ Apoio com sustentação de peso

Duas unidades compreendem o apoio com sustentação de peso. A primeira é o período quando o peso é deslocado para o membro pós-oscilação que entra na fase de apoio, um período de apoio duplo, uma vez que ambos os membros estão em contato com o solo (Fig. 11.16). A segunda é quando apenas um membro, o membro de apoio, está em contato com o solo e a sustentação de peso com apoio simples total passa por esse membro (Fig. 11.17). O peso desloca-se para o membro que entra na fase de apoio durante a resposta de carga.

A. Período de apoio duplo

Esse período compreende um evento (contato inicial) e a subfase da resposta de carga. O quadril é flexionado a 30° no contato inicial. A FRS situa-se na frente da articulação do quadril, criando um forte momento de flexão. Os músculos glúteo máximo e isquiotibiais são ativados de modo a controlar esse momento de flexão durante a resposta de carga. De maneira similar, o dorso apresenta o mesmo momento para a frente durante a oscilação terminal, e a interrupção abrupta no contato inicial exige que o grupo do eretor da espinha evite a flexão acima do quadril nas articulações intervertebrais.

Quanto ao joelho, no contato inicial, a FRS fica anterior ao eixo da articulação, criando um momento de extensão. No prosseguimento da oscilação terminal prévia, a atividade do quadríceps e dos isquiotibiais ajuda a estabilizar a posição neutra da articulação do joelho. De modo bastante breve, após o contato inicial, a FRS move-se para trás do joelho, e este flexiona cerca de 15°. O quadríceps ativa-se excentricamente, ajudando a absorver a energia do impacto do contato inicial do calcanhar (Fig. 11.16, direita).

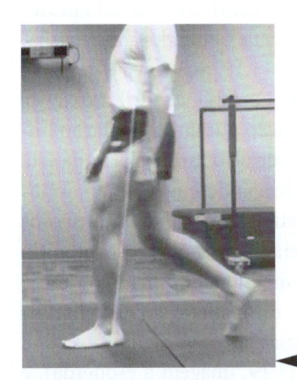

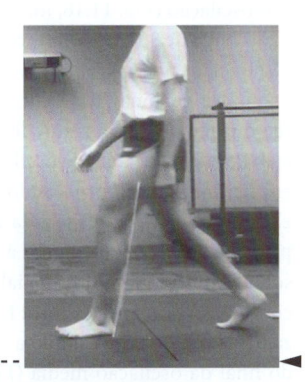

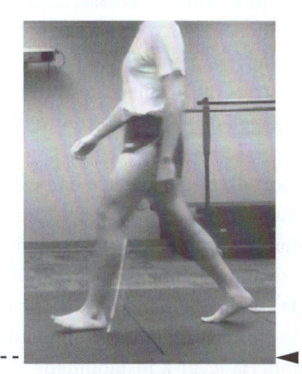

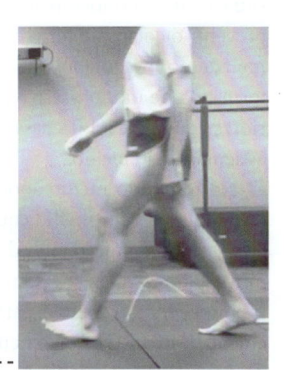

▲ **Figura 11.16** Apoio com sustentação de peso.

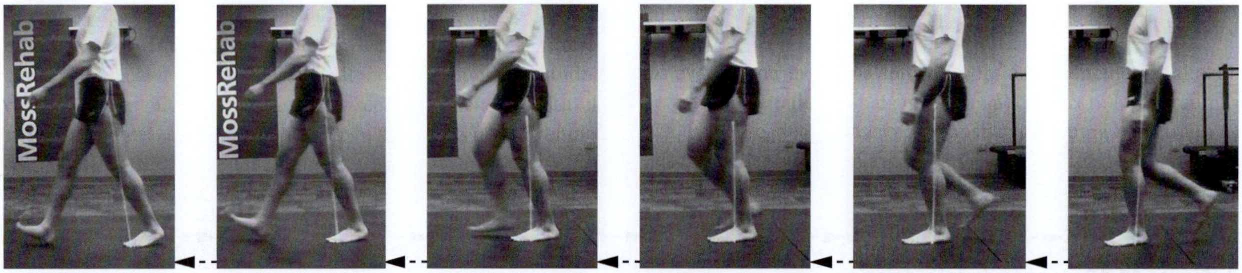

Figura 11.17 Deslocamento de peso para o membro que entra na fase de apoio.

À medida que o membro entra na fase de apoio, a posição do tornozelo-pé é crucial para receber o peso da massa sobreposta (Fig. 11.16, imagens do meio e da esquerda). No contato inicial, o tornozelo está na posição neutra. No plano sagital, a FRS está na região posterior da articulação do tornozelo, criando um momento de flexão plantar. Os músculos pré-tibiais (tibial anterior, extensor longo dos dedos e extensor longo do hálux) controlam esse momento de flexão plantar por meio de uma contração de alongamento durante a resposta de carga, quando o pé plantar flexiona 15°. Quando o pé fica fixo no solo, a relação entre o corpo e o membro de apoio é semelhante a um pêndulo invertido. O membro de apoio, representado por esse pêndulo, irá girar para a frente, sendo controlado por uma interação dos músculos dorsiflexor e flexor plantar, iniciando no apoio duplo e terminando durante o apoio simples.

B. Período de apoio simples

O período de apoio em um membro começa com a retirada dos dedos contralateral durante a subfase do médio apoio. Em todo o médio apoio, o quadril estende-se à medida que a tíbia e o fêmur avançam para a frente, de modo a manter uma postura ereta da coluna e dorso (Fig. 11.17, três imagens do meio a partir da direita). Nesse ponto, essas ações ocorrem sem qualquer necessidade de contração muscular.

No início do médio apoio, o joelho está em seu ponto de flexão máxima durante a fase de apoio (cerca de 15°). Como a FRS situa-se atrás do joelho, a ação do quadríceps é necessária para prevenir o colapso e fornecer estabilidade. Por volta da segunda metade do médio apoio, a estabilidade da extensão do joelho é fornecida de modo passivo pelas estruturas ligamentares posteriores conforme a FRS passa para a região anterior do centro da articulação do joelho.

No início do médio apoio, o tornozelo permanece em leve flexão plantar, e, à medida que a subfase se desenvolve, o tornozelo gradualmente realiza dorsiflexão. Conforme a tíbia vai girando para a frente, a FRS move-se junto do antepé (Fig. 11.17, três imagens do meio a partir da direita). Quando a FRS fica em posição anterior à articulação do tornozelo, um momento de dorsiflexão é gerado, o que poderia levar à instabilidade se não existisse a contração excêntrica do sóleo e gastrocnêmio.

À medida que o sóleo desacelera a progressão para frente da tíbia, prevenindo uma "queda" em dorsiflexão, ele o faz em uma cadeia cinética fechada que restringe a flexão do joelho, facilitando a extensão do joelho conforme o fêmur mantém sua velocidade para a frente e, por fim, passa sobre o tornozelo. No médio apoio, quando visualizado a partir de um plano frontal, há um elemento adicional de estabilidade que pode ser reconhecido durante o apoio simples. Devido à cadeia cinética fechada, a pelve pode girar sobre a cabeça do fêmur. Nesse momento, o CdM está na região medial do eixo de rotação do quadril, que está sustentando peso. O CdM medial produz um momento de adução da articulação, permitindo que a pelve gire ao redor do eixo sagital por meio da articulação do quadril. A inclinação pélvica, ou queda pélvica, para o lado do membro em oscilação requer controle muscular. As forças de estabilização aqui são os abdutores do quadril, em particular o glúteo médio. Ao fornecer uma contração excêntrica, a inclinação da pelve é controlada (cerca de 4°), e a pelve permanece em uma posição mais ou menos horizontal.

▶ Liberação

O avanço do membro na fase de oscilação requer a liberação do pé do solo, em especial dos artelhos. Iniciando com o final do apoio terminal e prosseguindo até o final da pré-oscilação (Fig. 11.18, três imagens à direita), os artelhos saem do solo como resultado da flexão do joelho e do quadril proximal. No final da pré-oscilação (Fig. 11.18, imagem do meio), o joelho está flexionado cerca de 30°. O joelho continua a flexionar durante a oscilação inicial a um máximo de 60° (Fig. 11.18, imagem à esquerda). O quadril flexiona 90°. As flexões do joelho e quadril proximais são o principal mecanismo de liberação durante a oscilação inicial. Por volta do final da oscilação inicial, o tornozelo ainda está em flexão plantar, fornecendo evidência de que a flexão do joelho e do quadril, em vez da dorsiflexão do tornozelo, são os principais fatores que geram a liberação do pé em oscilação do solo durante a oscilação inicial. À medida que a coxa e a perna continuam a avançar (Fig. 11.19), o tornozelo continua realizando dorsiflexão, de modo a atingir a posição neutra por volta do final da oscilação média (Fig. 11.19, imagem à esquerda), e permanece assim após o contato inicial.

ANÁLISE DA MARCHA CAPÍTULO 11   151

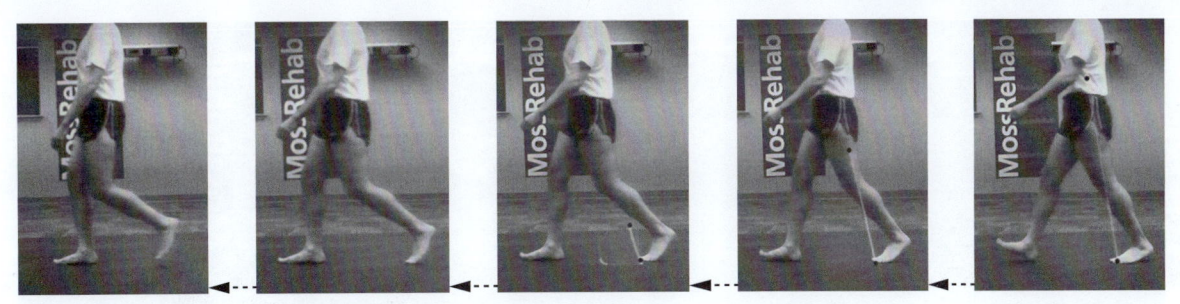

▲ **Figura 11.18** Liberação resultante da flexão do quadril e joelho.

MARCHA PATOLÓGICA

▶ Desempenho funcional e desvios comuns da marcha

A locomoção normal gera vários "produtos" funcionais. Estes incluem a produção e a capacidade de manejar (1) diversos comprimentos de passo e passada; (2) variadas larguras da base; (3) uma gama de contornos e topografias de superfície, incluindo subidas de rampas e escadas; (4) diversas velocidades e cadências; (5) uma variedade de marchas que consomem energia; e (6) a mudança de direção e a realização de voltas. Diversos parâmetros de desempenho normais são apresentados no Quadro 11.1, apresentado anteriormente.

Conforme já descrito, existem quatro características operacionais principais da marcha que resultam em "produtos" da marcha funcional. Estas incluem avanço da fase de apoio, avanço da fase de oscilação, estabilidade de sustentação de peso com suporte contra o efeito da gravidade sobre segmentos corporais articulares e liberação do pé do solo. Danos neurológicos, musculoesqueléticos, cardiopulmonares e psicológicos geram desvios da marcha que afetam os aspectos operacionais da marcha, resultando em deficiências no desempenho, como o encurtamento no comprimento do passo e da passada e uma gama reduzida de velocidades de marcha disponíveis. A próxima seção descreve os vários desvios comuns da marcha, detalhando como eles se relacionam com os aspectos operacionais da marcha e, como resultado, como o desempenho funcional é afetado.

▶ Avanço do membro de apoio e desvios da marcha

Os mecanismos que contribuem para o avanço do membro de apoio incluem dorsiflexão do tornozelo ativa durante o apoio inicial, extensão ativa do joelho no médio apoio, extensão passiva do quadril durante toda a fase de apoio, flexão plantar do tornozelo no apoio terminal e controle da flexão do joelho no apoio terminal em conjunto com a flexão plantar do tornozelo.

A Figura 11.20 ilustra a sequência normal do avanço da fase de apoio para a extremidade direita inferior. Em contraste, a Figura 11.21 revela um paciente com dificuldades no avanço do membro de apoio. A dorsiflexão do tornozelo não se desenvolve após o contato total do pé com o solo durante a resposta à carga e na fase de apoio terminal inicial. A hiperextensão do joelho desenvolve-se por volta do final da resposta à carga e persiste durante a maior parte da fase de apoio subsequente. A extensão passiva do quadril está ausente durante todo o apoio, e há inclinação anterior do tronco. A flexão plantar do tornozelo não ocorre na fase de apoio terminal, e não há início de transferência

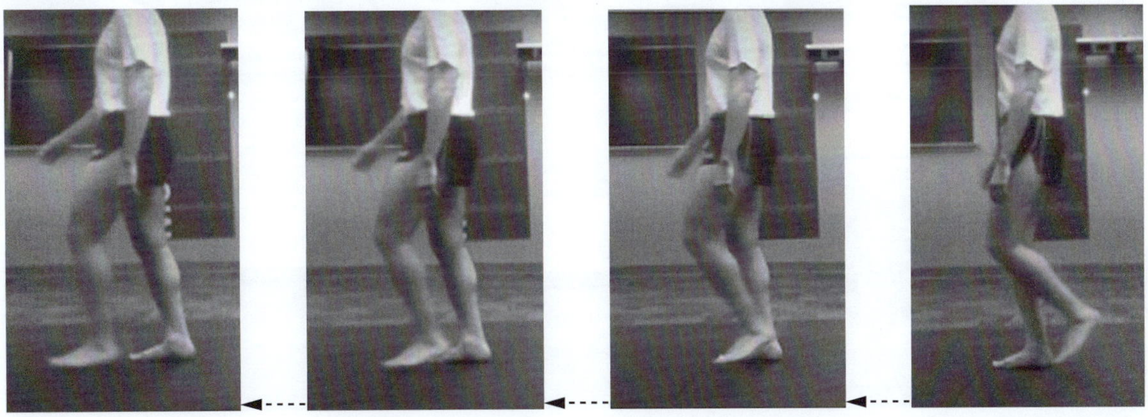

▲ **Figura 11.19** À medida que o membro avança na oscilação, a dorsiflexão fica instrumentada na liberação.

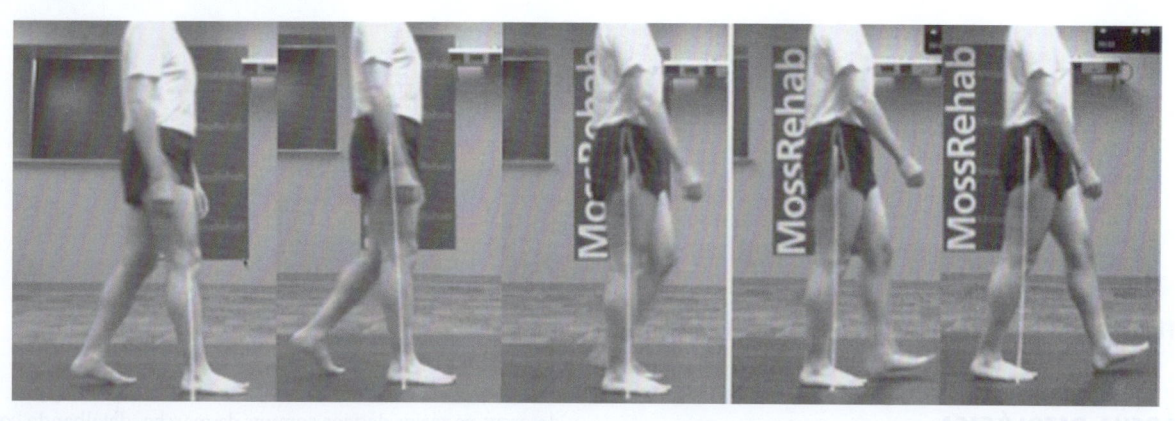

▲ **Figura 11.20** Avanço do apoio normal.

de força do centro de gravidade. As consequências funcionais desses desvios da marcha são comprimento de passo contralateral encurtado e diminuição da velocidade da marcha. O movimento restrito do tornozelo, a hiperextensão do joelho, a inclinação anterior do tronco e o quadril flexionado, de modo isolado ou em conjunto, resultam geralmente em uma velocidade de marcha lenta e em um comprimento de passo contralateral encurtado (ver Fig. 11.21).

▶ **Avanço do membro em oscilação e desvios da marcha**

Os mecanismos que contribuem para o avanço do membro em oscilação incluem flexão ativa do quadril durante a oscilação inicial, oscilação do braço contralateral durante a oscilação inicial e média, extensão passiva do joelho (oscilação média e terminal), rotação pélvica sobre o eixo vertical (a pelve girando 4° para a frente e 4° para trás durante a marcha normal) e queda do tronco para a frente após o médio apoio. A Figura 11.22 ilustra a sequência normal do avanço da fase de oscilação para uma extremidade inferior direita. Em contraste, a Figura 11.23 revela um paciente com dificuldades no avanço do membro em oscilação. A flexão ativa do quadril durante a oscilação inicial é um importante mecanismo no avanço do membro em oscilação. A sequência na Figura 11.23 revela um paciente cujo quadril está fundido em posição neutra, o que impede sua flexão ativa. Como consequência, ele produz uma inclinação posterior do tronco de modo a avançar o membro inferior direito e atingir um passo correto. Os desvios compensatórios da marcha que realmente permitem a materialização da inclinação posterior incluem dorsiflexão excessiva do tornozelo *esquerdo* e flexão excessiva do joelho *esquerdo* no apoio terminal (ver Fig. 11.23, duas últimas imagens à direita). Os desvios combinados de inclinação posterior do tronco, a dorsiflexão excessiva do tornozelo esquerdo e a flexão do joelho no apoio terminal permitem que o paciente compense a ausência de flexão do quadril à direita, resultando na produção de um razoável comprimento de passo direito. A caminhada desse paciente é árdua e lenta.

Um importante mecanismo para o avanço da fase de oscilação é a extensão passiva do joelho durante as fases de oscilação

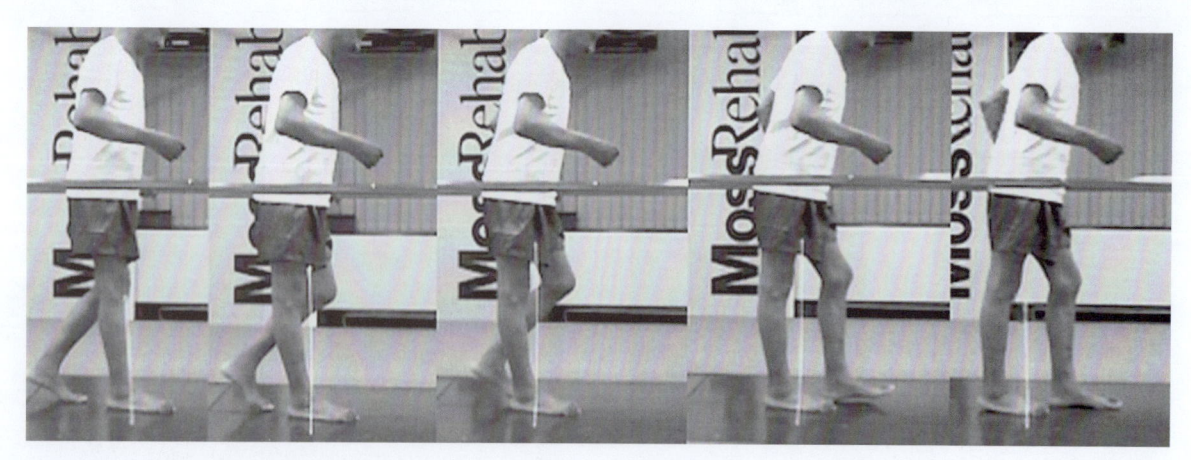

▲ **Figura 11.21** Avanço do apoio prejudicado.

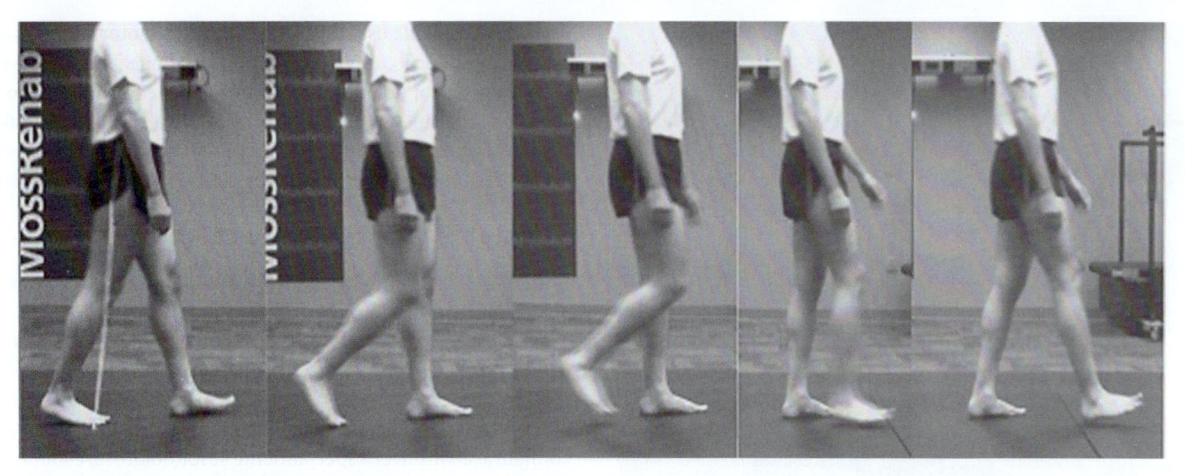

▲ **Figura 11.22** Avanço normal da oscilação.

média e terminal, normalmente gerada pelo momento devido ao desvio contralateral e à flexão ativa do quadril ipsilateral. A Figura 11.24 revela um paciente que acabou de fazer contato inicial com a extremidade inferior esquerda. Uma tíbia esquerda vertical é indicativa de ausência de extensão do joelho na oscilação terminal; a última subfase da marcha foi completamente abandonada pelo paciente. Esse paciente apresenta uma síndrome de neurônio motor superior, e a ação involuntária de isquiotibiais restringe a extensão do joelho no avanço da fase de oscilação, resultando em um passo esquerdo encurtado.

▶ Liberação e desvios da marcha

Os mecanismos que contribuem para a liberação do pé do solo incluem flexão de quadril e joelho durante as fases de pré-oscilação e oscilação inicial, dorsiflexão do tornozelo nas fases de oscilação média e terminal e inclinação da pelve para o lado do membro em oscilação controlada pelos abdutores do quadril contralateral durante o apoio simples. As Figuras 11.25 até 11.27 ilustram a sequência normal para a liberação do membro na fase de oscilação.

No plano frontal, a pelve normalmente inclina-se 5° para o lado do membro em oscilação, resultando na queda de todo o membro em direção ao solo. A inclinação pélvica excessiva devido à fraqueza dos abdutores do quadril contralateral ao *membro de apoio* pode resultar em um pé arrastado (liberação impedida) do *membro em oscilação*. A inclinação pélvica excessiva (também denominada *Trendelenburg positivo*) resulta em queda maior do membro em oscilação, de modo que a liberação prejudicada é uma consequência potencial se o paciente não conseguir realizar movimentos compensatórios (Fig. 11.28).

A Figura 11.29 representa um paciente usando circundução para liberar o pé do solo durante a fase de oscilação do membro esquerdo. O paciente tem um joelho "rígido" (estendido) na fase de oscilação, e a flexão do joelho durante a pré-oscilação até a oscilação terminal é deficiente, resultando em comprimento funcional da perna aumentado, prejudicando a liberação do pé

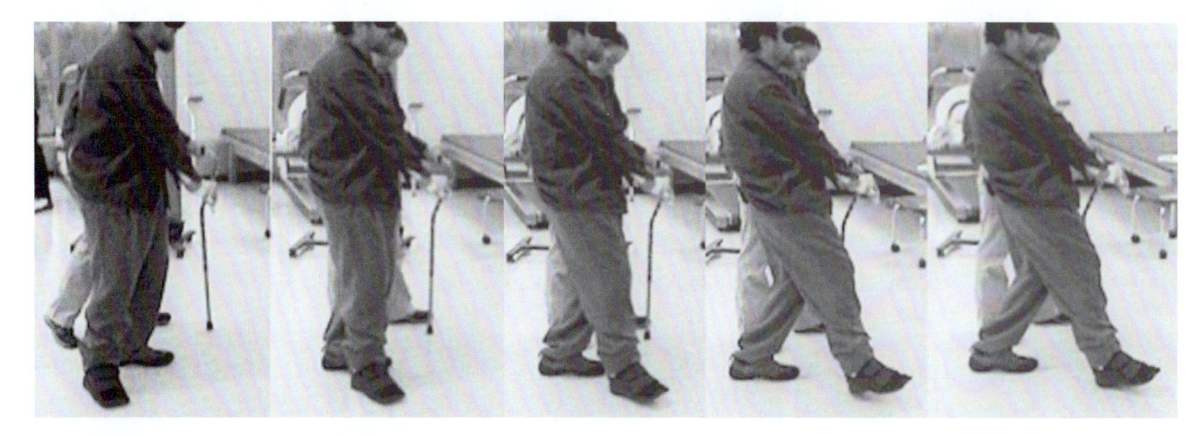

▲ **Figura 11.23** Avanço prejudicado da oscilação.

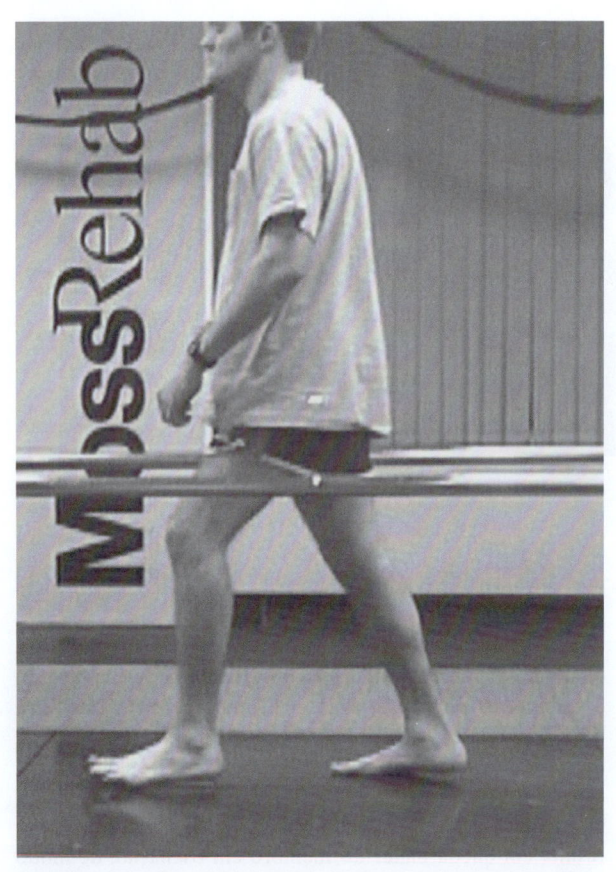

Figura 11.24 Comprimento de passo encurtado devido à perda de extensão do joelho.

do solo. O paciente usa um comportamento motor compensatório de circundução, um desvio da marcha mais bem observado na vista posterior do paciente (ver posições de calcanhar sequenciais da oscilação esquerda). Observe como a trajetória do calcanhar realiza uma via tortuosa anteromedial para anterolateral.

▶ Estabilidade com sustentação de peso

Em geral, a transferência do peso do corpo começa durante a resposta de carga. Os pacientes com deformidades em equinovaro do sistema tornozelo-pé fazem contato inicial com a borda lateral do pé (Fig. 11.30; comparar A e B). Ta¹ contato coloca pressão sobre a borda lateral do pé e, em especial, sobre a cabeça do quinto osso metatarso. A sustentação de peso nesse tipo de configuração instável, especialmente se for dolorosa, é muito mal tolerada, e os pacientes tentam encurtar o tempo que passam na fase de apoio sobre tal membro. O passo contralateral torna-se encurtado à medida que o paciente reduz o tempo da passada sobre o membro em equinovaro. O desempenho global da marcha é desacelerado e sem ritmo.

O apoio simples começa com a retirada dos dedos (Fig. 11.31, extrema esquerda) e termina com o contato inicial contralateral (Fig. 11.31, extrema direita). O suporte antigravidade do peso do corpo é mais crítico durante o período de apoio simples. A Figura 11.31 ilustra a sequência de configurações do membro inferior durante o período de apoio simples. A amplitude da FRS para o membro inferior direito na fotografia é praticamente constante e representa o peso total do corpo. Observa-se a extensão do joelho além do médio apoio, e a extensão do quadril é observada durante todo o período de apoio simples.

A Figura 11.32 mostra um paciente com um problema de apoio simples. O paciente é observado apoiando-se em barras

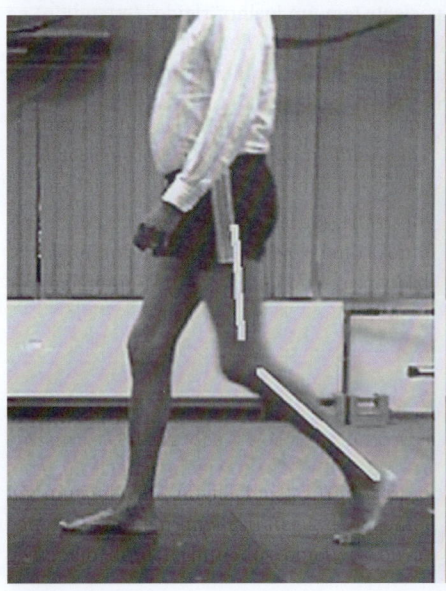

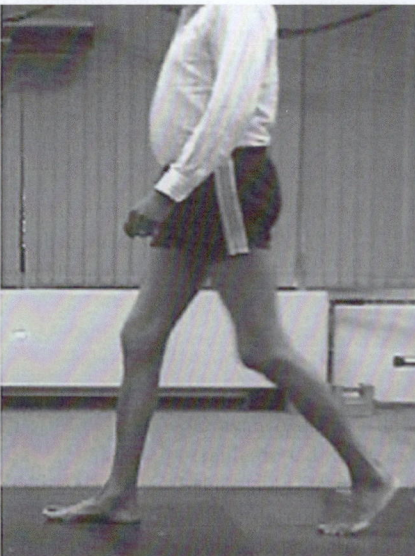

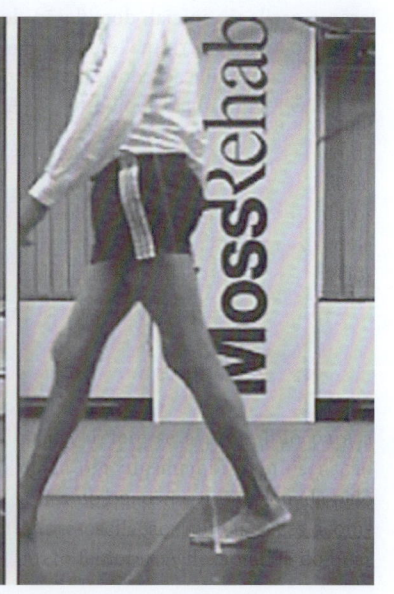

Figura 11.25 No final da fase de pré-oscilação, o joelho flexiona cerca de 30°.

ANÁLISE DA MARCHA   CAPÍTULO 11   155

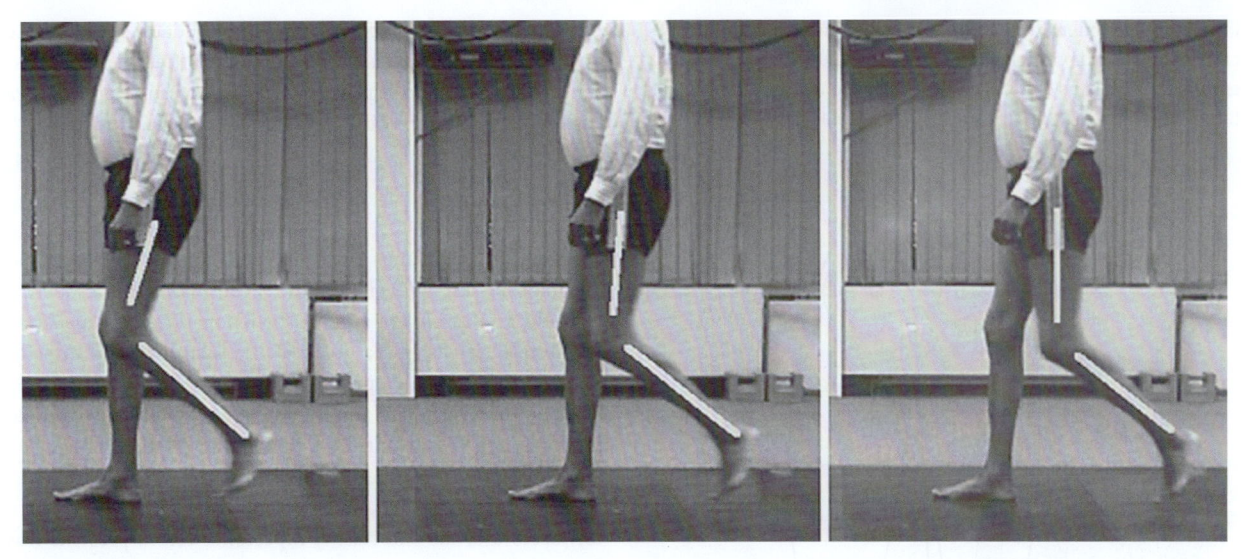

▲ **Figura 11.26** No final da oscilação inicial, o joelho flexiona até um máximo possível de 60°. O quadril é flexionado a 30°.

paralelas durante o suporte sobre a extremidade inferior esquerda. A imagem do meio na Figura 11.32 revela que o paciente apresenta um quadril flexionado e um joelho flexionado no que deveria ser a subfase do apoio terminal. Esses desvios contrastam bastante em relação ao quadril e joelho estendidos observados na figura de comparação à direita do apoio terminal normal. A magnitude da FRS do paciente é pequena, sugerindo que uma grande proporção do peso do corpo está sendo absorvida pelos membros superiores, que agarram as barras paralelas. A dorsiflexão excessiva do tornozelo esquerdo do paciente difere bastante da saída e retirada do calcanhar da fase de apoio terminal normal observada na figura mais à direita. Como o paciente apresenta ausência de saída, um joelho flexionado e um quadril flexionado, o comprimento do passo direito é encurtado. Um joelho direito flexionado na oscilação terminal também contribui para o encurtamento do passo direito.

ESTUDO DE CASO CLÍNICO

O seguinte caso de um paciente com hemiparesia espástica, que tem problemas com dois aspectos operacionais da marcha,

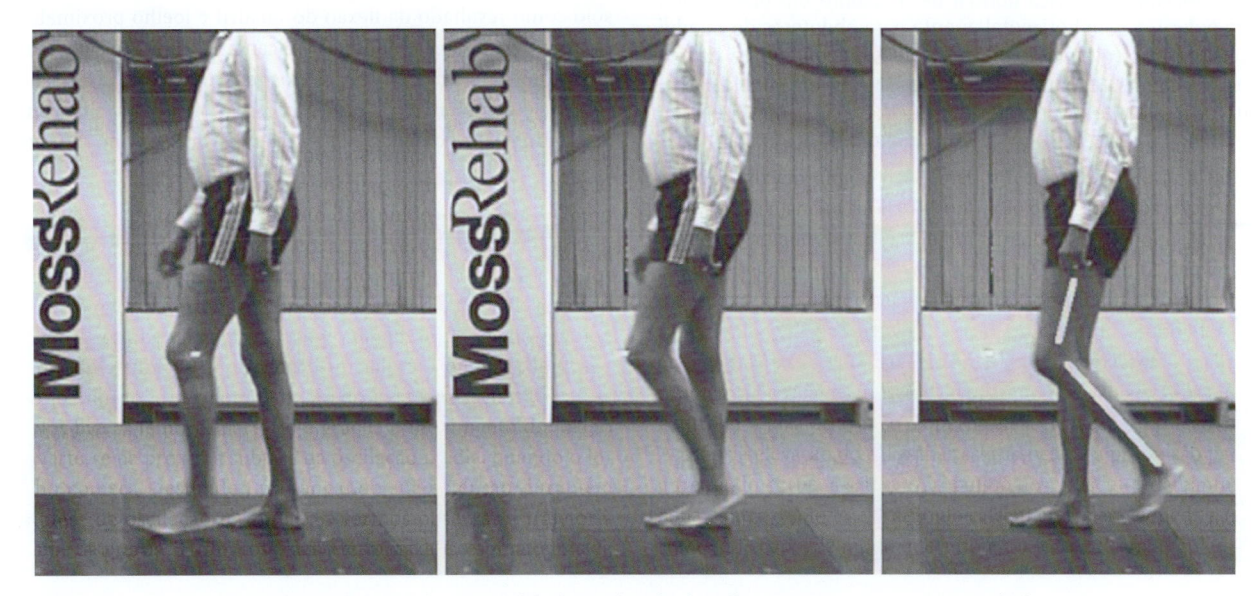

▲ **Figura 11.27** Por volta do final da oscilação média, foi realizada dorsiflexão até a posição neutra (0°).

ilustra como a identificação de problemas nos aspectos operacionais do ciclo da marcha de um paciente ajuda o profissional a entender as queixas clínicas do indivíduo e o desempenho adaptativo ineficiente. A descrição dos danos relacionados a avanço do CdM, liberação do pé do solo e estabilidade ereta fornece informações importantes para se elaborar o tratamento da disfunção da marcha, em especial em relação ao uso de órteses para extremidade inferior e dispositivos de assistência.

▶ Descrição

Uma mulher de 55 anos apresentava hemiparesia direita como resultado de um AVC envolvendo a cápsula interna esquerda. Quando foi examinada seis meses depois do AVC, queixava-se de tropeçar na borda do tapete da sala de estar e, ocasionalmente, na soleira da porta do banheiro. O exame clínico de seu lado direito revelou amplitude de movimento passiva total do quadril e joelho enquanto a dorsiflexão do tornozelo estava em + 10° (amplitude de movimento um pouco reduzida). A sensibilidade a agulhada no pé e a propriocepção do hálux e tornozelo estavam intactas. A hipertonia estava presente nos flexores plantares do tornozelo (Ashworth 2), flexores do joelho (Ashworth 3), extensores do joelho (Ashworth 3) e flexores do quadril (Ashworth 2). Ela não tinha controle seletivo das articulações do membro inferior e movia o membro inferior para a frente como uma unidade inteira durante a fase de oscilação. Apresentava capacidade de sustentar peso no membro durante a fase de apoio com o uso de uma bengala de modo contralateral. Seu padrão de marcha durante a oscilação inicial é mostrado na Figura 11.33.

▶ Discussão

É bom lembrar que o avanço do membro na fase de oscilação requer liberação do pé do solo, em especial liberação dos artelhos. Durante a parte inicial da fase de oscilação, os artelhos saem do solo como resultado da flexão do quadril e joelho proximal, e o tornozelo distal permanece no alcance da flexão plantar durante a pré-oscilação mesmo que os músculos dorsiflexores do tornozelo comecem a contrair. O prosseguimento ativo da contração do flexor do quadril e a flexão passiva do joelho durante

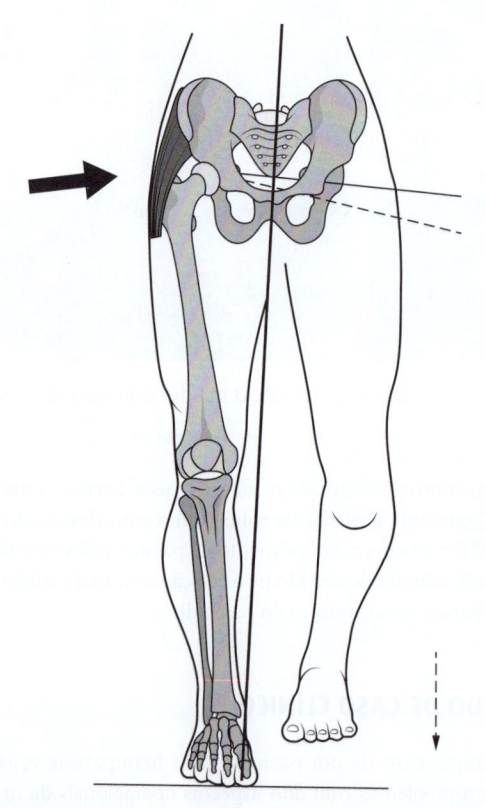

▲ **Figura 11.28** Marcha de Trendelenburg. A linha sólida indica inclinação pélvica normal de 5° (sobre um eixo sagital na pelve); a seta horizontal aponta para abdutores do quadril sombreados (glúteo médio); a linha sólida da pelve para o pé medial representa a FRS (força de reação do solo); a linha pontilhada, inclinação pélvica excessiva; a seta vertical, queda excessiva de todo o membro em direção ao solo.

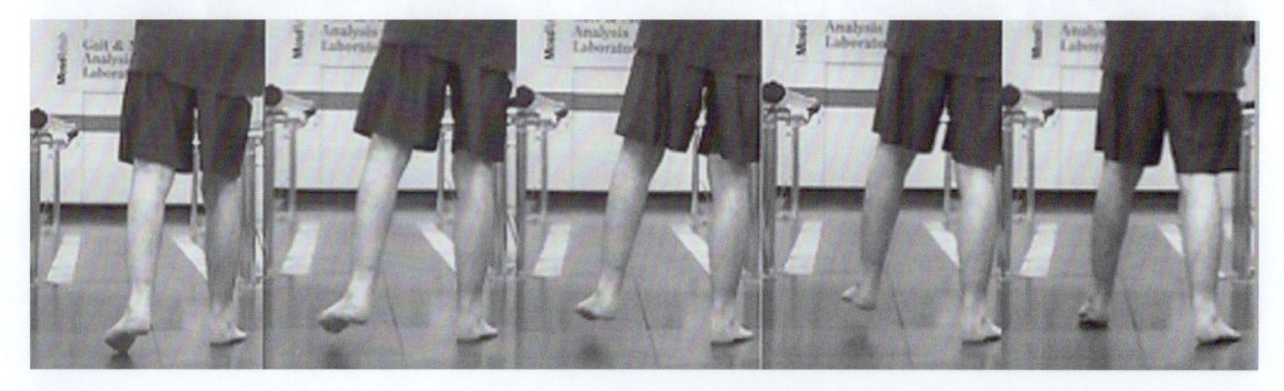

▲ **Figura 11.29** Um paciente empregando circundução para tirar o pé do solo durante a fase de oscilação do membro esquerdo.

a oscilação inicial e média erguem o artelho para tirar o pé do solo e avançar o membro. A imagem mais à esquerda na Figura 11.33 representa o final da fase de pré-oscilação, quando o pé da paciente está prestes a sair do solo. As três imagens do meio revelam um arrastar da porção anterior do calçado junto ao chão, com a liberação aparecendo apenas na imagem da extrema direita. (A duração do arrastar é de cerca de 100 m/s ou 0,1 s.) As imagens também revelam a causa do arrasto: flexão

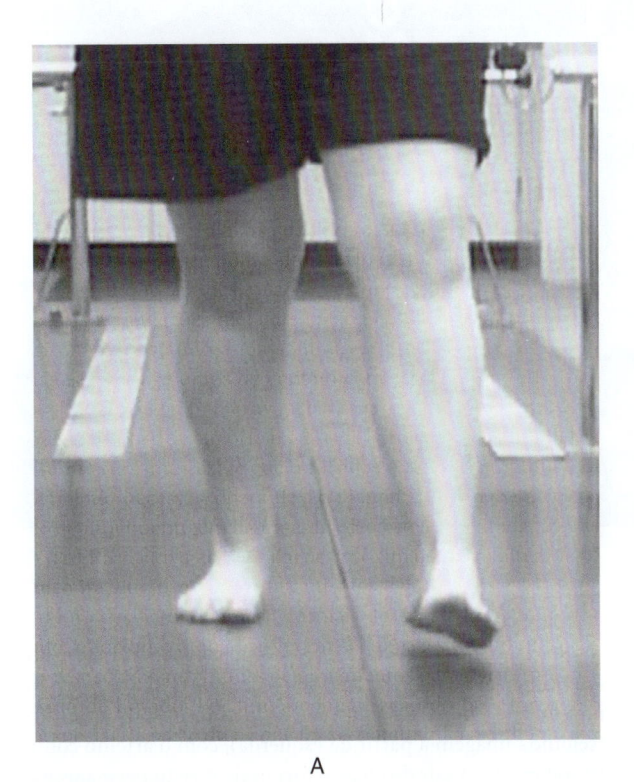

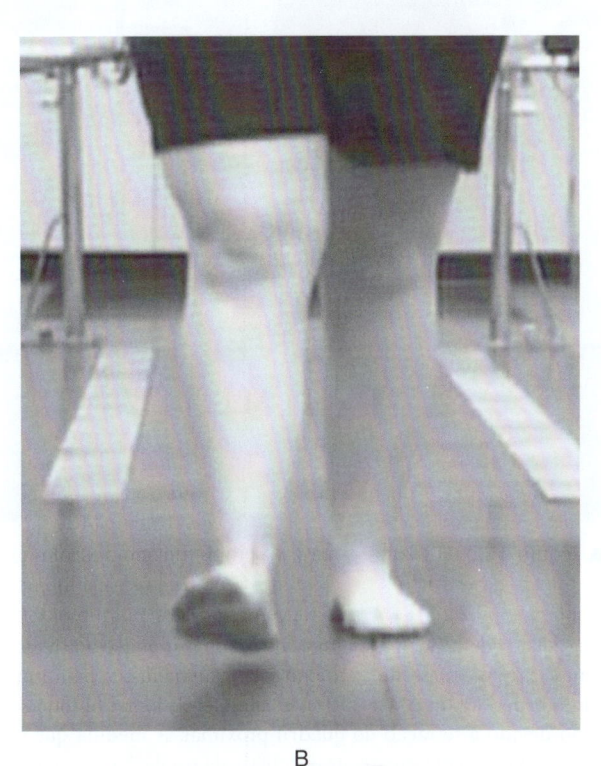

▲ **Figura 11.30** **A.** Equinovaro na oscilação terminal. **B.** Comparação da oscilação terminal no mesmo paciente.

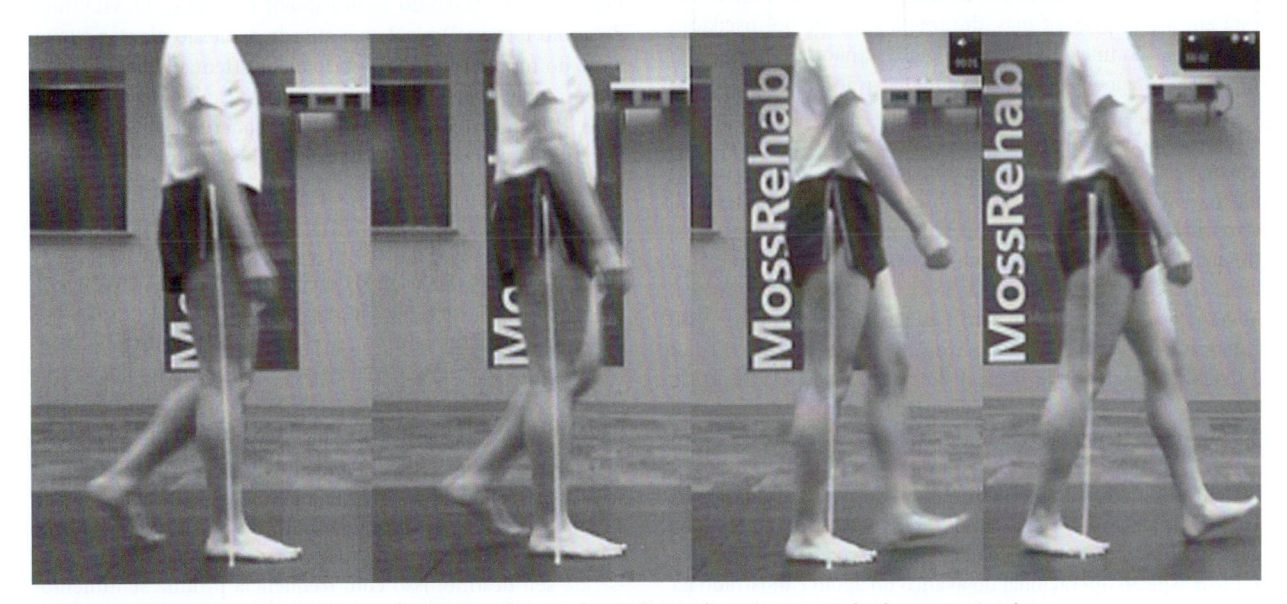

▲ **Figura 11.31** A sequência das configurações de membro inferior durante o período de apoio simples.

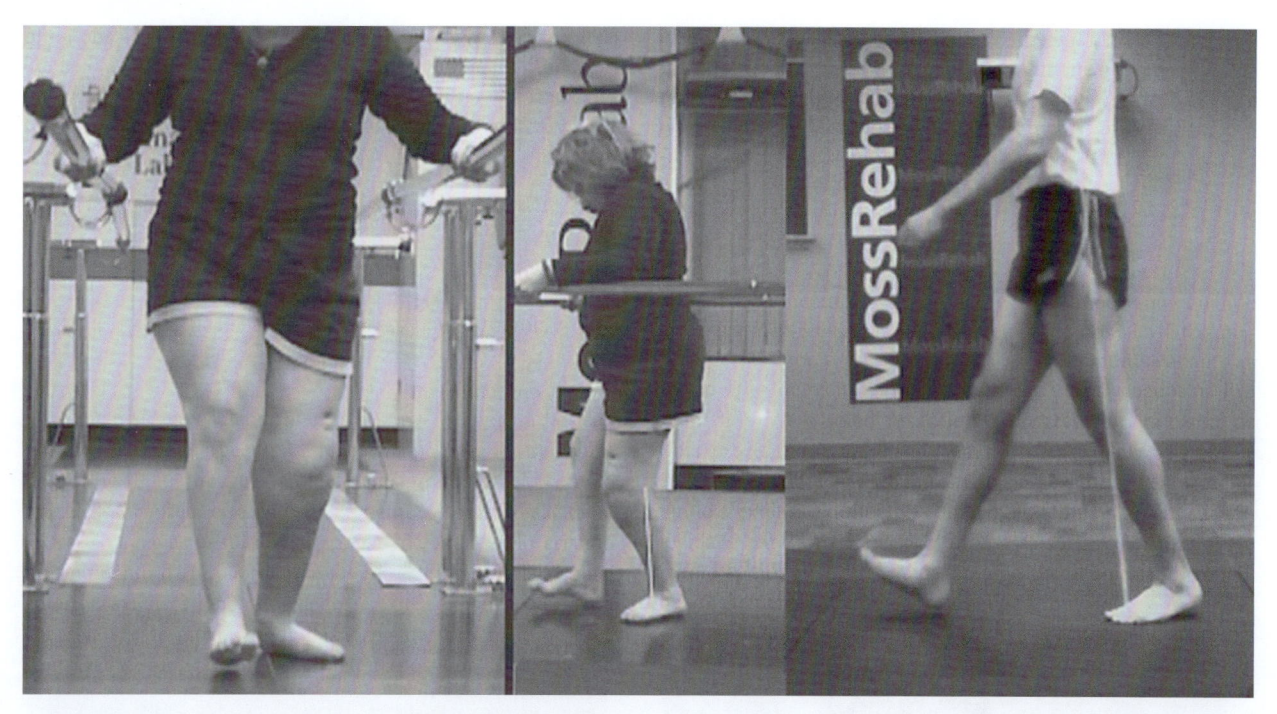

▲ **Figura 11.32** Uma paciente com problemas no apoio simples.

inadequada de quadril e joelho. No final da pré-oscilação (imagem à extrema esquerda), o joelho está flexionado cerca de 30°, como esperado, mas o quadril está inadequadamente flexionado devido à retração do quadril proximal. À medida que a marcha da paciente prossegue, a subfase da oscilação inicial cai por completo, uma vez que o joelho não flexiona mais do que 30°, embora, em geral, até 60° de flexão do joelho sejam esperados por volta do fim da fase de oscilação inicial. O tornozelo está em flexão plantar, mas, durante a parte de pré-oscilação até a oscilação inicial do ciclo da marcha, não se espera que o tornozelo esteja em dorsiflexão até a posição neutra. Assim, o arrastar do pé no chão (i.e., a falta de liberação do pé do chão) é resultado da inadequação da flexão do quadril e joelho proximais, e não da dorsiflexão inadequada ou "queda do pé". O tratamento terá que levar essas observações em consideração. (Considere: no caso de um paciente com flexão inadequada do quadril ou joelho, ou de ambos, na fase de oscilação inicial, uma órtese tornozelo-pé colocada em posição neutra poderia aliviar o arrastar dos artelhos na fase de oscilação inicial?) Esse exame inicial do caso foca o dano da liberação, correspondendo à queixa da paciente de arrastar do pé e tropeço em elevações relativamente baixas (bordas de tapetes, elevação na soleira da porta), que seriam transpostas de forma fácil com o avanço do membro na fase de oscilação.

Um segundo problema desmascarado pela análise observacional da marcha relaciona-se ao aspecto operacional do avanço na fase de apoio. O padrão de marcha da paciente durante o aspecto operacional do avanço no apoio é mostrado na Figura 11.34.

No contato inicial (Fig. 11.34, extrema esquerda), a planta inteira está em contato com o solo como uma unidade, e o tornozelo está em flexão plantar. No final da resposta de carga (segunda imagem a partir da esquerda), com o artelho contralateral prestes a sair do chão, o tornozelo direito permanece em um alto grau de flexão plantar, diferentemente da leve flexão plantar de cerca de 5°, que caracteriza a locomoção normal. A Figura 11.34C (final do médio apoio) e a Figura 11.34D (final do apoio terminal) revelam a atitude de flexão plantar persistente do tornozelo. A tíbia permanece orientada para a região posterior ao invés de para a anterior, o calcanhar permanece no chão, e, como consequência, o passo esquerdo fica muito curto (Fig. 11.34, extrema direita). Nessa paciente com hemiparesia, a tíbia é restringida por uma contratura/tensão do tendão de calcanhar que não permite que ela avance para a frente. Além disso, a fraqueza dos músculos da panturrilha impede a elevação do calcanhar no apoio terminal. A ausência da saída do músculo da panturrilha elimina um dos principais impulsos de propulsão do membro na fase de oscilação subsequente. A restrição da tíbia durante a fase de apoio, combinada com a ausência de saída, resulta em retardo no avanço do CdM sobre o membro na fase de apoio. O resultado funcional é um passo contralateral encurtado, uma velocidade de marcha diminuída e assimetrias temporais do tempo do passo, tempo de apoio e tempo de oscilação que produzem uma marcha desajeitada, sem ritmo, requerendo mais tempo para a paciente deslocar-se até seu destino; isso com frequência produz sentimentos de insegurança.

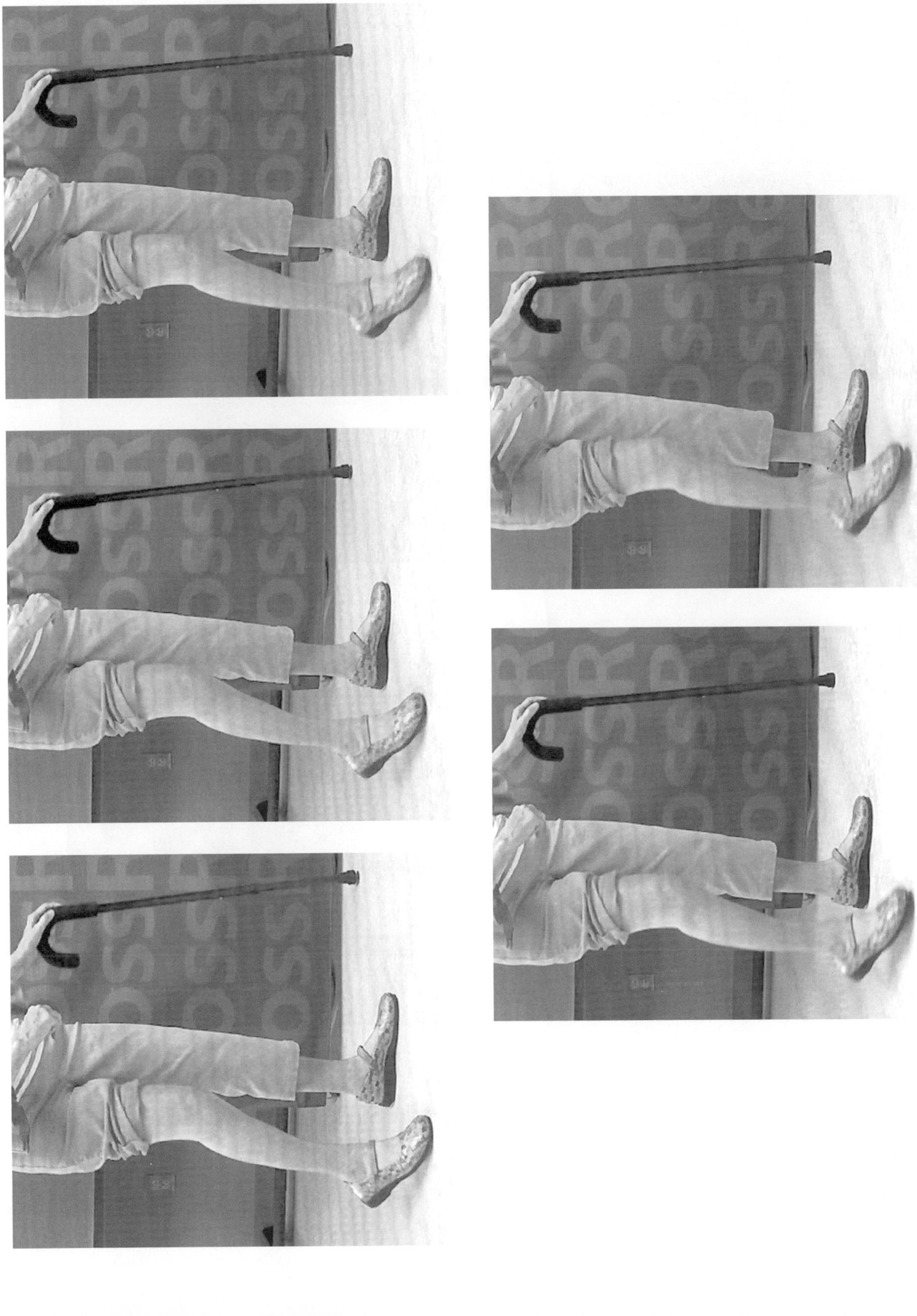

Figura 11.33 Falha na liberação na oscilação média inicial causada por falta de flexão plantar.

160 CAPÍTULO 11 ANÁLISE DA MARCHA

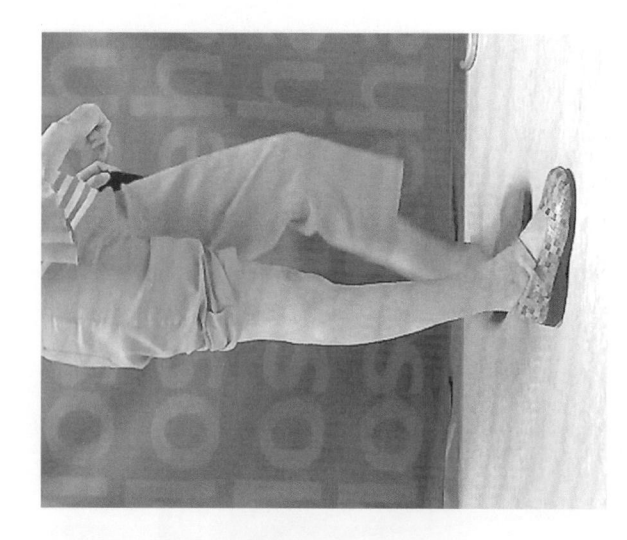

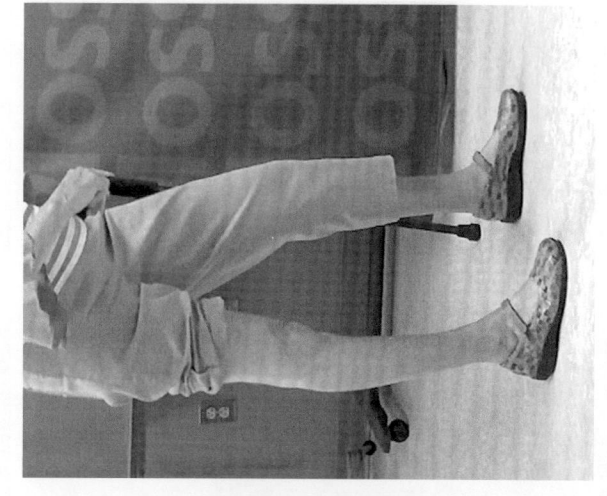

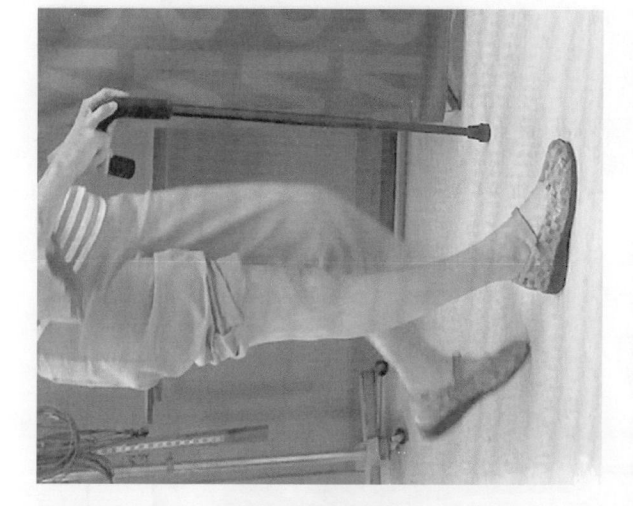

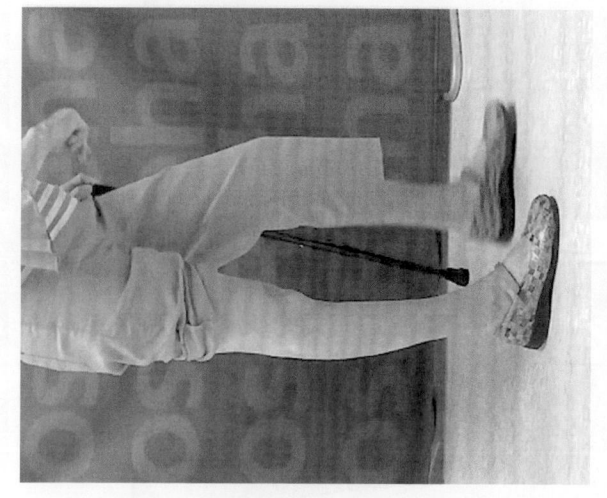

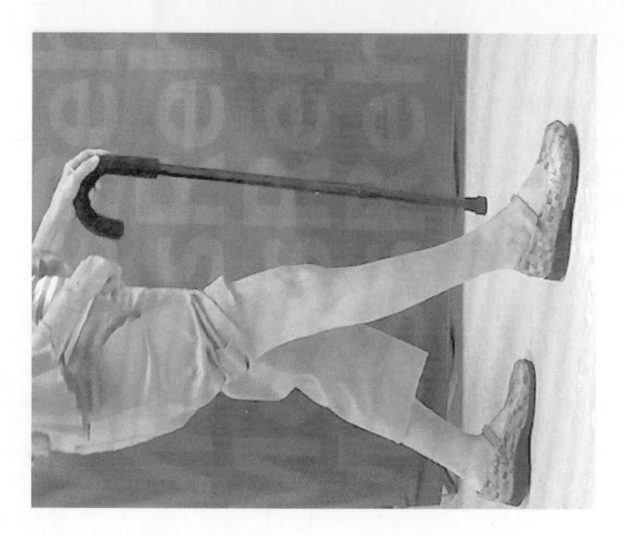

▲ **Figura 11.34** Encurtamento no comprimento do passo no lado esquerdo devido à falta de dorsiflexão no lado direito.

Boenig, DD: Evaluation of a clinical method of gait analysis. Phys Ther 1977;57:795-798.

Esquenazi A: Biomechanics of gait. In: *Orthopaedic Knowledge Update*. American Academy of Orthopaedic Surgeons, 2005:377-386.

Esquenazi A, Ofluoglu D, Kim S, Hirai B: The effect of an ankle-foot orthosis on temporal spatial parameters and asymmetry of gait in hemiparetic patients. PM R 2009;1;1014-1018.

Esquenazi A. Talaty M: Gait analysis: Technology and clinical application. In Braddon RL (Ed): *Physical Medicine and Rehabilitation*, 4th ed. Saunders, Elsevier, 2011:99-116.

Finley FR, Cody KA: Locomotive characteristics of urban pedestrians. Arch Phys Med 1970;51:423-426.

Inman VT, Ralston HJ, Todd F: *Human Walking*. Williams & Wilkins, 1981.

Murray, MP, Kory RC, Clarkson BH: Walking patterns in healthy old men. J Gerontol 1969;24:169-178.

Murray MP, Kory RC, Sepic SB: Walking patterns of normal women. Arch Phys Med 1970;51:637-650.

Ochi F, Esquenazi A, Hirai B, Talaty M: Temporal-spatial features of gait after traumatic brain injury. J Head Trauma Rehabil 1999;14:105-115.

Perry J: Normal gait. In Bowker JH, Michael JW (Eds): *Atlas of Limb Prosthetics: Surgical, Prosthetic, and Rehabilitation Principles*, 2nd ed. Mosby, 1992:359-370.

Perry J, Burnfield JM: *Gait Analysis: Normal and Pathological Function*, 2nd ed. Slack, 2010.

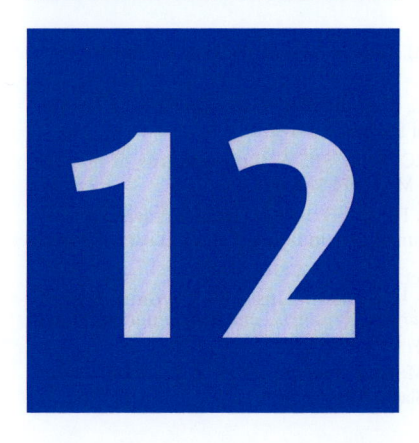

12 Lesão na medula espinal

Mendel Kupfer, MD
Gina M. Benaquista DeSipio, DO
Danielle Ryan, DO
Rochelle Dy, MD
Wesley Chay, MD
Matthew McAuliffe, MD

A lesão da medula espinal (LME) resulta de trauma ou dano à medula espinal, causando ruptura de comunicação do cérebro e medula espinal com os órgãos terminais e membros, o que gera disfunção sensorial, motora e autônoma. As causas de LME podem ser divididas em traumáticas e não traumáticas. Em geral, as causas traumáticas são eventos de alta velocidade que produzem déficits neurológicos com um início agudo e reconhecível. As lesões não traumáticas tendem a ter um curso subagudo a crônico, com início mais lento de déficits neurológicos.

CONSIDERAÇÕES GERAIS

▶ Epidemiologia

Estimativas atuais indicam que entre 236 e 327 mil pessoas nos Estados Unidos estão vivendo com LME. Há uma incidência anual estimada de LME, que não inclui aqueles que morrem no local do acidente, de 40 casos por milhão de pessoas nos Estados Unidos, ou aproximadamente 12 mil novos casos por ano. Cerca de 13% de novos casos de LME são capturados pelo banco de dados National Spinal Cord Injury, que tem uma rede de sistemas de modelo de LME que começou a coletar dados pela primeira vez em 1973. Já foram desenvolvidos 28 sistemas de modelo de LME desde 1973, e 14 estão ativos atualmente. De 1973 até 1979, a idade média de lesão era 28,7 anos, e muitas lesões ocorreram entre 16 e 30 anos. Desde 2005, a idade média de lesão aumentou para 41 anos, com 80,6% das lesões ocorrendo em homens. Antes de 1980, 81,8% das LMEs ocorriam entre homens. A incidência de LME tem diminuído em brancos e aumentado nas populações de minoria, em especial nas afro-americanas e hispânicas. É provável que isso seja, em parte, devido às tendências nos Estados Unidos. Os dados epidemiológicos de LME traumática na British Columbia, Canadá, produziram resultados similares, com idade média de lesão de 35 anos e preferência de gênero de 80% para homens. Na China, os dados epidemiológicos relativos ao período de 2001 até 2007 indicaram que os pacientes com trauma espinal correspondiam a 4,58% de todos os pacientes hospitalizados devido a trauma.

Entre esses pacientes, 69,02% eram homens, e 30,98%, mulheres. As causas mais comuns de trauma espinal foram acidente com veículo motor (33,6% das LMEs), quedas de locais altos (31,25%) e quedas sem altura (23,23%); essas causas combinadas foram responsáveis por 88% dos traumas espinais documentados.

> Liu P, Yao Y, Liu MY, et al: Spinal trauma in mainland China from 2001 to 2007: An epidemiological study based on a nationwide database. Spine 2012;37:1310–1315.
>
> National Spinal Cord Injury Statistical Center: Spinal cord injury facts and figures at a glance, February 2012. Available at: https://www.nscisc.uab.edu/PublicDocuments/fact_figures_docs/Facts%202012%20Feb%20Final.pdf. Accessed March 13, 2013.
>
> Pickett GE, Campos-Benitez M, Keller JL, Duggal N: Epidemiology of traumatic spinal cord injury in Canada. Spine 2006;31:799–805.

▶ Etiologia

Dados compilados desde 2010 mostram que colisões com veículos motores são responsáveis por 36,5% das LMEs traumáticas relatadas; quedas, por 28,5%; violência, por 14,3%; lesões em esportes, por 9,2%; e outras, ou causas desconhecidas, por 11,4%. Na categoria de lesões em esportes, jogadores do ensino médio de futebol americano têm a incidência mais alta de lesões cervicais graves por ano entre todos os atletas do ensino médio. Fraturas no pescoço e na coluna cervical foram responsáveis por 4,1% das 517.726 lesões de futebol americano no ensino médio revisadas na temporada de 2005 a 2006.

Desde 2010, a categoria neurológica mais frequente na alta de pacientes com LME é tetraplegia incompleta (40,6%), seguida por paraplegia incompleta (18,7%), paraplegia completa (18%) e tetraplegia completa (11,6%). Menos de 1% dos indivíduos afetados apresentam recuperação neurológica total na alta hospitalar. Nos últimos 15 anos, a porcentagem de pacientes com tetraplegia incompleta tinha tendência de aumentar, com diminuição correspondente na incidência de paraplegia completa e tetraplegia completa. Nos dias atuais, as causas de morte que têm o maior impacto sobre a expectativa de vida da população com lesão da medula espinal traumática são pneumonia e septicemia. Os fatores determinantes na estatística da expectativa de vida são a idade no momento da lesão, o nível de lesão e o grau de lesão (completa ou incompleta).

> Boden BP, Jarvis CG: Spinal injuries in sports. Neuro Clinic 2008;26:63–78.
> DeVivo MJ: Epidemiology of traumatic spinal cord injury: Trends and future implications. Spinal Cord 2012;50:365–372.
> National Spinal Cord Injury Statistical Center: Spinal cord injury facts and figures at a glance, February 2013. Available at: https://www. nscisc. uab. edu/PublicDocuments/fact_figures_docs/Facts%202013. pdf. Accessed November 11, 2013.

▶ Considerações anatômicas

A. Coluna e medula espinais

A medula espinal reside no canal vertebral, cujas paredes são definidas como segue: a borda da parede anterior é o ligamento longitudinal posterior, e a borda da parede posterior, o ligamento amarelo. A medula espinal é suspensa dentro de três camadas de tecido meníngeo, a parte interna sendo a pia-máter, e a parte externa, a dura-máter; entre elas está a aracnoide-máter. A medula espinal, no adulto, não vai mais do que até o corpo vertebral de L2, embora possa haver alguma variação, com o término ocorrendo até T12. O canal vertebral continua até o hiato sacral, superior ao cóccix. Nos recém-nascidos, contudo, a medula espinal estende-se até o corpo vertebral de L3.

Existem 33 corpos vertebrais na coluna humana, divididos em 7 cervicais, 12 torácicos, 5 lombares, 5 sacrais e 4 corpos que formam o cóccix. Eles são combinados com 31 pares de raízes nervosas periféricas, 8 cervicais, 12 torácicas, 5 lombares, 5 sacrais e 1 coccígea. É importante distinguir neurônios motores superiores e inferiores, visto que algumas condições patológicas afetam essas estruturas e têm apresentações clínicas bastante variadas. Um neurônio motor superior (NMS) é um neurônio que começa no córtex cerebral e conecta-se ao núcleo motor no corno anterior da medula espinal. Um neurônio motor inferior (NMI) conecta-se ao núcleo motor no corno anterior e termina quando faz sinapse com o tecido muscular esquelético, fora da medula espinal. O cone medular é a ponta distal da medula espinal. A cauda equina ("cauda do cavalo") é um feixe de nervos que contém as cinco raízes nervosas lombares, as cinco raízes nervosas sacrais e a raiz nervosa coccígea. Os nervos da cauda equina são neurônios motores inferiores.

B. Suprimento sanguíneo

O suprimento sanguíneo arterial da medula espinal consiste na artéria espinal anterior e em duas artérias espinais posteriores. Elas começam na fossa craniana posterior como ramos das artérias vertebrais. Os ramos radiculares das artérias espinais anteriores e posteriores alimentam níveis individuais. A artéria de Adamkiewicz é uma grande artéria radicular anterior que, em geral, se origina entre os segmentos T9 e L2 da medula espinal. Existem duas áreas de linhas divisórias da medula espinal, que são a junção cervicotorácica (cordão cervical distal até T4) e a junção toracolombar.

C. Transmissão de sinais neurológicos

Na secção transversal da medula espinal, pode-se verificar a substância cinzenta em formato de borboleta central cercada por substância branca, que contém tratos da medula espinal ascendente e descendente, cada uma com arquitetura estrutural específica, feita de colunas de vários tecidos neurais. Os déficits associados a padrões específicos de lesão na medula espinal estão relacionados ao curso e à localização desses tratos.

Os principais tratos discutidos neste capítulo estão representados na Figura 12.1. O **trato corticospinal lateral** é composto de fibras nervosas descendentes que são responsáveis pelo controle motor. As fibras nervosas desse trato originam-se no córtex do cérebro, viajam no sentido caudal pelo mesencéfalo e cruzam-se no nível da medula, com 90% das fibras cruzando-se para dar origem ao trato corticospinal lateral. Além disso, uma pequena porção das fibras descendentes divide-se para seguir anterior e ipsilateralmente para originar o trato corticospinal anterior e o trato corticospinal lateral não cruzado, respectivamente. Os **tratos espinotalâmicos anterior e lateral** ascendentes transportam informação sensorial ao cérebro relativa a nocicepção, temperatura e algumas fibras de toque leve simples. Essas fibras cruzam-se na comissura branca ventral da medula espinal e ascendem um nível de raiz nervosa antes de cruzar e continuar sua ascensão até o córtex do cérebro. As **colunas dorsais (fascículo grácil e fascículo cuneiforme)** também contêm informação sensorial. Essas fibras sensoriais diferem das fibras sensoriais espinotalâmicas, visto que elas retransmitem informação quanto a vibração, propriocepção e toque leve. Essas fibras cruzam-se na medula à medida que continuam até o córtex do cérebro.

O sistema autônomo é composto pelo sistema nervoso simpático e pelo sistema nervoso parassimpático. Os dois sistemas trabalham em conjunto para afetar muitas funções viscerais, entre elas eliminação de fezes, frequência cardíaca, pressão arterial e respiração, entre outras. Os nervos simpáticos originam-se do corno lateral da medula espinal torácica e da coluna de células intermediolaterais nos níveis espinais T1-L3. O sistema nervoso parassimpático origina-se dos nervos cranianos III, VII, IX e X, do mesencéfalo e das raízes nervosas sacrais.

> Ishizawa K, Komori T, Shimada T, et al: Hemodynamic infarction of the spinal cord: Involvement of the gray matter plus the border-zone between the central and peripheral arteries. Spinal Cord 2005;43:306–310.
> Kim JS, Ko SB, Shin HE, et al: Perioperative stroke in the brain and spinal cord following an induced hypotension. Yonsei Med J 2003;44:143–145.
> Millichap J, Sy B, Leacock R: Spinal cord infarction with multiple etiologic factors. J Gen Intern Med 2007;22:151–154.

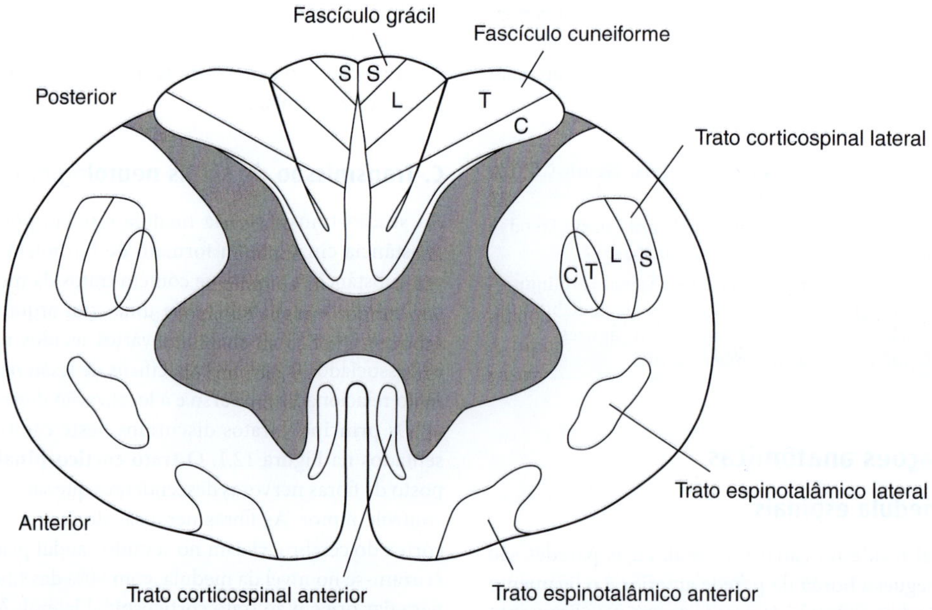

▲ **Figura 12.1** Tratos longos ascendentes e descendentes da medula espinal (Reproduzida, com permissão, de Browner B, Jupiter J, Levine A, Trafton P: *Skeletal Trauma Basic Science Management and Reconstruction*, 3rd ed. Elsevier, 2003:685-707.)

PATOGÊNESE

A medula espinal é composta de substância cinzenta, na parte interna, circundada por substância branca, na parte externa. A substância cinzenta, em um segmento particular, fornece débito periférico naquele nível. Assim, a lesão segmentar na substância cinzenta resulta em função comprometida naquele nível ou próximo dele. A substância branca inclui tratos ascendentes e descendentes longos. A lesão na substância branca, em qualquer nível, pode resultar em função comprometida em todos os níveis abaixo dele.

▶ Lesão traumática na medula espinal

Em lesões traumáticas, a lesão primária à medula espinal resulta de compressão ou laceração, levando a ruptura de axônios e de membranas neuronais. Isso pode ocorrer com fraturas, luxações, ferimentos por perfuração e por arma de fogo. A lesão secundária pode ocorrer dentro de 8 a 24 horas (inicialmente) após a lesão primária, devido a uma cascata de eventos que leva a hemorragia, edema, infarto e necrose. A lesão secundária tardia pode ser vista semanas, meses ou anos após a lesão inicial e pode resultar em formação de neuroma, degeneração walleriana, aracnoidopatia e siringomielia.

Em muitos adultos, a medula espinal termina entre o primeiro e segundo corpos vertebrais lombares. Assim, as fraturas que ocorrem acima de L1 muitas vezes resultam em uma LME caracterizada por achados de NMS. Após o choque espinal inicial (ausência de todos os reflexos tendinosos profundos), pode ser visto tônus aumentado, manifestado por reflexos vigorosos ou espasmos involuntários, ou ambos. As fraturas em L2 e abaixo de L2 com frequência levam a uma lesão da cauda equina, caracterizada por sintomas de NMI (hipotonia, flacidez, reflexos diminuídos ou ausentes, atrofia muscular, intestino e bexiga flácidos). As fraturas no nível de L1 ou L2 muitas vezes afetam o cone medular, e, se ocorrer também lesão de raiz nervosa, pode haver uma apresentação de NMS e NMI mista.

Tendo em mente a anatomia da medula espinal, muitas LMEs resultam de lesões nos níveis cervicais ou torácicos em vez de lesões nos níveis lombares ou sacrais. Existem várias fraturas-luxações notáveis no nível cervical. As luxações atlanto--occipitais e atlantoaxiais costumam ser fatais. Indivíduos com doença reumatoide, síndrome de Down e displasias esqueléticas congênitas têm risco bastante aumentado de instabilidade atlantoaxial e subluxação. Uma fratura por explosão de C1 é chamada de fratura de Jefferson. As fraturas que envolvem o processo odontoide, ou dente, são classificadas com base nas áreas de envolvimento de fratura. No tipo 1, as fraturas são limitadas à ponta do processo odontoide (e, em geral, não é necessário cirurgia). As fraturas odontoides do tipo 2 envolvem a base do processo odontoide ou a junção com o corpo vertebral de C2; essa é considerada uma fratura instável e geralmente requer fixação cirúrgica. A taxa de não união com apenas fixação externa é acima de 60%. As fraturas odontoides do tipo 3 envolvem o corpo de C2 e muitas vezes podem ser tratadas de forma não cirúrgica (90% das fraturas consolidam-se com o uso de um dispositivo de anel por três meses). A hiperextensão da coluna cervical pode resultar em LME (conhecida como síndrome do cordão central, na qual as extremidades superiores ficam mais fracas do que as extremidades inferiores). O nível mais comum de lesões de hiperextensão cervical é C4-5. As fraturas por compressão da coluna cervical resultam de flexão cervical ou de carga axial. O nível C5 é onde mais ocorre fratura de compressão cervical. Luxação da articulação facetária unilateral pode ocorrer por uma lesão de flexão-rotação cervical. Luxações da articulação facetária bilaterais ocorrem por lesões de flexão cervical. O nível mais comum de luxações da articulação facetária unilaterais e bilaterais é C5-6.

As lesões na coluna toracolombar são mais vistas em casos de acidentes com veículos motores. Outra lesão de órgão é vista em até 50% dos indivíduos com trauma toracolombar.

▶ Lesão não traumática da medula espinal

Existem muitas causas não traumáticas de lesão na medula espinal, entre as quais estenose espinal com mielopatia, neoplasias espinais, doença vascular espinal, infecções, doenças degenerativas e desmielinizantes e mielopatias tóxicas e metabólicas.

Espondilose e espondilolistese da coluna podem causar compressão da medula espinal. Isso é visto com mais frequência na coluna cervical, mas também pode afetar a coluna toracolombar. Dependendo da localização da estenose (central ou neuroforaminal), podem ser vistas mais apresentações de NMS, com hiper-reflexia e fraqueza muscular espástica em mielopatia, ou mais apresentações de NMI, com hiporreflexia e fraqueza muscular flácida em radiculopatia.

Neoplasias espinais podem afetar a medula espinal de forma direta (tumor primário de medula espinal) ou indireta (tumor da coluna espinal causando compressão da medula espinal). As neoplasias mais comuns da medula espinal são tumores primários intradurais (tumores da bainha do nervo, p. ex., schwannomas e neurofibromas, meningiomas, ependimomas e astrocitomas). Contudo, a doença metastática (por linfoma, câncer de pulmão, mama e próstata) da coluna que comprime a medula espinal de modo secundário ocorre quase 25 vezes mais do que os tumores primários da medula espinal.

A doença vascular espinal inclui infarto arterial espinal (muitas vezes como uma consequência de dano circulatório sistêmico profundo, clampeamento cirúrgico ou doença da aorta ou de seus ramos principais), infarto venoso espinal (mais comum em estados de hipercoagulação), doença embólica vascular espinal (mais comum por embolia ateromatosa ou fibrocartilaginosa) e malformação vascular espinal (em geral, manifestando-se de maneira aguda devido à hemorragia).

As infecções que afetam a medula espinal podem incluir abscessos (epidural, subdural ou intramedular), leptomeningite espinal supurativa (acompanhando meningite intracraniana), doença de Pott (tuberculose da coluna), tabe dorsal (neurossífilis) e mielite ou mielopatia virais (poliovírus, vírus do Nilo Ocidental, HIV).

Doenças degenerativas ou desmielinizantes incluem esclerose múltipla, esclerose lateral amiotrófica (ELA), esclerose lateral primária, atrofia muscular espinal, ataxia de Friedreich e paraplegia espástica hereditária.

Mielopatias tóxicas ou metabólicas podem ser vistas em casos de deficiência de vitamina B12, pós-injeção intratecal (com anestésicos, álcoois, solução salina hipertônica, esteroides ou agentes quimioterapêuticos) e pós-angiografia.

> Darouiche RO: Spinal epidural abscess. New Engl J Med. 2006; 355:2012-2020.
> Fratkin JD, Leis AA, Stokic DS, et al: Spinal cord neuropathology in human West Nile virus infection. Arch Pathol Lab Med 2004;128:533-537.
> Garg RK, Somvanshi DS: Spinal tuberculosis: A review. J Spinal Cord Med 2011;34:440-454.
> Hsu WK, Anderson PA: Odontoid fractures: Update on management. J Am Acad Orthop Surg 2010;18:383-394.
> Nagpal S, Clarke JL: Neoplastic myelopathy. Semin Neurol 2012;32:137-145.
> Oudega M: Molecular and cellular mechanisms underlying the role of blood vessels in spinal cord injury and repair. Cell Tissue Res 2012;349:269-288.
> Raj VS, Lofton L: Rehabilitation and treatment of spinal cord tumors. J Spinal Cord Med 2013;36:4-11.
> Stein DM, Roddy V, Marx J, et al: Emergency neurological life support: Traumatic spine injury. Neurocrit Care 2012;17: S102-S111.
> Tatke M: Nontumor lesions of spinal cord and spine. Semin Diagn Pathol 2010;27:186-196.
> Terterov S, Taghva A, Khalessi AA, et al: Intramedullary abscess of the spinal cord in the setting of patent foramen ovale. World Neurosurg 2011;76:361.
> Yip PK, Malaspina A: Spinal cord trauma and the molecular point of no return. Mol Neurodegener 2012;7:6.

ACHADOS CLÍNICOS NA LESÃO AGUDA DA MEDULA ESPINAL

▶ Sinais e sintomas

A LME grave está associada a uma elevação imediata na pressão arterial; contudo, esse estágio é breve e é seguido por choque espinal, caracterizado por hipotensão, bradicardia e hipotermia. A hipotensão também pode resultar de outros tipos de choque e deve ser distinguida e tratada de acordo com o caso. O choque espinal é causado por tônus diminuído e falta de reflexos abaixo do nível da LME; a queda da pressão arterial é relacionada às mudanças no tônus simpático da vasculatura. Vários sinais têm sido identificados para sinalizar que um paciente está saindo do choque espinal. Essa transição pode ocorrer a qualquer momento, de 24 horas até 3 meses pós-LME, e inclui desaparecimento do reflexo plantar retardado, aparecimento de reflexos cutâneos (p. ex., reflexos bulbocavernoso e cremastérico), retorno dos reflexos tendinosos profundos e retorno da função detrusora reflexiva.

A. Fases do choque espinal

Ditunno e colaboradores propuseram que o choque espinal fosse dividido em quatro fases. A fase 1 ocorre durante os dias 0 a 1 e é marcada por arreflexia ou hiporreflexia atribuída a uma perda de estimulação nervosa descendente. Também se acredita que a falta de reflexos e a flacidez observadas são devidas à hiperpolarização dos nervos caudais para a LME.

A fase 2 começa nos dias 1 a 3 e é marcada pelo retorno inicial dos reflexos, atribuído à maior sensibilidade do tecido da medula espinal abaixo do nível de desnervação. Mecanismos propostos para essa supersensibilidade incluem recaptação reduzida do neurotransmissor excitatório, síntese aumentada e inserção de receptores de neurotransmissor na membrana pós-sináptica, degradação diminuída dos receptores pós-sinápticos e síntese e composição alteradas das subunidades receptoras. O primeiro reflexo a retornar nessa fase é o reflexo plantar retardado, que tem sido observado várias horas após a lesão. A persistência desse reflexo após sete dias está associada a diagnóstico insatisfatório para deambulação e recuperação motora. Os reflexos adicionais tendem a retornar na seguinte sequência: reflexo bulbocavernoso, reflexo cremastérico, reflexo aquileu, sinal de Babinski e reflexo patelar. Em geral, reflexos polissinápticos cutâneos são recuperados antes dos reflexos tendinosos profundos.

A fase 3 abrange as semanas 1 a 4 e é caracterizada por hiper-reflexia atribuída a novo crescimento sináptico. Observa-se variabilidade considerável no retorno dos reflexos durante essa fase. A função autônoma também melhora, assim como as bradiarritmias mediadas pelo vago, a hipotensão e o aparecimento de disreflexia autonômica.

A fase 4 ocorre durante os meses 1 a 12 e é caracterizada por hiper-reflexia adicional atribuída ao crescimento sináptico sustentado pelo corpo do axônio, em especial de axônios longos. Os reflexos cutâneos tornam-se hiperativos. Foi observado, em estudos urodinâmicos, que o tônus do detrusor melhorou em cerca de 4 a 6 semanas após a lesão, embora isso possa não se correlacionar clinicamente com função melhorada da bexiga.

As arritmias estão associadas à LME, de modo mais comum a bradicardia, embora taquicardia supraventricular e taquicardia ventricular também sejam relatadas. O mecanismo proposto para bradicardia é a interrupção do tônus autônomo, o que gera excesso de tônus parassimpático sobre o miocárdio. Com frequência, também é observada hipotensão, devido à perda de tônus vasoconstritor e artérias periféricas, causando, assim, acúmulo de sangue na vasculatura periférica. Muitas vezes, há perda de controle intestinal e retenção urinária, devido a uma bexiga atônica e flácida aguda. Priapismo é comumente observado logo após uma LME completa e, em geral, resolve-se em 1 a 3 dias. Ele tende a ser de natureza arterial, de fluxo alto e é autolimitado. Pacientes do sexo feminino, muitas vezes, apresentam amenorreia após LME.

> Ball PA: Critical care of spinal cord injury. Spine 2001;26: S27–S30.
> Ditunno JF, Little JW, Tessler A, Burns AS: Spinal shock revisited: A 4 phase model. Spinal Cord 2004;42:383–395.
> Schouten R, Albert T, Kwon BK: The spine injured patient initial assessment and emergency treatment. J Am Acad Orthop Surg 2012;20:336–346.
> Silver JR: Letter to the editor: Spinal shock revisited, a 4 phase model. Spinal Cord 2005;43:450.
> Todd MV: Priapism in acute spinal cord injury. Spinal Cord 2011;49:1033–1035.

B. Síndromes de lesão da medula espinal incompleta

1. Síndrome medular central (SMC) — A SMC é a mais comum das síndromes de LME incompleta e resulta de lesão da medula cervical. Ela compreende 50% das lesões incompletas e 9% de todas as LMEs traumáticas. Os indivíduos com SMC apresentam mais fraqueza nos membros superiores do que nos membros inferiores, além de, muitas vezes, disfunção da bexiga e perda sensorial variável. Com frequência, a SMC ocorre em indivíduos mais velhos, devido a lesão de hiperextensão de uma coluna cervical degenerativa, muitas vezes como resultado de uma queda com trauma na cabeça. A SMC pode ocorrer com ou sem fratura ou luxação de vértebras. Acredita-se que o mecanismo de lesão envolva compressão da medula anteriormente por componentes discais e ósseos degenerativos e posteriormente por uma saliência interna do ligamento amarelo em um canal espinal estreitado. A causa exata desse padrão específico de lesão é incerta. Há evidência de que ela não está relacionada ao centro da medula espinal diretamente. Os pacientes com menos de 50 anos tendem a ter um prognóstico melhor para deambulação independente e retorno da função da bexiga e do intestino. O padrão de recuperação, em geral, começa com recuperação de força e de sensação nos membros inferiores, seguida por recuperação do intestino e da bexiga; por fim, recuperação de força e de sensação proximal e depois distal nos membros superiores.

A paralisia cruzada está associada a fraturas das vértebras C1 e C2, com comprometimento na junção medular cervical. O padrão de déficits é limitado de modo quase exclusivo aos membros superiores, com mínimo ou nenhum déficit no membro inferior. A maioria dos pacientes recupera-se de forma completa. Não há explicação aceita para esse padrão de déficits.

2. Síndrome de Brown-Séquard (SBS) — A SBS refere-se à hemissecção da medula espinal, que produz um padrão característico de déficits. De todas as LMEs traumáticas, 2 a 4% são em um padrão de lesão de Brown-Séquard ou tipo Brown-Séquard. Em geral, a SBS está associada a lesão por faca ou por arma de fogo, mas pode resultar de qualquer dano que cause hemissecção da medula espinal. O padrão clássico de déficits é paralisia flácida ipsilateral no nível da lesão, perda ipsilateral de sensação de posição e vibração abaixo do nível da lesão (coluna dorsal), achados de NMS ipsilateral abaixo do nível da lesão (trato espinal cortical) e perda contralateral de dor e de temperatura abaixo do nível da lesão (trato talâmico espinal). As lesões que contêm alguns elementos desse padrão, mas não o padrão completo, são chamadas de síndrome "tipo" ou "mais" Brown-Séquard. De todas as síndromes de LME, a SBS está associada a maior chance de recuperação, com 75 a 90% dos pacientes sendo capazes de caminhar de modo independente e 70% de realizar atividades da vida diária (AVDs) sozinhos na alta a partir de uma instituição de reabilitação hospitalar. Mais de 80% desses pacientes recuperam a continência do intestino e da bexiga. A recuperação da função muscular correlaciona-se com déficits sensoriais de dor e de temperatura na área determinada. Em geral, os extensores proximais ipsilaterais recuperam-se primeiro, e os músculos flexores distais, por último.

3. Síndrome medular anterior (SMA) — A SMA é um padrão de lesão que afeta os dois terços anteriores da medula espinal, poupando as colunas posteriores. Com frequência, a SMA resulta de comprometimento vascular da medula espinal, mas outras causas incluem discos com protusão posterior ou fragmentos de osso. O padrão de déficits envolve perda de função motora e sensação de agulhada; a sensação de toque leve é preservada, assim como a propriocepção e a sensação de pressão profunda. Essa condição carrega um prognóstico insatisfatório, com apenas 10 a 20% dos pacientes mostrando algum grau de recuperação motora.

4. Síndrome medular posterior (SMP) — A SMP é a menos comum das síndromes de LMEs incompletas. Ela costuma envolver perda de função da coluna dorsal, incluindo toque leve, propriocepção e sensação de pressão profunda, com preservação de sensação de dor, temperatura e toque leve e graus variados de função motora. No exame físico, o sinal de Lhermitte pode estar presente. A SMP pode ser causada por trauma, mas também está associada a várias doenças metabólicas e infecciosas, tais como sífilis avançada e deficiência de vitamina B12. Ela está relacionada a um prognóstico de recuperação ruim.

5. Síndrome do epicone — Essa LME envolve o segmento acima do cone medular, consistindo de segmentos da medula L4-S1, e gera a ausência da função reflexa dos segmentos sacrais. Ela se manifesta como uma lesão de NMS de L4-S1.

6. Síndrome do cone medular — A síndrome do cone medular envolve a extremidade terminal da medula espinal entre as vértebras L1 e L2. De modo geral, ela é uma lesão simétrica de NMI das raízes nervosas S2-4. A dor é menos comum do que na síndrome da cauda equina, embora a dor lombar possa estar presente. Os pacientes apresentam bexiga e reto flácidos. A força nos membros inferiores pode estar preservada ou flácida, com achados típicos de uma lesão de NMI. Com frequência, intestino e bexiga estão arrefléxicos, com disfunção de NMI.

7. Síndrome da cauda equina — Essa síndrome envolve os segmentos abaixo do nível vertebral L1-2, afetando um grupo de raízes nervosas, referido como cauda equina (ver Considerações Anatômicas, anteriormente). Essa síndrome pode ser considerada como radiculopatias múltiplas e é caracterizada por paralisia flácida e atrofia dos membros inferiores. Embora a sensação possa ser preservada, muitas vezes ela é dolorosa. De modo geral, a lesão é assimétrica. A síndrome da cauda equina está associada a um prognóstico melhor do que as lesões de NMS e, muitas vezes, ocorre em combinação com a síndrome do cone medular. Com frequência, intestino e bexiga estão arrefléxicos, com disfunção de NMI.

> Gruener G. Biller J: Spinal cord anatomy, localization, and overview of spinal cord syndromes. Continuum Lifelong Learning Neurol 2008;14(3).
>
> Li XF, Dai LY: Acute central cord syndrome: Injury mechanisms and stress features. Spine 2010;35: E955–964.
>
> McKinley W, Santos K, Meade M, Brooke K: Incidence and outcomes of spinal cord injury clinical syndromes. J Spinal Cord Med 2007;30:215–224.
>
> Nowak DD, Lee JK, Gelb DE, et al: Central cord syndrome. J Am Acad Orthop Surg 2009;17:756–765.
>
> Wirz M, Zörner B, Rupp R, Dietz V: Outcome after incomplete spinal cord injury: Central cord versus Brown-Sequard syndrome. Spinal Cord 2010;48:407–414.

▶ Avaliação de lesão da medula espinal

A. História e exame físico

O diagnóstico de LME abrange informações relevantes obtidas a partir da história e do exame físico, com foco nos elementos de trauma para o eixo neural e identificação de fatores de risco para LME. Esses fatores de risco incluem história de malignidade, abscessos epidurais, hemorragia e exposição a infecções da medula espinal. O exame físico deve incluir identificação de sinais de NMS em áreas inervadas caudais aos nervos cranianos, bem como mudanças na sensação, na força motora e na função autônoma dessas áreas. O exame físico também pode ser usado para avaliar achados associados à causa subjacente da LME e a quaisquer lesões concomitantes, no caso de evento traumático.

B. Exames de imagem

Exames radiográficos e de tomografia computadorizada (TC) permitem avaliação rápida da coluna espinal óssea e podem ajudar na localização da lesão e fornecer informações sobre a estabilidade da coluna. Muitas vezes, a ruptura da coluna toracolombar é determinada nas três colunas da espinha, conforme delineado por Denis. Usando-se essa abordagem, a coluna anterior é visualizada compreendendo o ligamento longitudinal anterior e os dois terços anteriores do corpo vertebral; a coluna média, compreendendo um terço posterior do corpo vertebral e o ligamento longitudinal posterior; e a coluna posterior, compreendendo as articulações facetárias, o ligamento amarelo e os ligamentos interespinais remanescentes. A ruptura de duas ou mais colunas na imagem é considerada uma coluna instável, requerendo estabilização antes de a mobilidade ser permitida.

Exames radiográficos e de TC também podem ser usados para avaliar causas subjacentes da LME, tais como malignidade das vértebras, malformações vasculares, infecções ou hematomas. A imagem por ressonância magnética (RM) é a modalidade ideal para visualização da medula espinal, visto que é bastante útil para a avaliação de tecidos moles. Ela é menos sensível do que a TC para fraturas das vértebras; contudo, edema nas vértebras visto na RM tem uma correlação alta com fratura. A RM não é útil para prognosticar resultados funcionais de LME, mas alterações hemorrágicas da medula espinal na RM correlacionam-se com uma probabilidade ruim de recuperação neurológica. A lesão na medula espinal sem anormalidade radiográfica (SCIWORA, na sigla em inglês) costuma ser observada em crianças devido a muitos fatores, incluindo grande proporção cabeça-pescoço e flexibilidade aumentada da coluna pediátrica (ver discussão adiante). Consequentemente, em uma lesão de alta velocidade, a coluna pode flexionar ou estender, causando dano medular sem lesão nas vértebras. A SCIWORA no idoso, em geral, resulta de uma força de hiperextensão cervical e produz lesão à medula espinal sem fratura óssea evidente ou luxação. À medida que a RM se torna cada vez mais sensível às lesões da medula espinal, a SCIWORA está se tornando menos comum.

C. Avaliação neurológica

A avaliação neurológica de uma pessoa com LME traumática é mais bem feita usando-se um exame neurológico padronizado, conforme defendido pela International Standards for Neurological Classification of Spinal Cord Injury (ISNSCI), conhecida como International Standards (Fig. 12.2). A American Spine Injury Association (ASIA) desenvolveu um curso de treinamento na internet chamado de InStep, localizado em www.asialearningcenter.com, para ajudar a aprender como realizar o exame.

O exame consiste em dois componentes principais: um exame motor e um exame sensorial. Este último envolve teste para sensação de agulhada e de toque leve. Além disso, realiza-se um exame retal, para testar a contração anal voluntária e a sensação à pressão anal profunda. A força motora é um reflexo da integridade do trato corticospinal, e a sensação de agulhada e toque leve refletem as funções do trato espinotalâmico e das colunas dorsais, respectivamente. São testados 28 dermátomos principais para agulhada e toque leve desde C2 até S4-5, e 10 grupos musculares principais são testados para força a partir de C5 até T1 e a partir de L2 até S1, conforme descrito na Tabela 12.1.

A sensação é classificada em uma escala de 3 pontos, de 0 até 2, onde 0 representa "ausente", 1 representa "alterada"

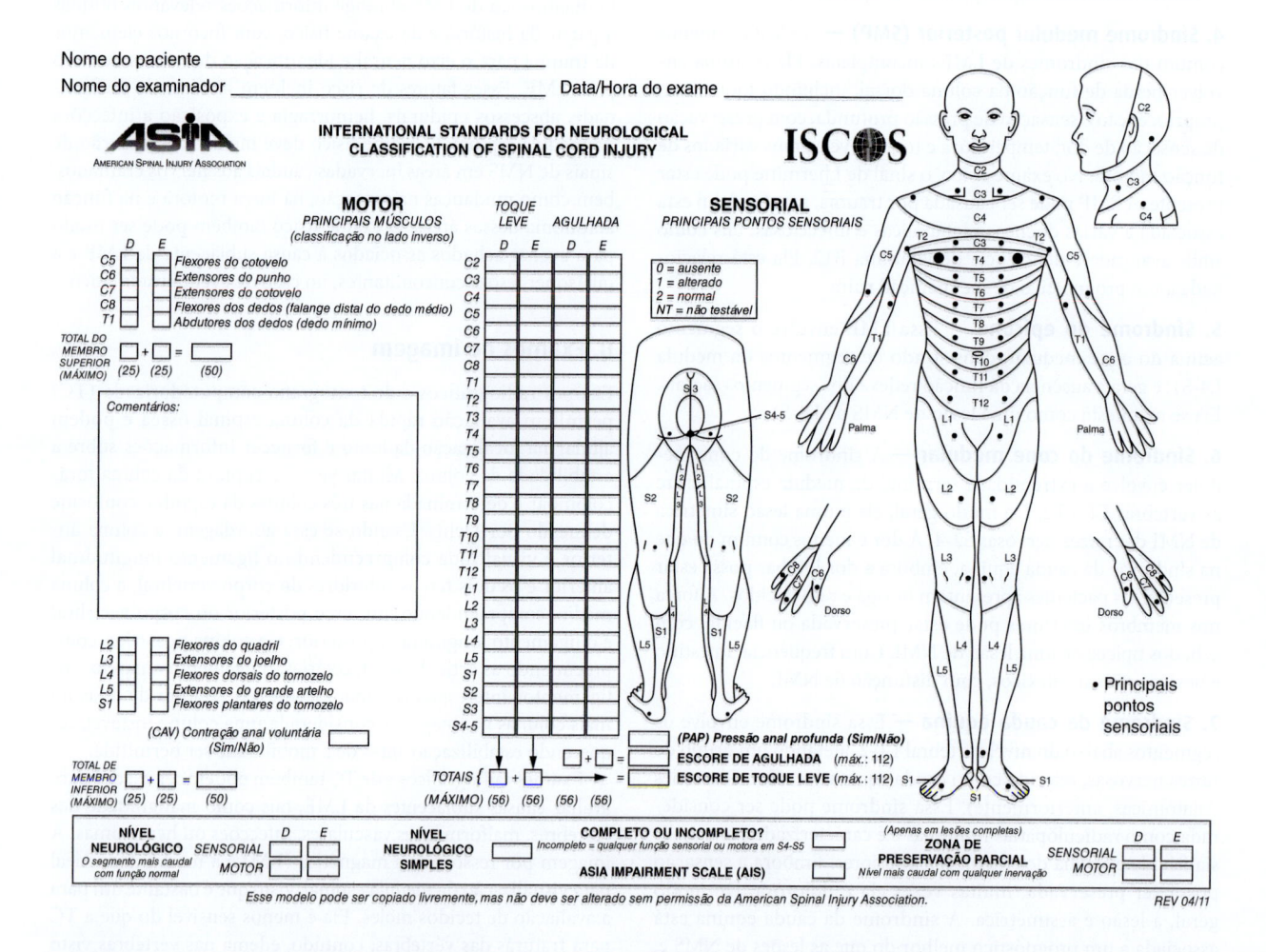

▲ **Figura 12.2** American Spinal Injury Association International Standards for Neurological Classification of Spinal Cord Injury, 2011. (Reproduzida, com permissão, da American Spinal Injury Association: International Standards for Neurological Classification of Spinal Cord Injury, Atlanta, GA; Reimpressa 2013.)

Tabela 12.1 Principais grupos musculares para testar na lesão da medula espinal

Nível da raiz	Grupo muscular	Músculos
C5	Flexores do cotovelo	Bíceps, braquiais
C6	Extensores do punho	Extensor radial longo e curto do punho
C7	Extensores do cotovelo	Tríceps
C8	Flexor profundo do terceiro dedo (falange distal do dedo médio)	Flexor profundo dos dedos
T1	Abdutor do quinto dedo (dedo mínimo)	Abdutor do dedo mínimo
L2	Flexores do quadril	Iliopsoas
L3	Extensores do joelho	Quadríceps
L4	Dorsiflexores do tornozelo	Tibial anterior
L5	Extensor longo do hálux	Extensor longo do hálux
S1	Flexores plantares do tornozelo	Gastrocnêmio, sóleo

Tabela 12.2 American Spinal Injury Association (ASIA) Impairment Scale

	Categoria	Descrição
A	Completa	Nenhuma função motora ou sensorial é preservada nos segmentos sacrais S4-5
B	Incompleta	A função sensorial, mas não a motora, é preservada abaixo do NNL (pressão anal profunda ou AG ou TL em S4-5)
C	Incompleta	A função motora é preservada abaixo do NNL[a], e mais da metade dos principais músculos abaixo do NNL tem um grau muscular < 3
D	Incompleta	A função motora é preservada abaixo do NNL[a], e pelo menos metade (ou mais) dos músculos principais abaixo do NNL tem um grau muscular > 3
E	Normal (recuperação total)	As funções motora e sensorial estão intactas

NNL, nível neurológico de lesão; AG, agulhada; TL, toque leve.
[a]Preservação da função motora abaixo do NNL pode ser atingida em uma das duas formas: (1) contração anal voluntária intacta, *ou* (2) preservação sensorial sacral *mais* preservação motora mais de três níveis abaixo do nível motor da lesão, o que pode incluir grupos musculares que não são principais.

(diminuída ou aumentada) e 2 representa "normal". O ponto de controle para sensação é o rosto, supondo-se que os nervos cranianos estejam intactos. A força motora é classificada em uma escala de 6 pontos, de 0 a 5, na qual 0 é usado para representar ausência de movimentos; 1 é contração visível ou palpável; 2 é movimento ativo durante a amplitude de movimento total (ADM) com a gravidade eliminada; 3 é movimento ativo durante a ADM total contra a gravidade; 4 é movimento ativo durante a ADM total com resistência moderada; e 5 é movimento ativo durante ADM total com resistência total. O número total de pontos motores é obtido adicionando-se os escores de força motora para os membros superiores e os inferiores. De forma similar, um escore para sensação é obtido adicionando-se os escores totais para cada dermátomo.

O exame neurológico produz vários níveis principais que ajudam na classificação e no prognóstico funcional. O nível motor é definido como o nível mais caudal, com um grau muscular de 3 dos 5 ou mais, com todos os grupos musculares principais acima desse nível tendo um grau muscular 5 dos 5. O nível sensorial é o nível mais caudal, com sensação normal (2 de 2) para toque leve e agulhada. Esses níveis podem ser divididos, ainda, em direito e esquerdo. O nível neurológico da lesão (NNL) é o nível mais caudal, no qual as funções sensorial e motora estão intactas bilateralmente. A paraplegia é definida por lesão de T1 e abaixo (caudal), com os membros superiores intactos. A tetraplegia resulta de lesões acima de T1, com todos os membros sendo afetados.

A ASIA Impairment Scale (AIS) classifica LMEs como completas ou incompletas usando categorias A até E, conforme detalhado na Tabela 12.2. Esse esquema de classificação é útil para comunicação e prognóstico.

Desenvolvido em 2009, o Autonomic Standard Assessment Form é um meio para realização de registros sobre o sistema nervoso autônomo no contexto de LME. A escala de graduação é dividida em três partes: (1) função autônomica geral, que avalia o controle autonômico da função cardíaca, a regulação da temperatura e o controle autonômico e somático do sistema broncopulmonar; (2) função do trato urinário inferior, intestinal e sexual; e (3) avaliação urodinâmica.

American Spinal Injury Association: *International Standards for the Neurological Classification of Spinal Cord Injury*. ASIA, 2011 (revised).

Como JJ, Samia H, Nemunaitis GA, et al: The misapplication of the term spinal cord injury without radiographic abnormality (SCIWORA) in adults. J Trauma Acute Care Surg 2012;73:1261–1266.

Launay F, Leet, AI, Sponseller, PD: Pediatric spinal cord injury without radiographic abnormality: A meta-analysis. Clin Orthop Rel Res 2005;433:166–170.

TRATAMENTO

▶ Tratamento agudo

O tratamento de uma LME aguda começa no campo. Os profissionais da emergência devem realizar imobilização em todos os casos de suspeita de LME, usando um colar cervical rígido e prender o paciente em uma maca. A imobilização espinal deve ser continuada se a LME for confirmada até que ocorra o tratamento definitivo. Em eventos traumáticos, deve-se suspeitar de uma lesão cerebral concomitante em um paciente com um nível alterado de consciência. Outras lesões comumente associadas a LME incluem fraturas, lesões intra-abdominais e pélvicas e contusões e hemorragia pulmonares.

Assim como em todas as lesões traumáticas, deve ocorrer uma avaliação imediata das vias respiratórias, da respiração e da circulação do paciente. Se o paciente precisar de intubação devido a complicações respiratórias ou das vias aéreas ou ao próprio nível da lesão, deve ser usada a manobra de elevação da mandíbula, para prevenir lesão adicional na coluna.

Os profissionais da emergência devem estar atentos ao possível comprometimento cardiopulmonar associado a LMEs. Com frequência, ocorre hipotensão. Uma hemorragia deve ser descartada como causa potencial de pressão arterial baixa. Depois, choque neurogênico (bradicardia, hipotensão e vasodilatação periférica) deve ser considerado como responsável. O tratamento do choque neurogênico inicia com ressuscitação hídrica, de modo geral com uma solução cristaloide isotônica, objetivando-se uma pressão arterial sistólica final de 90-100 mmHg. Os cuidadores devem tomar precaução para evitar edema pulmonar súbito resultante de administração excessiva de líquidos intravenosos. A atropina pode ser utilizada para bradicardia significativa.

O uso de corticosteroides no cenário de LME aguda tem sido foco de muito debate. Os ensaios I, II e III do National Acute Spinal Cord Injury Study (NASCIS) foram completados nos Estados Unidos em uma tentativa de demonstrar ganhos funcionais após a administração aguda de metilprednisolona. No NASCIS I, foi determinado que a dose de esteroide utilizada era inadequada. Contudo, efeitos adversos estatisticamente significativos de uso de esteroides ainda foram observados. O NASCIS I estabeleceu as bases para os dois ensaios seguintes. No NASCIS II, metilprednisolona (30 mg/kg em *bolus* seguido por 5,4 mg/kg por hora durante 23 horas) foi comparada com naloxona (5,4 mg/kg em *bolus* seguido por 4,5 mg/kg por hora durante 23 horas) e placebo. O NASCIS II foi um estudo negativo. No entanto, uma análise *post-hoc* revelou que os pacientes tratados com esteroide dentro de 8 horas após a lesão tiveram recuperação motora estatisticamente significativa, que durou até a avaliação final em um ano. Além disso, essa recuperação motora foi definida por uma melhora de apenas cinco pontos motores. Por fim, o NASCIS III, completado em 1997, comparou tirilazad (um agente antioxidante) com metilprednisolona (5,4 mg/kg por hora) dado durante 24 horas e 48 horas. Todos os pacientes receberam um *bolus* inicial de metilprednisolona. Esse também foi um estudo negativo. De modo similar ao NASCIS II, a análise *post-hoc* revelou uma recuperação motora de cinco pontos em um ano. Contudo, os escores do Functional Independence Measure (FIM) permaneceram inalterados em um ano.

Conforme afirmado nas diretrizes de prática clínica para profissionais da saúde, "não existe evidência clínica para recomendar de forma definitiva o uso de qualquer agente farmacológico neuroprotetor, incluindo esteroides, no tratamento de LME aguda a fim de melhorar a recuperação funcional". Até recentemente, o Congresso de Cirurgiões Neurológicos (CCN) defendia que os médicos que utilizam esteroides no tratamento de LME aguda estivessem cientes de que os efeitos colaterais adversos conhecidos desses agentes excedem em número quaisquer benefícios sugeridos. Em março de 2013, o CCN lançou uma nova determinação, indicando que "A administração de metilprednisolona (MP) para o tratamento de LME aguda não é recomendada" devido à falta de evidência clínica para sustentar seu uso. Apesar da falta de comprovação, o uso de metilprednisolona na LME aguda tem sido prática comum em muitas instituições. Entretanto, isso pode mudar em resposta à determinação definitiva do CCN. Se os esteroides forem usados de forma aguda, os ensaios do NASCIS devem servir de guia para dosagem e duração do tratamento.

> Bracken MB, Shepard MJ, Holford TR, et al: Administration of methylprednisolone for 24 or 48 hours or tirilazad mesylate for 48 hours in the treatment of acute spinal cord injury. Results of the Third National Acute Spinal Cord Injury Randomized Controlled Trial. National Acute Spinal Cord Injury Study. JAMA 1997;277:1597–1604.
>
> Chin LS: Spinal cord injuries. Medscape. 2012. Available at: http://emedicine.medscape.com/article/793582-overview. Accessed 12 Dec 2012.
>
> Consortium for Spinal Cord Medicine: Early acute management in adults with spinal cord injury: A clinical practice guideline for health-care professionals. J Spinal Cord Med 2008;31:408–479.
>
> Hadley MN, Walters BC, Grabb PA, et al: Pharmacological therapy after acute spinal cord injury. *Neurosurgery* 2002;50: S63–72.
>
> Hurlbert RJ, et al. Pharmacological therapy for acute spinal cord injury. Neurosurgery 2013;72:93–105.

▶ Tratamento não operatório *versus* operatório

Após a LME ser diagnosticada em um indivíduo com uma coluna espinal lesionada, começa a consideração do tratamento definitivo. Existem duas opções de intervenção: imobilização e procedimento cirúrgico. O objetivo de qualquer tratamento é promover o desenvolvimento de uma coluna estável, equilibrada, indolor, com função neurológica favorável e mobilidade espinal máxima. O tratamento não operatório é indicado para lesões estáveis que não têm o potencial para deformidade progressiva ou lesão neurológica. Existem muitas opções de imobilização. O tipo de imobilização a ser escolhido depende do nível de lesão

Quadro 12.1 Opções comuns na imobilização espinal

Nível da lesão	Opções de imobilização
Cervical alto	Halo: oferece controle de flexão, extensão e rotação da coluna cervical; usado no tratamento de lesões instáveis.
Cervical médio	Colar Philadelphia e Miami J: indicado apenas para lesões estáveis; fornece controle de flexão e extensão.
Cervical baixo ou torácico alto	Imobilizador mandibular esterno-occipital (SOMI): indicado para fraturas estáveis da coluna cervical ou para uso após fusão da coluna cervical. Minerva: pode ser usada no tratamento de lesões cervicais instáveis.
Toracolombar	Órtese toracolombar sacral (OTLS): fornece controle de flexão, extensão, inclinação lateral e rotação. Hiperextensão espinal anterior cruciforme (CASH) e Jewett: primariamente fornece controle de flexão; muitas vezes, é usado no tratamento de fraturas por compressão.

Tabela 12.3 Objetivos funcionais após lesão da medula espinal

Nível da lesão	Objetivos funcionais
C5	Independência na alimentação após ajuste usando equipamento de adaptação
C7	Independência na mobilidade no leito e nas transferências; independência na mobilidade de cadeira de rodas; capacidade de dirigir com controles manuais
C8-T1	Independência em todo o autocuidado usando equipamento de adaptação
T12-L4	Capacidade de deambular com órtese bilateral na extremidade inferior e com aparelho de assistência
L4-5	Capacidade de deambular com órtese bilateral na extremidade inferior

que requer imobilização relativa. O princípio de imobilização é fornecer um vetor de força oposto ao da lesão. Algumas das principais opções de imobilização são listadas no Quadro 12.1. Para mais detalhes, consultar o Capítulo 28.

As indicações de intervenção cirúrgica incluem a necessidade de descompressão da medula espinal ou de estabilização espinal em pacientes com déficits neurológicos significativos ou com lesões espinais instáveis. Exemplos de lesões que, de modo geral, requerem intervenção cirúrgica incluem fraturas-luxações, lesões por flexão-distração e fraturas por explosão com déficits neurológicos. A cirurgia é contraindicada nos casos de LME completa por mais de 24 horas e paciente clinicamente instável.

Tratamentos experimentais para diminuir ou cessar o dano na medula espinal na fase aguda ou tardia estão além do objetivo deste capítulo.

Barami K, Rengachary SS: Atlas fractures. Contemp Neurosurg 2000;22:1–5.

Boerger TO, Limb D, Dickson RA: Does 'canal clearance' affect neurological outcome after thoracolumbar burst fractures? J Bone Joint Surg Br 2000;82:629–635.

Branco F, Cardenas DD, Svircev JN: Spinal cord injury: A comprehensive review. Phys Med Rehabil Clin North Am 2007;18:651–679.

Zhang S, Wadhwa R, Haydel J, et al: Spine and spinal cord trauma: Diagnosis and management. Neurol Clin 2013;31:183–206.

▶ Reabilitação

A reabilitação de pacientes com LME deve começar no cenário de cuidado agudo e continuar em uma unidade de reabilitação especializada nesse tipo de lesão após a estabilização clínica e espinal serem atingidas. A abordagem de reabilitação é interdisciplinar. De modo geral, a equipe consiste em fisioterapeutas, terapeutas ocupacionais, fonoaudiólogos, psicólogos, diretores de casos, enfermeiros de reabilitação, fisiatras e consultores.

Os objetivos da reabilitação são manter a estabilidade clínica, promover a mobilidade e a realização de AVDs, educar e treinar o paciente e sua família, planejar a alta (incluindo recomendações de modificações na casa, se necessário) e prescrever equipamento de auxílio durável. Os objetivos funcionais para o paciente dependem do nível motor da lesão. Os níveis motores principais de lesão e os possíveis objetivos funcionais são salientados na Tabela 12.3. Os especialistas em reabilitação utilizam inúmeras técnicas e aparelhos para ajudar seus pacientes a obter independência funcional. A seguir, é apresentada uma breve visão geral de alguns dos principais métodos.

A estimulação elétrica funcional (EEF) trabalha com NMIs *intactos* e nervos periféricos para estimular músculos paralisados. A EEF pode ser utilizada para estimular e regular o diafragma, ajudar na ereção e na ejaculação e melhorar a força total e o desempenho cardiovascular. A EEF é utilizada em conjunto com outras modalidades terapêuticas.

A reconstrução cirúrgica da extremidade superior na tetraplegia por meio de transferência de tendão, tenodese, liberação de contratura e outras técnicas pode oferecer alguma restauração funcional do membro. Esses procedimentos alteram a mecânica da extremidade, permitindo melhor participação em atividades como autocuidado, transferências e propulsão na cadeira de rodas.

Fora do campo cirúrgico, aparelhos de assistência podem aumentar muito a capacidade de o paciente realizar AVDs. Existem várias categorias de aparelhos de assistência, incluindo aqueles que ajudam na alimentação, no vestir-se, na higiene, no autocuidado e na comunicação. Por exemplo, um manguito universal com um suporte de utensílio permite que os pacientes com controle de flexão do cotovelo alimentem-se sozinhos. Órteses de tenodese facilitam a preensão em pacientes com controle de extensão de punho. Itens como escova de dentes e ferramentas de escrita podem ser construídos de modo a permitir melhor garra.

Aparelhos eletrônicos de assistência permitem maior independência para pacientes com LME de nível alto. Existem quatro categorias básicas desses aparelhos: mobilidade, comunicação, manipulação e controle ambiental. Exemplos incluem a cadeira de rodas potente com tecnologia de sugar e soprar, que permite independência com a mobilidade da cadeira de rodas usando a boca como uma unidade de controle, e *software* de reconhecimento da fala, que permite que os indivíduos controlem aparelhos computadorizados por meio da voz. As unidades de controle ambiental (UCAs) fornecem certo nível de independência nas atividades diárias, tais como controlar um interruptor de luz, televisão e computador. Muitas vezes, estes são controlados com um *joystick* ou sistema de reconhecimento de voz, dependendo das capacidades do indivíduo. Com o aumento da independência relativa do indivíduo, as UCAs diminuem a necessidade de auxílio constante por um cuidador, fornecem uma sensação de poder e melhoram a qualidade de vida.

A terapia de assistência por robô e o treinamento locomotor são opções de terapias emergentes para reeducar os membros superiores e inferiores após lesão central em indivíduos com lesões motoras incompletas. Busca-se realizar movimentos direcionados ao objetivo a fim de melhorar a força, a coordenação e a propriocepção. A terapia da marcha assistida por robô tem sido bastante utilizada desde 1990 e substitui os terapeutas das atividades exigentes envolvidas no treinamento locomotor atual. Existem vários aparelhos com funcionalidades diferentes. Um deles é o Lokomat, uma órtese de marcha motorizada e sistema de suporte de peso corporal que permite que os pacientes caminhem sobre uma esteira motorizada realizando um padrão de marcha pré-programado. Outra opção, um exoesqueleto energizado, é usado pelo paciente e fornece pelo menos alguma energia de ativação para o avanço do membro.

Em todos os casos, o processo de reabilitação de um indivíduo com uma LME é interdisciplinar, abrangente e duradouro. À medida que novos avanços de tratamento são feitos, são apresentadas mais oportunidades para os pacientes aumentarem sua independência e ter uma melhor qualidade de vida.

Keith MW, Peljovich A: Surgical treatments to restore function control in spinal cord injury. Handbk Clin Neurol 2012;109: 167–179.

McDonald JW, Sadowsky C: Spinal-cord injury. Lancet 2002;359: 417–425.

Sale P, Franceschini M, Waldner A, Hesse S: Use of the robot assisted gait therapy in rehabilitation of patients with stroke and spinal cord injury. Eur J Phys Rehabil Med 2012;48:111–121.

Swinnen E, Duerinck S, Baeyens JP, et al: Effectiveness of robot-assisted gait training in persons with spinal cord injury: A systematic review. J Rehabil Med 2010;42:520–526.

COMPLICAÇÕES

▶ Cardíacas e circulatórias

A. Mudanças hemodinâmicas e vasculares

A LME aguda em um NNL em T6 e acima pode causar desnervação simpática, levando à redução da pressão arterial e da resistência vascular sistêmica. A perda súbita de estimulação simpática causa dilatação arterial, retorno venoso diminuído para o coração e hipotensão subsequente. Esse fenômeno pode ocorrer em qualquer momento nas primeiras semanas após a lesão inicial. A hipotensão é tratada com líquidos intravenosos agressivos e vasopressores. Não há consenso claro sobre a pressão arterial média ideal; contudo, a pressão arterial média de 85 a 90 mmHg é, em geral, considerada um objetivo razoável. A diminuição súbita de débito simpático também pode causar bradicardia grave. Isso pode ser exacerbado por estimulação vagal causada por sucção endotraqueal. Muitas vezes, a bradicardia se resolve dentro de 6 a 8 semanas após a lesão; no entanto, ela pode progredir para parada cardíaca completa e, às vezes, necessita de marca-passo cardíaco. De modo geral, as medicações anticolinérgicas são o tratamento de primeira escolha para bradicardia sintomática após LME. A bradicardia combinada com hipotensão pode reduzir o débito cardíaco de forma significativa, precipitando uma segunda LME devido à hipoperfusão e ao infarto da medula espinal, em especial nas áreas com duplo suprimento sanguíneo.

B. Hipotensão ortostática

Como o termo indica, a hipotensão ortostática é uma redução de 20 mmHg na pressão arterial sistólica ou de 10 mmHg na pressão arterial diastólica, que ocorre quando a pessoa se move de uma posição de decúbito dorsal para uma posição vertical. Essa mudança de pressão arterial, por definição, deve ocorrer dentro de 3 minutos após a mudança postural. Em pacientes com LME, muitas vezes a hipotensão ortostática é assintomática; contudo, ela pode causar vertigem, visão turva, fadiga ou tontura. O fenômeno é causado por dois fatores. No primeiro, acúmulo venoso excessivo devido à redução no tônus muscular da extremidade inferior e à inervação simpática prejudicada resulta em retorno venoso diminuído para o coração, com um débito cardíaco diminuído. No segundo, a lesão na medula espinal causa uma mudança na eficácia dos barorreceptores do coração. Normalmente, uma queda no volume cardíaco induziria os barorreceptores a desencadear tônus simpático aumentado. No entanto, no caso de uma LME acima do nível de T6, a resposta simpática é ocultada. Para matérias compostas, a inervação parassimpática do coração permanece intacta, causando estimulação parassimpática desequilibrada.

Com frequência, a hipotensão ortostática melhora no decorrer de várias semanas até meses após a lesão. O tratamento inclui mudanças comportamentais, tais como movimentar-se de forma mais lenta ao mudar de posição e encolher os ombros, bem como modalidades físicas, tais como utilizar flexores abdominais e meias de compressão para ajudar a minimizar o acúmulo venoso. Os pacientes também podem ser treinados em compensação reflexiva para mudanças de posição usando-se uma mesa de inclinação. As abordagens utilizadas tentam aumentar o volume plasmático e o retorno de sangue para o coração. Com frequência, comprimidos de sal são usados como agente de primeira escolha para tratar a hipotensão. Midodrina é um α_1 agonista que causa vasoconstrição e aumento na resistência vascular periférica, melhorando os sintomas de hipotensão e aumentando o retorno venoso para o coração. As doses típicas variam de 2,5 a 10 mg, 2 a 3 vezes por dia. O horário exato do medicamento deve ser ajustado para minimizar a hipertensão enquanto o paciente está em decúbito dorsal e maximizar seus benefícios terapêuticos enquanto está na posição vertical. Outros vasopressores (p. ex., efedrina, pseudoefedrina e fenilpropanolamina) têm sido usados por seus efeitos simpatomiméticos, que aumentam o retorno de sangue para o coração. A fludrocortisona tem efeitos mineralocorticoides que causam extensão do volume plasmático, aumentando a absorção de sódio renal e a retenção de água; doses comuns são de 0,1 a 0,2 mg diariamente.

C. Disreflexia autonômica

A disreflexia autonômica costuma ocorrer em indivíduos com lesões na medula espinal em T6 e acima, mas tem sido relatada em níveis caudais, como T10. Ela é definida como um aumento de 40 mmHg na pressão arterial sistólica acima da linha basal do paciente; uma elevação de 20 mmHg da pressão arterial diastólica acima da linha basal; ou uma pressão arterial sistólica de 150 mmHg, se a linha basal não for conhecida, com um tônus vasomotor alterado. Essa emergência médica potencialmente fatal é descrita com mais detalhes no Capítulo 36.

A condição resulta de tônus simpático não mensurado e, muitas vezes, causa cefaleia latejante, rubor facial e congestão nasal. Achados adicionais incluem sudorese, piloereção e palidez ou rubor de pele acima do nível da lesão; visão turva; ansiedade; e sudorese. As causas comuns são roupas apertadas, distensão ou infecção da bexiga e impactação fecal. Contudo, qualquer irritante abaixo do nível da lesão pode desencadear disreflexia autonômica, incluindo patologia intra-abdominal, unhas dos dedos dos pés encravadas e indução de trabalho de parto. As consequências de disreflexia autonômica incluem hemorragia intracraniana, tontura e morte. Em mais de 90% dos incidentes, a condição é causada por distensão da bexiga; a outra causa principal é distensão intestinal.

O tratamento envolve diagnóstico e controle da pressão arterial. Se não for encontrada qualquer causa reversível evidente da disreflexia autonômica, indica-se investigação adicional, incluindo exame de imagem do abdome e dos espaços retroperitoneais. Características dessas e de outras etapas de tratamento são detalhadas no Capítulo 36. Os indivíduos e suas famílias devem ser educados para reconhecer os sinais e sintomas de disreflexia autonômica e seu tratamento imediato. Os pacientes também podem se beneficiar de medicações prescritas que podem ser tomadas conforme o necessário, se tiverem episódios regulares de disreflexia. Um bracelete ou cartão de identificação médico descrevendo a condição para os profissionais da emergência que podem estar envolvidos no tratamento do indivíduo também são úteis. Embora os pacientes com disreflexia autonômica classicamente se apresentem com cefaleias, a disreflexia autonômica silenciosa (sem sintomas) é possível. Às vezes, os pacientes são capazes de identificar sintomas exclusivos que se desenvolvem quando estão disrefléxicos.

D. Doença cardiovascular

Na fase crônica da LME, é observada doença cardiovascular aumentada, com risco de colesterol LDL aumentado, colesterol HDL diminuído e condicionamento cardíaco reduzido. Esses efeitos são similares às mudanças vistas nos indivíduos fisicamente capazes sedentários e, provavelmente, estão relacionados à atividade física diminuída. Muitas vezes, os pacientes relatam uma obesidade abdominal que é incompatível com seu peso geral. Se a musculatura abdominal estiver paralisada, não resistirá ao peso dos órgãos abdominais, que irão empurrá-la para fora, imitando uma barriga. O tratamento é estético e requer cintas abdominais ou roupas elásticas.

Com frequência, o tratamento de complicações cardíacas e circulatórias concentra-se na identificação inicial dos sintomas, na educação do paciente e nas modalidades físicas (incluindo posicionamento e intervenção médica). A discussão anterior descreve estratégias de tratamento específicas para bradicardia e hipotensão ortostática. No paciente com LME crônica, atividades seguras e uma dieta prudente devem ser estimuladas enquanto se monitoram os marcadores laboratoriais de metabolismo, tais como perfil de lipídeos e exame de glicose.

> Dolinak D, Balraj E: Autonomic dysreflexia and sudden death in people with traumatic spinal cord injury. Am J Forensic Med Pathol 2007;28:95–98.
>
> Dohle CI, Reding MJ: Management of medical complications. Continuum (Minneap Minn) 2011;17(3 Neurorehabilitation):510–529.
>
> Lisenmeyer TA: Acute management of autonomic dysreflexia: Individuals with spinal cord injury presenting to health-care facilities. In: *Clinical Practice Guidelines. Consortium for Spinal Cord Medicine.* Paralyzed Veterans Association, 2001:1–25.
>
> McMahon D, Tutt M, Cook AM: Pharmacologic management of hemodynamic complications following spinal cord injury. Orthopedics 2009;32:331.

▶ Respiratórias

Muitas mortes após LME resultam de doenças do sistema respiratório; 72% destas são decorrentes de pneumonia, que é a causa principal de morte em qualquer momento pós-lesão e é um fator muito prevalente em pacientes com tetraplegia. Na fase aguda da LME, os problemas respiratórios são as complicações mais comuns. Esses problemas incluem atelectasia, broncospasmo e pneumonia. Indivíduos com LME aguda de C1 até C4 experimentam complicações respiratórias em uma taxa de 84%. Aqueles com lesão neurológica (LN) alta têm probabilidade de necessitar de ventilação mecânica de forma aguda. Nas fases aguda e crônica da LME, os indivíduos afetados apresentam hiper-reatividade brônquica, devido à inervação simpática prejudicada para os pulmões. Respiração prejudicada pelo sono é vista em até 60% das pessoas com tetraplegia. Tabagismo e obesidade têm sido associados a piora dos testes de função pulmonar na população com LME e na população em geral.

Imediatamente após uma LME, a capacidade vital, a capacidade expiratória e a capacidade pulmonar total ficam bastante diminuídas. A capacidade vital pode diminuir até 30% em uma lesão de C5-6. Durante o primeiro ano após a lesão, os volumes melhoram de modo parcial, com aumento nas taxas de fluxo inspiratório e expiratório e diminuição na capacidade residual funcional. A melhora é atribuída ao desenvolvimento de espasticidade da musculatura intercostal e abdominal, bem como à resolução de inflamação e edema. Após o primeiro ano, as mudanças são mais graduais.

Da mesma forma, os indivíduos com paraplegia e tetraplegia têm expiração e tosse fraca, o que leva à dificuldade de eliminar secreções. Os indivíduos com uma LN acima de C5 apresentam inspiração diminuída, resultante de perda de inervação para o diafragma. Os pacientes com uma LN abaixo de C5 apresentam músculos intercostais parcialmente inervados, resultando em uma capacidade diminuída para respirar fundo. Em todos os níveis de lesão, os pacientes apresentam eliminação de secreções prejudicada por causa de uma tosse fraca, devido à fraqueza dos músculos abdominais.

As estratégias para minimizar as complicações respiratórias em indivíduos com LME incluem prevenção, reconhecimento precoce do comprometimento e tratamento agressivo de atelectasia e de pneumonia. A imunização contra influenza pneumocócica e as técnicas de mobilização de secreção são utilizadas como medidas preventivas contra pneumonia.

As estratégias de mobilização de secreção incluem exercícios de respiração profunda e de tosse, bem como auxílio na tosse por meio da "tosse manualmente assistida", uma manobra do tipo Heimlich modificada. A ventilação percussiva de alta frequência, tal como um colete ou um "leito respiratório", também ajuda no manejo das secreções. Um aparelho de insuflação e desinsuflação mecânica (IEM), também conhecido como *coughalator* (aparelho para provocar tosse), é uma modalidade não invasiva que estimula a tosse. Ele infla os pulmões em uma pressão ou volume pré-ajustado e depois descomprime-os de forma rápida em um cenário pré-ajustado similar. Esse aparelho apresenta pelo menos duas vantagens em relação à sucção tradicional. Primeiro, seu uso resulta em menos trauma ao tecido quando comparado à inserção de cateter. Segundo, ele tem maior probabilidade de limpar os dois pulmões, ao passo que a sucção por cateter demonstrou limpar melhor o pulmão direito. As contraindicações para a terapia de IEM são trauma recente aos pulmões, pneumotórax recente e história de pneumotórax recorrente. Apesar das preocupações relacionadas ao trauma a partir desse aparelho, o dano é raro quando o dispositivo é utilizado em pressões apropriadas (p. ex., ± 40 mmHg).

Outra maneira de prevenir atelectasia e pneumonia em pacientes dependentes de ventiladores é o uso de ventilação de volume corrente alto. As diretrizes em uso defendem os volumes correntes até 20 mL/kg do peso corporal ideal; os protocolos tradicionais de unidades de tratamento intensivo defendem 8 a 10 mL/kg; e os protocolos de síndrome da angústia respiratória do adulto (SARA) recomendam 6 a 8 mL/kg de peso corporal ideal.

A vantagem da ventilação de volume corrente alto é que ela tem maior probabilidade de expandir os alvéolos periféricos. Quando esses alvéolos não expandem o suficiente, muitas vezes ocorre atelectasia, predispondo os pacientes a tampão de muco, efusões pleurais e produção diminuída de surfactantes. Diversas vezes, a frequência de respiração para pacientes em um ventilador deve ser diminuída para manter taxas de ventilação consistentes. O "espaço morto" pode ser adicionado ao circuito de ventilador para compensar valores de P_{CO_2} mais baixos, que podem causar alcalose respiratória. A pressão expiratória final positiva não demonstrou curar a atelectasia. Muitos pacientes ventilados na comunidade têm doença pulmonar intrínseca e podem não ter a elasticidade para tolerar volumes correntes altos. No caso de pacientes com LME sem patologia pulmonar subjacente ou trauma aos pulmões, a incapacidade de respirar resulta de dano neurológico, e não de um defeito intrínseco do tecido pulmonar.

Um fator adicional na prevenção da pneumonia no paciente com LME é o reconhecimento precoce de disfagia e o uso de precauções de aspiração apropriadas. A pneumonia pode se manifestar de maneira atípica em pacientes com LME. Por consequência, um limiar baixo de suspeita de pneumonia deve ser mantido para pacientes com LME que apresentam estado respiratório alterado. Deve haver também um limiar baixo para admissão hospitalar de pacientes que desenvolvem pneumonia adquirida na comunidade. Considera-se que a boa higiene oral é protetora contra pneumonia, em especial nos casos de pacientes dependentes de ventilador.

A estimulação elétrica pode ser útil para maximizar a capacidade ventilatória dos pacientes; ela também promove a independência e reduz o risco de pneumonia. A estimulação funcional pode ser utilizada para controle diafragmático e controle do nervo frênico. Para os dois métodos, é necessário um nervo frênico intacto. Isso pode ser confirmado por meio de avaliação eletrodiagnóstica do nervo frênico e do diafragma. Um aparelho marca-passo é implantado em cirurgia, diretamente sobre o diafragma, próximo dos pontos onde o nervo frênico entra no músculo. Cabos para o marca-passo são inseridos na região subcutânea, pela pele, e conectados a um aparelho de estimulação externo. Para o controle do nervo frênico, um marca-passo é implantado no próprio nervo em um procedimento cervical ou torácico. O aparelho fica totalmente inserido no corpo e é acionado por um receptor de radiofrequência posicionado na pele, acima do marca-passo, em geral sobre a parede torácica anterior. Com frequência, no caso de qualquer aparelho, o diafragma tem que ser recondicionado com o passar do tempo à medida que o paciente é gradualmente desmamado do ventilador.

Indivíduos com LME têm incidência e prevalência mais altas de apneia do sono quando comparados com a população em geral e têm risco alto de apneia do sono central e obstrutiva. Embora haja correlação com o nível anatômico da lesão, nenhuma correlação clara com a severidade ou com lesão completa foi encontrada. Contudo, a obesidade está relacionada à apneia do sono na população em geral e na população com LME. Dormir na posição de decúbito dorsal também pode estar associado à apneia do sono. Indivíduos com LME têm maior probabilidade de dormir na posição de decúbito dorsal e de se movimentar menos durante a noite. O comprometimento de longo prazo com o uso do aparelho de pressão positiva contínua nas vias respiratórias em indivíduos com LME é similar ao da população em geral, com exceção daqueles que têm destreza na mão diminuída (correlacionada com uso diminuído).

> Bauman WA, Korsten MA, Radulovic M: 31st g. Heiner sell lectureship: Secondary medical consequences of spinal cord injury. Top Spinal Cord Inj Rehabil 2012;18:354.
> Burns SP, Rad YM, Bryant S, Kapur V: Long-term treatment of sleep apnea in persons with spinal cord injury. PM R 2005;84:620–626.
> Chang HT, Evans CT, Weaver FM: Etiology and outcomes of veterans with spinal cord injury and disorders hospitalized with community-acquired pneumonia. Arch Phys Med Rehabil 2005;86:262–267.
> Evans CT, Weaver FM, Rogers TJ, et al: Guideline-recommended management of community-acquired pneumonia in veterans with spinal cord injury. Top Spinal Cord Injury Rehabil 2010;18:300.
> Leduc BE, Dagher JH, Mayer P, et al: Estimated prevalence of obstructive sleep apnea-hypopnea syndrome after cervical cord injury. Arch Phys Med Rehabil 2007;88:333–337.
> Stolzmann KL, Gagnon DR, Brown R, et al: Risk factors for chest illness in chronic spinal cord injury, a prospective study. Am J Phys Med Rehabil 2010;89:576–583.
> Wong SL, Shem K, Crew J: Specialized respiratory management for acute cervical spinal cord injury: A retrospective analysis. Top Spinal Cord Inj Rehabil 2010;18:283.

▶ Vasculares

A LME resulta em estase venosa aumentada, hipercoagulabilidade e lesão do endotélio vascular. Em combinação, isso é conhecido como tríade de Virchow e predispõe os indivíduos à formação de trombose venosa profunda (TVP). A estase após a LME é causada por dilatação venosa periférica e fluxo sanguíneo diminuído a partir do débito simpático prejudicado e do tônus muscular reduzido. A estase sanguínea contribui para o dano endotelial. A hipercoagulabilidade após LME está relacionada a alterações na cascata de coagulação nos casos de lesão neurológica. Há aumento na agregação plaquetária induzida por colágeno em pacientes com LME quando comparados com adultos saudáveis. A prevalência de TVP nos indivíduos após uma LME aguda, em estudos, tem variado de 10 até 100%, com dados dos centros de modelo mostrando que 9,8% desenvolvem TVP durante a reabilitação hospitalar aguda e que a incidência de tromboembolia venosa é de até 47 a 100% no primeiro ano.

Os sinais e sintomas que podem indicar TVP incluem edema da panturrilha, edema depressível, veias superficiais dilatadas, febre e eritema do membro inferior; contudo, sensibilidade da panturrilha pode não estar presente em pacientes com um membro insensível devido à LME. Dados que demonstrem discrepâncias entre as circunferências das panturrilhas esquerda e direita também podem ser úteis no diagnóstico dessa complicação. A TVP deve estar no diagnóstico diferencial de qualquer avaliação de febre. O ultrassom com Doppler é amplamente aceito como um meio seguro, eficiente, econômico e confiável de diagnosticar TVP. O dímeros-D, um produto da degradação de coágulos de fibrina de ligação cruzada, tem sensibilidade alta, mas especificidade baixa, no diagnóstico de TVP. O exame para o diagnóstico é a venografia de contraste; no entanto, ela é realizada raras vezes, visto que é invasiva, dolorosa e tem custo alto.

O risco de desenvolvimento de TVP pode ser reduzido de modo significativo com a profilaxia apropriada; assim, a tromboprofilaxia deve ser iniciada o mais rápido possível. A discussão geral sobre profilaxia e tratamento de TVP é apresentada anteriormente neste livro, nos Capítulos 5 (Imobilidade) e 10 (Farmacoterapia). O Consortium for Spinal Cord Medicine desenvolveu diretrizes de profilaxia de TVP para pacientes com LME. Essas recomendações são divididas em três categorias: motora completa, motora incompleta e motora completa com outros fatores de risco. Para indivíduos com LME motora incompleta, são recomendadas meias de compressão ou botas de compressão com heparina não fracionada (5 mil unidades, 3 vezes por dia). Para indivíduos com LME motora completa, são recomendadas meias de compressão ou botas de compressão e heparina não fracionada ou heparina de baixo peso molecular (HBPM). Para indivíduos com LME motora completa com outros fatores de risco (p. ex., fratura de membro inferior, trombose prévia, história de câncer, insuficiência cardíaca, obesidade ou idade acima de 70 anos), são recomendadas meias de compressão ou botas de compressão e heparina não fracionada ou HBPM, e um filtro de veia cava inferior deve ser considerado.

O American College of Chest Physicians também publicou diretrizes quanto à profilaxia de TVP. As diretrizes não diferenciam LME motora incompleta de completa. Elas recomendam profilaxia com HBPM ou antagonista de vitamina K e não sustentam o uso isolado de heparina não fracionada de dose baixa, meias de compressão graduada ou filtro de veia cava inferior para profilaxia.

A embolia pulmonar refere-se à embolização de um trombo para os pulmões, potencialmente ocluindo o fluxo sanguíneo. De acordo com o banco de dados do sistema modelo de LME, a embolia pulmonar é responsável por 10% da mortalidade total no primeiro ano após LME traumática e é a causa principal de morte súbita. Muitas vezes, a colocação de filtros da veia cava inferior é realizada como profilaxia; contudo, há falta de evidência consistente de que eles protejam contra embolia pulmonar, e, na verdade, acredita-se que podem até mesmo aumentar o risco de formação de trombo. Outra complicação no uso de filtros de veia cava inferior é sua propensão para migrar em indivíduos com LME. Foi sugerido que o uso de técnicas de tosse assistida, tais como a "tosse manualmente assistida", pode precipitar a migração desses filtros.

E difícil diagnosticar embolia pulmonar com base nos sinais e sintomas; por essa razão, ela deve ser incluída no diagnóstico diferencial sempre que um paciente apresentar uma mudança no estado respiratório ou desenvolver dor torácica ou febre de origem desconhecida. Com frequência, os gases sanguíneos arteriais são solicitados como parte de uma avaliação de embolia pulmonar, embora sejam de valor relativamente pequeno na confirmação de um diagnóstico. Um teste dímeros-D negativo pode ser útil para excluir embolia pulmonar, mas não é diagnóstico. O diagnóstico definitivo é feito por TC espiral ou angiografia pulmonar; a primeira é a técnica de imagem mais comum porque é considerada mais segura e é mais prontamente disponível.

A embolia pulmonar pode ser sugerida por um exame de ventilação/perfusão (exame V/P), cujos resultados são relatados quanto à probabilidade e não são diagnósticos. O tratamento de uma embolia pulmonar baseia-se em anticoagulação total com agonista de vitamina K, heparina não fracionada dosada para um nível de tempo de tromboplastina parcial ativado (TTPa) apropriado ou dose terapêutica de HBPM. Anticoagulantes orais novos estão sendo usados cada vez mais para tratar doença tromboembólica. Eles apresentam a conveniência de ser administrados por via oral e não requerem monitoração laboratorial. Uma possível desvantagem é que não há meio aceitável de reverter seu efeito em pacientes com sangramento ativo ou dose excessiva.

A duração da profilaxia e do tratamento de TVP é controversa. Foi recomendado que indivíduos com LME motora completa sem fatores de risco adicionais para TVP realizem profilaxia por oito semanas com HBPM. Para aqueles com LME motora completa e fatores de risco adicionais, recomendam-se 12 semanas de profilaxia com HBPM. Os indivíduos com LME motora incompleta devem receber profilaxia por até oito semanas. Um filtro de veia cava inferior pode ser inserido para profilaxia de embolia pulmonar se a anticoagulação for contraindicada. O tratamento de TVP e de embolia pulmonar, em geral, é continuado por pelo menos seis meses. Se a TVP não for tratada, ocorre nova trombose em 29 a 47% dos pacientes. Com tratamento, a taxa de nova trombose diminui para 4,7 a 30,3%.

A síndrome pós-trombótica ou pós-flebite, caracterizada por edema e dor na extremidade inferior, é causada por destruição das valvas venosas da extremidade inferior, resultando em refluxo venoso e hipertensão. Os sinais e sintomas da síndrome pós-trombótica também incluem dor lancinante, cãibra, prurido, ectasia venosa, mudanças na estase, hiperpigmentação e lipodermatoesclerose. Os indivíduos afetados têm risco de desenvolver celulite e úlceras venosas. Além disso, o peso maior do membro afetado devido à retenção de líquido pode tornar as transferências e o manejo do membro inferior mais difíceis para o indivíduo e os cuidadores. Entre os pacientes com história de TVP, 27 a 47% irão desenvolver síndrome pós-trombótica nos primeiros dois anos de início da TVP, que pode estar associada com diminuição na capacidade de trabalho e com aumento no estresse. Em geral, a síndrome pós-trombótica é tratada com o uso de meias de compressão graduada (30 a 40 mmHg) por dois anos após o desenvolvimento de TVP, para reduzir efeitos adversos. Bombas de extremidade de compressão intermitente podem ser utilizadas em casos graves.

> Geerts WH, Bergqvist D, Pineo GF, et al: Prevention of venous thromboembolism: American College of Chest Physicians, Evidence-Based Clinical Practice Guidelines (8th Edition). Chest 2008;133:381S–453S.
>
> Kelly BM, Yoder BM, Tang CT, Wakefield TW: Venous thromboembolic events in the rehabilitation setting. PM R 2010;2:647–663.
>
> Spinal Cord Injury Thromboprophylaxis Investigators: Prevention of venous thromboembolism in the acute treatment phase after spinal cord injury: Randomized multicenter trial comparing low-dose heparin plus intermittent pneumatic compression with enoxaparin. J Trauma 2003;54:1116–1124.
>
> Teasell RW, Hsieh JT, Aubut JA, et al: Venous thromboembolism after spinal cord injury. Arch Phys Med Rehabil 2009;90:232–245.

▶ Gastrintestinais

A. Função de deglutição

A determinação da capacidade de deglutição após uma LME é importante por duas razões: (1) a dificuldade em deglutir pode levar a um estado nutricional diminuído, que pode compor o estado catabólico pós-LME; e (2) os indivíduos com LME são suscetíveis a complicações pulmonares, e a disfagia pode precipitar pneumonia por aspiração. Estudos têm mostrado incidência de 17 a 41% de disfagia em pacientes tetraplégicos.

O processo de deglutição pode ser dividido em três componentes: fase oral, fase faríngea e fase esofágica. A disfagia (deglutição prejudicada) pode estar relacionada à função alterada de qualquer um desses estágios. Os sinais clínicos podem incluir tosse após alimentar-se, em especial após beber líquidos. Muitas vezes, a disfagia é suspeitada pela primeira vez no leito e pode ser investigada com um exame de videofluoroscopia da deglutição (EVFD, também chamado de teste de deglutição de bário modificado) ou videoendoscopia da deglutição. O EVFD envolve consumir sólidos e líquidos marcados com um contraste de bário sob observação fluoroscópica, de modo que o trajeto do material ingerido possa ser visualizado se ele penetrar nos seios ou for aspirado. O EEDF envolve a visualização direta, por fibra óptica, da orofaringe até o nível das cordas vocais. Ele não permite a visualização de um *bolus* de líquido depois que passou pelas cordas vocais.

Os fatores de risco para disfagia incluem procedimentos cervicais realizados por meio da região anterior, edema de tecido mole cervical e uso de equipamento cervical. Os pacientes que se submetem a traqueostomias têm risco aumentado de aspiração, embora haja evidência de que uma válvula Passy-Muir possa diminuir esse risco. Os indivíduos que apresentam LME completa (ASIA categoria A) apresentam um risco maior de desenvolver complicações por deglutição do que aqueles com lesões incompletas. Aparelhos de imobilização cervical, entre eles colares, órtese imobilizadora mandibular esterno-occipital (SOMI) e suportes em forma de halo, prejudicam a capacidade de deglutição. A aspiração tem sido associada a tubos nasogástricos e idade mais avançada do indivíduo. De modo geral, a disfagia melhora nos primeiros meses pós-LME, embora o mecanismo exato para essa melhora seja desconhecido.

O tratamento para disfagia pode incluir remoção dos fatores de risco (p. ex., traqueostomias ou tubos nasogástricos) e acompanhamento com fonoaudiólogo, para engajar o indivíduo em exercícios que fortaleçam os músculos faríngeos e melhorem a coordenação faríngea, bem como modificar os comportamentos alimentares para diminuir o risco de penetração e aspiração (i.e., alternar sólidos e líquidos ou controlar os volumes de alimento consumido em uma deglutição). Meios alternativos de nutrição e hidratação devem ser considerados inicialmente no curso clínico de pacientes que são suspeitos de não receber ingestão oral adequada.

B. Nutrição e hidratação

Além da capacidade de deglutição, é importante avaliar o estado nutricional e de hidratação após uma LME. Nos casos de lesão cerebral traumática concomitante, os indivíduos podem demonstrar deglutição funcional ou retardada sem aspiração, mas apresentam interesse insatisfatório, desejo diminuído por comida ou velocidade de deglutição prejudicada, resultando em ingestão oral inadequada. Nesses casos, devem ser considerados meios alternativos de fornecimento de nutrição e hidratação.

C. Cálculos biliares

As LMEs têm sido associadas à incidência aumentada de colelitíase. Embora estudos tenham demonstrado de forma consistente taxas maiores de cálculos biliares assintomáticos, as taxas de colelitíase aguda não estão aumentadas de modo significativo nessa população. A formação de cálculo biliar tem sido associada a lesão neurológica acima de T10, possivelmente relacionada à motilidade diminuída da vesícula biliar e dos ductos biliares na ausência de estimulação simpática. Apesar da capacidade sensorial prejudicada pós-LME, os indivíduos com colecistite aguda costumam apresentar sintomas tradicionais de dor abdominal no quadrante superior direito com radiação para o ombro direito.

D. Disfunção intestinal

A LME leva à disfunção intestinal neurogênica. A disfunção pode ser decorrente de uma lesão do NMS, lesão do NMI ou lesão mista. A disfunção intestinal por NMS é causada por lesão da medula espinal acima do cone medular e está associada com peristaltismo prejudicado e atividade excessiva do esfíncter anal externo. A disfunção intestinal gerada por lesão do NMS pode levar a constipação grave. A disfunção intestinal neurogênica por lesão do NMI está relacionada a lesão no cone medular ou abaixo dele e envolve um esfíncter flácido com incontinência fecal. A lesão na medula espinal no nível da coluna torácica distal até a coluna lombar proximal pode resultar em um padrão misto de lesão intestinal com uma combinação de características variáveis relacionadas a lesão de ambos os tipos de neurônio.

O intestino neurogênico pode resultar em sofrimento físico e psicológico significativo, em especial na presença de evacuação não planejada. Portanto, estabelecer uma rotina intestinal na qual a evacuação das fezes possa ser programada e realizada de uma maneira controlada é de extrema importância. Um planejamento de rotina intestinal é aconselhado para indivíduos após a realização de uma história cuidadosa e de um exame físico considerando o tipo de lesão de neurônio motor e envolve o momento específico de medicações orais e estimulação retal ou desimpactação. Também existem opções cirúrgicas para indivíduos com disfunção intestinal grave. (Ver o Cap. 7 para discussão mais detalhada sobre intestino neurogênico e seu tratamento.)

Liu CW, Huang CC, Chen CH, et al: Prediction of severe neurogenic bowel dysfunction in persons with spinal cord injury. Spinal Cord 2010;48:554–559.

Moonka R, Stiens S, Stelzner M: Atypical gastrointestinal symptoms are not associated with gallstones in patients with spinal cord injury. Arch Phys Med Rehabil 2000;81:1085–1089.

Quigley E: What we learned about colonic motility: Normal and disturbed. Curr Opin Gastroenterol 2010;26:53–60.

Shem K, Castillo K, Wong S, Chang J: Dysphagia in individuals with tetraplegia: Incidence and risk factors. J Spinal Cord Med 2011;31:85–92.

Shin JC, Yoo JH, Lee, YS, et al: Dysphagia in cervical spinal cord injury, Spinal Cord 2011;49:1008–1013.

Tola VB, Chamberlein S, Kostyk SK, Soybel DI: Symptomatic gallstones in patients with spinal cord injury. J Gastrointest Surg 2000;4:642–647.

Vallès M, Mearin F: Pathophysiology of bowel dysfunction in patients with motor incomplete spinal cord injury: Comparison with patients with motor complete spinal cord injury. Dis Colon Rectum 2009;52:1589–1597.

▶ Geniturinárias

O trato urinário inferior inclui a bexiga, o esfíncter interno, o esfíncter externo e a uretra. A bexiga, alinhada com o músculo liso (o músculo detrusor), consiste em trígono (base), corpo e pescoço. Normalmente, a bexiga tem a função de armazenar urina quando não há micção e eliminar urina quando apropriado. A inervação simpática promove o armazenamento de urina, ao passo que a estimulação parassimpática causa contração do detrusor. Sob circunstâncias normais, a bexiga é capaz de acomodar volumes crescentes apenas com mudanças pequenas na pressão intravesicular. A eliminação normal de urina requer coordenação de diversos componentes da pelve, incluindo relaxamento do músculo estriado da uretra e do assoalho pélvico, do músculo detrusor e dos esfíncteres interno e externo.

Uma LME pode causar problemas de NMS e NMI que afetam a função geniturinária, muitas vezes resultando em bexiga neurogênica. A síndrome do NMS é caracterizada por interrupção dos trajetos espinais descendentes, o que leva à perda da inibição cortical dos arcos reflexos sacrais. A síndrome do NMI causa débito motor prejudicado da bexiga e diminuição da contratilidade do detrusor, resultando em uma bexiga flácida. Durante a fase de choque espinal inicial de LME aguda, a bexiga costuma estar flácida, independentemente do tipo e da localização da lesão. O tratamento da bexiga após uma LME leva em conta o tipo de lesão, a capacidade funcional do indivíduo e o estilo de vida. (Para discussão adicional sobre bexiga neurogênica, ver o Cap. 7).

Indivíduos com LME têm risco de infecções recorrentes no trato urinário. Com frequência, eles devem ser ensinados sobre a diferença entre colonização bacteriana e infecção verdadeira. Eles também têm risco aumentado de cálculos renais e na bexiga. Pressões de eliminação elevadas, com o passar do tempo, podem levar à hidronefrose. Portanto, indivíduos com bexiga neurogênica requerem monitoração do trato urinário inferior e superior e da função renal. Além disso, o uso prolongado de cateter de demora é um fator de risco para carcinoma de célula escamosa da bexiga e exige monitoração anual com cistoscopia.

Benarroch EE: Neural control of the bladder: Recent advances and neurologic implications. Neurology 2010;75:1839–1846.

Burns AS, Rivas DA, Ditunno JF: Management of neurogenic bladder and sexual dysfunction after spinal cord injury. Spine 2001;26: S129–S136.

Hicken BL, Putzke JD, Richards JS: Bladder management and quality of life after spinal cord injury. Am J Phys Med Rehabil 2001;80:916–922.

▶ Tegumentares

As úlceras de decúbito são uma complicação comum e devastadora de LME. Elas resultam de isquemia da pele causada por pressão ou forças de cisalhamento. As úlceras relacionadas à pressão ocorrem quando a pressão direta à pele (em geral por mais de 2 horas) é maior do que a pressão capilar, o que leva à isquemia. Normalmente, as úlceras ocorrem sobre proeminências ósseas, incluindo ísquio, escápula, trocanter maior, maléolo lateral e calcanhar, em pacientes com mobilidade limitada. A lesão relacionada ao cisalhamento resulta de uma força de fricção que causa oclusão dos vasos sanguíneos e ruptura subsequente da pele. As áreas coccígeas e sacrais são localizações típicas de lesão relacionada ao cisalhamento. (Uma discussão adicional sobre úlceras de pressão consta no Cap. 5.)

Estima-se que as úlceras de decúbito ocorrem em um quarto a um terço dos indivíduos com LME. Os fatores que colocam esses indivíduos em risco aumentado para ruptura da pele incluem: (1) regulação prejudicada de suprimento sanguíneo para a pele devido a mudanças na inervação autônoma dos vasos sanguíneos; (2) mobilidade prejudicada e paralisia, o que torna menos provável a movimentação e a troca de posicionamento espontâneas; e (3) falta de sensação, o que impede que os pacientes sintam os efeitos dolorosos da isquemia na pele.

Outros fatores que influenciam o risco de desenvolver úlceras de decúbito incluem um nível mais alto de lesão; uma lesão mais completa; a gravidade da lesão; a idade aumentada (em particular, idade acima de 50 anos); a duração da lesão; o apoio social; o grau de instrução educacional; e as comorbidades.

A prevenção da ruptura da pele é de extrema importância e é realizada minimizando-se a pressão ou as forças de cisalhamento aplicadas à pele. Além disso, maximizar o estado nutricional, com atenção especial para a manutenção dos níveis de proteína adequados e da hidratação adequada, pode ajudar a aliviar as úlceras de decúbito. Indivíduos com LME e seus cuidadores devem ser educados sobre a importância do deslocamento de peso a cada 2 horas enquanto os pacientes estiverem na cama e a cada 30 minutos enquanto estiverem sentados. Os pacientes devem ser estimulados a aderir a uma rotina regular. Os indivíduos que não conseguem deslocar o peso de forma independente podem requerer serviços de apoio ou equipamento de adaptação para ajudar no deslocamento de peso (i.e., cadeira de rodas motorizada com uma função de reclinagem). A educação deve incluir treinamento sobre inspeção regular da pele e reconhecimento de sinais iniciais de comprometimento da pele. Os sinais iniciais de ruptura incluem vermelhidão e endurecimento da pele.

O tratamento de uma ferida começa com a investigação da causa e a redução dos fatores geradores da lesão. As fontes de pressão aumentada podem incluir cadeira de rodas, almofadas e qualquer superfície sobre a qual o indivíduo possa repousar; a posição sentada e a postura devem ser examinadas. Reverter quaisquer condições subjacentes, tais como déficits nutricionais ou comorbidades, é importante no tratamento de feridas. A ferida pode ser tratada com diversos curativos, que estão além do objetivo deste capítulo. O objetivo global do cuidado da ferida é criar o melhor ambiente possível para o novo crescimento da pele. Isso inclui assegurar os níveis de umidade corretos, bem como minimizar o crescimento bacteriano no local. Tratamentos adicionais podem incluir estimulação elétrica para as feridas ou curativos de fechamento assistido por vácuo, que aplicam um gradiente de pressão negativa à ferida e são usados para promover o fluxo sanguíneo e para remover o excesso de drenagem da ferida. O papel do oxigênio hiperbárico no tratamento dessas feridas ainda não foi esclarecido. Por fim, as lesões podem precisar de debridação e fechamento cirúrgicos.

Antes do fechamento, o crescimento bacteriano deve ser tratado. O indivíduo pode precisar de terapia prolongada com antibiótico. As feridas podem não cicatrizar por várias razões, tais como infecção subjacente ou osteomielite, úlcera de Marjolin (uma malignidade que pode se formar em feridas crônicas ou formação de fístula), pressão persistente na região ou má nutrição. Deve-se ter cuidado ao colocar coxim ao redor da lesão, visto que isso pode diminuir a pressão sobre a ferida real e ao mesmo tempo elevar a pressão nas áreas adjacentes, aumentando, dessa forma, a área de pele comprometida. Além disso, qualquer compressa para as feridas deve ser colocada com cuidado, pois a pressão aumentada causada pela compressa dentro da ferida pode comprometer o fluxo sanguíneo adequado, inibindo a cicatrização.

Dohle CI, Reding MJ: Management of medical complications. Continuum (Minneap Minn) 2011;17(3 Neurorehabilitation):510–529.

Sipski ML, Richards JS: Spinal cord injury rehabilitation: State of the science. Am J Phys Med Rehabil 2006;85:310–342.

▶ Ósseas

A. Osteopenia e fratura

A osteopenia é uma complicação de LME que, muitas vezes, é negligenciada. A perda óssea ocorre com mais rapidez nos primeiros 3 a 6 meses e pode persistir por 1 a 2 anos no osso trabecular e até mais tempo no osso cortical. A perda óssea é mais significativa no fêmur distal, com a tíbia proximal sendo o segundo local mais afetado. Com frequência, o osso acima do nível da lesão é poupado. Com o passar do tempo, a perda óssea pode resultar em perda de 40 a 50% da densidade óssea. A perda óssea é atribuída à atividade osteoclástica aumentada e à reabsorção óssea, enquanto a atividade do osteoblasto fica diminuída, assim como a formação de osso novo.

Uma lesão mais completa e menos deambulação são fatores de risco para um processo de doença mais grave. O tônus aumentado é considerado protetor, embora as pesquisas sejam limitadas a estudos pequenos com resultados mistos. Associada à osteopenia está a hipercalcemia, particularmente na fase aguda da LME. A hipercalcemia predispõe os indivíduos a cálculos renais e biliares. Também relacionada à LME aguda está a deficiência de vitamina D, que é prevalente em mais de 90% dos indivíduos com lesão medular. A osteopenia é um fator de risco para fratura, à qual os pacientes de LME são mais suscetíveis do que a população em geral. Nenhuma correlação direta foi encontrada entre o grau de osteopenia e o risco de fratura. As fraturas ocorrem com mais frequência no joelho; a parte distal do fêmur é o local mais comum, seguida pela parte proximal da tíbia. O exame ideal para diagnóstico de osteopenia e osteoporose é o exame de absorciometria radiológica de dupla energia (DEXA), embora atualmente não haja meio de correlacionar de forma direta resultados de exame DEXA com risco absoluto de fratura.

Sinais e sintomas de fratura aguda em indivíduos com LME incluem tônus aumentado, disreflexia autonômica, febre baixa, fadiga, vermelhidão localizada, calor sobre o local da fratura e anormalidades ósseas à palpação. As complicações de fratura podem incluir TVP, ruptura da pele e mobilidade e autocuidado prejudicados; além disso, pode haver necessidade de reabilitação e retreinamento funcional. Muitas fraturas se consolidam com tratamento conservador; contudo, a intervenção cirúrgica pode ser necessária para controlar deformidades rotacionais.

As intervenções de tratamento foram categorizadas como farmacológicas e não farmacológicas. As opções não farmacológicas giram em torno do conceito da lei de Wolf, na qual a sustentação de peso sobre o osso irá aumentar sua força e densidade. Assim, o tratamento inclui manter o tônus elevado, ficar de pé e aplicar estimulação elétrica e vibração de ultrassom para os ossos. Há evidência limitada para sustentar a eficácia dessas modalidades, embora vários estudos tenham demonstrado melhora quando essas terapias são realizadas de modo intenso, requerendo sessões quase todos os dias da semana, por pelo menos 1 a 2 anos. As intervenções farmacológicas incluem complementação de vitamina D (25-hidroxivitamina) e cálcio, se os níveis estiverem baixos. Os resultados do uso de calcitonina e de bisfosfonato foram decepcionantes quando estudados como tratamento para osteopenia relacionada à lesão da medula espinal e para osteoporose; contudo, a administração pode ter um efeito protetor se dada no início da lesão, antes que os ossos afinem e apresentem estado regular.

O paciente deve ser educado sobre o risco e os sinais e sintomas atípicos de fratura, que diferem daqueles em um indivíduo neurologicamente intacto. É importante diminuir o risco de fratura protegendo o paciente contra trauma e quedas e limitando as atividades que podem resultar em lesão.

Não existem diretrizes claras ou protocolos de prática aceitos quanto à monitoração de densidade óssea em pacientes com LME. Alguns especialistas têm defendido exames DEXA de rotina, mas, na ausência de fraturas, não se sabe como a informação obtida a partir desses exames mudaria o tratamento de um indivíduo. Em um paciente com fraturas, causas secundárias de perda óssea, tais como hipogonadismo, devem ser excluídas se clinicamente suspeitadas.

> Bauman WA, Schnitzer TJ: Management of osteoporosis after spinal cord injury: What can be done? PM R 2010;2:566–572.
> Biering-Sorensen F, Hansen B, Lee BS: Non-pharmacological treatment and prevention of bone loss after spinal cord injury: A systematic review. Spinal Cord 2009;47:508–518.
> Fattal C, Marian-Goulart D, Thomas E, at al: Osteoporosis in persons with spinal cord injury: The need for targeted therapeutic education. Arch Phys Med Rehabil 2011;92:59–67.
> Nemunaitis GA, Mejia M, Nagy JA, et al: A descriptive study on vitamin D levels in individuals with spinal cord injury in an acute inpatient rehabilitation setting. PM R 2010;2:202–208.
> Smith EM: Treatments for osteoporosis in people with a disability. PM R 2011;3:143–152.

B. Ossificação heterotópica

A ossificação heterotópica (descrita no Cap. 5) refere-se à formação de osso no tecido não esquelético, em geral entre o músculo e a cápsula articular. O crescimento ósseo pode cobrir toda a articulação. Quando essa formação óssea ocorre em um músculo de forma isolada, ela é chamada de miosite ossificante. Estima-se que 20% dos indivíduos com LME desenvolvem ossificação heterotópica abaixo do nível da lesão. O crescimento ósseo normal costuma ocorrer em membros neurologicamente prejudicados e é mais prevalente em membros espásticos do que em flácidos. O quadril é o local mais comum, seguido pelo joelho, cotovelo e ombro. No quadril, com frequência a ossificação heterotópica desenvolve-se no aspecto anteromedial. Os indivíduos com LME completa têm risco mais alto de desenvolvimento dessa condição. Não há correlação entre LN e ossificação heterotópica, embora lesões lombares produzam menos crescimento ósseo do que as lesões de nível cervical e torácico. O dano ao tecido mole pode também ser um fator de risco.

A causa da ossificação heterotópica é incerta. As prostaglandinas, que normalmente regulam a função de osteoblastos e osteoclastos, podem desempenhar um papel no seu desenvolvimento. Outros fatores contribuintes incluem hipercalcemia, hipoxia de tecido, mudanças na atividade nervosa simpática, imobilização prolongada e desequilíbrio dos níveis de hormônio paratireóideo e de calcitonina. A doença é mais comum em homens do que em mulheres, e pode haver predisposição genética. Além disso, a presença de traqueostomia, tabagismo e menos comorbidades está associada a um risco mais alto de desenvolver essa condição.

Em geral, a ossificação heterotópica manifesta-se com sintomas não específicos, tais como febre e vermelhidão local, calor, edema ou ADM diminuída na articulação afetada. O diagnóstico diferencial inclui TVP, fratura, artrite séptica, úlcera de pressão iminente e celulite. A fosfatase alcalina é um marcador laboratorial específico que pode estar elevado no início da doença. Um nível alto de creatina fosfoquinase (CPK) sérica pode estar presente na fase inflamatória inicial e estar relacionado à severidade de ossificação heterotópica, sendo útil no plano de tratamento e na avaliação da resposta ao tratamento. A proteína C-reativa é um dos reagentes da fase aguda que pode estar elevado no estágio agudo e ser usado para planejar e avaliar a resposta ao tratamento. Os níveis de cálcio não são diagnósticos de ossificação heterotópica. O exame ideal para o diagnóstico é a cintilografia óssea trifásica. As modalidades de imagem por RM e ultrassonografia têm sido usadas para identificar ossificação heterotópica de forma precoce. Costuma haver um atraso de três semanas nos achados de radiografia simples. Em geral, a ossificação heterotópica ocorre no primeiro ano após a lesão, e o osso cresce por 6 meses a 1 ano até amadurecer. A ossificação heterotópica pode causar dificuldades no posicionamento do indivíduo por causa das limitações de ADM das articulações afetadas. As complicações podem incluir dor, úlcera de pressão, espasticidade e impacto de nervos periféricos ou da vasculatura local.

Atualmente, não há método aceito para prevenção de ossificação heterotópica após LME. Assim, a detecção inicial e o tratamento são fundamentais. O objetivo do tratamento precoce é prevenir crescimento heterotópico adicional e preservar, ao máximo, a ADM articular. As opções de tratamento incluem ADM suave, bisfosfonatos (p. ex., etidronato dissódico), drogas anti-inflamatórias não esteroides (p. ex., indometacina), radioterapia e excisão cirúrgica.

Em geral, o etidronato dissódico é prescrito por um total de seis meses no diagnóstico de ossificação heterotópica. O tratamento pode consistir em administração de dose alta por três meses (20 mg/kg divididos em duas vezes ao dia) seguida por terapia de dose baixa por três meses (10 mg/kg por dia divididos em 2 vezes ao dia) se os achados laboratoriais iniciais estiverem normais. Quando os valores laboratoriais estão elevados, costuma ser administrado etidronato dissódico em dose alta durante todo o curso de seis meses. Os bisfosfonatos são usados no tratamento de ossificação heterotópica para prevenir formação adicional de osso. É incerto se o etidronato dissódico ou outros agentes farmacológicos na verdade retardam a progressão de ossificação heterotópica ou apenas retardam a mineralização que ocorre durante essa progressão, de forma que a mineralização volta a ocorrer após o tratamento ser interrompido.

Quando os níveis iniciais de proteína C-reativa e de CPK estão elevados, adicionar indometacina até os níveis normalizarem (se não for contraindicado) pode ajudar a reduzir a inflamação e a dor. A indometacina também mostrou minimizar a formação de osso durante a fase de crescimento. Além disso, a substância reduz a formação de ossificação heterotópica como uma medida preventiva, não sendo utilizada de modo rotineiro por causa de seu potencial para interferir na consolidação óssea pós-cirúrgica. Diferentemente da indometacina, o etidronato dissódico recebeu aprovação da U.S. Food and Drug Administration (FDA) para essa indicação.

A radioterapia pode ser usada em pacientes com crescimento ósseo grave a fim de inibir crescimento ósseo heterotópico. A radiação interrompe o processo de diferenciação de células mesenquimais nos osteoblastos.

Durante o tratamento, é importante manter a ADM no nível máximo possível por meio de fisioterapia ou programa de exercício domiciliar. Se a ossificação heterotópica impedir a função ou interferir na qualidade de vida do paciente, a excisão cirúrgica pode ser considerada. Contudo, a cirurgia não deve ser realizada até que a maturação óssea tenha sido demonstrada no exame ósseo (cerca de um ano), visto que a natureza altamente vascular do crescimento ósseo em desenvolvimento aumenta o risco de sangramento intraoperatório.

Exames de TC com reconstrução tridimensional são úteis para planejar a remoção cirúrgica da ossificação heterotópica. A recidiva após a cirurgia é de 17 a 58%, embora a doença recorrente muitas vezes não seja tão severa quanto a inicial.

> Aubut JL, Mehta S, Cullen N, et al: A comparison of heterotopic ossification treatments within the traumatic brain and spinal cord injured population: An evidence-based systematic review. NeuroRehabilitation 2011;28:151–160.
>
> Banovac K, Sherman AL, Estores IM, Banovac F: Prevention and treatment of heterotopic ossification after spinal cord injury. J Spinal Cord Med 2004;27:376–382.
>
> Cipriano CA, Pill SG, Keenan MA: Heterotopic ossification following traumatic brain injury and spinal cord injury. J Am Acad Orthop Surg 2009;17:689–697.
>
> Citak M, Suero EM, Backhaus M: Risk factors for heterotopic ossification in patients with spinal cord injury: A case-control study of 264 patients. Spine 2012;37:1953–1957.
>
> Cullen N, Perera J: Heterotopic ossification: Pharmacologic options. J Head Trauma Rehabil 2009;24:69–71.

▶ Neurológicas

Após uma LME, complicações neurológicas como mielomalácia pós-traumática, siringomielia ou síndrome da medula acorrentada podem se desenvolver.

A. Mielomalácia pós-traumática

Na mielomalácia pós-traumática, o tecido cicatricial forma-se na área de lesão para a medula espinal. Esse tecido consiste em microcistos, astrocitose reativa e espessamento dos tecidos da pia-máter e aracnoide. A mielomalácia pode ocorrer em qualquer momento, desde meses até décadas após a lesão inicial, e é observada em 0,3 a 2,2% dos pacientes com LME crônica.

B. Siringomielia

A siringomielia refere-se a lesões císticas cheias de líquido que se desenvolvem na substância cinzenta da medula espinal. A siringomielia pode ser idiopática ou devida a lesão prévia na medula espinal ou malformação congênita (i.e., malformações de Chiari). Em pacientes com malformação congênita, os sintomas podem não se manifestar até os períodos de crescimento (i.e., durante a adolescência ou início da idade adulta). A siringomielia desenvolve-se em 20 a 30% dos indivíduos com LME traumática e aumenta em cerca de 10 a 20% desses indivíduos. Os fatores de risco para essa condição incluem lesão completa e deformação cifótica da coluna. O declínio neurológico ocorre em aproximadamente 3 a 8% dos pacientes com siringomielia e pode aparecer meses a décadas após a LME traumática. Embora a etiologia exata não seja bem compreendida, acredita-se que a siringomielia represente uma interrupção do fluxo de líquido cerebrospinal no espaço subaracnoide, possivelmente como o resultado de formação de cicatriz, isquemia devido a pressão ou tração ou liberação química citotóxica durante a lesão. Esse problema pode se estender em uma direção proximal ou distal e pode piorar por aumento nas pressões torácicas e intra-abdominais. Os indivíduos afetados não devem realizar a manobra de Valsalva ou pressão intra-abdominal excessiva na eliminação intestinal ou urinária.

Os sintomas atuais dessa condição incluem mudanças na dor neuropática, novos déficits sensoriais e motores, piora na espasticidade, mudanças no intestino ou na bexiga e disfunção autônoma. O teste de escolha para diagnóstico é um exame de RM. O contraste não é necessário para o diagnóstico de uma siringomielia, contudo pode ser útil para descartar outras condições. A avaliação eletrodiagnóstica também pode limitar a lista de diagnósticos diferenciais ou descartar causas periféricas de nova fraqueza ou dormência.

As opções de tratamento para pacientes com siringomielia são pouco favoráveis e concentram-se no tratamento sintomático. Se os sintomas são a causa do declínio neurológico, a cirurgia pode ser indicada. As técnicas cirúrgicas incluem desvios, cordectomias e duraplastias; no entanto, todas apresentam sucesso limitado.

C. Síndrome da medula presa

Nessa síndrome, as raízes nervosas ou a cauda equina tornam-se fixas nas meninges. Isso pode ocorrer por causas congênitas ou ser secundário a trauma, inflamação ou cirurgia. Na síndrome da medula presa adquirida, muitas vezes é o tecido cicatricial que adere às raízes nervosas, e a cauda equina, às meninges. Com frequência, os pacientes podem ser monitorados sem tratamento específico; contudo, podem desenvolver alterações relacionadas à dor, déficits sensoriais, fraqueza e padrões alterados do intestino e da bexiga. Os sintomas também podem ser posturais ou piorar com a flexão e extensão.

O tratamento para síndrome da medula presa envolve suporte e liberação cirúrgica da medula. Contudo, os riscos da cirurgia incluem possível trauma adicional na área, com risco aumentado de recidiva da síndrome da medula presa. Em pacientes pediátricos, essa síndrome é um problema especial, visto que os sintomas podem ser exacerbados durante períodos de crescimento na infância. Se isso ocorrer, a criança pode necessitar de tratamento cirúrgico da medula presa.

> Bonfield CM, Levi AD, Arnold PM, Okonkwo PO: Surgical management of posttraumatic syringomyelia. Spine 2010;35: S245-S258.
> Heiss JD, Snyder K, Peterson MM: Pathophysiology of primary spinal syringomyelia. J Neurosurg Spine 2010;17:367-380.
> Hertzler DA, DePowell JJ, Stevenson CB, et al: Tethered cord syndrome: A review of the literature from embryology to adult presentation. Neurosurg Focus 2010;29: E1.
> Klekamp J: Treatment of posttraumatic syringomyelia. J Neurosurg Spine 2010;17:199-211.
> Klemp J: Tethered cord syndrome in adults. J Neurosurg Spine 2011;15:258-270.
> Roy AK, Slimack NP, Gangu A: Idiopathic syringomyelia: Retrospective case series, comprehensive review, and update on management. Neurosurg Focus 2011;31:E15.
> Stetler WR Jr, Park P, Sullivan S: Pathophysiology of adult tethered cord syndrome: A review of the literature. Neurosurg Focus 2010;29:E2.

▶ Endócrinas

Indivíduos com LME têm risco aumentado para desenvolvimento de síndrome metabólica, incluindo doença da artéria coronária, dislipidemia e hiperglicemia com resistência à insulina. O risco aumentado tem sido atribuído à diminuição relativa da atividade física, à massa muscular magra diminuída e ao percentual maior de tecido adiposo em relação aos indivíduos não lesionados. Os pacientes com LME que se percebem acima do peso têm maior probabilidade de apresentar um nível mais baixo de bem-estar subjetivo na autoavaliação. De modo curioso, vários estudos sugeriram que o risco de diabetes melito é mais baixo naqueles com tetraplegia do que nos com paraplegia, mesmo quando vários níveis de obesidade são considerados.

Há evidência de que os indivíduos com LME que são ativos podem reduzir seu risco de doença cardíaca. A atividade física aumentada pode resultar em perfis de lipídeo melhorados e menos doença aterosclerótica. É sensato sugerir que os indivíduos com LME sejam monitorados de forma constante quanto a dislipidemia e intolerância à glicose.

> Eriks-Hoogland I, Hilfiker R, Baumberger M, et al: Clinical assessment of obesity in patients with spinal cord injury: Validity of waist circumference, body mass index and anthropometric index. J Spinal Cord Med 2011;34:416-422.
> Hetz ST, Latimer AE, Arbour-Nicitopolous KP, Martin Ginis KA: Secondary complications and subjective well-being in individuals with chronic spinal cord injury: Associations with self--reported adiposity. Spinal Cord 2011;49:266-272.
> Matos-Souza JR, Silva AA, Campos LF, et al: Physical activity is associated with improved subclinical atherosclerosis in spinal cord injury subjects independent of variation of traditional risk factors. Int J Cardiol 2013;167:592-593.
> Rajan S, McNeely MI, Hammond M, et al: Diabetes mellitus is associated with obesity in veterans with spinal cord injuries and disorders. Am J Phys Med Rehabil 2010;89:353-361.
> Sitski ML, Richards JS: Spinal cord injury rehabilitation: State of the science. Am J Phys Med Rehabil 2006;85:310-342.

▶ Reprodutivas e sexuais

Os órgãos sexuais contam com o sistema nervoso autônomo para funcionamento apropriado. Nos homens, a função sexual envolve a capacidade de ter ereção e de ejacular. As ereções podem ser atingidas por meios psicogênicos ou reflexos.

De modo geral, em homens com lesões de NMS, a capacidade de ter ereções reflexas permanece preservada; um homem terá ereção em resposta a um estímulo tátil de sua genitália. Naqueles com lesões de NMI, pode haver a ausência de ereções reflexas. As ereções psicogênicas, em geral, estão ausentes em pacientes com lesões de NMS, mas podem estar preservadas naqueles com lesões de NMI e podem ser mediadas por um arco reflexo simpático que sai da medula espinal nos níveis torácicos inferiores. As ereções são mantidas por estimulação parassimpática, provocando fluxo sanguíneo da artéria pudenda interna até o pênis. O papel da estimulação simpática na manutenção da ereção não é muito claro. Nos homens, a ejaculação é controlada pelo sistema nervoso simpático. O sistema nervoso simpático desencadeia peristaltismo no músculo liso da ampola, das vesículas seminais e da próstata, bem como contrações da musculatura bulbocavernosa, isquiocavernosa e pélvica para desviar o sêmen para o meato uretral.

Em mulheres, a função sexual envolve a capacidade de ter ingurgitamento da genitália, lubrificação vaginal e peristaltismo dos órgãos reprodutores. Um mecanismo similar ao da ereção do homem causa aumento e inchaço dos lábios e do clitóris, bem como lubrificação da vagina. A lubrificação e o ingurgitamento vaginais podem ocorrer em resposta à estimulação tátil direta ou estimulação psicogênica. O sistema nervoso simpático é responsável por contrações rítmicas do útero, das tubas uterinas, das glândulas parauretrais e da musculatura do assoalho pélvico.

A incidência de impotência masculina após LME aproxima-se de 75%, e as mulheres com LME têm menor probabilidade de atingir o orgasmo em comparação com as não lesionadas.

O tratamento da disfunção sexual em indivíduos com LME começa com aconselhamento, que aborda as implicações psicológicas da mudança na sexualidade e a forma como a intimidade pode ocorrer, devido às limitações impostas pela LME. Os problemas que devem ser discutidos com o indivíduo e seu parceiro incluem sugestões para esvaziar a bexiga antes da relação sexual e opções de posicionamento único durante a relação sexual.

A primeira opção de tratamento para disfunção erétil em homens inclui o uso de inibidores da fosfodiesterase-5 (PDE-5), tais como sildenafil. O papel dessas medicações no tratamento de mulheres com disfunção sexual não está bem definido; contudo, o uso desses agentes melhora o ingurgitamento e a lubrificação vaginais. Se as medicações orais falharem, substâncias vasoativas para promover o fluxo sanguíneo podem ser injetadas diretamente no pênis. Tais medicações incluem papaverina, fentolamina e prostaglandina E_1. Outras opções incluem aparelhos de sucção a vácuo que criam pressão negativa para promover o fluxo sanguíneo para o pênis, que é então mantido por uma faixa de constrição colocada na base do pênis. Técnicas mais invasivas envolvem a implantação de uma prótese no pênis, que carrega riscos de ruptura da pele e infecção. Com frequência, os pacientes com LME usam um agente anti-hipertensivo baseado em nitroglicerina para tratar disreflexia autonômica, devendo ser educados para evitar produtos de nitroglicerina se utilizaram medicações PDE-5 em período recente, visto que a combinação pode causar hipotensão severa.

A fertilidade fica diminuída de forma significativa em homens com LME, devido à ejaculação prejudicada e à baixa qualidade do esperma. Embora o sêmen de indivíduos afetados tenha motilidade reduzida, ele pode ser coletado por meio de técnicas de eletroejaculação e estimulação vibratória para uso na inseminação intrauterina ou na fertilização *in vitro*. De modo geral, a fertilidade não é afetada em mulheres com LME. As mulheres podem ficar amenorreicas nos meses seguintes à LME; depois disso, a menstruação pode ocorrer de forma irregular antes de se tornar regular. As pacientes devem ser avisadas de que, apesar de estarem amenorreicas ou com menstruação irregular, existe a possibilidade de gravidez.

A complicação mais significativa de gravidez em uma mulher com LME é a disreflexia autonômica (já descrita neste capítulo e no Cap. 36). O risco é maior durante o trabalho de parto, mas está presente durante toda a gravidez, em especial nas mulheres com lesões em T6 ou acima. A hipertensão associada com disreflexia autonômica deve ser distinguida daquela da pré-eclâmpsia com base nos achados clínicos. A disreflexia autonômica está relacionada com bradicardia e ocorre de uma maneira episódica, com melhora da pressão arterial quando o estímulo nocivo é removido. Durante o trabalho de parto, o risco é aliviado pelo uso de anestésicos epidurais. Qualquer mulher em risco de disreflexia autonômica durante o trabalho de parto deve receber anestesia epidural, apesar da potencial falta de sensação no parto.

A paciente grávida com LME também deve ficar alerta para outras complicações. Ela tem risco aumentado de distensão da bexiga, que é uma causa comum de disreflexia autonômica. Como 35% das mulheres com LME apresentam infecções do trato urinário durante a gravidez, o uso de supressão com antibióticos é recomendado. No mínimo, culturas urinárias frequentes devem ser realizadas. A gravidez pode levar a constipação, e o hábito intestinal deve ser monitorado para quaisquer mudanças. O tamanho e o peso crescentes da gestante aumentam o risco de úlceras de decúbito. Assim, atenção especial deve ser mantida para assegurar verificações de pele frequentes e deslocamentos de peso. Os equipamentos, como cadeira de rodas e almofadas, podem precisar de reajuste para acomodar o peso e a circunferência. As mulheres grávidas com LME também devem estar atentas para sinais e sintomas de infecções relacionadas à gravidez, como infecção intra-amniótica, que pode se apresentar de forma não característica naquelas com LME. Um útero gravídico pode comprimir o retorno venoso, causando hipotensão; isso pode ser exacerbado, ainda, pela regulação anormal de tônus vascular. As mulheres devem manter boa hidratação e alterar seu posicionamento se sintomas de ortostase se desenvolverem. Pode ocorrer dano na função pulmonar, em especial nos estágios finais da gravidez. Aquelas cuja capacidade vital está reduzida por causa das lesões em nível alto podem precisar de suporte ventilatório, inclusive durante o trabalho de parto. As gestantes com LME também têm risco de contrações não perceptíveis e parto inesperado sem dor. Elas devem ser monitoradas com exames frequentes do colo do útero após 28 semanas e educadas sobre os sinais e sintomas do trabalho de parto no contexto de LME. Muitas vezes, é recomendada a monitoração da atividade uterina no domicílio.

O risco de malformações congênitas ou morte fetal intrauterina em mulheres com LME que foram lesionadas antes de ficarem grávidas é similar ao da população obstétrica em geral. Aquelas com LME congênita devem buscar aconselhamento genético se houver uma base hereditária para sua condição.

Os preservativos foram considerados seguros para uso em indivíduos com LME; contudo, os contraceptivos orais contendo estrogênio são controversos por causa do risco de trombose. As mulheres devem ser aconselhadas a parar de fumar, em especial se tomam contraceptivos orais. A utilização de contraceptivos de barreira, como esponjas, capuz cervical e diafragmas, pode ser difícil para alguns indivíduos com LME, visto que as limitações físicas e a sensação prejudicada podem afetar sua capacidade de aplicar esses dispositivos e monitorar o posicionamento.

> Burns AS, Rivas DA, Ditunno JF: The management of neurogenic bladder and sexual dysfunction after spinal cord injury. Spine 2001;26:S129–S136.
> Giuliano F, Rubio-Aurioles E, Kennelly M, et al: Efficacy and safety of vardenafil in men with erectile dysfunction caused by spinal cord injury. Neurology 2006;66:210–216.
> Kang AH: Traumatic spinal cord injury in clinical obstetrics and gynecology. 2005;48:67–72.
> Tereira L: Obstetric management of the patient with spinal cord injury. Obstet Gynecol Surv 2003;5:678–686.
> Sipsky ML, Richards JF: Spinal cord injury rehabilitation: State of the science. Am J Phys Med Rehabil 2006;85:310–342.

▶ Dor

Estima-se que a prevalência de dor após uma LME seja entre 25 e 96%. A grande amplitude de variabilidade provavelmente ocorre devido ao método de estudo variado e às diferentes definições de dor. A dor após uma LME pode ter diversas origens, mas muitas vezes é relacionada a efeitos locais de trauma e cirurgia, lesão aos sistemas nervosos periférico e central e desequilíbrios musculares, requerendo uso recente dos músculos intactos.

A. Classificação

Muitas tentativas foram feitas para desenvolver um esquema de classificação da dor em LME a fim de padronizar o relato de dor e criar documentação mais precisa. O esquema de classificação atual mais conhecido é o International Spinal Cord Injury Pain Classification (ISCIP). Como mostrado na **Figura 12.3**, o esquema de classificação ISCIP divide a dor em vários níveis e subníveis. Existem quatro tipos de dor de nível 1, definidos como (1) dor nociceptiva, (2) dor neuropática, (3) outra dor e (4) dor desconhecida. Cada tipo de dor de nível 1 é dividido em um subtipo de dor de nível 2, que também é dividido em uma fonte de dor primária de nível 3 ou doença.

B. Avaliação

Assim como na avaliação de dor na população sem LME, deve ser dada atenção para causas que sejam reversíveis ou possam ser tratadas. Na população com LME, causas possíveis de dor incluem neuropatias periféricas, como neuropatia ulnar (produzindo parestesias nos braços e nas mãos), angina do peito ou colecistite (manifestando-se como aperto no peito ou dor), doença do manguito rotador (dor nos ombros ou na parte superior dos braços) e ossificação heterotópica ou orquite (manifestando-se com dor no quadril ou na região da virilha). Muitas vezes, contudo, a dor é localizada abaixo da LN. Ao obter a história, é importante determinar mudanças nos padrões, no horário e na progressão da dor. Os achados do exame físico apresentam-se alterados devido à sensação prejudicada. Por exemplo, um paciente com LME com apendicite pode não ter sensibilidade sobre o ponto de McBurney, mas, em vez disso, apresentar mal-estar geral, náusea, febre ou desconforto abdominal. Com frequência, são necessários exames laboratoriais e de imagem para descartar um diagnóstico. As flutuações na dor podem ser resultado de estressores subjacentes. A dor pode piorar com doenças secundárias, tais como infecção do trato urinário ou infecções respiratórias do trato superior. A dor também pode flutuar com estresse psicológico e mudanças no tempo ou temperaturas frias.

C. Tratamento

No tratamento do paciente com LME e dor, deve-se estar ciente da natureza multifatorial da dor. O padrão da dor deve ser estabelecido com o paciente. Causas secundárias e desencadeadores subjacentes devem ser descartados. O tratamento pode incluir medicações orais, modalidades físicas e psicoterapia, e os objetivos do tratamento devem ser estabelecidos com o paciente.

1. Medidas não farmacológicas — O tratamento da dor que resulta de causas musculoesqueléticas, como uso excessivo dos ombros, síndrome da dor miofascial ou lesão do manguito rotador, deve incluir avaliação da maneira de sentar e da postura. Modificações da mecânica corporal podem melhorar a dor.

Após as causas de dor secundárias e os desencadeadores serem descartados, o principal objetivo do tratamento é melhorar o nível de função. Os pacientes devem ser encorajados a usar medicações como uma ferramenta para maximizar a funcionalidade, e não para diminuir as classificações da escala de dor de modo arbitrário. A evidência da eficácia de modalidades não farmacológicas no tratamento de dor neuropática é inconsistente. Vários pequenos estudos relataram que o uso de terapia comportamental cognitiva ou auto-hipnose pode não diminuir os níveis reais de dor, mas esses métodos podem ajudar os pacientes a suportar e atingir um estado mais funcional com dor. Há evidência mostrando a eficácia da estimulação elétrica transcraniana e da estimulação magnética transcraniana na redução de dor neuropática e evidência conflitante da eficácia da estimulação elétrica transcutânea para dor. A acupuntura tem uma longa história de uso no tratamento da dor; no entanto, a evidência de sua eficácia permanece inconclusiva para dor neuropática relacionada a

Nível 1: tipo de dor	Nível 2: subtipo de dor	Nível 3: Fonte de dor primária e/ou doença (escrever ou digitar)
☐ Dor nociceptiva	☐ Dor musculoesquelética	☐ _____ p. ex., artrite glenoumeral, epicondilite lateral, fratura cominutiva de fêmur, espasmo do músculo quadrado lombar
	☐ Dor visceral	☐ _____ p. ex., infarto do miocárdio, dor abdominal devido à impactação intestinal, colecistite
	☐ Outra dor nociceptiva	☐ _____ p. ex., cefaleia por disreflexia autonômica, enxaqueca, incisão cutânea cirúrgica
☐ Dor neuropática	☐ Dor no nível da LME	☐ _____ p. ex., compressão da medula espinal, compressão de raiz nervosa, compressão da cauda equina
	☐ Dor abaixo do nível da LME	☐ _____ p. ex., isquemia da medula espinal, compressão da medula espinal
	☐ Outra dor neuropática	☐ _____ p. ex., síndrome do túnel do carpo, neuralgia do trigêmeo, polineuropatia diabética
☐ Outra dor		☐ _____ p. ex., fibromialgia, síndrome de dor regional complexa do tipo I, cistite intersticial, síndrome do intestino irritável
☐ Dor desconhecida		☐ _____

▲ **Figura 12.3** International Spinal Cord Injury Pain Classification (ISCIP). (Reproduzida, com permissão, de Bryce TN, Biering-Sorensen F, Finnerup NB, et al: International Spinal Cord Injury Pain Classification: Part 1, background and description. Spinal Cord 2012;50:413-417.)

LME. Contudo, a técnica provou ser segura e não está associada a disreflexia autonômica.

2. Medidas farmacológicas — Vários agentes farmacológicos estão disponíveis para o tratamento de dor na população com LME. Os anti-inflamatórios não esteroides (AINEs) têm eficácia limitada na dor neuropática, mas podem ser úteis como analgesia geral e em pacientes com mialgia. Em geral, o tratamento com não opioide para dor neuropática inclui medicações anticonvulsivantes e antidepressivos; no entanto, as medicações opioides muitas vezes são necessárias também. Das medicações anticonvulsivantes, a pregabalina é atualmente a única com uma indicação primária da FDA para dor neuropática relacionada a LME. Outras medicações anticonvulsivantes (p. ex., gabapentina, topiramato e lamotrigina) foram usadas sem prescrição com boa eficácia para dor neuropática. Sabe-se que a gabapentina e a pregabalina ligam-se aos canais de cálcio dependentes da voltagem e inibem a liberação do neurotransmissor. Elas mostraram boa eficácia em relação ao placebo na dor neuropática em múltiplos cenários. Os efeitos colaterais mais comuns incluem tontura e sedação. Iniciar com uma dose baixa e aumentar de forma gradual pode aliviar esses efeitos colaterais. A gabapentina e a pregabalina são excretadas pelos rins, e a dose deve ser ajustada adequadamente. A dose máxima em pacientes com função renal normal é de 3.600 mg/dia para gabapentina e de 600 mg/dia para pregabalina.

Outras opções de medicação de primeira linha para dor neuropática são os antidepressivos que inibem a recaptação de serotonina e noradrenalina. Estes incluem os antidepressivos tricíclicos e os inibidores seletivos da recaptação de serotonina e noradrenalina (ISRSNs). As duas classes de medicações são eficazes na dor neuropática que resulta de várias causas. Os antidepressivos tricíclicos (amitriptilina, nortriptilina e desipramina) costumam ser prescritos, mas devem ser usados com cuidado, em especial nos idosos, visto que todos podem ser sedativos. Esses fármacos podem produzir efeitos colaterais colinérgicos, incluindo retenção urinária, constipação e boca seca, bem como toxicidade cardíaca e prolongamento da onda QT. Assim, os intervalos de QT basais devem ser estabelecidos na população geriátrica. Os ISRSNs (venlafaxina e duloxetina) têm a vantagem de apresentar boa eficácia no tratamento de depressão e de dor relacionada a nervo. A dose máxima é de 225 mg/dia para venlafaxina e de 60 mg/dia para duloxetina. Os estudos que avaliam o uso de duloxetina em dose alta não mostraram benefício adicional sobre a dose padrão.

O tramadol também tem demonstrado eficácia no tratamento de dor neuropática. Ele atua como um fraco agonista do receptor de opioide, mas também inibe a recaptação de serotonina e de noradrenalina e é quimicamente similar a um antidepressivo tricíclico. Acredita-se que o tramadol apresente menos potencial de abuso do que os analgésicos opioides, e ele pode ser tomado conforme a necessidade. Apresenta os efeitos colaterais de letargia e confusão, em especial nos pacientes idosos. Também pode precipitar a síndrome de serotonina quando usado em conjunto com outras medicações que inibem a recaptação de serotonina e pode diminuir os limiares de convulsão, o que é importante nos casos de pacientes com lesão cerebral e na medula espinal.

Os analgésicos opioides têm eficácia no tratamento de dor neuropática como agentes únicos e em conjunto com outras medicações não opioides. A combinação de morfina e gabapentina aumenta a eficácia das duas medicações ao mesmo tempo que diminui os efeitos colaterais globais. Aconselha-se ter cuidado ao prescrever medicações opioides, porque elas podem gerar dependência, diminuir o impulso respiratório e causar retenção urinária e constipação.

Outras medicações que têm sido usadas para dor neuropática incluem vários fármacos anticonvulsivantes, entre eles a carbamazepina, a lamotrigina, a oxcarbazepina, o topiramato e o ácido valproico. Antidepressivos como a bupropiona e o citalopram também foram usados, embora com eficácia limitada. O dronabinol, uma medicação canabinoide, diminui a dor neuropática, embora isso não tenha sido demonstrado em estudos clínicos. A mexiletina é uma medicação antiarrítmica que tem sido usada no tratamento de dor neuropática; contudo, ela carrega o risco de ser arritmogênica, portanto, seu uso atual é raro.

A dor neuropática localizada pode ser tratada com analgésicos tópicos, como lidocaína tópica (afeta os canais de sódio da membrana celular) e capsaicina (reduz a substância P na célula). Deve-se ter cuidado com a capsaicina, pois ela pode causar irritação, em especial se entrar em contato com a face ou os olhos.

A clonidina intratecal e os opioides intratecais demonstraram benefícios no tratamento de dor grave. As medicações intratecais, tais como a ziconotida, que é baseada em um veneno do caracol marinho, são opções de tratamento emergentes para pacientes com dor neuropática não tratável. As injeções de toxina botulínica mostraram eficácia no tratamento de dor neuropática, embora essa abordagem ainda seja considerada experimental. Há evidência de que a toxina, uma vez injetada, é absorvida pelas células e carregada para o sistema nervoso central.

> Bryce TN, Biering-Sorensen F, Finnerup NB, et al: International Spinal Cord Injury Pain Classification: Part 1, background and description. Spinal Cord 2012;50:413–417.
>
> Dworkin RH, O'Conner AB, Audette J, et al: Recommendations for pharmacologic management of neuropathic pain and overview and literature updates. Mayo Clin Proceed 2010;85:S3-S14.
>
> Finnerup NB, Baastrup C: Spinal cord injury pain: Mechanisms and management. Curr Pain Headache Rep 2012;16:207–216.
>
> Francisco GE, Tan H, Green M: Do Botox toxins have a role to play in the management of neuropathic pain? A focused review. Am J Phys Med Rehabil 2012;91:899–909.
>
> Gilron I, Bailey JM, Tu D, et al: Morphine, gabapentin or their combination for neuropathic pain. Newman J Med 2005;352;1324–1334.
>
> Henry DE, Chiodo AE, Yang W: Central nervous system reorganization in a variety of chronic pain states: A review. PM R 2011;3:1116–1125.
>
> McCarberg B, Barkin RL, Zaleon C: The management of neuropathic pain with the focus upon older adults. Am J Ther 2012;19:211–227.
>
> Mehta S, Orenczuk K, McIntyre A, et al: Neuropathic pain post spinal cord injury part 1: System review of physical and behavioral treatment. Top Spinal Cord Inj Rehabil 2013;19:61–76.

▶ Espasticidade

Espasticidade é o aumento dependente de velocidade no tônus muscular, indicativo de uma lesão de neurônio motor superior. Ela afeta cerca de 66 a 75% dos pacientes com LME. A espasticidade pode ser benéfica a pacientes que aprendem a desencadeá-la para ajudar com a mobilidade de pé e sentado. Ela também tem sido associada a densidade óssea preservada e prevenção de TVP. Contudo, às vezes, a espasticidade pode interferir no autocuidado, nas transferências, no conforto ou na capacidade de realizar alguns programas de exercícios. A espasticidade pode ser exacerbada por determinadas posições, particularmente na posição supina, bem como por mudanças na temperatura, no estresse psicológico ou no estresse fisiológico. Com frequência, o aumento na espasticidade é a primeira indicação de doença subjacente, como uma infecção ou um problema relacionado ao intestino ou à bexiga. Devido à flutuação da espasticidade em um determinado período de tempo, o diagnóstico no consultório tem um papel limitado, e o tratamento é, em grande parte, determinado por autorrelato de sintomas.

O tratamento da espasticidade é concentrado no alívio dos sintomas. As medidas de tratamento iniciais concentram-se no manejo do ambiente e no uso de modalidades físicas, tais como alongamento. Se necessário, várias opções de tratamento farmacológico estão disponíveis, na forma de compressas (p. ex., clonidina), medicações orais e injetáveis. Muitas vezes, os relaxantes musculares (p. ex., carisoprodol, ciclobenzaprina) são confundidos com medicações antiespasticidade da síndrome do NMS, embora haja sobreposição no caso de benzodiazepínicos. A toxina botulínica intramuscular e a ablação do nervo com álcool ou fenol são outras opções de tratamento. A espasticidade também pode ser tratada com medicações intratecais, como baclofen. O Capítulo 6 discute esse tópico em detalhes.

> Marciniak C, Rader L, Gagnon C: The use of botulinum toxin for spasticity after spinal cord injury. Am J Phys Med Rehabil 2008;87:312–320.
>
> Pahdke CP, Balasubramanian CK, Ismail F, Boulias C: Revisiting physiologic and psychologic triggers that increase spasticity. Am J Phys Med Rehabil 2013;92:357–369.
>
> Saval A, Chiodo AE: Intrathecal baclofen for spasticity management: A comprehensive analysis of spasticity of spinal versus cortical origin. J Spinal Cord Med 2010;33:16–21.

▶ Psiquiátricas

A taxa de depressão na população com LME é mais alta do que na população em geral. A depressão afeta cerca de 30% das pessoas que vivem com LME, e as taxas de depressão mais severa foram estimadas em 10 a 15%. Essas taxas melhoram um pouco após o primeiro ano, mas, de modo geral, permanecem estáveis durante toda a vida da pessoa com LME. Esses achados correlacionam-se com os níveis de satisfação da vida, que também permanecem estáveis para essa população. Os pacientes com LME apresentam um número mais alto de divórcios do que a população em geral, embora o casamento tenha sido identificado como uma fonte principal de apoio. Controle percebido, resiliência, sensação de autoestima coerente, esperança e objetivo na vida estão bastante associados a qualidade de vida mais alta e bem-estar em pessoas com LME.

Os fatores que aumentam o risco de depressão em indivíduos com LME incluem falta de autonomia, maior severidade da incapacidade, menos anos de escolaridade, menos mobilidade, menos apoio social, problemas psiquiátricos e psicológicos pré-lesão (p. ex., abuso de substância), mecanismos de defesa inadequados, dor, divórcio, desemprego, úlceras de pressão e déficits neurológicos. Altos níveis de depressão também foram associados a incontinência urinária e cateteres de demora, e uma taxa mais baixa foi relacionada a indivíduos que realizam cateterização intermitente para tratamento da bexiga (as razões para essa associação não são claras). Mulheres com LME têm incidência mais alta de depressão do que homens.

A classe de medicações mais prescrita para pacientes com LME com depressão é a dos inibidores seletivos da recaptação de serotonina (ISRSs). Embora tenha sido sugerido que os ISRSs possam exacerbar a espasticidade, não há correlação clara e aceita.

A incidência de transtorno de estresse pós-traumático (TEPT) em pessoas com LME é similar à da população em geral. Embora a taxa de TEPT seja relativamente baixa, esse transtorno tem uma correlação alta com o transtorno depressivo mais severo. Quando um indivíduo apresenta um desses transtornos, é recomendado que o outro seja rastreado também.

A atividade física aumentada diminui a depressão em indivíduos com LME.

As pessoas com LME apresentam uma alta taxa de suicídio, estimada em cerca de 3 a 5 vezes mais alta do que na população em geral. Aproximadamente 50% têm pensamentos suicidas. O meio mais comum de cometer suicídio é por arma de fogo, embora o suicídio por autonegligência passiva seja subestimado nas pesquisas.

Os fatores de risco para suicídio incluem tentativas prévias de suicídio, grau aumentado de dependência pós-lesão, autoestima mais baixa, mecanismos de defesa insatisfatórios, idade mais baixa e paraplegia (em comparação à tetraplegia). Os indivíduos em risco podem mostrar expressões de vergonha, apatia e desesperança; têm dificuldade de atenção e de concentração; e tornam-se insones e agitados. O tratamento das pessoas em risco gira em torno do aconselhamento psicológico e da utilização de recursos da comunidade em um esforço de criar infraestrutura social para o paciente.

> Arango-Lasprilla JC, Ketchum JM, Starkweather A, et al: Factors predicting depression among persons with spinal cord injury 1–5 years post injury. Rehabilitation 2011;29:9–21.
>
> Bombardier CH, Fann JR, Tate DG, et al: An exploration of modifiable risk factors for depression after spinal cord injury: Which factors should we target? Arch Phys Med Rehabil 2012;93:775–781.
>
> Fann JR, Bombardier CH, Richards JS: Depression after spinal cord injury: Comorbidities, mental health service use, and adequacy of treatment. Arch Phys Med Rehabil 2011;92:352–360.
>
> Ginis KA, Jetha A, Mack DE, Hetz S: Physical activity and subjective well-being among people with spinal cord injury: A meta-analysis. Spinal Cord 2010;48:65–72.
>
> Krause JS, Saunders LL, Newman S: Posttraumatic stress disorder in spinal cord injury. Arch Phys Med Rehabil 2010;91:1182–1187.
>
> Post MW, van Leeuwen CM: Psychosocial issues in spinal cord injury: A review. Spinal Cord 2012;50:382–389.
>
> Ryb GE, Soderstrom CA, Kufera JA, et al: Longitudinal study of suicide after traumatic injury. J Trauma 2006;61:799–804.
>
> Sakakibara BM, Miller WC, Orenczuk SG, et al: A systemic review of depression and anxiety measures used with individuals with spinal cord injury. Spinal Cord 2009;47:841–851.
>
> Saunders LL, Krause JS, Focht KL: A longitudinal study of depression in survivors of spinal cord injury. Spinal Cord 2012;50:72–77.

CONSIDERAÇÕES ESPECIAIS DE TRATAMENTO

▶ Diagnóstico duplo: traumatismo craniencefálico e lesão da medula espinal concomitantes

O traumatismo craniencefálico (TCE) com frequência coexiste com a LME traumática; as estimativas de prevalência variam de 25 a 70%, dependendo das considerações de estudo e método. Esses pacientes apresentam um desafio clínico exclusivo. Os pacientes com TCE e LME concomitantes apresentam-se para reabilitação em um estágio mais tardio no seu curso de tratamento, embora possam ter escores de medida de independência funcional iniciais similares. O paciente com diagnóstico duplo pode progredir de forma mais lenta na reabilitação, requerendo tempo adicional para alcançar os níveis de função atingidos pelos pacientes com uma LME isolada. O processo de reabilitação para LME requer a capacidade de resolver o problema e aprender novas maneiras de realizar as tarefas diárias. A lesão cerebral concomitante pode apresentar um desafio para o paciente e para a equipe de tratamento, visto que pode prejudicar a cognição. Além disso, o TCE pode resultar em desafios comportamentais, maior incidência de psicopatologia e danos neuropsicológicos mais severos. Como consequência, os indivíduos com diagnóstico duplo podem precisar de mais cuidado de enfermagem, com custos diários mais altos, bem como podem ter mais gastos por mudança de medida de independência funcional.

Os fatores de risco para TCE com LME concomitante incluem consumo de álcool no momento da lesão, plenitude da lesão da medula espinal (AIS A), nível mais alto de lesão neurológica e lesões resultantes de acidentes com veículos motores e quedas.

Considerações especiais devem ser feitas ao prescrever-se a medicação para pacientes com diagnóstico duplo, pois as medicações de ação central comumente usadas no tratamento de LME podem ter efeitos cognitivos e sedativos que podem exacerbar os efeitos do TCE. Além disso, deve-se tomar cuidado para evitar a estimulação excessiva de pacientes que estão se recuperando de TCE. Quando possível, pode ser útil realizar tratamentos em ambientes mais silenciosos e com menos distração.

> Bradbury, CL, Wodchis, WP, Mikulis, DJ, et al: Traumatic brain injury in patients with traumatic spinal cord injury: Clinical and economic consequences. Arch Phys Med Rehabil 2008;89: S77–S84.
> Hagen EM, Eide GE, Rekand T, et al: Traumatic spinal cord injury and concomitant brain injury: A covert study. Acta Neurol Scand Suppl 2010;190:51–57.
> Macciocchi S, Coseel RT, Warshowski A, et al: Co-occurring traumatic brain injury and acute spinal cord injury rehabilitation outcomes. Arch Phys Med Rehabil 2010;93:1788–1794.

▶ Lesão na medula espinal pediátrica

A LME é relativamente rara em crianças em relação aos adultos. Contudo, esse evento desafiador requer um cuidado contínuo complexo e de longo prazo para o paciente pediátrico. A equipe de reabilitação deve abordar várias questões, incluindo complicações médicas, problemas de crescimento e as implicações psicológicas e psicossociais da lesão para uma criança em crescimento ou adolescente em desenvolvimento e sua família. Compreender as complicações de longo prazo e fornecer intervenções para prevenção são componentes principais no cuidado desses pacientes.

A. Epidemiologia e etiologia

Embora a vasta maioria das lesões da medula espinal envolva adultos, relatos estimaram que até 20% ocorrem em crianças. Um estudo epidemiológico de 1997 até 2000 estimou uma incidência de 1,99 por 100 mil crianças. Assim como ocorre na população adulta, os meninos na adolescência têm maior probabilidade de sofrer uma LME do que as meninas, em uma razão de 2:1. Participação em esportes e atos de violência são contextos comuns de lesão, com o último sendo bem mais frequente entre afro-americanos e hispânicos. Não há predileção de gênero entre crianças mais novas, em especial entre aquelas com menos de 5 anos de idade. Acidentes com veículos motores continuam sendo a causa principal de LME, seguidos por quedas; outras causas são listadas no Quadro 12.2. As lesões traumáticas nessa faixa etária tendem a envolver a coluna cervical em mais de 50% dos casos e resultam em tetraplegia completa. As causas médicas não traumáticas provavelmente resultam em paraplegia e lesões incompletas.

Bebês e crianças de até 8 anos de idade tendem a ter lesões altas na coluna cervical. Isso é devido a sua cabeça relativamente maior, com a base de movimento sendo mais alto nas lesões nos níveis C2-3 (bebês) e C3-4, em comparação com o nível C5-6, nos adultos. Com frequência, lesões com o cinto de três pontos ocorrem em crianças que pesam menos de 27,2 kg quando o cinto sobe acima da borda pélvica. Isso resulta em forças de flexão e de distração no meio da coluna lombar e pode causar lesões intra-abdominais e na parede abdominal e LME. Uma fratura de Chance, que ocorre de forma mais comum na região lombar média em crianças, é muitas vezes chamada de "fratura do cinto de segurança", porque a flexão anterior sobre o cinto pode causar compressão dos elementos vertebrais anteriores e distração dos elementos posteriores, resultando em lesão na medula espinal. A prevenção da lesão com cinto pode ser realizada colocando-se as crianças de 4 a 8 anos de idade e que pesam menos de 18,1 kg em assentos elevados, com posicionamento do cinto de segurança, que sejam aprovados.

Quadro 12.2 Causas de lesão e disfunção na medula espinal pediátrica

Traumática	Não traumática
Acidentes com veículos motores	Mielite transversa
Ferimentos por arma de fogo	Infecção, pós-vacinação
Ferimentos por perfuração	Processos inflamatórios ou autoimunes (p. ex., lúpus eritematoso sistêmico)
Trauma não acidental (abuso)	
Lesões nos esportes (futebol americano, *hockey* no gelo, luta, mergulho, esqui, *snowboarding*, *rugby*, animação de torcidas)	Lesões vasculares
	Tumor
	Anormalidades da medula espinal
Quedas	Complicações de cirurgia espinal e cardíaca
Complicações no nascimento ou no parto	Anormalidades vertebrais que causam compressão da medula espinal (p. ex., subluxação atlantoaxial na síndrome de Down, displasia esquelética)
	Metabólica ou relacionada a toxina (p. ex., mielopatia relacionada a quimioterapia)

Mais de 50% das crianças com LME têm SCIWORA (descrita anteriormente neste capítulo). Acredita-se que essa alta incidência reflita a elasticidade da coluna pediátrica, que causa uma lesão por estiramento na medula espinal e nos tecidos moles adjacentes sem resultar em uma fratura óssea. O dano aos tecidos moles pode ser detectado nos exames de RM, mas não nas radiografias simples.

B. Classificação

Quando se realiza a avaliação neurológica de uma criança, é importante levar em consideração sua idade e seu nível de maturidade, pois esses componentes afetam a capacidade de acompanhar comandos motores e responder ao teste sensorial. Uma abordagem lúdica, criativa e integrada pode ajudar os examinadores a obter uma avaliação precisa da LN.

C. Tratamento agudo e complicações médicas

De modo similar ao tratamento da população adulta, o controle das vias respiratórias, da respiração, da circulação, da estabilização espinal, dos líquidos e da dor são o suporte principal no cenário agudo após uma LME traumática. A estabilização espinal pode ser tratada de forma cirúrgica, com o uso de aparelhos de fixação, ou não cirúrgica, com uma órtese espinal apropriada. Inicialmente, o choque espinal com paralisia flácida, dano sensorial e disfunção da bexiga e do intestino é identificado e pode durar alguns dias até semanas. O tratamento de apoio e a prevenção de complicações pulmonares, cardiovasculares, gastrintestinais, cutâneas e urinárias secundárias são iniciados na unidade de tratamento intensivo.

Nas lesões traumáticas, deve-se suspeitar de lesão cerebral concomitante no caso de paciente com nível alterado de consciência. Outras lesões associadas comuns incluem fraturas, lesões intra-abdominais e pélvicas e contusões pulmonares ou hemorragia. O grau de impacto do trauma e uma idade mais baixa correlacionam-se com severidade, presença de lesões associadas e mortalidade global. A reabilitação começa na unidade de tratamento intensivo, e a mobilização precoce é encorajada o mais rápido possível quando o paciente estiver clinicamente estável. Talas e aparelhos de posicionamento, junto com um programa de uso adequado, podem ajudar a prevenir contraturas articulares e rupturas da pele.

1. Suporte respiratório — Uma criança com lesão cervical alta e função diafragmática fraca ou ausente requer suporte ventilatório e monitoração da saturação de oxigênio, de gases arteriais e de dióxido de carbono expirado. Mesmo crianças que não requerem um ventilador devem ser monitoradas para dessaturação de oxigênio e hipercapnia durante a noite, dada sua disfunção respiratória restritiva. Higiene pulmonar e drenagem postural são medidas importantes que ajudam a limpar as secreções. Um aparelho de auxílio para tosse pode ser necessário para aqueles com lesão no nível torácico e músculos intercostais e abdominais fracos. Além do treinamento muscular respiratório nas técnicas de tosse assistida, são recomendadas vacinas anuais contra influenza e vacinas pneumocócicas.

2. Requisitos nutricionais — Em geral, a perda de peso é vista no estágio agudo da doença ou lesão. Isso pode piorar com a recusa da criança em se alimentar e com a falta de apetite. A importância da nutrição adequada no processo de cura e de reabilitação não pode ser superenfatizada. Inicialmente, as alimentações enterais com um tubo nasogástrico ou gástrico podem ser necessárias para fornecer ingestão calórica adequada. À medida que a criança começa a comer, deve-se tomar cuidado para evitar o desvio para um padrão de comer em excesso e ganho de peso excessivo.

3. Trombose venosa — Embora a tromboembolia venosa seja rara na criança na pré-puberdade, ela ocorre. O risco é mais alto nas primeiras semanas após a lesão. A terapia anticoagulante profilática não costuma ser indicada, exceto nos casos em que há múltiplos fatores de risco, tais como presença de uma linha venosa central, estado de hipercoagulabilidade, perfusão insatisfatória e história prévia de trombose. Contudo, na criança na puberdade, as recomendações para profilaxia e tratamento seguem aqueles protocolos dos adultos. Uma criança com TVP normalmente apresenta uma extremidade edemaciada, quente, com ou sem febre. O diagnóstico pode ser confirmado com ultrassonografia com Doppler. Na confirmação, o membro afetado deve ser imobilizado, e a terapia com anticoagulante, iniciada de forma imediata. A mobilização pode ser retomada após os níveis terapêuticos ou a heparinização adequada serem alcançados. Para discussão mais detalhada, ver o Capítulo 5.

4. Disfunção autonômica — A disreflexia autonômica (já descrita neste capítulo e no Cap. 36) ocorre em cerca de 40% dos pacientes pediátricos com LME, mais comumente como um resultado de bexiga distendida. Se o tratamento de hipertensão for necessário, uma medicação de ação rápida e de duração curta, como a nifedipina, pode ser usada; contudo, a pasta de nitroglicerina é preferida. Ela é mais fácil de administrar em crianças (aplicada na pele acima do nível da lesão) e tem a vantagem de ser facilmente interrompida (i.e., removida) após os sintomas desaparecerem. A regulação da temperatura também pode ficar prejudicada, colocando as crianças em risco de hipertermia ou hipotermia. Assim, é importante educar a criança e o cuidador sobre a necessidade de usar roupas apropriadas para a temperatura do ambiente.

5. Bexiga neurogênica — O cateterismo intermitente limpo (CIL) é uma opção para crianças de 5 a 7 anos de idade e para aquelas que são desenvolvidas e funcionalmente capazes. Os pais ou cuidadores também devem aprender a técnica. A criança com tetraplegia pode não ser capaz de realizar fisicamente o CIL, por isso deve aprender a direcionar os outros nessa tarefa. O objetivo do tratamento da bexiga é obter continência urinária, promover a independência, minimizar a ocorrência de infecção e proteger os rins.

6. Intestino neurogênico — Assim como nos casos de adultos afetados, as crianças e adolescentes com intestino neurogênico podem não sentir a urgência de evacuar ou podem ser incapazes de realizar essa função. O tratamento do intestino neurogênico em uma criança com LME é similar ao do adulto. Em geral, as rotinas intestinais são iniciadas entre os 2 e 4 anos de idade. A ida programada ao banheiro pode ser iniciada colocando-se a criança sentada no vaso sanitário no mesmo horário todos os dias. O objetivo é esvaziar o intestino de forma adequada e regular, promover a continência e a independência e prevenir as complicações, como constipação severa, impactação fecal e obstrução intestinal.

7. Hipercalcemia — A hipercalcemia é uma complicação que ocorre principalmente em adolescentes do sexo masculino. Ela costuma se desenvolver durante as primeiras 12 semanas após a lesão como resultado de reabsorção óssea rápida relacionada à imobilização. Os sinais e sintomas incluem anorexia, vômitos, dor abdominal, letargia, polidipsia, poliúria e desidratação. Os níveis séricos de cálcio, em geral, são maiores do que 12 mg/dL quando os sintomas se manifestam. O tratamento inclui hidratação intravenosa com solução salina normal, mobilização precoce, limitação da ingestão de cálcio e administração de pamidronato intravenoso.

8. Ruptura da pele — As úlceras de pressão são comuns entre pacientes pediátricos com LME. Na LME aguda e crônica, as úlceras de pressão exigem um grande cuidado e podem levar a complicações adicionais, tais como sepse e osteomielite. A prevenção é importante e ocorre por meio da educação da criança e da família sobre o posicionamento apropriado, o alívio da pressão, o cuidado com a umidade, o uso de almofadas ou sistema de assento de alívio de pressão e inspeção, no mínimo diária, da pele. Boa higiene e nutrição apropriada são elementos fundamentais do cuidado da pele em crianças.

9. Complicações ortopédicas e musculoesqueléticas — Crianças que apresentam uma LME antes da puberdade têm risco aumentado de desenvolver escoliose e subluxação ou luxação do quadril. As órteses toracolombares (OTLs; ver o Cap. 28) podem ser usadas para retardar a progressão quando as curvas são de 20 a 40°. Elas também podem ajudar no suporte do tronco na posição vertical. Uma cadeira de rodas e aparelho de assento com ajuste apropriado são muito importantes para ajudar na prevenção de úlceras de pressão e dor relacionada a deformidade espinal e obliquidade pélvica. Em pacientes com LME grave, um assento e um encosto moldados podem ser necessários para acomodar a deformidade. A fusão espinal é considerada para curvas rapidamente progressivas, curvas maiores de 40° e para dor e problemas ao sentar.

Muitas vezes, contraturas desenvolvem-se nos quadris, joelhos, tornozelos, cotovelos e punhos e pioram após o estirão de crescimento. O tratamento conservador inclui posicionamento, ADM, imobilização e manejo da espasticidade.

As fraturas patológicas são uma complicação comum, dado o risco de osteoporose em pacientes com LME. Deve ser mantido alto nível de suspeita quando uma criança apresenta um membro quente, inchado, com ou sem febre. A dor pode não ser relatada, devido à falta de função sensorial.

A incidência de ossificação heterotópica em pacientes pediátricos com LME varia de 3 a 18%, e o local mais comum é a área ao redor da articulação do quadril.

10. Dor — No início do curso de cuidados após lesão espinal, a dor mecânica pode ser secundária ao trauma ou à intervenção cirúrgica e, de modo geral, é tratada com analgésicos, agentes anti-inflamatórios e narcóticos. Contudo, uma dor mais debilitante (disestesias ou dor do tipo neuropática) pode ocorrer, caracterizada por ardência, dormência e formigamento ou hiperestesia. Ela normalmente acompanha uma distribuição de dermátomo caudal para a zona de lesão, mas isso é muitas vezes difícil de avaliar de forma precisa em uma criança muito pequena. As modalidades físicas (p. ex., estimulação elétrica transcutânea, fisioterapia e hidroterapia) podem ser usadas para ajudar a aliviar a dor. As medidas farmacológicas incluem gabapentina (iniciada em 5 mg/kg por dose, 3 vezes ao dia) e amitriptilina (iniciada em 10 a 25 mg à noite para crianças com menos de 10 anos).

11. Alergia ao látex — Crianças com LME têm risco de desenvolver alergia ao látex, mais provavelmente devido à exposição frequente a produtos médicos contendo látex no início da vida. Até 18% das crianças mostram evidência dessa alergia, que é caracterizada por urticária localizada ou generalizada, sibilância, angioedema ou anafilaxia. Deve-se suspeitar de alergia ao látex quando uma criança desenvolve reações alérgicas intraoperatórias inexplicadas. Devido à gravidade da reação alérgica, as crianças com LME ou com história de mielomeningocele devem ser cuidadas em um ambiente livre de látex como medida profilática. Se a alergia ao látex for diagnosticada, o paciente deve usar uma etiqueta de alerta médico e carregar adrenalina autoinjetável para o caso de uma reação anafilática.

D. Reabilitação

A mudança repentina na capacidade funcional e física de uma criança após um evento agudo que resulta em LME pode ser uma experiência bastante desgastante para o paciente e a família. A abordagem interdisciplinar em um contexto de reabilitação hospitalar pode ajudar nesse processo de transição. Os objetivos incluem manutenção da boa saúde, prevenção de complicações secundárias e promoção da independência funcional máxima e apropriada à idade, os quais devem sempre ser adequados à idade, ao nível de lesão e à recuperação neurológica do paciente.

1. Fisioterapia — A fisioterapia concentra-se na mobilidade no leito e nas técnicas de transferência, na capacidade e na tolerância de sentar e ficar de pé e na deambulação eventual. Uma criança ou adolescente com lesão de C6-7 pode fazer transferências de nível, com ou sem uma prancha deslizante. Um carrinho médico é um aparelho mais apropriado para sentar e para realizar a mobilidade no caso de uma criança com menos de 2 anos de idade. Muitas crianças podem mudar para uma cadeira de rodas manual entre 18 e 26 meses de idade, e as crianças de 24 meses podem operar seguramente um aparelho de mobilidade motorizado. Para o paciente tetraplégico com uma lesão de nível alto, pode ser necessária uma cadeira de rodas motorizada com controle por sopro e sucção, apoio para a cabeça ou controle por meio de movimento do queixo, para que ele se mova de forma independente, se o controle pela mão não for possível. Especificações adicionais da cadeira de rodas podem incluir inclinação, reclinação, bancada para ventilador e dispositivos para ficar em pé. Os "levantadores" costumam ser usados para facilitar a postura vertical e a tolerância de sustentação de peso; contudo, deve-se tomar cuidado por causa do risco de hipotensão postural nesses pacientes. Esse risco pode ser minimizado ou prevenido por meio do uso de meias de compressão, colocação de bandagem nos membros inferiores e cintas abdominais para manter a pressão arterial. Ficar de pé e caminhar podem ser atingidos com ou sem um aparelho de auxílio ou órtese. É importante identificar estado de deambulação e reconhecer o consumo de energia em relação à atividade diária. Os pacientes paraplégicos com lesões torácicas baixas ou lombares altas podem conseguir atingir deambulação limitada na comunidade com uma órtese apropriada de membro inferior e aparelho de auxílio. Aqueles com lesão no nível de L3 e abaixo podem conseguir deambular na comunidade de forma independente com uma órtese de tornozelo-pé ou supramaleolar. (Para discussão adicional sobre aparelhos de assistência, ver o Cap. 41.)

2. Terapia ocupacional — Na terapia ocupacional, a criança ou o adolescente trabalha para reaprender as AVDs, como alimentar-se, vestir-se, tomar banho, fazer a higiene e as transferências; escrever; utilizar o computador e praticar atividades de lazer. Por volta dos 5 anos de idade, uma criança pode ser independente na maioria das atividades de autocuidado com supervisão. As crianças com lesões cervicais altas podem não realizar seu próprio cuidado, mas devem ser ensinadas a orientar seus cuidadores. Vários tipos de equipamentos adaptativos podem ser utilizados para facilitar a função independente, tais como suporte de braço móvel para o antebraço, que também ajuda os movimentos de ombro e de cotovelo em um paciente com tetraplegia de C4-5. Uma órtese de mão dinâmica tem o efeito da tenodese para facilitar a garra naqueles com lesão no nível de C6.

3. Considerações da alta — Modificações na arquitetura e no ambiente e uso de equipamentos podem ser necessários na casa, escola ou comunidade; exemplos incluem instalar barras de apoio, sistemas de elevação e rampas. Voltar à escola e à comunidade é um evento estressante para o paciente e a família. A boa comunicação antes da alta com os profissionais da escola sobre o estado médico do paciente, as medicações, as precauções, as limitações de atividade e as recomendações necessárias ajuda a facilitar esse processo. Encaminhamentos para terapia de recreação, acampamentos, esportes adaptados, grupos de apoio e recursos na comunidade podem ser úteis para o paciente e a família do ponto de vista físico e, mais importante, psicossocial.

PROGNÓSTICO

Os avanços na medicina têm proporcionado melhor qualidade de vida e resultados globais melhores àqueles com LME traumática. Portanto, determinar o prognóstico após uma LME traumática tornou-se ainda mais imperativo. O preditor de prognóstico mais importante é o exame físico preciso, conforme descrito pela ISNSCI (discutido anteriormente neste capítulo). A LN inicial, a força motora inicial e o fato de a lesão ser neurologicamente completa ou incompleta são os fatores mais importantes quando se determina a recuperação no primeiro ano após a LME traumática. Desses fatores, a lesão completa é a mais preditiva quanto ao prognóstico de recuperação de longo prazo. Os achados na RM que se correlacionam com recuperação funcional insatisfatória são hemorragia da medula espinal, longos segmentos de edema da medula espinal e localizações cervicais altas de LME.

Recomenda-se esperar até o paciente sair do choque espinal para realizar o prognóstico. De forma geral, um exame da ASIA é realizado em 72 horas pós-lesão e, novamente, em um mês, para predizer prognóstico de curto e de longo prazos, respectivamente. O retorno precoce dos reflexos do tendão profundo é um bom indicativo de melhor recuperação. Fatores prognósticos insatisfatórios incluem idade avançada no momento da lesão, deslocamento vertebral maior do que 30% e, mais importante, a extensão da lesão. A maior parte da recuperação motora ocorre nos primeiros seis meses após a lesão. A recuperação continua lentamente durante o segundo ano após a lesão.

Os pacientes com LME completa podem antecipar, em média, a recuperação de um nível de raiz abaixo da LN. Contudo, muitas vezes, o movimento da extremidade inferior funcional não é atingido se o paciente permanece completamente sem inervação sensorial e motora por mais de um mês após a lesão. Além disso, foi documentado que a conversão de estado completo para incompleto mais de um mês após a lesão tem pouco efeito sobre o prognóstico final para recuperação. Todavia, mais de 50% dos pacientes tetraplégicos com lesão incompleta podem voltar a deambular.

O exame minucioso do paciente e o desenvolvimento de um prognóstico esperado não apenas auxiliam na criação de um programa de reabilitação abrangente como também ajudam na orientação das expectativas do paciente e da família. Como o tratamento agudo desses indivíduos continua melhorando, é cada vez mais necessário que os profissionais de reabilitação entendam o curso da LME e sejam capazes de oferecer expectativas razoáveis para o futuro.

Greenberg J, Ruutiainen A, Kim H: Rehabilitation of pediatric spinal cord injury: From acute medical care to rehabilitation and beyond. J Pediatr Rehabil Med 2009;2:13–27.

Scottler J, Vogel LC, Sturm P: Spinal cord injuries in young children: A review of children injured at 5 years of age and younger. Dev Med Child Neurol 2012;54:1138–1143.

Vitale MG, Goss JM, Matsumoto H, Roye Jr DP: Epidemiology of pediatric spinal cord injury in the United States: Years 1997–2000. J Pediatr Orthop 2006;26:745–749.

Burns AS, Ditunno JF: Establishing prognosis and maximizing functional outcomes after spinal cord injury: A review of current and future directions in rehabilitation management. Spine 2001;26:S137.

Kirshblum SC, Burns SP, Biering-Sorensen F, et al: International standards for neurological classification of spinal cord injury (revised 2011). J Spinal Cord Med 2011;34:535–546.

Kirshblum S, Millis S, McKinley W, Tulsky D: Late neurologic recovery after traumatic spinal cord injury. Arch Phys Med Rehabil 2004;85:1811–1817.

Traumatismo craniencefálico

Thomas K. Watanabe, MD
Michael H. Marino, MD

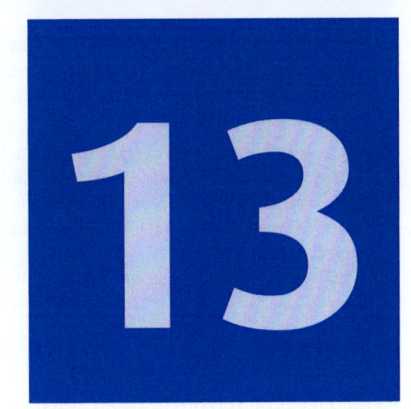

FUNDAMENTOS DO DIAGNÓSTICO

- O traumatismo craniencefálico (TCE) pode ser leve, moderado ou grave.
- No TCE leve, a duração da perda de consciência (PDC) é inferior a 30 minutos, a duração da amnésia pós-traumática (APT) é inferior a 60 minutos, e o escore na Escala de Coma de Glasgow (GCS, de *Glasgow Coma Scale*) é de 13 a 15.
- No TCE moderado, a duração da PDC é inferior a 24 horas, a duração da APT fica entre 1 e 7 dias, e o escore na GCS é de 9 a 12.
- No TCE grave, a duração da PDC é superior a 24 horas, a duração da APT é superior a 7 dias, e o escore na GCS é inferior ou igual a 8.
- O exame de tomografia computadorizada (TC) da cabeça é a modalidade de imagem de escolha inicial.

CONSIDERAÇÕES GERAIS

O TCE é uma importante causa de morbidade nos Estados Unidos e no mundo todo. Uma ampla gama de déficits pode ser observada, incluindo problemas físicos, cognitivos e comportamentais. As dificuldades encontradas em uma área podem impedir o progresso do paciente em outras áreas. O TCE é caracterizado por uma mudança no funcionamento neurológico e pode ser classificado como leve, moderado ou grave. Como alguns problemas de origem neurológica observados após TCE são bem específicos da população com lesão cerebral, o clínico de reabilitação deve estar familiarizado com o diagnóstico e tratamento dessas complicações. A reabilitação do TCE abrange o cuidado na unidade de terapia intensiva (UTI) por meio da reabilitação na fase aguda e o cuidado ambulatorial, que se estende à família, à comunidade, às atividades de trabalho e de lazer. A reabilitação apropriada melhora o resultado funcional, reduz complicações e melhora a qualidade de vida dos indivíduos com TCE e daqueles de sua convivência social.

▶ Epidemiologia e demografia

O Centers for Disease Control and Prevention (CDC) estima a existência de 1,7 milhão de indivíduos com TCE todos os anos nos Estados Unidos. Destes, cerca de 75% apresentam TCEs leves ou concussões. Apesar disso, a lesão cerebral é considerada um fator contribuinte para quase 33% de todas as mortes relacionadas a trauma. Do 1,7 milhão de pacientes com TCE anualmente, 80% são tratados e liberados do departamento de emergência; contudo, 275 mil são hospitalizados. O CDC estima que 52 mil pessoas morrem a cada ano devido a lesões relacionadas a trauma encefálico. Nos dias atuais, não há estimativa do número de lesões cerebrais em pessoas que nunca se encaminharam a uma ala de emergência ou procuraram cuidado médico. O CDC estima em US$ 60 bilhões anuais o total de custos relacionados de forma direta e indireta a TCEs.

As quedas são a principal causa de todos os TCEs e são responsáveis por 35% das lesões cerebrais na população em geral. As quedas são uma causa ainda maior de TCE em crianças e idosos, sendo responsáveis por 50% dos TCEs em crianças com menos de 14 anos e por 61% dos TCEs em adultos com mais de 65 anos de idade. Acidentes com veículo motor e acidentes relacionados ao trânsito causam 17% das lesões encefálicas. Ser atingido por algo ou bater contra algo (p. ex., colisão contra um objeto em movimento ou estacionário) causa outros 16% das lesões encefálicas. As agressões são responsáveis por 10% das lesões encefálicas. A lesão cerebral é mais comum em homens do que em mulheres em todas as faixas etárias. Além disso, a intoxicação por álcool está envolvida em 12% das hospitalizações por lesão encefálica e em quase 50% de todas as lesões encefálicas. A lesão por explosão é a principal causa de TCE em cenários militares. As lesões por explosão envolvem força aplicada ao cérebro e ao corpo proveniente da onda de pressão gerada pela explosão e também de fragmentos voadores.

American Association of Neurological Surgeons: Traumatic brain injury. Available at: https://www.aans.org/Patient%20Information/Conditions%20and%20Treatments/Traumatic%20Brain%20Injury.aspx. Accessed 21 June 2013.

CEMM Virtual Library: Traumatic brain injury—moderate to severe TBI. Available at: http://www.traumaticbraininjuryatoz.org/Moderate-to-Severe-TBI/Types-of-Brain-Injuries/Blast-Injuries.aspx. Accessed 21 June 2013.

Centers for Disease Control and Prevention: Injury prevention and control—traumatic brain injury. Available at: http://www.cdc.gov/traumaticbraininjury/causes.html, and http://www.cdc.gov/traumaticbraininjury/pdf/BlueBook_factsheet-a.pdf. Accessed 21 June 2013.

PATOGÊNESE

As mudanças no cérebro provenientes do trauma são o resultado de uma complexa interação entre a força direta e a consequente cascata de mudanças neuroquímicas e neurodinâmicas. As lesões primárias são aquelas causadas pela força direta do trauma; já as lesões secundárias são resultado de uma cascata de mudanças intracerebrais. As lesões primárias incluem patologia focal, como contusões, hematomas (subdural, epidural, subaracnóideo, intraparenquimatoso), lacerações e trauma direto de lesões penetrantes ou à bala. A lesão primária pode também ser difusa por natureza, como é o caso na lesão axonal difusa.

As contusões resultam de ferimentos na superfície cerebral (córtex). As áreas do córtex que são mais suscetíveis a lesão por contusão são aquelas próximas às regiões ósseas irregulares da calota craniana. Essas áreas incluem os lobos temporais anteriores e os lobos frontais inferiores.

Os hematomas são hemorragias ao redor e dentro do cérebro. Eles são definidos por sua localização e pelo tipo de vaso sanguíneo lesionado. Os hematomas epidurais estão localizados entre a dura-máter e o crânio. Eles resultam de lesão a artérias e, em geral, envolvem a artéria meníngea média, mas também podem ocorrer devido à lesão na veia meníngea média. As fraturas cranianas estão presentes em mais de 90% dos casos. Os hematomas epidurais parecem convexos na imagem neurológica.

Os hematomas subdurais estão localizados no espaço subdural entre a dura e a aracnoide. Eles resultam da lesão de veias tributárias. Os fatores de risco para hematoma subdural incluem idade avançada e alcoolismo. Esses hematomas têm uma aparência côncava na imagem neurológica.

Os hematomas subaracnóideos estão localizados no espaço entre a aracnoide e a pia-máter. Eles também são o resultado da lesão de microvasos. O hematoma subaracnóideo traumático com frequência é encontrado próximo a áreas de contusão. Os produtos do sangue no espaço subaracnóideo aumentam o risco de hidrocefalia comunicante devido à obstrução dos vilos aracnóideos e também aumentam o risco de vasoespasmo.

Os hematomas intraparenquimatosos estão localizados dentro do próprio tecido cerebral e também são conhecidos como hemorragias intracerebrais. Eles são mais encontrados em associação com contusões corticais nos lobos frontal e temporal. Os hematomas intraparenquimatosos são o resultado de graves lesões corticais, lacerações ou lesões penetrantes.

As lesões primárias podem ser de natureza difusa, como é o caso da lesão axonal difusa, causada por forças rotacionais e de cisalhamento sobre os axônios como resultado da aceleração angular do cérebro. Os axônios da substância branca cerebral, do corpo caloso e do tronco cerebral são particularmente vulneráveis a esse tipo de lesão. A lesão axonal difusa apresenta mecanismo complexo, no qual o alongamento mecânico de um axônio leva a mudanças na sua permeabilidade, resultando em interrupção do transporte axonal e prejuízo no metabolismo celular. Isso pode ocasionar morte celular imediata ou tardia.

Embora muita atenção esteja, compreensivelmente, focada sobre a lesão primária, seria tolice ignorar a importância da lesão secundária. As lesões secundárias contribuem de modo significativo para morbidade e mortalidade. O edema cerebral tem sido descrito como um achado básico no TCE grave. O edema cerebral é o resultado do inchaço cerebral proveniente do edema vasogênico e da desregulação vascular, o que leva ao aumento do volume sanguíneo cerebral. O edema cerebral desempenha um papel importante no desenvolvimento da pressão intracraniana (PIC) elevada. A PIC elevada, ou hipertensão intracraniana, compromete as pressões de perfusão cerebral, colocando o paciente em risco de lesão isquêmica. Além disso, a hipertensão intracraniana pode produzir síndromes de herniação cerebral. Lesões focais como hematomas também contribuem para a lesão secundária via efeito de massa e edema, resultando em compressão dos vasos sanguíneos, alterações das pressões de perfusão e síndromes de herniação cerebral. As áreas em maior risco de lesão isquêmica secundária após um TCE incluem o hipocampo, os gânglios basais e o cerebelo. A excitotoxicidade é outra forma de lesão secundária na qual os neurônios danificados liberam grandes quantidades de neurotransmissores excitatórios, como glutamato, que, acumulados a níveis tóxicos, causam morte celular. A apoptose também foi identificada como uma forma de lesão secundária, visto que células danificadas sofrem morte celular programada.

Do ponto de vista clínico, as lesões focais podem se apresentar junto com uma perda de função correspondendo diretamente à região do cérebro que está lesionada. No entanto, é importante lembrar que as lesões focal e difusa podem existir ao mesmo tempo no mesmo paciente. Além disso, a presença de lesões secundárias pode alterar o quadro clínico. Por essas razões, a lesão difusa e a secundária podem mascarar deficiências focais que poderiam ser antecipadas da lesão focal.

Hardman JM, Manoukian A: Pathology of head trauma. Neuroimag Clin N Am 2002;12:175–187.

Kochanek PM, Clark SB, Jenkins LW: TBI: Pathobiology. In Zasler ND, Katz DI, Zafonte RD (Eds): *Brain Injury Medicine: Principles and Practice*. Demos, 2007:81–96.

Povlishok JT, Katz DI: Update of neuropathology and neurological recovery after traumatic brain injury. J Head Trauma Rehabil 2005;20:76–94.

Server A, Dullerud R, Haakonsen M, et al: Post-traumatic cerebral infarction. Neuroimaging findings, etiology and outcome. Acta Radiol 2001;42:254–260.

ACHADOS CLÍNICOS

O aspecto mais importante no diagnóstico de uma lesão cerebral é a história clínica do trauma. A lesão cerebral resulta de uma

Tabela 13.1 Escala de Coma de Glasgow[a]

Valor da escala	Melhor resposta motora	Melhor resposta verbal	Abertura ocular
6	Obedece a comandos	Conversação orientada	–
5	Localiza a dor	Conversação orientada	–
4	Não localiza a dor (flexão inespecífica)	Conversação desorientada	Espontaneamente
3	Flexão anormal (decorticação - estende o braço)	Palavras inapropriadas	Ao estímulo verbal
2	Extensão anormal (descerebração)	Sons incompreensíveis	À dor
1	Sem resposta	Sem resposta	Sem resposta

[a] Quando houver suspeita clínica de lesão cerebral, o exame de imagem neurológica é indicado em todos os casos de TCE moderado a grave e recomendado em alguns casos de TCE leve.

força traumática e pode ocorrer depois de trauma direto à cabeça ou trauma ao corpo que é, então, transmitido à cabeça. O funcionamento neurológico é mensurado de forma objetiva com a Escala de Coma de Glasgow (GCS; Tab. 13.1). A duração da perda de consciência (PDC) e a duração da amnésia pós-traumática (APT) são os aspectos-chave dessa avaliação.

▶ Sinais e sintomas

Um profissional de reabilitação, ao realizar a avaliação de um paciente com TCE, provavelmente irá encontrar diversos achados clínicos. Alterações de consciência, fraqueza, disfunção da cognição, afasia, apraxia, descoordenação, disfunção visuoespacial, equilíbrio prejudicado e espasticidade são alguns dos achados clínicos mais comuns em pacientes com lesões cerebrais. Devido à complexa interação entre lesão primária, secundária, focal e difusa, é menos provável que essas deficiências existam de forma isolada ou em padrões simples, como poderia ser o caso em síndromes associadas a acidente vascular cerebral (AVC). Em vez disso, há maior probabilidade de ocorrerem combinações complexas de deficiências. Alguns desses achados clínicos são apresentados em mais detalhes a seguir.

A. Alterações de consciência

O TCE grave pode resultar em alterações de consciência. Os aspectos comportamentais que as definem são listados no Quadro 13.1. As alterações de consciência são manifestadas por mudanças profundas nos estados de alerta, cognição e comportamento. A mais grave dessas alterações é o coma. No estado comatoso, os ciclos de sono-vigília estão ausentes, os olhos permanecem fechados, e o paciente não consegue ser despertado. A perda do estado de alerta inclui a ausência de resposta espontânea ou induzida por estímulo. De modo geral, o coma é uma condição autolimitada, que se resolve em 2 a 4 semanas.

Alguns casos de coma avançam para outras alterações de consciência, estado vegetativo e estado minimamente consciente. O estado vegetativo costuma apresentar-se como um estado de transição entre o coma e a consciência mínima ou estado de consciência. A Multi-Society Task Force afirmou que todas as seguintes condições devem estar presentes para o diagnóstico de

Quadro 13.1 Aspectos comportamentais das alterações de consciência

Comportamento	Coma	Vegetativo	Consciência mínima
Abertura ocular	Nenhum	Espontâneo	Espontâneo
Movimento espontâneo	Nenhum	Reflexo/estereotipado	Automático/manipulação de objeto
Resposta à dor	Nenhum/postura	Postura/retirada	Localização
Resposta visual	Nenhum	Alarme/ameaça	Reconhecimento de objeto/pegar
Resposta afetiva	Nenhum	Aleatória	Contingente
Comandos	Nenhum	Nenhum	Inconsistente
Verbalização	Nenhum	Vocalização aleatória	Palavras inteligíveis
Comunicação	Nenhum	Nenhum	Não confiável

Reproduzido, com permissão, de Hirschberg R, Giacino JT: The vegetative and minimally conscious states: Diagnosis, prognosis and treatment. Neurol Clin 2011;29:773-786.

um estado vegetativo: (1) insônia intermitente manifestada por ciclos de sono-vigília (i.e., momentos durante os quais os olhos estão abertos); (2) ausência de evidência de respostas comportamentais reproduzíveis sustentáveis, propositadas ou voluntárias a estímulos visuais, auditivos, táteis ou nocivos e (3) ausência de evidência de compreensão ou expressão de linguagem.

Com frequência, os termos *estado vegetativo persistente* e *estado vegetativo permanente* são fonte de grande confusão e uso impróprio pelo público em geral e também dentro da comunidade médica. Os termos costumam ser aplicados de forma incorreta ou inadequadamente usados de forma intercambiável. A Multi-Society Task Force determinou que o termo *persistente* seja aplicado quando o estado vegetativo está presente por quatro semanas ou mais. O termo *estado vegetativo permanente* deve ser usado para denotar um ponto no tempo após o qual a probabilidade de recuperação da consciência é baixa. A Task Force determinou que o estado vegetativo seja considerado permanente quando esteve presente por três meses ou mais após lesões cerebrais hipóxico-isquêmicas, metabólicas e congênitas e apenas, pelo menos, 12 meses após um TCE.

O estado de consciência mínima foi definido pelo Aspen Neurobehavioral Working Group como "uma condição de consciência gravemente alterada, na qual há uma evidência mínima, mas definitiva, de estado de consciência". O diagnóstico é baseado no exame ao lado do leito, que revela pelo menos um dos seguintes comportamentos: (1) comando simples de acompanhamento, (2) verbalização inteligente, (3) respostas de "sim-não" verbais ou gestuais reconhecíveis e (4) movimentos ou respostas emocionais desencadeados por estímulos ambientais relevantes que não podem ser atribuídos à atividade reflexa.

O Working Group também identificou dois comportamentos que significam a emergência de um estado de consciência mínima: (1) demonstração confiável de comunicação interativa e (2) uso de objeto funcional. É importante observar que, para um paciente satisfazer os critérios para emergência de um estado de consciência mínima, a comunicação confiável ou o uso de objeto funcional devem ser consistentes, e não meramente reproduções.

A avaliação das alterações de consciência é mais bem realizada usando-se uma escala de classificação comportamental padronizada. Um rápido exame neurológico ao lado do leito tem pouca confiabilidade para determinar a PDC. Por exemplo, 30 a 40% dos pacientes que não conseguem falar e não acompanham comandos são incorretamente diagnosticados como vegetativos. O uso de uma escala de classificação não comportamental padronizada reduz o risco de erros de diagnóstico e prognóstico. Embora várias escalas de classificação formais estejam disponíveis para uso, a Disorders of Consciousness Task Force determinou que a Coma Recovery Scale-Revised (CRS-R) é a escala mais aceitável. A CRS-R é uma ferramenta bastante usada e aceita para diagnóstico e monitoramento da progressão das alterações de consciência. Cada uma das suas seis subescalas aborda um sistema funcional: auditivo, visual, motor, oromotor/verbal, comunicativo e de estímulo. Dentro de cada subescala, os itens estão hierarquicamente dispostos de modo que os mais baixos itens refletem funções mediadas pelo tronco cerebral, e os mais altos, funções corticais. Um exemplo da classificação da CRS-R é mostrado na Figura 13.1.

> Giacino JT, Ashwal S, Childs N, et al: The minimally conscious state: Definition and diagnostic criteria. Neurology 2002;58:349–353.
>
> Giacino J, Katz DI, Schiff N: Assessment and rehabilitative management of individuals with disorders of consciousness. In Zasler ND, Katz DI, Zafonte RD (Eds): *Brain Injury Medicine: Principles and Practice*. Demos, 2007:423–439.
>
> Hirschburg R, Giacino JT: The vegetative and minimally conscious states: Diagnosis, prognosis and treatment. Neurol Clin 2011;29:773–786.
>
> Schnakers C, Vanhaudenhuyse A, Giacino J, et al: Diagnostic accuracy of the vegetative and minimally conscious state: Clinical consensus versus standardized neurobehavioral assessment. BMC Neurol 2009;9:35.
>
> Seel RT, Sherer M, Whyte J, et al: Assessment scales for disorders of consciousness: Evidence-based recommendations for clinical practice and research. Arch Phys Med Rehabil 2010;91:1795–1813.

B. Cognição prejudicada

Um amplo espectro de danos cognitivos pode ser observado após um TCE. O processamento da informação, a atenção, o funcionamento intelectual geral, a memória, a cognição espacial e as funções executivas estão entre os principais domínios cognitivos afetados. O paciente pode apresentar falta de consciência das deficiências, mesmo quando estas são significativas. Na avaliação da disfunção cognitiva de um paciente pós-TCE, é importante considerar quaisquer outras condições que podem estar afetando suas capacidades. Por exemplo, condições preexistentes, como incapacidades de aprendizado ou transtorno do déficit de atenção/hiperatividade, podem afetar as capacidades cognitivas. Fatores relacionados à própria lesão cerebral, como convulsões, efeitos colaterais de medicações e dor, podem também afetar as capacidades cognitivas. Transtornos do humor, como depressão, também influenciam de modo negativo os escores do teste.

A avaliação do processamento de informação envolve a velocidade e a precisão das respostas aos estímulos externos. Não é possível localizar de forma exata onde ocorre o controle do processamento de informação no cérebro, visto que essa habilidade é controlada por amplas redes de trabalho, incluindo múltiplas estruturas corticais e subcorticais. O retardo no processamento da informação é manifestado em pacientes com TCE pelos tempos de resposta prolongados. A lesão difusa que rompe as redes cognitivas resulta em um maior esforço mental e maior uso de energia para realizar uma tarefa que antes poderia ser facilmente realizada. Esse aumento no gasto de energia resulta em fadiga mental e física.

A anosognosia refere-se à perda de consciência das deficiências. Ela é uma condição na qual o paciente não reconhece por completo que há uma disfunção neurológica. A anosognosia foi identificada como uma barreira à reabilitação, muitas vezes devido à relutância do paciente em participar de um processo de reabilitação formal. Não se sabe ao certo se a anosognosia é resultado de negação apenas psicológica, disfunção puramente cognitiva proveniente do dano a vários domínios cognitivos ou se ela é de natureza multifatorial.

O funcionamento intelectual global fica prejudicado em pacientes com TCE. Isso pode ser mensurado por meio de diversas

Coma Recovery Scale – Revised ©2004
Folha de Registro
Este formulário deve apenas ser usado em conjunto com a CRS-R Administration and Score Manual, que define as orientações para a aplicação padronizada da escala

Paciente:		Diagnóstico:	Etiologia:
Data do início:		Data do exame:	

DATA																
SEMANA	Admissão	2	3	4	5	6	7	8	9	10	11	12	13	14	15	16
FUNÇÕES AUDITIVAS																
4 Movimento consistente ao comando*																
3 Movimento reproduzível ao comando*																
2 Localização do som																
1 Reação auditiva																
0 Nenhum																
FUNÇÕES VISUAIS																
5 Reconhecimento de objeto*																
4 Localização de objeto: alcançar*																
3 Busca visual*																
2 Fixação*																
1 Reação visual																
0 Nenhum																
FUNÇÕES MOTORAS																
6 Uso funcional de objeto**																
5 Resposta motora automática*																
4 Manipulação de objeto*																
3 Localização ao estímulo nocivo*																
2 Retirada de flexão																
1 Postura anormal																
0 Nenhum/Flácido																
FUNÇÕES OROMOTORAS/VERBAIS																
3 Verbalização inteligível*																
2 Vocalização/Movimento oral																
1 Movimento oral reflexo																
0 Nenhum																
ESCALA DE COMUNICAÇÃO																
2 Funcional: precisa**																
1 Não funcional: intencional*																
0 Nenhum																
ESCALA DE EXCITABILIDADE																
3 Atenção																
2 Abertura de olho sem estímulo																
1 Abertura de olho com estímulo																
0 Sem resposta de estímulo																
ESCORE TOTAL																

Denota emergência do ECM**
Denota ECM*

▲ **Figura 13.1** Coma Recovery Scale-Revised (CRS-R). ECM, estado de consciência mínima. (Reproduzida, com permissão, de Hirschberg R, Giacino JT: The vegetative and minimally conscious states: Diagnosis, prognosis and treatment. Neurol Clin 2011;29:773-786.)

avaliações, entre elas a Escala de Inteligência Wechsler para Adultos, amplamente utilizada. Essa escala gera um escore de quociente de inteligência (QI), mas, muito mais importante, permite a avaliação de várias capacidades cognitivas, incluindo testes de memória, linguagem, atenção e vocabulário. Novamente, é importante observar que os escores de QI serão bastante influenciados pelo lento processamento da informação, pela afasia e pela falta de atenção.

O prejuízo à memória é um aspecto muito relevante da lesão cerebral traumática. Em etapa inicial, os danos à memória se manifestam como amnésia pós-traumática. A APT é definida como o período no qual os pacientes com lesão cerebral são incapazes de codificar ou reter novas informações. Ela é manifestada por confusão, agitação, persistência e desorientação. A duração da APT é um poderoso fator de prognóstico do resultado funcional em longo prazo após um TCE (ver Prognóstico, a seguir). As ferramentas formais foram elaboradas de modo a avaliar a progressão e o surgimento da APT. Duas dessas ferramentas são o Galveston Orientation and Amnesia Test (GOAT) e o Orientation-Log (O-Log). Se o paciente obtiver um escore acima de 75 no GOAT ou acima de 34 no O-Log em duas avaliações consecutivas, considera-se que ele emergiu do período de APT. Após sair da condição de APT, os danos à memória podem ser diversos. Novamente, é prudente considerar os efeitos da dor, distúrbios do sono, transtornos do humor e efeitos colaterais da medicação no aprendizado e na memória. Embora o aprendizado e a memória sejam controlados por múltiplas estruturas neurológicas e redes, o lobo temporal medial é essencial a essas funções. Há uma significativa correlação entre dano à memória e diminuição dos volumes nos hipocampos e na substância branca temporal medial. Ainda não está claro se as deficiências de memória são causadas por disfunção na codificação, na consolidação ou na recuperação.

As habilidades cognitivas espaciais também são afetadas após um TCE. O termo *cognição espacial* é amplo e abrange múltiplas funções, incluindo rastreamento visual, exploração do ambiente ao redor do indivíduo, praxia construtiva, localização de rotas e aprendizado dos padrões espaciais e de cenas complexas. A negligência hemiespacial também pode ser observada no período pós-TCE e está associada a lesão ao lobo parietal direito.

As funções executivas também podem ficar prejudicadas no paciente com lesão cerebral. As funções executivas são os processos do cérebro responsáveis por atividades complexas de ordem mais alta, como planejamento, julgamento e tomada de decisão. Esses processos dependem da memória de trabalho, da memória prospectiva, do planejamento estratégico, da flexibilidade cognitiva, do raciocínio abstrato e do automonitoramento para funcionar de maneira adequada. Acredita-se que o lobo frontal seja responsável pela função executiva, em conjunto com amplos circuitos corticais e subcorticais. As redes de função executiva do lobo frontal foram divididas em redes pré-frontal dorsolateral, orbital e medial. A rede pré-frontal dorsolateral é considerada responsável pelo raciocínio abstrato, planejamento e memória de trabalho; a rede pré-frontal orbital, pelos aspectos emocionais e sociais do comportamento, aprendizado baseado na emoção e julgamento social. A rede pré-frontal medial é considerada responsável pelos processos motivacionais e de atenção, que incluem início, inibição e manutenção do comportamento. As áreas pré-frontal orbital e medial do cérebro são mais suscetíveis à lesão proveniente do trauma. A lesão no lobo frontal ou temporal pode também resultar em uma mudança de personalidade e interações sociais. O espectro da mudança de personalidade é bastante variável entre os pacientes. Alguns se tornarão socialmente desinibidos, manifestando um comportamento vulgar, irresponsável e agressivo. Outros podem ficar abúlicos e indiferentes. A entrevista clínica e a obtenção de uma história com membros da família podem ajudar no reconhecimento dessas mudanças de personalidade.

Andres P, Van der Linden M: Are central executive functions working in patients with focal frontal lesions? Neuropsychologia 2002;40:835–845.

Axelrod BN, Fichtenberg NL, Leithen PC, et al: Performance characteristics of post acute traumatic brain injury patients on the WAIS-III and WMS-III. Clin Neuropsychol 2001;15:516–520.

Bigler ED, Anderson CV, Blatter CV: Temporal lobe morphology in normal aging and traumatic brain injury. Am J Neuroradiol 2002;23:255–266.

COMBI: The Center for Outcome Measurement in Brain Injury: O-Log. Available at: http://www.tbims.org/combi/olog/olog-prop.html. Accessed 22 June 2013.

Eslinger PJ, Zappala G, Chakara F, Barret AM: Cognitive impairments after TBI. In Zasler ND, Katz DI, Zafonte RD (Eds): *Brain Injury Medicine: Principles and Practice*. Demos, 2007:779–790.

McDonald S, Flanagan S: Social perception deficits after traumatic brain injury: Interaction between emotion recognition, mentalizing ability, and social communication. Neuropsychology 2004;18:572–579.

Rapoport MJ, McCullagh S, Shammi P, Feinstein A: Cognitive impairment associated with major depression following mild and moderate traumatic brain injury. J Neuropsychiatry Clin Neurosci 2005;17:61–65.

Umile EM, Sanel ME, Alavi A, et al: Dynamic imaging in mild traumatic brain injury: Support for the theory of medial temporal vulnerability. Arch Phys Med Rehabil 2002;83:1506–1513.

Vecera S, Rizzo M: Spatial attention: Normal processes and their breakdown. Neurol Clin 2003;21:575–607.

C. Espasticidade e síndrome do neurônio motor superior

A síndrome do neurônio motor superior (SNMS) resulta do dano ao trato corticospinal. Os achados característicos podem ser divididos em sinais positivos e negativos. Os sinais positivos incluem aumento dos reflexos de estiramento muscular, espasmos e cocontração dos grupos musculares agonista e antagonista. Esse conjunto de sinais, muitas vezes, é referido como "espasticidade" e representa a hiperatividade motora. Os sinais negativos da SNMS incluem diminuição da produção de força e destreza de movimentos. Esses sinais estão associados com perda de controle de movimento voluntário e representam atividade motora abaixo do normal. A SNMS é um achado comum no TCE. Cerca de 25% dos pacientes com TCE desenvolverão SNMS durante a reabilitação no ambiente hospitalar. Dada a natureza difusa da lesão intracraniana no TCE, a apresentação da espasticidade pode ser bastante variável nessa população. A presença de fratura de ossos longos e de lesões de nervo periférico pode complicar o quadro clínico de SNMS devido às restrições de motilidade, à flacidez e à arreflexia da lesão de neurônio motor inferior. Existem diversas opções de tratamento para a SNMS em pacientes com lesão cerebral. Esses tratamentos incluem modalidades terapêuticas, imobilização e gesso, medicações sistêmicas orais, terapia intratecal e quimiodenervação. Para uma revisão mais abrangente da SNMS e da espasticidade, consultar o Capítulo 6.

Hinderer SR, Dixon K: Physiologic and clinical monitoring of spastic hypertonia. Phys Med Rehabil Clin N Am 2001;12:733–746.

Mayer HN, Esquenazi A, Keenan MA: Assessing and treating muscle overactivity in the upper motoneuron syndrome. In Zasler ND, Katz DI, Zafonte RD (Eds): *Brain Injury Medicine: Principles and Practice*. Demos, 2007:615–653.

Zafonte R, Co S, Srikrishnan A: Spasticity in traumatic brain injury. In Brashear A, Elovic E (Eds): *Spasticity*. Demos, 2011:371–386.

Zafonte R, Elovic EP, Lombard L: Acute care management of post-TBI spasticity. J Head Trauma Rehabil 2004;19:89–100.

▶ Exames de imagem

A. Técnicas de imagem convencionais

A tomografia computadorizada do crânio é a modalidade de imagem de primeira escolha para pacientes com lesões cerebrais. O exame de TC é capaz de detectar, com rapidez, hemorragias intracerebrais, fraturas do crânio, edema e sinais de aumento da pressão intracraniana. A TC é superior à imagem por ressonância magnética (RM) na detecção de lesão da calota craniana, ao passo que a RM tem maior sensibilidade para a detecção de anormalidades intracranianas. Em particular, a RM é superior à TC na identificação de lesão axonal difusa, bem como de lesão a tronco cerebral, fossa posterior e regiões subtemporal e subfrontal. Os achados de lesão axonal difusa podem estar ausentes ou ser sutis no exame de TC. Pequenas hemorragias petequiais na junção da substância cinzenta e substância branca no corpo caloso podem ser observadas na TC. As imagens de RM ponderada em suscetibilidade magnética (SWI) são úteis para a detecção de áreas de micro-hemorragia associadas com essa lesão. A RM é contraindicada a pacientes com marca-passos, implantes metálicos, corpos estranhos oculares e determinados clipes vasculares.

B. Técnicas de neuroimagem avançadas

Embora não estejam disponíveis na rotina clínica, várias técnicas de neuroimagem avançadas têm grande potencial na avaliação do TCE. A imagem por tensão difusional (ITD) é uma sequência da RM usada para avaliar a integridade estrutural de traços da substância branca no cérebro. A ITD utiliza anisotropia funcional e coeficiente de difusão aparente, que são medidas de difusão líquida no cérebro. Essa técnica pode fornecer um mapa dos tratos da substância branca e informar sua integridade relativa. Infelizmente, algoritmos de rastreamento de fibra não são bem desenvolvidos e carecem de sensibilidade. Nos dias atuais, a ITD é mais utilizada como uma ferramenta de pesquisa.

A espectroscopia por ressonância magnética (ERM) é usada para detectar os níveis de neurometabólitos pós-TCE. Os metabólitos medidos incluem N-acetil-aspartato, creatinina, colina, glutamato, lactato e mio-inositol. Está além do alcance deste capítulo discutir as variações desses metabólitos no TCE. No entanto, a ERM é utilizada para detectar TCE quando a neuroimagem convencional apresenta-se normal, para prognosticar o resultado, para avaliar a gravidade da lesão e para determinar o estágio da recuperação cerebral. Atualmente, ela está limitada a aplicações de pesquisa, devido a complexidades de interpretação de dados, que são influenciados pela gravidade da lesão, pelo tempo de medida e pela localização da área a ser examinada dentro do cérebro.

A RM funcional mede a atividade dentro do cérebro enquanto o paciente realiza uma tarefa. Ela se baseia no conceito de que o fluxo sanguíneo cerebral muda dependendo da atividade neuronal e da necessidade de oxigênio. As mudanças no sinal dependente do nível de oxigênio no sangue (DNOS) podem indicar áreas do cérebro ou redes que são mais ativadas durante uma tarefa específica. Essa técnica também está limitada ao espectro da pesquisa devido a problemas com a padronização da medida.

A imagem por tomografia por emissão de fóton único (SPECT) é outra técnica que avalia a perfusão cerebral. A SPECT é útil na demonstração de áreas de hipoperfusão após um TCE, mas carece de sensibilidade para lesões menores, detectáveis pela RM. A SPECT está disponível para uso na pesquisa e na rotina clínica. A imagem por tomografia por emissão de pósitrons (PET) avalia o metabolismo cerebral medindo a utilização de glicose. A PET não está amplamente disponível e é dispendiosa.

Arfanakis K, Haughton VM, Carew JD, et al: Diffusion tensor MR imaging in diffuse axonal injury. *Am J Neuroradiol* 2002;23:794–802.

Gasparovic C, Yeo R, Mannell M, et al: Neuometabolite concentrations in gray and white matter in mild traumatic brain injury: An[1] H-magnetic resonance spectroscopy study. J Neurotrauma. 2009;26(10):1635-43.

Gean AD, Fischbein NJ: Head trauma, *Neuroimag Clin N Am* 2010;20:527–556.

Hoffman PA, Stapert SZ, Kroonburgh MJ, et al: MR imaging, single photon emission CT, and neurocognitive performance after mild traumatic brain injury. Am J Neuroradiol 2001;22:441–449.

Holshouser BA, Tong KA, Ashwal S, et al: Proton MR spectroscopic imaging depicts diffuse axonal injury in children with traumatic brain injury. Am J Neuroradiol 2005;26:1276–1285.

Mori S, van Zijl PC: Fiber tracking: Principles and strategies—A technical review. NMR Biomed 2002;15:468–480.

Nakashima T, Nakayam N, Miwa K: Focal brain glucose hypometabolism in patients with neuropsychological deficits after diffuse axonal injury. Am J Neuroradiol 2007;28:236–242.

COMPLICAÇÕES

O médico fisiatra que trata de pacientes com TCE deve ter conhecimento das complicações clínicas e neurológicas que podem surgir nesses pacientes. Algumas dessas complicações raramente ocorrem fora do contexto do TCE e podem ser desconhecidas pelos médicos que são consultados para tratar de problemas de origem neurológica. Esta seção reforça a importância do diagnóstico e tratamento de vários problemas que, se constatados muito tarde ou despercebidos, podem afetar de modo adverso a recuperação.

▶ Pressão intracraniana elevada e hidrocefalia

Muitas vezes, a PIC eleva-se de forma aguda após o trauma devido a aumentos no volume dentro do sistema fechado do crânio. As fontes de aumento do volume incluem sangramento, edema tecidual e líquido cerebrospinal (LCS). Com frequência, a PIC elevada manifesta-se como um declínio no nível neurológico da função. Um exame de TC do cérebro é o método diagnóstico mais comum usado para avaliar esse problema e pode identificar todas as fontes de aumento de volume. As intervenções para abordar essas complicações podem incluir drenagem cirúrgica da hemorragia, administração de manitol ou solução salina hipertônica, para diminuir o edema, craniectomia, para aumentar o volume craniano, e drenagem do excesso de LCS.

No cenário pós-agudo, a hidrocefalia é comum, mas a interpretação do achado de dilatação ventricular na TC craniana pode ser difícil. Em casos de TCE mais grave, pode ocorrer a hidrocefalia ex-vácuo, que é um aumento no tamanho ventricular que resulta da diminuição do volume de tecido cerebral. Como o volume craniano não muda, o volume do LCS aumenta para compensar a perda de volume tecidual. Nesses casos, pode ser difícil determinar se a hidrocefalia é clinicamente relevante. Além disso, os achados clínicos que podem ser sugestivos de hidrocefalia significativa, como incontinência urinária, piora na marcha e mudanças cognitivas, podem não ser evidentes em um paciente que apresenta déficits significativos relacionados a TCE. Nas situações de aumento do tamanho ventricular, a TC craniana seriada, a cisternografia e a punção de LCS são ferramentas usadas para determinar se uma derivação é indicada, mas não há padrão-ouro. O tipo mais comum de derivação é a ventrículo-peritoneal. Algumas derivações têm valvas programas por onde a pressão de abertura pode ser trocada para permitir ajustes na drenagem de LCS. Uma válvula programável ajuda a prevenir complicações de drenagem excessiva ou insuficiente. A drenagem excessiva pode levar a sintomas de cefaleia ortostática, náusea, tontura e mudanças no estado mental.

Rangel-Castillo L, Gopinath S, Robertson CS: Management of intracranial hypertension. Neurol Clin 2008;26:521–541.

▶ Tromboembolismo venoso

O tromboembolismo venoso (TEV), que inclui trombose venosa profunda (TVP) e embolia pulmonar, é uma complicação comum e potencialmente fatal observada em pacientes pós-TCE. A incidência de TVP entre pacientes internados em uma unidade de reabilitação é de cerca de 20%, enquanto a incidência de TVP não identificada prévia foi registrada em 5,5%. Muitos fatores de risco para TVP estão presentes em pacientes com TCE. Estes incluem fraturas de osso longo, imobilidade, transfusões sanguíneas, lesão na medula espinal e acesso venoso central. Alguns pacientes podem apresentar hipercoagulabilidade hereditária ou adquirida devido a condições como deficiências de proteína C ou S ou malignidade. A base principal da profilaxia, a heparina, pode ser contraindicada pós-TCE, uma vez que o risco de hemorragia intracerebral é maior. Os médicos devem avaliar o risco relativo de TEV *versus* sangramento quando o paciente recebe tratamento com heparina. As opções de profilaxia não farmacológica para a TVP incluem roupas de compressão pneumática intermitente e meias de compressão. Filtros para veia cava diminuem a incidência de embolia pulmonar, mas não ajudam a prevenir TVP. O principal exame para diagnóstico de TVP é a ultrassonografia com Doppler venoso. Não há consenso sobre o uso de ultrassonografia para avaliação periódica. O teste dímeros-D é sensível, mas não muito específico. Foram desenvolvidos perfis para avaliação de risco para pacientes hospitalizados, em uma tentativa de ajudar a determinar o risco relativo de TVP. Quando essa condição ocorre, a varfarina é o método comum de tratamento, mas, novamente, o risco de sangramento intracraniano deve ser considerado, e um filtro da veia cava é uma opção para indivíduos em alto risco para prevenir a embolia pulmonar. (O manejo da TVP é discutido em detalhes nos Caps. 5 e 10.)

Carlile M, Nicewander D, Yablon SA, et al: Prophylaxis for venous thromboembolism during rehabilitation for traumatic brain injury: A multicenter observational study. J Trauma 2010;68:916–923.

▶ Convulsões

A incidência registrada de convulsões pós-TCE varia dependendo da população de estudo e dos métodos usados para identificar as convulsões. Um estudo que utilizou monitoramento por eletrencefalografia contínua (EEG) detectou convulsões em 22% dos pacientes internados em uma unidade de terapia intensiva com TCE moderado a grave. O risco de convulsões pós-traumáticas e epilepsia (duas ou mais convulsões) é maior para pacientes que sofreram fraturas cranianas, contusões corticais e hemorragias subdurais. O risco também aumenta com a idade avançada e a gravidade da lesão cerebral. Estudos randomizados têm demonstrado a eficácia da fenitoína e do ácido valproico para *profilaxia* da convulsão pós-TCE, mas apenas na primeira semana após a lesão. Como não há evidência de que as medicações ajudam a prevenir convulsões além desse período de tempo, a recomendação é que o uso profilático seja interrompido após sete dias. Todas as medicações antiepilépticas têm efeitos colaterais na população com TCE, que podem diminuir a cognição, afetar o comportamento de forma adversa ou causar problemas clínicos, e não há consenso clínico sobre quanto tempo mais os fármacos antiepilépticos devem prosseguir em pacientes que sofrem com uma ou mais convulsões. Além dos sinais e sintomas típicos associados a convulsões, os pacientes podem demonstrar alterações relacionadas a convulsões no desempenho funcional, na vigilância ou no comportamento que podem, de outro modo, ser atribuídas a déficits neurológicos causados pelo TCE. Em tais pacientes, uma EEG também pode ser considerada.

> Englander J, Bushnik T, Duong TT, et al: Analyzing risk factors for late traumatic seizures: A prospective, multicenter investigation. Arch Phys Med Rehabil 2003;84:365-373.

▶ Nutrição ou hidratação inadequadas

A manutenção da nutrição e da hidratação adequadas é importante para maximizar a recuperação pós-TCE. Os pacientes podem não satisfazer suas necessidades nutricionais por várias razões. Muitas deficiências cognitivas associadas com TCE podem afetar de forma adversa a ingestão oral; estas incluem falta de vigilância, desatenção e diminuição da capacidade de iniciativa. O apetite pode ficar alterado como resultado direto da lesão cerebral ou devido a lesões no nervo craniano que afetam o paladar (nervos cranianos VII e IX) ou o olfato (nervo craniano I). As medicações também podem levar a alterações no apetite, bem como a problemas gastrintestinais, como gastroparesia ou constipação. As restrições alimentares relacionadas à disfagia (texturas alteradas ou líquidos engrossados) podem prejudicar a ingestão oral.

A disfagia é um problema comum observado nos pacientes com TCE. Uma avaliação da deglutição ao lado do leito pode ser feita por um fonoaudiólogo, mas esse teste carece de sensibilidade para a detecção da aspiração. A videofluoroscopia e as avaliações endoscópicas por fibra ótica são testes úteis, que avaliam a segurança da ingestão oral. Essas avaliações podem ajudar a determinar se as mudanças alimentares ou estratégias para melhorar a deglutição (p. ex., deglutição de dobrar o queixo ou dupla) irão diminuir a probabilidade da aspiração. Os déficits cognitivos resultantes do TCE podem tornar mais difícil a implementação de estratégias para melhorar a deglutição. As medicações podem afetar a deglutição de forma direta ou por meio de efeitos sobre a cognição.

Medidas de peso frequentes, contagens calóricas e exames laboratoriais (p. ex., eletrólitos e pré-albumina) podem permitir que o profissional avalie se os pacientes estão satisfazendo ou não as necessidades nutricionais. Alguns pacientes podem exibir um aumento significativo na taxa metabólica basal após o TCE, assim, não se pode basear as necessidades nutricionais em dados obtidos junto à população em geral. A calorimetria indireta pode ser útil se os pacientes não parecem estar satisfazendo suas necessidades com base nas medidas precedentes. A má absorção e as condições que geram perda excessiva de líquido também podem levar a nutrição e hidratação inadequadas, mesmo se a ingestão parecer ser adequada. Pacientes com disfagia grave ou outras condições que não permitem a ingestão oral adequada podem precisar de alimentação e hidratação enterais. É importante que um programa adequado de nutrição seja estabelecido dentro dos primeiros setes dias após a lesão.

> Brain Trauma Foundation: Guidelines for the management of severe traumatic brain injury. J Neurotrauma 2007;24(Suppl 1): S77-S82.

▶ Disautonomia

A disautonomia autonômica é uma complicação bem conhecida do TCE grave, com uma incidência entre 8 e 33%. O termo *instabilidade autonômica paroxística com distonia* (IAPD) foi proposto por Blackman, quando desenvolveu os seguintes critérios para diagnóstico, baseados em uma revisão da literatura e na experiência clínica: lesão cerebral grave, temperatura de pelo menos 38,5° C, pulsação mínima de 130 batidas por minuto, taquipneia, agitação, diaforese e distonia, com pelo menos um episódio diário desses aspectos, por três dias, no mínimo. Em estudo retrospectivo, Baguley revisou registros de 35 pacientes com disautonomia e os comparou com os de 35 pacientes do grupo-controle, em relação a sexo e escores da Escala de Coma de Glasgow. Os aspectos clínicos do grupo com IAPD incluíram aumento da evidência de lesões no tronco cerebral ou axonais difusas na TC, bem como registros maiores de hipoxia na pré-admissão. O grupo com IAPD teve internação mais longa de reabilitação, maior duração da APT e escores mais baixos na Escala de Coma de Glasgow e na Functional Independence Measure (FIM) na alta (essas duas ferramentas são abordadas em mais detalhes adiante, sob o nome de Prognóstico).

Os sintomas podem também ser consistentes com outras complicações clínicas; dessa forma, uma abordagem sistemática deve ser feita na avaliação de pacientes com sinais de instabilidade autonômica para eliminar outras causas para os achados. Outros diagnósticos a serem considerados incluem infecção, síndrome neuroléptica maligna e, em pacientes com lesão concomitante na medula espinal, disreflexia autonômica. Várias medicações têm sido usadas para tratar a IAPD, talvez devido à natureza multifatorial da síndrome. Narcóticos, β-bloqueadores e gabapentina estão entre as medicações mais usadas, mas não há consenso sobre qual poderia ser mais efetiva. Estímulos nocivos podem desencadear esses episódios, por isso uma avaliação minuciosa das causas de desconforto deve ser executada com frequência.

> Baguley IJ, Cameron ID, Green AM, et al: Pharmacological management of dysautonomia following traumatic brain injury. Brain Inj 2004;18:409-417.
>
> Baguley IJ: Autonomic complications following central nervous system injury. Semin Neurol 2008;28:716-725.
>
> Blackman JA, Patrick PD, Buck ML, et al: Paroxysmal autonomic instability with dystonia after brain injury. Arch Neurol 2004;61:321-328.

▶ Síndrome do primeiro neurônio

As complicações da síndrome do primeiro neurônio (SPN) podem levar a significativos déficits funcionais, problemas relacionados a hiperatividade muscular, fraqueza e contratura. Embora essas condições sejam abordadas em outra parte deste livro (ver Cap. 6), vale a pena revisá-las no contexto do TCE, pois determinados aspectos da lesão cerebral podem afetar o curso clínico e as decisões de tratamento. Com frequência, hiperatividade muscular e fraqueza são observadas após o TCE, e ambas podem levar a rigidez muscular e contraturas, com perda de amplitude de movimento em múltiplas articulações, inclusive na coluna. Isso pode ser bastante pronunciado nos casos de pacientes que têm IAPD (ver abordagem anterior). Como a IAPD pode ser desencadeada por estímulos nóxios, o clínico deve ter cuidado ao prosseguir com intervenções como imobilizações, que podem causar dor. Embora a espasticidade e a distonia possam estar presentes em vários membros, medicações sistêmicas devem ser usadas com cuidado, uma vez que a maioria pode causar sedação e piorar os déficits cognitivos relacionados ao TCE. Por essa razão, intervenções localizadas (injeções de toxina botulínica, bloqueios nervosos e bloqueios de ponto motor) podem representar um papel mais importante no cuidado dessa população do que em condições nas quais a função cognitiva está mais bem preservada. Intervenções neuro-ortopédicas também podem ser apropriadas para melhorar posicionamento ou função, ou ambos, visando melhorar contraturas e restaurar a função de uma articulação via transferências musculares.

> Mayer NH, Esquenazi A, Keenan MAE: Assessing and treating muscle overactivity in the upper motoneuron syndrome. In Zasler ND, Katz DI, Zafonte RD (Eds): *Brain Injury Medicine: Principles and Practice*. Demos, 2007:615-653.
>
> Watanabe TK: Role of oral medications in spasticity management. PMR 2009;1:839-841.

▶ Ossificação heterotópica

A ossificação heterotópica é discutida em outra parte deste livro (ver Cap. 5), no entanto é relevante abordá-la aqui, visto que alguns aspectos desse distúrbio ortopédico são particulares ao TCE. Embora a fisiopatologia não seja clara, os fatores de risco incluem hipertonicidade, diminuição do movimento da articulação afetada, gravidade da lesão cerebral e disautonomia. Os locais mais comuns de ossificação heterotópica pós-TCE são quadris, seguidos por ombros, cotovelos e joelhos. Foi registrada incidência de 73%, mas a doença clinicamente significativa ocorre com menos frequência. A utilidade das medicações para profilaxia ou tratamento agudo da ossificação heterotópica após ao TCE é incerta. A intervenção cirúrgica pode ser considerada quando os objetivos funcionais específicos, ativos ou passivos são identificados. Com frequência, isso não é realizado antes de 6 a 18 meses após a lesão, a fim de permitir a maturação óssea e diminuir a probabilidade de recorrência.

> Haran MJ, Bhuta T, Lee BSB: Pharmacological interventions for treating heterotopic ossification. Cochrane Database Syst Rev 2004;4(CD003321).
>
> Hendricks HT, Geurts AC, van Ginneken BC, et al: Brain injury severity and autonomic dysregulation accurately predict heterotopic ossification in patients with traumatic brain injury. Clin Rehabil 2007;21:545-553.

> Simonsen LL, Sonne-Holm S, Krasheninnikoff M, et al: Symptomatic heterotopic ossification after very severe traumatic brain injury in 114 patients: Incidence and risk factors. Injury 2007;38:1146-1150.

▶ Anormalidades neuroendócrinas e eletrolíticas

Até 30 a 40% dos grupos selecionados de pacientes com TCE demonstram pelo menos uma anormalidade endócrina. Os fatores de risco incluem fratura de base de crânio, edema hipotalâmico, prolongada incapacidade de responder, hiponatremia e hipotensão. A identificação e o tratamento de deficiências hormonais justificam-se, pois a recuperação após uma lesão cerebral poderá diminuir na ausência de tratamento. Além disso, muitos dos achados clínicos associados a essas deficiências imitam (e provavelmente pioram de modo funcional) os déficits observados após o TCE. Por exemplo, déficits cognitivos, fraqueza e fadiga são problemas comuns no contexto de TCE, mas também são consistentes com hipotireoidismo, deficiência do hormônio de crescimento, hipogonadismo e doença de Addison (deficiência do hormônio adrenocorticotrófico). Existem orientações de consenso que apoiam o uso de rastreamento de rotina para alguns pacientes com TCE.

Uma das anormalidades endócrinas mais comuns observada após TCE é a síndrome de secreção inapropriada do hormônio antidiurético (SIADH), que leva à hiponatremia. Náusea, fraqueza e mudanças no estado mental são problemas observados nos indivíduos com hiponatremia. O tratamento primário é a restrição de líquido, e a demeclociclina é uma alternativa se a restrição de líquido não conseguir resolver o problema. Outras causas de hiponatremia em pacientes com TCE incluem síndrome cerebral perdedora de sal (SCPS) e polidipsia psicogênica. No caso de qualquer anormalidade eletrolítica, as causas iatrogênicas devem ser consideradas no diagnóstico diferencial. Enquanto a SIADH é causada por secreção excessiva de hormônio antidiurético (ADH), o diabetes insípido é causado pela insuficiência de secreção do ADH. Em geral, essa anormalidade encontra-se associada com trauma craniofacial. Hipernatremia, polidipsia e alta produção de urina são os principais achados clínicos. A vasopressina é o tratamento primário para o diabetes insípido central. O Quadro 13.2 resume os achados e o tratamento para essas anormalidades.

> Ghigo E, Masel B, Aimaretti G, et al: Consensus guidelines for screening for hypopituitarism following traumatic brain injury. Brain Inj 2005;19:711-724.
>
> Powner D, Boccalandro C, Serdar Alp, M et al: Endocrine failure after traumatic brain injury. Neurocrit Care 2006;5:61-70.

▶ Outras lesões associadas ao trauma

Pode ser difícil identificar lesões nervosas e ortopédicas periféricas em pacientes com TCE grave no cenário do trauma múltiplo, devido ao estado cognitivo ou à capacidade de comunicação comprometida. Dor e fraqueza, os sintomas mais comuns dessas

Quadro 13.2 Anormalidades eletrolíticas comuns associadas com TCE

Anormalidade	Causas	Achados clínicos	Tratamento
Hiponatremia		Para todas as etiologias – mudanças no estado mental, hiper-reflexia, convulsão, *mais*:	
	SIADH	Clinicamente euvolêmico, alta osmolalidade na urina e sódio na urina	Restrição de líquidos, demeclociclina
	Síndrome cerebral perdedora de sal	Hipovolemia, alta osmolalidade na urina e sódio na urina	Reposição de sódio e líquidos
	Polidipsia psicogênica	Polidipsia, poliúria	Restrição de líquidos, clozapina
Hipernatremia	Diabetes insípido (DI), diuréticos, desidratação	Letargia, fraqueza, mudanças de estado mental, sede, poliúria (para DI central)	Reposição de líquidos, DDAVP (para DI central)
Hipocalemia	Diuréticos, hipomagnesemia, excesso de catecolaminas	Letargia, fraqueza, hiporreflexia, arritmia	Correção da condição subjacente, reposição de potássio
Hipercalemia	Hipoaldosteronismo, amostra de sangue hemolizado, disfunção renal	Fraqueza muscular, bloqueio da condução cardíaca, pico das ondas T no ECG	Correção da condição subjacente, kayexalate, diuréticos

SIADH, síndrome de secreção inapropriada do hormônio antidiurético; DDAVP, vasopressina; ECG, eletrocardiograma.

lesões, podem ser de difícil detecção. Portanto, não é surpresa que elas possam não ser identificadas nesses pacientes até eles iniciarem a reabilitação na internação. A incidência de lesões nervosas foi registrada em 34% na coorte de pacientes com TCE em nosso estudo. Pode haver suspeitas de lesões nervosas periféricas quando são observados hipotonicidade localizada ou reflexos de alongamento muscular diminuído localizado, mesmo em pacientes afásicos ou incapazes de seguir comandos para o teste muscular manual formal. Suspeitar dessas lesões pode levar à identificação e ao tratamento precoces. O trauma ao ombro pode levar a lesões do plexo braquial. Plexopatias lombossacrais podem resultar em trauma pélvico ou hemorragia retroperitoneal. Algumas fraturas também estão associadas com lesões nervosas, como fraturas umerais e lesão no nervo radial. Outra causa de neuropatia nessa população é a polineuropatia do paciente crítico. Esta é uma fraqueza mais simétrica e influencia de modo significativo o tempo da recuperação funcional. O teste eletrodiagnóstico é a principal ferramenta para a identificação de neuropatias e miopatias.

O registro de fraturas identificadas na reabilitação, na população com TCE, foi de 11%, com atraso médio de 57 dias no diagnóstico. A maioria dessas fraturas não era de consequência clínica significativa. Com frequência, essas fraturas se tornam clinicamente detectáveis apenas após os pacientes ficarem mais conscientes e capazes de relatar dor ou demonstrar déficits funcionais. O momento mais adequado de correção da fratura para pacientes com TCE moderada a grave não é bem conhecido. A correção inicial pode diminuir a incidência de algumas complicações das fraturas, mas outros estudos sugerem que a intervenção inicial pode levar a uma incidência mais alta de complicações clínicas que podem prejudicar a recuperação da lesão cerebral.

Latronico N, Bolton CF: Critical illness polyneuropathy and myopathy: A major cause of muscle weakness and paralysis. Lancet Neurol 2011;10:931–941.

▶ **Disfunção do sono**

As alterações do sono são comuns após TCE, afetando, segundo alguns estudos, até 70% dos pacientes. O reconhecimento dessas alterações é importante porque elas podem ter um efeito significativo na função física e cognitiva diária dos pacientes, bem como na participação em atividades de reabilitação. Os pacientes não conseguem um sono adequado por várias razões. A identificação apropriada da causa é importante na determinação do tratamento mais adequado. A avaliação do ambiente pode ser extremamente útil. Isso é importante em especial em um cenário hospitalar, embora a alteração do ambiente possa ser mais difícil nesse contexto. A dor e o estresse podem prejudicar o início e a manutenção do sono. As medicações podem interferir no sono. As medicações sedativas administradas durante o dia podem levar ao sono durante o dia, o que também prejudica o descanso noturno. Os distúrbios do sono que podem estar relacionados ao TCE, ou precedê-lo, como apneia obstrutiva do sono e síndrome das pernas inquietas, também afetam de forma negativa a qualidade do dormir. Problemas crônicos do sono podem levar a comportamentos desadaptativos que podem complicar a situação. O aconselhamento sobre os princípios básicos de higiene do sono pode ajudar a abordar esse problema.

Uma série de medicações está disponível para ajudar a restaurar o sono regular, incluindo antidepressivos (em especial trazodona e antidepressivos tricíclicos), benzodiazepinas e sedativos de não benzodiazepinas, como zolpidem, melatonina e difenidramina. Devido às suas propriedades sedativas, esses agentes apresentam efeitos colaterais cognitivos, assim, é importante determinar que a medicação que está sendo utilizada esteja tendo um efeito benéfico sobre o desempenho durante o dia. Algumas dessas medicações podem apresentar efeito idiossincrático da piora do sono; desse modo, devem ser realizados esforços para avaliar o resultado. Um diário do sono é útil nos cenários hospitalar e domiciliar, para determinar se o problema está no início ou na manutenção do sono, e pode também ser usado para quantificar outras barreiras ao sono ininterrupto (p. ex., noctúria, dor, efeitos ambientais).

A fadiga durante o dia é uma queixa bastante comum tanto no contexto de internação hospitalar quanto no atendimento ambulatorial. Ela é comum nas populações com TCE brando e nos indivíduos mais gravemente lesionados. Existem muitas etiologias a serem consideradas além do sono noturno deficiente. O dano a estruturas no cérebro, como no sistema de ativação reticular, irá afetar a vigilância. Muitas medicações usadas para tratar problemas clínicos comuns apresentam efeitos colaterais sedativos (p. ex., anti-hipertensivos, ansiolíticos), assim como as medicações prescritas para tratar complicações relacionadas a trauma, como dores. As anormalidades endócrinas específicas podem levar a fadiga durante o dia e a depressão. Se uma causa não puder ser identificada e tratada, deve-se considerar o uso de medicações para aumentar a capacidade de vigilância, como dextroanfetamina, metilfenidato e modafinil, mas a evidência sustentando seu uso é limitada.

Quadro 13.3 Tipos de cefaleia observados após TCE

Tipo	Descrição	Tratamentos
Migrânea	Unilateral, pulsante, +/- aura, de moderada a grave, +/- fotofobia ou fonofobia	Abortivo – anti-inflamatórios não esteroides (AINEs), paracetamol, ergots, triptanos Profilaxia – medicações anticonvulsivas bloqueadoras de canal de cálcio ou β-bloqueadoras, toxina botulínica
Tensional	Bilateral, constante, gravidade de leve a moderada, sem náusea ou vômito	AINEs, paracetamol, meios físicos, fisioterapia
Neuralgia	Lancinante ou ardente, +/- alodinia, irradiada	AINEs, medicações anticonvulsivas, antidepressivos tricíclicos, bloqueadores nervosos

Jha A, Weintraub A, Allshouse A, et al: A randomized trial of modafinil for the treatment of fatigue and excessive daytime sleepiness in individuals with chronic traumatic brain injury. J Head Trauma Rehabil 2008;23:52–63.

Ouellet MC, Savard J, Morin CM: Insomnia following traumatic brain injury: A review. Neurorehab Neural Repair 2004;18: 187–198.

▶ Cefaleia pós-traumática

As cefaleias são muito comuns após TCE, com incidência registrada entre 30 e 90%, dependendo da população estudada, do tempo desde a lesão e dos instrumentos utilizados. Alguns relatos sugerem que a incidência de cefaleia pós-traumática (CPT) é mais alta após um TCE leve em relação a lesões mais graves, mas esse não é um achado consistente. Às vezes, a CPT está relacionada a uma grave complicação intracraniana, como infecção, hidrocefalia ou hemorragia; esses problemas devem ser descartados em pacientes com cefaleias mais intensas e de início agudo ou naqueles que demonstram outros sinais e sintomas consistentes de comprometimento neurológico.

Vários tipos de cefaleia são observados após TCE (Quadro 13.3). É importante tentar determinar o tipo de cefaleia, visto que o tratamento será baseado nessa classificação. Alguns pacientes podem apresentar mais de um tipo de cefaleia. Diários de registros da cefaleia são ferramentas muito úteis para ajudar a determinar seu tipo, bem como a eficácia das intervenções para essa condição. Os diários também podem ajudar os pacientes a reconhecer as atividades que provocam as cefaleias, o que facilita a identificação das complicações associadas ao TCE que estão levando às cefaleias (p. ex., déficits visuais) ou na modificação da atividade.

Com frequência, as cefaleias crônicas são de difícil tratamento. Se intervenções prévias não foram bem-sucedidas, pode ser recomendada a reconsideração da tipologia da cefaleia. Intervenções cognitivo-comportamentais devem ser consideradas.

A dor de rebote é uma complicação conhecida por abuso de medicação para tratar das cefaleias crônicas. São necessárias doses cada vez maiores de medicação para controle da dor, e as cefaleias retornam rapidamente após elas serem metabolizadas. O tratamento da cefaleia de rebote requer uma retirada lenta das medicações, o que, inicialmente, resultará em aumento na dor. Às vezes, os pacientes precisam ser hospitalizados para receber uma medicação agressiva e supressão segura da dor, enquanto recebem um controle adequado por métodos alternativos.

Nampiaparampil DE: Prevalence of chronic pain after traumatic brain injury. JAMA 2008;300:711–719.

Watanabe TK, Bell, KR, Walker WC, Schomer K: Systematic review of interventions for post-traumatic headache. PMR 2012;4:129–140.

▶ Deficiências visuais

Diferentes tipos de dificuldades visuais podem resultar do trauma à cabeça. Pode ser muito difícil avaliar a função visual nos pacientes cognitivamente prejudicados. O exame de potenciais evocados visuais pode fornecer informações sobre a lesão neurológica no sistema visual mesmo em pacientes que não podem participar de um exame visual devido a graves déficits cognitivos. Para pacientes que estão despertos, mas não conseguem seguir comandos, estimar-se o estado da visão (e cognição) observando-se ou quantificando o tempo da fixação do olhar focado em um campo visual com imagens chamativas comparado com, por exemplo, um cartão em branco. A desatenção visual e os déficits de campo visual também precisam ser considerados na avaliação das capacidades visuais do paciente.

As lesões no nervo óptico podem ser resultado direto do trauma à área orbital. A ptose pode levar o médico a suspeitar de lesão no III nervo craniano com déficits resultantes nos movimentos extraoculares e distúrbios visuais acompanhantes. A avaliação dos nervos cranianos IV e VI pode ser feita em um paciente que tenha a capacidade de seguir objetos. Um olhar fixo desconjugado e a acomodação insuficiente podem também ser observados em TCEs mais leves, igualmente causando queixas visuais que podem levar a cefaleias. Algumas dessas lesões podem melhorar com a terapia visual, incluindo uso de prismas, bandagens e oclusão central.

TRATAMENTO

▶ Visão geral do cuidado

Inicia-se a reabilitação de pessoas com TCE tão logo a assistência é instituída. Os esforços para minimizar a extensão da lesão neurológica ajudam no processo de reabilitação. A prevenção de complicações clínicas que podem atrapalhar a restauração da função é um importante aspecto da reabilitação. O cuidado também excede o período de hospitalização, na medida em que esforços são realizados para permitir uma maior independência possível aos pacientes, incluindo atividades em casa, na comunidade, na escola e no local de trabalho. Os sobreviventes de TCE e suas famílias e amigos com frequência precisam de cuidados ao longo da vida para manter uma alta qualidade de vida.

▶ Cuidado agudo

Um importante aspecto do controle da lesão cerebral secundária pós-trauma é o controle da pressão intracraniana e a manutenção do fluxo sanguíneo cerebral. As causas do aumento na PIC e possíveis intervenções já foram abordadas, em Complicações. A PIC aumenta logaritmicamente à medida que o volume intracraniano aumenta. A PIC aumentada pode levar a herniação, fluxo sanguíneo cerebral inadequado e extensão da lesão cerebral. O fluxo sanguíneo cerebral é monitorado com o cálculo da pressão da perfusão cerebral (PPC), que é controlada por duas variáveis, PIC e pressão sanguínea arterial média (PAM), de modo que PPC = PAM – PIC. Portanto, a PIC e a pressão sanguínea sistêmica devem ser manejadas para se manter uma PPC adequada. Segundo pesquisas, após um TCE grave, a PPC ideal fica entre 60 e 70 mmHg.

Várias terapias foram estudadas para tentar minimizar a extensão da lesão cerebral secundária. Como existem inúmeros mecanismos diferentes de lesão secundária, não é surpresa que variados tipos de agentes e modalidades tenham sido utilizados, incluindo antagonistas do *N*-Metil-D-aspartato, bloqueadores do canal de cálcio, hipotermia, agentes anti-inflamatórios e vários fatores de crescimento. Um dos agentes mais proeminentes é o hormônio progesterona, que pode trabalhar por meio de diferentes trajetórias para diminuir a lesão cerebral secundária após o trauma.

Rangel-Castillo L, Gopinath S, Robertson CS: Management of intracranial hypertension. Neurol Clin 2008;26:521–541.

Wright DW, Kellermann AL, Hertzberg VS: ProTECT: A randomized clinical trial of progesterone for acute traumatic brain injury. Ann Emerg Med 2007;49:391–402.

▶ Reabilitação

A reabilitação pós-TCE baseia-se em uma abordagem transdisciplinar. Os pacientes podem apresentar múltiplas necessidades e deficiências, assim, uma equipe coordenada é necessária para abordar os vários aspectos da reabilitação. A equipe deve ser capaz de manejar os complexos problemas de origem neurológica, como previamente mencionado, e de fornecer terapias que abordem de forma adequada os déficits cognitivos, comportamentais e físicos, assim como as necessidades psicológicas e sociais dos pacientes e suas famílias. Portanto, com frequência a equipe inclui fisioterapeutas, terapeutas ocupacionais e fonoaudiólogos; psicólogos ou neuropsicólogos, ou ambos; terapeutas ocupacionais; assistentes sociais; gestores de casos; enfermeiros de reabilitação e médicos. A composição da equipe pode mudar à medida que o paciente avança da reabilitação hospitalar para a ambulatorial e para um cenário na comunidade. Nesse momento, o pessoal de reentrada escolar pode também estar envolvido.

Vários aspectos do cuidado clínico neurológico de pacientes com TCE foram abordados neste capítulo. Quando um paciente é internado em uma unidade hospitalar de reabilitação, é importante avaliar as medicações que ele vem tomando no cenário de cuidado intensivo. O esquema de medicação do paciente também deve ser avaliado com certa frequência em toda a duração do cuidado (hospitalar ou ambulatorial), uma vez que a necessidade de medicações pode mudar. Muitas medicações têm o potencial de desacelerar a recuperação ou diminuir a cognição, além de apresentar outros efeitos colaterais. Uma sólida estratégia farmacológica deve *minimizar* as medicações (i.e., interromper qualquer uma que não seja mais necessária), *substituir* ao optar por uma classe de fármacos com base no perfil dos efeitos colaterais e, possivelmente, *aumentar* uma medicação que possa promover a recuperação. Algumas medicações bastante prescritas que podem causar sedação incluem antiepilépticos, anti-hipertensivos de ação central, os fármacos para dor, ansiolíticos e antipsicóticos. Com frequência, há um papel para essas classes de medicações para muitos pacientes com TCE, mas o potencial para efeitos colaterais indesejados deve ser considerado. Algumas dessas medicações também demonstraram desacelerar a recuperação após lesões cerebrais experimentais em vários modelos animais diferentes.

A. Problemas comportamentais pós-TCE

Entre os problemas mais desafiadores na reabilitação de pacientes com TCE encontram-se os problemas comportamentais, incluindo agitação, agressividade e irritabilidade. Eles podem interferir na necessidade de cuidado médico, afetar a segurança do paciente e da equipe, tornar a volta à comunidade mais difícil e ser uma importante barreira à readaptação na comunidade. Esses comportamentos podem ser exacerbados por outros problemas de origem neurológica, como dor, confusão, efeitos da medicação ou interações, depressão e disfunção do sono. Portanto, essas e outras causas tratáveis devem ser consideradas e abordadas quando apropriado. Também é importante identificar comportamentos específicos, nos quais a equipe deve se focar. Isto é, alguns problemas comportamentais podem ser mais toleráveis do que outros. Esforços devem ser feitos para quantificar os comportamentos-alvo de modo a determinar se as intervenções escolhidas são, de fato, efetivas. Uma ferramenta de avaliação mais global, como a Agitated Behavior Scale, pode ser utilizada.

Os médicos muitas vezes se baseiam em medicações para abordar os problemas comportamentais; no entanto, não há consenso sobre quais medicações usar, uma vez que todas podem gerar efeitos colaterais indesejados. Uma revisão da Cochrane de estudos que têm avaliado a eficácia de medicações para abordar a agitação descobriu que a maioria defende o uso de propranolol, embora um levantamento realizado entre médicos que tratam de pacientes com TCE tenha mostrado que a carbamazepina é a medicação mais usada. Com exceção da agitação extrema que coloca em perigo a segurança, o uso de medicações "quando necessárias" para tratar da agitação deve ser evitado. É muito difícil avaliar a eficácia de medicações em tais casos, porque diferentes membros da equipe terão limiares variados para decidir quando administrá-las. Muitas vezes, a agitação é autolimitada e pode ceder por conta própria no momento em que a medicação está fazendo efeito, levando à dedução incorreta de que a medicação atingiu o efeito desejado. Como observado, muitas medicações usadas para tratar da agitação têm efeitos colaterais indesejados, tornando ainda mais importante demonstrar benefícios em virtude dos riscos. O uso de medicações programadas junto com a medida objetiva e sistemática de problemas comportamentais irá ajudar a determinar se a medicação está tendo o efeito desejado (i.e., episódios comportamentais menos intensos em ou menor quantidade por unidade de tempo). Deve-se dar tempo suficiente entre as mudanças nos esquemas de medicação para se obter dados suficientes a fim de determinar a eficácia, em especial nos casos em que os problemas comportamentais são variados. As opções farmacológicas podem incluir anticonvulsivos, antipsicóticos, estimulantes, β-bloqueadores e medicações serotonérgicas.

As abordagens comportamentais também podem ser empregadas, reguladas em alguma instância pelas capacidades cognitivas do paciente. Por exemplo, um sistema de recompensa elaborado pode ser útil para um paciente que é bastante impulsivo ou que não consegue entender ou lembrar como o sistema de recompensa funciona. Em alguns casos, a equipe de tratamento pode considerar a avaliação do "ABC" do comportamento: *a*ntecedente, *c*omportamento (*behavior*) e *c*onsequência. Muitas vezes, um estímulo (antecedente) provoca um determinado comportamento, e a consequência do comportamento o reforça (recompensa) ou o extingue. A avaliação do "ABC" pode permitir que a equipe de tratamento desenvolva um plano comportamental consistente, a ser implementado e reavaliado, para determinar se precisa de alterações.

Fleminger S, Greenwood RJ, Oliver DL. Pharmacological management for agitation and aggression in people with acquired brain injury. Cochrane Database Syst Rev 2006;18(4): CD003299.

B. Avaliação e tratamento dos déficits cognitivos

Diversos déficits cognitivos são observados em pacientes com TCE, consistentes com a natureza variável e difusa da extensão do dano ao cérebro. Contudo, algumas áreas do cérebro são mais suscetíveis a lesão traumática; portanto, ocorrem padrões comuns de déficit neurológico.

O estado de *alerta* é talvez o aspecto mais importante da cognição, no sentido de que os pacientes devem estar alerta para realizar qualquer tarefa funcional ou participar da terapia. Se o paciente não estiver alerta, não consegue perceber ou responder a qualquer *input* sensorial proveniente do ambiente. O sistema de ativação reticular é uma estrutura neurológica muito importante para a manutenção do estado de alerta. As estratégias que podem beneficiar o estado de alerta do paciente incluem promover o sono adequado, minimizar o uso de medicações sedativas, garantir pausas para repousos e alternar as atividades. Algumas medicações, incluindo estimulantes (p. ex., dextroanfetamina, metilfenidato) e agentes dopaminérgicos (p. ex., amantadina, bromocriptina), também podem melhorar essa condição.

A *atenção* refere-se à capacidade de selecionar um estímulo em um campo com muitos estímulos. Ela pode ser considerada um alerta mais focado. Vários tipos de déficits de atenção são vistos após um TCE. Os pacientes podem demonstrar distração e somente realizar bem as tarefas em ambientes com mínimo estímulo visual e auditivo. Os déficits de atenção desfocada levam a dificuldades na realização de mais de uma tarefa ao mesmo tempo. A negligência hemiespacial é outra forma de distúrbio de atenção. Algumas estratégias podem ser implementadas para abordar esses déficits específicos, tais como manter um ambiente sem distrações, estimular um paciente a desempenhar uma tarefa de cada vez ou usar pistas visuais no lado afetado para abordar a negligência hemiespacial. À medida que o paciente melhora, essas estratégias de compensação podem ser retiradas de forma lenta. A eficácia das medicações para os déficits de atenção não está clara. Medicações dopaminérgicas e estimulantes foram as mais estudadas, e uma revisão com base em evidências registrou que o agente com a melhor evidência é o metilfenidato.

Os distúrbios da *função executiva* são muito comuns pós-TCE; em parte, isso ocorre devido à vulnerabilidade dos lobos frontais a lesões com trauma à cabeça. A função executiva refere-se à capacidade de controlar impulsos de modo a agir de forma adequada, adaptar-se a diferentes situações e demonstrar planejamento e comportamento direcionado ao objetivo. Déficits nessa área podem ser bastante incapacitantes durante a reinserção na comunidade e na execução de atividades de trabalho e lazer. O paciente pode ser incapaz de planejar e concretizar até mesmo as tarefas diárias básicas e pode também ter grande dificuldade para manter um comportamento socialmente aceitável. As estratégias que podem ajudar com os déficits executivos incluem treinamento direcionado aos problemas específicos, como o comportamento indesejado, ou desenvolvimento de um plano para organizar e realizar uma tarefa. Muitas vezes, o desafio é o fato de que os pacientes apresentam dificuldades em generalizar essas estratégias para situações até mesmo um pouco diferentes, o que é ainda mais problemático na comunidade do que no cenário clínico ou hospitalar.

O *dano à memória* é outra complicação muito comum do TCE. A duração da APT é um dos elementos mais sensíveis a ser utilizado na avaliação da gravidade do TCE. Problemas de memória anterógrados podem persistir, mesmo se um paciente emergir da APT. Os déficits na atenção de alerta irão também tornar tarefas de memória mais difíceis. Várias estratégias diferentes são utilizadas para abordar as alterações de memória. A aquisição de habilidades pode se desenvolver por meio do aprendizado de processos, de forma que as tarefas podem ser aprendidas de modo automático, sem a necessidade de conhecimento consciente. Para alguns pacientes, as estratégias de compensação funcionam muito bem; livros de memória ou dispositivos eletrônicos com características de calendário são exemplos. A conveniência dos dispositivos deve ser avaliada, e os pacientes podem ser treinados sobre como usá-los. Há escassez de estudos com métodos rigorosos que sustentem o uso de medicações para melhorar a memória pós-TCE.

Os *danos de linguagem* pós-TCE podem ser bastante variados. Eles podem imitar, em algum aspecto, as afasias bem caracterizadas observadas no AVC, mas, com mais frequência, são uma combinação de vários diferentes danos, a natureza difusa do TCE. Portanto, muitas vezes, as estratégias de tratamento precisam abordar diversos processos patológicos. Por exemplo, um paciente que apresenta dificuldade em acompanhar comandos verbais pode ter déficits de audição e atenção, além de um componente de linguagem receptivo. Também é possível que a leitura fique comprometida por distração, negligência visual ou outros déficits visuais, além de por problemas de compreensão. A expressão verbal pode ser menos efetiva devido à fala desorganizada e à inadequação social, além da afasia mais expressiva característica. Portanto, os aspectos sociais e comportamentais da comunicação funcional prejudicada precisam ser abordados, assim como os déficits de linguagem discretos.

> Giacino JT, Whyte J, Bagiella E: Placebo-controlled trial of amantadine for severe traumatic brain injury. N Engl J Med 2012;366:819-826.
> Silver JM, Koumaras B, Meng X, et al: Effects of rivastigmine on cognitive function in patients with traumatic brain injury. Neurology 2006;67:748-755.
> Warden DL, Gordon B, McAllister TW, et al: Guidelines for the pharmacologic treatment of neurobehavioral sequelae of traumatic brain injury. J Neurotrauma 2006;23:1468-1501.
> Whyte J, Hart T, Vaccaro M, et al: Effects of methylphenidate on attention deficits after traumatic brain injury: A multidimensional, randomized, controlled trial. Am J Phys Med Rehabil 2004;83:401-420.

C. O desafio da readaptação à comunidade

Muitas estratégias implementadas nos contextos clínico e hospitalar para melhorar a função de pacientes com TCE são reproduzíveis na comunidade. Outros problemas que não são vividos no cenário clínico irão surgir na comunidade. Por exemplo, outros indivíduos podem não estar disponíveis para fornecer as pistas verbais que o paciente precisa para iniciar as tarefas ou realizá-las de modo apropriado. A casa pode ser um ambiente que gera distração, com excesso de estímulos, ou, em uma situação oposta, pode gerar isolamento social, levando talvez à depressão. Um paciente que se baseia na consistência e em uma rotina provavelmente considerará difícil manter essa estrutura no "mundo real". O acesso ao álcool e a outras drogas será muito mais fácil em casa do que no hospital. Atividades escolares e de trabalho baseiam-se em muitas habilidades que precisarão ser abordadas no ambiente clínico. Devido à importância das atividades e da participação, é evidente que existem muito mais habilidades a serem recuperadas além das tarefas básicas (porém importantes), como deambular e realizar as atividades da vida diária.

As capacidades de readaptação à comunidade para pacientes hospitalizados devem começar antes da alta hospitalar. A mobilidade na comunidade demanda mais do paciente do que a deambulação no hospital. Sair e entrar no carro, deambular em superfícies desniveladas e lidar com ambientes cheios e com distrações são habilidades necessárias para um retorno seguro à comunidade. Os aspectos sociais de estar na comunidade devem também ser avaliados, e, se disponíveis, cuidadores devem participar das atividades de readaptação à comunidade, para fornecer a esses pacientes perspicácia e prepará-los melhor para os desafios que enfrentarão.

Os pacientes precisam desenvolver um padrão de atividade que forneça estrutura e estimule-os a permanecer ativos. De maneira ideal, essa rotina irá incluir atividades como terapia, que irá ajudar com a aquisição contínua das habilidades, bem como atividades sociais, que podem prevenir o isolamento social e diminuir o risco de depressão (algo comum na população com TCE). A incidência de depressão mais severa foi estimada em 33% em um grupo de pacientes acompanhados um ano após TCE. Um padrão de atividade regular pode também ajudar esses pacientes a manter um ciclo de sono regular.

O retorno à escola ou ao trabalho pode ser o objetivo de muitos pacientes após um TCE. A probabilidade de um retorno bem-sucedido ao trabalho é maior quando o indivíduo tem um nível mais alto de educação e história de trabalho mais consistente, e menor em indivíduos com lesões mais graves e déficits cognitivos e comportamentais prolongados. Os médicos podem precisar trabalhar em parceria com escolas ou empregadores para fornecer as adaptações apropriadas, a fim de garantir um retorno bem-sucedido às atividades acadêmicas ou profissionais. Deve ser feita uma avaliação individualizada das tarefas e do ambiente de trabalho, além de uma avaliação das forças e fraquezas do paciente, de modo a desenvolver estratégias e atividades de terapia que levem em consideração todas essas variáveis.

> Jorge RE, Robinson RG, Moser D, et al: Major depression following traumatic brain injury. Arch Gen Psychiatry 2004;61:42-50.
> Wagner AK, Hammond FM, Sasser HC, et al: Return to productive activity after traumatic brain injury: Relationship with measures of disability, handicap and community reintegration. Arch Phys Med Rehabil 2002;83:107-114.

D. Abuso de substâncias

O uso de álcool é um fator de risco para TCE. Entre 35 e 50% dos TCEs envolvem indivíduos intoxicados, e 50 a 66% daqueles hospitalizados por TCE têm história de álcool ou abuso de outra substância. Pacientes intoxicados, assim como aqueles com história de uso de álcool, correm risco aumentado de complicações médicas, internação hospitalar aguda mais longa e duração maior da APT. É importante obter uma história precisa a respeito do uso de drogas, pois um abuso prévio pode aumentar o risco de recaída, embora não esteja claro se o TCE aumenta o risco de abuso de substâncias em pacientes que não apresentam história prévia de consumo. O questionário CAGE é uma ferramenta que pode ser usada para rastrear um abuso prévio de álcool. O consumo de álcool é um fator de risco para a recuperação mais lenta de um TCE, e modelos com animais têm auxiliado a explicar algumas das razões desse achado. O consumo contínuo de álcool está também relacionado a resultados de longo prazo mais deficientes, como o retorno ao trabalho.

> De Guise E, Leblanc J, Dagher J, et al: Early outcome in patients with traumatic brain injury, pre-injury alcohol abuse and intoxication at the time of injury. Brain Inj 2009;23:853–865.

▶ Populações especiais

A. Alterações de consciência

Os desafios de avaliar pacientes com alterações de consciência já foram abordados em Achados Clínicos. As técnicas de avaliação e os objetivos do tratamento devem ser modificados e adaptados de acordo com as capacidades do paciente. As avaliações devem incluir verificações repetidas, pois a inconsistência do desempenho é comum nessa população, levando à dificuldade em determinar se as respostas são aleatórias ou relacionadas a um comando ou estímulo. Talvez a intervenção mais importante seja a manutenção da estabilidade clínica, para permitir ao cérebro a melhor oportunidade de continuar a recuperação enquanto previne complicações que possam afetar de forma adversa a função (descrito anteriormente).

São limitadas as evidências que sustentam as intervenções específicas da reabilitação que possam melhorar os resultados. Um recente ensaio randomizado, cego, controlado por placebo que estudou a segurança e a eficácia da amantadina em pacientes em um estado de consciência mínima ou vegetativo demonstrou melhora na taxa de recuperação nos pacientes que receberam o medicamento. Outras medicações para as quais há evidência publicada da eficácia para essa população incluem amitriptilina e bromocriptina. Oxigênio hiperbárico, estimulação profunda do cérebro e estimulação sensorial são outros exemplos de intervenções com variadas quantidades de sucesso na melhora da recuperação.

Ao considerar uma intervenção, como um medicamento, em uma tentativa de melhorar a cognição, é importante escolher medidas confiáveis, reproduzíveis e objetivas, que possam identificar as pequenas mudanças na taxa da capacidade de resposta. Por exemplo, o estado de alerta pode ser medido registrando-se com qual frequência os olhos são abertos e fechados em intervalos definidos durante períodos de tempo específicos no dia. As melhoras na consciência podem ser observadas pelas mudanças na porcentagem de tempo gasto observando-se um objeto "chamativo" em comparação a um papel em branco. Talvez seja tão importante a utilidade da coleta de dados objetiva sistemática na identificação de um declínio de função que poderia não ser identificado na ausência de tais dados. Isso pode levar ao início de um diagnóstico de origem neurológica e à identificação inicial de uma complicação potencialmente tratável.

> Giacino JT, Whyte J, Bagiella E, et al: Placebo-controlled trial of amantadine for severe traumatic brain injury. N Engl J Med 2012;366:819–826.
>
> McDonagh M, Helfand M, Carson S, Russman BS: Hyperbaric oxygen therapy for traumatic brain injury: A systematic review of the evidence. Arch Phys Med Rehabil 2004;85:1198–1204.

B. TCE leves e concussões

Com o uso dos critérios antes apresentados, a maioria dos TCEs é classificada como leve. De modo geral, nesses casos, os sintomas se resolvem em algumas semanas. Os pacientes com uma concussão relacionada a esporte tendem a ter recuperação mais rápida do que aqueles com outras formas de TCE. Em um estudo, 90% dos estudantes jogadores de futebol americano se recuperaram em sete dias. Em uma população civil, Ponsford identificou vários fatores de risco para uma recuperação prolongada: história prévia de TCE, história de problemas neurológicos ou psiquiátricos, sexo feminino, lesão causada por acidente com veículo motor e condição de estudante. Um estudo com membros do serviço militar norte-americano (média de 9,4 meses após a lesão) identificou possível exagero dos sintomas, esforço insuficiente, estresse traumático e depressão como preditores de relato de sintoma pós-concussão.

Os critérios do *Manual diagnóstico e estatístico de transtornos mentais* (DSM) para *distúrbio pós-concussão* especificam uma história de trauma cerebral causando concussão cerebral significativa, evidência de declínio cognitivo no teste neuropsicológico e três ou mais sintomas com duração superior a três meses. Os sintomas são fadiga, sono desorganizado, cefaleia, vertigem ou tontura, irritabilidade, ansiedade ou depressão, mudanças de personalidade e apatia. Como muitos desses sintomas podem ocorrer na ausência de TCE, algumas vezes é difícil determinar se estão relacionados com a lesão inicial. Esse problema é mais relevante no diagnóstico de distúrbio pós-concussão do que no tratamento, uma vez que as intervenções provavelmente não irão diferir com base na causa.

A avaliação aguda, o tratamento para concussões e as orientações para o retorno à atividade nos casos de concussão no esporte foram discutidos em outra parte deste livro (ver Cap. 29). Quando os pacientes apresentam recuperação lenta do TCE leve, outras etiologias para persistência de seus sintomas devem ser consideradas. Para cefaleias, o diagnóstico anterior sobre os tipos de cefaleia pode estar incorreto. Problemas visuais não diagnosticados podem estar causando as cefaleias. O trauma craniano ou cervical pode não ter-se resolvido por completo. A respeito de fadiga durante o dia e queixas cognitivas, os sintomas podem estar relacionados a distúrbio do sono, efeitos colaterais de medicações ou depressão. Comportamentos prejudicados em relação à adaptação à dor podem ter-se desenvolvido. De maneira similar, os pacientes podem estar consciente ou subconscientemente motivados a exacerbar os sintomas ou exagerar os déficits no exame. Fatores psicossociais, expectativas sobre a lesão e traços de personalidade podem contribuir para a variação nos índices de recuperação, e, se esses aspectos forem identificados, intervenções podem ser empregadas.

> Iverson GL: Outcome from mild traumatic brain injury. Curr Opin Psychiat 2005;18:301–317.
>
> Lange RT, Brickell T, French LM, et al: Risk factors for post-concussive symptom reporting after traumatic brain injury in U. S. military service members. J Neurotrauma 2013;3:237–246.
>
> McCrea M, Guskiewicz KM, Marshall SM, et al: Acute effects and recovery time following concussion in collegiate football players: The NCAA concussion study. JAMA 2003;290:2556–2563.
>
> Ponsford J, Willmott C, Rothwell A, et al: Factors influencing outcome after mild traumatic brain injury in adults. J Internat NeuropsycholSoc 2000;6:568–579.

PROGNÓSTICO

A determinação de um prognóstico de longo prazo para um paciente com lesão encefálica é uma das tarefas mais desafiadoras para a equipe de reabilitação, bem como um dos aspectos mais frustrantes para os pacientes e suas famílias. Haverá sempre muita incerteza a respeito do resultado funcional de longo prazo, devido às taxas variáveis de recuperação e às complexidades da própria lesão. A incerteza também surge a partir das diversas maneiras pelas quais o resultado é mensurado. Uma grande variedade de métodos está disponível para medir os resultados pós-TCE. Esses métodos incluem, mas não estão limitados a, disposição da alta, retorno ao viver independente, retorno ao nível prévio de trabalho ou estudo, retorno ao nível prévio da função e mudanças no escore da Medida de Independência Funcional (FIM). O Community Integration Questionnaire (CIQ) e o Mayo Portland Adaptability Inventory são usados para medir o resultado relacionado à função na comunidade. Algumas dessas ferramentas de avaliação padronizadas mais empregadas incluem a Escala de Resultados de Glasgow (GOS; Quadro 13.4), a Coma Recovery Scale–Revised (CRS-R) e a Disability Rating Scale (DRS).

A FIM é bem conhecida, e seu emprego é bastante difundido em todas as áreas de reabilitação. Ela é uma escala de 18 itens, com os domínios medindo autocuidado, comunicação, controle do esfíncter, mobilidade, locomoção e função sociocognitiva. Ela é confiável, validada e usada de forma mais eficaz para marcar o progresso na reabilitação de paciente em internação. Apresenta um efeito do teto para níveis de função mais altos e é menos sensível a mudanças em pacientes após a alta da reabilitação hospitalar aguda.

O CIQ é uma escala de 15 itens que mede integrações domésticas, integração social e atividades produtivas. É de fácil administração, não requer treinamento formal e pode ser preenchido pelo próprio paciente ou por um representante. Em geral, a confiabilidade é mista. O Mayo Portland Adaptability Inventory consiste em três subescalas (Índice de Capacidade, Índice de Ajuste e Índice de Participação) projetadas para avaliar as dificuldades físicas, cognitivas, sociais, emocionais e comportamentais após a hospitalização.

A GOS é bastante utilizada e apresenta vantagens e desvantagens. As vantagens são sua ampla utilização e os termos amplos que são facilmente compreensíveis a leigos. Ela aborda os principais resultados funcionais que são de grande importância para pacientes e famílias. As desvantagens incluem o fato de que as categorias são tão amplas que existe grande variabilidade da função do paciente dentro de cada categoria. Além disso, a amplitude das categorias torna o instrumento relativamente insensível a mudanças. Há também certa preocupação quanto à confiabilidade e à marcação subjetiva feita pelo avaliador, visto que não existe protocolo formal ou padrão para a classificação. A Escala de Resultados de Glasgow Estendida (GOS-E) aborda a limitação da GOS. A GOS-E é dividida em oito categorias (Morte, Estado Vegetativo, Incapacidade Inferior Grave, Incapacidade Superior Grave, Incapacidade Inferior Moderada, Incapacidade Superior Moderada, Boa Recuperação Inferior e Boa Recuperação Superior) e é administrada por meio de uma entrevista estruturada.

A DRS é outra escala de administração padronizada muito usada para medir resultados. As vantagens da DRS incluem sua capacidade de ser empregada em pacientes com níveis bastante baixos de função e em hospitalização aguda e em pacientes com uma vida funcional na comunidade. A escala pode ser classificada por profissionais da saúde experientes ou membros da família sem treinamento formal. Os escores variam de 0 a 29, com 29 indicando estado vegetativo extremo e 0 indicando ausência de incapacidade. Uma desvantagem é que a DRS é relativamente insensível para a medição da mudança em pacientes com níveis de incapacidade mais baixos.

A CTD-R foi abordada anteriormente em referência às alterações de consciência. Ela é muito sensível para pacientes com

Quadro 13.4 Escala de resultados de Glasgow

1	Morto
2	Estado vegetativo persistente ("vivo, porém inconsciente").
3	Incapacidade grave ("consciente, porém dependente") – incapaz de viver sozinho por mais de 24 horas; assistência diária de outra pessoa é necessária devido a danos físicos e/ou cognitivos.
4	Incapacidade moderada ("independente, porém incapacitado") – independente em casa, capaz de utilizar transporte público, capaz de trabalhar em um ambiente controlado.
5	Boa recuperação ("déficits residuais leves, ou ausência de") – capacidade de retomar as atividades ocupacionais ou sociais normais, possíveis déficits físicos ou cognitivos residuais menores.

níveis funcionais mais baixos e para a determinação do nível de consciência. Contudo, tem um efeito teto que a deixa insensível a mudanças em pacientes com níveis funcionais mais altos. A aplicação da CRS-R pode ser demorada e requer treinamento formal e administração por um profissional de reabilitação.

A utilização dos valores limiares para expressar o prognóstico é uma maneira clinicamente útil de informar famílias e pacientes sobre o resultado. Como definido por Kothari, um valor limiar é o "valor de uma variável de prognóstico acima ou abaixo do qual um determinado resultado é especialmente provável ou improvável". Em seu capítulo sobre prognóstico em *Brain Injury Medicine*, Kothari expõe um esquema para o uso de valores limiares e abordagem dos pacientes e membros da família para uma discussão sobre o prognóstico. Com o emprego desses valores limiares, o médico pode fornecer uma informação prática aos pacientes e à família com base em evidências. Esses valores limiares são baseados na GOS como uma medida de resultado.

1. Incapacidade Grave na GOS é improvável quando:
   a. O tempo para responder a comandos é menor que duas semanas.
   b. A duração da APT é menor que dois meses.
2. A Boa Recuperação na GOS é improvável quando:
   a. O tempo para responder a comandos é maior que um mês.
   b. A duração da APT é maior que três meses.
   c. A idade é maior que 65 anos e o TCE é grave.

Em relação ao prognóstico para alterações de consciência, as orientações já mencionadas, que empregam uma abordagem baseada em evidências com valores limiares pragmáticos, ainda se aplicam. Além disso, a história natural da recuperação de alterações de consciência foi descrita. Dos pacientes que permanecem em estado vegetativo durante três meses após um TCE, 33% readquirem a consciência por volta de 12 meses após a lesão. Contudo, se a lesão cerebral não é traumática, apenas 5% dos pacientes que estavam vegetativos por três meses readquirem a consciência 12 meses após a lesão. Se os pacientes permanecerem em estado vegetativo por seis meses após a lesão, a probabilidade de readquirirem a consciência em 12 meses cai para 15% em lesões traumáticas e para quase a zero para lesões não traumáticas. Quase 50% dos pacientes classificados com consciência mínima na internação para reabilitação obtiveram um nível de "incapacidade moderada à ausência de" na DRS em um ano após a lesão. Apenas 3% dos pacientes no momento da internação para a reabilitação atingiram um nível comparável na DRS. Também há evidência sugerindo que a recuperação tardia de distúrbios de consciência é possível mais de 12 meses após a lesão. Em uma série de 50 pacientes em estado vegetativo, 24% emergiram de um estado de consciência mínima entre 19 e 25 meses após a lesão. Em outra série de 18 pacientes que estavam com consciência mínima no momento da alta da hospitalização, 33% recuperaram um nível independente de função cognitiva ou motora entre 2 e 5 anos após a lesão.

Dijkers M: The Community Integration Questionnaire. The Center for Outcome Measurement in Brain Injury. 2000. Available at: http://www.tbims.org/combi/ciq. Accessed 24 June 2013.

Estraneo A, Moretta P, Loreto V, et al: Late recovery after traumatic, anoxic, or hemorrhagic long-lasting vegetative states. Neurology 2010;75:239–245.

Giacino J, Kalmar K: Coma Recovery Scale–Revised. The Center for Outcome Measurement in Brain Injury. 2006. Available at: http://www.tbims.org/combi/crs. Accessed 23 June 2013.

Kothari S: Prognosis after severe TBI: A practical, evidence-based approach. In Zasler ND, Katz DI, Zafonte RD (Eds): *Brain Injury Medicine: Principles and Practice*. Demos, 2007:169–199.

Lammi MH, Smith VH, Tate RL, et al: The minimally conscious state and recovery potential: A follow up study 2 to 5 years after traumatic brain injury. Arch Phys Med Rehabil 2005;86:746–754.

Malec J: The Mayo Portland Adaptability Inventory. The Center for Outcome Measurement in Brain Injury. 2005. Available at: http://www.tbims.org/combi/mpai. Accessed 23 June 2013.

Sander A: The Extended Glasgow Outcome Scale. The Center for Outcome Measurement in Brain Injury. 2002. Available at: http://www.tbims.org/combi/gose. Accessed 23 June 2013.

Wright J: The Glasgow Outcome Scale. The Center for Outcome Measurement in Brain Injury. 2000. Available at: http://www.tbims.org/combi/gos. Accessed 23 June 2013.

Wright J: The Disability Rating Scale. The Center for Outcome Measurement in Brain Injury. 2000. Available at: http://www.tbims.org/combi/drs. Accessed 23 June 2013.

Reabilitação de AVC

Arthur Gershkoff, MD
Daniel Moon, MD
Alyson Fincke, DO
Harsh Dangaria, MD

Embora antes se considerasse o acidente vascular cerebral (AVC) uma doença incurável e estática, numerosos avanços foram feitos na última década quanto a prevenção, diagnóstico, manejo e reabilitação desse distúrbio. Em particular, o tratamento e o paradigma de reabilitação têm melhorado de forma significativa como resultado de avanços nas intervenções agudas, redução de risco, dispositivos médicos, modalidades terapêuticas e exercício, robótica, técnicas de imagem diagnóstica e nossa compreensão global do próprio processo da doença. Isso resultou em uma redução de 35% na taxa de morte causada por AVC entre 1998 e 2008. Mesmo com esse progresso, o AVC permanece como uma das principais causas de morte e incapacidade no mundo. A reabilitação multidisciplinar é o tratamento primário para a incapacidade pós-AVC e deve começar o mais cedo possível para otimizar a recuperação funcional e evitar potenciais complicações e reveses.

DIAGNÓSTICO AGUDO E MANEJO DO AVC

O AVC é uma disfunção neurológica de início súbito resultante de um insulto localizado do sistema cerebrovascular que requer diagnóstico e intervenção adequados. Os sintomas neurológicos agudos são uma emergência médica e justificam o transporte imediato ao setor de emergência de um hospital para avaliação e tratamento. É fundamental diferenciar AVCs hemorrágicos de não hemorrágicos (trombóticos ou tromboembólicos) de forma rápida após o início dos sintomas. O exame de tomografia computadorizada (TC) sem contraste (Fig. 14.1) é bastante sensível para o sangramento agudo e é com frequência usado para esse propósito. O ativador do plasminogênio tecidual intravenoso (tPA) deve ser considerado nos casos de pacientes selecionados com AVC trombótico agudo em 3 horas do início dos sintomas; outras intervenções agudas podem também ser consideradas após esse período.

Um exame neurológico minucioso, combinado com um estudo de neuroimagem, é indicado para avaliar os sintomas neurológicos agudos sugestivos de AVC. A imagem por ressonância magnética (RM) (Fig. 14.2) é mais sensível para a detecção de lesões na fossa posterior e isquemia aguda dentro de 24 horas do AVC, em especial usando estudos ponderados por difusão (Fig. 14.2C). Os pacientes com AVC cardioembólico causado por fibrilação atrial ou problemas associados com uma fonte embólica comprovada no coração e grandes vasos devem ser considerados candidatos para terapia com anticoagulantes. Os AVCs agudos que ocorrem de forma simultânea em duas áreas do cérebro irrigadas por diferentes vasos sanguíneos são considerados embólicos até que se prove o contrário. A angiorressonância pode ajudar a identificar e caracterizar a oclusão ou estenose de vasos cerebrais maiores e a presença de aneurismas cerebrais de tamanho moderado a grande (Fig. 14.3).

> Adams HP, del Zoppo G, Alberts MJ, et al: Guidelines for the early management of adults with ischemic stroke. Stroke 2007;115: e478–534.
>
> Connolly ES Jr, Rabinstein AA, Carhuapoma JR, et al: Guidelines for the management of aneurysmal subarachnoid hemorrhage: A guideline for healthcare professionals from the American Heart Association/American Stroke Association. Stroke 2012;43:1711–1737.
>
> Lansberg MG, O'Donnell MJ, Khatri P, et al: Antithrombotic and thrombolytic therapy for ischemic stroke: Antithrombotic Therapy and Prevention of Thrombosis, 9th ed: American College of Chest Physicians Evidence-Based Clinical Practice Guidelines. Chest 2012;141(2 Suppl): e601S–636S.
>
> Morgenstern LB, Hemphill JC, Anderson C, et al: Guidelines for the management of spontaneous intracerebral hemorrhage: A guideline for healthcare professionals from the American Heart Association/American Stroke Association. Stroke 2010;41:2108–2129.

DEFINIÇÕES E CONSIDERAÇÕES GERAIS

O AVC é caracterizado por um início agudo de um déficit neurológico que persiste por pelo menos 24 horas e é resultado de uma lesão localizada, no sistema cerebrovascular. Um acidente isquêmico transitório (AIT) é um déficit neurológico de início agudo que se resolve em menos 24 horas. Contudo, 17% dos pacientes com AIT sofrem AVC nos próximos três meses. Em

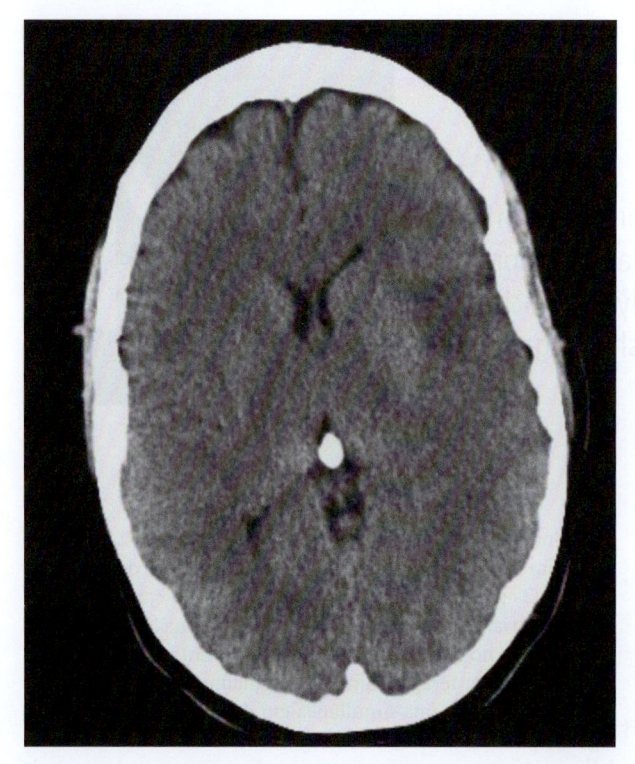

Figura 14.1 Imagem de tomografia computadorizada mostrando evidência de AVC isquêmico agudo na distribuição da artéria cerebral média esquerda.

no cuidado pós-AVC deve abordar os fatores de risco de forma agressiva para prevenir futuros AVCs.

O AVC é a quarta causa mais comum de morte nos Estados Unidos, atrás da doença cardíaca, câncer e insuficiência respiratória crônica. Cerca de 795 mil AVCs ocorrem por ano nos Estados Unidos, resultando em 135 mil mortes; aproximadamente 610 mil desses AVCs são incidentes iniciais, e 185 mil são recorrentes. O AVC é também a principal causa de incapacidade em longo prazo nos Estados Unidos. Entre os sobreviventes idosos em seis meses após o AVC, cerca de 50% têm hemiparesia residual, e 30% precisam de assistência nas atividades da vida diária ou no deslocamento.

Em 87% dos casos de AVC, a origem é isquêmica, sendo causados pela oclusão de um vaso sanguíneo ou outra restrição de fluxo sanguíneo a uma região específica do cérebro. *Infartos trombóticos* são mais comuns e, em geral, são causados pela oclusão de grandes artérias cerebrais ou suas ramificações, com maior frequência resultando de aterosclerose e estenose progressiva. Os *infartos embólicos* são um subconjunto de infartos trombóticos e ocorrem a partir da passagem distal de um trombo ou placa originado do coração, do arco aórtico ou das artérias carótidas proximais. Os *infartos lacunares* resultam da oclusão de pequenos ramos penetrantes das artérias cerebrais, muitas vezes daquelas que suprem os gânglios da base, o tálamo, a cápsula interna e a ponte. Eles podem ser consequência de aterosclerose ou de mudanças degenerativas nas paredes arteriais secundárias a hipertensão duradoura ou a diabetes melito, ou ambos. Até 50% dos infartos lacunares simples são clinicamente assintomáticos.

Os *AVCs hemorrágicos* (hemorragias intracranianas) são responsáveis por 13% de todos os AVCs. Três por cento dos AVCs são *hemorragias subaracnóideas* (HSA), que em geral resultam da ruptura dos aneurismas arteriais intracranianos. As *hemorragias intracerebrais* (HIC), também conhecidas como *hemorragias intraparenquimatosas*, são responsáveis por 10% de todos os AVCs; elas podem estar associadas com hipertensão e algumas

muitos pacientes com AIT ou AVC com recuperação aparentemente completa, o teste neuropsicológico revela déficits subclínicos de longa duração ou permanentes; em virtude disso, esses eventos estão associados a dano real, e toda a equipe envolvida

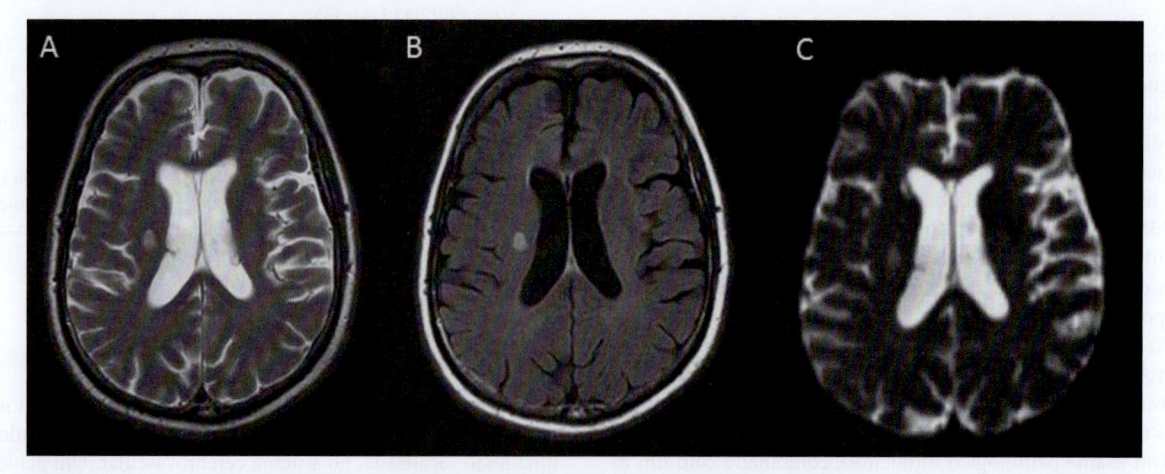

Figura 14.2 Exame de imagem por ressonância magnética mostrando infarto da substância branca cerebral profunda direita aguda envolvendo a coroa radiada direita e regiões periventriculares. **A.** Imagem em T2. **B.** Imagem de recuperação de inversão atenuada por fluido. **C.** Imagem ponderada por difusão.

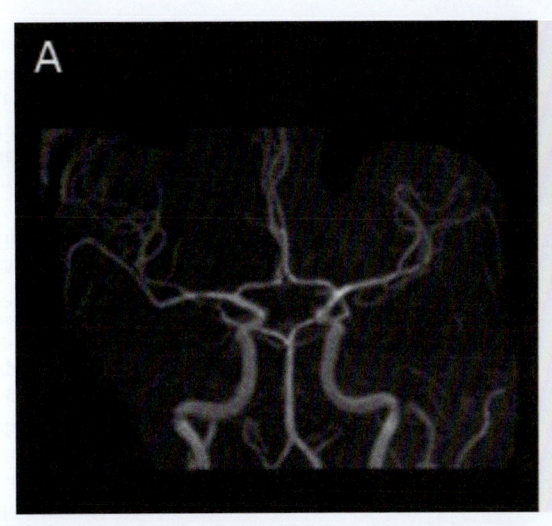

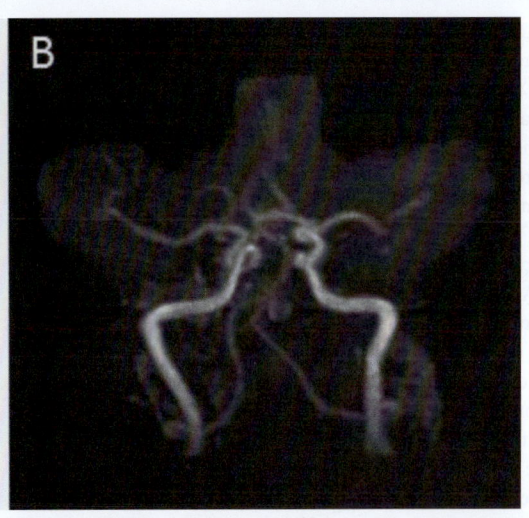

▲ **Figura 14.3** Imagem de angiografia por ressonância magnética mostrando. **A.** Círculo de Willis normal e **B.** Círculo de Willis em um paciente com AVC, demonstrando diminuição do fluxo na artéria cerebral média esquerda, bem como outras mudanças.

vezes resultam da ruptura de uma anomalia vascular, como malformação arteriovenosa. A hemorragia intraventricular (HIVH) pode ocorrer com qualquer um desses incidentes.

PATOGÊNESE

Os fatores de risco podem ser divididos em fatores não modificáveis e modificáveis. Os fatores de risco modificáveis são aqueles associados a determinados hábitos de saúde e doenças influenciadas pelo estilo de vida, o que reforça o papel central dos esforços preventivos na redução da mortalidade e morbidade do AVC. Os principais fatores de risco modificáveis são pressão arterial elevada, distúrbios do ritmo cardíaco, tabagismo, dislipidemias, inatividade física, diabetes melito, apneia do sono e insuficiência renal crônica. A identificação e o manejo desses e de outros fatores de risco modificáveis são fundamentais para a prevenção primária e secundária do AVC e precisam ser incluídos no cuidado médico de todos os sobreviventes de AVC submetidos à reabilitação.

▶ Fatores de risco não modificáveis

Os fatores de risco não modificáveis são idade, sexo, raça, localização geográfica e hereditariedade. O risco de AVC dobra a cada década após os 55 anos de idade. As mulheres têm uma expectativa de vida mais alta, mas uma incidência de AVC ajustada à idade mais baixa que os homens (com exceção da idade acima dos 85 anos). Negros têm quase o dobro do risco, e hispânicos têm cerca de 1,5 vez o risco de AVC em comparação com brancos não hispânicos. Há uma incidência mais alta no sudeste dos Estados Unidos. A história familiar é importante, visto que o AVC isquêmico documentado em um paciente com menos de 65 anos está associado a um aumento triplicado no risco de AVC.

A presença de doença arterial preexistente em qualquer forma também é um fator de risco não modificável. O AVC e a doença da artéria coronária compartilham muitos fatores de risco que contribuem para a aterosclerose; todavia, sofrer um aumenta o risco de desenvolver o outro.

> Roger VL, Go AS, Lloyd-Jones DM, et al: Heart disease and stroke statistics—2012 update: A report from the American Heart Association. Circulation 2012;125:e2–e220.

▶ Fatores de risco modificáveis

A. AVC isquêmico: AVC trombótico

1. Aterosclerose — **A hipertensão** é o fator de risco modificável mais comum no AVC isquêmico e hemorrágico. Nas vítimas de AVC isquêmico, é possível que ela acelere o desenvolvimento de aterosclerose e a formação de placas ateromatosas. A própria placa pode resultar em estenose e subsequente isquemia ou ser fonte de embolias, causando oclusão distal ao local da lesão. Mais de 77% dos pacientes que sofrem o primeiro AVC têm pressão arterial mais alta do que 140/90 mmHg. A hipertensão diastólica pode aumentar o risco de AVC em até sete vezes. Em virtude disso, a diminuição da pressão arterial abaixo de 140/90 mmHg (135/85 mmHg para pacientes com fatores de risco adicionais, como diabetes e doença renal) resulta em significativa redução no risco com o passar do tempo. Indivíduos com pressão arterial inferior a 120/80 mmHg têm cerca de 50% do risco, na vida toda, de suas partes contrárias hipertensas. Contudo, em especial durante a reabilitação precoce iniciada em vários dias após o AVC, a pressão arterial deve ser reduzida de forma cuidadosa, prestando-se atenção ao estado neurológico e ao desempenho na terapia, uma vez que a rápida redução pode indicar a piora clínica e até mesmo o aumento do AVC isquêmico. A instabilidade motora pode ocorrer logo após um AVC; a hipotensão postural acompanha esse risco e deve ser evitada por meio de vigilância atenta.

Outros importantes fatores de risco a serem abordados durante a reabilitação incluem **diabetes melito, dislipidemia** e **tabagismo**, os quais estão relacionados à aceleração da aterosclerose. Fumantes têm aumento de 2 a 4 vezes no risco de AVC, e a cessação tem demonstrado reduzir esse risco com o passar do tempo. A presença de diabetes melito quase triplica o risco de AVC; contudo, não existe evidência conclusiva ligando o rígido controle da glicose no sangue a um risco diminuído de AVC. A dislipidemia aumenta o risco de doença cardíaca e AVC. O tratamento com inibidores da HMG-CoA redutase (estatinas) pode reduzir esse risco em indivíduos com doença da artéria coronária e diabetes melito em até 25%. Um nível de lipoproteína de alta densidade (HDL) elevado também é protetor. Os fatores contribuintes relacionados ao diabetes e à dislipidemia, como obesidade e inatividade, por si próprios são fatores de risco e devem ser abordados. Um nível de creatinina superior a 41,5 mg/dL está associado a um risco elevado, provavelmente devido à aterosclerose acelerada.

A terapia antiplaquetária é defendida para a prevenção primária e secundária de AVC em pacientes com doença aterosclerótica conhecida ou uma história de AVC isquêmico não cardioembólico ou AIT. Em geral, a heparina (81-325 mg diários) ou o clopidogrel são prescritos para a prevenção primária ou secundária. Em pacientes que sofrem um AVC enquanto tomam ácido acetilsalicílico de forma isolada, costuma ser iniciada a prevenção secundária com clopidogrel ou a combinação de ácido acetilsalicílico e dipiridamol de liberação prolongada. A combinação de ácido acetilsalicílico e clopidogrel pode reduzir ainda mais o risco de AVC, mas pode também aumentar o risco de hemorragia, e não é recomendada com frequência, a menos que o paciente tenha outras indicações (i.e., síndrome coronariana aguda ou *stents* coronários). O cilostazol é usado para a prevenção secundária do AVC e tem demonstrado eficácia em pacientes de origem asiática; já o ticagrelor é usado para prevenir eventos trombóticos após as síndromes coronárias agudas.

Com frequência, a aterosclerose afeta a artéria carótida, em especial próximo ao bulbo carotídeo. Esta e outras áreas podem estar sujeitas a estresses de cisalhamento provenientes do fluxo turbulento, resultando em uma tendência a desenvolver estenose. Um sopro carotídeo durante o exame físico pode indicar estenose carotídea, embora isso não necessariamente se correlacione com a gravidade. Estudos têm mostrado que a **estenose carotídea sintomática** (> 70%) esteve associada a aumento substancial no risco de AVC ipsilateral e contralateral, autorizando o encaminhamento para endarterectomia carotídea. Embora o risco de AVC perioperatório agudo ou morte em pacientes submetidos ao procedimento seja 1,9% mais alto do que em pacientes que recebem terapia clínica, a redução absoluta do risco da endarterectomia nos próximos cinco anos é de 5,9% (redução do risco relativo de 55%). A angioplastia endovascular, menos invasiva, e a colocação de *stent* podem também ser consideradas, mas essa opção permanece controversa.

Adams RJ, Albers G, Alberts MJ (Eds): Update to the AHA/ASA recommendations for the prevention of stroke in patients with stroke and transient ischemic attack. Stroke 2008;39:1647–1652.

Collins R, Armitage J, Parish S, et al: Effects of cholesterol-lowering with simvastatin on stroke and other major vascular events in 20536 people with cerebrovascular disease or other high-risk conditions. Lancet 2004;363:757–767.

Cushman WC, Evans GW, Byington RP, et al: Effects of intensive blood-pressure control in type 2 diabetes mellitus. N Engl J Med 2010;362:1575–1585.

Timaran CH, Mantese VA, Malas M, et al: Differential outcomes of carotid stenting and endarterectomy performed exclusively by vascular surgeons in the Carotid Revascularization Endarterectomy versus Stenting Trial (CREST). J Vasc Surg 2013;57:303–308.

Wang Y, Wang W, Zhao X, et al: Clopidogrel with aspirin in acute minor stroke or transient ischemic attack. N Engl J Med 2013;369:11–19.

Willey JZ, Xu Q, Boden-Albala B, et al: Lipid profile components and risk of ischemic stroke: The Northern Manhattan Study (NOMAS). Arch Neurol 2009;66:1400–1406.

---

2. Outros distúrbios vasculares

Uma variedade de distúrbios pode afetar a circulação sanguínea no cérebro. As vasculopatias inflamatórias autoimunes produzem mudanças nas paredes dos vasos que podem estimular a adesão e a agregação de plaquetas, resultando em trombose e embolia distal. É fundamental que essas vasculopatias sejam diagnosticadas e tratadas de modo agressivo para prevenir AVCs. Com exceção da **arterite das células gigantes (arterite temporal)**, esses distúrbios em geral afetam vasos cerebrais de tamanho pequeno a médio.

As **dissecções carotídeas e da artéria vertebrobasilar** podem ser pós-traumáticas ou espontâneas e podem levar a formação de trombo, oclusão arterial pelo estreitamento do lúmen do vaso e embolia. As dissecções devem ser tratadas de forma emergencial com anticoagulação parenteral terapêutica para prevenir a propagação do coágulo e embolia distal. **Enxaquecas com aura** (enxaquecas clássicas) aumentam o risco de AVC trombótico; às vezes, o AVC pode ocorrer no mesmo território vascular que produziu os sintomas neurológicos transitórios durante as crises de enxaqueca prévias. Com frequência, nesses casos de enxaqueca, é questionado se existem fatores de risco coexistentes, em especial tabagismo e uso de estrogênio. A **trombose dos seios venosos** está muitas vezes associada com otite ou sinusite ou um estado de hipercoagulação; recomenda-se a anticoagulação.

A arteriopatia cerebral autossômica dominante com infartos subcorticais e leucoencefalopatia (**CADASIL**) é o distúrbio de AVC hereditário mais comum, e acredita-se que seja causada por uma mutação do gene *Notch 3* no cromossomo 19. Ela é caracterizada por degeneração progressiva das células da musculatura lisa vascular cerebral e extracerebral, levando a cefaleias do tipo enxaqueca, AIT e AVC; este último geralmente ocorre entre 40 e 50 anos de idade. A **displasia fibromuscular** em geral é um distúrbio autossômico caracterizado por mudanças fibrosas nas estruturas arteriais, o que pode predispor crianças e adultos jovens à formação de trombo e AVC embólico. A **doença de moyamoya** pode ser herdada como um distúrbio autossômico recessivo, mas também ocorre em pacientes com aterosclerose grave. É caracterizada pela estenose progressiva das artérias carotídeas distais e dos ramos da artéria cerebral média adjacente, e há presença de uma fina rede de vasos colaterais na base do cérebro. Isso leva ao desenvolvimento de múltiplas malformações arteriovenosas que podem desviar sangue do tecido circundante, levando a infarto ou ruptura e sangramento.

3. Distúrbios hematológicos — Anemia falciforme, estados de hipercoagulação, trombocitose, policitemia e leucemias podem predispor um paciente a isquemia cerebral. Com frequência, a **anemia falciforme** afeta a artéria carótida interna ou a porção proximal das artérias cerebrais anteriores ou cerebrais médias. **Condições de hipercoagulação** incluem coagulopatias hereditárias (fator V de Leiden, deficiência de proteína C ou S e outras) e condições adquiridas, como uso de contraceptivo oral, câncer e período pós-parto, pós-traumático ou pós-cirúrgico. Os **contraceptivos orais,** mesmo em dose baixas, estão relacionados a risco mais alto de AVC; fatores de risco adicionais, como tabagismo ou cefaleias do tipo enxaqueca, aumentam ainda mais esse risco.

4. Abuso de cigarro, drogas ou álcool — O consumo de cigarros é um dos principais fatores de risco para AVC isquêmico, devido ao seu papel na aceleração da aterosclerose. O consumo de álcool com moderação (menos de dois drinques por dia) demonstrou reduzir pela metade o risco de AVC, ao passo que a ingestão excessiva de álcool (mais de cinco drinques por dia) pode triplicar esse risco. Aspirar cloridrato de cocaína ou fumar o alcaloide (*crack*) de cocaína pode causar vasoespasmo, resultando em AVC isquêmico. O abuso intravenoso de heroína e outras drogas predispõe os indivíduos a endocardite infecciosa e consequente AVC embólico. Anfetaminas, efedrina e fenilpropanolamina são estimulantes que podem elevar de forma significativa a pressão arterial; essas substâncias são mais associadas a HIC, mas podem causar vasoespasmo e isquemia cerebral.

5. Outros fatores de risco — Apneia do sono, inatividade física e gravidez também estão relacionadas a aumento na incidência de AVC. A **apneia do sono** mostrou aumentar o risco em 2 a 4 vezes, dependendo da gravidade. A **inatividade física** está ligada a vários outros fatores de risco para AVC, mas pode, por si própria, estar associada com o AVC. A maioria dos AVCs isquêmicos ocorre nos meses de inverno, quando as pessoas estão menos ativas, e o exercício de intensidade moderada a vigorosa está relacionado a uma incidência mais baixa de AVC. A **gravidez** sem a presença de pré-eclâmpsia é um fator de risco tanto para AVC isquêmico como para hemorrágico. Os AVCs no pós-parto estão associados a doença cardiovascular, mas não os AVCs que ocorrem antes do parto. O AVC durante a gravidez costuma exigir o término da gestação para permitir um tratamento agressivo para a mãe.

> Gillum LA, Mamidipudi SK, Johnston SC: Ischemic stroke risk with oral contraceptives: A meta-analysis. JAMA 20005;284:72–78.
>
> Martinez-Garcia M, Galiano-Blancart R, Roman-Sanchez P, et al: Continuous positive airway pressure treatment in sleep apnea prevents new vascular events after ischemic stroke. Chest 2005; 128:2123–2129.
>
> Willey JZ, Moon YP, Paik MC, et al: Physical activity and risk of ischemic stroke in the Northern Manhattan Study. Neurology 2009;73:1774–1779.

B. AVC embólico (cardioembólico): distúrbios cardíacos

Os pacientes com **fibrilação atrial**, em especial aqueles com doença valvar, têm chance bem mais alta de sofrer AVC embólico a cada ano. A maioria desses indivíduos irá precisar de anticoagulação terapêutica pelo resto da vida, que muitas vezes é iniciada ou continuada durante a reabilitação. A varfarina (objetivo da INR: 2 a 3) tem demonstrado diminuir o risco de AVC em 61% dos pacientes com fibrilação atrial. O dabigatran, um inibidor da trombina direto, e a rivaroxabana e a apixabana, inibidores do fator Xa direto, também reduzem o risco de AVC nos casos de fibrilação atrial não valvular. Quando a anticoagulação é contraindicada, os agentes antiplaquetários são recomendados mesmo se forem inferiores à varfarina para a profilaxia embólica. A miocardiopatia dilatada e o infarto do miocárdio estão associados à formação de **trombo mural intracardíaco**, levando a embolia cerebral. O risco de desenvolvimento de trombo mural se correlaciona com o tamanho do infarto do miocárdio; em virtude disso, os pacientes com grandes lesões cardíacas podem precisar de anticoagulação. Doenças cardíacas estruturais, em particular estenose e prolapso da valva mitral, têm sido associadas ao aumento no risco, mas geralmente não autorizam uma anticoagulação profilática. Contudo, **válvulas cardíacas metálicas** são muito propensas à adesão de plaquetas e à formação de trombo, portanto, necessitam de terapia por anticoagulação a longo prazo com varfarina (objetivo da INR: 2,5-3,5). O implante de um **dispositivo de assistência ventricular esquerdo** também está associado a elevado risco de AVC, o que pode ser aumentado por infecções pós-operatórias.

Em teoria, o defeito septal atrial e o forame oval patente permitem o fluxo sanguíneo entre os lados direito e esquerdo do coração e podem permitir a passagem de material embólico proveniente da circulação venosa nas extremidades até o cérebro. Assim, uma trombose da veia profunda na perna pode dar origem a um AVC embólico "paradoxal". As condições que aumentam as pressões cardíacas direita, como embolias pulmonares múltiplas e apneia obstrutiva do sono grave, podem aumentar o fluxo de sangue pela abertura septal. O reparo intravascular desses defeitos é, muitas vezes, uma possibilidade para pacientes com AVC criptogênico e com um forame oval patente; contudo, o reparo não demonstrou reduzir um futuro risco de AVC.

Tanto a endocardite infecciosa como a marântica podem levar à formação de vegetações sobre os folhetos valvares, que podem também levar a eventos tromboembólicos. Em geral, a endocardite infecciosa é observada em usuários de drogas intravenosas e pacientes com doença valvular ou válvulas prostéticas e pode ser de etiologia bacteriana ou fúngica. O tratamento com antibióticos prolongado é crucial. A endocardite marântica é com frequência observada em pacientes com câncer, na maioria das vezes naqueles com adenocarcinomas do pulmão ou do trato gastrintestinal. A anticoagulação deve ser fortemente considerada nesses casos.

> Connolly SJ, Pogue J, Hart RG, et al: Effect of clopidogrel added to aspirin in patients with atrial fibrillation. N Engl J Med 2009;360:2066–2078.
>
> Kato TS, Ota T, Schulze PC, et al: Asymmetric pattern of cerebrovascular lesions in patients after left ventricular assist device implantation. Stroke 2012;43:872–874.
>
> Patel MR, Mahaffey KW, Garg J, et al: Rivaroxaban versus warfarin in nonvalvular atrial fibrillation. N Engl J Med 2011;365:883–891.
>
> Wahl A, Kunz M, Moschovitis A, et al: Long-term results after fluoroscopy-guided closure of patent foramen ovale for secondary prevention of paradoxical embolism. Heart 2008;94:336–341.

C. AVC hemorrágico

1. Hemorragia intracerebral (HIC) — De modo geral, a HIC está associada com hipertensão. As áreas mais afetadas incluem os gânglios da base, o tálamo, a ponte, o cerebelo e os lobos occipitais. Nos pacientes mais velhos, em particular quando a hemorragia ocorre em outras áreas, a causa mais comum é a angiodisplasia proveniente da angiopatia amiloide cerebral. Esses indivíduos com frequência têm hemorragia global em múltiplos locais.

Outras causas de HIC são amplas e variadas. O consumo excessivo de álcool eleva o risco de HIC em populações selecionadas. As malformações vasculares, como angiomas e aneurismas cerebrais, podem também causar outros sintomas, como convulsões e cefaleias, antes de qualquer sangramento real. A apresentação inicial de alguns AVCs isquêmicos, em especial embólicos, pode ser acompanhada pela transformação hemorrágica, o que pode levar à piora clínica. Pacientes com déficits de coagulação, como hemofilia e doença de von Willebrand, e aqueles que recebem terapia por anticoagulação têm risco aumentado de desenvolver HIC espontânea. O ativador de plasminogênio tecidual (APT) intravenoso administrado de forma aguda em 4,5 horas do início do AVC está relacionado a um risco de 7% de HIC sintomática. As malformações vasculares e os tumores cerebrais primários ou metastáticos também predispõem os pacientes a HIC. Em geral, todas as hemorragias intracerebrais de etiologia incerta autorizam uma imagem por contraste de acompanhamento para eliminar tumores ou outras lesões de massa obscurecidas pelo sangue agudo na avaliação inicial.

> Morgenstern LB, Hemphill JC, Anderson C, et al: Guidelines for the management of spontaneous intracerebral hemorrhage: A guideline for healthcare professionals from the American Heart Association/American Stroke Association. Stroke 2010;41:2108–2129.
>
> Sacco S, Marini C, Toni D, et al: Incidence and 10-year survival of intracerebral hemorrhage in a population-based registry. Stroke 2009;40:394–399.

2. Hemorragia subaracnóidea — Em geral, a hemorragia subaracnóidea resulta de um aneurisma sacular roto ou de malformação arteriovenosa, mas também pode ser causada por trauma. O clássico sintoma na apresentação é o início súbito de uma cefaleia grave, com frequência seguida por vômito, rigidez do pescoço e colapso com perda de consciência. Uma vez que o sangramento ocorre mais no espaço subaracnoide, os déficits neurológicos localizados proeminentes são menos comuns no exame neurológico. Uma exceção é o aneurisma da artéria comunicante posterior ou artéria cerebral média, que pode resultar em paralisia do III nervo craniano ipsilateral, proveniente da compressão local. O vasoespasmo associado pode causar infartos localizados, que agravam muito os sintomas agudos e a incapacidade. O sangue intracraniano pode ser bastante incômodo aos tecidos neurais circundantes e está associado com edema cerebral. Os sintomas variam de forma considerável, dependendo da quantidade de edema cerebral circundando a hemorragia e da capacidade de o cérebro acomodar o edema.

> Bederson JB, Connolly ES, Batjer HH, et al: Guidelines for the management of aneurysmal subarachnoid hemorrhage: A statement for healthcare professionals from a special writing group of the Stroke Council, American Heart Association. Stroke 2009;40:994–1025.

ACHADOS CLÍNICOS

Os AVCs isquêmicos devidos a trombose ou embolias muitas vezes produzem déficits neurológicos específicos que se correlacionam com a região do cérebro suprida pela lesão vascular subjacente. Um exame neurológico minucioso pode localizar a lesão. Contudo, o exame físico isolado não pode fazer a diferenciação entre AVC hemorrágico e trombótico; assim, estudos de imagem são necessários de imediato. Os territórios vasculares e os achados normais no exame neurológico para importantes infartos cerebrais de grandes vasos são mostrados no Quadro 14.1. As principais síndromes de AVC do tronco cerebral são listadas no Quadro 14.2. Os infartos lacunares no cérebro resultam da oclusão de pequenos ramos penetrantes das artérias cerebrais maiores e são com frequência clinicamente assintomáticos e achados incidentais na imagem cerebral. Embora os déficits neurológicos possam ter ampla variedade, foram identificadas cinco síndromes lacunares distintas que ocorrem de forma frequente (Quadro 14.3). A HIC varia mais em sua apresentação devido a variações de tamanho e localização, em particular nas hemorragias lombares. Hemorragias pontinas, cerebelares e cerebrais profundas (putame e talâmica) muitas vezes causam sonolência ou coma, devido a sua localização próxima ao sistema de ativação reticular. As hemorragias nos gânglios da base causam hemiparesia e, se passíveis de medição ou circundadas por edema, podem causar hemianopsia, desatenção ou afasia. Em geral, as hemorragias talâmicas causam déficits hemissensoriais. As hemorragias do tronco cerebral podem causar hemiparesia ou quadriparesia, disfagia grave, disartria e déficits do olhar fixo atento. As hemorragias cerebelares podem causar ataxia do tronco ou membros e vertigem.

Quadro 14.1 Possíveis sintomas de AVC envolvendo vasos sanguíneos cerebrais maiores

Território vascular e possíveis áreas danificadas	Possíveis déficits neurológicos
Artéria cerebral anterior (aspecto medial dos lobos frontal ou parietal)	Hemiparesia contralateral da perna Déficits hemissensoriais contralaterais na perna Prejuízo na inibição da bexiga Mudanças de personalidade Apraxia ideomotora Abulia Rigidez gegenhalten, braço ou mão estrangeira
Hemisfério dominante	Afasia motora ou mista transcortical
Dano grave ou lesões bilaterais	Mutismo acinético Paraplegia
Divisões superiores da ACM (aspecto lateral das áreas frontal ou frontoparietal)	Hemiparesia contralateral da face; mão e braço maiores do que da perna Déficits hemissensoriais contralaterais na face, mão e braço maiores do que da perna
Hemisfério dominante	Afasia expressiva (de Broca)
Hemisfério não dominante	Heminegligência, apraxia de construção e para se vestir
Divisão inferior da ACM (aspecto lateral das áreas parietal posterior ou temporoparietal)	Hemianopsia homônima contralateral Quadrantanopsia homônima Grafestesia e estereognosia contralateral Anosognosia Apraxia para se vestir e de construção
Hemisfério dominante	Afasia receptiva (de Wernicke)
Hemisfério não dominante	Negligência visual esquerda
Lesões bilaterais	Simultagnosia
Artéria cerebral posterior (áreas temporo-occipital ou occipital)	Hemianopsia homônima contralateral Paralisia do olhar fixo vertical Paralisia nervosa oculomotora Ataxia Oftalmoplegia internuclear Afasia anômica ou receptiva transcortical Alexia sem agrafia Agnosia visual Prosopagnosia
Lesões bilaterais	Cegueira cortical, dano à memória Simultagnosia
Ramos da artéria basilar (tronco encefálico ou cerebelo)	Paralisia do nervo abducente unilateral ou bilateral Movimentos horizontais dos olhos prejudicados Hemiparesia ou quadriparesia ipsilateral Déficits hemissensoriais ipsilaterais Problemas no equilíbrio Ataxia contralateral Disartria Disfagia
Ramos da artéria basilar bilateral (porção ventral da ponte está infartada, e o tegmento é poupado)	Síndrome do encarceramento: abertura de apenas um olho, movimentos oculares verticais, dor e sensação de temperatura preservada Quadriplegia Mutismo

ACM, artéria cerebral média.

Quadro 14.2 Principais síndromes de AVC no tronco encefálico

Território vascular	Déficits neurológicos
Síndrome de Weber (oclusão dos ramos interpedunculares da artéria coroide posterior ou cerebral posterior para a base do mesencéfalo medial)	Paralisia oculomotora ipsilateral Hemiplegia contralateral
Síndrome de Benedikt (oclusão dos ramos interpedunculares da artéria cerebral posterior ou basilar para o mesencéfalo lateral)	Paralisia do nervo oculomotor ipsilateral e midríase Perda sensorial contralateral Ataxia contralateral, tremor, coreia e atetose secundária ao dano ao núcleo vermelho
Síndrome de Millard-Gubler (oclusão dos ramos circunferenciais da artéria basilar para a ponte medial)	Paralisia do nervo abducente e facial ipsilateral Hemiplegia contralateral Perda sensorial contralateral
Oclusão da artéria cerebelar superior para a porção lateral da ponte rostral	Nistagmo optocinético prejudicado Perda contralateral de vibração, posição, dor, temperatura e sensação tátil
Oclusão da artéria cerebelar anterior inferior para a porção lateral da ponte caudal	Fraqueza facial ipsilateral Paralisia do nervo abducente Hemiplegia contralateral Perda sensorial contralateral
Síndrome medular lateral ou síndrome de Wallenberg (a maioria dos casos devida ao infarto da artéria vertebral ou artéria cerebelar posterior inferior)	Ataxia cerebelar ipsilateral Síndrome de Horner ipsilateral (ptose, anidrose e miose) Sensação de dor e temperatura prejudicada na face ipsilateral e no corpo contralateral Paralisia da corda vocal, disfagia, disartria Vertigem, náusea, vômito e soluço Nistagmo ou diplopia, ou ambos
Síndrome medular medial	Paralisia do nervo hipoglosso ipsilateral Hemiplegia contralateral Perda sensorial contralateral

Além de um exame neurológico, o exame físico deve também incluir uma comparação de pressões arteriais esquerda e direita e força do pulso, ausculta cervical para sopros carotídeos, exame cardíaco cuidadoso para arritmias ou sopros e (principalmente naqueles com cefaleias) palpação das artérias temporais. Um exame oftalmoscópico pode igualmente ser útil, em especial nos pacientes com AVCs hemorrágicos ou diabetes melito. O exame de confrontação visual do paciente diabético com AVC deve ser feito em cada olho separadamente.

Harvey RL: Cerebral stroke syndromes. In Stein J, Zorowitz R, Harvey R, et al (Eds): *Stroke Recovery and Rehabilitation*. Demos, 2008:83–94.

Zorowitz RD: Infratentorial stroke syndromes. In Stein J, Zorowitz R, Harvey R, et al (Eds): *Stroke: Recovery and Rehabilitation*. Demos, 2008:95–119.

DIAGNÓSTICO DIFERENCIAL

O envolvimento localizado primário da circulação cerebral é o que diferencia um AVC ou AIT de outras causas de disfunção aguda do sistema nervoso central, como esclerose múltipla, tumores cerebrais, convulsões, distúrbios tóxicos ou metabólicos e lesões cerebrais anóxicas ou traumáticas.

TRATAMENTO

Nas últimas décadas, numerosos avanços foram feitos na prevenção, no tratamento e na reabilitação do AVC. Isso resultou em uma significativa redução na taxa de morte dessa população na última década. Antes considerada uma doença incurável e

Quadro 14.3 Síndromes de AVC lacunar clássicas

Localização anatômica da lesão	Déficits neurológicos
Membro posterior da cápsula interna ou ponte ventral	Hemiparesia contralateral de face, braços e pernas
Tálamo ventrolateral	Déficits hemissensoriais contralaterais com parestesias
Ponte ventral, cápsula interna ou substância branca subcortical	Hemiparesia contralateral e ataxia primariamente da perna
Ponte ventral ou joelho da cápsula interna	Disartria, disfagia, fraqueza facial contralateral e rigidez da mão contralateral
Joelho ou braço anterior da cápsula interna	Hemiparesia contralateral com afasia motora (se for no lado dominante)

estática, o AVC é agora visto como uma condição aguda tratável. Em alguns casos drásticos, a intervenção com terapia fibrinolítica ou trombectomia mecânica tem levado à resolução completa dos sintomas em dias, com uma aparente recuperação completa. A reabilitação interdisciplinar precoce permanece o tratamento primário recomendado para a incapacidade pós-AVC.

▶ Reabilitação

A reabilitação é um processo que envolve vários profissionais de cuidado com a saúde e deve começar quase imediatamente após o AVC, para maximizar o potencial de obter uma recuperação funcional. Até mesmo pacientes entubados na unidade de cuidado intensivo devem receber exercícios de amplitude de movimento e reposicionamento frequente na cama, para prevenir complicações como úlceras de decúbito e contraturas, as quais podem impedir o progresso.

A. Mecanismos da recuperação do AVC

Acredita-se que parte da recuperação inicial do AVC seja resultado da resolução da zona de penumbra ou do edema cerebral. A penumbra é a margem de isquemia reversível em torno do núcleo infartado pelo AVC. O edema ao redor da lesão pode prejudicar a função cerebral, e a resolução dessa resposta pode levar a uma significativa recuperação. Após a HIC e HSA, a reabsorção de sangue e a resolução do edema cerebral são responsáveis pela melhora clínica inicial. Os axônios das trajetórias parcialmente preservadas podem reinervar ou brotar em vários meses ou mais tempo, contribuindo para a recuperação tardia.

Agora é amplamente aceita a ideia de que, com a estimulação, o cérebro tem um grande potencial para mudanças induzidas por neuroplasticidade após o AVC. Muitas evidências têm mostrado que o cérebro pode mudar e continuar a readquirir função meses ou anos após o evento inicial. Essas mudanças estão relacionadas a alterações nos neurotransmissores e nos seus receptores sinápticos, e muitas pesquisas têm sido direcionadas para determinar se a modulação farmacológica desses neurotransmissores pode facilitar as mudanças. As medicações que foram estudadas incluem aquelas que afetam os receptores noradrenérgicos, dopaminérgicos, colinérgicos e serotonérgicos. Estudos recentes sugerem que os inibidores seletivos da recaptação de serotonina (ISRSs), usados de forma ampla para profilaxia ou tratamento da depressão pós-AVC, podem facilitar a recuperação motora. A evidência que sustenta os benefícios de outras classes de medicação tem-se mostrado deficiente.

> Chollet F, Tardy J, Albucher JF, et al: Fluoxetine for motor recovery after acute ischaemic stroke (FLAME): A randomised placebo--controlled trial. Lancet Neurology 2011;10:123–130.
>
> Dombovy ML, Aggarwal U: Stroke rehabilitation. In Grabois M, Garrison SJ, Hart KA, Lehmkuhl LD (Eds): *Physical Medicine and Rehabilitation: The Complete Approach*. Blackwell Scientific, 2000:1325–1348.

B. Objetivos da reabilitação aguda e pós-aguda

O objetivo básico da reabilitação intensiva pós-AVC é maximizar a independência. A grande maioria dos sobreviventes de AVC irá responder à reabilitação interdisciplinar intensiva com ganhos. Contudo, alguns hospitais e unidades de reabilitação restringem o acesso a tal tratamento intensivo, excluindo os pacientes com AVC que não têm objetivos realísticos. Por exemplo, um paciente que vive sozinho e sofre um AVC grave no hemisfério direito e apresenta fraqueza motora e de percepção residual, bem como uma provável necessidade permanente de assistência, pode ter o objetivo irreal de retornar para casa de modo independente. Tal paciente pode ser rejeitado para a admissão em algumas unidades, em especial se houver carência de recursos (em clínicas de cuidado sob custódia). Deve ser entendido que tal paciente provavelmente poderia apresentar ganhos significativos na reabilitação intensiva e, em período posterior, precisar de uma assistência bem menor após a alta do que se mandado diretamente de um hospital de cuidado agudo para uma clínica de cuidado. Tal redução na quantidade (e no custo) do cuidado pode justificar o encaminhamento à reabilitação intensiva (mas o paciente terá que concordar, em algum momento, em mudar seu objetivo quando da alta).

Em geral, pacientes com AVC agudo são avaliados no hospital de cuidado agudo por um fisioterapeuta, que determina o nível de dano à mobilidade e a capacidade de tolerar a terapia. Déficits de autocuidado são identificados pelo enfermeiro e, quando necessário, por profissionais de terapia ocupacional. A participação da terapia ocupacional é bastante importante no hospital de cuidado agudo, em especial quando da avaliação do paciente com possibilidade de retorno para casa. A avaliação por um fonoaudiólogo é importante para determinar se a disfagia é grave o suficiente para autorizar uma condição de nada por via oral (NPVO), uma alimentação de consistência modificada ou alimentação enteral.

> Duff J: Team assessment in stroke rehabilitation. Top Stroke Rehabil 2009;16:411–419.

C. Alternativas à reabilitação com internação intensiva aguda

O termo *cuidado subagudo* tem sido aplicado a uma ampla gama de serviços médicos e de reabilitação e cenários que fornecem cuidado a pacientes após o manejo agudo em um ambiente hospitalar. O Medicare tem cinco níveis de reabilitação em uma clínica capacitada. Os dois mais intensivos são considerados nível subagudo de cuidado, fornecendo 1,5 a 2,5 horas de terapia por dia, cinco dias por semana. Para o Medicare ressarcir a reabilitação em uma clínica capacitada, o paciente deve ter ficado hospitalizado por pelo menos três dias nos últimos 30 dias (o período de observação não é incluído) e requerer cuidado ou serviços de terapia capacitados.

Um hospital de cuidado agudo de longo prazo é o local especializado no tratamento clínico (e algumas vezes na reabilitação) de pacientes complexos que requerem uma internação hospitalar estendida; com frequência, o foco clínico envolve a retirada gradual do paciente de ventilação. Alguns pacientes com AVC encaminhados para a reabilitação intensiva aguda que apresentam problemas clínicos potencialmente instáveis devem ser considerados para o tratamento em um hospital de cuidado agudo de longo prazo; após os problemas clínicos complexos se estabilizarem e o paciente demonstrar tolerância às terapias, a transferência para uma unidade de reabilitação intensiva aguda pode ser apropriada.

Estudos têm demonstrado que, para os beneficiários de serviços gratuitos do Medicare que precisam de reabilitação após AVC, o tratamento detalhado em hospitais de reabilitação intensiva leva, em geral, a uma melhora funcional maior em relação a pacientes que recebem serviços de reabilitação subaguda em clínicas capacitadas.

Chen CC, Heinemann AW, Granger CV, Linn RT: Functional gains and therapy intensity during subacute rehabilitation: A study of 20 facilities. Arch Phys Med Rehabil 2002;83:1514–1523.

Deutsch A, Granger CV, Heinemann AW, et al: Outcomes and reimbursement of inpatient rehabilitation facilities and subacute rehabilitation programs. Stroke 2006;37:1477–1482.

D. Manejo clínico geral e cuidado preventivo

1. Trombose venosa profunda (TVP) e embolia pulmonar
— A TVP ocorre na extremidade inferior hemiparética em 60 a 75% dos casos. Na grande maioria dos pacientes com AVC, a TVP não é dolorosa; apenas 3 a 5% desses indivíduos apresentam sintomas clínicos (edema do membro, febre, dor ou uma combinação). Os fatores de risco para TVP incluem idade avançada, paresia de membro grave, imobilidade, desidratação, trombose venosa prévia e presença de neoplasia. A embolia pulmonar ocorre em 1 a 2% dos pacientes com AVC. Metade dos pacientes com embolia pulmonar sintomática morre na apresentação; desse modo, a recomendação padrão é iniciar profilaxia tromboembólica ou outra abordagem com o mesmo objetivo em todos os pacientes com AVC agudo, devendo ser mantida durante a reabilitação intensiva.

A TVP é diagnosticada pela ultrassonografia, pletismografia de impedância, venografia por contraste ou mensuração de D-dímero. Nos dias atuais, em geral o diagnóstico é feito por ultrassonografia com dopplermetria, que é mais sensível e específica na coxa do que na panturrilha. Para a embolia pulmonar, a angiografia pulmonar é mais sensível e específica, mas a perfusão/ventilação por radionuclídeo também é usada. Noventa por cento das embolias pulmonares estão associadas com TVP proximal do membro inferior. A **profilaxia** inclui heparina subcutânea administrada a cada 8 horas, heparina de baixo peso molecular ou compressão pneumática intermitente, se os pacientes apresentam contraindicações à anticoagulação profilática. Se os dispositivos de compressão pneumática forem usados, é essencial monitorar a pele. É geralmente seguro combinar terapia antiplaquetária com anticoagulação profilática.

O objetivo do **tratamento** da TVP aguda é prevenir a extensão e a propagação do coágulo. Se o anticoagulante for contraindicado, um filtro de veia cava inferior deve ser considerado. Esses filtros têm um perfil de segurança aceitável em pacientes que sofreram AVC. Se possível, a anticoagulação terapêutica deve ser iniciada mais tarde, para limitar a propagação de coágulo. Se o paciente não apresentar outros fatores de risco pró-coagulantes,

e a recuperação da capacidade de deambulação for provável, um filtro da veia cava inferior recuperável deve ser inserido.

O rastreamento de todos os pacientes para TVP no momento da admissão à unidade de reabilitação é controverso, em grande parte porque a maioria dos coágulos diagnosticados estará na panturrilha e poderá não autorizar qualquer tratamento terapêutico. O rastreamento é mais indicado se o paciente não tiver recebido profilaxia ou se a profilaxia tiver sido interrompida antes da admissão. Um coágulo da panturrilha deve ser acompanhado com a repetição de exame em uma semana para determinar se ele está se propagando; se estiver, a anticoagulação terapêutica é indicada.

Amin AN, Lin J, Thompson S, Wiederkehr D: Rate of deep-vein thrombosis and pulmonary embolism during the care continuum in patients with acute ischemic stroke in the United States. BMC Neurol 2013;13:17.

Freeman WD, Dawson SB, Flemming KD: The ABC's of stroke complications. Semin Neurol 2010;30:501–510.

Masuda EM, Kistner RL, Musikasinthorn C, et al: The controversy of managing calf vein thrombosis. J Vasc Surg 2012;55:550–561.

Roth EJ, Lovell L, Harvey RL, et al: Incidence of and risk factors for medical complications during stroke rehabilitation. Stroke 2001;32:523–529.

Somarouthu B, Yeddula K, Wicky S, et al: Long-term safety and effectiveness of inferior vena cava filters in patients with stroke J Neurointerventional Surg 2011;3:141–146.

Zorowitz RD, Smout RJ, Gassaway JA, Horn SD: Prophylaxis for and treatment of deep venous thrombosis after stroke: The Post-Stroke Rehabilitation Outcomes Project (PSROP). Top Stroke Rehabil 2005;12:1–10.

2. Precauções cardíacas
— As exacerbações agudas de doença cardíaca podem ocorrer durante a reabilitação do AVC pós-agudo. Os problemas comuns incluem angina, hipertensão, hipotensão, infarto do miocárdio, insuficiência cardíaca congestiva, fibrilação atrial e arritmia ventricular. Menos comum é a lesão neurocardiogênica, que pode causar mudanças eletrocardiográficas e elevação da troponina. Os sinais clínicos incluem progresso mais lento que o antecipado, fadiga excessiva, letargia e mudanças no estado mental. As precauções cardíacas devem ser comunicadas à toda a equipe de saúde nos casos de paciente com doença cardíaca conhecida ou suspeitada. Para todos os pacientes, a atividade deve ser interrompida, e o indivíduo deve ser avaliado com urgência se ocorrerem sintomas cardiopulmonares de novo início. De outra maneira, as precauções cardíacas podem incluir parâmetros de pulsação e pressão arterial, como evitar pressão arterial maior do que 170/95 mmHg ou pulso maior que 75% da frequência cardíaca máxima aproximadamente calculada (220 menos a idade). Tais valores não representam parâmetros de sinais vitais alvo; na verdade, os terapeutas devem permitir o descanso do paciente se os parâmetros forem excedidos. Se os parâmetros excederem de forma significativa, o médico deve reavaliá-los ou ajustar a medicação.

Para pacientes com doença cardíaca de início recente ou mais instável (p. ex., infarto do miocárdio no momento do AVC agudo), precauções cardíacas mais significativas devem ser usadas: pulso e pressão arterial devem ser obtidos no início de cada sessão de terapia, e a terapia não deve ser interrompida se a frequência cardíaca diminuir em mais de 10 batidas por minuto ou aumentar mais de 20 batidas por minuto, se a pressão arterial sistólica diminuir mais de 20 mmHg ou for menor que 90 mmHg, ou se a pressão arterial diastólica aumentar mais de 20 mmHg.

O AVC e a doença da artéria coronária são comorbidades inter-relacionadas. O risco de AVC agudo torna-se mais alto após o infarto do miocárdio (nos três meses após o evento). Trinta e três por cento dos pacientes com AVC desenvolvem doença arterial coronariana, e 3% dos indivíduos com AVC morrem de complicações cardíacas três meses após esse evento. Além disso, em alguns casos, o AVC pode ser um sinal de infarto do miocárdio.

3. Hipertensão — A hipertensão é um importante fator de risco para AVC recorrente, e cabe ao médico da reabilitação abordar esse grave problema em todos os pacientes pós-AVC. O objetivo geral é normalizar a pressão arterial com o passar do tempo. Durante a primeira semana após o início do AVC, a pressão arterial deve ser diminuída de forma gradual para os níveis normais (< 140/90 mmHg). Para os pacientes internados há menos de uma semana na unidade de reabilitação, o médico de reabilitação pode ter que aceitar uma pressão arterial elevada no início e depois aumentar gradualmente a medicação anti-hipertensiva. Os pacientes com aterosclerose intracraniana localizada grave ou extensa e estenose podem precisar de manutenção mais prolongada da hipertensão "permissiva". No momento da admissão na reabilitação com internação, é importante que o profissional da reabilitação reveja e acompanhe as recomendações do médico clínico geral.

No momento em que a medicação for ajustada, a pressão arterial deve ser verificada mais de uma vez por dia por enfermeiros e pelo menos uma vez por dia durante as terapias. O paciente deve ser observado com atenção para sinais de deterioração neurológica. Episódios de hipotensão precisam ser evitados e, em geral, autorizam a redução imediata da dosagem da medicação. A desidratação está relacionada aos efeitos hipotensivos da medicação, e líquidos intravenosos devem ser urgentemente considerados se houver suspeita disso.

A normalização da pressão arterial é importante para reduzir o risco de outro AVC a longo prazo. Em pacientes que estão estáveis e assintomáticos, episódios transitórios de hipertensão, mesmo em níveis mais graves, elevam muito pouco o risco de AVC, ao passo que grandes reduções súbitas da pressão arterial podem precipitar síncope ou agravar a isquemia cerebral. Os anti-hipertensivos de curta duração, em particular os bloqueadores do canal de cálcio, devem, portanto, ser evitados. A hidralazina ou o labetalol administrados em doses baixas a cada 6 a 8 horas podem ajudar a diminuir de forma lenta a pressão arterial muito elevada.

Gupta S, Field JM: Chronic hypertension. In Geyer JD, Gomez CR (Eds): *Stroke: A Practical Approach*. Lippincott Williams & Wilkins, 2008:324.

4. Cuidado respiratório, aspiração da disfagia e pneumonia — A aspiração é comum após o AVC, sendo resultado da deglutição prejudicada e da falha dos reflexos protetores. Os fatores de risco para a pneumonia aspirativa são nível de consciência diminuído, presença de uma traqueostomia, vômito, refluxo, alimentação por tubo nasogástrico e disfagia de qualquer tipo. A disfagia pode estar relacionada a aumento da aspiração normal das secreções orais e das vias aéreas. A aspiração dessas secreções ou dos conteúdos gastrintestinais regurgitados pode causar pneumonia aspirativa ou pneumonia química.

Pacientes de AVC com tosse e febre devem ser examinados com atenção para avaliar o desenvolvimento de congestão ou pneumonia e ser submetidos a uma radiografia do tórax. A aspiração, que ocorre em até 70% dos pacientes, pode ser assintomática e não ser detectada em avaliações da deglutição feitas ao lado do leito em 40 a 60% dos pacientes. Os fatores preditivos da aspiração incluem tosse anormal, disfonia, disartria e uma qualidade de voz umedecida após a deglutição. O risco de aspiração avaliado com exame de videofluoroscopia da deglutição (EVFD) inclui início tardio da deglutição, diminuição do peristaltismo faríngeo ou ambos.

Um paciente que não se sai bem em um teste de rastreamento ao lado do leito na unidade de reabilitação não deve se alimentar até que um fonoaudiólogo considere seguro prosseguir com uma alimentação modificada. Até esse momento, o paciente pode receber alimentos com um tubo nasogástrico ou de gastrostomia percutânea endoscópica (GPE).

5. Traqueostomia — Os déficits neurológicos graves provenientes do AVC podem inicialmente estar associados com o colapso cardiorrespiratório, necessitando de intubação. A intubação prolongada, por sua vez, exige a colocação de uma traqueostomia (ver Cap. 38). Os pacientes que são internados em uma unidade de reabilitação intensiva após tais eventos estão, em geral, debilitados devido à doença prolongada e carecem de força muscular respiratória e energia. A congestão pulmonar, muitas vezes residual das complicações pulmonares logo após o AVC, deve ser tratada de modo agressivo (i.e., usando fisioterapia para o tórax, tratamento com nebulizadores e sucção). As complicações que podem resultar de uma traqueostomia incluem fístula traqueoesofágica, pneumotórax, estenose traqueal ou subglótica, traqueomalácia ou lesão ao nervo laríngeo recorrente. É importante eliminar esses problemas antes de tentar plugar o tubo de traqueostomia. Por essa razão, recomenda-se uma consulta com otorrinolaringologista antes de colocar o plugue.

A decanulação pode também ser difícil, devido à dispneia relacionada à fraqueza do músculo respiratório. A abordagem mais comum é reduzir o tamanho do tubo (pelo menos para o número 6 e, para uma pessoa pequena do sexo feminino, 4) e então plugar a traqueostomia. Balonetes de tubos devem ser repostos, se possível por um tubo sem balonete. Um passo intermediário útil é usar uma válvula Passy-Muir, que permite a inalação por meio do tubo de traqueostomia e exalação por meio da boca, passando as cordas vocais, de modo a permitir a fonação (ver Cap. 38). A saturação de oxigênio deve ser monitorada com frequência (a recomendação é a cada 2 horas). Quando o paciente demonstrar tolerância à traqueostomia por mais de 24 horas (sem desligar), em geral, o tubo pode ser removido.

Mackiewicz-Nartowicz H, Mackiewicz-Milewska M, Lach S, et al: Decannulation factors in patients after serious brain injuries. Adv Palliat Med 2008;7:69–72.

6. Precauções gastrintestinais — O sangramento gastrintestinal ocorre em 3 a 5% dos pacientes com AVC agudo. Indivíduos com essa condição devem receber profilaxia gastrintestinal se estiverem em NPVO, recebendo alimentos via tubo ou apresentarem história de sangramento gástrico, refluxo gastresofágico ou úlcera péptica. De acordo com a American College of Gastroenterology, a American College of Cardiology Foundation e o American Heart Association Expert Consensus Panel, os pacientes que tomam medicações antiplaquetárias ou anti-inflamatórias não esteroides devem ser considerados candidatos para a profilaxia gastrintestinal de longa duração, devido ao risco de sangramento proveniente dos agentes antiplaquetários. Pacientes que tomam corticosteroides orais, aspirina ou terapia antiplaquetária dual, ou terapia por anticoagulação, devem receber inibidores da bomba de prótons, em especial se tiverem 60 anos de idade ou mais.

> Abraham NS, Hlatky MA, Antman EM, et al: ACCF/ACG/AHA 2010 expert consensus document on the concomitant use of proton pump inhibitors and thienopyridines: A focused update of the ACCF/ACG/AHA 2008 expert consensus document on reducing the gastrointestinal risks of antiplatelet therapy and NSAID use. Am J Gastroenterol 2010;105:2533–2549.

7. Nutrição — Para o paciente que recebe alimentações via sonda, várias opções estão disponíveis. Os *bolus* alimentares são os mais fisiológicos e podem ser administrados nos horários alimentares normais, se tolerados sem eructação ou vômito. Se as alimentações contínuas forem necessárias, devem ser administradas no fim da tarde e durante à noite, para evitar a interferência nas terapias do dia. À medida que os pacientes toleram quantidades crescentes de alimentação oral, a quantidade de dieta enteral deve ser diminuída gradualmente. Contagens calóricas de alimentação oral devem ser periodicamente verificadas, para garantir a suplementação enteral adequada. Em geral, a redução das alimentações via sonda estimula o apetite e intensifica a ingestão de alimentos orais.

As complicações da disfagia incluem desidratação e má nutrição. A hipoalbuminemia e outros sinais de desnutrição são comuns em pacientes internados nas unidades de reabilitação e se correlacionam com estadia hospitalar prolongada, taxa de ganho funcional mais lenta, risco mais alto de infecção e úlceras de decúbito. Estudos experimentais descobriram que a síntese de proteínas é suprimida na penumbra isquêmica. Pequenos estudos têm mostrado que ingestão inadequada de proteína, baixa ingestão de zinco e baixa capacidade antioxidante estão relacionadas à expansão do dano cerebral gerado pela isquemia. Um tubo GPE deve ser altamente considerado se um paciente for incapaz de tolerar quantidades adequadas de líquido engrossado e uma alimentação pastosa por volta de 5 a 7 dias após o AVC (ou, se NPVO, por 24 a 48 horas). A hipoalbuminemia pode responder à suplementação de proteínas por via oral, GPE ou tubo nasogástrico.

Pacientes que ingerem líquidos engrossados também correm risco de desidratação e azotemia; se essas complicações ocorrerem, a breve suplementação hídrica intravenosa pode ser apropriada. Se estiverem recebendo os nutrientes adequados, a maioria dos pacientes com disfagia grave irá se recuperar, e a alimentação oral poderá ser tolerada. Em geral, a recuperação da deglutição na maioria dos pacientes com AVC do tronco cerebral ocorre nas primeiras três semanas após o evento.

> Aquilani R, Sessarego P, Iandarola P, et al: Nutrition for brain recovery after ischemic stroke: An added value to rehabilitation. Nutr Clin Pract 2011;26:339.
>
> Freeman WD, Dawson SB, Flemming KD: The ABC's of stroke complications. Semin Neurol 2010;30:501–510.
>
> Wilkinson TJ, Thomas K, MacGregor S, et al: Tolerance of early diet textures as indicators of recovery from dysphagia after stroke. Dysphagia 2002;17:227–232.

8. Manejo intestinal e vesical — Embora a incidência de incontinência fecal em pacientes com AVC seja de 31%, ela normalmente se resolve nas primeiras duas semanas; contudo, se o dano cerebral for grave, a incontinência fecal pode persistir. Ela pode ser agravada ou causada por diarreia ou infecção geniturinária, incapacidade de vestir-se ou lidar com roupas ou problemas de comunicação. Algumas vezes, um esquema programado de ida ao toalete (i.e., após cada refeição) ajuda. Hidratação, fibras, amolecedores de fezes e catárticos podem ser necessários para resolver a constipação. Supositórios e pequenos enemas podem ajudar a programar a evacuação.

A incontinência urinária ocorre em 50 a 70% dos pacientes durante o primeiro mês após o AVC e em 15% após seis meses. No período pós-AVC, com frequência a inibição cortical da bexiga fica reduzida, e os pacientes sentem aumento na urgência, o que ocorre em volumes de preenchimento mais baixos do que antes do AVC. Contudo, o centro de micção pontina geralmente fica preservado; assim, a evacuação reflexa apresenta sincronia normal do relaxamento do esfíncter interno e contração do detrusor. As razões para a incontinência urinária incluem dano grave ao sistema nervoso central, infecção geniturinária, impactação fecal, dificuldade com transferências, déficits de comunicação, confusão e má percepção da sensação vesical.

Todos os pacientes no pós-AVC correm risco de esvaziamento incompleto da bexiga e devem ter uma medida do resíduo pós-miccional (RPM) de urina. É muito importante diferenciar a incontinência causada por uma bexiga arrefléxica com fluxo excessivo da incontinência por uma bexiga hipertônica adequadamente esvaziada ou desinibida. A primeira produz um grande RPM, enquanto a última resulta em um pequeno RPM. A medida do RPM pode ser feita com um equipamento ultrassônico portátil ao lado da cama (Bladderscan). Pacientes com grandes RPMs (mais de 250 mL) precisam de cateterização intermitente (ou de um cateter de demora, se necessário). Pacientes diabéticos podem desenvolver uma neuropatia autonômica sensorial que leva à hipotonia e à retenção urinária. Para pacientes com grandes RPMs, o exame retal ajuda a eliminar uma possível impactação fecal ou a identificar nos homens uma próstata grande obstruindo o canal. Agentes de bloqueio α-adrenérgicos devem ser considerados para relaxar o esfíncter urinário interno e melhorar o fluxo de saída urinária, e medicações anticolinérgicas devem ser identificadas e interrompidas quando for possível. Se a retenção urinária persistir, recomenda-se consultar um urologista.

Por sua vez, pacientes com incontinência de urgência e RPMs pequenos podem ser auxiliados pela evacuação programada e pelo uso sensato de anticolinérgicos. Se tais indivíduos sentirem sintomas durante apenas uma parte do dia, devem ser usados anticolinérgicos de curta duração para cobrir o tempo dos sintomas problemáticos, em vez de medicações de liberação em 24 horas.

9. Cuidado com a pele e prevenção de úlceras de decúbito — Os pacientes no pós-AVC com maior risco de úlceras de pressão são aqueles com déficits de mobilidade, danos sensoriais, vascularidade cutânea comprometida, incontinência fecal ou urinária, debilidade, baixo índice de massa corporal e má nutrição. A pele deve ser mantida limpa e seca, e as deficiências nutricionais devem ser abordadas. Botas com calcanhares acolchoados, tornozeleiras para alívio do calcanhar (Multi-Podus, fabricada pela RCAI e outros; PRAFO, por Antomical Concepts e outros), colchonetes de casca de ovo, colchões d'água, colchões de baixa pressão de leitos hospitalares e acolchoamento macio são úteis, mas não substituem a necessidade de mudar a posição do paciente para aliviar a pressão. Isso deve ocorrer a cada 30 minutos se o paciente estiver sentado em uma cadeira de rodas e pelo menos a cada 2 horas quando o paciente estiver na cama. Todos os pacientes no pós-AVC com dano sensorial ou à mobilidade devem ser submetidos a verificações cutâneas regulares. As áreas de preocupação especial incluem as proeminências ósseas. As úlceras de decúbito que se desenvolvem requerem alívio da pressão e, se necessário, consulta cirúrgica.

> Westergren A, Karlsson S, Andersson P, et al: Eating difficulties, need for assisted eating, nutritional status and pressure ulcers in patients admitted for stroke rehabilitation. Clin Nurs 2001;10:257–269.

10. Prevenção da contratura — Pacientes que sofreram AVC costumam ficar flácidos logo após o evento, mas com o passar do tempo experimentam aumento gradual no tônus no lado hemiparético. Em geral, o tônus espástico afeta os flexores da extremidade superior e os extensores da extremidade inferior mais do que seus antagonistas, levando ao desequilíbrio muscular e ao aumento do risco de desenvolver contraturas. Os locais comuns de contraturas são listados no Quadro 14.4. Os "músculos a alongar" são os músculos que normalmente têm retorno precoce do tônus e da espasticidade e, portanto, correm risco de enrijecimento. As seguintes amplitudes articulares tendem a ficar cada vez mais limitadas com o passar do tempo e requerem avaliação frequente por um terapeuta, enfermeiro ou médico: abdução, flexão e rotação externa do ombro; extensão de dedo, punho e cotovelo; e dorsiflexão e eversão do tornozelo. Sobreviventes de AVC com fraquezas mais graves correm risco mais alto de desenvolver contraturas, o que pode limitar o movimento, impedir o progresso funcional e, às vezes, causar dor. Gessos, talas seriadas, equipamentos de amplitude de movimento passiva, terapia robótica ou posicionamento prolongado podem ajudar a limitar as contraturas. É fundamental que os membros contraídos dos pacientes sejam movidos até a amplitude de movimento várias vezes por dia. Nos dias em que não há terapia, os membros da família ou enfermeiros devem implementar esses exercícios de alongamento. Deve-se observar que a tala simples ou seriada no tornozelo, joelho, punho ou cotovelo pode melhorar a amplitude

Quadro 14.4 Locais comuns de contratura em pacientes com AVC e músculos que precisam de exercícios de amplitude de movimento[a]

Articulação	Direção do alongamento	Músculos a alongar
Ombro	Flexão, abdução	Latíssimo do dorso, peitoral, redondo maior
	Rotação externa	Subescapular
Metacarpofalângica Interfalângica	Extensão	Todos os flexores dos dedos e do polegar
Punho	Extensão	Flexor radial do carpo, flexor ulnar do carpo
Quadril	Abdução	Adutores
Tornozelo	Dorsiflexão Eversão	Gastrocnêmio, sóleo Tibial posterior, tibial anterior

[a] Outros músculos também podem precisar de alongamento.

de movimento, mas pode não afetar o nível de espasticidade. O tratamento com medicação ou bloqueio de pontos motores pode ser necessário, de modo a executar alongamento ou imobilização efetivos. É responsabilidade dos médicos monitorar os músculos em risco de encurtamento e promover a amplitude de movimento mais vigorosa ou outros tratamentos, se necessário.

Nos pacientes com AVC, a espasticidade do flexor envolvendo os quadris ou joelhos pode ser um sinal de nocicepção nas extremidades inferiores ou na área pélvica. O médico deve excluir a possibilidade de infecção do trato urinário, outra patologia retal ou pélvica, crescimento interno das unhas dos dedos, artrite tratável, dano tecidual à pelve ou às extremidades inferiores ou impactação fecal.

▶ Readaptação à comunidade

A. Plano de alta

A transição ideal do sobrevivente de AVC moderado ou grave é complexa e muitas vezes requer uma preparação considerável. Todas as pessoas que irão ajudar o sobrevivente de AVC após a alta hospitalar devem receber treinamento especializado feito por terapeutas antes da alta. Membros da família treinados desenvolvem uma perspectiva mais realista das capacidades e necessidades do paciente e tornam-se mais confiantes de sua própria capacidade de cuidar dele. Independentemente da gravidade, os pacientes de AVC submetidos a um plano de alta detalhado e cujos familiares são submetidos a um treinamento têm maiores probabilidades de retornar para casa.

Também é importante a comunicação adequada entre o médico de reabilitação, os médicos de cuidado primário do paciente e outros profissionais que o trataram. Com frequência, isso requer uma comunicação telefônica direta, em particular se há um problema clínico ativo que precise de um acompanhamento próximo. Na maioria dos casos, fornecer ao paciente cópias de registros laboratoriais e radiológicos, uma observação impressa resumida do curso clínico e de reabilitação desde o AVC e uma lista completa dos diagnósticos em andamento, problemas clínicos e medicações é suficiente; a família e o paciente devem receber instruções explícitas para realizar o acompanhamento com o médico de cuidado primário em sete dias da alta e levar os relatórios clínicos ao consultório médico. Uma cópia dos estudos de imagem neurológica do paciente também é útil, em especial quando os pacientes estão retornando a áreas distantes da clínica de reabilitação. O médico de reabilitação deve convidar o paciente e a família a telefonar caso haja dúvida após a alta hospitalar.

B. Isolamento social

Dirigir pode ajudar a manter a independência de um indivíduo, o acesso a recursos da comunidade, o acesso ao local de emprego e a qualidade de vida geral. A perda da capacidade de dirigir pode contribuir para incapacidade profissional, estresse financeiro, perda de autoestima e isolamento social. Em geral, a avaliação da capacidade de dirigir após um AVC requer uma avaliação prática, o que pode ser dispendioso e não ser coberto pelo plano de saúde. Os testes psicológicos que avaliam os múltiplos domínios cognitivos relevantes à direção parecem ter a melhor capacidade de predizer o condicionamento para dirigir de pacientes com AVC, mas nenhuma bateria de testes simples ou simulação de direção prevê com perfeição a competência para dirigir nas ruas.

Danos motores, sensoriais, visuais ou cognitivos podem afetar a capacidade de um indivíduo de dirigir após o AVC. Déficits de atenção e visuoespaciais, processamento motor lento, hemianopsia homônima e lesões no hemisfério cerebral direito predizem melhor uma incapacidade de direção nas ruas. Os AVCs também podem prejudicar o tempo de reação, o julgamento e a capacidade de realizar várias tarefas, todos essenciais para a direção segura e a capacidade de reagir rápido na estrada. Sobreviventes de AVC com quaisquer déficits residuais devem, na alta hospitalar, ser explicitamente aconselhados a não dirigir até que uma recuperação plena tenha ocorrido e até serem avaliados com um exame de direção. Um papel significativo do médico é determinar se é seguro e adequado o paciente realizar uma avaliação prática de direção. O *Guide to Assessing and Counseling Older Drivers*, da American Medical Association's (AMA), fornece uma breve e útil bateria de testes de consultório que são aplicáveis a sobreviventes de AVC, incluindo o *Trial Making B* e o *Clock Drawing Tests*.

Os terapeutas podem fornecer dados importantes, objetivos e observacionais do estado funcional do paciente para o médico de modo a ajudá-lo a tomar a decisão. Os motoristas de veículos comerciais precisarão de avaliação adicional feita por um instrutor qualificado antes de retornar ao trabalho. Os pacientes que não têm conscientização de suas limitações, exibem um julgamento pobre, têm significativa heminegligência ou que expressam a intenção de dirigir após a alta apesar do aconselhamento em contrário devem ter sua condição relatada ao departamento de trânsito local.

A fraqueza persistente de um braço ou perna pode exigir o uso de equipamento adaptativo no veículo, o que demanda uma avaliação por especialista de reabilitação no trânsito certificado (ERTC). Os equipamentos que podem ser úteis para pacientes que sofreram AVC incluem manoplas, para o controle do volante com apenas uma mão, ligação de pedal a gás da direita para a esquerda, para a fraqueza na extremidade inferior direita, e ligação de sinal para virar da direita para a esquerda, para a fraqueza no braço esquerdo. O equipamento adaptativo não apenas exige instalação como também que o paciente seja treinado e tenha habilidade em seu manejo.

É importante que o médico esteja familiarizado com as regulações estaduais ou nacionais que especificam os requerimentos clínicos para direção, incluindo campos visuais, acuidade visual e tempo de espera necessário após uma convulsão ou outra mudança imprevisível de consciência. No caso de déficits visuais, pode ser necessário um teste formal feito por um oftalmologista, neuro-oftalmologista ou optometrista, a fim de liberar o paciente para o retorno à direção. Muitos Estados e países também apresentam requerimentos de registro legal e regulações e oferecem variadas proteções legais para médicos que relatam motoristas potencialmente incapacitados. A National Highway Traffic Safety Administration e a AMA mantêm essa informação para os Estados Unidos no *Guide to Assessing and Counseling Older Drivers*.

Se um indivíduo não puder dirigir, ele pode conseguir usar o transporte público de forma independente ou com ajuda. O uso de transporte público requer diversas habilidades que justificam a avaliação e o treinamento por um médico ou terapeuta ocupacional (Quadro 14.5). Se o paciente tiver que caminhar a um ponto de acesso de ônibus ou trem, deve-se determinar se isso pode ser feito com segurança. As considerações incluem a largura das ruas e a velocidade de deambulação do paciente; o terapeuta pode ter que avaliar e treinar o indivíduo em ambientes abertos. Muitas comunidades dispõem de veículos acessíveis separados para o transporte de paciente com incapacidades, mas o médico deve se certificar da necessidade de uso destes. Muitas vezes, pacientes no pós-AVC com déficits de mobilidade persistentes têm convívio social limitado por barreiras arquiteturais em prédios, como degraus íngremes na saída de um prédio. Os médicos devem trabalhar em conjunto com assistentes sociais para explorar opções e certificar a necessidade de locais acessíveis ou equipamentos como escadas rolantes para permitir o acesso à comunidade. Se os pacientes forem plenamente capazes de sair de suas casas, os departamentos locais de polícia e bombeiro devem ser notificados e estar preparados para ajudar o indivíduo em emergências.

Carr DB, Schwartzberg JG, Manning L, Sempek J: *Physician's Guide to Assessing and Counseling Older Drivers*, 2nd ed. National Highway Traffic Safety Administration. 2010. Accessible at www.ama-assn.org/ama1/pub/upload/mm/433/older-drivers-guide.pdf.

Gershkoff AM, Feinstein HM: Driving after stroke. In Stein J, Zorowitz R, Harvey R, et al (Eds): *Stroke: Recovery and Rehabilitation*. Demos, 2008:697–711.

Marshall SC, Molnar F, Man-Son-Hing M, et al: Predictors of driving ability following stroke: A systematic review. Top Stroke Rehabil 2007;14:98–114.

National Stroke Foundation: *Clinical Guidelines for Stroke Management 2010*. Melbourne, Australia. Available at: www.strokefoundation.org/au/site/media/Clinical_Guidelines_Acute_Management_Recommendations_2010.pdf. Accessed 30 September 2013.

Quadro 14.5 Avaliação de questões relacionadas ao uso de transporte público por sobreviventes de AVC

Físico	1. É necessário ajuda para sair da residência? 2. É necessário ajuda para deambular (ou usar cadeira de rodas) para atingir um ponto de acesso (parada de ônibus ou trem)? 3. Qual a largura das ruas entre a casa do paciente e o ponto de acesso? É seguro para o paciente deambular até o ponto de acesso? 4. É necessário ajuda para embarcar no transporte público? 5. O paciente pode permanecer em pé com segurança no veículo? 6. Quais acomodações estão disponíveis (ônibus com porta semirretrátil, degraus hidráulicos para cadeira de rodas, veículos de transporte específicos, assentos específicos nos veículos)?
Cognitivo	1. O paciente pode encontrar e reconhecer o ponto de acesso? 2. Uma vez dentro do transporte público, o paciente pode reconhecer o destino final? 3. O paciente pode tolerar ruído e multidões no veículo? 4. O paciente pode pagar sua passagem com segurança?
Comunicação	1. O paciente pode comunicar seu destino ao motorista? 2. O paciente pode ler mapas ou uma programação de horários? 3. O paciente pode comunicar-se com outros passageiros para tomar um assento ou dirigir-se à porta de saída?

C. Treinamento profissional

Cerca de 40% das pessoas retornam ao trabalho (RAT) após sofrer um AVC. Há uma correlação direta entre o RAT, idade e incapacidade, com pacientes mais jovens e menos incapacitados sendo favorecidos. A dificuldade em retornar ao trabalho pode apresentar um impacto significativo sobre as relações familiares, o nível de intimidade, a situação econômica e as atividades de lazer do sobrevivente de AVC. Fatores prognósticos negativos para o retorno ao trabalho incluem viver sozinho, apresentar grave dano funcional e distúrbios da fala. Os fatores prognósticos positivos incluem apoio profissional e envolvimento precoce de um terapeuta ocupacional. Há uma correlação positiva entre o retorno ao trabalho e o tempo de retomada da direção. A educação e a renda são fatores preditivos independentes do retorno ao trabalho entre pacientes de AVC durante os primeiros anos pós-AVC.

O paciente com AVC que melhora a ponto de ser possível o retorno ao trabalho em alguma capacidade deve ser encaminhado para serviços profissionais. O teste das habilidades relacionadas a um emprego em particular pode ser feito por um fisioterapeuta, terapeuta ocupacional ou fonoaudiólogo, e essas avaliações podem fornecer informação suficiente para o médico liberar o paciente para o retorno ao trabalho. Em outras ocasiões, uma avaliação mais formal, aconselhamento e teste podem ser necessários. Para uma discussão adicional, recomenda-se a leitura do Capítulo 34.

Com frequência, os sobreviventes de AVC apresentam déficits físicos e cognitivos residuais que interferem no trabalho e que precisam ser abordados na avaliação profissional. A fadiga física e cognitiva, erros de omissão e déficits de atenção, concentração, atenção dividida, julgamento, manejo de tempo, organização, planejamento, sequenciamento de tarefas e velocidade de processamento cognitivo podem limitar a competência e o desempenho no trabalho. É provável que pacientes com dano em qualquer uma dessas áreas não estejam aptos a retornar a empregos nos quais qualquer erro poderia levar a uma catástrofe. O retorno ao trabalho pode ser facilitado se houver colegas do paciente, superiores ou equipe de apoio que possam verificar e garantir que quaisquer erros que ele cometa serão descobertos antes de causarem problemas. Pode ser impossível desenvolver uma avaliação da capacidade de retorno ao emprego adequada para algumas profissões. Um teste neuropsicológico formal aplicado de forma breve antes do retorno ao trabalho pode ser necessário para caracterizar deficiências residuais que possam interferir no trabalho e facilitar as estratégias de compensação.

Alguns programas podem fornecer atividade profissional supervisionada para os sobreviventes de AVC gravemente prejudicados. Em programas no ambiente doméstico, os indivíduos incapacitados desempenham em casa uma variedade de tarefas; contudo, em geral tais indivíduos não são reintegrados ao emprego na comunidade. O emprego de transição fornece colocação de emprego, treinamento e dispositivos de apoio, em geral durante 18 meses ou menos, para ajudar na transição das pessoas para o emprego independente ou com apoio. O emprego com apoio é a estratégia efetiva mais utilizada para recolocar os indivíduos muito incapacitados em empregos integrados na comunidade. Ele pode requerer suporte e assistência contínuos após a colocação, incluindo aconselhamento, transporte e abrigo. Oficinas de trabalho que pagam salários baixos a pessoas com capacidade de ganho diminuídas podem fornecer uma experiência profissional, mas raras vezes levam a um cargo competitivo. Os sobreviventes de AVC considerados totalmente incapacitados para um emprego competitivo podem, ainda, estar aptos a contribuir para a sociedade por meio da participação em atividades voluntárias.

Doucet T, Muller F, Verdun-Esquer C, et al: Returning to work after a stroke: A retrospective study at the Physical and Rehabilitation Medicine Center La Tour de Gassies. Ann Phys Rehabil Med 2012;55:112-127.

National Stroke Foundation: *Clinical Guidelines for Stroke Management 2010*. Melbourne Australia. Available at: www.strokefoundation.org/au/site/media/Clinical_Guidelines_Acute_Management_Recommendations_2010.pdf. Accessed 30 September 2013.

Trygged S, Ahacic K, Kåreholt I: Income and education as predictors of return to working life among younger stroke patients. BMC Public Health 2011;11:742.

COMPLICAÇÕES DO AVC

▶ Incapacidade pós-AVC

A. Membro superior: atividades da vida diária

O movimento voluntário do membro superior é um objetivo fundamental na reabilitação. Os fatores preditivos da recuperação funcional do membro superior incluem o grau inicial de dano motor e o momento do início do retorno do movimento voluntário. Pacientes com retorno da extensão de dedo voluntária e abdução do ombro no lado hemiparético dentro de 72 horas do AVC têm uma probabilidade de 98% de recuperar alguma destreza em seis meses do evento. Esse número cai para 25% e 14% se nenhuma extensão voluntária do dedo ou abdução do ombro for feita em 72 horas e 5 dias, respectivamente. A RM e a estimulação magnética transcraniana podem avaliar a extensão do dano nos trajetos motores corticobasais e podem também ser úteis no prognóstico da recuperação motora do membro superior.

Muitas ferramentas estão disponíveis para facilitar a recuperação motora e funcional durante a reabilitação. O teste de tarefa específica é bem aceito no reaprendizado motor; os pacientes são treinados em tarefas que são relevantes para suas necessidades individuais. Contudo, os benefícios do treinamento repetitivo de tarefa para a recuperação da função do braço ou da mão permanecem incertos. Ensinar estratégias de compensação para realizar atividades da vida diária (AVDs) com o lado não afetado é um importante componente da terapia até o braço afetado atingir uma recuperação motora suficiente para permitir o início do autocuidado.

A prática de imagens mentais, que envolve imaginar um movimento físico antes de tentar realizá-lo, tem-se mostrado benéfica na recuperação funcional do membro superior. Na **terapia de espelho**, o paciente visualiza uma imagem do membro intacto movendo-se de forma normal e imagina que é o seu membro hemiparético que está se movendo. Isso cria a ilusão de uma perfeita sincronia bilateral. É importante manter a mão parética atrás do espelho, escondida da visão do paciente. A terapia de espelho apresenta inúmeras vantagens: é barata e facilmente praticada pelo paciente e montada para uso doméstico. Pode melhorar a função motora, as atividades da vida diária e a negligência espacial visual.

Pacientes no pós-AVC muitas vezes obtêm um retorno motor significativo da extremidade superior, mas não o uso funcional do membro, o que se chama *assimetria de uso*. Isso pode ocorrer quando os pacientes compensam baseando-se, de forma precoce, inteiramente no lado não afetado e ignorando o lado com paresia. As terapias que forçam os pacientes a usar o lado com paresia podem prevenir ou reverter o desenvolvimento de tal comportamento mal-adaptativo aprendido. A **terapia por contenção induzida** (TCI) envolve treinamento do lado afetado enquanto o braço não afetado é restringido, em geral com uma luva térmica de cozinha. Tarefas de dificuldade cada vez maior para o braço hemiparético são introduzidas de forma gradual ("formatação"). A versão de alta intensidade padrão dessa terapia é fornecida 5 horas por dia, 5 dias por semana, durante 14 dias. A TCI modificada envolve 1 a 3 horas por dia, 2 a 3 vezes semanais, por até vários meses. Para ambas as intensidades, o paciente deve usar a restrição em 90% do tempo acordado. Essa forma de terapia é apenas adequada para indivíduos bastante motivados, sem déficits cognitivos graves. O paciente deve também ter um nível mínimo de controle voluntário (10° de extensão ativa dos dedos e 20° de extensão ativa do punho) para poder participar dessa técnica. A TCI e a TCI modificada para a função do membro superior mostram forte evidência de benefício para a recuperação da função do braço em pacientes com três meses ou mais de pós-AVC; contudo, há falta de evidência de benefício para a recuperação da mão. A TCI em sua forma mais intensa não deve ser empregada durante a reabilitação aguda antes de dois meses pós-AVC.

Embora muitos pacientes readquiram a função deambulatória após um AVC, mais de 50% destes com danos ao membro superior não conseguem readquirir o uso funcional do braço com hemiparesia, e menos de 25% dos pacientes com AVC recuperam o uso funcional completo do braço com hemiparesia. As **órteses para membro superior** são bastante usadas para melhorar o uso funcional do membro prejudicado. Elas podem ser úteis na prevenção de contraturas e na redução da dor que ocorre quando o membro superior assume posturas desconfortáveis em repouso. As órteses chamadas de funcionais ajudam a prevenir a dor e melhorar o conforto durante as atividades funcionais. Contudo, estudos não têm revelado efeitos significativos da imobilização sobre o estado ou a espasticidade neurológica do membro superior. Uma órtese extensora dinâmica, muitas vezes com niveladores e molas ou bandas elásticas para substituir os extensores do dedo com paresia ou com plegia, é útil como dispositivo de treinamento (p. ex., Saeboflex) podem ser funcionalmente usados. Um paciente com retorno moderado dos flexores dos dedos pode usar uma órtese extensora dinâmica para realizar exercícios de pegar e soltar repetitivos. Quando combinadas com exercícios para o braço proximal, as órteses extensoras dinâmicas podem ser efetivas na melhora da coordenação da mão.

Para a reabilitação motora, a **estimulação elétrica funcional** (EEF), também chamada de **estimulação elétrica neuromuscular** (EENM), estimula o neurônio motor inferior intacto por meio de eletrodos de superfície para contrair os músculos paralisados ou paréticos. Para produzir resultados funcionais, dispositivos de EEF de múltiplos canais recrutam músculos em uma sequência sinergística programada, permitindo um padrão de movimento funcional específico. Para o membro superior, os dispositivos são programados para estimular múltiplos grupos musculares para reproduzir o agarrar e largar da mão, uma pinça lateral ou preensão tipo chave (p. ex., Bioness H200). Usando-se esses dispositivos, até mesmo um paciente com uma mão plégica pode conseguir segurar um copo ou livro ou manusear pequenos objetos, como uma colher ou caneta. Os dispositivos de EEF que incorporam eletromiografia de superfície (usada para detectar a atividade muscular voluntária) podem fornecer aos pacientes educação neuromuscular por meio de *biofeedback* visual ou auditivo. O valor de tais dispositivos é o dobro do dispositivo comum. O treinamento pode ser estruturado de modo que o paciente se esforce para atingir um limiar de contração muscular voluntária (sentida pela eletromiografia de superfície), que desencadeia o estímulo do músculo pela EEF, levando-o a contrair com mais vigor. De maneira alternativa, o treinamento pode ser estruturado de modo a focar o controle subliminar, o que pode melhorar o controle do músculo durante o esforço menos vigoroso. A eletroestimulação, com ou sem o uso de *biofeedback* eletromiográfico, tem benefícios incertos em termos de recuperação motora funcional no braço ou mão, mas pode fornecer uma forte estimulação dos músculos fracos ou paralisados para complementar outros tratamentos passivos e ativos feitos pelo terapeuta.

O surgimento da robótica no campo da medicina tem criado modelos para novas abordagens na reabilitação do AVC. Um **dispositivo robótico de assistência** pode fornecer várias formas de treinamento, incluindo movimento passivo, ativo assistido, ativo ou resistido. O objetivo dos dispositivos robóticos é auxiliar ou corrigir movimentos repetitivos, com o treinamento ocorrendo à medida que a assistência do robô é diminuída. O treinamento com auxílio de um robô para a função do braço pode intensificar e documentar a recuperação motora; contudo, os efeitos na recuperação motora da mão são incertos. Os dispositivos são complexos e dispendiosos e requerem uma considerável supervisão por parte dos terapeutas.

O Quadro 14.6 lista alguns equipamentos adaptativos disponíveis para ajudar sobreviventes de AVC nas atividades da vida diária. É importante reconhecer as necessidades do paciente e fornecer o cuidado por meio da escolha do equipamento adaptativo adequado.

> Chae J, Sheffler L, Knutson J: Neuromuscular electrical stimulation for motor restoration in hemiplegia. Top Stroke Rehabil 2008;15:412-426.
>
> Dromerick AW, Lang CE, Bikenmeier RL, et al: Very early constraint-induced movement during stroke rehabilitation. Neurology 2009;73:195-201.
>
> Hoffmann T, Bennett S, Koh CL, McKenna KT: Occupational therapy for cognitive impairment in stroke patients. Cochrane Database Syst Rev 2010;(9):CD006430.
>
> Kwakkel G, Kollen BJ, Krebs HI: Effects of robot-assisted therapy on upper limb recovery after stroke: A systematic review. Neurorehabil Neural Repair 2008;22:111-121.
>
> Langhorne P, Bernhardt J, Kwakkel G: Stroke rehabilitation. Lancet 2011;377:1693-1702.
>
> Stinear C: Prediction of recovery of motor function after stroke. Lancet Neurol 2010;9:1228-1232.
>
> Oujamaa L, Relave I, Froger J, et al: Rehabilitation of arm function after stroke. Literature review. Ann Phys Rehabil Med 2009;52:269-293.
>
> Sheffler L, Chae J: Neuromuscular electrical stimulation in neurorehabilitation. Muscle Nerve 2007;35:562-590.
>
> Thieme H, Mehrholz J, Pohl M, et al: Mirror therapy for improving motor function after stroke. Cochrane Database Syst Rev 2012;3:CD008449.
>
> Tyson SF, Kent RM: The effect of upper limb orthotics after stroke: A systemic review. Neurorehabilitation 2011;28:29-36.
>
> Wolf SL, Winstein CJ, Miller JP, et al: Effect of constraint-induced movement therapy on upper extremity function 3 to 9 months after stroke: The EXCITE randomized clinical trial. JAMA 2006;296:2095-2104.

B. Membro inferior: disfunção motora e de deambulação

Quase 66% dos sobreviventes de AVC apresentam disfunção na marcha e na mobilidade. Embora a maioria dos pacientes venha a readquirir a deambulação independente por volta de seis meses após o AVC, cerca de 30% não conseguem isso. Entre os pacientes na comunidade que atingem a deambulação independente após o AVC, apenas 50% conseguem completar um teste de caminhada de 6 minutos (TC6M), e, destes, apenas 40% são capazes de deambular uma distância de caminhada normal. O tratamento agudo em uma unidade de AVC especializada e a reabilitação intensiva dentro de seis meses do evento podem melhorar de forma significativa a recuperação da deambulação.

No período de recuperação inicial após o AVC que gera déficits motores graves, a função motora consiste em apenas padrões sinergísticos iniciais. A deambulação é difícil devido ao controle postural deficiente, ao colapso da extremidade inferior parética durante a fase de apoio e à dificuldade em avançar a perna parética na fase de oscilação. Portanto, a fisioterapia inicial deve incluir exercícios para melhorar o controle do tronco ereto, e o treinamento da marcha deve incluir equilíbrio, postura e deslocamento de peso. A deambulação pode avançar quando a espasticidade se torna mais proeminente e o movimento voluntário ocorre dentro de padrões sinergísticos. Em geral, a deambulação precoce requer um **dispositivo de assistência** (i.e., bengala ou um semiandador) ou uma órtese tornozelo-pé (OTP) e assistência física por parte de um terapeuta.

Quadro 14.6 Equipamento adaptativo para melhorar a função da extremidade superior

Utensílios de alimentação	Banho e escovação	Equipamento de mobilidade para o toalete	Vestir-se
Talheres com alças; colheres autoniveladas	Luvas de banho	Tapete de chão antiderrapante	Botões do tipo gancho
Descascadores	Ducha manual	Cadeira de chuveiro com ou sem encosto	Extensores de longo alcance
Adaptadores de encaixe universal	Esponja com cabo longo	Banco de transferência no chuveiro	Fechamentos de velcro (no lugar de botões ou zíperes)
Copos adaptados e pegadores	Sabonete com uma alça	Barras	Auxílio para calçar meias
Protetores de pratos; pratos de sucção e antiderrapantes	Espelho móvel (preso à parede)	Elevações hidráulicas ou motorizadas para chuveiro ou elevação para ficar em pé	Calçadeiras com cabo longo
Aparadores de prato antiderrapantes	Equipamento de barba adaptado		Cadarços elásticos (que não requeiram nós)
Pratos em forma de concha	Escova de dentes, pente e escova de cabelos com alças	Assento do toalete ou bidê elevado (com ou sem braços)	Alças e outros auxílios para colocar as roupas

Os desvios da marcha na hemiplegia ocorrem em ambos os lados do corpo, embora haja uma dificuldade motora aparentemente unilateral. Os desvios incluem comprimentos de passada e passo reduzidos, comprimento assimétrico de passos, tempo de passada aumentado, velocidade de caminhada reduzida, cadência desigual, pé caído, marcha escarvante, base ampla de suporte e ângulos maiores de dedo para fora. Há também aumento no tempo de duplo apoio. Uma órtese de tornozelo-pé é útil para pacientes que carecem de força e coordenação para tirar o pé na fase de oscilação do ciclo da marcha. O uso de uma OTP aumenta a velocidade da caminhada, aumenta o comprimento do passo no lado envolvido, reduz a marcha escarvante e pode aumentar a duração da fase de apoio no lado envolvido. Com a limitação do movimento no tornozelo, uma OTP pode também estabilizar o joelho durante a fase de apoio e a sustentação de peso. Contudo, se o paciente tiver força insuficiente no quadríceps para prevenir o colapso do joelho, uma órtese de joelho-tornozelo-pé (OJTP) ou imobilizador do joelho podem ser necessários para iniciar o treinamento da marcha. Além disso, a OTP pode reduzir o gasto de energia durante a marcha, ajudando a contrabalançar o gasto adicional (50-67%) requerido por indivíduos com deficiência comparados com os indivíduos saudáveis em uma caminhada na mesma velocidade. Se não houver o retorno da dorsiflexão, uma OTP para tornozelo fixa pode ser apropriada. À medida que o paciente fica mais forte (em particular desenvolvendo dorsiflexão reflexa ou voluntária ou extensão de joelho suficiente para prevenir o colapso do joelho), uma OTP articulada que permita o movimento do tornozelo pode ser mais adequada.

A terapia para as deficiências da marcha inclui treinamento no solo (auxiliado por um terapeuta), treinamento em esteira com sustentação parcial do peso do corpo (p. ex., LiteGait), treinamento aeróbio na esteira, treinamento de marcha aquático e treinamento de tarefa repetitivo com posição em pé, deslocamento de peso e transferências. Na maioria das clínicas de fisioterapia, os programas consistem em marcha assistida em uma superfície nivelada e exercícios específicos para melhorar os componentes da marcha. A prática de quatro semanas de treinamento de marcha mecanicamente assistida com apoio de peso parcial resulta em maior probabilidade de deambulação independente em pacientes que não deambulam até três meses após o AVC. Os benefícios são mantidos com o aumento da distância e da velocidade da marcha em seis meses.

As **terapias auxiliadas por robô** podem fornecer uma reabilitação segura, intensiva e orientada para a tarefa. Os treinos de marcha robóticos incluem placas de pé impulsionadas por robô e órteses exoesqueléticas. Os detectores nesses dispositivos podem medir o esforço do paciente e modificar o grau de assistência fornecido a sua musculatura. Com a terapia assistida por robô, mesmo os pacientes que não deambulam podem participar de forma intensa de todos os aspectos motores da deambulação, o que seria difícil com as técnicas de solo isoladas. O apoio parcial de peso com um aparelho auxiliar (do tipo *harness*) pode ser combinado com esses dispositivos para melhorar o treinamento. Contudo, vários fatores limitam seu uso; os dispositivos mais complexos são muito caros, requerem supervisão extensa por um terapeuta e são mais utilizados em pesquisa neste momento.

A **estimulação elétrica funcional**, já descrita no contexto da reabilitação do membro superior, pode ajudar na restauração do controle motor pela estimulação dos nervos periféricos por meio de eletrodos de superfície ou implantáveis para obter padrões de movimento coordenados. Os dispositivos de EEF são usados para corrigir o pé caído em pacientes com hemiplegia. Em geral, esses dispositivos consistem em um interruptor disparado durante a fase de apoio inicial (pelo levantamento do calcanhar do solo ou o ângulo da tíbia com o solo), um manguito para perna com eletrodo e um controle externo. O movimento de erguer o calcanhar durante a marcha desencadeia a estimulação elétrica para o manguito da perna, o que ativa de forma direta o nervo fibular comum ou o músculo tibial anterior, levando à dorsiflexão e à liberação do pé durante a fase de oscilação. Combinar tal uso da estimulação elétrica funcional com outros tipos de treinamento de marcha resulta em maior melhora da marcha, tempo de reabilitação mais rápido e aumento da resistência.

A escolha do equipamento médico durável e dos dispositivos de adaptação para melhorar o treinamento da marcha (i.e., bengalas e andadores) deve ser adequada às necessidades individuais do paciente. Além disso, cadeiras de rodas podem ser necessárias de forma parcial ou total para a mobilidade de alguns pacientes. Uma cadeira de rodas para pacientes que sofreram AVC deve ter uma altura de assento baixa, de modo a permitir o uso do membro inferior não afetado para ajudar na propulsão da cadeira de rodas. Outras possíveis adaptações incluem um mecanismo de impulso de um braço, almofadas especializadas para conforto e posicionamento, apoios para as costas, suportes para tronco e cabeça e antiderrapantes para aqueles com distúrbios de movimento, deficiências cognitivas ou agitação. (Uma discussão adicional sobre os dispositivos de assistência para pacientes com AVC consta no Cap. 41.)

Prognósticos mais desfavoráveis para atingir o estado de deambulação são observados com idade avançada, nível de consciência inicial baixo, desempenho reduzido nas atividades da vida diária, disfunção cognitiva, paresia dos membros, hemiplegia prévia, hemianopsia homônima, extinção visual, apraxia de construção, AVC extenso, problemas de construção visuoespacial, incontinência urinária e sexo feminino. Todavia, mesmo os pacientes que não atingem a independência na deambulação se beneficiam do treinamento da marcha. Podem ocorrer melhoras nas transferências, e a redução na quantidade de assistência necessária para ficar em pé pode diminuir a sobrecarga do cuidado assumido pela família, bem como aumentar a acessibilidade a locais dentro de casa e a qualidade geral de vida.

Ada L, Dean CM, Vargas J, Ennis S: Mechanically assisted walking with body weight support results in a more independent walking than assisted overground walking in non-ambulatory patients early after stroke: A systemic review. J Physiother 2010;56:153–161.

Belda-Lois JM, Mena-del Horno S, Bermejo-Bosch I, et al: Rehabilitation of gait after stroke: A review towards a top-down approach. J Neuroeng Rehabil 2011;8:66.

Langhorne P, Bernhardt J, Kwakkel G: Stroke rehabilitation. Lancet 2011;377:1693–1702.

Langhorne P, Coupar F, Pollock A: Motor recovery after stroke: A systemic review. Lancet Neurol 2009;8:741–754.

Preston E, Ada L, Dean CM, et al: What is the probability of patients who are nonambulatory after stroke regaining independent walking? A systematic review. Int J Stroke 2011;6:531–540.

> States RA, Pappas E, Salem Y: Overground physical therapy gait training for chronic stroke patients with mobility deficits (Review). Cochrane Database Syst Rev 2009;(3):CD006075.
> Woolley SM: Characteristics of gait in Hemiplegia. Top Stroke Rehabil 2001;7:1–18.

C. Disfagia

A disfagia ocorre em mais de 50% dos pacientes no pós-AVC. Logo após a internação em uma unidade de reabilitação, os pacientes devem ser avaliados por um fonoaudiólogo, e a consistência alimentar estabelecida no hospital de cuidado intensivo deve ser segura. Um exame de videofluoroscopia da deglutição modificado ou avaliação endoscópica por fibra ótica da deglutição pode ajudar a fornecer uma informação objetiva sobre o risco de aspiração e a segurança das várias consistências dos sólidos e líquidos alimentares.

A restauração da deglutição normal pode ser feita direta ou indiretamente. Os métodos diretos incluem modificação de líquido e alimentação, prática repetitiva de estratégias de deglutição seguras e otimização da posição e postura enquanto come (flexão ou giro do pescoço, ou ambos). Os métodos indiretos incluem exercícios para musculatura oral e estimulação das estruturas orais e faríngeas. A estimulação elétrica neuromuscular (p. ex., VitalStim) e a estimulação tátil térmica podem ser úteis quando combinadas com métodos diretos. A estimulação magnética transcraniana repetitiva está também relacionada à melhora na deglutição funcional. Em geral, a disfagia melhora em algumas semanas após o AVC; contudo, ela pode persistir, requerendo intervenção de longo prazo ou estratégias de alimentação alternativas. Em casos de disfagia grave com pneumonia recorrente por aspiração de saliva e muco, em geral nas lesões de tronco cerebral, os pacientes podem requerer uma traqueostomia e sucção periódica para manejar secreções pulmonares. Em casos extremos (felizmente raros), pode ser necessário considerar procedimentos cirúrgicos para selar a orofaringe da via área do paciente. A discussão adicional sobre disfagia consta no Capítulo 38.

> Lim KB, Lee HJ, Lim SS, Choi YI: Neuromuscular electrical and thermal-tactile stimulation for dysphagia caused by stroke: A randomized controlled trial. J Rehabil Med 2009;41:174–178.
> National Stroke Foundation: Clinical Guidelines for Stroke Management 2010. Melbourne, Australia. Available at: www.strokefoundation. org/au/site/media/Clinical_Guidelines_Acute_Management_Recommendations_2010. pdf. Accessed September 30, 2013.
> Warnecke T, Teismann I, Oelenberg S, et al: The safety of fiberoptic endoscopic evaluation of swallowing in acute stroke patients. Stroke 2009;40:482–486.

D. Equilíbrio

As deficiências de equilíbrio são um importante determinante das capacidades funcionais do paciente e do risco de queda pós-AVC. O equilíbrio prejudicado está relacionado a baixa atividade deambulatória, contribuindo para a atividade social restrita e o descondicionamento físico em pacientes pós-AVC. O sítio do AVC se correlaciona com a recuperação do equilíbrio. Em geral, pacientes com AVC no hemisfério esquerdo têm uma chance maior de ficar em pé de modo independente comparados com aqueles que sofreram AVC no hemisfério direito. Pacientes cujos AVCs envolvem o complexo parieto-insular vestibular ou a fossa posterior com dano grave às trajetórias cerebelares e vestibulares apresentam um prognóstico ruim de recuperação do equilíbrio. A heminegligência visuoespacial e a atenção em linha média vertical prejudicada, observadas com maior frequência naqueles com dano ao lobo parietal não dominante, acrescem à instabilidade postural e à disfunção do equilíbrio.

A disfunção do equilíbrio do paciente pode ser mensurada com ferramentas como a Escala de Equilíbrio de Berg e as medidas de distribuição de peso e oscilação postural durante a posição sentada ou em pé estática. A posturografia computadorizada pode ajudar a determinar de forma objetiva os déficits do subsistema neurológico para equilibrar a disfunção, mas seu uso não tem demonstrado ser superior à avaliação e ao tratamento padrões para melhorar o equilíbrio nos sobreviventes de AVC.

Um importante objetivo da reabilitação do equilíbrio deve ser a correção da assimetria da sustentação de peso. Os terapeutas usam com frequência modalidades sensoriais múltiplas enquanto fornecem *feedback* manual e verbal. Como exemplo, um paciente pode ficar em pé na frente de um espelho, que fornece o *feedback* visual. O terapeuta proporciona estímulo verbal para o paciente ficar em pé ereto e vertical, enquanto também fornece o *feedback* manual para manter a postura. Além disso, o terapeuta pode permitir que o paciente se mova ou saia um pouco fora da posição vertical, para então fornecer um *feedback* tátil adicional de volta à posição vertical. Com tais *feedbacks*, a capacidade de equilíbrio da maioria dos pacientes melhora com o passar do tempo. O treinamento de equilíbrio com privação visual pode também melhorar o desempenho, mais provavelmente por meio de *inputs* somatossensoriais e vestibulares. Os dispositivos de assistência, como bengalas e andadores, também são importantes para melhorar o equilíbrio e a simetria durante o treinamento da marcha.

> Bonan IV, Yelnik AP, Colle FM, et al: Reliance on visual information after stroke. Part II: Effectiveness of a balance rehabilitation program with visual cue deprivation after stroke: A randomized controlled trial. Arch Phys Med Rehabil 2004;85:274–278.
> Guerts AC, de Haart M, van Nes IJ, Duysens J: A review of standing balance recovery from stroke. Gait Posture 2005;22:267–281.
> Langhorne P, Coupar F, Pollock A: Motor recovery after stroke: A systemic review. Lancet Neurol 2009;8:741–754.

E. Afasia

A afasia é um distúrbio de processamento de linguagem causado pela disfunção de uma região cerebral particular. Entre 14 e 38% dos pacientes de AVC agudo experimentam afasia, que está associada com incapacidade e mortalidade mais alta após o AVC. Todas as formas de comunicação, verbal e não verbal, podem ser prejudicadas. O centro da fala está localizado no hemisfério esquerdo em 99% dos destros e em 60% dos canhotos, e, de modo geral, 93% dos pacientes com afasia apresentam hemiparesia do lado direito. A hemiparesia do lado esquerdo com afasia em um paciente destro é rara; isso sugere que a pessoa nasceu canhota e foi ensinada a ser destra durante a infância.

Os dois tipos de afasia mais observados após o AVC são a **afasia de Broca** (afasia de expressão) e a afasia global; ambos envolvem as estruturas irrigadas pela artéria cerebral média. Em contraste, a **afasia de Wernicke** afeta estruturas mais posteriores, causando déficits de percepção, provenientes do dano parietal posterior, ou déficits comportamentais provenientes do dano ao lobo temporal. Em especial na afasia de Wernicke, durante as primeiras semanas de recuperação, o paciente pode não ter consciência de um problema de comunicação, ocasionando confusão e frustração. À medida que o paciente melhora e consegue automonitorar a produção da fala, ele pode observar erros expressivos e tornar-se hesitante; isso pode levar o médico a supor que o déficit em um paciente com afasia de Wernicke é na expressão, e não na compreensão. A recuperação é mais intensa nos primeiros 2 a 3 meses após o início do AVC, mas uma recuperação significativa, embora mais lenta, pode ocorrer depois. O tratamento é dividido em três fases. Durante a primeira fase, começando na internação na unidade de reabilitação, o paciente e a família recebem informação sobre comunicação, e a condição básica das deficiências do paciente é estabelecida. Durante esse momento, o fonoaudiólogo desempenha um papel crucial na redução da ansiedade do paciente e da família e da desesperança relacionada aos déficits. A segunda fase, que pode durar até seis meses, envolve tratamento intensivo e avaliação contínua das habilidades emergentes e estratégias de compensação. A terceira fase envolve tratamento em grupo, e o paciente é estimulado à prática na comunidade. Essa fase também inclui aconselhamento profissional e psicossocial. Em todas as fases do tratamento, o paciente precisa ser estimulado a falar e se comunicar, enquanto a família precisa ser encorajada a criar oportunidades para o paciente participar de forma ativa na conversa e na tomada de decisões. Detalhes adicionais sobre a afasia e seu tratamento constam no Capítulo 38.

> De Frietas GR: Aphasia and other language disorders. Front Neurol Neurosci 2012;30:41–45.
>
> Kelly H, Brady MC, Godwin J, Enderby P: Speech and language therapy for aphasia following stroke. Cochrane Database Syst Rev 201216;(5):CD000425.

F. Apraxia

A apraxia é a perda da capacidade de realizar atividades motoras voluntárias, apesar de haver compreensão da tarefa; nesses casos, há ausência de dano motor, sensorial ou cognitivo. Ocorre um problema no planejamento motor, muitas vezes associado com lesões no lobo parietal. Suspeita-se de apraxia ideomotora quando ações complexas podem ser feitas de modo independente, como na resposta a um estímulo sensorial, mas não quando o paciente é solicitado a realizar a ação. Os pacientes com apraxia ideatória têm dificuldade de fazer o uso correto de objetos ou ferramentas para realizar uma sequência de ações voluntárias a fim de executar uma tarefa. A apraxia da fala, que muitas vezes acompanha a apraxia expressiva, refere-se a dificuldades em formar a fala expressiva, apesar da capacidade de mover a musculatura relacionada a tal ato.

As apraxias para se vestir e construtiva estão relacionadas ao dano ao lobo parietal não dominante, que está relacionado a desorientação espacial e negligência mais do que a déficit de planejamento motor. O indivíduo com apraxia para se vestir não consegue posicionar as roupas de modo correto; por exemplo, coloca uma camisa pelo avesso ou virada para baixo. Na apraxia construtiva, o paciente comete erros ao copiar diagramas ou desenhar figuras, com frequência deixando de reproduzir detalhes no lado do desenho oposto ao lado da hemiparesia. Os pacientes com apraxia oculomotora têm dificuldade em olhar fixo voluntariamente; a síndrome de Balint inclui esse déficit junto com a ataxia óptica (erros em atingir ou apontar para um objeto usando informação visual) e simultagnosia (incapacidade de usar informação sobre todo o campo visual e incapacidade de ver mais de um objeto no mesmo contexto em uma figura). As lesões bilaterais dos lobos parieto-occipitais causam essa síndrome.

O tratamento deve focar as atividades funcionais, que são estruturadas e praticadas. Se a correção não ocorrer por meio da reabilitação, deve-se adaptar o ambiente. Por exemplo, objetos pontiagudos, como facas, devem ser removidos ou monitorados, para prevenir o dano inadvertido ao paciente.

A síndrome da mão alheia raramente ocorre e é associada com dano ao lobo frontal que se estende ao corpo caloso. Ocorre a interrupção da comunicação do córtex motor relativamente intacto ipsilateral ao infarto com o centro executivo pré-frontal contralateral intacto, que planeja e executa o movimento de forma voluntária. O resultado é que o membro afetado se move de modo autônomo, embora de maneiras complexas que muitas vezes são mal interpretadas pelos observadores como intencionais. (Compare essa síndrome com outros distúrbios de movimento, discutidos na seção E de Complicações Médicas, a seguir, que são sem propósito e involuntários.) A mão com frequência tende a agarrar tudo o que entra em contato com ela, o que pode levar a situações socialmente embaraçosas. Outras manifestações incluem comportamentos semelhantes a um tique automático, como pegar e apertar canetas ou mexer em interruptores de luz sempre que se entra em uma sala. O braço pode levantar de forma involuntária, tirando a pessoa do equilíbrio. Conflito intermanual, que se refere à mão hemiparética atacando a mão oposta ou impedindo-a de realizar uma tarefa, é muitas vezes observado. Felizmente, a síndrome quase sempre desaparece com o tempo. Os pacientes com essa síndrome precisam ser tranquilizados de que não estão loucos. Medidas simples incluem contenção do membro colocando-se a mão em um bolso nas calças, enquanto caminha, ou sob o cobertor, à noite. É importante usar o membro nas atividades da vida diária e treinar as atividades instrumentais da vida diária (AIVDs) sempre que possível.

> Vanbellingen T, Bohlhalter S: Apraxia in neurorehabilitation: Classification, assessment and treatment. Neurorehabilitation 2011;28:91–98.

G. Déficits sensoriais

Os déficits somatossensoriais estão presentes em 80% ou mais dos sobreviventes de AVC. Eles causam problemas na exploração e manipulação do ambiente, o que diminui a qualidade de vida e a segurança pessoal. A perda sensorial varia de hemianestesia de toda a sensação a dano dissociado das modalidades somatossensoriais. Toque, temperatura, pressão, dor e vibração ficam prejudicados em 53 a 64% dos sobreviventes de AVC. A estereognosia é o déficit somatossensorial mais comum após um AVC. A perda de propriocepção na extremidade superior é mais incapacitante do que a perda de sensação de dor e temperatura.

Em geral, o dano ao núcleo ventroposterior do tálamo causa uma profunda perda sensorial contralateral de todas as modalidades sensoriais. Os AVCs no tronco cerebral que danificam o trato espinotalâmico e o núcleo sensorial trigeminal causam perda de sensação de dor e temperatura, o que pode afetar a face ipsilateral e a região contralateral inferior do corpo. Os AVCs corticoparietais muitas vezes prejudicam a propriocepção, a estereognosia e o reconhecimento de textura, o que geralmente poupa o tronco. O processamento somatossensorial é com frequência prejudicado, fato este observado pelo reconhecimento atrasado de estímulos (em comparação com o lado intacto). O dano somatossensorial tende a ser mais grave e duradouro nos AVCs do hemisfério direito do que do esquerdo.

A atuação do médico é importante no tratamento dos distúrbios sensoriais. As disestesias podem ser dolorosas e devem ser tratadas para maximizar o desempenho da reabilitação. A presença de dor em um membro com dano à sensação sugere dor central, que pode responder a gabapentina, pregabalina ou outros analgésicos mais diretos ou complementares. O médico da reabilitação precisa monitorar com frequência a pele de pacientes com sensação diminuída. A perda sensorial pode predispor a ruptura da pele, lesão e queimaduras provenientes de coxins aquecidos.

Todos os pacientes de AVC devem ser avaliados pelo terapeuta ocupacional quanto à sensação. Duas baterias de testes bastante usadas para avaliar os déficits sensoriais e a recuperação do AVC são a Nottingham Sensory Assessment e a Rivermead Assessment of Somatosensory Performance. Em geral, o terapeuta testa também para discriminação de dois pontos ou usa filamentos Semmes Weinstein para verificação mais objetiva dos déficits nos limiares sensoriais. O terapeuta pode, então, elaborar intervenções para ajudar o paciente a compensar o déficit de readquirir a função. Por exemplo, um paciente com perda grave da sensação da mão (comum em AVC da artéria cerebral média) terá a tendência de deixar cair objetos da mão afetada; uma estratégia é treinar o paciente a olhar para a mão afetada sempre que ela é usada.

A função sensorial prejudicada se correlaciona com a qualidade do movimento do membro superior, o controle da força, a manipulação fina e a ataxia sensorial (descoordenação do movimento quando o paciente não olha para o membro). Um novo treinamento motor ativo bastante intenso pode estar associado com alguma recuperação sensorial, mas com frequência a função sensorial melhora mesmo sem o treinamento sensorial específico. O efeito do novo treinamento sensorial ativo formal, que é útil na perda sensorial associada com o dano ao nervo periférico, é um tanto incerto. Ele consiste em reconhecimento tátil gradual de um objeto (achar, manusear e reconhecer pequenos objetos colocados dentro de uma tigela cheia de arroz). Os dados são mais consistentes para a estimulação sensorial passiva, que envolve a estimulação elétrica repetitiva da parte do corpo com diminuição do movimento em várias frequências e intensidades, todas acima do limiar da percepção; acredita-se que isso induza passivamente a neuroplasticidade.

> Schabrun SM, Hillier S: Evidence for the retraining of sensation after stroke: A systematic review. Clin Rehabil 2009;23:27–39.

H. Déficits visuais: hemianopsia

Até 33% dos sobreviventes de AVC apresentam perda visual. Ela pode ocorrer de forma aguda devido ao dano a qualquer estrutura neurológica que afete a visão ou o processamento visual. Com frequência, os déficits não envolvem as trajetórias visuais primárias e melhoram ou se resolvem com o passar do tempo. Infelizmente, em geral a hemianopsia homônima resultante de dano aos traços ópticos, radiação óptica ou lobos occipitais não se recupera. Os esforços na restauração da visão têm, na melhor das hipóteses, levado a ganhos funcionais mínimos. A Restauração da Visão Computadorizada (Novavision) é um programa de treinamento computadorizado que consiste na apresentação aleatória de estímulos no limiar da hemianopsia, para tentar estimular a recuperação da visão. Ele está relacionado a um aumento limitado no campo de visão útil, possivelmente pelo rastreamento compensatório estimulado.

O principal tratamento de reabilitação para o distúrbio consiste em treinamento do paciente em todas as terapias para rastrear de forma visual o lado afetado. Outros tratamentos para hemianopsia envolvem a estimulação sensório-motora repetitiva para forçar a atenção no lado afetado e prismas para trazer objetos do campo visual hemianóptico para o campo intacto. Prismas com Fresnel podem ser colocados no aspecto lateral de uma lente de óculos na região ipsilateral à hemianopsia. Quando um paciente olha com o hemicampo cego ou a borda da área cega, a visão dupla é percebida. Uma imagem é a visão normal observada quando se está olhando através da lente simples. O olho que observa através do prisma vê a imagem deslocada pelo prisma em cerca de 20°. Na hemianopsia homônima, é registrada a expansão do campo visual em uma média de 5°. Estudos têm mostrado que tais prismas não melhoram a função nas atividades da vida diária de pacientes com AVC com hemianopsia. Contudo, vale a pena experimentar seu uso, uma vez que até 66% dos pacientes registram melhoras subjetivas nas atividades da vida diária com essa técnica. Os prismas podem tornar possível a execução mais segura de tarefas necessárias, como caminhar em linha reta em um corredor sem bater nas paredes ou caminhar ao ar livre sem esbarrar nas pessoas.

Se uma visão baixa pré-mórbida também está presente, diversos mecanismos auxiliares e técnicas para esse distúrbio podem melhorar os déficits funcionais associados com a hemianopsia. Iluminação brilhante, lupas manuais, letras garrafais e fitas ou marcadores de alto contraste para indicar perigos e identificar ou localizar itens podem ser úteis. As estratégias para melhorar a leitura em pacientes com cortes de campo ou visão baixa incluem usar uma fita ou régua colorida sob a linha de texto ou no lado esquerdo da linha, colocar o dedo no início de cada linha ou reforçar o rastreamento.

O sistema visual intacto pode compensar de forma eficaz as pequenas imperfeições ópticas ou de alinhamento do olho; após um AVC de praticamente qualquer tipo, tal compensação se deteriora, e as imperfeições tornam-se observáveis e podem interferir na função. Pacientes com diplopia persistente podem se beneficiar do uso de um tapa-olho em qualquer um dos olhos. Isso deve ser feito o mínimo possível que puder ser tolerado, porque a recuperação natural irá ocorrer mais rápido com maior exposição ao problema. Os pacientes no pós-AVC com déficits visuais, sejam eles preexistentes, sejam relacionados à condição, devem ser submetidos a uma avaliação por um oftalmologista ou neuro-oftalmologista. Pacientes com perda visual grave devem ser encaminhados logo no início da reabilitação a um especialista em baixa visão.

Miller NR, Newman NJ, Biousse V, et al (Eds): *Walsh and Hoyt's Clinical Neuro-Ophthalmology: The Essentials.* Lippincott Williams & Wilkins, 2008.

Peli E: Field expansion for homonymous hemianopia by optically induced peripheral exotropia. Optom Vis Sci 2000;77:453–464.

Scheiman M, Scheiman M, Whittaker S: *Low Vision Rehabilitation: A Practical Guide for Occupational Therapists.* Slack, 2007.

I. Déficits visuoespaciais: hemi-inatenção (negligência)

Deve-se observar que hemianopsia homônima não é sinônimo de negligência. O paciente com problema visual puro pode carecer de negligência e conseguir processar e compensar bem a perda visual. Contudo, outros com ou sem campos visuais intactos podem estar gravemente lesionados pela negligência funcional ou visual significativa. A negligência está associada com significativas dificuldades visuais e funcionais, inclusive com o ato de esbarrar em objetos no lado hemiparético, diplopia, dificuldades com convergência ocular, movimento sacádico prejudicado, sensibilidade extrema à luz, nistagmo e olhos secos. Os pacientes com negligência devem ser avaliados por um oftalmologista para problemas intraoftálmicos ou outros de saúde ocular que poderiam complicar os déficits neurológicos. A consulta com um neuro-oftalmologista pode ser útil para localizar lesões neurológicas e para desenvolver planos de intervenção de curto e longo alcance. Pacientes que demonstram qualquer evidência de negligência de percepção devem ser proibidos de dirigir veículos motores.

Embora nenhuma técnica simples tenha demonstrado, nos estudos controlados, aumentar ou acelerar a recuperação da negligência, o paciente com negligência visual ou de percepção deve receber reabilitação geral (treinamento de mobilidade e autocuidado) em diversas áreas. Ela deve incluir estímulos visuais, táteis, vestibulares e auditivos para aumentar a consciência e a sensibilidade ao *input* sensorial no lado afetado. Na maioria dos pacientes com negligência no lado esquerdo, a linguagem é uma força, e tarefas de linguagem podem ser empregadas para estimulação visual e auditiva. O ambiente deve ser modificado para estimular o *input* sensorial usando o lado afetado durante parte do dia, quando o paciente está bem descansado e alerta. Contudo, se o indivíduo estiver cansado ou a negligência for muito grave, tal estimulação pode ser contraproducente e deve ser limitada. Jogos de computadores, em particular aqueles que requerem *input* motor (p. ex., *Wii*), podem ser úteis. As medicações para melhorar a vigília e o estado de alerta também podem ajudar a melhorar a participação.

Barrett AM, Buxbaum LJ, Coslett HB, et al: Cognitive rehabilitation interventions for neglect and related disorders: Moving from bench to bedside in stroke patients. J Cog Neurosci 2006;18:1223–1236.

Bowen A, Lincoln N: Cognitive rehabilitation for spatial neglect following stroke. Cochrane Database Syst Rev 2007(2):CD003586.

J. Memória e funcionamento executivo

A memória é a capacidade cognitiva de codificar, armazenar e recuperar informação. Ela é subcategorizada por tempo de retenção (memória de curto e longo prazo) e tipo de material codificado (declarativa e procedural). Os pacientes com danos de memória que causam dificuldades na reabilitação ou no funcionamento adaptativo devem ser submetidos a uma minuciosa avaliação da memória, de preferência por um neuropsicólogo. As medicações que podem interferir na memória e na cognição, como benzodiazepínicos e outros sedativos, devem ser reduzidas ou evitadas.

O cuidado e as sessões de terapia devem incluir estratégias que façam uso das capacidades cognitivas preservadas para reduzir as incapacidades do paciente, como a utilização de agendas, diários, fitas de áudio, organizadores eletrônicos e alarmes auditivos. Em geral, terapeutas ocupacionais e fonoaudiólogos são responsáveis por treinar pacientes para o uso de tais dispositivos. As abordagens que visam aumentar a função da memória incluem a modificação do local em torno do paciente, da unidade de cuidado e do ambiente da terapia, de modo a ficarem similares ao ambiente normal da vida dele para estimular a generalização. Atividades, terapias e refeições devem ocorrer na mesma hora todos os dias. As equipes de cuidado e terapia devem coordenar seus esforços para manter a rotina e limitar a introdução de estímulos inesperados. Os pacientes podem manifestar déficits de atenção e concentração, erros de ação e incapacidade de realizar tarefas que requeiram atenção dividida. A reabilitação deve incluir o desenvolvimento e o treinamento de padrões de atividade que enfatizem a redução das distrações ambientais, a conclusão de uma tarefa por vez e sessões de treinamento repetidas nas atividades diárias complexas que serão necessárias após a alta. A avaliação neuropsicológica é essencial para esses pacientes em reabilitação, mesmo se os déficits parecerem brandos; isso deve ser repetido antes de tentar o retorno ao trabalho, mesmo se a recuperação parecer completa. A terapia ocupacional pode criar uma atividade similar à executada no trabalho para ajudar a testar o paciente e identificar as dificuldades. Nos casos de pacientes com déficits persistentes, o encaminhamento à reabilitação para o trabalho e o diálogo com empregadores a respeito das acomodações no local de trabalho são recomendados.

Cicerone KD, Langenbahn DM, Braden C, et al: Evidence-based cognitive rehabilitation: Updated review of the literature from 2003 through 2008. Arch Phys Med Rehabil 2011;92:519–530.

▶ Complicações clínicas

A. Espasticidade

O principal tratamento da espasticidade em pacientes com AVC consiste em exercícios de amplitude de movimento e alongamento, trabalhando os músculos com maior risco (ver Quadro 14.4). Técnicas de relaxamento, reeducação motora, *biofeedback*, evitação de estímulos nocivos (como lesão cutânea) e otimização do posicionamento podem ser úteis ao complementar o alongamento. Modalidades, imobilizações e gessos são igualmente relevantes. A aplicação direta dos estímulos vibratórios promove efeitos antiespásticos nos membros superiores hemiplégicos dos pacientes pós-AVC. Imobilizar as articulações em maior risco, como punho e mão ou tornozelo, pode reduzir o desconforto e prevenir contraturas, mas, se a espasticidade for muito grave, as talas podem causar irritação ou ruptura da pele, o que pode aumentar a espasticidade. A imobilização seriada é valiosa para alongar uma articulação com uma contratura, mas para ser mais efetiva pode precisar ser combinada com medicação antiespástica local ou sistêmica. Os fármacos orais antiespásticos devem ser ingeridos com cuidado, uma vez que pacientes com AVC podem ficar mais suscetíveis a efeitos cognitivos adversos do que as pessoas com cérebros intactos. A espasticidade é abordada em detalhes no Capítulo 6.

> Keenan MA: The management of spastic equinovarus deformity following stroke and head injury. Foot Ankle Clin 2011;16: 499-514.
> Noma T, Matsumoto S, Shimodozono M, et al: Anti-spastic effects of the direct application of vibratory stimuli to the spastic muscles of hemiplegic limbs in post-stroke patients: A proof-of-principle study. J Rehabil Med 2012;44:325-330.
> Simpson DM, Gracies JM, Graham HK, et al: Assessment: Botulinum neurotoxin for the treatment of spasticity (an evidence-based review): Report of the Therapeutics and Technology Assessment Subcommittee of the American Academy of Neurology. Neurology 2008;70:1691-1698.

B. Dor no ombro

A dor no ombro afeta até 75% dos pacientes no pós-AVC. Indivíduos com dor no ombro hemiplégico (DOH) podem ter hospitalização prolongada, diminuição da qualidade de vida, recuperação funcional inadequada, sono interrompido e depressão. A DOH está relacionada a gravidade da paresia, recuperação motora do membro superior deficiente em 12 semanas e estada prolongada na reabilitação. Muitas causas da DOH foram postuladas (Quadro 14.7). Do ponto de vista clínico, os pacientes com DOH muitas vezes apresentam sensibilidade generalizada sobre o bíceps braquial e os tendões do supraespinal. A dor pode estar presente em repouso, mas em geral é mais intensa durante as atividades de amplitude de movimento (maior na rotação externa e abdução) ou na posição de braço pendente (relaxado, ao lado do tronco). A dor central proveniente do dano às trajetórias sensoriais pode estar presente independentemente da amplitude de movimento ou da posição e pode exacerbar a dor proveniente de qualquer uma das causas listadas no Quadro 14.7.

Na presença de dor no ombro, ensaios com analgésicos (iniciando com acetaminofeno), anti-inflamatórios ou agentes antiespásticos podem ser tentados. Fisioterapeutas e terapeutas ocupacionais podem utilizar técnicas de energia muscular e técnicas de mobilização do ombro para reduzir a dor e melhorar a amplitude de movimento, visto que essa abordagem reduz a dor de forma significativa. O uso complementar de estimulação elétrica nervosa transcutânea e estimulação elétrica neuromuscular (EENM) também pode ser considerado. A EENM melhora a amplitude de movimento passiva do ombro sem dor. A estimulação elétrica neuromuscular transcutânea (T-EENM) e a EENM com eletrodos implantados têm mostrado eficácia no alívio da DOH, provavelmente devido à alteração da modulação da dor central em vez da redução da subluxação. Se houver suspeita de dor central, a medicação adjuvante, como gabapentina, pregabalina ou agentes tricíclicos, também deve ser considerada e pode ser mais eficaz do que os narcóticos. Em pacientes que não respondem a esses agentes, a injeção com esteroides na articulação do ombro e nas bainhas de tendões dolorosos pode ser útil. Para pacientes com capsulite adesiva, analgesia e injeções podem ajudar a tolerar os procedimentos de posicionamento adequado, amplitude de movimento e alongamento, que são essenciais no manejo em longo prazo.

A prevenção da DOH deve começar logo após o AVC. A estratégia básica para a prevenção inclui posicionamento adequado e manuseio do ombro. O ombro deve ser posicionado o máximo que puder ser tolerado em rotação externa e abdução. Suportes de espuma e cinta de ombro podem ser úteis. Um ombro com subluxação deve ser apoiado por uma bandeja de suporte no colo ou no braço enquanto o paciente está sentado. A aplicação inicial de T-EENM após o AVC tem reduzido a DOH. Tipoias para o ombro também devem ser usadas com critério. Se a redução da subluxação diminuir o desconforto, então uma tipoia deve ser considerada e avaliada durante atividades com a postura ereta. As tipoias também podem ajudar na deambulação para proteger o braço do trauma e da lesão. Contudo, sempre que uma tipoia é prescrita, o médico deve aconselhar o paciente a tirar o braço da tipoia e realizar exercícios de amplitude de movimento várias vezes por dia.

Quadro 14.7 Possíveis causas de dor no ombro hemiplégico

- Desequilíbrio muscular (em especial de rotadores internos e adutores espásticos)
- Tendinopatia do manguito rotador (tendinite, rupturas)
- Tendinite bicipital
- Artrite (geralmente doença articular degenerativa): glenoumeral, acromioclavicular
- Dor miofascial: músculos da cintura escapular
- Fratura ou outra patologia óssea: úmero superior, acrômio, clavícula
- Patologia da coluna cervical
- Radiculopatia cervical
- Plexopatia braquial superior ou síndromes de compressão nervosa
- Patologia pulmonar apical (tumores de Pancoast)

> Chae J, Sheffler L, Knutson J: Neuromuscular electrical stimulation for motor restoration in hemiplegia. Top Stroke Rehabil 2008;5:412-426.
> Kalichman L, Ratmansky S: Underlying pathology and associated factors of hemiplegic shoulder pain. Am J Phys Med Rehabil 2011;90:768-780.
> Pellicare AJ, Millis SR: Efficacy of methylprednisolone versus other pharmacologic interventions for the treatment of central post-stroke pain: A retrospective analysis. J Pain Research 2013; 6:557-563.

Smith M: Management of hemiplegic shoulder pain following stroke. Nursing Standard 2012;26(44):35–44.

Stolzenberg D, Siu G, Cruz E: Current and future interventions for glenohumeral subluxation in hemiplegia secondary to stroke. Top Stroke Rehabil 2012;19:444–456.

Turner-Stokes L, Jackson D: Shoulder pain after stroke: A review of the evidence base to inform the development of an integrated care pathway. Clin Rehabil 2002;16:276–298.

C. Síndrome dolorosa complexa regional

A síndrome dolorosa complexa regional (SDCR) ocorre em 12,5 a 28% dos pacientes pós-AVC. Outros termos comuns para essa condição são *distrofia simpaticorreflexa* e *síndrome ombro-mão*. A SDCR geralmente se desenvolve até três meses após um AVC agudo e raramente se desenvolve após cinco meses. A síndrome envolve dor forte, hiperestesia, alodinia, disfunção vasomotora, edema e, se não tratada, atrofia dos tecidos moles do ombro e mão e desmineralização irregular dos ossos da extremidade (atrofia de Sudeck). Com frequência, o edema das mãos e dedos causa extensão dos dedos, em contraste com a tendência comum de estes assumirem uma posição flexionada durante a recuperação do AVC. O movimento tende a agravar a dor, e os pacientes com frequência resistem à amplitude de movimento e ao exercício, arriscando o desenvolvimento de graves contraturas e atrofia, mesmo se a dor melhorar. A SDCR costuma se resolver dentro de um ano em 35% dos casos pós-AVC.

A SDCR é considerada uma consequência de imobilidade, disfunção sensorial ou desequilíbrio e possivelmente sensibilização central extrema. O dano tecidual pode também desempenhar um papel nessa síndrome. O diagnóstico de SDCR é feito de modo clínico, em grande parte pelo exame físico. As radiografias do membro afetado devem ser feitas para eliminar a possibilidade de fratura ou outra patologia óssea. As abordagens de tratamento para SDCR devem incluir os mesmos exercícios de posicionamento e de amplitude de movimento usados para a DOH. As modalidades que podem trazer desconforto, como calor e frio terapêutico vigoroso, estimulação elétrica e amplitude de movimento agressiva, devem ser de intensidade moderada, para evitar o excesso de estimulação, o agravo da dor forte e a piora da condição. O controle do edema limita-se a elevação do membro e massagem gentil. O acréscimo de medicações adjuntas usadas para dor neuropática, em particular a gabapentina, pode ser útil. É provável que a redução gradual de esteroides de alta dosagem oral por 10 a 20 dias diminua a dor e o edema e melhore a tolerância à fisioterapia, começando vários dias após o início da medicação. Os esteroides orais podem ser arriscados em pacientes com diabetes descontrolado. A anestesia regional com bloqueio do gânglio estrelado pode ser considerada para pacientes que não estejam em uso de anticoagulantes. O médico da reabilitação deve garantir que todas as terapias de alívio da dor solicitadas sejam imediatamente seguidas por amplitude de movimento e, se possível, exercícios ativos para o membro, incluindo fortalecimento isométrico e carga de estresse do membro. Isso irá contrabalançar os efeitos da imobilização, melhorar a recuperação motora e reduzir o desequilíbrio sensorial, que contribui para a síndrome dolorosa complexa regional.

Pertoldi S, Benedetto PD: Shoulder hand syndrome after stroke. A complex regional pain syndrome. Eura Medicophys 2005;41:283–292.

Stanton-Hicks MD, Burton AW, Bruehl SP, et al: An updated interdisciplinary clinical pathway for complex regional pain syndrome: Report of an expert panel. Pain Pract 2002;2:1–16.

Turner-Stokes L, Jackson D: Shoulder pain after stroke: A review of the evidence base to inform the development of an integrated care pathway. Clin Rehabil 2002;16:276–298.

Whitaker EE, Erdek M: Pharmacotherapy for treatment of complex regional pain syndrome: A review. Neurosurg Q 2008;18:277–282.

D. Hidrocefalia

A hidrocefalia ocorre quando há acúmulo de líquido cerebrospinal dentro dos ventrículos ou do espaço subaracnoide, ou de ambos, e essa condição pode complicar a hemorragia subaracnóidea (HSA), a hemorragia intracerebral (HIC) e a hemorragia intraventricular (HIV). A HIV, em particular, pode levar à aracnoidite proveniente do sangue no líquido cerebrospinal, causando hidrocefalia obstrutiva mesmo várias semanas após o evento agudo – algumas vezes após a internação na unidade de reabilitação. A compressão mecânica dos canais de fluxo do líquido cerebrospinal provenientes do hematoma intracerebral ou do edema circundante também pode causar hidrocefalia obstrutiva. Com frequência, a hidrocefalia comunicante é observada após a hemicraniectomia, que é realizada devido à pressão intracraniana muito elevada por um edema sanguíneo extenso, infartado ou cerebral; muitas vezes, a hidrocefalia persiste após a cranioplastia.

Os primeiros sinais e sintomas de hidrocefalia refletem a pressão intracraniana elevada e incluem cefaleia, náusea, vômito, diminuição do apetite e mudanças na personalidade ou no comportamento. Nos estágios mais avançados, há compressão das estruturas do mesencéfalo, causando diplopia das paralisias do terceiro e sexto nervos cranianos, letargia, sonolência, coma e sinal do "sol poente", devido ao dano do olhar para cima. Os sinais vitais podem mostrar bradicardia, hipertensão sistêmica e taxa respiratória alterada. O papiledema pode ser visto com exame de fundo de olho. A TC ou a RM deve ser feita para o diagnóstico e para medir o tamanho ventricular em pacientes com suspeita de hidrocefalia. Após a confirmação de hidrocefalia nova ou aumentada, uma avaliação neurocirúrgica imediata é indicada, para determinar a necessidade de monitoração médica mais intensa e se a derivação ventricular é indicada.

Ferro JM, Canhao P, Peralta R: Update on subarachnoid hemorrhage. J Neurol 2008;255:465–479.

Waziri A, Fusco D, Mayer SA, et al: Postoperative hydrocephalus in patients undergoing decompressive hemicraniectomy for ischemic or hemorrhagic stroke. Neurosurgery 2007;61:489–494.

E. Distúrbios de movimento

A predominância de distúrbio de movimento pós-AVC varia de 1,1 a 3,9%. A maioria dos sintomas desses distúrbios é gerada por lesões dos gânglios da base, do tálamo ou de trajetórias subcorticais frontais. Os distúrbios de movimento observados em pacientes logo após o AVC, em especial coreia e hemibalismo, muitas vezes se resolvem de forma espontânea dentro de duas semanas; contudo, podem persistir. A hemicoreia e a distonia são os distúrbios de movimento mais frequentes após o AVC.

A distonia que geralmente ocorre vários meses após o AVC é caracterizada pela contração muscular voluntária prejudicada que resulta em torção, giro e postura dos membros, pescoço ou tronco. Ela pode ser localizada, restrita a um segmento ou generalizada. Trinta e três por cento dos pacientes têm recuperação completa, e quase 66% têm recuperação parcial. Os distúrbios localizados, como distonia cervical e blefarospasmo, podem responder à quimiodenervação de músculos hiperativos selecionados com toxina botulínica. A distonia generalizada pode responder a benzodiazepínicos (clonazepam, diazepam), baclofeno, agentes anticolinérgicos ou tetrabenazina. Técnicas de reabilitação, como *biofeedback*, massagem e exercício repetitivo para os grupos musculares afetados, precisam ser individualizadas. A distonia e a espasticidade podem coincidir durante a recuperação do AVC; em tais casos, a medicação antiespástica pode oferecer apenas alívio parcial.

A hemicoreia envolve movimentos de fluência irregular, frequentemente breves e involuntários, que interferem no movimento voluntário. O hemibalismo, que surge a partir do dano ao núcleo subtalâmico, causa agitação grave das extremidades quando o paciente tenta se mover. As medicações que podem ser úteis incluem os agentes bloqueadores de dopamina (p. ex., antipsicóticos e tetrabenzina). Clonazepam, valproato e reserpina também se mostraram úteis na diminuição dos movimentos involuntários. A talamotomia estereotáxica e a estimulação cerebral profunda (talâmica) têm ajudado alguns pacientes com disfunção crônica refratária à medicação.

A doença de Parkinson secundária pós-AVC (ver Cap. 19) pode ocorrer meses após o AVC. Com frequência, a depressão e a demência são observadas nesses pacientes. O tratamento inclui medicações dopaminérgicas e anticolinérgicas, embora os pacientes com doença de Parkinson secundária respondam de forma menos previsível a esses agentes do que os com doença primária. Na avaliação dos pacientes, o médico deve considerar a chance de ocorrer um AVC em paciente com doença de Parkinson primária, levando à piora dos sintomas ou ao desmascaramento da doença antes assintomática. Embora um ensaio de medicações antiparkinsonianas possa valer a pena, é importante, assim como em *todos* os distúrbios de movimento pós-AVC, pesar os efeitos adversos das medicações e a eficácia terapêutica observada e retirar as medicações daqueles que não respondem a ela (para mais detalhes, ver o Cap. 19).

Em geral, os tremores pós-AVC são de início tardio e não respondem bem ao tratamento com fármacos. Isso é particularmente verdadeiro para tremores rubrais (dano ao mesencéfalo) e tremores palatais. Os tremores de intenção, que interferem no movimento voluntário, podem estar associados com disfunção do cerebelo e não responderem à medicação ou à cirurgia. A mobilidade e o treinamento das atividades da vida diária (AVDs) com equipamento adaptativo com peso ou pesos para punho e tornozelo podem ser úteis. O tremor essencial preexistente pode interferir na reabilitação e ser tratado com propranolol, anticolinérgicos e redução da ingestão de cafeína.

A mioclonia é observada no palato e na face de pacientes com AVC do tronco cerebral e em outro local naqueles com dano ao tálamo e aos gânglios da base. O clonazepam e o valproato podem promover melhora. Deve-se observar que, por mais perturbadores que esses sintomas possam parecer ao médico, eles dificilmente são percebidos pelo paciente, podem interferir muito pouco na função e podem não requerer supressão do fármaco.

> Bogey RA, Elovic EP, Bryant PR, et al: Focused review: Rehabilitation of movement disorders. Arch Phys Med Rehabil 2004;85(3 Suppl 1):S41–5.
> Handley A, Medcalf P, Hellier K, Dutta D: Movement disorders after stroke. Age Aging 2009;38:260–266.

F. Transtornos do humor

A depressão e a ansiedade são sequelas comuns do AVC e ocorrem em pelo menos 33% dos pacientes pós-AVC dentro de um ano. Embora correlações neuroanatômicas tenham sido sugeridas, os estudos atuais mostram que a depressão pós-AVC compartilha características com a depressão em pacientes mais velhos com outras doenças crônicas, sugerindo que ela representa uma reação psicológica à perda, em vez de uma resposta física ou neuroquímica pós-AVC. Contudo, as respostas funcionais e emocionais positivas aos antidepressivos pós-AVC, mesmo em pacientes sem depressão clínica, sugerem que o dano cerebral possa estar associado com uma mudança nos níveis de serotonina ou norepinefrina. Os pacientes no pós-AVC sem depressão que recebem inibidores seletivos da recaptação de serotonina (ISRSs) têm uma probabilidade bem menor de desenvolver depressão pós-AVC comparados com aqueles que não recebem as medicações.

No cenário da reabilitação, a depressão grave pode impedir a participação na terapia e limitar o progresso funcional; quando isso ocorre, a depressão deve ser tratada de forma agressiva. Entre os pacientes gravemente afetados pela depressão pós-AVC, há uma frequência mais alta de morte, incluindo morte por suicídio. Ainda assim, muitos pacientes não são tratados ou são tratados de forma inadequada.

O manejo da depressão inclui psicoterapia e farmacoterapia. Em geral, a psicoterapia isolada não é efetiva no tratamento da depressão grave pós-AVC, mas pode elevar o humor e fornecer discernimento a pacientes afetados de forma moderada. As medicações antidepressivas, incluindo ISRSs e agentes tricíclicos, são efetivas no tratamento da depressão pós-AVC e na redução dos escores da escala de classificação da depressão. Estimulantes como o metilfenidato de baixa dose podem também elevar o humor. Os médicos devem considerar os potenciais efeitos colaterais da farmacoterapia antes de iniciar o tratamento ou a profilaxia.

Determinados distúrbios emocionais ocorrem quase de forma universal após o AVC; estes incluem irritabilidade extrema, ansiedade e diminuição do controle da raiva. Outros problemas que ocorrem com frequência incluem labilidade emocional e risada ou choro patológico. Estima-se que essa última condição, conhecida como afeto pseudobulbar, afete de 11 a 34% dos pacientes com doença cerebrovascular, em geral de forma espontânea, sem estímulo emotivo. Em contraste, na labilidade emocional, a resposta é desenvolvida a partir de um estímulo emotivo, mas é fora de proporção ao estímulo e fora do controle emocional esperado. A labilidade emocional afeta de 20 a 25% dos pacientes no pós-AVC nos primeiros seis meses e de 10 a 15% em um ano após o AVC. O afeto pseudobulbar se desenvolve com mais frequência em pacientes com lesões da *basis pontis*. Além disso, lesões da cápsula interna, dos pedúnculos cerebrais e do cerebelo aumentam a frequência da labilidade emocional e do afeto pseudobulbar.

Embora o choro seja quase sempre observado em pacientes com afeto pseudobulbar, os transtornos de depressão diagnosticáveis ou sintomas de depressão muitas vezes passam despercebidos. A família e os amigos podem responder emocionalmente e com forte empatia ao paciente, e essa reação muitas vezes causa mais aflição ao paciente do que seu próprio choro. No caso da risada, a família pode erroneamente pensar que o paciente está debochando ou rindo deles. Os pacientes podem pensar que estão ficando loucos. Os indivíduos afetados por esses distúrbios descrevem angústia e constrangimento e evitam o contato social. Se houver suspeita de afeto pseudobulbar, o médico deve perguntar aos pacientes que estão chorando se eles estão verdadeiramente chateados e se há algo que os está deixando tristes. Se não houver razão, a educação do paciente e da família sobre a condição de labilidade emocional pode ser muito útil para reduzir a angústia. Antidepressivos são muitas vezes efetivos na redução da frequência de ambas as condições após o AVC.

Hackett ML, Anderson CS, House A, Halteh C: Interventions for preventing depression after stroke (review). Cochrane Database Syst Rev 2008;(3):CD003689.

Hackett ML, Anderson CS, House A, Xia J: Interventions for treating depression after stroke (review). Cochrane Database Syst Rev 2008;(4):CD003437.

Hackett ML, Yang M, Anderson CS, et al: Pharmaceutical interventions for emotionalism after stroke. Cochrane Database Syst Rev 2010;(2):CD003690.

Parvizi J, Coburn KL, Shillcutt SD, et al: Neuroanatomy of pathological laughing and crying: A report from the American Neuropsychiatric Association Committee on Research. J Neuropsychiatry Clin Neurosci 2009;21:75–87.

Salter KL, Foley NC, Zhu L, et al: Prevention of poststroke depression: Does prophylactic pharmacotherapy work? J Stroke Cerebrovasc Dis 2013;22:1243–1251.

G. Distúrbios do sono

Os distúrbios do sono são o fator de risco modificável mais desconhecido e subtratado para o desenvolvimento de um AVC. O acidente vascular cerebral também pode desmascarar ou exacerbar distúrbios do sono, como apneia obstrutiva do sono, movimento de membro periódico e síndrome das pernas inquietas. A respiração desordenada no sono, em sua maioria na forma de apneia obstrutiva do sono, afeta quase 50% dos pacientes no pós-AVC. Logo após o evento agudo, há aumento na incidência de apneia do sono central, que geralmente se resolve por completo em vários meses. Distúrbios do sono-vigília, em sua maioria na forma de insônia, afetam 20 a 40% dos pacientes no pós-AVC. A sonolência excessiva durante o dia com frequência acompanha o AVC do tálamo ou do mesencéfalo. Os distúrbios do sono estão relacionados a resultados de reabilitação ruins após o AVC. Portanto, o tratamento efetivo do distúrbio do sono é importante para a prevenção primária e secundária do AVC e para a melhora nos resultados gerais de reabilitação.

Os pacientes no pós-AVC devem ser avaliados para risco de respiração desordenada no sono, e a polissonografia deve ser utilizada naqueles com suspeita do distúrbio para confirmar o diagnóstico e iniciar o tratamento. Se possível, os pacientes diagnosticados com apneia obstrutiva do sono devem ser orientados a usar uma máscara confortável e um equipamento prescrito antes da alta. Em tais pacientes, o uso de pressão positiva contínua em vias aéreas (CPAP) demonstrou promover a recuperação funcional e diminuir os sintomas de depressão; naqueles com apneia moderada a grave, a CPAP diminuiu recorrências de AVC. Os pacientes com apneia obstrutiva do sono com frequência registram melhora acentuada na fadiga durante o dia com o uso da CPAP.

Os indivíduos com insônia cujos AVCs envolvem os gânglios da base, a coroa radiada ou trato o piramidal também devem ser rastreados para movimento periódico do membro e síndrome das pernas inquietas. O tratamento desses problemas em tais pacientes, geralmente com fármacos dopaminérgicos, como ropinirole, pode melhorar a recuperação do AVC. O tratamento da insônia, independentemente da causa e manifestação, deve também incluir intervenções comportamentais e ambientais, como usar técnicas de indução de relaxamento, manter o quarto de dormir como um local silencioso, limitar a estimulação na hora de dormir e ir deitar sempre no mesmo horário. Sonecas durante o dia também podem ajudar.

As intervenções farmacológicas na hora de dormir incluem uso criterioso de hipnóticos ou outros fármacos sedativos, como a trazodona. Deve-se observar que diversos fármacos hipnóticos ou sedativos irão piorar a apneia obstrutiva do sono. A dor que interfere no sono precisa ser tratada; os pacientes com dor central podem se beneficiar da gabapentina na hora de dormir. Aqueles com noctúria podem responder à limitação da ingestão de líquidos à noite e de anticolinérgicos de curta duração na hora de dormir. Se a depressão estiver presente, antidepressivos sedativos programados na hora de dormir podem induzir ou aprofundar o sono.

Bassetti CL: Sleep and stroke. Semin Neurol 2005;25:19–32.

Wallace DM, Ramos AR, Rundek T: Sleep disorders and stroke. Int J Stroke 2012;7:231–242.

H. Fadiga durante o dia

A incidência de fadiga pós-AVC (FPA) é estimada em 30 a 68%. Essa fadiga é diferente daquela dos indivíduos sadios, é uma sequela comum e de longa duração do AVC, não está relacionada a esforço anterior e não é aliviada pelo repouso. Acredita-se que a fadiga durante o dia apresente causas multifatoriais, com a depressão tendo a mais forte correlação pós-AVC. Outros fatores possivelmente influentes incluem o desequilíbrio nutricional, distúrbios sistêmicos (infecção, insuficiência cardíaca congestiva, hipotireoidismo, anemia, etc.), efeitos colaterais da medicação, distúrbios do sono (ver discussão anterior) e distúrbios emocionais. A FPA tem um impacto negativo sobre a capacidade funcional e a independência, podendo levar a um nível de atividade física insatisfatório nos pacientes e ao aumento da pressão sobre o cuidador. A FPA também está associada com piora na sobrevida em 2 a 3 anos após o AVC.

As várias possíveis intervenções para tratar da fadiga incluem farmacoterapia (antidepressivos, estimulantes, modafinil e dopaminérgicos), psicoterapia e fisioterapia para aumentar a resistência. Os distúrbios sistêmicos e o desequilíbrio nutricional também devem ser identificados e tratados.

> Duncan F, Kutlubaev MA, Dennis MS, et al: Fatigue after stroke: A systematic review of associations with impaired physical fitness. Int J Stroke 2012;7:157–162.
> Lerdal A, Bakken LN, Kouwenhoven SE, et al: Poststroke fatigue—a review. J Pain Symptom Manage 2009;38:928–949.
> McGeough E, Pollock A, Smith LN, et al: Intervention for post-stroke fatigue (review). Cochrane Database Syst Rev 2009;(3):CD007030.

I. Quedas e lesões

As quedas são ocorrências frequentes após o AVC, com uma incidência estimada de 73% dentro de seis meses da alta hospitalar. Em um cenário hospitalar, a incidência de quedas é de 14 a 65%, e 33% desses pacientes sofrem lesões, em geral contusões ou abrasões, mas ocasionalmente fraturas. O risco de sequelas hemorrágicas importantes provenientes de uma queda é maior naqueles em uso de anticoagulantes (mas em geral não tão grande que constitua uma contraindicação absoluta à anticoagulação durante a reabilitação internada). A osteoporose é uma significativa complicação do AVC, e o risco de fraturas em pacientes no pós-AVC é quatro vezes maior que o da população sem AVC. O local mais comum de fratura nesses pacientes é o quadril no lado hemiplégico. Além disso, embora as quedas possam motivar alguns pacientes a aderir melhor às precauções de segurança, muitos desenvolvem medo de outras quedas, o que os leva a evitar e diminuir a atividade física. Mesmo com programas de prevenção agressivos na internação, as quedas ainda ocorrem com frequência. Em geral, o risco mais alto de quedas é observado em pacientes com problemas de equilíbrio, heminegligência visuoespacial e desempenho insatisfatório nas atividades da vida diária. Pacientes com fraqueza nas pernas, perda sensorial, problemas no pé, incontinência e déficits visuais também apresentam alto risco de quedas. Como a maioria dos sobreviventes no pós-AVC sofre de um ou mais desses problemas, é apropriado aplicar as estratégias de prevenção de quedas (Quadro 14.8) a todos os pacientes.

As intervenções multifatoriais reduzem a taxa de quedas, mas não o risco. Para preveni-las, os fatores de risco precisam ser abordados em fisioterapia ou terapia ocupacional. Fatores cognitivos, psicológicos e emocionais, em particular ansiedade quando está em pé ou deambulando, também devem ser abordados. Na unidade de reabilitação, o emprego sensato de alarmes e restrições ao leito ou a cadeiras de rodas precisa ser considerado. Alguns pacientes respondem à educação, enquanto outros precisam ser lembrados de forma constante. Os pacientes confusos que ficam agitados com alarmes ou contenções podem responder positivamente ao uso de um leito com proteção. De maneira alternativa, um paciente confuso ou agitado pode precisar de uma companhia pessoal ou um terapeuta comportamental para garantir sua segurança. Deve ser observado que dispositivos de assistência como bengalas, andadores, cadeiras de roda e grades da cama muitas vezes são solicitados para promover a segurança; contudo, o efeito desses dispositivos deve ser avaliado com cuidado, uma vez que eles podem, na realidade, aumentar a probabilidade de quedas em alguns pacientes.

A farmacoterapia com utilização de dose baixa de suplemento de vitamina D tem se mostrado eficaz para reduzir quedas em pacientes do sexo feminino em um cenário institucional. Se presente, a osteoporose deve ser tratada para reduzir o risco de fratura.

> **Quadro 14.8** Estratégias para prevenção de quedas e de suas consequentes lesões em pacientes pós-AVC
>
> - Educar pacientes e familiares a respeito de precauções de segurança com o uso de folhetos; incluir avisos verbais para não levantar e avisos para o uso da campainha para chamar o enfermeiro.
> - Fornecer sinais visíveis no quarto, próximo ao leito, lembrando o paciente de não levantar da cama.
> - Usar alarmes na cama e na cadeira.
> - Aplicar sempre cintos de segurança nas cadeiras, com alarme no cinto.
> - Considerar o uso de contenções (p. ex., coletes, cintos de segurança, cinto pélvico) – essa prática deve ter um acompanhamento próximo.
> - Manter as grades da cama sempre erguidas quando o paciente não está sendo transferido ou saindo da cama.
> - Posicionar a cama em uma altura baixa.
> - Colocar um tapete de borracha próximo à cama.
> - Proteger quadris, nádegas e outras proeminências ósseas do paciente.
> - Usar monitores de áudio ou vídeo (nesse caso, alguém precisa estar ouvindo ou assistindo).
> - Considerar a companhia pessoal.

> Batchelor F, Hill K, Mackintosh S, Said C: What works in fall prevention after stroke? A systemic review and meta-analysis. Stroke 2010;41:1715–1722.
> Campbell GB, Matthews JT: An integrative review of factors associated with falls during post stroke rehabilitation. J Nurs Scholarship 2010;42:395–404.
> National Stroke Foundation: *Clinical Guidelines for Stroke Management 2010*. Melbourne Australia. Available at: www.strokefoundation.org/au/site/media/Clinical_Guidelines_Acute_Management_Recommendations_2010.pdf. Accessed 30 September 2013.
> Poole KE, Reeve J, Warburton EA: Falls, fractures, and osteoporosis after stroke: Time to think about protection? Stroke 2002;33:1432–1436.

PROGNÓSTICO

Embora mais da metade de todos os sobreviventes de AVC atinja a independência funcional, 33% ficam incapacitados de forma

> **Quadro 14.9** Fatores que podem afetar de forma adversa o prognóstico e o resultado após o AVC
>
> - Idade avançada (idade fisiológica mais importante que a idade cronológica).
> - Comorbidades clínicas, em especial aquelas que limitam a mobilidade.
> - Nível funcional pré-mórbido baixo.
> - Demora para receber cuidado clínico ou iniciar a reabilitação (após o evento agudo).
> - Localização, padrão e tamanho do infarto ou hemorragia (pior se for extenso).
> - Déficits na cognição, no nível de consciência, na comunicação e na capacidade de aprendizado ou evidência de negligência de percepção.
> - Recuperação motora mínima em quatro semanas após o AVC; membro flácido.
> - Fatores psicológicos, como capacidade limitada de lidar com a presença de depressão.
> - Apoio social limitado.

permanente, requerendo assistência para a deambulação, e 25% ficam dependentes para as atividades de vida diária. Além disso, 20 a 25% de todos os sobreviventes de AVC ficam internados de modo permanente, em geral em instituições de longa permanência. Os potenciais fatores que podem prejudicar os resultados funcionais e a resposta à reabilitação pós-AVC são listados no Quadro 14.9.

O prognóstico de pacientes idosos costuma ser pior do que de pacientes mais jovens, mas isso com frequência reflete um nível funcional pré-mórbido ruim e a presença de várias outras comorbidades clínicas, incluindo demência, diabetes melito, doença cardíaca, AVCs prévios, anormalidades eletrocardiográficas ou abuso de álcool. O atraso no início do cuidado médico agudo, em especial na terapia fibrinolítica, reduz a probabilidade de uma boa recuperação funcional.

Pacientes com AVC lacunar têm um excelente prognóstico, visto que a maioria atinge a recuperação plena ou quase plena. Os prognósticos após outros AVCs isquêmicos e HIC é menos previsível; o potencial insatisfatório para a recuperação está associado com grandes lesões, lesões bilaterais, nível baixo de consciência e determinados déficits neurológicos. Do ponto de vista anatômico, grandes hemorragias do tronco cerebral apresentam o pior prognóstico, devido à probabilidade de coma e morte. Os pacientes com grandes hemorragias cerebelares, do putame e do tálamo também correm risco de coma ou de grave incapacidade se sobreviverem. Aqueles com pequenas hemorragias, incluindo lesões do tronco cerebral, muitas vezes apresentam uma excelente chance de sobrevivência e recuperação, uma vez que a área de real dano isquêmico pode ser bem pequena; em virtude disso, muitos dos déficits podem melhorar à medida que a hemorragia e o edema circundante se resolvem.

Os déficits neurológicos que causam negligência e afetam a cognição, a comunicação, a sensação e a visão estão associados a resultados insatisfatórios. A cognição nitidamente prejudicada, afasia grave, abulia e negligência prejudicam o aprendizado de novas habilidades. Déficits visuais apresentam um desafio à reabilitação, em especial quando acompanhados por déficits sensório-motores e de comunicação. Além disso, o equilíbrio deficiente ao sentar, incontinência persistindo por mais de 1 a 2 semanas, recuperação motora mínima ou membro flácido em quatro semanas também estão relacionados a menor recuperação funcional e à probabilidade reduzida de voltar ao convívio na comunidade.

O médico e a equipe de cuidado devem sempre levar em consideração os fatores psicológicos e sociais que podem ser obstáculos à recuperação funcional. A depressão e a capacidade de enfrentamento insuficiente têm sido correlacionadas com resultados ruins e devem ser abordadas com aconselhamento e intervenções farmacológicas o mais cedo possível. A falta de suporte social deve sempre ser abordada, uma vez que em geral reduz gravemente as opções realísticas do paciente para a volta ao convívio na comunidade e complica o cuidado de acompanhamento.

> Kelley-Hayes M, Beiser A, Kase CS, et al: The influence of gender and age on disability following ischemic stroke: The Framingham study. J Stroke Cerebrovasc Dis 2003;12:119–126.
>
> Teasell RW, Foley N, Salter K: Predictive factors for recovery. In Stein J, Harvey RL, Macko RF, et al (Eds): *Stroke: Recovery and Rehabilitation*. Demos, 2009: 587–596.
>
> Zinn S, Dudley TK, Bosworth HB, et al: The effect of poststroke cognitive impairment on rehabilitation process and functional outcome. Arch Phys Med Rehabil 2004;85:1084–1090.

Esclerose Múltipla

15

Kristin Varacalli, DO
Anjali Shah, MD
Ian B. Maitin, MD

FUNDAMENTOS DO DIAGNÓSTICO

- A esclerose múltipla (EM) afeta com mais frequência mulheres brancas, com início dos sintomas na segunda e terceira décadas de vida.
- Nenhuma etiologia definitiva foi ainda determinada.
- Existem quatro padrões clínicos; o mais comum é a EM na forma surto-remissão.
- A imagem por ressonância magnética (RM) do cérebro e da medula espinal é a ferramenta diagnóstica mais útil para a detecção da EM.

CONSIDERAÇÕES GERAIS

A esclerose múltipla (EM) é uma doença mediada pela imunidade do sistema nervoso central que frequentemente afeta adultos jovens e de meia-idade. É caracterizada por múltiplas placas de desmielinização na substância branca que representam grandes ameaças à função, produzindo danos a cognição, visão, fala, deglutição, função muscular e função intestinal e vesical. Devido a sua natureza progressiva e crônica, a incapacidade pode evoluir durante toda a vida do paciente. Os custos da doença, diretos e indiretos, são imensos. Os custos médicos diretos foram estimados em 10 bilhões de dólares por ano nos Estados Unidos. Os custos indiretos incluem aqueles associados ao emprego (reduzido ou de semprego) e a equipamentos de assistência relacionados à incapacidade e às modificações na casa. A intervenção psiquiátrica e de reabilitação é crucial para garantir e melhorar a capacidade funcional e a redução dos sintomas durante a vida do paciente, a fim de melhorar a qualidade de vida e diminuir a ameaça da doença.

A maioria dos pacientes com esclerose múltipla é diagnosticada na faixa etária dos 20 a 30 anos, em geral antes da entrada no mercado de trabalho e da idade fértil. Embora a incidência da doença seja de difícil determinação, estima-se que 40 mil pessoas nos Estados Unidos estejam vivendo com EM. No mundo todo, é provável que a prevalência seja superior a 2,5 milhões de pessoas. As áreas com a mais alta prevalência incluem o norte da Europa, o sul da Austrália e a porção média da América do Norte. Além disso, a EM é uma das causas mais comuns de incapacidade não traumática em adultos jovens. A doença é mais comum nas mulheres, com uma razão de mulher para homem de cerca de 2-3:1. As brancas tendem a ser mais afetadas do que as negras e as asiáticas.

Embora a causa da EM permaneça desconhecida, vários fatores parecem desempenhar um papel. Uma teoria foca os fatores ambientais associados à localização geográfica. Viver mais distante da linha do Equador foi considerado fator para um risco mais alto de desenvolver EM, embora a população inuíte seja uma exceção. Uma segunda diferença notável relaciona-se aos padrões migratórios. Pesquisadores têm observado que o risco de EM diminui quando os indivíduos migram de áreas de alto para baixo risco geográfico, mas o oposto não se aplica. Embora a relação entre distância da linha do Equador e EM seja obscura, a significância da exposição ao sol promovendo a vitamina D em relação ao desenvolvimento da EM tem ganhado proeminência. Há um risco aumentado conhecido de desenvolvimento de EM naqueles com níveis baixos de vitamina D. Pesquisas estão em desenvolvimento para determinar o efeito dos níveis de vitamina D sobre os sintomas em pacientes já diagnosticados com a doença. Conferir crença adicional à influência ambiental é a variabilidade observada nas manifestações da doença e idade de início. Essa variabilidade implica que, enquanto os indivíduos podem ter uma predisposição genética a desenvolver a doença, fatores ambientais podem continuar a mitigar a suscetibilidade. Não está claro se existe um período crucial para a exposição ao sol necessária do ponto de vista fisiológico durante a vida da pessoa.

As teorias mais proeminentes sobre as causas focam uma etiologia pós-infecciosa e um processo autoimune, sendo este último influenciado por predisposição genética. Numerosos estudos de pesquisa têm investigado a possibilidade de um agente infeccioso iniciar o processo de doença na esclerose múltipla. As viroses que foram estudadas incluem hidrofobia, vírus herpes simples 6 (HSV-6), sarampo, coronavírus, cinomose canina, vírus linfotrópico de células humanas tipo 1 (HTLV-1) e vírus Epstein-Barr (EBV). A bactéria *Chlamydia pneumonale* também foi estudada. Embora nenhum desses agentes tenha sido comprovado como causador da EM, muitos especialistas acreditam, com base em estudos com líquido cerebrospinal, que um agente infeccioso desempenha um papel. A persistência da imunoglobulina G (IgG) oligoclonal no líquido cerebrospinal de pacientes com EM é consistente com distúrbios infecciosos ou parainfecciosos do sistema nervoso central; contudo, a especificidade da IgG no líquido cerebrospinal permanece desconhecida. Entre os candidatos virais, a relação entre EBV e EM foi mais fortemente estabelecida, uma vez que os indivíduos que são soronegativos para EBV apresentam risco muito baixo de desenvolver EM. A exposição ao EBV pode ser mais importante durante a adolescência ou o início da idade adulta, uma vez que há mais adultos que são soropositivos para EBV, mas que não têm EM. Além disso, a mononucleose infecciosa foi considerada um fator de risco para EM. Novamente, permanece incerto em qual ponto de exposição qualquer um desses fatores poderia desencadear a cascata inflamatória.

Uma predisposição genética, em combinação com desencadeadores ambientais, também foi proposta como mecanismo para EM. Vários estudos de ligação genética têm confirmado um elo com a região de histocompatibilidade maior (HCM), assim como elos menos bem definidos com outras zonas que codificam as interleucinas. A presença do sorotipo HLA-DR2 em famílias DR-positivas está associada a uma maior chance de desenvolvimento da doença. O risco de EM concordante é de 30% com gêmeos monozigóticos, 5% com gêmeos dizigóticos e entre 2 e 4% para familiares de primeiro grau da pessoa com EM.

Apesar de várias teorias e da pesquisa em andamento, nenhuma etiologia simples foi elucidada; é provável que a doença represente uma combinação de fatores ambientais, infecciosos e genéticos.

> Bethoux F, Rae-Grant A: Multiple sclerosis. In Frontera WR (Ed): *Delisa's Physical Medicine and Rehabilitation; Principles and Practice*, 5th ed. Lippincott Williams & Wilkins, 2010:625–643.
> Epidemiology of MS. National Multiple Sclerosis Society. Available at: http://www.nationalmssociety.org/about-multiple-sclerosis/what-we-know-about-ms/who-gets-ms/epidemiology-of-ms/index.aspx. Accessed 25 June 2013.
> Fox RJ: Multiple sclerosis. Cleveland Clinic Center for Continuing Education. Available at: http://www.clevelandclinicmeded.com/medicalpubs/diseasemanagement/neurology/multiple_sclerosis/#s0015. Accessed 25 June 2013.

PATOGÊNESE

A esclerose múltipla foi definida pela primeira vez como doença pelo neurologista francês Jean-Martin Charcot, em 1868. Historicamente, a EM também é conhecida como esclerose disseminada ou encefalomielite disseminada, com base nas descrições de cérebros e medulas espinais afetados. Charcot chamou a doença de *esclerose em placas* com base nos seus achados clínicos e nos de outros. Charcot também observou uma tríade de sintomas similares entre pacientes com a doença: diplopia, disartria e ataxia.

A doença é caracterizada por lesões múltiplas que ocorrem na substância branca do cérebro e na medula espinal, causando desmielinização. Em geral, essas lesões são encontradas em locais adjacentes a ventrículos laterais, corpo caloso, região periaquedutal, nervos óticos, quiasma ótico e tratos óticos, bem como em traços da substância branca da medula espinal. O processo é mediado pela autoimunidade, de modo que o sistema imune de um indivíduo ataca o próprio sistema nervoso em resposta a um desencadeador desconhecido. Acredita-se que esse processo ocorra em indivíduos geneticamente suscetíveis. As placas consistem em infiltrados inflamatórios compostos de linfócitos e macrófagos, e há evidência de proliferação astrocitária e gliose. O processo inflamatório é causado por células T. As células T cruzam a barreira hematencefálica através de vazamentos e começam a atacar a mielina. Também ocorre liberação adicional de outras citocinas inflamatórias, como interleucina-2, interferon-γ e fator de necrose tumoral.

As células T atacam, em especial, os oligodendrócitos, as células responsáveis pela produção e manutenção de mielina. A mielina ajuda no isolamento dos axônios e, se danificada, resulta na perda de força de impulso entre os nodos de Ranvier. Isso desacelera ou bloqueia a condução nervosa, impedindo os impulsos nervosos normais e comprometendo as funções relacionadas. À medida que a doença progride, pode ocorrer a transecção dos axônios, correlacionada com incapacidade irreversível. Uma lesão adicional aos axônios é mediada não apenas pela desmielinização como também pela proliferação de canais de sódio localizados dentro da membrana. Em uma tentativa de restabelecer a condução normal, há aumento na entrada de sódio, desaceleração da condução nervosa e, potencialmente, bloqueio de condução nervosa.

Entre as exacerbações, ocorre um processo de reparo, ou remielinização. No entanto, os oligodendrócitos não conseguem reconstruir por completo a bainha de mielina celular, e ataques repetidos levam a remielinizações cada vez menos efetivas. Os segmentos de mielina tornam-se mais finos e mais curtos até que uma placa cicatricial é formada ao redor dos axônios danificados. O retorno da função depende do grau de remielinização, embora isso possa ser alterado por fadiga, calor ou outras comorbidades.

Os pesquisadores descreveram quatro subtipos patológicos de esclerose múltipla: (1) destruição da mielina mediada pela célula, (2) destruição da mielina mediada pela célula com imunoglobulina e complemento ativados, (3) oligodendrogliopatia primária com apoptose e, por fim, (4) oligodendrogliopatia neurodegenerativa.

> Ascherio A, Munger KL: Environmental risk factors for multiple sclerosis, part I: The role of infection. Ann Neurol 2007;61:288–299.
> Ascherio A, Munger KL: Environmental risk factors for multiple sclerosis, part II: Noninfectious factors. Ann Neurol 2007;61:504–513.
> Awad AM, Stuve O: Immunopathogenesis of multiple sclerosis: New insights and therapeutic implications. Continuum 2010;16:166–180.
> Frohman EM, Racke MK, Raine CS: Multiple sclerosis—the plaque and its pathogenesis. New Engl J Med 2006;354:9:942–955.
> Handel AE, Giovannoni G, Ebers GC, Ramagopalan SV: Environmental factors and their timing in adult-onset multiple sclerosis. Nature Rev Neurol 2010;6:156–166.

Noseworthy JH, Lucchinetti C, Rodriguez M, Weinshenker BG: Multiple sclerosis. New Engl J Med 2000;343:938–952.

Thacker EL, Mirzaei F, Ascherio A: Infectious mononucleosis and risk for multiple sclerosis: A meta-analysis. Ann Neurol 2006;59:499–503.

Young CA: Factors predisposing to the development of multiple sclerosis. QJM 2011;104:383–386.

ACHADOS CLÍNICOS

▶ Sinais e sintomas

A EM permanece um diagnóstico clínico. As apresentações do paciente são variadas e complexas, às vezes tornando o diagnóstico um desafio para o médico. Em geral, os primeiros sintomas presentes são neurite do nervo ótico ou distúrbio sensorial. Outros sintomas que podem levar os pacientes a procurar avaliação são tremor, ataxia, problemas cognitivos e disartria. Muitos indivíduos registram sintomas de fraqueza, disfunção intestinal e vesical, fadiga e problemas de equilíbrio e dor, para os quais o diagnóstico diferencial é amplo (ver discussão posterior).

A National Multiple Sclerosis Society identifica quatro padrões clínicos principais de EM, que são apresentados na Tabela 15.1. Esse sistema de classificação é útil no esclarecimento prognóstico e nas tomadas de decisões terapêuticas. Dos quatro padrões, os dois últimos são bem menos comuns que os dois primeiros.

A. EM do tipo surto-remissão

Este é o padrão mais comum de EM, afetando cerca de 55 a 65% dos pacientes. Os indivíduos afetados apresentam crises discretas de sintomas neurológicos novos ou piorados, que surgem em alguns dias e podem se resolver em um período de 4 a 8 semanas, com ou sem tratamento com corticosteroides. A queixa inicial mais comum é formigamento ou fraqueza de um membro. Outros indivíduos podem se queixar de alterações visuais ou neurite ótica – dano visual unilateral transitório que dura dias a semanas, o que pode estar associado a uma dor retrobulbar. Em geral, os pacientes com sintomas sensoriais ou cujos sintomas apresentam remissão plena após exacerbações precoces demonstram um melhor prognóstico de longo prazo. Todos os pacientes com surto-remissão demonstram remissão após uma exacerbação, mas podem apresentar incapacidade residual.

B. EM progressiva secundária

Cerca de 25% dos pacientes encontram-se na categoria progressiva secundária. Esse padrão começa como uma esclerose múltipla do tipo surto-remissão; contudo, os indivíduos demonstram piora entre os ataques, e, com o passar do tempo, os déficits funcionais acumulam-se. Muitos pacientes que apresentam um padrão inicial de surto-remissão da doença, em algum momento, desenvolverão o tipo progressivo secundário. A razão para isso não é conhecida. Esses pacientes também tendem a ter menos ataques e a mostrar menos intensificação de gadolínio na imagem por RM do que durante a fase de surto-remissão (ver discussão posterior).

C. EM progressiva primária

O padrão progressivo primário da doença é responsável por cerca de 10% de todos os pacientes com esclerose múltipla. Esses indivíduos tendem a ser mais velhos quando a doença se manifesta (~50 anos), e homens e mulheres são afetados de forma equivalente. Esse padrão é caracterizado por um curso de doença progressivo sem ataques. Diferentemente dos pacientes com a

Tabela 15.1 Classificação da esclerose múltipla

Padrão da doença	Percentual de pacientes afetados	Achados característicos	Curso clínico
Surto-remissão	55-65%	Declínio neurológico súbito que se resolve em 4 a 8 semanas Os sintomas mais comuns são formigamento/fraqueza nos membros, alterações visuais	Remissão após as exacerbações; retorno à condição anterior ou incapacidade associada residual Estável entre as exacerbações
Progressiva secundária	25%	Desenvolve-se a partir da forma surto-remissão da doença Déficits funcionais acumulam-se entre os ataques	Similar aos já citados, mas há piora a cada exacerbação 50% dos surto-remissões convertem-se para a EM progressiva secundária em 10 anos
Progressiva primária	10%	Idade mais avançada no diagnóstico (+ de 50 anos de idade) Homens e mulheres igualmente afetados Em sua maioria, os sintomas iniciais são motores e contínuos, sem períodos de surto-remissão	Doença progressiva sem remissões
Surto-progressiva	5%	Início agressivo e, muitas vezes, uma piora rápida dos sintomas, necessitando de cada vez mais auxílio	Doença rapidamente progressiva, com alta taxa de mortalidade

EM do tipo surto-remissão, de modo geral, aqueles com a EM progressiva primária apresentam uma queixa inicial de sintomas motores. Os pacientes demonstram paraparesia assimétrica, e os sintomas tendem a progredir com mais rapidez, validando observações de que pacientes que começam com sintomas motores têm um prognóstico pior do que aqueles com queixas sensoriais. Nenhuma terapia de modificação da doença foi aprovada para o tratamento de indivíduos com EM progressiva primária.

D. EM surto-progressiva

Este padrão afeta cerca de 5% dos pacientes com EM. Ele é agressivo e com frequência acomete o tronco cerebral. Os pacientes geralmente apresentam um rápido declínio (caracterizado por um crescente número de surtos e piora no dano residual) e podem requerer ventilação mecânica. A mortalidade em razão dessa doença é comum.

▶ Estudos laboratoriais e de imagem

Para o diagnóstico de um paciente com EM, podem ser necessários exames laboratoriais, de imagem neurológica do cérebro e da medula espinal, bem como estudos neurofisiológicos. Para eliminar a presença de outra doença, exames diagnósticos e laboratoriais devem ser feitos a fim de verificar se há outras causas neurológicas, reumatológicas, infecciosas, metabólicas e cardíacas. Além disso, pode ser feita uma punção lombar para análise de líquido cerebrospinal. Bandas oligoclonais estão presentes no líquido cerebrospinal de muitos pacientes com EM. Sua presença não é patognomônica para EM, e, com frequência, a pleocitose é observada.

A. Imagem por ressonância magnética

A RM tornou-se a ferramenta diagnóstica mais útil na avaliação de pacientes com EM. Em geral, as lesões de EM são ovoides, com mais de 5 mm de diâmetro e localizadas na substância branca periventricular. Tais lesões podem ser chamadas de "dedos de Dawson", visto que circundam as veias profundas do cérebro, de modo perpendicular ao eixo longo dos ventrículos laterais. A RM pode ser repetida após um tempo se houver incerteza sobre o diagnóstico. Isso pode esclarecer se as lesões estão se disseminando com o tempo. O gadolínio deve ser usado para determinar se qualquer uma das lesões representa a doença aguda (Fig. 15.1). O meio de contraste cruza a barreira hematencefálica, e as lesões que se desenvolveram entre 4 e 12 semanas antes da imagem irão se intensificar nas imagens em T1. A imagem é útil para realizar o diagnóstico e para determinar a resposta de um paciente à terapia modificadora da doença. Com a sequência FLAIR (*fluid-attenuated inversion recovery*), o líquido cerebrospinal é suprimido e fica escuro; isso permite a obtenção de uma imagem melhorada das lesões em comparação com a imagem em T2 tradicional (Figs. 15.2 e 15.3). Com o passar do tempo, as lesões hiperintensas em T2 atrofiam, produzindo "buracos

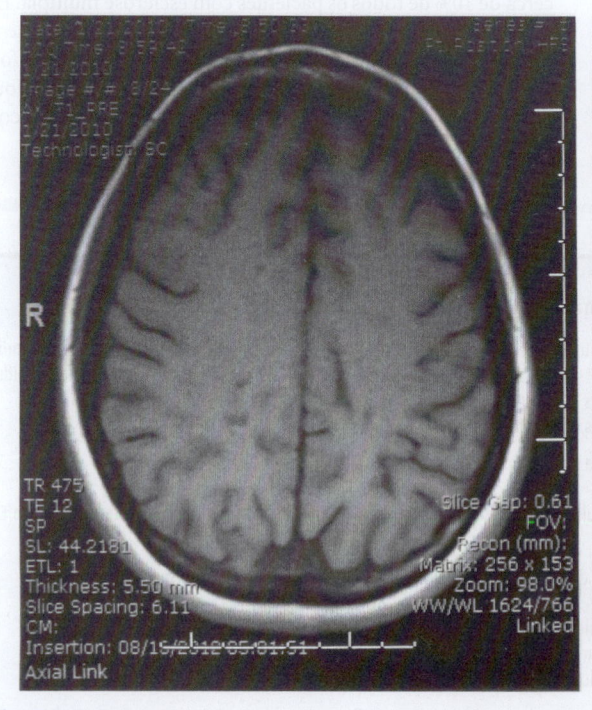

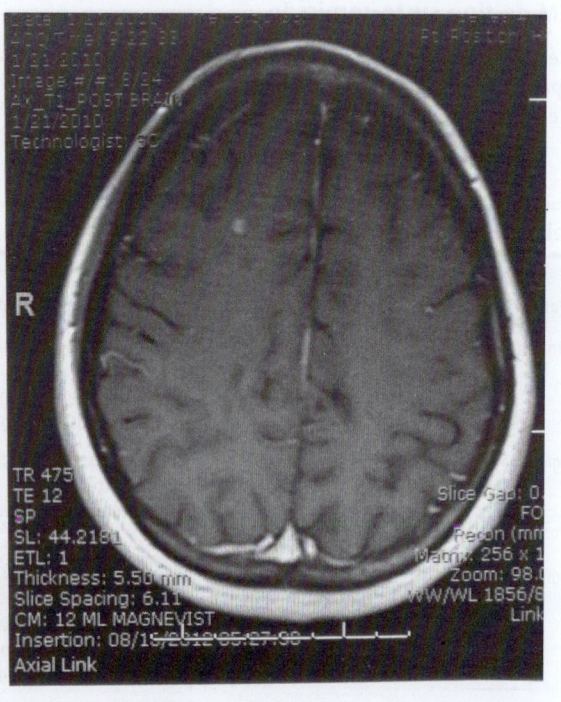

▲ **Figura 15.1** Imagem por ressonância magnética de um paciente com EM. A imagem à esquerda foi obtida antes da infusão de gadolínio. A imagem à direita é pós-infusão. Observe a lesão intensificada no lobo frontal direito. Tais "buracos escuros" em T1 estão relacionados a declínio cognitivo e atrofia.

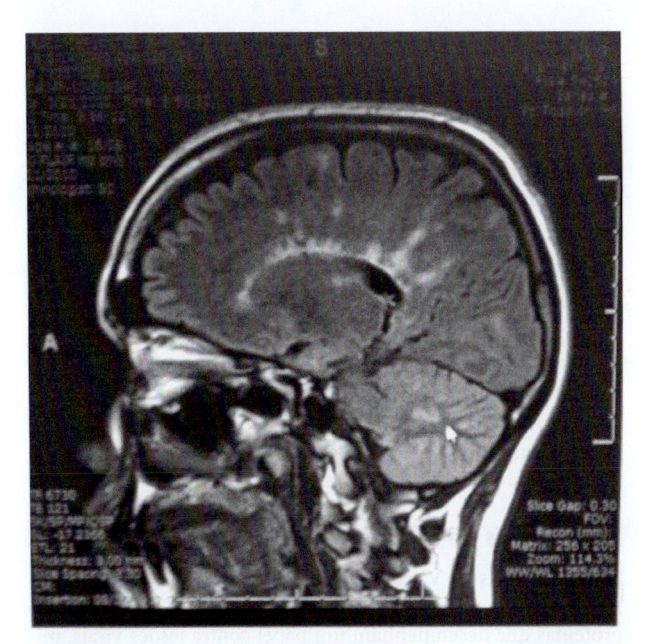

Figura 15.2 Imagem FLAIR sagital mostrando lesões hiperintensas.

negros" nas sequências de imagem em T1. Esses buracos escuros são áreas de dano axonal e desmielinização. A relevância e a importância da imagem da medula espinal na esclerose múltipla têm aumentado com o passar do tempo.

A RM tem demonstrado ser útil em ensaios clínicos como um marcador da atividade da doença nos pacientes. Embora nem todas as mudanças patológicas sejam representadas na imagem, a intensificação do gadolínio e do surgimento de novas lesões em T2 fornece medidas objetivas da atividade da doença. Os profissionais variam o uso da RM no cenário clínico; contudo, ela é bastante utilizada com outros achados de exames diagnósticos e físicos na avaliação da eficácia da terapia de modificação da doença e na determinação do prognóstico.

A RM tradicional foca as mudanças da substância branca. Novas tecnologias, como imagem por tensor de difusão e imagem de transferência de magnetização, estão sendo implementadas para o estudo mais aprofundado das mudanças na substância branca e de seus efeitos clínicos e funcionais subsequentes. Embora o uso de imagem na prática clínica continue a aumentar, é importante evitar basear-se apenas no exame de imagem ao tomar decisões diagnósticas.

B. Potenciais evocados

Os potenciais evocados visuais, do tronco cerebral e somatossensoriais podem ser usados de forma isolada ou em combinação na avaliação da suspeita de EM. Nos pacientes com a condição, as latências são geralmente prolongadas. Os potenciais evocados visuais podem ser usados para avaliar a presença de neurite ótica subclínica.

▶ Critérios diagnósticos

Com o passar dos anos, o diagnóstico de EM evoluiu. Na década de 1960, diagnosticava-se a EM apenas com base em avaliação clínica; por volta dos anos de 1980, critérios para o diagnóstico foram expandidos para incluir exames laboratoriais. Em 2005, os critérios foram atualizados. A mais recente modificação ocorreu em 2010, com os critérios de McDonald, que se baseiam na apresentação clínica, nos achados de RM e nos resultados de exames adicionais, como análise de líquido cerebrospinal e potenciais visuais evocados. O diagnóstico de esclerose múltipla tem sido realizado quando os seguintes critérios são satisfeitos: duas ou mais ocorrências de sintomas no sistema nervoso central, separadas por tempo e espaço; lesão em diferentes locais no sistema nervoso central em diferentes pontos; e disseminação no espaço ou tempo, ou ambos. Os critérios revisados de 2010 permitem que o diagnóstico de EM seja feito com base na apresentação clínica e no uso de RM em um ponto simples no tempo. Em geral, considera-se uma "crise clínica" de EM a mudança neurológica que persiste por mais de 24 horas. As infecções devem ser rastreadas de forma imediata. O critério de "disseminação no espaço" é satisfeito por uma ou mais lesões em T2 nas regiões periventricular, justacortical, infratentorial ou na medula espinal. O critério de "disseminação no tempo" é definido pela presença de uma lesão com intensificação de gadolínio ou em T2 nova na imagem de acompanhamento, independentemente do momento da RM prévia.

> Kraft GH, Brown T: Comprehensive management of multiple sclerosis. In Braddom RL (Ed): *Physical Medicine and Rehabilitation*, 3rd ed. Saunders Elsevier, 2007:1233–1252.
>
> Polman CH, Reingold SC, Banwell B, et al: Diagnostic criteria for multiple sclerosis: 2010 revisions to the McDonald criteria. Ann Neurol 2011;69:292–302.

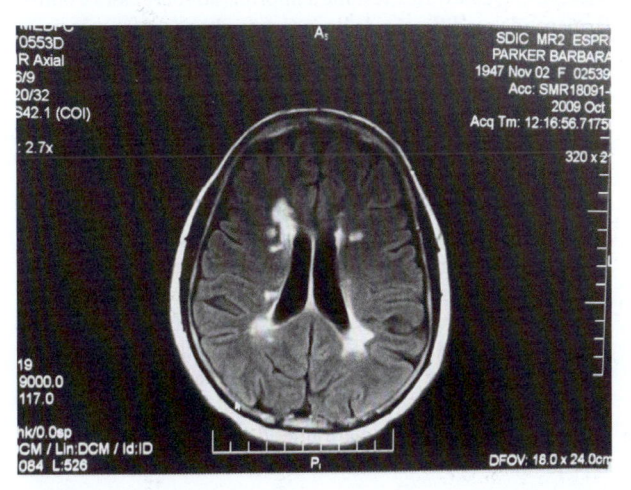

Figura 15.3 Sequência FLAIR axial demonstrando hiperintensidades em T2.

Quadro 15.1 Diagnóstico diferencial da esclerose múltipla

- Neuromielite ótica
- Encefalomielite disseminada aguda (EMDA)
- Mielite transversa
- Neurossífilis
- Arteriopatia dominante autossômica cerebral com leucoencefalopatia subcortical (ADACSIL)
- Síndrome de Behçet
- Neurossarcoidose
- Deficiência de vitamina B_{12}
- Deficiência de folato
- Processo de vasculite
- Doença do tecido conectivo mista
- Artrite reumatoide
- Doença de Lyme
- Lúpus eritematoso sistêmico
- Síndrome de Sjögren
- Carcinoma
- Granulomatose de Wegener
- Estado de hipercoagulação
- Enxaqueca
- Hipertensão
- Distúrbios mitocondriais

DIAGNÓSTICO DIFERENCIAL

O diagnóstico diferencial para esclerose múltipla inclui muitas condições com manifestações sistêmicas (Quadro 15.1), e o diagnóstico pode ser feito por exclusão. Uma avaliação sistemática dos sintomas costuma distinguir as condições que podem ser confundidas com a EM, como doenças vasculares, infecciosas e neoplásicas.

TRATAMENTO

Assim como a própria doença, o tratamento da EM é variado e complexo, abrangendo uma ampla gama de medidas. Uma abordagem pormenorizada e individualizada é necessária para se tirar o máximo proveito das opções terapêuticas existentes. Apesar da disponibilidade de muitos agentes de modificação da doença, a natureza progressiva da EM requer envolvimento psiquiátrico em cada estágio para otimizar força e função e prevenir a deterioração da qualidade de vida do paciente.

▶ Farmacoterapia

Como a esclerose múltipla é uma doença autoimune, a farmacoterapia, incluindo o uso de vários fármacos imunoativos, é a base do tratamento. Três principais categorias de fármacos estão disponíveis: (1) imunossupressores, (2) fármacos de modificação da doença e (3) fármacos que bloqueiam processos extracelulares. Em geral, os corticosteroides são o agente de primeira linha quando os pacientes apresentam a doença aguda.

A. Corticosteroides

A metilprednisolona é usada em surtos curtos para crises agudas ou recidivas. Ela apresenta efeitos anti-inflamatórios e antiedematosos. Em geral, a dosagem é de 500 a 1.000 mg/dia intravenosos, durante 3 a 5 dias, que pode ser seguida por dose menor por via oral. Apesar da falta de consenso sobre a dose do esquema, ou a duração, uma revisão da Cochrane de 2009 não encontrou diferenças clínicas ou radiológicas significativas entre os pacientes que recebem esteroides orais *versus* intravenosos. Os corticosteroides reduzem a gravidade e a duração das exacerbações; dados recentes também demonstram seu benefício de longo prazo em pacientes com EM. No entanto, embora acelerem a recuperação, os esteroides não previnem ataques nem alteram a progressão da doença. Além disso, o uso desses fármacos deve ser ponderado, pois existem os riscos de longo prazo conhecidos do tratamento (i.e., necrose avascular, osteoporose).

B. Fármacos de modificação da doença

1. Interferons — Vários imunomoduladores usados no tratamento da EM são variantes do interferon-β. Os interferons são proteínas que desempenham um papel contra lesões virais, microbianas e neoplásicas; além disso, ajudam a regular o sistema imune. Antes, quando os tratamentos iniciais com interferon-γ causaram aumento nas exacerbações, o interferon-β foi empregado para suprimir o interferon-γ. Desse modo, o interferon-β foi considerado como agente que diminui a ativação das células T e inibe o extravasamento da barreira hematencefálica, reduzindo a extensão da desmielinização (ver, anteriormente, Patogênese).

Os interferons estão disponíveis em diferentes formulações para o uso semanal, em dias alternados e três vezes por semana. Os pacientes tratados com todos os três interferons aprovados pela Food and Drug Administration (FDA) têm demonstrado pouca a nenhuma progressão da doença na RM de acompanhamento. As taxas de recidivas também diminuíram entre os pacientes que recebem esses fármacos. Os efeitos colaterais são similares e incluem reações no local da injeção, sintomas iguais à febre e desenvolvimento de anticorpos neutralizantes, que diminuem a eficácia. O Quadro 15.2 resume a informação sobre esses e outros fármacos de modificação da doença prescritos com frequência.

2. Acetato de glatiramer (Copaxone) — O acetato de glatiramer é um fármaco de primeira linha para pacientes com surtos de esclerose múltipla. Ele é uma combinação sintética de polipeptídeos que consiste de quatro aminoácidos (ácido glutâmico, lisina alanina e tirosina). O mecanismo de ação proposto envolve a ligação a antígenos de histocompatibilidade maior de classe II, com inibição de células T, de forma a bloquear o ataque imunológico. A dosagem é de 20 mcg/dia, de modo subcutâneo. Os efeitos adversos incluem reação de irritação local e (raras vezes) queixas artríticas. Alguns pacientes experimentam uma resposta transitória chamada de *reação imediata pós-injeção*, que consiste em rigidez torácica, rubor e dispneia logo após a injeção, com duração inferior a 20 minutos. Em um estudo de 15 anos, muitos pacientes que tomaram o glatiramer demonstraram poucos surtos e progressão mínima da doença.

3. Natalizumab (Tysabri) — O natalizumab contém anticorpos monoclonais IgG4-κ neutralizantes humanizados que agem

Quadro 15.2 Fármacos de modificação da doença usados no tratamento da esclerose múltipla[a]

Nome	Via	Frequência	Monitoração	Efeitos colaterais
IFN-β1a (Avonex)	IM	Semanal	HC, TFH, TSH	Mialgia, hepatotoxicidade
IFN-β1a (Rebif)	SC-autoinjeção	Três vezes ao dia	HC, TFH, TSH	Mialgia, reações no local da injeção
IFN-β1b (Betaseron, Extavia)	SC-autoinjeção	Em dias alternados	HC, TFH, TSH	Mialgia, reações no local da injeção
Acetato de glatiramer (Copaxone)	SC-autoinjeção	Diária	Nenhuma	Reações no local da injeção, lipoatrofia, reação sistêmica (dor no peito, falta de ar)
Mitoxantrona (Novantrone)	IV	~ A cada três meses	HC, TFH, UA, Eco	Infertilidade masculina e feminina, cardiotoxicidade, leucemia, queda de cabelo, amenorreia
Natalizumab (Tysabri)	IV	A cada 28 dias	TFH	Hipersensibilidade, leucoencefalopatia multifocal progressiva, morte
Fingolimod (Gilenya)	Cápsula	Diária	TFH, HC	Infecções cardíacas (bradicardia), visuais (edema macular), exposição à varicela, teratogenia

IM, intramuscular; SC, subcutânea; IV, intravenosa; HC, hemograma completo; TFH, testes de função hepática; TSH, hormônio tireoestimulante; UA, uroanálise; Eco, ecocardiograma.
[a] Os agentes são listados por ordem de introdução.

contra as integrinas leucocitárias α4. Por meio do bloqueio de tais integrinas, o natalizumab impede a migração dos leucócitos mononucleares para o sistema nervoso central, resultando em menos inflamação. O fármaco, indicado para EM do tipo surto-remissão, é administrado de modo intravenoso a cada 28 dias. Como observado por Bomprezza e colaboradores, essa medicação é "geralmente reservada para pacientes com doença clínica ou radiologicamente ativa ao extremo, seja como terapia inicial, seja quando a terapia inicial foi ineficaz ou muito mal tolerada". Seu perfil de efeitos colaterais demanda que o paciente receba o natalizumab sob rigorosa observação clínica permanente. O mais significativo e grave desses efeitos colaterais é o risco de desenvolver leucoencefalopatia multifocal (LEM), uma rara doença desmielinizante do cérebro causada pelo vírus John Cunningham (VJC). O risco de infecção pelo vírus JC aumenta após 24 meses de terapia por natalizumab. O teste para anticorpos do vírus JC tem ajudado a estratificar, de acordo com o risco, os pacientes que estão prestes a começar ou já começaram a receber terapia por natalizumab. Os fatores que aumentam o risco de desenvolver LEM incluem mais de 24 infusões de natalizumab, uso prévio de imunossupressores e condição positiva para anticorpos VJC.

4. Mitoxantrona (Novantrone)

— A mitoxantrona é o único agente quimioterápico aprovado para uso em pacientes com esclerose múltipla. Ele reduz a proliferação de linfócitos e é considerado um tratamento de segunda linha para pacientes com EM progressiva secundária ou para a piora da EM do tipo surto-remissão. A mitoxantrona é administrada por infusão intravenosa durante 30 minutos a cada 90 dias, a 12 mg/m^2, por um período de 2 a 3 anos, com uma dose cumulativa máxima de 140 mg/m^2. O fármaco está associado a significativos efeitos colaterais, incluindo risco de desenvolvimento de leucemia e redução da fração ejetada do ventrículo esquerdo. A duração do uso é limitada a cerca de dois anos devido à cardiotoxicidade, e o monitoramento com ecocardiografia é rotineiro. Estudos têm indicado que a mitoxantrona pode diminuir exacerbações e reduzir o número de lesões observadas na RM. Além disso, esses efeitos podem persistir por vários anos após a interrupção da medicação.

5. Fingolimod (Gilenya)

— O fingolimod obteve aprovação da FDA em 2010 como agente de primeira linha para pacientes com EM. Ele também é o primeiro agente oral aprovado para o tratamento da EM tipo surto-remissão. A dosagem recomendada é de 0,5 mg diários. O fármaco é um modulador do receptor de esfingosina-1 fosfato (S1P), que se une a linfócitos sequestrando-os e, desse modo, fazendo a regulação descendente de sua expressão.

Dois principais estudos avaliaram a eficácia do fingolimod em relação a placebo (FREEDOMS) ou interferon-β1a (TRANSFORMS). Esses estudos mostraram que o fingolimod foi responsável por uma redução significativa nas taxas anualizadas de surtos (TAS) em comparação com o placebo ou o IFN-β1a. Além disso, o fingolimod conseguiu reduzir as novas lesões intensificadas por gadolínio ou em T2 e o tempo da progressão da doença. Houve duas mortes de pacientes que receberam uma dosagem diária de 1,25 mg; um faleceu devido à infecção por varicela-zóster primária disseminada, e outro devido a encefalite por herpes simples. Por essa razão, as titulações de anticorpos contra varicela devem ser obtidas antes de se começar a terapia com o fármaco. Se a titulação de anticorpos for baixa, a vacina contra varicela é aconselhada. Os modelos com animais têm mostrado o fingolimod como agente de efeitos neuroprotetores.

Os efeitos colaterais incluem desenvolvimento de bradicardia ou bloqueio de nodo atrioventricular. Assim, antes que um paciente comece a terapia com o fármaco, deve ser feita uma eletrocardiografia, bem como marcada uma consulta ao cardiologista, se necessário. Os pacientes devem ser monitorados durante seis horas após a administração da primeira dose, uma vez que o risco de bloqueio cardíaco é elevado durante esse período. Um eletrocardiograma de acompanhamento ao término das seis horas também é aconselhado. Outros efeitos colaterais incluem risco de edema macular, infecções, mudanças brandas no exame de função pulmonar e transaminases elevadas. Os pacientes devem ser submetidos a avaliação oftalmológica após quatro meses do início da terapia para rastrear edema macular. O teste laboratorial para avaliação de perfil hematológico e hepático também deve ser feito trimestralmente. A segurança dessa medicação na gravidez não foi estabelecida, e aconselha-se cuidado na administração do fármaco a pacientes em idade fértil.

C. Outros agentes

1. Teriflunomida (Aubagio) — A teriflunomida é o metabólito ativo do leflunomida, um fármaco usado no tratamento da artrite reumatoide e aprovado para o tratamento da esclerose múltipla recidivante. Ele causa inibição reversível da enzima mitocondrial di-hidro-orotato desidrogenase (DHODH), que desempenha um papel crucial na síntese de pirimidina para nova replicação de DNA. Como a trajetória de salvação é preservada, as células T quiescentes não são afetadas. Contudo, o fármaco reduz a replicação, a ativação e a função de células T e B quando os autoantígenos estão presentes. Em estudos clínicos, a teriflunomida, um agente oral anteriormente usado uma vez ao dia, reduziu de forma significativa a TAS e a quantidade de novas lesões observadas na RM e diminuiu a progressão da incapacidade em comparação com o placebo. Estão sendo realizados vários outros estudos envolvendo comparador ativo e um estudo usando teriflunomida em uma síndrome clinicamente isolada, um primeiro evento clínico sugestivo de EM. Os efeitos colaterais incluem níveis de transaminase elevados, afinamento capilar, náusea e diarreia. Esse fármaco recebeu classificação "X" na categoria de gravidez e deve ser usado com cuidado em pacientes em idade fértil. A rápida eliminação com colestiramina é possível se uma paciente engravidar enquanto recebe o fármaco.

2. Fumarato de dimetila (Tecfidera) — O fumarato de dimetila (FDM) é o terceiro agente oral, após o fingolimod e a teriflunomida, aprovado pela FDA para o tratamento das formas recidivas de esclerose múltipla. Os ésteres do ácido fumárico (EAF) foram usados no tratamento de pacientes com psoríase. Embora o mecanismo de ação do FDM não seja totalmente compreendido, acredita-se que o fármaco ajude na regulação descendente de vários mecanismos inflamatórios responsáveis pela apoptose das células T ativadas, que irão passar pela barreira hematencefálica. Em dois importantes ensaios clínicos envolvendo FDM (DEFINE, um estudo controlado por placebo usando fumarato oral em duas dosagens diferentes, e CONFIRM, no qual o comparador ativo de acetato de glatiramer e duas dosagens de fumarato oral foram comparados com placebo), o fumarato de dimetila reduziu de modo significativo a TAS e o número de novas lesões intensificadas em relação ao placebo. No ensaio DEFINE, a melhora na incapacidade também foi demonstrada. A dosagem é duas vezes ao dia, e os efeitos colaterais mais comuns incluem rubor e desconforto gastrintestinal.

> Bomprezzi R, Okuda DT, Alderazi YJ, et al: From injection therapies to natalizumab: Views on the treatment of multiple sclerosis. Ther Adv Neurol Dis 2012;5:97–104.

> Burton JM, O'Connor PW, Hohol M, Beyene J: Oral versus intravenous steroids for treatment of relapses in multiple sclerosis. Cochrane Database Syst Rev 2009;(3):CD006921.
>
> Castro-Borrero W, Graves D, Frohman TC, et al. Current and emerging therapies in multiple sclerosis: A systematic review. Ther Adv Neurol Dis 2012;5:205–220.
>
> Ford C, Goodman AD, Johnson K, et al: Continuous long-term immunomodulatory therapy in relapsing multiple sclerosis: Results from the 15-year analysis of the US prospective open-label study of glatiramer acetate. Mult Scler 2010;16:342–350.
>
> Foster CA, Howard LM, Schweitzer A, et al: Brain penetration of the oral immunomodulatory drug FTY720 and its phosphorylation in the central nervous system during experimental autoimmune encephalomyelitis: Consequences for mode of action in multiple sclerosis. J Pharmacol Exp Ther 2007;323:469–475.
>
> Goodin DS, Arnason BG, Coyle PK, et al: The use of mitoxantrone (novantrone) for the treatment of multiple sclerosis: Report of the therapeutics and technology assessment subcommittee of the American Academy of Neurology. Neurology 2003;61: 1332–1338.
>
> Martinelli V, Radaelli M, Straffi L, et al: Mitoxantrone: Benefits and risks in multiple sclerosis patients. Neurol Sci 2009;30: S167–S170.
>
> Pelletier D, Hafler DA: Fingolimod for multiple sclerosis. New Engl J Med 2012;366:339–347.
>
> Castelli-Haley J, Oleen-Burkey MA, Lage MJ, Johnson K: Glatiramer acetate and interferon beta-1a for intramuscular administration: A study of outcomes among multiple sclerosis intent-to-treat and persistent-use cohorts. J Med Econ 2010;13:464–471.

▶ Reabilitação e exercício

A prescrição de exercícios e o desenvolvimento dos protocolos de fisioterapia para pacientes com EM são desafios, porque a doença é heterogênea e imprevisível. Os objetivos devem ser maximizar a independência física, emocional, social e profissional do indivíduo e melhorar sua qualidade de vida. Como a esclerose múltipla é uma doença progressiva, os médicos precisam prever as futuras necessidades do paciente com base em seu curso clínico. A reabilitação de pacientes com esclerose múltipla, diferente daquela de muitas outras doenças, é um processo contínuo.

Um tratamento ambulatorial é benéfico para a maioria dos pacientes com EM. Casos mais complexos, com necessidades extensas, irão requerer uma abordagem multidisciplinar, oferecida pela reabilitação com internação. A reabilitação com internação aguda é utilizada com frequência após exacerbações que resultam em diminuições drásticas na função, na força ou na capacidade de concluir atividades da vida diária (AVDs). Diversos estudos mostram uma melhora estatisticamente significativa da incapacidade e do dano com a terapia. Um programa de exercício domiciliar é crucial para maximizar os efeitos. A fisioterapia mais de duas vezes por semana pode ser bastante cansativa para pacientes e não é aconselhada. Além disso, o momento da fisioterapia pode ser melhor pela manhã, devido à fadiga e ao aumento dos sintomas relacionado à temperatura. De modo geral, a terapia oferecida consiste em atividades da vida diária, amplitude de movimento, fortalecimento, equilíbrio, coordenação e treinamento da marcha. As melhoras podem ser observadas na mobilidade, no equilíbrio, nas transferências, no autocuidado, no controle vesical, no condicionamento físico e no uso de equipamentos de adaptação.

Não há evidência de que o exercício seja nocivo para pacientes com EM ou de que ele influencie de forma negativa o processo de doença. A maioria dos pacientes com EM tem uma resposta cardiovascular normal ao exercício, mas alguns pacientes com sintomas graves podem apresentar uma resposta inadequada ao exercício. Com o avanço da doença, a tolerância ao exercício pode ficar reduzida em razão da diminuição da capacidade aeróbia, possivelmente relacionada à falta de condicionamento físico ou à disfunção muscular respiratória.

O exercício regular tem efeito positivo no condicionamento de pacientes com EM, mas eles podem necessitar de um programa de treinamento mais longo para atingir os benefícios cardiovasculares. Músculos fracos podem ser fortalecidos em pacientes com esclerose múltipla, e isso pode melhorar a função. O exercício tem gerado efeito benéfico na incapacidade e na qualidade de vida de indivíduos com esclerose múltipla, mas não em relação ao dano. O treinamento aeróbio melhora a capacidade de exercício máxima de pacientes com EM que deambulam, mas há evidência mínima de que o exercício beneficia os indivíduos que não deambulam.

A. Marcha e problemas de deambulação

A maioria dos pacientes com EM tem dificuldades na deambulação. As dificuldades na marcha podem ser resultado de fraqueza, espasticidade, fadiga, diminuição da propriocepção, perda visual ou disfunção do cerebelo. A segurança na deambulação é um importante objetivo de muitos pacientes com a condição; em geral, um dispositivo de assistência é necessário após 20 anos do início dos sintomas. Dos pacientes com EM que deambulam, 33% caem com frequência. O equilíbrio deficiente e o uso de dispositivo de assistência são os melhores prognosticadores para quedas. Estratégias devem ser implementadas para evitar quedas de pacientes com déficits de equilíbrio e fraqueza, uma vez que muitos têm osteoporose. As fraturas ocorrem como resultado de quedas e são debilitantes, podendo levar a um declínio significativo na função.

O padrão da marcha típico de um paciente com esclerose múltipla mostra diminuição do comprimento da passada; cadência aumentada e velocidade lenta; diminuição da rotação dos quadris, joelhos e tornozelos; aumento da flexão de tronco; e diminuição do levantamento vertical. A estimulação elétrica neuromuscular (EENM) sem fio foi introduzida para melhorar a queda do pé por meio da estimulação do nervo fibular. O Bioness L300 e o Walkaide expandem o tradicional modelo de órtese tornozelo-pé na assistência com a liberação do pé que é desafiada pela fraqueza ou espasticidade.

Nos ensaios clínicos, os pacientes que tomam dalfampridine mostraram aumento na velocidade da caminhada; esse é o único fármaco cujo uso promoveu melhora funcional possível de ser observada. Acredita-se que o dalfampridine atue por meio da inibição dos canais de potássio, aumentando a condução do potencial de ação. A dosagem é de 10 mg duas vezes ao dia. Um importante efeito colateral do fármaco é o aumento do risco de convulsões.

B. Espasticidade

Abordar a espasticidade com fisioterapia ou farmacoterapia (oral, injetável ou intratecal) é fundamental para a manutenção da função. O uso de medicações orais costuma ser limitado pelos efeitos colaterais (i.e., fadiga e turvamento cognitivo). A terapia com toxina botulínica é uma opção para pacientes com espasticidade focal. Muitos pacientes com esclerose múltipla consideram o uso do baclofeno intratecal uma alternativa melhor para o tratamento da espasticidade, pois a fadiga não é um efeito colateral. Os pacientes devem ser selecionados com cuidado para a terapia com baclofeno intratecal, e o rastreamento com ensaio intratecal é recomendado. O momento da intervenção é muito relevante, e ela deve ser feita antes que ocorra a fraqueza significativa dos membros inferiores. Uma discussão adicional sobre o manejo da espasticidade aparece no Capítulo 6.

C. Fadiga

O sintoma mais comum da EM é a falta de energia, ou fadiga, que costuma ser exacerbada pelo calor. Isso ocorre com mais frequência em mulheres do que em homens. A etiologia da fadiga não é clara; contudo, pode estar relacionada a uma diminuição do impulso motor central ou diminuição da capacidade aeróbia da fibra muscular, possivelmente relacionada à disfunção simpática ou à falta de condicionamento. O manejo da fadiga inclui conservar energia, manter um ambiente resfriado, melhorar o sono e evitar fumo, álcool e cafeína. É importante fazer a diferenciação entre fadiga central e periférica. Com frequência, a fadiga central está associada com o dano ao sistema nervoso central e não é aliviada com o repouso. Os pacientes queixam-se de dificuldade para ficar alerta, manter a atenção e concluir tarefas. A fadiga periférica é gerada pela fadiga muscular e melhora com o repouso.

Os pacientes com esclerose múltipla podem ficar vulneráveis aos efeitos do aumento do calor com o exercício. Inúmeros estudos têm sido conduzidos para examinar os benefícios de roupas de resfriamento usadas durante os períodos de exercício, com resultados modestos. Beber água gelada ou gelatina gelada é benéfico. Os esforços para o resfriamento do ambiente, tais como uso de ventiladores ou ar-condicionado, devem ser empregados para pacientes com esclerose múltipla com sensibilidade ao calor.

O rastreamento para verificar distúrbios metabólicos, anemia e distúrbios do humor é fundamental, uma vez que todos são conhecidos por promoverem fadiga. Os distúrbios do sono são comuns em pacientes com EM. Além da modificação da atividade, o tratamento farmacológico da fadiga é recomendado. O uso de estimulantes (metilfenidato, dextroanfetamina/anfetamina) pode ajudar com o foco e a atenção. O uso de modafinil e armodafinil pode melhorar os sintomas de fadiga. Estudos que investigam o uso de modafinil no tratamento da fadiga relacionada à esclerose múltipla têm produzido resultados mistos, e a maioria sustenta sua utilização.

D. Cognição

A função pode ser limitada pela cognição, uma vez que 50% dos pacientes com esclerose múltipla apresentam algum déficit cognitivo. A dificuldade com memória, atenção, processamento de informação, fluência, função executiva e função visuoespacial é observada com frequência. A disfunção cognitiva relaciona-se ao número e ao local das lesões vistas na RM.

Berger JR: Functional improvement and symptom management in multiple sclerosis: Clinical efficacy of current therapies. Am J Managed Care 2011;17:S146–S153.

Brown TR, Kraft GH: Exercise and rehabilitation for individuals with multiple sclerosis. Phys Med Rehabil Clin N Am 2005;16:513–555.

Courtney AM, Castro-Borrero W, Davis SL, et al: Functional treatments in multiple sclerosis. Curr Opin Neurol 2011; 24:250–254.

Khan F, Turner-Stokes L, Ng L, Kilpatrick T: Multidisciplinary rehabilitation for adults with multiple sclerosis. Cochrane Database Syst Rev 2007;(2):CD006036.

Multiple Sclerosis Society. http://www.nationalmssociety.org/

Zwibel HL, Smrtka J: Improving quality of life in multiple sclerosis: An unmet need. Am J Managed Care 2011;17:S139–S145.

Eletromiografia

16

C.R. Sridhara, MD
Faren H. Williams, MD, MS
Liat Goldman, MD

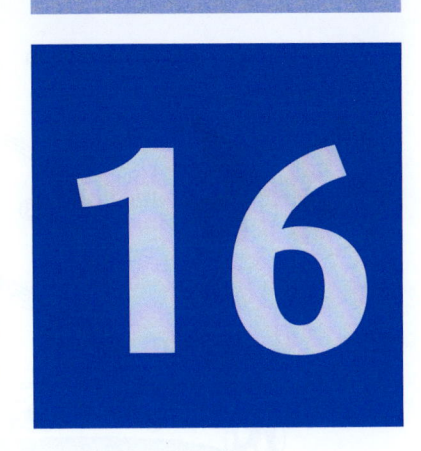

Estudos neurofisiológicos podem desempenhar um papel significativo na avaliação de doenças do sistema nervoso central e nas suspeitas de disfunção neuromuscular. A avaliação neurofisiológica fornece informações objetivas sobre diagnóstico, localização, natureza e severidade dos processos patológicos envolvidos. As informações obtidas sobre o sistema neuromuscular periférico podem ser usadas para planejar e prescrever um programa terapêutico. Elas também fornecem informações sobre o prognóstico e a eficácia de um programa de tratamento. Este capítulo revisa os princípios básicos de estudos eletrodiagnósticos e os aspectos técnicos de obtenção de sinais biológicos a partir dos pacientes.

ANATOMIA E FISIOLOGIA NEUROMUSCULAR

O sistema nervoso periférico consiste em raiz nervosa, a eferente motora a partir da célula do corno anterior e a raiz aferente sensorial com gânglio de raiz dorsal, geralmente localizadas nos forames neurais – ambas se combinam para formar um nervo espinal misto. O nervo espinal misto divide-se nos ramos ventrais e dorsais. Os ramos ventrais que partem desses nervos se unem para formar troncos, divisões e cordões, os quais se tornam ramificações nervosas terminais do plexo braquial (para inervar os membros superiores) e do plexo lombossacral (para inervar os membros inferiores). Os ramos dorsais dos nervos espinais inervam os músculos paraespinais (Fig. 16.1).

Os axônios (ou neurônios) apresentam propriedades elétricas comuns a todas as células excitáveis. Os axônios não apenas conduzem o potencial elétrico propagado como também transportam substâncias nutritivas e tróficas, as quais mantêm a integridade metabólica do nervo periférico. Há predominância extracelular de íons de sódio (Na) e predominância intracelular de íons de potássio (K). Em repouso, há excesso de carga positiva fora da célula e excesso de carga negativa dentro da célula, o que é mantido como um potencial transmembrana em repouso pela parede celular. Canais de sódio (Na+) e de potássio (K+) voltagem-dependentes estão presentes na parede celular. A densidade dos canais de Na+ é alta nos nodos de Ranvier dos axônios mielinizados. O influxo de Na com efluxo de K que ocorre na abertura desses canais produz o potencial de ação que é propagado ao longo do axônio. Quando uma corrente fraca é aplicada a um nervo, as cargas negativas do polo negativo (cátodo) tornam o interior da célula relativamente mais positivo, causando despolarização. Após 10 a 30 mV de despolarização, o potencial de membrana alcança um limiar crítico para geração de um potencial de ação, que é bidirecional.

Os potenciais de ação motores que são gerados no nível cortical percorrem o tronco cerebral e a medula espinal até o músculo. No nível do músculo, os potenciais de ação atravessam a junção neuromuscular. A junção neuromuscular é o espaço entre os terminais nervosos de um neurônio motor e as fibras musculoesqueléticas inervadas por aqueles nervos. O potencial elétrico que chega ao terminal do nervo é convertido em um sinal químico na junção neuromuscular. Nela, há o terminal do nervo pré-sináptico, uma membrana muscular pós-sináptica especializada, e a placa motora, que fica na terminação nervosa (Fig. 16.2).

A transmissão química pela fenda sináptica é possível pela acetilcolina (ACh), que é sintetizada a partir de acetil coenzima-A e colina pela enzima colina acetiltransferase no terminal nervoso. A ACh está presente em três compartimentos no terminal pré-sináptico. O maior compartimento é uma reserva de ACh, ou armazenagem principal, com 300 mil quanta disponíveis. Um compartimento menor, que serve como uma "armazenagem de mobilização", é adjacente à zona da placa terminal e tem cerca de 10 mil quanta de ACh disponíveis para movimento para o nervo terminal. As vesículas sinápticas menores carregadas com ACh agregam áreas quase discretas da membrana pré-sináptica em zonas ativas, disponíveis para liberação imediata. No estado de repouso, uma pequena quantidade de ACh é liberada de forma intermitente; essa liberação depende da concentração de cálcio (Ca) intracelular que permite a ligação da molécula de ACh à membrana pós-sináptica. Uma vez liberada, a ACh difunde-se pela fenda sináptica e liga-se aos receptores de ACh (AChR), que estão concentrados nas pregas pós-sinápticas.

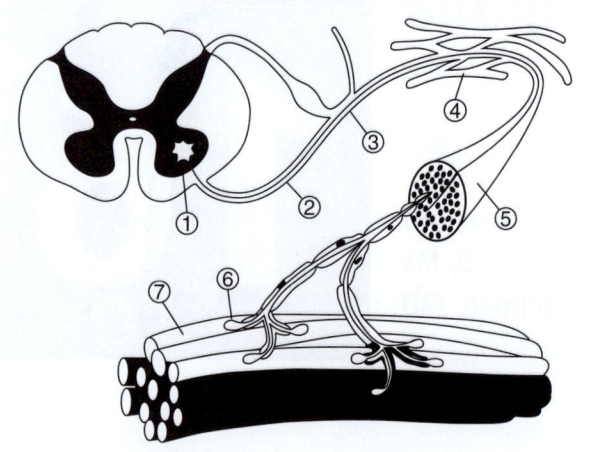

Unidade motora

1. Célula do corno anterior
2. Raiz nervosa
3. Nervo espinal
4. Plexo
5. Nervo periférico
6. Junção neuromuscular
7. Fibra muscular

▲ **Figura 16.1** Neurônio motor e seus componentes.

A ligação de ACh ao seu receptor faz o canal de íon no centro do AChR se abrir, resultando em um fluxo de Na, que despolariza a membrana muscular na região da junção. Se apenas um único quantum de ACh for liberado, uma despolarização sem propagação é produzida, resultando em um potencial de placa terminal em miniatura. A ação da ACh é interrompida rapidamente pela liberação de acetilcolinesterase, que rompe a molécula em ácido acético e colina.

Em contraste à liberação randômica intermitente de ACh em repouso, há liberação coordenada de até 100 quanta de ACh na fenda sináptica quando um potencial de ação é gerado a partir do axônio motor. À medida que o potencial de ação viaja despolarizando o terminal pré-sináptico, os canais de cálcio voltagem-dependentes abrem-se, permitindo a difusão do Ca pelo terminal pré-sináptico. Isso desencadeia um movimento coordenado de vesículas de ACh em direção à membrana sináptica, resultando em fusão e liberação de ACh para a fenda sináptica. Essa liberação muito maior de ACh difunde-se através fenda, ligando-se a um número maior de receptores de ACh e provocando uma despolarização maior sem propagação da membrana pós-sináptica. Esse potencial sem propagação é chamado de potencial da placa terminal.

Se esse potencial alcançar o limiar crítico para despolarização, um potencial de ação é propagado. Esse potencial de ação invade o sistema de túbulos do músculo, o que resulta em liberação de Ca do retículo sarcoplasmático, desencadeando a contração das fibras musculares inervadas pelo axônio. A geração coordenada de um grande número de potenciais de ação de unidade motora é necessária para contrair o músculo. Quanto maior for o músculo, mais potenciais de ação de unidade motora são necessários para ativá-lo.

O corpo celular sensorial está localizado no gânglio da raiz dorsal, que está no nível do forame neural, distal à raiz nervosa sensorial. A resposta sensorial, assim, é obtida com estimulação distal ao gânglio em qualquer lesão pré-ganglionar (proximal ao gânglio da raiz dorsal). Isso ocorre devido à integridade do axônio distal ao gânglio, apesar da perda de sensação na distribuição da raiz nervosa.

Dumitru D, Gitter AJ: Nerve and muscle anatomy and physiology: In Dumitru D, Amato AA, Zwarts, MJ: (Eds) *Electrodiagnostic Medicine*, 2nd ed. Hanley and Belfus, 2002:3–26.

Goldberg G, Sridhara CR: Clinical neurophysiology of the peripheral nervous system: Electromyography and nerve conduction studies. In Grabois M, Garrison SJ, Lemkulh D (Eds): *Physical Medicine and Rehabilitation: The Complete Approach*. Blackwell Science, 2000:143–195.

Kimura J: *Electrodiagnosis in Diseases of Nerve and Muscle: Principles and Practice*, 3rd ed. Oxford University Press, 2001:63–90.

Leis AA, Trapani VC: *Atlas of Electromyography*. Oxford University Press, 2000.

ALTERAÇÕES DA CONDUÇÃO NERVOSA

▶ Classificação

As lesões de nervo periférico são classificadas de acordo com o esquema de Seddon, que identifica três classes de lesão. Os termos que correspondem a essas classes – *neuropraxia* (perda temporária de condução nervosa sem mudança estrutural do axônio), *axonotmese* (ruptura dos axônios) e *neurotmese* (ruptura completa dos axônios e tecidos conectivos circundantes) – são, em geral, usados por eletromiografistas (Quadro 16.1). A classificação de Sunderland de lesão nervosa, embora mais extensa, não é útil para o eletromiografista, mas pode ser melhor para o cirurgião de nervos periféricos.

A *amplitude* é a medida mais importante no estudo de condução nervosa, pois reflete o número de fibras nervosas condutoras. Se algumas dessas fibras estão bloqueadas (como ocorre na neuropraxia), com a estimulação proximal ao bloqueio, a amplitude será mais baixa de uma maneira proporcional ao número de fibras bloqueadas. A *latência* reflete a informação sobre as fibras de condução rápida. A *velocidade de condução* reflete o tempo ocorrido entre dois locais de estimulação por eletrodos. Essa medida não é sensível o suficiente para avaliar a perda axonal focal, mas mede mudanças patológicas envolvendo a mielina. As velocidades de condução podem ser normais em pacientes com neuropatias axonais focais nas quais até 75% das fibras nervosas motoras foram perdidas, em especial se a perda afeta principalmente os axônios de condução lenta. Quando a estimulação proximal está a grande distância do eletrodo de registro em um nervo normal, ocorre uma dessincronização e ausência de fase da resposta, o que diminui a amplitude da resposta motora. Embora alguma dispersão fisiológica e perda de amplitude seja normal, a perda de amplitude de 25 a 30% ou que é ainda maior pode ser evidência de um bloqueio de condução na maioria dos nervos.

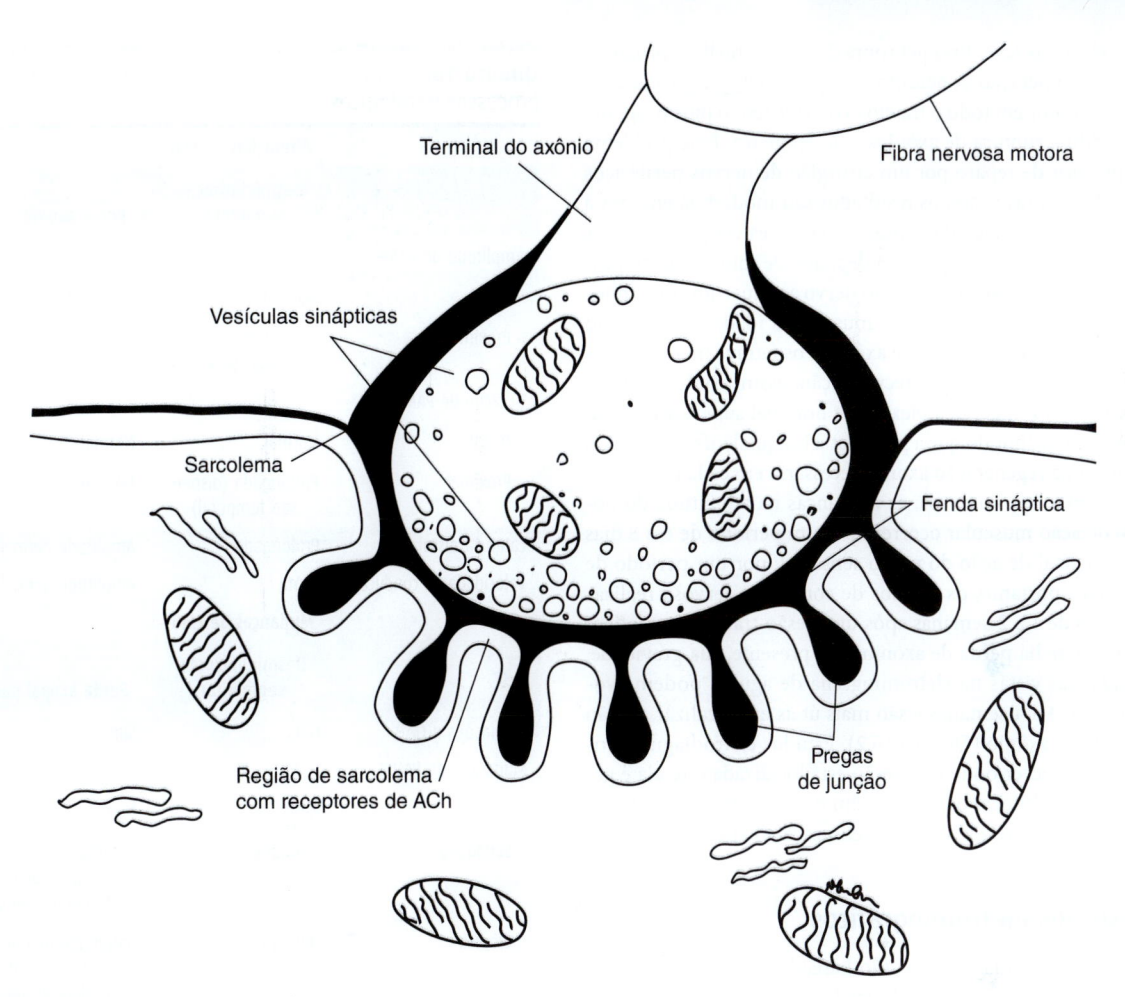

▲ **Figura 16.2** Junção neuromuscular.

Quadro 16.1 Classificação de lesões nervosas

	Neuropraxia	Axonotmese	Lesão mista (neuropraxia e axonotmese)	Neurotmese
Motora				
Proximal	Amplitude diminuída	Amplitude diminuída	Amplitude parcialmente diminuída	Sem resposta
Distal	Amplitude normal	Amplitude diminuída	Amplitude parcialmente diminuída	Sem resposta
Sensorial				
Proximal	Amplitude diminuída	Amplitude diminuída	Amplitude parcialmente diminuída	Sem resposta
Distal	Amplitude normal	Amplitude diminuída	Amplitude parcialmente diminuída	Sem resposta
Desmielinização	Presente	Ausente	Parcialmente presente	Ausente
Degeneração Walleriana	Ausente	Presente	Parcialmente presente	Presente
Perineuro intacto	Sim	Sim	Sim	Não

A lesão mais leve, tipo neuropraxia, tem o melhor prognóstico para recuperação. A neurotmese, que resulta em ausência do potencial motor em todo o trajeto do nervo, tem o pior prognóstico, devido à ruptura de axônios e do epineuro. Esse problema pode precisar de reparo por um cirurgião de nervos periféricos habilitado. Muitas vezes, os resultados são modestos, embora a aproximação cirúrgica das fibras nervosas esteja progredindo. O prognóstico para recuperação depende de muitos fatores, incluindo a proximidade da lesão do nervo ao músculo correspondente, a integridade do próprio músculo, a idade e a saúde do paciente. Em lesões parciais de axônios, os fatores mencionados devem ser considerados na recuperação, assim como a severidade da lesão. Em geral, a plexopatia braquial superior tem um prognóstico melhor do que a plexopatia braquial inferior, devido à distância da regeneração axonal necessária em cada caso.

Após uma lesão nervosa, as mudanças na amplitude do potencial de ação muscular ocorrem por um período de 6 a 8 dias e, no potencial de ação do nervo sensorial, por um período de 8 a 12 dias; portanto, os estudos de condução nervosa realizados dentro de 1 a 2 semanas após uma lesão traumática podem determinar se há perda de axônio e, se presente, sua gravidade. As mudanças vistas na eletromiografia de agulha podem evoluir durante 3 a 4 semanas e são mais úteis em localizar a lesão por perda de axônio (Quadro 16.2). Estudos eletrodiagnósticos podem estabelecer onde uma lesão está localizada e se ela é generalizada, multifocal ou focal. Além disso, podem indicar se o processo subjacente envolve desmielinização ou perda de axônio.

▶ Estudos eletromiográficos

Os estudos eletrodiagnósticos são baseados na avaliação de fibras nervosas periféricas mielinizadas (tipo A) grossas, e não nas fibras finas de dor do tipo C. Dois tipos diferentes de estudos são realizados: (1) estudos de velocidade de condução nervosa (VCN) motora e sensitiva e (2) eletromiografia (EMG) de agulha. A EMG analisa as unidades motoras e os potenciais espontâneos vistos nos músculos após uma lesão nervosa por perda de axônio. A VCN e a EMG de agulha, juntas, são chamadas de eletroneuromiografia (ENMG). Esses dois estudos são usados em combinação para avaliar e diagnosticar problemas neuromusculares múltiplos.

As mudanças observadas na VCN ou na EMG de agulha dependem do tipo e do tempo de lesão. Esses testes podem ajudar a confirmar uma suspeita de lesão nervosa periférica ou sugerir outras explicações para a dor, a atrofia muscular ou a fraqueza do paciente. Uma vantagem do teste eletrodiagnóstico precoce é sua capacidade de detectar a evidência de bloqueio de condução e contiguidade das fibras nervosas. Ele também pode ajudar a descartar problemas pré-mórbidos, como neuropatia periférica subjacente, que pode influenciar a recuperação do paciente. Uma desvantagem do teste eletrodiagnóstico precoce é seu valor prognóstico limitado, visto que o teste pode ser realizado antes que as mudanças neurofisiológicas tenham tido tempo de se desenvolver.

Quadro 16.2 Mudanças eletrodiagnósticas associadas a processos patológicos

Alterações da VCN		
	Desmielinização segmentar	Perda axonal parcial
Amplitude de PAMC		
Distal	Normal	Diminuída
Proximal	Pode diminuir (dispersão temporal)	Diminuída
Duração de PAMC		
Distal	Normal	Normal
Proximal	Prolongada (dispersão temporal)	Normal
Latência distal	Prolongada	Amplitude normal
Velocidade de condução	Lenta	Amplitude normal
Mudanças de EMG		
	Desmielinização segmentar	Perda axonal parcial
Fibrilações e OAP	Não	Sim
Mudanças do PAUM		
Aguda	Nenhuma	Nenhuma
Subaguda	Nenhuma	Amplitude normal/ unidades polifásicas de duração ampla
Crônica	Nenhuma	Amplitude grande/ unidades polifásicas de duração ampla
Recrutamento de PAUM	Normal	Diminuída

VCN, velocidade de condução nervosa; PAMC, potencial de ação muscular composto; EMG, eletromiografia; OAP, onda aguda positiva; PAUM, potencial de ação de unidade motora.

Nas mãos de um profissional especializado em eletromiografia, os estudos eletrodiagnósticos têm especificidade maior que 90%. Os resultados desses estudos devem sempre ser interpretados em combinação com a história clínica e o exame físico. Um estudo eletrodiagnóstico não é uma extensão do exame físico; ele apenas confirma uma impressão clínica. Se existirem achados eletrodiagnósticos na ausência de achados clínicos, o teste não acrescenta nada ao diagnóstico ou ao tratamento. Quando forem observadas inconsistências, o médico deve investigar se os nervos afetados foram comparados com nervos similares no membro contralateral, se o paciente tem uma condição subjacente diferente ou se o estudo eletrodiagnóstico foi minucioso e tecnicamente competente. De forma ideal, os pacientes devem ser avaliados por um eletromiografista, que pode realizar um exame eletrodiagnóstico completo e interpretar resultados eletrodiagnósticos no contexto da história e do exame físico do paciente e de outros estudos pertinentes, como exames de imagem.

> Dumitru D, Amato AA, Zwarts MJ: *Electrodiagnostic Medicine*, 2nd ed. Hanley and Belfus, 2002:785-794.
>
> Ferrante MA: Nerve conduction studies: What we measure and what it means. Neuroanatomy of NCS: The principles of NCS and needle EMG. Course presented at the American Association of Neuromuscular and Electrodiagnostic Medicine annual meeting, Orlando, FL, 2012. Available at: www. aanem. org.
>
> Goldberg G, Sridhara CR: Clinical neurophysiology of the peripheral nervous system: Electromyography and nerve conduction studies. In Grabois M, Garrison SJ, Lemkulh D (Eds): *Physical Medicine and Rehabilitation: The Complete Approach*. Blackwell Science, 2000:143-195.
>
> Kane NM, Oware A: Nerve conduction and electromyography studies. J Clin Neurol 2012;259:1502-1508.
>
> Kliot M: General principles in evaluating and treating peripheral nerve injuries. Course presented at the American Association of Neuromuscular and Electrodiagnostic Medicine annual meeting, Phoenix, AZ, October 2007. Available at: www. aanem. org.
>
> Seddon HJ: *Surgical Disorders of the Peripheral Nerves*. Churchill-Livingstone, 1975:21-23.
>
> Williams FH, Kumiga B: Less common upper limb mononeuropathies, PM R 2013;5:S22-S30.

ESTUDOS DE CONDUÇÃO NERVOSA

De modo geral, os estudos de condução nervosa (ECN) avaliam os nervos sensitivos ou motores, embora nervos mistos também possam ser avaliados usando-se os mesmos métodos. Esses impulsos são registrados como potenciais de ação nervosos sensitivos (PANSs), potenciais de ação musculares compostos (PAMCs) ou potenciais de ação nervosos compostos (PANCs). As medidas de velocidade de condução e de latência distal refletem a velocidade de propagação dos potenciais de ação pelos axônios mielinizados grossos. Dessa forma, a diminuição dessas medidas pode sugerir desmielinização. A velocidade de condução também pode ser lenta na remielinização após desmielinização, na reinervação após lesão axonal, na temperatura fria, na degeneração Walleriana das fibras de condução mais rápida e na estenose axonal. A amplitude dos PANSs reflete o número de axônios em um nervo sensitivo. A amplitude dos PAMCs indica a soma das funções dos neurônios motores, da junção neuromuscular e do músculo estriado.

Na VCN, os nervos são estimulados percutaneamente por meio de impulsos elétricos. Um eletrodo de registro (identificado como G1) é colocado sobre o nervo ou o músculo, um eletrodo de referência (G2) é colocado em local próximo para remover atividade elétrica extrínseca, e uma ligação terra é colocada entre o estímulo e o eletrodo de registro para reduzir o artefato de estímulo.

A estimulação supramáxima é um conceito importante na VCN. Um estímulo submáximo irá desencadear uma resposta em alguns, mas não em todos, axônios no nervo. Uma resposta máxima irá ativar todo o grupo de axônios. Após esse ponto ser alcançado, o aumento na intensidade de estimulação não mudará a resposta. Quando conduzir um estudo, o eletromiografista deve aumentar o estímulo até que nenhuma alteração na amplitude seja observada entre uma resposta em uma intensidade mais baixa de estímulo e o próximo nível mais alto. Isso ajuda a assegurar que dados precisos estão sendo obtidos e registrados. Aumento adicional no estímulo além desse ponto diminui a latência devido à migração distal do cátodo.

▶ Potenciais de ação nervosos sensitivos (Fig. 16.3)

Os PANSs são registrados usando-se dois eletrodos e um terra comum. O eletrodo ativo (G1) é colocado superficialmente ao nervo. Um segundo eletrodo, o eletrodo de referência (G2), é colocado em região distal, a 4 ou 5 cm do nervo. Um estímulo elétrico é administrado, criando um campo elétrico que se propaga para baixo na extensão do nervo. A porção inicial do campo elétrico é considerada positiva. À medida que ela se aproxima do eletrodo G1, é registrada uma deflexão positiva inicial ou para baixo na forma de onda do potencial de ação. Conforme o impulso continua passando abaixo do eletrodo G1, uma grande deflexão negativa é produzida na forma de onda. À medida que o impulso se afasta do eletrodo G1, uma porção positiva final da forma de onda do potencial de ação nervoso é visualizada. A distância entre os eletrodos G1 e G2 é importante e deve ser de pelo menos 4 cm. Se os eletrodos estiverem muito próximos, ocorre distorção do sinal, com o início do sinal se aproximando de G2 antes que a parte final do sinal passe sobre o G1; isso irá causar diminuição da amplitude.

Os PANSs são úteis na VCN, pois informam sobre a integridade dos nervos sensitivos periféricos, que, muitas vezes, são os primeiros afetados em condições como polineuropatia diabética ou plexopatia braquial e ajudam na avaliação do envolvimento sensorial em um processo de doença. Além disso, eles podem ajudar a distinguir entre lesões pré-ganglionares e pós-ganglionares. Os corpos celulares dos neurônios sensoriais localizam-se nos gânglios da raiz dorsal, que ficam dentro dos forames intervertebrais, onde as raízes nervosas espinais saem do canal espinal. Em uma lesão pré-ganglionar, o nervo sensorial distal permanece intacto e exibe PANSs normais, até mesmo quando há déficit sensitivo clínico. Qualquer lesão que afeta o nervo distal à lesão causa uma diminuição na amplitude do PANS junto com o déficit sensitivo clínico. Essa característica pode ajudar a distinguir doença de célula do corno anterior ou radiculopatia de plexopatia ou neuropatia periférica.

Os PANSs podem ser estudados por meio de uma técnica antidrômica ou ortodrômica. Os estudos antidrômicos medem a propagação do impulso na direção oposta à resposta fisiológica. Os estudos ortodrômicos medem a propagação na mesma direção que a resposta fisiológica. Dados normativos para estudos de nervos sensoriais são apresentados no fim deste capítulo (ver o Quadro 16.3).

As causas primárias de erro na mensuração de PANSs são baixa temperatura do membro, distância aumentada ou

Ulnar Esquerdo – V dedo

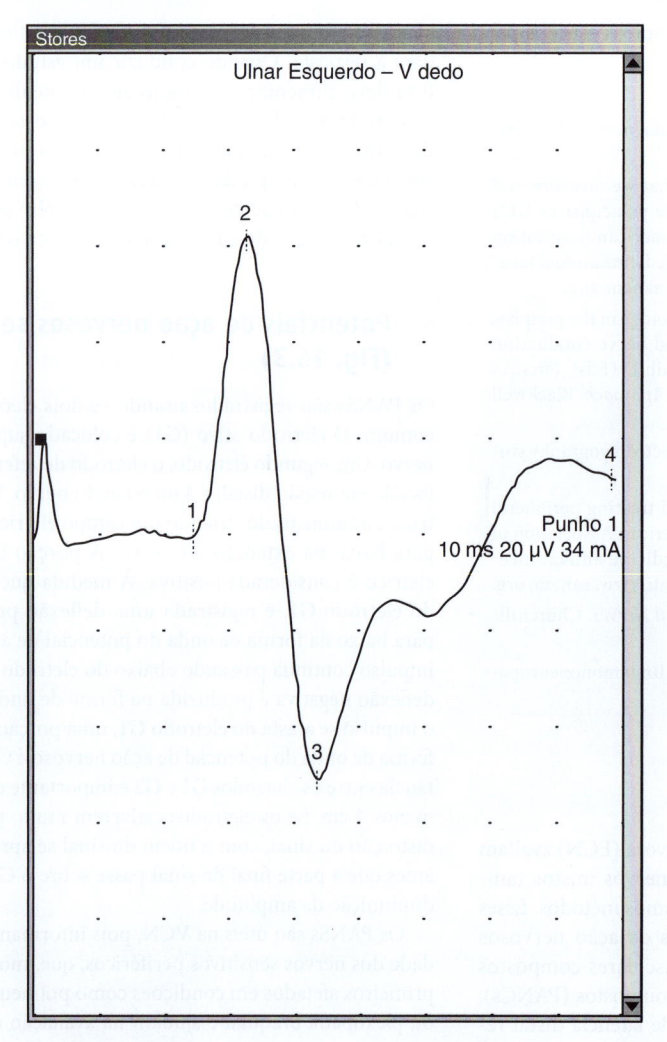

Punho 1
10 ms 20 μV 34 mA

1 Latência no início   2 Latência máxima
1-2 Amplitude máxima negativa   2-3 Amplitude entre picos
Ulnar Esquerdo – V dedo

Local de estimulação	Local de registro	Início (ms)	Pico (ms)	Amp HP (μV)	Amp PP (μV)	Dist (cm)	Vel (m/s)	Temp (°C)
Punho	V dedo	2,70	3,65	62,5	112,9	14	51,9	32,1

▲ **Figura 16.3** Potencial de ação nervoso sensorial.

diminuída entre eletrodos G1 e G2, estímulo submáximo, edema e artefato de ruído. Como os potenciais registrados são de amplitude baixa, qualquer fator que altere a impedância – como edema, pele espessa com calosidade ou contato insatisfatório entre a pele e os eletrodos – pode afetar a morfologia da forma de onda. Fios cruzados, presença de outro dispositivo elétrico próximo, pele seca e muito pouco gel de contato podem distorcer os resultados. A temperatura fria do membro aumenta a latência e diminui a velocidade de condução, mas aumenta a amplitude do PANS.

▶ **Potenciais de ação musculares compostos (Fig. 16.4)**

No registro dos PAMCs, a localização do eletrodo é muito importante, visto que a amplitude do PAMC diminui com a distância do eletrodo G1 a partir da zona da placa terminal do músculo. O eletrodo G2 é colocado sobre uma área inativa, tal como a junção musculotendinosa. Em contraste aos estudos sensitivos, a localização de G2 não é em uma distância fixa. Para estudos motores, o impulso é conduzido do estímulo para a placa terminal motora

ELETROMIOGRAFIA | **CAPÍTULO 16** | **253**

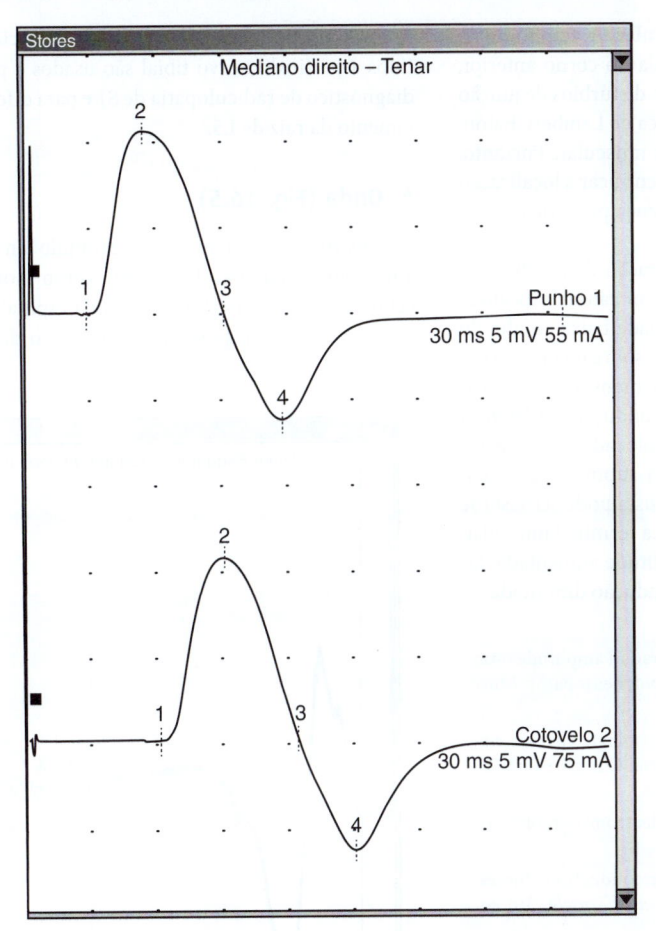

Onda Superior 1 Latência de início distal, 1-2 Amplitude   Onda Inferior 1 Latência de início proximal

Mediano Direito – Tenar

Locais	Local de registro	Lat (ms)	Amp (mV)	Rel Amp (%)	Segmentos	Dist (cm)	Vel (m/s)	Temp (°C)
Punho	ACP	3,10	10,6	100	Punho--ACP	8		
Cotovelo	ACP	6,85	10,6	99,7	Cotovelo--Punho	21,7	57,9	32,1

▲ **Figura 16.4** Potencial de ação muscular composto. ACP, abdutor curto do polegar.

e exibe uma deflexão negativa inicial ou para cima. Isso é seguido por uma elevação aguda e depois por uma deflexão positiva à medida que o impulso passa o eletrodo de registro. Para obter PAMCs é necessário um estímulo maior do que para PANSs, e as formas de onda são maiores e bem definidas. Se ocorrer uma deflexão positiva inicial, o eletrodo de registro G1 pode não estar posicionado sobre a placa terminal motora. Mover o eletrodo ativo para eliminar qualquer deflexão inicial para baixo garante a precisão da latência de início. Dada a importância dessa latência em determinar se o resultado é normal ou anormal, é imperativo que a técnica de condução seja ótima. De fato, para obter a latência distal mais precisa, recomenda-se que a latência inicial seja mensurada em um ganho de 200 µV, ampliando o resultado de modo que o início verdadeiro da forma de onda possa ser detectado. Dados normativos para estudos motores constam no fim do capítulo (ver Quadro 16.4).

Os estudos de condução nervosa motora são úteis para uma avaliação objetiva da célula do corno anterior, do nervo motor, da junção neuromuscular e da fibra muscular. A amplitude da resposta é diminuída nas doenças da célula do corno anterior, na lesão com perda de axônio motores, nos distúrbios de junção neuromuscular, como a síndrome miastênica de Lambert-Eaton, e na miopatia, quando há perda de fibra muscular. Portanto, esses estudos de condução são úteis para identificar a localização da doença focal, avaliar a severidade da doença periférica e definir a extensão da lesão neurológica.

As principais causas de erro na mensuração de PAMCs são temperatura fria, estimulação submáxima (por causa da localização inapropriada do estimulador), intensidade baixa ou alta do estímulo administrado, pressão inadequada sobre o nervo, colocação insatisfatória do eletrodo G1 e erro de mensuração. O erro de mensuração irá afetar a velocidade de condução e a latência distal. A amplitude é afetada se G1 não for colocado sobre a placa terminal motora, o que gera estimulação submáxima. Além disso, uma deflexão positiva inicial da resposta pode ser vista se o eletrodo não for posicionado sobre a placa terminal muscular. A temperatura fria do membro causa amplitude aumentada, latência distal aumentada e velocidade de condução diminuída.

Barnett C, Perkins BA, Ngo K, et al: Sural to radial amplitude ratio in the diagnosis of diabetic sensorimotor polyneuropathy. Muscle Nerve 2012;45:126–127.

Cui RT, Huang XS, Liu JX, et al: Electrophysiologic characteristics of polyneuropathy in POEMS syndrome: Comparison with CIDP. J Clin Neurophysiol 2012;29:345–348.

Kane NM, Oware A: Nerve conduction and electromyography studies. J Clin Neurol 2012;259:1502–1508.

Kimura J: Principles and variations of nerve conduction studies. In: *Electrodiagnosis of Diseases in Nerve and Muscle*, 3rd ed. Oxford University Press, 2001:92–119.

Richardson JK, Allet L, Kim H, et al: Fibular motor nerve conduction studies and ankle sensorimotor capacities. Muscle Nerve 2013;47:497–503.

Sorenson E: Sensory nerve action potentials. In Daube J, Rubin D (Eds): *Clinical Neurophysiology*, 3rd ed. Oxford University Press, 2009:239–256.

Watson J, Daube J: Compound motor action potentials. In Daube J, Rubin D (Eds): *Clinical Neurophysiology*, 3rd ed. Oxford University Press, 2009:327–365.

▶ Respostas tardias

Os registros da onda F e do reflexo H são técnicas de estudo de condução nervosa que podem ser úteis no contexto de outros achados a partir do exame clínico e eletrodiagnóstico. Muitas vezes, eles são usados quando os resultados de VCN são ambíguos e são valiosos em especial no diagnóstico de condições que começam em uma localização mais proximal, como polirradiculopatia desmielinizante inflamatória aguda, na qual as latências de F e H são prolongadas. Esses registros também são úteis nos casos de paralisia aguda ou paresia com fraqueza pronunciada, nos quais sua presença confirma função intacta do nervo periférico. Às vezes, essas respostas podem ser valiosas na avaliação de doenças da raiz nervosa ou do plexo proximal tipo vasculite ou metabólica. Com frequência, os reflexos H obtidos a partir do nervo tibial são usados e podem ser úteis no diagnóstico de radiculopatia de S1 e para diferenciá-la de envolvimento da raiz de L5.

A. Onda (Fig. 16.5)

O registro da onda F mede um estímulo à medida que ele viaja antidromicamente ao longo do axônio motor até o corpo da célula do corno anterior na medula espinal. Essa ação desencadeia uma descarga secundária dentro da mesma célula do

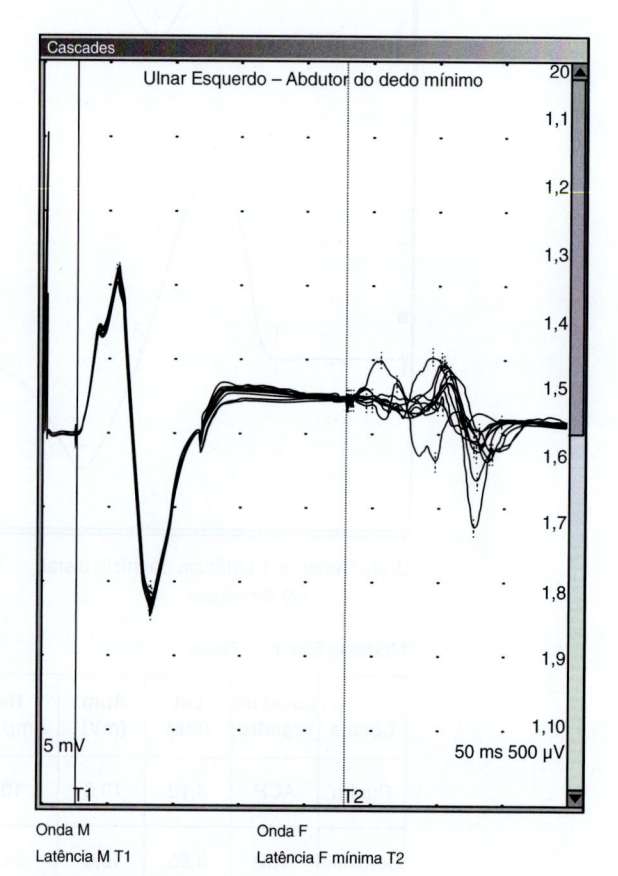

Onda M   Onda F
Latência M T1   Latência F mínima T2

Latência média: média de 10 latências F
Amplitude ou cronodispersão: diferença entre %F de latência F mínima e máxima ou persistência: número total de ondas F/número total de estimulações
Ulnar esquerdo – Abdutor do dedo mínimo

Stats	Latência F (ms)	Persistência F (%)
Lat Min F	28,50	
Lat Máx F	31,25	
Lat Média F	29,62	
Amplitude F	2,75	
		100

▲ **Figura 16.5** Onda F.

corno anterior, devido à soma de influências inibitórias e excitatórias sobre a célula. As influências inibitórias são o resultado de inibição de Renshaw, o período refratário do cone de emergência do axônio, inibição central e colisão da resposta distalmente propagada e propagação proximal do estímulo a partir da estimulação distal. As influências excitatórias são estimulação dendrítica dos neurônios motores adjacentes, fluxo de corrente produzido nos dendritos e inversão do período refratário do cone de emergência a do axônio. Apenas uma pequena proporção (2%) das células do corno anterior disponíveis é ativada pela estimulação antidrômica. A resposta é cerca de 5% do tamanho do PAMC que é obtido com a estimulação. O estímulo fornecido é um estímulo supramáximo no nervo distalmente, tal como na VCN motor.

Elas são chamadas de *ondas F*, pois foram mensuradas pela primeira vez no pé (F, do inglês *foot*). Essas respostas têm longas latências e representam a condução nervosa da periferia para a medula espinal. Sua forma de onda, amplitude e latência mudam de estímulo para estímulo. As ondas F são estudadas a partir dos músculos distais nos membros. Quanto mais proximal for o local da estimulação, mais difícil é isolar a resposta, devido à sobreposição do PAMC e da onda F. Por essa razão, as ondas F são obtidas com mais frequência por meio da estimulação dos nervos mediano ou ulnar no punho e nervos tibial ou fibular no tornozelo, com registro nos músculos das mãos e dos pés.

O eletrodo de registro (G1) é colocado sobre o ventre muscular, o eletrodo de referência (G2) é posicionado em uma região distal a essa localização, e um estímulo supramáximo é liberado. As ondas F são muito menores do que a resposta motora inicial (muitas vezes chamada de *onda M*) e são, portanto, registradas a um ganho inferior. Um mínimo de 10 respostas é necessário para a avaliação da latência. A latência mínima é medida a partir da primeira onda F registrada. A clareza dessas medidas pode ser prejudicada pela contração muscular, e elas podem estar ausentes nos nervos normais.

O prolongamento da latência mínima e o tempo aumentado entre as latências mínima e máxima (cronodispersão) são evidência de desmielinização. A persistência diminuída das ondas F e a presença de ondas repetitivas (formas de onda com as mesmas características) podem sugerir perda de axônio ou bloqueio de neuropraxia. As razões de amplitude aumentadas das ondas F e M podem sugerir uma lesão do neurônio motor superior.

> Ball R: Electrodiagnostic evaluation of the peripheral nervous system. In De Lisa JA, Gans BM, Walsh NE, et al (Eds): *Physical Medicine and Rehabilitation: Principles and Practice*, 4th ed. Lippincott, Williams and Wilkins: 2005:63-103.
>
> Dumitru D, Zwarts MJ: Special nerve conduction techniques In Dumitru D, Amato AA, Zwarts MJ: *Electrodiagnostic Medicine*, 2nd ed. Hanley and Belfus, 2002:191-208.
>
> Fisher M: F waves. In Brown WF, Bolton CF, Aminoff MJ (Eds): *Neuromuscular Function and Disease*. WB Saunders, 2002: 473-481.
>
> Watson J, Daube J: Compound motor action potentials. In: Daube J, Rubin D (Eds): *Clinical Neurophysiology*, 3rd ed. Oxford University Press, 2009:327-365.

B. Reflexo H (Fig. 16.6)

Descoberto por Paul Hoffman em 1910, o reflexo H é uma resposta tardia que é usada para medir a atividade elétrica dos músculos após o estímulo das fibras aferentes Ia. Em adultos sadios, esse reflexo pode ser registrado com confiança em uma quantidade de músculos limitada, incluindo o sóleo (com estimulação do nervo tibial), o flexor radial do carpo (com estimulação do nervo mediano) e o quadríceps (com estimulação do nervo femoral). Os reflexos H são também encontrados com frequência nos músculos plantares. O reflexo H é ativado por um pulso elétrico de pequena intensidade e longa duração que estimula as fibras sensoriais Ia no nervo que está sendo testado. As fibras Ia costumam ter baixo limiar elétrico para criar um potencial de ação. Esse potencial ascendente gera sinapse com as células do corno anterior e explicita uma resposta motora similar à resposta reflexa monossináptica do reflexo tendinoso. A resposta motora que é registrada no músculo inervado pelo nervo que está sendo estimulado é o reflexo H. O estímulo pequeno inicial das fibras Ia EVOCA um pequeno potencial pós-sináptico excitatório. À

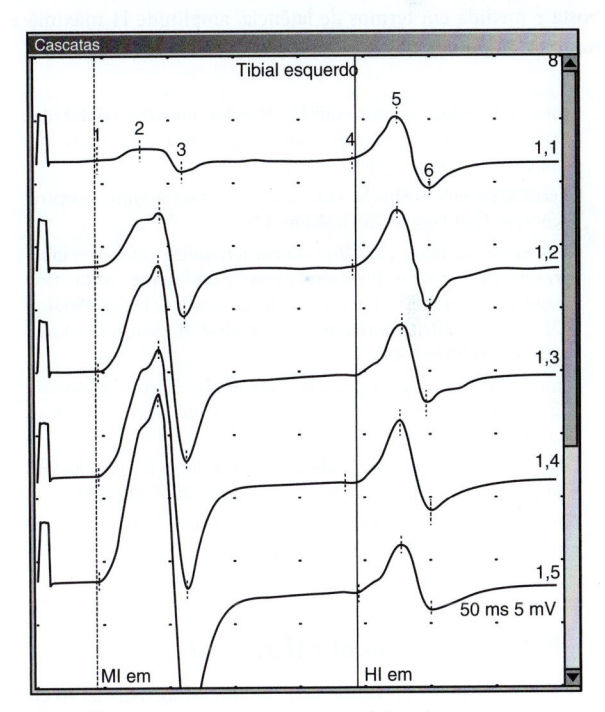

Estados	Latência (ms)	Amplitude (mV)
Onda M	5,65	14,4
Reflexo H	30,55	5,1

▲ **Figura 16.6** Reflexo H.

medida que essa resposta submáxima é lentamente aumentada em intensidade, uma resposta de reflexo H maior e mais definida ocorre conforme mais fibras musculares são recrutadas. Um aumento adicional no estímulo extingue a resposta do reflexo H e produz a resposta de onda F. Esse estímulo aumentado também começa a ocasionar uma verdadeira resposta motora (a onda M).

O reflexo H é útil na avaliação dos segmentos do nervo proximal que são inacessíveis por meio da VCN de rotina. Ele pode ajudar a estabelecer o diagnóstico de uma radiculopatia suspeitada na avaliação clínica, de uma plexopatia ou de uma neuropatia quando as VCNs de rotina se apresentam normais. Ele também pode ser empregado na avaliação da espasticidade. O reflexo é obtido de modo fácil em todos os nervos em crianças com menos 2 anos de idade. Contudo, pode ser de difícil obtenção em adultos em todos os nervos devido às seguintes razões: (1) nem todos os nervos são facilmente acessíveis com eletrodos de superfície, (2) o estímulo aferente pode não ser suficiente para ativar uma resposta motora e (3) em alguns nervos musculares mistos, o limiar aferente Ia está tão próximo da ativação das fibras motoras que a resposta H é apagada. Portanto, posicionamento, estímulo e variáveis de registro devem ser monitorados de perto para garantir a precisão da resposta. Em geral, a resposta é medida em termos de latência, amplitude H máxima e razão da amplitude de onda H para onda M.

> Brown WF, Bolton CF, Aminoff MJ: H reflex, muscle stretch reflex and axon reflex. In: *Neuromuscular Function and Diseases*. WB Saunders, 2002:455-469.
> Chen YS, Zhou S: Soleus H reflex and its relation to static postural control. Gait Posture 2011;33:169-178.
> Goldberg G, Sridhara CR: Clinical neurophysiology of the peripheral nervous system: Electromyography and nerve conduction studies. In Grabois M, Garrison SJ, Lemkulh D (Eds): *Physical Medicine and Rehabilitation: The Complete Approach*. Blackwell Science, 2000:143-195.
> Kimura J: H, T, masseter, and other reflexes. In: *Electrodiagnosis in Diseases of Nerve and Muscle*, 3rd ed. Oxford University Press, 2001:467-494.
> Laughlin R: H reflexes. In Daube J, Rubin D (Eds): *Clinical Neurophysiology*, 3rd ed. Oxford University Press, 2009:519-527.
> Leppanen RE: Monitoring spinal nerve function with H reflexes. J Clin Neurophysiol 2012;29:126-140.

▶ Reflexo piscamento (Fig. 16.7)

A avaliação do reflexo piscamento é um dos estudos de nervo craniano mais realizados. Os mecanismos subjacentes a esse reflexo não eram bem compreendidos até 1952, quando Kugelberg usou estimulação elétrica para analisar o nervo supraorbital. O reflexo envolve um arco aferente do nervo trigêmeo e um arco aferente do nervo facial. Ele pode ser usado para avaliar as lesões dos nervos facial e trigêmeo, as neuropatias periféricas e também os casos de pacientes com esclerose múltipla ou lesões do tronco cerebral.

O reflexo é mais bem registrado com o paciente relaxado e deitado tranquilamente na mesa de exame. Os eletrodos ativos (G1) são colocados sobre o ponto médio dos músculos orbiculares oculares nas pálpebras inferiores, e os eletrodos de referência (G2) são colocados sobre o canto externo dos olhos. O eletrodo terra deve ser posicionado sobre o queixo. O estímulo é administrado em um lado por vez sobre uma incisura supraorbital, com o cátodo sobre o nervo e o ânodo direcionado para fora da linha média. A resposta é registrada de forma simultânea nos dois olhos. Uma resposta (R1) inicial é obtida de modo ipsilateral, e as respostas (R2) subsequentes são ipsilaterais e contralaterais à estimulação. A intensidade do estímulo é ajustada para extrair uma resposta R1 estável com estimulações repetidas. O intervalo de estímulo deve ser de, no mínimo, 5 a 10 segundos, para evitar o hábito da resposta reflexa. Erros técnicos podem facilmente confundir os resultados do teste ou erradicar a resposta. Os erros mais comuns são o uso de uma velocidade de varredura muito rápida ou ganho muito baixo. A atividade muscular de base pode também ofuscar a resposta.

A R1 é um reflexo oligossináptico, e acredita-se que tenha um curso ipsilateral pela ponte inferior. Ela é, em geral, uma resposta estável em relação à latência e à amplitude. A R2 é uma resposta polissináptica com latências e amplitudes variáveis, com probabilidade de ser mediada pela ponte e pela medula lateral em uma rota mais complicada. Uma terceira resposta (R3) pode ocorrer se o limiar do estímulo for alto o suficiente para gerar a ativação das fibras sensoriais aferentes de limiar mais alto e diâmetro menor. As latências R1 e R2 são medidas com estimulação dos nervos supraorbitais bilateralmente, e pelo menos cinco estimulações são usadas para obter as latências (Tab. 16.1).

Nas lesões de nervo trigêmeo, as respostas ficam atrasadas ou ausentes quando se estimula o lado afetado e presentes no lado não afetado. Na neuralgia trigêmea idiopática ou na dor facial atípica, as respostas costumam ser normais. A anormalidade da resposta R1 pode indicar uma lesão que ocupa espaço e afeta a raiz sensorial, uma lesão do tronco cerebral, neuropatia sensorial do nervo trigêmeo ou neuropatia do nervo facial no lado ipsilateral. Nas lesões do nervo facial, a latência da resposta R2 fica atrasada no lado afetado independentemente do lado que está recebendo o estímulo fora da anormalidade da latência R1 no lado ipsilateral (Tab. 16.2). Na paralisia do VII nervo craniano periférico, o prognóstico é bom quando o reflexo trigêmino-facial é normal ou apenas a R1 está atrasada. O prognóstico para a recuperação é ruim em pacientes com ausência de reflexo trigêmino-facial. Respostas R2 anormais com respostas R1 normais indicam lesão central do trato espinal e do núcleo do nervo trigêmeo na medula.

> Kennely K: Electrophysiological evaluation of cranial neuropathies. *Neurologist* 2006;12:188-203.
> Kimura J: The blink reflex. In Kimura J (Ed): *Electrodiagnosis in Diseases of Nerve and Muscle*, 3rd ed. Oxford University Press, 2001:409-439.

ELETROMIOGRAFIA DE AGULHA

A eletromiografia de agulha é realizada pela inserção direta de uma agulha no músculo, de modo que são registrados a atividade

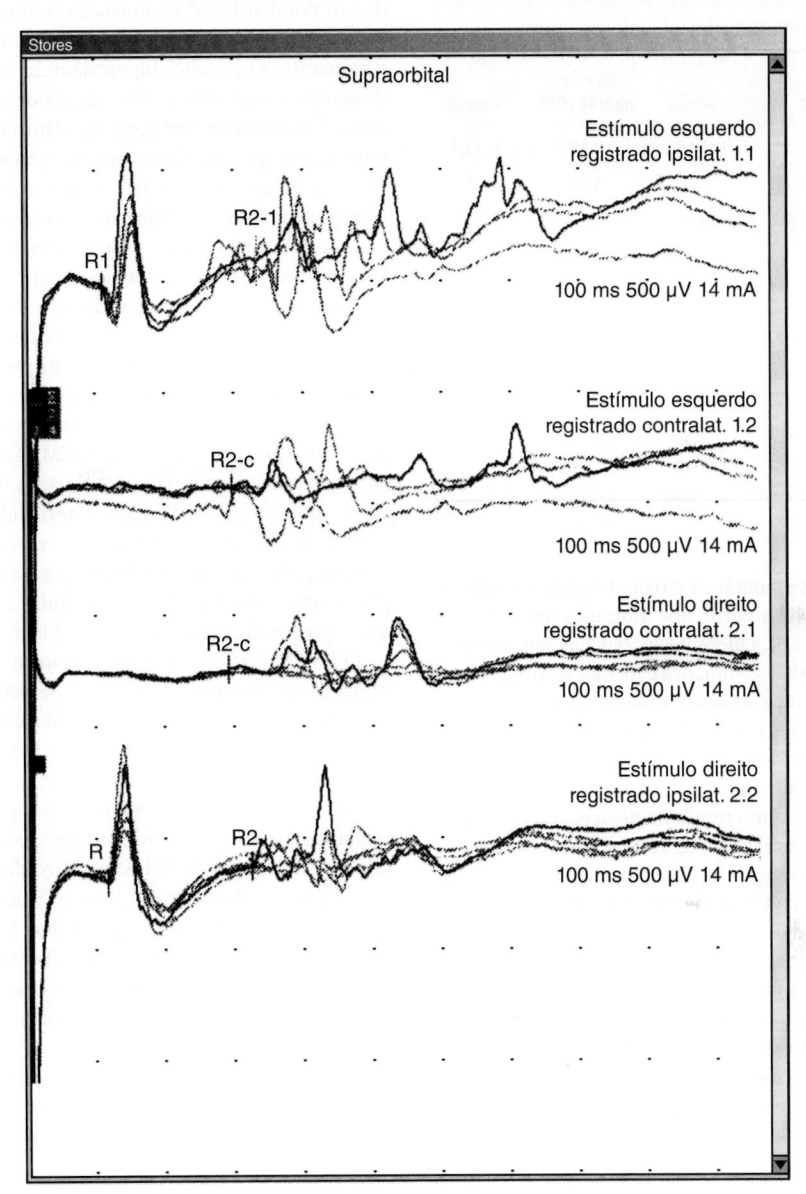

Locais	Músculo	R1 (ms)	R2 Ipsilateral (ms)	R2 Contralateral (ms)
Estímulo esquerdo registrado ipsilateral	Orbicular ocular esquerdo	10,15	31,30	
Estímulo esquerdo registrado contralateral	Orbicular ocular direito			27,70
Estímulo direito registrado ipsilateral	Orbicular ocular direito	10,70	30,40	
Estímulo direito registrado contralateral	Orbicular ocular esquerdo			27,20

▲ **Figura 16.7** Reflexo trigêmino-facial.

Tabela 16.1 Reflexo trigêmino-facial: valores normais

Latências absolutas	Média	Desvio-padrão (DP)	Normal
Latência de R1 (m/s)	10,6	0,80	< 13,1
Latência de R2 ipsilateral (m/s)	31,3	3,30	< 41,0
Latência de R2 contralateral (m/s)	31,6	3,78	< 43,0
Diferença da latência			
R1 lado a lado (m/s)			< 1,2
Latência de R2 ipsilateral a R2 contralateral (m/s) Estimulação no mesmo lado			< 8,0
Latência de R2 no mesmo lado (m/s) Estimulação bilateral			< 5,0

de inserção, a atividade espontânea e os potenciais de ação de unidade motora (PAUMs) a partir dos músculos nas proximidades da agulha (Fig. 16.8). Diferentes potenciais têm diferentes amplitudes características, durações e formas de onda, o que indica se o potencial é uma unidade motora ou um potencial espontâneo (Tab. 16.3). Os potenciais espontâneos (fibrilações e ondas agudas positivas) são potenciais de fibras musculares que são registrados em músculos com desnervação persistente de seus axônios nervosos como resultado de degeneração walleriana ou lesão muscular local (ver Fig. 16.8). O músculo normal é eletricamente inativo em repouso, exceto na junção neuromuscular. As fibrilações e as ondas agudas positivas podem ser classificadas em uma escala de 1 a 4, dependendo de sua prevalência no teste de agulha. Essa classificação não se correlaciona com o grau de perda axonal; apenas a amplitude do PAMC é proporcional ao grau de perda axonal ou de perda de fibra muscular.

As descargas repetitivas complexas (DRC) e as descargas miotônicas são descargas de alta frequência geradas nas fibras musculares como resultado da contração recorrente anormal do grupo de fibras musculares. A miotonia soa como um "mergulho de um bombardeiro" na gravação sonora do aparelho de EMG e pode estar presente na distrofia miotônica, na paramiotonia e na paralisia periódica hipercalêmica. Em geral, o movimento da agulha evoca esses potenciais. As descargas repetitivas complexas são causadas por descarga efática em um grupo de fibras musculares que iniciam e param subitamente e têm um som igual ao de uma motocicleta na gravação sonora. Esses potenciais podem ser observados em pacientes com neuropatias crônicas, lesões de perda de axônio crônica, distrofia muscular de Duchenne ou atrofia muscular espinal.

Fasciculações e descargas de mioquímia são potenciais gerados nos potenciais da unidade motora. As fasciculações são PAUMs simples involuntários e de disparo irregular que podem ser benignas ou indicativas de patologia de célula de corno anterior ou nervosa periférica. Se acompanhadas por anormalidades da atividade espontânea ou de PAUMs, são consideradas patológicas; de outra forma, são consideradas benignas. As descargas de mioquímia são fasciculações agrupadas observadas na plexopatia de radiação, na mielopatia, na compressão crônica, na radiculopatia ou na radiculoneuropatia de desmielinização idiopática aguda. As descargas de mioquímia têm um som semirrítmico igual ao de uma marcha de soldados na gravação sonora.

O PAUM é a correlação eletrofisiológica da descarga de uma célula de corno anterior e da atividade elétrica totalizada coordenada de todas as fibras musculares inervadas por aquela célula de corno anterior. A forma e o tamanho do PAUM dependem da localização do eletrodo de agulha em relação às fibras musculares ativadas. Um pequeno movimento da agulha pode causar uma mudança significativa na forma e no tamanho do PAUM. A amplitude e a duração do PAUM são medidas no mais curto tempo de surgimento do potencial; o som da unidade é um "estalido" agudo na gravação sonora do aparelho. Existem vários parâmetros para a análise do PAUM, como ilustrado na Figura 16.8.

Outro parâmetro de EMG é o *recrutamento*, ou a extensão dos potenciais de unidade motora disparados em resposta ao aumento das contrações musculares. O recrutamento é pleno e espontâneo quando a integridade axonal está preservada, mas torna-se mais limitado com a perda axonal. Muitas vezes, o recrutamento diminuído é o primeiro achado observado na EMG

Tabela 16.2 Reflexo trigêmino-facial – interpretação das anormalidades

	Lado do estímulo					
	Anormal			Normal		
Lado da lesão	Latência de R1	Latência de R2 ipsilateral	Latência de R2 contralateral	Latência de R1	Latência de R2 ipsilateral	Latência de R2 contralateral
Nervo facial	↑	↑	Normal	Normal	Normal	↑
Nervo trigêmeo	↑	↑	↑	Normal	Normal	Normal
Ponte	↑	Normal	Normal	Normal	Normal	Normal
Medula	Normal	↑	↑	Normal	Normal	Normal

↑, aumentado.

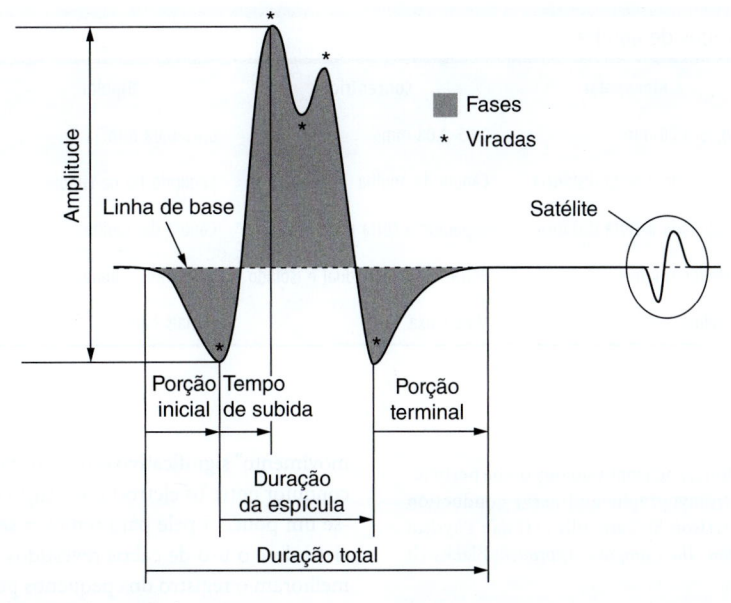

▲ **Figura 16.8** Potencial de ação de unidade motora.

de agulha na ruptura de axônio. Isso deve ser avaliado junto com a presença de fibrilações e ondas agudas positivas, antes de concluir-se que há evidência de perda axonal aguda, visto que o recrutamento diminuído pode também estar presente em pacientes com bloqueio neuropráxico parcial.

Quando os pacientes conseguem recrutar apenas alguns PAUMs, o sistema nervoso central pode compensar aumentando a taxa de desencadeamento dos PAUMs. Um profissional de eletromiografia treinado será capaz de ouvir essa diminuição no recrutamento por meio da gravação sonora. De modo geral, os pacientes com recrutamento diminuído demonstram fraqueza motora clínica no exame físico. Os nervos têm a capacidade de se regenerar (a uma taxa de 2,54 centímetros por mês). Com o passar do tempo, a quantidade de fibrilações e as ondas positivas tornam-se menores devido à atrofia da fibra muscular e desaparecem com a reinervação ou fibrose da fibra muscular. Os PAUMs podem apresentar múltiplas fases (PAUMs polifásicos), sugerindo axônios imaturos que estão conduzindo em diferentes taxas, mas, à medida que os axônios amadurecem, o número de fases pode diminuir, e a amplitude dos PAUMs pode aumentar, como resultado do melhor somatório dos potenciais de ação da fibra muscular individual. Uma vez que a reinervação é concluída, a taxa de disparo pode soar mais normal devido ao melhor recrutamento dos PAUMs.

Dumitru, D, Amato AA, Zwarts, MJ: *Electrodiagnostic Medicine*, 2nd ed. Hanley and Belfus, 2002.

Tabela 16.3 Características dos potenciais na EMG

Atividade espontânea	Amplitude	Duração	Forma	Velocidade	Padrão de disparo	Som
Fibrilações	20-300 μV	< 5 m/s	Bifásica ou trifásica	2-20/s	Regular	Gotas de chuva
Ondas agudas positivas (OAP)	20-300 μV	10-100 m/s	Espícula positiva com cauda longa	5-10/s	Regular	Batida surda
Fasciculação	500-5.000 μV	5-20 m/s	Bifásica, trifásica ou polifásica	1-5 s entre as descargas	Irregular	Pipocar
Miotonia	10-1.000 μV	Variável	Assemelha-se a fibrilações e OAP	15-150 Hz	Alta frequência, crescem e diminuem	Bomba mergulhando
Descargas repetitivas complexas	100-1.000 μV	Estável	Polifásica estável	10-50 Hz	Alta frequência, constantes	Motocicleta
Mioquímia	500-1.000 μV	Estável	Polifásica	Até 50 Hz	Semirrítmicos	Soldados marchando

Tabela 16.4 Tipos de eletrodos de agulha.

	Monopolar	Concêntrico	Bipolar	Fibra única
Superfície de registro	0,15-0,20 mm^2	0,05-0,08 mm^2	0,05-0,08 mm^2	0,025 mm^2
Eletrodo de referência	Separado a certa distância	Cânula da agulha	Segundo fio na cânula	Cânula da agulha
Eletrodo terra	Separado a certa distância	Separado a certa distância	Cânula da agulha	Separado a certa distância
Registro do PAUM	Menos seletivo	PAUM bom, individual e isolado	Excelente, mínimo artefato	
Tolerância do paciente	Melhor	Mais baixa	A mais baixa	Baixa

PAUM, potencial de ação de unidade motora.

Goldberg G, Sridhara CR: Clinical neurophysiology of the peripheral nervous system: Electromyography and nerve conduction studies. In Grabois M, Garrison SJ, Lemkulh D (Eds): *Physical Medicine and Rehabilitation: The Complete Approach*. Blackwell Science, 2000:143–195.

Herbison G: EMG: Waveform Analysis. 33rd annual course in Electrodiagnostic Medicine and Clinical Neurophysiology, Jefferson Medical College, Philadelphia, PA, March 2006.

Robinson L: Traumatic injury to peripheral nerves. AAEM Minimonograph #28. American Association of Electrodiagnostic Medicine, Rochester, MN, 2000. Available at: www. aanem. org.

INSTRUMENTAÇÃO ELETRODIAGNÓSTICA

Um instrumento especializado, o eletromiógrafo, é usado para realizar estudos eletrodiagnósticos. Os sinais fisiológicos que ele registra são pequenos e devem ser amplificados para serem observados e mensurados. Três eletrodos são aplicados no paciente: um ativo, um de referência e um terra. A atividade elétrica produzida pelas estruturas anatômicas do corpo do paciente é transmitida por meio da condução de volume e é convertida em um sinal elétrico. O sinal é transmitido ao instrumento pelos eletrodos. O aumento da impedância na interface eletrodo-paciente está relacionada a um contato ruim e pode causar um "artefato de movimento" significativo dos sinais biológicos. O emprego de gel condutor entre os eletrodos e a superfície da pele, friccionando-se um pouco a pele para remover seu estrato córneo, o uso de eletrodo e o uso de cabos revestidos diminuem a impedância e melhoram o registro dos pequenos potenciais biológicos. Vários tipos de eletrodos de agulha de registro estão disponíveis, como listado na Tabela 16.4.

O pré-amplificador é um amplificador diferencial no qual os cabos são inseridos no sistema eletromiográfico. Ele amplifica a diferença entre os dois sinais gerados nos eletrodos ativo e de referência, rejeitando qualquer sinal que seja comum aos dois *inputs*. Em outras palavras, ele amplifica a diferença no potencial elétrico entre o eletrodo ativo e o terra e aquela entre os eletrodos de referência e o terra. Quaisquer potenciais de interferência comuns (p. ex., interferência de 60 ciclos de uma linha elétrica) são rejeitados pelo amplificador diferencial. A impedância do eletrodo ativo e do de referência deve ser quase igual para o pré-amplificador realizar a rejeição de modo comum.

O sinal de EMG utiliza frequências inferiores a 10.000 Hz, ao passo que a maior parte do ruído do amplificador envolve frequências acima desse nível. Assim, um filtro de frequência de corte de 10.000 Hz (filtro passa-baixo) permite que o sinal biológico seja registrado sem um ruído estranho. Frequências abaixo de 20 Hz no registro de eletromiografia, em geral, resultam do movimento, e um filtro de corte de 20 Hz (filtro passa-alto) irá minimizar o ruído. Os ajustes do filtro também são usados para estudos de velocidade de condução nervosa (Tab. 16.5). Um amplificador ideal converte uma forma de onda de baixa voltagem em uma cópia da mesma forma de onda, mas de voltagem mais alta. Para fazer isso, a impedância do *input* do pré-amplificador tem de ser muito alta. O amplificador filtra o sinal à medida que o capta em tempo real, com apenas uma filtragem mínima ou distorção da forma de onda.

Tabela 16.5 Ajustes do filtro para eletromiografia e estudos de condução nervosa

Sinal	Filtro passa-alto (Hz)	Filtro passa-baixo (Hz)
Potencial de ação nervoso sensorial (PANS)	20	2.000
Potencial de ação muscular composto (PAMC)	10	10.000
Eletromiografia (EMG)	20	10.000

Goldberg G, Sridhara CR: Clinical neurophysiology of the peripheral nervous system: Electromyography and nerve conduction studies. In Grabois M, Garrison SJ, Lemkulh D (Eds): *Physical Medicine and Rehabilitation: The Complete Approach*. Blackwell Science, 2000;143–195.

Quadro 16.3 Valores normais para nervos sensoriais

Nervo	Velocidade de condução (m/s)	Latência sensorial distal (m/s)	PANS (μV)	Distância (m/s)
Mediano (dedo indicador)	> 40,0	< 3,5 Comparação lado a lado < 0,4	> 20	14
Ulnar (dedo mínimo)	> 45,0	< 3,1 Comparação lado a lado < 0,4	> 18	14
Radial (primeiro espaço)	> 40,0	< 2,5	> 20	10
Mediano *versus* radial (polegar em extensão)		< 2,5 Diferença de latência < 0,4		10
Mediano *versus* ulnar (sensorial do dedo anular)		Diferença de latência < 0,4		14
Mediano *versus* ulnar (ortodrômico da palma)		Diferença de latência < 0,4		8
Indicador sensorial combinado (CSI)[a]		< 1,0		
Cutânea antebraquial lateral	61,6 ± 4,2	2,3 ± 0,2	18,9 ± 9,9 (> 5,0)	14
Cutânea antebraquial medial	62,7 ± 4,9	2,2 ± 0,2	11,4 ± 5,2 (> 3,0) Comparar com o lado normal	14
Sensorial fibular profundo (primeiro espaço)	42,0 ± 5,0	2,9 ± 0,4	3,4 ± 1,2 Comparar com o lado normal	12
Ramo cutâneo dorsal medial, fibular superficial Idade ajustada	< 30 = 42 31-50 = 40 51-70 = 39 > 71 = 36	< 30 = 3,3 31-50 = 3,5 51-70 = 3,6 > 71 = 3,9	< 50 = 8 31-50 = 5 51-70 = 5 > 71 = presente	14
Sural. Idade ajustada	< 30 = 43 31-50 = 39 51-70 = 36 > 71 = 35	< 30 = 3,2 31-50 = 3,6 51-70 = 3,9 > 71 = 4,0	< 30 = 8 31-50 = 7 51-70 = 5 > 71 = presente	14
Safeno	Variação 37 – 66	Variação 2,1 – 3,8	Variação 1 – 15 Comparar com o lado normal	14
Cutânea femoral lateral	Variação 42 – 65	2,6 ± 0,7	Variação 5 – 25 Comparar com o lado normal	14
Sensorial plantar (tibial). Plantar medial. Plantar lateral.		3,2 ± 0,3 3,1 ± 0,3	Comparar com o lado normal > 10 > 8	14 14

PANS, potencial de ação nervoso sensorial.
[a] Combina a diferença de latência entre (1) polegar radial/mediano, (2) dedo anular ulnar/mediano e (3) ortodrômico da palma ulnar/mediano.

Quadro 16.4 Valores normais para nervos motores

Nervo	Latência motora distal (m/s)	PAMC (mV)	Velocidade de condução (m/s)	Distância (cm)
Mediano (ACP)	< 4,2 Comparação lado a lado < 0,6	> 4,0	> 49,0	8
Ulnar (ADM)	< 3,5 Comparação lado a lado < 0,6	> 4,0	> 49,0	8
Mediano *versus* ulnar (ACP *vs* ADM motor)	Diferença da latência < 1,0			8
Axilar	3,9 ± 0,5	Comparar com o lado normal		
Musculocutâneo	4,5 ± 0,6	Comparar com o lado normal		

Supraescapular
  Supraespinal
  Infraespinal
	
	2,7 ± 0,5
	3,3 ± 0,5
		Comparar com o lado normal		

Radial (EPI)	2,4 ± 0,5	Comparação lado a lado < 50% anormal	61,6 ± 5,9	8
Fibular profundo (ECD)	< 6,0	> 2,0	> 40,0	8
Tibial (AH)	< 4,8	> 2,0	> 40,0	10
Fibular comum Tibial anterior Fibular longo	 3,0 ± 0,6 (4,2) 3,0 ± 0,6 (4,6)	 3,9 ± 1,2 5,9 ± 2,4	 66,3 ± 12,9 55,3 ± 10,2	
Femoral (VM)	6,0 ± 0,7 (7,4)	12,1 ± 5,1 (3,7) Comparar com o lado normal	66,7 ± 7,4	

Onda F[a]	Latência mínima
	  Mediano 22 – 30
	  Ulnar 22 – 31
	  Fibular 37 – 53
	  Tibial 40 – 59
			Cronodispersão
			  Mediano 4 m/s
			  Ulnar 4 m/s
			  Fibular 8 m/s
			  Tibial 8 m/s	

Reflexo H tibial (sóleo)[b]	25 – 34 Comparação lado a lado < 1,5			
Facial	3,6 ± 0,35 (< 4,1)	Comparar com o lado normal		
Acessório espinal	Trapézio superior 1,8 – 3,0 Trapézio médio 2,6 – 3,4 Trapézio inferior 4,0 – 5,2	Comparar com o lado normal		

PAMC, potencial de ação muscular composto; ACP, abdutor curto do polegar; ADM, abdutor do dedo mínimo; EPI, extensor próprio do indicador; ECD, extensor curto dos dedos; AH, abdutor do hálux; VM, vasto medial.
[a] Considerar idade, altura e comprimento do membro.
[b] Considerar idade e comprimento do membro.

Neuropatia

17

Heather Galgon, DO
Jacqueline Russel, MD
Kwame Asante, MD
Ian B. Maitin, MD

▼ POLINEUROPATIA

O diabetes melito é a causa mais comum de neuropatia periférica em todo o mundo. Na prática clínica, as duas condições, vistas com frequência, parecem ser sinônimas: mais da metade de todos os pacientes com diabetes apresenta neuropatia. As mudanças relacionadas à doença em indivíduos diabéticos com neuropatia causam uma ampla gama de apresentações, refletindo sintomas agudos ou crônicos em diversos locais anatômicos, como pele, raiz nervosa, sistema vascular e sistema nervoso autônomo. A abordagem que segue foca três apresentações características: polineuropatia simétrica distal, amiotrofia diabética e neuropatia autônomica diabética. Os aspectos característicos de cada uma são contrastados no Quadro 17.1. A *mononeuropatia focal* causada pelo diabetes produz sintomas similares àqueles das neuropatias compressivas ou por compressão, que são abordadas no fim deste capítulo.

POLINEUROPATIA SIMÉTRICA DISTAL

FUNDAMENTOS DO DIAGNÓSTICO

▶ Forma mais comum de neuropatia periférica em pacientes diabéticos, bem como em pacientes do mundo todo.

▶ Em geral, os achados são crônicos, distais, simétricos e sensoriais.

▶ Os sintomas incluem formigamento ou dor ardente, perda sensorial ou dormência.

▶ Os exames eletrodiagnósticos mostram neuropatia desmielinizante e axonal.

▶ Considerações gerais

A polineuropatia simétrica distal (PSD) é a forma mais comum de neuropatia periférica em pacientes diabéticos e também em todo o mundo. Ela é um fator de risco importante na ulceração do pé e eventual amputação de membro. A neuropatia, a perda sensorial e a fraqueza distal são os principais fatores de risco para quedas, e a concomitância desses achados em pacientes com polineuropatia simétrica distal aumenta sete vezes o risco de quedas. Por essas razões, a PSD é uma causa significativa de incapacidade e redução da qualidade de vida. A neuropatia pode avançar ainda mais mesmo em pacientes que atingem um excelente nível glicêmico. Outros fatores de risco para neuropatia em pacientes diabéticos, independentes do controle da glicose, incluem obesidade e dislipidemia.

▶ Achados clínicos

A. Sinais e sintomas

Os achados típicos na polineuropatia simétrica distal são crônicos, distais, simétricos, predominantemente sensoriais e muitos dolorosos. A PSD pode causar uma variedade de sintomas positivos e negativos ou pode ser assintomática. Os sintomas positivos incluem agulhadas, formigamento ou ardência. Os sintomas negativos consistem em perda sensorial ou dormência. A neuropatia grave pode resultar em lesão sem dor. A dor depende da distância (comprimento do nervo) e envolve os pés, artelhos, panturrilhas e mãos. A dor é pior ao caminhar, no entanto é mais grave à noite e pode levar os pacientes a dormir com seus pés em cima de cobertores ou fazer uma "tenda" com os lençóis. Os pacientes apresentam redução da sensibilidade distal a agulhada, temperatura fria e vibração, muitas vezes em uma distribuição em meias ou luvas. Os reflexos do tendinosos profundos ficam reduzidos ou ausentes, e a propriocepção ou sensação da posição articular também se encontra reduzida. Os músculos distais das mãos e dos pés podem sofrer atrofia. A marcha pode ser atáxica, com sinal de Romberg positivo.

B. Achados laboratoriais

Com frequência, os pacientes apresentam níveis de hemoglobina glicada elevados, refletindo a dificuldade em obter um controle de glicose satisfatório.

Quadro 17.1 Aspectos importantes das polineuropatias

Polineuropatia	Sinais e sintomas	Achados eletrodiagnósticos	Tratamento
Polineuropatia simétrica distal	Déficits sensoriais simétricos e distais Ardência dolorosa Dormência em regiões distais (meias e luvas)	Condução nervosa lenta Amplitudes reduzidas Pode haver fibrilações, ondas positivas em região distal	Bom controle da glicose no sangue Agentes para a dor neuropática (p. ex., tricíclicos, gabapentina)
Amiotrofia diabética	Fraqueza dos músculos pélvicos Geralmente assimétrica Dor na coxa	Pode haver fibrilações, ondas positivas em região proximal	Controle da dor Corticoides podem ser benéficos
Neuropatia autonômica diabética	Pressão arterial variável Ortostase Gastroparesia Disfunção erétil	São necessárias técnicas especiais	Medicações para estabilizar a pressão arterial (p. ex., midodrina, fludrocortisona)

C. Achados eletrofisiológicos

De forma similar a outras neuropatias desmielinizantes axonais, a característica central da PSD é a redução nas amplitudes e velocidades de condução do potencial de ação nervoso (PANS), com leve diminuição da condução motora da extremidade distal. As latências distais podem ser prolongadas, e as extremidades inferiores são afetadas antes das extremidades superiores. O diagnóstico pode ser desafiador, uma vez que a PSD envolve preferencialmente fibras nervosas finas, o que pode resultar em um estudo de condução nervosa normal. Em geral, a eletromiografia (EMG) de agulha revela atividade espontânea com desnervação ativa dos músculos distais das pernas. Com a doença grave, as fibrilações e ondas agudas positivas podem ser observadas nos músculos das mãos.

▶ Complicações

A neuropatia diabética é uma das principais causas de morbidade e mortalidade. A dor é uma queixa frequente. Estima-se que 20% dos pacientes com polineuropatia simétrica distal sintam dor forte. A PSD também é um importante fator de risco para ulceração do pé, infecção e eventual amputação do pé ou membro.

▶ Tratamento

O tratamento de primeira linha envolve dieta, controle da glicose e aconselhamento sobre a prática de exercícios. Os especialistas acreditam que a única terapia efetiva para a redução do risco e a diminuição da progressão da neuropatia diabética seja o controle glicêmico agressivo. Nos dias atuais, não existem tratamentos que revertam a polineuropatia simétrica distal. O tratamento da dor neuropática é desafiador e muitas vezes requer agentes farmacológicos múltiplos. As medicações empregadas incluem agentes anticonvulsivos, como gabapentina, inibidores da recaptação de serotonina e norepinefrina, como duloxetina, e antidepressivos tricíclicos, como amitriptilina. Aconselha-se ensinar os pacientes sobre o risco de quedas, bem como avaliar de modo formal a marcha para ajudar pacientes em superfícies desniveladas ou irregulares, onde a probabilidade de quedas é maior.

▶ Prognóstico

Como previamente observado, o controle glicêmico agressivo pode ser a única terapia efetiva para reduzir o risco e diminuir o avanço da neuropatia diabética; contudo, isso não elimina nem reverte a progressão da doença.

AMIOTROFIA DIABÉTICA

FUNDAMENTOS DO DIAGNÓSTICO

▶ Dor de início rápido e fraqueza em uma extremidade inferior, envolvendo primeiro os músculos proximais (vasto lateral, adutores, músculos glúteos), progredindo para os músculos distais da perna.

▶ Os estudos eletrodiagnósticos mostram mais perda axonal do que desmielinização.

▶ Considerações gerais

De modo geral, os pacientes com amiotrofia diabética apresentam dor unilateral na coxa. Também conhecida como radiculoplexoneuropatia lombossacral diabética, a amiotrofia diabética deve ser considerada no diagnóstico diferencial da dor lombar irradiada, da fraqueza localizada da perna ou da radiculopatia lombossacral em pacientes com diabetes melito. A condição afeta em especial os pacientes mais velhos com diabetes melito não insulino-dependente e, diferentemente da polineuropatia simétrica distal, não está relacionada ao controle glicêmico ou à duração do diabetes. O diagnóstico correto é importante para garantir o tratamento adequado e prevenir procedimentos e cirurgias lombares desnecessários.

▶ Achados clínicos

A. Sinais e sintomas

Na apresentação clássica, os pacientes com amiotrofia diabética se apresentam com início agudo de dor grave e unilateral nas coxas, nos quadris ou nas costas ou uma combinação destas, com a dor descrita como profunda, incômoda, ardente ou formigante. A condição evolui produzindo fraqueza progressiva e atrofia. Os sintomas começam em região proximal e se disseminam por todo o membro, com o envolvimento distal surgindo mais tarde na progressão. A dor é exacerbada à noite. Se envolvido, o membro contralateral é afetado meses mais tarde. As extremidades inferiores são mais afetadas, mas algum envolvimento da extremidade superior, caracterizado por dor e fraqueza, também é comum. A amiotrofia diabética pode também se manifestar com sintomas autonômicos, incluindo mudanças nas funções sexual, intestinal e vesical e perda inexplicável de peso.

B. Achados laboratoriais

O exame do líquido cerebrospinal (LCS) revela proteína elevada sem pleocitose.

C. Achados eletrofisiológicos

Os estudos eletrodiagnósticos demonstram evidência de uma polirradiculoneurite axonal com desnervação ativa de cintura pélvica, músculos distais e músculos paraespinais.

D. Imagem diagnóstica

A imagem por ressonância magnética (RM), a radiografia e os exames de tomografia computadorizada das regiões lombossacral e pélvica devem ser obtidos para eliminar lesões na medula espinal, espondilose, compressão da raiz nervosa ou uma massa pélvica.

E. Biópsia nervosa

As biópsias do nervo demonstram microvasculite.

▶ Complicações

Com frequência, a amiotrofia diabética ocasiona significativa dor e fraqueza que levam a disfunção, resultando em dependência de cadeira de rodas e incapacidade grave.

▶ Tratamento

A apresentação clínica, os achados do LCS, a histopatologia e a discordância com a gravidade metabólica na amiotrofia diabética indicam uma etiologia autoimune. Os agentes imunossupressores ou a terapia com corticoide podem ser benéficos a alguns pacientes, mas há carência de estudos conclusivos sobre a eficácia. Muitos pacientes requerem controle agressivo da dor com opioides.

▶ Prognóstico

O curso da doença é progressivo de semanas a meses, mas, em geral, é autolimitado. Enquanto se espera alguma melhora, os pacientes com frequência ficam com déficits permanentes.

NEUROPATIA AUTONÔMICA DIABÉTICA

FUNDAMENTOS DO DIAGNÓSTICO

- ▶ Os pacientes diabéticos com controle de glicose deficiente, duração prolongada da doença ou neuropatia periférica correm riscos.
- ▶ As manifestações incluem hipotensão postural, gastroparesia e disfunção erétil.
- ▶ A disautonomia cardíaca é sugerida pela hipotensão ortostática, pré-síncope ou intolerância ao exercício.

▶ Considerações gerais

A neuropatia autonômica diabética (DAB) é uma manifestação comum, porém subdiagnosticada, no diabetes melito, que tem uma ampla gama de apresentações clínicas e pode afetar a maioria dos sistemas do corpo. A presença da neuropatia autonômica diabética está relacionada a aumento no risco de morte cardíaca e pode resultar em outras complicações, como hipotensão ortostática, disfunção erétil, gastroparesia e hipoglicemia. Cada órgão interno, bem como a pele, tem inervação autonômica e, dessa forma, um potencial para neuropatia, ocasionando disautonomia. Os pacientes com controle de glicose insatisfatório, diabetes prolongado ou neuropatia periférica correm risco de desenvolver DAB.

▶ Achados clínicos

A. Sinais e sintomas

A maioria dos pacientes é assintomática ou apresenta sintomas vagos. Os sinais e sintomas cardiovasculares incluem hipotensão postural, arritmia, isquemia sem sintomas evidentes e intolerância ao exercício. As manifestações gastrintestinais incluem náusea, saciedade precoce e constipação ou diarreia. Os sinais e sintomas geniturinários são disfunção erétil, lubrificação vaginal reduzida e bexiga neurogênica. Os sinais cutâneos se manifestam como anidrose, pele seca, queda capilar e intolerância ao calor. Os sinais e sintomas centrais incluem hipoglicemia assintomática e redução no impulso ventilatório induzida por hipoxia. Um questionário clínico de autorrelato validado para sintomas autonômicos é recomendado, uma vez que ele pode melhorar a sensibilidade do diagnóstico de disautonomia diabética.

B. Achados eletrofisiológicos

A neuropatia autonômica pode ser avaliada no laboratório de EMG com estudos como a variação da frequência cardíaca do intervalo R-R, com respiração e resposta cutânea simpática. Como a função autonômica varia de acordo com a idade, devem ser usados valores de controle combinados.

C. Outros testes

Testes adicionais que confirmam determinados aspectos da disautonomia diabética incluem estudos de esvaziamento gástrico;

colonoscopia; variabilidade da pressão arterial ao realizar preensão, ficar em pé e inclinar; pletismografia peniana noturna; medida de resíduo pós-miccional; e teste do suor termorregulador.

▶ Tratamento

Embora não exista tratamento definitivo para a neuropatia autonômica diabética, devem ser implementadas estratégias que forneçam alívio sintomático das manifestações associadas e auxiliem os pacientes a atingir um bom controle glicêmico. As flutuações da pressão arterial podem ser controladas com midodrina ou fludrocortisona.

▶ Prognóstico

A detecção da disautonomia diabética é fundamental, pois a disautonomia cardíaca aumenta em 2 a 5 vezes o risco de mortalidade por todas as causas. Ela também pode levar a comorbidades adicionais, como neuropatia acelerada, arritmias malignas e pressões arteriais variáveis, aumentando o risco de um evento cardiovascular ou neurovascular mortal.

> de Jager J, Kooy A, Lehert P, et al: Long term treatment with metformin in patients with type 2 diabetes and risk of vitamin B-12 deficiency: Randomized placebo controlled trial. Br Med J 2010;340:2181.
> Habib AA, Brannagan TH: Therapeutic strategies for diabetic neuropathy. Curr Neurol Neurosci Rep 2010;10;92–100.
> Smith GA, Singleton JR: Diabetic neuropathy [review article]. Continuum: Lifelong Learning Neurology 2012;18:60–84.

▼ NEUROPATIAS INFECCIOSAS

As neuropatias infecciosas são uma significativa causa de neuropatia no mundo todo. O mecanismo de lesão pode envolver o agente infeccioso e resultar da reação imune do corpo à infecção ou ocorrer de forma secundária à toxicidade do fármaco usado para tratar a infecção.

HANSENÍASE

A hanseníase é uma das causas tratáveis mais comuns de neuropatia periférica. Do ponto de vista clínico, em geral a doença se manifesta na pele e nos nervos. A forma neural pura da hanseníase (FNP) ocorre em 4 a 10% dos pacientes como uma forma apenas neurítica da doença. A falta de lesões cutâneas pode tornar o diagnóstico difícil. Com frequência, a mononeurite é a apresentação mais comum em pacientes com a forma neural pura da hanseníase, e o nervo ulnar é o mais comumente afetado. O envolvimento nervoso craniano é observado em 18% dos pacientes com essa condição, e os nervos facial e trigêmeo são afetados com maior frequência. O principal fator de risco para o desenvolvimento da neuropatia é a presença de uma lesão cutânea sobrepondo um tronco nervoso. Não há correlação significativa entre a gravidade dos sinais clínicos e os achados histopatológicos.

A neuropatia relacionada à hanseníase pode ser confirmada pela EMG ou por resultados da biópsia nervosa. A hanseníase causa uma neuropatia de perda predominantemente axonal, que é mais grave nos membros inferiores. A polineuropatia simétrica e sensório-motora distal é mais observada do que a mononeuropatia. A EMG de agulha revela desnervação nos pequenos músculos das mãos e dos pés. Além disso, a reação simpática da pele quase sempre fica reduzida.

A terapia com múltiplos fármacos (rifampicina, clofazimina e dapsona) é a abordagem de tratamento habitual, mas a prevenção da hanseníase é o objetivo principal.

VÍRUS DA IMUNODEFICIÊNCIA HUMANA

A neuropatia periférica é a principal queixa neurológica das pessoas infectadas com o vírus da imunodeficiência humana (HIV *human immunodeficiency virus*), de modo que ocorre em 35% dos pacientes com Aids. As manifestações clínicas incluem neuropatia inflamatória aguda ou crônica, polirradiculopatia e neuropatia simétrica distal (NSD), que é a forma mais comum de neuropatia. Os sinais e sintomas incluem disestesias, parestesias, dormência e sensação diminuída de dor, temperatura e vibração, que ocorrem primeiro nos pés e depois nas mãos. Os reflexos no tornozelo quase sempre estão ausentes. Vários fatores independentes estão associados com o desenvolvimento da neuropatia simétrica distal, incluindo gravidade da infecção por HIV (contagem de CD4+ nadir e carga de RNA de HIV plasmática), diabetes melito, abuso de álcool, raça e, talvez mais comumente, medicações antirretrovirais, como estavudina, didanosina e zalcitabina.

A EMG revela degeneração distal e simétrica dos axônios sensoriais e motores. Os pacientes com neuropatia relacionada ao HIV podem também apresentar polineuropatia desmielinizante inflamatória, mononeuropatias múltiplas, neuropatia autonômica ou polirradiculopatia. As biópsias nos nervos em pacientes com HIV com NSD mostram degeneração axonal devido a citocinas pró-inflamatórias.

O tratamento e a prevenção devem incluir terapia antirretroviral altamente ativa (HAART). Nas duas últimas décadas, a incidência de neuropatia simétrica distal entre pacientes portadores de HIV diminuiu à medida que a porcentagem de pacientes que recebem HAART aumentou. Contudo, enquanto o início precoce da terapia HAART pode diminuir o risco de desenvolver NSD como um resultado da infecção viral, alguns pacientes podem desenvolver neuropatia periférica em resposta às próprias medicações HAART. As já mencionadas medicações usadas para manejar a dor neuropática na polineuropatia diabética (i.e., gabapentina, amitriptilina) podem também ser efetivas no tratamento de pacientes portadores de HIV com dor neuropática.

DOENÇA DE LYME

A infecção por *Borrelia burgdorferi*, que causa a doença de Lyme, pode afetar o sistema nervoso periférico e ter a apresentação clínica de uma neuropatia craniana subaguda. Ela pode também estar presente como uma radiculopatia assimétrica dolorosa com pleocitose no LCS e anticorpos intratecais contra a *B. burgdorferi*. As manifestações crônicas da doença de Lyme podem ocorrer anos após a mordida do carrapato que transmitiu o microrganismo. Os pacientes podem apresentar manifestações cutâneas e neuropatia periférica caracterizada como uma polineuropatia sensorial simétrica, moderada, às vezes com uma resposta exagerada à dor. Estudos diagnósticos revelam polineuropatia axonal na EMG e na biópsia nervosa. Com frequência, o tratamento consiste em um período prolongado de uso de antibióticos (doxiciclina, amoxicilina).

HEPATITE C

Vários tipos de neuropatia estão associados com a infecção pelo vírus da hepatite C (HCV). Estes incluem polineuropatia, mononeuropatia ou mononeuropatia múltipla e neuropatia craniana. Estima-se que 10% dos indivíduos infectados com HCV apresentarão achados de polineuropatia sensorial ou sensório-motora axonal na EMG. Nenhuma correlação foi mostrada entre a carga viral e a presença de polineuropatia; também não existe associação com duração da infecção ou sexo do paciente. Contudo, a incidência de polineuropatia aumenta de forma significativa com a idade.

A polineuropatia do HCV se apresenta como uma neuropatia sensório-motora ou de predominância sensorial. Os estudos diagnósticos revelam polineuropatia axonal, em geral nos pacientes positivos para crioglobulina. A biópsia nervosa revela perda axonal fascicular, o que sugere que a fisiopatologia é de origem isquêmica.

O tratamento não é completamente efetivo, mas alguns pacientes melhoraram com a medicação antiviral ou o tratamento com corticoide, ou ambos.

De Freitas MR: Infectious neuropathy. Curr Opin Neurol 2007;20:548–552.
Robinson-Papp J: Infectious neuropathies [peripheral neuropathy]. Continuum: Lifelong Learning in Neurology 2012;18:126–138.
Salvatore Monaco, Sergio Ferrari, Alberto Gajofatto, et al: HCV-related nervous system disorders. Clin Dev Immunol 2012;2012:236148.

NEUROPATIA INDUZIDA POR MEDICAÇÃO E TOXINA

Numerosas toxinas e medicações estão envolvidas no desenvolvimento de neuropatia. Embora possa haver carência de prova objetiva, é importante tentar identificar os agentes causadores, devido à possível reversibilidade da neuropatia induzida por toxina. Agentes quimioterápicos, análogos de nucleosídeo, metais pesados e toxinas apresentam uma clara associação com a neuropatia, embora em algumas instâncias isso seja apenas uma rara associação temporal. Pode ser desafiador identificar uma neuropatia causada pela exposição crônica a fármaco. É provável que os aspectos fisiopatológicos sejam axonais; contudo, alguns agentes causam desmielinização e bloqueio de condução, o que reproduz a neuropatia mediada pela imunidade. O Quadro 17.2 realça a informação sobre algumas das neuropatias mais comuns induzidas por toxina e medicação.

Pratt RW, Weimer LH: Medication and toxin-induced peripheral neuropathy. Semin Neurol 2005;25:204–216.

DOENÇA DE CHARCOT-MARIE-TOOTH

FUNDAMENTOS DO DIAGNÓSTICO

- Distúrbio hereditário mais comum do sistema nervoso periférico.
- O processo de doença envolve uma degeneração axonal dependente do comprimento.
- Os pacientes se apresentam com uma combinação de déficits do neurônio motor inferior e sinais sensoriais.
- Caracterizada pela fraqueza e atrofia muscular progressivas, perda sensorial, deformidades no pé e marcha escarvante.

▶ Considerações gerais

A doença de Charcot-Marie-Tooth (CMT), também conhecida como neuropatia motora e sensorial hereditária (NMSH), é a forma mais comum de neuropatia periférica hereditária, com prevalência estimada de 1 em 2.500. Os dois principais tipos dessa doença, identificados como CMT1 e CMT2, podem ser distinguidos por meio de teste eletrofisiológico. Cerca de 80% dos pacientes têm CMT1. Os padrões de hereditariedade podem ser autossômicos dominantes, autossômicos recessivos ou ligados ao X. Em 90% dos casos, o padrão de hereditariedade é autossômico dominante.

▶ Patogênese

Mais de 40 genes causadores expressos nas células de Schwann e neurônios estão relacionados à CMT. O processo fisiopatológico é simples e pode ser atribuído a um processo desmielinizante (CMT1), perda axonal (CMT2) ou uma combinação de ambos (forma intermediária).

▶ Achados clínicos

A. Sinais e sintomas

Com frequência, na primeira ou segunda décadas de vida, os pacientes apresentam fraqueza e atrofia musculares simétricas e distais lentamente progressivas, que afetam os músculos intrínsecos do pé e os fibulares. Uma história familiar positiva é comum. Os primeiros sinais incluem tropeçar em superfícies desniveladas, sofrer entorses frequentes de tornozelo e ter dificuldade em caminhar com o calcanhar devido à fraca dorsiflexão

Quadro 17.2 Aspectos importantes das neuropatias induzidas por medicação e toxina

Agente	Sinais e sintomas	Achados eletrodiagnósticos
Sensorial (sensorial > motor) axonal		
Álcool	Perda sensorial simétrica distal; as mãos são tardiamente afetadas	**ECN:** PANS e PAMC diminuídos refletindo uma neuropatia sensório-motora axonal simétrica
Fenitoína	Branda distribuição sensorial em meias e luvas; níveis tóxicos produzem dormência, formigamento, disfunção da marcha com fraqueza branda	**ECN:** PANS e velocidade de condução motora levemente reduzidos **EEA:** normal
Nitrofurantoína	Dor com parestesias e disfunção da marcha; pode avançar para quadriparesia	**ECN:** amplitudes sensoriais e motoras ausentes (gravemente diminuídas), velocidade de condução normal **EEA:** mudanças neuropáticas
Cisplatina	Afeta o gânglio da raiz dorsal e grandes nervos sensoriais mielinizados; dormência, parestesias dolorosas, reflexos de tendão profundo diminuídos, propriocepção diminuída	**ECN:** PANS reduzido ou ausente; latência um pouco prolongada. **EEA:** normal
Lítio	Perda sensorial distal com fraqueza	**ECN:** PANS e PAMC ausentes na extremidade inferior, PANS e PAMC bastante diminuídos na extremidade superior com velocidade de condução normal
Tálio	Disestesias dolorosas com reflexos preservados (característico de patologia da fibra pequena)	**EMG:** PANS normal (devido à perda de fibra pequena), diminuído (tardiamente no curso)
Motora (motora > sensorial) axonal		
Chumbo	Fraqueza na extremidade superior, afetando mais o nervo radial, associada com atrofia da mão e intrínseca da mão; toda sensibilidade está preservada	**ECN:** amplitude e velocidade de condução um pouco diminuídas **EEA:** mudanças neuropáticas com fibrilações e ondas agudas positivas
Organofosfatos	Fraqueza (dependente do comprimento) distal seguida por proximal; sinais de neurônio motor superior (espasticidade) devido ao envolvimento do trato espinal cortical	**EMG:** neuropatia axonal sensório-motora com velocidade de condução diminuída
Motora (motora > sensorial) com lenta condução		
Amiodarona	Neuropatia sensório-motora distal simétrica *ou* neuropatia de predominância motora rapidamente progressiva	**EMG:** velocidade de condução predominantemente diminuída ou redução predominante no PANS **Biópsia do nervo sural:** perda axonal ou desmielinização
Arsênio	Alta dose: quadriparesia flácida, fraqueza facial, insuficiência respiratória (imita a PDIA) Exposição crônica: primeiro surgem sintomas dermatológicos, em seguida ocorre neuropatia dolorosa dependente da extensão; poucos sintomas motores	**EMG:** amplitudes diminuídas (motor > sensorial), ondas F prolongadas, bloqueio de condução parcial **Laboratório:** arsênio na urina > 25 mcg/24h; níveis elevados no cabelo e nas unhas nos casos crônicos

ECN, estudo de condução nervosa; PANS, potencial de ação nervoso sensorial; PAMC, potencial de ação muscular composto; EEA, exame elétrico com agulha; EMG, eletromiografia; PDIA, polineuropatia desmielinizante inflamatória aguda.
Reproduzido, com permissão, de Braddom R (Ed.): *Physical Medicine and Rehabilitation*, 4th ed. Elsevier, 2011.

do tornozelo e contratura dos tendões do calcâneo. Esses sintomas com frequência ocasionam uma marcha escarvante. Os aspectos fenotípicos comuns incluem deformidades no pé, como dedos em martelo e pé cavo. Os sintomas sensoriais incluem perda de vibração e do sentido de posicionamento articular, bem como diminuição da sensação de dor e temperatura em uma distribuição do tipo meias e luvas. Os reflexos de estiramento muscular desaparecem cedo no tornozelo e mais tarde na patela e nos membros superiores. Posteriormente no curso da doença, os músculos das mãos podem ser afetados.

B. Achados eletrofisiológicos

A velocidade de condução nervosa fica diminuída de forma simétrica, a menos de 38 m/s (o normal é mais de 45 m/s), no tipo desmielinizante da CMT (CMT1). Os pacientes com CMT2 têm velocidades de condução nervosa normais, mas reduzidas amplitudes de potenciais de ação muscular compostos (PAMC) e de PANS, devido à perda axonal. Os pacientes com formas intermediárias da CMT mostram sinais de perda axonal e desmielinização, além de velocidade de condução nervosa na variação de 25 a 45 m/s.

C. Biópsia do nervo

As biópsias do nervo sural, se realizadas, mostram desmielinização segmentar e formação de bulbo de cebola na CMT1; na CMT2, há perda axonal, poucos ou ausência de bulbos de cebola e nenhuma evidência de desmielinização.

D. Testes especiais

O teste genético pode ser útil para determinar o padrão de hereditariedade a fim de basear as decisões de planejamento familiar e para obter informação sobre a causa e o prognóstico da doença.

▶ Tratamento

No momento, não existe medicação ou intervenção que reverta a CMT. A fisioterapia e a terapia ocupacional devem ser empregadas para manter a amplitude de movimento e a função. Órteses e equipamento de assistência podem melhorar a segurança e a função, se necessário. Às vezes, a intervenção cirúrgica em mãos e pés é necessária para manter a função. Os pacientes devem ser aconselhados a evitar determinados fármacos neurotóxicos, em especial vincristina, bem como o consumo excessivo de álcool. Ensaios clínicos em andamento estão investigando as possíveis opções de tratamento, incluindo um antagonista de progesterona terapêutico, ácido ascórbico e terapia com gene.

▶ Prognóstico

A CMT não afeta as taxas de mortalidade. De modo geral, os pacientes permanecem deambulando durante toda a vida, mas com frequência requerem órteses de tornozelo-pé.

d'Ydewalle C, Benoy V, Van Den Bosch L: Charcot-Marie-Tooth disease: Emerging mechanisms and therapies. Int J Biochem Cell Biol 2012;44:1299–1304.

Patzko A, Shy M: Update on Charcot-Marie-Tooth disease. Curr Neurol Neurosci Rep 2001;11:78–88.

Reilly MM, Shy ME: Diagnosis and new treatments in genetic neuropathies. J Neurol Neurosurg Psychiatry 2009;80:1304–1314.

SÍNDROME DE GUILLAIN-BARRÉ

A síndrome de Guillain-Barré (SGB) é descrita em detalhes no Capítulo 19. Essa polirradiculoneurite autoimune é caracterizada pela fraqueza progressiva e simétrica dos membros. Em geral, os reflexos estão ausentes ou muito diminuídos, e os déficits sensoriais podem ou não estar presentes.

A avaliação do LCS revela níveis de proteína elevados (> 0,55 g/L) com uma contagem de leucócitos normal (< 5/mm^3; 5 < 10 x 10^6 células/L), o que é referido como dissociação proteíno-citológica. Contudo, o nível de proteína no LCS é normal em 10% dos pacientes. Essa proteína pode não subir em até 1 a 2 semanas após o início da fraqueza. A RM é sensível, mas não específica, no diagnóstico da SGB. A intensificação da raiz nervosa com gadolínio é um forte indício de SGB; contudo, esse sinal é encontrado de forma comum em condições inflamatórias.

O teste eletrodiagnóstico diferencia a forma desmielinizante mais comum da SGB (polirradiculoneurite inflamatória aguda [PRIA]) das formas axonais (neuropatia axonal motora aguda [NAMA] ou neuropatia axonal sensorial motora [NASM]). O atraso nas latências da onda F pode ser a primeira anormalidade observada, uma vez que as raízes nervosas são afetadas primeiro. Os estudos de condução nervosa demonstram um padrão desmielinizante com maior envolvimento motor do que sensorial. Esses estudos revelam diminuição da velocidade de condução nervosa (VCN), lentificação das latências distais e das ondas F. A estimulação dos locais proximais e distais irá demonstrar dispersão temporal e um bloqueio de condução parcial, que são achados consistentes com um processo de desmielinização agudo. Essas mudanças devem estar presentes em pelo menos dois nervos nas regiões não típicas de mononeuropatias compressivas. O exame com eletrodo de agulha demonstra diminuição do recrutamento da unidade motora. As variantes axonais da SGB revelam ausência ou redução de PAMC e atividade de inserção anormal no exame com agulha.

Lehmann HC, Hughes RA, Kieseier BC, Hartung HP: Recent developments and future directions in Guillain-Barre syndrome. J Peripher Nerv Syst 2012;17:57–70.

POLIRRADICULONEURITE DESMIELINIZANTE INFLAMATÓRIA CRÔNICA

FUNDAMENTOS DO DIAGNÓSTICO

▶ Em geral, os pacientes apresentam sintomas sensoriais e motores nos segmentos distais e proximais dos quatro membros com arreflexia.

▶ O diagnóstico é baseado na apresentação clínica, no exame de líquido cerebrospinal (LCS) e nos estudos eletrodiagnósticos.

▶ O exame típico mostra contagens de proteína elevadas no LCS e desaceleração heterogênea da condução nervosa.

▶ Considerações gerais

A polirradiculoneurite desmielinizante inflamatória crônica (PDIC) é uma neuropatia desmielinizante com suspeita de origem inflamatória ou autoimune, também considerada por alguns como a contraparte crônica da SGB. A PDIC é considerada uma neuropatia de predominância motora, mas, em um estudo, até 30% dos pacientes apresentavam uma variante sensorial. A PDIC pode estar associada com hepatite B, doença intestinal inflamatória, linfoma, HIV/aids, transplantes de órgãos e distúrbio do tecido conjuntivo.

Os pacientes com neuropatias desmielinizantes adquiridas (PDIC, PDIA), em contraste com as neuropatias hereditárias, com frequência apresentam início tardio, rápida progressão, início localizado ou avanço, infecção ou imunização precedente, ou ambos, e não apresentam história familiar de achados similares.

Achados clínicos

A. Sinais e sintomas

Do ponto de vista clínico, a PDIC tem uma apresentação heterogênea. Ela é uma polineuropatia motora simétrica e difusa sensorial com arreflexia generalizada que se desenvolve em oito semanas (em contraste com a SGB, que se desenvolve em quatro semanas). A PDIC afeta os segmentos distais e proximais de todos os membros e pode ser um distúrbio monofásico, de surto ou progressivo.

B. Achados laboratoriais

Em geral, a análise do líquido cerebrospinal mostra uma dissociação proteíno-citológica com proteína elevada e pleocitose mínima ou ausente. Uma contagem de leucócitos elevada no LCS é mais indicativa de infecção (p. ex., HIV, doença de Lyme), inflamação (p. ex., sarcoidose) ou malignidade (p. ex., linfoma). A presença de gamopatia monoclonal é sugestiva de doença hematológica.

C. Achados eletrofisiológicos

Os achados eletrofisiológicos da desmielinização incluem prolongamentos das latências distais dos potenciais motores e sensitivos, latências de onda F prolongadas, dispersão temporal e bloqueio de condução. A presença de desaceleração não uniforme da condução nervosa, dispersão temporal e bloqueio na condução, em comparação com achados uniformes, é mais comum nas neuropatias desmielinizantes adquiridas (PDIC, PDIA) *versus* as herdadas.

D. Biópsia de nervo

Muitas biópsias de nervo podem ser úteis nos casos em que o diagnóstico de neuropatia desmielinizante adquirida *versus* hereditária não é claro, mas, como a PDIC, em geral, afeta os nervos motores proximais, uma biópsia de rotina do nervo sural pode também não conseguir mostrar mudanças patológicas diagnósticas.

E. Estudos de imagem

A RM com contraste pode revelar intensificação no nível da raiz devido à ruptura da barreira hematonervosa. A hipertrofia da raiz também pode ser vista no nível cervical e lombar, o que pode ser responsável pelos sintomas clínicos consistentes com estenose cervical ou lombar.

Tratamento

O tratamento padrão inclui corticoides (em geral prednisona via oral), imunoglobulina intravenosa (IVIG) e, possivelmente, plasmaférese. A IVIG tem-se mostrado um pouco mais efetiva que os esteroides. A evidência mostra que até 20% dos pacientes não precisam de tratamento, mas isso requer uma boa avaliação clínica e monitoramento regular da progressão da doença. O uso de esteroides a longo prazo deve vir acompanhado de suplementação de vitamina D, exercício de sustentação de peso e, possivelmente, bisfosfonatos. Imunoterapias específicas, incluindo imunossupressores e fármacos citotóxicos, são necessários para casos refratários ou quando os esteroides e a terapia por IVIG são contraindicados. Casos raros de polirradiculoneurite desmielinizante inflamatória crônica de início agudo (PDIC-A) precisam de imunoterapia contínua. A fisioterapia com ênfase em equilíbrio e propriocepção, dispositivos de assistência, incluindo órteses de tornozelo-pé, e a avaliação da segurança doméstica podem ser extremamente benéficos.

Prognóstico

O tratamento atual com corticoides, IVIG e plasmaférese é efetivo em 80% dos pacientes. Com frequência, é necessário o tratamento de manutenção de longo prazo, uma vez que muitos pacientes irão apresentar surtos durante a diminuição gradual da dose. Apesar do tratamento extenso, 15 a 20% dos pacientes são considerados não respondedores e irão desenvolver um declínio progressivo da função.

Lozeron P, Adams D: Advances in the treatment of chronic inflammatory demyelinating neuropathies in 2010. J Neurol 2011;258:1737–1741.

Magy L, Mathis S, Vallet JM: Diagnostic and therapeutic challenges in chronic inflammatory demyelinating polyneuropathy and other immune-mediated neuropathies. Curr Opin Crit Care 2011;17:101–105.

Tracy JA, Dyck JB: Investigations and treatment of chronic inflammatory demyelinating polyradiculoneuropathy and other inflammatory demyelinating polyneuropathies. Curr Opin Neurol 2010;23:242–248.

Vallet JM, Sommer C, Magy L: Chronic inflammatory demyelinating polyradiculoneuropathy: Diagnostic and therapeutic challenges for a treatable condition. Lancet Neurol 2010; 8:402–412.

NEUROPATIAS FOCAIS

FUNDAMENTOS DO DIAGNÓSTICO

- Chamam-se de neuropatias localizadas aquelas que representam uma área focal de desmielinização.
- Os estudos de condução nervosa revelam um bloqueio de condução localizado, com desaceleração segmentar e queda de amplitude.
- Em geral, o prognóstico é favorável, mas a axonotmese pode ser observada.

PLEXOPATIA BRAQUIAL

▶ Considerações gerais

O plexo braquial percorre a axila e consiste em ramos anteriores das raízes C5 até T1. Com frequência, ele é lesado em um trauma – de ferimento de bala, feridas por arma branca, queda sobre um braço estendido ou fraturas. A plexopatia braquial também pode estar associada a tração durante o parto, luxação do ombro, posicionamento durante a cirurgia, radiação, tumores nervosos primários e doença metastática. Às vezes, a lesão ao plexo é idiopática.

▶ Achados clínicos

A. Sinais e sintomas

Tipos específicos de lesão ao plexo braquial podem ser diferenciados com base na história e nos achados do exame físico (Quadro 17.3). No tronco superior, a paralisia de Erb-Duchenne afeta o ombro e os músculos do braço superior, com preservação da mão. Um "choque" sentido nas lesões esportivas é o alongamento transitório do plexo braquial, que, em geral, se resolve de maneira espontânea após uma breve duração. Um tumor de Pancoast no ápice do pulmão afeta o tronco inferior (raízes C8-T1) do plexo, assim como a paralisia de Klumpke. O cordão posterior do plexo pode ser lesionado com uma luxação do ombro, causando fraqueza dos músculos inervados pelo axilar e radial.

Os pacientes com neuropatia braquial idiopática (NBI), ou síndrome de Parsonage-Turner, apresentam déficits nos dermátomos em C5-C6 e musculatura da cintura escapular fraca. Essa síndrome ocorre de forma esporádica após a terceira década de vida e, na maioria das vezes, é unilateral. Ela está associada a gravidez, vacinação, trauma e infecção. Uma patologia imune foi sugerida, mas a etiologia exata permanece desconhecida. Os sintomas presentes incluem dor no dermátomo C5-C6 e fraqueza no miótomo C5-C6, em especial na musculatura da cintura escapular.

A síndrome do desfiladeiro torácico é uma plexopatia braquial causada por compressão do escaleno ou da costela cervical. A compressão pode causar comprometimento vascular, neurológico ou, às vezes, ambos. Os sintomas neurológicos incluem dor e parestesias da mão e antebraço medial com fraqueza dos intrínsecos da mão.

B. Achados eletrofisiológicos

Em geral, a avaliação eletrodiagnóstica de uma plexopatia braquial revela amplitudes motora e sensitiva reduzidas próximas à lesão com estimulação no ponto de Erb (supraclavicular), bem como desaceleração da velocidade de condução nervosa sobre a lesão. A EMG de agulha pode mostrar desnervação da distribuição dos músculos afetado, com potenciais de unidade motora polifásicos de longa duração e recrutamento reduzido. A latência da onda F ulnar e mediana pode ser prolongada.

Os achados EMG na NBI assemelham-se àqueles de outras lesões do plexo braquial, com lentificação através do plexo e desnervação dos músculos envolvidos, embora casos leves possam ser apenas desmielinizantes. Na síndrome do desfiladeiro torácico, em geral a EMG com estudos de condução nervosa revela amplitude dos PANS reduzida e amplitude do PAMC mediano reduzida, onda F ulnar prolongada e desnervação dos músculos intrínsecos da mão.

▶ Tratamento

Não existe tratamento definitivo para as lesões do plexo braquial. Desse modo, um plano individualizado deve ser desenvolvido. Ele pode incluir terapia para amplitude de movimento e fortalecimento, órteses e intervenção cirúrgica com transferência de nervo ou músculo, ou ambos. Os pacientes com síndrome do desfiladeiro torácico podem precisar de ressecção da costela cervical. Aqueles com NBI, em geral, melhoram de forma progressiva em um período de meses e apresentam diagnóstico favorável.

Strakowski JA: Electrodiagnosis of plexopathy. PM R 2013;5: S50–S55.

Quadro 17.3 Aspectos importantes das plexopatia braquiais

Plexopatia	Etiologia	Sinais e sintomas	Achados eletrodiagnósticos
Síndrome do desfiladeiro torácico	Patologia da costela cervical ou do escaleno	Dor, fraqueza, parestesias da mão	PANS ulnar e amplitude mediana do PAMC diminuídos
Paralisia de Erb	Tração do plexo	Fraqueza do ombro	(-)VCN através do plexo, desnervação dos músculos do ombro
Lesão no tronco inferior (Klumpke, Pancoast)	Compressão com tumor (de Pancoast), tração do plexo (de Klumpke)	Fraqueza da mão	(-)VCN através do plexo, desnervação dos músculos da mão
Síndrome de Parsonage-Turner	Possível causa imune	Fraqueza da cintura escapular	(-)VCN através do plexo

EMG, eletromiografia; VCN, velocidade de condução nervosa; PANS, potencial de ação nervoso sensorial; PAMC, potencial de ação muscular composto.

MONONEUROPATIA DO NERVO AXILAR

▶ Considerações gerais

O nervo axilar é o ramo terminal que surge do cordão posterior do plexo braquial, que recebe *input* de C5 e C6. Ele inerva primeiro o deltoide, depois se ramifica para inervar o redondo menor e, em seguida, torna-se o nervo cutâneo sensorial lateral. Os dois pontos mais comuns de compressão estão na borda glenoide e no espaço quadrilateral, onde a artéria umeral circunflexa posterior pode também estar ocluída, ocasionando síndrome do espaço quadrilateral. A compressão nervosa pode ser resultado da compressão proveniente da contração muscular na axila em esportes como remo ou do uso inadequado de muletas. A neuropatia axilar é predominante em 45% das luxações umerais.

▶ Achados clínicos

Os pacientes podem se queixar de dormência ou déficits sensoriais isolados sobre o ventre do deltoide, na região superior do braço. Algumas vezes, o achatamento dos ombros corre como resultado de atrofia no deltoide e de abdução limitada após os primeiros 30° de amplitude de movimento.

A EMG pode ser utilizada para detectar anormalidades dos músculos deltoide e redondo maior. A estimulação nervosa no ponto de Erb com captação ventre lateral do músculo deltoide pode revelar amplitude reduzida ou velocidade de condução nervosa diminuída. A EMG de agulha pode mostrar atividade espontânea e recrutamento reduzido no deltoide e no redondo menor. A RM pode avaliar o espaço quadrilateral, e um arteriograma subclávio pode ser usado para confirmar a oclusão da artéria.

▶ Tratamento

O tratamento depende da etiologia da lesão, mas os pacientes com lesão por estiramento tendem a apresentar um prognóstico pior. No início, terapia conservadora, incluindo alongamento gentil em rotação interna, deve ser tentada. Se não for observado qualquer progresso clínico ou na EMG em 2 a 3 meses após a lesão, pode-se tentar um reparo cirúrgico, uma vez que a literatura mostra sucesso quando a cirurgia é realizada entre 3 e 6 meses após a lesão.

> Bencardino JT, Rosenberg ZS: Entrapment neuropathies of the shoulder and elbow in the athlete. Clin Sports Med 2006;25:465.

MONONEUROPATIA DO NERVO SUPRAESCAPULAR

▶ Considerações gerais

O nervo supraescapular ramifica-se a partir do tronco superior do plexo braquial e recebe *input* das raízes nervosas C5 e C6. Ele é responsável pela inervação motora para os músculos supraespinal e infraespinal, bem como pela inervação sensorial no músculo profundo e na cápsula da articulação glenoumeral. É comum esse nervo ficar comprimido pelo ligamento escapular transverso na incisura supraescapular. Contudo, em 50% dos indivíduos, o ramo infraespinal passa por dentro de um túnel coberto pelo ligamento espinoglenoide e pode ser comprimido. A compressão supraescapular pode ocorrer quando se praticam atividades com movimentos repetitivos acima da cabeça (voleibol, tênis, arremesso) ou compressão forçada (ginástica, futebol americano) e é observada em 28% das rupturas de espessura total do manguito rotador.

▶ Achados clínicos

A principal queixa dos pacientes é a dor no ombro, que é latejante por natureza e pode se estender ao longo da borda superior da escápula até o ombro. Em geral, a dor não se irradia e pode aumentar com o movimento. A lesão na incisura do supraespinal pode levar à atrofia dos músculos supraespinal e infraespinal após alguns meses, resultando em fraqueza de abdução e rotação externa.

O exame físico da articulação do ombro pode gerar dor na abdução e na rotação externa. A EMG pode mostrar latência prolongada do supraespinal e do infraespinal, bem como desnervação seletiva dessas áreas, com preservação de outros músculos supridos por C5 e C6. O alívio proveniente da injeção de anestésico na incisura supraescapular pode confirmar o diagnóstico com mais precisão.

▶ Tratamento

Para os pacientes cujas lesões ocorreram devido ao exercício, evitar o trauma ou o movimento repetitivo pode ajudar a aliviar os sintomas. A exploração inicial é essencial nas fraturas complicadas. Se a cirurgia for necessária, o nervo com compressão é liberado cortando-se o ligamento escapular transverso, que é comprimido pelo nervo supraescapular.

COMPRESSÃO DO NERVO MUSCULOCUTÂNEO

▶ Considerações gerais

O nervo musculocutâneo ramifica-se a partir do cordão lateral do plexo braquial e recebe *input* de C5, C6 e C7. Ele inerva os músculos coracobraquial, bíceps e braquial e então desce junto ao aspecto lateral do antebraço, onde se torna o nervo cutâneo lateral. A compressão desse nervo é rara, mas pode resultar da compressão exercida pelo coracobraquial no exercício vigoroso ou trauma (p. ex., fratura umeral proximal ou luxação do ombro).

▶ Achados clínicos

O bíceps é afetado com mais frequência pelo dano a esse nervo. Muitas vezes, os pacientes apresentam fraqueza com a flexão do cotovelo, bem como ausência de alongamento reflexo bicipital. Em geral, a dor está localizada no cotovelo e no antebraço proximais; a hipostesia pode se estender para o aspecto radial do antebraço. Esses sintomas tendem a ser exacerbados pela extensão do cotovelo.

Inicialmente, o diagnóstico de compressão do nervo musculocutâneo é feito com base no exame físico e nos achados de EMG. A amplitude diminuída e a latência aumentada do nervo musculocutâneo podem confirmar o diagnóstico. Os achados da EMG de agulha podem estar presentes nos músculos bíceps braquial, braquial e coracobraquial.

▶ Tratamento

Os métodos de tratamento para essa compressão não foram completamente explorados devido à escassez de casos estudados. Se a terapia conservadora não produz melhoras, o paciente pode ser encaminhado à cirurgia.

MONONEUROPATIA DO NERVO TORÁCICO LONGO

▶ Considerações gerais

A compressão do nervo torácico longo é bastante rara. O nervo se origina a partir de ramos separados de C5, C6 e C7 antes de descer sobre o aspecto lateral da caixa torácica e inervar o músculo serrátil anterior. O dano da função do nervo pode resultar de trauma, tração durante atividades esportivas como voleibol e arco e flecha ou de modo intraoperatório durante a mastectomia radical.

▶ Achados clínicos

Os pacientes relatam dor no ombro que é exacerbada pela inclinação contralateral da cabeça ao lado afetado, podendo observar também incapacidade de flexionar o ombro enquanto mantêm o braço reto. A escápula alada, com deslocamento medial de seu ângulo superior, também está presente nesses casos e pode ser observada quando o paciente está sentado ereto em uma cadeira com encosto alto.

O diagnóstico baseia-se nos achados do exame físico que demonstram a incapacidade do paciente de erguer o braço reto, bem como a escápula alada. A confirmação pode ser obtida pela EMG mostrando atividade espontânea isolada, mudanças nas unidades motoras ou recrutamento reduzido do músculo serrátil anterior. A estimulação no ponto de Erb com captação sobre o serrátil pode revelar retardos.

▶ Tratamento

Há uma alta taxa de recuperação espontânea nesses tipos de lesões. Desse modo, a terapia conservadora é a base do tratamento. A cirurgia é indicada para pacientes cujos sintomas persistem por mais de 1 a 2 anos e para aqueles que não apresentam melhora na avaliação por EMG.

Bencardino JT, Rosenberg ZS: Entrapment neuropathies of the shoulder and elbow in the athlete. Clin Sports Med 2006;25:465.

Dong Q, Jacobson JA, Jamadar DA, et al. Entrapment neuropathies in the upper and lower limbs: Anatomy and MRI features. Radiol Res Pract 2012;2012:230679.

Pratt N: Anatomy of nerve entrapment sites in the upper quarter. J Hand Ther 2005;18:216–229.

Safran MR: Nerve injury about the shoulder in athletes, part 2 long thoracic nerve, spinal accessory nerve, burners/stingers, thoracic outlet syndrome. Am J Sports Med 2004;32:1063–1076.

MONONEUROPATIA DO NERVO MEDIANO

1. Síndrome do túnel do carpo

▶ Considerações gerais

A síndrome do túnel do carpo (STC) é a neuropatia de compressão mais comum, de forma que a população em geral apresenta um risco de 10% para essa condição, durante toda a vida. O nervo mediano e nove tendões flexores passam através desse túnel anatômico na articulação do punho. As estruturas ósseas do carpo circundam o túnel nas porções dorsal e lateral, enquanto o ligamento transverso espesso se estende sobre a superfície volar. A cerca de 2 a 2,5 cm distalmente à entrada, o túnel se estreita, e é nesse ponto que muitos pacientes desenvolvem compressão do nervo mediano, o que ocasiona desaceleração na condução do nervo mediano e sintomas associados.

O paciente mais comum com STC é a mulher de meia-idade, o que reflete um aumento na prevalência da síndrome entre mulheres de 5,8%, em comparação com 0,6%, em homens. Outros fatores de risco para o desenvolvimento da STC incluem aumento da idade (50-60 anos); obesidade; gravidez; uso crônico de bengala de apenas uma ponta, muletas ou cadeiras de rodas; e perigos ocupacionais. Certos processos de doenças podem também predispor os indivíduos à síndrome, incluindo acromegalia, artrite reumatoide, hipotireoidismo, lúpus eritematoso, amiloidose, hiperparatireoidismo, doença de Lyme e condições que ocasionam hiperflexão prolongada do punho ou dedo. Por fim, o trauma no antebraço ou punho pode causar sintomas de STC, em especial na fratura de Colles, fratura do hamato ou lesão por esmagamento.

▶ Achados clínicos

A. Sinais e sintomas

Os sintomas mais proeminentes da STC são dormência ou formigamento da mão na distribuição do nervo mediano, com os dedos indicador e médio sendo mais comumente afetados. Com frequência, os sintomas preservam a eminência tenar, uma vez que essa parte da mão é inervada pelo ramo cutâneo palmar do nervo mediano, que se ramifica a 3 cm proximais do túnel do carpo. Contudo, os pacientes podem apresentar sintomas atípicos envolvendo toda a mão ou apenas áreas dentro da distribuição do nervo ulnar e ainda ser diagnosticados com a síndrome. Em até 36,5% dos pacientes, dor e dormência podem irradiar para áreas proximais ao punho, o cotovelo ou mesmo até o ombro.

Os sintomas são exacerbados pelo movimento ou por posições que requeiram flexão do punho. Os pacientes relatam deixar objetos caírem e sentir a piora dos sintomas enquanto dirigem, seguram o telefone, digitam e, muitas vezes, durante o sono. Sacudir as mãos alivia os sintomas por um breve período de tempo em pacientes com a forma branda da doença.

B. Achados eletrofisiológicos

Não há um padrão de excelência de testes para o diagnóstico da STC; contudo, achados do exame físico e da EMG ajudam a direcionar o diagnóstico. Os achados-chave de atrofia muscular e diminuição da força no exame físico podem indicar uma patologia do nervo mediano. Um exame sensitivo cuidadoso pode ajudar na distinção do envolvimento de nervo simples *versus* múltiplos nervos. Acredita-se que a atrofia tenar aumente o valor preditivo da STC, mas esse achado é raro. Os testes de Phalen e Tinel com frequência são usados para extrair sintomas, mas não são diagnósticos sem correlação com a EMG.

Vários achados de EMG ajudam a distinguir a STC de outra patologia. A latência distal prolongada do PANS ou PAMC com estimulação do punho e lentificação segmentar através de uma porção palma-punho do nervo mediano é comumente encontrada. Uma comparação de PANS mediano-radial que revele um atraso mediano também é relevante. Para um diagnóstico definitivo, esses achados devem estar correlacionados com achados do exame físico. O Combined Sensory Index (CSI) é a soma de três parâmetros testados e demonstrou ter alta sensibilidade e especificidade para essa condição (Quadro 17.4).

▶ Tratamento

Opções conservadoras e cirúrgicas estão disponíveis para pacientes com STC. As opções conservadoras incluem corticoides orais ou infiltrações, imobilização do punho e modificação da atividade. Recomenda-se que os pacientes busquem a terapia conservadora antes da cirurgia; contudo, após 2 a 7 semanas sem melhoras, os pacientes devem tentar uma opção conservadora alternativa ou ser encaminhados à cirurgia. A liberação do túnel do carpo envolve a divisão do flexor do retináculo para aliviar a pressão sobre o nervo mediano. Estudos têm mostrado que o procedimento cirúrgico apresenta resultados a longo prazo melhores do que a terapia conservadora, mas esta deve ser realizada em uma tentativa de evitar os riscos que a cirurgia apresenta.

2. Síndrome do interósseo anterior

▶ Considerações gerais

O nervo interósseo anterior ramifica-se a partir do nervo mediano em cerca de 5 a 8 cm abaixo do cotovelo. Ele inerva o flexor longo do polegar, o flexor profundo dos dedos (I e II) e o pronador quadrado e não é responsável por qualquer inervação de dermátomo. A compressão desse nervo é rara, e a maioria dos casos ocorre por neurite viral. A porção profunda do nervo protege-o da maioria dos traumas; contudo, o dano resulta de feridas de punção no antebraço, incluindo complicações de punção venosa. Outras causas registradas incluem usar um gesso muito mal encaixado, dormir sobre o braço e praticar exercício em excesso.

▶ Achados clínicos

A. Sinais e sintomas

Os pacientes com síndrome do interósseo anterior demonstram fraqueza enquanto flexionam a falange distal do polegar, bem como o segundo e terceiro dedos. Com frequência, registram dor no antebraço proximal, que pode durar horas ou dias e é acompanhada por fraqueza na mão, mais comumente nos dedos polegar e indicador. A dor é exacerbada pelo exercício e aliviada com o repouso. Eles também podem relatar deterioração de sua escrita à mão. O pronador quadrado é afetado em alguns casos, embora a fraqueza objetiva do pronador seja rara, pois o pronador redondo não é afetado. A história e os dados do exame físico são importantes nesse diagnóstico. O sinal de pinça é usado para identificar fraqueza do flexor longo do polegar e do flexor profundo dos dedos (Fig. 17.1). A fraqueza do pronador quadrado pode ser observada flexionando-se o cotovelo para remover a influência do pronador redondo e então solicitando-se que o paciente faça a pronação do antebraço.

B. Achados eletrofisiológicos

A EMG é usada para confirmar o diagnóstico. A atividade espontânea pode ser observada no flexor profundo dos dedos, pronador quadrado ou flexor longo do polegar.

C. Imagem diagnóstica

Com frequência, a RM é usada como uma imagem complementar e é mais útil na fase aguda, devido ao aumento da água extracelular.

▶ Tratamento

A terapia conservadora pode incluir repouso do braço, imobilização, injeção de corticoides ou uso de anti-inflamatórios não esteroides (AINEs) e é a abordagem preferida. Na maioria dos

---

Quadro 17.4 Combined Sensory Index (CSI)

CSI (− 0,9 m/s) =	Diferença da latência de PANS antidrômica mediana-ulnar a 14 cm +
	Diferença da latência do PANS antidrômica do polegar mediana-radial a 10 cm +
	Diferença da latência ortodrômica meso-palmar mediana-ulnar a 8 cm

PANS, potencial de ação do nervo sensitivo.

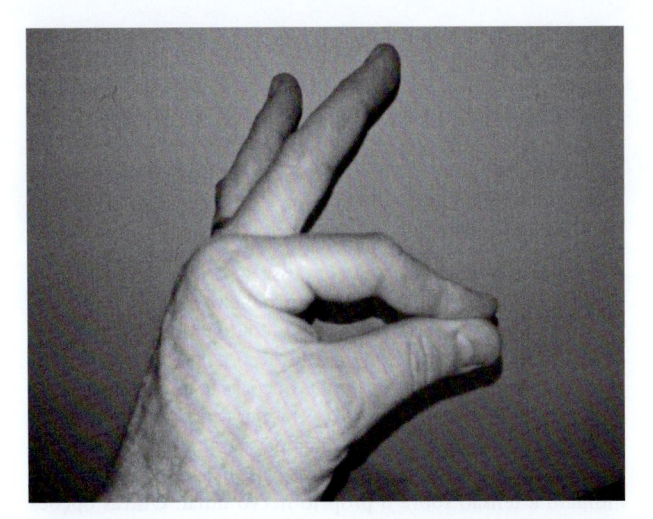

Figura 17.1 A incapacidade de fazer o sinal de "OK" é um achado característico na síndrome do interósseo anterior. O dano ao nervo interósseo anterior é indicado pelo sinal da pinça – a incapacidade do paciente de flexionar o polegar e a FID do dedo indicador.

casos, os sintomas se resolvem com tal tratamento de 6 meses a 1 ano da apresentação inicial, embora a recuperação plena seja mais comum no flexor profundo dos dedos do que no flexor longo do polegar. A cirurgia de liberação pode ser necessária no caso de trauma ou compressão conhecida do nervo interósseo anterior. Alguns pacientes também são submetidos à cirurgia se seus sintomas não tiverem melhorado após seis meses de terapia conservadora; contudo, esse esquema de tempo varia e depende da opção do paciente e do cirurgião.

3. Síndrome do pronador

▶ Considerações gerais

O nervo mediano pode ficar comprimido no cotovelo em quatro diferentes locais: espessamento do ligamento fibroso, arco do flexor superficial dos dedos, pronador redondo ou ligamento de Struthers (discutido a seguir). Em 80% dos indivíduos, o nervo mediano passa por entre as cabeças superficial e profunda do pronador redondo, e esse é o local mais comum de compressão. Os fatores de risco para a compressão incluem atividades envolvendo pronação e supinação repetitiva, forçada (p. ex., remar, arremessar, esportes com raquetes e esportes ou uso de preensão extensiva). O dano ao nervo pode também resultar de trauma no cotovelo, de hipertrofia muscular ou de uma artéria mediana persistente.

▶ Achados clínicos

Os parâmetros para o diagnóstico da síndrome do pronador estão mal definidos e dependem da história e do exame físico. O achado físico mais comum é a sensibilidade à palpação sobre o pronador redondo. A fraqueza muscular e os achados sensoriais variam de acordo com a extensão do envolvimento nervoso. A detecção de dormência sobre a eminência tenar no exame sensorial é um importante achado que ajuda a evitar o diagnóstico errôneo de STC. De modo a confirmar o diagnóstico, alguns médicos infiltram esteroides no pronador redondo para observar o alívio do sintoma.

A. Sinais e sintomas

A apresentação da síndrome do pronador é muito semelhante àquela da STC, com sintomas ocorrendo com frequência na mão dominante. Os pacientes relatam fraqueza no polegar, dormência e formigamento por toda a mão e dor que aumenta com a atividade. A pronação está intacta na maioria dos pacientes, embora eles possam se queixar de dor sobre o pronador redondo. É importante ressaltar que, em geral, a dormência não é percebida na eminência tenar e os sintomas estão ausentes à noite.

B. Achados eletrofisiológicos

A EMG detecta anormalidades em apenas uma pequena porcentagem dos pacientes afetados e é empregada, em especial, para eliminar outras neuropatias, entre as quais STC.

▶ Tratamento

Assim como na síndrome do interósseo anterior, a base do tratamento para pacientes com a síndrome do pronador é não operatória. O tratamento inclui modificação da atividade, repouso, imobilização, AINEs, corticoides orais e injeções de esteroide diretamente sobre o pronador redondo. Se após 90 dias de tal tratamento o paciente não tiver apresentado melhoras, a cirurgia de liberação é realizada, para prevenir a fibrose intraneural, que pode levar a dano nervoso irreversível. O tratamento cirúrgico pode ser desafiador, pois o local de compressão nervosa nem sempre é aparente; contudo, até 90% dos pacientes que são submetidos a procedimentos de liberação sentem alívio dos sintomas após a descompressão.

4. Compressão do nervo mediano no ligamento de Struthers

Em 1848, John Struthers descreveu um ligamento que conectava o epicôndilo medial a um processo supracondilar raras vezes observado. O processo é bastante raro, e a presença do ligamento é ainda mais ímpar. Em um pequeno número de pacientes com essas anomalias, o nervo mediano e a artéria braquial que passam por baixo do ligamento podem sofrer compressão. Os sintomas incluem dor no cotovelo, fraqueza na pronação e sensibilidade sobre o ligamento. O tratamento é principalmente cirúrgico e envolve a remoção do processo ósseo e a liberação do ligamento.

> Barcenilla A, March LM, Chen JS, Sambrook PN: Carpal tunnel syndrome and its relationship to occupation: A meta analysis. Rheumatology 2012;51:250–261.
>
> Chi Y, Harness NG: Anterior interosseus nerve syndrome. J Hand Surg 2010;35A:2078–2080.

Gerritsen AM, de Vet HC, Scholten RJ, et al: Splinting vs surgery in the treatment of carpal tunnel syndrome. JAMA 2002;288: 1245–1251.

Keith MW, Masear V, Amadio PC, et al: Treatment of carpal tunnel syndrome. J Am Acad Orthop Surg 2009;17:397–405.

Kim DH, Murovic JA, Kim Y, Kline DG: Surgical treatment and outcomes in 15 patients with anterior interosseus nerve entrapments and injuries. J Neurosurg 2006;104:757–765.

Rehak DC: Pronator syndrome. Clin Sports Med 2001;20:531–540.

MONONEUROPATIA DO NERVO ULNAR

1. Síndrome do túnel cubital

▶ **Considerações gerais**

A síndrome do túnel cubital é a segunda neuropatia mais comum da extremidade superior. O túnel ulnar, localizado em região distal ao epicôndilo medial, é composto pela aponeurose do flexor ulnar do carpo, pelo ligamento colateral medial, pela cápsula articular e pelo olécrano. O túnel fica mais estreito durante a flexão do cotovelo devido à compressão feita pela aponeurose, mas o ligamento colateral medial também contribui para o aumento da pressão feita medialmente pela saliência.

▶ **Achados clínicos**

A. Sinais e sintomas

Com maior frequência, os pacientes apresentam dormência e formigamento na distribuição ulnar, embora possam ter fraqueza na mão ou problemas com a preensão. A dor na porção ulnar do antebraço pode ocorrer e é muito pior à noite. Os sintomas são exacerbados pela colocação do cotovelo sobre uma superfície rígida ou pelo uso repetitivo do cotovelo e do antebraço. A adução do dedo encontra-se enfraquecida, e os pacientes podem relatar que o quinto dedo "fica preso" quando colocam suas mãos nos bolsos (sinal de Wartenberg). Outras dificuldades incluem abrir garrafas e abotoar a roupa, e os pacientes podem dizer que "se sentem desajeitados".

B. Estudos diagnósticos

Os testes provocativos incluem o teste de Tinel, no trajeto (ou ao longo) do nervo ulnar, e o teste da flexão do cotovelo. No teste da flexão, o paciente é solicitado a segurar o braço em flexão do cotovelo e extensão do punho completas por 3 minutos. O início de maior dor, dormência ou formigamento indica um resultado positivo. Estudos eletrodiagnósticos indicam fraqueza no flexor profundo dos dedos e preservação do flexor ulnar do carpo, porque as fibras nervosas seguem para o último ramo antes da aponeurose. O local exato da compressão pode ser identificado por meio da estimulação do nervo em diversos locais junto do túnel cubital. Um declínio não linear na velocidade ou amplitude confirma a localização da lesão. Investigadores têm pesquisado a efetividade do ultrassom para diagnosticar a síndrome do túnel cubital. Um estudo descobriu que o diâmetro do nervo ulnar em pacientes com uma lesão confirmada era bem menor do que em pacientes com cotovelos normais. Assim como em outras síndromes de compressão, os achados clínicos e eletrofisiológicos juntos podem confirmar o diagnóstico.

▶ **Tratamento**

Não há padrão de excelência para essa síndrome; a duração e a intensidade dos sintomas orientam o manejo. Entre 35 e 89% dos pacientes com sintomas leves a moderados mostram melhora com a terapia conservadora (modificação da atividade, imobilização, fisioterapia). Existem muitas opções cirúrgicas se a terapia conservadora falhar ou se houver fraqueza motora significativa. A descompressão *in situ* e a transposição anterior subcutânea são as duas opções mais bem-sucedidas disponíveis; ambas diminuem a tensão sobre o próprio nervo ulnar. Outras opções incluem transposição intramuscular, transposição submuscular, epicondilectomia medial e descompressão endoscópica. Os fatores que influenciam a escolha do procedimento incluem a experiência do cirurgião, a localização da lesão e a variação anatômica.

2. Compressão do nervo ulnar no canal de Guyon

▶ **Considerações gerais**

A compressão do nervo ulnar no punho é rara em relação à compressão no cotovelo; contudo, quando ela ocorre, o canal de Guyon é a localização mais comum. O canal é composto por tendões, ligamentos e ossos e tem cerca de 4 cm de comprimento. As causas comuns dos sintomas incluem gânglion cístico, fraturas, ventres musculares anômalos e trauma repetitivo. Ciclistas, chapeadores de metal e mecânicos têm maior risco de desenvolver o problema, pois a dorsiflexão repetitiva do punho causa trauma à artéria ulnar, que passa pelo canal com o nervo.

▶ **Achados clínicos**

A. Sinais e sintomas

Dependendo da localização da lesão, os pacientes podem apresentar sintomas apenas motores, apenas sensoriais ou mistos. Podem revelar dormência ou formigamento em seus dedos anular e mínimo, diminuição na discriminação de dois pontos e fraqueza na preensão. A perda dos músculos interósseos, com preservação da função hipotenar e da sensação, ocorre se a lesão estiver no, ou for distal ao, gancho do hamato. O exame físico pode revelar sinal de Wartenberg (devido ao abdutor do dedo mínimo não oposto) ou sinal do palmar curto. A sensibilidade sobre o gancho do hamato indica possibilidade de fratura, e um teste de Allen programado pode revelar infarto como a causa dos sintomas.

B. Estudos diagnósticos

Dependendo da história e dos achados do exame físico, exames de imagem (radiografias ou RM) podem ser necessários para confirmar a etiologia (fratura, tumor ou gânglion cístico). Os achados da condução nervosa no estudo eletrodiagnóstico podem diferir dependendo da localização da lesão. Os achados confirmatórios incluem um PANS reduzido ou ausente com desaceleração no punho e um PAMC diminuído a partir do abdutor do dedo mínimo e o primeiro interósseo dorsal.

▶ Tratamento

Em casos de trauma repetitivo sem evidência de fratura ou massa, deve-se tentar uma terapia conservadora, incluindo AINEs, imobilização e interrupção das atividades provocadoras. A cirurgia é indicada se o tratamento conservador não for bem-sucedido ou se houver evidência de uma massa. O nervo deve estar exposto do antebraço para a mão distal até a bifurcação do nervo para garantir que todas as forças compressivas sejam removidas. Para fraturas no gancho do hamato, o osso deve ser excisado antes da descompressão e da neurólise.

> Gervasio O, Gambardella G, Zaccone C, Branca D: Simple decompression versus anterior submuscular transposition of the ulnar nerve in severe cubital tunnel syndrome: A prospective randomized study. Neurosurgery 2005;56:108–117.
> Murata K, Shih JT, Tsai TIM: Causes of ulnar tunnel syndrome: A retrospective study of 31 subjects. J Hand Surg 2003;28A:647–651.
> Palmer BA, Hughes TB: Cubital tunnel syndrome. J Hand Surg 2010;35A:153–163.
> Waugh RP, Pellegrini VD: Ulnar tunnel syndrome. Hand Clin 2007;23:301–310.

MONONEUROPATIA DO NERVO RADIAL

1. Lesões do nervo radial superficial

▶ Considerações gerais

As lesões do nervo radial superficial são bastante raras. Elas também são referidas como queralgia parestésica ou síndrome de Wartenberg, visto que ele a descreveu em detalhes em 1932. O nervo radial superficial ramifica-se a partir do nervo radial no antebraço lateral, tornando-se superficial a cerca de 9 cm proximais do processo estiloide do rádio. A compressão no punho por relógios ou algemas, bem como a lesão iatrogênica durante o reparo da tenossinovite de DeQuervain, são causas comuns.

▶ Achados clínicos

A. Sinais e sintomas

Os pacientes apresentam sintomas principalmente sensoriais que incluem dor ou disestesias que se irradiam para os dedos polegar e indicador. Podem sentir sintomas em toda a distribuição do nervo radial ou apenas em alguns dedos. Essa variação ocorre devido à inervação sobreposta com o nervo cutâneo antebraquial lateral.

B. Estudos diagnósticos

Achados do exame clínico incluem espessamento do nervo radial no local da lesão e sinal de Tinel positivo. Os estudos de EMG podem revelar diminuição da amplitude do PANS no dorso da mão e diminuição da velocidade de condução em comparação com o PANS radial contralateral ou o nervo cutâneo antebraquial lateral ipsilateral. Alguns médicos realizam bloqueios nervosos com lidocaína para distinguir entre envolvimento do nervo radial superficial e do nervo cutâneo lateral, mas essa não é uma prática padrão.

▶ Tratamento

A resolução espontânea dos sintomas é comum; portanto, o manejo conservador é a base do tratamento se os sintomas persistirem por menos de seis meses e se o agente agressor puder ser removido. A exploração nervosa e a possível neurólise são indicadas nas seguintes situações: a lesão é iatrogênica ou pós-traumática, a doença de De Quervain também está presente ou os sintomas persistiram por mais de seis meses. Nos dias atuais, não existem dados confiáveis comparando os resultados de tratamento conservador *versus* cirurgia no momento do diagnóstico.

2. Compressão do nervo radial no cotovelo

▶ Considerações gerais

As lesões do nervo radial são as menos comuns das síndromes de compressão não traumáticas. O nervo radial é facilmente comprimido ao redor do cotovelo e do antebraço proximal, causando duas síndromes diferentes: síndrome do nervo interósseo posterior (SNIP) e síndrome do túnel radial (STR). A SNIP é causada pela compressão do ramo interósseo posterior do nervo radial da arcada de Frohse, que é um plano fascial que conecta as duas cabeças do supinador. A STR ocorre quando o nervo interósseo posterior fica comprimido dentro de um túnel no antebraço proximal, passando a articulação proximal do supinador. As causas mais comuns de compressão nervosa no cotovelo e antebraço proximal incluem lipomas, trauma e atividades que envolvem pronação repetitiva; até 60% apresentam resolução espontânea.

▶ Achados clínicos

A. Sinais e sintomas

Os pacientes podem descrever o início da dor na lateral do antebraço, que pode ter durado apenas 1 a 3 dias. Na SNIP, os pacientes tendem a apresentar uma síndrome apenas motora que afeta os extensores do punho e dos dedos, embora a paralisia possa ser limitada a apenas alguns dedos. A STR é uma síndrome sobretudo sensorial que gera dor no epicôndilo lateral, que se irradia para o dorso da mão. Nenhuma fraqueza é encontrada na supinação, pois em ambas as síndromes a compressão ocorre após o nervo radial ter inervado o supinador. Contudo, os sintomas motores e sensoriais podem variar em ambas as síndromes, tornando ainda mais difícil fazer uma clara distinção.

B. Estudos diagnósticos

De modo geral, o diagnóstico de compressão do nervo radial no cotovelo é clínico. O teste provocador para a compressão do nervo radial inclui dor com a extensão resistida do dedo médio (teste do dedo médio) e piora dos sintomas quando o antebraço é pronado de forma passiva, com um punho flexionado. A EMG pode ser usada para identificar a condução lenta no local da compressão, em especial quando o braço está supinado contra a resistência, para observar a desnervação de todos os músculos inervados pelo nervo radial. A tomografia computadorizada possibilita identificar lipomas ou gânglios que podem estar causando os sintomas. O alívio do paciente após a injeção anestésica no túnel radial pode confirmar síndrome do túnel radial.

▶ Tratamento

O tratamento conservador por 6 a 8 semanas é recomendado para a maioria dos pacientes, em especial se não há evidência de uma massa causando a compressão. O tratamento inclui praticar repouso, usar AINEs e evitar manter a supinação e a extensão do punho. Se os sintomas não melhorarem ou piorarem, a ponto de ocorrer paralisia incompleta ou completa, a descompressão cirúrgica deve ser considerada. A descompressão é bem-sucedida em 60 a 70% dos casos, permitindo que os indivíduos retornem às atividades moderadas em 10 dias e voltem ao trabalho em seis semanas.

3. Compressão do nervo radial no ombro

▶ Considerações gerais

A maioria das lesões do nervo radial no ombro é secundária ao trauma. A proximidade do nervo radial com o úmero e sua mobilidade diminuída à medida que percorre o septo intermuscular lateral tornam-no suscetível a ser lacerado ou comprimido por segmentos de fratura. Desse modo, essa é a lesão nervosa mais comum por complicação de fraturas do osso longo. Até 10 a 15% das fraturas do úmero estão associadas com a paralisia do nervo radial, especialmente se classificadas como fratura de Holstein Lewis.

▶ Achados clínicos

A. Sinais e sintomas

Com frequência, os pacientes apresentam sintomas agudos pós-trauma, após dormir sobre o ombro estendido toda a noite (chamado de paralisia do sábado à noite) ou após várias semanas de uso de muletas axilares. A extensão do punho é quase sempre afetada, resultando em queda completa do punho, bem como em extensão enfraquecida das articulações metacarpofalângicas. A dormência e o formigamento podem ser relatados na distribuição radial (dorso da mão e primeiros dois dedos). Os pacientes podem experimentar alguma fraqueza na flexão e supinação do cotovelo. Como essas funções são realizadas por outros músculos com inervações diferentes, nem sempre são relatados déficits acentuados.

B. Estudos diagnósticos

O contexto da lesão é útil para orientar o exame físico e decidir a necessidade de teste adicional. A EMG pode apresentar condução mais lenta no local da lesão com estimulação próxima ao ponto de Erb. A axonotmese pode resultar em diminuição da amplitude ou abolição completa da condução motora e dos potenciais de ação sensitivos; já a desmielinização revela lentificação específica no local da lesão com a condução distalmente preservada. O exame com agulha pode revelar a extensão do dano ao nervo com base na capacidade de recrutar unidades motoras e na presença de atividade espontânea nos músculos explorados. O ultrassom tem sido estudado como uma ferramenta para ajudar a orientar as decisões de tratamento na fratura do úmero, mas ainda não é usado de forma ampla na prática.

▶ Tratamento

O manejo conservador é bastante aceito como primeiro passo. Até 88% dos pacientes recuperam-se de forma espontânea, a menos que a lesão seja secundária a uma fratura aberta. As medidas conservadoras incluem AINEs, repouso, evitar atividades lesivas e imobilização, algumas vezes com um *splint* dinâmico com mola extensora de dedos, se a paralisia tiver longa duração. A exploração inicial *versus* a tardia das fraturas fechadas permanece controversa, mas as fraturas abertas requerem exploração imediata ou na reparação tardia, de modo a preservar a maior quantidade de função nervosa possível.

Dang AC, Rodner CM: Unusual compression neuropathies of the forearm, part I: radial nerve. J Hand Surg 2009;34A:1906–1914.

Huisstede B, Miedema HS, Opstal T, et al: Interventions for treating the radial tunnel syndrome: A systematic review of observational studies. J Hand Surg 2008;33:1–10.

Shao YC, Harwood P, Grotz MRW, et al: Radial nerve palsy associated with fractures of the shaft of the humerus: A systematic review. J Bone Joint Surg 2005;87B:1647–1652.

MONONEUROPATIA CUTÂNEA FEMORAL LATERAL

▶ Considerações gerais

A neuropatia do nervo femoral lateral, também conhecida como meralgia parestésica, é causada pela compressão do nervo cutâneo femoral lateral (NCFL) à medida que ele passa sob o ligamento inguinal ou pela fáscia lata. O nervo é formado por contribuições das raízes nervosas L2-L3. Ele percorre lateralmente sob o músculo do psoas e sobre o músculo ilíaco. O nervo sai da pelve sob o ligamento inguinal medialmente à espinha ilíaca anterossuperior e então passa dentro da fáscia lata. As possíveis causas da compressão do nervo cutâneo femoral lateral são listadas no Quadro 17.5.

Quadro 17.5 Causas da compressão do nervo femoral lateral
Fratura por avulsão da espinha ilíaca anterossuperior
Tumores pélvicos e retroperitoneais
Alongamento do nervo devido à hiperextensão prolongada da perna e do tronco
Discrepância no comprimento da perna
Iatrogênica
Ficar em pé por tempo prolongado
Compressão externa por cintos, ganho de peso ou roupas apertadas

Achados clínicos

A. Sinais e sintomas

As manifestações clínicas incluem dor com ardência, dormência e formigamento localizados no aspecto lateral da coxa. Os sintomas são agravados por pressão local sobre a espinha ilíaca anterossuperior e aliviados pela flexão do quadril.

B. Estudos diagnósticos

Os estudos de condução nervosa revelam uma latência prolongada para o NCFL com estimulação proximal à compressão. É provável que a amplitude fique reduzida com a condução nervosa mais lenta. A EMG de agulha é normal. Os achados de RM incluem alteração no tamanho e no sinal do nervo comprimido.

Tratamento

A pressão sobre o NCFL pode ser aliviada evitando-se cintos pesados ou roupas apertadas que podem ser irritantes ou estar comprimindo o nervo na região do ligamento inguinal. Às vezes, a injeção de lidocaína, 1%, é efetiva na redução dos sintomas. Os casos refratários podem exigir descompressão cirúrgica.

COMPRESSÃO DO NERVO FIBULAR COMUM

Considerações gerais

O nervo fibular surge principalmente da raiz nervosa L5 com *input* adicional de S1 e S2 e, minimamente, de L4. Ele percorre a coxa como parte do nervo ciático e separa-se no nível superior do espaço poplíteo como nervo fibular comum. Na parte distal da coxa, o nervo fibular dá um ramo motor para a cabeça curta do músculo bíceps distal. Ele prossegue de forma distal à cabeça da fíbula e envolve o colo. Ele é exposto à proeminência óssea da fíbula. No colo da fíbula, o nervo passa através de um túnel e então se divide em seus dois ramos finais.

A compressão do nervo fibular é a compressão nervosa mais comum nos membros inferiores, com a compressão na cabeça da fíbula sendo a variante mais comum. As possíveis causas para essa condição são listadas no Quadro 17.6.

Quadro 17.6 Causas da compressão do nervo fibular
Sentar crônico sobre o calcanhar, como na ioga
Ajoelhar-se
Pernas cruzadas ao sentar
Uso de joelheiras como parte do trabalho
Cirurgia
Cisto gangliônico

Achados clínicos

As manifestações clínicas incluem dor, massa palpável e pé caído. A função motora é afetada em um grau maior do que a sensitiva. Exames de imagem como a radiografia e a RM podem ajudar no diagnóstico, mas o estudo mais definitivo é a EMG. A estimulação proximal pode revelar amplitude reduzida e lentificação da condução nervosa do PAMC, e a amplitude do PANS pode estar distalmente reduzida. A EMG de agulha pode revelar achados como desnervação, recrutamento reduzido e mudanças nos potenciais de unidade motora na distribuição fibular superficial e fibular profunda.

Tratamento

As recomendações de tratamento incluem modificação dos hábitos, massagem, fisioterapia e, em alguns casos refratários, a cirurgia para descompressão nervosa.

COMPRESSÃO DO NERVO FIBULAR PROFUNDO

Considerações gerais

A compressão do nervo fibular profundo no tornozelo também é conhecida como síndrome do túnel do tarso anterior. Os pontos de possível compressão são profundos aos retináculos extensores superiores e inferiores ou no nível da articulação talonavicular à medida que ela passa profundamente pelo tendão do extensor longo do hálux. Na região distal, o nervo fibular profundo pode também ser comprimido no nível da primeira e segunda articulações tarsometatársicas à medida que ele passa em um túnel estreito por baixo do músculo extensor curto do hálux. As possíveis causas de compressão estão listadas no Quadro 17.7.

Quadro 17.7 Causas da compressão do nervo fibular profundo
Estiramento do nervo devido à instabilidade do tornozelo
Trauma direto ao dorso do pé
Músculo extensor curto do hálux hipertrófico
Osso intermetatársico no primeiro espaço intermetatársico proximal
Esporões degenerativos dorsais na articulação talonavicular
Calçados muito apertados

Achados clínicos

A. Sinais e sintomas

As manifestações clínicas incluem disestesias no aspecto dorso-medial do pé e fraqueza do músculo extensor curto dos dedos. No exame, é importante inspecionar o pé para massas ou outras lesões de ocupação de espaço. O extensor curto dos dedos pode estar atrofiado, e o exame sensorial pode revelar dormência e parestesias no primeiro espaço. A percussão do nervo fibular profundo e a reprodução dos sintomas (sinal de Tinel) podem ajudar no diagnóstico.

B. Estudos diagnósticos

Os achados de RM podem incluir atrofia e edema dos músculos do compartimento anterior. O estudo de EMG revela latência prolongada e desaceleração da condução nervosa com estimulação proximal à lesão. A EMG de agulha pode revelar desnervação e mudanças no potencial da unidade motora no extensor curto dos dedos.

Tratamento

No tratamento dos pacientes, medidas conservadoras como órteses e calçados anatômicos devem ser tentadas em um primeiro momento. Se essas medidas não forem bem-sucedidas, outras opções, como infiltrações de corticoides ou liberação cirúrgica, podem ser necessárias.

COMPRESSÃO DO NERVO FIBULAR SUPERFICIAL

Considerações gerais

A neuropatia fibular superficial é causada pela compressão do nervo fibular superficial à medida que ele sai através da fáscia profunda da parte lateral da perna. O nervo fibular superficial desce pela perna dentro de um plano fascial entre os músculos fibular longo e extensor longo dos dedos. O nervo emerge através da fáscia profunda do compartimento da parte lateral da perna. As possíveis causas de compressão estão listadas no Quadro 17.8.

Achados clínicos

A. Sinais e sintomas

As manifestações clínicas incluem formigamento e parestesias no aspecto lateral da parte inferior da perna e no dorso do pé

com preservação do primeiro espaço. A dor é exacerbada pela atividade. No exame físico, o ponto de sensibilidade pode ser observado 10 a 12 cm acima do maléolo lateral, onde o nervo deixa a fáscia profunda.

B. Estudos diagnósticos

A avaliação eletrodiagnóstica revela latência prolongada e desaceleração da condução nervosa com estimulação próxima à compressão. A EMG de agulha é normal, uma vez que os fibulares longo e curto são proximalmente inervados.

Tratamento

As opções de tratamento devem incluir cunhas laterais nos calçados e fisioterapia para a reabilitação do tornozelo. Se essas medidas forem ineficazes, outras opções, como infiltração de corticoide ou liberação cirúrgica, podem ser consideradas.

SÍNDROME DO TÚNEL DO TARSO

A síndrome do túnel do tarso é causada pela compressão do nervo tibial posterior ou de seus ramos associados dentro do túnel do tarso, um espaço fibroso-ósseo que se estende a partir do aspecto posteromedial do tornozelo para o aspecto plantar do pé. O túnel é dividido em dois compartimentos: proximal, no nível da articulação tibiotalar, e distal, no nível da articulação subtalar. O túnel do tarso contém o nervo tibial posterior e seus ramos. O nervo tibial posterior fornece função motora e sensitiva aos músculos plantares do pé e artelhos. As possíveis causas de compressão são listadas no Quadro 17.9.

As manifestações clínicas incluem parestesias no aspecto plantar do pé e artelhos. O sinal de Tinel sobre o túnel do tarso e a fraqueza dos músculos plantares do pé podem ser observados. Os achados de RM incluem aumento do tamanho e do sinal do nervo tibial e de seus ramos, edema de desnervação dos músculos plantares do pé e intensificação do túnel do tarso nas imagens de pós-gadolínio.

NEUROPATIA SURAL

A neuropatia sural é causada pela compressão do nervo sural no nível da base do quinto metatarso, onde o nervo sural divide-se

Quadro 17.8 Causas de compressão do nervo fibular superficial

Extensão excessiva durante lesões do tornozelo envolvendo inversão e flexão plantar
Espessamento da fáscia profunda da parte lateral da perna
Hérnia do músculo do compartimento lateral ou defeito fascial

Quadro 17.9 Causas de compressão do nervo tibial posterior

Compressão do nervo tibial posterior devido a esporões ósseos, fragmentos de fraturas ou coalizão társica
Lesões de ocupação de espaço (p. ex., gânglion, tumores nervosos), tenossinovite, músculos hipertróficos ou acessórios, septações fibrosas, varicosidades
Deformidades congênitas do pé
Doenças sistêmicas, diabetes melito e doença vascular periférica

em ramos terminais laterais e mediais. O nervo sural é um nervo apenas sensitivo que surge na região média da perna. O nervo é formado por um ramo do nervo tibial (nervo sural médio) e um ramo do nervo fibular comum (nervo cutâneo sural lateral). O nervo percorre para baixo entre as duas cabeças do gastrocnêmio e entra na fáscia profunda da parte posterior da panturrilha. Mais distalmente, ele passa junto aos aspectos posterolaterais da perna, atrás do maléolo lateral e junto ao aspecto lateral do pé. Ele proporciona a sensação no aspecto lateral do tornozelo e do pé até a base do quinto artelho. As causas de compressão estão listadas no Quadro 17.10.

A manifestação clínica inclui parestesias e/ou dor na parte lateral do tornozelo e do pé, que é exacerbada pela inversão e flexão plantar do pé, e dor crônica na panturrilha, que é exacerbada pela atividade física. As opções de tratamento incluem calçados anatômicos que aliviem a pressão extrínseca sobre o nervo ou tratamento da patologia subjacente. Nos casos intratáveis, pode ser tentada a liberação cirúrgica.

Quadro 17.10 Causas de compressão do nervo sural

Trauma agudo, incluindo fraturas da base do quinto metatársico, do talo, do calcâneo ou do cuboide
Lesão por tração com fibrose secundária do nervo
Tendinose dos tendões do calcâneo ou fibular
Lesões de ocupação de espaço, como cisto gangliônico
Lesão do gastrocnêmio

Beltran LS, Bencardino J, Ghazikhanian V, Beltran J: Entrapment neuropathies III: Lower limb. Semin Musculoskeletal Radiol 2010;14: 501–511.

Hirose CB, McGarvey WC: Peripheral nerve entrapment. Foot Ankle Clin 2004;9:255–69.

18

Miopatias

David Brown, DO
Krystle Williams, MD
Sara Cuccurullo, MD

O termo *miopatia* refere-se a um distúrbio de fibra muscular que pode apresentar diversas etiologias. As miopatias apresentam-se como síndromes motoras puras, sem qualquer distúrbio de função sensorial ou autonômica. Os reflexos tendinosos profundos mantêm-se preservados. Na maioria das miopatias, os sintomas tendem a ser bilaterais e afetam preferencialmente músculos proximais, embora existam exceções. Como muitas miopatias causam dano progressivo à capacidade de realizar atividades da vida diária dos pacientes, com frequência, a terapia de apoio é necessária para tratar os efeitos físicos e psicológicos desses distúrbios. A seção final deste capítulo descreve estratégias bastante usadas na reabilitação de pacientes com miopatias.

AVALIAÇÃO DE DISTÚRBIOS MIOPÁTICOS

O sintoma mais frequente dos pacientes que apresentam doença miopática é a fraqueza. Do ponto de vista clínico, é importante diferenciar fraqueza de qualquer fatigabilidade. Uma característica da miopatia é a incapacidade de gerar contração forçada. É importante observar pacientes que realizam atividades como caminhar, subir escadas e levantar-se de uma posição sentada, ajoelhada, agachada ou reclinada ou usar os braços acima da cabeça. A dificuldade em realizar essas tarefas significa fraqueza em vez de fadiga. Muitas vezes, os pacientes com queixas de fadiga descrevem uma perda subjetiva de energia. Nas doenças miopáticas, a fraqueza muscular objetiva e a perda de função em geral acompanham a fadiga. A fadiga patológica não acompanhada por cãibras musculares no teste de exercício ou no teste eletrofisiológico repetitivo pode sugerir um distúrbio da junção neuromuscular (tal como miastenia grave ou síndrome miastênica de Lambert-Eaton), em vez de uma miopatia. Se o paciente desenvolve fadiga junto com edema e cãibras com exercício, pode-se suspeitar de determinadas miopatias metabólicas.

A mialgia (dor muscular) e o desconforto muscular podem ser queixas presentes em pacientes que estão sendo avaliados para miopatia. Muitas miopatias e doenças musculares não estão associadas com mialgias graves ou músculos muito sensíveis à palpação. As mialgias graves e a sensibilidade com frequência acompanham fasceíte, miosite ossificante e algumas miopatias metabólicas.

As miopatias podem ser classificadas como hereditárias ou adquiridas. A informação sobre a progressão da doença é muito importante para ajudar a classificar a etiologia específica. Em pacientes com deterioração de força, é importante observar se a taxa de progressão é de dias, semanas, meses ou anos. Uma história familiar detalhada e uma árvore genealógica são muito úteis para esclarecer um possível caso de miopatia hereditária. A Tabela 18.1 contrasta as principais características de várias miopatias hereditárias e adquiridas.

De modo geral, os achados da eletromiografia (EMG) miopática irão revelar unidades motoras de baixa amplitude e de curta duração. Porém, pode haver exceções a essa regra. O recrutamento inicial é outra característica das miopatias. As velocidades de condução nervosa serão normais, com respostas sensoriais adequadas. Os potenciais de ação musculares compostos (PAMCs) podem ser pequenos em amplitude. A biópsia muscular pode ser necessária para confirmar um diagnóstico de miopatia e determinar o tipo específico. Além disso, o teste genético tem-se tornado uma ferramenta importante no diagnóstico, à medida que avanços no campo da genética permitem uma compreensão mais detalhada da fisiopatologia das miopatias.

▼ MIOPATIAS HEREDITÁRIAS

As miopatias hereditárias podem ser agrupadas em três categorias: distrofias musculares, incluindo variantes de Duchenne e de Becker; miopatias congênitas; e miopatias metabólicas, compreendendo as doenças de armazenagem de glicogênio e canalopatias.

DISTROFIAS MUSCULARES

As distrofias musculares são um grupo progressivo e heterogêneo de doenças neuromusculares. Com frequência, elas são hereditárias. Essas doenças são caracterizadas por anormalidades histológicas que incluem necrose muscular extensa e fibrose, com infiltração de gordura e de tecido conjuntivo. O Quadro 18.2 compara as principais características das classificações mais usadas de distrofias musculares.

Quadro 18.1 Etiologia das miopatias

Miopatias hereditárias

Distrofias musculares	Congênitas	Metabólicas
Distrofinopatias • de Duchenne • de Becker Membro-cintura Fácio-escápulo-umeral Miotônica de Emery-Dreifuss	Núcleo central Bastonete nemalínico Desproporção do tipo de fibra Multinúcleo-mininúcleo Centronuclear	Doenças de armazenamento de glicogênio: • Tipo II – deficiência de maltase ácida (doença de Pompe) • Tipo V – deficiência de miofosforilase (doença de McArdle) • Tipo VII – deficiência de fosfofrutoquinase Canalopatias: • Paralisia periódica hipercalêmica • Paralisia periódica hipocalêmica • Miotonia congênita • Paramiotonia congênita • Miotonia generalizada

Miopatias adquiridas

Inflamatórias	Tóxicas	Associadas com doença sistêmica
Dermatomiosite Polimiosite Miosite por corpos de inclusão Sarcoidose Infecciosa: • Viral • Bacteriana • Parasitária	Álcool Cocaína Induzida por medicação: • Estatinas • Glicocorticoides (miopatia esteroide)	Miopatia de doença crítica Endócrina: • Tireoide • Paratireoide • Adrenal • Pituitária • Pancreática

DISTROFINOPATIAS

As distrofinopatias abrangem um espectro de doenças musculares hereditárias nas quais é produzida distrofina insuficiente nas células musculares. A distrofina é uma proteína citoesquelética tipo bastonete, grande na superfície interna das fibras musculares. Ela faz parte do complexo distrofina-glicoproteína, que liga o citoesqueleto e a matriz extracelular ao músculo. A mutação do gene leva a distúrbios musculares, à distrofia muscular de Duchenne (DMD) e à distrofia muscular de Becker (DMB).

As concentrações séricas de creatina quinase (CK) apresentam 10 a 20 vezes o limite superior do normal em pacientes com DMD e DMB, e o pico ocorre ao redor dos 3 anos de idade. A CK sérica também se encontra um pouco aumentada em 70% das portadoras do sexo feminino de DMD e em 50% das de DMB.

O teste eletrodiagnóstico nas distrofinopatias é de valor limitado, em especial quando há história familiar da doença. O diagnóstico requer teste genético para mutações identificáveis no gene de distrofina, e, se isso não for bem-sucedido, deve ser feita uma biópsia muscular. A avaliação e o tratamento de pacientes pediátricos com distrofias musculares de Duchenne e de Becker são descritos em detalhes no Capítulo 20, e os leitores devem verificar esse capítulo para informações adicionais. Uma visão geral de cada condição é apresentada aqui, junto com outras doenças desse grupo, para facilitar a comparação das características principais das várias distrofinopatias.

DISTROFIA MUSCULAR DE DUCHENNE
(VER TAMBÉM O CAP. 20)

FUNDAMENTOS DO DIAGNÓSTICO

▶ Doença recessiva ligada ao X, mais comum em homens.
▶ Fraqueza e hipotonia com frequência estão presentes no nascimento.
▶ A criança pode atingir os marcos de desenvolvimento até os 4 ou 5 anos de idade e, depois, experimentar dificuldade em correr e saltar.
▶ A fraqueza é proximal e se manifesta com sinal de Gower positivo e lordose lombar.
▶ Amostras de biópsia muscular mostram dano às fibras musculares.
▶ O teste Western blot mostra distrofina reduzida ou ausente (0-3%).

▶ Considerações gerais

A DMD é uma doença ligada ao X causada por uma anormalidade no lócus do gene Xp21. Ela é a mais comum das distrofias musculares, afetando até 1 em cada 3.500 bebês do sexo masculino no nascimento, e ocorre apenas raras vezes em bebês do sexo feminino.

Quadro 18.2 Miopatias distróficas comuns

	Distrofia muscular de Duchenne (DMD)	Distrofia muscular de Becker (DMB)	Distrofia muscular das cinturas (DMMC)	Distrofia muscular fácio-escápulo-umeral (FEU)	Distrofia miotônica	Distrofia muscular de Emery-Dreifuss[a]
Etiologia	Recessiva ligada ao X (xp21), espontânea Forma mais comum de distrofia muscular, afetando 1 em cada 3.500 bebês do sexo masculino	Recessiva ligada ao X	Duas formas: autossômica dominante (DMMC1), autossômica recessiva (DMMC2)	Duas formas: FEU1 e FEU2 (forma clássica) Autossômica dominante	Duas formas: DM1 e DM2 Autossômica dominante	Duas formas: DME1 e DME2 Recessiva ligada ao X
Início	Início de infância (3 a 5 anos)	Idade adulta	DMMC1: início tardio, na idade adulta DMMC2: na infância ou adolescência	FEU1: forma infantil, < 2 anos FEU2: início da idade adulta (2ª a 3ª décadas)	DM1: infância até idade adulta DM2: 20 a 60 anos	Em geral, na adolescência, mas pode variar do período neonatal até a idade adulta
Sinais e sintomas	Fraqueza de músculo proximal (cintura pélvica) Reflexos de estiramento muscular anormais Lordose lombar aumentada Dificuldades com a deambulação: Andar na ponta dos pés (< 5 anos), corrida desajeitada (< 7 anos) Sinal de Gower: dificuldade de levantar do chão devido à fraqueza dos extensores do quadril e do joelho Pseudo-hipertrofia da panturrilha com tecido adiposo e fibroso Contraturas: banda iliotibial (primeiro), tendão de Aquiles Escoliose, causando cardiomiopatia e doença pulmonar restritiva Possível deficiência intelectual Cadeira de rodas aos 12 anos de idade Os músculos extraoculares são poupados	Fraqueza proximal Pseudo-hipertrofia da panturrilha Cardiomiopatia Menor dano ao intelecto do que na DMD	Fraqueza das cinturas pélvica e escapular Músculos distais, músculos faciais e músculos extraoculares são poupados Atrofia de grupos musculares afetados Contraturas de tendões do cotovelo ou do calcanhar, dependendo do subtipo Pode desenvolver cardiomiopatias Intelecto normal	Fraqueza muscular proximal[b] Paralisia facial Fechamento ocular fraco Fraqueza ao franzir a testa Atrofia do braço poupando o deltoide e o antebraço (braço de Popeye) Catarata (esclera seca) Retinopatia Protrusão dos lábios Sorriso transversal Calvície frontal Atrofia testicular Músculos extraoculares são poupados Incapacidade de assobiar	Fraqueza: miotonia distal > proximal com garra sustentada "Rosto em machadinho" (perda do temporal e do masseter) Calvície frontal Visão fraca Ptose Impotência Hipertricose deficiência intelectual Anormalidades cardíacas Anormalidades endócrinas Distrofia miotônica congênita – aparência de "boca de tubarão", diplegia facial, possível pé torto	Envolvimento inicial dos músculos bíceps, tríceps, tibial anterior e peroneiro Envolvimento tardio dos músculos do ombro e da cintura pélvica Contraturas nos cotovelos e nos tornozelos Coluna rígida com contraturas de extensão do pescoço Na segunda década, pode ocorrer cardiomiopatia dilatada com defeito de condução Arritmias cardíacas podem levar à morte

MIOPATIAS — CAPÍTULO 18

Achados laboratoriais	Biópsia muscular: sem distrofina; variação de núcleo interno no tamanho da fibra Sangue: CK e aldolase aumentadas ECG: anormal	Biópsia muscular: distrofina diminuída (15 a 85%) Sangue: CK aumentada	Biópsia muscular: proteínas sarcolêmicas elevadas Sangue: níveis de CK com frequência estão altos	Biópsia muscular: necrose fibrosa e regeneração espalhadas; pode ser observado infiltrado inflamatório	Biópsia muscular: atrofia de fibra do tipo I com hipertrofia do tipo II; sem envolvimento de distrofina	Biópsia muscular: atrofia de fibras Sangue: CK normal ou um pouco elevada ECG: bradicardia sinusal ou bloqueios de condução
Achados eletrodiagnósticos	ECN – • PANS: normal • PAMC: (+/-) amplitude diminuída EMG – AA, RI, PAUM pequeno no início	ECN – • PANS: normal • PAMC: (+/-) amplitude diminuída EMG – AA, RI, PAUM pequeno no início	ECN – • PANS: normal • PAMC: diminuído EMG – AA, RI, PAUM pequeno	ECN – • PANS: normal • PAMC: amplitude diminuída no músculo envolvido EMG – AA, RI, PAUM pequeno	ECN – • PANS: normal • PAMC: (+/-) amplitude diminuída EMG – AA, RI, PAUM pequeno	ECN: • PANS: normal • PAMC: amplitude diminuída nos músculos afetados EMG: AA, RI, PAUM pequeno
Tratamento	Reabilitação, cirurgia de escoliose antes de a capacidade vital cair abaixo de 35% (em geral devido à curvatura de > 30°)	Reabilitação, imobilização, alongamento do tendão, possível cirurgia de escoliose	Fisioterapia e terapia ocupacional para tratar fraqueza, contraturas	Reabilitação, imobilização, manejo de AVDs Propaga-se para outros músculos	Reabilitação, imobilização, farmacoterapia (procainamida Dilantina e quinina [PDQ]) Pode requerer um marca-passo	Monitoração e tratamento de arritmias cardíacas, fisioterapia para mobilidade articular e prevenção de contratura Pode requerer marca-passo
Prognóstico	Severamente progressiva (morte aos 20 anos)	Lentamente progressiva	Lentamente progressiva	FEU1 (infantil) é rapidamente progressiva	Progressiva; risco de morte súbita aumenta com o sexo masculino, a duração da doença e a idade	Lentamente progressiva

CK, creatina fosfoquinase; ECG, eletrocardiograma; ECN, estudos de condução nervosa; PANS, potencial de ação nervoso sensorial; PAMC, potencial de ação muscular composto; EMG, eletromiografia; AA, atividade anormal; RI, recrutamento inicial; PAUM, potencial de ação de unidade motora; AVDs, atividades da vida diária.

[a] Também conhecida como distrofia muscular úmero-peroneal.
[b] O principal músculo a ser testado na FEU é o tibial anterior.

Adaptado, com permissão, de Cuccurullo SJ (ed). *Physical Medicine and Rehabilitation Board Review*, 2nd ed. Demos Medical, 2010:446.

Achados clínicos

A. Sinais e sintomas

Os bebês afetados podem manifestar fraqueza e hipotonia ou não ter qualquer anormalidade aparente no nascimento. Os sinais e sintomas tornam-se mais aparentes à medida que a criança se desenvolve, com o diagnóstico sendo estabelecido aos 4 ou 5 anos de idade. Caminhar na ponta dos pés é comum; isso é uma adaptação compensatória para a fraqueza dos extensores do joelho. Uma postura lordótica da coluna lombar é adotada para compensar a fraqueza dos extensores do quadril. A pseudo-hipertrofia da panturrilha e a dor na panturrilha são outros achados comuns. O sinal de Gower, quando o paciente usa as mãos e os braços para erguer o corpo a fim de ficar de pé, é um outro sintoma. Os pacientes apresentam vários graus de dano cognitivo.

Os primeiros sinais de fraqueza são vistos nos flexores do pescoço durante os anos pré-escolares. Com frequência, a criança fica restrita à cadeira de rodas por volta dos 12 anos de idade. A função pulmonar diminui de forma gradual. Taquiarritmias e cardiomiopatias podem se desenvolver. O músculo liso muitas vezes está envolvido, com os pacientes desenvolvendo gastroparesia.

B. Estudos diagnósticos

Níveis de CK muito altos e distrofina reduzida ou ausente são achados característicos. Os achados da biópsia muscular revelam fibras musculares necróticas e se regenerando de forma espalhada. O teste Western blot revela 0 a 3% da quantidade normal de distrofina presente no tecido muscular.

Tratamento

O tratamento com prednisona ajuda a manter a força e prolonga a deambulação por dois anos. A dose favorável de prednisona é de 0,75 mg/kg por dia, e os benefícios podem continuar por até três anos. A terapia de apoio é necessária para tratar os efeitos físicos e psicológicos da doença; o tratamento de contraturas requer colocação de tala e gesso; o declínio na deambulação requer aparelhos de auxílio; a fraqueza espinal requer assistência apropriada, como assentos adequados para manter-se sentado. Metade dos pacientes com DMD desenvolve escoliose entre 12 e 15 anos de idade, o que se correlaciona com o surto de crescimento do adolescente. Para curvatura que progrediu além de 20 a 40°, a artrodese espinal mostrou ser o único tratamento efetivo. Em geral, órteses espinais não são usadas para prevenção de escoliose naqueles pacientes com DMD. Infelizmente, muitos pacientes com DMD morrem no fim da adolescência ou por volta dos 20 anos de idade, por insuficiência ventilatória ou cardíaca.

DISTROFIA MUSCULAR DE BECKER
(ver também o Cap. 20)

FUNDAMENTOS DO DIAGNÓSTICO

- Doença recessiva ligada ao X.
- Menos comum do que a DMD, com início tardio (em geral, após 12 anos de idade) e progressão mais lenta.
- Como a DMD, a distrofia muscular de Becker afeta apenas meninos, com raras exceções.
- O teste Western blot mostra 20 a 80% dos níveis normais de distrofina.

Considerações gerais

A DMB é uma doença ligada ao X com uma incidência de 5 a cada 100 mil pessoas. Em 10% dos casos, o defeito genético é o resultado de uma mutação espontânea. O lócus genético afetado é o mesmo que na DMD (i.e., Xp21), e a expressão é alélica.

Achados clínicos

A. Sinais e sintomas

A DMB é uma forma menos grave de distrofia muscular do que a DMD, com uma velocidade de progressão mais lenta. Em geral, os pacientes apresentam essa condição após os 12 anos de idade, quando a fraqueza e a incapacidade crescentes levam à avaliação. Existe grande variabilidade na expressão fenotípica, e um amplo espectro de fenótipos clínicos pode ser visto. Em contraste com a DMD, muitos pacientes continuam caminhando depois dos 15 anos de idade. Todavia, 50% dos pacientes perdem a capacidade de caminhar de forma independente por volta da quarta década. As anormalidades cardíacas são similares àquelas já descritas para DMD.

B. Estudos diagnósticos

Os achados característicos são vistos na avaliação da biópsia muscular. O músculo é substituído por gordura e tecido conjuntivo. Níveis reduzidos de distrofina são observados no teste Western blot (20 a 80% do normal).

Tratamento

A abordagem de tratamento é similar à da DMD, discutida anteriormente. Muitos pacientes sobrevivem além dos 30 anos de idade.

DISTROFIA MUSCULAR DAS CINTURAS

FUNDAMENTOS DO DIAGNÓSTICO

- Ocorrência igual em homens e mulheres.
- Modo de hereditariedade autossômica dominante (DMMC1) ou autossômica recessiva (DMMC2).
- Afeta de forma predominante a musculatura da cintura pélvica ou escapular, ou ambas.

Considerações gerais

A DMMC é uma distrofia hereditária que afeta homens e mulheres de maneira igual. A herança pode ser autossômica dominante ou autossômica recessiva, designada DMMC1 ou DMMC2, respectivamente. Os subtipos genotípicos de cada uma são subclasses alfabéticas determinadas, como DMMC1A, DMMC1B, etc. Nos pacientes com subtipos DMMC1, o início da doença costuma ser tardio, na idade adulta. Os pacientes com subtipos DMMC2, em geral, apresentam o início da doença durante a infância ou adolescência. Muitos dos subtipos de DMMC2 têm sido ligados aos defeitos de gene que causam anormalidades das proteínas relacionadas ao sarcolema.

▶ Achados clínicos

A. Sinais e sintomas

Fraquezas das cinturas pélvica e escapular são sintomas comuns entre pacientes com todas as formas de DMMC. Os músculos distais são poupados, bem como os músculos faciais e extraoculares. A velocidade de progressão é mais lenta na DMMC do que na DMD. A idade de início pode variar desde a infância até a idade adulta, dependendo do tipo. As cardiomiopatias são associadas a muitos tipos. A pseudo-hipertrofia dos músculos da panturrilha pode ocorrer. A atrofia de grupos musculares afetados junto com contraturas iniciais dos tendões do cotovelo e do calcanhar podem se desenvolver, dependendo do subtipo. A dor lombar pode ser um sintoma proeminente nos pacientes afetados. O intelecto costuma ser normal.

B. Estudos diagnósticos

Os níveis de CK muitas vezes são altos, mas podem variar de acordo com o subtipo. A avaliação da biópsia muscular pode ajudar a avaliar diferentes proteínas associadas a sarcolema, incluindo sarcoglicanos, distroglicanos, calpaína-3, disferlina, proteína relacionada a fukutin, teletonina e titina, que podem ajudar a determinar os subtipos.

▶ Tratamento

O tratamento consiste em cuidado de apoio, que pode incluir fisioterapia e terapia ocupacional para manter a capacidade de realizar atividades da vida diária (AVDs) e deambular. A imobilização em tala e o alongamento são necessários para o tratamento de contratura. O curso da doença é lento e progressivo e pode levar a incapacidade significativa, dependendo do modo de hereditariedade e do subtipo.

DISTROFIA MUSCULAR FÁCIO-ESCÁPULO-UMERAL

FUNDAMENTOS DO DIAGNÓSTICO

- ▶ Herança autossômica dominante ligada ao lócus do cromossomo 4q35.
- ▶ Causada por uma deleção de fragmento de DNA de D4Z4 na região do telômero.
- ▶ Segunda distrofia muscular hereditária mais comum em adultos.
- ▶ Em geral, os pacientes se tornam sintomáticos antes dos 20 anos de idade.
- ▶ Afeta de forma predominante os músculos faciais e da cintura escapular.

▶ Considerações gerais

A distrofia fácio-escápulo-umeral (DFEU) é a terceira forma mais comum de distrofia muscular, depois da DMD e da DMB, e a segunda forma mais comum na população adulta. A doença tem duas apresentações: uma forma infantil de progressão rápida, que se manifesta nos dois primeiros anos de vida, e a forma clássica, com início geralmente na segunda ou terceira décadas.

▶ Achados clínicos

A. Sinais e sintomas

A DFEU de início na infância está associada com fraqueza severa que leva ao diagnóstico nos dois primeiros anos de vida. Para pacientes com a forma clássica da doença, o início da fraqueza é bastante variável, desde 3 até 44 anos de idade, embora a apresentação seja mais comum antes dos 20 anos. A fraqueza dos músculos faciais pode ser assimétrica. A fraqueza da cintura escapular causa escápula alada. Fraqueza e perda umeral podem ocorrer sem atingir os músculos do antebraço. Na perna, com frequência o músculo tibial anterior encontra-se afetado, o que pode causar um pé caído.

Alguns pacientes com DFEU apresentam apenas fraqueza leve no decorrer da vida. Outros pacientes parecem experimentar uma exacerbação tardia de fraqueza muscular. Após ter fraqueza leve por anos, eles rapidamente desenvolvem um aumento acentuado da fraqueza em sua distribuição típica durante vários anos, levando a incapacidade significativa.

B. Estudos diagnósticos

Os níveis de CK variam de normais a um pouco elevados. Os achados da biópsia muscular podem mostrar necrose. O teste genético pode revelar anormalidades na região D4Z4.

▶ Tratamento

O tratamento consiste em cuidado de apoio, que pode incluir fisioterapia e terapia ocupacional para manter a capacidade de realizar as AVDs e deambular. Imobilização e alongamento são necessários para o tratamento de contraturas. O uso de prednisona não foi considerado útil. As órteses de tornozelo-pé podem ser importantes em casos de pé caído. Os indivíduos afetados com DFEU clássica em geral têm uma expectativa de vida normal.

DISTROFIA MIOTÔNICA

FUNDAMENTOS DO DIAGNÓSTICO

- ▶ Herança autossômica dominante.
- ▶ É a doença neuromuscular hereditária mais comum em adultos.

- A fraqueza nos membros inicia-se na região distal e depois progride para os músculos proximais.
- Atrofia e fraqueza dos músculos faciais levam à aparência de "rosto em machadinho".
- O teste genético molecular revela uma repetição de trinucleotídeo CTG instável no gene *MPK*.

Considerações gerais

A distrofia miotônica é a doença neuromuscular hereditária mais comum em adultos. A *miotonia* refere-se a um estado de relaxamento retardado ou contração sustentada de músculo esquelético. Existem dois tipos comuns, designados DM1 e DM2. A DM1 pode apresentar-se em qualquer idade, incluindo na infância. Muitos pacientes com DM2 tornam-se sintomáticos entre os 20 e 60 anos, embora o início possa ocorrer na infância. A idade de início relaciona-se de forma inversa com o número de elos repetidos e exibe antecipação genética.

Achados clínicos

A. Sinais e sintomas

A DM1, a forma congênita da doença, apresenta-se com fraqueza severa. Contudo, a fraqueza pode não ser evidente quando a doença se desenvolve na idade adulta. Outros sinais clínicos incluem relaxamento retardado dos dedos após a garra e aspectos faciais característicos, vistos em adultos com DM1 de longa duração. Esses pacientes têm uma face fina longa com perda do temporal e do masseter, às vezes chamada de "rosto em machadinho". Com frequência, os homens adultos têm calvície frontal.

A DM1 é uma doença sistêmica que afeta o trato gastrintestinal, os músculos ventilatórios, os músculos cardíacos, os olhos e o sistema endócrino. As anormalidades cardíacas são comuns, e 90% dos pacientes apresentam defeitos de condução. Anormalidades neurocomportamentais também são comuns.

B. Estudos diagnósticos

O teste genético molecular revela repetições de trinucleotídeo CTG instáveis dentro da região do gene miosina-proteína quinase (*MPK*) em 19q13.3. Os níveis de CK podem ser normais ou um pouco elevados. Na avaliação da biópsia muscular, observa-se menos necrose do que nas outras distrofias. A EMG revela descargas flutuantes.

Tratamento

A miotonia dolorosa e sintomática pode ser tratada com agentes como mexiletina ou estabilizadores da membrana, como, por exemplo, carbamazepina ou fenitoína sódica. Esses agentes reduzem os sintomas, embora com pouco ganho funcional. O risco de morte súbita aumenta com o sexo masculino, a duração da doença e a idade.

DISTROFIA MUSCULAR DE EMERY-DREIFUSS

FUNDAMENTOS DO DIAGNÓSTICO

- Há duas variantes, e uma delas é recessiva ligada ao X.
- Afeta homens e mulheres igualmente.
- Em geral, os pacientes se tornam sintomáticos na adolescência, mas a idade de apresentação pode variar.
- Ocorre fraqueza nos músculos bíceps braquial, tríceps, tibial anterior e fibular.
- Contraturas de flexão do cotovelo são uma característica clássica da doença.

Considerações gerais

A distrofia muscular de Emery-Dreifuss (DME), também conhecida como distrofia muscular úmero-peroneal, refere-se a um grupo de distrofias musculares caracterizadas por fraqueza dos músculos da cintura escapular e pélvica, contraturas e anormalidades de condução cardíaca. Existem dois tipos principais, DME1 e DME2.

Achados clínicos

A. Sinais e sintomas

A idade de apresentação pode variar desde o período neonatal até a terceira década; contudo, em geral os pacientes tornam-se sintomáticos na adolescência. Há envolvimento inicial dos músculos úmero-peroneais (p. ex., bíceps, tríceps, tibial anterior e fibular). As contraturas graves do cotovelo (flexão) são uma característica clássica da doença. As contraturas de tornozelo (equino), junto com rigidez espinal e extensão do pescoço, também são características.

A fraqueza é lenta e progressiva, e eventualmente os músculos das cinturas escapular e pélvica tornam-se envolvidos. Uma cardiomiopatia dilatada muitas vezes se desenvolve em indivíduos afetados aos 20 anos de idade, junto com vários defeitos de condução.

B. Estudos diagnósticos

Os níveis séricos de CK variam de normais a um pouco elevados. Os achados da biópsia muscular revelam atrofia de fibra muscular em mais de 95% dos pacientes. A eletrocardiografia pode mostrar bradicardia sinusal ou bloqueios de condução. A EMG mostra potenciais de ação de unidade motora (PAUMs) miopáticos.

Tratamento

A fisioterapia pode ajudar a manter a mobilidade articular e a prevenir contraturas. As arritmias cardíacas no início da idade adulta podem levar à morte. A monitoração cuidadosa é essencial, visto que os pacientes com DME com arritmias podem precisar de colocação de marca-passo.

de Greef JC, Lemmers RJ, Camaño P, et al: Clinical features of facioscapulohumeral muscular dystrophy 2. Neurology 2010;75:1548.

Machuca-Tzili L, Brook D, Hilton-Jones D: Clinical and molecular aspects of the myotonic dystrophies: A review. Muscle Nerve 2005;32:1.

Preston DC, Shapiro BE: *Electromyography and Neuromuscular Disorders,* 2nd ed. Elsevier, 2005:575–578.

Wohlgemuth M, de Swart BJ, Kalf JG, et al: Dysphagia in facioscapulohumeral muscular dystrophy. Neurology 2006;66:1926.

MIOPATIAS CONGÊNITAS

As miopatias congênitas são um grupo de miopatias presentes no nascimento que são distintas das distrofias musculares congênitas. A incidência dessas doenças é baixa, e a avaliação microscópica das amostras de biópsia muscular geralmente é necessária para identificar o defeito subjacente e confirmar o diagnóstico. Nesse grupo estão incluídas as miopatias de núcleo central, de bastonete nemalínico, de desproporção de tipo de fibra, multinúcleo-minínucleo e centronuclear. O Quadro 18.3 resume as características das principais classificações das miopatias congênitas.

MIOPATIA DE NÚCLEO CENTRAL

FUNDAMENTOS DO DIAGNÓSTICO

- Herança autossômica dominante.
- Os sintomas podem estar presentes no nascimento ou se manifestar no início da infância.
- Fraqueza leve a severa afetando os músculos proximais das pernas mais do que dos braços.
- Os músculos faciais são poupados.
- As amostras de biópsia mostram mudanças para o núcleo central das fibras musculares do tipo 1.

A miopatia de núcleo central é causada por mutações no gene receptor de rianodina (*RYR1*) no cromossoma 19q13.1. Os pacientes podem ser sintomáticos no nascimento ou apresentar, no início da infância, fraqueza leve a moderada na região proximal da perna. O grau de fraqueza é variável. Os marcos motores são retardados. Alguns pacientes podem nunca caminhar. A fraqueza facial, se presente, é leve. As contraturas são incomuns. Fraqueza muscular respiratória leve e deformidades esqueléticas podem ser vistas em alguns pacientes.

A avaliação da biópsia muscular mostra alterações estruturais no centro das fibras musculares do tipo 1. Essas mudanças no núcleo são observadas na coloração NADH-tetrazólio redutase (NADH-TR). Os níveis de CK são normais a levemente elevados. A EMG pode mostrar fibrilações.

O tratamento consiste em cuidado de apoio, incluindo fisioterapia, conforme necessário, para tratar aspectos relativos a deambulação, e imobilização e alongamento, conforme necessário, para controlar as contraturas. Os pacientes têm risco de desenvolver hipertermia maligna com anestesia geral. O curso clínico não é progressivo.

MIOPATIA DE BASTONETE NEMALÍNICO

FUNDAMENTOS DO DIAGNÓSTICO

- Formas autossômica dominante e autossômica recessiva.
- A forma infantil causa fraqueza generalizada severa que muitas vezes é rapidamente fatal.
- A forma progressiva e leve mais comum pode se manifestar desde o nascimento até o início da infância.
- Resulta em fraqueza muscular proximal e distal.
- A microscopia eletrônica mostra corpos de bastonetes no sarcolema e nas regiões perinucleares.

A miopatia de bastonete nemalínico tem esse nome por causa dos corpos de bastonetes que são vistos na microscopia eletrônica, dando a aparência de filamentos no subsarcolema e nas regiões perinucleares. A doença se manifesta de duas formas que variam em severidade. Ela é a mais comum das miopatias congênitas.

Na forma infantil, fraqueza severa e hipotonia estão presentes no nascimento. A forma mais comum é leve e de progressão lenta. A fraqueza muscular proximal e distal e o volume muscular reduzido estão presentes. Os marcos de desenvolvimento motor são muitas vezes retardados. Os pacientes também exibem uma marcha de base ampla, bamboleante. Algumas crianças afetadas apresentam anomalias menores, incluindo face fina e longa, palato arqueado alto e peito escavado.

Os níveis séricos de CK são normais a um pouco elevados. Na forma severa, a EMG revela fibrilações e PAUMs pequenos. Os achados da biópsia muscular mostram bastonetes nemalínicos no sarcolema.

O tratamento consiste em cuidado de apoio, incluindo fisioterapia e terapia ocupacional conforme requerido para tratar dificuldades na deambulação e déficits na realização de AVDs. O prognóstico depende da severidade da doença. Na forma neonatal severa, a morte devido a insuficiência respiratória muitas vezes ocorre durante o primeiro ano de vida.

MIOPATIA DE DESPROPORÇÃO DO TIPO DE FIBRA

FUNDAMENTOS DO DIAGNÓSTICO

- É a condição menos comum dentre as miopatias congênitas.
- Pode ser autossômica dominante ou autossômica recessiva.
- Caracterizada por fraqueza no nascimento, com choro e sucção fracos.

Quadro 18.3 Miopatias congênitas comuns

	Miopatia de núcleo central	Miopatia de bastonete nemalínico	Desproporção dos tipos de fibras	Miopatia multinúcleo-mininúcleo	Miopatia centronuclear
Etiologia	Autossômica dominante	Autossômica dominante ou recessiva	Variável	Autossômica recessiva	Recessiva ligada ao X
Início	Infância	Infância	Infância	Primeira infância e início da infância	Infância
Sinais e sintomas	Bebê mole, hipotonia Fraqueza proximal Luxação congênita de quadril Marcos de atraso no desenvolvimento Associada com hipertermia maligna Os músculos faciais são poupados	Bebê mole, hipotonia Fraqueza difusa Envolvimento facial Face longa, estreita Palato alto, arqueado Pé caído Músculos extraoculares são poupados Morte por insuficiência respiratória	Bebê mole, hipotonia Contraturas de quadril Luxação de quadril	Fraqueza de músculos proximais Marcos de atraso no desenvolvimento Deambulação atingida mais tarde durante a vida Músculos do pescoço e do tronco contraídos, causando espinha rígida ou escoliose Pode desenvolver uma cardiomiopatia	Bebê mole, hipotonia Ptose Envolvimento de músculo extraocular Diplegia facial Disfagia Insuficiência respiratória
Achados laboratoriais	Biópsia muscular: núcleos centrais nas fibras do tipo 1; mitocôndrias ausentes Mutação genética e gene receptor de rianodina	Biópsia muscular: corpos em forma de bastonetes no sarcolema	Biópsia muscular: muitas fibras pequenas do tipo 1 e normais a grandes do tipo 2	Biópsia muscular: múltiplos mininúcleos dentro das fibras musculares Sangue: CK normal	Biópsia muscular: localização central de núcleos fibrosos, formando cadeias
Achados eletrodiagnósticos	EMG: RI, PAUM pequeno	EMG: AA, RI, PAUM normal a pequeno	EMG: AA, RI, PAUM normal a pequeno	EMG: RI, PAUM pequeno	EMG: AA, ER, PAUM normal a pequeno
Tratamento	Imobilização para fraqueza e contratura nas pernas	Reabilitação para deambulação e manejo de AVDs	Reabilitação, imobilização Treinamento da deambulação	Imobilização para escoliose e contraturas, manejo pulmonar, monitoração do estado cardíaco	Reabilitação, medicação anticonvulsivante, manejo ventilatório
Prognóstico	Não progressiva	Dependente da severidade da doença; a forma neonatal é muitas vezes fatal antes de um 1 de idade	Variável; às vezes não progressiva	Variável (ver discussão do texto)	Dependente da mutação genética (ver discussão no texto)

CK, creatina quinase; EMG, eletromiografia; RI, recrutamento inicial; AA, atividade anormal; PAUM, potencial de ação de unidade motora.
Adaptado, com permissão, de Cuccurullo SJ (ed). *Physical Medicine and Rehabilitation Board Review*, 2nd ed. Demos Medical, 2010:447.

- Um terço dos pacientes apresenta anormalidades do sistema nervoso central.
- As amostras de biópsia mostram fibras musculares do tipo 1 pequenas comparadas com as do tipo 2.
- Muitos casos não são progressivos, e os sintomas podem melhorar com a idade.

Na desproporção do tipo de fibra, a menos comum das miopatias congênitas, fraqueza generalizada e hipotonia estão presentes no nascimento, junto com choro e sucção fracos. As características dismórficas que podem estar presentes incluem coluna rígida, cifoescoliose, artrogripose, luxação do quadril e dismorfismo facial.

A microscopia eletrônica não mostra mudanças estruturais consistentes com as vistas em outras miopatias congênitas. Os níveis séricos de CK variam de normais a um pouco elevados. A EMG mostra recrutamento inicial, PAUMs miopáticos e algumas fibrilações. A avaliação da biópsia muscular mostra fibras musculares do tipo 1 pequenas comparadas com as do tipo 2.

O tratamento consiste em cuidado de apoio com fisioterapia. O prognóstico é variável. Às vezes, a doença não é progressiva, e os sintomas nesse grupo de pacientes podem melhorar com a idade.

MIOPATIA MULTINÚCLEO-MININÚCLEO

FUNDAMENTOS DO DIAGNÓSTICO

- Predominantemente autossômica recessiva.
- Os sintomas são observados com maior frequência na primeira infância e no início da infância.
- A progressão da fraqueza muscular proximal é lenta.
- A microscopia mostra múltiplos mininúcleos dentro das fibras musculares ou amostras de biópsia.

As mutações autossômicas recessivas nos genes *SEPN1* e *RYR1* são responsáveis por metade de todos os casos registrados de miopatia multinúcleo-mininúcleo. Os pacientes com essa forma de miopatia manifestam fraqueza na primeira infância ou no início da infância que envolve principalmente os músculos proximais. Os marcos de desenvolvimento são, muitas vezes, tardios, com deambulação atingida mais tarde durante a vida. Os músculos do tronco e os extensores do pescoço são, com frequência, contraídos, levando a rigidez espinal. Escoliose ocorre em 66% dos pacientes, e o envolvimento de músculos respiratórios é desproporcional ao grau de escoliose. A cardiomiopatia também pode se desenvolver.

O diagnóstico é baseado nos achados clínicos e na presença de múltiplos mininúcleos dentro das fibras musculares na avaliação da biópsia muscular. Os níveis séricos de CK são normais. A EMG mostra recrutamento inicial de PAUMs pequenos. O tratamento consiste em cuidado de apoio, incluindo fisioterapia e terapia ocupacional conforme necessário para tratar déficits de força e de função. O prognóstico é variável.

MIOPATIA CENTRONUCLEAR

FUNDAMENTOS DO DIAGNÓSTICO

- Grupo heterogêneo de doenças; a forma mais comum é ligada ao X.
- Apresenta-se no período neonatal com hipotonia severa e fraqueza generalizada.
- Avaliação de amostras de biópsia mostra mionúcleos nas fibras musculares.

A miopatia centronuclear, também chamada de miopatia miotubular, é causada por uma mutação no *MTM1*, um gene da miotubularina envolvido no crescimento e na diferenciação das células musculares. Com frequência, as mães de bebês afetados têm história de polidrâmnio durante a gravidez.

Os bebês apresentam hipotonia severa e fraqueza generalizada no período neonatal. Os marcos de desenvolvimento surgem em período tardio. A ptose e a oftalmoparesia desenvolvem-se mais tarde, após o período neonatal. Complicações respiratórias são comuns, e, em geral, os bebês afetados precisam de suporte ventilatório e sondas de alimentação. A CK sérica é normal ou levemente elevada. A EMG mostra achados miopáticos, que incluem recrutamento inicial de PAUMs de curta duração e de pequena amplitude. O diagnóstico é confirmado por achados de biópsia muscular que mostram mionúcleos no centro das fibras musculares.

O tratamento consiste em cuidado de apoio conforme for necessário, incluindo fisioterapia e terapia ocupacional para tratar os déficits de deambulação e de AVDs e reabilitação pulmonar para aumentar o volume ventilatório. A miopatia tubular ligada ao X costuma ser fatal na primeira infância, embora o prognóstico seja dependente do tipo de mutação genética. Os sobreviventes no longo prazo podem precisar de suporte médico avançado.

Amato AA, Russell JA. *Neuromuscular Disorders*. McGraw-Hill, 2008:577–580.

Quinlivan RM, Muller CR, Davis M, et al: Central core disease: Clinical, pathological, and genetic features. Arch Dis Child 2003;88:1051.

MIOPATIAS METABÓLICAS

DOENÇAS DE ARMAZENAMENTO DE GLICOGÊNIO

O processo de síntese e quebra de glicogênio é essencial para a manutenção de uma concentração de glicose adequada nos músculos, o que é necessário para a geração de ATP. As doenças de metabolismo de glicogênio podem resultar no armazenamento anormal de glicogênio. A Tabela 18.4 resume as informações sobre três dessas doenças (tipos II, V e VII) que podem causar miopatia.

CANALOPATIAS

Os déficits nos canais de íons no músculo (i.e., cálcio, cloreto, potássio e sódio) podem causar miotonia e episódios de fraqueza súbita ou paralisia. As manifestações clínicas dessas doenças, parte de um grupo de doenças conhecidas como *canalopatias*, são apresentadas no Quadro 18.5. Testes curtos de exercícios, estudos eletrodiagnósticos e um exame clínico cuidadoso ajudam a confirmar o diagnóstico em pacientes com essas doenças.

Berardo A, DiMauro S, Hirano M: A diagnostic algorithm for metabolic myopathies. Curr Neurol Neurosci Rep 2010;10:118.

Fontaine B: Periodic paralysis. Adv Genet 2008;63:3.

Amato AA, Russell JA: *Neuromuscular Disorders*. McGraw-Hill, 2008:597–610.

MIOPATIAS ADQUIRIDAS

As miopatias adquiridas abrangem uma ampla variedade de doenças inflamatórias, tóxicas e sistêmicas que podem produzir

Quadro 18.4 Doenças de armazenamento de glicogênio (DAGs) que podem causar miopatias

	Deficiência de maltase ácida lisossômica (doença de Pompe)	Deficiência de miofosforilase (doença de McArdle)	Deficiência de fosfofrutoquinase
Etiologia	Autossômica recessiva Doença de armazenamento de glicogênio do tipo II Deficiência de maltase leva ao acúmulo de glicogênio nos lisossomos e no citoplasma Incidência: 1 em 40 mil	Autossômica recessiva Doença de armazenamento de glicogênio do tipo V Causada por mutações no gene que codifica a fosforilase muscular, no cromossomo 11 Incidência: 1 em 100 mil	Autossômica recessiva Doença de armazenamento de glicogênio do tipo VII Deficiência de fosfofrutoquinase leva ao acúmulo de glicogênio Incidência: desconhecida (menos comum das DAGs)
Início	Infância até a idade adulta	Normalmente < 15 anos	Infância
Sinais e sintomas	Hipotonia na distribuição membro-cintura Aumento da língua Cardiomiopatia Hepatomegalia Insuficiência respiratória	Intolerância ao exercício Fatigabilidade fácil Rigidez muscular Cãibra Fenômeno *second wind*: o breve repouso melhora os sintomas	Intolerância ao exercício Dor muscular Contraturas
Achados laboratoriais	Sangue: níveis aumentados de CK durante os ataques Biópsia muscular: vacúolos nas fibras do tipo I e do tipo II	Urina: mioglobinúria Biópsia muscular: excesso de glicogênio, fosforilase ausente	Sangue: nível elevado de CK
Achados eletrodiagnósticos	ECN – • PANS: normal • PAMC: normal EMG – descargas miopáticas abundantes	ECN – • PANS: normal • PAMC: normal EMG – silêncio elétrico durante ataques (contratura)	ECN – normal EMG – características miopáticas com atividade espontânea anormal
Complicações	Insuficiência cardíaca Parada respiratória	Exercício vigoroso pode precipitar miólise (possivelmente causando insuficiência renal e morte)	Rabdomiólise por esforço Mioglobinúria
Tratamento	Enzima α-glicosidase recombinante IV Cuidado de apoio	Evitar exercícios isométricos intensos Cuidado de apoio	Evitar exercício que cause fadiga Cuidado de apoio
Prognóstico	Morte no primeiro ano de vida sem tratamento	Favorável	Favorável

CK, creatina quinase; ECN, estudos de condução nervosa; PANS, potencial de ação de nervo sensitivo; PAMC: potencial de ação de músculo composto; EMG, eletromiografia.

sintomas miopáticos (ver o Quadro 18.1). Nesse grupo amplo estão incluídas as miopatias autoimunes, infecciosas, induzidas por fármacos e endócrinas.

MIOPATIAS INFLAMATÓRIAS

Tipos distintos de miopatias inflamatórias podem ser associados com doenças do tecido conjuntivo, neoplasias ou infecção ou ocorrer de forma isolada. A incidência de miopatia inflamatória é de 1 em 100 mil por ano. A dermatomiosite e a polimiosite são doenças autoimunes que podem estar associadas com outras doenças de tecido conjuntivo mistas; a patogênese de miopatia de corpo de inclusão é desconhecida. Essas três doenças são discutidas com mais detalhes no Capítulo 22, a partir da perspectiva da reabilitação pediátrica. A miopatia inflamatória também pode resultar de infecções virais, bacterianas, fúngicas ou parasitárias.

DERMATOMIOSITE

FUNDAMENTOS DO DIAGNÓSTICO

▶ Início desde a infância até a idade adulta.
▶ Afeta com maior frequência mulheres do que homens.
▶ Fraqueza proximal maior do que distal, com dor desenvolvendo-se durante semanas a meses.
▶ Exantema púrpura-rosado é clássico; o exantema pode ocorrer na pele exposta ao sol, nos joelhos e no tórax.
▶ Pode ter doenças cardíaca, pulmonar, gastrintestinal e articular associadas.

Quadro 18.5 Canalopatias que podem causar miopatia

	Paralisia periódica hipercalêmica	Paralisia periódica hipocalêmica	Miotonia congênita (doença de Thomsen)	Paramiotonia congênita	Miotonia generalizada (doença de Becker)
Etiologia	Autossômica dominante Múltiplas causas secundárias Afeta os canais de Ca^{2+} Causada por um defeito no gene que regula a produção da proteína *SCN4A* nos canais de sódio do músculo esquelético	Autossômica dominante Tipo 1: defeito no canal de Ca^{2+} Tipo 2: defeito no canal de Na^+ Causada por uma mutação no gene que codifica os canais de cálcio sensíveis a di-hidropiridina no músculo esquelético	Autossômica dominante Afeta os canais de Cl^- Causada por um defeito no gene *CLCN1*, que causa um defeito nos canais de íons de cloreto do músculo esquelético	Autossômica dominante Afeta os canais de Ca^{2+} Causada por uma mutação no canal de sódio *SCN4A*, levando a despolarização prolongada	Autossômica recessiva Afeta os canais de Cl^- A outra forma principal de miotonia congênita, mas apresenta-se mais tarde na vida, com miotonia mais severa
Início	Segunda década de vida	Início da segunda década de vida	Nascimento-idade adulta	Nascimento-infância	Infância
Sinais e sintomas	Fraqueza muscular proximal Parestesias dos lábios e dos membros inferiores Miotonia As crises duram 10 a 60 minutos Pode ser atenuada pelo exercício Exacerbada pela exposição ao frio	A fraqueza inicia-se nas pernas e espalha-se para a região proximal As crises duram 12 a 24 horas Miotonia vista nas pálpebras Exacerbada por repouso após exercício, estresse e dieta rica em carboidratos	Espasmos severos exacerbados pelo frio e reduzidos com calor e exercício Hipertrofia muscular Miotonia Disfagia Não associada com fraqueza	Rigidez Fraqueza Fadiga Miotonia Exacerbada por frio e exercício	Miotonia Hipertrofia muscular Exacerbada por calor após o período de exercícios, gravidez, estresse emocional e anestésicos Fraqueza muscular transitória
Achados laboratoriais	Sangue: K^+ alto durante o ataque	Sangue: K^+ baixo Biópsia muscular: normal	Sangue: níveis de CK normais	Biópsia muscular: variação no tamanho das fibras	Sangue: níveis séricos de CK levemente elevados
Achados eletrodiagnósticos	ECN – • PANS: normal • PAMC: normal EMG – atividade de inserção aumentada	ECN – • PANS: normal • PAMC: normal EMG – normal entre as crises	ECN – • PANS: normal • PAMC: normal EMG – descargas miotônicas em repouso e atividade volitiva	ECN – • PANS: normal • PAMC: diminuído com o frio EMG – potenciais miotônicos	ECN – • PANS: normal • PAMC: normal EMG – descargas miotônicas em repouso e atividade volitiva
Complicações	Reação miotônica com anestesia geral	Miopatia proximal progressiva	Problemas articulares crônicos	Sensibilidade extrema ao frio	Problemas articulares crônicos
Tratamento	Dieta: rica em carboidratos	Dieta: suplemento de K^+	Medicações: procainamida, fenitoína, quinina	Evitar miotonia – eventos desencadeadores, extremidades quentes	Medicações: procainamida, fenitoína, quinina

CK, creatina quinase; EMG, eletromiografia; ECN, estudos de condução nervosa; PANS, potencial de ação nervoso sensorial; PAMC, potencial de ação muscular composto.

Considerações gerais

Na dermatomiosite, um processo autoimune causa uma vasculopatia que pode ser mediada por complemento e associada com malignidade. O início da doença pode ocorrer em qualquer idade, desde a primeira infância até a idade adulta.

Achados clínicos

A. Sinais e sintomas

A fraqueza ocorre durante semanas até meses. Os músculos proximais dos braços e das pernas são afetados primeiro, e depois ocorre envolvimento distal. Dificuldade de levantar de uma cadeira e de levantar os braços acima da cabeça são déficits funcionais iniciais típicos.

Um exantema sobre as pálpebras (heliótropo) é clássico. O exantema pode ocorrer na pele exposta ao sol, sobre os joelhos, nas articulações dos dedos (pápulas de Gottron), nas costas, no tórax e nos quadris. Esse sintoma pode ocorrer antes ou depois do início da fraqueza. Vasculopatias sistêmicas podem se desenvolver. Arritmias cardíacas, defeitos de condução e fração de ejeção reduzida podem ocorrer. Uma condição pulmonar restritiva pode ser identificada em cerca de 20% dos casos. Os pacientes têm risco de pneumonia por aspiração.

A fala e a mastigação podem ser afetadas, e a disfagia está presente em 30% dos casos. O envolvimento gastrintestinal inclui disfagia, aspiração e paresia gástrica devido ao comprometimento da musculatura lisa. Artralgias e contraturas ocorrem em alguns casos.

B. Estudos diagnósticos

Os testes séricos revelam nível de CK elevado, que em geral é 50 vezes maior do que o normal. Os níveis de alanina aminotransferase (ALT), aspartato aminotransferase (AST), mioglobina, aldolase e lactato desidrogenase podem estar elevados. Os anticorpos antinucleares (AAN) podem ser positivos. Os anticorpos específicos da miosite estão elevados em um pequeno número de casos. Mi-2 e Jo-1 são exemplos.

Fibrilações e ondas agudas positivas são achados de EMG comuns, junto com PAUMs pequenos, de curta duração, polifásicos e recrutamento inicial. Os achados de biópsia muscular mostram atrofia perifascicular, infiltrados inflamatórios e infiltrados perivasculares.

Complicações

Os pacientes com dermatomiosite têm risco aumentado de malignidade, doença pulmonar intersticial e doença cardíaca. Gastroparesia e disfagia levando a pneumonia por aspiração também podem ocorrer.

Tratamento

A terapia imunossupressora é o tratamento de primeira linha. Os pacientes iniciam com metilprednisolona intravenosa, 1 g por dia durante 3 dias, e depois mudam para doses de manutenção oral por semanas até meses. Os níveis de CK e o teste de força clínico devem ser monitorados. As medicações que podem ser utilizadas como segunda linha de tratamento se os corticosteroides não forem eficazes ou forem contraindicados incluem metotrexato, ciclofosfamida, clorambucil, ciclosporina, azatioprina e imunoglobina intravenosa (IGIV). A maioria dos pacientes requer tratamento contínuo.

POLIMIOSITE

FUNDAMENTOS DO DIAGNÓSTICO

- Afeta pacientes com mais de 20 anos de idade.
- Afeta com maior frequência mulheres do que homens.
- Fraqueza simétrica dos braços e pernas proximais.
- É comum ocorrer mialgia, mas pode não se apresentar no início.

Considerações gerais

Polimiosite é uma doença autoimune que resulta em uma lesão mediada por célula nas fibras musculares.

Achados clínicos

A. Sinais e sintomas

De modo geral, os pacientes têm mais de 20 anos de idade e apresentam fraqueza proximal progressiva durante semanas até meses. Em seguida, ocorre fraqueza distal dos braços e das pernas. Pode haver alguma fraqueza facial. Os pacientes podem ter mialgias inicialmente ou mais tarde no curso da doença; mais adiante, a fraqueza se desenvolve. Assim como na dermatomiosite, os pacientes têm dificuldade de levantar de uma cadeira ou de levantar os braços acima da cabeça.

Arritmias cardíacas e defeitos de condução, fração de ejeção reduzida e insuficiência cardíaca congestiva podem ocorrer. Cerca de 20% dos pacientes têm doença pulmonar restritiva, e 45% desenvolvem poliartrite.

B. Estudos diagnósticos

Os testes séricos revelam um nível de CK bastante elevado, com frequência 50 vezes maior do que o nível normal. Anticorpos antinucleares podem ser positivos. Aldolase, aminotransferases, mioglobina, ALT e AST podem estar elevados.

Na EMG, fibrilações e ondas agudas positivas são achados comuns, junto com PAUMs pequenos, de curta duração, polifásicos e recrutamento inicial. Os achados da biópsia muscular mostram fibras musculares do endomísio invadidas por células T.

Complicações

O risco de malignidade é mais baixo do que na dermatomiosite. Contudo, os pacientes têm risco de desenvolver doença pulmonar intersticial e disfagia.

▶ Tratamento

O tratamento é o mesmo que o da dermatomiosite e baseia-se na terapia imunossupressora como o tratamento de primeira linha.

MIOSITE POR CORPOS DE INCLUSÃO

FUNDAMENTOS DO DIAGNÓSTICO

- ▶ A fraqueza de progressão lenta afeta músculos proximais e distais.
- ▶ Em geral, inicia-se após os 50 anos de idade e é predominante em homens.
- ▶ Quadríceps, flexores dos dedos e do punho e dorsiflexores do tornozelo muitas vezes se tornam fracos no início.
- ▶ As amostras de biópsia muscular podem mostrar corpos de inclusão de β-amiloide.

▶ Considerações gerais

A miosite por corpos de inclusão (MCI) é uma miosite inflamatória rara que produz sintomas similares aos da polimiosite. O início da doença é idiopático, e o diagnóstico é feito clinicamente.

▶ Achados clínicos

A. Sinais e sintomas

A MCI com frequência afeta homens acima de 50 anos de idade, envolvendo músculos proximais e distais. Na maioria dos pacientes, o quadríceps, os flexores dos dedos e do punho e os dorsiflexores do tornozelo são afetados primeiro. O curso clínico é marcado por fraqueza muscular de progressão lenta. Quase 50% dos pacientes podem desenvolver disfagia.

A fraqueza pode ser assimétrica, e alguns pacientes têm neuropatias periféricas sensoriais. A MCI não é associada com doença cardíaca ou pulmonar.

B. Estudos diagnósticos

Os testes séricos revelam um nível de CK elevado, em geral 10 vezes maior do que o normal. Na EMG, uma neuropatia sensorial axônica leve é encontrada em alguns pacientes. Fibrilações e ondas agudas positivas são achados comuns, junto com PAUMs pequenos, de curta duração, polifásicos e recrutamento inicial.

Os resultados da biópsia muscular variam e podem incluir necrose, inflamação do endomísio e corpos de inclusão de β-amiloide.

▶ Tratamento

Terapias de apoio, incluindo fisioterapia e terapia ocupacional, podem ser necessárias para tratar déficits de deambulação e de AVDs; o tratamento imunossupressor não é útil. Os pacientes com MCI podem não responder tão bem ao tratamento como os com polimiosite.

MIOPATIA SARCOIDE

FUNDAMENTOS DO DIAGNÓSTICO

- ▶ A fraqueza pode ser proximal ou distal.
- ▶ Alguns pacientes podem ter mialgias em locais específicos.
- ▶ O envolvimento pulmonar é comum.

▶ Considerações gerais

A miopatia sarcoide é uma doença de múltiplos órgãos de granulomas não caseosos e muitas vezes afeta os pulmões e os músculos. A doença é mais prevalente em negros do que em brancos e afeta mais mulheres do que homens.

▶ Achados clínicos

A. Sinais e sintomas

Os pacientes podem ter sensibilidade muscular local profunda e artralgias, fraqueza generalizada e atrofia dos músculos. De modo geral, a miosite não é grave e pode até ser assintomática. Sintomas de doença pulmonar restritiva são comuns.

B. Estudos diagnósticos

Testes séricos mostram CK normal a leve elevação. Os achados de EMG são normais em alguns pacientes. Muitas vezes, contudo, a EMG mostra fibrilações e ondas agudas positivas junto com PAUMs pequenos, de curta duração, polifásicos e recrutamento inicial. A avaliação da biópsia muscular mostra granulomas não caseosos.

▶ Tratamento

O tratamento busca moderar a expressão sistêmica de sarcoidose. Corticosteroides podem ser usados para tratar a miosite, se necessário.

MIOPATIAS INDUZIDAS POR INFECÇÃO

1. Miopatias virais

As causas mais comuns de miopatia viral são vírus da imunodeficiência humana (HIV), vírus da influenza e da leucemia. Herpes simples, citomegalovírus, adenovírus, Epstein-Barr e vírus sincicial respiratório são causas menos comuns. Todas as miopatias induzidas por vírus apresentam-se clinicamente com mialgias e fraqueza após o início da doença viral. As miopatias induzidas por HIV e por influenza são discutidas aqui como exemplos dessa categoria.

Vírus da imunodeficiência humana

Os pacientes infectados com HIV podem desenvolver miopatias como resultado das medicações necessárias para manter a replicação viral sob controle. A severidade da miopatia não está diretamente relacionada ao grau de imunossupressão. Medicações antirretrovirais, como zidovudina (AZT), podem causar fraqueza muscular e enzimas musculares elevadas. Os pacientes podem apresentar uma miopatia inflamatória e ter uma neuropatia por HIV concomitante, com perda sensorial ou parestesias. A fraqueza é progressiva, simétrica, proximal e dolorosa. Os sintomas assemelham-se aos da polimiosite. Os testes séricos mostram um nível de CK elevado. A EMG mostra fibrilações e ondas agudas positivas junto com PAUMs pequenos, de curta duração, polifásicos e recrutamento inicial. Os resultados da biópsia muscular mostram inflamação no endomísio. A terapia com alta dose de corticosteroide é efetiva para aliviar os sintomas; contudo, os pacientes podem desenvolver toxicidade ao esteroide.

Vírus da influenza

Às vezes, a miopatia ocorre como uma complicação em pacientes infectados com influenza A, B ou C. Dor severa e edema nos músculos da panturrilha de crianças podem surgir à medida que os sintomas de infecção respiratória superior começam a se dissipar. Em adultos, uma fraqueza muscular proximal ou geral pode ocorrer. Os sintomas tendem a ser mais graves nos adultos do que nas crianças. Podem ocorrer mioglobinúria e, em casos raros, insuficiência renal mioglobinúrica aguda.

Os testes séricos mostram um nível de CK elevado. A EMG apresenta fibrilações e ondas agudas positivas junto com PAUMs pequenos, de curta duração, polifásicos e recrutamento inicial. Os resultados da biópsia muscular mostram fibras musculares necróticas. Em geral, a doença é autolimitante, e o tratamento consiste em terapia de apoio, como manejo da dor e fisioterapia, conforme for necessário.

2. Miopatias bacterianas

As infecções bacterianas que comumente causam miopatias incluem *Staphylococcus aureus*, *Escherichia coli*, estreptococos, *Legionella* e *Yersinia*. *Borrelia burgdorferi*, em casos raros, pode causar uma miosite verdadeira associada com doença de Lyme. Na miopatia bacteriana, a doença ocorre como o resultado de propagação hematógena ou contígua de organismos no tecido adjacente.

Os pacientes apresentam história de doença febril, dor e sensibilidade muscular, em especial nos músculos quadríceps, deltoide e glúteos. Os achados diagnósticos são consistentes com infecções bacterianas. Os testes séricos revelam um nível de CK elevado ou normal e uma taxa de sedimentação eritrocitária elevada. No início, as culturas de sangue podem mostrar ausência de crescimento de organismos.

O tratamento consiste em antibióticos apropriados prescritos da forma mais prática possível, porque os pacientes podem se tornar sépticos se não tratados no início da doença. As taxas de mortalidade podem variar de 1 a 10% em casos complicados.

3. Miopatias por infecção parasitária

As infecções parasitárias, incluindo protozoários, cestoides (Tênia) e nematódeos (não segmentados), podem causar miopatias. Nessa categoria estão toxoplasmose, cisticercose e triquinose. Os pacientes com todas essas infecções parasitárias apresentam mialgias e vários graus de fraqueza. Aqueles com toxoplasmose e triquinose também apresentam febre.

Toxoplasmose

A toxoplasmose resulta de infecção com *Toxoplasma gondii*, um protozoário. A miosite pode ocorrer em pacientes com toxoplasmose, produzindo sintomas iniciais de febre, fraqueza e mialgia. Alimentos crus podem transmitir oocistos; os sintomas comuns são febre com linfadenopatia. Pacientes imunocomprometidos têm risco maior de desenvolver doenças sistêmicas, como pneumonia e meningoencefalite.

Os testes séricos mostram um nível de CK elevado. A EMG mostra fibrilações e ondas agudas positivas, junto com PAUMs pequenos, de curta duração, polifásicos e recrutamento inicial. Os achados da biópsia muscular mostram cistos de *T. gondii*. O tratamento é direcionado para o organismo causador e consiste em pirimetamina e sulfadiazina.

Cisticercose

A cisticercose é causada por *Taenia solium*, a tênia do porco. A doença é transmitida pela ingestão de carne crua e contaminada. As complicações incluem encefalopatia, convulsões e déficits neurológicos.

Os pacientes infectados apresentam músculos dolorosos e levemente fracos. Pseudo-hipertrofia pode se desenvolver. Os testes séricos mostram um nível de CK elevado. A EMG apresenta fibrilações e ondas agudas positivas, junto com PAUMs pequenos, de curta duração, polifásicos e recrutamento inicial. A biópsia muscular mostra larvas, mudanças fibróticas, eosinófilos, células plasmáticas, macrófagos e linfócitos.

O tratamento inclui niclosamida e paromomicina junto com corticosteroides para matar a tênia adulta. Praziquantel reduz o tamanho e o número de cistos de granuloma.

Triquinose

A triquinose é uma doença causada por *Trichinella spiralis*, um nematódeo. Esse é o parasita mais comum do músculo esquelético. Os sintomas se desenvolvem 2 a 12 dias após a ingestão de carne crua infectada com larvas. Fraqueza generalizada e dor muscular, febre, diarreia e dor abdominal são sintomas comuns. Miocardite e meningoencefalite podem se desenvolver se o músculo cardíaco e o sistema nervoso central forem invadidos.

Os testes séricos mostram níveis de CK elevados. A EMG apresenta fibrilações e ondas agudas positivas junto com PAUMs pequenos, de curta duração, polifásicos e recrutamento inicial.

Os achados da biópsia muscular mostram larvas, cistos de granulomas e eosinófilos. O tratamento consiste em niclosamida e paromomicina junto com corticosteroides.

> Amato AA, Barohn RJ: Evaluation and treatment of inflammatory myopathies. J Neurol Neurosurg Psychiatry 2009;80:1060.
>
> Amato AA, Russell JA: *Neuromuscular Disorders.* McGraw-Hill, 2008:681–691.
>
> Dalakas MC: Inflammatory disorders of muscle: Progress in polymyositis, dermatomyositis and inclusion body myositis. Curr Opin Neurol 2004;17:561.
>
> Dalakas MC, Hohlfeld R: Polymyositis and dermatomyositis. Lancet 2003;362:971.

MIOPATIAS TÓXICAS

Muitas substâncias podem causar necrose muscular, de forma direta ou indireta. Os efeitos diretos podem ser localizados ou generalizados. De forma indireta, as substâncias podem causar uma resposta imune ou um desequilíbrio eletrolítico.

MIOPATIAS RELACIONADAS AO ÁLCOOL

FUNDAMENTOS DO DIAGNÓSTICO

- A fraqueza pode estar relacionada à toxicidade aguda por álcool.
- A fraqueza pode ser progressiva no estado de doença crônica.
- Pode se manifestar como cardiomiopatia.

▶ Considerações gerais

O abuso de álcool, especialmente entre usuários crônicos, produz uma variação de efeitos fisiológicos que muitas vezes inclui miopatia. A severidade da miopatia relaciona-se à quantidade de álcool ingerida.

▶ Achados clínicos

A. Sinais e sintomas

O excesso de álcool pode causar miopatia necrotizante aguda. Os pacientes afetados têm dor muscular severa, edema e cãibra. A insuficiência renal aguda pode resultar de mioglobinúria.

A hipocalemia aguda associada com abuso de álcool pode resultar em fraqueza generalizada. O alcoolismo crônico leva a fraqueza muscular proximal ou fraqueza da cintura do membro. A neuropatia alcoólica concomitante é comum. A rabdomiólise é acompanhada por insuficiência renal aguda.

B. Estudos diagnósticos

Os testes séricos para toxicidade alcoólica aguda mostram um nível de CK elevado e nível de potássio baixo. Em pacientes com miopatia hipocalêmica aguda, o nível de potássio é menor do que 2 mEq/L. Em pacientes com alcoolismo crônico, o nível de CK pode estar normal ou levemente elevado. Os achados de EMG podem revelar ondas positivas e fibrilações, PAUMs pequenos e recrutamento inicial. Os resultados da biópsia muscular mostram áreas de necrose.

▶ Tratamento

O tratamento envolve terapia de apoio durante a retirada do álcool e deve sempre incluir encaminhamento para um programa apropriado de abuso de substância.

MIOPATIA INDUZIDA POR COCAÍNA

FUNDAMENTOS DO DIAGNÓSTICO

- O início da mialgia, em geral, ocorre 1 hora após o uso de cocaína por qualquer via.
- A mialgia costuma estar acompanhada por outros sintomas (p. ex., delírio, convulsões), mas também pode ser o único sintoma presente.

A lesão muscular pode ocorrer após uso inicial ou repetido de cocaína. Mialgias moderadas a severas se desenvolvem após o uso da substância. Rabdomiólise severa, insuficiência renal aguda e síndrome do compartimento podem estar presentes dependendo do grau de lesão muscular. Os testes séricos mostram elevação de CK (variável) e anormalidades eletrolíticas (i.e., hipercalemia, hipocalcemia). O tratamento consiste em cuidado de apoio e encaminhamento para um programa apropriado de abuso de substância.

MIOPATIAS INDUZIDAS POR MEDICAÇÃO

ESTATINAS

FUNDAMENTOS DO DIAGNÓSTICO

- Mialgia e fraqueza proximal.
- Uso concomitante de uma estatina e outras medicações.

Usadas de forma isolada, as estatinas têm incidência um pouco menor que 1% de causar uma miopatia severa. O risco surge para miopatia tóxica quando essas substâncias são usadas em combinação com as seguintes medicações: ácidos fíbricos, niacina, eritromicina, ciclosporina e ezetimiba. Disfunções hepática ou renal também aumentam o risco. Os sintomas de lesão muscular podem ocorrer em qualquer momento durante o tratamento.

O mecanismo exato pelo qual os fármacos hipolipemiantes causam miopatia não é claro. Os testes séricos mostram nível de CK elevado. A EMG de músculos fracos revela ondas positivas e fibrilações, PAUMs pequenos, de curta duração, polifásicos e recrutamento inicial. As amostras de biópsia muscular mostram necrose dispersa. Deve-se interromper o uso do fármaco hipolipemiante. Se os sintomas não se resolverem, podem ser necessários corticosteroides. Após a interrupção da estatina, a fraqueza pode persistir ou aumentar por seis meses.

GLICOCORTICOIDES (MIOPATIA POR ESTEROIDE)

FUNDAMENTOS DO DIAGNÓSTICO

▶ Há fraqueza muscular proximal que afeta mais as pernas do que os braços.

▶ A fraqueza muscular não está associada com dor ou sensibilidade.

▶ Coincide com o uso de glicocorticoides.

▶ Pode ocorrer dentro de semanas do início do uso de corticosteroide; contudo, muitas vezes ocorre após o uso crônico.

Os pacientes que se submetem ao tratamento prolongado com glicocorticoides podem desenvolver uma forma de fraqueza muscular chamada de *miopatia esteroidal*. A sensibilidade e a dor muscular não ocorrem. Uma aparência cushingoide está presente nos usuários crônicos de corticosteroides como um efeito colateral do tratamento. Doses maiores que 30 mg/dia apresentam risco mais alto de produzir efeitos colaterais. A fraqueza severa e aguda pode ocorrer em pacientes que recebem corticosteroides intravenosos em dose alta. Os músculos respiratórios podem ser acometidos em pacientes com malignidade sistêmica.

Os testes séricos mostram níveis de CK normais e de potássio baixos como resultado de altos níveis de glicocorticoides. Os achados de EMG são normais, pois as fibras do tipo 2 são as mais afetadas. O recrutamento inicial pode ser visto. A avaliação da biópsia muscular mostra atrofia de fibras do tipo 2.

A diminuição da dose de corticosteroides alivia os sintomas. A força muscular melhora após o uso do fármaco ser interrompido.

Amato AA, Russell JA: *Neuromuscular Disorders*. McGraw-Hill, 2008:737–745.

Sieb JP, Gillessen T: Iatrogenic and toxic myopathies. Muscle Nerve 2003;27:142.

Thompson P, Clarkson P, Karas R: Statin-associated myopathy. JAMA 2003;289:1681–1690.

MIOPATIAS ASSOCIADAS COM DOENÇA SISTÊMICA

MIOPATIA POR DOENÇA CRÍTICA

FUNDAMENTOS DO DIAGNÓSTICO

▶ Fraqueza generalizada envolvendo as extremidades, os músculos do tronco e os músculos da respiração.

▶ Ocorre em conjunto com doença grave.

▶ Com frequência, manifesta-se pela incapacidade de o paciente respirar sem auxílio de ventilador mecânico.

▶ Considerações gerais

A miopatia por doença crítica, também chamada de miopatia da UTI, é uma forma de fraqueza generalizada que envolve as extremidades, os músculos do tronco e os músculos da respiração que muitas vezes ocorre em conjunto com doença grave. O uso de corticosteroide intravenoso é o fator de risco mais forte para desenvolvimento de miopatia por doença crítica.

▶ Achados clínicos

A. Sinais e sintomas

Os pacientes com miopatia por doença crítica muitas vezes ficam dependentes do ventilador, indicando a severidade da miopatia. Os músculos das extremidades e do tronco também se apresentam fracos. Sepse ou comprometimento de múltiplos órgãos é um evento antecedente comum, que resulta em fraqueza. Corticosteroides ou agentes de bloqueio neuromuscular podem ter sido usados.

Uma neuropatia por doença crítica também pode estar presente. Distinguir entre as duas e determinar a contribuição de cada uma para a fraqueza pode ser difícil, em especial se o recrutamento motor voluntário estiver comprometido. Pode se desenvolver uma trombose venosa profunda, em conjunto com outras complicações relacionadas à imobilização por longo período de tempo.

B. Estudos diagnósticos

Os testes séricos mostram níveis de CK moderadamente elevados. Os estudos de condução motora revelam amplitudes baixas com latências e velocidades motoras normais. As amplitudes sensoriais devem ser normais. A atividade de inserção é anormal, com fibrilações e ondas agudas positivas; PAUMs pequenos, de curta duração, polifásicos; e recrutamento inicial. Os achados de biópsia muscular incluem necroses dispersas variáveis e atrofia de fibras do tipo 2 ou do tipo 1.

Tratamento

O tratamento das doenças subjacentes é crucial, bem como a retirada ou diminuição dos agentes de bloqueio neuromuscular e de corticosteroides. Fisioterapia e terapia ocupacional podem ser prescritas. De modo geral, a força retorna no período de semanas até meses.

MIOPATIAS ENDÓCRINAS

MIOPATIA TIREOTÓXICA

FUNDAMENTOS DO DIAGNÓSTICO

- Fraqueza muscular proximal e atrofia.
- Mialgia pode ou não ocorrer.
- Ocorre em pacientes com características comuns de hipertireoidismo.

Considerações gerais

A miopatia tireotóxica é uma complicação de hipertireoidismo que tem mais probabilidade de se desenvolver em pacientes à medida que eles envelhecem.

Achados clínicos

A. Sinais e sintomas

Os sintomas clínicos de hipertireoidismo incluem nervosismo, palpitações, psicose, diarreia e perda de peso. Pode haver fraqueza, mas em geral não é a queixa principal dos pacientes. A mialgia ocorre com disfagia e declínio respiratório. Também pode ocorrer paralisia periódica hipocalêmica tireotóxica. Os músculos bulbares e respiratórios podem ser afetados, embora isso seja muito raro.

B. Estudos diagnósticos

Os testes séricos mostram nível de CK normal e níveis de hormônios da tireoide alterados. O nível de hormônio estimulante da tireoide (TSH) encontra-se baixo; triiodotironina (T_3) fica elevada; tiroxina (T_4) pode estar elevada; e os níveis de potássio ficam baixos em pacientes com paralisia periódica tireotóxica. Geralmente, os resultados da EMG são normais. Os achados da biópsia muscular não são significativos e mostram atrofia não específica.

Tratamento

Com frequência, a fraqueza muscular melhora com o tratamento do hipertireoidismo. Os inibidores anticolinesterase não produzirão melhora em pacientes com miopatia tireotóxica. A recuperação total costuma ocorrer dentro de poucos meses.

MIOPATIA HIPOTIREÓIDEA

FUNDAMENTOS DO DIAGNÓSTICO

- Fraqueza muscular proximal.
- Mialgia e cãibras.
- Ocorre em pacientes com características comuns de hipotireoidismo.

Considerações gerais

O hipotireoidismo é mais comum em mulheres do que em homens e produz uma variedade de sintomas que muitas vezes inclui miopatia.

Achados clínicos

A. Sinais e sintomas

Os pacientes desenvolvem fraqueza muscular proximal com cãibra e mialgia. A queda capilar e a pele engrossada são aspectos gerais da doença. Fraqueza muscular grave e rabdomiólise podem ocorrer.

B. Estudos diagnósticos

Os testes séricos mostram níveis de CK 10 a 100 vezes acima do normal, com níveis de T_3 e T_4 baixos e de TSH elevados. Os achados de EMG podem ser normais ou podem revelar PAUMs polifásicos de amplitude baixa. Os achados da biópsia muscular podem ser normais ou mostrar mudanças não específicas.

Tratamento

A terapia de reposição do hormônio da tireoide deve melhorar a fraqueza. A recuperação ocorre durante várias semanas a meses, dependendo da gravidade do dano muscular.

MIOPATIA HIPERPARATIREOIDE

FUNDAMENTOS DO DIAGNÓSTICO

- A fraqueza muscular proximal e a atrofia pioram nas extremidades inferiores.
- A mialgia pode ocorrer ou não.
- Ocorre em pacientes com características comuns de hiperparatireoidismo.

Considerações gerais

A miopatia hiperparatireoide desenvolve-se em menos de 10% dos pacientes com hiperparatireoidismo primário.

Achados clínicos

A. Sinais e sintomas

Níveis elevados de hormônio paratireóideo em pacientes com hiperparatireoidismo primário eventualmente causam osteomalacia. Isso leva a microfraturas com alta incidência de envolvimento muscular. A dor óssea é comum com o desenvolvimento de microfraturas. O tecido fibroso substitui o osso mineralizado, levando a osteíte fibrosa.

A fraqueza é proximal e afeta as pernas com mais frequência do que os braços. Os extensores do pescoço podem se tornar fracos, causando síndrome da cabeça caída. O hormônio paratireóideo elevado está associado com a tríade de osteíte fibrosa, cálculos renais e úlceras duodenais. A miopatia não é comum em pacientes com hipoparatireoidismo. Os pacientes podem ter uma neuropatia coexistente. Disfagia e envolvimento respiratório podem ocorrer.

B. Estudos diagnósticos

Os testes séricos mostram níveis de hormônio paratireóideo e de cálcio elevados, níveis baixos de fosfato e níveis normais de CK. Os achados de EMG incluem PAUMs pequenos, de curta duração, polifásicos; recrutamento inicial; e inserção normal de atividade. Os resultados da biópsia muscular mostram atrofia de fibra muscular.

Tratamento

Para doença hiperparatireoide primária, o tratamento é ressecção cirúrgica da glândula ou do adenoma. A doença renal crônica causa um hiperparatireoidismo secundário; para isso, é útil a reposição de vitamina D, e o transplante renal é a solução final. Espera-se recuperação completa após semanas de tratamento.

SÍNDROME DE CUSHING

FUNDAMENTOS DO DIAGNÓSTICO

- Fraqueza muscular proximal indolor.
- Aparência cushingoide.
- Resulta de excesso de glicocorticoides.

Considerações gerais

A síndrome de Cushing resulta da exposição a níveis muito altos de cortisol, muitas vezes em resposta às medicações glicocorticosteroides ou a tumores da hipófise ou das glândulas adrenais. Os tumores da hipófise produzem hormônio adrenocorticotrófico (ACTH), estimulando as glândulas suprarrenais a produzir grandes quantidades de cortisol (doença de Cushing). Tumores na própria glândula adrenal, altos níveis de hormônio liberador de corticotrofina (CRH) ou síndromes de ACTH ectópicas também podem produzir sintomas semelhantes. A miopatia esteroidal, já discutida neste capítulo, pode ocorrer em pacientes que recebem tratamento com corticosteroide por longo prazo. Ela é a miopatia endócrina mais comum.

Achados clínicos

A. Sinais e sintomas

Os pacientes com síndrome de Cushing têm uma aparência característica que inclui obesidade do tronco, hirsutismo e acne. Outras características da doença são intolerância à glicose e hipertensão. Os músculos respiratórios podem ser acometidos, embora isso seja raro.

B. Estudos diagnósticos

Os testes séricos mostram nível de CK normal. A EMG mostra atividade de inserção e PAUMs normais, mas pode ser visto recrutamento inicial. A avaliação da biópsia muscular revela atrofia das fibras do tipo 2b.

Tratamento

Se a causa for um tumor adrenal, ele deve ser retirado. Para causas iatrogênicas da síndrome de Cushing, é necessária a redução da dose de corticosteroide. Em qualquer caso, o exercício deve ser estimulado, para prevenir atrofia adicional. De modo geral, a recuperação da força ocorre em poucos meses.

ACROMEGALIA

A acromegalia é uma doença rara que ocorre quando é produzido excesso de hormônio do crescimento após a puberdade, muitas vezes como resultado de um tumor da hipófise anterior. A severidade da fraqueza muscular está relacionada à duração da acromegalia, e não aos níveis de hormônio do crescimento.

A fraqueza muscular proximal sem atrofia pode se desenvolver de forma lenta. Os pacientes têm uma aparência de crescimento ósseo excessivo típica de acromegalia. Os sintomas podem ser causados por um adenoma da hipófise. O crescimento ósseo excessivo pode levar à compressão de raiz nervosa e da medula espinal. O teste sérico mostra um nível de CK normal. A EMG apresenta PAUMs pequenos, de curta duração. Os achados da biópsia muscular mostram atrofia de fibra muscular.

A ressecção cirúrgica de um adenoma da hipófise, se presente, com resultante diminuição do nível de hormônio do crescimento, deve melhorar os sintomas de miopatia e normalmente resulta em força muscular aumentada.

INFARTO DE MÚSCULO DIABÉTICO

FUNDAMENTOS DO DIAGNÓSTICO

- Dor com edema e sensibilidade no local do infarto.
- Quadríceps, isquiotibiais, gastrocnêmio e adutores da coxa são locais acometidos de forma mais comum.

Considerações gerais

O infarto de músculo diabético é uma complicação do diabetes melito que pode ocorrer em pacientes com doença mal controlada.

Achados clínicos

A. Sinais e sintomas

O infarto de músculo diabético é um processo localizado. Há dor aguda, edema e sensibilidade sobre a área afetada. De modo geral, os pacientes apresentam as outras características do diabetes severo, incluindo nefropatia, neuropatia e insuficiência renal. A biópsia muscular pode causar hemorragia. Os sintomas também podem ocorrer na perna contralateral.

B. Estudos diagnósticos

Os testes séricos mostram um nível de CK normal. A EMG apresenta atividade de inserção aumentada, ondas positivas e fibrilações e PAUMs pequenos no local. Ressonância magnética, tomografia computadorizada e exames de ultrassom mostram achados anormais no local. A avaliação da biópsia muscular revela áreas grandes de necrose.

Tratamento

O tratamento consiste em imobilização do local afetado e controle da dor. A dor muscular e o edema normalmente se resolvem após várias semanas.

REABILITAÇÃO NAS DOENÇAS MIOPÁTICAS

O tratamento minucioso dos vários problemas clínicos associados com miopatias é necessário para maximizar a função.

Para pacientes com miopatias de progressão rápida ou lenta, um programa de fortalecimento submáximo é recomendado. As modalidades terapêuticas devem ser realizadas de forma regular para prevenir o desenvolvimento de contraturas, embora elas possam ser inevitáveis em algumas condições miopáticas. Modalidades terapêuticas incluem períodos prescritos de ficar em pé e caminhar, se o paciente for capaz de ficar na posição vertical, fortalecimento passivo dos músculos e articulações, com um programa diário de exercícios domiciliares, e imobilização à noite, se necessário.

A liberação cirúrgica de contraturas e a imobilização apropriada devem ser implementadas de modo imediato após a perda da deambulação em pacientes com miopatias como a DMD. Essa abordagem pode aumentar o tempo de caminhada em até 2 a 3 anos. O tratamento da deformidade espinal com órteses é ineficaz em pacientes com DMD. A artrodese espinal é o único tratamento efetivo para escoliose em pacientes com DMD. A melhora da higiene pulmonar pode ser atingida em pacientes com dificuldades respiratórias por meio de tosse assistida, espirometria de incentivo, percussão e drenagem postural. Os mecanismos de deglutição dos pacientes podem ser monitorados por meio de avaliação de deglutição dinâmica por videofluoroscopia. O estado nutricional insatisfatório, a alimentação forçada e os sintomas de disfagia são indicações para o início de alimentações enterais suplementares via tubo nasogástrico ou gastrostomia.

Amato AA, Russell JA: *Neuromuscular Disorders.* McGraw-Hill, 2008:721–730.

Bolton CF: Neuromuscular manifestations of critical illness. Muscle Nerve 2005;32:140.

Neurorreabilitação

19

Roger Rossi, DO
Dean Balagtas, DO
Sara Cuccurullo, MD

O controle de movimento voluntário normal depende da relação equilibrada dos sistemas cortical, subcortical, cerebelar, espinal e nervoso periférico. A disfunção neurológica pode resultar de comprometimento em qualquer ponto nesse equilíbrio, resultando em dano motor ou sensorial, ou ambos. Este capítulo revisa aspectos essenciais de doenças comuns encontradas na reabilitação neurológica, incluindo esclerose lateral amiotrófica, síndrome de Guillain-Barré, síndrome pólio e pós-pólio e doença de Parkinson, com foco no diagnóstico, no tratamento e na reabilitação para cada doença.

ESCLEROSE LATERAL AMIOTRÓFICA

FUNDAMENTOS DO DIAGNÓSTICO

▶ Mais conhecida como doença do neurônio motor.
▶ Início insidioso e curso de progressão rápida.
▶ A apresentação mais comum é fraqueza assimétrica indolor dos membros e atrofia.
▶ O diagnóstico é principalmente clínico, baseado na presença de sinais dos neurônios motores superiores e inferiores.

▶ Considerações gerais

Em sua forma clássica, a esclerose lateral amiotrófica (ELA) é uma doença neurodegenerativa de progressão rápida que afeta os neurônios motores superiores e inferiores. Isso resulta em destruição das células do corno anterior, dos núcleos dos nervos cranianos motores e dos tratos corticospinal e bulbar. Os pacientes apresentam fraqueza assimétrica indolor dos membros, mas outros sintomas associados a degeneração de neurônios motores superiores e inferiores incluem espasticidade, reflexos patológicos e atrofia muscular. A prevalência no mundo inteiro é de 5 a 7 em 100 mil, e os homens são mais afetados do que as mulheres em uma razão de 1,5:1,0. Em geral, o início da doença ocorre entre 40 e 60 anos de idade (média: 58 anos).

Tem sido estudado um grupo de doenças atípicas de neurônios motores que com frequência evoluem para ELA, mas isso não é regra. Essas doenças – atrofia muscular progressiva (AMP), esclerose lateral amiotrófica (ELA) e paralisia bulbar progressiva (PBP) – são distintas, porém inter-relacionadas, talvez representando variantes dentro de um espectro de doença de ELA.

A. Atrofia muscular progressiva

A AMP é uma doença esporádica que afeta apenas as células do corno anterior, sem envolvimento dos neurônios motores superiores (NMSs). Por essa razão, os pacientes afetados exibem apenas sinais de neurônios motores inferiores (NMIs). Assim, o sintoma presente mais comum da AMP é a fraqueza de membro distal com atrofia muscular. A história natural de AMP e ELA demonstra um grau de semelhança tão alto que muitas vezes é indistinguível; em um estudo de pacientes com AMP, 35% desenvolveram sinais de NMS, espelhando o fenótipo de ELA clássico.

B. Esclerose lateral progressiva

A esclerose lateral progressiva (ELP) também é uma doença de neurônio motor esporádica rara. As manifestações iniciais da doença são dominadas por características de NMS. A queixa principal é espasticidade assimétrica progressiva, que ocorre de forma mais comum nas pernas, em seguida pelos braços ou músculos bulbares. A progressão da doença parece ser mais lenta do que na ELA, ocorrendo durante anos a décadas. A expectativa de vida dos pacientes com ELP também é melhor do que a dos pacientes com ELA, variando entre 7 e 14 anos. Por fim, cerca de 45% dos pacientes com ELP irão desenvolver sintomas de NMI e progredir para ELA.

C. Paralisia bulbar progressiva

Em casos raros, a doença do neurônio motor fica limitada aos músculos bulbares. Com frequência, os pacientes com essa condição apresentam disartria ou disfagia, ou ambas.

Patogênese

Embora a causa da ELA seja desconhecida, podem existir mecanismos biológicos em comum com doenças como Parkinson, Alzheimer e outras condições neurodegenerativas. Uma hipótese amplamente defendida afirma uma interação entre suscetibilidade genética e exposição ambiental na ELA esporádica. Pesquisas atuais estão em andamento para encontrar genes de suscetibilidade ou materiais dentro do ambiente que predisponham determinados indivíduos à ELA esporádica. Existem evidências que sustentam vários mecanismos causadores que levam à morte de neurônios motores: mudanças de ácido nucleico, dano oxidativo, disfunção mitocondrial, expressão do fator de crescimento, agregação de proteínas, cascatas inflamatórias, desarranjo de elementos citoesqueléticos e do transporte axônico, excitotoxicidade e apoptose. Continua desconhecida a forma como esses mecanismos agem para provocar a morte do neurônio motor, mas diversos fatores, em sequência ou em combinação, têm maior probabilidade de predispor determinados indivíduos a desenvolver o fenótipo da ELA.

Achados clínicos

A. Sinais e sintomas

Os sintomas clínicos iniciais de ELA podem variar muito. O diagnóstico clínico baseia-se na demonstração de sinais de NMS e de NMI, embora qualquer um possa estar ausente no início da doença. Os sinais de envolvimento de NMI incluem fraqueza muscular, atrofia, reflexos miotáticos profundos diminuídos ou ausentes e fasciculações. A identificação de sinais de NMS pode ser mais subjetiva, visto que eles podem ser transitórios, desenvolver-se e depois desaparecer à medida que características de NMI mais evidentes na avaliação clínica se manifestam. Além disso, os sinais indicativos de patologia do NMS – clônus constante, reflexos tendinosos profundos hiperativos, espasticidade e sinal de Babinski – podem não se manifestar do ponto de vista clínico em alguns pacientes com ELA. As características adicionais de NMS que devem ser observadas são bocejo forçado, reflexos retidos em um membro atrofiado e fraco, alteração pseudobulbar e reflexos patológicos (p. ex., sinais de Hoffman e um reflexo mandibular, do vômito ou da mordaça exacerbados). A alteração pseudobulbar é uma característica interessante; é conhecida como uma doença motora pura e refere-se a episódios não controlados de riso, choro ou outras manifestações emocionais.

A apresentação mais comum de ELA é um paciente com uma combinação de características de NMS e NMI. Em geral, os pacientes se apresentam ao médico com fraqueza inexplicada e persistente e atrofia. Em geral, esses sinais são indolores e assimétricos no início. O exame neurológico pode revelar hiper-reflexia, tônus muscular aumentado e clônus. Alguns pacientes podem não ter procurado avaliação médica inicial ou podem ter feito isso, mas o médico não percebeu a importância dos sintomas. Nesses casos, a doença pode evoluir de ELA do membro dominante para ELA de dominância bulbar. Tais pacientes apresentam disartria, disfagia e aspiração. A cabeça caída é vista com frequência e resulta de fraqueza nos extensores do pescoço, causando uma deformidade de queixo no tórax que requer imobilização cervical.

Outros sinais e sintomas associados com ELA são perda de destreza manual, caquexia, fadiga e queixas musculoesqueléticas difusas. Fasciculações, em especial nos casos de fraqueza, devem levantar uma forte suspeita de doença do neurônio motor. Desgaste e fasciculações no exame da língua indicam envolvimento de NMI dos nervos cranianos. Com frequência, a cãibra muscular é evocada durante o teste muscular manual, mas pode ocorrer em qualquer lugar do corpo, incluindo o tronco. Dificuldades ventilatórias e movimentos abdominais paradoxais em geral indicam fraqueza diafragmática e necessitam de teste de função pulmonar.

A presença de déficits cognitivos e comportamentais na ELA foi percebida no século XIX; contudo, por muitos anos, isso foi negligenciado como uma área de investigação clínica e de pesquisa. Esses déficits podem existir na ELA esporádica ou familiar e muitas vezes são os sintomas iniciais. O dano cognitivo é mais evidente no âmbito da função executiva e da linguagem. Esse dano pode aparecer de forma clínica como desorganização, inflexibilidade mental, dificuldade de encontrar palavras e demência semântica fluente. As dificuldades comportamentais são mostradas nas interações sociais e pessoais. Os pacientes podem ser incapazes de receber e interpretar dicas não verbais e podem se tornar desinibidos ou introvertidos.

B. Achados laboratoriais

O exame laboratorial geralmente inclui panorama bioquímico, hemograma completo e concentração de creatina-quinase. Com base na história e na apresentação do paciente, a avaliação laboratorial complementar pode incluir teste de anticorpos, para avaliar causas imunomediadas, e teste sorológico, para descartar causas infecciosas. Se houver história familiar de doença do neurônio motor, é indicada a análise do DNA relativa a mutações. Uma biópsia muscular pode ser realizada se houver suspeita de miopatia, mas os achados não são diagnósticos de ELA.

C. Estudos diagnósticos

1. Estudos eletrodiagnósticos — O teste eletrodiagnóstico melhora a precisão diagnóstica e deve ser realizado em todos os pacientes com suspeita de doença do neurônio motor. O teste oferece informações quanto à velocidade de progressão e ajuda a excluir outros diagnósticos que podem imitar ELA. Estudos de condução nervosa (ECN) com eletromiografia (EMG) podem confirmar um padrão de desnervação ativa ou crônica e demonstrar potenciais de fasciculação em múltiplos músculos inervados por segmentos diversos em várias regiões. Embora esses achados não sejam diagnósticos de ELA, eles têm um padrão consistente. Muitas vezes, o ECN indica uma resposta sensitiva normal, amplitudes motoras normais ou baixas e diminuição de até 25% nas velocidades de condução. A EMG de agulha mostra um padrão de recrutamento diminuído, potenciais de ação de unidade motora normais a grandes e atividade espontânea anormal, tal como ondas agudas positivas, descargas repetitivas complexas e potenciais de fibrilação. A EMG de fibra única e a estimulação repetitiva também podem ser incluídas nesse estudo.

2. Outros testes — A ressonância magnética do cérebro e da medula espinal pode excluir outros diagnósticos, como compressão do cordão, siringomielia, medula presa, acidente vascular cerebral (AVC) ou tumor. O teste de função pulmonar é fundamental para avaliar o nível de dano respiratório do paciente. Para um indivíduo que apresenta fraqueza muscular bulbar, é indicado o encaminhamento para um fonoaudiólogo, a fim de se realizar uma avaliação de deglutição assistida por vídeo para determinar o risco de engasgo ou de aspiração.

▶ Diagnóstico diferencial

Nos casos de paciente com uma combinação de sinais de NMS e NMI, as considerações de diagnóstico diferencial são limitadas. A ELA pode imitar paraparesia espástica hereditária se o paciente exibe paraparesia espástica. A miastenia grave também deve ser considerada em indivíduo com uma apresentação bulbar de ELA. Outras doenças que merecem consideração incluem miopatias inflamatórias, atrofia muscular espinobulbar ligada ao X, câncer de cabeça e pescoço e siringobulbia.

▶ Complicações

À medida que a ELA progride, os pacientes experimentam complicações consistentes com neurodegeneração continuada do sistema motor. Os problemas respiratórios são as complicações graves mais comuns da ELA. A disfunção nos músculos expiratórios e das vias aéreas superiores leva a deglutição prejudicada e tosse inadequada. Essa capacidade diminuída de limpar as secreções e proteger as vias aéreas leva a um risco aumentado de aspiração com deglutição. A fraqueza nos músculos inspiratórios, incluindo o diafragma e os músculos intercostais externos, resulta em retenção de dióxido de carbono. A hipoventilação noturna é um problema comum em pacientes com ELA, sendo consequência de débito neural reduzido para os músculos respiratórios, junto com atividade ventilatória diminuída que ocorre durante o sono. Por fim, essa doença pulmonar restritiva leva à insuficiência respiratória, exigindo o uso de aparelhos de tosse assistida, ventilação mecânica e traqueostomia.

O uso de ventilação de pressão positiva não invasiva (VPPNI) mostrou ser benéfico ao melhorar a duração e a qualidade de vida dos pacientes. A VPPNI pode servir como uma medição temporizadora efetiva antes da progressão da fraqueza e do início dos sintomas bulbares tornarem a ventilação mais invasiva, tais como traqueostomia ou desvio da laringe, necessária para sobrevida continuada. Por causa dos múltiplos efeitos adversos no sistema respiratório, um especialista em doença pulmonar é parte importante do tratamento de ELA. A monitoração frequente da função pulmonar fornece informação valiosa sobre a progressão da doença e o prognóstico. Além disso, as medidas objetivas da função pulmonar podem ajudar os pacientes e as famílias a tomar decisões cruciais sobre intervenções mais invasivas ou aspectos do fim da vida.

A fraqueza muscular bulbar como resultado de envolvimento do neurônio motor no tronco cerebral causa disfunção nos lábios, na língua, nos músculos faríngeos e laríngeos. A deglutição e a tosse podem ficar prejudicadas, tornando difícil a limpeza de secreções orais e a ingestão de nutrição adequada. Além disso, os déficits na produção da fala podem tornar frustrantes as tentativas de comunicação. O encaminhamento inicial à fonoaudiologia para uma avaliação minuciosa da função da fala e da deglutição pode abordar esses problemas ao fornecer aos pacientes estratégias de compensação para manter a fala compreensível e a nutrição oral adequada. O desenvolvimento recente de aparelhos de comunicação ampliada baseados em computador tem intensificado muito a capacidade de se comunicar quando a fonação não é mais possível.

No início, a disfagia pode ser tratada com instrução sobre técnicas de deglutição compensatórias, tais como queixo no peito, virar a cabeça e deglutir duas vezes seguidas. Essa instrução é essencial para ajudar a manter a nutrição oral e diminuir o risco de aspiração. Com frequência, os pacientes com ELA têm dificuldade com determinados alimentos secos e líquidos finos. Modificar a dieta para líquidos mais espessos, sólidos mais úmidos e mudar a textura dos alimentos pode ajudar. A adição de suplementos líquidos de alta caloria ajuda a suprir as necessidades calóricas e previne a perda de peso e a caquexia. Como a má nutrição pode precipitar aumento da fadiga, ruptura muscular e risco de morte, um encaminhamento para nutricionista pode ser muito importante para manter a nutrição adequada por meio de dieta e suplementação. Quando a nutrição não puder mais ser mantida na forma oral, a opção de alimentação entérica deve ser discutida com o paciente e a família. A colocação de uma sonda de alimentação deve ser fortemente considerada quando há perda de peso maior do que 10%, aumento no tempo requerido para alimentações orais e ocorrência de pneumonia por aspiração. As sondas de alimentação estabilizam o peso, diminuem a fadiga e prolongam a sobrevivência.

A espasticidade é tratada se prejudicar a função, impedir a imobilização ou causar dor.

▶ Tratamento

Nos dias atuais, nenhuma opção de tratamento é capaz de reverter ou cessar a progressão de ELA. Como consequência, o tratamento gira em torno de diminuir a progressão inexorável dos sintomas, minimizar as complicações, manter a função independente do paciente e assegurar qualidade de vida significativa. O manejo ideal de pacientes com ELA e de suas famílias é uma tarefa árdua e não pode ser realizada isoladamente. A abordagem interdisciplinar promove o tratamento de problemas do paciente por meio de uma equipe composta por médicos, assistentes sociais e profissionais de saúde mental. Os fisiatras oferecem o treinamento e a experiência para direcionar a equipe de reabilitação e para examinar os objetivos do tratamento. Um programa de reabilitação minucioso é essencial para maximizar a capacidade funcional, manter a função, otimizar a mobilidade dentro da casa e da comunidade e prevenir a deformidade física.

O riluzol permanece o único tratamento farmacológico disponível aprovado pela Food and Drug Administration (FDA) que provou afetar a história natural de ELA e diminuir a velocidade de sua progressão. Em 2007, uma revisão da base de dados da Cochrane concluiu que o riluzol, na dose de 100 mg/dia, prolongou a sobrevida média em 2 a 3 meses. Outros estudos sugerem um benefício ainda maior, que varia de 4 a 20 meses. Infelizmente, esse fármaco tem um custo considerável e pode não ser acessível para todos os pacientes com ELA. Os efeitos colaterais mais comuns são astenia, náusea e hepatotoxicidade reversível, requerendo monitoração da função do fígado. Em anos recentes, houve aumento na pesquisa de ELA, bem como nos ensaios clínicos para medicações promissoras que têm potencial de diminuir a velocidade de progressão da doença. A busca por possíveis alvos terapêuticos baseada na degeneração de neurônios motores pode levar a novos tratamentos para a doença.

Como em todas as outras doenças de neurônio motor, a condição principal na ELA é a fraqueza musculoesquelética, que mais adiante causa grande parte das complicações. O treinamento de exercícios não é contraindicado, e um programa de exercícios aeróbicos, de fortalecimento e de resistência prescrito com uma abordagem sensata pode produzir benefícios físicos, como melhor resistência cardiovascular e maior eficiência muscular. Os pacientes também podem experimentar melhoras na dor, no apetite, no sono e no bem-estar psicológico. As modalidades terapêuticas ideais incluem hidroterapia, bicicleta ergométrica e outras atividades de baixo impacto. Contudo, os pacientes devem ser aconselhados a não fazer exercícios até a exaustão e devem ser informados sobre os sintomas de fraqueza por trabalho excessivo, tais como aumento da cãibra muscular, fasciculações e falta de ar prolongada.

É importante discutir os problemas do fim da vida com pacientes de ELA e suas famílias. Os médicos devem descrever as opções e escolhas de tratamento disponíveis, e um assistente social deve estar envolvido, quando possível, para ajudar o paciente a designar um procurador permanente, bem como ajudar a fazer um testamento.

▶ Prognóstico

Infelizmente, a ELA continua sendo uma doença de evolução rápida e fatal, com uma sobrevida média de 3 a 5 anos. Contudo, sobrevivência mais longa é observada. Cerca de 15% dos pacientes de ELA sobrevivem 5 anos após o diagnóstico inicial, e 5% sobrevivem mais de 10 anos. Alguns fatores, como idade mais baixa no início dos sintomas, gênero masculino e sintomas do membro dominante, indicam maior sobrevida no longo prazo. Elementos prognósticos insatisfatórios incluem idade mais avançada no início dos sintomas, disfunção bulbar e pulmonar no início do curso clínico, curto período desde o início dos sintomas até o diagnóstico e presença de demência frontotemporal.

Attarian S, Vedel JP, Pouget J, et al: Progression of cortical and spinal dysfunctions over time in amyotrophic lateral sclerosis. Muscle Nerve 2008;37:364–367.

Banno H, Katsuno M, Suzuki K, et al: Neuropathology and therapeutic intervention in spinal and bulbar muscular atrophy. Int J Mol Sci 2009;10:1000–1012.

Bello-Haas VD, Florence JM, Kloos AD, et al: A randomized controlled trial of resistance exercise in individuals with ALS. Neurology 2007;68:2003–2007.

Mitchell JD, Borasio GD: Amyotrophic lateral sclerosis. Lancet 2007;369:2031–2041.

Simmons Z: Management strategies for patients with amyotrophic lateral sclerosis from diagnosis through death. Neurologist 2005;11:257–270.

Visser J, van den Berg-Vos RM, Franssen H, et al: Disease course and prognostic factors of progressive muscular atrophy. Arch Neurol 2007;64:522–528.

Wijesekera LC, Leigh PN: Amyotrophic lateral sclerosis. Orphanet J Rare Dis 2009;3;4:3.

SÍNDROME DE GUILLAIN-BARRÉ

FUNDAMENTOS DO DIAGNÓSTICO

- ▶ Causa mais comum de paralisia neuromuscular aguda.
- ▶ Reconhecida como uma síndrome de doenças com vários subtipos.
- ▶ Caracterizada por início progressivo de fraqueza simétrica dos membros.
- ▶ O envolvimento de nervos cranianos ocorre em 45 a 75% dos pacientes, muitas vezes depois que os membros são afetados; há dor severa em 50% dos casos.
- ▶ A fraqueza dos músculos orofaríngeos e respiratórios afeta 40% dos pacientes.
- ▶ Pode ser confirmada com teste eletrodiagnóstico, que também diferencia as formas desmielinizantes das formas axônicas.

▶ Considerações gerais

Com a erradicação da poliomielite no mundo Ocidental, a síndrome de Guillain-Barré (SGB) tornou-se a causa mais comum de paralisia neuromuscular aguda, com uma incidência anual de 1 a 2 casos a cada 100 mil pessoas. A proporção homem-mulher é 1,5:1. A maioria dos pacientes é constituída por homens mais velhos, embora a SGB tenha sido registrada em todas as faixas etárias. Nos Estados Unidos, a doença parece ter uma distribuição bimodal, com o primeiro pico ocorrendo em adultos jovens (15 a 35 anos de idade), seguido por um segundo pico em pessoas mais velhas (50 a 75 anos de idade).

A SGB é caracterizada por fraqueza simétrica progressiva dos membros. De modo geral, os reflexos estão ausentes ou muito diminuídos, e déficits sensitivos podem estar presentes. Hoje se sabe que a SGB não é uma doença única, mas uma síndrome de vários subtipos de polineuropatias imunomediadas agudas. O termo *polirradiculopatia desmielinizante inflamatória aguda* (PDIA) com frequência é usado como sinônimo de SGB e descreve de forma precisa as características histopatológicas vistas nessa doença. A PDIA é o subtipo mais comum, sendo responsável por 95% dos casos de SGB na Europa e na América do Norte. Embora raros, sendo responsáveis por apenas 5 a 10% de todos os casos nos EUA, os subtipos axônicos também ocorrem, como a neuropatia axônica motora aguda (NAMA) ou a neuropatia axônica sensorial motora aguda (NASMA). A prevalência de subtipos axônicos é mais alta na América do Sul e na Ásia, compreendendo 30% dos casos de SGB nessas regiões. A síndrome de Miller-Fisher (SMF) é um subtipo de SGB que se manifesta em uma tríade única de ataxia, arreflexia e oftalmoplegia.

▶ Achados clínicos

A SGB é considerada uma doença pós-infecciosa e imunomediada que ataca os nervos periféricos, levando a início simétrico e progressivo de fraqueza nos membros. Até 66% dos pacientes relatam uma doença infecciosa nas semanas anteriores ao início dos sintomas. Infecções respiratórias são muitas vezes relatadas, seguidas por infecções gastrintestinais. O agente infeccioso mais comum é o *Campylobacter jejuni*, mas outros agentes causadores incluem citomegalovírus, vírus Epstein-Barr, *Mycoplasma pneumonia* e *Haemophilus influenza*. Também há uma associação bastante conhecida entre SGB e infecção aguda pelo vírus da imunodeficiência humana (HIV).

A. Sinais e sintomas

O típico paciente com SGB, que em muitos casos é do subtipo PDIA, apresenta-se 2 a 4 semanas após uma doença gastrintestinal ou respiratória superior relativamente benigna com queixas de fraqueza bilateral nas extremidades inferiores e disestesia nos dedos. O quadro clínico clássico de fraqueza é aquele de natureza ascendente e simétrica, com envolvimento das extremidades inferiores ocorrendo antes das extremidades superiores. Os músculos proximais podem ser acometidos mais cedo do que os músculos distais. Alguns sinais de envolvimento axial também podem ser vistos, com fraqueza no tronco e nos músculos bulbares. O paciente pode se queixar de dificuldade para ficar de pé ou caminhar devido a oftalmoparesia ou déficits de propriocepção. Falta de ar pode estar presente, devido à fraqueza dos músculos respiratórios.

De modo geral, o início da fraqueza é agudo, com progressão durante dias a semanas. A fraqueza máxima costuma ocorrer em duas semanas. Em quatro semanas, 98% de todos os casos já atingiram fraqueza máxima. A gravidade da fraqueza durante o curso da SGB pode variar desde paresia leve até tetraplegia completa.

O envolvimento dos nervos cranianos é observado em 45 a 75% dos pacientes com SGB. Com maior frequência, os nervos cranianos III-VI e IX-XII são afetados. Os sintomas comuns de envolvimento de nervos cranianos incluem oftalmoplegia, disfagia, disartria, diplopia e abatimento facial. Em muitos casos, os sintomas faciais aparecem depois que os membros e o tronco são afetados. A variante de Miller-Fisher é exclusiva, visto que os déficits dos nervos cranianos aparecem primeiro, com fraqueza mínima nos membros.

A perda de sensibilidade varia e normalmente é leve. Os sintomas sensitivos muitas vezes precedem a fraqueza muscular e manifestam-se como parestesias ou dormência que se inicia nos dedos dos pés e nas pontas dos dedos e migra para a região proximal. A perda distal de propriocepção, de toque leve e de sensação de vibração também pode ser observada.

A dor pode ser uma queixa significativa, e, na apresentação inicial, cerca de 50% dos pacientes classificam sua dor como severa. Os locais de dor mais comuns são cintura escapular, nádegas, coxas e costas. Caracterizada como de natureza profunda, intensa e latejante, no início, a dor pode ser nociceptiva a partir de inflamação nervosa aguda, mas pode evoluir para dor neuropática à medida que ocorre degeneração de nervo sensorial seguida por regeneração. A dor neuropática persiste por tempo indefinido em 5 a 10% dos pacientes.

O envolvimento do sistema nervoso autônomo também foi observado em pacientes com SGB. A disfunção autônoma nos sistemas simpático e parassimpático pode levar a hipertensão, arritmias cardíacas, taquicardia, bradicardia, rubor facial, hipotensão ortostática e diaforese. Retenção urinária e constipação também podem ocorrer. A probabilidade de disautonomia é mais alta em pacientes com fraqueza severa e insuficiência respiratória.

Na apresentação, 40% dos pacientes queixam-se de fraqueza nos músculos orofaríngeos ou respiratórios. Os sintomas típicos incluem falta de ar, dispneia ao esforço, dificuldade de deglutição e fala arrastada. Esses pacientes devem ser monitorados para insuficiência respiratória com mensurações sequenciais da capacidade vital forçada a cada 2 a 4 horas no período inicial, porque até 33% irão precisar de suporte ventilatório em algum momento no curso da doença.

B. Estudos laboratoriais e diagnósticos

Em geral, o diagnóstico de SGB é feito com base nas características clínicas. Estudos laboratoriais como hemograma completo e panorama bioquímico são menos úteis, mas são utilizados para excluir outros possíveis diagnósticos.

1. Estudos do líquido cerebrospinal — A punção lombar para estudos do líquido cerebrospinal (LCS) é recomendada e com frequência realizada em pacientes que apresentam fraqueza de progressão rápida. O achado característico na análise do LCS é a dissociação albuminocitológica, que é um nível de proteína de LCS elevado, maior de 0,55 g/L, com contagem de leucócitos normal (< 5 a 10×10^6 células/L). Acredita-se que a proteína de LCS elevada reflete a inflamação disseminada dentro das raízes nervosas. Contudo, um nível normal de proteína de LCS não descarta a possibilidade de SGB, visto que em 10% dos pacientes o nível pode estar normal. Além disso, a proteína de LCS pode não se elevar antes de 1 a 2 semanas após o início da fraqueza.

2. Estudos de imagem — A ressonância magnética (RM) é sensível, mas não específica, no diagnóstico de SGB. No uso de gadolínio, a intensificação de raiz nervosa é bastante sugestiva de SGB; contudo, essa característica não específica é vista de forma frequente em condições inflamatórias em que a barreira sangue-nervo foi rompida.

3. Estudos eletrodiagnósticos — O estudo eletrodiagnóstico é o teste comprobatório mais útil para SGB, pois é capaz de diferenciar entre a forma desmielinizante mais comum (PDIA) e as formas axônicas (NAMA, NASMA). Os detalhes desses achados são apresentados no Capítulo 17.

Complicações

Sintomas iniciais severos de SGB aumentam de forma significativa o risco de complicações durante a hospitalização. O cuidado de pacientes em situação aguda envolve monitoração constante do estado respiratório e cardiovascular. Dependendo da apresentação inicial e do curso da doença, o manejo desses problemas pode ser mais eficiente em uma unidade de tratamento intensivo (UTI). A fraqueza muscular severa pode afetar o diafragma e os músculos intercostais em uma extensão na qual intubação e suporte ventilatório podem ser indicados. A disfunção autônoma pode levar a flutuações de pressão sanguínea e arritmias cardíacas, complicando o uso de medicações vasoativas e sedativas. Além disso, arreflexia da bexiga e íleo adinâmico podem ocorrer com o desequilíbrio do sistema parassimpático.

Devido à alta porcentagem de envolvimento de nervos cranianos em pacientes com SGB, os sintomas de disartria e disfagia podem preceder a aspiração e levar a pneumonia. A imobilização prolongada é um fator de risco significativo para desenvolvimento de trombose venosa profunda e úlceras de pressão.

Tratamento

O manejo da SGB consiste em suporte, tratamento de modificação da doença e reabilitação. Os pacientes devem ser admitidos em um hospital para monitoração constante até a doença alcançar um platô ou sofrer reversão. A progressão contínua pode resultar em uma emergência neuromuscular com complicações relacionadas a insuficiência respiratória e arritmia cardíaca. Principalmente por causa da insuficiência respiratória, 33% dos pacientes com SGB requerem admissão na UTI. A profilaxia farmacológica para prevenir trombose venosa profunda, junto com reposicionamento frequente para alívio da pressão, minimizam os problemas relacionados à imobilidade. O cuidado constante também é necessário, para minimizar as complicações de intestino e bexiga neurogênicos e dor.

A terapia imunomoduladora é benéfica para pacientes com SGB, acelerando a recuperação. Imunoglobulina intravenosa (IGIV) e plasmaférese também são eficazes. A IGIV costuma ser o tratamento preferido, devido a sua maior disponibilidade e conveniência. A administração dura cinco dias consecutivos, com 0,4 g/kg por dia. A plasmaférese administrada cinco vezes durante duas semanas é benéfica quando iniciada dentro de quatro semanas do início dos sintomas. O mecanismo exato de ação é incerto, mas provavelmente envolve remoção de autoanticorpos, complementos, complexos imunes ou outros fatores humorais envolvidos na patogênese da SGB.

Dado o grau de fraqueza acentuado, complicações potenciais, recuperação lenta e possíveis déficits funcionais de longo prazo, a reabilitação de pacientes com SGB deve iniciar na fase aguda. Os pacientes com danos funcionais persistentes podem precisar de transferência para uma unidade de reabilitação hospitalar. As modalidades terapêuticas iniciais devem começar com amplitude de movimento, posicionamento e por mobilização inicial para minimizar os efeitos do repouso prolongado no leito. À medida que a força melhora, o paciente pode avançar para deambulação e atividades de autocuidado utilizando adaptações e equipamentos auxiliares. Após a alta, a terapia ambulatorial e o programa domiciliar são essenciais para dar continuidade aos ganhos funcionais e promover o retorno à independência.

Prognóstico

Embora rara, a morte pode ocorrer por complicações agudas, tais como síndrome da angústia respiratória, parada cardíaca, sepse, pneumonia e doença tromboembólica venosa. Muitas vezes, a mortalidade ocorre devido a complicações de intubação prolongada e paralisia ou de instabilidade autônoma severa. Em geral, as mortes relacionadas à síndrome de Guillain-Barré ocorrem em pacientes dependentes de ventilador, e a mortalidade é mais alta em pacientes idosos, em especial naqueles com doença pulmonar subjacente e necessidade de ventilação mecânica. Embora muitos pacientes (até 85%) com SGB tenham uma recuperação completa e funcional, 2 a 12% irão morrer de complicações relacionadas à síndrome, e um percentual significativo de sobreviventes terá sintomas persistentes.

Depois que os sintomas atingem um platô, o que em geral ocorre dentro de quatro semanas do início, a fase de recuperação começa. Esse período dura cerca de 6 a 12 meses, mas, para alguns pacientes, pode durar até 3 anos. Embora a prevalência exata seja incerta, até 50 mil pessoas nos Estados Unidos podem ter déficits funcionais de longo prazo causados pela SGB. Estimativas indicam que 15 a 20% dos pacientes terão déficits residuais moderados, e 1 a 10% ficarão gravemente incapacitados. As sequelas de longo prazo da SGB incluem fadiga persistente, fraqueza, desequilíbrio e mudanças sensoriais residuais. Cerca de 7 a 15% dos pacientes têm sequelas neurológicas permanentes, incluindo pé caído bilateral, desgaste intrínseco de músculos da mão, ataxia sensorial e disestesia. Os pacientes também podem exibir diferenças de longo prazo na intensidade da dor, na fatigabilidade e no dano funcional em relação aos controles saudáveis. Em um percentual pequeno (~10%) de pacientes, ocorre uma recidiva aguda após a melhora inicial ou a estabilização após o tratamento.

Garssen MP, Bussmann JB, Schmitz PI, et al: Physical training and fatigue, fitness, and quality of life in Guillain-Barre syndrome and CIDP. Neurology 2004;63:2393–2395.

Pritchard J: What's new in Guillain-Barre syndrome? Postgrad Med J 2008;84:532–538.

Van Doorn PA, Ruts L, Jacobs BC: Clinical features, pathogenesis, and treatment of Guillain-Barre syndrome. Lancet Neurol 2008;7:939–950.

POLIOMIELITE E SÍNDROME PÓS-PÓLIO

FUNDAMENTOS DO DIAGNÓSTICO

Poliomielite:

- Resulta de infecção por um vírus RNA que invade as células motoras do corno anterior (NMI) e da medula espinal.
- Os sintomas comuns incluem febre, mal-estar, cefaleia e mialgia.
- Os pacientes também podem relatar sintomas gastrintestinais e respiratórios.
- A paralisia é assimétrica, com maior envolvimento das extremidades inferiores do que das extremidades superiores.

Síndrome pós-pólio:

- História confirmada de poliomielite paralítica seguida por recuperação funcional e neurológica parcial ou quase completa e um período de estabilidade de pelo menos 15 anos.
- Início de dois ou mais dos seguintes sintomas desde a obtenção de estabilidade: fadiga incomum, nova fraqueza nos músculos antes afetados ou nos músculos não afetados, dor articular, perda funcional, intolerância ao frio ou nova atrofia.
- Nenhuma outra explicação médica para os novos problemas de saúde.

► Considerações gerais

A poliomielite é uma doença causada por um vírus RNA que invade as células nervosas motoras do corno anterior (NMIs) e da medula espinal, produzindo fraqueza nos miótomos bulbares ou espinais afetados, ou ambos. Antes do evento da vacina de poliomielite inativada trivalente de Salk, em 1956, e da vacina viva oral trivalente de Sabin, em 1962, a poliomielite era a infecção viral mais comum do sistema nervoso central, afetando mais de 600 mil crianças por ano no mundo inteiro.

A poliomielite é uma doença erradicada nos Estados Unidos desde 1979; contudo, pode haver 1,5 milhão de sobreviventes nos EUA e milhões no mundo inteiro, onde uma pequena porcentagem de casos iniciais continua sendo registrada. A síndrome pós-pólio (SPP) é uma doença neurológica que ocorre em sobreviventes de poliomielite 20 ou mais anos depois da recuperação desde a infecção inicial. A fraqueza de nova ocorrência é o sintoma de referência. Tem sido relatado que a SPP afeta de 20 a 60% dos sobreviventes de poliomielite no mundo.

► Patogênese

A infecção por poliomielite pode ser classificada em várias fases distintas (aguda, recuperação e síndrome pós-pólio) com base no início da infecção e no curso da doença. Durante a *fase aguda*, que em geral dura vários dias, 95% das células do corno anterior são afetadas. Como essas células controlam os músculos esqueléticos do tronco e dos membros, isso resulta em paralisia difusa e severa. A *fase de recuperação* é um período de estabilidade relativa, quando ocorre sobrevivência das células do corno anterior, crescimento axônico, hipertrofia muscular e melhora da força. A fase de recuperação pode durar meses, período no qual medidas terapêuticas são usadas para tratar as complicações da fase aguda, tais como reabilitação e tratamento de complicações ortopédicas e respiratórias. Após 20 a 40 anos de estabilidade, entre 20 e 60% dos indivíduos previamente estáveis experimentam piora de início tardio ou nova ocorrência, muitas vezes com sintomas de fadiga, fraqueza muscular, dor e atrofia, resultando em mais dano funcional e debilidade progressiva. Embora essa condição possa ser, em parte, causada por complicações médicas ou pelo processo de envelhecimento normal, a *síndrome pós-pólio* tem sido descrita. O período de tempo desde a infecção aguda por poliovírus, a presença de dano residual permanente após a recuperação da doença aguda e o uso excessivo e o desuso de neurônios aumentam o risco de desenvolvimento da SPP. Enquanto a SPP é um diagnóstico de exclusão, e a causa permanece incerta, várias explicações foram propostas. Estas se concentram na reativação e replicação viral, infecção por enterovírus, infecção em andamento no nível espinal, efeitos de envelhecimento e de uso excessivo ou desuso muscular, desnervação crônica que excede reinervação, disfunção de neurônios motores sobreviventes e degeneração distal de axônios em unidades motoras aumentadas.

► Achados clínicos

A. Sinais e sintomas

1. Poliomielite — A infecção por poliovírus afeta principalmente os sistemas musculoesquelético e neurológico. Os sintomas iniciais incluem febre, mal-estar, cefaleia, sintomas gastrintestinais e respiratórios. A piora da doença leva a mialgia e paralisia, afetando de forma assimétrica as extremidades inferiores mais do que as extremidades superiores. A recuperação máxima pode levar anos, e a melhora pode ser completa ou apenas parcial.

Em um paciente com evidência clínica de infecção prévia, o exame físico deve buscar achados de uma lesão de NMI, com reflexos ausentes ou diminuídos, tônus muscular diminuído, atrofia assimétrica e fraqueza ou paralisia dos membros ou da musculatura do tronco e pouca sensibilidade. Sinais neurológicos de fasciculação e neuropatias periféricas também podem ser vistos nos sobreviventes de poliomielite.

A. ACHADOS DA EXTREMIDADE INFERIOR — Embora o vírus da poliomielite possa afetar os músculos em qualquer extremidade, resultando em paralisia parcial ou completa e lesão, o quadríceps e os abdutores do quadril são acometidos com maior frequência. O comprometimento do músculo tibial anterior também é bastante encontrado e, em geral, resulta em paralisia muscular completa.

A hiperextensão do joelho e o joelho recurvado são vistos na paralisia de quadríceps completa precoce. Para assegurar a estabilidade da postura, os extensores residuais de quadril e a musculatura da panturrilha são recrutados para controlar o membro, deslocar forças corporais anteriores ao joelho e prevenir a flexão do joelho. Muitas vezes, a dor no joelho e a instabilidade articular tornam-se significativas à medida que a doença progride, e há torque posterior aumentado e compressão anterior aplicada à articulação e às estruturas ligamentares.

Os indivíduos com paralisia de quadríceps completa precoce demonstram aspectos compensatórios característicos. A estabilidade da postura enquanto se aplica carga sobre o membro é atingida por retração da coxa e flexão plantar do pé aumentada. A estabilidade na fase de apoio médio e terminal é obtida diminuindo-se a flexão plantar do tornozelo. Quando há uso de muletas, apoio duplo dos membros com hiperextensão bilateral de joelho e de quadril e contato completo do pé com o chão, é necessário avançar as muletas. A elevação do calcanhar e a flexão do joelho ipsilaterais começam após o avanço das muletas e o deslocamento do peso do corpo para o membro contralateral. A fase de oscilação inicial incorpora uma flexão de quadril rápida e excessiva. A extensão do joelho na oscilação terminal permanece incompleta devido à falta de funcionamento do quadríceps, e retração rápida da coxa e flexão plantar do tornozelo são usadas para preparar a descarga de peso.

O desenvolvimento tardio de fraqueza do quadríceps resulta em vários movimentos substitutos que podem ser observados no ciclo da marcha. Do ponto de vista funcional, a mesma mecânica de hiperextensão relativa do joelho é usada para compensar a fraqueza do quadríceps e obter estabilidade do joelho. O contato inicial é feito com um pequeno grau de toque do calcanhar e uma resposta de carga de flexão mínima de joelho. Para manter a estabilidade de extensão do joelho, a dorsiflexão do tornozelo permanece limitada na fase de apoio médio e terminal. Há flexão limitada de joelho na pré-oscilação, flexão reduzida do quadril com oscilação inicial e extensão tardia de joelho na oscilação média, com dorsiflexão de tornozelo para assegurar o afastamento do pé.

B. Achados da extremidade superior — Embora os músculos das extremidades inferiores sejam acometidos de forma mais frequente e extensiva, a extremidade superior também pode ser afetada. A perda de força muscular do ombro pode resultar em dificuldades nas atividades da vida diária e perda de independência, visto que a colocação da mão no espaço depende da amplitude de movimento do ombro preservada.

O envolvimento do punho também pode ocorrer, visto que os indivíduos afetados aplicam uma grande quantidade de pressão sobre seus punhos quando realizam transferências e caminhadas com aparelhos deambulatórios. Com o passar do tempo, isso pode levar a dor no punho, síndrome do túnel do carpo, subluxação óssea ou deformidades artríticas. A paralisia dos músculos intrínsecos da mão, que não é incomum na SPP, também resulta em perda de função. Várias complicações ortopédicas podem ocorrer e podem ser tratadas com o uso de órteses e intervenções ortopédicas.

2. Síndrome pós-pólio — As principais características da SPP continuam sendo fraqueza e atrofia, o que muitas vezes se traduz em piora ou perda de função. Os sobreviventes da poliomielite perdem força em uma velocidade maior do que aquela associada ao envelhecimento normal. A fraqueza pode ocorrer em músculos previamente afetados pela doença ou naqueles considerados não afetados. Diversos sintomas parecem estar relacionados ao uso excessivo de músculos fracos, com recuperação lenta após o uso intenso e dor por estresse crônico nas articulações, ligamentos e tendões das extremidades afetadas. Outros sintomas de SPP podem incluir atrofia muscular, problemas de deglutição ou de respiração, intolerância ao frio, fadiga, dor articular e muscular. O desequilíbrio muscular que resulta de paralisia do quadríceps em pacientes com SPP é demonstrado em dois padrões de marcha, paralisia de quadríceps completa precoce e fraqueza de quadríceps tardia (já descrita). A fraqueza do ombro é observada em 95% dos pacientes com SPP e tem correlação íntima com o acometimento da extremidade inferior.

A doença pulmonar restritiva associada com hipoventilação alveolar crônica também é bastante vista, em especial nos sobreviventes de pólio com envolvimento de músculo respiratório inicial. Falta de ar, dispneia com esforço e infecções respiratórias crônicas podem ser queixas comuns. Naqueles indivíduos que apresentaram envolvimento bulbar em período inicial, a disfagia pode se manifestar com queixas vagas de dificuldade de deglutição, tosse ou asfixia. Os sobreviventes da poliomielite muitas vezes relatam intolerância ao frio nos membros afetados pela paralisia; contudo, foi relatada incapacidade geral desses indivíduos para termorregulação, forçando-os a limitar sua exposição ao frio. Essas características resultam de vários fatores, entre os quais alterações no sistema nervoso simpático e paralisia dos músculos nas extremidades, de forma a prejudicar o fluxo sanguíneo dinâmico.

A fadiga que piora com atividade é a queixa mais comum de sobreviventes de poliomielite, ocorrendo em até 87% dos indivíduos. A fadiga também pode afetar a cognição em relação à memória e à concentração. Com frequência, a dor associada com a SPP é decorrente de desequilíbrio muscular, mecânica corporal e postura insatisfatórias, estresse repetitivo e piora da osteoartrite subjacente, que pode já ter afetado a articulação. Em geral, ela é mais evidente no fim do dia e costuma ser descrita como dor muscular, ardência ou cãibra.

Os sobreviventes da poliomielite requerem avaliação musculoesquelética abrangente e detalhada, incluindo história e exame físico, que devem ser repetidos todos os anos. Inicialmente, o teste muscular manual simples é útil para medir força e possíveis assimetrias. É importante observar o uso dos movimentos compensatórios ou estratégias no teste muscular, visto que os indivíduos tentam manter a estabilidade da articulação ou do músculo envolvido.

B. Estudos diagnósticos

Embora uma história de poliomielite ou de SPP não possa ser comprovada por estudos eletrodiagnósticos isolados, determinados achados de EMG são sugestivos e úteis para descartar doença neuromuscular ou outras condições. Alterações de EMG e de velocidade de condução nervosa (VCN) consistentes com doença prévia das células do corno anterior incluem amplitude e duração aumentadas de potenciais de unidade motora, porcentagem aumentada de potenciais polifásicos e recrutamento máximo de unidade motora diminuído em músculos fracos. Fibrilações e ondas agudas também podem ser observadas.

Um exame de imagem espinal, tal como RM, tomografia computadorizada (TC) ou mielografia, pode ser útil para excluir condições espinais, como, por exemplo, espondilose, estenose espinal, mielopatia ou radiculopatia, bem como neoplasia. As radiografias simples podem ajudar no diagnóstico de osteoartrite. Os estudos laboratoriais podem incluir avaliação de rotina de perfil bioquímico sérico, função da tireoide e enzimas musculares.

Se existirem sintomas bulbares e a deglutição estiver afetada, pode ser realizada uma avaliação de disfagia, incluindo uma avaliação de deglutição de bário modificada ou avaliação funcional de deglutição (AFD). Sintomas de fadiga e disfunção do sono podem ser explorados por meio de avaliações da função pulmonar e de exame do sono durante a noite.

▶ Diagnóstico diferencial

Muitas condições de saúde geral e neurológicas têm sintomas que se sobrepõem àqueles da SPP, e estes devem ser considerados no diagnóstico diferencial (Quadro 19.1).

▶ Complicações

As complicações de poliomielite podem incluir dano permanente de nervo, doença febril leve, cefaleia, faringite, náusea, vômito, espasmos musculares dolorosos, disfagia orofaríngea, regurgitação nasal e aspiração pulmonar.

A SPP é caracterizada por fraqueza progressiva e dificuldades de marcha que muitas vezes levam a perda de equilíbrio e quedas. Grande parte dessas quedas resultam em lesão e fratura, o que reduz ainda mais a capacidade funcional. Osteopenia e osteoporose são comuns nos sobreviventes de poliomielite, devido a fraqueza, falta de condicionamento, paralisia e atrofia de extremidades afetadas. Isso coloca esses indivíduos em risco aumentado de fratura e dor. Outras complicações ortopédicas comuns encontradas na SPP incluem deformidades de flexão fixas, hiperextensão ou instabilidade lateral do quadril ou da articulação do joelho, instabilidade progressiva das articulações, osteoporose, fraturas, osteoartrite, escoliose e espondilose cervical.

As complicações neurológicas da SPP incluem concentração insatisfatória devido à fadiga mental, fraqueza bulbar, desgaste e fraqueza progressivas nas extremidades já afetadas, fraqueza muscular causando insuficiência respiratória e apneia do sono naqueles com envolvimento bulbar. Oxigênio suplementar pode ser usado em indivíduos com perda de resistência por comprometimento respiratório progressivo. A pneumonia por aspiração e a má nutrição podem ser evidentes se a disfagia associada à doença tornar-se grave.

Os estresses físicos severos de incapacidade pós-poliomielite contribuem para o desenvolvimento de anormalidades ortopédicas progressivas, respiratórias, neurológicas e de saúde geral. Muitas dessas complicações são tratáveis, e diversos indivíduos podem ser ajudados a compreender e tratar o aumento da incapacidade. A deterioração funcional não progride necessariamente, e a fadiga e a mobilidade reduzida podem progredir de forma mais lenta ou estabilizar.

Quadro 19.1 Diagnóstico diferencial de poliomielite

Sinais e sintomas na poliomielite	Doenças que podem produzir sintomas similares
Fraqueza	Atrofia muscular espinal do adulto Esclerose lateral amiotrófica (ELA) Falta de condicionamento físico Esclerose múltipla Miastenia grave Mielopatia Miopatia Neuropatia periférica Radiculopatia
Dor	Bursite Fibromialgia Síndrome de dor miofascial Osteoartrite Neuropatia periférica Radiculopatia Tendinite
Problemas respiratórios	Doença cardíaca Doença pulmonar obstrutiva crônica
Intolerância ao frio	Doença vascular periférica (DVP)
ELA – sinais de neurônio motor superior (NMS)	Esclerose múltipla AVC Tumor Exclusão de doenças médicas, ortopédicas, reumatológicas ou neurológicas Outras – depressão, anemia, tireoide, doença respiratória, DVP, infecção crônica
Fadiga	Anemia Câncer Disfunção cardíaca Infecção crônica Infecção sistêmica crônica Falta de condicionamento físico Depressão Fibromialgia Efeito colateral de medicação Disfunção respiratória Distúrbio de sono Disfunção da tireoide
Problemas de deglutição	Refluxo gastroesofágico Lesão de massa Estenose

Boyer FC, Tiffreau V, Repin A, et al: Post-polio syndrome: Pathophysiological hypothesis, diagnosis criteria, medication therapeutics. Ann Phys Med Rehabil Med 2010;53:34–41.

De Grandis E, Mir P, Edwards MJ, Bhatia KP: Restless legs may be associated with the post-polio syndrome. Parkinsonism Relat Disord 2009;15:74–75.

Gawne AC, Wells KR, Wilson KS: Cardiac risk factors in polio survivors. Arch Phys Med Rehabil 2003;84:694–696.

Haziza M, Kremer R, Benedetti A, Trojan DA: Osteoporosis in a postpolio clinic population. Arch Phys Med Rehabil 2007;88:1030–1055.

Radhakrishnan R: Post poliomyelitis syndrome: Clinical features and management. Br J Hosp Med 2007;8:648–650.

Tiffreau V, Rapin A, Serafi R: Post-polio syndrome and rehabilitation. Ann Phys Med Rehabil 2010;53:42–50.

Tratamento

O tratamento médico deve focar os sintomas de fraqueza, fadiga, dor, dificuldades respiratórias, intolerância ao frio e disfagia. Alguns procedimentos como injeções em pontos-gatilho, injeções articulares, acupuntura e vários procedimentos anestésicos podem ser usados para tratar dor. A cirurgia pode ser recomendada para determinadas condições ortopédicas que podem ocorrer no sobrevivente de poliomielite. O repouso no leito após a cirurgia pode resultar em dificuldades de recuperação significativas e deve ser evitado com o início precoce da reabilitação pós-operatória e da deambulação. A fadiga deve ser abordada por meio do tratamento de quaisquer condições de saúde concomitantes.

A. Tratamento médico

1. Farmacoterapia — Não há tratamento farmacológico específico para sobreviventes de poliomielite. O uso de corticosteroides e imunoglobulina foi sugerido para tratar o processo imunológico e inflamatório da doença com benefício misto ou pouco sobre a dor, a fadiga e a força. A piridostigmina, que pode melhorar a transmissão de fibra nervosa e muscular na junção neuromuscular ou na placa motora, apresenta resultados mistos na melhora da força. Lamotrigina e bromocriptina podem ser benéficas, mas requerem investigação adicional. A coenzima Q10 foi testada por causa de seus potenciais efeitos positivos sobre as mitocôndrias e as propriedades antioxidantes protetoras, mas apresentou pouco benefício observado na força e na fadiga.

2. Fisioterapia e exercício — Vários estudos relatam os efeitos benéficos do exercício no tratamento de indivíduos com SPP. É essencial encontrar um equilíbrio para que os regimes de exercício ajudem a aliviar os sintomas sem causar fraqueza aumentada e fadiga nos músculos prejudicados. O treinamento aeróbico submáximo e o fortalecimento muscular de baixa intensidade podem ter efeitos positivos sobre a força muscular e as reservas cardiorrespiratórias. A hidroterapia tem demonstrado exercer um impacto positivo sobre a redução da dor, a melhora da mobilidade e o aumento da atividade muscular.

Um programa de fortalecimento muscular pode ser implementado para pacientes com SPP. Isso permite que os indivíduos recuperem a força muscular sem gerar efeitos colaterais adversos. Em geral, o fortalecimento é aplicado naqueles grupos musculares capazes de realizar pelo menos um movimento antigravidade no teste muscular manual. O isolamento não é aconselhado para músculos deficientes por causa da sua propensão para fadiga excessiva. Um protocolo de exercícios de intensidade moderada e progressiva deve ser usado, contanto que não vá além do limiar de fadiga muscular. A resposta ao exercício deve ser reavaliada de forma frequente e ajustada se houver qualquer queixa de dor resultante ou de piora da fadiga. Os períodos de repouso devem ser incluídos no programa de exercício.

É comum o relato de falta de resistência por pacientes com SPP. Nos sobreviventes de poliomielite, o consumo de energia para a deambulação e as atividades da vida diária é aumentado. Estudos têm mostrado melhoras significativas no volume de consumo máximo de oxigênio ($VO_{2máx.}$) e no volume respiratório, bem como uma diminuição na frequência cardíaca máxima ($FC_{máx.}$) com programas de condicionamento aeróbicos. O impacto positivo dos programas de treinamento aeróbico, como andar de bicicleta e caminhar rápido, que incorporam grandes grupos musculares, mostra que as capacidades de se adaptar ao treinamento de exercício são proporcionalmente similares em pacientes com SPP e pacientes saudáveis.

A hidroterapia tem sido a modalidade preferida para indivíduos com SPP. Ela permite que o fortalecimento muscular seja implementado em um ambiente de resistência controlada e também fornece benefícios ativo-assistidos para músculos deficientes como resultado do deslocamento intrínseco de água. O calor da água e seu efeito antigravidade também podem contribuir para a redução da dor.

Muitos estudos terapêuticos sobre a SPP descrevem um programa de treinamento de 8 a 16 semanas, com sessões de exercícios 2 a 3 vezes por semana com durações de 20 a 40 minutos. Os programas de treinamento devem sempre ser de intensidade moderada, com um limiar de exercício de 70% da $FC_{máx}$. As melhoras têm sido mostradas na força, bem como nos parâmetros cardíacos e pulmonares ($FC_{máx.}$, $VO_{2máx.}$ e pressão arterial); contudo, os efeitos positivos foram demonstrados apenas no curto prazo. Indivíduos com função respiratória prejudicada devem ser educados para reconhecer os sinais de desenvolvimento de infecções respiratórias e ter um suporte profilático de antibióticos disponível*, receber imunizações regulares contra influenza e pneumococos, não fumar e manter o peso corporal ideal.

Na SPP, a fadiga tem sido descrita pelos pacientes como uma sensação de ter que se esforçar para realizar atividades diárias simples que antes eram feitas sem esforço. Qualquer programa de tratamento deve incluir instrução sobre conservação de energia. Mudanças para estilos de vida saudáveis, efetivos e eficientes podem incluir manter um peso estável, realizar intervalos para sentar e repousar, quando necessário, ter um planejamento diário para minimizar transferências repetidas ou atividades repetitivas, fazer mudanças ambientais na casa para segurança e consumo de energia e utilizar equipamentos auxiliares para marcha ou órteses.

3. Imobilização e uso de órteses — Cerca de 50% dos indivíduos com SPP utilizam órteses para sustentar e auxiliar o

---

* N. de T.: No Brasil, é necessário consultar um médico para obter receita e comprar antibióticos.

movimento de extremidades inferiores enfraquecidas ao caminhar, ficar em pé e fazer transferência. As órteses também fornecem melhor controle e eficiência de energia. Ao prescrever uma órtese, o profissional deve considerar o uso prévio desses aparelhos, a dor, a história de quedas, nova fraqueza muscular e os níveis de fadiga. Estudos têm mostrado que pacientes com SPP têm a velocidade da marcha 28% mais lenta, consumo de energia 9% maior e custo de energia 40% maior.

A falta de musculatura de sustentação normal naqueles com SPP muitas vezes leva a mudanças articulares degenerativas artríticas avançadas e lassidão ligamentar com dor associada. Além do uso excessivo, a dor com frequência resulta de deformidades angulares que aplicam tensão sobre a estrutura de sustentação da articulação envolvida. O objetivo do uso de órtese não é restaurar o alinhamento adequado do membro, mas prevenir extremos no movimento articular e reduzir a dor até um nível aceitável. Muitas vezes, a extremidade que pode estar debilitada é o lado intacto, como resultado dos estresses compensatórios crônicos aplicados nessa região. O tratamento efetivo pode ser restaurar a perna mais lesionada a um estado mais funcional com o uso de órtese. Uma órtese pesada, volumosa ou inadequada, contudo, pode afetar de forma adversa a mobilidade e pode aumentar o risco de fracasso.

> Brehm MA, Beelen A, Doorenbosch C, et al: Effect of carbon-composite knee-ankle-foot orthoses on walking efficiency and gait in former polio patients. J Rehabil Med 2007;39:651–657.
>
> Feasson L, Camdessanche JP, El Mandhi L, et al: Fatigue and neuromuscular diseases. Ann Readapt Med Phys 2006;49:289–300.
>
> Hachisuka K, Makino K, Wada F, et al: Oxygen consumption, oxygen cost and physiological cost index in polio survivors: A comparison of walking without orthosis, with an ordinary or a carbon-fibre reinforced plastic knee-ankle-foot orthosis. J Rehabil Med 2007;39:646–650.

B. Tratamento cirúrgico

As intervenções de cirurgia ortopédica podem ser necessárias no tratamento de sobreviventes de poliomielite para aliviar a dor, corrigir deformidades, transferir músculos para contrabalançar o desequilíbrio muscular, fornecer estabilidade para as articulações instáveis e permitir o uso mais efetivo de órteses. Muitas cirurgias são realizadas nas extremidades superiores e inferiores.

A articulação do ombro, que é importante para a colocação da mão no espaço, depende da força muscular para uma mobilidade ativa. As lesões do manguito rotador são comuns quando há uso excessivo e carga inadequada. Essas lesões com frequência requerem debridamento artroscópico local ou reparo cirúrgico. O uso de equipamentos auxiliares para marcha, tais como bengalas ou muletas, pode levar a lesão do punho e da mão. A carga de pressão crônica muitas vezes resulta em síndrome do túnel do carpo, que requer liberação cirúrgica, bem como em artrite avançada. A artrodese articular pode ser necessária para aliviar a dor e aumentar a estabilidade. Para perda de função ou paralisia nos músculos da mão, procedimentos como transferências de tendão e capsulodese podem ser realizados.

Para a deambulação funcional e maior eficiência de energia, é importante manter a amplitude de movimento total do quadril e do joelho em pacientes com SPP. Em pacientes selecionados, a artroplastia total de quadril tem sido usada para atingir esse objetivo. Deformidade de adução do quadril, contratura da banda iliotibial, discrepância no comprimento das pernas e deformidade do pé em valgo podem predispor ao alinhamento em valgo do joelho. Deformidade de joelho recurvado dolorosa, contraturas de flexão do joelho e piora artrítica progressiva da articulação do joelho são comumente vistas. Liberação ou alongamento cirúrgico do tendão, bem como artroplastia total do joelho, são opções de tratamento. Contratura equina no tornozelo, deformidade de pé cavo e antepé equino e vários outros desequilíbrios dos músculos do pé podem ser corrigidos com alongamento do tendão do calcâneo, liberações da fáscia plantar e artrodese tripla do retropé para estabilidade.

> Jordan L, Kligman M, Sculo TP: Total knee arthroplasty in patients with poliomyelitis. J Arthroplasty 2007;22:543–548.
>
> Sheth N, Keenan A: Orthopedic surgery considerations in post-polio syndrome. Am J Orthop 2007;36:348–353.

▶ Prognóstico

Os indivíduos com infecções de poliomielite frustras recuperam-se completamente. Muitos outros casos de poliomielite resultam apenas em paralisia temporária. Com frequência, os impulsos nervosos retornam ao músculo que estava paralisado dentro de um mês, e a recuperação é, em geral, completa em 6 a 8 meses. A paralisia que permanece um ano após a infecção viral provavelmente é permanente.

Em casos de poliomielite espinal, se as células nervosas afetadas forem destruídas de forma completa, a paralisia é permanente. As células que não são destruídas, mas perdem a função por um tempo determinado, podem se recuperar dentro de algumas semanas. Metade dos pacientes com poliomielite espinal se recupera completamente; 25% se recuperam com incapacidade leve; e os outros 25% têm incapacidade grave. A poliomielite espinal raramente é fatal.

As consequências da poliomielite com envolvimento respiratório incluem asfixia ou pneumonia por aspiração de secreções. Estima-se que 5 a 10% dos pacientes com poliomielite paralítica morrem devido à paralisia dos músculos da respiração. A poliomielite bulbar pode ser fatal se não for fornecido suporte respiratório, mas, com ele, o resultado melhora de forma significativa.

Entre 20 e 60% dos indivíduos que sobrevivem à poliomielite paralítica na infância desenvolvem sintomas adicionais décadas após a recuperação da infecção aguda. A SPP não é um processo infeccioso e não costuma ser fatal; contudo, cerca de 25% dos pacientes com SPP podem ter complicações respiratórias. A prevenção da deterioração tardia de sobreviventes de poliomielite deve ser realizada por uma abordagem interdisciplinar abrangente, incluindo tratamentos médico, de reabilitação e cirúrgico, bem como o uso de órtese. Por causa do potencial declínio funcional, os indivíduos com SPP devem ser monitorados de modo constante, e as intervenções apropriadas devem ser instituídas no momento adequado para maximizar a função e a independência do paciente.

Laffont I, Julia M, Tiffreau A, et al: Aging and sequelae of poliomyelitis. Ann Phys Med Rehabil 2010;53:24–33.

Stolwijk-Swuste JM, Beelen A, Lankhorst GJ, Nollet F: CARPA Study Group. The course of functional status and muscle strength in patients with late-onset sequelae of poliomyelitis: A systemic review. Arch Phys Med Rehabil 2005;86:1693–701.

Tsai HC, Hung TH, Chen CC, et al: Prevalence and risk factors for upper extremity entrapment neuropathies in polio survivors. J Rehabil Med 2009;41:26–31.

DOENÇA DE PARKINSON

FUNDAMENTOS DO DIAGNÓSTICO

- Início unilateral de sintomas motores de progressão lenta com assimetria persistente afetando mais o lado de início.
- Os sintomas motores mais comuns são bradicinesia e rigidez (todos os pacientes); tremor em repouso (4-6 Hz) ocorre em 60 a 70% dos pacientes.
- A instabilidade postural e os distúrbios de marcha pioram com a progressão da doença.
- Os sintomas não motores incluem disfunção autônoma (especialmente constipação); sintomas sensoriais (especialmente olfatório); distúrbio do sono; e, com a doença avançada, sintomas neuropsiquiátricos (depressão, demência).
- Curso clínico de 10 anos ou mais (às vezes décadas).

Considerações gerais

A doença de Parkinson (DP) é o distúrbio de movimento neurodegenerativo mais comum, afetando 1% da população com mais de 60 anos de idade e até 4% das pessoas com mais de 80 anos. A idade média de início é de cerca de 60 anos; contudo, em até 10% dos pacientes, a doença aparece antes dos 40 anos de idade. É uma doença inexoravelmente progressiva que em geral leva a incapacidade motora severa, muitas vezes acompanhada por diversas complicações não motoras. Embora o tratamento sintomático seja bastante eficaz nos estágios iniciais e moderados da doença, complicações severas de tratamento no longo prazo são comuns e incapacitantes, e até hoje não há cura ou meios efetivos para retardar a progressão da doença.

Patogênese

A DP é causada por degeneração de neurônios dopaminérgicos na substância negra, com perda consequente de inervações dopaminérgicas no corpo estriado e disfunção da rede motora extrapiramidal cortical-subcortical. Do ponto de vista patológico, a doença é caracterizada por perda de neurônios pigmentados na substância negra. Na microscopia, podem ser observados corpos de Lewy, inclusões intracelulares características que são, na maioria das vezes, compostas de α-sinucleína com estrutura anormal, uma proteína de função desconhecida expressa principalmente no cérebro.

Embora a etiologia da DP seja desconhecida, fatores genéticos podem desempenhar um papel importante na patogênese da doença. Muitos pacientes não têm qualquer anormalidade genética conhecida, mas mutações dos genes *SNCA*, *LRRK2*, *DJ1*, *P1NK1* e *GAD* e outras mutações menos comuns foram associadas a risco aumentado de desenvolver DP. Estima-se que 5 a 10% dos casos, especialmente os de início precoce, sejam devidos a mutações genéticas. Os mecanismos que levam à morte neuronal prematura são desconhecidos, mas disfunção mitocondrial, estresse oxidativo, dobra e estrutura anormal da α-sinucleína e depuração de proteína prejudicada estão envolvidos na patogênese da doença.

A exposição a pesticidas e metais pesados está entre os fatores ambientais associados à DP, enquanto o tabagismo parece ter um efeito protetor.

de Lau LM, Breteler MM: Epidemiology of Parkinson's disease. Lancet Neurol 2006;5:525–535.

Kumar KR, Djarmati-Westenberger A, Grünewald A: Genetics of Parkinson's disease. Semin Neurol 2011;31:433–440.

Rochet JC, Hay BA, Guo M: Molecular insights into Parkinson's disease. Prog Mol Biol Transl Sci 2012;107:125–188.

Schapira AHV: Etiology and pathogenesis of Parkinson's disease. Neurol Clin 2009;27:583–603.

Achados clínicos

A doença tem progressão lenta, manifestando-se no início com apenas dano motor mínimo; geralmente fica limitada a um lado do corpo e progride durante anos, muitas vezes décadas, até causar incapacidade severa e global. Além dos sintomas motores, quase todos os pacientes com DP experimentam inúmeros sintomas não motores que também se tornam graves à medida que a doença evolui. Essas manifestações não motoras afetam a qualidade de vida e às vezes se tornam a fonte de incapacidade severa adicional. Por fim, nos estágios moderados e avançados da doença, muitos pacientes apresentam sintomas motores e não motores característicos que são decorrentes do tratamento dopaminérgico crônico.

A. Sinais e sintomas

1. Sintomas motores — Os sintomas motores iniciais da DP são sempre unilaterais, afetando qualquer lado independentemente da lateralidade do indivíduo. Quaisquer dos aspectos motores principais da DP podem se apresentar no início da doença, e, embora um número significativo de indivíduos afetados nunca venha a desenvolver tremor, todas as pessoas com DP terão bradicinesia e rigidez.

O tremor está presente em 60 a 70% dos pacientes e com frequência é a primeira manifestação da doença. A falta de tremor não exclui um diagnóstico de DP. O tremor da doença de Parkinson tem uma frequência baixa, de 3 a 5 Hz; entretanto, em indivíduos mais jovens, a frequência pode ser mais alta. Ele afeta as mãos e os braços e pode estar presente nas pernas, no queixo, nos lábios e na língua. O tremor é mais evidente em repouso, mas também pode ser visto enquanto o indivíduo está sustentando determinadas posturas, em especial dos braços e das mãos.

A bradicinesia refere-se a movimentos mais lentos e, em geral, é acompanhada por acinesia, que se manifesta como escassez de movimentos e atividade motora espontânea diminuída. A lentidão é mais evidente quando o paciente é solicitado a realizar testes repetitivos, como bater os dedos ou bater os pés, e muitas vezes aumenta com as repetições.

A rigidez refere-se à hipertonicidade que afeta os flexores e os extensores nos membros e os músculos axiais no tronco. Durante a mobilização passiva do membro, a rigidez se manifesta com uma qualidade de preensão e liberação típica que é chamada de rigidez em roda dentada.

Distúrbio de marcha e postura anormal podem ocorrer nos estágios leves da doença e pioram com a progressão. A diminuição assimétrica da oscilação do braço e a assimetria no modo de andar estão presentes nos estágios iniciais. Mais tarde, a marcha típica de arrastar os pés torna-se aparente, com passos curtos, contato artelho-pé inicial, movimentos de quadril e tronco associados diminuídos e postura inclinada. Muitas vezes, os tremores na mão e no braço aumentam enquanto o indivíduo caminha. Virar-se torna-se difícil, requerendo múltiplos passos, o que caracteriza o chamado *giro em bloco*. *Festinação* é um fenômeno incomum da marcha que ocorre em estágios mais avançados da doença; ela é caracterizada por aceleração involuntária e incapacidade de parar o movimento, o que em geral culmina em uma queda. A postura é afetada pela DP, sendo observada inclinação para a frente e para o lado, em geral para o lado mais afetado. Uma acentuação extrema de anormalidade postural que envolve inclinação severa para a frente (camptocormia) pode levar à deformidade de tronco e espinal permanente. Mão estriatal e pé estriatal são posturas típicas de mãos e pés que também são mais frequentes no lado mais afetado.

O distúrbio de equilíbrio e a instabilidade postural normalmente ocorrem na fase tardia da doença, devido a postura anormal com a alteração do centro de gravidade, dano de mecanismos posturais e dinâmica da marcha anormal. Isso leva a quedas e, mais tarde, perda de mobilidade independente. A postura em queda para a frente (propulsão) e para trás (retropulsão) pode ocorrer em resposta às forças externas. A perda espontânea do equilíbrio indica distúrbio de equilíbrio grave.

O congelamento da marcha e o início de hesitação são vistos com frequência em pacientes com DP. O congelamento da marcha refere-se a parada repentina da marcha e "congelamento" no local, com incapacidade de mover as pernas e reiniciar a caminhada; isso dura vários segundos. Os pacientes descrevem uma sensação de estarem grudados ao solo ou de haver um ímã que os impede de se mover, geralmente quando caminham pelo vão de uma porta, porta de elevador ou em espaços estreitos e lotados, que impedem o uso de artifícios visuais ou outros artifícios sensoriais (descrito mais adiante sob o título Tratamento com exercícios). A hesitação de início é a incapacidade de iniciar a marcha após parar; isso afeta muitos pacientes e pode estar fisiologicamente relacionado ao congelamento.

Outras manifestações motoras típicas de DP incluem disartria e hipomimia. A disartria se manifesta com volume de voz mais baixo (hipofonia) e sílabas e fonemas monótonos e mal articulados e diferenciados. Em geral, a fala é mais lenta, mas às vezes a disartria da DP pode se manifestar com taquifemia, uma aceleração paradoxal da fala. Os pacientes com hipomimia, uma perda de expressão facial e de mobilidade facial espontânea, apresentam um olhar fixo e diminuição no ato de piscar espontâneo. A aparência de "face em máscara" típica leva à redução da capacidade de demonstrar emoções por meio da expressão facial.

2. Sintomas não motores — As manifestações não motoras comuns da DP incluem disfunção autônoma, distúrbios do sono, sintomas neuropsiquiátricos e sintomas sensoriais. À medida que a doença progride, as manifestações não motoras podem se tornar graves e, em alguns casos, ser a fonte principal de incapacidade.

A disfunção autônoma apresenta-se com vários graus de severidade em todos os pacientes com DP e pode piorar com tratamento farmacológico antiparkinsoniano. A constipação é quase universal e pode preceder o início dos sintomas motores. Com frequência, a hipotensão ortostática é leve e assintomática no início do curso da doença, mas pode se tornar severa em estágios avançados, levando a episódios de síncope. A disfunção sexual é comum, muitas vezes se manifestando no início da doença. A frequência e a urgência urinárias são muito comuns e podem levar à incontinência. O suor excessivo e a termorregulação anormal também são sintomas frequentes.

Os pacientes com DP podem relatar sintomas sensoriais, tais como dores no corpo, dor difusa ou localizada, formigamento e dormência, na ausência de déficits sensoriais objetivos. A disfunção olfatória é comum e em geral precede o início dos sintomas motores, sendo um preditor potencial para DP em indivíduos assintomáticos. Visão borrada, diplopia intermitente ou permanente, sensibilidade de contraste, adaptação à luz e à escuridão diminuída e outros distúrbios visuais podem interferir nas atividades da vida diária, tais como ler ou dirigir.

Problemas para dormir, como insônia com fragmentação do sono e despertar cedo, sonhos vívidos, pesadelos e outras alterações do sono REM, são experimentados pela maioria dos pacientes com DP. Os distúrbios do sono REM muitas vezes precedem o início dos sintomas motores. Foi postulado que as anormalidades REM podem ser usadas como um marcador pré-sintomático de DP. Os distúrbios de comportamento do sono REM são caracterizados por sonhos vívidos que podem incluir fala, gritos, palavrões, movimentação constante com socos ou chutes, com perigo físico involuntário ao companheiro de cama. A sonolência durante o dia, também onipresente na DP, pode estar relacionada ao padrão de sono anormal ou pode ser uma manifestação independente não motora da doença.

Os distúrbios neuropsiquiátricos são comuns e podem ser graves e incapacitantes. *Dano cognitivo e demência*, como apatia, disfunção executiva, distúrbios de atenção e outros problemas cognitivos, são frequentes em pacientes com doença de Parkinson. A demência pode se desenvolver em estágios avançados, em especial nos pacientes mais velhos. O risco de demência varia bastante, com estimativas que sugerem que a maior parte dos indivíduos mais velhos com doença avançada irá desenvolvê-la.

A *depressão* é muito comum em pacientes com DP e pode prejudicar a qualidade de vida. O perfil clínico de depressão na DP é definido por apatia, perda de motivação e anedonia. Muitas vezes, contudo, tristeza, culpa ou melancolia são predominantes. Os pacientes com DP e sinais clínicos de depressão muitas vezes não percebem que estão deprimidos. Além disso, com frequência a depressão na DP é resistente ao tratamento farmacológico. A *ansiedade* está presente em todos os estágios da doença, pode acompanhar depressão ou ser um transtorno isolado e pode interferir no sono.

Quadro 19.2 Critérios clínicos do UK Parkinson's Disease Society Brain Bank para o diagnóstico de provável doença de Parkinson

Etapa 1	Bradicinesia Pelo menos um dos seguintes critérios: • Tremor em repouso de 4 a 6 Hz • Instabilidade postural não causada por disfunção visual, vestibular, cerebelar ou proprioceptiva • Rigidez
Etapa 2	Excluir outras causas de parkinsonismo
Etapa 3	Pelo menos 3 dos seguintes critérios (prospectivos) de suporte: • Curso clínico > 10 anos • Resposta excelente (70 a 100%) a levodopa • Resposta a levodopa por > 5 anos • Assimetria persistente que afeta mais o lado de início • Distúrbio progressivo • Tremor em repouso • Coreia grave induzida por levodopa (discinesia) • Início unilateral

Dados de Hughes AJ, Daniel SE, Kilford L, Lees AJ: Accuracy of clinical diagnosis of idiopathic Parkinson's disease. A clinico-pathological study of 100 cases. JNNP 1992;55:181-184.

Aarsland D, Kurz MW: The epidemiology of dementia associated with Parkinson disease. J Neurol Sci 2010;289:18–22.

Bernal-Pacheco O, Limotai N, Go CL, Fernandez HH: Nonmotor manifestations in Parkinson disease. Neurologist 2012;18:1–16.

Boeve BF, Silber MH, Saper CB, et al: Pathophysiology of REM sleep behaviour disorder and relevance to neurodegenerative disease. Brain 2007;130:2770–2788.

Gjerstad MD, Wentzel-Larsen T, Aarsland D, et al: Insomnia in Parkinson's disease: Frequency and progression over time. J Neurol Neurosurg Psychiatry 2007;78:476–479.

Poewe W, Mahlknecht P: The clinical progression of Parkinson's disease. Parkinsonism Relat Disord 2009;15:S28-S32.

Ravina B, Camicioli R, Como PG, et al: The impact of depressive symptoms in early Parkinson disease. Neurology 2007;69:342–347.

Tolosa E, Gaig C, Santamaria J, Compta Y: Diagnosis and pre-motor phase of Parkinson's disease. Neurology 2009;72:S12-S20.

Vu TC, Nutt JG, Holford NH: Progression of motor and nonmotor features of Parkinson's disease and their response to treatment. Br J Clin Phar 2012;74:267–283.

B. Estudos diagnósticos

O diagnóstico de doença de Parkinson baseia-se no exame clínico, em testes de medicina nuclear e na exclusão de outras causas de parkinsonismo. Os critérios clínicos específicos são usados para um diagnóstico de DP e para diferenciar a doença dos distúrbios tipo Parkinson (ou parkinsonismo). O UK Parkinson's Disease Society Brain Bank (Quadro 19.2) e o National Institute of Neurological Disorders and Stroke (NINDS) (Quadro 19.3) estabeleceram critérios diagnósticos específicos para DP que são considerados o padrão para um diagnóstico preciso.

Um exame de ressonância magnética e outros estudos de imagem são necessários para descartar formas secundárias de parkinsonismo decorrentes de lesões vasculares ou estruturais que afetam os gânglios basais. Em 2011, o ioflupano (^{123}I) marcado com rádio foi aprovado pela FDA para uso em estudos de TC por emissão de fóton simples (DaT Scan) para ajudar no diagnóstico de DP e diferenciá-la de outras doenças. O ioflupano liga-se às proteínas de transporte de dopamina pré-sináptica no estriado. A captação diminuída indica perda de inervações dopaminérgicas e pode confirmar o diagnóstico. O exame é caro, realizado apenas em centros especializados e carece de precisão diagnóstica total, especialmente nos estágios iniciais da doença.

Cummings JL, Henchcliffe C, Schaier S, et al: The role of dopaminergic imaging in patients with symptoms of dopaminergic system neurodegeneration. Brain 2011;134:3146–1366.

Stoessl JA, Martin WWR, McKeown MJ, Sossi V: Advances in imaging in Parkinson's disease. Lancet 2011;10:987–1001.

▶ Diagnóstico diferencial

Diversos distúrbios neurológicos primários e adquiridos apresentam sintomas que encobrem a DP e devem ser considerados no diagnóstico diferencial. Muitas doenças tipo Parkinson são coletivamente chamadas de parkinsonismo. Entre estas, paralisia supranuclear progressiva (PSP), atrofia sistêmica múltipla (ASM), degeneração corticobasal (DCB) e outras doenças neurodegenerativas menos comuns apresentam características clínicas distintas da DP e, em geral, não respondem a levodopa.

As características tipo Parkinson podem ser evidentes em distúrbios de demência, tais como demência frontotemporal. O tremor essencial ou outras síndromes de tremor, em especial quando assimétricas e associadas com outras características neurológicas, podem ser difíceis de distinguir da DP inicial.

Quadro 19.3 Critérios diagnósticos do National Institute of Neurological Disorders and Stroke (NINDS) para doença de Parkinson (DP)

Características do grupo A (características de DP)	Características do grupo B (sugestivas de diagnósticos alternativos)
Tremor em repouso Bradicinesia Rigidez Início assimétrico	Características incomuns no início do curso clínico Instabilidade postural evidente nos primeiros três anos após o início dos sintomas Fenômeno de congelamento nos primeiros três anos Alucinações não relacionadas às medicações nos primeiros três anos Demência precedendo sintomas motores ou no primeiro ano Paralisia supranuclear de olhar fixo (exceto a restrição de olhar fixo para cima) ou diminuição dos movimentos rápidos verticais Disautonomia sintomática e severa não relacionada às medicações Documentação de condição conhecida por produzir parkinsonismo e plausivelmente conectada aos sintomas do paciente (p. ex., lesões cerebrais bem localizadas ou uso de neurolépticos nos últimos seis meses)

Critérios para DP definitiva
- Todos os critérios para doença de Parkinson provável são satisfeitos
- Confirmação histopatológica do diagnóstico é obtida na autopsia

Critérios para DP provável
- Pelos menos 3 das 4 características do grupo A estão presentes
- Nenhuma das características do grupo B está presente (observação: a duração dos sintomas × 3 anos é necessária para satisfazer esse requisito)
- Registro de resposta significativa e constante a levodopa ou a um agonista da dopamina

Critérios para DP possível
- Pelos menos 2 das 4 características do grupo A estão presentes; pelo menos 1 dessas é tremor ou bradicinesia
- Nenhuma das características do grupo B está presente ou os sintomas estavam presentes × 3 anos e nenhuma das características do grupo B está presente
- Registro de resposta significativa e constante a levodopa ou a um agonista da dopamina, ou o paciente não teve um ensaio adequado de levodopa ou um agonista da dopamina

Dados de Gelb DJ, Oliver E, Gilman S: Diagnostic criteria for Parkinson disease. Arch Neurol 1999;56:33-39.

O parkinsonismo também pode resultar de doença vascular que afeta os gânglios basais; hidrocefalia; exposição a toxinas ou medicações como neurolépticos, antieméticos e bloqueadores do canal de cálcio; ou lesões estruturais no cérebro que afetam os gânglios basais.

A doença de Wilson e outros distúrbios metabólicos devem ser considerados quando a DP apresentar início precoce ou na juventude.

▶ Complicações

Além de incapacidade motora aumentada, disfunção autônoma e transtornos neuropsiquiátricos, várias outras complicações podem se desenvolver nos estágios finais da DP. Em estágios mais avançados da doença, problemas de fala com disartria, hipofonia, taquifemia ou outras formas de distúrbio da fala tornam-se evidentes e podem comprometer a capacidade de se comunicar de forma verbal. A disfagia também se torna clinicamente significativa nos estágios finais da doença e pode levar a pneumonia por aspiração. Problemas visuais como diplopia, perda da percepção de profundidade e problemas de acomodação também são comuns na DP avançada. Com a incapacidade motora aumentada, os riscos de quedas e de fraturas também aumentam. Deficiência de vitamina D subjacente e densidade mineral óssea baixa podem contribuir para o risco de fraturas.

> Bhidayasiri R, Truong DD: Motor complications in Parkinson disease: Clinical manifestations and management. J Neurol Sci 2008;266:204–215.
>
> Djamshidian A, Averbeck BB, Lees AJ, O'Sullivan SS: Clinical aspects of impulsive compulsive behaviours in Parkinson's disease. J Neurol Sci 2011;310:183–188.
>
> Evatt ML, Delong MR, Khazai N, et al: Prevalence of vitamin D insufficiency in patients with Parkinson disease and Alzheimer disease. Arch Neurol 2008;65:1348–1352.
>
> Mehanna R, Jankovic J: Respiratory problems in neurologic movement disorders. Parkinsonism Relat Disord 2010;16:628–638.
>
> Sapir S, Ramig L, Fox C: Speech and swallowing disorders in Parkinson disease. Curr Opin Otolaryngol Head Neck Surg 2008;16:205–210.

▶ Tratamento

Embora não haja tratamento de cura para a DP, nem uma intervenção comprovada para retardar sua progressão, o tratamento sintomático com medicações e intervenção de reabilitação pode ser muito eficaz em aliviar os sintomas e permitir anos de atividade funcional relativa e independência física. Nos estágios mais avançados, a implantação cirúrgica de eletrodos cerebrais (estimulação cerebral profunda) pode ajudar a restaurar a função em indivíduos que desenvolveram complicações motoras severas e incapacitantes de tratamento com levodopa.

> Morley J, Hurtig H: Current understanding and management of Parkinson's disease, Neurol Clin Pract 2010;75: S9–S15.
>
> Poewe W: Treatments for Parkinson's disease—past achievements and current clinical needs. Neurology 2009;72: S65–S73.

A. Tratamento farmacológico

Vários fármacos estão disponíveis para tratar a DP. Os fármacos são prescritos conforme o estágio da doença e a idade do paciente. À medida que a doença progride, muitos pacientes precisam usar uma combinação de múltiplos fármacos e com frequência tomam medicações várias vezes por dia. As diretrizes para o tratamento ideal de pacientes com DP foram desenvolvidas pela American Academy of Neurology (Academia Americana de Neurologia).

1. Levodopa — O fármaco mais efetivo para DP é a levodopa, que é sempre usada em combinação com carbidopa, um inibidor da dopa descarboxilase periférica, para minimizar náusea e outros efeitos colaterais dopaminérgicos periféricos. Em geral, ela é bem tolerada e muito eficaz para controlar diversas manifestações da doença, mantendo sua eficácia por anos. Com o tratamento de longo prazo, muitos pacientes desenvolvem discinesias, desgaste e outras complicações motoras e não motoras que podem ser incapacitantes e diminuir de forma significativa a qualidade de vida (ver discussão mais adiante).

2. Agonistas da dopamina — Com frequência, esses fármacos são usados nos estágios iniciais da DP, mas são pouco tolerados por indivíduos mais velhos. Vários agonistas da dopamina estão disponíveis nos Estados Unidos (pramipexol, ropinirol, rotigotina), e alguns oferecem a vantagem de ser administrados uma vez ao dia. Embora não tão eficazes como a levodopa, seu uso não é associado a discinesias ou flutuações motoras significativas. Os pacientes podem, contudo, ter importantes efeitos colaterais gastrintestinais, autônomos e psiquiátricos.

3. Inibidores da monoaminoxidase — Os inibidores do tipo B da monoaminoxidase seletiva, selegilina e rasagilina, têm benefício sintomático leve e podem ser usados em conjunto com levodopa e outros fármacos para melhorar as flutuações motoras da doença avançada. Eles são bem tolerados, mas podem (em especial a selegilina) interagir com outros fármacos e alimentos e causar crise hipertensiva e outros problemas médicos graves. A rasagilina é um fármaco mais seguro, e há evidência de que ela pode ajudar a retardar a progressão da doença em pacientes diagnosticados em período recente.

4. Inibidores de catecol-*O*-metiltransferase — Os inibidores centrais e periféricos da enzima catecol-O-metiltransferase (COMT) diminuem o metabolismo enzimático da levodopa e da dopamina, prolongam a duração de seu efeito e são usados em combinação com a levodopa em pacientes que desenvolveram flutuações de desgaste e de boa resposta (ver discussão mais adiante). O entacapone é um inibidor COMT periférico que em geral é bem tolerado e muitas vezes é usado em formulações de combinação com levodopa e carbidopa. O tolcapone é um inibidor COMT central e periférico bastante eficaz, mas seu uso é limitado por doença hepática grave e potencialmente fatal, de modo que requer monitoração de exames hepáticos periódicos durante os meses iniciais de tratamento.

5. Amantadina e anticolinérgicos — A amantadina, outro fármaco bem tolerado, tem efeitos antiparkinsonianos leves e pode ser útil em pacientes com tremor. Pode ser usada como tratamento inicial ou em combinação com outros fármacos.

Fármacos anticolinérgicos, como triexifenidil ou benztropina, têm eficácia limitada, mas podem ser eficazes em pacientes com tremor resistente a outros fármacos. Eles podem causar constipação, retenção urinária, confusão e outros efeitos colaterais e não devem ser usados em pacientes idosos.

6. Outros fármacos — *Fármacos neuropsiquiátricos* são comumente usados no tratamento da DP. Entre eles estão clonazepam e outras benzodiazepinas para ansiedade e para distúrbio do sono REM; agentes hipnóticos, incluindo zolpidem e zaleplon, para insônia; agentes promotores da vigília, tais como modafinil e armodafinil, para fadiga e sonolência durante o dia; inibidores da colinesterase, tais como rivastigmina e donepezil, e antagonistas do glutamato, tais como memantina, para demência e problemas cognitivos. Com frequência, a toxina botulínica é usada por pacientes com distonia concomitante ou em glândulas salivares para diminuir a sialorreia. *Agentes vasopressores*, como fludrocortisona e midodrina, são utilizados por pacientes com hipotensão ortostática mais grave.

> Allcock LM, Ullyart K, Kenny RA, et al: Frequency of orthostatic hypotension in a community based cohort of patients with Parkinson's disease. J Neurol Neurosurg Psychiatry 2004;75:1470–1471.
>
> Miyasaki J, Shannon K, Voon V, et al: Practice parameter: Evaluation and treatment of depression, psychosis, and dementia in Parkinson disease (an evidence-based review). Report of the Quality Standards Subcommittee of the American Academy of Neurology. Neurology 2006;66:996–1002.
>
> Pahwa R, Factor SA, Lyons KE, et al: Practice parameter: Treatment of Parkinson disease with motor fluctuations and dyskinesia (an evidence-based review). Report of the Quality Standards Subcommittee of the American Academy of Neurology. Neurology 2006;66:983–995.
>
> Schapira AH: Monoamine oxidase B inhibitors for the treatment of Parkinson's disease: A review of symptomatic and potential disease-modifying effects. CNS Drugs 2011;25:1061–1071.
>
> Suchowersky O, Gronseth G, Perlmutter J, et al: Practice parameter: Neuroprotective strategies and alternative therapies for Parkinson disease (an evidence-based review). Report of the Quality Standards Subcommittee of the American Academy of Neurology. Neurology 2006;66:976–982.

7. Complicações do tratamento dopaminérgico —
A. Complicações motoras — Muitos pacientes com DP tratados com levodopa por períodos prolongados irão experimentar flutuações de resposta motora, discinesias e outras complicações no longo prazo. As *discinesias* são movimentos hipercinéticos involuntários, em geral coreicos ou coreoatetóticos. Com menor frequência, ocorre distonia, que se manifesta como hiperatividade motora durante os movimentos ativos ou na ausência de quaisquer movimentos. Em uma minoria de pacientes, as discinesias podem ser graves e incapacitantes, interferindo em qualquer atividade motora; às vezes, pode causar perda de equilíbrio e quedas. As *flutuações motoras* são um efeito farmacológico peculiar de tratamento de levodopa de longo prazo, o que leva à duração mais curta do benefício a cada dose individual tomada. Como consequência, os pacientes podem experimentar retorno dos sintomas algumas horas após ingerirem a última dose (estado *off*) e, após tomarem a dose seguinte, retornam a um nível aumentado de função e bem-estar (estado *on*). Esse fenômeno é chamado de "desgaste". Com o passar do tempo, essas flutuações

podem se tornar imprevisíveis, com transições aleatórias do estado *on* para *off* (chamadas flutuações *on-off*).

B. Complicações não motoras — *Comportamento compulsivo e obsessivo*, como jogos de azar, compras e alimentação compulsivos, hipersexualidade e outros comportamentos compulsivos, podem complicar o tratamento com agonistas da dopamina.

C. Ilusões, alucinações e psicose — As alucinações induzidas por substâncias podem ser causadas por várias substâncias dopaminérgicas e são mais comuns em pacientes com disfunção cognitiva. Em geral, as ilusões e alucinações benignas são visuais e transitórias, e o paciente retém informação na não realidade do objeto imaginado (muitas vezes animais ou insetos). Alucinações mais estruturadas com indivíduos imaginários e alucinações multissensoriais indicam um estado de toxicidade e, se não tratadas, podem levar a um surto psicótico.

> Espay AJ: Management of motor complications in Parkinson's disease: Current and emerging therapies. Neurol Clin 2010;28: 913–925.
> Fabbrini G, Brotchie JM, Grandas F, et al: Levodopa-induced dyskinesias. Move Disord 2007;22:1379–1389.
> Weintraub D, Siderowf AD, Potenza MN, et al: Association of dopamine agonist use with impulse control disorders in Parkinson disease. Arch Neurol 2006;63:969–673.

B. Tratamento cirúrgico

A estimulação cerebral profunda é uma técnica cirúrgica que pode ajudar a melhorar os sintomas de pacientes com discinesias graves e flutuações motoras, quando a intervenção farmacológica está se tornando ineficaz. Os eletrodos são estereotaticamente implantados em ambos os lados no núcleo subtalâmico ou no segmento interno do globo pálido e presos a um gerador de microcorrente implantado torácico. Parâmetros de estimulação específicos podem ser estabelecidos e ajustados usando-se um aparelho externo. Além dos riscos cirúrgicos, a estimulação cerebral profunda tem sido associada a várias complicações cognitivas, comportamentais e psiquiátricas, e muitas vezes os pacientes experimentam piora da fala e da marcha após a cirurgia. Essas complicações são mais frequentes em pacientes idosos e em pacientes com DP mais avançada.

> Sharma A, Szeto K, Desilets AR: Efficacy and safety of deep brain stimulation as an adjunct to pharmacotherapy for the treatment of Parkinson disease. Ann Pharmacother 2012;46:248–254.

C. Tratamento com exercícios

As áreas principais de reabilitação e os métodos de exercício para indivíduos com DP são desenvolvimento de estratégias compensatórias, aprendizagem de habilidades motoras, tratamento de sequelas secundárias e educação para otimizar a atividade física e diminuir o risco de quedas.

1. Intensificando estratégias compensatórias e aprendizagem de habilidades motoras — A marcha característica da doença de Parkinson é uma marcha bradicinética, de passos curtos, arrastando os pés, com postura flexionada para a frente e com oscilação assimétrica dos braços, o que normalmente se traduz em dificuldades para realizar movimentos em sequência, tais como caminhar, virar-se, escrever, transferir-se, resultando em quedas. As estratégias cognitivas podem ser usadas para ensinar o indivíduo a se mover com mais facilidade e a manter a estabilidade postural. As estratégias compensatórias tentam desviar os gânglios basais defeituosos, e as estratégias de aprendizado estimulam a melhora por meio da prática. Muitas vezes, o treinamento motor pode auxiliar o paciente a se mover e a caminhar com mais liberdade e equilíbrio. A hipocinesia, ou amplitude de movimento e velocidade reduzidas, pode ser diminuída com estratégias de ajuda externas, tais como música, usando-se uma batida rítmica como aquela fornecida por metrônomo, dica verbal ou dicas visuais, como marcação de linhas no chão. Essa dica auditiva, visual ou verbal externa muitas vezes resulta em comprimento de passo e velocidade de deambulação aumentados. O indivíduo com doença de Parkinson é ensinado a tentar desviar os gânglios basais defeituosos e a usar o córtex frontal para regular o tamanho e a velocidade dos movimentos pensando de forma consciente sobre os movimentos desejados.

Na doença de Parkinson, a capacidade de se mover normalmente não é perdida; a ativação da atividade motora é que fica afetada. Outras estratégias de tratamento utilizadas incluem as técnicas PD-BIG de pensar grande, tal como visualizar a caminhada com passos longos e grandes e ensaiar com o pensamento o padrão de movimento antes de realizar a atividade. A segmentação ensina o paciente a quebrar as sequências motoras complexas em partes e a concentrar-se no desempenho de cada segmento da atividade.

A mistura favorável de intervenções varia de acordo com o estágio da doença, a progressão, a capacidade física do indivíduo, sua capacidade de aprendizado e a idade. Em estágios iniciais, a capacidade de aprender novas habilidades motoras está preservada. Naqueles com doença moderada a grave, o ensino de estratégias compensatórias (p. ex., repetir tarefas, exercitar um determinado movimento desejado ou sequência de ação, realizar a segmentação e usar dicas externas e lembretes) é estimulado. Quando os pacientes estão afetados de modo mais grave, apresentam danos cognitivos que limitam a aquisição de habilidade, ou são idosos com múltiplas comorbidades; por isso, é recomendada a instrução de estratégias compensatórias, em vez do aprendizado de novas habilidades motoras.

2. Tratando sequelas secundárias — Junto com o ensino de estratégias compensatórias e o aprendizado de novas habilidades motoras, são apontados os danos físicos que podem existir - como fraqueza, perda de amplitude de movimento e capacidade aeróbica diminuída -, na esperança de melhorar o equilíbrio, a marcha e a capacidade funcional. Os indivíduos com doença de Parkinson demonstram postura alterada, incluindo flexão do tronco para a frente, flexibilidade axial diminuída, força muscular diminuída e falta de amplitude de movimento de extensão espinal. Essas limitações estruturais contribuem para perda de controle postural, comprometimento da marcha, perda de equilíbrio e declínio funcional. O manejo de limitações musculoesqueléticas com exercícios que buscam melhorar a flexibilidade axial, o equilíbrio, a marcha e a força total é uma parte fundamental de qualquer programa.

3. Promovendo a atividade física e prevenindo quedas —

Minimizar a possibilidade de quedas deve ser um objetivo em qualquer programa de tratamento para indivíduo com doença de Parkinson. Foi sugerido que cerca de 50 a 70% das pessoas com DP sofrem quedas durante um período de 12 meses, uma quantia que é mais alta do que a taxa de queda de 30% relatada para pessoas idosas residentes na comunidade. Muitas quedas ocorrem quando o indivíduo está executando várias tarefas ao mesmo tempo ou longas sequências de movimentos complexos, tais como girar enquanto caminha, caminhar e carregar objetos ou mesmo caminhar e falar. A incapacidade temporária de iniciar ou continuar a caminhar (congelamento) coloca o indivíduo com doença de Parkinson em risco aumentado para quedas. Junto com as intervenções discutidas, os pacientes e os cuidadores devem ser educados sobre os fatores de risco e como prevenir escorregões e quedas. Equipamentos auxiliares para a marcha, tais como um andador com rodinhas ou bengalas iluminadas que incorporam dicas visuais na mecânica da marcha, podem ajudar o paciente com DP a melhorar a marcha e a diminuir o risco de queda.

Como a doença de Parkinson é progressiva e crônica, o exercício constante pode ser necessário para manter os benefícios obtidos por meio de um programa de reabilitação. O possível efeito neuroprotetor de exercício vigoroso, uso forçado e exercício repetitivo também foi proposto. Estudos com animais fornecem dados que sustentam essa ideia. Por exemplo, correr em uma esteira elétrica duas vezes por dia durante 10 dias aumentou a *performance* motora e a neuroquímica cerebral em dois modelos diferentes de ratos de DP. Outros estudos sugeriram um risco relativo reduzido para desenvolver a doença naqueles que relataram participação em exercícios moderados a vigorosos. No mínimo, a incorporação de exercício ajuda os indivíduos a manter a capacidade funcional. Sugere-se que o exercício vigoroso comece o mais rápido possível depois que o diagnóstico é feito e que ele continue durante todo o curso da doença, com modificações de acordo com a progressão da doença e a capacidade de exercício.

A prática de exercício vigoroso no início da doença tem sido sugerida como um meio potencial de retardar o início dos sintomas, retardar a progressão da doença, prevenir sequelas secundárias do envelhecimento normal e melhorar a capacidade aeróbica. Embora a recomendação quanto a tipo de exercício, dosagem, frequência e intensidade esteja faltando, um programa de exercício deve incluir as necessidades do indivíduo, as limitações funcionais, o dano de equilíbrio, a história de quedas, o estilo de vida e os interesses pessoais na esperança de assegurar a melhor complacência possível.

A literatura sobre doença de Parkinson tem sugerido exercícios diários a três vezes por semana por períodos de 6 a 12 semanas para melhorar a flexibilidade espinal e pelo menos exercício três vezes por semana por quatro meses para melhorar o condicionamento cardiovascular. Para treinamento de resistência de força muscular, sugere-se 2 a 3 vezes por semana por, no mínimo, seis semanas. Recentemente, várias modalidades de tratamento integrativo foram propostas como tendo um papel importante na DP enquanto promovem a saúde e o bem-estar. Entre essas modalidades, que mostraram vários graus de resultados positivos, estão tai chi, Pilates, ioga, treinamento na esteira com suporte parcial de peso e plataforma vibratória.

> Ahlskog E: Does vigorous exercise have no protective effect in Parkinson's disease? Neurology 2011;77:288–294.
> Grant L: External cues stimulate Parkinsonian gait. Biomechanics 2006;Nov/Dec:45–52.
> Morris M, Martin C, Schenkman M: Striding out with Parkinson's disease: Evidence-based physical therapy for gait disorders. Phys Ther 2010;90:280–288.
> Yogev-Seligmann G, Giladi N, Brozgol M, Hausdorff J: A training program to improve gait while dual tasking in patients with Parkinson's disease: A pilot study. Arch Physical Med Rehabil 2012;93:176–181.

▶ Prognóstico

A doença de Parkinson progride com o tempo. A escala de Hoehn e Yahr (Quadro 19.4) é bastante utilizada para descrever os sintomas e estimar a estrutura de tempo pelo qual os cinco estágios da doença progridem. Indivíduos não tratados podem perder a capacidade de caminhar e a independência em atividades da vida diária, permanecendo restritos a uma cama. A farmacoterapia tem melhorado o prognóstico em relação aos sintomas motores; contudo, os efeitos colaterais indesejados da

Quadro 19.4 Escala de Hoehn e Yahr para avaliação da doença de Parkinson

Estágio 0	Nenhum sinal de doença
Estágio 1	Doença unilateral
Estágio 1,5	Envolvimento unilateral mais axial
Estágio 2	Doença bilateral
Estágio 2,5	Doença bilateral leve com recuperação no teste de tração
Estágio 3	Doença bilateral leve a moderada; alguma instabilidade postural; fisicamente independente
Estágio 4	Incapacidade grave; ainda é capaz de caminhar ou ficar de pé sem auxílio
Estágio 5	Restrito a uma cadeira de rodas ou a uma cama, a menos que auxiliado

Dados de Hoehn M, Yahr M: Parkinsonism: Onset, progression and mortality. Neurology 1967;17:427-442; e Goetz CG, Poewe W, Rascol O, et al: Movement Disorder Society Task Force report on the Hoehn and Yahr staging scale: Status and recommendations. Move Disord 2004;19:1020-1028.

levodopa, incluindo discinesia, podem ocorrer em até 50% dos indivíduos após cinco anos de uso do fármaco.

A idade permanece o melhor preditor de progressão da doença. Com frequência, a taxa de declínio motor é maior naqueles com menos envolvimento no momento do diagnóstico. No início, a incapacidade é relacionada aos sintomas motores; contudo, à medida que a doença avança, os sintomas motores que não respondem de modo adequado à medicação, tais como dificuldades de deglutição e de fala, problemas de marcha e de equilíbrio e déficits cognitivos, aumentam o estado de incapacidade. Nos estágios avançados da doença, os pacientes têm distúrbios autônomos piores, problemas de sono, alterações de humor e declínio cognitivo.

A expectativa de vida de pessoas com DP é mais baixa que a da população em geral. Os fatores de risco para mortalidade aumentada incluem declínio cognitivo, demência, idade avançada no início, um curso mais avançado e a presença de problemas de deglutição. A morte por pneumonia por aspiração é duas vezes mais comum naqueles com DP do que na população saudável.

> Hely MA, Morris JGL, Reid WGJ, et al: Sydney Multicenter Study of Parkinson's disease: non-L-dopa-responsive problems dominate at 15 years. Mov Disord 2005;20:190–199.
>
> Lees AJ, Hardy J, Revesz T: Parkinson's disease. Lancet 2009;373:2055–2066.
>
> Marras C, Oakes D: Piecing together the puzzle of progression and mortality in Parkinson's disease. Br J Clin Pharmacol 2012;74:264–266.

Reabilitação pediátrica

Rochelle Dy, MD
Marie Frando, MD
Hope Voto, DO
Kelly Baron, MD

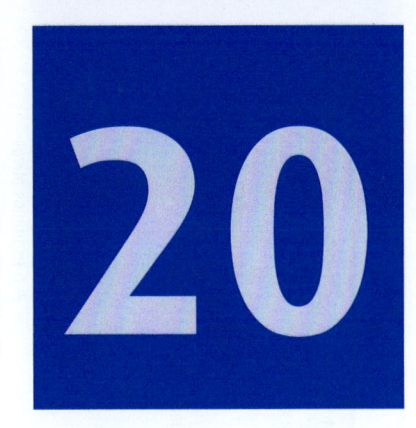

A reabilitação pediátrica abrange diversas condições, desde distúrbios neurológicos a anormalidades musculoesqueléticas que afetam o crescimento e o desenvolvimento. O retardo no desenvolvimento, em especial na atividade motora ampla e fina, é uma preocupação comum de pais e cuidadores; assim, uma compreensão dos padrões de crescimento normal e de desenvolvimento é essencial (Quadro 20.1). As causas da disfunção no desenvolvimento das habilidades motora e cognitiva variam de anormalidades congênitas e genéticas até doenças adquiridas e lesões dos sistemas neurológico e musculoesquelético. Uma história e um exame minuciosos são a chave para o diagnóstico e o manejo. Os objetivos para a reabilitação irão depender da idade e do desenvolvimento da criança.

CONSIDERAÇÕES GERAIS NA AVALIAÇÃO PEDIÁTRICA

Na avaliação de pacientes pediátricos, a importância da queixa principal e a razão para a visita não pode ser subestimada. Normalmente parte da história básica é muitas vezes omitido ou inferidos por provedores pressionados pelo tempo. Os objetivos e as expectativas dos pais, profissionais ou pacientes têm importância similar e irão moldar a direção do cuidado e manejo posterior.

Além de obter histórias de doenças e cirurgias anteriores, o profissional deve explorar a história de nascimento do paciente. A informação sobre o cuidado pré-natal, doenças ou condições maternas, medicações, condição do parto, idade da gestação no parto e quaisquer complicações perinatais ou pós-natais (incluindo curso do tratamento na unidade de terapia intensiva neonatal [UTIN]) podem fornecer importantes pistas e ajudar no diagnóstico diferencial. Devem ser feitas indagações sobre marcos do desenvolvimento e capacidades funcionais, incluindo a idade na qual os marcos foram atingidos, atrasos e quaisquer habilidades que foram perdidas ou regrediram (ver Quadro 20.1). A informação relevante proveniente da família, história pessoal e social, incluindo preocupações sobre desempenho escolar e interações sociais, medicações, alergias e imunizações, deve ser obtida.

O exame físico e neurológico de uma criança, em especial de um bebê ou criança pequena, pode ser desafiador e limitado pela incapacidade do paciente em cooperar ou comunicar-se com o médico. O exame pode ser facilitado pelo desenvolvimento de uma relação de laços com os pais ou cuidadores e a criança antes de tocar nela, em particular com bebês e crianças pequenas, incorporando jogos e brinquedos, música e canções na avaliação. O exame se inicia pela simples observação da criança, notando-se quaisquer aspectos dismórficos ou anormalidades grosseiras, como assimetria da cabeça ou face, postura de pescoço e membro ou movimentos limitados e deformidades torácicas (*pectus carinatum* ou *excavatum*). Os padrões de respiração e a presença de uma traqueostomia ou tubo alimentar devem ser observados.

Nos membros, o médico pode observar discrepância do comprimento, hemi-hipertrofia ou dobras de pele irregulares, em especial nas coxas, o que pode ser indicativo de displasia do quadril. A amplitude de movimento ativa e passiva é testada, e qualquer limitação da articulação, ou contraturas, sejam fixas, sejam redutíveis, são observadas. Anormalidades comuns de alinhamento do pé com deformidades ósseas incluem pé equinovaro (pé torto), pé chato ou plano e pé cavo. Acrocórdons, hipopigmentação ou hiperpigmentações, padrões de espirais, marcas de nascimento ou hirsutismo devem ser observados, pois podem estar associados com uma síndrome genética. O Quadro 20.2 lista achados clínicos distintos associados a síndromes genéticas comuns. Ao examinar o dorso e a coluna, o médico deve observar a presença de um pertuito na pele ou seio, tufo capilar ou curvaturas da coluna vertebral anormais.

Como parte da avaliação neurológica, o nível de vigilância, a atenção e a interação social, incluindo fala/linguagem e comunicação, são observados e avaliados de acordo com o que é esperado para a idade. Os pares nervosos cranianos são

Quadro 20.1 Marcos do desenvolvimento infantil

Idade	Motricidade ampla	Motricidade fina	Percepção visual	Linguagem	Interação social-emocional
Recém-nascido	Braços e pernas flexionados Pouco controle da cabeça	Mãos fechadas Reflexo de preensão involuntário	Pode fixar a visão em um rosto a 20-38 cm Acuidade visual 20/400	Assusta-se ou arregala os olhos com sons Variação no choro	Fixa o olhar preferencialmente em um rosto em vez de em objetos
2 meses	Cabeça caindo para trás no impulso para sentar Ergue a cabeça na pronação Cabeça ereta quando erguida no colo	Reflexo de preensão desaparece Mãos abertas e relaxadas Mãos na linha média Agarra objetos colocados na mão	Pode acompanhar movimento horizontal e vertical	Faz arrulhos e ri Vocaliza com sons vogais	Sorriso social Responde
3 meses	A cabeça não cai para trás no impulso para sentar Pode erguer o peito quando pronada	Alcança e pega um brinquedo	Pode rastrear um anel em movimento circular Olha para a própria mão	Faz arrulhos e ri	Interessada na imagem no espelho, sorri; brincalhona Ri a estímulos ativos
4 meses	Rola sobre as costas para o lado	Preensão voluntária	Localiza um alvo em uma posição próxima ou distante	Vocaliza com sons vogais Faz grunhidos	(+) Monitoramento do olhar fixo
6 meses	Pode sentar com apoio Rola para frente e para trás	Flexão dos dedos sem incluir o polegar Transfere objetos de uma mão para a outra	Pode procurar por uma colher caída Arrasta um cordão para obter um círculo	Balbucia com sons de consoantes Vira-se quando chamam seu nome	Surgem emoções básicas: felicidade, interesse, surpresa, medo, raiva, tristeza e desgosto
9 meses	Senta sem apoio Pode sentar a partir da posição de supino Impulsiona para sentar Engatinha Percorre por entre os móveis da casa	Preensão digital radial Preensão do tipo pinça imaturo Usa o dedo indicador para apontar ou rolar um objeto	Pode procurar por um objeto escondido Vira um copo de baixo para cima	Diz "mama" e "papa" de modo não específico, balbuciar polissilábico (+) Atenção	(+) Ansiedade com estranhos Participa de brincadeiras para lá e para cá e esconde-esconde Apega-se a um cuidador favorito
11 meses	Fica em pé por conta própria Caminha com o apoio das mãos	Coloca pequenos objetos em uma xícara	Faz associação de objetos	Diz "mama", "papa" especificamente Dá brinquedos com gestos	Mostra ou oferece um brinquedo a um adulto
12 meses	Fica em pé por conta própria Consegue dar alguns passos	Preensão do tipo pinça maduro Vira páginas em um livro	Demonstra a permanência de um objeto Presta atenção a um desenho	Pronuncia pelo menos uma palavra com clareza Pode identificar objetos	Aponta para um objeto para obtê-lo Formas de conexão Brincadeira simbólica
15 meses	Começa a caminhar por conta própria A marcha ocorre com base de apoio ampla	Rabisca espontaneamente Monta uma torre de dois blocos	Procura um brinquedo que foi retirado Pode colocar um objeto circular em um quebra-cabeça	Diz duas palavras além de "mama" e "papa" Dá um brinquedo quando solicitado sem gestos Combina jargão e gestos	Cumprimenta as pessoas com "oi" Reconhece a própria imagem no espelho
18 meses	Pode subir em uma cadeira de adulto Começa a correr Sobe escadas com ajuda	Monta uma torre de três blocos Imita uma linha vertical	Imita Pode empilhar quatro objetos	Usa mais de cinco palavras; segue instruções simples Pode identificar quatro partes do corpo	Aponta para partilhar uma experiência Usa a palavra "não"

Idade	Motor	Motor fino/Adaptativo	Cognitivo	Linguagem	Social
24 meses	Sobe e desce escadas Caminha na ponta dos pés Pula no lugar Corre bem	Imita rabiscos verticais e circulares Pode se autoalimentar com uma colher Veste roupas simples	Pode comparar três objetos sem nomeá-los Pode agrupar quatro copos	Usa 100-200 palavras, frases de duas palavras A fala é 50% inteligível Usa pronomes pessoais: "meu", "eu" Identifica seis partes do corpo Fala no tempo presente	Responde à correção Surgem emoções de timidez Surge a empatia Brincadeira paralela
30 meses	Salta de um degrau Pula de 1 a 3 vezes sobre o mesmo pé	Monta uma torre de oito blocos Puxa e abre fechos	Pode ordenar itens Pode comparar figuras	Entende preposições	Substitui um objeto por outro
36 meses	Pode pedalar um triciclo Pula de 4 a 6 vezes sobre o mesmo pé	Copia um círculo Abotoa e desabotoa botões grandes Usa uma colher com efetividade Corta papéis com tesouras	Demonstra memória para uma figura Pode comparar uma forma por tamanho e cor Entende conceitos espaciais (maior, menor)	Fala em frases de 3-4 palavras Fala 75% inteligível Usa plurais Realiza perguntas do tipo "O quê?" e "Quem?" Pode identificar duas cores	Brincadeiras de faz de conta Brincadeiras de fantasia aumentadas (super-herói) Temas bons e ruins predominam
4 anos	Sobe e desce degraus pés alternados Salto amplo Pula sobre o mesmo pé	Copia uma cruz, quadrado Segura um giz com facilidade Usa o garfo	Discrimina esquerda e direita	A fala é 100% inteligível Identifica o sexo Realiza perguntas do tipo "Por quê?"	Brincadeira cooperativa Entende a perspectiva dos outros
5 anos	Fica em pé sobre uma perna por 10 segundos Pode saltitar	Copia triângulos Escreve algumas letras	Consciência espacial aumentada	Define vocabulário simples	Brincadeira aumentada
6 anos	Caminha com segurança em uma barra de equilíbrio	Pode amarrar calçados Agarra um lápis com três dedos com maturidade Copia um diamante	(+) Memória para formas espaciais complexas	A leitura e por reconhecimento de letra Pode repetir sentenças complexas	A brincadeira envolve jogos com regras A própria moral continua a surgir

Reproduzido, com permissão, de A Brief Child Development Code Card, developed by Prachi Shah MD, and Teri Turner, MD, MPH, Medical Department of Pediatrics, Baylor College of Medicine, Texas Children's Hospital, Houston, Texas.

Quadro 20.2 Características clínicas das anormalidades e síndromes genéticas comuns

Síndrome	Genética/padrão de hereditariedade	Achados clínicos
Síndrome de Down	Trissomia do 21	Hipotonia, rosto achatado, linha palpebral inclinada, orelhas pequenas, deficiência intelectual, defeito de revestimento endocárdico (40%), pescoço curto, articulações hiperflexíveis, alto risco de subluxação de C1-2.
Síndrome de Edward	Trissomia do 18	Mão fechada com dedos sobrepostos, esterno curto, crista dérmica de arco curto, padronização na ponta dos dedos, choro fraco, defeito septal ventricular ou atrial, hipotonia e hipoplasia dos músculos esqueléticos.
Síndrome de Patau	Trissomia do 13	Holoprosencefalia, microcefalia, deficiência intelectual grave, polidactilia, unhas dos dedos convexas estreitas, calcanhar proeminente (pé equinovaro), fissura labiopalatina ou palatina, anormalidade cardíaca.
Síndrome de Klippel-Feil	Mutação em *GDF6* e *GDF3*; autossômica dominante	Fusão de qualquer vértebra cervical 2-7, amplitude de movimento do pescoço restrita, pescoço curto, linha capilar baixa, espinha bífida, escoliose.
Síndrome de Cornelia De Lange	Autossômica dominante, mutação na homóloga Nipped-B	Sobrancelhas espessas (sobrancelhas unidas), hirsutismo; lábio superior fino virado para baixo; micromelia ou deficiência do membro; choro agudo baixo; deficiência intelectual.
Síndrome de Turner	45 XO	Baixa estatura, linfedema, pescoço alado, higroma cístico na infância, coarctação da aorta, valva aórtica bicúspide, rim em ferradura, distúrbio de hiperatividade com déficit de atenção, amenorreia.
Síndrome de Noonan	Autossômica dominante	Pescoço alado, *pectus excavatum*, criptorquidismo, estenose pulmonar, defeitos cardíacos, baixa estatura, escoliose.
Síndrome de Prader-Willi	Deleção do cromossomo paterno 15	Hipotonia, obesidade, mãos e pés pequenos, escoliose, apetite excessivo, retardo mental.
Síndrome de Angelman ("boneco feliz")	Deleção do cromossomo materno 15	Marcha "igual a um boneco", ataxia, movimentos de solavancos com os braços, paroxismos de risadas, retardo no desenvolvimento, dano à fala.
Associação de VATERR	Desconhecida	Anomalias vertebrais, atresia anal, fístula traqueoesofágica, displasia radial, anomalia renal.
Síndrome de ataxia-telangiectasia	Autossômica recessiva, mutação do gene *ATM*, cromossomo 11	Ataxia progressiva, telangiectasias, disartria, linfopenia, déficit de imunidade.
Síndrome de Rett	Mutação de *MeCP2*	Regressão dos marcos, movimentos repetitivos de mãos, distonia, prender a respiração, marcha instável, constipação grave.
Ataxia de Friedreich	Autossômica recessiva, proteína frataxina anormal (repetir trinucleotídeo)	Marcha atáxica progressiva, disartria, fraqueza muscular, propriocepção e sensação de vibração diminuídas, cardiomiopatia.

avaliados para déficits e anormalidades. A avaliação motora inclui verificação do tônus muscular, da força e da presença de movimentos anormais ou involuntários. Se o teste muscular manual formal não puder ser feito com precisão (p. ex., em pacientes muito pequenos), uma descrição dos movimentos ou das capacidades de realizar tarefas pode ser suficiente. Se o paciente consegue caminhar, quaisquer desvios da marcha, mecanismos anormais ou de compensação envolvendo postura do membro, alinhamento do tronco, comprimento do passo e da passada, base de apoio e equilíbrio devem ser observados. As funções sensoriais e cerebelares também são avaliadas. O teste reflexo inclui respostas de alongamento muscular; a presença de reflexos primitivos ou infantis e sua persistência anormal devem ser observadas (Quadro 20.3).

Quadro 20.3 Reflexos primitivos

Reflexo	Surgimento	Desaparecimento
Moro	Nascimento	4 meses
Preensão manual	Nascimento	3 meses
Reflexo do pescoço atônico	2 semanas	6 meses
Endireitar a cabeça	4-6 meses	Persiste voluntariamente
Equilíbrio protetor	4-6 meses	Persiste voluntariamente
Paraquedismo	8-9 meses	Persiste voluntariamente

Reproduzido, com permissão, de A Brief Child Development Code Card, developed by Prachi Shah, MD, e Teri Turner, MD, MPH, Medical Department of Pediatrics, Baylor College of Medicine, Texas Children's Hospital, Houston, Texas.

PARALISIA CEREBRAL

FUNDAMENTOS DO DIAGNÓSTICO

- Um grupo de distúrbios que afeta o movimento e a postura e gera limitação da atividade.
- Relacionada a lesão não progressiva e a distúrbios no desenvolvimento do cérebro fetal ou do bebê.
- Muitas vezes acompanhada por distúrbios de sensação, percepção, cognição, comunicação e comportamento; epilepsia e problemas musculoesqueléticos secundários.

Considerações gerais

A paralisia cerebral é a causa mais comum de incapacidade motora que afeta crianças. Nos Estados Unidos, os Centers for Disease Control and Prevention estimam que 3,3 a cada 1.000 crianças têm paralisia cerebral. Isso é similar a dados europeus, de 1,5-3 por 1.000 nascidos vivos. A incidência aumentou com o tempo, o que pode ser atribuído a avanços técnicos e médicos aumentaram a sobrevivência de bebês com baixo peso ao nascer e prematuros. Embora não haja predileção racial ou étnica, a incidência de paralisia cerebral está correlacionada com baixa condição socioeconômica.

Patogênese

A paralisia cerebral é causada por lesão ou distúrbios de desenvolvimento do cérebro imaturo. A real etiologia pode nem sempre ser bem entendida, no entanto determinados fatores de risco podem contribuir para sua ocorrência. Estes incluem prematuridade, infecção, trauma e distúrbios de coagulação que levam a AVCs intrauterinos ou perinatais.

O fator de risco mais comum para paralisia cerebral é prematuridade. Bebês nascidos antes de 28 semanas de gestação, com baixo peso ou extremamente baixo peso ao nascer (1.000-1.499 g) correm risco alto devido ao potencial para múltiplas complicações clínicas, incluindo hemorragia intraventricular. Os fatores de risco maternos incluem infecções como corioamnionite, distúrbios endócrinos (em especial a doença da tireoide), febre durante o trabalho de parto, partos múltiplos e insuficiência placentária ou anormalidade. Infecções intrauterinas e sepse pós-natal, meningite, encefalite, asfixia, encefalopatia isquêmica hipóxica e toxinas também são causas importantes. Kernicterus (deposição de bilirrubina nos gânglios da base devido a icterícia grave) raramente é encontrado nos Estados Unidos, mas pode ser visto em países em desenvolvimento. A lesão cerebral traumática, incluindo trauma craniano por abuso físico (síndrome do bebê sacudido), também é uma causa significativa. Ainda é controverso se anomalias cerebrais estruturais como a lisencefalia ou holoprosencefalia devem ser classificadas como paralisia cerebral, visto que elas são distúrbios congênitos, e não causados por lesão. Contudo, as manifestações clínicas e o manejo para ambas as condições são similares àqueles para a paralisia cerebral.

Classificação

A classificação da paralisia cerebral tem evoluído desde que a condição se tornou foco de pesquisa médica do Dr. John Little, no século XIX. A paralisia cerebral tem sido agrupada em quatro principais categorias de síndrome motora: espástica, discinética, atáxica-hipotônica e do tipo misto. A espasticidade, conforme definida pela Task Force on Childhood Motor Disorders, é a hipertonia manifestada como resistência a um rápido alongamento ou mudança no ângulo articular. A distonia é um distúrbio de movimento que causa posturas anormais ou repetitivas, ou ambas. Embora o padrão espástico ocorra com maior frequência, uma combinação de espasticidade e distonia também é observada. Crianças cujos movimentos são predominantemente distônicos tendem a ter lesões nas estruturas cerebrais profundas, incluindo nos gânglios da base e no tálamo. A forma atáxica-hipotônica da paralisia cerebral é a menos comum.

Devido à complexidade e à diversidade clínica da paralisia cerebral, tem ocorrido uma pressão em favor do desenvolvimento de sistemas de classificação que poderiam refletir com mais eficiência a patologia e melhorar a padronização do tratamento. Em 1997, Palisano e colaboradores estabeleceram uma classificação quantitativa mais confiável da função motora ampla, que coloca mais foco sobre o que a criança é capaz de fazer a respeito de sentar, caminhar e mover-se sobre rodas. A Gross Motor Function Classification Scale (GMFCS) é bastante empregada para ajudar a conduzir a intervenção e o manejo (Fig. 20.1). Em 2004, a International Workshop on the Definition and Classification of Cerebral Palsy recomendou uma abordagem mais completa para especificar as anormalidades motoras, incluindo a natureza e o tipo de distúrbio de movimento, as capacidades motoras funcionais, os danos acompanhantes, os achados anatômicos e de imagem neurológica e a causa e o momento da lesão.

Achados clínicos

A. Sinais e sintomas

Numerosas doenças causam déficits motores que podem imitar a paralisia cerebral. Em geral, o diagnóstico é feito entre as idades de 2 e 5 anos, quando é possível observar retardo no desenvolvimento, fraqueza, rigidez muscular anormal, ou quando a incapacidade de caminhar instiga uma investigação adicional. A história e o exame físico detalhados são essenciais para limitar o diagnóstico. Junto com a história clínica passada, o médico deve revisar com cuidado a história de nascimento (incluindo passagem pela UTIN), a história familiar, a obtenção de marcos no desenvolvimento, danos funcionais e a preferência manual inicial (em crianças com menos de 2 anos). As preocupações dos pais ou cuidadores sobre fraqueza, rigidez muscular anormal, controle de cabeça ou do pescoço deficiente e maneiras incomuns de mobilidade (p. ex., saltitar igual a um coelho e

GMFCS E & R entre o 6º e 12º anos de idade: descritores e ilustrações

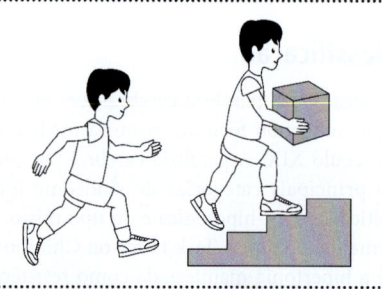

GMFCS de Nível I
As crianças caminham em casa, na escola, em ambientes externos e na comunidade. Elas podem subir escadas sem o uso de corrimão. As crianças realizam habilidades motoras amplas como correr e saltar, mas velocidade, equilíbrio e coordenação são limitados.

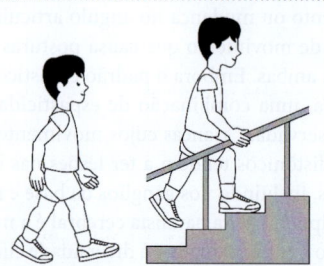

GMFCS de nível II
As crianças caminham na maioria dos ambientes e sobem escadas com o auxílio de corrimões. Elas podem ter dificuldades para caminhar longas distâncias e equilibrar-se em terrenos acidentados, inclinações, em áreas povoadas ou espaços confinados. As crianças podem caminhar com ajuda física, um dispositivo de mobilidade manual ou utilizar cadeira de rodas em longas distâncias. As crianças podem apresentar capacidade mínima de realizar habilidades motoras amplas como correr e saltar.

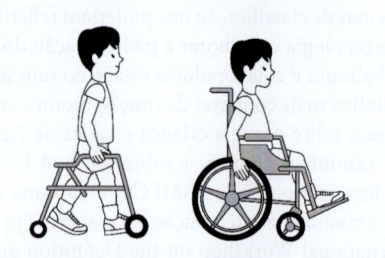

GMFCS de nível III
As crianças caminham usando um dispositivo de mobilidade manual na maioria dos ambientes internos. Elas podem subir escadas segurando-se no corrimão com supervisão ou auxílio. As crianças usam cadeira de rodas ao percorrerem longas distâncias e podem se autoimpulsionar por distâncias mais curtas.

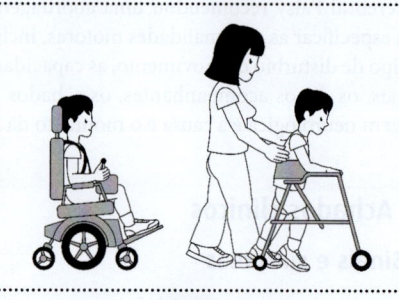

GMFCS de nível IV
As crianças usam métodos de mobilidade que requerem auxílio físico ou mobilidade motorizada na maioria dos ambientes. Elas podem caminhar por curtas distâncias em casa com auxílio físico ou usam cadeira motorizada ou um andador com suporte de tronco quando posicionado. Na escola, em ambientes externos e na comunidade as crianças são transportadas em uma cadeira de rodas manual ou usam motorizada.

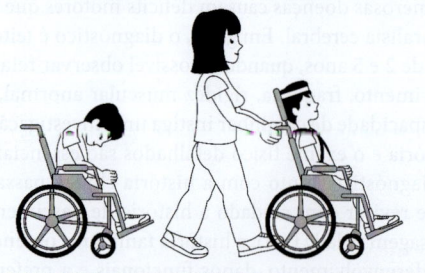

GMFCS de nível V
As crianças são transportadas em uma cadeira de rodas manual em todos os ambientes. Elas apresentam limitações em sua capacidade de manter posturas de cabeça e tronco eretas e movimentos de controle de perna e braço.

▲ **Figura 20.1** Gross Motor Function Classification Scale (GMFCS), ilustração expandida e revisada. (Reproduzida, com permissão, de Kerr Graham, Bill Reid e Adrienne Harvey. The Royal Children's Hospital, Melbourne.)

engatinhar em forma de combate ou sem flexionar os quadris) devem ser observadas.

Um exame neurológico minucioso deve começar com a observação do movimento e da postura da criança. O tônus muscular é avaliado movendo-se com cuidado as articulações por toda a sua amplitude de movimento e avaliando-se o grau de resistência. As escalas Modified Ashworth e Tardieu são ferramentas úteis na avaliação da espasticidade. A amplitude de movimento de cada articulação é avaliada para rigidez e contraturas musculares. Junto com a hipertonia, as crianças com paralisia cerebral podem apresentar perda de controle motor seletivo, fraqueza muscular e prejuízo no equilíbrio.

1. Tônus muscular, controle motor e movimento alterados
— Crianças com paralisia cerebral hipotônica costumam apresentar dificuldades em manter uma posição sentada, devido à fraqueza do pescoço e do tronco, e pernas em posição de rã, ao passo que aquelas com quadriplegia espástica têm quadris que cruzam a linha média ou postura extensora das pernas. Os braços podem estar em padrão flexor com ombros aduzidos e em rotação interna, cotovelos flexionados, antebraço pronado e mãos com punhos cerrados. As crianças com hemiplegia mostram preferência manual precoce e diminuição da capacidade de tarefas motoras bilaterais. O início do caminhar pode ser tardio, mas quase todas as crianças se tornam deambuladoras, desenvolvendo um padrão de marcha anormal similar àquele de um paciente com AVC e manifestando uma sinergia de padrão flexor espástico no membro superior e um padrão extensor no membro inferior.

As crianças com paralisia cerebral diplégica tendem a apresentar melhor controle torácico ao sentar do que aquelas com quadriplegia, mas têm equilíbrio dinâmico prejudicado e podem precisar de apoio ou um equipamento auxiliar para ficar em pé e caminhar. Elas tendem a deambular com um padrão de marcha em tesoura ou na ponta dos dedos (equino), devido à espasticidade dos flexores plantares do tornozelo e dos adutores do quadril. Um padrão de marcha agachada é observado em crianças mais velhas como resultado da fraqueza da extremidade inferior e de contraturas progressivas.

Na paralisia cerebral distônica ou discinética, o tônus muscular pode ser variável ou flutuante, e há contração muscular contínua, com movimentos repetitivos, em geral desencadeados ou mais evidentes com o esforço voluntário. As crianças com paralisia cerebral distônica pura raras vezes têm contraturas articulares. Alguns pacientes podem apresentar outros tipos de movimentos anormais, como coreia ou atetose.

2. Reflexos alterados ou persistentes
— Em geral, os reflexos de estiramento muscular apresentam-se com hiper-reflexia, e o clônus pode ser estimulado, em especial nos tornozelos e joelhos. A persistência de reflexos infantis primitivos (p. ex., de Moro, reflexo cervical tônico assimétrico e de preensão palmar e plantar) após os 6 meses de idade deve levantar suspeitas de anormalidade de desenvolvimento cortical. A emergência de reflexos de paraquedismo, equilíbrio ou do lado direito pode ser tardia ou prejudicada, e, algumas vezes, essas reações posturais ou de proteção não conseguem ser desenvolvidas.

3. Achados musculoesqueléticos secundários
— Embora a lesão e o distúrbio cerebral sejam estáticos, os problemas musculoesqueléticos secundários podem evoluir e avançar à medida que a criança cresce. O **pé equino** resultante da espasticidade e da contratura do gastrocnêmio e sóleo é um achado comum. A deformidade em equinovaro tem o componente em varo ou de inversão e é causada pela rigidez do músculo tibial anterior. Outras deformidades do pé incluem as combinações equino-plano-valgo e equino-cavo-varo.

No joelho, as **contraturas de flexão** ocorrem devido à espasticidade e à rigidez dos músculos isquiotibiais. Tais contraturas podem resultar em um padrão de marcha agachada entre pacientes deambulatórios e, nos casos graves, levar à inclinação pélvica posterior e à lordose lombar diminuída na posição sentada. A patela alta pode ocorrer devido ao aumento da tração muscular do reto femoral e pode resultar em uma marcha com joelho rígido, caracterizada pela dificuldade de flexionar o joelho durante a fase de oscilação. Com frequência, o joelho valgo está associado com anteversão femoral e rotação interna do quadril significativas.

Atenção especial deve ser dada à avaliação do paciente para a **luxação do quadril**, que é causada pela espasticidade dos adutores do quadril e pelo subdesenvolvimento do acetábulo. A subluxação do quadril é definida como uma porcentagem de migração de mais de 30% ao exame radiográfico; isso pode levar à luxação franca (Fig. 20.2). A rotação externa e a abdução do quadril limitadas, junto com um sinal de Galeazzi positivo (i.e., a perna mais fraca em pacientes com hemiplegia é mais curta) e dor na amplitude de movimento passiva dos quadris, deve levantar suspeita de patologia do quadril e é motivo para solicitação de exame de imagem. Até 33% das crianças com paralisia cerebral desenvolvem luxação do quadril, com a gravidade

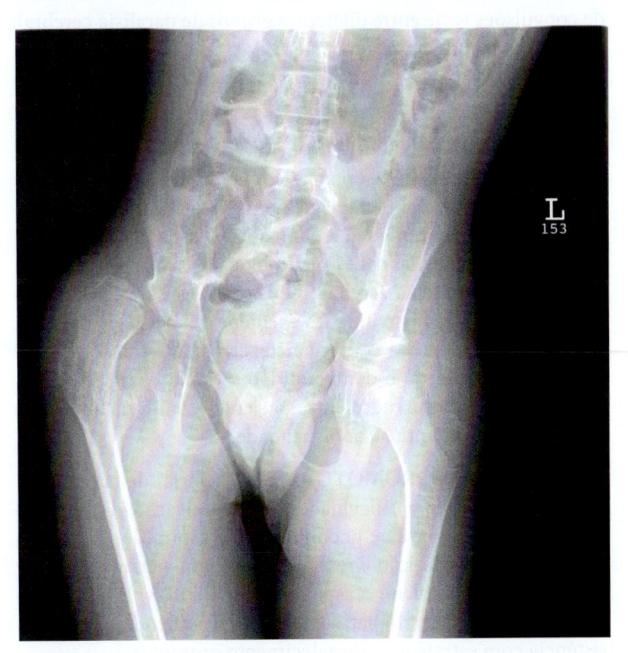

▲ **Figura 20.2** Luxação superolateral do quadril direito com displasia acetabular e subluxação leve do quadril esquerdo. A deformidade em valgo bilateral do quadril pode ser observada.

da luxação relacionada de forma direta com o nível de GMFCS (mais grave nos níveis IV e V). A deformidade em varo de uma perna com a outra em valgo (deformidade Windswept) ocorre quando um quadril fica em adução e rotação interna, enquanto o outro lado permanece em abdução e rotação externa. A observação do quadril é recomendada desde os 2 anos de idade, seguida por radiografias do quadril seriadas, manejo do tônus e, quando necessário, intervenção ortopédica, com o objetivo de prevenir a luxação do quadril, que pode levar a dor, diminuição da mobilidade e dificuldade em sentar e se posicionar. Outras anormalidades de membro comuns incluem anteversão femoral e torção tibial interna excessiva.

A **escoliose** neuromuscular é um problema comum nas crianças com paralisia cerebral, com uma incidência registrada de até 67%. A maioria dos casos ocorre em pacientes nos níveis de GMFCS IV e V. As curvaturas espinais graves, incluindo cifose, podem impedir o posicionamento e o sentar adequado, causando irritação ou rachadura de pele e comprometimento da função respiratória.

A **osteopenia** também é comum, colocando as crianças com paralisia cerebral em maior risco para fraturas de ossos longos com um trauma mínimo. Não existem orientações precisas a respeito do tratamento. A maioria dos médicos recomenda suplementação com vitamina D e cálcio enquanto se estimulam as atividades de sustentação de peso o máximo possível para a saúde óssea. Os tratamentos com bisfosfonato são reservados para pacientes que sofreram fraturas múltiplas ou para aqueles com fraturas por compressão vertebral.

4. Outros achados relacionados

A. DISTÚRBIOS DE CONVULSÕES — Embora a ocorrência de convulsões varie entre diferentes grupos de paralisia cerebral, as crianças com hemiplegia ou aquelas com danos motores graves (i.e., quadriplegia) muitas vezes apresentam epilepsia e distúrbios relacionados.

B. PROBLEMAS SENSORIAIS — A avaliação sensorial é difícil, em especial entre bebês e crianças com dano cognitivo. Aqueles com paralisia cerebral hemiplégica podem apresentar perda hemissensorial concomitante ou dano ao leve toque e dor. Distúrbios visuais e anormalidades oftalmológicas são frequentes em crianças com paralisia cerebral. O estrabismo é o achado mais comum. Outras anormalidades incluem dano visual cortical, ambliopia, distúrbio de convergência, erros de refração e astigmatismo. A perda ou o dano auditivo são relativamente raros, mas podem ser observados entre pacientes com uma síndrome genética concomitante ou anormalidade.

C. DISFUNÇÃO OROMOTORA — Disartria, disfagia e sialorreia podem levar a dificuldades de comunicação, diminuição da ingestão de calorias e pneumonia por aspiração. Em geral, um exame da deglutição é recomendado para ajudar a orientar a alimentação e prevenir a aspiração (ver Cap. 38), e o encaminhamento a um otorrinolaringologista é recomendado para assistência com estratégias e fortalecimento oromotor.

D. PROBLEMAS COM FALA E LINGUAGEM — O atraso na fala e na linguagem também é comum e tende a ser mais grave entre crianças com paralisia cerebral quadriplégica. As habilidades verbais podem estar bastante prejudicadas em uma criança com cognição normal; assim, outras formas de comunicação (p. ex., linguagem de sinais ou uso de um dispositivo de aumento da comunicação) devem ser exploradas.

E. ASPECTOS COGNITIVOS E COMPORTAMENTAIS — O nível cognitivo varia entre crianças com paralisia cerebral, mas o retardo mental está mais associado com o padrão quadriplégico espástico. Os pacientes com disfunção motora hemiplégica e diplégica podem ter inteligência normal ou algum grau de incapacidade de aprendizado, de forma a precisarem de serviços especiais de educação com um plano educacional individualizado (PEI) ou aulas particulares. É importante observar, contudo, que a gravidade dos danos motores e de linguagem não se equipara com o retardo mental. O nível cognitivo pode ser normal ou mesmo acima da média, em especial naqueles com lesões envolvendo estruturas extrapiramidais (p. ex., atáxica, distônica ou atetoide), e uma avaliação precisa das habilidades cognitivas é necessária para garantir o apoio educacional e profissional adequado. Problemas psicológicos, comportamentais e emocionais incluem transtorno de déficit de atenção/hiperatividade (TDAH), impulsividade, agressão, passividade e baixa autoestima. Algumas crianças podem ser autistas ou apresentar transtorno global do desenvolvimento.

B. Estudos de imagem

O exame de imagem neurológico é importante na identificação de lesões ou anormalidades que sustentam o diagnóstico de paralisia cerebral, bem como no esclarecimento da fisiopatologia por trás da apresentação clínica. A imagem por ressonância magnética (RM) é a melhor opção de estudo de imagem nesses casos, uma vez que pode ajudar a esclarecer o início ou momento da lesão. A leucomalácia periventricular é um achado clássico que, em geral, ocorre como resultado da hemorragia intraventricular em bebês prematuros (Fig. 20.3). Entre os bebês a termo, os achados de imagem neurológica costumam ser normais, e nenhuma lesão específica pode ser identificada. Bebês com infarto intrauterino tendem a mostrar mudanças cerebrais isquêmicas localizadas, com distribuições vasculares simples ou múltiplas. O infarto da artéria cerebral média unilateral (Fig. 20.4) é observado em 33% das crianças com paralisia cerebral hemiplégica. Deve ser obtido um perfil da coagulação para verificar um possível distúrbio hematológico que contribui para a ocorrência de AVCs em uma criança com paralisia cerebral.

▶ Diagnóstico diferencial

Ao realizar o diagnóstico de paralisia cerebral, é importante estabelecer, por meio da história e do exame físico, que não está ocorrendo regressão ou perda das habilidades antes adquiridas e que os achados não sugerem um distúrbio do sistema nervoso central degenerativo ou progressivo. Os danos funcionais podem piorar com o passar do tempo em crianças com paralisia cerebral como resultado de complicações musculoesqueléticas secundárias provenientes do tônus muscular anormal e da fraqueza,

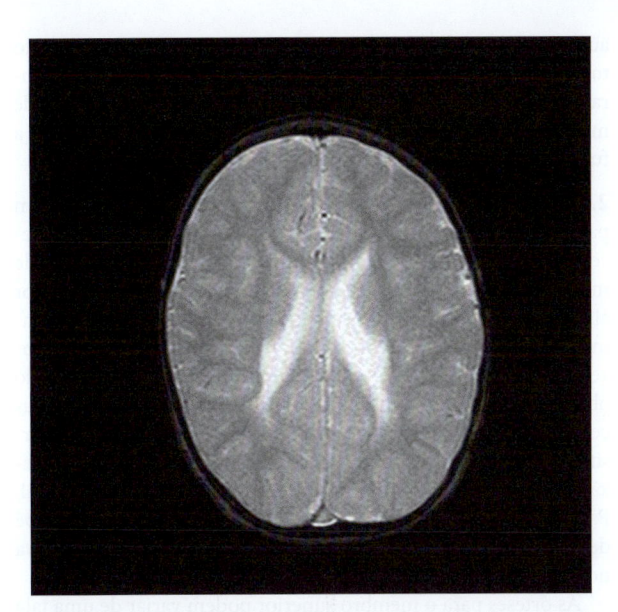

▲ **Figura 20.3** Exame de imagem por ressonância magnética do cérebro mostrando leucomalácia periventricular (*setas*).

mas nenhum achado neurológico novo deve ser observado nos exames posteriores. Anomalias de migração ou de desenvolvimento, como holoprosencefalia e lisencefalia, podem ser detectadas e, muitas vezes, estão associadas com aspectos dismórficos ou outras anomalias congênitas. Nesses casos, o teste genético deve ser realizado. Os importantes diagnósticos diferenciais para pacientes com o padrão diplégico espástico incluem distúrbios neuromusculares e miopatia (em especial nas crianças com achados do tipo hipotônico) e síndrome de Rett. A paraparesia espástica hereditária e as lesões da medula espinal, como tumor ou síndrome da medula presa, podem também imitar a paralisia cerebral; assim, a imagem da coluna pode ser realizada para eliminar essas condições, em especial quando os sintomas parecem progressivos ou a história não revela fatores de risco para paralisia cerebral. Os exames para identificar causas metabólicas incluem, mas não se limitam a, perfil metabólico básico; análise de aminoácido plasmático; níveis de ácido-base arterial; níveis de amônia, lactato, piruvato e bilirrubina; e urinálise (análise do ácido orgânico). A punção lombar para obter líquido cerebrospinal a fim de avaliar a presença de distúrbios de neurotransmissores ou deficiência de transporte de glicose pode ser solicitada, uma vez que essas condições estão altamente associadas com convulsões e distúrbios de movimento.

▶ Tratamento

Os resultados de habilitação ou reabilitação mais favoráveis são obtidos quando os objetivos são realísticos. Tentar atingir objetivos que estão além da capacidade do paciente pode deixar a criança e a família frustradas. A revisão frequente do progresso do paciente é fundamental, enquanto se solicita, simultaneamente, *feedback* dos profissionais de cuidado primário durante todo o processo de reabilitação. Os objetivos de reabilitação para uma criança com paralisia cerebral são específicos para cada paciente e devem combinar os objetivos dos cuidadores e da equipe de reabilitação.

A. Fisioterapia e terapia ocupacional

Há significativa evidência estatística de melhora da mobilidade funcional por meio do fortalecimento muscular em pacientes com paralisia cerebral cuja fraqueza muscular prejudicou sua mobilidade funcional, mas cujos músculos ainda são capazes de gerar movimento voluntário suficiente a ponto de serem treinados. A National Guideline Clearinghouse publicou a melhor evidência sobre fortalecimento para indivíduos com paralisia cerebral, idade entre 4 e 20 anos, que demonstram fraqueza muscular. Ela recomenda treinamento de força com poucas repetições até a fadiga, com períodos de repouso entre os exercícios. O treinamento de força deve ser específico da tarefa e projetado para as extremidades superior ou inferior, ou ambas, quando indicado. Várias técnicas podem ser empregadas para intensificar a estimulação de desenvolvimento e promover melhoras funcionais.

A hidroterapia pode ser útil para atingir objetivos relacionados ao aumento da resistência, formando padrões de movimento mais eficientes e auxiliando na respiração e na fonação. A água morna relaxa músculos espásticos, levando a uma diminuição no tônus e, em virtude disso, ao desenvolvimento de padrões de movimento mais eficientes. Além disso, a pressão hidrostática ativa os receptores sensoriais e aumenta a pressão pulmonar externa, facilitando a respiração e a comunicação.

A terapia por contenção induzida (TCI) e o treinamento bimanual podem ser usados para melhorar a função motora fina

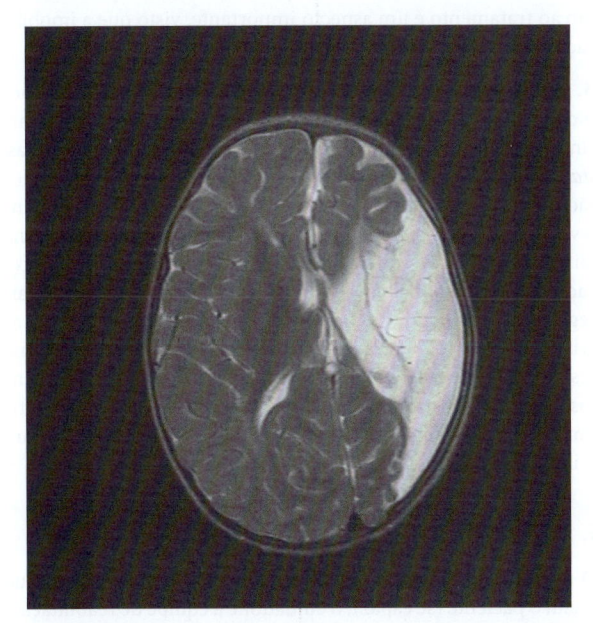

▲ **Figura 20.4** Encefalomalácia consistente com infarto da artéria cerebral média esquerda.

e do membro superior em pacientes com paralisia cerebral hemiplégica. A TCI pode ser usada para ajudar a facilitar o uso e a função da extremidade plégica e negligenciada. Estudos comparando TCI com treinamento bimanual foram inconclusivos em determinar se um é mais vantajoso que o outro; melhoras no uso e na função do membro, bem como na qualidade de vida, são registradas com ambas as técnicas, até mesmo quando combinadas. Outras modalidades terapêuticas incluem estimulação elétrica neuromuscular, *biofeedback*, equoterapia e treinamento em esteira com sustentação parcial de peso corporal.

B. Fonoaudiologia e otorrinolaringologia

Muitas vezes, a aversão oral é o problema inicial na alimentação, especialmente entre bebês doentes que vêm recebendo alimentação via sonda enteral ou parenteral por bastante tempo. A estimulação oromotora e as técnicas de dessensibilização podem ser aplicadas. As crianças com fraqueza oromotora e disfagia devem ser avaliadas por um otorrinolaringologista. Um fonoaudiólogo também pode abordar aspectos relacionados à deglutição, bem como déficits da fala e linguagem, incluindo comunicação verbal e não verbal (o Cap. 38 traz detalhes sobre essa avaliação). Com os avanços na tecnologia, vários dispositivos computadorizados de adaptação estão sendo utilizados para ajudar na comunicação.

C. Suplementação nutricional

Nos casos de pacientes com disfagia moderada a grave, a colocação de uma sonda nasogástrica ou de gastrostomia pode ser indicada para garantir a nutrição segura e adequada. A doença do refluxo gastroesofágico (DRGE) é altamente predominante, em especial entre bebês prematuros, e deve ser manejada por meio de uma combinação de posicionamento e medicações para diminuir o pH gástrico e prevenir o vômito. A fundoplicatura de Nissen pode ser realizada com a colocação de um tubo de gastrostomia em crianças com DRGE grave.

D. Manejo de problemas oromotores

Com frequência, as crianças com paralisia cerebral apresentam dificuldades em manejar secreções orais devido à fraqueza oromotora e à deglutição deficiente. Isso pode levar a sialorreia e aspiração. As opções de manejo incluem medicações anticolinérgicas, como glicopirrolato, escopolamina em forma de emplastro e gotas de atropina. A toxina botulínica também pode ser injetada nas glândulas salivares, e a intervenção cirúrgica mais definitiva pode ser feita (p. ex., ligação ou excisão do duto salivar).

E. Imobilização, órteses e equipamentos auxiliares

1. Imobilização seriada — Para a redução de uma articulação flexível, é aplicado gesso (macio, macio reforçado ou gessado bivalve ou de fibra de vidro) por 1 a 4 semanas e trocado a cada 7 a 10 dias. Esse ciclo continua enquanto a amplitude de movimento articular, a marcha e outros achados físicos são reavaliados e até os objetivos da amplitude de movimento do joelho ou tornozelo serem atingidos. Os objetivos da terapia extensa podem incluir aumento da amplitude de movimento passiva da dorsiflexão do tornozelo ou extensão do joelho, ou ambos. De modo a melhorar o encaixe da composição, deve-se aumentar a amplitude de movimento durante as rotinas de alongamento diárias, avançar a função global ou retardar os procedimentos invasivos.

2. Órteses — Várias órteses são recomendadas para crianças com paralisia cerebral. Os objetivos de sua aplicação incluem fornecer estabilidade, prevenir contraturas, melhorar a amplitude de movimento, melhorar o posicionamento e promover um melhor alinhamento do tornozelo-pé quando o paciente fica de pé ou caminha. A órtese de membro inferior mais comum é a de tornozelo-pé (OTP). Ela pode ser fixa ou articulada, dependendo do objetivo e do nível de função do paciente. Em geral, para crianças com marcha equina espástica, mas com algum movimento de dorsiflexão do tornozelo, uma OTP articulada com bloqueio de flexão plantar pode ajudar a melhorar o padrão de marcha anormal. Para crianças com marcha agachada, uma órtese de tornozelo-pé de reação ao solo pode ajudar a diminuir a dorsiflexão excessiva no tornozelo, fornecendo aumento da extensão do joelho.

As órteses para o membro superior podem variar de uma tala para a mão em repouso feita sob medida até uma luva de neoprene no punho ou na mão para prevenir a flexão excessiva do punho e sustentar essa articulação em extensão para facilitar a preensão. Talas dinâmicas fornecem alongamento contínuo de carga baixa a uma articulação e podem ser usadas para melhorar a amplitude de movimento e para facilitar determinadas funções funcionais.

Órteses espinais variam de moles a rígidas. A órtese pode fornecer compressão e *feedback* sensorial para facilitar a sustentação do tronco em crianças com musculatura do tronco fraca. Para aquelas com escoliose neuromuscular, um dispositivo de sentar acolchoado, de suporte, adequadamente encaixado, tem vantagem sobre uma imobilização espinal rígida, uma vez que esta última não é efetiva na correção da curvatura espinal. A adesão ao tratamento é um aspecto importante, visto que a imobilização requer pelo menos 23 horas por dia de uso.

3. Equipamentos auxiliares ou adaptativos — As opções incluem dispositivos com assentos acolchoados, como um carrinho de bebê ou cadeira de rodas (manual ou elétrica), rampas, *standers*, andadores e muletas (Fig. 20.5). Sistemas de guinchos são oferecidos a famílias de crianças completamente dependentes para transferências quando o peso crescente da criança torna tais movimentações difíceis. O equipamento de banho (p. ex., cadeira de banho, banco de ducha) também proporciona mais segurança e facilidade nas atividades da vida diária, tanto para as crianças quanto para profissionais e cuidadores. Modificações na residência podem ser necessárias para acomodar os equipamentos, incluindo instalação de barras de apoio, que irão permitir um pouco de independência em atividades da vida diária para crianças que deambulam em ambiente doméstico.

F. Manejo da espasticidade

O manejo da espasticidade requer uma abordagem ampla, que inclui o paciente (se capaz), o cuidador e a equipe de reabilitação. Os objetivos podem incluir alívio da dor, aumento da função e mobilidade, melhora da amplitude e flexibilidade e assistência

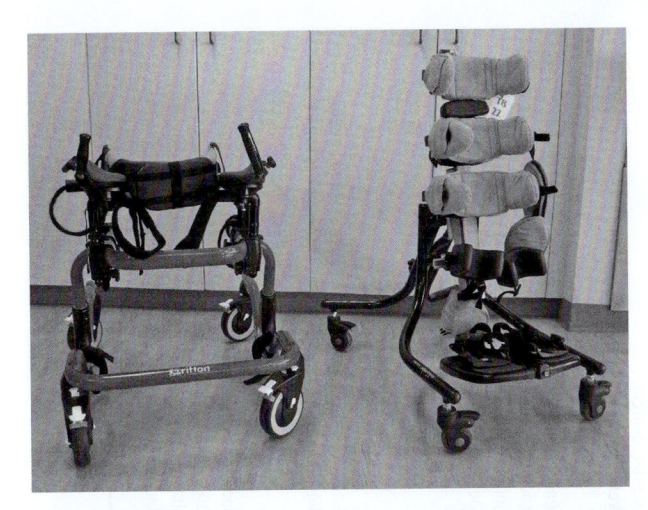

Figura 20.5 Treinador de marcha e *stander*.

anormalidades de rotação afetando a função, luxação articular com dor e problemas de calçado e higiene. As intervenções incluem alongamento do músculo-tendão, transferências de tendão, osteotomia e procedimentos de artrodese. Os procedimentos do músculo-tendão podem incluir alongamento de tendão do tipo Z ou alongamento muscular. O alongamento do tendão do tipo Z aumenta a amplitude de movimento articular, ao passo que o alongamento muscular resulta no recesso muscular mais próximo da junção do tendão muscular, que rompe os receptores de Golgi e, assim, diminui a espasticidade. Os efeitos colaterais do alongamento do tendão do tipo Z podem incluir alongamento excessivo do tendão ou um músculo contraído.

As transferências de tendão são feitas em músculos espásticos de modo a fixar a deformidade conectando um músculo espástico a um grupo muscular antagonista mais fraco. Um reto femoral espástico pode ser conectado aos isquiotibiais para corrigir uma marcha de joelho rígido durante a fase de oscilação. Um tibial posterior espástico pode ser conectado à parte lateral do pé para ajudar na correção de uma deformidade do pé em varo. Como as cirurgias de tendão com frequência precisam ser repetidas, Graham e colaboradores recomendam esperar até que um paciente atinja 7 a 9 anos de idade antes de intervir de forma cirúrgica; esse é um tempo suficiente para a distonia aparecer por completo e também permite a realização de uma análise detalhada da marcha. Uma cirurgia de múltiplos níveis em um evento (CMNE) pode ser feita de modo a combinar cirurgia óssea com cirurgia de tendão (que poderia, por sua vez, precisar ser repetida se feita com antecedência).

Uma osteotomia envolve cortar o osso para melhorar a posição e o alinhamento. Para a criança que apresenta um quadril displásico com subluxação e coxa valga, uma osteotomia para desfazer a rotação em varo para o aspecto proximal de um fêmur em anteversão pode melhorar a cobertura do quadril, e a colocação superior do músculo e dos tendões irá resultar em mais força e melhora da conservação de energia. Uma artrodese, ou fusão articular, pode ser feita para corrigir uma deformidade de alinhamento, estabilizar uma articulação ou prevenir a recorrência de contratura.

B. NEUROCIRURGIA — A intervenção neurocirúrgica pode ser feita para melhorar a espasticidade localizada ou generalizada. A intervenção pode envolver o cérebro, a medula espinal ou o sistema nervoso periférico e focar principalmente a diminuição do tônus muscular anormal.

A terapia por bomba de baclofeno intratecal pode ser considerada no tratamento de pacientes com espasticidade grave refratária ao tratamento farmacológico ou quando os efeitos colaterais são demasiados. Ela foi aprovada pela U.S. Food and Drug Administration para o tratamento da espasticidade relacionada a vários distúrbios neurológicos, incluindo paralisia cerebral. O dispositivo de bomba está disponível em diferentes tamanhos e contém um suprimento de fármaco que pode durar até seis meses, dependendo da taxa da dose. Em geral, ele é inserido no subcutâneo no abdome. Os seguintes riscos de complicações por uso da bomba de baclofeno foram registrados: falha da bomba, 0,2%; falha do cateter (fraturas, dobras, deslocamento), 10%; e infecção, menos de 10%. Se a administração de baclofeno intratecal parar de forma súbita, o paciente pode sofrer com a interrupção

para aliviar a sobrecarga de responsabilidades do cuidador. Os profissionais devem lembrar que, junto com o tônus muscular anormal, está a fraqueza. Várias opções de tratamento podem ser usadas, de modo isolado ou combinado, dependendo da localização, distribuição e gravidade da espasticidade, bem como da forma como ela afeta a função e o cuidado do paciente.

1. Farmacoterapia

A. MEDICAÇÕES ORAIS — As medicações orais são indicadas a pacientes que requerem manejo da espasticidade generalizada. Há evidência a favor do tratamento da espasticidade em curto prazo com diazepam em crianças com paralisia cerebral e a favor da tizanidina. Contudo, a evidência é insuficiente para defender ou refutar o uso dessas medicações, de dantrolene ou de baclofeno (oral ou intratecal) para melhorar a *função motora*. O Quadro 20.4 lista medicações orais usadas para manejo da espasticidade e da distonia.

B. TRATAMENTO LOCALIZADO: TOXINA BOTULÍNICA — Nas crianças, a dose recomendada de toxina botulínica tipo A usada para quimiodenervação é 16 a 20 unidades/kg, que pode ser repetida a cada 12 semanas, se necessário. A dosagem para diferentes músculos depende do tamanho do músculo, da gravidade da espasticidade e dos objetivos.

Bloqueios com álcool como fenol (3-6%) também são usados para injeções perineurais ou em ponto motor. São bastante úteis quando administrados para bloqueio do ramo motor do obturador, a fim de diminuir a espasticidade dos adutores do quadril, ou no nervo musculocutâneo, para reduzir a espasticidade do membro superior. Os efeitos são imediatos e duram mais do que a toxina botulínica. Os efeitos colaterais incluem dor sobre o local da injeção, disestesias e possível edema tecidual e cicatrização.

2. Medidas cirúrgicas

A. INTERVENÇÕES ORTOPÉDICAS — As indicações gerais para a cirurgia ortopédica incluem contraturas fixas e

Quadro 20.4 Medicações orais usadas no tratamento da espasticidade e da distonia

Medicação	Classe	Dosagem	Formulação [a]	Efeitos colaterais	Precauções
Baclofeno	Agonista do $GABA_B$	Inicial: 10-20 mg/dia divididos em 3 vezes por dia; aumentar lentamente a titulação Crianças 1-4 anos: 2,5-5 mg, 2-3 vezes por dia Crianças 5-12 anos: 2,5-10 mg, 3 vezes por dia **Máximo:** 80-120 mg/dia	Comprimido: 10 mg, 20 mg Suspensão oral: 10 mg/mL (composto)	Sonolência, depressão do SNC, fadiga, fraqueza, constipação, limiar convulsivo diminuído	Não parar abruptamente Alucinação, convulsão, prurido com interrupção abrupta (em especial com a liberação intratecal)
Diazepam	Agonista do $GABA_A$	0,12-0,8 mg/kg/dia em doses divididas a cada 6-8 horas	Solução: 1 mg/mL Comprimido: 2 mg, 5 mg	Sonolência, depressão do SNC e respiratória, hipotensão, fadiga, fraqueza Reações paradoxais: comportamento hiperativo ou agressivo, alucinações	Monitorar a condição respiratória A interrupção abrupta pode causar aumento na atividade convulsiva
Tizanidina	Agonista α_2-adrenérgico	Inicial: 0,5-1 mg, 4 vezes por dia; aumentar lentamente a titulação **Máximo:** 6 mg/dia	Comprimido: 2 mg, 4 mg	Sonolência, fadiga, perda de apetite, náusea ou vômito (ou ambos), nervosismo, alucinações, hipotensão	Monitorar a condição respiratória e a pressão arterial
Dantrolene sódico	Inibe a liberação de cálcio no retículo sarcoplasmático dos músculos esqueléticos	Inicial: 0,5 mg/kg/dose, 2 vezes ao dia; aumentar lentamente **Máximo:** 3 mg/kg, 4 vezes ao dia ou 100 mg, 4 vezes ao dia	Comprimido: 25 mg, 50 mg, 100 mg	Tontura, vertigem, fraqueza, mal-estar, diarreia **Possível hepatotoxicidade**	Monitorar de perto os TFH
Triexifenidil[b]	Anticolinérgico	Inicial: 0,05 mg/kg, 2 vezes ao dia; aumentar gradualmente em incrementos de 0,05 mg/kg/dia, semanalmente, até 0,25 mg/kg, 3 vezes ao dia ou Iniciar com 1-2 mg/dia; aumentar lentamente a titulação para 15 mg/dia	Comprimido: 2 mg, 5 mg Xarope: 2 mg/5 mg	Sonolência, tontura, constipação, retenção urinária, rubor, náusea, nervosismo, visão borrada, boca seca	Aumentar a dosagem aos poucos; monitorar para efeitos colaterais anticolinérgicos
Clonazepam[b]	Benzodiazepínico (agonista do GABA)	Inicial: 0,01-0,03 mg/kg/dia, divididos em 2 a 3 vezes diárias Manutenção: 0,1-0,2 mg/kg/dia, divididos em 2 ou 3 vezes por dia	Comprimido: 0,5 mg, 1 mg, 2 mg Pastilhas: comprimidos de desintegração oral 0,125 mg, 0,25 mg, 0,5 mg, 1 mg, 2 mg	Sonolência, tontura, ataxia, fadiga, depressão do SNC	Não parar abruptamente Monitorar os TFH e HMC se o uso for de longo prazo
Carbidopa/levodopa[b]	Precursor/agonista da dopamina	Formulação 25/100: pode-se iniciar com ¼ de comprimido, 2 vezes ao dia, e aumentar gradualmente a titulação para 1 comprimido, 3 ou 4 vezes por dia	Comprimido: 10/100 mg, 25/100 mg, 25/250 mg Pode ser composto como elixir	Incômodo gastrintestinal, náusea, vômito (fator limitador significativo), sedação, discinesia	Pode-se administrar carbidopa adicional ou dar com as refeições para minimizar os sintomas gastrintestinais

GABA, ácido γ-aminobutírico; SNC, sistema nervoso central; TFH, testes da função hepática; HMC, hemograma completo.
[a] Como fornecido nos Estados Unidos.
[b] Primariamente usado para distonia.

aguda de baclofeno. Isso deve ser tratado com a troca para a dose oral de baclofeno e de benzodiazepínicos intravenosos enquanto o paciente é clinicamente monitorado. Os sintomas da interrupção aguda de baclofeno podem variar desde aumento da rigidez muscular a rabdomiólise proveniente da lesão muscular. A *overdose* de baclofeno pode ocorrer e resultar de mau funcionamento ou de erros de programação do aparelho. Os cuidadores devem, portanto, ter boa compreensão dessa opção de tratamento e estar aptos a monitorar e registrar qualquer mudança significativa no tônus que possa autorizar a investigação e a intervenção clínica imediata. Obedecer às datas para ajustes e reposição da dose é crucial. A duração da bateria é de cerca de sete anos.

A rizotomia dorsal seletiva envolve a diminuição do *input* sensorial na medula espinal por meio da separação de uma porção das raízes dorsais ou sensoriais de modo intradural nos níveis L2-S1. O monitoramento eletromiográfico intraoperatório pode ajudar a identificar raízes nervosas sensoriais de neurônios motores inferiores hiperativos. O candidato ideal para esse procedimento é a criança entre 3 e 6 anos de idade, com paralisia cerebral diplégica espástica, com bom controle motor seletivo e cognição normal ou próxima do normal. A presença de distonia significativa e de outros distúrbios de movimento é contraindicação para esse procedimento. No pós-operatório, um programa de reabilitação intensivo é fundamental para o novo treinamento da força e da marcha.

A estimulação profunda do cérebro na paralisia cerebral distônica envolve a implantação estereotáxica de eletrodos no *globo pálido* (interno) dos núcleos da base, de modo unilateral ou bilateral, junto com um gerador de pulso implantável e programável. Muitas vezes, a programação pós-operatória requer meses para identificar os parâmetros de estimulação favoráveis.

G. Medida dos resultados

Em razão da complexidade da paralisia cerebral como um distúrbio e do tratamento multimodal que pode ser necessário, o objetivo deve ser claro antes de se aplicar qualquer intervenção. A International Classification Model of Functioning, Disability and Health (ICF), lançada pela Organização Mundial da Saúde (OMS), recomenda um esquema de trabalho avaliativo que foque quatro componentes: estrutura corporal, atividade, participação e fatores ambientais. Para a estrutura e a função corporal, podem ser usados análise da marcha por vídeo, Gillette Gait Index, medidas de amplitude de movimento e de força. O Gross Motor Function Measure (GMFM) e a Functional Mobility Scale podem ser usados para avaliar a atividade. O Child Health Questionnaire e as medidas de qualidade de vida trabalham fatores ambientais e pessoais, abordando os dois componentes finais no esquema da OMS.

Albright AL: Intrathecal baclofen for childhood hypertonia. Childs Nerv Syst 2007;23:971–979.

Alexander M, Matthews D: *Pediatric Rehabilitation: Principles and Practice*, 4th ed. Demos Medical, 2010.

Bax M, Goldstein M, Rosenbaum P, et al: Proposed definition and classification of cerebral palsy. Dev Med Child Neurol 2005;47:571–576.

Boyd R, Sakzewski L, Ziviani J, et al: INCITE: A randomized trial comparing constraint induced movement therapy and bimanual training in children with congenital hemiplegia. BMC Neurol 2010;10:4.

Cincinnati Children's Hospital Medical Center: *Evidence-Based Care Guideline for Serial Casting of the Lower Extremity.* Cincinnati Children's Hospital Medical Center, 2009:1–12.

Gage J, Schartz M, Koop S, Novacheck T: *The Identification and Treatment of Gait Problems in Cerebral Palsy*, 2nd ed. MacKeith Press, 2009.

Graham HK, Harvey A: Assessment of mobility after multi-level surgery for cerebral palsy. J Bone Joint Surg Br 2007;89:993–994.

Lynn, AK, Turner M, Chambers HG: Surgical management of spasticity in persons with cerebral palsy. Am Acad Phys Med Rehabil 2009;1:834–838.

Loeters MJ, Maathuis CG, Hadders-Algra M: Risk factors for emergence and progression of scoliosis in children with severe cerebral palsy: A systematic review. Dev Med Child Neurol 2010;52:605–611.

Quality Standards Subcommittee of the American Academy of Neurology and Practice Committee of the Child Neurology Society, Delgado MR, Hirtz D, et al: Pharmacologic treatment of spasticity in children and adolescents with cerebral palsy (an evidence-based review). Report of the Quality Standards Subcommittee of the American Academy of Neurology and the Practice Committee of the Child Neurology Society. Neurology 2010;74:336–343.

Sanger TD, Chen D, Fehlings DL, et al: Definition and classification of hyperkinetic movements in children. Mov Disord 2010;25:1538–1549.

ESPINHA BÍFIDA

FUNDAMENTOS DO DIAGNÓSTICO

- Distúrbio congênito resultante do fechamento incompleto do tubo neural.
- O tecido neural pode mostrar variados graus de envolvimento e déficits neurológicos resultantes.
- A mielomeningocele com frequência está associada com complicações vesicais, intestinais, ortopédicas, musculoesqueléticas e déficits cognitivos.

Considerações gerais

A *espinha bífida* é um termo geral que se refere a um grupo de defeitos de desenvolvimento relacionados ao fechamento incompleto do tubo neural. Os defeitos de fechamento do tubo neural (DFTN) originam-se de anormalidades na gastrulação durante o primeiro mês de gestação, quando as células da porção dorsal do feto não se fundem anteriormente, deixando uma abertura dentro da medula espinal ou do cérebro. Como resultado, pode surgir o desenvolvimento incompleto da medula espinal, do cérebro e das meninges. A espinha bífida pode ocorrer em todos os níveis da coluna vertebral, entretanto é mais comum nas áreas lombar e sacral.

Em geral, o fechamento do tubo neural ocorre por volta do 26º dia de gestação. Vários tipos de defeitos de fechamento do tubo neural podem ocorrer em diferentes pontos de tempo dentro dos primeiros 1 a 2 meses de gravidez. A espinha bífida cística, a anencefalia ou a craniorraquisquise costumam ocorrer entre a 3ª e a 4ª semanas. A espinha bífida cística é o defeito mais comum e mais grave que é compatível com a vida. A anencefalia é uma forma de defeito do tubo neural que ocorre na extremidade cefálica, resultando em ausência de uma porção maior do cérebro e do crânio. A craniorraquisquise ocorre em 10 a 20% dos casos e geralmente leva à morte por volta do momento do parto, porque todo o cérebro e a medula espinal permanecem abertos. A anencefalia e a craniorraquisquise são incompatíveis com a vida.

A. Classificação

Há ampla variação fenotípica dentro do diagnóstico de espinha bífida, incluindo espinha bífida oculta, espinha bífida cística com meningocele e espinha bífida cística com mielomeningocele (MMC). Outra forma, chamada de *lipomielomeningocele*, pode ocorrer quando uma MMC subjacente é coberta com um lipoma (Fig. 20.6).

A espinha bífida oculta é a forma mais branda e resulta em uma pequena separação ou hiato em uma ou mais vértebras. Está presente em até 40% dos norte-americanos, é mais comum na espinha lombar ou sacral e pode produzir apenas achados externos (p. ex., um tufo de cabelo anormal, agrupamento de gordura ou uma pequena covinha ou marca de nascimento) sem déficits neurológicos, visto que os tecidos neurais não são lesionados. Ela é com frequência um achado incidental nas radiografias planas quando se investiga a dor lombar mais adiante na vida, uma vez que esses pacientes podem estar propensos a espondilolistese ou a um defeito da *pars interarticularis*.

A espinha bífida cística com meningocele é uma forma rara na qual as meninges ficam salientes através de uma abertura nas vértebras. Com frequência, o desenvolvimento da medula espinal é normal, e as membranas podem ser removidas com pouco ou nenhum dano às trajetórias nervosas.

A espinha bífida com MMC é a forma mais comum e mais grave, sendo responsável por 80 a 90% de todos os tipos de disrafismo espinal. Nessa condição, o canal espinal permanece aberto junto a várias vértebras na coluna lombossacral ou torácica. Como resultado, a medula espinal e as meninges ficam salientes no nascimento, deixando o saco dural exposto no dorso da criança, com ou sem cobertura de pele, aumentando a probabilidade de infecções. Nos casos de MMC, o nível da lesão muitas vezes afeta a função. O dano neurológico inclui paralisia abaixo do nível da lesão (com frequência dos membros inferiores), intestino e bexiga neurogênicos e espasticidade. A MMC está também altamente associada com hidrocefalia, convulsões e outras complicações ortopédicas e clínicas. Quanto mais alto o nível de envolvimento da medula espinal, maior o grau de dano e risco de malformações cerebrais, com resultados cognitivos e motores piores.

A diastematomielia é a divisão longitudinal da medula espinal inferior em associação com elementos mesodérmicos como ossos ou bandas fibrosas; isso pode ocorrer de forma isolada ou com a MMC.

B. Epidemiologia

A espinha bífida é o defeito de nascimento mais comum do sistema nervoso central e o defeito de nascimento mais complexo compatível com a sobrevivência. A incidência de espinha bífida é de 1 a 2 a cada 1.000 nascidos vivos no mundo todo. Ela é alta entre brancos de descendência europeia e hispânicos e mais baixa entre asiáticos e aqueles de descendência do Pacífico. A espinha bífida é também mais comum em mulheres. A prevalência está diminuindo na América do Norte e na Europa Ocidental devido à fortificação alimentar e ao diagnóstico pré-natal avançado, levando a abortos eletivos.

C. Etiologia e fatores de risco

Os defeitos de fechamento do tubo neural estão ligados à ingestão inadequada de ácido fólico nas gestantes. Desse modo, recomenda-se às mulheres que pretendem engravidar o uso de uma suplementação de ácido fólico de baixa dose, a cerca de 0,4 mg/dia, pelo menos três meses antes da concepção e até a 12ª semana de gestação. Mulheres que tiveram uma criança com DFTN ou que estão tomando anticonvulsivos precisam de uma suplementação mais alta, ao redor de 4 a 5 mg/dia. Contudo, mesmo se todas as mulheres em idade fértil tomassem suplementação alimentar, a fortificação poderia prevenir apenas 50 a 70% dos DFTN, o que indica que a condição é multifatorial e que outros elementos de risco também estão presentes.

O nível da lesão, a etnia e o estado socioeconômico são responsáveis pela heterogeneidade genética. Além disso, uma história materna de diabetes melito ou níveis de glicose no sangue elevados

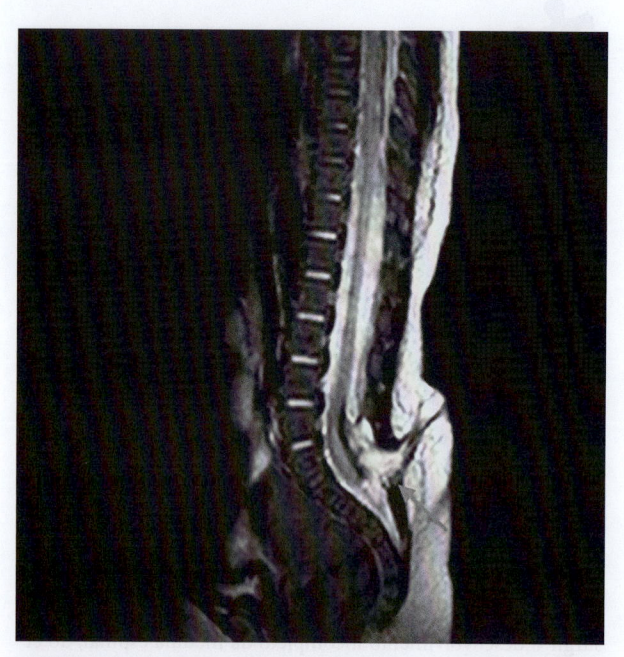

▲ **Figura 20.6** Lipomeningocele em L5 e no nível sacral superior. O lipoma (*seta*) prende a medula espinal e se estende através dela.

no início da gravidez, obesidade, classe socioeconômica baixa, concepção no meio da primavera, exposição ao calor e ingestão materna de fármacos anticonvulsivos (p. ex., ácido valproico ou carbamazepina) foram identificados como fatores de risco. Imagina-se que haja um componente genético para os DFTN, visto que a taxa de recorrência para ter uma segunda criança com espinha bífida varia de 2,4 a 5% ou 1 para 25, e essa taxa dobra se duas crianças já foram afetadas. De maneira similar, quando o pai tem espinha bífida, há 4% de chance de passar o distúrbio para o filho.

▶ Achados clínicos

A abordagem na avaliação de um recém-nascido ou de uma criança com espinha bífida é similar àquela de um paciente com disfunção da medula espinal. Em geral, neonatos e bebês não toleram o teste muscular manual tradicional; assim, o exame motor deve focar a observação de postura, movimentos espontâneos, reflexos, tônus muscular e reflexos do tendão profundo (Quadro 20.5). Exames retais e sensoriais também são realizados. Além disso, a avaliação inclui a verificação de integridade articular e amplitude de movimento para contraturas e deformidades, que podem ser secundárias a um posicionamento *in utero*.

A. Sinais e sintomas

Os DFTN comuns são resumidos na seção Classificação, abordada anteriormente. O choque espinal pode estar presente; o nível motor pode ser assimétrico e pode não se correlacionar com a anomalia cerebral ou o local da lesão. Deformidades musculoesqueléticas congênitas comuns incluem displasia do quadril, contraturas na flexão do quadril ou joelho, extensão do joelho, contraturas, *talipes equinovarus* (pé torto) e calcâneo-valgo (ver, mais adiante, a abordagem das deformidades comuns da extremidade inferior). A vigilância, a capacidade de atenção visual, o reflexo de sucção e deglutição e as capacidades do bebê devem ser observados, uma vez que a hidrocefalia causa aumento na pressão intracraniana e compressão cerebral, sendo uma complicação comum mesmo no período de recém-nascido.

Quadro 20.5 Achados motores de acordo com o nível da lesão da espinha bífida

Nível de envolvimento	Achados do exame
Torácico	Flácido, sem movimento espontâneo, postura de "perna de rã"
Lombar alto	Flexão do quadril sem resistência e adução, extensão do joelho geralmente ausente
Lombar médio	Extensão de joelho ou quadríceps fraca
Lombar inferior	L4: flexão do joelho sem resistência e extensão do joelho, glúteos fracos L5: maior flexão do joelho, glúteos relativamente enfraquecidos
Sacral	Fraqueza dos intrínsecos do pé Alguma flexão plantar ativa

A respiração pode também ser anormal nos neonatos com compressão do tronco cerebral. A ingestão nutricional, a sucção e a deglutição podem estar prejudicadas e exigir encaminhamento para terapia alimentar. A função vesical e intestinal deve ser avaliada. A produção e a frequência urinárias diminuídas podem indicar bexiga flácida, e a cateterização pode ser necessária para esvaziar a bexiga de forma adequada.

B. Estudos laboratoriais e de imagem

Com frequência, o diagnóstico e o tratamento da espinha bífida começam antes do nascimento, entre 16 e 18 semanas de gestação. Os testes sanguíneos podem revelar aumentos na α-fetoproteína do soro materno (AFP), uma enzima produzida pelo feto. A AFP aumentada pode também estar presente em casos de gestações múltiplas, anencefalia, morte fetal ou onfalocele, tornando o diagnóstico incerto com os testes sanguíneos maternos isolados. Uma maneira mais específica de medir a AFP é pela amniocentese (amostra de líquido amniótico), pois ela é com frequência amostrada com isoenzima acetilcolina esterase, uma enzima que fica aumentada apenas em conjunto com a espinha bífida. Contudo, a amniocentese pode estar relacionada a risco mais alto de trabalho de parto pré-termo ou infecção; assim, os riscos e benefícios do procedimento devem ser considerados. A ultrassonografia de alta resolução é programada entre 16 e 24 semanas de gestação para ajudar na confirmação do diagnóstico.

▶ Tratamento

O manejo se inicia no pré-natal e inclui educação e aconselhamento familiar. A cesariana é empregada para reduzir o trauma ao saco neural exposto, de maneira ideal em um centro de atenção terciária com acesso a equipe médica especializada que esteja familiarizada com o diagnóstico. O fechamento cirúrgico é recomendado dentro de 24 a 48 horas após o nascimento, para tentar preservar a função neurológica existente.

A cirurgia intrauterina para a espinha bífida pode ser feita entre 19 e 25 semanas em uma tentativa de preservar a integridade neuromuscular e minimizar o dano iatrogênico. Esse procedimento visa melhorar o resultado neurológico, mas pode estar associado a riscos fetais e maternos, como parto pré-termo, complicações intraoperatórias ou defeitos da cicatriz uterina. A segurança e a eficácia desse procedimento ainda estão sendo investigadas.

O objetivo da reabilitação é maximizar as capacidades funcionais, bem como prevenir complicações secundárias, como ruptura de pele e deformidades musculoesqueléticas que podem futuramente impedir a função.

A. Complicações neurocirúrgicas

A malformação de Chiari do tipo II ocorre em mais de 90% das pessoas com MMC e envolve deslocamento caudal ou herniação de medula, ponte inferior, quarto ventrículo ou verme cerebelar no canal cervical. As complicações que surgem desse tipo de malformação incluem hidrocefalia, disfunção ventilatória central, estridor, obstrução da via aérea superior, apneia do sono central ou aspiração. Destas, a disfunção de ventilação central é a causa mais frequente de morte nessa população.

Defeitos na mielinização, hipoplasia ou aplasia são também frequentes e provavelmente congênitos em casos de MMC. A disgenesia do corpo caloso ou do prosencéfalo pode afetar as funções cognitivas, o comportamento e a adaptação, incluindo planejamento, organização, iniciativa e memória de trabalho; a disgenesia cerebelar pode levar à diminuição da coordenação. A linguagem, a compreensão da leitura e as habilidades matemáticas também podem ser deficientes, tornando importante a intervenção inicial na escola.

A ventriculomegalia é comum em pessoas com MMC (70-90%) devido à obstrução causada pela malformação de Chiari do tipo II ou estenose aquedutal. A maioria das progressões rápidas ocorre dentro do período neonatal; contudo, a observação é mantida durante toda a infância. São realizadas ultrassonografia seriada craniana ou tomografia computadorizada (TC), medidas da circunferência da cabeça e avaliação das fontanelas anteriores, e são observados sinais clínicos indicativos de aumento da pressão intracraniana (p. ex., atividade e vigilância diminuídas, alimentação inadequada, irritabilidade, vômito). O tratamento é feito por meio de colocação de *shunt* ventrículo-peritoneal. O desvio do *shunt* remonta aos anos de 1970 e obteve reconhecimento com o aumento da taxa de sobrevivência de pessoas com MMC; no entanto, houve preocupações sobre seus efeitos a longo prazo, uma vez que o *shunt* pode levar a mau funcionamento e infecção. Estudos também mostraram aumento na incidência de déficits cognitivos em indivíduos com hidrocefalia com derivações implantadas, bem como taxas mais altas de TDAH (31% vs 17%). Como resultado, muitos centros apenas implantam *shunts* quando há uma significativa dilatação ventricular e monitoram de forma constante a dilatação com o passar do tempo por meio de imagem neurológica seriada. A frequência aumentada de mau funcionamento das derivações e infecções também está associada a níveis cognitivos mais baixos.

A síndrome da medula presa é uma complicação neurológica na qual ocorre inserção anormal da medula espinal em sua extremidade distal. Muitas vezes, ela resulta da própria lesão na medula espinal ou da cicatrização após a cirurgia. Tração e estresse da medula presa podem se manifestar como piora da espasticidade da extremidade ou fraqueza, déficit sensorial ascendente ou parestesia, mudança nos hábitos intestinais ou vesicais, dor nas costas ou na perna ou rápida progressão de escoliose. A RM ou o mielograma podem ajudar a confirmar a suspeita; contudo, a medula presa é um diagnóstico clínico, ao contrário de uma anormalidade radiográfica. O tratamento consiste na liberação da medula. Há chance de 10 a 15% de recorrência pós-operatória, de modo que o acompanhamento é fundamental.

A siringomielia é uma cavitação tubular que resulta do aumento da pressão do líquido cerebrospinal causado pela obstrução do quarto ventrículo ou pelo forame magno, ou ambos. Ela é mais comum no nível cervical e pode levar a escoliose progressiva, paralisia (em especial nos membros superiores) e dano da sensação de dor e temperatura. O tratamento envolve a inserção de um *shunt* siringo-pleural.

B. Bexiga neurogênica

O disrafismo espinal é a causa mais comum de bexiga neurogênica em recém-nascidos e é uma causa significativa de morbidade e mortalidade. Com o passar do tempo, os pacientes desenvolvem aumento na pressão vesical, hidronefrose e aumento no risco de infecção, levando a dano renal. Exames de observação, como ultrassom anual dos rins, são recomendados para avaliar a presença de hidronefrose ou dano parenquimatoso renal, que pode ser causado por refluxo vesicoureteral, dissinergia do esfíncter do detrusor, anormalidades estruturais dos rins e capacidade vesical comprometida. Estudos urodinâmicos podem mostrar diferentes padrões de anormalidade vesical indicativos de lesão ao neurônio motor superior, como contrações vesicais desinibidas, diminuição da capacidade vesical e dissinergia do esfíncter do detrusor. A arreflexia da bexiga é geralmente observada em pacientes com envolvimento sacral.

O principal objetivo do tratamento é prevenir o dano renal e atingir a continência social. A base do manejo urológico é o cateterismo vesical intermitente limpo (CIC). Nos casos de pacientes com bexiga espástica ou hiperativa, medicações anticolinérgicas, como oxibutinina, podem ajudar a reduzir acidentes de eliminação entre as cateterizações. A dose pediátrica é de 0,2 mg/kg por dose, 2 a 4 vezes ao dia, para crianças com menos de 5 anos de idade, e de 5 mg, 2 a 3 vezes por dia, para aquelas com 5 anos ou mais. Nos casos de pacientes com bexiga flácida, a eliminação programada pode ser tentada; contudo, o CIC é necessário quando o resíduo pós-miccional permanece alto.

O tratamento cirúrgico é indicado para pacientes com pressão intravesical alta persistente ou hidronefrose apesar do CIC. No procedimento de Mitrofanoff com aumento da bexiga, um segmento tubularizado do intestino delgado (em geral o apêndice) é usado para criar um canal que pode ser cateterizado através de um estoma na parede abdominal. A manutenção de um bom cuidado vesical é fundamental para a prevenção de complicações renais; assim, a educação e o treinamento dos cuidadores e das crianças são iniciados o mais cedo possível.

C. Intestino neurogênico

A constipação é um grande problema em pacientes com doenças do tubo neural. A incontinência intestinal ocorre como resultado de sensação ausente de preenchimento retal, falta de controle do esfíncter ou dissinergia do peristaltismo intestinal. O objetivo é atingir regularidade e continência por meio da eliminação programada e evitar a constipação. Para pacientes com tônus de esfíncter intacto, a estimulação retal com supositórios pode ser adequada. Aqueles com uma lesão de neurônio motor inferior com falta de tônus no esfíncter e motilidade retal diminuída podem se beneficiar de uma combinação de alimentação rica em fibras, laxantes, amolecedores de fezes, catárticos e enemas. O enema anterógrado de continência é um procedimento cirúrgico indicado para a constipação crônica refratária ao manejo clínico. Um desvio é realizado em região próxima ao ânus, conectando-se o apêndice ou uma pequena parte do intestino à parede abdominal, onde um estoma é criado. Um volume calculado de enema (solução salina anormal ou água de torneira) flui através do estoma para irrigar o cólon; as fezes podem ser eliminadas em cerca de 30 a 60 minutos. Com esse procedimento e o procedimento de Mitrofanoff, descrito anteriormente, as crianças com espinha bífida podem atingir uma maior independência em relação a sua rotina intestinal e vesical.

D. Complicações musculoesqueléticas e funcionais

O nível da lesão na medula espinal (i.e., torácica, lombar ou sacral) afeta a mobilidade e a função. Embora o caminhar seja um desejo geral, ele pode não ser a forma mais eficiente de mobilidade. Deve-se conversar com os pais, cuidadores e pacientes sobre a capacidade funcional da criança e os objetivos realísticos para mobilidade e atividades da vida diária, levando em consideração a idade da criança e a capacidade de desenvolvimento. Os objetivos devem ser periodicamente revisados, uma vez que podem mudar à medida que a criança cresce.

A fisioterapia e a terapia ocupacional são a base do tratamento e ajudam a melhorar a mobilidade funcional e a capacidade de executar atividades da vida diária. Exercícios de fortalecimento e alongamento, diferentes tipos de órteses e dispositivos de assistência podem ser usados para ajudar na deambulação, proteger articulações e prevenir deformidades e contraturas adicionais. A dor no quadril, no joelho e no tornozelo é um problema comum que surge em razão do desequilíbrio muscular e do mau alinhamento articular ao ficar em pé e caminhar. Uma análise da marcha é essencial para avaliar por completo suas anormalidades e irá ajudar a orientar a prescrição de órteses e o manejo ortopédico.

As crianças com espinha bífida correm risco aumentado de desenvolver contraturas articulares e deformidades ósseas. O Quadro 20.6 lista anormalidades ortopédicas e musculoesqueléticas comumente associadas com lesões em vários níveis neurológicos. As crianças com lesões no nível torácico ou lombar alto são paraplégicas e não deambularão. A posição ereta pode ser facilitada com uma órtese montada, como o *parapodium*. Um andador ou uma órtese para marcha recíproca com muletas podem promover deambulação terapêutica ou doméstica. A propulsão em cadeira de rodas manual independente pode ser obtida com crianças jovens, a partir dos 24 meses de vida. As cadeiras de rodas motorizadas são úteis para a mobilidade em distâncias longas ou para indivíduos que são incapazes de autoimpulsionar suas cadeiras de rodas manuais.

E. Outros aspectos clínicos

A pele sem sensibilidade é um problema que pode levar à formação de úlceras de pressão, feridas crônicas provenientes do trauma repetitivo e infecções. As estratégias para a prevenção da ruptura de pele incluem inspeção diária da pele; evitar roupas, órteses ou calçados apertados ou mal encaixados; manutenção da continência vesical e intestinal; posicionamento adequado; uso de técnica de transferência e alívio da pressão; e acolchoamento adequado no equipamento.

Quadro 20.6 Opções de tratamento para danos ortopédicos e musculoesqueléticos comuns em crianças com defeitos do tubo neural[a]

Nível da lesão	Mobilidade	Opções de órteses e dispositivos de assistência	Problemas ortopédicos comuns	Tratamento e objetivos
Torácico, lombar alto	Deambulação doméstica ou terapêutica Principalmente mobilidade com cadeira de rodas	OMR, OQJTP; OJTP, com andador ou muletas	Subluxação ou luxação do quadril	Correção cirúrgica para manter o quadril locado (se funcionalmente necessário), para alívio da dor e para promover melhor tolerância. Sistema de assento adequado; OTLS.
			Cifose ou escoliose	Correção cirúrgica para a escoliose de rápida progressão (para o sentar apropriado), para prevenir o comprometimento pulmonar e uma deformidade posterior.
			Contratura de flexão do quadril e joelho	Liberação do tecido mole para promover o sentar adequado ou uso de uma órtese para promover a deambulação.
Lombar médio	Deambulação limitada na comunidade	OJTP, OTP, OTPRS, com andador ou muletas	Deformidade em equinovaro,	Liberação do tecido mole, osteotomia.
Lombar inferior	Deambulação independente na comunidade	OTP	Deformidade do calcâneo (devido à dorsiflexão excessiva)	Liberação do tecido mole, osteotomia.
Sacral	Deambulação independente na comunidade	Nenhum	Pé cavo	

OMR, órtese de marcha recíproca; OQJTP, órtese de quadril-joelho-tornozelo-pé; OJTP, órtese de joelho-tornozelo-pé; OTLS, órtese torácica-lombar-sacral; OTP, órtese de tornozelo-pé; OTPRS, órtese de tornozelo-pé de reação ao solo.
[a] Danos não são exclusivos do nível da lesão.

Mais de 70% das pessoas com espinha bífida desenvolvem alergia ao látex, que pode ser branda, como um exantema, ou grave e fatal. Os fatores de risco para a alergia ao látex incluem história de cirurgias múltiplas (i.e., muitas exposições ao látex). Mais de 50% dos indivíduos com MMC e alergia ao látex apresentam história de mais de uma cirurgia. Assim, devem ser utilizados suprimentos médicos e equipamentos sem látex ao cuidar de pacientes com espinha bífida.

A obesidade é predominante entre os pacientes, em especial naqueles que não deambulam, e pode se tornar uma causa de preocupações durante os surtos de crescimento e na puberdade. O excesso de peso exerce um impacto negativo sobre a mobilidade à medida que a criança cresce e também as coloca em risco de problemas cardiovasculares. Modificações alimentares e incorporação de alguma forma de atividade física são altamente estimuladas. A osteopenia leva ao risco aumentado de fraturas nessa população. Não existem orientações específicas para tratamento e profilaxia; as práticas comuns incluem suplementação de cálcio e de vitamina D.

Os pacientes com espinha bífida podem apresentar déficits de cognição, com níveis de quociente de inteligência (QI) médios em uma faixa baixa. Os fatores relacionados a um melhor funcionamento intelectual incluem uma lesão de nível inferior, ausência de hidrocefalia e diminuição do número de revisões do *shunt*. O QI verbal geralmente é melhor do que o desempenho ou a percepção visual. Às vezes, essas crianças são referidas como de "personalidade extrovertida", isto é, uma criança pode parecer tagarela e argumentativa, com um QI médio, mas pode estar indo mal na escola devido ao dano às funções cognitivas mais altas, como fundamentação conceitual, resolução de problemas e flexibilidade mental. O teste neuropsicológico é importante para identificar a necessidade de adaptações escolares, classes de habilidades pessoais, aconselhamento e remediação cognitiva.

Au KS, Northrup H, Allison-Koch A: Epidemiology and genetic aspects of spina bifida and other neural tube defects. Dev Disabil Res Rev 2010;16:6–15.

Bowman R, McLone D: Neurosurgical management of spina bifida. Dev Disabil Res Rev 2010;16:82–87.

Burmeister R, Hannay HJ, Copeland K, et al: Attention problems and executive functions in children with spina bifida and hydrocephalus. Child Neuropsych 2005;11:265–283.

Clayton DB, Brock JW, Joseph DB: Urologic management of spina bifida. Dev Disabil Res Rev 2010;16:88–95.

Fletcher JM, Brei TJ: Introduction: Spina bifida—a multidisciplinary perspective. Dev Disabil Res Rev 2010;16:1–5.

Juranek J, Salman M: Anomalous development of brain structure and function in spina bifida myelomeningocele. Dev Disabil Res Rev 2010;16:23–30.

Liptak G, El Samra A: Optimizing heath care for children with spina bifida. Dev Disabil Res Rev 2010;16:66–75.

Spina Bifida Association. Learn about spina bifida. Available at: http://www.spinabifidaassociation.org. Accessed 3 October 2013.

Thompson J, Segal L: Orthopedic management of spina bifida. Dev Disabil Res Rev 2010;16:96–103.

DOENÇAS NEUROMUSCULARES PEDIÁTRICAS COMUNS

1. Distrofias musculares de Duchenne e de Becker

FUNDAMENTOS DO DIAGNÓSTICO

- Fraqueza muscular (maior nos membros inferiores do que nos superiores), manobra de Gower, pseudo-hipertrofia da panturrilha e fraqueza no flexor do pescoço.
- Valores de creatina quinase sérica muito elevados, atingindo o pico por volta dos 2 anos na distrofia muscular de Duchenne (DMD), em geral 10 a 20 vezes o limite superior do normal ou mais altos; também podem estar presentes níveis de aldolase aumentados.
- Mudanças miopáticas (geralmente pequenos potenciais polifásicos) observadas na eletromiografia.
- Os resultados da biópsia muscular revelam ausência total de distrofina na DMD ou distrofina reduzida na distrofia muscular de Becker (DMB).
- A mutação que causa a doença do gene da distrofina pode ser observada no teste genético molecular.

▶ Considerações gerais

As distrofias musculares são um grupo hereditário de distúrbios musculares caracterizados pela fraqueza muscular progressiva. A distrofia muscular de Duchenne (DMD) e a distrofia muscular de Becker (DMB) são ocasionadas por mutações no gene da distrofina e, como tal, são classificadas como distrofinopatias. (Para informação adicional sobre distrofinopatias, ver o Cap. 18.) A DMD é a distrofia muscular mais comum e mais grave da infância e, em geral, avança de forma rápida. A DMB é clinicamente mais heterogênea, com um início mais tardio e um curso mais lento e brando. Os pacientes com um fenótipo intermediário podem ser classificados como "excepcionais", apresentando DMD branda e DMB grave.

A DMD e a DMB apresentam hereditariedade recessiva ligada ao X, afetando apenas o sexo masculino e produzindo portadores assintomáticos em 50% da prole feminina. A DMD ocorre em 1 a cada 3.500 nascimentos do sexo masculino; a DMB é muito menos comum, afetando 1 em 30 mil a 5 em 100 mil nascimentos do sexo masculino. Os pacientes com aspectos clínicos sugestivos de DMD ou DMB, mas sem um padrão de hereditariedade ligado ao X nítido, podem apresentar defeitos de outros genes, incluindo aqueles que codificam as glicoproteínas associadas à distrofina.

Ambas as doenças são causadas por mutações no gene da distrofina localizado no cromossomo X em Xp21.2. A maioria das mutações consiste em deleções, embora mutações pontuais e duplicações parciais de gene também tenham sido registradas em uma pequena proporção de indivíduos afetados. A molécula da proteína da distrofina é um estabilizador de membrana plasmática localizado no sarcolema das células musculares esqueléticas e cardíacas que impede a degradação da protease da fibra muscular. As diferenças fenotípicas entre as distrofinopatias estão relacionadas ao fato de o esquema de leitura para distrofina estar rompido (como na DMD) ou preservado (como na DMB).

▸ Achados clínicos

O principal sintoma de DMD e DMB é a fraqueza muscular generalizada, uma vez que a degeneração da fibra muscular é o processo patológico primário. Os pacientes com distrofinopatias, no início, são deambulatórios, mas tendem a sofrer quedas frequentes e a apresentar dificuldade para correr, pular, saltar, subir escadas e levantar-se de uma posição sentada. Os sintomas clínicos são similares àqueles observados em pacientes com miopatia e incluem fadiga e fraqueza afetando os músculos distais antes dos proximais e as extremidades inferiores antes das superiores. O Quadro 20.7 contrasta esses e outros aspectos relevantes usados para fazer a distinção entre as distrofinopatias. Devido ao padrão de hereditariedade genética, apenas os meninos manifestam os sintomas clássicos da doença. Contudo, foram relatados casos nos quais as meninas portadoras manifestaram achados clínicos em um grau mais leve.

A. Distrofia muscular de Duchenne

Geralmente, os meninos com DMD apresentam fraqueza observável e anormalidade da marcha por volta dos 2 a 3 anos de idade, embora seja comum existir história de certo retardo motor amplo dentro dos primeiros 2 anos de vida. A idade média do início do caminhar é de cerca de 18 meses. As crianças afetadas têm estatura baixa e, por volta dos 3 a 6 anos, exibem o padrão de deambulação típico da lordose lombar exagerada, marcha com base de apoio aumentada e caminhar na ponta dos dedos. A estabilidade da caminhada declina de forma progressiva, levando a uma eventual dependência de cadeira de rodas em torno dos 12 anos. O exame físico revela pseudo-hipertrofia da panturrilha (causada pela substituição das fibras musculares por tecido adiposo), lordose lombar exagerada, marcha oscilante, encurtamento dos tendões do calcâneo e hiporreflexia ou arreflexia. A fraqueza do flexor do pescoço é um achado único observado entre pacientes com DMD.

Quando se levanta do chão, a criança afetada pode rolar sobre as mãos e joelhos em uma posição pronada, estendendo os joelhos para erguer as nádegas e então "caminhar" as mãos para cima ao longo das pernas, colocando o torso em uma posição ereta com os braços, uma ação referida como **manobra de Gower**. Os médicos devem ter em mente que nem a manobra de Gower, nem a pseudo-hipertrofia muscular da extremidade inferior são patognomônicos da DMD, uma vez que também podem estar presentes em outras doenças neuromusculares. Complicações musculoesqueléticas como contraturas articulares e escoliose neuromuscular são comuns, em especial à medida que a doença avança.

Como a isoforma de distrofina é expressa em algumas sinapses do cérebro, o dano cognitivo brando de graus variados é comum, e as crianças mais jovens costumam apresentar habilidades verbais um pouco diminuídas. Às vezes, uma criança pode ter uma inteligência média ou acima da média.

Em geral, os pacientes com DMD morrem no fim da adolescência ou com 20 e poucos anos por causa de complicações respiratórias ou cardiomiopatia. Contudo, a sobrevida e a qualidade de vida na DMD têm melhorado devido a avanços no cuidado respiratório, uso de ventilação assistida e melhor monitoramento e manejo cardíaco.

B. Distrofia muscular de Becker

As crianças com a distrofia muscular de Becker muitas vezes apresentam a condição em período mais tardio do que aquelas com DMD e podem ter expectativas de vida próximas do normal. Retardo mental e contraturas não são tão comuns e graves, e há relativa preservação da força do músculo flexor do pescoço. O envolvimento muscular é menos severo, e a escoliose é menos comum do que na DMD. Contudo, o envolvimento cardíaco com frequência é mais evidente em crianças com DMB.

O início dos sintomas clínicos varia de 5 a 25 anos de idade, e os pacientes com DMB costumam permanecer deambulatórios acima dos 16 anos e na vida adulta. Existem dois padrões gerais de DMB: o primeiro é mais grave, levando à dependência de cadeira de rodas por volta dos 25 anos; o segundo é caracterizado por um curso mais brando, lento e uma eventual dependência de cadeira de rodas por volta dos 50 anos. Os pacientes com DMB sobrevivem além dos 30 anos de idade, e a idade média no óbito é por volta da quarta década de vida, em razão de insuficiência cardíaca ou outras complicações da cardiomiopatia dilatada. Os pacientes com fenótipos "excepcionais" que têm uma

Quadro 20.7 Aspectos importantes nas distrofias musculares de Duchenne, intermediária e de Becker

Tipo	Apresentação clínica	Achados laboratoriais
Distrofia muscular de Duchenne (DMD)	Início: idade de 2 a 5 anos Pseudo-hipertrofia QI diminuído Envolvimento cardíaco Confinamento na cadeira de rodas: idade entre 10 e 12 anos Morte: idade entre 15 e 30 anos	Mudanças distróficas graves Ausência de distrofina na imunoquímica Quantidade de distrofina: 0-5% do normal no Western blot
Intermediária	Gravidade intermediária Confinamento em cadeira de rodas: idade entre 12 e 16 anos	Distrofina: 5-20% do normal
Distrofia muscular de Becker (DMB)	Início: variável Curso mais benigno Envolvimento cardíaco mais cedo, mais grave Confinamento em cadeira de rodas: após os 16 anos	Mudanças menos acentuadas, aparência normal ou intensidade reduzida na imunoquímica Distrofina: > 20%

apresentação de DMD branda ou DMB grave ficam geralmente confinados a cadeira de rodas entre as idades de 12 e 16 anos. A idade média e a causa da morte são as mesmas da DMB.

▶ Diagnóstico diferencial

O diagnóstico de DMD ou DMB pode ser excluído em praticamente todos os casos nos quais a distrofina apresenta tamanho e quantidade normais. Outras distrofias musculares a se considerar no diagnóstico diferencial incluem: distrofia muscular de Emery-Dreifuss, distrofias musculares de cintura, congênitas, fácio-escápulo-umerais, miotônicas e distais. Estas são abordadas em outra parte deste livro (ver Cap. 18 e Quadro 18.2). Além dos distúrbios neuromusculares, doenças metabólicas e de múltiplos sistemas, como distúrbios de metabolismo de glicogênio, deficiências de carnitina primárias e miopatias mitocondriais, entre muitas outras, devem ser incluídas no diagnóstico diferencial.

▶ Complicações

Além da fraqueza muscular, com frequência complicações cardíacas, pulmonares e ortopédicas estão associadas com DMD e DMB. A antecipação e a detecção inicial do envolvimento do órgão são importantes para o manejo ideal. As vacinas anuais para pneumococos e influenza são recomendadas para todos os pacientes com 6 meses de idade ou mais, incluindo (e especialmente) aqueles com distrofinopatias.

A. Cardíacas

A distrofina está presente no miocárdio e nas fibras de Purkinje; em virtude disso, os pacientes com DMD e DMB estão predispostos a cardiomiopatia dilatada primária. As anormalidades eletrocardiográficas são observadas em quase todos os pacientes com DMD com mais de 13 anos de idade. O processo da doença no coração inicia-se muito tempo antes de os sintomas musculoesqueléticos aparecerem; portanto, o cuidado cardíaco deve começar após o diagnóstico de DMD e DMB. A incidência de cardiomiopatia sintomática na DMD aumenta de forma gradual na adolescência; todavia, a maioria dos meninos com DMD é relativamente assintomática até mais tarde no curso da doença. As manifestações iniciais de insuficiência cardíaca na DMD com frequência passam despercebidas por falta de sinais e sintomas clássicos, inatividade física e limitações musculoesqueléticas. Perda de peso, tosse, náusea e vômito, ortopneia e fadiga aumentada com uma diminuição da capacidade de tolerar as atividades rotineiras diárias devem ser investigados. Em contraste, os pacientes com DMB geralmente manifestam sinais clínicos de insuficiência cardíaca mais cedo no curso da cardiomiopatia. Na DMB, o desenvolvimento de cardiomiopatia leva a um prognóstico ruim.

À medida que a doença avança, a fibrose pode se espalhar para a parede livre lateral do ventrículo esquerdo. A ecocardiografia permanece uma modalidade diagnóstica não invasiva padrão para a cardiomiopatia, mas é muitas vezes limitada em pacientes com DMD e DMB pela escoliose e pelas janelas acústicas eletrocardiográficas deficientes. A insuficiência cardíaca e as arritmias podem se desenvolver nos estágios finais da doença. Inibidores da enzima conversora da angiotensina, diuréticos e β-bloqueadores podem ser usados para tratar a disfunção ventricular esquerda e a insuficiência cardíaca, mas não desaceleram a progressão da doença cardíaca. Os indivíduos submetidos a tratamento com glicocorticoides precisam de maior acompanhamento da condição cardíaca, com monitoramento específico para ganho de peso e hipertensão. A avaliação cardíaca completa de mulheres portadoras deve começar após a adolescência e, a partir daí, prosseguir a cada cinco anos. A morte devida a insuficiência cardíaca ocorre em até 40 a 50% dos pacientes. Na DMD, a taxa de morte súbita devida a arritmias é de cerca de 5%.

B. Pulmonares

As complicações pulmonares são as principais causas de mortalidade nas doenças neuromusculares infantis. A fraqueza muscular progressiva leva a doença pulmonar restritiva, hipoventilação, hipercarbia e insuficiência respiratória. Os pacientes com capacidade vital forçada (CVF) diminuída e pico do fluxo de tosse podem precisar de ventilação não invasiva, para auxiliar os músculos inspiratórios, e de técnicas de tosse assistida, para auxiliar os músculos expiratórios. Os volumes de CVF mostram um declínio linear entre os 10 e os 20 anos de idade. Testes pulmonares e de função pulmonar de referência para futura comparação devem começar aos 10 anos ou antes do confinamento em cadeira de rodas. As avaliações pulmonares devem ser monitoradas a cada seis meses após a ocorrência de qualquer um dos seguintes pontos: confinamento em cadeira de rodas, capacidade vital menor do que 80% da prevista ou 12 anos de idade. O manejo respiratório avança de forma gradual com base em parâmetros de ventilação, como capacidade vital, pico de fluxo da tosse, saturação de oxigênio e CO_2 expirado. A insuflação pulmonar profunda com dispositivos de insuflação-exsuflação mecânicos é útil quando a capacidade vital está diminuída (< 40% do previsto).

As técnicas de tosse manual e mecanicamente assistida são úteis quando a infecção respiratória está presente e o pico de fluxo da tosse (ou capacidade vital) está diminuído. A ventilação artificial noturna torna-se necessária quando os pacientes exibem hipoventilação (pacientes com uma capacidade vital < 30% do previsto correm um risco especialmente alto). De maneira ideal, o uso de recrutamento de volume pulmonar e de técnicas de tosse assistida deve sempre preceder o início da ventilação não invasiva. A ventilação assistida não invasiva contínua durante o dia é indicada para: extensão da ventilação noturna para as horas em que o paciente está acordado, deglutição anormal devido a dispneia, incapacidade de falar uma frase completa sem falta de ar e presença de sintomas de hipoventilação com uma leitura de oximetria de pulso menor que 95% ou CO_2 expirado ou sangue maior do que 45 mmHg enquanto acordado.

O passo final é a implementação de traqueostomia, conforme indicado, para uso a longo prazo de ventilação não invasiva em pacientes que são incapazes de usar a ventilação não invasiva com sucesso, que tiveram falhas repetidas nas extubações durante doenças críticas ou que precisam de sucção traqueal direta frequente via traqueostomia. A morte por insuficiência pulmonar ocorre na segunda ou terceira décadas de vida em cerca de

90% dos indivíduos afetados. Os 10% restantes de mortes resultam da doença cardíaca e de suas sequelas. Durante os últimos 20 anos, o cuidado respiratório para esse último grupo de pacientes tem melhorado como resultado do desenvolvimento de equipamentos e técnicas de apoio. Desse modo, a cardiomiopatia dilatada está se tornando a principal causa de mortes.

C. Musculoesqueléticas

Os pacientes com DMD apresentam fatores de risco para a saúde óssea, devido a mobilidade diminuída, fraqueza muscular e terapia com glicocorticoides, o que os deixa propensos a osteopenia, osteoporose, cifoescoliose e fraturas patológicas. As fraturas envolvem mais os braços e as pernas, em virtude de quedas, mas podem envolver também as vértebras. A fratura do osso longo ocorre em cerca de 20 a 40% dos pacientes que não recebem tratamento com esteroides, com maior frequência entre os 8 e 11 anos de idade. O declínio do escore Z no fêmur proximal começa enquanto os pacientes estão deambulatórios e avança rapidamente quando confinados a cadeira de rodas (escore Z: –1,7 a –3,9). A consolidação não é prejudicada, mas a remobilização é essencial.

A saúde óssea pode ser avaliada com testes séricos (cálcio, fosfato, fosfatase alcalina e 25-hidroxivitamina D) de forma anual ou bianual. Medidas adicionais incluem avaliação de magnésio e níveis do hormônio da paratireoide; níveis de cálcio, sódio e creatinina na urina; e avaliação da densidade mineral óssea por meio de exame de densitometria óssea (DXA) (com uma leitura de referência obtida aos 3 anos ou no início da terapia com corticoide). Esses testes devem ser repetidos todos os anos para pacientes em risco, em especial para aqueles com história de fraturas, terapia com glicocorticoides em longo prazo ou um escore Z da DXA menor que –2. Se cifoescoliose ou dor lombar forem observadas, deve ser obtida uma radiografia espinal para avaliar possível fratura por compressão vertebral. A idade óssea deve ser avaliada (pulso esquerdo) por meio de radiografia em pacientes com falha de crescimento (i.e., altura abaixo do quinto percentil ou crescimento linear lento), quer estejam, que não estejam recebendo terapia com glicocorticoides.

A vitamina D deve ser suplementada em concentrações séricas abaixo de 20 ng/mL e considerada em todas as crianças se os níveis não puderem ser mantidos. A ingestão de cálcio e a possível suplementação devem ser avaliadas em consulta com um endocrinologista. Bisfosfonatos orais são controversos como tratamento ou medida profilática. Se possível, os pacientes devem realizar exercícios em pé e de descarga de peso, de forma ideal por pelo menos 30 minutos por dia.

D. Nutrição e peso corporal

Os pacientes com DMD podem correr risco de má nutrição ou anormalidades de peso, incluindo peso abaixo ou acima do valor para a idade. O peso deve ser monitorado e controlado para evitar a obesidade. A obesidade é muito mais comum nas idades entre 9 e 13 anos e torna-se problemática à medida que a atividade diminui. A perda de peso significativa pode ocorrer entre 17 e 21 anos. A disfunção gastrintestinal pode estar presente quando a distrofina também é expressa no músculo liso. Os sintomas podem incluir disfagia, azia, dor abdominal, gastroparesia, constipação e pseudo-obstrução. Os médicos devem manter um limiar baixo para solicitar a avaliação nutricional em momentos-chaves no curso do tratamento (p. ex., época do diagnóstico, início dos glicocorticoides) e em qualquer um dos seguintes cenários: paciente abaixo do peso (< 10º percentil para a idade), risco de obesidade (> 95º percentil), perda ou ganho de peso não intencional, cirurgia maior programada, constipação crônica ou disfagia.

E. Escoliose

A escoliose neuromuscular progressiva se desenvolve na maioria das crianças com DMD, embora a prevalência varie de 33 a 100%. Entre os pacientes com DMD, 15% desenvolvem escoliose cedo, antes do uso de cadeira de rodas, enquanto a maioria apresenta escoliose entre 12 e 15 anos de idade. Entre 10 e 15% dos pacientes apresentam curva branda ou ausência de curva. A escoliose não tratada pode avançar de 11 a 42° (ângulos de Cobb) por ano; tal progressão está associada a hipoventilação e complicações respiratórias. A CVF declina em uma média de 5% por ano em pacientes tratados de forma não cirúrgica. Para cada 10° de escoliose torácica, a capacidade vital diminui em 4%.

▶ Tratamento

Não há cura para DMD ou DMB. Os glicocorticoides são a base do tratamento na DMD e devem ser oferecidos aos pacientes como uma opção. Os esteroides estabilizam a força e a função muscular em curto prazo e prolongam a capacidade de deambulação de 6 meses a 2 anos, embora o curso no longo prazo permaneça o mesmo.

A. Farmacoterapia

A prednisona é administrada a uma dosagem de 0,75 mg/kg por dia, de forma diária ou intercalada, para meninos com mais de 5 anos de idade com DMD. Os efeitos colaterais comuns são ganho de peso, aparência facial cushingoide, baixa estatura, diminuição do crescimento linear, crescimento capilar excessivo, mudanças de comportamento e osteoporose, o que leva ao aumento do risco de fraturas de compressão vertebral e fraturas de ossos longos. O deflazacort é um derivado da oxazolona de prednisona que tem mostrado resultados positivos quando administrado a uma dosagem de 0,9 mg/kg por dia. Os efeitos colaterais são similares aos da prednisona, com uma incidência maior de catarata e baixa estatura, mas uma incidência mais baixa de ganho de peso.

O mecanismo preciso de ação dos glicocorticoides na distrofia muscular é desconhecido; os fármacos não afetam o nível de distrofina, mas são considerados inibidores da proteólise muscular e ajudam a estabilizar as membranas da fibra muscular. Embora as distrofinopatias não sejam doenças primariamente autoimunes, a evidência disponível sugere que as respostas humorais e celulares possam contribuir para o processo da doença. O benefício funcional em longo prazo dos esteroides na distrofia muscular permanece incerto, bem como a escolha dos glicocorticoides, os esquemas de dosagem ideais, a idade de administração e o momento do início e da interrupção do tratamento. Com frequência, a emergência dos efeitos adversos leva à interrupção do tratamento.

Existem vários tratamentos em estudo para a DMD, que incluem terapia genética e celular.

B. Manejo da reabilitação

As intervenções terapêuticas na DMD e na DMB buscam manter a função (em particular a deambulação), desacelerar o declínio pulmonar mecânico, prevenir contraturas e fornecer apoio psicológico. O desempenho motor é usado para predizer o tempo restante até a dependência de uma cadeira de rodas por meio da avaliação da velocidade de deambulação em uma distância de 9 metros (p. ex., deambulação menor que 9 segundos é preditiva de mais de dois anos até a dependência de cadeira de rodas; maior que 12 segundos prediz menos de um ano até dependência de cadeira de rodas). A diminuição da força dos extensores do quadril e dos dorsiflexores do tornozelo também é preditiva de cessação da deambulação. Nesse estágio da progressão da doença, deve-se considerar manter um nível de atividade física leve a moderado, obter prescrição apropriada de órteses, recomendar intervenção cirúrgica e adequação postural e utilizar cadeira de rodas conforme o caso.

1. Fisioterapia e exercício — Os pacientes devem receber fisioterapia para estimular a mobilidade e prevenir ou reduzir o risco de contraturas. As bases da fisioterapia são exercícios de alongamento passivo para prevenir contraturas da banda iliotibial, do tendão do calcâneo e dos flexores do quadril. Todos os pacientes com DMD que deambulam ou estão no estágio não deambulatório inicial devem participar do exercício submáximo regular (i.e., leve) para evitar a atrofia muscular por desuso e outras complicações da inatividade.

O papel do exercício é um tanto controverso, visto que é necessário encontrar um equilíbrio entre prevenir a atrofia por desuso e evitar a fraqueza pelo trabalho excessivo. Não existem estudos atuais comparativos, mas os especialistas recomendam uma combinação de exercícios em uma piscina e atividades físicas recreacionais para a manutenção do condicionamento aeróbio e da função pulmonar. Isso deve ser feito precocemente no curso da DMD, quando números maiores de fibras relativamente normais estão presentes. O exercício pode ser continuado na fase de não deambulação se for clinicamente seguro. O treinamento de força de baixa resistência é recomendado na intensidade submáxima, dependendo da força e da tolerância do paciente. Exercícios excêntricos (com alongamento muscular) devem ser evitados.

2. Órteses — Os estágios funcionais da DMD são deambulação independente, deambulação assistida e mobilidade em cadeira de rodas. Entre os músculos dos membros inferiores, os extensores do quadril são os primeiros a demonstrar fraqueza crítica. A extensão do quadril enfraquecida leva à inclinação pélvica anterior com lordose lombar compensatória (para mover o centro de gravidade posterior ao quadril) e encurtamento resultante do tensor da fáscia lata. Extensores do joelho enfraquecidos levam à postura equina ativa dos pés e dos tornozelos para manter a estabilidade passiva do joelho e o peso alinhado anterior aos joelhos. A abdução do quadril se desenvolve para ampliar a base de apoio, mas esses músculos também estão enfraquecidos, causando encurtamento posterior do tensor da fáscia lata e da banda iliotibial; em virtude disso, os pacientes desenvolvem uma inclinação pélvica lateral e um padrão de marcha de Trendelenburg, aumentando a instabilidade. Durante esse estágio, devem ser evitados períodos prolongados de imobilização, uma vez que isso pode causar distrofia e apressar a deterioração da capacidade de caminhar. As contraturas se desenvolvem mais na banda iliotibial, no tendão do calcâneo, no quadril e no joelho e, posteriormente, no cotovelo e no punho. As contraturas avançam de forma rápida quando a deambulação é perdida, embora fraqueza, em vez de contratura, seja o maior contribuinte para a perda de deambulação.

As OTPs plásticas de peso leve devem ser usadas durante o sono para fornecer um alongamento passivo e prevenir a progressão das contraturas em equinovaro. As OTPs não devem ser usadas durante a postura em pé e a deambulação, uma vez que a marcha na ponta dos pés é um mecanismo de compensação para a fraqueza proximal. Mais tarde, o ficar em pé e o caminhar em curtas distâncias pode ser mantido usando-se imobilizações longas na perna de peso leve ou órteses de joelho-tornozelo-pé. A cirurgia pode ser feita para liberar as contraturas dos flexores do quadril, da banda iliotibial e do tendão do calcâneo. A reabilitação pós-operatória imediata é fundamental no manejo restaurador da marcha.

C. Manejo cirúrgico

1. Para a melhora da marcha — As intervenções cirúrgicas podem prolongar a marcha por cerca de um ano e devem ser programadas com cuidado. Quando os procedimentos em andamento requerem anestesia ou sedação, os pacientes com doenças neuromusculares correm risco mais alto de reações significativas aos anestésicos inalados e a determinados relaxantes musculares (p. ex., succinilcolina), as quais podem incluir rabdomiólise, hipercalemia, obstrução da via aérea superior, hipoventilação, atelectasia, insuficiência respiratória, dificuldade para sair da ventilação mecânica, arritmias cardíacas, insuficiência cardíaca, hipertermia maligna ou parada cardíaca súbita.

2. Para a escoliose — O desenvolvimento de escoliose relaciona-se mais à idade e à força do que à dependência de cadeira de rodas. Uma órtese toracolombar geralmente não é efetiva na prevenção. As radiografias para inspeção espinal devem ser obtidas pelo menos uma vez ao ano. A correção cirúrgica deve ser considerada quando a CVF excede 40% ou quando a curva é maior do que 30°, uma vez que após esse valor a progressão é rápida e ocorre comprometimento pulmonar. Embora a cirurgia para a escoliose possa melhorar o conforto do paciente e o sentar melhor, em especial para aqueles confinados a uma cadeira de rodas, os estudos não mostram que ela diminui a taxa de perda de função pulmonar ou que aumenta a função respiratória ou a expectativa de vida.

Angelini C: The role of corticosteroids in muscular dystrophy: A critical appraisal. Muscle Nerve 2007;36:424–435.

Birnkrant DJ, Bushby KM, Amin RS, et al: The respiratory management of patients with Duchenne muscular dystrophy: A DMD care considerations working group specialty article. Pediatr Pulmonol 2010;45:739–748.

Birnkrant DJ, Panitch HB, Benditt JO, et al: American College of Chest Physicians consensus statement on the respiratory and related management of patients with Duchenne muscular dystrophy undergoing anesthesia or sedation. Chest 2007;132:1977–1986.

Bushby K, Finkel R, Birnkrant DJ, et al: Diagnosis and management of Duchenne muscular dystrophy, part 1: Diagnosis, and pharmacological and psychosocial management. Lancet Neurol 2010;9:77.

Bushby K, Finkel R, Birnkrant DJ, et al: Diagnosis and management of Duchenne muscular dystrophy, part 2: Implementation of multidisciplinary care. Lancet Neurol 2010;9:177–189.

Grange RW, Call JA: Recommendations to define exercise prescription for Duchenne muscular dystrophy. Exerc Sport Sci Rev 2007;35:12–17.

Manzur AY, Kuntzer T, Pike M, Swan A: Glucocorticoid corticosteroids for Duchenne muscular dystrophy. Cochrane Database Syst Rev 2008;(1–2):CD003725.

Moxley RT 3rd, Ashwal S, Pandya S, et al: Practice parameter: Corticosteroid treatment of Duchenne dystrophy: Report of the Quality Standards Subcommittee of the American Academy of Neurology and the Practice Committee of the Child Neurology Society. Neurology 2005;64:13–20.

Stevens PM: Lower limb orthotic management of Duchenne muscular dystrophy: A literature review. JPO J Prosthet Orthot 2006;18(4):111–119.

2. Atrofia muscular espinal

FUNDAMENTOS DO DIAGNÓSTICO

▶ A degeneração dos neurônios motores na medula espinal e dos núcleos motores no tronco cerebral resulta em fraqueza muscular proximal progressiva e paralisia de gravidade variada.

▶ Distúrbio autossômico recessivo associado com um defeito na sobrevivência do gene do neurônio motor (SNM).

▶ Os achados característicos incluem um bebê flácido com hipotonia generalizada, fraqueza e retardo motor.

▶ As anormalidades eletromiográficas mostram potenciais de desnervação.

▶ Considerações gerais

A atrofia muscular espinal (AME) é o segundo distúrbio autossômico recessivo fatal mais comum após a fibrose cística, com uma incidência estimada de 1 em 6 a 10 mil nascidos vivos e uma frequência de portador de cerca de 1 em 50. O distúrbio é classificado em quatro tipos, com base na idade de início e no curso clínico. O tipo 1 é com frequência referido como AME ligada ao X infantil. Não há cura para a atrofia muscular espinal, e a patogênese do distúrbio não é completamente entendida.

O defeito principal é no gene do neurônio motor de sobrevivência (SNM), localizado na região 5q13.2, embora variações de não SNM também sejam possíveis. A deleção bialélica homozigótica do éxon 7 SMN1 é a mutação mais comum (encontrada em 94% das apresentações clássicas de AME), mas muitos indivíduos heterozigóticos foram identificados, nos quais foram detectadas deleções e mutações em diferentes pontos. A região que abrange esses genes tem uma organização complexa, incluindo duplicações, sequências repetitivas, genes truncados e pseudogenes, o que torna difícil a análise molecular dessa condição.

A proteína do SNM parece desempenhar um papel na síntese de RNAm nos neurônios motores e pode também inibir a apoptose. O nível de proteína do SNM se correlaciona com a gravidade da doença.

▶ Achados clínicos

A. Sinais e sintomas

Os aspectos clínicos são altamente sugestivos de AME, em particular na variante grave que resulta em bebê flácido ou criança hipotônica. A fraqueza é, em geral, simétrica e mais proximal do que distal; ela pode ser mais intensa nas pernas do que nos braços. A gravidade da fraqueza se correlaciona com a idade de início e com marcos motores atrasados, de acordo com a classificação clínica observada a seguir. A sensibilidade é preservada, e os reflexos miotáticos profundos estão parcialmente envolvidos dependendo da idade do início e da duração da doença. A capacidade de atenção e o intelecto são sempre satisfatórios.

1. Doença do tipo 1 — A AME do tipo 1, também conhecida como atrofia muscular espinal infantil, ou doença de Werdnig-Hoffman, é o tipo mais comum e mais grave, sendo responsável por cerca de 50% dos pacientes diagnosticados com AME. Nessa forma da doença, os sintomas avançam de forma bastante rápida; a maioria dos bebês morre antes de completar 1 ano por insuficiência respiratória. Os bebês com a apresentação clássica de AME do tipo 1 têm início dos sinais clínicos antes dos 6 meses de idade, nunca adquirem a capacidade de sentar sem apoio e, em geral, não sobrevivem além dos 2 anos de idade.

Do ponto de vista clínico, todas as crianças com AME do tipo 1 têm uma combinação de hipotonia grave; fraqueza (simétrica e mais proximal do que distal, com as pernas mais afetadas que os braços); padrão respiratório atípico (respiração paradoxal resultante de um diafragma ineficiente combinado com músculos intercostais fracos); controle cefálico prejudicado, com preservação dos músculos faciais (permitindo a expressão de alerta, sobrancelhas franzidas e movimentos oculares normais) e fraqueza dos músculos bulbares (resultando em choro fraco, reflexos de sucção e deglutição deficientes, acúmulo de secreções, aspiração, fasciculações da língua e dificuldade em se alimentar com o tempo). Os reflexos miotáticos profundos estão ausentes ou diminuídos, mas a sensibilidade se mantém preservada. A pneumonia aspirativa é uma importante causa de morbidade e mortalidade.

2. Tipos 2 até 4 — A AME do tipo 2 (forma intermediária) e do tipo 3 (doença de Kugelberg-Welander) apresenta início tardio e um curso menos grave que o tipo 1. Em geral, os bebês com a doença do tipo 2 são encaminhados para avaliação entre 3 e 15 meses de idade, enquanto aqueles com o tipo 3, a forma menos grave, costumam apresentar sinais de fraqueza com 1 ano de idade, ou mais, e avançam para um curso crônico. Em um estudo com crianças e adolescentes com AME dos tipos 2 e 3, a força muscular reduziu em uma considerável extensão. Embora a fraqueza muscular afetasse a função motora, ações como caminhar, sair da posição deitada ou sentada para a de pé e subir escadas eram possíveis em algumas crianças. O resultado funcional depende principalmente da gravidade da fraqueza muscular na apresentação, e não da idade de início, embora um início mais cedo tenda a se correlacionar com maior fraqueza. De modo geral, os pacientes com a AME de início na idade adulta (tipo 4) apresentam, na segunda ou terceira décadas de vida, achados que são similares aos do tipo 3.

B. Estudos laboratoriais e de imagem

O teste de deleção homozigótica do gene *SMN1* é realizado; a ausência do éxon *SMN1* confirma o diagnóstico de AME. Como podem ocorrer mutações pontuais, o sequenciamento do gene deve ser feito se o diagnóstico for típico de AME e apenas uma deleção simples for identificada. Em pacientes com suspeita de AME que têm um gene *SMN1* normal no teste genético molecular, o diagnóstico de AME é feito de modo clínico por exames de eletromiografia e de condução nervosa e confirmado por biópsia do músculo.

A eletromiografia mostra atividade espontânea anormal com fibrilações e ondas agudas positivas. A duração média e a amplitude dos potenciais de ação de unidade motora encontram-se aumentados, e muitos são polifásicos. As velocidades de condução nervosa são normais ou um pouco diminuídas, e os potenciais de ação nervosos sensitivos são normais. A concentração de creatina quinase sérica costuma estar normal ou um pouco elevada, embora em raros casos ela possa estar moderadamente elevada.

A biópsia muscular mostra grandes grupos de fibras musculares do tipo 1 e 2 atróficas circulares entremeadas entre fascículos de fibras do tipo 1 hipertrofiadas. As fibras alargadas foram reinervadas pelo florescimento dos nervos sobreviventes e são 3 a 4 vezes maiores que o normal. O diagnóstico histológico pode ser mais difícil de ser feito em recém-nascidos porque apenas a atrofia disseminada das fibras musculares pode ser vista. Uma repetição posterior da biópsia é necessária para demonstrar a mistura de fibras hipertrofiadas e atróficas observada após a ocorrência da reinervação.

▶ Diagnóstico diferencial

O diagnóstico diferencial de um bebê flácido inclui, mas não se limita a, artrogripose múltipla congênita, síndromes miastênicas congênitas, miopatias congênitas, encefalopatia isquêmica hipóxica, distúrbios metabólicos, síndrome de Prader-Willi, mielopatia e síndrome de Zellweger.

▶ Tratamento

A. Doença do tipo 1 e 2

O tratamento para AME baseia-se em suporte, nutrição, assistência respiratória, quando necessário, e tratamento para prevenir complicações da fraqueza. A fisioterapia pode ser útil. A órtese espinal pode ser usada para retardar o desenvolvimento da escoliose progressiva causada pela fraqueza muscular, bem como para fornecer suporte ao tronco. Contudo, a imobilização espinal aplicada a pacientes com AME dos tipos 1 e 2 na posição sentada reduz de forma significativa o volume corrente expirado; assim, essa opção deve ser usada com cautela. Sistemas de assento adequados são essenciais para ajudar a manter a postura ereta.

Com frequência, a fraqueza do músculo respiratório resulta em dificuldade para expelir as secreções respiratórias inferiores e em hipoventilação durante o sono. As intervenções importantes incluem métodos para mobilização, limpeza das secreções da via aérea e suporte respiratório. Esta última pode ser obtida por meio do uso de fisioterapia torácica manual ou mecânica com drenagem postural e assistência para tosse manual ou uso de dispositivos de insuflação/exsuflação. A ventilação nasal não invasiva é uma alternativa à traqueostomia e ao ventilador convencional em algumas crianças com insuficiência respiratória. As decisões sobre o início do suporte de ventilação devem ser individualizadas, levando em consideração o estado clínico e os valores familiares.

Os dados limitados a respeito da sobrevivência de pacientes nascidos entre 1980 e 2006 sugerem que a sobrevivência prolongada estava relacionada à intensidade do cuidado. A ventilação por mais de 16 horas por dia, a insuflação/exsuflação mecânica e a alimentação por tubo de gastrostomia estavam significativa e independentemente associadas ao prolongamento da sobrevida, independentemente do ano de nascimento, em crianças com a AME do tipo 1.

O aconselhamento genético formal deve ser fornecido a todos os casais com história familiar de AME ou com um filho com essa síndrome. Os pais devem ser aconselhados sobre as limitações do teste molecular atual: indivíduos que testam negativo para a deleção heterozigótica podem ter duas cópias do *SMN1* em um cromossomo 5 ou ser portadores de raras mutações sutis; assim, a ocorrência de mutações de novo extremamente raras não pode ser eliminada.

B. Futuras decisões

As abordagens de terapia por gene foram avaliadas para AME usando-se vetores virais para substituir *SMN1* e, portanto, aumentar a expressão do SMN medular em camundongos. Vários outros mecanismos foram analisados em ensaios com fármacos, como fármacos neuroprotetores (p. ex., riluzol), para resgatar neurônios motores, creatina, para melhorar o metabolismo de energia, e albuterol, por suas propriedades anabólicas e seu efeito molecular sobre a expressão do gene do tipo 2 SMN. As abordagens com células-tronco são uma promessa de estratégia de reposição celular no tratamento da AME e estão recebendo considerável atenção nos dias atuais.

D'Amico A, Mercuri E, Tiziano FD, Bertini E: Spinal muscular atrophy. Orphanet J Rare Dis 2011;6:71.

Darras BT: Non-5q spinal muscular atrophies: The alphanumeric soup thickens. Neurology 2011;77:312–314.

Stavarachi M, Apostol P, Toma M, et al: Spinal muscular atrophy disease: A literature review for therapeutic strategies. J Med Life 2010;3:3–9.

Wang CH, Finkel RS, Bertini ES, et al, Participants of the International Conference on SMA Standard of Care: Consensus statement for standard of care in spinal muscular atrophy. J Child Neurol 2007;22:1027–1049

3. Paralisia obstétrica do plexo braquial

FUNDAMENTOS DO DIAGNÓSTICO

► Fraqueza do membro superior devido à lesão a uma ou mais raízes nervosas cervicais ou torácicas (C5-T1).

► A lesão pode ocorrer antes, durante ou após o nascimento.

► Bebês grandes e trabalho de parto prolongado ou difícil são importantes fatores de risco.

Considerações gerais

Nos Estados Unidos, a incidência de paralisia obstétrica ou neonatal do plexo braquial (POPB) é de cerca de 1,5 em 1.000 nascidos vivos, de acordo com recentes relatos epidemiológicos. Os fatores de risco perinatais incluem bebês grandes para a idade gestacional (macrossomia), distocia do ombro, parto pélvico, trabalho de parto prolongado, diabetes gestacional, gestações múltiplas, partos instrumentados (com auxílio de vácuo ou fórceps) e difíceis e partos prévios com lesão neonatal do plexo braquial. Em até 50% dos casos, não são identificados fatores de risco. A extensão da lesão ao plexo braquial e o prognóstico diferem bastante entre as crianças afetadas. Relatos iniciais mostraram que até 92% dos pacientes tinham lesão branda e se recuperaram de modo espontâneo nos primeiros 2 meses de vida. Contudo, em alguns registros, apenas 66% apresentaram recuperação plena, e até 15% tiveram um dano permanente considerável.

Classificação

A POPB é classificada pela gravidade da patologia e pela localização anatômica. A gravidade da lesão nervosa pela anatomia patológica pode ser categorizada com a classificação de Sedon e Sunderland de neuropraxia, axonotmese, neurotmese ou avulsão. A classificação de Narakas define o envolvimento anatômico e o potencial para recuperação (Quadro 20.8).

É importante determinar, para propósitos de prognóstico, se a lesão é pré-ganglionar ou pós-ganglionar. Nas lesões pré-ganglionares por avulsão, a recuperação da função motora não ocorre de modo espontâneo. A perda dos nervos frênico, torácico longo, escapular dorsal, supraescapular e toracodorsal e da cadeia simpática na síndrome de Horner é sugestiva de lesão pré-ganglionar e carrega o pior prognóstico para recuperação motora.

Quadro 20.8 Classificação de Narakas da paralisia obstétrica do plexo braquial

Grupo	Distúrbio	Envolvimento nervoso	Achados clínicos
1	Paralisia do plexo superior (de Erb clássica)	Envolvimento de C5-6	Ausência de abdução do ombro, rotação externa e função do bíceps. 46% dos casos. Prognóstico mais favorável, com plena recuperação por volta de 4-6 meses
2	Paralisia do plexo superior estendida	Envolvimento de C5-7	Ausência de abdução do ombro, rotação externa e função do bíceps e extensão do punho. 30% dos casos. Prognóstico pior do que o do grupo 1
3	Plexopatia total	Envolvimento de C5-8	Extremidade sem movimento nem sensibilidade (*flail limb*), punho flexionado, punho cerrado. 20% dos casos
4	Plexopatia total com síndrome de Horner	Envolvimento de C5-T1	Extremidade sem movimento nem sensibilidade (*flail limb*) com síndrome de Horner. Pior prognóstico associado com provável lesão por avulsão

Achados clínicos

A. Sinais e sintomas

Faz parte de um exame detalhado procurar por outras lesões que podem ter ocorrido durante o nascimento. Todas as extremidades devem ser examinadas para evidência de fraturas (incluindo as clavículas). O bebê ou a criança pequena deve ser avaliado para a presença de síndrome de Horner, paralisia dos nervos frênicos ipsilaterais ou paralisia do nervo facial. A mais comum destas é a paralisia de Erb. As crianças afetadas apresentam o braço estendido, o ombro internamente rotado, o punho flexionado e o dedo estendido, resultando em uma postura de "gorjeta do garçom". A amplitude de movimento passiva e a força muscular ativa devem ser avaliadas. Em bebês ou crianças pequenas, isso requer observação de como eles pegam objetos e avaliação dos reflexos. A palpação da cabeça umeral e do ombro pode revelar subluxação ou luxação da cabeça glenoumeral. A rigidez ou as contraturas musculares do peitoral maior, grande dorsal e redondo maior, bem como a escápula alada, podem estar presentes. A função do ombro pode ser avaliada por meio da classificação de Mallet modificada. Outras ferramentas de avaliação incluem o Toronto Score Test e o Hospital for Sick Children Active Movement Scores.

B. Estudos de imagem

As radiografias simples da coluna cervical, do ombro e da clavícula afetados são obtidas para eliminar fratura, subluxação ou luxação. A RM é a modalidade de imagem de escolha, uma vez que permite a visualização do próprio plexo, bem como de neuromas. Contudo, um mielograma de tomografia computadorizada é melhor para identificar pseudomeningoceles associadas com avulsão da raiz nervosa proveniente da medula espinal.

C. Testes especiais

Estudos de condução nervosa e eletromiografia desempenham um papel limitado, visto que não são consistentemente preditivos do dano específico à raiz nervosa e apresentam desafios técnicos em bebês pequenos e crianças. Os exames iniciais são obtidos para uso no acompanhamento da história natural ou no período pós-cirúrgico. Um estudo de condução nervosa que revela a presença de potenciais de ação sensitivos nos nervos periféricos inervando um grupo muscular paralisado é diagnóstico de uma avulsão de raiz quando o gânglio da raiz sensorial está localizado fora da medula espinal.

▶ Tratamento

O tratamento deve iniciar de forma imediata na infância. Os objetivos incluem manter a amplitude de movimento passiva, prevenir contraturas, fortalecer músculos e facilitar o desenvolvimento funcional. A tala seriada e a imobilização podem ser usadas para prevenir contraturas da mão, do punho ou do cotovelo. Crianças com lesões no plexo inferior ou total geralmente requerem intervenção cirúrgica. Aquelas com lesões superiores, em geral, recebem tratamento conservador e inicialmente com caminhada supervisionada. Se a força antigravidade ativa no bíceps ou nos adutores do ombro é observada dentro dos primeiros 3 meses de vida, o prognóstico para a recuperação é excelente; essas crianças precisam apenas continuar com o manejo conservador. Se não forem observadas melhoras de 3 a 6 meses, a exploração cirúrgica e a microcirurgia para reconstrução do nervo são recomendadas. As técnicas cirúrgicas incluem neurólise, ressecção do neuroma, enxerto de nervo e, mais recentemente, transferências de nervos.

Trinta e três por cento dos bebês e crianças com POPB apresentam alguma disfunção residual; desse modo, devem ser acompanhados de perto. As deformidades no ombro (p. ex., displasia da articulação glenoumeral e instabilidade articular) ocorrem como resultado do desequilíbrio da força muscular e da contratura de rotação interna de longa duração devido à fraqueza dos músculos infraespinal e redondo menor. Os procedimentos de reconstrução secundários, incluindo liberação da contratura, transferências musculares e osteotomia umeral para reposicionar o membro superior, são úteis para melhorar e maximizar a função, mas não restauram a função normal.

Connolly P, Ezaki M, Carter P: Neonatal brachial plexus injuries. Curr Opin Orthop 2005;16:464–471.

Foad SL, Mehlman CT, Ying J: The epidemiology of neonatal brachial plexus palsy in the United States. J Bone Joint Surg Am 2008;90:1258–1264.

Hale H, Bae D, Waters P: Current concepts in the management of brachial plexus birth palsy. J Hand Surg Am 2010;35:322–331.

O'Brien D, Park TS, Noetzel M, Weatherly T: Management of birth brachial plexus palsy. Childs Nerv Syst 2006;22:103–112.

4. Torcicolo muscular congênito

FUNDAMENTOS DO DIAGNÓSTICO

▶ Cabeça inclinada e amplitude de movimento do pescoço limitada devido à contratura ou ao encurtamento do músculo esternocleidomastóideo.

▶ Pode estar associada com outras anormalidades musculoesqueléticas, como displasia do quadril.

▶ Considerações gerais

O torcicolo muscular congênito é a terceira deformidade congênita mais comum que se apresenta na primeira semana de vida, depois da displasia do quadril e do *talipes equinovarus*. A incidência é de cerca de 1 em 250 nascidos vivos. Há uma ligeira predominância masculina, e o lado direito é afetado com maior frequência do que o esquerdo. As causas propostas incluem espaço intrauterino reduzido, fenômenos vasculares, fibrose do sangramento periparto, síndrome de compartimento e miopatia esternocleidomastóidea primária. Há história de parto difícil em 30 a 60% dos casos.

O torcicolo está associado com displasia do quadril em desenvolvimento concomitante, em especial nos neonatos com história de espaço intrauterino limitado. As deformidades craniofaciais relacionadas incluem plagiocefalia de posição ou deformação, que produz achatamento do occipício no lado contralateral, sobrancelha recuada e zigoma, desvio do ponto do queixo e ponta nasal, distopia orbital inferior no lado afetado e uma orelha ipsilateral inferior e posteriormente posicionada. Em alguns casos, a escoliose compensatória pode ser observada. Pode haver também retardo no desenvolvimento e diminuição no uso (negligência) do hemicorpo ipsilateral em uma criança com o outro lado normal.

▶ Achados clínicos

A. Sinais e sintomas

As características clínicas são inclinação lateral da cabeça e rotação do queixo em direção ao lado oposto da inclinação, com maior frequência devido à contratura ou ao encurtamento do músculo esternocleidomastóideo, com ou sem um tumor palpável (*fibromatosis colli*). O movimento da cabeça e do pescoço é limitado, e, às vezes, no exame, o trapézio superior também está tenso. O exame físico e neurológico minucioso deve ser feito para avaliar a necessidade de investigação adicional. As causas não musculares do torcicolo incluem síndrome de Sandifer (do refluxo gastrintestinal), deficiência ocular, déficit auditivo e anormalidades do sistema nervoso central (p. ex., tumores, malformação de Arnold-Chiari).

B. Estudos de imagem

Na maioria dos casos, bebês com torcicolo muscular congênito melhoram em resposta a um esquema de exercícios de alongamento. Se o bebê não mostrar melhoras apesar da fisioterapia agressiva, uma radiografia da coluna cervical deve ser feita para verificar anomalias vertebrais cervicais congênitas. O ultrassom é a modalidade de imagem de escolha. Em um paciente normal, o esternocleidomastóideo apresenta uma massa hipoecoica com linhas ecogênicas. No estágio inicial, há engrossamento do músculo, que aparece como ecos fracos ou desnivelados. No estágio final da fibrose, sinais hiperecoicos difusos são observados dentro da camada muscular sem sinais de fluxo sanguíneo significativo. A RM também é usada para avaliar a quantidade de fibrose e a presença de tecido conjuntivo denso anormal dentro do esternocleidomastóideo; essa é a técnica de imagem preferida se a avaliação para tumores da coluna cervical ou cerebrais também for desejada.

▶ Tratamento

Mais de 50% dos casos se resolvem de forma espontânea durante o primeiro ano de vida, com déficits residuais mínimos. A fisioterapia deve ser iniciada se houver falta amplitude de movimento cervical como resultado da fibrose. O programa inclui alongamento manual, posicionamento e manuseio adequados, bem como fortalecimento dos músculos do pescoço contralateral. Injeções de toxina botulínica se mostraram seguras e efetivas naqueles que não conseguiram progressos com o tratamento conservador. Para casos resistentes, a liberação cirúrgica ou o alongamento do músculo afetado são indicados. Nos últimos anos, a correção endoscópica tem surgido como opção de tratamento que supostamente resulta em cicatrizes menos visíveis e melhores resultados estéticos.

Do TT: Congenital muscular torticollis: Current concepts and review of treatment. Curr Opin Pediatr 2006;18:26–29.

Herman MJ: Torticollis in infants and children: Common and unusual causes. Instr Course Lect 2006;55:647–653.

Hwang JH, Lee HB, Kim JH, et al: Magnetic resonance imaging as a determinant for surgical release of congenital muscular torticollis: Correlation with the histopathologic findings. Ann Rehabil Med 2012;36:320–327.

Oeszak JL, Chang N, Apkon SD, Wilson PE: Botulinum toxin type A in the treatment of children with congenital muscular torticollis. Am J Phys Med Rehabil 2005;84:813–816.

Schertz M, Zuk L, Green D: Long-term neurodevelopmental follow-up of children with congenital muscular torticollis. J Child Neurol 2013;28;1215–1221.

Tessmer A, Mooney P, Pelland L: A developmental perspective on congenital muscular torticollis: A critical appraisal of the evidence. Pediatr Phys Ther 2010;22:378–383.

DEFICIÊNCIA CONGÊNITA DE MEMBRO

FUNDAMENTOS DO DIAGNÓSTICO

▶ Perda completa ou parcial de um ou mais membros devido a defeito no nascimento ou falha na formação de broto do membro.

▶ Pode estar associada com deformidades angulares, articulações instáveis e musculatura circundante ou proximal inadequada.

▶ A deficiência transradial terminal esquerda é a deficiência de membro superior mais comum.

▶ A longitudinal fibular é a deficiência de membro inferior congênita mais comum.

▶ Considerações gerais

As deficiências congênitas de membros podem ocorrer quando parte ou a totalidade do membro não consegue se formar (no 26º dia) ou diferenciar (na 8ª semana de gestação) durante o primeiro trimestre. A incidência é de 4 a 8 por 10 mil nascidos vivos, com uma razão de 3:1 dos membros superiores para os inferiores. A maioria dos casos de deficiência da extremidade superior congênita não tem implicações hereditárias e tende a ser um evento esporádico. Contudo, as anomalias ou síndromes concomitantes são relativamente comuns. Outros fatores de risco incluem infecções maternas, anormalidades uterinas, biópsia de vilo coriônico e exposição a teratógeno (p. ex., álcool, tabaco) e medicações anticonvulsivas (p. ex., fenitoína, ácido valproico). Deformidades angulares, má rotação, articulações proximais instáveis, musculatura proximal inadequada ou um segmento distal sem qualquer sensibilidade ou movimento (*flail limb*), não funcional, podem estar presentes, requerendo cirurgias de conversão para estabelecer um membro mecanicamente alinhado e melhorar o encaixe prostético.

▶ Achados clínicos e classificação

A classificação de Frantz descreve as deficiências como terminais, representando a perda completa da extremidade distal, ou intercalares, denotando a ausência de partes intermediárias com partes proximais e distais preservadas do membro. Essas classes principais são divididas em déficits horizontal e longitudinal. Nesse sistema, está a nomenclatura inicial como amelia (ausência de um membro), focomelia (apêndice como nadadeira inserido ao tronco) e afalangia (ausência de um dedo ou artelho). Contudo, a International Society for Prosthetics and Orthotics (ISPO) Classification é preferida. Ela classifica a deficiência do membro como transversa ou longitudinal. As deficiências transversas não têm porções distais remanescentes, já as deficiências longitudinais têm porções distais. As deficiências longitudinais nomeiam os ossos que são afetados; qualquer osso não nomeado está presente e de forma normal.

▶ Tratamento

São importantes considerações na prescrição prostética para crianças: o crescimento, o conforto, a durabilidade, o peso, a simplicidade e a estética. Em geral, crianças com menos de 10 anos de idade requerem uma nova meia para a extremidade inferior a cada 1 a 2 anos, com alongamento e reparos periódicos. Uma abordagem em equipe é fundamental, bem como o acompanhamento do crescimento. O crescimento ósseo excessivo é uma causa comum de encaixe da cavidade ruim e dor. Isso pode ser manejado com revisão da cavidade. Contudo, a revisão cirúrgica pode ser necessária se um osso se tornar muito proeminente de modo que possa perfurar a pele.

As crianças com deficiência congênita de membro não têm sensação de perda. Sua resiliência lhes permite compensar e ser altamente funcionais. Uma prótese é sobretudo um auxílio, e não uma substituição; assim, a rejeição de seu uso não equivale a uma falha. Em geral, uma prótese para o membro inferior é mais aceita do que uma para o membro superior, dada a necessidade de mobilidade e locomoção. Tirar e colocar a prótese de forma independente pode ser feito por crianças a partir dos 6 anos de idade.

A. Deficiência de membro superior

A deficiência congênita de membro mais comum é a **deficiência transradial terminal esquerda**. O encaixe prostético deve seguir a conquista de marcos de desenvolvimento normais, com o primeiro encaixe para uma deficiência unilateral ocorrendo quando a criança atinge o equilíbrio para sentar, por volta dos 6 a 9 meses. O objetivo é facilitar atividades bimanuais, capacidade de apoio, padrão de engatinhar simétrico e um padrão de uso prostético inicial. A prótese transradial inicial tem um *design* de autossuspensão, com um encaixe supracondilar e uma mão, que é a preferida pelos pais. Por volta dos 4 a 5 anos de idade, a criança pode manusear todos os tipos de componentes e controles prostéticos.

Para a **deficiência transumeral**, a prótese inicial pode ser presa por uma alça ou por uma suspensão de sucção de silicone. Os dispositivos terminais ativos devem ser prescritos logo após a criança começar a caminhar. Enganches impulsionados pelo corpo podem ser usados com sucesso por volta de 2 a 3 anos de idade, quando a criança tiver força suficiente e capacidade cognitiva para operá-los. Por volta de 4 a 5 anos, um cotovelo impulsionado pelo corpo pode ser usado. Em geral, quanto maior a ausência do membro, menos a criança aceita a prótese.

B. Deficiência de membro inferior

A **deficiência longitudinal fibular** é a deficiência de membro inferior congênita mais comum. O envolvimento bilateral ocorre em 25% dos casos; a deficiência unilateral cria um problema devido à discrepância de comprimento. Se a inadequação de comprimento da perna for grave, a amputação de Syme pode ser feita junto com o encaixe de uma prótese de Syme.

A **deficiência femoral proximal parcial (DFP)**, também conhecida como deficiência longitudinal do fêmur, ocorre em 1 em 50 mil nascimentos; 10 a 15% são bilaterais. Ela consiste no desenvolvimento impróprio do fêmur proximal, com resultante déficit ou encurtamento de todo o fêmur. Várias formas de DFP requerem fusão do fêmur encurtado à tíbia e remoção do pé com uma amputação de Syme, deixando um membro residual adequado para aceitar uma prótese acima do joelho.

A criança com deficiência de membro inferior é colocada em uma prótese quando está pronta para assumir a posição ereta em pé em 9 a 10 meses. Uma prótese acima do joelho sem articulação é preferida para a criança pequena. A criança normal não estabelece a marcha do tipo calcanhar-antepé até os 2 anos de idade, e uma prótese calcanhar-antepé pode ser atingida por volta dos 5 anos de idade, quando a criança consegue sustentar uma postura unipodal. Uma articulação de joelho é acrescida quando a criança tem 3 a 4 anos de idade.

Apkon S: Pediatric limb deficiencies. PM R Update 2004;8(1):1–4.

Smith DG, Michael JW, Bowker JK: *Atlas of Amputations and Limb Deficiencies: Surgical, Prosthetic and Rehabilitation Principles*, 3rd ed. American Academy of Orthopedic Surgeons, 2004:931–962.

Vishwas T: Pediatric prosthetics. Curr Opin Orthop 2006;17:517–520.

LESÃO CEREBRAL

1. Lesão cerebral traumática

▶ Considerações gerais

A lesão cerebral traumática (LCT) é um importante problema de saúde nos Estados Unidos e é muitas vezes referida como "epidemia silenciosa", pois seus efeitos a longo prazo sobre cognição, sensibilidade, linguagem e emoção podem não estar aparentes no momento da lesão. Nas crianças, a LCT apresenta uma distribuição em duas fases do desenvolvimento, com a mais alta incidência, entre crianças, do nascimento até os 4 anos e, após, entre adolescentes, com idades entre 15 e 19 anos. Quase 500 mil atendimentos no departamento de emergência para a LCT envolvem crianças do nascimento até 14 anos de idade. As quedas são a principal causa de LCT e são mais altas entre crianças do nascimento até os 4 anos. Lesões de acidentes com veículo são a segunda principal causa, mas resultam na maioria das mortes gerais relacionadas à LCT. Os homens têm um envolvimento 1,4 vezes maior do que as mulheres, independentemente da faixa etária. Esta discussão foca a lesão cerebral traumática grave; para informação sobre lesões por concussão, ver o Capítulo 29.

O *trauma craniano violento* (TCV) é o termo adotado pela American Academy of Pediatrics para descrever o conjunto de lesões cerebrais, espinais e cranianas que resultam de um trauma craniano em bebês e crianças jovens. Também conhecida como a "síndrome do bebê sacudido", a lesão ocorre como resultado da sacudidela (força de aceleração-desaceleração) combinada com o trauma por impacto. Ela é a principal causa de lesão cerebral traumática importante nos bebês (resultando em 20-38% da mortalidade) e está associada a significativo dano neurológico e de desenvolvimento em até 75% dos sobreviventes. Nos Estados Unidos, o TCV ocorre em 4 a 5 mil bebês por ano. Um estudo no Reino Unido também registrou uma ocorrência de 20 a 36 por 100 mil crianças por ano.

▶ Patogênese

As lesões primárias podem ser causadas por impacto, desaceleração ou forças de rotação, ou uma combinação dos três. Uma lesão por golpe ocorre sob o local do impacto, e uma lesão de contragolpe, no lado oposto à área impactada. A lesão de golpe-contragolpe está associada a contusão cerebral, pois o cérebro atinge as superfícies internas do crânio. As lesões relacionadas a aceleração-desaceleração e forças rotacionais estão associadas com uma lesão do tipo cisalhamento, que causa rompimento das membranas e dos axônios (lesão axonal difusa). A ocorrência de lesão isquêmica hipóxica secundária, edema cerebral e cascatas metabólicas subsequentes contribuem para desfechos ruins. Assim, o manejo inicial é fundamental para prevenir a ocorrência dessas complicações.

A classificação da gravidade da lesão cerebral é baseada no escore da Escala de Coma de Glasgow, na duração da inconsciência e na amnésia pós-traumática. Um escore de 8 ou menos indica que a criança está em coma com lesão grave; escores de 9 a 11 indicam lesão moderada; e de 13 a 15, lesão leve. Quanto maior for o tempo decorrido até o paciente readquirir a consciência e a capacidade de responder ao ambiente de qualquer modo adaptativo e significativo, mais grave é a lesão. O Children's Orientation and Amnesia Test (COAT) pode ser empregado para avaliar a amnésia pós-traumática.

▶ Achados clínicos

Entre as crianças que sofreram lesões violentas, a hemorragia subdural é o achado intracraniano mais comum, e as fraturas no crânio estão presentes em 15 a 27% dos pacientes. Outros achados importantes são apneia, hemorragias na retina, fratura de osso longo e costal em diferentes estágios de consolidação, lacerações, machucados, lesões em órgãos viscerais e queimaduras. Uma lesão na medula espinal concomitante pode ocorrer, mas raras vezes é documentada e pode ser ignorada nos casos neonatais.

Os achados clínicos em pacientes com causas acidentais de LCT refletem o mecanismo de lesão, como realçado anteriormente.

▶ Complicações e tratamento

A. Convulsões e epilepsia pós-traumáticas

Em geral, a incidência de convulsões pós-traumáticas é mais alta nas crianças do que nos adultos e está associada a um escore mais baixo na Escala de Coma de Glasgow e idade mais baixa. As convulsões ocorrem com maior frequência durante as primeiras 24 horas (imediata) ou 7 dias após a lesão (fase inicial). Fármacos antiepilépticos (FAEs), como fenitoína, são administrados com frequência. Não há orientação específica sobre o uso profilático de FAEs para prevenir as convulsões. A epilepsia pós-traumática se refere a uma convulsão que ocorre após a primeira semana da lesão e é geralmente influenciada pela gravidade da lesão craniana. A escolha do FAE deve levar em consideração o padrão clínico da convulsão, o perfil de efeito colateral e o efeito sobre o funcionamento cognitivo.

B. Disfunção autonômica central

A disfunção autonômica central é uma síndrome de hiperatividade muscular e simpática simultânea que pode ser observada no início da fase pós-aguda após uma lesão cerebral, mas pode persistir por até seis meses após a lesão. As mudanças autonômicas incluem hipertermia, hipertensão, taquicardia, taquipneia, suor em abundância (diaforese), agitação e dilatação papilar. As mudanças motoras se manifestam como espasticidade, distonia, postura descerebrada ou descorticada e rigidez.

O diagnóstico é feito por exclusão de outras possíveis causas (p. ex., infecção, hipovolemia ou desequilíbrio de eletrólitos), mas requer um alto índice de suspeita. O manejo deve ser instituído o mais cedo possível, para prevenir a lesão cerebral resultante da diminuição de oxigenação ao tecido cerebral, de edema cerebral e de AVC hemorrágico. As estratégias não farmacológicas incluem resfriamento, compressas de gelo, redução da temperatura ambiente, manutenção de um ambiente calmo, posicionamento confortável, hidratação e nutrição adequadas e alívio da dor. As medicações para hipertensão incluem β-bloqueadores, como propranolol e labetalol, e agonistas α-adrenérgicos, como clonidina (administrada de modo oral, intravenoso ou por emplastro). A bromocriptina, um agonista da dopamina, é útil em pacientes com febre central. Os opiáceos, como morfina, fentanil ou oxicodona, são administrados quando necessário para controle da dor. Para o manejo do tônus, os agentes incluem agonistas do ácido γ-aminobutírico, como diazepam, clonazepam e baclofeno; carbidopa/levodopa; dantrolene sódico; e, em alguns casos, terapia por bomba de baclofeno intratecal.

C. Disfunção neuroendócrina

A hipernatremia com aumento da produção urinária proveniente do diabetes insípido ocorre devido à deficiência do hormônio antidiurético por uma disfunção hipofisária posterior. O tratamento consiste em administração de acetato de desmopressina. Outra condição que pode ocorrer é a síndrome da secreção hormonal antidiurética inadequada (SHADI), na qual a hiponatremia resultante da retenção de água se manifesta como diminuição da produção de urina e diminuição da osmolalidade do soro. O manejo envolve restringir o líquido enquanto, cuidadosamente, são restabelecidos os níveis normais de sódio no soro. A função hipofisária anterior pode estar prejudicada. Não existem orientações específicas para o rastreamento; contudo, a possibilidade deve ser investigada quando problemas de falha ou interrupção do crescimento, puberdade retardada, amenorreia ou aumento da fadiga são observados.

D. Disfunção respiratória

Parte do manejo inicial na LCT é garantir vias áreas seguras. Pode-se fazer a transição de intubação endotraqueal para a colocação de tubo de traqueostomia, com o objetivo de fornecer suporte ventilatório e pulmonar, liberação de secreção e manejo da via aérea em longo prazo. É importante buscar uma eventual decanulação, sempre que for possível. Isso, em geral, é atingido pela redução progressiva do tubo de traqueostomia. Ensaios de capeamento estão sendo realizados para garantir que as saturações de oxigênio sejam mantidas com respiração confortável e que as secreções sejam limpas com uma boa tosse.

E. Ossificação heterotópica

A ossificação heterotópica ocorre em 14 a 23% dos pacientes pediátricos com lesão cerebral traumática, em sua grande maioria entre crianças com 11 anos ou mais. Aqueles com fraturas múltiplas de membro correm risco mais alto. Os locais comuns são ao redor dos quadris e joelhos, e os sintomas podem ser edema do membro, dor e redução da amplitude de movimento. O manejo inclui mobilização agressiva (após ser excluída a possibilidade de trombose venosa profunda) e prevenção de contraturas. Drogas anti-inflamatórias não esteroidais, como indometacina e ibuprofeno, são usadas para impedir a progressão da deposição óssea anormal. Nos casos graves ou após o osso heterotópico ter amadurecido, a intervenção cirúrgica pode ser considerada se o local causar dor ou limitar a amplitude de movimento e a função (para discussão adicional, ver Cap. 5).

F. Deficiências nutricionais

A lesão cerebral aguda está associada a aumento do gasto de energia e estado hipermetabólico. O suporte hídrico e nutricional adequado precisa ser mantido e acompanhado de perto. No início, uma sonda nasogástrica ou nasoentérica é inserida para iniciar as alimentações enterais. No caso de uso prolongado, recomenda-se uma gastrostomia, com o objetivo de fornecer bolo alimentar que reproduza a típica programação de alimentação com comida. Nos bebês e crianças pequenas, uma série de exames gastrintestinais superiores é solicitada, para rastrear o refluxo gastroesofágico. Se o refluxo estiver presente, uma fundoplicatura de Nissen pode ser feita em conjunto com a colocação de gastrostomia, para evitar refluxo e aspiração. Após a condição cognitiva da criança melhorar, a introdução da alimentação oral pode ser iniciada.

G. Manejo vesical e intestinal

Sempre que possível, as crianças evoluem para eliminação vesical e intestinal por meio da remoção de cateteres urinários e retomada da evacuação controlada. Uma vez que o cateter de Foley é removido, a incontinência vesical é muitas vezes associada a uma bexiga neurogênica ou desinibida. Em geral, as crianças com LCT são aptas a esvaziar a bexiga, mas os volumes vesicais estão reduzidos. Quando a condição cognitiva da criança melhora, evacuações programadas podem ser instituídas. Para a criança com uma bexiga espástica, a medicação anticolinérgica, como oxibutinina, pode ajudar a atingir a continência urinária.

A constipação é um problema comum. O manejo inclui promover maior consumo de fibras, garantir a ingestão hídrica adequada e rever medicações, visto que algumas podem diminuir a motilidade gastrintestinal. Com frequência, amolecedores de fezes, laxantes e supositórios são necessários para ajudar a estabelecer um programa intestinal regular, junto com rotina ou programa preestabelecido do dia para eliminar fezes.

H. Déficits e danos associados

1. Dano motor e anormalidades de tônus — Os déficits motores dependem da extensão e da gravidade da lesão. O dano ou lesão localizado, como um trauma penetrante ou contusão cerebral, provavelmente resultará em hemiparesia. Com frequência, equilíbrio, controle motor e coordenação são afetados. A apraxia motora, tremores e ataxia podem também impedir o progresso funcional.

O manejo da espasticidade inclui posicionamento e imobilização adequados, amplitude de movimento e alongamento. Medicações orais similares àquelas usadas no tratamento da paralisia cerebral podem ser administradas (ver Quadro 20.4). Como a maioria das medicações é sedativa, a escolha do agente e a dosagem são importantes. O dantrolene sódico é a medicação menos sedativa, mas apresenta efeitos colaterais que incluem hepatotoxicidade; portanto, testes de função hepática precisam ser monitorados pelo menos a cada seis meses. O tratamento com injeções de toxina botulínica ou fenol é comum. Para pacientes com espasticidade grave ou generalizada, a terapia por bomba de baclofeno intratecal é uma alternativa efetiva à medicação sedativa. (A discussão adicional sobre espasticidade aparece no Cap. 6.)

2. Danos sensoriais — A anosmia devida à disfunção de olfato é uma sequela comum da LCT. Ela pode ser parcial ou completa. Podem ocorrer vários tipos de danos visuais, incluindo acuidade visual reduzida, defeito do campo visual, diplopia proveniente da lesão aos nervos cranianos III, IV e VI, disfunção visual central e cegueira cortical. Os déficits dependem do local do impacto da lesão, bem como das trajetórias visuais associadas.

A perda auditiva condutiva proveniente da disfunção da orelha média é mais comum que a perda auditiva neurossensorial. Pode ocorrer uma alteração no processo auditivo central devido ao dano no trato cortical, tornando mais difícil a discriminação e o aprendizado da fala. A disfunção vestibular pode também ocorrer e gerar queixas de vertigem e problemas de equilíbrio.

3. Déficits cognitivos — À medida que a criança sai do coma, a capacidade de vigilância pode permanecer prejudicada. Nenhum estudo sistemático envolvendo pacientes pediátricos foi realizado a respeito do uso de agentes farmacológicos para melhorar a vigilância. Contudo, a amantadina foi clinicamente utilizada como um estimulante neurológico, com resultados variáveis. É importante revisar de forma periódica as medicações da criança e eliminar ou reduzir o máximo possível as medicações com efeitos sedativos.

Problemas de atenção são comuns após a lesão cerebral traumática, e muitas vezes há história de pré-morbidade de déficit de atenção. O manejo inclui intervenções comportamentais e medicações.

A capacidade de lembrar informações é fundamental para o aprendizado. Após a LCT, frequentemente as memórias imediata e tardia estão prejudicadas. Esses problemas diminuem com o passar do tempo, mas uma menor melhora é observada em pacientes com lesões graves. A terapia cognitiva inclui repetição aumentada, uso de diferentes estratégias de organização, técnicas para tornar o aprendizado mais eficiente e uso de técnicas de compensação, como um "livro de memórias".

Muitas vezes, a função executiva é afetada, em especial nos pacientes com lesões do lobo frontal. As crianças podem apresentar dificuldades de resolução de problemas, organização, planejamento, tomada de decisão, autorregulação e monitoramento. Em geral, essa área é abordada por um fonoaudiólogo em conjunto com um terapeuta cognitivo. Até 50% das crianças com lesão cerebral correm risco de ter problemas e distúrbios de comportamento, incluindo ansiedade, agressão, depressão e problemas de sono. As crianças podem se frustrar com facilidade pelos desafios do reaprendizado de habilidades que antes eram dominadas. É importante utilizar as técnicas de manutenção de um ambiente estruturado e rotina diária e fornecimento de estímulo positivo dos comportamentos desejados. Os distúrbios do sono, incluindo insônia e ciclos de sono-vigília, são outro problema comum. Uma boa higiene do sono e uma rotina consistente são estimuladas. Se necessário, medicações que auxiliam no sono podem ser prescritas, incluindo melatonina, trazodona e benzodiazepinas de baixa dose.

I. Reabilitação e reintegração à comunidade

O objetivo da reabilitação após a LCT é ajudar a criança a atingir o nível mais alto possível de independência funcional física, cognitiva, social e emocional, de acordo com a idade. Os objetivos adicionais incluem redução da incapacidade, prevenção de complicações e danos secundários e educação da criança e dos pais ou pediatras sobre estratégias terapêuticas relevantes. Após esse evento que muda a vida, uma abordagem coletiva interdisciplinar é ideal para ajudar na transição de volta ao lar, à escola e à comunidade. Modificações ambientais e arquiteturais podem ser necessárias, de modo a adequar o espaço às limitações físicas. Dependendo do nível cognitivo da criança na alta da unidade de reabilitação aguda, pode ser necessário o prosseguimento da intervenção e dos serviços. Algumas crianças podem precisar de cuidado continuado em um centro de reabilitação pós-aguda; outras podem se beneficiar de fisioterapia, terapia ocupacional ou fonoaudiologia fornecida em um ambiente ambulatorial.

Mudanças no estilo de vida e na rotina diária podem ser necessárias no seio familiar. O retorno à escola é facilitado pela comunicação íntima sobre a condição clínica da criança, o nível de função e as necessidades de acomodação. Um plano de educação individual (PEI) é mais bem elaborado por uma equipe que esteja familiarizada e tenha boa compreensão da dinâmica e das mudanças nas necessidades de uma criança com lesão cerebral. O assistente social pode ajudar com a burocracia do sistema escolar e pode fornecer informações e encaminhamentos a fontes comunitárias, como grupos de apoio familiar e infantil, programas esportivos adaptativos e atividades de lazer na comunidade local.

> Alexander M, D Matthews: *Pediatric Rehabilitation: Principles and Practice*, 4th ed. Demos Medical, 2010:231–260.
> Baguley I, Heriseanu RE, Cameron ID, et al: Pharmacologic management of dysautonomia following traumatic brain injury. Neurocrit Care 2008;8:293–300.
> Christensen J: Traumatic brain injury: Risks of epilepsy and implications for medicolegal assessment. Epilepsia 2012;53:43–47.
> Christian C, Block R: Abusive head trauma in infants and children. Pediatrics 2009;123:1409–1411.
> Faul M, Xu L, Wald MM, Coronado VG: *Traumatic Brain Injury in the United States: Emergency Department Visits, Hospitalizations and Deaths 2002–2006*. Centers for Disease Control and Prevention, National Center for Injury Prevention and Control; 2010.
> Kemp A: Abusive head trauma: Recognition and essential investigation. Arch Dis Child Educ Pract Ed 2011;96:202–208.
> Lemke D: Sympathetic storming after severe traumatic brain injury. Crit Care Nurse 2007;27:30–37.
> Li L, Liu J: The effect of pediatric traumatic brain injury on behavioral outcomes: A systematic review. Dev Med Child Neurol 2013;55:37–45.

2. Lesão cerebral não traumática

As lesões cerebrais não traumáticas adquiridas são uma significativa causa de devastação neurológica. As causas incluem infecções (p. ex., meningite bacteriana, encefalite viral e abscessos cerebrais), problemas metabólicos (p. ex., encefalite isquêmica anóxica ou hipóxica, observada entre vítimas de quase afogamento e pacientes ressuscitados após parada cardiorrespiratória), hipoglicemia grave e mielinólise pontina. As causas inflamatórias e autoimunes incluem lúpus do sistema nervoso central e encefalopatia anti-NMDA. Problemas vasculares, sejam AVCs isquêmicos, sejam embólicos, podem ocorrer entre pacientes com anemia falciforme ou como uma complicação após a cirurgia cardíaca. O AVC hemorrágico pode resultar de malformações vasculares.

Tumores cerebrais são outra importante causa de lesão cerebral adquirida em crianças. A incidência anual de tumores cerebrais em pacientes com menos de 19 anos é de 2,9 a 4,8 por 100 mil. As metástases para o sistema nervoso central provenientes de tumores sólidos são relativamente incomuns nas crianças, em comparação com adultos. O pico da idade para tumores malignos é 3 a 4 anos. O local é predominantemente cerebelar (infratentorial), em crianças pequenas, e cerebral (supratentorial), em bebês e adolescentes. Os tumores mais frequentes incluem astrocitomas, glioblastomas e ependimomas. Os craniofaringiomas se originam das sobras de tecido embrionário na bolsa de Rathke, que posteriormente forma a glândula hipofisária anterior. Esses tumores variam de nódulos pequenos, bem circunscritos e sólidos a cistos grandes, multiloculares invadindo a sela turca. A ruptura do eixo hipotálamo-hipofisário pode levar ao espectro total de endocrinopatias, junto com distúrbios visuais (devido a sua localização próxima ao quiasma óptico).

▶ Achados clínicos

A. Sinais e sintomas

Com frequência, os sintomas iniciais de tumores no sistema nervoso central não são específicos, mas podem estar relacionados à localização do tumor e à taxa de crescimento. Em geral, tumores supratentoriais causam cefaleia, fraqueza do membro, perda sensorial, convulsões, fraco desempenho escolar ou mudança de personalidade. Os tumores infratentoriais causam cefaleia, vômito, diplopia e desequilíbrio. Os sintomas em crianças podem incluir irritabilidade, anorexia, inclinação da cabeça, vômito persistente, retardo ou regressão de desenvolvimento, macrocefalia (em bebês com suturas abertas) ou desvio forçado para baixo dos olhos ("sinal do pôr do sol"). As crianças com tumores cerebrais apresentam com maior frequência os sinais e sintomas de aumento da pressão intracraniana devido à obstrução das trajetórias normais do líquido cerebrospinal. Deve-se ter preocupação com achados de cefaleias matutinas que pioram com a manobra de Valsalva ou são acompanhadas por vômito. Fadiga, mudança de personalidade, piora no desempenho escolar, vômito persistente, achados neurológicos (p. ex., ataxia, inclinação da cabeça, fraqueza, mudanças na visão, diplopia, papiledema, sonolência incomum, estado mental alterado, hemiparesia, convulsões, paralisias nervosas cranianas), distúrbio endócrino (p. ex., desaceleração do crescimento, diabetes insípido, puberdade precoce) e estigma de neurofibromatose devem instigar uma avaliação imediata para a presença de um tumor no sistema nervoso central. Sintomas neurológicos e endócrinos específicos podem ocorrer mais tarde na doença e podem sugerir a localização do tumor.

Às vezes, as crianças apresentam uma síndrome clássica que deve levantar suspeitas de tumor envolvendo um local específico. A duração média dos sintomas antes do diagnóstico é de 2 a 4 meses em cerca de 85% das crianças com tumores cerebrais malignos. O diagnóstico tardio é menos importante do que a agressividade tumoral na determinação do resultado da sobrevivência.

B. Estudos de imagem

A RM cerebral permanece a opção de imagem diagnóstica. Às vezes, a RM da coluna pode também ser recomendada, para verificação de metástases.

▶ **Tratamento**

Em geral, a cirurgia é o primeiro passo no tratamento dos tumores cerebrais, com o objetivo de remover a maior quantidade possível de tumor. Se um tumor estiver localizado em uma área mais sensível, uma biópsia pode ser feita para determinar o tipo de célula tumoral, que pode posteriormente direcionar o curso do tratamento. A utilidade da quimioterapia ou radioterapia é determinada pelo tipo de célula tumoral, localização e disseminação. Um *shunt* ventrículo-peritoneal pode ser necessário para tratar da hidrocefalia, e esteroides são úteis para diminuir o edema cerebral.

3. Síndrome da fossa posterior

A síndrome da fossa posterior pode ocorrer em crianças após a ressecção de tumores cerebelares. O sintoma mais comum é mudez, mas apresentações variáveis de dispraxia orofaríngea, ingestão oral deficiente, acinesia, prejuízo na abertura do olho, cegueira cortical transitória, retenção urinária, labilidade emocional, bem como sintomas neuropsiquiátricos e cognitivos, também ocorrem. Os primeiros registros empíricos datam do início dos anos de 1970 e 1980, quando o termo *mudez cerebelar* foi cunhado, sendo mais tarde expandido para mudez cerebelar e síndrome de disartria subsequente (MSD cerebelar). Em 1994, Van Dongen e colaboradores descreveram os aspectos-chave dessa síndrome como (1) mutismo após ressecção de uma lesão de massa cerebelar; (2) início tardio do mutismo após um breve intervalo de 1 a 2 dias de pós-cirurgia de fala normal; (3) mutismo transitório que dura de 1 dia a 6 meses seguido por uma grave disartria, que se recupera por completo em 1 a 3 meses; e (4) associação frequente com anormalidades de comportamento neurológico. À medida que outros sintomas apareceram, a MSD cerebelar foi substituída pelo termo mais amplo *síndrome da fossa posterior*. A fisiopatologia e a base anatômica dessa síndrome são pouco entendidas, e a RM pós-operatória falhou em revelar um substrato anatômico definitivo ou mecanismo de lesão. Recentes achados de tomografia por emissão de fóton simples sugerem que esses danos podem ser causados por hipofunção metabólica supratentorial após a cirurgia cerebelar.

Catsman-Berrevoets CE, Aarsen FK: The spectrum of neurobehavioural deficits in the posterior fossa syndrome in children after cerebellar tumour surgery. Cortex 2010;46:933–946.

Chintagumpala MM: Malignant brain tumors. In McMillan JA, Feigin RD, DeAngelis C, Jones MD (Eds): *Oski's Pediatrics*, 4th ed. Lippincott Williams & Wilkins, 2006:chap 306.

Fleming AJ, Chi SN: Brain tumors in children. Curr Probl Pediatr Adolesc Health Care 2012;42:80–103.

Garvin JH, Feldstein NA, Ghatan S: Congenital and childhood tumors. In Rowland LP, Pedley TA (Eds): *Merritt's Neurology*, 12th ed. Lippincott Williams & Wilkins, 2009:chap 65.

Manejo intervencionista para controle da dor

21

Frank J. E. Falco, MD
C. Obi Onyewu, MD
Jie Zhu, MD

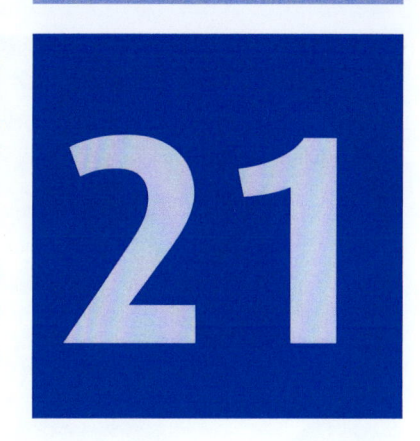

A dor crônica é um dos problemas clínicos mais comuns encontrados pelos médicos. Ela é descrita como uma sensação desagradável que dura pelo menos quatro meses e, com frequência, persiste por um período de tempo indefinido. Nos Estados Unidos, mais de 90 milhões de pessoas sofrem de uma variedade de síndromes de dor crônica. A dor crônica pode devastar a vida familiar, reduzir a função e ser um fardo financeiro. A dor crônica é mais comum e causa mais incapacidade do que o câncer e a doença cardíaca combinados. O impacto da dor crônica sobre a economia norte-americana é imenso, sendo responsável por mais de 100 bilhões de dólares anuais em gastos médicos, perda de produtividade de trabalho e custos com seguros de vida.

O uso de procedimentos para o controle da dor no tratamento da dor benigna e maligna crônica pode oferecer um alívio significativo. Eles melhoram a função e reduzem os custos clínicos para pacientes, de modo a proporcionar uma melhor qualidade de vida ou uma morte menos sofrida para aqueles com doença terminal. Este capítulo revisa indicações, contraindicações, complicações, eficácia e técnicas para os procedimentos mais comuns empregados no tratamento da dor crônica.

BLOQUEIOS SIMPÁTICOS

▶ Considerações gerais

O sistema nervoso simpático trabalha em conjunto com o sistema nervoso parassimpático para garantir a homeostase de muitas funções corporais. Os nervos simpáticos fornecem inervação para diversas estruturas, incluindo pele, vasos sanguíneos e órgãos internos. O sistema nervoso simpático pode levar à dor neuropática crônica nas extremidades, na face, no abdome e na pelve. Com frequência, os bloqueios nervosos simpáticos são usados para tratar um espectro de distúrbios neuropáticos provenientes da dor contínua mantida pelo sistema simpático nas síndromes de dor regional complexas. A dor pode ser branda e autolimitada, como uma queimadura de sol, ou grave e crônica, como na neuralgia do trigêmeo, na síndrome da dor regional complexa e na neuropatia periférica diabética. Os bloqueios nervosos simpáticos são usados no diagnóstico, a fim de identificar um distúrbio neuropático (p. ex., síndrome da dor regional complexa), e no tratamento de condições neuropáticas que não respondem ao tratamento conservador.

1. Bloqueio simpático cervical

▶ Indicações

As injeções simpáticas cervicais são realizadas para tratar a dor facial neuropática, como neuralgia do trigêmeo, cefaleias (em salvas tipo *cluster*, enxaquecas) e dor facial atípica. Esses bloqueios nervosos podem também ser usados no tratamento da dor facial relacionada a diferentes tipos de câncer de cabeça e pescoço. Além disso, são usados para a dor neuropática na extremidade superior, como observado na dor contínua mantida pelo simpático, na radiculopatia e nas síndromes de dor regional complexa. Um aumento de temperatura na extremidade envolvida reflete uma injeção bem-sucedida, resultando em bloqueio dos nervos simpáticos. A respeito da dor facial, a observação de uma síndrome de Horner após a injeção, que consiste em ptose, enoftalmia, miose e anidrose, confirma um bloqueio efetivo.

▶ Técnica

O gânglio simpático cervical, também conhecido como gânglio estrelado, está localizado na região anterolateral do corpo vertebral C7 e consiste em uma união entre os gânglios simpáticos cervical inferior e primeiro torácico. O procedimento da injeção é realizado com o paciente na posição supina. A porção anterolateral do pescoço no lado envolvido é preparada e coberta com campo estéril. O aspecto anterolateral do corpo vertebral C7 é localizado usando-se visualização fluoroscópica. Isso é possível pela rotação do braço em C para o lado ipsilateral e posicionamento do intensificador de imagem de modo que uma imagem transforaminal seja obtida com placas terminais agudas.

A pele que sobrepõe o processo uncinado C7 é anestesiada com anestesia local. Uma agulha espinal de 9 cm, de calibre 25

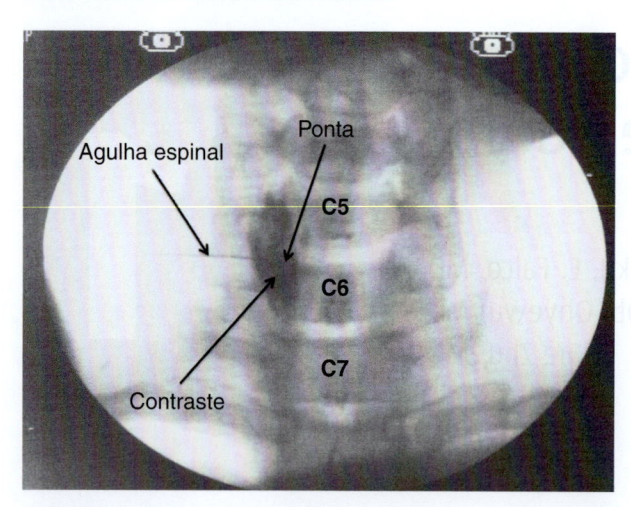

▲ **Figura 21.1** Injeção simpática cervical. Imagem anteroposterior da agulha espinal e injeção de contraste para confirmar a localização da ponta da agulha para bloqueio do gânglio estrelado (cervical inferior ou cervicotorácico). Ponta, ponta da agulha espinal; C5, vértebra C5; C6, vértebra C6; C7, vértebra C7.

ou 22, é, então, inserida através da pele e avançada sob visualização fluoroscópica até que a ponta da agulha faça contato com a base do processo uncinado. Depois, o mandril da agulha é removido, e o tubo inserido no bulbo da agulha. A outra extremidade do tubo é inserida na seringa contendo contraste radiopaco não ionizado. A seringa é, então, aspirada para determinar se a ponta da agulha penetrou qualquer estrutura vascular.

O contraste é injetado após a aspiração negativa sob fluoroscopia contínua para avaliar melhor qualquer violação das estruturas vasculares. O padrão de contraste da ponta da agulha aplicada de modo adequado deve realçar a musculatura circundante e as estruturas ósseas, sem qualquer captação vascular (Fig. 21.1). As imagens fluoroscópicas anteroposterior e lateral são usadas para confirmar a colocação da agulha e o padrão de contraste. Por fim, a seringa com contraste é trocada pela seringa contendo o medicamento, que em geral consiste em um anestésico local de longa duração, como a bupivacaína.

▶ **Efeitos colaterais e complicações**

Os efeitos colaterais e as complicações relacionadas aos bloqueios simpáticos cervicais podem incluir infecção, hematoma com subsequente comprometimento da via aérea, lesão às raízes nervosas existentes, dano vascular e trauma à medula espinal.

▶ **Resultados dos estudos**

Uma revisão sistemática baseada em evidências sobre injeções simpáticas publicada por Day, em 2008, mostra uma escassez na literatura sobre a utilidade e o resultado de todos os tipos de injeções simpáticas. Apenas um estudo prospectivo, duplo-cego, controlado por placebo, foi registrado; o restante da literatura inclusa consistiu em relatos de casos, série de casos e um estudo retrospectivo. Day concluiu que a evidência apresentava qualidade baixa.

2. Bloqueio simpático torácico

▶ **Indicações**

As injeções simpáticas torácicas costumam ser realizadas quando uma dor neuropática na extremidade superior não responde a injeções simpáticas cervicais. Em cerca de 20% das pessoas, as fibras simpáticas torácicas que em geral contribuem para o gânglio estrelado desviam dele e fundem-se com o plexo braquial. Nessas situações, o bloqueio dos gânglios simpáticos T2 e T3, que estão localizados na região anterolateral de seus respectivos corpos vertebrais T2 e T3, fornece alívio da dor neuropática na extremidade superior.

Existem duas técnicas para bloqueio dos gânglios simpáticos T2 e T3. A abordagem anterior (paratraqueal) envolve a colocação da ponta da agulha espinal na superfície ventral do processo transverso C7. Assim, a injeção de anestésico local percorre em uma direção superior e inferior, bloqueando os gânglios simpáticos T2 e T3. Os riscos relacionados a essa técnica incluem pneumotórax, devido à proximidade do ápice pulmonar, e lesão à artéria vertebral, que está localizada na parte anterior do processo C7. A abordagem posterior, que é descrita a seguir, tem uma taxa de sucesso bem mais alta e é muito mais segura do que a abordagem anterior.

▶ **Técnica**

O paciente é posicionado em prono para realizar-se a injeção no gânglio simpático T2. O pescoço e a área torácica superior são preparados e cobertos com campo estéril no lado sintomático. O braço em C é rotado de forma oblíqua em cerca de 10° na direção do lado ipsilateral.

É aplicada anestesia local na pele, e uma agulha espinal de 9 cm, de calibre 22 ou 25, é inserida de modo percutâneo e avançada sob orientação fluoroscópica até que a ponta da agulha faça contato com a margem lateral posterior do corpo vertebral T2. Em seguida, de forma cuidadosa, a ponta da agulha é avançada pela costela e mais adiante no plano lateral até que a ponta esteja na região anterior à articulação costovertebral (Fig. 21.2).

▶ **Efeitos colaterais e complicações**

Os efeitos colaterais e as complicações associadas às injeções simpáticas torácicas incluem lesão nervosa, pneumotórax e injeção intravascular.

▶ **Resultados dos estudos**

A literatura a respeito de injeções simpáticas torácicas é escassa.

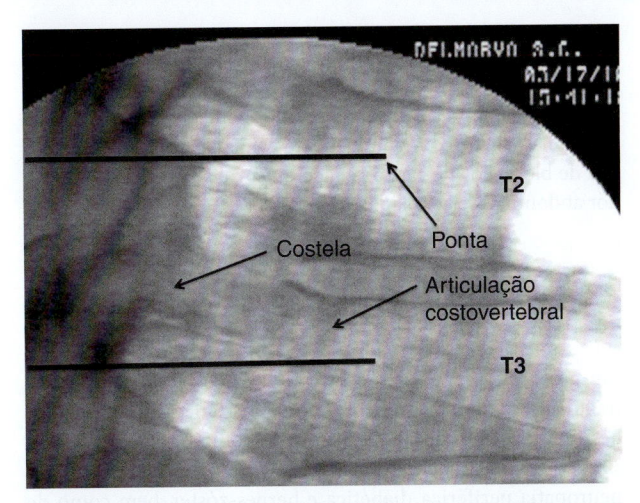

▲ **Figura 21.2** Injeção simpática torácica. Imagem lateral das agulhas de injeção para os gânglios simpáticos T2 e T3, com suas pontas localizadas na região anterior à articulação costovertebral. Ponta, ponta da agulha espinal; T2, vértebra T2; T3, vértebra T3.

3. Bloqueio simpático celíaco

▶ Indicações

Os bloqueios simpáticos esplâncnicos e do plexo celíaco têm sido mais usados no tratamento da dor abdominal relacionada ao câncer, mas também podem ser empregados em pacientes com dor abdominal não maligna crônica após a falha do tratamento conservador. O plexo celíaco está localizado no nível L1, na região anterior à aorta (Fig. 21.3). As fibras pré-ganglionares de T5 a T12 formam os nervos esplâncnicos maior (T5-9), menor

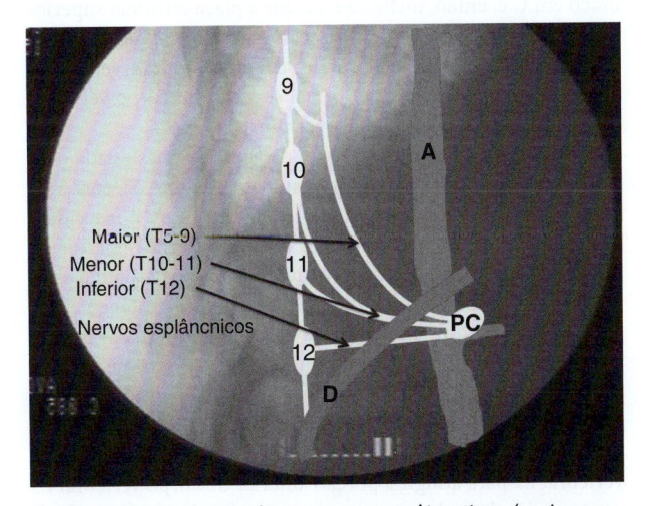

▲ **Figura 21.3** Plexo celíaco, nervos esplâncnicos (maior, menor e inferior) e estruturas circundantes. A, aorta; PC, plexo celíaco; D, diafragma; 9, 10, 11, 12, gânglios simpáticos torácicos.

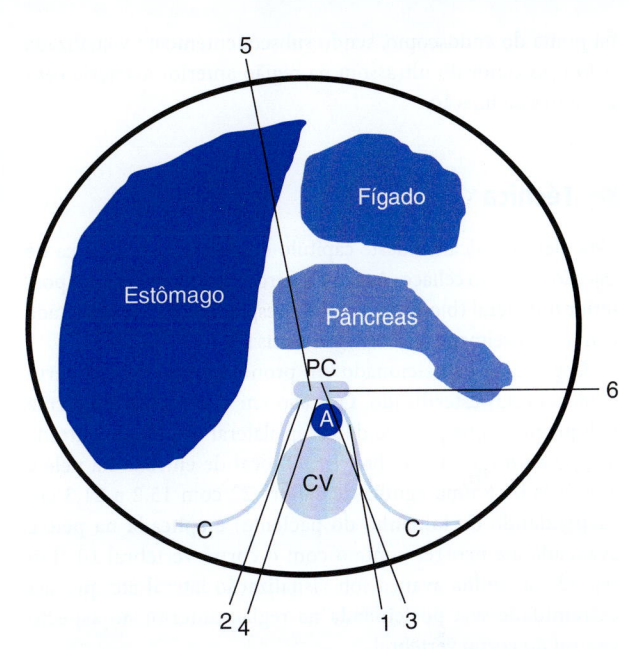

▲ **Figura 21.4** Técnicas de injeção simpática no plexo celíaco. (1) Injeção esplâncnica retrocrural paravertebral posterior unilateral. (2) Injeção no plexo antecrural paravertebral posterior unilateral. (3) Injeção no plexo transaórtico posterior. (4) Injeção no plexo pelo disco transintervertebral. (5) Injeção no plexo abdominal com agulha simples anterior. (6) Injeção no plexo abdominal lateral. PC, plexo celíaco; A, aorta; CV, corpo vertebral; C, Crura diafragmática.

(T10-11) e inferior (T12), que percorrem junto aos aspectos laterais e anterolaterais dos corpos vertebrais T9-T12. Todos os três nervos esplâncnicos percorrem o corpo vertebral T12 antes de passarem pelo diafragma para entrar em sinapse no plexo celíaco (ver Fig. 21.3).

Diversas técnicas para a realização dos bloqueios do plexo celíaco foram descritas (Fig. 21.4), incluindo injeção retrocrural unilateral paravertebral (bloqueios simpáticos esplâncnicos), injeção antecrural paravertebral posterior bilateral ou unilateral, injeção transaórtica posterior, injeção no disco transintervertebral, injeção abdominal anterior e injeção abdominal lateral. A maioria dessas técnicas pode ser feita com o uso de orientação por tomografia computadorizada (TC) ou fluoroscopia; as exceções são as abordagens abdominais anterior e lateral, que, em geral, empregam orientação por TC ou ultrassom transcutâneo, no caso da abordagem abdominal anterior.

Outra abordagem para a realização de uma injeção no plexo celíaco envolve o uso de um ecoendoscópio gastrintestinal. O endoscópio é posicionado na extremidade distal do esôfago, e a aorta é identificada longitudinalmente pelo ultrassom. A artéria celíaca é identificada no ponto onde ela se ramifica da aorta à medida que o endoscópio é avançado distalmente em direção ao estômago proximal. Uma agulha de aspiração de calibre 22 é inserida e, através do canal de punção, conectada na ponta do endoscópio, sendo subsequentemente visualizada pelo transdutor do ultrassom na região anterior à artéria celíaca antes da injeção.

Técnica

Está além do alcance deste capítulo descrever cada técnica de injeção do plexo celíaco. A técnica retrocrural paravertebral posterior unilateral (bloqueio simpático esplâncnico) é apresentada como possivelmente a abordagem mais segura.

O paciente é posicionado em prono, preparado e coberto com material esterilizado. O braço em C é rotado de forma oblíqua para uma posição de 15° ipsilateral ao lado da entrada da agulha no nível vertebral L1. O local de entrada na pele é anestesiado, e uma agulha de calibre 22 com 15,2 a 21,3 cm (dependendo do tamanho do paciente) é aplicada na pele e avançada até ocorrer contato com o corpo vertebral L1. Em seguida, a agulha avança sob visualização lateral até que sua extremidade seja posicionada na região anterior ao aspecto ventral do corpo vertebral.

A posição da ponta da agulha é confirmada usando-se imagem fluoroscópica anteroposterior e lateral. O mandril é removido, e o tubo é inserido no núcleo da agulha, bem como a seringa contendo o meio de contraste radiopaco. Desse modo, o contraste é injetado sob fluoroscopia contínua para avaliar a forma como se espalha, consistente com o posicionamento da ponta da agulha no espaço retrocrural, e para garantir que não foi atingida qualquer estrutura vascular. Após a confirmação da posição adequada da ponta da agulha, a seringa de contraste é substituída por uma seringa contendo 10 mL de anestésico de longa duração, como bupivacaína. No total, cerca de 20 a 30 mL de um anestésico de longa duração é injetado para bloquear os nervos esplâncnicos maior, menor e inferior.

Efeitos colaterais e complicações

Diversos efeitos colaterais e complicações podem ocorrer na execução de um bloqueio do plexo celíaco ou simpático esplâncnico, dependendo da técnica empregada. Os efeitos colaterais resultantes do bloqueio simpático incluem hipotensão e diarreia, o que leva à vasodilatação e ao aumento da motilidade intestinal, respectivamente. Portanto, os pacientes devem ser bem hidratados com líquidos intravenosos antes do um bloqueio do plexo celíaco, e uma obstrução intestinal existente é contraindicação para esse procedimento. Outra contraindicação é a anticoagulação.

As complicações de um bloqueio do plexo celíaco incluem pneumotórax, lesão nervosa, sangramento, lesão intestinal e infecção. Outras complicações provenientes do bloqueio do plexo celíaco por meio de técnicas anterior e lateral incluem lesão ao fígado, estômago, intestinos grosso e delgado e pâncreas; hemorragia, infecção e formação de fístula.

Resultados dos estudos

A literatura sobre os bloqueios do plexo celíaco é substancial quando comparada àquela sobre outras injeções simpáticas. A evidência é forte, com qualidade de evidência moderada para o uso de bloqueios do plexo celíaco e neurólise no tratamento da dor abdominal relacionada ao câncer.

4. Bloqueio simpático lombar

Indicações

Em geral, as injeções simpáticas lombares são realizadas no tratamento da dor neuropática aguda e crônica nas extremidades inferiores resultante de distúrbios como dor mantida pelo simpático, síndrome de dor regional complexa, dor fantasma, neuropatia periférica diabética e herpes-zóster, bem como de distúrbios de insuficiência vascular. Os gânglios simpáticos lombares estão localizados na frente do músculo psoas no aspecto inferior anterolateral da vértebra L2 e no aspecto superior anterolateral das vértebras L3 e L4.

Antes de aplicar-se uma injeção simpática lombar, o paciente deve ser hidratado com líquidos intravenosos para prevenir a hipotensão como resultado da vasodilatação. Se houver envolvimento bilateral, o procedimento é realizado em um lado de cada vez, para prevenir a hipotensão, limitando-se a injeção a uma só extremidade inferior.

Técnica

O paciente é posicionado em prono na mesa de procedimento, e a área da coluna lombar no lado afetado é preparada e coberta com campo estéril. O braço em C é rotado de forma oblíqua em direção ao lado afetado até que o processo transverso L3 seja sobreposto com o aspecto anterolateral do corpo vertebral L3. O braço em C é, então, inclinado até que a placa terminal superior de L3 seja enquadrada. Além disso, o braço em C pode ser inclinado de modo caudal ou craniano se o processo transverso estiver sobrepondo-se à placa terminal superior do corpo vertebral L3, para fornecer acesso à placa terminal superior.

A pele sobre a área de inserção da agulha é anestesiada com um anestésico local. Uma agulha espinal de calibre 22, com 15,2 a 21,3 cm (dependendo do biotipo do paciente), é inserida e avançada até ocorrer contato com o canto externo superior do aspecto anterolateral do corpo vertebral L3. Após a agulha espinal entrar em contato com o corpo vertebral L3, o braço em C é posicionado em uma incidência lateral, de modo a avançar a agulha espinal sob visualização fluoroscópica direta até a ponta da agulha atingir a porção anterior do corpo vertebral L3. O uso de uma leve inclinação na ponta da agulha ajuda o intervencionista a passar com mais rapidez a agulha espinal junto ao corpo vertebral L3 para atingir a porção anterior do corpo vertebral L3 em uma vista lateral.

O braço C é recolocado na posição anteroposterior para confirmar que a ponta da agulha está localizada na posição

MANEJO INTERVENCIONISTA PARA CONTROLE DA DOR

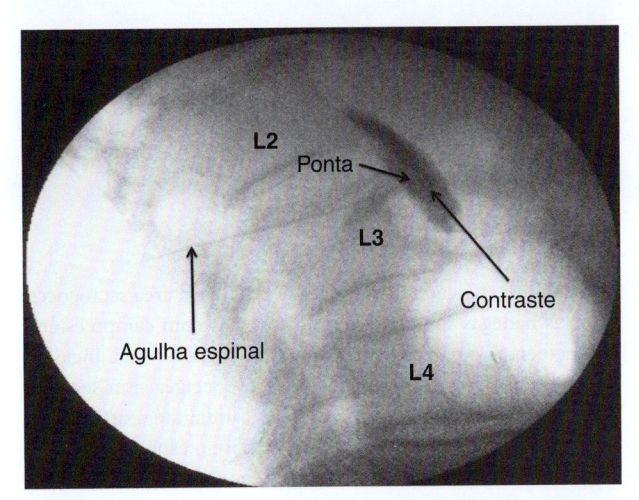

Figura 21.5 Injeção simpática lombar. Vista lateral da colocação da agulha espinal e injeção de contraste. Ponta, ponta da agulha espinal; L2, vértebra L2; L3, vértebra L3; L4, vértebra L4.

anterolateral do corpo vertebral L3. Novamente, o braço em C é reposicionado de modo lateral, e o contraste é injetado sob fluoroscopia contínua para confirmar fluxo de contraste junto aos gânglios simpáticos L2, L3 e L4, bem como para garantir que não haja captação vascular. Retorna-se o braço em C para a posição anteroposterior a fim de confirmar o fluxo de contraste para os gânglios simpáticos L2, L3 e L4 (Fig. 21.5). Por fim, 20 mL de anestésico de longa duração, como bupivacaína, é injetado para completar o bloqueio simpático.

▶ Efeitos colaterais e complicações

Os efeitos colaterais e as complicações do bloqueio simpático lombar incluem sangramento, infecção, lesão nervosa, neurite, lesão visceral, hipertensão, bloqueio epidural ou espinal, paralisia e toxicidade anestésica proveniente da injeção intravascular.

▶ Resultados dos estudos

A literatura sobre injeções simpáticas lombares no tratamento da dor neuropática é bastante limitada. Embora existam muitos relatos de casos e publicações técnicas na literatura, apenas dois estudos randomizados foram publicados. Um deles comparou a desnervação por radiofrequência de simpatectomia lombar a neurólise com fenol; o outro foi um ensaio clínico controlado randomizado que avaliou simpatectomia lombar química no tratamento da dor isquêmica em repouso. Apesar do baixo número de estudos clínicos, os resultados são fortes e com qualidade moderada para simpatectomia lombar percutânea no tratamento da dor neuropática e da dor isquêmica por meio de desnervação por radiofrequência ou neurólise química.

5. Boqueio do plexo hipogástrico superior

▶ Indicações

O bloqueio simpático do plexo hipogástrico superior é indicado para o tratamento da dor abdominal e pélvica inferior causada por uma série de distúrbios, incluindo dor na genitália, no reto, na bexiga, no útero, na vagina ou na próstata; endometriose; e câncer ou outros distúrbios de dor crônica envolvendo o cólon descendente, o cólon sigmoide e o reto. O plexo hipogástrico superior está localizado na região anterior e inferior do corpo vertebral L5 e superior ao corpo vertebral de S1 abaixo da bifurcação dos vasos ilíacos. Foram descritas abordagens para a realização desse bloqueio com uma agulha única posterior, agulha bilateral posterior e técnica transdisco intervertebral (Fig. 21.6). Todas as técnicas podem ser realizadas usando-se orientação por fluoroscopia ou TC. A abordagem anterior também foi descrita com a orientação por ultrassom. A técnica de agulha bilateral, também conhecida como técnica clássica, é descrita nesta seção.

▶ Técnica

A abordagem bilateral posterior é realizada com o paciente em prono. A área lombossacral é preparada e coberta com material esterilizado. O braço em C é inclinado de modo caudal até que haja uma nítida visão anteroposterior do disco intervertebral L5-S1. O braço C é, então, rotado de forma oblíqua 45° para um lado. A pele sobre o local da inserção é coberta com campo estéril. Uma agulha espinal de calibre 22, com 15,2 ou 21,3 cm (dependendo do biotipo do paciente), é inserida e avançada sob orientação por fluoroscopia ou TC para o aspecto anterolateral e inferior do corpo vertebral L5. Depois, os mesmos passos são repetidos no lado oposto para colocar a ponta da

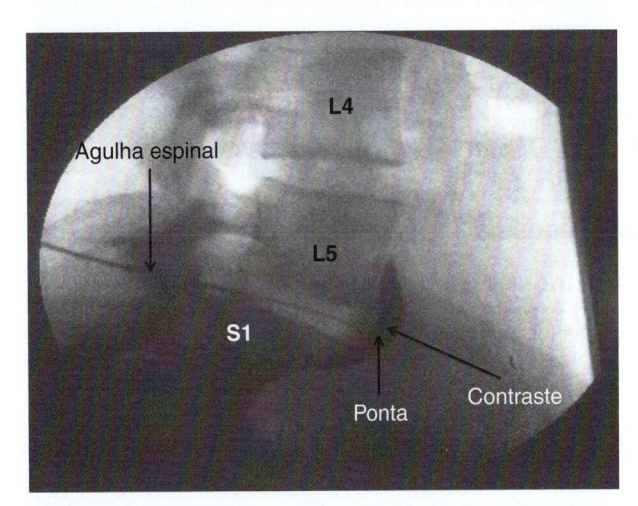

Figura 21.6 Injeção simpática do plexo hipogástrico superior usando-se técnica transdisco intervertebral; vista lateral. Ponta, ponta da agulha espinal; L4, vértebra L4; L5, vértebra L5; S1, vértebra S1.

segunda agulha no aspecto anterolateral e inferior do corpo vertebral de L5 contralateral. O contraste é, então, injetado sob orientação fluoroscópica através de ambas as agulhas para confirmar a colocação adequada da agulha com base no fluxo de contraste e para verificar a ausência de captação vascular. Por fim, 10 mL de um anestésico de longa duração, como a bupivacaína, é injetado através das agulhas para bloquear o plexo hipogástrico superior.

▶ Efeitos colaterais e complicações

Os efeitos colaterais e as complicações relacionadas ao bloqueio simpático do plexo hipogástrico superior dependem da técnica empregada para realizar esse procedimento. Em todas as técnicas, há risco de infecção e sangramento, bem como de disfunção vesical, retal e erétil. Além disso, as técnicas de agulha única posterior, bilateral posterior e anterior estão associadas a risco de lesão às estruturas vasculares, nervosas e viscerais. A abordagem transdisco intervertebral parece oferecer pouco risco de complicações em relação a essas outras técnicas.

▶ Resultados dos estudos

A literatura contém estudos de alta qualidade que investigam os bloqueios simpáticos do plexo hipogástrico superior e seus resultados. Um ensaio randomizado prospectivo que comparou a abordagem clássica posterior com a técnica transdisco intervertebral relatou fortes resultados e evidência de qualidade moderada. Ambas as técnicas produziram o mesmo grau de alívio da dor e tendências similares de consumo de morfina durante todo o período de acompanhamento. Contudo, houve algumas diferenças entre os grupos randomizados para a abordagem posterior clássica e a técnica transdisco intervertebral. Dois pacientes do grupo clássico não tiveram nenhum alívio da dor. As complicações foram registradas no grupo clássico, mas não no grupo de transdisco. Houve também diminuição significativa no tempo de procedimento para o grupo de transdisco em comparação com o grupo clássico.

6. Bloqueio simpático de gânglio ímpar

▶ Indicações

O bloqueio simpático de gânglio ímpar é usado para o tratamento de dor perineal e coccigodínia. O gânglio ímpar, também conhecido como gânglio de Walther, está localizado no espaço retroperitoneal ventral à articulação sacrococcígea. Ele é o último gânglio da cadeia simpática encontrado na coluna.

A técnica original descrita para o bloqueio do gânglio ímpar envolve a inserção de 5 a 7 cm de uma agulha espinal angulada. A agulha é primeiro inserida na região inferior e anterior à extremidade do cóccix e então passada superiormente através do ligamento anococcígeo para o nível da articulação sacrococcígea.

Essa abordagem é difícil do ponto de vista técnico e apresenta um risco inerente de lesão ao reto e a vasos circundantes. A técnica transsacrococcígea apresentada a seguir é de mais fácil execução e mais segura do que o procedimento original e fornece um bloqueio equivalente ao gânglio.

▶ Técnica

O paciente é colocado na posição de prono, e a área sacrococcígea e as nádegas são preparadas e cobertas com campo estéril. O braço em C é posicionado de modo a fornecer uma incidência anteroposterior da articulação sacrococcígea. Em seguida, inclina-se o braço C em uma direção caudal até a articulação sacrococcígea ser enquadrada. A pele sobre o espaço articular é anestesiada de forma local, e uma agulha espinal de calibre 22, de 8,8 cm, é passada através da pele até ocorrer contato com a articulação. O braço em C é, então, reposicionado lateralmente; após, a agulha espinal passa através da articulação sacrococcígea até sua ponta ficar anterior ao espaço articular. O contraste é injetado delineando o espaço retroperitoneal entre a superfície ventral do sacro e cóccix posteriormente e aspecto dorsal do reto anteriormente. Por fim, 5 mL de anestésico local de longa duração, como bupivacaína, é injetado para bloquear o gânglio ímpar (Fig. 21.7).

▶ Efeitos colaterais e complicações

O procedimento de bloqueio do gânglio ímpar descrito é tecnicamente seguro e raras vezes associado a quaisquer efeitos colaterais ou complicações. Assim como todos esses procedimentos, o sangramento e a infecção podem ocorrer, e a punção do reto é uma ocorrência rara.

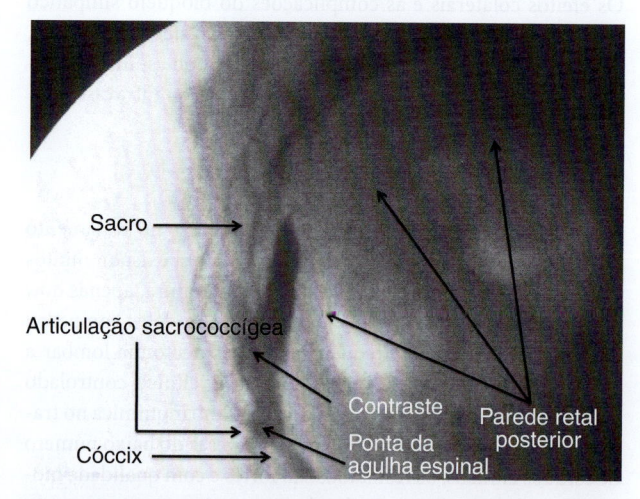

▲ **Figura 21.7** Injeção simpática no gânglio ímpar. Vista lateral da colocação da agulha espinal e subsequente injeção de contraste.

Resultados dos estudos

A literatura contém poucos relatos publicados sobre procedimentos de bloqueio de gânglio ímpar. A maioria destes consiste em relatos de casos. Um estudo prospectivo descreveu 16 pacientes com dor perineal crônica que foram submetidos a bloqueios de gânglio ímpar com o método transsacrococcígeo. Os pacientes foram acompanhados em um período de dois meses, e houve redução estatisticamente significativa nos escores da Escala Analógica Visual (EAV). Os resultados desse estudo foram considerados fortes com base na evidência de baixa qualidade pelo *design* de estudo de observação.

> Brown DL: *Atlas of Regional Anesthesia,* 4th ed. Saunders, 2010.
>
> Day M: Sympathetic blocks: The evidence. Pain Pract 2008; 8: 98–109.
>
> Gamal G, Helaly M, Labib Y: Superior hypogastric block: Transdiscal versus classic posterior approach in pelvic cancer pain. Clin J Pain 2006;22:544–547.
>
> Garcia-Eroles X, Mayoral V, Montero A, et al: Celiac plexus block: A new technique using the left lateral approach. Clin J Pain 2007;23:635–637.
>
> Kambadakone A, Thabet A, Gervais DA, et al: CT-guided celiac plexus neurolysis: A review of anatomy, indications, technique, and tips for successful treatment. Radiographics 2011;10:1599–1621.
>
> Kapural L, Mekhail N, Korunda Z, et al: Intradiscal thermal annuloplasty for the treatment of lumbar discogenic pain in patients with multilevel degenerative disc disease. Anesth Analg 2004;99:472–476.
>
> Manchikanti L, Pampati V, Fellows B, et al: Role of one day epidural adhesiolysis in management of chronic low back pain. Pain Physician 2001;4:153–166.
>
> Manchikanti L, Staats P, Singh V, et al: Evidence-based practice guidelines for interventional techniques in the management of chronic spinal pain. Pain Physician 2003;6:3–81.
>
> Michaels AJ, Draganov PV: Endoscopic ultrasonography guided celiac plexus neurolysis and celiac plexus block in the management of pain due to pancreatic cancer and chronic pancreatitis. World J Gastroenterol 2007;13:3575–3580.
>
> Mishra S, Bhatnagar S, Gupta D, Thulkar S: Anterior ultrasound-guided superior hypogastric plexus neurolysis in pelvic cancer pain. Anaesth Intensive Care 2008;36:732–735.
>
> Özyalçin N, Talu G, Çamlýca H, Erdine S: Efficacy of coeliac plexus and splanchnic nerve blockades in body and tail located pancreatic cancer pain. Eur J Pain 2004;8:539–545.
>
> Toshniwal GR, Dureja GP, Prashanth SM: Transsacrococcygeal approach to ganglion impar block for management of chronic perineal pain: A prospective observational study. Pain Physician 2007;10:661–666.

LISE DAS ADERÊNCIAS EPIDURAIS

Considerações gerais

A fibrose epidural com ou sem aracnoidite adesiva é uma possível complicação da cirurgia espinal. A fibrose pode ser causada por manipulação das estruturas de suporte da coluna, sangramento no espaço epidural após a cirurgia ou vazamento do material do disco. A fibrose epidural está relacionada a reações inflamatórias que resultam na compressão dos nervos dentro do tecido cicatrizado denso. A aracnoidite ocorre com maior frequência em pacientes submetidos a múltiplos procedimentos cirúrgicos da coluna. Presume-se que a inflamação e a compressão das raízes nervosas pela cicatriz epidural ou fibrose (adesões) sejam os mecanismos predisponentes à dor persistente após a cirurgia de coluna, por hérnia discal ou fratura do corpo vertebral.

A lise percutânea das adesões epidurais (também conhecida como neuroplastia epidural ou adesiólise epidural) foi desenvolvida como um procedimento conservador para reduzir ou eliminar adesões ou fibrose. Um cateter semirrígido com uma ponta flexível é colocado dentro do espaço epidural para afrouxar ou remover de forma mecânica adesões das raízes nervosas. A solução salina hipertônica pode ser injetada através do cateter na área de fibrose para romper as adesões e reduzir o edema perineural. A hialuronidase pode também ser injetada para auxiliar na ruptura do tecido cicatricial e facilitar a infiltração de anestésico local com corticosteroide através do cateter no local do envolvimento da raiz nervosa.

Indicações

As indicações para lise das adesões epidurais incluem síndrome da cirurgia dolorosa pós-laminectomia, dor lombar intratável crônica e dor crônica radicular no membro inferior, proveniente de um disco herniado. Infecção local e sepse são contraindicações absolutas para esse procedimento, devido ao potencial de disseminação hematogênica via plexo de Batson. A coagulopatia é outra contraindicação absoluta, devido à possível compressão da medula espinal ou do saco tecal causada por um hematoma.

Técnica

O paciente é posicionado em prono, e o hiato sacral é identificado pela palpação e fluoroscopia. Uma agulha de calibre 16, de 8,8 cm, com mandril e adequada para a colocação de cateter, é inserida e posicionada no hiato sacral. Uma incidência fluoroscópica anteroposterior é obtida para garantir que a ponta da agulha fique na linha média levemente direcionada para o lado da dor logo abaixo do forame de S3. A localização da agulha no espaço epidural é verificada pela injeção de contraste sob fluoroscopia biplanar, produzindo um epidurograma que também identifica as áreas de adesão.

Um cateter epidural com mandril é usado para realizar a lise das adesões. Para auxiliar na orientação do cateter no espaço epidural, uma pequena inclinação é produzida na extremidade distal do mandril antes que ele seja reinserido no cateter. O mandril é retirado, e o cateter epidural é inserido de forma cuidadosa através da agulha ao nível dos forames sacrais S3. O cateter é conduzido com suavidade, girando alternadamente o mandril inclinado de sua extremidade proximal e avançando ou retraindo o cateter para realizar a lise das adesões epidurais sob fluoroscopia (Fig. 21.8A). Após a lise mecânica das adesões com o cateter, 5 a 10 mL de contraste é injetado de forma lenta através do cateter para sintomas, aumento transitório da dor lombar e nos membros inferiores, fratura do cateter e equimose ou formação de hematoma sobre o hiato sacral. As complicações mais graves da lise das adesões epidurais incluem infecções locais, sepse, sangramento e formação de hematoma causando compressão da medula espinal e paralisia, compressão nervosa transitória com paresia temporária, injeção de solução salina hipertônica subdural ou subaracnoide não intencional, déficit sensorial persistente nos dermátomos lombar e sacral, disfunção intestinal ou vesical persistente (ou ambas) e disfunção sexual. A lise das adesões na coluna cervical ou torácica deve ser executada com cuidado, devido ao significativo risco de trauma à medula espinal.

▶ Resultados dos estudos

A lise das adesões epidurais pode reduzir a dor em 25% ou mais dos pacientes que sofrem de radiculopatia lombar mais dor lombar refratária às terapias convencionais por até 12 meses. Racz e colaboradores registraram que 65% dos pacientes obtiveram alívio terapêutico da dor por 1 a 3 meses, mas apenas 13% dos pacientes experimentaram algum alívio da dor por 3 a 6 meses. Manchikanti e colaboradores mostraram que não ocorreram diferenças significativas no alívio da dor entre pacientes submetidos a procedimentos de 1 dia, 2 dias e 3 dias. Em um estudo prospectivo controlado, randomizado, Manchikanti e colaboradores demonstraram a eficácia a longo prazo do alívio da dor proveniente desse procedimento, com 97% dos pacientes sentindo alívio significativo da dor em 3 a 6 meses, e 47% em 12 meses. Esses pacientes também mostraram melhora significativa na saúde mental e na condição funcional e redução no uso de narcóticos. Parece não haver diferença significativa na eficácia do tratamento entre hialuronidase e solução salina hipertônica, embora o emprego da solução salina hipertônica possa reduzir o número de pacientes que precisam de tratamentos adicionais.

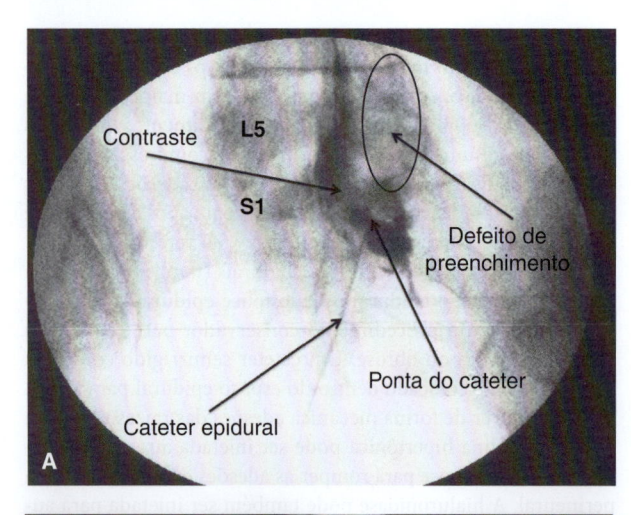

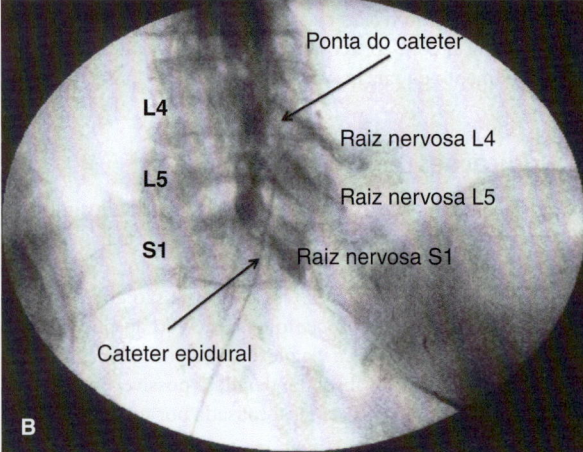

▲ **Figura 21.8** Lise das adesões epidurais. **A.** A injeção de contraste revela adesões no lado direito, acima da raiz nervosa S1, o que é representado pelo defeito de preenchimento. **B.** Injeção de contraste pós-lise epidural demonstrando eliminação das aderências com contraste fluindo junto às raízes nervosas L4 e L5. L4, vértebra L4; L5, vértebra L5; S1, vértebra S1.

> Manchikanti L, Bakhit CE: Percutaneous lysis of epidural adhesions. Pain Physician 2000;3:46–64.
> Manchikanti L, Pampati V, Fellows B, et al: Role of one day epidural adhesiolysis in management of chronic low back pain. Pain Physician 2001;4:153–166.
> Racz GB, Heavner JE, Raj PP: Percutaneous epidural neuroplasty. Prospective one-year follow up. Pain Digest. 1999;9:97–102.

confirmar o grau de adesiólise (Fig. 21.8B). A solução salina hipertônica ou a hialuronidase, ou ambas, podem ser injetadas nesse momento através do cateter epidural para auxiliar na remoção do tecido cicatricial. Um anestésico local combinado com corticosteroide é, então, injetado após a lise das adesões através do cateter na localização da raiz nervosa envolvida, a fim de fornecer alívio terapêutico adicional. O cateter é removido de modo cuidadoso após o fim do procedimento para que nenhuma de suas partes seja cortada à medida que ele é removido através da agulha.

TÉCNICAS DE NEURÓLISE POR RADIOFREQUÊNCIA

▶ Considerações gerais

O equipamento básico necessário para produzir uma lesão tecidual por radiofrequência (RF) a partir de ondas de alta frequência inclui um gerador de voltagem, corrente alternada e eletrodos ativos e de referência. Os tecidos do paciente atuam como um resistor dentro do circuito e fornecem impedância. O eletrodo ativo é uma agulha isolada com uma ponta exposta; já o eletrodo de referência é um coxim adesivo com uma grande superfície. Essa configuração leva a uma maior concentração de corrente e a uma quantidade de calor próximo da ponta, com difusão da

▶ Efeitos colaterais e complicações

Os possíveis efeitos colaterais e complicações desse procedimento incluem aumento da dor no local da injeção e piora dos corrente e do calor no grande eletrodo de referência. A corrente causa vibração dos elétrons nos tecidos próximos à sonda da RF, resultando em aumento na temperatura. Quanto maior a voltagem e a impedância tecidual, mais alta a temperatura que se desenvolve dentro dos tecidos.

As vantagens da neurólise da RF incluem controle da extensão da lesão, monitoramento preciso da temperatura, diminuição da necessidade de anestesia, colocação precisa da sonda, baixa incidência de morbidade e mortalidade e rápida recuperação após o procedimento. O tamanho da lesão depende do diâmetro da sonda, do comprimento da ponta isolada, da temperatura, do tempo e da vascularidade do tecido. O tamanho da lesão é maior com uma sonda de diâmetro maior, ponta não isolada maior, temperatura mais alta, vascularidade tecidual menor e maior tempo de lesão.

A neurólise por radiofrequência pulsada usa *bursts* de 10 a 30 m/s de corrente alternada de alta frequência. As lesões produzidas por esse método são de baixa temperatura (RF fria) e não destrutivas. Ao produzir uma lesão por RF, o tecido que circunda a ponta do eletrodo é exposto a um campo eletromagnético.

Embora o mecanismo do tratamento por RF pulsada não seja conhecido, existem várias teorias. Uma teoria é a de que o campo eletromagnético possa ter um efeito de neuromodulação clínica, deixando o nervo com menor probabilidade de transmitir impulsos dolorosos. De maneira alternativa, ele pode agir de forma similar à estimulação nervosa elétrica transcutânea, ativando tanto os mecanismos espinal como supraespinal, o que pode reduzir a percepção de dor.

1. Neurólise por radiofrequência da articulação facetária

▶ Indicações

Os pacientes com dor na articulação facetária espinal associada a limitação funcional resistente a pelo menos três meses de tratamento conservador são candidatos para a neurólise por RF ou ablação (RFA). Essa condição não pode ser diagnosticada de modo definitivo pela história, exame físico ou estudos de imagem. O método atual de diagnóstico é por meio de injeções na articulação facetária ou bloqueios nervosos no ramo medial (articulação facetária). Os nervos que suprem as articulações facetárias da coluna cervical até a lombar são o terceiro nervo occipital, os ramos mediais dos ramos dorsais e o ramo dorsal L5. Os bloqueios de ramo medial cervical e lombar demonstraram ser seguros se soluções anestésicas forem injetadas com cuidado em pontos específicos e se o contraste for usado para garantir que a captação venosa inadvertida não ocorra. Uma injeção na articulação facetária e no ramo medial é recomendada para um diagnóstico diferencial da dor na articulação facetária, devido às altas taxas de falso-positivo associadas com bloqueios únicos de ramo medial ou da articulação facetária cervical e lombar.

▶ Técnica

O paciente é posicionado em prono, com a cabeça virada para o lado oposto, para a RFA da articulação facetária cervical de

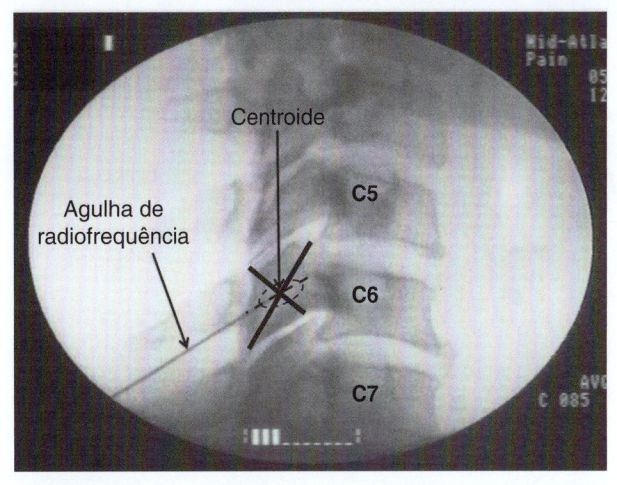

▲ **Figura 21.9** Neurólise por radiofrequência (RF) da articulação facetária cervical, com a sonda da RF em posição para a neurólise do ramo medial cervical; incidência lateral. O centroide é o centro geométrico de um objeto bidimensional ou forma que é definida como a intersecção das diagonais (*linhas sólidas*). A articulação facetária na incidência lateral projeta-se como uma forma de paralelogramo, e o ramo medial do nervo cervical (*linha pontilhada*) localiza-se em um plano que está em paralelo com o processo articular superior e inferior que passa através do centroide. A área oval pontilhada representa a localização exata (sem escala) da lesão por RF, que abrange o ramo medial devido à posição da agulha de RF e a ponta ativa junto ao plano centroide para neurólise máxima. C5, vértebra C5; C6, vértebra C6; C7, vértebra C7.

maneira semelhante à posição para injeções no nervo do ramo medial cervical. O braço em C é posicionado para visualizar as articulações facetárias. Uma sonda de radiofrequência isolada hipodérmica (agulha) é direcionada medialmente à cápsula da articulação facetária até obter contato com o osso. Em seguida, a agulha é redirecionada de forma lenta, lateralmente para fora da articulação facetária (Fig. 21.9), e reposicionada com incidência lateral para o terço anterior desta ao plano centroide. A colocação da agulha é confirmada com imagem anteroposterior e estimulação elétrica que garanta que a sonda não esteja muito próxima a outras estruturas neurológicas vizinhas. O ramo medial do nervo é anestesiado antes da lesão por RF a 80 a 90° C por pelo menos 1 minuto por lesão.

O paciente é posicionado em prono para a lesão por RF das articulações facetárias torácicas de maneira semelhante à posição para injeções no nervo do ramo medial. A agulha de RF é inserida sobre a linha média de modo que possa ser avançada superior e lateralmente para situar-se em paralelo com o ramo medial à medida que atravessa o processo transverso alvo. A agulha é inserida na pele em direção ao aspecto lateral do processo transverso e posicionada lateralmente com a ponta sobre a borda superolateral. Os ramos mediais de T5 até T8 estão superiores ao processo transverso superolateral, necessitando de uma posição mais superior da agulha de RF. As lesões por RFA de

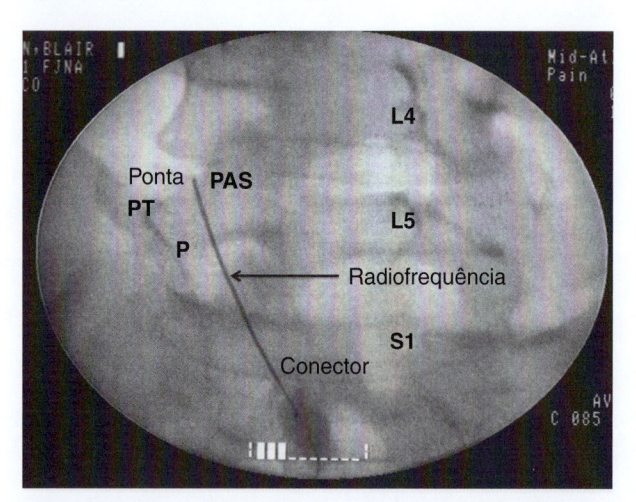

Figura 21.10 Neurólise por radiofrequência (RF) da articulação facetária lombar, com a sonda da RF em posição para a neurólise do ramo medial lombar; incidência oblíqua. Ponta, ponta da agulha de RF; conector, conector da agulha; P, pedículo; PT, processo transverso; PAS, processo articular superior; L4, vértebra L4, L5, vértebra L5, S1, vértebra S1.

nível torácico são geradas após a estimulação elétrica a 80 a 90° C por pelo menos 1 minuto.

O paciente é posicionado em prono para lesão por RF das articulações facetárias lombares. As sondas de RF são colocadas em paralelo aos nervos, de forma diferente da abordagem perpendicular usada para bloqueios de nervo do ramo medial. Isso permite uma desnervação ideal dos ramos mediais. A sonda é colocada em posição inferior e lateral ao ramo medial alvo e posicionada sob fluoroscopia até obter contato com a junção do processo articular superior e o processo transverso. Uma incidência oblíqua (Fig. 21.10) é, então, obtida, que deve mostrar a agulha em paralelo com o nervo alvo no sulco ósseo. A agulha deve ser avançada para a junção proximal do processo articular superior e o processo transverso para os nervos do ramo medial L1-4 e a junção proximal do processo articular superior S1 e a asa sacral para o ramo dorsal L5. Uma incidência lateral é, então, obtida para garantir que a agulha seja colocada não mais anterior do que o aspecto posterior do forame. Por fim, o braço em C é reposicionado em uma projeção anteroposterior para garantir que a agulha não se perca lateralmente enquanto está sendo avançada sob imagem oblíqua. A estimulação elétrica é realizada como precaução, a área é anestesiada, e uma lesão por RFA é produzida a 80 a 90° C por pelo menos 1 minuto.

▶ **Efeitos colaterais e complicações**

Os pacientes podem perceber aumento da ferida e dor local, especialmente nos primeiros 3 a 5 dias, mas esses sintomas costumam desaparecer em duas semanas. Outros sintomas pós-operatórios incluem prurido, ardência e hipersensibilidade, que em geral desaparecem em 4 a 6 semanas; gabapentina ou antidepressivos tricíclicos podem ser bastante úteis no alívio desses sintomas. A colocação imprópria da agulha pode levar a fraqueza permanente do membro, déficit sensorial permanente ou neurite persistente. Na coluna cervical, a proximidade da artéria vertebral, combinada com a natureza vascular dessa região anatômica, torna a injeção intravascular ou trauma vascular uma possibilidade. A injeção de pequenas quantidades de anestésico local nas artérias vertebrais pode resultar em convulsões. Na coluna torácica, o pneumotórax é um risco potencial, dada a proximidade do espaço pleural. Nenhuma complicação a longo prazo ou efeito adverso grave foi descrito com os procedimentos de RFA facetária quando a estimulação motora foi feita antes da lesão para prevenir dano inadvertido ao ramo ventral ou a lesão à raiz nervosa.

A eletromiografia (EMG) de agulha dos músculos multífidos deve ser realizada se a RFA da faceta não conseguir fornecer alívio para dor após várias semanas. Um exame de EMG deve mostrar potenciais de desnervação dentro dos multífidos após esse procedimento, indicando que houve destruição dos nervos do ramo medial. Se nenhum potencial de desnervação for observado na EMG e o paciente ainda estiver sintomático, a RFA deve ser repetida.

▶ **Resultados dos estudos**

Lord e colaboradores registraram, em 1996, o único ensaio prospectivo, duplo-cego e controlado para tratamento por RFA para dor crônica na articulação facetária cervical. Vinte e quatro indivíduos foram randomizados a um grupo de tratamento por RFA ou por uma RFA falsa. Os tratamentos por radiofrequência foram conduzidos a 80° C por 90 segundos no grupo RFA e a 37° C no grupo de controle falso. O tempo médio decorrido até o retorno da dor a 50% do nível pré-tratamento foi 263 dias no grupo de tratamento *versus* 8 dias no grupo de tratamento falso. Dreyfuss e colaboradores registraram o primeiro estudo prospectivo para tratar apenas de pacientes com dor na articulação facetária lombar com bloqueios de ramo medial diagnósticos duais. Uma taxa de desnervação de 90% foi confirmada usando-se EMG para os multífidos seis semanas após o procedimento. No acompanhamento de um ano, cerca de 90% dos indivíduos relataram alívio de pelo menos 60% da dor, e 60% dos indivíduos tiveram alívio da dor de pelo menos 90%. Em geral, uma revisão sistemática, dois ensaios randomizados, quatro estudos prospectivos e três avaliações retrospectivas da neurotomia do ramo medial por RF forneceram a melhor evidência até agora de alívio em curto prazo e evidência moderada de alívio em longo prazo da dor na articulação facetária cervical e lombar crônica. Não houve relatos de efeitos adversos a longo prazo secundários à neurólise por RF da articulação facetária, incluindo qualquer risco de criar uma articulação de Charcot.

2. Neurólise por radiofrequência da articulação sacroilíaca

▶ **Indicações**

Os candidatos para a RFA da articulação sacroilíaca (ASI) são pacientes que foram diagnosticados com dor crônica na ASI resistente a pelo menos três meses de tratamento conservador e que sentiram alívio significativo, mas transitório, após as injeções intra-articulares de corticosteroides na ASI.

▶ Técnica

Uma técnica comum para a RFA da ASI é a técnica bipolar, na qual duas sondas de RF são utilizadas para produzir lesões de desnervação. Sob fluoroscopia, a primeira sonda de RF é inserida na margem da articulação inferior. A segunda sonda de RF é colocada mais cranialmente na articulação a uma distância de menos de 1 cm. As lesões por RF são produzidas a 80° C. Outra sonda de RF é, então, colocada mais cranialmente na articulação sacroilíaca a uma distância de menos de 1 cm da segunda sonda, e outra lesão é criada. Múltiplas lesões subsequentes são criadas de maneira alternada "em saltos" e repetitiva, indo o mais alto possível na articulação. Uma abordagem alternativa é colocar uma sonda de RF simples e avançá-la cranialmente junto à cápsula posterior, criando lesões sobrepostas (Fig. 21.11). Outra técnica é criar uma lesão na origem dos múltiplos ramos nervosos que inervam a articulação sacroilíaca.

▶ Efeitos colaterais e complicações

O principal efeito colateral da lesão na ASI é a dor pós-procedimento. Deve-se ter cuidado para evitar colocar a agulha da radiofrequência de forma muito lateral e traumatizar o nervo ciático. Há um risco teórico de disestesias se a lesão por RF do ramo dorsal L5 e ramos laterais dos ramos dorsais S1-3 for realizada, uma vez que eles fornecem inervação sensorial à pele das nádegas.

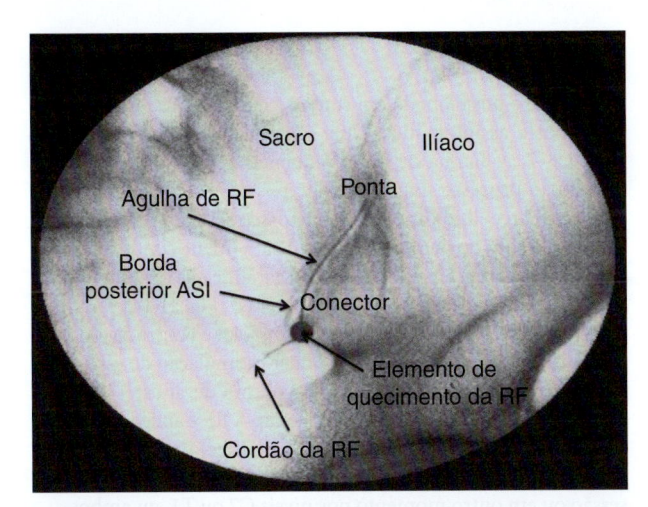

▲ **Figura 21.11** Neurólise por radiofrequência (RF) da articulação sacroilíaca (ASI) por meio da técnica de sobreposição de uma agulha de RF simples. Observe o contraste na ASI confirmando a colocação da sonda na borda posterior antes da neurólise por radiofrequência. Ponta, ponta da agulha de RF; conector, conector da agulha.

▶ Resultados dos estudos

Há carência de estudos formais sobre os resultados para a RFA da ASI. Um estudo sem controle feito por Ferrante e colaboradores usou uma técnica "de saltos" junto à linha da ASI posterior. Eles relataram que 36% dos pacientes sentiram diminuição de 50% na dor, avaliada por meio da VAS, por no mínimo seis meses. Ferrante e colaboradores também observaram que uma proporção significativamente mais alta de não respondentes teve dor com flexão lateral do lado afetado, indicando que a presença de doença facetária pode ter poupado esses pacientes de sentirem pelo menos 50% de alívio de sua dor lombar total.

3. Neurólise por radiofrequência dos gânglios da raiz dorsal

▶ Indicações e contraindicações

Os critérios de seleção para a neurólise por RF dos gânglios da raiz dorsal (GRD) incluem dor radicular por mais de seis meses sem reposta ao tratamento conservador, sem indicação para intervenção cirúrgica, e uma resposta positiva, mas de curta duração, a um bloqueio de raiz nervosa seletivo ou injeção epidural transforaminal. As contraindicações incluem infecção, coagulopatia, disfunção plaquetária, dor no cervical ou nas costas isolada sem qualquer dor no membro, dor de desaferentação no membro envolvido e, para procedimentos nas regiões cervical e torácica, doença cardiopulmonar grave.

A neurólise por RF dos GRD pode ser feita usando-se os métodos tradicionais ou pulsados. A RF pulsada tem sido usada com maior frequência no tratamento da dor relacionada a GRD do que em qualquer outra condição, uma vez que a temperatura resultante está abaixo do limiar que ocasiona lesão nervosa irreversível. O uso de RF pulsada reduz de forma significativa o risco de desenvolver neurite pós-procedimento.

▶ Técnica

A técnica para a colocação da sonda na realização da neurólise por RF nos GRD é a mesma tanto na RF quente como na fria (pulsada). A sonda é colocada no quadrante dorsal dos forames cervical (Fig. 21.12), torácico ou lombar. A sonda de RF é colocada na região anterior para RFA do segundo GRD (Fig. 21.13). A estimulação sensorial e motora é executada como precaução e para melhorar a taxa de sucesso do procedimento. A voltagem na qual o paciente primeiro percebe a estimulação no dermátomo apropriado é o limiar sensorial. Em geral, esse limiar se situa em torno de 0,4 a 0,7 V quando a ponta da agulha está próxima ao GRD, usando-se uma frequência de 50 Hz. A frequência é trocada para 2 Hz para estimulação motora, e a intensidade da voltagem deve aumentar para, pelo menos, duas vezes o limiar sensorial antes da atividade motora na distribuição do miótomo ser observada. Esse achado reflete a dissociação do estímulo que ocorre no ponto sobre o gânglio da raiz dorsal onde os nervos sensitivo e motor ainda estão separados antes de ingressarem nos ramos ventral e dorsal e indica o local adequado de colocação da sonda para RFA do GRD ao usar a radiofrequência convencional. A sonda é colocada próxima do GRD para RF pulsada,

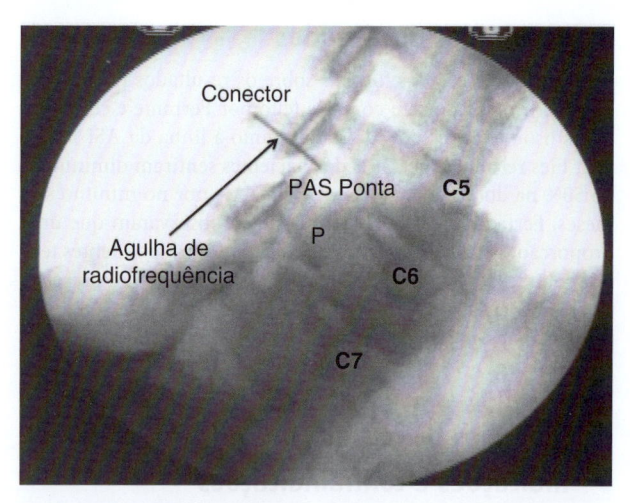

▲ **Figura 21.12** Neurólise por radiofrequência (RF) do gânglio da raiz dorsal C6; incidência oblíqua (foraminal). Ponta, ponta da agulha de RF; conector, conector da agulha de RF; P, pedículo; PAS, processo articular superior; C5, vértebra C5; C6, vértebra C6; C7, vértebra C7.

obtendo um limiar sensorial de 0,1 a 0,2 V. As lesões para a RF tradicional são produzidas a 80 a 90° C por 1 a 2 minutos, e de 2 a 4 minutos a 42° C para ablação por RF pulsada.

▶ **Efeitos colaterais e complicações**

Os possíveis riscos incluem lesão nervosa, trauma vascular e injeção e entrada no espaço subaracnoide através do forame intervertebral.

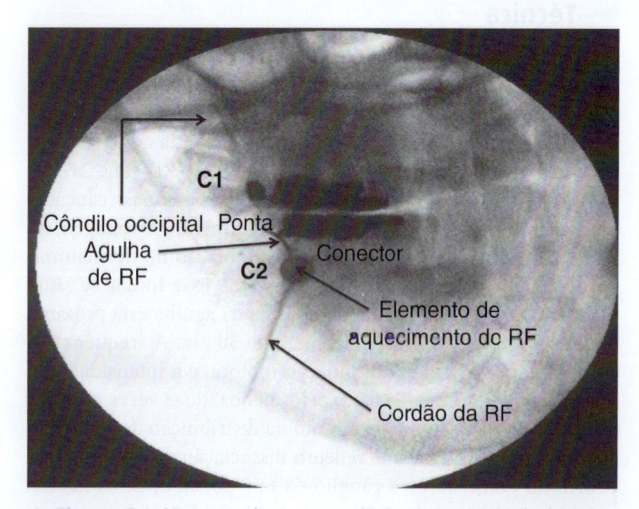

▲ **Figura 21.13** Neurólise por radiofrequência (RF) do gânglio da raiz dorsal C2; incidência anteroposterior. Ponta, ponta da agulha de RF; conector, conector da agulha de RF; C1, vértebra C1; C2, vértebra C2.

▶ **Resultados dos estudos**

Um estudo de caso limitado mostrou efetividade significativa da radiofrequência pulsada em pacientes com síndromes de dor neuropática que foram muito mal controladas com outros tratamentos orais e invasivos. Sluijter e colaboradores demonstraram que 56% dos pacientes com dor radicular tinham percebido um efeito global de alívio da dor de mais de 75%. Nesse estudo, 8 de 15 pacientes registraram tratamento bem-sucedido em seis meses de acompanhamento; 3 de 7 pacientes do grupo malsucedido relataram que a dor tinha melhorado no lado tratado, mas que sentiram dor contralateral após um período. Um estudo piloto mais recente, que usou radiofrequência pulsada para a dor cervical crônica, mostrou que 72% dos pacientes tiveram pelo menos 50% de alívio da dor oito semanas após o procedimento, e 33% dos pacientes continuaram a ter um bom alívio da dor mais de um ano após o tratamento. Forouzanfar e colaboradores compararam indivíduos que foram submetidos a radiofrequência convencional com um grupo sham em um estudo prospectivo, duplo-cego e randomizado de RF em GRD cervical e encontraram uma redução significativa na dor no grupo tratado em relação ao grupo de sham.

4. Simpatectomia cervical usando neurólise por radiofrequência

▶ **Indicações**

A lesão por RF de simpatectomia cervical é efetiva no tratamento da dor mantida pelo simpático, bem como da dor secundária à insuficiência vascular na face, no pescoço e nos membros superiores. Esse procedimento é indicado quando o alívio da dor com bloqueios simpáticos por meio de anestésicos locais não é duradouro.

▶ **Técnica**

O paciente é posicionado em supino, com a cabeça girada para o lado oposto assintomático. Uma imagem foraminal é obtida no nível C6-7. A agulha de radiofrequência é inserida na pele em direção ao processo uncinado sobreposto. A agulha é, então, ligeiramente recolhida após o contato ósseo ser feito para levar sua ponta para fora do periósteo. Cerca de 3-5 mL de contraste é injetado após a aspiração cuidadosa para garantir que a ponta da agulha de RF não esteja em um vaso sanguíneo (Fig. 21.14). Um teste de estimulação dos nervos motor e sensorial é realizado antes da neurólise por RF para avaliar qualquer estimulação de estruturas neurais adjacentes. Um pequeno volume de anestésico local (0,5 mL) deve ser injetado antes da lesão. A RF é aplicada durante 1 minuto a 80° C. A cânula é, então, redirecionada para lesões adicionais no nível C6. Mais lesões podem ser criadas na mesma sessão ou em outro momento nos níveis C7 ou T1, ou ambos.

▶ **Efeitos colaterais e complicações**

Devido à proximidade do canal espinal cervical, a lesão acidental por radiofrequência em estruturas neuroaxiais nesse nível

MANEJO INTERVENCIONISTA PARA CONTROLE DA DOR

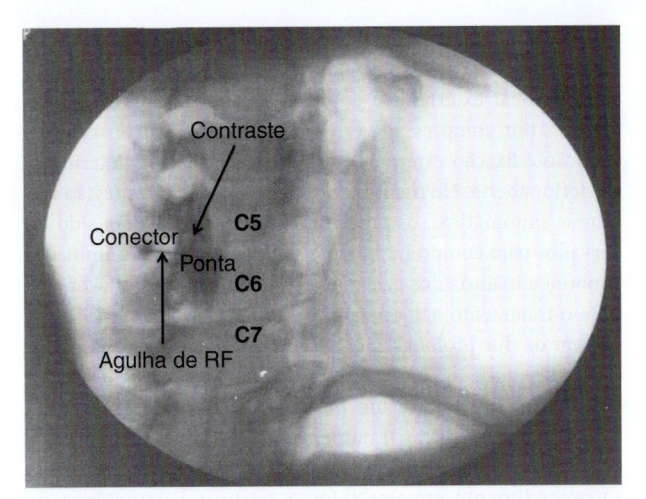

▲ **Figura 21.14** Simpatectomia cervical usando neurólise por radiofrequência (RF); incidência oblíqua (foraminal). Ponta, ponta da agulha de RF; conector, conector da agulha de RF; C5, vértebra C5; C6, vértebra C6; C7, vértebra C7.

pode resultar em significativa disfunção neurológica, incluindo quadriparesia. A lesão não intencional do nervo frênico pode resultar em paralisia diafragmática e insuficiência respiratória. A lesão inadvertida do nervo laríngeo recorrente pode resultar em rouquidão prolongada ou permanente. Pode ocorrer síndrome de Horner permanente se o gânglio simpático superior for danificado durante o procedimento. Pneumotórax é uma possibilidade distinta, em especial no lado direito e no caso de lesão no nível T1. A incidência de todas essas complicações pode ser diminuída com o uso cuidadoso de estimulação de ensaio e orientação fluoroscópica. A região anatômica nessa área é altamente vascularizada, aumentando o risco de toxicidade sistêmica e local, bem como de formação de hematomas.

▶ Resultados dos estudos

Um recente estudo de revisão retrospectivo demonstrou que 40% dos pacientes submetidos a lesão por radiofrequência do gânglio estrelado após responderem a uma injeção diagnóstica tiveram 50% ou mais de alívio da dor em um acompanhamento médio de 52 semanas.

5. Simpatectomia lombar usando neurólise por radiofrequência

▶ Indicações

A lesão por radiofrequência na cadeia simpática lombar é indicada para pacientes que experimentaram alívio apenas de curta duração após bloqueios simpáticos lombares múltiplos com anestésico local. As síndromes de dor suscetíveis ao tratamento incluem dor mediada pelo simpático dos rins, dos ureteres, da genitália e dos membros inferiores, com dor fantasma no membro, síndrome de dor regional complexa e uma variedade de neuropatias periféricas. A lesão por RF do gânglio simpático lombar pode também ser considerada em pacientes que sofrem de dor secundária à insuficiência vascular do membro inferior.

▶ Técnica

A abordagem para a cadeia simpática lombar envolve uma técnica fluoroscópica oblíqua similar àquela empregada para injeções simpáticas. O braço em C é posicionado de forma oblíqua até que o processo transverso L3 esteja convergente com o corpo vertebral. A sonda de RF avança em direção ao quadrante superior externo do corpo vertebral L3 até estabelecer contato com o periósteo. A sonda de radiofrequência é, então, levada para a borda anterior do corpo vertebral sob fluoroscopia lateral. O contraste é injetado para confirmar a posição da sonda e evitar a injeção intravascular não intencional (Fig. 21.15). Após a ponta da agulha ficar na posição correta, a estimulação sensorial com 50 Hz e a estimulação motora com 2 Hz são realizadas para avaliar as estruturas neurais vizinhas. Durante a estimulação motora, não deve haver movimento no membro inferior com intensidades de até 3 V. Cerca de 1 mL de anestésico sem conservante é injetado antes da lesão. Uma lesão por RF é produzida entre a fáscia anterior do psoas e o corpo vertebral anterolateral após a estimulação apropriada.

A lesão por RF em diversos níveis é uma abordagem mais efetiva para a simpatectomia lombar. Uma lesão por RF com uma ponta exposta de 10 mm é adequada para produzir uma lesão de 10 mm no nível vertebral L2 junto ao aspecto anteroposterior do corpo vertebral. A sonda de radiofrequência nos níveis L3 e L4 deve ser primeiro posicionada em um ponto imediatamente posterior ao aspecto anterior do corpo vertebral para a estimulação e lesão. Após, as sondas de radiofrequência são movidas cerca de 5 mm para a direção anterior, e uma segunda estimulação seguida por lesão é realizada em cada um desses níveis. Com essa técnica, as cânulas são movidas mais distantes dos nervos

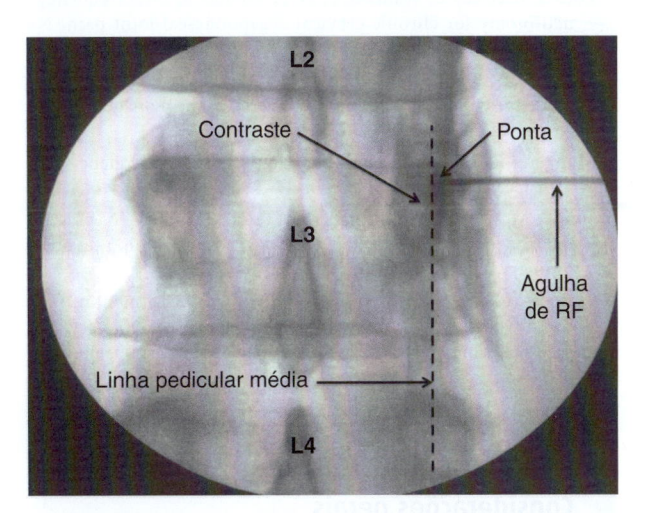

▲ **Figura 21.15** Simpatectomia lombar usando neurólise por radiofrequência (RF); incidência anteroposterior. Ponta, ponta da agulha de RF; L2, vértebra L2; L3, vértebra L3; L4, vértebra L4.

segmentares antes de criar a segunda lesão. Esse método cria uma lesão "em tiras" nos níveis L3 e L4 e uma lesão de 10 mm no nível L2. Se o distúrbio simpático envolver o pé, outra lesão de 15 mm pode ser necessária no nível L5.

▶ Efeitos colaterais e complicações

Existe o risco de dano às vísceras abdominais, punção de um ureter ou trauma renal durante a lesão por RF simpática. A chance de ocorrerem essas complicações é diminuída se for aplicado cuidado ao colocar a agulha um pouco além da margem anterolateral do corpo vertebral. A lesão por RF na proximidade do nervo genitofemoral no nível vertebral L2 pode resultar em neurite genitofemoral persistente, que pode ser de difícil tratamento. A colocação de uma sonda em região muito medial pode resultar em trauma ao disco intervertebral, à medula espinal e à saída de raízes nervosas.

▶ Resultados dos estudos

A lesão em diversos níveis simpáticos lombares produziu alívio significativo da dor no membro inferior para 75% dos pacientes em um período de tempo de pelo menos oito semanas em um estudo de série de caso prospectivo.

> Dreyfuss P, Halbrook B, Pauza K, et al: Efficacy and validity of radiofrequency neurotomy for chronic lumbar zygapophyseal joint pain. Spine 2000;25:1270–1277.
> Ferrante FM, King LF, Roche EA, et al: Radiofrequency sacroiliac joint denervation for sacroiliac syndrome. Reg Anesth Pain Med 2001;26:137–142.
> Forouzanfar T, van Kleef M, Weber WE: Radiofrequency lesion of the stellate ganglion in chronic pain syndromes: Retrospective analysis of clinical efficacy in 86 patients. Clin J Pain 2000;16:164–168.
> Lord S, Barnsley L, Wallis B, et al: Percutaneous radiofrequency neurotomy for chronic cervical zygapophyseal joint pain. N Engl J Med 1996;335:1721–1726.
> Manchikanti L, Staats P, Singh V, et al: Evidence-based practice guidelines for interventional techniques in the management of chronic spinal pain. Pain Physician 2003;6:3–81.
> Munglani R: The longer term effect of pulsed radiofrequency for neuropathic pain. Pain 1999;80:437–439.
> Sluijter M, Cosman E, Rittman III W, et al: The effects of pulsed radiofrequency fields applied to the dorsal root ganglion—a preliminary report. Pain Clinic 1998;11:109–117.
> Zundert J: Percutaneous pulsed radiofrequency treatment of the cervical dorsal root ganglion in the treatment of chronic cervical pain syndrome: A clinical audit. Neuromodulation 2003;6:6–14.

VERTEBROPLASTIA E CIFOPLASTIA

▶ Considerações gerais

O tratamento tradicional das fraturas dolorosas da coluna por compressão tem sido não operatório, incluindo repouso no leito, fármacos anti-inflamatórios não esteroides, analgésicos orais ou parenterais, relaxantes musculares e fisioterapia com imobilização lombar externa. No passado, o tratamento cirúrgico das fraturas por compressão vertebrais sintomáticas consistia em redução e fixação externa usando uma abordagem anterior ou posterior aberta. No tratamento de fraturas por compressão vertebrais sintomáticas, os procedimentos cirúrgicos têm sido reservados para comprometimento neurológico real ou iminente. Embora a maioria dos pacientes apresente resultados favoráveis com o tratamento não operatório, alguns não obtêm melhora e sofrem de dor prolongada e imobilidade, que podem persistir por toda a vida.

A vertebroplastia é um procedimento minimamente invasivo empregado no tratamento da dor e da instabilidade causadas pelas fraturas por compressão do corpo vertebral. O procedimento envolve reforço estrutural percutâneo do corpo vertebral comprimido usando cimento acrílico polimetilmetacrilato (PMMA). O cimento endurece na colocação no corpo vertebral, fornecendo apoio e estabilização da fratura ou compressão vertebral, eliminando o micromovimento dos fragmentos das fraturas. O principal objetivo da vertebroplastia é fornecer alívio da dor da fratura por compressão ao se estabilizar a fratura ou destruir as fibras de dor de sua reação exotérmica. Em mãos capacitadas e experientes, ela é um procedimento seguro e efetivo para o rápido alívio da dor aguda de fraturas por compressão vertebral resultantes de osteoporose, hemangiomas e tumores metastáticos.

A cifoplastia foi desenvolvida para restaurar a altura vertebral e o alinhamento espinal que não é possível com a vertebroplastia. A cifoplastia envolve a colocação de um cateter com balão na ponta através de uma agulha de grosso calibre no corpo vertebral. O balão é inflado, o que restaura, em parte, a altura vertebral e cria uma cavidade para a injeção de cimento. Em seguida, o balão é esvaziado e removido, e o cimento é injetado no corpo vertebral. Além da restauração da altura vertebral e do alinhamento espinal, a cifoplastia permite a injeção de cimento sob baixa pressão, reduzindo o risco de extrusão do cimento. Contudo, a cifoplastia é realizada sob anestesia geral em uma sala cirúrgica e requer mais tempo para conclusão do que a vertebroplastia. O objetivo principal de ambos os procedimentos é o alívio da dor, o que ambos fornecem de forma similar aos pacientes com fraturas por compressão.

▶ Indicações

A vertebroplastia e a cifoplastia são indicadas para pacientes com fraturas por compressão osteoporóticas que ocorrem de 2 semanas a 1 ano antes, causando dor nas costas moderada a forte que não responde à terapia conservadora. Ambas as técnicas são eficazes no tratamento da fratura por compressão espinal secundária a tumor metastático (Fig. 21.16) ou tumor espinal benigno, como hemangioma, embora a taxa de sucesso seja mais baixa em comparação com as fraturas osteoporóticas por compressão.

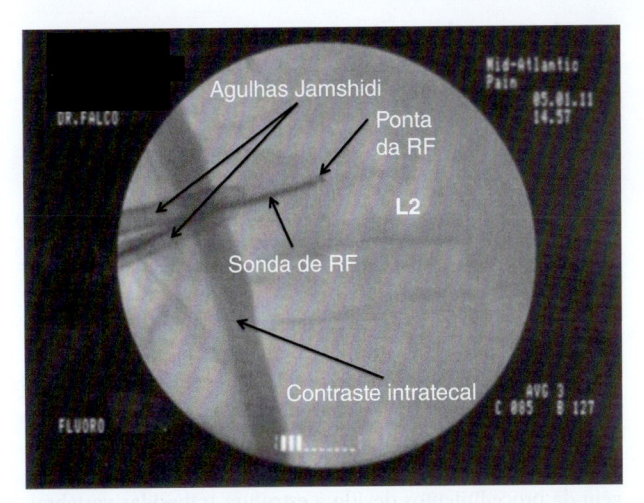

▲ **Figura 21.16** Vertebroplastia percutânea de um tumor metastático. Ablação por radiofrequência (RF) com destruição de um tumor metastático dentro do corpo vertebral L2 (ver Fig. 21.17). A parede do corpo vertebral posterior L2 foi destruída pelo tumor (ver Fig. 21.17). Portanto, foi injetado contraste no saco tecal no início do procedimento para avaliar qualquer retropulsão do tumor radiolucente que poderia levar à compressão da medula espinal durante a injeção de cimento. Ponta, ponta da sonda de RF; L2, vértebra L2.

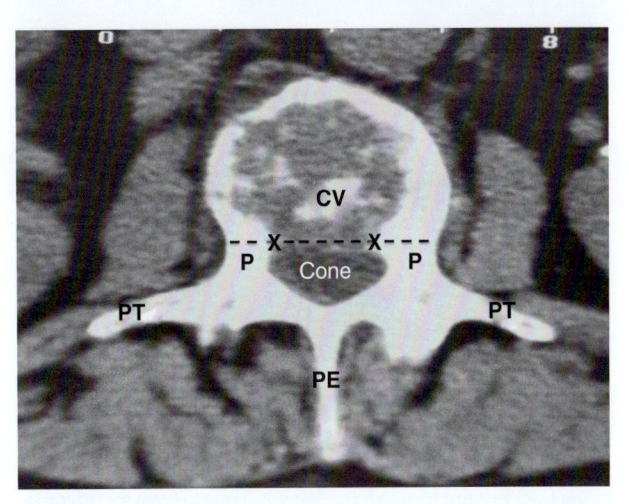

▲ **Figura 21.17** Exame de tomografia computadorizada da vértebra L2. A imagem do tecido mole demonstra uma reposição quase completa do corpo vertebral por tumor metastático (substância cinzenta dentro do corpo vertebral). A parede posterior (*linha pontilhada*) foi completamente destruída pelo tumor entre os marcos "X". CV, corpo vertebral; P, pedículo; PT, processo transverso; PE, processo espinhoso.

As contraindicações absolutas para ambas as técnicas incluem infecções como discite, osteomielite ou sepse. As contraindicações relativas incluem comprometimento significativo do canal espinal causado por fragmentos ósseos retropulsados ou tumor, fratura com mais de dois anos, mais de 75% de colapso do corpo vertebral, ruptura da parede do corpo vertebral posterior, fraturas acima de T5, pacientes que não conseguem deitar em prono e fraturas por compressão traumática.

A realização de exame de imagem por ressonância magnética (RM) ou por TC (Fig. 21.17) é recomendada antes da vertebroplastia para avaliar o tipo de fratura e o envolvimento do espaço epidural e foraminal. De modo geral, ambos os procedimentos são contraindicados para fraturas por compressão associadas a fratura por explosão da placa terminal ou fratura envolvendo a parede posterior da vértebra.

Um exame físico é realizado para localizar o nível da dor e eliminar outras causas de dor lombar, como radiculopatia, degeneração discal, hérnia discal e doença facetária. Em geral, a dor nas costas é sentida no nível da fratura ou em um corpo vertebral inferior ou superior à fratura e pode ser confirmada com uma avaliação sob fluoroscopia.

▶ **Técnica**

Para a vertebroplastia, o paciente é posicionado em prono sob sedação consciente ou cuidado anestésico monitorado. O braço em C é girado de forma oblíqua em uma direção ipsilateral, de modo que a margem lateral do pedículo se alinhe com a borda lateral do corpo vertebral. O braço em C é, então, inclinado cranial ou caudalmente até o pedículo ser visualizado entre as placas terminais superior e inferior da vértebra comprimida. Uma agulha de calibre grande é inserida no centro do pedículo sob fluoroscopia e posicionada através do pedículo. A agulha é mantida em paralelo com o pedículo, e uma vista fluoroscópica lateral é obtida enquanto a agulha é avançada para o terço anterior do corpo vertebral usando um movimento de torção ou uma batida gentil da agulha com o martelo esterilizado. O mandril da agulha é removido, e 3 mL de cimento misturado com contraste é injetado no corpo vertebral (Fig. 21.18). A injeção é interrompida quando o cimento se espalha no terço posterior do corpo vertebral. O mandril é colocado de volta na agulha, e esta é removida da vértebra. A vertebroplastia pode também ser realizada usando-se um método pedicular simples ou bilateral, dependendo do grau de preenchimento vertebral com o cimento e da habilidade do médico.

A técnica para cifoplastia é similar àquela descrita para vertebroplastia, mas um cateter-balão é usado, e o procedimento é realizado sob anestesia geral. O paciente é posicionado em prono, preparado e coberto com campo esterilizado. Os passos envolvidos na colocação de uma agulha de calibre grande no pedículo e depois no corpo vertebral são semelhantes àqueles descritos para a vertebroplastia. Uma vez que a agulha é posicionada de forma correta, ela é recuada até o terço posterior do corpo vertebral. Depois, um cateter com balão avança através da agulha até o terço anterior do corpo vertebral, e o balão é inflado com contraste para produzir uma cavidade e restaurar a altura do corpo

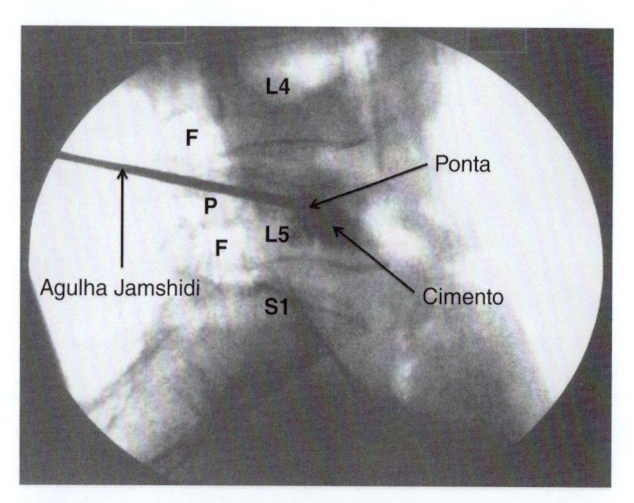

Figura 21.18 Vertebroplastia. Vista lateral da injeção de cimento através de uma agulha Jamshidi de calibre grande na fratura por compressão osteoporótica do corpo vertebral L5. Ponta, ponta da agulha Jamshidi; P, pedículo; F, forame; L4, vértebra L4; L5, vértebra L5; S1, vértebra S1.

vertebral (Fig. 21.19). O balão é, então, esvaziado, e o cateter é removido da agulha. Um tubo preenchido com cimento passa através da agulha e é posicionado no terço anterior do corpo vertebral. Um aparelho de sucção deve ser usado para pressionar o cimento na cavidade. O processo é repetido até a cavidade ficar preenchida com cimento. A técnica pode ser realizada de modo unilateral ou bilateral, dependendo da preferência e da habilidade do médico.

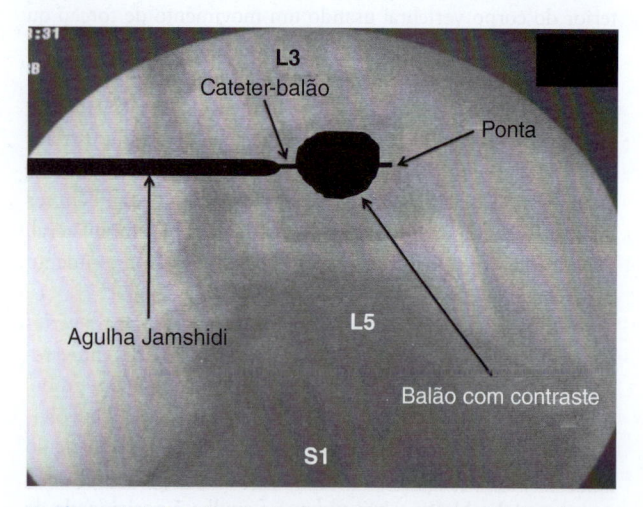

Figura 21.19 Cifoplastia (aumento vertebral) usando um cateter-balão. O balão é inflado com contraste, criando uma cavidade dentro do corpo vertebral L4 e restaurando a altura do corpo vertebral. Ponta, ponta do cateter-balão; L3, vértebra L3; L5, vértebra L5; S1, vértebra S1.

▶ Efeitos colaterais e complicações

A taxa de complicações associada à vertebroplastia percutânea é de 7 a 10%, para tratamento de fratura por compressão vertebral causada por neoplasias malignas, e de 1 a 3 %, para tratamento de fraturas por compressão vertebral osteoporóticas. As duas principais complicações da vertebroplastia são comprometimento pulmonar e sequelas neurológicas. Foram registrados alguns casos envolvendo graves complicações, como embolia pulmonar, gordurosa e da medula óssea. A taxa de complicação pulmonar é mais alta na vertebroplastia do que na cifoplastia, o que parece estar relacionado à alta pressão de enchimento para o cimento ósseo, o que pode causar migração do cimento ósseo para o sistema venoso vertebral. A vertebroplastia requer uma injeção de alta pressão usando-se um cimento de baixa viscosidade, o que pode levar ao vazamento de cimento em determinada porcentagem de procedimentos devido à estrutura trabecular vertebral. Contudo, em geral, a vertebroplastia é um procedimento seguro nos casos de pacientes com dor intratável proveniente de fraturas por compressão osteoporóticas, com menos de 1% apresentando complicações significativas. Outras complicações incluem fratura dos componentes vertebrais adicionais ou costela, febre transitória, aumento na dor, hemorragia interna, irritação da raiz nervosa e infarto medular.

As complicações da cifoplastia incluem vazamento do cimento, infecção, hematoma, fraturas de nível adjacente e distante, embolia pulmonar, abscesso epidural, espondilite, discite, sangramentos, rupturas durais, fratura dos processos transversos, fratura de costelas e morte. A maioria dessas complicações é rara (p. ex., embolia pulmonar, 0,17%; compressão da medula espinal, 0,16%; radiculopatia, 0,17%; mortalidade geral, 0,32%; e mortalidade perioperatória, 0,01%). As complicações mais comuns associadas à cifoplastia são fraturas e vazamento do cimento. A incidência de novas fraturas é de 17% dentro do primeiro ano após a cifoplastia. A incidência de vazamento do cimento é de 8 a 14%, com apenas 0,001 a 0,4% dos casos sendo sintomático.

▶ Resultados dos estudos

A vertebroplastia pode remediar ou aliviar por completo a dor lombar grave em pacientes com fraturas por compressão. Um estudo feito por Jensen e colaboradores, que avaliaram a vertebroplastia percutânea em 231 pacientes, mostrou uma taxa de sucesso de 90% no tratamento de fraturas vertebrais osteoporóticas e uma taxa de sucesso de 80% nas lesões dolorosas ou instáveis e hemangiomas vertebrais. Cortet e colaboradores conduziram um estudo prospectivo aberto no qual 90% dos pacientes (29 pacientes com 47 fraturas) com osteoporose relacionada à idade ou induzida por esteroide sentiram alívio da dor e melhoraram a mobilidade em 24 horas após a vertebroplastia. Não houve relatos de piora da dor após o procedimento. Outro estudo registrou um bom alívio da dor em 73% dos pacientes, com pelo menos 50% de redução na dose analgésica. Esse estudo também registrou um alívio moderado da dor em 29% dos pacientes (37 pacientes, 52 vértebras) com lesões vertebrais malignas dolorosas.

Dois estudos multicêntricos, randomizados e controlados por placebo, publicados em 2009, compararam vertebroplastia com um procedimento sham no tratamento das fraturas por compressão vertebrais osteoporóticas dolorosas. Em ambos os grupos sham, o anestésico foi aplicado ao periósteo, e o cimento foi misturado para simular seu odor. Em um estudo, foi aplicada pressão nas costas para simular o procedimento; em outro estudo, o corpo vertebral foi batido de leve com um trocarte sem ponta na lâmina. Os resultados de ambos os estudos não mostraram mudanças entre os grupos de vertebroplastia e de procedimento sham (placebo) com respeito a redução da dor, função ou qualidade de vida. Ambos os estudos concluíram que a vertebroplastia não mostrou benefícios no tratamento de fratura por compressão vertebral osteoporótica dolorosa em comparação com o procedimento sham.

Houve significativa reação da comunidade médica – na forma de críticas publicadas, editoriais e afirmações de posição – com relação a esses dois registros desmistificando a credibilidade e a eficácia da vertebroplastia, os quais levaram algumas companhias de planos de saúde comerciais a negar o reembolso do procedimento. O argumento proveniente da comunidade médica destacou que ambas as publicações estavam gravemente equivocadas em termos de força do estudo, tamanho da amostra, critérios de seleção de pacientes, desvio de seleção, autenticidade do placebo, taxa de *crossover* e volume de injeção de cimento. Essa resposta forçada restaurou a credibilidade da vertebroplastia como um tratamento efetivo para as fraturas por compressão vertebrais dolorosas com todas as companhias de seguro. Além disso, um ano depois, os resultados do ensaio randomizado de estudo aberto VERTOS II foram publicados e demonstraram que os pacientes com fratura por compressão vertebral osteoporótica aguda causando dor persistente receberam alívio imediato e sustentado da dor com a vertebroplastia. Esse estudo também demonstrou que a vertebroplastia percutânea era efetiva, segura, custo-efetiva e proporcionava um alívio da dor bem maior em comparação com o tratamento conservador.

A cifoplastia mostrou ser tão efetiva quanto a vertebroplastia no alívio da dor lombar resultante de fratura por compressão vertebral lombar e torácica com base em evidência de qualidade de baixa a moderada. As complicações são raras e, em geral, não trazem consequências para a vertebroplastia e cifoplastia. A vertebroplastia e a cifoplastia são igualmente efetivas no tratamento das fraturas por compressão malignas e osteoporóticas vertebrais dolorosas. Ambos os procedimentos resultam na redução da dor, fornecem alívio espinal, melhoram a qualidade de vida e são mais seguros e mais custo-efetivos do que a cirurgia aberta, de acordo com recentes publicações, que incluem uma revisão sistemática e uma metanálise.

Baerlocher MO, Munk PL, Liu DM, et al: Clinical utility of vertebroplasty: Need for better evidence. Radiology 2010;255:669–674.

Boszczyk B: Volume matters: A review of procedural details of two randomized controlled vertebroplasty trials of 2009. Eur Spine J 2010;19:1837–1840.

Buchbinder R, Osborne RH, Ebeling PR, et al: A randomized trial of vertebroplasty for painful osteoporotic vertebral fractures. N Engl J Med 2009;361:557–568.

Cortet B, Cotton A, Boutry N, et al: Percutaneous vertebroplasty in the treatment of osteoporotic vertebral compression fractures: an open prospective study. J Rhematol 1999;26:2222–2228.

Jensen ME, Evans AJ, Mathis JM, et al: Percutaneous polymethylmethacrylate vertebroplasty in the treatment of osteoporotic vertebral body compression fractures: Technical aspects. Am J Neuroradiol 1997;18:1897–1904.

Robinson Y, Heyde CE, Försth P, Olerud C: Kyphoplasty in osteoporotic vertebral compression fractures—Guidelines and technical considerations. J Orthop Surg Res 2011;6:43–50.

Taylor RS, Fritzell P, Taylor RJ: Balloon kyphoplasty in the management of vertebral compression fractures: An updated systematic review and meta-analysis. Eur Spine J 2007;16: 1085–1100.

DISCECTOMIA ENDOSCÓPICA LOMBAR

▶ Considerações gerais

A cirurgia da coluna tem continuado a avançar nas últimas cinco décadas com o desenvolvimento de abordagens menos invasivas para tratar dos distúrbios espinais. O objetivo global de tal cirurgia é tratar do componente patológico enquanto se minimiza o grau de destruição à anatomia normal. Esse é e continuará a ser o objetivo de todas as especialidades da medicina, incluindo a cirurgia da coluna.

Grandes avanços foram feitos pela cirurgia da coluna e comunidades de manejo da dor no desenvolvimento de técnicas minimamente invasivas com a realização de discectomias e fusões em todos os níveis da coluna. O conjunto de habilidades necessário para tais procedimentos se transfere a outros, como radiofrequência, vertebroplastia, cifoplastia e estimulação da medula espinal, estimulação nervosa periférica e discectomia espinal. Outro avanço envolve o uso de discectomia endoscópica (artroscópica), aberta ou fechada, no tratamento da radiculopatia resultante de patologia de discal lombar ou estenoses espinais. Esse procedimento cirúrgico minimamente invasivo proporciona um significativo alívio da dor, preserva a anatomia, reduz o custo, melhora a função e permite um retorno antecipado ao trabalho.

▶ Indicações

A discectomia endoscópica lombar é indicada para pacientes com radiculopatia persistente que não responderam ao tratamento conservador e para indivíduos com patologia estrutural da coluna lombar com comprometimento das raízes nervosas envolvidas. Todos os pacientes devem não ter demonstrado melhora com fisioterapia e procedimentos de injeção espinal (p. ex., injeções epidurais ou na raiz nervosa seletiva, ou ambas) e ter se submetido a teste diagnóstico para confirmar os achados consistentes com radiculopatia, incluindo imagens de RM ou TC e estudos eletrodiagnósticos. Os estudos de imagem devem demonstrar um achado patológico – protrusão anular, protrusão do disco ou estenose (central, recesso lateral, foraminal) – que seja consistente com a história e o exame físico do paciente. A terapia de anticoagulação pode ser uma contraindicação, dependendo da necessidade e das complicações potenciais associadas à interrupção do uso.

▶ Técnica

A discectomia endoscópica lombar pode ser realizada como um procedimento aberto ou fechado, usando-se uma abordagem interlaminar ou transforaminal. A descrição a seguir é da técnica transforaminal fechada. Existem três abordagens, descritas como abordagens de dentro para fora, de fora para dentro e lateral extrema. Enquanto as técnicas de todas as três são similares, diferenças sutis, porém significativas, entre as abordagens de fora para dentro e lateral extrema as tornam mais exigentes do ponto de vista técnico para execução do que a abordagem de dentro para fora.

Todas as três técnicas utilizam uma abordagem posterolateral similar, que é análoga à execução da discografia lombar. A técnica de dentro para fora emprega uma abordagem posterolateral à coluna para a remoção do material discal de dentro do disco por meio da colocação de instrumentos no disco, criando uma cavidade que permite a remoção do material de disco herniado. A técnica de fora para dentro usa uma abordagem posterolateral à coluna para remover a protrusão discal por fora do disco por dentro do canal central (intracanal) com o uso de instrumentos no espaço epidural anterior para remover o material do disco herniado. A técnica lateral extrema é similar à técnica de fora para dentro, mas emprega uma abordagem mais lateral para penetrar o canal espinal a fim de remover o material do disco herniado. O processo de aprendizagem para a execução da discectomia endoscópica lombar com qualquer uma dessas técnicas é lento e longo.

A técnica de fora para dentro é descrita aqui. Antes do início da anestesia, os eletrodos são colocados no paciente para monitoramento intraoperatório. O procedimento pode ser feito com anestesia local ou geral. A técnica descrita aqui é baseada no uso de anestesia geral. Após a intubação e a indução da anestesia geral, o paciente é posicionado em prono sobre a mesa de operação radiolúcida. Cilindros ou estruturas radiolúcidas são usadas para posicionar a coluna lombar em flexão, o que "abre" os forames para um maior acesso ao canal espinal e reduz o sangramento epidural. A área lombossacral é preparada e coberta com campo estéril após o paciente ser posicionado na mesa.

Uma mielografia lombar é realizada antes da cirurgia, o que permite a visualização fluoroscópica do saco tecal, das raízes nervosas que passam e das raízes nervosas que saem. O braço em C é posicionado de forma oblíqua no lado sintomático, com o grau de obliquidade dependendo da localização do processo patológico. Por exemplo, em um paciente com protrusão discal central, o braço em C é posicionado em um grau maior de obliquidade (~70°). Isso possibilita uma abordagem mais plana para o canal espinal, permitindo que a cânula de trabalho ou bainha seja posicionada no espaço epidural anterior, de forma posterior à protrusão discal central. Contudo, em um paciente com uma protrusão discal lateral posterior, o braço em C é posicionado a um grau mais baixo de obliquidade (~45°), o que posiciona a cânula de trabalho de forma posterior à protrusão discal. A revisão de imagens diagnósticas (RM ou TC) obtidas antes da cirurgia é fundamental para a determinação da melhor abordagem do canal espinal com base na patologia discal. A revisão das imagens pré-operatórias irá também determinar o quão distante lateralmente o cirurgião pode, com segurança, abordar o canal espinal sem violar o espaço retroperitoneal ou a cavidade peritoneal.

Uma agulha espinal de calibre 22, de 15 cm, é inserida através de uma incisão feita após o braço em C ter sido posicionado. A agulha espinal é introduzida no espaço discal em foco, de maneira anterior ao processo articular superior. Uma solução de contraste radiopaco não iônico utilizando uma razão de contraste para índigo-carmim de 9:1 é injetada no disco. O índigo-carmim colore mais o núcleo pulposo, o que ajuda a identificar o material nuclear por meio da endoscopia. Depois, um fio guia passa pela agulha no espaço discal. Para acessar o espaço epidural anterior, dilatadores sequenciais são usados, isolados ou em conjunto com espaçadores cilíndricos afiados (p. ex., na execução de uma facetectomia parcial ou remoção de osteófitos vertebrais para descomprimir a estenose sintomática). Por fim, a cânula de trabalho é inserida sobre o último dilatador e posicionada de modo posterior ou junto à protrusão do disco.

Em seguida, o endoscópio passa através do canal de trabalho para visualizar a herniação do disco e as estruturas adjacentes. O endoscópio tem uma fonte de luz, canal de trabalho e duas portas de irrigação. Sob visualização endoscópica direta com irrigação, diversos instrumentos (p. ex., dispositivos de cauterização, fórceps, instrumentos de corte, cinzéis, grosas, curetas e raspadores) passam através do canal de trabalho para remover tecidos moles e osso, bem como para controlar qualquer sangramento. Por fim, o material de disco e o osso são removidos a fim de descomprimir as raízes nervosas afetadas, de modo a aliviar os sintomas radiculares causados pela patologia discal ou óssea (Fig. 21.20).

▶ Efeitos colaterais e complicações

As complicações da discectomia endoscópica lombar incluem sangramento, infecção, lesão da raiz nervosa, rupturas durais, disestesias, hipoestesias, pseudocistos do disco intervertebral ou articulação facetária, discite, herniação discal recorrente, hematoma retroperitoneal e, raras vezes, convulsões (causadas por aumento da pressão epidural cervical proveniente de alto fluxo ou irrigação prolongada). As disestesias e hipoestesias, embora infrequentes, são os efeitos colaterais mais comuns associados à discectomia lombar endoscópica; eles são autolimitados e podem durar várias semanas. Se persistirem após várias semanas, em geral, respondem a injeção na raiz nervosa seletiva ou a um bloqueio simpático lombar.

As taxas de complicação da discectomia endoscópica lombar são comparáveis àquelas de microdiscectomia e discectomia aberta. As complicações neurológicas graves são raras, assim como as lesões à raiz nervosa e as rupturas durais. Pouca fibrose neural ou cicatrização é observada com a discectomia

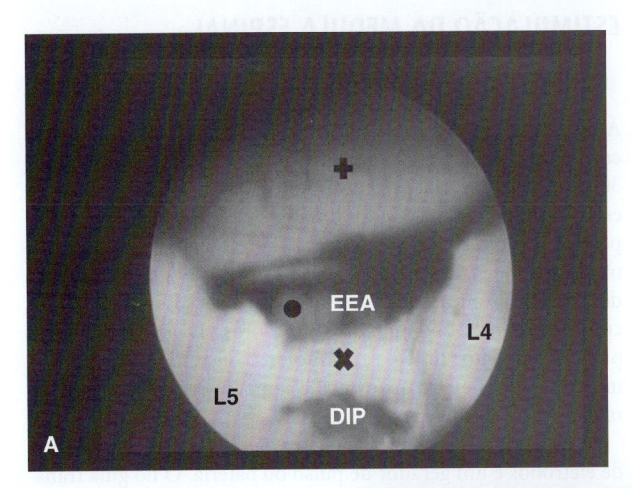

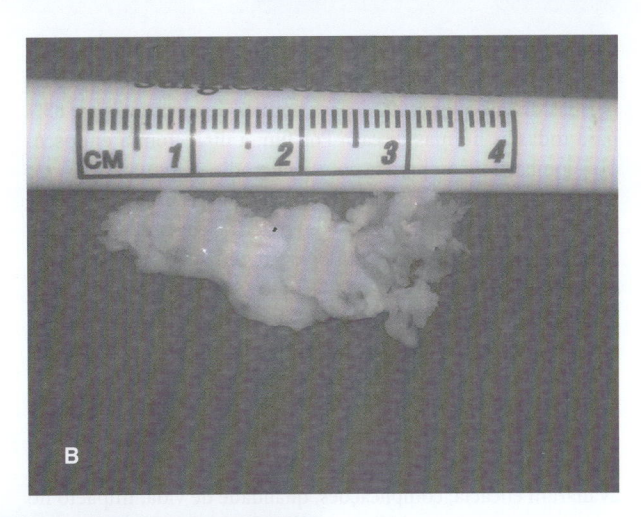

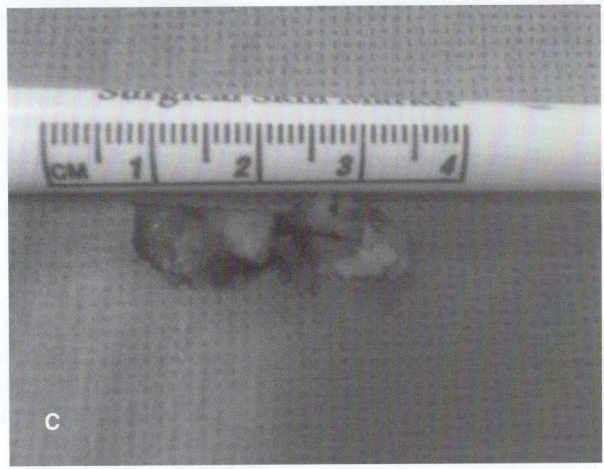

Figura 21.20 Discectomia endoscópica lombar demonstrando resultados cirúrgicos. **A.** Estado pós-discectomia endoscópica lombar levando à descompressão do saco tecal (+). A extensão da descompressão do disco envolveu a remoção do material discal no espaço epidural anterior (EEA) e o disco intervertebral posterior (DIP), incluindo o ânulo. Isso expôs o saco tecal (+), o espaço epidural anterior (EEA; observe a gordura epidural [•]), o ligamento longitudinal posterior (X), a placa terminal inferior vertebral L4 (L4) e a placa terminal inferior vertebral L5 (L5). **B.** Remoção endoscópica do material do disco de um paciente com uma grande extrusão do disco. **C.** Remoção endoscópica da faceta e do osso vertebral proveniente de um paciente com estenose de recesso lateral e foraminal.

endoscópica lombar, quando comparada com a incidência de cicatrização epidural na microdiscectomia e na discectomia aberta.

Resultados dos estudos

A literatura consiste em várias publicações prospectivas e retrospectivas, bem como em uma revisão sistemática que avalia a eficácia da discectomia endoscópica lombar. Várias publicações comparam os resultados da discectomia lombar endoscópica com os da microdiscectomia e da discectomia aberta.

Uma revisão sistemática publicada em 2010 avaliou a efetividade da discectomia endoscópica transforaminal e também a comparou com a microdiscectomia para o tratamento de hérnia de disco lombar sintomática. Um estudo controlado randomizado, sete ensaios controlados não randomizados e 31 estudos observacionais foram identificados com base nos critérios de inclusão. Os resultados de todas as três técnicas endoscópicas como um grupo foram os seguintes: redução média da dor nos membros inferiores relatada avaliada por meio da Escala Analógica Visual (EAV), 88%; escore médio da MacNab Global Perceived Effect (GPE), 85%; retorno ao trabalho, 90%; taxa de recorrência, 1,7%; complicações, 2,8%; e novas operações, 7%. Quando as técnicas de dentro para fora e lateral extrema (intracanal) foram comparadas com a técnica de fora para dentro, a redução média da dor nos membros inferiores registrada na EAV foi 88% *versus* 83%, e o MacNab GPE médio foi 86% *versus* 85%, respectivamente. Os autores também avaliaram a efetividade da discectomia endoscópica lombar com base no tipo de hérnia discal, demonstrando um MacNab GPE médio de 86% para hérnias discais laterais, 90% para hérnias discais centrais e 83% para todas as hérnias discais. Por fim, a discectomia endoscópica lombar foi comparada com a microdiscectomia aberta. Os autores descobriram que não houve diferenças estatisticamente significativas entre os dois grupos em termos de redução da dor, melhora global, taxa de nova operação ou taxa de complicação. A comparação do grupo endoscópico transforaminal com o grupo da microdiscectomia aberta mostrou redução média da dor nos membros inferiores registrada usando-se EAV de 89% *versus* 87%, MacNab GPE médio de 84% *versus* 78%, taxa de nova operação de 6,8% *versus* 4,7% e taxa de complicação de 1,5% *versus* 1%, respectivamente. Os resultados dessa revisão sistemática são consistentes com outros relatos publicados que avaliaram eficácia, complicações, qualidade de vida, impacto no retorno precoce ao trabalho, viabilidade do procedimento ambulatorial e custo-efetividade das hérnias de disco e estenose levando a radiculopatia lombar.

A discectomia lombar endoscópica transforaminal oferece muitas vantagens sobre um procedimento de microdiscectomia aberta. Como ela foca o processo patológico enquanto deixa a anatomia normal intacta, o procedimento endoscópico é menos destrutivo do que a microcirurgia. Com a discectomia endoscópica, não há lesão ou desgaste no músculo multífido, o que é importante para fornecer estabilidade para o segmento vertebral lombar, nem fibrose epidural ou cicatrização, o que pode ocorrer com uma microdiscectomia. Além disso, a abordagem endoscópica é, com frequência, preferível a uma nova operação de um procedimento aberto prévio, uma vez que a abordagem posterolateral ao canal espinal permite que o cirurgião evite o tecido cicatrizado da cirurgia original. O procedimento endoscópico também é mais custo-efetivo e não requer hospitalização durante a noite. Por fim, a técnica endoscópica fornece a opção de usar anestesia local para pacientes que, devido a comorbidades, não podem ser submetidos a anestesia geral.

Chaichankul C, Poopitaya S, Tassanawipas W: The effect of learning curve on the results of percutaneous transforaminal endoscopic lumbar discectomy. J Med Assoc Thai 2012;95:S206–S212.

Nellensteijn J, Ostelo R, Bartels R, et al: Transforaminal endoscopic surgery for symptomatic lumbar disc herniations: A systematic review of the literature. Eur Spine J 2010;19:181–204.

Ruetten S, Komp M, Merk H, Godolias G: Full-endoscopic interlaminar and transforaminal lumbar discectomy versus conventional microsurgical technique: A prospective, randomized, controlled study. Spine 2008;33:931–939.

Sairyo K, Sakai T, Higashino K, et al: Complications of endoscopic lumbar decompression surgery. Minim Invasive Neurosurg 2010;53:175–178.

Schubert M, Hoogland T: Endoscopic transforaminal nucleotomy with for aminoplasty for lumbar disk herniation. Oper Orthop Traumatol 2005;17:641–661.

Yeung AT, Tsou PM: Posterolateral endoscopic excision for lumbar disc herniation: Surgical technique, outcome, and complications in 307 consecutive cases. Spine 2002;27:722–731.

ESTIMULAÇÃO DA MEDULA ESPINAL

▶ Considerações gerais

A estimulação da medula espinal (EME) tem sido usada para controlar a dor intratável nos membros inferiores por mais de 30 anos. O sistema de EME estimula a coluna dorsal da medula espinal por meio de pequenos impulsos elétricos provenientes de pequenos cabos elétricos colocados sobre a medula espinal. Essa modalidade de manejo da dor é uma opção para pacientes com dor lombar crônica e pode ser útil, em especial, para pacientes com dor crônica nos membros inferiores que não responde a outro tratamento clínico. A EME oferece à comunidade médica um tratamento efetivo para dor e também reduz os custos do manejo da dor crônica nos pacientes.

A EME envolve o emprego de um ou dois fios guia, uma série de eletrodos e um gerador de pulso ou bateria. O fio guia transmite a estimulação elétrica do gerador de pulso ou bateria para o corno posterior da medula espinal. O mecanismo da EME ainda é desconhecido. Alguns investigadores acreditam que a estimulação dos cornos dorsais fecha os "portões" para a transmissão da dor, enquanto outros acreditam que o alívio da dor proveniente da EME resulta da inibição direta das vias de transmissão da dor nos tratos espinotalâmicos em vez da estimulação das grandes fibras. Outros possíveis mecanismos da EME podem envolver inibição da dor supraespinal, ativação de mecanismos de inibição centrais, influenciando os neurônios eferentes simpáticos, e ativação de neurotransmissores putativos ou neuromoduladores. A EME não elimina por completo a fonte de dor, mas interfere na transmissão do estímulo doloroso, fornecendo alívio que varia para cada paciente.

Existem dois tipos diferentes de sistemas de EME: um é totalmente implantável, e o outro tem um condutor de EME interno e um transmissor de radiofrequência (RF) externo. Um sistema de RF externo pode ser melhor para o paciente que requer uma voltagem mais alta ou uma terapia com múltiplos condutores para alívio da dor. A fonte de força pode ser usada de forma externa no cinto do paciente para transmitir energia de RF para o gerador de pulso, que é implantado na camada subcutânea. O sistema de bateria interno é projetado para uma voltagem mais baixa ou uma terapia com 1 a 2 condutores, mas a bateria precisa ser trocada cirurgicamente a cada 2 a 5 anos, dependendo do uso. Os condutores de EME podem ser colocados no espaço epidural de forma percutânea ou com uma pequena laminectomia. Os resultados a longo prazo do implante da EME epidural percutânea são comparáveis com aqueles obtidos em uma laminectomia.

▶ Indicações

Em geral, os pacientes selecionados para o procedimento de EME têm uma incapacidade devido à dor intratável no membro inferior, com ou sem dor lombar, por mais de 12 meses. Eles também já tentaram todas as formas conservadoras de tratamento, incluindo medicações, fisioterapia, manipulações, injeções e outros tratamentos adjuvantes, sem qualquer alívio significativo da dor. Os pacientes que não responderam ao tratamento cirúrgico para sua dor lombar ou no membro inferior também são candidatos para essa modalidade; contudo, esse procedimento é melhor para aqueles com dor no membro, em comparação com aqueles com dor axial. O típico candidato não deve ser dependente de drogas, deve ser adequado e estável do ponto de vista psicológico e ser um indivíduo bastante motivado. As condições específicas consideradas para o tratamento por EME incluem radiculopatia, síndrome dolorosa cervical ou lombar refratária a tratamentos conservadores, fibrose epidural ou aracnoidite (resultando em radiculopatia), neuralgia pós-herpética, neuropatia periférica, neuralgia intercostal, síndrome da dor regional complexa dos tipos 1 e 2, dor fantasma no membro, angina intratável, dor no membro isquêmico, cistite intersticial e cefaleia.

As contraindicações absolutas para EME incluem infecção local ou sistêmica e coagulopatia não tratada (devido ao potencial de compressão da medula espinal proveniente de um hematoma). As contraindicações relativas para EME são desmotivação, instabilidade psicológica ou dependência de drogas. Os pacientes devem tentar outros tipos de terapia conservadora antes de prosseguir para a EME.

▶ Técnica

O paciente é posicionado em prono na mesa de procedimento, com um coxim sob a caixa torácica. Uma agulha epidural de grande calibre é inserida no espaço interlaminar T12-L1, sob fluoroscopia anteroposterior A agulha penetra a um ângulo de 30° da linha horizontal. A seringa é removida após entrar no espaço epidural, e um condutor de EME passa através da agulha para o espaço. Sob orientação fluoroscópica, o condutor é dirigido girando de modo alternativo, de forma a avançar ou retrair, tendo cuidado para não raspar no espaço epidural, danificando-o. A ponta do condutor de EME deve ser colocada no espaço no topo de T9 (para cobertura lombar; Fig. 21.21) ou no topo de C3 (para cobertura cervical). O condutor deve ser colocado na linha média, para um padrão de estimulação bilateral, ou no lado sintomático, para um padrão de estimulação unilateral.

O condutor é posicionado para uma melhor cobertura da dor. O paciente retorna para casa para estimulação de teste de não menos de 2 dias e tipicamente de 5 a 7 dias. O paciente é mantido com antibióticos orais profiláticos durante esse período de tempo para prevenir a infecção. Durante o teste, o paciente monitora o alívio de sua dor, padrão de sono, tolerância à estimulação, manejo da dor, uso de medicações e atividades funcionais. Quando o indivíduo retorna ao consultório, esses parâmetros são abordados para determinar se o teste foi ou não eficaz. Se for satisfatório, então o paciente é encaminhado para um implante permanente.

O procedimento de colocação permanente é semelhante àquele usado para a colocação temporária. Uma vez que o condutor está no lugar, ele é inserido de forma permanente à fáscia ou ao ligamento supraespinhoso. A bateria ou o receptor da radiofrequência é, então, implantado na camada gordurosa do abdome inferior ou em uma das nádegas por meio de uma pequena incisão. O indivíduo deve ser orientado sobre como manter a ferida seca e como limpá-la pelos próximos 7 a 10 dias para prevenir infecções. Antibióticos orais profiláticos são prescritos. A inclinação ou rotação do tronco ou pescoço (dependendo da

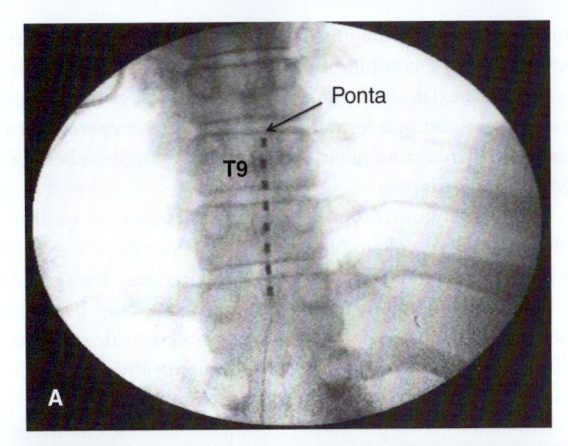

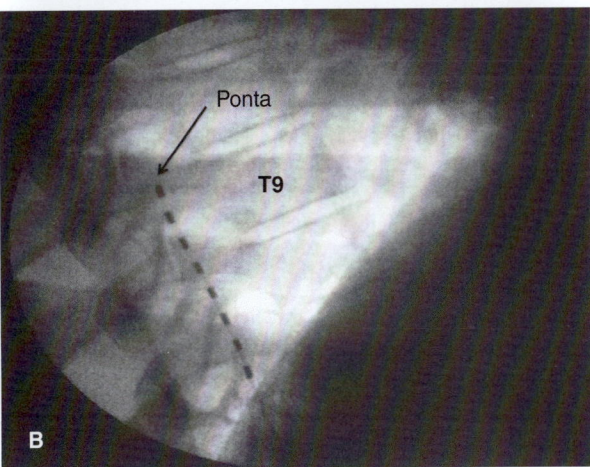

▲ **Figura 21.21** Colocação de condutor para estimulação da medula espinal (EME). **A.** Vista anteroposterior de um condutor percutâneo de EME posicionado no espaço epidural posterior no nível vertebral T9, à direita da linha média, para a estimulação da extremidade inferior direita. **B.** Vista lateral. Ponta, ponta cefalada do condutor de EME; T9, vértebra T9.

colocação do condutor) fica limitada após o procedimento, visto que esses movimentos podem deslocar o condutor.

▶ Efeitos colaterais e complicações

Algumas complicações podem ocorrer, mas em geral elas não são graves. As complicações mais comuns incluem formação de tecido cicatricial e dor na bolsa ou no local da incisão na linha média. As complicações menos comuns incluem migração do condutor, rompimento do condutor e infecção. As complicações raras incluem hematoma epidural, compressão medular, paraplegia e embolia pulmonar ou gordurosa.

▶ Resultados dos estudos

Em geral, na EME, quanto mais distal for a dor radicular, melhores são os resultados. A dor radicular em um membro unilateral responde melhor; contudo, com modelos melhores, sistemas duais e condutores de eletrodo múltiplos, é possível tratar da dor axial junto com a dor no membro. A dor neuropática também costuma responder bem à EME. Não parece haver qualquer diferença no alívio da dor ou nas complicações entre EME cervical e lombar.

LeDoux demonstrou que 74% dos pacientes com síndrome dolorosa lombar vinham obtendo alívio da dor de 50% ou mais com a EME em dois anos. North e colaboradores descobriram, de maneira similar, em um estudo randomizado prospectivo, que pacientes que não conseguiram alívio a partir de uma laminectomia prévia melhoraram de forma significativa com a EME em comparação com uma laminectomia lombar repetida.

Um estudo feito por Kemler e colaboradores, envolvendo um ensaio clínico randomizado de pacientes com síndrome de dor regional complexa, demonstrou que o grupo de EME teve redução significativa na dor e melhora na qualidade de vida em comparação com o grupo sem EME. Em um recente estudo de caso prospectivo feito por Barolat e colaboradores, os pacientes com dor lombar crônica e dor na perna tiveram bons resultados com a EME para redução dessas dores. Em um ano desse estudo, 88% dos pacientes registraram alívio bom a excelente da dor no membro inferior, e 68,8% relataram o mesmo para o alívio da dor lombar.

A EME é uma opção para a melhora da dor e da qualidade de vida em um subconjunto cuidadosamente selecionado de pacientes com dor crônica intratável. Como não existem relatos de efeitos colaterais a longo prazo, em geral, ela é preferível como um primeiro passo quando outros tratamentos menos invasivos falharam em produzir um controle aceitável da dor. Contudo, devido à dificuldade em conduzir ensaios controlados e randomizados, poucos estudos de alta qualidade testaram a eficácia e o custo-efetividade da EME em pacientes com dor crônica. Apesar dos achados positivos, há uma necessidade de estudos randomizados e controlados de longo prazo sobre a eficácia da EME envolvendo maiores populações de pacientes.

Barolat G, Oakley J, Law J, et al: Epidural spinal cord stimulation with a multiple electrode paddle lead is effective in treating low back pain. Neuromodulation 2001;2:59–66.

Cameron T: Safety and efficacy of spinal cord stimulation for the treatment of chronic pain: A 20-year literature review. J Neurosurg Spine 2004;100:254–267.

Carter ML: Spinal cord stimulation in chronic pain: A review of the evidence. Anesth Intensive Care 2004;32:11–21.

Kemler MA, Barendse GA, van Kleef M, et al: Spinal cord stimulation in patients with chronic reflex sympathetic dystrophy. N Engl J Med 2000;343:618–624.

LeDoux MS: Spinal cord stimulation for failed back syndrome. Spine 1993;18:191–194.

Mailis-Gagnon A: Spinal cord stimulation for chronic pain. Cochrane Database Syst Rev 2004;3:CD003783.

North RG, Kidd DH, Farrokhi F, et al: Spinal cord stimulation versus repeated lumbosacral surgery for chronic pain: A randomized, controlled trial. Neurosurgery 2005;56:98–106.

ESTIMULAÇÃO DE NERVOS PERIFÉRICOS

▶ Considerações gerais

A estimulação de nervos periféricos (ENP) é uma técnica de neuromodulação na qual os eletrodos são implantados próximos aos nervos periféricos e a corrente elétrica é aplicada aos nervos para melhorar a dor crônica. O entusiasmo pela estimulação de nervos periféricos no controle da dor crônica intratável e não cancerígena tem crescido, e ela se mostrou benéfica no manejo de cefaleias e síndromes de dor regional complexa. A estimulação de campos de nervos periféricos (ECNP) tem demonstrado eficácia no tratamento de áreas pequenas bem localizadas de dor envolvendo o abdome, a região inguinal, a pelve, a face, a área occipital e a coluna lombar. As experiências com a estimulação de nervos periféricos (DENP) têm demonstrado resultados bastante promissores no manejo de grandes áreas de dor.

▶ Indicações

A ENP é indicada para o tratamento da dor neuropática crônica e grave localizada em uma distribuição de nervos periféricos ou em parte do corpo que afeta a capacidade de realizar atividades da vida diária (AVDs) e não respondeu a medidas menos invasivas, como anestésico local ou bloqueio simpático, e não é acessível pela estimulação de medula espinal ou raiz de nervo espinal. A dor neuropática é definida como dor iniciada ou causada por uma lesão primária ou disfunção no sistema nervoso. Essa ampla definição inclui, entre outras síndromes, condições como cefaleias, dor facial e coccidinia.

A ENP tem sido empregada no tratamento de enxaquecas e cefaleias occipitais, cervicogênicas e em salvas. Outras indicações incluem o tratamento de dor facial neuropática, como neuralgia supraorbital e neuralgia do trigêmeo, e dor neuropática no membro, como dor na virilha ou síndrome de dor regional complexa. A ECNP é uma aplicação relativamente nova, que fornece alívio efetivo da dor axial, como a dor lombar, que é de difícil tratamento com a utilização da EME.

▶ Técnica

A ENP e a ECNP têm as mesmas vantagens que a EME e os sistemas de liberação de fármacos intratecais (i.e., bombas intratecais), e os pacientes são submetidos a um período de teste. O objetivo desse teste é determinar se o paciente é um bom candidato para implante de ENP ou ECNP permanente. O número de condutores de ENP e o nível objetivado de estimulação são determinados com base na dor do paciente.

O ensaio temporário envolve a inserção de condutores de estimulação de ENP no tecido subcutâneo no local doloroso, sobre os nervos. As porções expostas dos condutores são inseridas em um gerador de pulso externo. Em geral, o período de ensaio dura de 5 a 7 dias. O teste é considerado efetivo se há pelo menos 50% de redução global na dor. Outros aspectos considerados durante o teste incluem tolerância do paciente à estimulação, cobertura da área dolorosa, qualidade do sono, melhora funcional e redução no uso de medicações para a dor do tipo *breakthrough*.

Um implante de ENP ou ECNP permanente é indicado se o alívio da dor do paciente durante o ensaio for maior do que 50% comparado com a intensidade anterior de sua dor, quando esse fator estiver combinado com a avaliação de outros parâmetros durante o ensaio, levando em consideração a acessibilidade de fazer tal avaliação em um escasso período de tempo. O implante cirúrgico de ENP ou ECNP permanente envolve a inserção e a ancoragem de condutores de ENP no espaço subcutâneo e o implante de um gerador de pulso interno (Fig. 21.22).

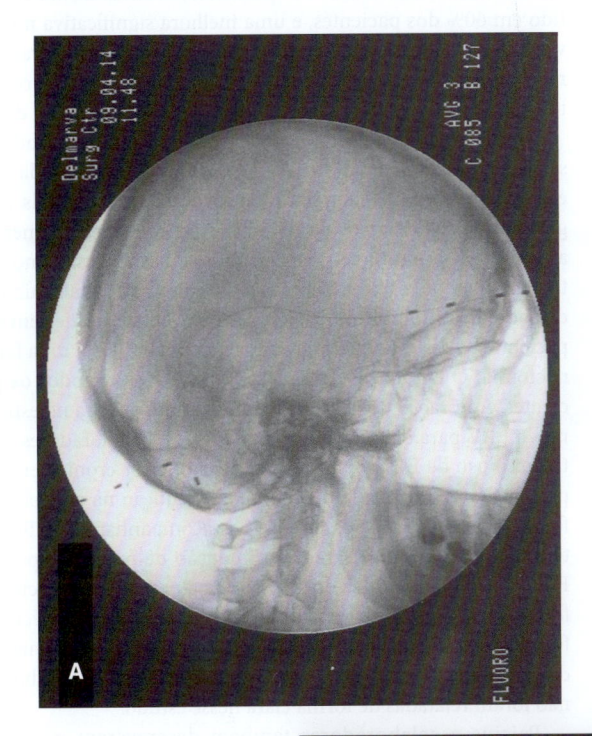

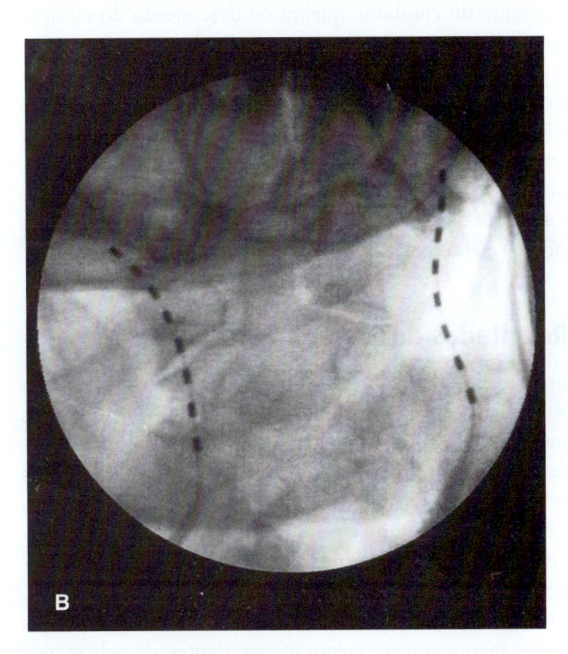

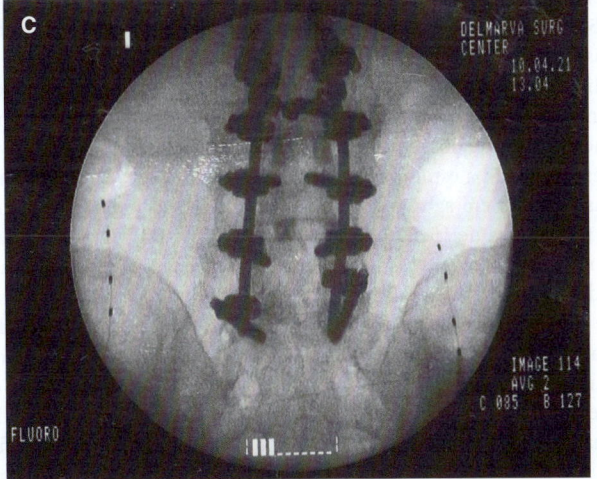

▲ **Figura 21.22** Implante de condutor para a estimulação de nervos periféricos (ENP). **A.** Condutores para ENP implantados junto aos nervos supraorbital e occipital para tratamento de cefaleias do tipo enxaqueca. **B.** Condutores para ENP implantados junto aos nervos occipitais bilaterais e à coluna cervical superior para tratamento de cefaleias occipitais e dor na parte superior do pescoço. **C.** Condutores para ENP implantados junto à coluna lombossacra para o tratamento da dor lombar que não responde a fusões lombares múltiplas.

Efeitos colaterais e complicações

A taxa de complicação para ENP e ECNP costuma ser baixa, mas tanto complicações graves como leves foram relatadas na literatura. O canal espinal é evitado com o uso de ENP, eliminando, assim, o risco de sangramento e infecção no espaço epidural. Sangramento e infecção, embora infrequentes, estão associados a implante cirúrgico. Outras possíveis complicações incluem problemas com o aparelho, como erosão dos componentes na pele, deslocamento do condutor, quebra ou desconexão do componente e reação de corpo estranho superficial aos componentes. A dor no local do aparelho pode ocorrer e ser significativa o suficiente para resultar em remoção do dispositivo. A sepse é uma complicação rara, porém importante. As complicações de fibrose perineural, descritas no passado com o uso de eletrodos de placa, são quase ausentes no uso atual dos modernos eletrodos do tipo fio. A maioria das complicações requer revisão de sistema ou reposição, e efeitos colaterais duradouros são improváveis.

Resultados dos estudos

Embora não existam estudos randomizados controlados que demonstrem a eficácia da ENP, da ECNP ou da DENP, numerosos estudos publicados sugerem que uma significativa proporção de pacientes com determinadas síndromes dolorosas intratáveis obtém benefício da ENP. Segue um breve resumo desses achados.

Dois estudos de coorte observacionais avaliaram a estimulação de nervo occipital no tratamento de cefaleias do tipo enxaqueca transformadas em 15 e 20 pacientes, respectivamente, e descobriram que os indivíduos apresentaram cefaleias menos frequentes, menos graves e menos incapacitantes por pelo menos 18 meses de acompanhamento. Três estudos de coorte observacionais investigaram o uso de estimulação de nervo occipital no tratamento da neuralgia occipital em 6, 8 e 14 pacientes, com um acompanhamento médio de 3 a 25 meses. Os dados provenientes desses estudos foram analisados de forma retrospectiva e demonstraram escores da EAV que diminuíram de 50 a 90%, e, em um estudo, vários pacientes estavam aptos a retornar ao trabalho após o implante de ENP. Dois estudos de coorte observacionais, cada um envolvendo oito pacientes, avaliaram a estimulação de nervo occipital no tratamento das cefaleias em salvas. Os pacientes foram acompanhados por uma média de 15 a 20 meses e mostraram redução de 40 a 90% na frequência dos episódios.

De maneira similar, dois estudos de coorte observacionais abordaram o nervo supraorbital e uma combinação de estimulação de nervo supraorbital e infraorbital no tratamento da dor facial neuropática. Foram acompanhados 16 e 11 pacientes durante 30 semanas e 27 meses, respectivamente, e ambos os estudos registraram redução de 50% na dor facial e redução do uso de medicações para a dor.

Três estudos de coorte observacionais avaliaram o uso de estimulação de nervos periféricos no tratamento da dor neuropática em membro com 32, 45 e 3 pacientes e um acompanhamento médio de 2 a 4 anos, 3 meses e 3 a 12 meses, respectivamente. Hassenbusch e colaboradores avaliaram 32 pacientes com síndrome de dor regional complexa, entre os quais 30 tiveram um teste de estimulação bem-sucedido e receberam um implante de sistema permanente. O alívio dos sintomas bom ou razoável a longo prazo foi sentido por 66% dos pacientes. A EAV foi reduzida em 50%, o tônus vasomotor melhorou de forma significativa, e os níveis de atividade também aumentaram. Mobbs e colaboradores estudaram, de forma retrospectiva, 45 pacientes com dor neuropática com síndrome de dor regional complexa relacionada a trauma de nervo periférico. O alívio da dor foi obtido em 60% dos pacientes, e uma melhora significativa nos níveis de atividade em 47% dos pacientes. Stinson e colaboradores realizaram ENP em três pacientes com dor inguinal pós-operatória intratável e registraram diminuição de 75 a 100% na dor.

Vários estudos de coorte observacionais têm demonstrado resultados favoráveis quando a ENP não está sendo aplicada para estimular nervos periféricos identificáveis simples, mas para gerar impulsos elétricos da rede subcutânea difusa dos nervos aferentes. Essa última técnica (ECNP) vem sendo usada no tratamento de dor cervical, lombar, torácica e abdominal. Paicius e colaboradores aplicaram ECNP para dor lombar crônica em seis pacientes, cinco dos quais haviam sido submetidos a uma laminectomia. O ensaio de estimulação foi efetivo em todos os pacientes. A duração do acompanhamento não foi clara no estudo, mas a EAV para dor reduziu 50%. Krutsch e colaboradores relataram o uso de ECNP para dor lombar inferior crônica em um paciente com dor pós-laminectomia. A redução na dor relatada foi maior do que 90% nos 12 meses de acompanhamento. Bernstein e colaboradores usaram estimulação de medula espinal e ECNP no tratamento da dor lombar e na perna. Vinte pacientes foram submetidos a cirurgia. A combinação das duas técnicas forneceu maior benefício do qualquer uma isolada na maioria dos pacientes. A duração do acompanhamento e a EAV objetiva não foram relatadas de forma clara nesse estudo.

Paicius e colaboradores também descreveram o uso de ECNP para a dor abdominal crônica em três pacientes. O acompanhamento foi de 6 a 12 meses. A EAV para dor reduziu em até 90% no acompanhamento, e houve redução no uso de medicação para dor e melhora na função. Por fim, Falco e colaboradores descreveram um novo método para a aplicação clínica da ENP. Seu estudo demonstrou alívio da dor em grandes áreas dolorosas via comunicação de estimulação de campo de nervos periféricos (DECNP). A criação de um circuito elétrico com comunicações entre os condutores – e, portanto, estimulação de um condutor para outro apesar das grandes distâncias entre os condutores – foi demonstrada pela primeira vez nesse estudo. Dezoito pacientes foram submetidos ao implante com a aplicação de DECNP. O escore de classificação numérica reduziu de um nível de intensidade médio de 9,1 para 1,2, e os pacientes obtiveram diminuição significativa do uso de medicação para dor, bem como uma importante melhora funcional. A experiência com cadáveres confirmou a presença de circuito elétrico com condutores de estimulação de nervos periféricos colocados a uma boa distância um do outro e verificou que a estimulação entre condutores (i.e., comunicação) ocorre na gordura subcutânea em uma grande distância.

Bernstein CA, Paicius RM, Barkow S, Lempert-Cohen C: Spinal cord stimulation in conjunction with peripheral nerve field stimulation for the treatment of low back and leg pain: A case series. Neuromodulation 2008;11:116-123.

Bittar RG, Teddy PJ: Peripheral neuromodulation for pain. J Clin Neurosci 2009;16:1259-1261.

Falco FJ, Berger J, Vrable A, et al: Cross talk: A new method for peripheral nerve stimulation. An observational report with cadaveric verification. Pain Physician 2009;12:965-983. Erratum in: Pain Physician 2010;13:99.

Hassenbusch SJ, Stanton-Hicks M, Schoppa D, et al: Long-term results of peripheral nerve stimulation for reflex sympathetic dystrophy. J Neurosurg 1996;84:415-423.

Krutsch JP, McCeney MH, Barolat G, et al: A case report of subcutaneous peripheral nerve stimulation for the treatment of axial back pain associated with postlaminectomy syndrome. Neuromodulation 2008;11:112-115.

Mobbs RJ, Nair S, Blum P: Peripheral nerve stimulation for the treatment of chronic pain. J Clin Neurosci 2007;14:216-221.

Paicius RM, Bernstein CA, Lempert-Cohen C: Peripheral nerve field stimulation for the treatment of chronic low back pain: Preliminary results of long-term follow-up: A case series. Neuromodulation 2007;10:279-290.

Stinson LE, Roderer GT, Cross NE, Davis BE: Peripheral subcutaneous electrostimulation for control of post-operative inguinal pain: A case report series. Neuromodulation 2001;4:99-104.

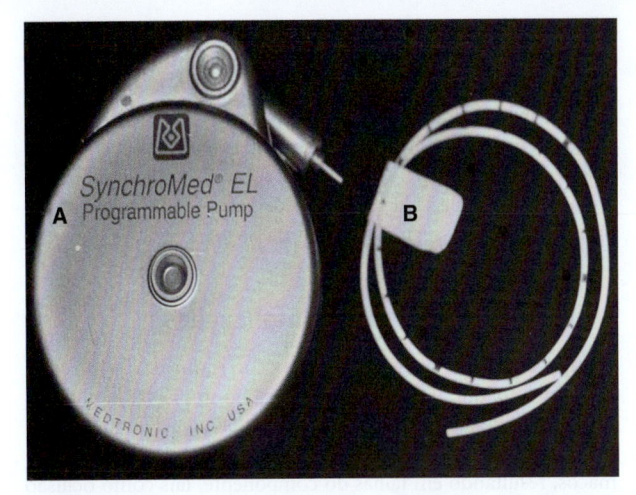

▲ **Figura 21.23** Sistema de bomba intratecal. **A.** Bomba programável da Medtronic SynchroMed EL. **B.** Cateter intratecal da Medtronic.

SISTEMAS DE INFUSÃO POR BOMBA INTRATECAL

▶ Considerações gerais

Os sistemas de infusão espinais incluem dispositivos de infusão intratecal e epidural. As bombas de infusão espinais podem ser programáveis ou não programáveis. A bomba programável é um dispositivo computadorizado, movido a bateria, que pode liberar medicação em diferentes frequências durante todo o dia, bem como liberar doses em *bolus*. As bombas não programáveis estão disponíveis em diferentes tamanhos e frequências (fixas). Um sistema de infusão espinal consiste em bomba e cateter (Fig. 21.23), e ambos são colocados sob a pele por meio de cirurgia. O cateter é inserido no espaço intratecal e conectado à bomba, que é implantada no tecido subcutâneo do abdome. A bomba libera medicação através do cateter para o espaço intratecal.

A infusão intratecal faz um *bypass* da barreira hematencefálica, permitindo acesso direto aos neurorreceptores cerebrais e à medula espinal. Menos medicação é necessária para o resultado desejado, com menor probabilidade de efeitos colaterais provenientes das medicações. Morfina, baclofeno e, recentemente, ziconotide (um bloqueador do canal de cálcio do tipo *N*) são as únicas medicações hoje aprovadas pela Food and Drug Administration para infusão no líquido espinal humano. Contudo, várias outras medicações foram usadas de modo *off-label* na bomba para controle da dor.

▶ Indicações

A infusão intratecal de morfina sem conservante é indicada para pacientes que sofrem de dor maligna, crônica ou intratável. Estes são pacientes que não responderam ao alcance total das medidas de tratamento para a dor, incluindo meios físicos, manipulações, injeções, cirurgia e outros tratamentos complementares. A infusão intratecal de baclofeno é indicada para pacientes com espasticidade grave de origem cerebral ou na medula espinal que foram submetidos a todas as formas de tratamento e não obtiveram melhora significativa. O candidato apropriado para uma bomba intratecal deve ser submetido a um teste intratecal bem-sucedido com um opioide, para dor, ou baclofeno, para espasticidade. O tamanho do corpo do paciente deve ser suficiente para o implante da bomba, não deve haver aspectos relacionados a dependência de drogas, e o paciente deve ser adequado e estável do ponto de vista psicológico. As contraindicações para uma bomba intratecal incluem infecção local ou sistêmica e coagulopatia.

▶ Técnica

O paciente é posicionado em decúbito lateral para permitir o acesso simultâneo à coluna e ao abdome. Isso evita a necessidade de preparar o paciente duas vezes na sala de operação. Uma incidência anteroposterior relativa da coluna lombar é obtida, e uma grande agulha epidural é aplicada através da pele a um ângulo na direção cranial no espaço intratecal no nível L3-4.

O mandril é removido, permitindo o fluxo livre de líquido cerebrospinal. Um cateter passa pela agulha para dentro do espaço intratecal e avança em direção cranial para o nível T10. Uma incisão é feita junto à agulha epidural com dissecção para o ligamento supraespinoso ou para a fáscia. A agulha é removida, e uma âncora é colocada sobre o cateter, sendo suturada ao ligamento ou fáscia. Depois, uma bolsa subcutânea grande o suficiente para a bomba é criada na região abdominal inferior. O cateter da bomba passa da bolsa abdominal para a incisão na linha média da coluna através de um túnel no qual um ou dois passam. O cateter da bomba é conectado ao cateter intratecal e à bomba. Uma medida extra de cateter da bomba é colocada com a bomba na bolsa subcutânea, e um comprimento extra de cateter intratecal é colocado no local de incisão na coluna para se acomodar com o movimento do paciente. A incisão na coluna é, então, fechada com suturas interrompidas em planos, e seguida pelo fechamento da pele. A bomba é suturada na bolsa abdominal com suturas de seda e, então, vedada com suturas interrompidas em camadas seguida pela sutura da pele.

▶ Efeitos colaterais e complicações

Complicações pós-cirúrgicas podem ocorrer, incluindo infecção, sangramento, dor, desconforto no local do implante, hematoma e formação de seroma na bolsa. Outras possíveis complicações incluem sintomas de dosagem excessiva ou subdosagem de fármacos, resultando em falhas do componente, tais como oclusão do cateter, fratura ou deslocamento do cateter, vazamento, migração do cateter, aracnoidite e lesão tóxica na medula espinal. Os pacientes podem experimentar sintomas de retenção urinária, náusea, vômito, coceira, fraqueza, rubor facial, constipação, dor articular, contração muscular, sedação, sonolência, depressão respiratória, diminuição da capacidade produtiva e desorientação.

As terapias com bomba intratecal são uma opção segura para a maioria dos pacientes com dor intratável. Grande parte das complicações está relacionada ao procedimento de implante, e a incidência de complicações a longo prazo é muito baixa. Alguns casos de compressão da medula espinal foram registrados em razão de uma massa inflamatória na ponta do cateter intratecal. Para prevenir essa grave complicação, o exame de imagem é importante na avaliação de pacientes que desenvolvem dor incontrolável e novos achados neurológicos após o implante de cateter intratecal. Os pacientes que requerem terapia por opioide intraespinal em altas doses e aqueles que recebem fármacos ou combinações que não são aprovados para uso intratecal devem ser monitorados de perto para sinais de massa granulomatosa ou função inadequada do cateter. O diagnóstico e o tratamento precoces podem preservar a função neurológica.

▶ Resultados dos estudos

Corrado e colaboradores registraram dados de um estudo prospectivo que comparou pacientes com bombas de morfina intratecal com aqueles que recebem medicações orais. Os autores coletaram dados de 40 pacientes com dor lombar crônica intratável que foram divididos de forma igual em dois grupos. Aqueles que receberam a bomba se saíram bem melhor, com a dor sendo diminuída de modo significativo e os escores de índice de incapacidade apresentando-se mais baixos. Kumar e colaboradores registraram resultados de um estudo prospectivo de 16 pacientes que receberam morfina intratecal para a dor não maligna crônica, com um acompanhamento médio de 29 meses. Vinte pacientes (75%) apresentaram resultados positivos em termos de melhora na dor e na qualidade de vida, ao passo que quatro pacientes foram considerados com um tratamento falho. Smith e colaboradores demonstraram, em um ensaio randomizado prospectivo, que os pacientes de câncer com dor recalcitrante tiveram uma resposta clínica maior estatisticamente significativa à terapia intratecal do que o manejo clínico. Os pacientes com a bomba intratecal apresentaram uma redução mais importante no escore da EAV e na toxicidade do fármaco; além disso, viveram por mais tempo do que aqueles que receberam o manejo clínico.

A bomba intratecal é um procedimento seguro e efetivo se a atenção cuidadosa for dispensada à técnica. A maioria dos pacientes apresenta uma boa resposta à bomba, em especial após um teste eficaz. A principal vantagem de uma bomba de infusão implantável é que uma quantidade muito pequena de medicação é infundida direto na coluna, reduzindo o risco de efeitos colaterais sistêmicos observados com quantidades equivalentes de medicações orais. A bomba intratecal pode ser o único recurso para pacientes que apresentam dor forte e não podem tolerar os efeitos colaterais ou as interações das medicações orais para a dor.

Coffey RJ, Burchiel K: Inflammatory mass lesions associated with intrathecal drug infusion catheters: Report and observations on 41 patients. Neurosurgery 2002;50:78–86.

Corrado P, Gottlieb H, Varga CA, et al: The effect of intrathecal morphine infusion on pain level and disability in pain patients with chronic intractable low back pain. AJPM 2000;10:160–166.

Kumar K, Kelly M, Pirlot T: Continuous intrathecal morphine treatment for chronic pain of nonmalignant etiology: Long-term benefits and efficacy. Surg Neurol 2001;55:79–88.

Smith TJ, Swainey C, Coyne PJ: Pain management, including intrathecal pumps. Curr Oncol Rep 2004;6:291–296.

Reabilitação de distúrbios reumatológicos

22

Richard Jermyn, DO
Deanna Janora, MD
Sajid Surve, DO

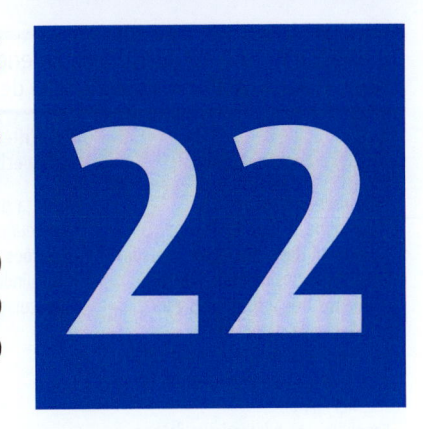

As doenças reumatológicas são encontradas com frequência na prática da reabilitação, tanto no contexto ambulatorial quanto hospitalar. Essas doenças são difusas e multifatoriais. A maioria ainda é muito mal compreendida. Em algumas doenças, como a artrite reumatoide e a fibromialgia, os pacientes apresentam sintomas iniciais vagos de fadiga e rigidez matinal que podem avançar para um processo de incapacidade crônica. Em outras, como a arterite de células gigantes, o diagnóstico e o tratamento imediatos são necessários para prevenir consequências desastrosas. A maioria das doenças reumatológicas tem limitações quanto às opções de tratamento; alguns (p. ex., glicocorticoides) geram significativos efeitos colaterais.

O papel do fisiatra é reconhecer doenças reumatológicas comuns, tratar de condições dolorosas típicas de pacientes com doenças reumatológicas e auxiliar no diagnóstico e encaminhamento para o tratamento adequado. Uma prioridade é manter a funcionalidade em pacientes por meio de imobilização adequada e sistemas auxiliares, atividades físicas e programas de exercício. Como muitas doenças reumatológicas são crônicas e debilitantes, uma abordagem multidisciplinar é preferida. O fisiatra deve comandar uma equipe de profissionais – incluindo reumatologistas, psiquiatras, fisioterapeutas, terapeutas ocupacionais, fonoaudiólogos, conselheiros e assistentes sociais – cujos esforços combinados auxiliam no diagnóstico da doença, no controle da dor e na melhora das funções.

ARTRITE REUMATOIDE

FUNDAMENTOS DO DIAGNÓSTICO

▶ Artrite inflamatória poliarticular simétrica.
▶ Os critérios de diagnóstico incluem rigidez articular matinal que dura pelo menos 1 hora, envolvimento de três ou mais articulações e, nas articulações da mão, envolvimento de pelo menos uma articulação metacarpofalângica (MCF) ou interfalângica proximal (IFP).
▶ Os achados adicionais incluem a presença de nódulos reumatoides, fator reumatoide positivo (observado em 85% dos pacientes) e erosões ósseas nas radiografias.

▶ Considerações gerais

A artrite reumatoide (AR) é a artrite inflamatória mais comum, afetando mais de 1,5 milhão de adultos nos Estados Unidos. Ela tem um início lento e insidioso e é uma doença reumática crônica, progressiva e sistêmica. A artrite reumatoide afeta mais as mulheres do que os homens, e mais indivíduos brancos do que de outras etnias, tendo seu pico de incidência entre a terceira e a sexta décadas de vida. Acredita-se que seja causada por uma combinação de fatores genéticos, ambientais e imunomediados. A associação genética mais comum é com genes de histocompatibilidade maior da classe II, em especial com aqueles contendo uma sequência específica de cinco aminoácidos na região hipervariável de HLA-DR4. Outros polimorfismos genéticos também são encontrados. A artrite reumatoide está relacionada a várias infecções bacterianas e virais, entre elas *Mycoplasma, Mycobacterium,* bactérias entéricas, parvovírus, retrovírus e vírus Epstein-Barr.

▶ Achados clínicos

Os critérios para o diagnóstico da artrite reumatoide são baseados nos critérios de classificação publicados em 1987 pela American Rheumatism Association, hoje a American College of Rheumatology (ACR; Quadro 22.1). Os critérios foram atualizados em 2010 para identificar achados observados em estágios iniciais da doença que são compatíveis com doença mais erosiva (Tab. 22.1). No emprego dos critérios atualizados, cada aspecto presente é classificado como 1 ponto, e um escore total igual ou maior do que 6 é indicativo de artrite reumatoide.

A. Sinais e sintomas

De modo geral, o início é poliarticular e simétrico. As articulações metacarpofalângica (MCF), punho e interfalângica

Quadro 22.1 Critérios de 1987 da American College of Rheumatology (ACR) para classificação de artrite reumatoide

Critérios clínicos	Critérios diagnósticos (especificidade mais alta)
Pelo *menos* 6 meses de: No mínimo, 1 hora de rigidez matinal das articulações afetadas Envolvimento simultâneo de pelo menos três articulações com edema de partes moles Envolvimento de pelo menos uma articulação no punho/mão (MCF/IFP) Envolvimento bilateral simultâneo da mesma articulação	Presença de nódulos reumatoides Fator reumatoide positivo Alterações radiográficas, incluindo erosões ósseas nas articulações afetadas

MCF, metacarpofalângica; IFP, interfalângica proximal.
Dados de Arnett FC, Edworthy SM, Bloch DA, et al.: The American Rheumatism Association, 1987 revised criteria for the classification of rheumatoid arthritis. Arthritis Rheum 1988;31:315-324.

proximal (IFP) são afetadas com maior frequência. Outras articulações que podem ser acometidas são joelho, quadril, tornozelo, ombro e coluna cervical. Além dos relatos subjetivos de dor, artrites inflamatórias como a AR produzem sinais que incluem mais de 1 hora de rigidez matinal nas articulações afetadas e hipersensibilidade dolorosa e calor na palpação articular. Derrames articulares também são comuns.

Um amplo espectro de gravidade é observado, refletindo a variação da destruição articular e o envolvimento de órgão extra-articular. As manifestações sistêmicas podem incluir nódulos reumatoides, doença cardiovascular ou pulmonar, vasculite, serosite e doença ocular. A síndrome de Felty é um subconjunto incomum, porém grave, da artrite reumatoide, caracterizado por neutropenia e esplenomegalia.

B. Achados laboratoriais

Apesar de ter o nome da doença, o teste para fator reumatoide (FR) positivo nem sempre indica que um paciente tem artrite reumatoide. O FR, um autoanticorpo que se une à porção Fc da imunoglobulina G (IgG), também está presente em outras doenças reumáticas, incluindo esclerodermia, lúpus eritematoso sistêmico e síndrome de Sjögren. A ausência de FR também é observada em uma pequena percentagem de pacientes com artrite reumatoide.

O teste sérico para IgG antipeptídeo citrulinado cíclico (CCP) ou anticorpos antiproteína α-citrulinada (ACPA) é mais específico e tão sensível quanto o teste de FR. Muitas vezes, o CCP e o ACPA são positivos anos antes que um diagnóstico clínico seja feito. Eles também são usados como marcador para a doença erosiva.

Outros achados laboratoriais pertinentes observados em processos de artrite inflamatória incluem leucocitose com desvio à esquerda e uma VHS elevada. A anemia da doença crônica e trombocitose também são observadas em pacientes com artrite reumatoide.

A análise de líquido sinovial revela alterações inflamatórias moderadas (ou grupo II), níveis diminuídos de complementos C4 e C2, glicose normal, sem evidência de cristais, e culturas e coloração de Gram-negativas (Tab. 22.2).

C. Exames de imagem

As radiografias são usadas para diagnóstico e monitoramento da evolução da AR. Os marcos da artrite reumatoide são edema de tecidos moles justa-articulares, osteopenia e osteoporose, erosões ósseas marginais e cistos, diminuição difusa do espaço articular e, em estágios avançados, anquilose articular. As subluxações podem ocorrer, incluindo deformidades em pescoço de cisne e em botoeira nos dedos e desvios ulnares no punho (Figs. 22.1 e 22.2). Alterações tardias na artrite reumatoide são irreversíveis.

Os processos inflamatórios crônicos afetam os ligamentos transverso e alar nas vértebras cervicais superiores (C1-C2) e,

Tabela 22.1 Critérios diagnósticos revisados da ACR para artrite reumatoide – atualização de 2010

Pontos	Articulações com edema ou sensíveis	Estudos laboratoriais	Reagentes da fase aguda	Duração dos sintomas
0		FR *negativo* + CCP IgG (ACPA)	Proteína C-reativa e VHS normais	*Menos* de 6 semanas
1	1 grande articulação (ombro, cotovelo, quadril, joelho, tornozelo)		Proteína C-reativa e VHS anormais	*Mais* de 6 semanas
2	2-10 grandes articulações	FR baixo *positivo* ou CCP IgG (ACPA)		
3	1-3 pequenas articulações (não incluindo IFD, primeira MTF ou primeira CMC, uma vez que estas são acometidas com maior frequência na OA)	FR altamente *positivo* ou CCP IgG (ACPA)		
4	4-10 pequenas articulações			
5	> 10 articulações			

FR, fator reumatoide; CCP, peptídeo citrulinado cíclico cítrico; IgG, imunoglobulina G; ACPA; anticorpos de peptídeo α-citrulinado; VHS, velocidade de hemossedimentação; IFD, interfalângica distal; MTF, metatarsofalângica; CMC, carpometacárpica; OA, osteoartrite.
Dados da Aletaha D, Neogi T, Silman NT, et al.: 2010 Rheumatoid arthritis classification criteria. Arthritis Rheum 2010;62:2569-2581. Ver também American College of Rheumatology (ACR) 2010 rheumatoid arthritis classification. Disponível em: http://www.rheumatology.org/practice/clinical/classification/ra/ra_2010.asp.

REABILITAÇÃO DE DISTÚRBIOS REUMATOLÓGICOS

Tabela 22.2 Análise do líquido sinovial na artrite reumatoide

Parâmetro	Achados característicos
Cor	Amarelo ou cor de palha
Opacidade	Transparente a levemente turvo
Viscosidade	Variavelmente diminuído
Teste do coágulo de mucina	Satisfatório a ruim
Contagem de leucócitos (LC)	3.000-50.000/mm^3
Diferencial de leucócitos	> 70% leucócitos polimorfonucleares

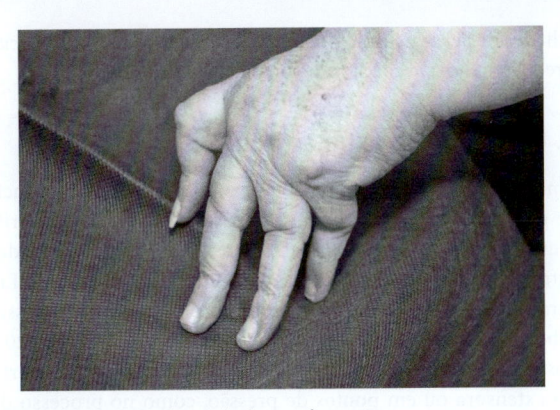

▲ **Figura 22.2** Deformidade em botoeira.

em combinação com erosão do processo odontoide, podem levar a instabilidade potencialmente significativa nessa articulação.

D. Achados da biópsia

Os achados da biópsia tecidual incluem hiperplasia do revestimento sinovial, infiltração linfocítica e neoangiogênese. Há destruição do osso periarticular e da cartilagem nas margens articulares. A membrana sinovial estende-se, formando *pannus*. A ativação de diversos mediadores inflamatórios, incluindo citocinas, fator de necrose tumoral alfa (TNF-α) e interleucina-1β, facilita o tratamento objetivado. Esse mesmo processo imunomediado também produz dano aos tecidos de outros órgãos.

▶ Complicações

A. Deformidades articulares

As deformidades na mão e no punho são observadas nos pacientes à medida que a doença avança. A pesquisa recente mostrou que o enfraquecimento do músculo extensor ulnar do carpo devido à tenossinovite erosiva levou ao desvio radial do punho com desvio ulnar compensatório dos dedos (Fig. 22.1), formando um padrão zigue-zague. Para prevenir essa deformidade e manter o uso funcional da mão, uma órtese dinâmica para ajudar a extensão da MCF pode ser usada.

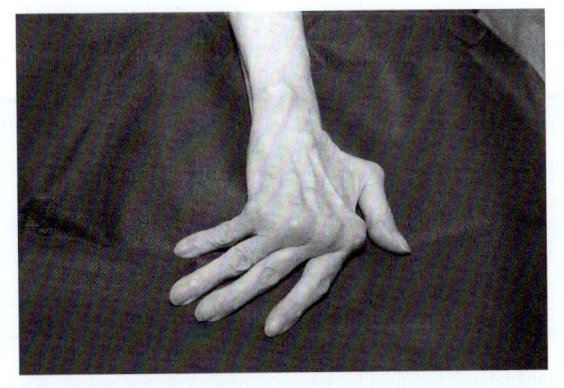

▲ **Figura 22.1** Desvio ulnar característico na artrite reumatoide.

Com a progressão da inflamação no punho, o ligamento colateral ulnar é destruído. Isso permite que a cabeça da ulna se mova como uma proeminência dorsal. Com essa deformidade do processo estiloide em "tecla de piano", a ulna é facilmente deprimida pelos dedos do examinador. Órteses de punho pré-fabricadas são bastante efetivas na redução da dor no punho após quatro semanas de uso nos casos de artrite reumatoide com artrite do punho.

Na artrite reumatoide, as alterações comuns na mão incluem deformidades em pescoço de cisne e em botoeira (Fig. 22.2). Na deformidade em pescoço de cisne, o encurtamento dos músculos intrínsecos exerce tensão na bainha do tendão dorsal, levando à hiperextensão da articulação IFP. As articulações interfalângica distal (IFD) e MCF ficam em flexão.

A inflamação crônica da articulação IFP pode levar a aponeurose extensora dorsal (capuz) a distender ou avulsionar. A articulação IFP move-se em flexão excessiva, produzindo uma deformidade em botoeira. A articulação IFD permanece em hiperextensão com base na tração dos tendões extensores. Para pacientes com AR e uma deformidade móvel, órteses em anel e talas termoplásticas pré-fabricadas são efetivas e aceitáveis. (Essas talas são descritas mais adiante, no Cap. 28; ver também Figs. 28.1 e 28.2).

Talas de repouso para punho e mão não devem ser usadas como um tratamento de rotina para pacientes com artrite reumatoide inicial, uma vez que não há resultado significativo para a força da garra, a deformidade articular, a função da mão e a dor.

A articulação atlantoaxial é propensa à subluxação na artrite reumatoide. Os sintomas de subluxação cervical são dor irradiada para o occipúcio, perda sensorial indolor das mãos, parestesias nos ombros e braços com movimento da cabeça ou quadriparesia espástica de progressão lenta. A imagem radiográfica lateral da coluna cervical deve ser examinada para identificar mais de 3 mm de separação entre o processo odontoide e o arco axial. A imagem por ressonância magnética (RM) também é útil para a avaliação dessas articulações.

Os sintomas neurológicos estão relacionados de forma direta ao grau de subluxação observado nas radiografias e podem estar mais relacionados com variações no diâmetro do canal espinal. Os achados de perda neurológica devem ser tratados como urgências e requerem uma avaliação adicional feita por um cirurgião.

B. Envolvimento extra-articular

Embora as melhoras na terapia tenham diminuído a incidência de graves complicações extra-articulares relacionadas à artrite reumatoide, é importante estar ciente delas. Um dos achados extra-articulares mais comuns são os nódulos reumatoides. Em geral, os nódulos reumatoides são observados como massas subcutâneas inseridas no periósteo. Eles ocorrem em 15 a 20% dos pacientes com AR, com muito mais frequência na superfície extensora ou em pontos de pressão, como no processo do olécrano e na ulna proximal, bem como em tendões. Contudo, os nódulos reumatoides também foram encontrados no coração, no pulmão, na esclera e no sistema nervoso central de pacientes com AR. A ativação do complemento nas arteríolas terminais causa aumento de histiócitos e fibroblastos locais, bem como influxo de macrófagos. Essas áreas focais de tecido de granulação crescem e expandem-se, evoluindo de necrose central devido à destruição da matriz do tecido conectivo para nódulos reumatoides palpáveis.

▶ Tratamento

O manejo da artrite reumatoide abrange uma gama de estratégias centradas na interrupção da progressão da doença, maximizando a capacidade funcional e mantendo a saúde global do paciente. Farmacoterapia, exercício terapêutico e uso de dispositivos de adaptação são a base do tratamento. Modalidades de aquecimento e resfriamento podem aliviar a dor presente em surtos da doença e inflamação. A relação entre fatores alimentares e de estilo de vida e exacerbações da artrite reumatoide e outras doenças com aspectos autoimunes não é bem estabelecida. Os leitores são encaminhados a outros textos para classificação das estratégias complementares, que incluem suplementação com óleo de peixe, mudanças alimentares (p. ex., alimentações sem glúten, sem lactose, veganas ou vegetarianas) e atividades de redução de estresse (p. ex., meditação, ioga).

A. Farmacoterapia

As medicações usadas no manejo da artrite reumatoide incluem anti-inflamatórios não esteroides (AINEs), corticosteroides sistêmicos de baixa dosagem e fármacos antirreumáticos modificadores da doença (FARMDs) não biológicos. A seleção da medicação baseia-se em três fatores: (1) duração da doença, (2) medidas padronizadas da atividade da doença e (3) sinais de prognóstico insatisfatório. Os indicadores de prognóstico insatisfatório incluem maior atividade da doença clínica, evidência de erosões ósseas nas radiografias, níveis mais altos de FR sérico, níveis mais altos de anticorpos anti-CCP, VHS mais elevada e nível de proteína C-reativa mais elevado.

Os atuais protocolos de tratamento enfatizam a necessidade de tratamento precoce e agressivo para interromper a progressão da doença e atingir remissão. O desenvolvimento de FARMDs biológicos e não biológicos tornou-se uma estratégia-chave nesse esforço. A Tabela 22.3 e o Quadro 22.2 resumem os dados sobre agentes em cada grupo. Para pacientes com duração mais longa da doença, atividade mais alta da doença ou sinais de prognóstico insatisfatório, são usadas combinações duplas ou triplas de FARMDs não biológicos. Os FARMDs biológicos podem melhorar a atividade da doença, a função e a qualidade de vida, além de reduzir a progressão radiográfica da doença. Essas medicações podem ser usadas de forma isolada ou em combinação com metotrexato. Como nenhum efeito adicional foi registrado, e o risco de toxicidade é mais alto quando os FARMDs biológicos são usados em combinação, o tratamento baseado em vários fármacos com esses agentes não é recomendado.

B. Exercícios terapêuticos

Tratamentos não farmacológicos, incluindo fisioterapia e terapia ocupacional, são complementares à terapia farmacológica no manejo da artrite inflamatória. O exercício terapêutico pode manter ou melhorar a amplitude de movimento articular, a capacidade aeróbica e a força muscular. Os médicos se defrontam com três principais desafios relacionados ao uso desses tratamentos: limitação de evidências em pesquisas, falta de conhecimento de prestadores de serviços de saúde sobre os tratamentos disponíveis e variação na oferta de cuidado de saúde multidisciplinar ao redor do mundo.

Tabela 22.3 Critérios para o uso de fármacos antirreumáticos modificadores da doença não biológicos

Medicação	Duração da doença	Atividade da doença	Indicadores de prognóstico desfavorável[a]
Metotrexato	< 6 meses	Moderada-alta	Sim
Leflunomida	> 24 meses	Moderada	Sim
Hidroxicloroquina	< 24 meses	Baixa	Não
Minociclina	< 6 meses	Baixa	Não
Sulfassalazina	> 24 meses	Moderada	Não

[a] Ver texto para explanação.
Dados de Saag, KG, Teng GK, Patkar NM, et al.: American College of Rheumatology 2008 recommendations for the use of nonbiologic and biologic disease-modifying antirheumatic drugs in rheumatoid arthritis. Arthirtis Rheum 2008;59:762-784.

Quadro 22.2 Critérios para o uso de fármacos antirreumáticos de modificação da doença biológicos

Medicação	Duração da doença	Atividade da doença	Tratamento prévio
Antifator de necrose tumoral: Etanercepte Infliximabe Adalimumabe	Duração de < 6 meses da doença *Ou* > 6 meses com resposta adequada ao metotrexato (MTX)	Alta	Sem uso prévio de FARMD *Ou* resposta inadequada ao MTX
Abatacepte Rituximab	Indicadores de prognóstico ruim[a]	Moderada-alta	Resposta inadequada a MTX e outros FARMDs

[a] Ver texto para explanação.
Dados de Saag KG, Teng GK, Patkar NM, et al.: American College of Rheumatology 2008 recommendations for the use of nonbiologic and biologic disease-modifying antirheumatic drugs in rheumatoid arthritis. Arthritis Rheum 2008;59:762-784.

Apesar da forte evidência sugerindo que o exercício é efetivo na melhora da doença e da capacidade funcional em pacientes com artrite reumatoide, apenas 26% dos pacientes receberam um encaminhamento de reumatologista para reabilitação. Embora isso ocorra, os perfis de segurança clínicos e laboratoriais para pacientes com artrite reumatoide que participam de programas de exercício terapêutico são bons. Não foram encontrados efeitos nocivos em nenhum dos estudos publicados.

O treinamento da capacidade aeróbica combinado com treinamento de fortalecimento muscular é recomendado para pacientes com artrite reumatoide. Ambos os treinamentos aeróbicos realizados no chão e na água mostram um efeito positivo sobre a capacidade aeróbica e o fortalecimento muscular. Deve-se ter cuidado ao prescrever exercícios de alto impacto para pacientes com dano radiológico significativo pré-existente em grandes articulações, uma vez que alguns indivíduos podem desenvolver dano adicional. Durante uma crise aguda, a proteção articular com órteses e repouso relativo das articulações afetadas são indicados. Os exercícios musculares isométricos podem ser usados até a resolução do problema.

Acredita-se que o *tai chi* traga benefícios estatisticamente significativos em relação à amplitude de movimento da extremidade inferior, em particular a amplitude de movimento do tornozelo, para pessoas com artrite reumatoide, não tendo sido observado exacerbação dos sintomas da doença.

C. Órteses e sistemas de adaptação

Embora haja evidência de que as órteses para pés reduzam a dor e melhorem a capacidade funcional, não há consenso quanto ao tipo recomendado. As órteses de pé variam de simples palmilhas acolchoadas a dispositivos de molde rígido feitos sob medida. Não há evidência de que calçados com uma profundidade extra e palmilhas moldadas diminuam a dor nas atividades de sustentação de peso, como ficar em pé, caminhar e subir escadas.

Os pacientes com artrite reumatoide podem usar sistemas de adaptação para ajudar nas atividades da vida diária ou na mobilidade. Há uma evidência muito limitada sobre o efeito da tecnologia assistida para adultos com artrite reumatoide.

D. Terapia ocupacional

A terapia ocupacional abrangente é efetiva na melhora da função em pessoas com artrite moderada a grave. Intervenções específicas, incluindo proteção articular e exercícios para a mão, foram consideradas efetivas em pacientes com artrite reumatoide. Foi encontrada evidência de alta qualidade quanto aos efeitos benéficos da proteção articular e da educação do paciente. Há também uma forte evidência relativa à eficácia da imobilização adequada para diminuir a dor articular.

A incapacidade no trabalho é comum na artrite reumatoide e é responsável por uma grande fração dos custos relacionados à doença. Os pacientes com essa doença correm o risco de apresentar incapacidade no trabalho bem no início de seus sintomas. Entre 20 e 30% dos pacientes com artrite reumatoide tornam-se incapacitados de forma permanente para trabalhar durante os primeiros 2 a 3 anos da doença. Os fatores de risco para a incapacidade precoce no trabalho incluem uma ocupação fisicamente exigente, idade mais avançada e nível educacional inferior, bem como o nível de incapacidade funcional nas atividades diárias. As pessoas com artrite reumatoide que estão afastadas do trabalho têm maior envolvimento articular, alterações radiológicas e anormalidades laboratoriais maiores do que as pessoas que trabalham. A incapacidade no trabalho resulta das complexas interações entre doença clínica, variáveis demográficas, condições sociais e políticas governamentais. Embora haja uma concordância geral de que a avaliação vocacional e a intervenção devam ocorrer cedo no curso da artrite reumatoide, infelizmente há falta de evidências para reabilitação vocacional.

Adams J, Burridge J, Mullee M, et al: The clinical effectiveness of static resting splints in early rheumatoid arthritis: A randomized controlled trial. Rheumatology 2008;47:1548–1551.

Aletaha D, Neogi T, Silman NT, et al: 2010 Rheumatoid arthritis classification criteria. Arthritis Rheum 2010;62:2569–2581.

Crowson C, Matteson E, Myasoedova E, et al: The lifetime risk of adult-onset rheumatoid arthritis and other inflammatory autoimmune rheumatic diseases. Arthritis Rheum 2011;63:633–639.

Hurkmans E, van der Giesen FJ, Vliet Vlieland TP, et al: Dynamic exercise programs (aerobic capacity and/or muscle strength training) in patients with rheumatoid arthritis. Cochrane Database Syst Rev 2009;(4): CD006853.

Li LC, Iversen MD: Outcomes of patients with rheumatoid arthritis receiving rehabilitation. Curr Opin Rheumatol 2005;17:172–176.

Metsios GS, Stavropoulos-Kalinoglou A, et al: Rheumatoid arthritis, cardiovascular disease and physical exercise: A systematic review. Rheumatology 2008;47:239–248.

Perandini LA, de Sa-Pinto AL, Roschel H, et al: Exercise as a therapeutic tool to counteract inflammation and clinical symptoms in autoimmune rheumatic diseases. Autoimmun Rev 2012;12:218–224.

Peters MJ, Symmons DP, McCarey D, et al: EULAR evidence-based recommendations for cardiovascular risk management in patients with rheumatoid arthritis and other forms of inflammatory arthritis. Ann Rheum Dis 2010;69:325–331.

Saag KG, Teng GK, Patkar NM, et al: American College of Rheumatology 2008 recommendations for the use of nonbiologic and biologic disease-modifying antirheumatic drugs in rheumatoid arthritis. Arthritis Rheum 2008;59;762–784.

Steultjens EM, Dekker J, Bouter LM, et al: Occupational therapy for rheumatoid arthritis. Cochrane Database Syst Rev 2004;(1): CD003114.

Tuntland H, Kjeken I, Norheim L, et al: The Cochrane review of assistive technology for rheumatoid arthritis. Eur J Phys Rehabil Med 2010;46:261–268.

OSTEOARTRITE

FUNDAMENTOS DO DIAGNÓSTICO

- Distúrbio articular mais comum nos Estados Unidos.
- Doença degenerativa de "desgaste" que afeta em especial as articulações de sustentação de peso.
- Os pacientes relatam uma dor incômoda e irritante, acompanhada de rigidez; a rigidez matinal dura menos de 30 minutos.
- A imagem radiográfica é o padrão de excelência para o diagnóstico.

Considerações gerais

A osteoartrite é o distúrbio articular mais comum nos Estados Unidos, afetando 27 milhões de pessoas. Embora a causa precisa do distúrbio varie de acordo com o caso, em geral, considera-se a osteoartrite uma doença degenerativa do tipo "desgaste". Independentemente da etiologia, acredita-se que o mecanismo subjacente da degeneração seja uma ruptura biomecânica ou bioquímica da cartilagem nas articulações sinoviais. As articulações que sustentam o peso são mais afetadas, a saber: joelhos, quadris, coluna cervical e lombar, bem como articulações das mãos e dos pés, que são propensas ao uso excessivo. O Quadro 22.3 fornece uma lista mais completa dos fatores de risco para o desenvolvimento de osteoartrite.

Achados clínicos

Na maioria dos pacientes, a principal morbidade e queixa presente é a dor, em geral descrita como incômoda e irritante. Ela pode estar associada com rigidez, em particular rigidez matinal que dura mais de 30 minutos. Nos casos de doença mais avançada, a osteoartrite também está associada com crepitação articular e perda de amplitude de movimento passiva e ativa.

O diagnóstico pode ser feito com base nos achados clínicos, embora a imagem radiográfica seja o padrão de excelência para a confirmação. Determinados aspectos radiográficos são considerados equivalentes ao diagnóstico. Estes incluem hipertrofia óssea, estreitamento de espaço articular, cistos subcondrais, esclerose óssea e formação de osteófitos. Todavia, uma das principais características da apresentação clínica, como mostrado em estudos recentes, é que a gravidade da doença na imagem não está diretamente relacionada à intensidade da dor relatada pelo paciente. Portanto, a imagem não deve ser usada como guia para o manejo sintomático.

Na maioria dos pacientes, a osteoartrite ocorre como um distúrbio primário resultante da degeneração com o passar do tempo. Contudo, em determinados casos, um trauma anterior ou uma doença subjacente podem precipitar uma osteoartrite secundária. A principal condição a se considerar e eliminar no diagnóstico diferencial é a artrite reumatoide (Quadro 22.4).

Tratamento

O tratamento da osteoartrite é, em grande parte, empírico e visa ao manejo dos sintomas. Medicações para a dor obtidas sem receita médica e modificação no estilo de vida costumam ser suficientes para a maioria dos pacientes. A perda de peso, se os

Quadro 22.3 Fatores de risco para osteoartrite

Obesidade
Idade avançada
Genética
Trauma prévio
Infecção
Esforço repetitivo
Doença por deposição de cristais (i.e., gota)
Distúrbios metabólicos (i.e., diabetes)
Circulação comprometida (i.e., necrose avascular ou anemia falciforme)
Lassidão ligamentar
Fraqueza muscular

Quadro 22.4 Diagnóstico diferencial para osteoartrite

Artrite reumatoide
Espondiloartropatias soronegativas
Bursite ou tendinite
Doença de Lyme
Gota
Pseudogota
Doença por deposição de cristal
Artrite séptica
Artropatia neuropática (i.e., artropatia de Charcot)

pacientes estão com sobrepeso, deve ser estimulada para reduzir a carga sobre as articulações dolorosas. Para a osteoartrite que requer uma intervenção adicional, as orientações de 2012 da ACR estimulam os profissionais a utilizar as modalidades farmacológicas e não farmacológicas. As recomendações específicas para a articulação envolvida são feitas com base na evidência atual (Quadros 22.5 a 22.7). O uso de órteses em pacientes com fraturas por compressão da coluna devido à osteoartrite é descrito mais adiante, no Capítulo 28.

> Barr A, Conaghan PG: Osteoarthritis: A holistic approach. Clin Med 2012;12:153–155.
>
> De Luigi AJ: Complementary and alternative medicine in osteoarthritis. PM R 2012;4: S122–S133.
>
> Hochberg MC, Altman RD, April KT, et al: American College of Rheumatology 2012 recommendations for the use of nonpharmacologic and pharmacologic therapies in osteoarthritis of the hand, hip, and knee. Arthritis Care Res (Hoboken) 2012;64: 455–474.
>
> Punzi A, So K, Tuncer T, et al: EULAR evidence-based recommendations for the diagnosis of knee osteoarthritis. Ann Rheum Dis 2010;69;483–489.
>
> Roos EM, Juhl CB: Osteoarthritis 2012 year in review: Rehabilitation and outcomes. Osteoarthritis Cartilage 2012;20:1477–1483.

ESPONDILOARTROPATIA SORONEGATIVA

A *espondiloartropatia soronegativa* é um termo que representa um grupo de distúrbios com etiologia e apresentação clínica similares. Os distúrbios mais comuns incluídos nessa categoria são espondilite anquilosante, artrite reativa, artrite psoriásica e espondiloartropatia não diferenciada. Essas condições estão ligadas à presença do antígeno leucocitário humano (HLA)-B27, embora o papel exato que esse antígeno desempenha no processo da doença permaneça incerto. Do ponto de vista clínico, elas estão associadas com entesopatia espinal e sacroilíaca, bem como com envolvimento extra-articular secundário de outras estruturas, como olho, pele ou trato intestinal. As recomendações para o diagnóstico e o tratamento dessas condições variam e são abordadas separadamente para cada entidade clínica.

Quadro 22.5 Tratamento da osteoartrite (OA) na mão

Terapia farmacológica	Terapia não farmacológica
Condicionalmente recomendado: Capsaicina tópica AINEs tópicos, incluindo salicilato de trolamina[a] AINEs orais, incluindo inibidores da COX-2 Tramadol **Condicionalmente não recomendado:** Analgésicos opioides Terapias intra-articulares	**Condicionalmente recomendado:** Avaliação das AVDs (por um médico ou terapeuta ocupacional) Equipamento de adaptação quando necessário (i.e., utensílios alimentares, recipientes de fácil abertura, etc.) Orientações sobre proteção articular Imobilização com órtese para o polegar na osteoartrite da base do polegar Instrução sobre autoaplicação de modalidades térmicas

AINEs, anti-inflamatórios não esteroides; COX, ciclo-oxigenase, AVDs, atividades da vida diária.
[a] Para pacientes com idade igual ou superior a 75 anos, são recomendados AINEs tópicos, em vez de orais.
Dados de Hochberg MC, Altman RD, April KT, et al.: American College of Rheumatology 2012 recommendations for the use of nonpharmacologic and pharmacologic therapies in osteoarthritis of the hand, hip, and knee. Arthritis Care Res (Hoboken) 2012;64:455-474.

Quadro 22.6 Tratamento da osteoartrite (OA) do joelho

Terapia farmacológica	Terapia não farmacológica
Condicionalmente recomendado: Acetaminofeno AINEs orais, incluindo inibidores da COX-2 AINEs tópicos Tramadol Corticosteroides intra-articulares **Condicionalmente não recomendado:** Sulfato de condroitina Glicosamina Capsaicina tópica **Sem recomendações (positivas ou negativas):** Ácido hialurônico intra-articular Duloxetina Analgésicos opioides	**Fortemente recomendado:** Exercício aeróbio ou de resistência no solo Hidroterapia Perda de peso (se estiver com sobrepeso) **Condicionalmente recomendado:** Programas de autocuidado Terapia manual com exercício supervisionado Intervenções psicossociais *Taping* patelar medialmente direcionado Palmilhas valgizantes para osteoartrite no compartimento lateral Palmilhas varizantes para a OA do compartimento medial Instrução sobre autoaplicação de modalidades térmicas Uso de auxílios para caminhar, se necessário *Tai chi* Acupuntura[a] Estimulação elétrica transcutânea[a] **Sem recomendações (positivas ou negativas):** Exercícios de equilíbrio, isolados ou em combinação com exercício de fortalecimento Palmilhas valgizantes Terapia manual isolada Imobilização do joelho *Taping* patelar lateralmente direcionado

AINEs, anti-inflamatórios não esteroides; COX, ciclo-oxigenase.
[a] Condicionalmente recomendado apenas para pacientes com dor crônica moderada a grave para os quais a substituição total do joelho é indicada, mas o paciente está indisposto ou é incapaz de receber tratamento cirúrgico.
Dados de Hochberg, MC, Altman RD, April KT, et al.: American College of Rheumatology 2012 recommendations for the use of nonpharmacologic and pharmacologic therapies in osteoarthritis of the hand, hip, and knee. Arthritis Care Res (Hoboken) 2012;64:455-474.

Quadro 22.7 Tratamento da osteoartrite do quadril

Terapia farmacológica	Terapia não farmacológica
Condicionalmente recomendado: Acetaminofeno AINEs orais, incluindo inibidores da COX-2 Tramadol Corticosteroides intra-articulares **Condicionalmente *não* recomendados:** Sulfato de condroitina Glicosamina **Sem recomendações (positivas ou negativas):** AINEs tópicos Ácido hialurônico intra-articular Duloxetina Analgésicos opioides	**Fortemente recomendado:** Exercício aeróbio ou de fortalecimento contra resistência no solo Hidroterapia Perda de peso (se estiver com sobrepeso) **Condicionalmente recomendado:** Programas de autocuidado Terapia manual com exercício supervisionado Intervenções psicossociais Instrução sobre autoaplicação de modalidades térmicas Uso de auxiliares de marcha, se necessário **Sem recomendações (positivas ou negativas):** Exercícios de equilíbrio, isolados ou em combinação com exercício de fortalecimento *Tai chi* Terapia manual isolada

AINEs, anti-inflamatórios não esteroides.
Dados de Hochberg MC, Altman RD, April KT, et al.: American College of Rheumatology 2012 recommendations for the use of nonpharmacologic and pharmacologic therapies in osteoarthritis of the hand, hip, and knee. Arthritis Care Res (Hoboken) 2012;64:455-474.

Dougados M, Baeten D: Spondyloarthritis. Lancet 2011;377: 2127–2137.

Reveille JD, Arnett FC: Spondyloarthritis: Update on pathogenesis and management. Am J Med 2005;118:592–603.

Sieper J, Rudwaleit M, Baraliakos X, et al: The assessment of spondyloarthritis International Society (ASAS) Handbook: A guide to assess spondyloarthritis. Ann Rheum Dis 2009;68: 770–776.

1. Espondilite anquilosante

FUNDAMENTOS DO DIAGNÓSTICO

▶ Mais comum em homens (75% dos casos), com pico na idade entre 20 e 40 anos.

▶ Os pacientes relatam dor sacroilíaca e rigidez ascendente com o tempo.

▶ Os Critérios de Nova York Modificados são usados para o diagnóstico.

▶ As radiografias podem mostrar a "coluna em bambu" característica proveniente da formação de sindesmófito.

▶ Considerações gerais

A espondilite anquilosante é o tipo mais comum de espondiloartropatia soronegativa e afeta cerca de 1 em cada 1.000 pessoas. A razão masculina-feminina é de 3:1, e o auge do início é entre as idades de 20 e 40 anos. A exata etiologia é desconhecida, embora seja provável que a genética desempenhe um papel e a história familiar seja um fator de risco para o desenvolvimento da doença. A relação entre HLA-B27 e espondilite anquilosante é forte, e 92% dos pacientes brancos com espondilite anquilosante apresentam teste positivo para esse antígeno.

▶ Achados clínicos

O marco da espondilite anquilosante é a inflamação na articulação sacroilíaca, que ascende com o passar do tempo para envolver de forma progressiva os níveis mais altos da coluna. Em geral, os principais sintomas são dor lombar, rigidez e fadiga. Sintomas extra-articulares, tais como uveíte, também podem estar presentes. Outro achado comum é a entesopatia, que pode se apresentar como dor na fáscia plantar ou no tendão do calcâneo. Os sintomas costumam diminuir com exercício ou movimento e aumentar com a inatividade e geralmente são piores pela manhã.

O principal instrumento para diagnóstico da espondilite anquilosante são os Critérios de Nova York Modificados, que combinam apresentação clínica com dados radiográficos (Quadro 22.8). Com esse instrumento, o diagnóstico é definitivo se o critério radiográfico e pelo menos um critério clínico forem ambos satisfeitos. No exame físico, o teste de Schober é classicamente empregado como medida para avaliar a mobilidade da coluna lombar.

Embora desnecessário para estabelecer um diagnóstico, o nível de HLA-B27 sérico pode ser verificado se a evidência clínica for limítrofe. Os níveis de VHS e proteína C-reativa podem ser úteis na avaliação da progressão da doença e da resposta ao tratamento. À medida que a doença avança e ascende para a coluna, desenvolvem-se calcificações e sindesmófitos das regiões torácica e lombar, levando à fusão óssea e à clássica aparência de "coluna em bambu" na imagem radiográfica.

▶ Tratamento

No manejo da espondilite anquilosante, as principais orientações de tratamento são as diretrizes articuladas pela Assessment in

Quadro 22.8 Critérios de Nova York Modificados para a espondilite anquilosante

Dor lombar e rigidez por > 3 meses que melhora com o exercício, mas não com o repouso.
Movimento limitado da coluna lombar nos planos sagital e frontal.
Expansão torácica limitada em relação aos valores normais para idade e sexo.
Sacroileíte de grau 2 ou maior bilateralmente ou de graus 3 ou 4 unilateralmente.

Ankylosing Spondylitis International Society (ASAS) e pela European League Against Rheumatism (EULAR), as quais foram um pouco modificadas para a adaptação nos Estados Unidos quanto ao uso de medicações anti-TNF. As principais considerações de tratamento são manejo individualizado e multidisciplinar envolvendo terapias farmacológicas e não farmacológicas. Quaisquer sintomas extra-articulares devem ser encaminhados a um especialista para avaliação e tratamento.

A. Farmacoterapia

Para o controle da dor, os AINEs são a primeira linha de escolha, incluindo bloqueadores seletivos de ciclo-oxigenase (COX)-2. Se os pacientes não responderem aos AINEs, a segunda opção é o uso de analgésicos opiáceos. As injeções de corticosteroides nas articulações afetadas podem ser úteis, embora as injeções na articulação facetária sejam de valor questionável. O uso de FARMDs, como sulfassalazina ou metotrexato, que mostraram grande eficácia no tratamento da artrite reumatoide, é desencorajado em pacientes com artrite apenas axial, mas pode ser considerado nos casos de artrite periférica.

Para serem candidatos à terapia anti-TNF, os pacientes devem ter um diagnóstico definitivo com base nos Critérios de Nova York Modificados. Eles devem estar sofrendo da forma ativa da doença por pelo menos quatro semanas, como evidenciado pelas avaliações objetivas (i.e., Bath Ankylosing Spondylitis Activity Index [BASDAI] ou Physician Global Assessment [PGA]), e não devem ter apresentado resposta a pelo menos dois AINEs diferentes por pelo menos três meses. Os pacientes com artrite periférica devem também ter mostrado falta de resposta ou falta de tolerância a pelo menos um FARMD, em especial à sulfassalazina. Na escolha de uma terapia anti-TNF, as diretrizes da ASAS/EULAR não dão preferência a um agente em detrimento de outro.

B. Exercício e reabilitação

A principal modalidade não farmacológica no manejo da espondilite anquilosante é o exercício, seja um programa de exercício doméstico, seja fisioterapia na água ou no solo. O objetivo do exercício deve ser melhorar a flexibilidade e o controle postural. Um programa de reabilitação pulmonar pode ser útil para maximizar a expansão da parede torácica. Os pacientes devem ser estimulados a dormir sobre um colchão firme com um travesseiro fino para prevenir a piora da cifose. A imobilização com um colete de hiperextensão (i.e., colete de Jewett) pode ser necessária para prevenir a piora da cifose nos casos graves. Para pacientes com deformidade ou debilidade grave, a correção cirúrgica via osteotomia pode ser necessária. As fraturas vertebrais são muito comuns na doença de estágio terminal e podem também exigir fixação cirúrgica. Em pacientes com envolvimento da articulação do quadril ou ombro, a artroplastia pode ser considerada, de acordo com as orientações ortopédicas.

> Ozgocmen S, Akgul O, Altay Z, et al: Expert opinion and key recommendations for the physical therapy and rehabilitation of patients with ankylosing spondylitis. Int J Rheum Dis 2012;15:229–238.
>
> Zochling J, van der Heijde D, Burgos-Vargas R, et al: ASAS/EULAR recommendations for the management of ankylosing spondylitis. Ann Rheum Dis 2006;65:442–452.

2. Artrite reativa

▶ Considerações gerais

A artrite reativa (antigamente conhecida como síndrome de Reiter) é uma forma de espondiloartropatia soronegativa que é precedida por um processo infeccioso, em geral uma infecção geniturinária ou gastrintestinal. A doença é menos comum que a espondilite anquilosante e afeta cerca de 35 em 100 mil pessoas. Na maioria dos casos, a artrite reativa é autolimitada e resolve-se de forma espontânea em um ano. Cerca de 15% dos casos tornam-se condições crônicas, vitalícias. A razão homem/mulher é igual quando ocasionada por causas gastrintestinais, e 9:1 quando precipitada por uma doença sexualmente transmissível. Assim como a espondilite anquilosante, o auge da incidência é entre as idades de 20 e 40 anos.

▶ Achados clínicos

Na apresentação clínica típica, os sintomas começam de modo agudo entre 2 e 6 semanas após o processo infeccioso inicial. Os sintomas incluem conjuntivite aguda, uretrite e artrite periférica assimétrica afetando mais as articulações das extremidades inferiores. A dor lombar concomitante está presente em cerca de 20% dos pacientes, e outros achados extra-articulares podem incluir prostatite nos homens, cervicite nas mulheres, fadiga, mal-estar, febre e entesopatia. O diagnóstico pode ser feito com base na história e na presença de infecção precedente.

Os níveis de VHS e proteína C-reativa séricos encontram-se elevados para a artrite reativa e indicam bem o processo da doença. Os níveis de HLA-B27 séricos são positivos em cerca de 60% dos casos, mas não são necessários para compor o diagnóstico. Em geral, os estudos radiográficos são negativos na doença aguda, mas podem mostrar uma artrite erosiva das articulações afetadas na doença crônica. A artrocentese das articulações afetadas pode ser necessária para eliminar artrite séptica e doença por deposição de cristais e mostrará contagem de leucócitos sinoviais elevada com as culturas negativas.

▶ Tratamento

Assim como a espondilite anquilosante, o manejo ideal envolve ambas as opções de tratamento: farmacológico e não farmacológico. Contudo, ainda não existem diretrizes clínicas disponíveis para a artrite reativa.

O uso de antibióticos para tratar a causa infecciosa inicial é recomendado. Alguns estudos têm avaliado o uso de antibióticos no tratamento da própria artrite reativa, mas os resultados são diversos. Os pacientes devem ser encaminhados a especialistas para abordar seus sintomas extra-articulares. O manejo farmacológico é similar ao da espondilite anquilosante, com AINEs como a opção de primeira linha. Em geral, corticosteroides orais são considerados úteis nos casos refratários ou de doença grave. Injeções de corticosteroides intra-articulares nos locais afetados são também benéficas para pacientes que não respondem ao AINE; o uso de FARMD não está bem estabelecido em termos de eficácia, mas pode ser considerado. A terapia com anti-TNF pode ser uma opção para pacientes que não responderam a outras terapias, mas sua eficácia não está bem estabelecida quando comparada com resultados em pacientes com espondilite anquilosante.

O tratamento não farmacológico deve buscar o manejo dos sintomas. Em particular, modalidades de termoterapia por adição ou subtração e exercícios de amplitude de movimento são preferidos para preservar a mobilidade. Na doença crônica, a imobilização pode ser necessária para prevenir a contratura e reduzir a dor. Uma das complicações potenciais da artrite reativa é o desgaste muscular ao redor das articulações afetadas; portanto, exercícios de fortalecimento podem ser necessários para reforçar as áreas afetadas. Em geral, a intervenção cirúrgica na artrite reativa é rara.

Hannu T: Reactive arthritis. Best Pract Res Clin Rheumatol 2011;25:347–357.

Holden W, Orchard T, Wordsworth P: Enteropathic arthritis. Rheum Dis Clin North Am 2003;29:513–530.

Raptopoulou A, Sidiropoulos P, Siakka P, et al: Evidence-based recommendations for the management of ankylosing spondylitis: Results of the Hellenic Working Group of the 3E Initiative in Rheumatology. Clin Exp Rheumatol 2008;26:784–792.

Rudwaleit M, Metter A, Listing J, et al: Inflammatory back pain in ankylosing spondylitis: A reassessment of the clinical history for application as classification and diagnostic criteria. Arthritis Rheum 2006;54:569–578.

---

3. Artrite psoriásica

▶ Considerações gerais

A artrite psoriásica é uma artrite inflamatória que envolve as articulações periféricas e ocorre em combinação com a psoríase da pele. A condição é rara na população em geral, mas, nos pacientes com psoríase, a ocorrência fica entre 5 a 30%. A doença ocorre na mesma proporção entre homens e mulheres, e o auge da incidência é entre 35 e 55 anos de idade. Uma forma juvenil também existe, tendo o auge da incidência entre os 9 e 11 anos de idade. Na maioria dos pacientes (60-80%), a psoríase precede os sintomas da artrite, mas, para cerca de 15% dos pacientes, os sintomas se manifestam primeiro.

▶ Achados clínicos

Os Critérios de Classificação para a Artrite Psoriásica (CASPAR) são bastante sensíveis e usados com frequência na avaliação de pacientes com esse distúrbio (Quadro 22.9). Um diagnóstico positivo pode ser feito com base na artrite inflamatória periférica estabelecida com três aspectos da lista dos critérios.

Quadro 22.9 Critérios da CASPAR para a artrite psoriásica

- Psoríase ativa
- História de psoríase (sem doença ativa)
- História familiar de psoríase (sem doença atual ou prévia)
- Dactilite
- Crescimento de novo osso justa-articular
- Fator reumatoide negativo
- Distrofia das unhas

Dados de Rudwaliet M, Taylor WJ: Classification criteria for psoriatic arthritis and ankylosing spondylitis/axial spondyloarthritis. Best Pract Res Clin Rheumatol 2010;24:589-604.

Os pacientes apresentam placas eritematosas e escamosas na pele, compatíveis com a psoríase. A deformidade articular e o edema provenientes da artrite inflamatória tendem a ocorrer principalmente nas pequenas articulações dos punhos, das mãos, dos tornozelos e dos pés, embora possam ocorrer em outro lugar. Nos dedos e artelhos, em geral, a erosão leva à deformidade em flexão. Manifestações extra-articulares, como uveíte ou conjuntivite, podem ocorrer em até 30% dos pacientes com artrite psoriásica, o que é uma frequência menor do que na espondilite anquilosante.

As radiografias das articulações afetadas mostram mudanças erosivas, como a clássica aparência de dedos em ponta de lápis. Os indivíduos com artrite psoriásica podem também demonstrar novo crescimento ósseo na forma de anquilose dentro da articulação ou heterotópico (fora da articulação), o que não ocorre na artrite reumatoide.

Os níveis de VHS e proteína C-reativa tendem a ser altos e diretamente relacionados com o estado da doença, mas não são necessários para estabelecer o diagnóstico. A artrocentese também não é necessária para o diagnóstico, mas irá mostrar contagens de leucócitos elevados no líquido sinovial, com predominância de leucócitos polimorfonucleares.

▶ Tratamento

O manejo da artrite psoriásica requer tratamento da pele e das articulações periféricas de forma simultânea. As orientações de 2012 da EULAR sobre o manejo da artrite psoriásica recomendam uma combinação de terapias farmacológicas e não farmacológicas. Assim como as outras espondiloartropatias, os sintomas extra-articulares devem ser tratados por um especialista. Para o manejo farmacológico da dor, os AINEs permanecem a opção de primeira linha, e os analgésicos opioides, como segunda linha. Os corticoides orais não são recomendados, uma vez que podem causar piora de rebote da psoríase. As placas cutâneas devem ser tratadas com medicações tópicas, como ácido retinoico, ou psoraleno mais terapia por luz ultravioleta. O uso de FARMD, como metotrexato, sulfassalazina e ciclosporina, é recomendado com a seleção adequada de pacientes e monitoramento. O uso de agentes anti-TNF é recomendado apenas para pacientes refratários com doença moderada a grave, e a eficácia não está bem estabelecida para espondilite anquilosante.

As terapias não farmacológicas devem visar ao manejo dos sintomas. Em particular, talas e imobilização das mãos podem reduzir a dor e prevenir a contratura. As modalidades de termoterapia por adição ou subtração são benéficas para crises da doença e para tratar a inflamação. Exercícios de amplitude de movimento ativa e passiva e isométricos são fundamentais para preservar a função, mas precauções devem ser tomadas em articulações com erosões, a fim de prevenir luxação ou fratura. A educação do paciente sobre a conservação de energia também pode ser benéfica. Para casos de contratura grave, a intervenção cirúrgica pode ser necessária para artroplastia, artrodese ou alongamento do tendão. A sinovectomia é recomendada para a sinovite grave crônica envolvendo uma articulação simples. A artroplastia também é recomendada de acordo com orientações ortopédicas padrões.

> Gossec L, Smolen JS, Gaujoux-Viala C, et al: European League against Rheumatism recommendations for the management of psoriatic arthritis with pharmacological therapies. Ann Rheum Dis 2012;71:4–12.
> Rudwaleit M, Taylor WJ: Classification criteria for psoriatic arthritis and ankylosing spondylitis/axial spondyloarthritis. Best Pract Res Clin Rheumatol 2010;24:589–604.

4. Espondiloartropatia relacionada a doença inflamatória intestinal

▶ Considerações gerais

A espondiloartropatia relacionada a doença inflamatória intestinal (algumas vezes referida como *artropatia enteropática*) é uma complicação da colite ulcerativa e da doença de Crohn que afeta de 5 a 20% desses pacientes. Na população em geral, a incidência é rara. A doença afeta homens e mulheres na mesma proporção e mais a população branca do que outras. O auge da incidência é entre 15 e 35 anos de idade.

▶ Achados clínicos

Os pacientes se apresentam clinicamente com sintomas que são de predominância ou axial, ou periférica. Aqueles com doença de predominância axial têm dor lombar e rigidez que melhora com a atividade e piora com posições prolongadas. Em geral, os sintomas de artrite não dependem dos sintomas intestinais. A doença de predominância periférica não costuma ser erosiva nem deformante, diferentemente da artrite reativa ou psoriásica. Ela pode ser dividida em dois tipos, pauciarticular e poliarticular. O tipo pauciarticular tende a envolver grandes articulações, é simétrico e produz crises agudas e autolimitadas. Nesse tipo, há também uma relação próxima entre sintomas intestinais e articulares. O tipo poliarticular, em contrapartida, tende a envolver as pequenas articulações das mãos e pés, é mais simétrico e

crônico. Nesse tipo, em geral os sintomas intestinais e articulares são independentes uns dos outros. Todos os tipos de espondiloartropatia relacionada a doença inflamatória intestinal incluem manifestações extra-articulares, como entesopatia, uveíte, febre, amiloidose secundária e envolvimento cutâneo.

O diagnóstico clínico de espondiloartropatia relacionada a doença inflamatória intestinal é feito com base nos achados de história e exame físico. Com a exceção das radiografias, que podem ser úteis na avaliação das articulações sacroilíacas na doença do tipo axial, o exame de imagem raras vezes é útil. Os estudos laboratoriais mostram níveis elevados de VHS e proteína C-reativa, o que ajuda a monitorar o processo da doença, mas não são necessários para o diagnóstico. Cerca de 30 a 70% dos pacientes afetados são positivos para HLA-B27; portanto, esse marcador não é uma ferramenta confiável para o diagnóstico. A artrocentese pode ser necessária para descartar artrite séptica ou doença por deposição de cristais; a análise de líquido sinovial mostra contagens de leucócitos elevados com culturas negativas.

▶ Tratamento

Ainda não existem orientações para o manejo da espondiloartropatia relacionada a doença inflamatória intestinal. Uma recomendação geral é tratar a doença intestinal subjacente de forma agressiva, uma vez que isso parece reduzir a doença articular. O encaminhamento a um gastroenterologista é necessário para realizar esse objetivo. Embora em outros casos os AINEs sejam aceitáveis para o tratamento farmacológico dos sintomas articulares, nesse caso, eles podem exacerbar os sintomas intestinais, e o uso de inibidores seletivos da COX-2 pode ser mais indicado. Corticosteroides orais ou intra-articulares são recomendados para o manejo da inflamação aguda. Entre os FARMDs, a sulfassalazina é benéfica para a doença de predominância periférica, mas não para a axial. O metotrexato é usado como uma medicação complementar para tratar dos sintomas intestinais, mas sua eficácia nos sintomas articulares não é clara. O uso de agentes anti-TNF é indicado para casos graves ou refratários, embora sua eficácia não esteja bem estabelecida.

As terapias não farmacológicas devem visar à manutenção da mobilidade, da flexibilidade e do controle postural, na doença de predominância axial, e ao manejo sintomático, na doença de predominância periférica. Modalidades de termoterapia por adição ou subtração podem ser úteis para esse objetivo. Como o processo da doença não é deformante nem erosivo, o uso de imobilização ou de medidas mais agressivas raramente é necessário. Para os casos graves, a colectomia total ou remoção cirúrgica do intestino afetado leva à remissão dos sintomas da doença articular de predominância periférica associada com colite ulcerativa, mas não na doença de Crohn. A cirurgia do intestino não parece ter um efeito sobre a doença de predominância axial.

> Colombo E, Latiano A, Palmieri O, et al: Enteropathic spondyloarthropathy: A common genetic background with inflammatory bowel disease? World J Gastroenterol 2009;15:2456–2462.

5. Espondiloartropatia indiferenciada

▶ Considerações gerais

A espondiloartropatia indiferenciada refere-se aos processos de doença que não satisfazem os critérios diagnósticos para nenhuma das condições anteriores, apesar da apresentação clínica similar. A incidência e a epidemiologia exatas são de difícil determinação, devido à natureza nebulosa da condição.

▶ Achados clínicos

Os critérios adotados para esse diagnóstico são o Modified Amor Diagnostic Criteria. Com o uso dos critérios de inclusão na Tabela 22.4, seis pontos são necessários para fazer um diagnóstico que tenha qualquer um dos seguintes critérios de exclusão; contudo, outras causas devem ser examinadas: diagnóstico de uma espondiloartropatia específica, evidência radiográfica de sacroileíte de grau 2 ou mais alto, infecção geniturinária ou gastrintestinal precipitada, psoríase, ceratoderma blenorrágico?, doença intestinal inflamatória, fator reumatoide positivo e tituladores para anticorpo antinuclear (FAN) positivo.

▶ Tratamento

Não existem orientações específicas para o tratamento da espondiloartropatia indiferenciada, e as recomendações de manejo são semelhantes àquelas para a espondilite anquilosante, discutidas anteriormente.

Tabela 22.4 Critérios diagnósticos da Modified Amor para a espondiloartropatia indiferenciada

Critério	Pontuação
Dor na coluna com características inflamatórias	1 ponto
Dor unilateral nas nádegas	1 ponto
Dor alternada nas nádegas	2 pontos
Entesite	2 pontos
Artrite periférica	2 pontos
Dactilite	2 pontos
Uveíte anterior aguda	2 pontos
HLA-B27 positivo (ou história familiar de espondiloartropatia)	2 pontos
Boa resposta aos AINEs	2 pontos

HLA, antígeno leucocitário humano; AINEs, anti-inflamatórios não esteroides. Dados de Zochling J, van der Heijde D, Burgos Vargas R et al.: ASAS/EULAR recommendations for the management of ankylosing spondylitis. Ann Rheum Dis 2006;65:442-452; e Wong KO, Bond K, Homik J, et al.: Antinuclear antibody, rheumatoid fator, and cyclic-citrullinated peptide tests for evaluating musculoskeletal complaints in children [Internet]. Agency for Healthcare Research and Quality (US), March, 2012 (Comparative Effectiveness Review, Nº. 50).

Cruzat V, Cuchacovich R, Espinoza LR: Undifferentiated spondyloarthritis: Recent clinical and therapeutic advances. Curr Rheumatol Rep 2010;12:311–317.

Miceli-Richard C, van der Heijde D, Dougados M: Spondyloarthropathy for practicing rheumatologists: Diagnosis, indication for disease-controlling antirheumatic therapy, and evaluation of the response. Rheum Dis Clin North Am 2003;29: 449–462.

van der Heijde D, Sieper J, Maksymowych WP, et al: Update of the International ASAS recommendations for the use of anti-TNF agents in patients with axial spondyloarthritis. Ann Rheum Dis 2010;70:905–908.

Zochling J, Smith EU: Seronegative spondyloarthritis. Best Pract Res Clin Rheumatol 2010;24:747–756.

DISTÚRBIOS MISTOS DO TECIDO CONECTIVO

Os distúrbios mistos do tecido conectivo formam um grupo de doenças autoimunes com vários aspectos clínicos característicos de diferentes doenças reumatológicas. Os mais comuns desses distúrbios são lúpus eritematoso, esclerodermia e polimiosite.

1. Lúpus eritematoso sistêmico

FUNDAMENTOS DO DIAGNÓSTICO

▶ Doença crônica e progressiva que afeta todos os órgãos do corpo.

▶ A dor articular é o sintoma mais comum.

▶ A maioria dos pacientes é composta de mulheres que são diagnosticadas no início da idade adulta; o lúpus também é a doença do tecido conectivo mais comum em crianças.

▶ Considerações gerais

O lúpus eritematoso sistêmico (LES) é uma doença autoimune que produz diversos sintomas, tendo o potencial de afetar todos os órgãos do corpo. As artralgias são comuns, bem como manifestações cutâneas, musculoesqueléticas, renais, neurológicas, cardiovasculares, pleurais, pulmonares e neuropsiquiátricas. O LES é nove vezes mais comum nas mulheres do que nos homens e é também a principal doença do tecido conjuntivo em crianças. A prevalência é de cerca de 130 casos por 100 mil pessoas nos Estados Unidos, com afro-americanos, hispânicos e asiáticos sendo mais afetados do que os brancos não hispânicos. Com frequência, os pacientes são diagnosticados no início da idade adulta, e o dano progressivo de múltiplos sistemas do corpo tem significativas implicações em todas as áreas da vida do paciente.

▶ Achados clínicos

A ACR publicou 11 critérios que destacam as manifestações clínicas da doença (Tab. 22.5). Devem ser identificados quatro ou mais dos 11 critérios para um diagnóstico positivo.

A. Sinais e sintomas

1. Musculoesqueléticos e cutâneos — As manifestações musculocutâneas são os achados mais comuns. O lúpus eritematoso cutâneo (LEC) apresenta diversas formas clínicas, com três subtipos reconhecidos: agudo (LECA), subagudo (LECS) e crônico (LECC). O LECA pode ser identificado de forma mais frequente na presença de eritema malar ("borboleta") sobre a face ou generalizado. Os pacientes com LECS são muito fotossensíveis, com sintomas que são distribuídos mais na parte superior das costas, nos ombros, no pescoço e no tórax anterior. O lúpus eritematoso discoide é a forma mais comum de LECC; os pacientes apresentam placas descamadas endurecidas sobre o escalpo, a face e as orelhas, cicatrização característica e mudança pigmentar.

As manifestações musculoesqueléticas incluem articulações dolorosas com ou sem eritema e sinovite. Quase todos os

Tabela 22.5 Critérios da American College of Rheumatology para classificação do lúpus eritematoso sistêmico (LES)

	Atualização de 1997 dos Critérios para Classificação do LES de 1982 da American College of Rheumatology Revisados[a]
Eritema malar	Eritema fixo, achatado ou saliente, sobre as eminências malares, com tendência a preservar as pregas nasolabiais.
Eritema discoide	Placas eritematosas salientes com descamação queratósica aderente e tampões foliculares; a cicatrização atrófica pode ocorrer em lesões mais antigas.
Fotossensibilidade	Eritema cutâneo como resultado da reação incomum à luz do sol, pela história do paciente ou observação do médico.
Úlceras orais	Ulceração oral ou nasofaríngea, em geral indolor, observada pelo médico.
Artrite não erosiva	Envolvimento de duas ou mais articulações periféricas; caracterizada por sensibilidade, edema ou efusão.
Pleurite ou pericardite	1. Pleurite – história convincente de dor na pleura ou fricção auscultada por um médico ou evidência de efusão pleural. Ou 2. Pericardite documentada por eletrocardiograma ou fricção ou evidência de derrame pericárdico.
Distúrbio renal	1. Proteinúria persistente > 0,5 g/dia ou > do que 3+ se a quantificação não for realizada. Ou 2. Cilindrúria – pode ser hemácias, hemoglobina, granular, tubular ou mista.
Distúrbio neurológico	1. Convulsões na ausência de fármacos que as possam predispor ou distúrbios metabólicos conhecidos, p. ex., uremia, cetoacidose ou desequilíbrio de eletrólito. Ou 2. Psicose na ausência de fármacos que a possam predispor ou distúrbios metabólicos conhecidos, p.ex., uremia, cetoacidose ou desequilíbrio de eletrólito.
Distúrbio hematológico	1. Anemia hemolítica com reticulocitose Ou 2. Leucopenia < 4.000/mm³ em ≥ 2 ocasiões Ou 3. Linfopenia < 1.500/mm³ em ≥ 2 ocasiões Ou 4. Trombocitopenia < 100.000/mm³ na ausência de fármacos que a possam predispor
Distúrbio imunológico	1. Anti-DNA: anticorpos ao DNA nativo na titulação anormal Ou 2. Anti-Sm: presença de anticorpos ao antígeno nuclear Sm a. Um nível sérico anormal de anticorpos IgG ou IgM anticardiolipinas b. Um resultado de teste positivo para anticoagulante lúpico usando um método padrão, ou c. Um resultado de teste falso-positivo de pelo menos seis meses confirmado por imobilização de *Treponema pallidum* ou teste FTA-ABS
Teste positivo de anticorpo antinuclear (FAN)	Uma titulação anormal de FAN pela imunofluorescência ou um ensaio equivalente em qualquer ponto no tempo e na ausência de fármacos.

[a] A classificação é baseada em 11 critérios. Para o propósito de identificar pacientes em estudos clínicos, um indivíduo é definido como portador de LES se qualquer um de quatro ou mais dos 11 critérios estiverem presentes, em sequência ou de forma simultânea, durante qualquer intervalo da observação.
Dados de Hochberg MC: Updating the American College of Rheumatology revised criteria for the classification of systemic lupus erythematosus [letter]. Arthritis Rheum 1997;40:1725.

pacientes com LES apresentam articulações dolorosas fora de proporção para a quantidade da sinovite articular. Em geral, a dor é simétrica e envolve as pequenas articulações da mão, punhos e joelhos, mas pode acometer qualquer articulação periférica no corpo. Quando existem derrames, eles são pequenos. Em alguns pacientes, há uma progressão de deformidades não erosivas na mão iguais às reumatoides (síndrome de Jaccoud). O principal tipo incapacitante da doença articular no lúpus é a osteonecrose articular, muitas vezes induzida por corticosteroides em altas doses. As raras manifestações musculoesqueléticas do lúpus incluem ruptura de tendão espontânea, artropatia por deposição de cristais, calcificações subcutâneas e miopatia inflamatória. A fadiga é o maior problema funcional encontrado.

2. Renais — Cerca de 10% dos pacientes com LES desenvolvem doença renal de estágio terminal (DRET). Na maioria dos pacientes, a atividade da doença sistêmica diminui à medida que a DRET se aproxima. Logo, a sobrevivência de pacientes com LES na diálise (hemodiálise e peritoneal) parece ser comparável àquela de pacientes sem LES.

3. Cardiovasculares — As manifestações clínicas são comuns em pacientes com LES. A pericardite é a manifestação mais frequente, seguida pela doença arterial valvar e coronária. A aterosclerose acelerada é uma importante causa de mortalidade e morbidade nessa doença. Esse padrão foi confirmado na autópsia e em estudos epidemiológicos, os quais identificaram hipercolesterolemia (e particularmente sua persistência nos três primeiros anos da doença), hipertensão e o próprio lúpus como importantes fatores de risco para o desenvolvimento da aterosclerose acelerada nesses pacientes, impulsionada pela terapia com corticosteroides.

4. Pulmonares e respiratórios — O envolvimento do sistema respiratório é comum em pacientes com LES. As manifestações pleuropulmonares estão presentes em quase 50% dos pacientes durante o curso da doença e podem ser os sintomas iniciais em 4 a 5% dos indivíduos com LES. As complicações associadas de forma direta à doença incluem pleurite com ou sem derrame pleural, alveolite, doença pulmonar intersticial, pneumonite lúpica, hemorragia pulmonar, hipertensão arterial pulmonar e doença tromboembólica pulmonar.

5. Neurológicos e psiquiátricos — As síndromes neuropsiquiátricas no LES incluem cefaleia, convulsões, doença cerebrovascular, psicose, neuropatia periférica e distúrbios de movimento. Uma predominância de distúrbios de humor e disfunção cognitiva foi demonstrada em estudos envolvendo a avaliação sistemática da função cognitiva ou psiquiátrica. Portanto, as avaliações psiquiátricas e neuropsiquiátricas devem ser consideradas, e as estratégias de treinamento cognitivo implementadas, se adequado.

B. Achados laboratoriais

Os estudos laboratoriais demonstram titulação FAN positiva. A presença de anticorpos para DNA de cadeia dupla (anti-cd-DNA) é diagnóstica, em particular nos pacientes com doença renal, e pode ser usada para prever crises. Embora outros anticorpos possam estar presentes, de modo geral eles não são usados para monitorar o progresso da doença. Assim, a identificação de novos biomarcadores para melhorar o potencial diagnóstico é de grande interesse; entre os candidatos mais promissores estão o estimulador de linfócito B (BLyS), a antiproteína P ribossomal e anticorpos anti-C1q.

Os volumes de líquido no pericárdio tendem a ser pequenos, e ocorrem achados eletrocardiográficos, ecocardiográficos e patológicos anormais. A eletrocardiografia Echo-Holter e a cintilografia de perfusão miocárdica isotópica são úteis na avaliação clínica de pacientes com sintomas cardíacos. Pelo menos 50% dos pacientes com LES têm doença renal acentuada pela presença de proteinúria. Os resultados da biópsia renal costumam ser anormais e são bons indicadores de prognóstico.

► Tratamento

Os corticosteroides são, há muito tempo, a base da terapia do LES, e o acréscimo de ciclofosfamida contribuiu para a preservação da função renal em pacientes com glomerulonefrite proliferativa grave. Mais recentemente, em uma tentativa de minimizar a toxicidade do fármaco e atingir uma efetividade equivalente, outros agentes imunossupressores, incluindo micofenolato mofetil, foram introduzidos.

As medidas de reabilitação devem promover o condicionamento físico e melhorar as técnicas de conservação de energia. A redução da inflamação é uma das principais estratégias de tratamento nessas doenças. O treinamento com exercício tem surgido como potencial ferramenta terapêutica para contrabalançar a inflamação sistêmica, levando a melhores resultados clínicos. A dor deve ser abordada e controlada durante o processo de reabilitação de modo a não impedir o progresso. A imobilização para prevenir ou corrigir deformidades articulares deve ser implementada quando necessário, e os pacientes devem ser ensinados sobre as estratégias de proteção articular.

Durante a reabilitação, as anormalidades cardíacas devem ser monitoradas de perto, prestando-se atenção às precauções cardíacas. Apesar de terem diminuição na capacidade cardíaca, os pacientes com LES mostraram melhora na tolerância ao exercício, na capacidade aeróbia, na qualidade de vida e na depressão após um programa de treinamento cardiovascular supervisionado. A fadiga resultante da doença cardíaca e renal pode ser um fator limitador na reabilitação do paciente. Meias antiembólicas (TEDS) podem ser úteis no manejo do edema periférico nesses pacientes.

Borchers AT, Leibushor N, Naguwa SM, et al: Lupus nephritis: A critical review. Autoimmun Rev 2012;12:174–194.

Brey RL, Holliday AL, Saklad AR, et al: Neuropsychiatric syndromes in lupus: Prevalence using standardized definitions. Neurology 2002;58:1214–1220.

Carvalho MR, Sato L, Tebexreni AS, et al: Effects of supervised cardiovascular training program on exercise tolerance, aerobic capacity, and quality of life in patients with systemic lupus erythematosus. Arthritis Rheum 2005;53:838–844.

Danchenko N, Satia JA, Anthony MS: Epidemiology of systemic lupus erythematosus: A comparison of worldwide disease burden. Lupus 2006;15:308–318.

Doria A, et al: SLE diagnosis and treatment: When early is early. Autoimmun Rev 2010;10:55–60.

Taylor J, Skan J, Erb N, et al: Lupus patients with fatigue—is there a link with fibromyalgia syndrome? Rheumatology (Oxford) 2000;39:620–623.

Torre O, Harari S: Pleural and pulmonary involvement in systemic lupus erythematosus. Presse Med 2011;40: e19–29.

Urowitz MB, Gladman DD: Accelerated atheroma in lupus—background. Lupus 2000;9: 161–165.

2. Esclerose sistêmica

A esclerose sistêmica, também conhecida como escleroderma, é uma doença autoimune multissistêmica marcada por fibrose da pele e dano microvascular que pode afetar órgãos internos. Sua incidência nos Estados Unidos é de 19 casos por 1 milhão por ano. A esclerose sistêmica é uma doença que ataca com maior frequência as mulheres em idade reprodutiva, mas também foi demonstrada nos homens. Acredita-se que idade, sexo e herança genética também tenham um papel na doença. A taxa de sobrevivência diminui com os seguintes fatores: idade mais avançada no início, sexo masculino, escleroderma, crise renal, fibrose pulmonar, hipertensão arterial pulmonar, câncer e presença de anticorpos antitopoisomerase e anti-U1.

As estratégias de reabilitação para a esclerose sistêmica devem incluir prevenção de contraturas na pele, à medida que a doença avança. As mãos são de particular preocupação, pois em geral a doença é acompanhada por hipoperfusão vascular e neuropatia. A imobilização pode ajudar no início da doença, mas pode se tornar dolorosa à medida que a condição avança. Exercícios de manutenção e ganho de amplitude de movimento devem ser evitados durante a sinovite aguda. O uso criterioso de meios físicos pode ajudar a aliviar a dor relacionada à doença. Contudo, precauções cutâneas cuidadosas devem ser empregadas para prevenir ardência ou congelamento da pele devido à falta de sensibilidade nas extremidades.

Barnes J, Mayes MD: Epidemiology of systemic sclerosis: Incidence, prevalence, survival, risk factors, malignancy, and environmental triggers. Curr Opin Rheumatol 2012;24:165–170.

MIOPATIAS INFLAMATÓRIAS
(ver também Cap. 18)

FUNDAMENTOS DO DIAGNÓSTICO

▶ A polimiosite e a dermatomiosite diferem-se quanto à presença de *rash* cutâneo eritematoso, que ocorre na dermatomiosite.

▶ A polimiosite e a dermatomiosite são caracterizadas pela fraqueza muscular proximal.

▶ A miosite por corpos de inclusão é caracterizada pela fraqueza distal.

▶ Considerações gerais

Miopatias inflamatórias podem ser classificadas em três grupos principais: polimiosite, dermatomiosite e miosite por corpos de inclusão. Esses distúrbios foram revisados no Capítulo 18, no qual foram contrastados com outras condições que causam miopatia. Tanto na polimiosite como na dermatomiosite, os pacientes apresentam fraqueza simétrica proximal gradual que dura muitos meses; aqueles com dermatomiosite também apresentam manifestações cutâneas. A miosite por corpos de inclusão é rara e ocorre com maior frequência em homens com mais de 50 anos de idade. Ela tem um início lento e insidioso, que se manifesta com envolvimento simétrico distal.

▶ Achados clínicos

A. Sinais e sintomas

Em ambas as condições, os pacientes têm sensibilidade normal e reflexos tendinosos profundos preservados até o fim na doença. Muitas vezes, os músculos flexores faríngeos e cervicais são acometidos, resultando em disfagia e queda da cabeça. Os músculos oculares são quase sempre preservados. Os músculos intercostais fracos podem causar problemas respiratórios no fim da doença.

1. Polimiosite — De todos os pacientes com miopatias inflamatórias, 33% apresentam polimiosite idiopática primária. O curso da doença é caracterizado por início lento, fraqueza muscular proximal e dolorimento muscular. O distúrbio na condução cardíaca ocorre em 30% dos pacientes, e 10% destes desenvolvem doença pulmonar intersticial como alveolite e fibrose. Os aspectos sistêmicos incluem febre, mal-estar, perda de peso, artralgias e fenômeno de Raynaud.

2. Dermatomiosite — A dermatomiosite idiopática primária produz os achados observados na polimiosite, junto com lesões cutâneas. A mais comum é a erupção heliotrópica, avermelhada, violácea nas pálpebras superiores. Contudo, o eritema localizado sobre áreas expostas do tórax, pescoço, queixo e região malar pode ocorrer. O sinal de Gottron, uma erupção eritematosa violácea sobre as articulações dos dedos, também é característico. Pode estar presente alguma malignidade subjacente de mamas, pulmão, ovário e estômago; distúrbios mieloproliferativos podem existir na forma adulta, em geral nos pacientes com mais de 60 anos.

3. Miosite por corpos de inclusão — Os pacientes com miosite por corpos de inclusão demonstram hipotrofia dos antebraços e atrofia dos flexores dos dedos e dorsiflexores do tornozelo. Mais tarde na doença, disfagia e insuficiência respiratória não comuns.

4. Início pediátrico — Cerca de 8 a 20% de todos os casos de miosite envolvem crianças. Os pacientes pediátricos com o distúrbio quase sempre apresentam um eritema. A doença pediátrica está associada com vasculite da pele, rins, trato gastrintestinal, músculo e cérebro. Com frequência, as calcificações subcutâneas estão presentes em crianças com dermatomiosite. A polimiosite e a dermatomiosite podem estar associadas com outros distúrbios do tecido conjuntivo, como artrite reumatoide, LES, esclerose sistêmica e distúrbios mistos do tecido conjuntivo.

B. Achados laboratoriais

O perfil laboratorial mostra níveis de creatinoquinase (CPK) elevados, em geral 10 vezes acima do normal. Os níveis de aspartato aminotransferase (AST), alanina aminotransferase (ALT), lactato desidrogenase (LDH) e aldolase também estão elevados. O teste FAN é positivo em 80% dos pacientes.

C. Estudos diagnósticos

A eletromiografia de agulha mostra irritabilidade das miofibrilas na inserção da agulha, fibrilações, ondas agudas positivas, descargas repetitivas complexas e potenciais de unidade motora polifásicos pequenos, de curta duração. Os achados de biópsia muscular nos pacientes com polimiosite revelam infiltrados inflamatórios dentro do fascículo, com invasão da fibra muscular individual.

▶ Tratamento

O exercício pode ser uma importante parte do tratamento em pacientes com miopatias inflamatórias idiopáticas, embora o repouso no leito possa ser necessário durante a inflamação grave, quando exercícios de amplitude de movimento passiva progredindo para amplitude de movimento ativa são suficientes. A melhora na função global (capacidade de realizar atividades da vida diária) e na qualidade de vida relacionada à saúde foi relatada durante remissões em pacientes adultos com polimiosite, dermatomiosite e, em período recente, miosite por corpos de inclusão, após diferentes esquemas de exercício, sem sinais de piora da inflamação muscular. O exercício também provou ser benéfico em crianças com miopatias inflamatórias durante períodos de remissão de sua doença.

É possível que o treinamento de resistência possa reduzir a atividade da doença clínica e reduzir a expressão de genes que regulam a inflamação e a fibrose na polimiosite e na dermatomiosite crônicas. Os níveis de creatina quinase podem ser usados para monitorar a função muscular do paciente ao exercitar-se, com o objetivo de prevenir rabdomiólise. As avaliações da deglutição e da fala são importantes nos estágios avançados da doença.

No caso da miosite por corpos de inclusão, órteses para antebraço e de tornozelo-pé podem melhorar a função física. Infelizmente, os pacientes com miosite por corpos de inclusão, em geral, apresentam uma resposta limitada aos tratamentos convencionais, como os corticosteroides.

> Alexanderson H, Dastmalchi M, Estbjörnsson-Liljendahl M, et al: Benefits of intensive resistance training in patients with chronic polymyositis or dermatomyositis. Arthritis Rheum 2007;57.768–777.
>
> Takken T, van der Net J, Engelbert RH, et al: Responsiveness of exercise parameters in children with inflammatory myositis. Arthritis Rheum 2008;59:59–64.

VASCULITES

As vasculites são um conjunto de distúrbios relacionados entre si, caracterizados pela inflamação e destruição de vasos sanguíneos, causadas pelos mediadores inflamatórios que levam à lesão dos órgãos-alvo. Embora sejam mais comuns nos adultos, esses distúrbios também podem ocorrer na infância. A fisiopatologia dessas doenças não é bem entendida e é de difícil classificação. Em geral, as vasculites podem ser classificadas em vasculite de vasos pequenos, médios ou grandes.

O diagnóstico inicial é muito importante na reabilitação de pacientes com vasculites, em especial na arterite da célula gigante. Os glicocorticoides, que têm efeitos anti-inflamatórios disseminados, são o tratamento inicial para a maioria desses distúrbios. Como consequência, os pacientes podem apresentar efeitos colaterais significativos, incluindo hiperglicemia, comprometimento imune, necrose avascular, miopatia, hipertensão e formação de catarata. A dor deve ser tratada de forma agressiva.

Os valores de VHS e proteína C-reativa podem ser usados para monitorar a eficácia dos tratamentos. A cintilografia óssea pode ser útil na determinação da necrose avascular, e os exames de densitometria óssea (DXA) podem ser usados para monitorar a osteopenia. O acompanhamento dos sintomas do paciente é o método mais confiável de monitorar a progressão da doença e a capacidade de participar do exercício. Precauções especiais devem ser feitas para monitorar as neuropatias periféricas, em especial quando se usar meios físicos. Em pacientes com envolvimento pulmonar, estudos de função pulmonar podem ajudar a direcionar o programa de reabilitação.

1. Poliarterite nodosa

A poliarterite nodosa é uma inflamação necrosante das artérias de tamanho médio ou pequeno que preserva as arteríolas, as vênulas e os capilares. No início da doença, os pacientes podem apresentar queixas não específicas de artralgias, fadiga e mal-estar. A poliarterite nodosa pode atacar múltiplos órgãos, incluindo pele, nervos periféricos, trato gastrintestinal e rins, mas em geral preserva os pulmões. Ela não está relacionada a glomerulonefrite.

A neuropatia vasculítica é um sinal inicial comum de poliarterite nodosa. Do ponto de vista clínico, os pacientes apresentam uma polineuropatia sensório-motora subaguda, progressiva e generalizada, assimétrica e dolorosa. Contudo, pode ocorrer a mononeurite multiplex, que afeta qualquer nervo.

Para o diagnóstico de poliarterite nodosa, é necessária uma biópsia tecidual ou nervosa se a neuropatia for evidente. O tratamento terapêutico inclui corticosteroides seguidos por fármacos imunossupressores para pacientes com sintomas graves.

> Gorson KC: Vasculitic neuropathies: An update. Neurologist 2007;13:12–19.
>
> Ahn E, Luk A, Chetty R, Butany J: Vasculitides of the gastrointestinal tract. Semin Diagn Pathol 2009;26:77–88.
>
> Ozen S, Pistorio A, Iusen SM, et al: EULAR/PRINTO/PRES criteria for Henoch-Schonlein purpura, childhood polyarteritis nodosa, childhood Wegener granulomatosis and childhood Takayasu arteritis: Ankara 2008. Part II: Final classification criteria. Ann Rheum Dis 2010;69:798–806.
>
> Wolf J, Schmitt V, Palm F, et al: Peripheral neuropathy as initial manifestation of primary systemic vasculitides. J Neurol 2013;260:1061–1070.

2. Arterite de células gigantes

Considerações gerais

A arterite de células gigantes (ACG) é uma vasculite que afeta vasos de tamanho médio a grande. Ela tem uma predileção pela aorta e suas ramificações. O termo *arterite de células gigantes* com frequência é empregado de forma intercambiável com os termos *arterite temporal* e *arterite craniana*, o que é incorreto. Embora a ACG costume envolver a artéria temporal superficial e outros ramos extracranianos da carótida, o envolvimento da aorta e seus grandes ramos também é comum. Outras manifestações vasculares incluem AVC, aneurisma ou dissecção da aorta e até mesmo ruptura aórtica. As manifestações cardíacas incluem doença da artéria coronária, insuficiência da valva aórtica ou disfunção ventricular esquerda, que pode ocorrer de forma independente da doença valvular ou hipertensão.

A ACG é a vasculite primária mais comum nos adultos, afetando aqueles com mais de 50 anos de idade. A incidência é de cerca de 18 por 100 mil por ano, mas aumenta com a idade e atinge seu auge na oitava década de vida. A predominância da ACG é mais alta em latitudes setentrionais e em indivíduos de descendência do norte da Europa. A doença afeta bem mais indivíduos de pele clara do que negros e é 2 a 6 vezes mais comum em mulheres do que em homens.

Achados clínicos

A. Sinais e sintomas

A cefaleia é o sintoma mais comum. Sintomas não específicos, como mal-estar, fadiga, mialgias, rigidez e claudicação mandibular, são comuns no início da doença. O aneurisma aórtico, a dissecção e as estenoses dos grandes vasos são complicações da arterite de células gigantes que ocorrem em 33% das pessoas. A pior complicação da ACG é a perda visual permanente. Há forte correlação entre polimialgia reumática (descrita a seguir) e ACG sintomática. Contudo, até 20% dos pacientes não apresentam sintomas sistêmicos, mas procuram avaliação por problemas visuais. Se esses pacientes não obtiverem detecção precoce, o resultado pode ser a perda visual permanente. Os sinais iniciais de visão borrada ou perda visual transitória, amaurose fugaz e claudicação mandibular podem ser preditivos, permitindo o diagnóstico e tratamento iniciais.

B. Estudos laboratoriais e diagnósticos

Os achados laboratoriais, incluindo VHS e proteína C-reativa elevados e trombocitose, podem ser úteis no diagnóstico. Contudo, o padrão de excelência para o diagnóstico de arterite de células gigantes é a biópsia da artéria temporal, que mostra sua inflamação.

Complicações

Aneurisma da aorta, dissecção da aorta e estenoses dos grandes vasos são complicações que ocorrem em 33% dos pacientes. Outras complicações vasculares incluem AVC e ruptura aórtica. As manifestações cardíacas incluem doença arterial coronariana, insuficiência da valva aórtica e disfunção ventricular esquerda, que podem ocorrer de forma independente em razão da doença valvular ou da hipertensão. A complicação evitável mais comum da arterite de células gigantes é a perda visual permanente; o diagnóstico é vital, e o início dos sintomas é considerado uma emergência clínica. Os achados laboratoriais, como VHS e proteína C-reativa elevados e trombocitose, podem ser relevantes; no entanto, o padrão de excelência para o diagnóstico de arterite de células gigantes é a biópsia da artéria temporal.

Tratamento

Os glicocorticoides são a base do tratamento da arterite de células gigantes e devem ser iniciados de forma imediata e agressiva para prevenir ou limitar a perda visual e o AVC isquêmico. O tratamento deve iniciar de forma imediata, antes da realização da biópsia da artéria temporal. Infelizmente, o tratamento pode prevenir, mas não reverter, a perda visual. No entanto, quando o tratamento é iniciado dentro de 24 horas dos sintomas visuais, 58% dos pacientes apresentam melhora visual, comparados com apenas 6% dos pacientes que melhoram após atraso no tratamento. Uma vez que os sintomas são estabilizados, recomenda-se diminuição na dosagem de glicocorticoides, para minimizar ou prevenir os potenciais efeitos colaterais relacionados ao fármaco, descritos anteriormente.

Eberhardt RT, Dhadly M: Giant cell arteritis: Diagnosis, management, and cardiovascular implications. Cardiol Rev 2007;15: 55–61.

Fraser JA, Weyand CM, Neuman NJ, Biousse V: The treatment of giant cell arteritis. Rev Neurol Dis 2008;5:140–152.

Hunder GG: Epidemiology of giant-cell arteritis. Cleve Clin J Med 2002;69: SII79–82.

Melson MR, Weyand CM, Neuman NJ, Biousse V: The diagnosis of giant cell arteritis. Rev Neurol Dis 2007;4:128–142.

Nuenninghoff DM, Hunder GG, Christianson TJ, et al: Incidence and predictors of large-artery complication (aortic aneurysm, aortic dissection, and/or large-artery stenosis) in patients with giant cell arteritis: A population-based study over 50 years. Arthritis Rheum 2003;48:3522–3531.

Salvarani C, Catani F, Hunder GG: Polymyalgia rheumatica and giant-cell arteritis. Lancet 2008;372:234–245.

Weyand CM, Goronzy JJ: Giant-cell arteritis and polymyalgia rheumatica. Ann Intern Med 2003;139:505–515.

Pipitone N, Boiardi L, Salvarani C: Are steroids alone sufficient for the treatment of giant cell arteritis? Best Pract Res Clin Rheumatol 2005;19:277–292.

POLIMIALGIA REUMÁTICA

A polimialgia reumática é a doença reumática inflamatória mais comum entre idosos brancos de origem não hispânica. A causa é desconhecida, mas acredita-se na influência de uma combinação de fatores genéticos e ambientais. A arterite de células gigantes é observada em cerca de 30% dos pacientes com polimialgia reumática. De modo similar a essa doença, a polimialgia reumática afeta pessoas com mais de 50 anos, e a prevalência aumenta com o avanço da idade. A idade média do início é 70 anos, e 75%

dos pacientes são mulheres. A maioria dos pacientes apresenta antepassados da Europa setentrional, mas qualquer grupo étnico pode desenvolver a doença.

A característica mais comum é a dor muscular proximal envolvendo o ombro bilateralmente e a cintura pélvica, a parte superior de ambos os braços e a musculatura do pescoço na região posterior. A dor pode ser descrita como um problema constante, incômodo e incessante, e os pacientes podem ter dificuldade em se levantar de uma cadeira ou subir escadas. O teste sorológico demonstra VHS e proteína C-reativa elevados.

O único tratamento comprovado é por glicocorticoides. Conforme já observado, os efeitos colaterais de tal tratamento podem ser significativos; portanto, os pacientes devem ser monitorados de perto para avaliar-se a resposta ao tratamento e os efeitos colaterais induzidos pelo fármaco. Dentro de 3 a 4 semanas, os pacientes devem registrar uma melhora global de pelo menos 70%, e os valores de VHS e proteína C-reativa devem estar normalizados.

SÍNDROME DE SJÖGREN

A síndrome de Sjögren é uma doença autoimune comum que acomete o tecido conjuntivo, com amplas manifestações específicas do órgão e sistêmicas. A incidência é muito maior nas mulheres do que nos homens e mais alta na população idosa, embora indivíduos em qualquer idade possam ser afetados. A idade média do início é por volta dos 50 anos. Os indivíduos com síndrome de Sjögren primária têm risco cerca de 20 vezes maior de desenvolver malignidades, em especial linfoma não Hodgkin, em comparação com a população em geral. Há também associação com outras doenças reumatológicas e autoimunes, incluindo fibromialgia, doença autoimune da tireoide, esclerose múltipla e espondiloartropatia.

Os sintomas mais comuns são xeroftalmia (olhos secos) e xerostomia (boca seca), ceratoconjuntivite seca e aumento da glândula parótida. Órgãos como rim e pulmão (nefrite intersticial), bem como função neurológica (central e periférica) e gastrintestinal, também podem ser afetados. O edema da glândula parótida pode ser palpável ou visível no exame. A infiltração focal de células mononucleares em tecidos exócrinos e a presença de autoanticorpos (anti-SSA/Ro, anti-SSB/La e FR) estabelecem o diagnóstico.

Os olhos podem ser testados realizando-se um teste de Schirmer. O resultado do teste é positivo quando há menos de 5 mm de umidade em uma tira retangular de filtro de papel. A coloração ocular com rosa bengala ou verde lissamina pode ser usada para classificar os resultados.

Em geral, a reabilitação de pacientes com síndrome de Sjögren é sintomática. Na síndrome de Sjögren primária, a pilocarpina e a cevimelina têm demonstrado eficácia para aspectos da ceratoconjuntivite seca, e a ciclosporina tópica, para olho seco moderado ou grave. Os pacientes podem precisar de uma avaliação da deglutição e da fala. É importante investigar a presença de doenças autoimunes ou malignidade.

Jonsson MV, Theander E, Jonsson R: Predictors for the development of non-Hodgkin lymphoma in primary Sjogren's syndrome. Presse Med 2012;41: e511–e516.

Kassan SS, Moutsopoulos HM: Clinical manifestations and early diagnosis of Sjogren syndrome. Arch Intern Med 2004;164: 1275–1284.

Ramos-Casals, M, Tzioufas AG, Stone JH, et al: Treatment of primary Sjogren syndrome: A systematic review. JAMA 2010;304:452–460.

FIBROMIALGIA

▶ Considerações gerais

A fibromialgia é uma doença ainda pouco compreendida, que se manifesta com sintomas de dor disseminada, dor muscular e fadiga. Ela é o segundo distúrbio mais comum registrado por reumatologistas, após a artrite reumatoide. A fibromialgia afeta 2% da população, ou um número estimado de 5 milhões de adultos nos Estados Unidos. A doença é mais comum nas mulheres do que nos homens; na população norte-americana, a predominância de fibromialgia em mulheres é de 3,4%.

Muitas teorias foram propostas para explicar a patogênese da fibromialgia; as atuais linhas de pensamento apontam para uma combinação de fatores genéticos, ambientais e psicossociais que precipitam o início da doença. Há evidência convincente, embora pequena, sugerindo que a dor resulta do aumento da sensibilização do sistema nervoso central, em geral começando com um trauma físico ou mental. Pacientes com fibromialgia têm aumento no nível da substância P no líquido cerebrospinal, bem como evidência na imagem por ressonância magnética RM funcional de aumento do processamento da dor. Assim, a fibromialgia pode apresentar mais similaridades com uma síndrome de dor neuropática crônica do que com um típico distúrbio reumatológico.

▶ Achados clínicos

Os aspectos clínicos característicos da fibromialgia incluem dor disseminada pelo corpo, sensibilidade, fadiga, problemas cognitivos, distúrbio do sono, rigidez, sintomas de depressão e ansiedade e prejuízo nas atividades sociais e ocupacionais. O sono não restaurador é uma queixa comum, e um padrão de atividade de sono fásico-α observado no eletrencefalograma se correlaciona com as manifestações clínicas de fibromialgia. O início e o curso da doença podem variar bastante; contudo, em geral, há retardo significativo no diagnóstico e no tratamento.

É comum os pacientes apresentarem a queixa de "dor em todo o corpo". Em 1990, a ACR definiu os seguintes critérios para diagnóstico: história de dor disseminada que dura mais de três meses, existente em todos os quatro quadrantes do corpo (superior e inferior, esquerdo e direito); dor esquelética axial; e dor sentida com 4 kg de pressão específica em 11 de 18 pontos sensíveis pré-determinados. Por volta de 2010, acreditava-se que o teste de pontos sensíveis era dificultoso e subutilizado nos sintomas do paciente. Logo, a ACR propôs critérios diagnósticos preliminares para fibromialgia que abandonassem o contato de ponto sensível e colocassem uma ênfase aumentada nos sintomas do paciente na forma de um questionário. Uma modificação posterior dos critérios da ACR de 2010 para o uso em inspeções empregava um questionário de autorregistro (Fibromyalgia Survey Questionnaire [FSQ]) para avaliar os sintomas do paciente. Isso resultou em uma avaliação diagnóstica mais rápida para a fibromialgia, focada no sintoma.

O diagnóstico de fibromialgia requer a exclusão de outras doenças neurológicas. Com frequência, os pacientes com fibromialgia apresentam diversas comorbidades, incluindo neuropatias dolorosas, distúrbios circulatórios, depressão, diabetes e distúrbios do sono. Um exame reumatológico completo deve ser considerado antes de confirmar o diagnóstico de fibromialgia. As doenças a se excluir são artrite reumatoide, radiculopatia cervical e lombar, lúpus, doença de Lyme, HIV, hepatite, hipotireoidismo e apneia do sono.

▶ Tratamento

Como o curso da doença, para a maioria dos pacientes, varia bastante, desde dor diária branda a moderada a dor extrema, resultando em incapacidade funcional, a reabilitação de pacientes com fibromialgia é complexa e requer uma abordagem multissistêmica projetada para o paciente. Os objetivos do tratamento devem ser diminuir a dor, melhorar a função e restaurar o sono. É fundamental que a família do paciente esteja envolvida no plano de tratamento. A probabilidade de uma recuperação funcional é otimizada nos casos de pacientes que recebem o diagnóstico e estão motivados a participar de um programa multidisciplinar feito para o tratamento da dor, a depressão e a reabilitação.

A. Farmacoterapia

Muitos analgésicos e outras classes de fármacos foram usados para o manejo dos sintomas, com diferentes graus de sucesso. Estes incluem opiáceos, AINEs, agentes antidepressivos, antiespasmódicos e anticonvulsivantes. Pregabalina, duloxetina e milnaciprano têm demonstrado eficácia na redução da dor e são indicados para uso na fibromialgia. Eles podem ser empregados em conjunto com outros agentes e tratamentos farmacológicos. Embora os tratamentos com opiáceos sejam amplamente prescritos, seu uso no tratamento da fibromialgia permanece controverso. O tramadol, um fármaco misto com atividade de agonista-μ fraca, tem demonstrado alguma eficácia no alívio da dor em pacientes com fibromialgia.

B. Medidas não farmacológicas

O exercício aeróbio ainda é o padrão de excelência no tratamento da fibromialgia. É importante desenvolver programas de exercício que sejam elaborados de acordo com os sintomas do paciente. Uma revisão de vários programas de exercício aeróbio para pacientes com fibromialgia demonstrou que o maior efeito e o menor atrito ocorreram em programas de intensidade mais baixa, em comparação com os de intensidade mais alta. A hidroterapia tem sido bastante usada para fibromialgia, bem como para a maioria das doenças reumatológicas. Em um estudo, o exercício aquático não apenas diminuiu a dor e os sintomas de fibromialgia como também melhorou a função cognitiva. A balneoterapia, imersão em água, ou terapia em um *spa* são amplamente empregadas na fibromialgia e também demonstraram eficácia no alívio da dor.

Outros tratamentos não farmacológicos também mostraram algum sucesso no alívio dos sintomas da fibromialgia, incluindo tai chi, acupuntura e terapia comportamental cognitiva e operante. Os especialistas em osteopatia tiveram algum sucesso com tratamento manipulativo osteopático (TMO) usado em conjunto com outras formas de cuidado clínico padrão. Por fim, uma modalidade mais recente e promissora é a estimulação magnética transcraniana repetitiva (EMTr) do córtex motor primário, que foi inicialmente estudada em pacientes com depressão. Embora os dados sejam escassos, há alguma evidência de que pacientes com fibromialgia possam apresentar redução da dor e da depressão.

Bellato E, Marini E, Castoldi F, et al: Fibromyalgia syndrome: Etiology, pathogenesis, diagnosis, and treatment. Pain Res Treat 2012;2012:426130.

Berger A, Dukes E, Martin S, et al: Characteristics and health care costs of patients with fibromyalgia syndrome. Int J Clin Pract 2007;61:1498–1508.

Buskila D: Developments in the scientific and clinical understanding of fibromyalgia. Arthritis Res Ther 2009;11:242.

Gamber RG, Shores JH, Russo DP, et al: Osteopathic manipulative treatment in conjunction with medication relieves pain associated with fibromyalgia syndrome: Results of a randomized clinical pilot project. J Am Osteopath Assoc 2002;102:321–325.

Goldenberg DL, Burckhardt C, Crofford L: Management of fibromyalgia syndrome. JAMA 2004;292:2388–2395.

Gracely RH, Petzke R, Wolf JM, Clauw DJ: Functional magnetic resonance imaging evidence of augmented pain processing in fibromyalgia. Arthritis Rheum 2002;46:1333–1343.

Hauser W, Wolfe F: Diagnosis and diagnostic tests for fibromyalgia (syndrome). Reumatismo 2012;64:194–205.

Holman AJ: Pragmatic consideration of recent randomized, placebo-controlled clinical trials for treatment of fibromyalgia. Curr Pain Headache Rep 2008;12:393–398.

Jones KD, Adams D, Winters-Stone K, Burckhardt CS: A comprehensive review of 46 exercise treatment studies in fibromyalgia (1988–2005). Health Qual Life Outcomes 2006;467.

Jones KD, Sherman CA, Mist SD, et al: A randomized controlled trial of 8-form Tai chi improves symptoms and functional mobility in fibromyalgia patients. Clin Rheumatol 2012;31:1205–1214.

McVeigh JG, McGaughey H, Hall M, Kane P: The effectiveness of hydrotherapy in the management of fibromyalgia syndrome: A systematic review. Rheumatol Int 2008;29:119–130.

Mhalla A, Baudic S, Ciampi de Andrade D, et al: Long-term maintenance of the analgesic effects of transcranial magnetic stimulation in fibromyalgia. Pain 2011;152:1478–1485.

Munguia-Izquierdo D, Legaz-Arrese A: Exercise in warm water decreases pain and improves cognitive function in middle-aged women with fibromyalgia. Clin Exp Rheumatol 2007;25:823–830.

Thieme K, Gracely RH: Are psychological treatments effective for fibromyalgia pain? Curr Rheumatol Rep 2009;11:443–450.

Wolfe F, Clauw DJ, Fitzcharles MA, et al: The American College of Rheumatology preliminary diagnostic criteria for fibromyalgia and measurement of symptom severity. Arthritis Care Res (Hoboken) 2010;62:600–610.

23

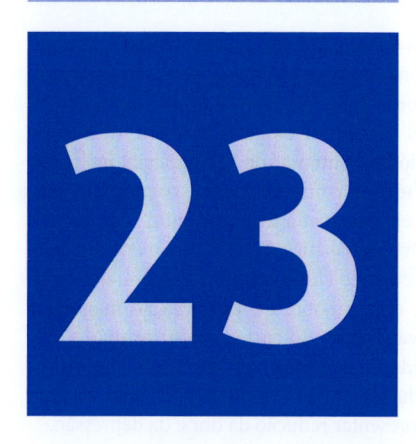

Reabilitação cardíaca

Debra L. Braverman, MD
Jamie Schmeer, DO

EPIDEMIOLOGIA DA DOENÇA CARDÍACA

A doença cardiovascular ainda é a causa principal de mortalidade nos Estados Unidos para homens e mulheres, sendo responsável por 33% de todas as mortes. Quase 16,3 milhões de norte-americanos têm história de doença da artéria coronária, e 7,9 milhões já sofreram um infarto do miocárdio. Os custos diretos e indiretos dessa condição se aproximam de 190,3 bilhões de dólares todos os anos. Isso significa 95,5 bilhões de dólares em custos diretos (médicos e outros profissionais, serviços hospitalares, medicação e cuidado domiciliar) e 94,8 bilhões de dólares em custos indiretos (produtividade perdida e mortalidade). Os custos médicos para doença da artéria coronária são projetados para aumentar em 200% durante os próximos 20 anos, o que evidencia a necessidade de promover a prevenção secundária custo-efetiva.

Como a doença cardiovascular é uma causa importante de incapacidade, os fisiatras devem estar bem informados sobre todos os aspectos da reabilitação cardíaca. Inúmeras análises de estudos médicos baseados em evidência têm mostrado que os programas de reabilitação cardíaca são uma intervenção terapêutica segura e efetiva. Esses programas de prevenção secundária aumentam a qualidade de vida e o estado funcional, melhoram os processos de cuidado e reduzem o infarto do miocárdio recorrente, a hospitalização e a mortalidade em longo prazo. De modo crescente, os pacientes em reabilitação cardíaca apresentam perfis de saúde complexos; dessa forma, a necessidade de envolvimento da fisiatria está crescendo. Como médicos especialistas, os fisiatras podem contribuir com seu conhecimento exclusivo e compreensão da avaliação funcional minuciosa para essa grande população de pacientes, que necessita dessa experiência.

VISÃO GERAL DA REABILITAÇÃO CARDÍACA

A reabilitação cardíaca consiste em serviços minuciosos de longo prazo envolvendo avaliação médica, exercício prescrito, modificação do fator de risco cardíaco, educação de saúde, aconselhamento e intervenções comportamentais. Seus objetivos de curto prazo são controlar os sintomas cardíacos, aumentar a capacidade funcional, limitar os efeitos psicológicos e fisiológicos desfavoráveis da doença cardíaca e melhorar o estado psicossocial e profissional. Os objetivos de longo prazo são alterar a história natural de doença da artéria coronária, estabilizar ou reverter a progressão da aterosclerose e diminuir o risco de morte súbita e de novo infarto.

As indicações para reabilitação cardíaca são listadas no Quadro 23.1. A reabilitação cardíaca é considerada razoável e necessária nos casos de pacientes com quaisquer das indicações listadas nos últimos 12 meses. Além disso, os pacientes com insuficiência cardíaca congestiva, taquicardia ventricular prolongada ou fibrilação e aqueles que são sobreviventes de parada cardíaca súbita podem ser candidatos para reabilitação, conforme o caso. Mais de 18 milhões de norte-americanos satisfazem os requisitos de reabilitação cardíaca.

A reabilitação cardíaca é dividida em três fases:

- A *Fase I* é o período hospitalar agudo, que varia de 1 a 14 dias após o evento cardíaco adverso. O foco dessa fase é prevenir os efeitos perigosos do repouso no leito. A terapia concentra-se na amplitude de movimento e na mobilização precoce, progredindo para atividades de 5 a 7 equivalentes metabólicos (METs). Na alta, o paciente entra em um período de transição, continuando as atividades em 5 a 7 METs, mantendo a mobilização precoce e aumentando de forma gradual a resistência e a reintegração à comunidade. Em geral, esse período de tempo dura seis semanas após infarto agudo do miocárdio, para permitir a formação de cicatriz, e termina com um teste de estresse com exercício graduado. As abordagens contemporâneas permitem que o treinamento de exercício seja iniciado antes de seis semanas, dependendo da condição de saúde do paciente.

- A *Fase 2* é o programa de prevenção secundário, minucioso, supervisionado por médico e ambulatorial que inclui treinamento de exercício com monitoração eletrocardiográfica com base nos parâmetros determinados pelo teste de estresse com exercício graduado. Essa etapa se inicia 1 a 6 semanas após a alta hospitalar. Em geral, os indivíduos avançam para atividades de 7 a 8 METs.

Quadro 23.1 Indicações para reabilitação cardíaca

Infarto agudo do miocárdio
Angina do peito estável
Angioplastia coronariana transluminal percutânea (colocação de *stent* coronariano)
Cirurgia de revascularização miocárdica (CABG)
Reparo ou substituição de valva cardíaca
Transplante de coração ou transplante de coração e pulmão

Possíveis indicações:
Insuficiência cardíaca congestiva
Taquicardia ventricular prolongada ou fibrilação
Sobrevivente de parada cardíaca súbita

- A *Fase 3* é o período de manutenção de vida longa independente, consistindo em exercício regular e modificações no estilo de vida.

Balady GJ, Williams MA, Ades PA, et al: Core components of cardiac rehabilitation/secondary prevention programs: 2007 update. A scientific statement from the American Heart Association Exercise, Cardiac Rehabilitation, and Prevention Committee, the Council on Clinical Cardiology; the Councils on Cardiovascular Nursing, Epidemiology and Prevention, and Nutrition, Physical Activity, and Metabolism; and the American Association of Cardiovascular and Pulmonary Rehabilitation. Circulation 2007;115:2675-2682.

Braverman DL: Cardiac rehabilitation: A contemporary review. Am J Phys Med Rehabil 2011;90:599-611.

Centers for Medicare and Medicaid Services: Decision Memo for Cardiac Rehabilitation Programs (CAG-00089R). U.S. Department of Health & Human Services, 2006.

Heidenreich PA, Trogdon JG, Khavjou OA, et al: Forecasting the future of cardiovascular disease in the United States: A policy statement from the American Heart Association. Circulation 2011;123:933-944.

Thomas, RJ, King, M, Lui K, et al: AACVPR/ACC/AHA 2007 performance measures on cardiac rehabilitation for referral to and delivery of cardiac rehabilitation/secondary prevention services. J Am Coll Cardiol 2007;50:1400-1433.

BENEFÍCIOS DA REABILITAÇÃO CARDÍACA

Os benefícios da reabilitação cardíaca incluem aumento de METs tolerados e consumo de oxigênio máximo, redução de sintomas cardíacos (dor no peito, dispneia ao esforço, falta de ar e fadiga), diminuição da pressão arterial e da frequência cardíaca em qualquer nível de atividade física, melhora nos níveis de lipídeos no sangue, aumento do bem-estar psicossocial, suspensão do uso de tabaco e redução da mortalidade.

Uma metanálise de 48 ensaios randomizados (8.940 pacientes) descobriu que o exercício estava associado a menor mortalidade cardíaca e de todas as causas, bem como a tendências decrescentes de procedimentos de revascularização e infarto do miocárdio não fatal. Uma metanálise separada de 63 ensaios randomizados (21.295 pacientes) descobriu que a reabilitação cardíaca reduziu o infarto do miocárdio recorrente em 17% em 12 meses e reduziu a mortalidade em 47% em 2 anos.

Um estudo de mais de 600 mil pacientes do Medicare hospitalizados devido a síndrome coronariana aguda, intervenção coronariana percutânea ou cirurgia de *bypass* da artéria coronária descobriu que 12,2% da coorte participou de reabilitação cardíaca. Em um ano, houve uma taxa de mortalidade de 2,2% entre os participantes de reabilitação cardíaca *versus* 5,3% entre os não participantes. O benefício persistiu por cinco anos, quando a taxa de mortalidade entre participantes foi de 16,3% *versus* 24,6% entre não participantes. Essa redução de risco considerável se iguala ou excede o benefício de muitas intervenções cirúrgicas e com fármacos. Os pacientes que participaram de 25 ou mais sessões tiveram uma taxa de mortalidade em cinco anos 20% mais baixa do que aqueles que participaram de menos de 25 sessões.

Outro estudo, com 30 mil pacientes que participaram de pelo menos uma sessão de reabilitação cardíaca, descobriu uma relação de dose-resposta de reabilitação cardíaca no acompanhamento de quatro anos. Os pacientes que participaram de todas as 36 sessões tinham 47% menos probabilidade de morrer e 31% menos probabilidade de ter infarto do miocárdio do que aqueles que participaram de apenas uma sessão, 22% menos probabilidade de morrer e 23% menos probabilidade de ter infarto do miocárdio do que aqueles que participaram de 12 sessões e 14% menos probabilidade de morrer e 12% menos probabilidade de ter infarto do miocárdio do que aqueles que participaram de 24 sessões.

Adams BJ, Carr JG, Ozonoff A, et al: Effects of exercise training in supervised cardiac rehabilitation programs on prognostic variables from the exercise tolerance test. Am J Cardiol 2008;101:1403-1407.

Clark AM, Hartling L, Vandermeer B, et al: Meta-analysis: Secondary prevention programs for patients with coronary artery disease. Ann Intern Med 2005;143:659-672.

Hammill BG, Curtis LH, Schulman KA, et al: Relationship between cardiac rehabilitation and long-term risks of death and myocardial infarction among elderly Medicare beneficiaries. Circulation 2010;121:63-70.

Suaya JA, Stason WB, Ades PA, et al: Cardiac rehabilitation and survival in older coronary patients. J Am Coll Cardiol 2009;54:25-33.

Wenger NK: Current status of cardiac rehabilitation. J Amer Coll Cardiol 2008;51:1619-1631.

AVALIAÇÃO DO PACIENTE

Antes de o paciente iniciar a reabilitação cardíaca na fase 2, vários exames são recomendados para avaliar o risco, modificar o plano de tratamento e estabelecer os parâmetros de exercício para condicionamento cardiovascular.

▶ Eletrocardiograma e ecocardiograma

O eletrocardiograma (ECG) e o ecocardiograma são utilizados como ferramentas de rastreamento para verificar anormalidades cardíacas, tais como hipertrofia ou disfunção ventricular esquerda, infarto do miocárdio, anormalidades de condução e disfunções valvulares.

Teste de exercício

A. Teste de exercício submáximo

Um teste de exercício submáximo é definido como uma frequência cardíaca máxima de 120 batimentos por minuto, ou 70% da frequência cardíaca prevista máxima, e em geral é realizado 4 a 6 dias após a lesão aguda para fornecer dados adicionais usados no prognóstico, na prescrição de atividade e na avaliação do tratamento.

B. Teste de exercício graduado

Um teste de exercício graduado, também chamado de *teste de tolerância ao exercício*, deve ser limitado aos sinais ou aos sintomas, e não concluído em uma frequência cardíaca-alvo predefinida ou velocidade de trabalho. Ele é realizado em 2 a 3 semanas após a lesão para determinar a estratificação de risco (avaliar a prevalência de isquemia ou arritmias, frequência cardíaca e resposta da pressão arterial ao exercício), desenvolver uma prescrição de exercício e quantificar a capacidade funcional do paciente. Em geral, o teste de exercício graduado utiliza uma esteira. Outras formas de realização, para pacientes com artrite, obesidade ou outras comorbidades que sejam contraindicações a um teste de esteira adequado, incluem ergometria do braço e bicicleta ergométrica.

O Quadro 23.2 resume as circunstâncias nas quais o teste de exercício graduado pode ser concluído antes que o paciente alcance um esforço máximo. Se o teste for submáximo, ele irá apresentar uma frequência cardíaca máxima mais baixa e uma consequente frequência cardíaca-alvo de treinamento mais baixa. Desse modo, a intensidade do exercício prescrito resultante não irá fornecer os melhores benefícios possíveis. Nessas circunstâncias, um segundo teste de exercício, graduado em 3 a 6 semanas após a lesão, pode ser realizado, para determinar os parâmetros de reabilitação cardíaca apropriados.

C. Nível equivalente metabólico

O nível MET máximo de pacientes que iniciam a reabilitação cardíaca é de 4 a 6 METs. O protocolo de Bruce, que é o protocolo de esteira usado com mais frequência, muitas vezes não é a escolha favorável, visto que inicia em 4,6 METs e depois aumenta 2,5 a 3,0 METs com cada estágio de 3 minutos. Os pacientes de reabilitação cardíaca devem se exercitar por cerca de 10 minutos para a avaliação da capacidade funcional, frequência cardíaca e pressão arterial; contudo, muitas vezes eles conseguem completar apenas 1 a 2 estágios (< 6 minutos) do protocolo de Bruce. O protocolo de Bruce modificado começa em 2,3 METs com 1,7 mph em grau 0%, depois 1,7 mph em grau 5%, mas prossegue com o mesmo perfil de frequência de trabalho que o protocolo de Bruce padrão no estágio 3 (1,7 mph e grau 10%, ou 5 METs). O protocolo de Naughton-Balke inicia em 2 mph em grau zero, a velocidade é mantida, e a elevação é aumentada 3,5 a cada 3 minutos. Com frequência, isso é usado para pacientes com tolerância insatisfatória ao exercício.

Os seguintes pacientes podem produzir um teste de exercício graduado falso-positivo: indivíduos com anormalidades no ECG basal devido a bloqueio do ramo do feixe esquerdo, síndrome pré-excitação, hipertrofia ventricular esquerda, terapia com digoxina (ou medicações relacionadas), mais do que 1 mm de depressão do segmento ST em repouso ou ritmo ventricular reproduzido eletronicamente. Uma imagem de estresse farmacológico é necessária nos casos desses indivíduos e daqueles incapazes de tolerar um teste de exercício graduado padrão.

Imagem de perfusão com radionuclídeo

A imagem de perfusão com radionuclídeo pode ser concluída após a administração de tálio-201 intravenoso ou tecnécio sestamibi-99m. As imagens obtidas logo após o exercício são comparadas com imagens obtidas em repouso para confirmar isquemia reversível e cicatriz. Se um paciente for incapaz de se exercitar de forma adequada, uma provocação farmacológica intravenosa usando agentes como dipiridamol, adenosina ou dobutamina é realizada e imita a resposta cardíaca ao exercício. O ecocardiograma pode ser utilizado em conjunto com o exercício ou a dobutamina para avaliar a função ventricular esquerda e as anormalidades globais e regionais no movimento da parede associadas à isquemia transitória que ocorre durante estresse cardíaco e que estão ausentes durante o repouso. O ecocardiograma de estresse é mais sensível do que o ECG de esforço para o diagnóstico de isquemia do miocárdio.

O teste de exercício graduado tem valor preditivo para mortalidade cardíaca e de todas as causas. Cada aumento de 1 MET

Quadro 23.2 Pontos finais do teste de exercício graduado

Pontos finais absolutos	Pontos finais relativos
Sinais de fadiga grave	Queda na PAS em dois aumentos consecutivos na frequência de trabalho na ausência de outros sinais de isquemia ou piora de arritmia
Solicitação do paciente	
Taquicardia ventricular prolongada	
Angina moderada a grave	
Sinais de perfusão insatisfatória – tontura moderada a grave, quase síncope, confusão, ataxia, pele fria ou pegajosa	Piora da ectopia ventricular, em especial se exceder 30% dos complexos
Dificuldades técnicas em monitorar o ECG ou a PA	Depressão de ST > 2 mm com ECG em repouso anormal ou um paciente que toma digoxina
Queda na PAS apesar do aumento da frequência de trabalho na presença de outros sinais de isquemia ou piora da arritmia	Bloqueio de ramo de feixe de nova ocorrência, em especial se não for distinguível de taquicardia ventricular
Fibrilação atrial de nova ocorrência	
Taquicardia supraventricular	Dispneia e chiado
Bloqueio cardíaco atrioventricular de terceiro grau	Claudicação grave
Elevação de ST (> 1 mm) nas derivações sem ondas Q diagnósticas (exceto V_1 ou aVR)	
Depressão de ST (> 2 mm) com ECG em repouso normal em um paciente que não toma digoxina	
PAS > 250 mmHg ou PAD > 115 mmHg	
Frequência cardíaca dentro de 10 batimentos do limiar da DCI	

ECG, eletrocardiograma; PA, pressão arterial; PAS, pressão arterial sistólica; PAD, pressão arterial diastólica; DCI, doença coronariana isquêmica.

Tabela 23.1 Estratificação de risco para eventos cardíacos durante a realização de exercício

Risco baixo (todos devem estar presentes)	Risco moderado (≥ 1 presente)	Risco alto (≥ 1 presente)
TELS/Achados de recuperação		
Sem angina ou sintomas	Angina ou sintomas ≥ 7 METs	Angina ou sintomas < 5 METs
Sem arritmias ventriculares	Isquemia silenciosa leve a moderada (depressão do segmento ST < 2 mm)	Arritmias ventriculares
Hemodinâmica normal		Isquemia silenciosa alta (depressão do segmento ST ≥ 2 mm)
Capacidade funcional ≥ 7 METs		Hemodinâmica anormal
Achados do teste sem exercício		
FE em repouso ≥ 50%	FE em repouso = 40 a 45%	FE em repouso < 40%
IM não complicado ou revascularização		História de parada cardíaca ou de morte súbita
Sem arritmias ventriculares		Disritmias complexas em repouso
Sem ICC		IM complicado ou revascularização
Sem isquemia pós-evento ou pós-procedimento		ICC
Sem depressão clínica		Isquemia pós-evento ou pós-procedimento
		Depressão clínica

TELS, teste de exercício limitado por sintoma; METs, equivalentes metabólicos; FE, fração de ejeção; ICC, insuficiência cardíaca congestiva; IM, infarto do miocárdio.

na capacidade de exercício é associado a uma melhora de 12% na sobrevivência. Além da mortalidade, o teste de exercício graduado pode ser usado para estratificar o risco de o paciente sofrer eventos cardíacos durante o exercício (Tab. 23.1).

> Ades PA, Savage PD, Brawner CA, et al: Aerobic capacity in patients entering cardiac rehabilitation. Circulation 2006;113:2706–2712.
>
> Braverman DL: Cardiac rehabilitation: A contemporary review. Am J Phys Med Rehabil 2011;90:599–611.
>
> Brawner BA: Graded exercise testing. In: Kraus WE, Keteyian SJ (Eds): *Cardiac Rehabilitation*. Humana Press, 2007:111–119.
>
> Chaitman BR: Exercise stress testing. In: Bonow RO, Mann DL, Zipes DP, et al (Eds): *Braunwald's Heart Disease: A Textbook of Cardiovascular Medicine*, 9th ed. Elsevier Saunders, 2012:168–199.

COMPONENTES CENTRAIS DA REABILITAÇÃO CARDÍACA

A American Heart Association (AHA) e a American Association of Cardiovascular and Pulmonary Rehabilitation descreveram os componentes centrais para programas de reabilitação cardíaca (Quadro 23.3). Cada componente fornece uma

Quadro 23.3 Componentes centrais de um programa de reabilitação cardíaca

Avaliação do paciente
Manejo de lipídeos
Manejo da hipertensão
Interrupção do hábito de fumar
Manejo do diabetes
Aconselhamento nutricional
Manejo do peso
Aconselhamento psicossocial
Aconselhamento de atividade física
Treinamento de exercício

oportunidade para melhorar a saúde global e o funcionamento do paciente cardíaco.

▶ Avaliação do paciente

A avaliação do paciente começa com história e exame físico minuciosos, revisão das medicações, ECG em repouso de 12 derivações, perfil de risco, qualidade de vida relacionada à saúde percebida pelo paciente por meio do uso de um questionário padronizado e teste de exercício graduado. Fatores de risco cardiovasculares modificáveis e não modificáveis são revisados. Os fatores de risco modificáveis incluem inatividade física, hipertensão, tabagismo, dislipidemia, sobrepeso ou obesidade, diabetes, síndrome metabólica e os fatores emergentes de lipoproteína-a elevada, homocisteína elevada, estados protrombóticos e proteína C-reativa elevada. Os fatores de risco não modificáveis incluem idade aumentada, gênero masculino, doença cardiovascular prévia, história familiar e condição socioeconômica baixa.

▶ Manejo de níveis lipidêmicos

A dislipidemia é um fator de risco importante para doença cardíaca coronariana. As American Association of Clinical Endocrinologists' Guidelines e o National Cholesterol Education Program Adult Treatment Panel (NCEP-ATP) III estabeleceram os seguintes objetivos para indivíduos com doença cardíaca coronariana:

- colesterol total em jejum: menos de 200 mg/dL
- colesterol de lipoproteína de baixa densidade (LDL) menor do que 100 mg/dL (< 70 mg/dL para pacientes de alto risco)
- colesterol de lipoproteína de alta densidade (HDL-C): 60 mg/dL ou maior
- triglicerídeos: 150 mg/dL

As mudanças no estilo de vida devem ser iniciadas se o nível de colesterol LDL estiver acima do ideal. Além de exercício regular aumentado e redução de peso, os pacientes precisam reduzir a ingestão de gordura saturada e de colesterol. Os métodos relacionados à alimentação para reduzir o colesterol LDL incluem ingestão aumentada de fibras solúveis e estanóis vegetais ou esteróis. Essas e outras recomendações alimentares são descritas em detalhes em Aconselhamento Nutricional, a seguir.

Muitas vezes, as mudanças no estilo de vida não permitem que os pacientes de alto risco atinjam os valores ideais de colesterol LDL. As estatinas (inibidores da HMG-CoA redutase), que reduzem a produção de colesterol no fígado, são a farmacoterapia de primeira linha. Em um ensaio controlado randomizado com mais de 20 mil pacientes de alto risco, aqueles que receberam sinvastatina demonstraram redução de 24% nos eventos cardiovasculares graves e redução de 17% na morte cardiovascular no período de acompanhamento de cinco anos. Esses benefícios persistiram por mais cinco anos. Embora, em geral, as estatinas sejam bem toleradas, mialgias são relatadas por 5 a 15% dos pacientes. Em casos raros, as estatinas podem causar miopatia e rabdomiólise, e o risco aumenta com doses mais altas. Alguns pacientes apresentam aumento assintomático nas enzimas hepáticas, em especial nos primeiros seis meses de tratamento. Muitas vezes, isso é revertido quando se interrompe as estatinas ou quando se reduz a dose. Com frequência, é necessário prescrever estatinas com terapia de combinação usando niacina, fibratos, resinas de ácido biliar ou ezetimibe, para permitir que os pacientes alcancem os níveis ideais de colesterol LDL. (Para discussão adicional de hiperlipidemia, ver o Cap. 42.)

> Armitage J: The safety of statins in clinical practice. Lancet 2007;370:1781–1790.
>
> Defilippis AP, Blaha MJ, Jacobson TA: Omega-3 fatty acids for cardiovascular disease prevention. Curr Treat Options Cardiovasc Med 2010;12:365–380.
>
> Heart Protection Study Collaborative Group: Effects on 11-year mortality and morbidity of lowering LDL cholesterol with simvastatin in 20,536 high-risk individuals: A randomized controlled trial. Lancet 2011;378:2013–2020.
>
> Jellinger PS, Smith DA, Mehta AE, et al: American Association of Clinical Endocrinologists' guidelines for management of dyslipidemia and prevention of atherosclerosis. Endocr Pract 2012;18:1–78.
>
> Knauer MJ, Urquhart BL, Schwabedissen HEM, et al: Human skeletal muscle drug transporters determine local exposure and toxicity of statins. Circ Res 2010;106:297–306.

▶ Manejo da hipertensão

Assuntos como adesão ao tratamento medicamentoso, uso de drogas sem prescrição que afetam a pressão arterial e avaliação para hipotensão ortostática devem ser incluídos na história inicial. Os pacientes com pressão arterial maior do que 130/80 mmHg são aconselhados a fazer modificações no estilo de vida, incluindo atividade física aeróbia regular de pelo menos 30 minutos por dia em muitos dias, redução de peso (índice de massa corporal ideal de 18,5 a 24,9 kg/m²), redução na ingestão de sal (65 mmol/dia ou 1,5 g/dia de sódio; 3,8 g/dia de sal) e limitação na ingestão de potássio (120 mmol/dia ou 4,7 g/dia). Ajustes na medicação devem ser feitos para atingir a pressão arterial ideal menor do que 140/90 mmHg na população geral, menor do que 130/80 mmHg para pacientes de alto risco com doença da artéria coronária ou comorbidades como diabetes e insuficiência renal, e menor do que 120/80 mmHg para pacientes com disfunção ventricular esquerda. (Para discussões adicionais sobre hipertensão, ver o Cap. 42.)

> Rosendorff C, Black HR, Cannon CP, et al: Treatment of hypertension in the prevention and management of ischemic heart disease: A scientific statement from the American Heart Association Council for High Blood Pressure Research and the Councils on Clinical Cardiology and Epidemiology and Prevention. Circulation 2007;115:2761–2788.

▶ Interrupção do uso de tabaco

Uma história de tabagismo inclui estado atual do tabagismo, história de tabagismo no passado, fumante passivo e uso de tabaco sem fumaça (mascar fumo). Os indivíduos que fumam cachimbo e charutos têm risco aumentado, mas a quantidade de dados científicos publicados e o nível de risco são muito menores do que para os fumantes de cigarro. Aconselhamento, educação e assistência farmacológica com substituição de nicotina e bupropiona devem ser considerados com o objetivo de interromper o uso de tabaco. A Organização Mundial da Saúde indica que, depois de um ano da interrupção do tabagismo, o risco de doença cardíaca coronariana diminui em 50%, e, em 15 anos, o risco relativo de morte por doença da artéria coronária se aproxima daquele de um não fumante. O uso atual de tabaco sem fumaça aumenta a incidência de doença cardiovascular em 27%.

> Yatsuya H, Folsom AR: Risk of incident cardiovascular disease among users of smokeless tobacco in the Atherosclerosis Risk in Communities (ARIC) Study. Am J Epidemiol 2010;172:600–605.

▶ Manejo do diabetes

Os pacientes diabéticos devem ser questionados sobre a adesão à medicação e à dieta e sobre a monitoração dos níveis de glicose no sangue. O objetivo é aumentar o controle glicêmico. A atividade física reduz a intolerância à glicose e a resistência à insulina. O valor-alvo para concentração de hemoglobina A_{1c} é de menos de 7%. Os pacientes devem receber tratamento de nutrição especializado para atingir os objetivos do tratamento.

▶ Aconselhamento nutricional

A etapa inicial na avaliação da dieta é registrar a ingestão calórica diária basal; verificar o conteúdo dietético de nutrientes, gordura saturada, gordura trans, colesterol e sódio; e equilibrar a ingesta com o débito de energia. O gasto de energia diário deve incluir atividade física moderada (200 kcal/dia). As estratégias dietéticas mais efetivas para prevenção de doença cardíaca coronariana são aumentar a ingestão de frutas, vegetais e grãos integrais, substituir gorduras saturadas e trans por gorduras não saturadas e não hidrogenadas e aumentar a ingestão de ácidos graxos ômega-3.

Os ácidos graxos ômega-3 são ácidos graxos poli-insaturados que reduzem os fatores relacionados a doença cardiovascular, tais como inflamação, função plaquetária e trombose, arritmias, encurtamento de telômero, hipertrigliceridemia, expressão de molécula de adesão na placa, relaxamento endotelial induzido por óxido nítrico e pressão arterial elevada. Não existem efeitos adversos graves conhecidos. Os ácidos graxos ômega-3 são encontrados em peixes (p. ex., salmão, atum, sardinhas), amêndoas, sementes, vegetais de folhas verde escuras (p. ex., couve-de-bruxelas, couve, espinafre, verduras), soja e óleos vegetais (canola, soja, linhaça). Reduções nos níveis de colesterol LDL e triglicerídeos e aumento no nível de colesterol HDL são vistos quando há maior ingestão de ácidos graxos ômega-3. Para prevenção secundária, a recomendação é consumir pelo menos uma porção de 200 a 400 g de peixe gorduroso ou um suplemento de óleo de peixe contendo 900 mg de ômega-3 várias vezes por semana.

Fibras solúveis, encontradas em aveia, feijão-preto, maçãs, peras, cevada e ameixas secas, reduzem a absorção de colesterol. Consumir 5 a 10 gramas ou mais de fibra solúvel por dia diminui o colesterol total e o LDL e aumenta o HDL, mas não tem efeito sobre os triglicerídeos. Os fitoesteróis (esteróis e estanóis vegetais com estrutura similar à do colesterol e encontrados principalmente em óleos vegetais e, em menores quantidades, em cereais, frutas e vegetais) reduzem o colesterol LDL como um agonista competitivo com colesterol para absorção gastrintestinal.

A Therapeutic Lifestyle Changes Diet fornece as seguintes recomendações dietéticas da AHA para pessoas com doença cardiovascular ou aquelas que estão em alto risco. Vinte e cinco a 35% das calorias totais podem vir de gorduras (< 7% de gordura saturada, até 10% de gordura poli-insaturada, até 20% de gordura monoinsaturada e nenhuma gordura trans). As proteínas compõem 15% das calorias totais. Os carboidratos complexos (grãos integrais, frutas e vegetais) compõem 50 a 60%. O colesterol dietético deve ser menor do que 200 mg por dia. Para reduzir o colesterol LDL, sugere-se a adição de 10 a 25 g de fibras solúveis ou 2 g de esteróis ou estanóis derivados de vegetais, ou ambos. Os pacientes devem consumir peixe oleoso contendo ômega-3 pelo menos duas vezes por semana. Outras recomendações incluem reduzir a ingestão de sódio (< 2,3 g/dia ou cerca de uma colher de chá de sal) e limitar as bebidas e os alimentos açucarados.

Não é recomendado estimular o consumo de álcool na dieta do indivíduo em reabilitação cardíaca. Os possíveis benefícios não superam a natureza viciante e as consequências adversas do consumo excessivo de álcool. Para aqueles indivíduos que já incluem bebidas alcoólicas na dieta habitual, a AHA recomenda limitar a ingestão para não mais do que uma dose de bebida alcoólica por dia para mulheres e duas para homens. Há evidências que relacionam consumo de vinho leve a moderado com redução na morbidade e na mortalidade de doença cardiovascular; contudo, isso não é observado no consumo de todas as bebidas alcoólicas. Foi postulado que os efeitos favoráveis do vinho são ligados a outros fatores na bebida (i.e., resveratrol), não ao próprio álcool. O álcool pode interagir de forma adversa com muitas medicações cardíacas, e os pacientes devem ter bom senso e relatar quaisquer sintomas preocupantes ao médico.

Há um interesse crescente em dietas à base de vegetais, de modo que uma proporção maior de alimentos consumidos por dia é composta de vegetais, grãos, legumes, nozes, sementes e frutas, em vez de carnes, frango, peixe, laticínios e ovos. Uma dieta à base de vegetais não requer que a pessoa seja vegetariana ou vegana e permite todos os alimentos com moderação, com ênfase nos vegetais. Em um estudo que acompanhou mais de 20 mil pacientes, por cerca de 10 anos, o alto consumo de frutas e vegetais (> 475 g/dia ou seis porções) apresentou associação inversa com incidência de doença cardíaca coronariana em comparação com uma ingestão baixa (< 241 g/dia ou três porções).

Uma dieta popular à base de vegetais é a dieta mediterrânea. Nessa abordagem, a carne vermelha é limitada a poucas vezes por mês, já peixe ou frango são permitidos duas vezes por semana. Os vegetais e as frutas são enfatizados. Há diminuição no uso de sal, manteiga e açúcar, e o uso de azeite de oliva é estimulado. A dieta mediterrânea é associada a redução significativa nos eventos cardíacos adversos e a mortalidade cardiovascular e de todas as causas.

Demonty I, Ras RT, van der Knaap HCM, et al: Continuous dose-response relationship of the LDL-cholesterol-lowering effect of phytosterols intake. J Nutr 2009;139:271-284.

Estruch R, Martínez-González MA, Corella D, et al: Effects of dietary fiber intake on risk factors for cardiovascular disease in subjects at high risk. J Epidemiol Community Health 2009;63:582–588.

Movva R, Figueredo VM: Alcohol and the heart: To abstain or not to abstain? Int J Cardiol 2012; doi:10.1016/j. ijcard.2012.01.030

Nova E, Baccan CG, Veses A, et al: 5th International Immunonutrition Workshop. Potential health benefits of moderate alcohol consumption: Current perspectives in research. Proc Nutr Soc 2012;71:307–315.

Oude Griep LM, Geleijnse JM, Kromhout D, et al: Raw and processed fruit and vegetable consumption and 10-year coronary heart disease incidence in a population-based cohort study in the Netherlands. Eur J Clin Nutr 2011;65:791–799.

Sofi F, Abbate R, Gensini GF, et al: Accruing evidence about benefits of adherence to the Mediterranean diet on health: An updated systematic review and meta-analysis. Am J Clin Nutr 2010;92:1189–1196.

▶ Manejo do peso

A obesidade é um fator de risco independente para doença cardiovascular e influencia de forma adversa outros fatores de risco. Cada participante de reabilitação cardíaca deve ter documentados peso, altura, circunferência da cintura e índice de massa corporal (IMC) basais. O IMC ideal é 18,5 a 24,9 kg/m². É importante reconhecer a massa muscular do paciente, porque o IMC superestima a gordura corporal naquelas pessoas com menos massa muscular. A circunferência de cintura ideal é menos de 101,6 cm para homens e menos de 88,9 cm para mulheres. Se o IMC ou a circunferência da cintura estiver acima do objetivo, o paciente deve reduzir seu peso em 10% em uma taxa de 450 a 907 g por semana durante seis meses, o que irá permitir melhor adesão às mudanças no estilo de vida, ajudar a preservar a massa corporal magra e produzir menos perda de água no corpo. Os pacientes devem buscar um déficit de energia de 500 a 1.000 kcal/dia, que é atingido por uma combinação de gasto calórico aumentado e ingestão calórica diminuída.

Manejo psicossocial

Os fatores psicossociais têm sido ligados à patogênese e ao prognóstico da doença cardíaca. Recomenda-se rastreamento de rotina para identificar depressão, ansiedade e abuso de substância em todos os pacientes em reabilitação cardíaca. As intervenções psicológicas que reduzem o sofrimento em pacientes cardíacos também reduzem a morbidade e a mortalidade. Após um infarto do miocárdio, 20 a 45% dos pacientes apresentam depressão e têm um risco cinco vezes maior de desistir da reabilitação cardíaca. A ansiedade está relacionada a risco aumentado de eventos adversos após infarto do miocárdio e também pode interferir na participação da reabilitação cardíaca.

Intervenções psicossociais da parte da equipe de reabilitação cardíaca aumentam a adesão ao programa. Elas incluem informar sobre os benefícios do exercício na saúde e no humor, enfatizar o apoio social a partir de outros pacientes, tornar o exercício o mais agradável possível, desenvolver objetivos realistas, engajar os membros da família dos pacientes e encorajar os pacientes a buscar tratamento psicológico e farmacológico para depressão, se necessário. Os pacientes cardíacos depressivos têm quatro vezes mais risco de mortalidade do que os pacientes não deprimidos (22% vs 5%). Em um estudo, a prevalência de sintomas depressivos diminuiu 64% após a reabilitação cardíaca, de 17 para 6%. Os pacientes com depressão que completam a reabilitação cardíaca demonstram melhor nível de condicionamento, que se relaciona de forma favorável com redução nos sintomas depressivos e taxa de mortalidade 73% mais baixa (8% vs 30%).

> Caulin-Glaser T, Maciejewski PK, Snow R, et al: Depressive symptoms and sex affect completion rates and clinical outcomes in cardiac rehabilitation. Prev Cardiol 2007;10:15–21.
>
> Milani RV, Lavie CJ: Impact of cardiac rehabilitation on depression and its associated mortality. Am J Med 2007;120:799–806.
>
> Moser DK, Riegel B, McKinley S, et al: Impact of anxiety and perceived control on in-hospital complications after acute myocardial infarction. Psychosom Med 2007;69:10–16.

Aconselhamento de atividade física

A capacidade de exercício e os níveis de atividade ocupacional e recreativa devem ser estabelecidos. O objetivo é realizar 30 a 60 minutos de atividade física moderada quase ou todos os dias da semana, se possível, para melhorar a sobrevida. Em pacientes com doença cardiovascular que se exercitam com frequência, há redução de 33% na mortalidade de todas as causas. Os pacientes devem ser educados de várias maneiras a realizar as atividades diárias, como caminhar, fazer trabalhos domésticos, subir escadas, trabalhar no jardim, estacionar o carro longe do destino, andar de bicicleta e planejar passeios familiares que incluam atividade física. Ficar sentado menos de 8 horas por dia e satisfazer as recomendações de atividade física da Organização Mundial da Saúde previne contra a mortalidade por todas as causas. Os pacientes devem ser aconselhados a reduzir o tempo na frente de um monitor, incluindo assistir televisão ou trabalhar em um computador. Sentar à frente de um monitor está relacionado a eventos cardiovasculares aumentados e a mortalidade por todas as causas, independentemente da atividade física. Ficar mais de 4 horas por dia na frente de um monitor aumenta o risco de doença cardiovascular em 125% e a mortalidade por todas as causas em 48% em comparação com indivíduos que ficam menos de 2 horas por dia na frente de um monitor.

> Nocon M, Hiemann T, Muller-Riemenschneider F, et al: Association of physical activity with all-cause and cardiovascular: A systematic review and meta-analysis. Eur J Prev Cardiol 2008;15:239–246.
>
> Stamatakis, E, Hamer, M, Dunstan, DW: Screen-based entertainment time, all-cause mortality, and cardiovascular events population-based study with ongoing mortality and hospital events follow-up. J Am Coll Cardiol 2011;57:292–299.
>
> Van der Ploeg HP, Chey T, Korda RJ, et al: Sitting time and all-cause mortality risk in 222,497 Australian adults. Arch Intern Med 2012;172:494–500.

Treinamento de exercício

Após concluir o teste de estresse limitado pelos sintomas, pode ser desenvolvida uma prescrição de exercício. A prescrição deve incluir o tipo, a intensidade, a duração e a frequência do exercício.

A. Tipo de exercício

Recomendam-se exercícios isotônicos, rítmicos e aeróbios que utilizem grupos musculares grandes, tais como caminhar, correr, nadar e andar de bicicleta, para o paciente de reabilitação cardíaca. Após o indivíduo participar de treinamento de resistência por várias semanas, recomenda-se também o treinamento de força. O efeito calórico e a influência sobre a modificação do fator de risco são menores com o treinamento de força do que com o exercício de resistência; contudo, o aumento resultante na massa muscular correlaciona-se com força, taxa metabólica basal e mobilidade funcional aumentadas. Pacientes com insuficiência cardíaca congestiva, arritmias não controladas, pressão arterial sistólica maior do que 160 mmHg, pressão arterial diastólica maior do que 100 mmHg, doença valvar grave ou angina instável devem evitar o treinamento de força, visto que esses pacientes podem descompensar. Os exercícios isométricos de alta intensidade devem ser evitados pelos pacientes em reabilitação cardíaca, devido ao aumento na pós-carga.

B. Intensidade

Existem vários métodos para determinar a intensidade do exercício. O método da AHA para adultos saudáveis é calcular a frequência cardíaca máxima ($FC_{máx.}$ = 220 – idade) e depois recomendar o exercício em uma frequência cardíaca alvo de 70 a 85% da $FC_{máx}$. Para pacientes da reabilitação cardíaca, o objetivo é exercitar-se em 70 a 85% da frequência cardíaca máxima alcançável no seu teste de exercício graduado limitado aos sintomas. Dependendo do nível de condicionamento, os pacientes podem conseguir iniciar o programa apenas em 50% da FC máxima. O método Karvonen calcula a frequência cardíaca alvo como 0,4 a 0,6 ($FC_{máx.}$ – FC em repouso) + FC em repouso. O método de consumo de oxigênio utiliza 60 a 80% do consumo de oxigênio máximo. A Borg Rating of Perceived Exertion é uma escala linear utilizada para indicar o grau de esforço físico percebido durante a realização de exercício. Ela se correlaciona linearmente com a frequência cardíaca, a ventilação, o consumo de oxigênio e os níveis de lactato. Os pacientes em reabilitação cardíaca devem se exercitar em uma classificação de Borg de 11 a 15.

Pacientes que tomam β-bloqueadores devem reduzir suas frequências cardíacas submáximas e máximas no exercício em 20 a 40 batimentos por minuto. Há dados publicados para determinar a frequência cardíaca alvo nesses pacientes, que podem estar baseados na escala Borg. Em pacientes com marca-passos de frequência fixa, a frequência cardíaca alvo não pode ser utilizada para guiar a intensidade do exercício, e os pacientes devem confiar na escala Borg. Para dispositivos com dupla câmara com resposta de frequência, a frequência cardíaca alvo calculada pode guiar a intensidade do exercício.

C. Duração e frequência

Para atingir o condicionamento cardiovascular, uma pessoa deve se exercitar por 20 a 30 minutos na frequência cardíaca alvo ou no nível de condicionamento, no início, e depois progredir para 30 a 60 minutos 4 a 6 vezes por semana. Os pacientes descondicionados, com capacidade de exercício basal menor do que 3 METs, devem iniciar com sessões de treinamento curtas (3 a 10 minutos cada) 2 a 3 vezes por dia em uma intensidade alvo de 40 a 50% da frequência cardíaca máxima, com progressão gradual conforme tolerado. A frequência do programa de reabilitação cardíaca ambulatorial padrão é três vezes por semana durante 12 semanas.

Uma sessão de exercício inicia com o aquecimento, para aumentar a prontidão da articulação, abrir as colaterais existentes e prevenir mudanças súbitas na resistência vascular periférica antes que ocorra a contração máxima dos músculos esqueléticos. Depois, é a fase de treinamento, durante a qual os exercícios são realizados na intensidade e duração prescritas. As sessões terminam com um resfriamento, no qual ocorre uma redução gradual da intensidade do exercício, permitindo a redistribuição de sangue a partir das extremidades. Essa redistribuição reduz a rigidez e a dor dos músculos e articulações e ajuda a prevenir declínio súbito do retorno venoso, reduzindo o risco de hipotensão ou de síncope pós-exercício.

> Piepoli MF, Corra U, Benzer W, et al: Secondary prevention through cardiac rehabilitation: Physical activity counseling and exercise training. Key components of the position paper from the Cardiac Rehabilitation Section of the European Association of Cardiovascular Prevention and Rehabilitation. Eur Heart J 2010;31:1967–1976.

PRECAUÇÕES DE ATIVIDADE NO PACIENTE EM REABILITAÇÃO CARDÍACA

▶ Pós-infarto do miocárdio

Após um infarto agudo do miocárdio, o treinamento de exercício pode iniciar em 3 a 4 semanas, com aumento gradual na atividade durante 6 a 8 semanas. Muitos indivíduos retornam ao trabalho oito semanas após o infarto. A extensão do infarto do miocárdio, o desenvolvimento de complicações, a idade do paciente, as condições de saúde e comorbidade e as demandas físicas do trabalho do indivíduo podem estender o período de incapacidade pós-infarto.

▶ Pós-cateterismo ou angioplastia

Existem poucas restrições após uma cateterização cardíaca ou intervenção coronariana percutânea (ICP). Os fatores que influenciam a recuperação após esses procedimentos incluem: a razão subjacente para o cateterismo, o sucesso de qualquer procedimento terapêutico realizado, o número e a severidade das complicações do procedimento, a quantidade de sangue perdido, se surgirem complicações, e o estado médico, psicológico e nutricional do indivíduo. Um paciente deve ser capaz de retornar ao trabalho e à maioria das atividades normais uma semana após uma angioplastia ou um procedimento de colocação de *stent*. Quaisquer limitações irão depender da cicatrização do local de inserção. Um teste de estresse de exercício limitado pelos sintomas no dia seguinte à colocação de *stent* coronariano não aumenta o risco de trombose clínica ou complicações no local de acesso, indicando que os pacientes podem retornar a um nível total de atividade mais rápido. Se a ICP foi indicada como um tratamento pós-infarto do miocárdio, os pacientes podem começar o treinamento de exercício 7 a 14 dias após o procedimento.

▶ Pós-*bypass* da artéria coronária

As preocupações com o esterno são quase universais para pacientes após cirurgia de revascularização do miocárdio (CABG, na sigla em inglês) e outras cirurgias de esternotomias medianas. A premissa é a de que evitar determinados movimentos irá evitar estresse indevido ao esterno em cicatrização e irá reduzir o risco de complicações nesse local. Isso é especialmente verdadeiro para indivíduos que apresentam múltiplos fatores de risco para deiscência da ferida do esterno, incluindo o uso da artéria mamária interna na revascularização, mulheres com as mamas em pêndulo, obesidade mórbida, tórax em barril, história de diabetes melito não bem controlado, osteoporose, tabagismo e necessidade de reoperação por sangramento ou repetição da cirurgia cardiotorácica. As precauções relativas ao esterno devem ser seguidas por 6 a 12 semanas, dependendo do estado de saúde do paciente e das recomendações do cirurgião.

As preocupações atuais sobre os cuidados com o esterno são listadas no Quadro 23.4. Diversos pacientes permanecem com a função prejudicada muito tempo depois da cirurgia cardiotorácica, e é possível que algumas precauções contribuam para esse estado, por serem muito restritivas e adiarem a recuperação ideal. A literatura recente não sustenta todas as restrições impostas, e o julgamento clínico deve estar presente nas discussões entre a equipe de saúde e o paciente para permitir retorno seguro e funcional às atividades normais. Mais recentemente, foram desenvolvidas precauções específicas que se concentram na função e não impedem a recuperação.

A CABG sem circulação corporal com frequência utiliza uma abordagem de esternotomia mediana e, em alguns casos, técnicas de retração para elevar o coração, permitindo acesso aos

Quadro 23.4 Precauções relativas ao cuidado do esterno após uma CABG[a]

Evitar:
- Realizar flexão ou abdução de ombro bilateral simultânea, ou ambas, > 90°
- Elevar um braço acima da cabeça ou tocar as costas
- Levantar, empurrar e puxar 4,5 kg
- Praticar atividades que podem causar manobra de Valsalva excessiva
- Apoiar o peso total nas extremidades superiores
- Usar os braços para mudar da posição deitada para sentada ou de sentada para de pé
- Por quatro semanas, dirigir ou sentar em um banco de passageiro atrás de um *airbag*

Encorajar:
- Realizar amplitude de movimento ativa na extremidade superior unilateral conforme tolerado, movendo os braços apenas dentro da amplitude livre de dor
- Trocar de posição para mobilidade na cama (para evitar contração forte dos músculos abdominais, o que puxa a inserção esternocostal superior)
- Colocar tala no tórax com travesseiro ou fazer a postura de "abraçar a si mesmo" quando tossir
- Usar sutiã ou blusa de sustentação nos casos de mulheres com seios grandes ou índice de massa corporal ≥ 35

[a]A menos que especificado de outra forma, as recomendações são para 6 a 12 semanas após a cirurgia, com exceções baseadas de acordo com o caso e procedimento.

vasos na superfície lateral e inferior do coração. A cirurgia sem circulação extracorpórea é realizada em um coração batendo após a redução do movimento cardíaco por variados dispositivos farmacológicos e mecânicos, tais como β-bloqueadores e bloqueadores do canal de cálcio e aparelhos estabilizantes mecânicos para isolar os vasos desejados. Os pacientes que se submetem à CABG sem circulação extracorpórea devem observar as mesmas precauções antes descritas.

▶ Pós-revascularização cardíaca direta minimamente invasiva

Em geral, a revascularização cardíaca direta minimamente invasiva (MIDCAB) é realizada sob visualização direta em uma pequena toracotomia anterior esquerda que expõe o coração no quarto interespaço intercostal, permitindo o acesso aos ramos diagonais da artéria descendente anterior e, possivelmente, aos vasos marginais anteriores. Essa técnica é realizada principalmente em pacientes com doença de vaso único, porque o número de anastomoses realizadas no coração batendo limita-se a 1 ou 2 vezes. As vantagens incluem estada hospitalar mais curta, menos infecção, menos dor e retorno mais rápido às atividades normais. Após retornarem ao domicílio, esses pacientes não têm restrições físicas específicas, não precisam manter precauções relativas ao esterno e podem, muitas vezes, retornar às atividades usuais e de trabalho em duas semanas. Esse procedimento é adequado, em especial, para pacientes que têm risco alto de esternotomia mediana tradicional, incluindo aqueles que são idosos, usam corticosteroides a longo prazo e têm doença pulmonar obstrutiva crônica severa, descondicionamento, artrite avançada ou problemas ortopédicos.

> Cahalin LP, LaPier TK, Shaw DK: Sternal precautions: Is it time for change? Precautions versus restrictions—A review of literature and recommendations for revision. Cardiopulm Phys Ther J 2011;22:5–15.
>
> Piotrowicz R, Wolszakiewicz J: Cardiac rehabilitation following myocardial infarction. Cardiol J 2008;15:481–487.
>
> Roffi M, Wenaweser P, Windecker S, et al: Early exercise after coronary stenting is safe. J Am Coll Cardiol 2003;42:1569–1573.

DÉFICITS COGNITIVOS NO PACIENTE DE REABILITAÇÃO CARDÍACA

A doença cardíaca isquêmica e a demência estão associadas ao envelhecimento e podem coexistir. Os pacientes de reabilitação cardíaca podem ter déficits cognitivos preexistentes que não foram detectados até o incidente cardíaco. Isso é mais notável em pacientes de CABG, entre os quais 20 a 80% apresentam dano cognitivo, incluindo falta de atenção, de concentração, de memória de curto prazo, de função motora fina e de velocidade de respostas mentais e motoras.

A encefalopatia pós-CABG tem prevalência de 6,9% e está relacionada a idade avançada, AVC prévio, hipertensão, diabetes, ruído carotídeo e tempo de *bypass* cardiopulmonar. Cada hora adicional no *bypass* cardiopulmonar dobra a probabilidade de encefalopatia pós-operatória. Estima-se que o AVC ocorra em 1,6% dos pacientes após a CABG, e ele está associado a idade avançada, AVC prévio e hipertensão. As anormalidades na espectroscopia de ressonância magnética (uma estimativa de metabolismo cerebral) correlacionam-se com déficits neuropsicológicos pós-operatórios, indicando que o distúrbio neuronal metabólico transitório é uma causa de mudança cognitiva pós-operatória.

Os déficits neuropsicológicos são mais acentuados no terceiro dia após a CABG e, em geral, resolvem-se na semana seguinte. Os mecanismos responsáveis por déficits neuropsicológicos incluem hipoperfusão durante *bypass* cardiopulmonar; hipertensão venosa causada por manipulação do coração durante a cirurgia; microêmbolos de ar, ateroma, gordura e agregados plaquetários que se originam do circuito de derivação cardiopulmonar e da aorta ascendente; e um processo inflamatório sistêmico que produz edema cerebral. Ensaios controlados randomizados de CABG sem circulação extracorpórea *versus* com circulação extracorpórea convencional demonstram que a primeira é uma técnica efetiva e segura, sem diferença significativa no resultado inicial de morte ou complicações. Contudo, os desfechos de um ano, completude da revascularização e permeabilidade da obstrução são significativamente piores com CABG sem circulação extracorpórea do que com CABG com circulação extracorpórea. A literatura inicial indica que as abordagens sem circulação extracorpórea tinham o potencial de melhorar os resultados neuropsicológicos; contudo, a literatura atual refuta essa queixa e não mostra diferenças significativas nos resultados neuropsicológicos entre os grupos.

▶ Tratamento

Uma avaliação neurocognitiva deve fazer parte da avaliação de rotina de um programa de reabilitação cardíaca abrangente. É melhor completar a avaliação antes da alta hospitalar, de modo que, se for detectado declínio cognitivo, devem ser programadas avaliações de acompanhamento em série. A educação do paciente e da família é essencial, porque os déficits cognitivos podem influenciar o funcionamento seguro em casa. Diferenciar déficits cognitivos de transtornos de ansiedade e de depressão é importante, visto que ambos podem apresentar mudanças cognitivas temporárias ou podem mascarar o declínio neurocognitivo relacionado à CABG.

> Burkhart CS, Dell-Kuster S, Gamberini M, et al: Modifiable and nonmodifiable risk factors for postoperative delirium after cardiac surgery with cardiopulmonary bypass. J Cardiothorac Vasc Anesth 2010;24:555–559.
>
> Motallebzadeh R, Bland JM, Markus HS, et al: Neurocognitive function and cerebral emboli: Randomized study of on-pump versus off-pump coronary artery bypass surgery. Ann Thorac Surg 2007;83:475–482.
>
> Shroyer AL, Grover FL, Hattler B, et al: On-pump versus off-pump coronary-artery bypass surgery. N Engl J Med 2009;361:1827–1837.
>
> Tarakji KG, Sabik JF 3rd, Bhudia SK, et al: Temporal onset, risk factors, and outcomes associated with stroke after coronary artery bypass grafting. JAMA 2011;305:381.

RISCOS DA REABILITAÇÃO CARDÍACA

A AHA estima o risco de qualquer evento cardíaco adverso significativo durante a reabilitação cardíaca como um evento em 60 a 80 mil horas de exercício supervisionado, incluindo infarto do miocárdio, parada cardíaca ou morte. Os pacientes em risco de evento isquêmico durante a reabilitação cardíaca incluem aqueles com angina pós-operatória ou arritmias ventriculares, ectopia ventricular excessiva ou isquemia do miocárdio com exercício, fração de ejeção ventricular esquerda menor do que 35%, insuficiência cardíaca congestiva de classe III ou IV da New York Heart Association (NYHA) ou queda da pressão arterial sistólica de 10 pontos ou mais com exercício.

As arritmias são os eventos adversos mais notáveis durante a reabilitação cardíaca. Os pacientes em risco incluem aqueles que sofreram um infarto agudo do miocárdio nas últimas seis semanas, bem como aqueles com isquemia durante o exercício, história de arritmias supraventriculares ou ventriculares, história de parada cardíaca súbita ainda não estabilizada na terapia médica, fração de ejeção ventricular esquerda menor do que 30% e desfibrilador cardioversor implantável automático (AICD, do inglês, *automatic implantable cardioverter defibrilation*) implantado em período recente ou marca-passo cardíaco responsivo à frequência instalado nos últimos tempos. Há uma incidência de 30% de taquicardia ventricular com até uma complicação urgente em 138 horas de exercício do paciente, mas apenas 1,3 de mortalidade por milhão de horas-paciente. A taxa de arritmias é similar em homens e mulheres. As arritmias são induzidas por isquemia, que pode alterar a despolarização, a repolarização e a velocidade de condução. Incorporar um período de aquecimento e de resfriamento em cada sessão de exercício diminui a frequência de arritmias, promovendo a perfusão coronariana.

▶ Tratamento

A reabilitação cardíaca deve ser adiada para seis semanas após a implantação de AICD para prevenir deslocamento dos cabos do aparelho. A frequência cardíaca máxima durante o exercício deve ser 10 batimentos abaixo do gatilho para iniciar a frequência antitaquicardia e a descarga do AICD. Pequenas melhoras na capacidade aeróbia podem ser atingidas em comparação com os pacientes sem AICD por causa das frequências cardíacas alvo mais baixas, mas esses indivíduos ainda recebem benefícios consideráveis na reabilitação cardíaca.

> Thompson PD, Franklin BA, Balady GJ, et al: Exercise and acute cardiovascular events—placing the risks into perspective: A scientific statement from the American Heart Association Council on Nutrition, Physical Activity, and Metabolism and the Council on Clinical Cardiology. Circulation 2007;115:2358–2368.

POPULAÇÕES ESPECIAIS

▶ Pacientes idosos

Pacientes idosos têm maior probabilidade de desenvolver complicações a partir de infartos do miocárdio e de procedimentos de revascularização do miocárdio e podem ter maiores necessidades de reabilitação do que pacientes jovens. Mais de 50% dos candidatos à reabilitação cardíaca estão acima de 65 anos de idade. Os pacientes idosos raramente desistem da reabilitação cardíaca e, com frequência, atingem excelentes resultados (melhor tolerância ao exercício e qualidade de vida), apresentando um risco baixo de eventos adversos. Apesar desses dados, indivíduos mais velhos têm menos probabilidade de receber encaminhamento e de participar da reabilitação cardíaca.

▶ Mulheres

A mortalidade por infarto do miocárdio em todas as faixas etárias é mais alta para mulheres do que para homens. A participação na reabilitação cardíaca fornece benefícios iguais para homens e mulheres; no entanto, as mulheres têm menor probabilidade de receber encaminhamento. Quando encaminhadas para reabilitação cardíaca, elas têm menor probabilidade de participar devido aos recursos financeiros limitados, à falta de apoio emocional e social e às dificuldades de transporte.

▶ Minorias raciais

A prevalência da doença cardiovascular em homens negros (44,8%) e em mulheres negras (47,3%) excede a de homens brancos e mulheres brancas (37,4% e 33,8%, respectivamente).

Afro-americanos têm menor probabilidade de ser hospitalizados por dor no peito e são bem menos submetidos a cirurgias de intervenção coronariana percutânea e CABG se comparados com indivíduos brancos, apesar dos dados que sustentam taxas de sobrevivência equivalentes. As minorias têm menor probabilidade de encaminhamento e de participação na reabilitação cardíaca.

Pacientes com insuficiência cardíaca

Na ausência de contraindicações específicas ao exercício, pacientes com insuficiência cardíaca estável de classe II e III da NYHA sem arritmias complexas devem se exercitar, pois a atividade melhora a qualidade de vida e a capacidade funcional, diminui os sintomas e aumenta a tolerância ao exercício. O treinamento de exercício em pacientes com insuficiência cardíaca está relacionado a reduções significativas na mortalidade cardiovascular e por todas as causas e nas hospitalizações e a melhoras significativas no estado de saúde no longo prazo comparado com o cuidado habitual. Pacientes com insuficiência cardíaca devem executar um período de aquecimento mais longo, para aumentar a vasodilatação do músculo esquelético. O treinamento de exercício deve ser gradual e iniciar em 40 a 60% da frequência cardíaca ideal por intervalos de 2 a 6 minutos divididos em períodos de repouso de 1 ou 2 minutos. Aumenta-se a duração do exercício de forma lenta até o paciente conseguir tolerar 30 minutos de exercício ininterrupto. Os exercícios isométricos devem ser evitados, devido à pós-carga aumentada.

À medida que a incidência de insuficiência cardíaca de estágio terminal sobe nos Estados Unidos, os pacientes com um dispositivo de assistência ventricular esquerdo (DAVE) implantado estão se tornando mais comuns entre a população em reabilitação cardíaca. O início precoce do exercício tem mostrado aumentar a tolerância ao exercício e as taxas de sobrevivência nesses pacientes. Os fatores limitadores mais comuns para o exercício em pacientes com DAVE são diminuição no fluxo da bomba, infecção, insuficiência cardíaca direita, hemorragia e arritmias ventriculares.

Pacientes de transplante cardíaco

Os receptores de transplantes cardíacos sentem intolerância ao exercício em cargas de trabalho 40 a 50% abaixo daquela de indivíduos saudáveis da mesma idade. Isso ocorre devido a anormalidades no músculo esquelético residuais desenvolvidas antes do transplante, diminuição da força e desnervação simpática do miocárdio. O miocárdio desnervado e a norepinefrina plasmática aumentada observada em transplantados causam elevação da frequência cardíaca em repouso (com frequência > 90 batidas por minuto), pressões arteriais sistólicas e diastólicas elevadas, aumento atenuado na frequência cardíaca submáxima, pico de frequência cardíaca e volume sistólico mais baixos e desaceleração da frequência cardíaca em repouso retardada na recuperação. A intensidade do exercício baseia-se no esforço percebido (escala de Borg, 11-13). Os pacientes devem iniciar uma caminhada de 1,6 km cinco vezes por semana. Para melhorar a força e a resistência muscular, o exercício de resistência pode ser acrescido após a estabilização da ferida do esterno, em geral 12 semanas após a cirurgia.

Pacientes com doença da artéria periférica

Mais de 50% dos pacientes com diagnóstico de doença da artéria periférica têm doença da artéria coronária coexistente. Além disso, pelo menos 33% dos pacientes com diagnóstico de doença da artéria coronária apresentam doença da artéria periférica conhecida. Com frequência, a capacidade funcional é inferior a 50% do valor previsto, devido à limitação do exercício e à claudicação. Para estimular a formação colateral, os pacientes com doença da artéria periférica sintomática devem caminhar pelo menos três vezes por semana e tentar atingir seu limiar de claudicação dentro de 3 a 5 minutos. Devem, então, continuar a caminhar até que a claudicação atinja uma gravidade moderada. Isso é acompanhado por um breve repouso, para permitir a resolução do sintoma. Esse ciclo de exercício-repouso-exercício deve ser repetido várias vezes durante um período de tempo de 30 a 60 minutos.

A doença da artéria periférica mais avançada pode ocasionar amputação avascular. A reabilitação deve integrar treinamento cardiovascular com treinamento pré-protético e protético. Os parâmetros da frequência cardíaca para a reabilitação cardíaca em amputados são as mesmas orientações dos não amputados. A fim de substituir um programa de caminhada, ou melhorá-lo, a ergometria de braço é um método seguro e efetivo para melhorar o condicionamento cardiovascular no paciente com amputação avascular.

Pacientes com AVC

Dos pacientes com doença da artéria coronária diagnosticada, 33% apresentam história de acidente vascular cerebral isquêmico coexistente, e mais de 50% dos pacientes com AVC isquêmico conhecido têm doença da artéria coronária coexistente. Embora velocidades de caminhadas confortáveis e seguras sejam muitas vezes reduzidas em pacientes com AVC, é possível se exercitar a uma intensidade suficiente para elevar sua frequência cardíaca e produzir frequência-pressão em níveis de condicionamento cardiovascular. O programa de reabilitação cardíaca deve ser individualizado com base no grau de disfunção da mobilidade.

Audelin MC, Savage PD, Ades PA: Exercise-based cardiac rehabilitation of very old patients (> or = 75 years): Focus on physical function. J Cardiopulm Rehabil Prev 2008;28:163-173.

American Association of Cardiovascular and Pulmonary Rehabilitation: *Guidelines for Cardiac Rehabilitation and Secondary Prevention Programs*, 4th ed. Human Kinetics, 2004:142-146.

Braverman DL: Cardiac rehabilitation: A contemporary review. Am J Phys Med Rehabil 2011;90:599-611.

Flynn KE, Pina IL, Whellan DJ, et al: Effects of exercise training on health status in patients with chronic heart failure: Findings from the HF-ACTION randomized controlled trial. JAMA 2009;301:1451-1459.

Hunt SA, Abraham WT, Chin MH, et al: ACC/AHA 2005 Guideline Update for the Diagnosis and Management of Chronic Heart Failure in the Adult—A report of the American College of Cardiology/American Heart Association Task Force on practice guidelines (Writing Committee to Update the 2001 Guidelines for the Evaluation and Management of Heart Failure). Circulation 2005;112: e154–e235.

O'Connor CM, Whellan DJ, Lee KL, et al: Efficacy and safety of exercise training in patients with chronic heart failure: HF-ACTION randomized controlled trial. JAMA 2009;301:1439–1450.

Roger VL, Go AS, Lloyd-Jones DM, et al: Heart disease and stroke statistics—2012 update: A report from the American Heart Association. Circulation 2012;125: e2–e220.

Suaya JA, Shepard DS, Normand SL, et al. Use of cardiac rehabilitation by Medicare beneficiaries after myocardial infarction or coronary bypass surgery. *Circulation*. 2007;116:1653–1662.

CONTRAINDICAÇÕES AO TREINAMENTO DE EXERCÍCIO

A American College of Sports Medicine delineou várias contraindicações ao treinamento de exercício. Estas incluem angina instável, pressão arterial sistólica em repouso superior a 200 mmHg ou pressão arterial diastólica maior do que 110 mmHg, taquicardia nova ou sem controle (> 120 batidas por minuto) ou arritmias (atrial ou ventricular), deslocamento ST em repouso (2 mm) no ECG, hipotensão ortostática, insuficiência cardíaca sem compensação, miocardite ou pericardite ativa, estenose aórtica significativa, bloqueio cardíaco de terceiro grau sem marca-passo, doença sistêmica aguda, recente embolia pulmonar ou outra, tromboflebite, diabetes ou distúrbio metabólico não controlados ou comorbidade grave (física ou psicológica) que impeça a participação. Todavia, a maioria dos candidatos para a reabilitação cardíaca é capaz de participar em sua plenitude do programa.

Ross A, Campbell M: Risk stratification and health screening for exercise in cardiac rehabilitation. In Thow MK (Ed): *Exercise Leadership in Cardiac Rehabilitation*. Whurr Publishers, 2006:33.

SUBUTILIZAÇÃO DA REABILITAÇÃO CARDÍACA

Apesar da abundância de dados baseados em evidência que sustentam a segurança e a eficácia da reabilitação cardíaca e sua indicação de classe I da American College of Cardiology/AHA (evidência e concordância geral de que o tratamento é efetivo e útil), a utilização de tais serviços é baixa. Apenas 14 a 55% dos pacientes que se qualificam para a reabilitação cardíaca participam de tal programa. A participação varia com base na idade (a participação é inversamente relacionada à idade), sexo (os homens são mais propensos à participação do que as mulheres, 22,1% vs 14,3%), raça (brancos têm probabilidade duas vezes maior de utilizar a reabilitação cardíaca do que não brancos), diagnóstico (pacientes com cirurgia CABG têm probabilidade duas vezes maior de participar do que pacientes com infarto do miocárdio) e renda familiar média e nível de educação (níveis mais elevados são, respectivamente, 23% e 33% mais propensos à utilização da reabilitação cardíaca).

As barreiras relacionadas ao paciente incluem recursos financeiros escassos, falta de sistema de apoio pessoal e preferência individual do paciente por não se exercitar ou participar na intervenção de risco. A logística (local do programa, transporte, retorno ao trabalho, etc.) pode também representar um problema, o que tem levado a um interesse em programas de reabilitação cardíaca domiciliar, os quais têm apresentado resultados similares aos dos programas hospitalares em termos de eventos cardíacos, mortalidade, capacidade de exercitar-se, qualidade de vida relacionada à saúde, fatores de risco modificáveis e custos do cuidado com a saúde. A preferência pode ditar o tipo de programa de reabilitação cardíaca que o paciente procura.

A falta de encaminhamento a um médico é uma das principais barreiras à participação na reabilitação cardíaca. Idade mais avançada, presença de muitas comorbidades e infarto do miocárdio sem elevação do ST estavam associados à diminuição das probabilidades de encaminhamento. Em 2007, como resultado dessa falta de encaminhamento vigente, a American Association of Cardiovascular and Pulmonary Rehabilitation, a American College of Cardiology e a AHA produziram medidas de desempenho para encaminhamento e disposição de serviços de reabilitação cardíaca. Essas medidas servem como ferramentas para determinar a qualidade do cuidado e identificar oportunidades para melhorar o cuidado. Tais medidas de desempenho são amplamente apoiadas pela comunidade médica.

Brown TM, Hernandez AF, Bittner V, et al: Predictors of cardiac rehabilitation referral in coronary artery disease patients: Findings from the American Heart Association's Get with the Guidelines program. J Am Coll Cardiol 2009;54:515–521.

Dalal HM, Zawada A, Jolly K, et al: Home based versus centre based cardiac rehabilitation: Cochrane systematic review and meta-analysis. BMJ 2010;340: b5631.

Dunlay SM, Witt BJ, Allison TG, et al: Barriers to participation in cardiac rehabilitation. Am Heart J 2009;158:852–859.

Suaya JA, Shepard DS, Normand SL, et al: Use of cardiac rehabilitation by Medicare beneficiaries after myocardial infarction or coronary bypass surgery. Circulation 2007;116:1653–1662.

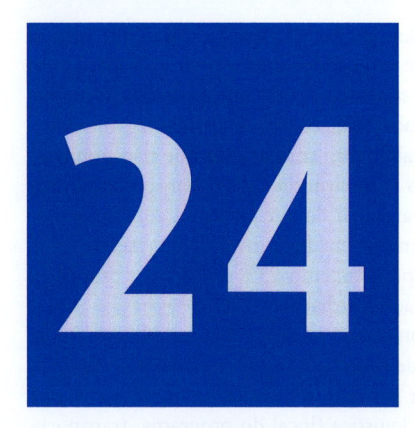

24 Reabilitação pulmonar

Ernesto S. Cruz, MD
Amit Bharara, MD
Niteesh Bharara, MD

A doença pulmonar crônica tem efeito negativo sobre vários aspectos na vida dos pacientes. Entre estes, capacidade de exercitar-se, dispneia e qualidade de vida são os mais relevantes. A análise dos fatores que contribuem para a limitação do exercício, a dispneia induzida pelo exercício, a redução na qualidade de vida e as mudanças fisiopatológicas em pacientes com doença pulmonar crônica é a base de pesquisas para identificar intervenções efetivas para essa população.

De acordo com a definição da American Thoracic Society e da European Respiratory Society, a reabilitação pulmonar é uma intervenção baseada em evidência, multidisciplinar e voltada para pacientes com doenças respiratórias crônicas que são sintomáticos e muitas vezes apresentam diminuição na capacidade de participar das atividades da vida diária. Integrada ao tratamento individualizado de tais pacientes, a reabilitação pulmonar é projetada para reduzir sintomas, otimizar o estado funcional, aumentar a participação e reduzir os custos relacionados à saúde por meio da reabilitação ou reversão das manifestações sistêmicas da doença. Os programas de reabilitação pulmonar abrangentes incluem avaliação do paciente, exercícios físicos, educação, apoio nutricional e psicossocial.

Essa abordagem de tratamento tem demonstrado de forma clara os efeitos favoráveis e duradouros em todos os aspectos. Além disso, a reabilitação pulmonar parece ter efeitos positivos sobre outros importantes desfechos (p. ex., número e gravidade das exacerbações, utilização de recursos de cuidado com a saúde e sobrevivência) em pacientes com condições pulmonares crônicas, em particular aqueles com doença pulmonar obstrutiva crônica (DPOC). Embora as evidências de eficácia da reabilitação pulmonar sejam fortes, e ela seja altamente recomendada pelas atuais orientações, apenas uma minoria de pacientes elegíveis com doença pulmonar crônica é incluída nos programas de reabilitação. Essa discrepância pode derivar da falta de crença na eficácia de tais programas, da falta de acesso local ou de preocupações com os custos. O primeiro desses impedimentos pode ser abordado pela promoção intensificada dos efeitos benéficos da reabilitação pulmonar na comunidade médica; os outros dois, contudo, podem requerer o modelo de programas simples e localmente disponíveis, usando uma quantidade mínima de recursos que produzem efeitos relevantes na condição clínica do paciente.

> American Thoracic Society Committee on Proficiency Standards for Clinical Pulmonary Function Laboratories: ATS statement: Guidelines for the six-minute walk test. Am J Respir Crit Care Med 2002;166:111–117.
> De Blasio F: Pulmonary physicians and respiratory physiotherapy: The "other side" of the chest. Respiration 2009;77:23–24.
> Glaab T, Vogelmeier C, Hellmann A, Buhl R: Guideline-based survey of outpatient COPD management by pulmonary specialists in Germany. Int J Chron Obstruct Pulmon Dis 2012;7:101–108.
> Nici L, Donner C, Wouters E, et al: American Thoracic Society/European Respiratory Society statement on pulmonary rehabilitation. Am J Respir Crit Care Med 2006;173:1390–1413.
> Polverino F, Cosio BG: Subphenotypes: The many faces of chronic obstructive pulmonary disease. Therapy 2009;6:771–773.

VISÃO GERAL SOBRE PULMÕES NORMAIS

▶ Anatomia estrutural e funcional

A principal função dos pulmões é combinar ventilação-perfusão para maximizar a liberação de oxigênio e a remoção de dióxido de carbono dos tecidos. O ar entra no sistema respiratório através da traqueia, que se subdivide em brônquios primários cartilaginosos. Esses brônquios se dividem em brônquios secundários, suprindo cada lobo do pulmão; os ramos bronquiais secundários dividem-se em brônquios segmentares (ou brônquios terciários), e esses brônquios terciários subdividem-se em bronquíolos terminais.

No nível dos bronquíolos, o revestimento perde sua cartilagem, e predomina tecido epitelial com músculo liso. No entanto, as trocas gasosas não ocorrem até o bronquíolo terminal subdividir-se em bronquíolos respiratórios, contendo dutos e sacos alveolares. O tipo celular predominante nos alvéolos é a célula alveolar do tipo I, que permite a difusão de oxigênio e dióxido de carbono. Essas células correspondem a cerca de 90% das células alveolares no pulmão. Os outros 10%, células do tipo II, produzem surfactante, que é necessário para reduzir a tensão superficial nos alvéolos e permitir a troca gasosa máxima.

Durante a inspiração normal, o diafragma contrai e empurra para baixo os conteúdos da cavidade abdominal. Ao mesmo tempo, os músculos intercostais externos tracionam a caixa torácica para frente. Esses mecanismos atuam juntos para aumentar o volume da cavidade torácica. De acordo com a lei de Boyle (que afirma que a pressão está inversamente relacionada ao volume), o aumento do volume produzido por essas duas manobras deve ser equilibrado por uma diminuição na pressão. É essa pressão negativa que puxa o ar para dentro das vias aéreas. Em contraste, a expiração normal é um processo passivo. A expiração é determinada pelo retorno elástico do pulmão e pode ser trocada pela expiração forçada com contração dos músculos intercostais externos. Os músculos abdominais (p. ex., oblíquos interno e externo, reto do abdome e transverso do abdome) também podem ser usados para a expiração forçada. Os músculos acessórios que podem ser usados para a inspiração incluem o peitoral, o serrátil anterior e o esternocleidomastóideo.

▶ Ventilação e perfusão

A perfusão pulmonar não é uniforme, dadas as diferenças de pressão nos alvéolos, nas artérias e nas veias que existem do ápice até a base. Uma grande razão para essa diferença é a gravidade, que conduz a um suprimento sanguíneo com pressão mais alta na base do pulmão. Três zonas de perfusão, referidas como zonas de West, são diferenciadas (Fig. 24.1). A zona 1, localizada no ápice do pulmão, recebe a menor quantidade de perfusão; a pressão alveolar (P_a) aqui excede as pressões arterial (P_A) e venosa (P_v), levando as veias e as artérias a entrarem em colapso. Isso leva a uma significativa quantidade de espaço morto no ápice do pulmão. Na zona 2, localizada no terço médio do pulmão, a P_A é maior do que a P_a, mas a Pv ainda é inferior à P_a. Isso leva os vasos venosos a entrarem em colapso enquanto as artérias permanecem abertas. Desse modo, ocorre mais perfusão, mas não tanto quanto deveria ocorrer onde o sistema venoso pode operar a uma capacidade plena sem colapso. A zona 3, o ponto de perfusão máxima, está localizada na base do pulmão. Nessa zona, a P_A e a P_v excedem a P_a, portanto, os vasos não entram em colapso, e a perfusão máxima é atingida.

A capacidade de ventilação do pulmão é bastante similar à sua capacidade de perfusão. Os alvéolos no ápice do pulmão ficam distendidos demais, portanto recebem menos ventilação. Contudo, a perfusão é menor que a ventilação no ápice do pulmão, apesar de ambas estarem reduzidas; portanto, a razão da ventilação com a perfusão (V/Q) ainda é maior do que 1 (estimada em ~3). Na região um pouco mais inferior do pulmão, a ventilação aumenta, mas a perfusão aumenta ainda mais, resultando em uma razão V/Q menor que 1. Essa diferença funcional tem relevância clínica, pois muitas vezes as mudanças que ocorrem na base do pulmão têm um impacto muito grande sobre a troca global de gás.

▶ Complacência pulmonar

A complacência pulmonar é definida como a variação no volume pulmonar em relação à troca na pressão. A complacência pulmonar é dependente do retorno elástico; quanto menor é a complacência pulmonar, menores são os volumes que podem ser obtidos com uma determinada quantidade de pressão, e mais dispneia o paciente pode sentir. De forma inversa, se a complacência pulmonar for muito grande, uma pressão grande o suficiente para a expiração não pode ser gerada devido à distensão demasiada do pulmão. Doenças pulmonares restritivas estão associadas a complacência pulmonar reduzida e, como consequência, a capacidades pulmonares totais reduzidas. Doenças pulmonares obstrutivas muitas vezes são causadas pela destruição da via aérea (p. ex., como no enfisema), resultando em aumento da complacência. A idade também causa aumento na complacência da via aérea.

AVALIAÇÃO DA FUNÇÃO PULMONAR

▶ Testes de função pulmonar

O teste de função pulmonar é um método bastante utilizado para diferenciar doenças pulmonares obstrutivas e restritivas, acompanhar a progressão de tais doenças e diferenciar a doença pulmonar de outras possíveis causas de dispneia e outras queixas respiratórias. As medidas mais importantes e os valores calculados que são extraídos do teste de função pulmonar (Fig. 24.2) incluem capacidade pulmonar total (CPT), capacidade vital (CV), volume residual (VR), volume corrente (V_C), capacidade residual funcional (CRF) e volume de reserva inspiratório

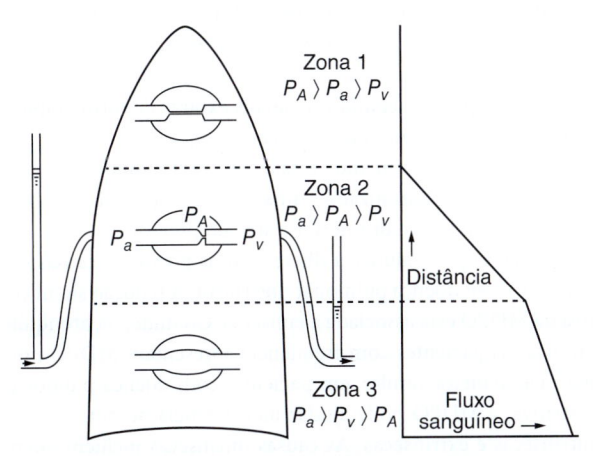

▲ **Figura 24.1** Zonas de West no pulmão. P_a, pressão alveolar; P_A, pressão arterial; P_v, pressão venosa.

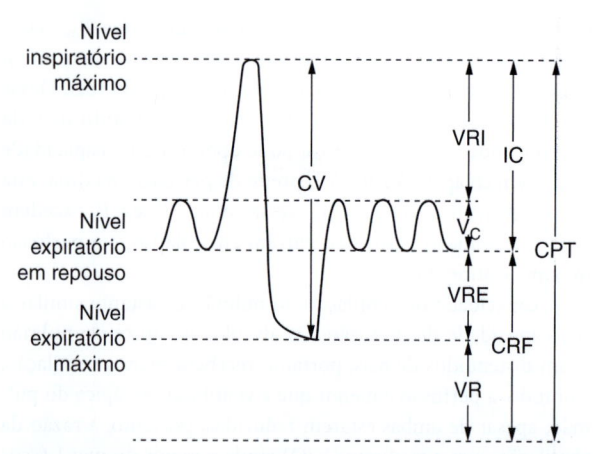

▲ **Figura 24.2** Testes de função pulmonar (TFP) são exames diagnósticos não invasivos que fornecem *feedback* mensurável sobre a função dos pulmões, avaliando e calculando valores de capacidade pulmonar total (CPT), capacidade vital (CV), volume residual (VR), volume corrente (V_C), capacidade residual funcional (CRF) e volume de reserva inspiratório e expiratório (VRI e VRE).

e expiratório (VRI e VRE, respectivamente). Outros valores que podem ser obtidos incluem volume expiratório forçado em 1 segundo (VEF_1), capacidade vital forçada (CVF) e volume expiratório forçado em 6 segundos (VEF_6). Esses valores são obtidos com a espirometria, que fornece um método custo-efetivo de mensuração e observação das mudanças nos componentes específicos da função pulmonar.

Espirometria

A espirometria é realizada por meio de um aparelho previamente calibrado; os pacientes são instruídos a inspirar o máximo que puderem (de V_C a CV) e, então, expirar o máximo possível (para VR) usando toda sua força. Essa manobra é repetida três vezes, e os valores mais altos (presumindo uma capacidade de reprodução relativa) para VEF_1 e CVF (ou VEF_6, dependendo da preferência institucional) são documentados. Como definido, VEF_1 é a quantidade de ar e, teoricamente, a maior proporção de ar que é expirado no primeiro segundo. Isso reflete a mecânica das vias aéreas de tamanho grande e médio. Nos dias atuais, a VEF_6 está cada vez mais sendo utilizada, substituindo a CVF, visto que ela torna mais fácil a identificação do "fim da expiração", dado um valor fixo de 6 segundos; além disso, resulta em menor fadiga do participante e maior capacidade de reprodução. Em pacientes com doença pulmonar obstrutiva, o VEF_1 encontra-se muito reduzido em comparação com CVF e VEF_6, e a razão fica abaixo do limiar aceitável de 0,7 ou 70% do valor previsto. Em pacientes com doença pulmonar restritiva, o VEF_1 e o VEF_6 estão muito reduzidos em proporção, e a razão permanece normal (75-80%) ou até mesmo elevada.

▶ Medidas dos volumes pulmonares

Dois métodos são empregados para medir os volumes pulmonares: o método de diluição de gás e a pletismografia corporal. O método de diluição de gás envolve o uso de um gás inerte (p. ex., hélio) ou um método chamado *washout* de nitrogênio para calcular a CRF. No procedimento com hélio, o paciente é conectado a um espirômetro inserido a uma concentração fixa de hélio em um volume predeterminado. O paciente pode respirar normalmente em respirações de V_C normais até que o equilíbrio entre o hélio e o ar em seus pulmões seja alcançado. Como a unidade é um circuito fechado, a lei da conservação da matéria dita que o volume multiplicado pela fração de hélio apresentada no início deve se igualar ao volume multiplicado pela concentração de hélio final. O volume final é o volume total da CRF pulmonar e do espirômetro; desse modo, ao subtrair o volume do aparelho, obtém-se o valor de CRF. Esse valor pode, então, ser usado para calcular a CPT.

O outro método, a pletismografia corporal (Fig. 24.3), se dá com a colocação do paciente em uma cabine hermeticamente fechada com um volume fixo e conhecido. O paciente é instruído a arquejar contra um obturador fechado, o que produz pressão proporcional à CRF dos pulmões. Esse valor pode ser usado para calcular a CPT e outros volumes pulmonares, conforme já descrito. Em geral, a CPT é mais útil para ajustar o tratamento de pacientes com doença pulmonar restritiva. Nos pacientes com razões de VEF_1/CVF normais ou elevadas, a determinação da CPT pode ajudar a confirmar se esta é uma variante normal ou representa uma fisiologia restritiva. A CPT normal ou elevada elimina a doença pulmonar restritiva, ao passo que a CPT baixa aponta para um padrão restritivo.

▶ Medida de difusão pulmonar para monóxido de carbono

A medida de difusão pulmonar para monóxido de carbono (MDPO) ajuda a definir os padrões obstrutivos e restritivos específicos da doença. No teste, pede-se ao paciente para inspirar uma vez 0,3% de monóxido de carbono e 10% de hélio, segurar a respiração por 10 segundos e depois expirar de forma rápida, por no máximo 4 segundos. A concentração subsequente de monóxido de carbono é medida e calculada. Ela é comparada com valores normais padronizados; uma grande redução na MDPO é definida como um valor inferior a 40% do previsto.

A MDPO pode ajudar a diferenciar as prováveis causas em pacientes com doença pulmonar obstrutiva. A redução significativa da MDPO está associada a enfisema. Contudo, na bronquite crônica, os pacientes com frequência apresentam MDPO normal. De maneira similar, em pacientes com doença pulmonar restritiva, a MDPO pode ajudar na diferenciação entre causas intrínsecas e extrínsecas. As causas intrínsecas incluem doenças pulmonares como sarcoidose e fibrose pulmonar; as causas extrínsecas incluem restrição resultante de condições como

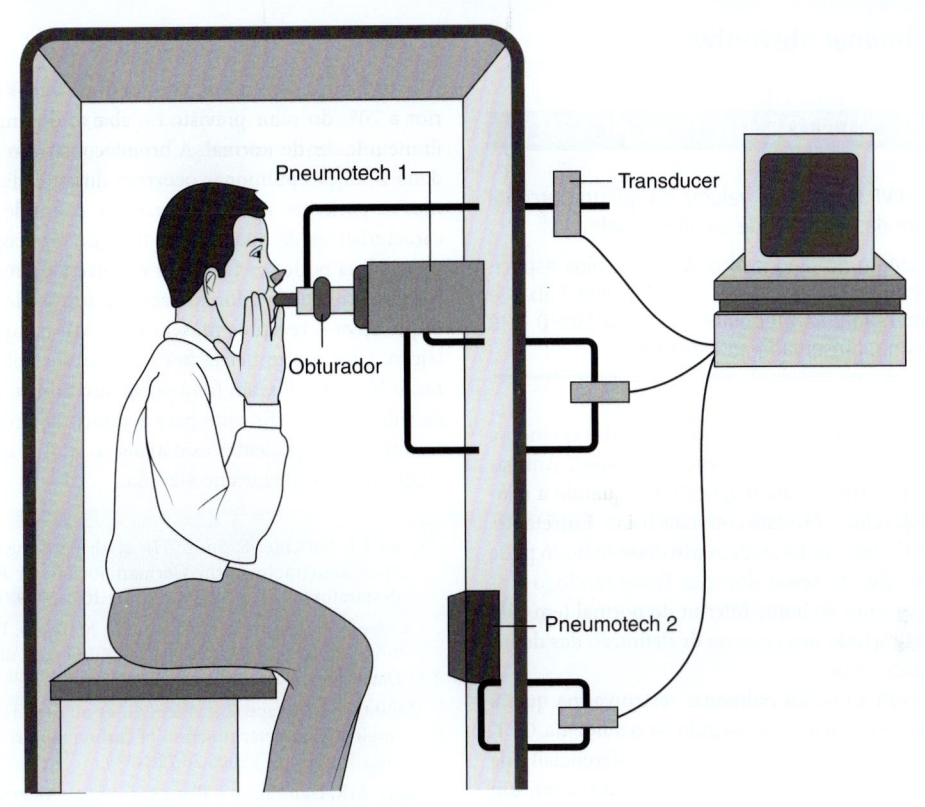

▲ **Figura 24.3** Desenho esquemático de um pletismógrafo (redoma para o corpo). (Reproduzida, com permissão, de Gold WM: Pulmonary function testing. In: Murray JF, Nadel JA (Eds.): *Textbook of Respiratory Medicine*, 3rd ed. Saunders, 2000;795.)

obesidade, cifoescoliose e doença neuromuscular. Se a MDPO do paciente estiver reduzida, é provável que a doença pulmonar intrínseca seja a causa do padrão restritivo. Se estiver normal, ela aponta para uma causa externa do padrão restritivo, o que poderia ser investigado com mais profundidade.

CLASSIFICAÇÃO DA DOENÇA PULMONAR

1. Doença pulmonar restritiva

> **FUNDAMENTOS DO DIAGNÓSTICO**
>
> ▶ Valores de VEF_1 e CVF diminuídos são achados característicos.
> ▶ A MDPO também está diminuída; contudo, o marco da doença restritiva é CPT diminuída.
> ▶ A etiologia inclui distúrbios musculoesqueléticos e neurológicos.

A doença pulmonar restritiva pode ser agrupada em três principais categorias com base na etiologia: doença pulmonar intrínseca, anormalidades da parede torácica e doença neuromuscular. Todas estão relacionadas a um padrão restritivo de doença que leva a VEF_1 e CVF reduzidos e (com uma razão normal e elevada) a uma MDPO diminuída; no entanto, o marco dessa condição é a CPT diminuída. O valor de CPT é usado para classificar a doença pulmonar restritiva como branda, moderada ou grave. A doença branda é indicada por uma CPT de 65 a 80% do valor previsto; a moderada, por uma CPT de 50 a 65% do valor previsto; e a grave, por uma CPT inferior a 50% do valor previsto.

Entre as numerosas causas de doenças pulmonares intrínsecas estão asbestose, sarcoidose, beriliose e fibrose pulmonar. A resposta inflamatória junto com esses distúrbios leva ao desajuste de V/Q, que afeta em especial a perfusão, promovendo, desse modo, *shunt* pulmonar. Com frequência, os pacientes com esses distúrbios apresentam taquipneia e pressão parcial de dióxido de carbono reduzida compensatória (P_{CO2}). As anormalidades torácicas abrangem diversas condições que inibem a expansão plena da parede torácica; estas incluem distúrbios de curvatura espinal (p. ex., cifoescoliose), problemas na caixa torácica e obesidade grave. Doenças neuromusculares, como poliomiosite, miastenia grave e distrofia muscular, causam fraqueza muscular difusa, CPT diminuída e um padrão de doença pulmonar restritiva.

2. Doença pulmonar obstrutiva

> **FUNDAMENTOS DO DIAGNÓSTICO**
>
> ▶ Razão de VEF_1/CVF baixa, com valores no quinto percentil do limite inferior da normalidade ou abaixo dele.
>
> ▶ MDPO e CPT ajudam no diagnóstico dos distúrbios específicos: em pacientes com enfisema, a MDPO está baixa, e a CPT está aumentada; na bronquite crônica, a MDPO está normal e, na asma, preservada ou elevada.

As doenças pulmonares obstrutivas são identificadas quando a relação VEF_1/CVF está abaixo dos valores esperados. Antigamente, uma doença obstrutiva era diagnosticada quando a relação era de 70% dos valores previstos ou mais baixa. Entretanto, como essa relação declina com a idade, o uso desse método pode superestimar a prevalência dessas doenças. Desse modo, o emprego do quinto percentil do limite inferior do normal tem sido sugerido como um método mais preciso de definição das doenças pulmonares obstrutivas.

Em contraste com a doença pulmonar restritiva, na qual a gravidade da doença é classificada usando-se o valor da CPT, a gravidade da doença pulmonar obstrutiva é diferenciada de acordo com o VEF_1. A obstrução branda é definida com um VEF_1 de 65 a 80% do valor previsto; a moderada, com 50 a 64% do valor previsto; e a grave, com menos de 50% do valor previsto. Além disso, os valores de CPT e MDPO ajudam a identificar a doença pulmonar obstrutiva específica que causa os sintomas do paciente, como, por exemplo, enfisema, bronquite crônica ou asma.

A. Enfisema

O enfisema é definido pela destruição das vias aéreas distais dos bronquíolos terminais, sem evidência de fibrose. Nos pacientes com enfisema, a MDPO está diminuída, a CPT está aumentada, e os sintomas não são reversíveis com broncodilatadores. O enfisema pode ser classificado em doença acinar proximal, panacinar e acinar distal por meio de radiografia. A doença acinar proximal (ou centroacinar) é mais observada nos lobos superiores e causa lesões císticas. A destruição panacinar é observada com frequência em pacientes com deficiência de α-1 antitripsina. Muitas vezes, o enfisema parasseptal leva a bolhas que causam pneumotórax espontâneo.

B. Bronquite crônica

A bronquite crônica é definida no espectro da DPOC pela presença de uma tosse crônica que ocorre por pelo menos três meses do ano, por dois anos consecutivos. Em contraste com o enfisema, há destruição mínima das vias aéreas distais, o que preserva a MDPO normal. Contudo, assim como no enfisema, os sintomas de bronquite crônica são irreversíveis com broncodilatadores.

C. Asma

Nos pacientes com asma, em geral a razão VEF_1/CVF é inferior a 70% do valor previsto ou abaixo do quinto percentil do limite inferior do normal. A broncoconstrição e os sintomas de dano à função pulmonar ocorrem durante ataques episódicos, mas os pacientes são assintomáticos. A fim de induzir achados característicos da doença, um teste de broncoprovocação com metacolina pode ser feito. Ele envolve a administração de um potente broncodilatador ao paciente através de um nebulizador, o que ativa o receptor muscarínico M_3, gerando broncoconstrição. Uma espirometria pode, então, ser feita para analisar a razão VEF_1/CVF. Com frequência, um broncodilatador é oferecido após o procedimento para demonstrar a reversibilidade dos sintomas. Nos pacientes asmáticos, a MDPO está preservada e, algumas vezes, até mesmo elevada.

> Criée CP, Sorichter S, Smith HJ, et al: Working Group for Body Plethysmography of the German Society for Pneumology and Respiratory Care. Respir Med 2011;105:959–971.
>
> Lacasse Y, Goldstein R, Lasserson TJ, Martin S: Pulmonary rehabilitation for chronic obstructive pulmonary disease. Cochrane Database Syst Rev 2006;(4):CD003793.
>
> Macintyre N, Crapo RO, Viegi G, et al: Standardization of the single-breath determination of carbon monoxide uptake in the lung. Eur Respir J 2005;26:720–735.
>
> Miller MR, Hankinson J, Brusasco V, et al: American Thoracic Society/European Respiratory Society Task Force: Standardization of spirometry. Eur Resp J 2005;26:319–338.
>
> Naji NA, Connor MC, Donnelly SC, McDonnell TJ: Effectiveness of pulmonary rehabilitation in restrictive lung disease. J Cardiopulm Rehabil 2006;26:237–243.
>
> Varadi RG, Goldstein RS: Pulmonary rehabilitation for restrictive lung diseases. Chest 2010;137:247–248.

BENEFÍCIOS DA REABILITAÇÃO PULMONAR

Uma revisão da Cochrane, publicada em 2009, analisou 31 estudos controlados randomizados que registraram melhorias na qualidade de vida e na capacidade de exercitar-se em pacientes que receberam pelo menos quatro semanas de reabilitação pulmonar. Entre os estudos, 13 analisaram a qualidade de vida usando duas escalas validadas, o Chronic Respiratory Disease Questionnaire (CRQ) e o St. George's Respiratory Questionnaire (SGRQ). O CRQ mostrou repetidas vezes melhoras estatisticamente significativas em relação a fadiga, dispneia, função emocional e domínio. O SGRQ também mostrou melhoras estatisticamente significativas na atividade e uma melhora (não estatisticamente significativa) nos sintomas. A capacidade de exercício máxima e a capacidade de exercício funcional também melhoraram, mas, de modo geral, as mudanças não foram estatisticamente significativas. O motivo para essa discrepância (i.e., melhoras estatisticamente significativas na qualidade de vida, porém carência de melhoras significativas na capacidade de exercitar-se) permanece indeterminado.

A efetividade da reabilitação pulmonar na doença pulmonar restritiva é bem menos definida. A taxa de desistência/não adesão relatada nos estudos precedentes foi alta, e poucos pacientes foram acompanhados por um ano após a reabilitação. No entanto, os resultados foram positivos, mostrando melhora na resistência ao exercício e na qualidade de vida. Essa melhora foi mais evidente naqueles que já estavam recebendo oxigênio a longo prazo do que naqueles que não estavam. Embora os pacientes fossem rastreados usando o CRQ e o SGRQ e mostrassem melhora significativa, a grande taxa de desistência foi uma preocupação, sugerindo que o programa de reabilitação pulmonar para pacientes com DPOC possa ser muito intenso para aqueles com doença pulmonar restritiva. Em outro estudo, os pacientes que receberam reabilitação pulmonar mostraram melhoras no teste de caminhada de 6 minutos em 12 e 24 semanas. Contudo, esse estudo não era controlado nem randomizado.

Atualmente, em contraste com o tratamento de DPOC, não existem orientações sólidas para recomendar ou refrear a execução da reabilitação pulmonar nos casos de pacientes com doença pulmonar restritiva.

COMPONENTES DE UM PROGRAMA DE REABILITAÇÃO PULMONAR

A reabilitação pulmonar é um programa multidisciplinar de cuidado de pacientes com doença respiratória crônica que é elaborado conforme as necessidades individuais do paciente e projetado para otimizar o desempenho e a autonomia física e social.

▶ Áreas de ênfase na reabilitação pulmonar

A. Educação

A educação a respeito da doença pulmonar, o treinamento e as medidas de autocuidado ajudam os pacientes a otimizar seus padrões de vida e incorporar o automanejo em suas rotinas. O objetivo é ensinar métodos que possam ser livremente incorporados ao estilo de vida do paciente. Quanto menos intrusivo o treinamento for, maior a probabilidade de os pacientes aderirem a ele. O treinamento desenvolve habilidades funcionais e comportamentais.

B. Parar de fumar

O consumo de cigarros tem sido identificado como a mais importante fonte de morbidade e mortalidade prematura evitável na América do Norte. Durante a década de 1990, o tabaco foi a maior causa simples de morte prematura no mundo desenvolvido. Parar de fumar traz benefícios imediatos à saúde em termos de sintomas e função do órgão. Embora muitos pacientes encaminhados a um programa de reabilitação pulmonar já tenham parado de fumar antes de aderir ao programa, outros podem ainda estar fumando.

A questão de encaminhar ou não um paciente fumante a um programa de reabilitação pulmonar é um tópico controverso. Um estudo mostrou taxas de desistência e não adesão bem mais altas entre fumantes do que entre ex-fumantes em tais programas, levando a questões sobre o custo-efetividade de programas que incluam fumantes. Contudo, ao comparar a tolerância ao exercício e a qualidade de vida relacionada à saúde em fumantes e não fumantes submetidos a sete semanas de reabilitação pulmonar, investigadores descobriram que o grau de envolvimento não diferiu de forma significativa entre esses dois grupos. Dos programas de reabilitação nos Estados Unidos, 83% contam com fumantes, e apenas 52% deles incluem um componente da cessação de fumar, que é supervisionado pela equipe de reabilitação. O número de programas que oferecem esse acompanhamento é mais baixo no Canadá.

Os pacientes que continuam a fumar podem ser aconselhados a adiar a entrada em um programa ou, de maneira alternativa, a submeter-se a um tratamento visando parar de fumar de forma paralela enquanto prosseguem com a reabilitação pulmonar. Parar de fumar é uma parte crucial do processo de reabilitação pulmonar não apenas para fumantes, mas também para ex-fumantes. Visto que ex-fumantes podem correr risco de recaída, reforçar a importância de parar de fumar nesses programas pode ajudar os ex-fumantes a manter um estilo de vida sem a presença do cigarro.

C. Reeducação da respiração

Os pacientes com DPOC apresentam graves deficiências na função pulmonar, resultantes de mudanças na forma da parede torácica, força muscular diminuída, hiperexpansão pulmonar, redução das trocas gasosas e mau posicionamento diafragmático. Juntas, essas mudanças levam o paciente a desenvolver dispneia. A reeducação da respiração é uma técnica que pode contrabalançar algumas dessas mudanças de forma temporária. As técnicas de respiração controlada e a fisioterapia torácica são importantes componentes da reabilitação multidisciplinar de pacientes com DPOC, bronquiectasia e fibrose cística. Embora apenas a cessação do tabagismo e a terapia por oxigênio a longo prazo prolonguem a vida de pacientes com DPOC, é provável que a fisioterapia faça o mesmo para aqueles com fibrose cística e bronquiectasia difusa.

A respiração diafragmática é um método pelo qual os pacientes são ensinados a sincronizar a inspiração com a expansão abdominal à medida que respiram de forma lenta e profunda. Na expiração, o diafragma é pressionado para cima pelos músculos abdominais para criar uma postura mais curvada e uma melhor relação comprimento-tensão. Isso aumenta a força efetiva do diafragma como um músculo inspiratório. Isso também permite a respiração lenta e diminui o uso da musculatura acessória. Essa técnica é empregada com a respiração frenolabial, bem como com técnicas de relaxamento. Até o momento, há poucos estudos que avaliam a efetividade da respiração diafragmática, e aqueles que foram concluídos utilizaram técnicas diferentes. Dependendo da técnica, alguns estudos mostraram melhora nas trocas gasosas, enquanto outros chegaram à conclusão oposta.

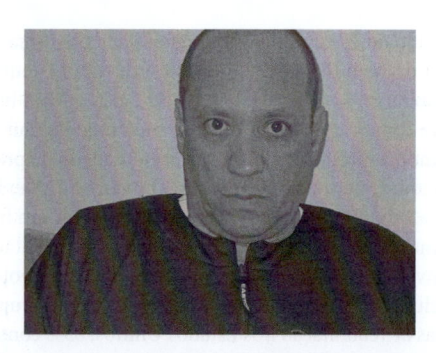

▲ **Figura 24.4** A respiração frenolabial é uma das maneiras mais simples de controlar a falta de ar. Ela é ensinada a pacientes com doença pulmonar obstrutiva crônica (DPOC) grave para desacelerar o ritmo da respiração, tornando cada movimento respiratório mais efetivo. A respiração frenolabial pode ajudar a diminuir a hiperinsuflação dinâmica, em particular durante o exercício.

A respiração frenolabial (Figs. 24.4 e 24.5) é uma técnica na qual os pacientes são ensinados a inspirar de forma lenta pelo nariz e a expirar do mesmo modo, mas pelos lábios semicerrados. Semicerrar os lábios retarda a expiração e diminui a frequência respiratória. Os pacientes que empregam essa técnica fazem respirações mais profundas e mantêm sua ventilação-minuto. Isso permite que se fique com um volume pulmonar mais elevado por mais tempo durante o ciclo respiratório. A expiração lenta também reduz a resistência da via aérea, o que retarda o fluxo de ar e a turbulência. A respiração frenolabial também pode melhorar a comparação V/Q pela expansão do volume pulmonar. Ela tem demonstrado aumentar a saturação de oxigênio pelo período de tempo que a manobra está sendo realizada. A técnica é única porque muitos pacientes a aprendem de modo espontâneo. A respiração frenolabial durante o exercício é uma maneira efetiva de aprender a controlar a dispneia.

D. Exercício

O exercício é a terapêutica que impulsiona os benefícios da reabilitação. A intolerância ao exercício é uma das manifestações mais preocupantes da DPOC. Os indivíduos em estágios brandos da DPOC sentem dispneia e fadiga durante o esforço significativo. Com frequência, as pessoas com DPOC moderada a grave têm dificuldades em realizar as tarefas diárias normais, incluindo atividades de trabalho, exercícios recreativos e autocuidado. Dispneia, fadiga nos membros inferiores e desconforto são os três principais fatores que podem limitar o exercício nesses pacientes. Para evitar tais sintomas, os pacientes diminuem sua atividade, e muitos acabam tornando-se sedentários e isolados.

1. Treinamento para membros inferiores — Diversos programas de exercícios de reabilitação pulmonar envolvem treinamento dos membros inferiores com ciclismo e caminhada, ou ambos (Fig. 24.6). Muitos estudos têm mostrado que a massa muscular das extremidades inferiores se encontra bastante diminuída em uma proporção maior do que a massa muscular das extremidades superiores em pacientes com DPOC. Em um estudo, o treinamento na bicicleta ergométrica a 70 a 80% da carga de trabalho máxima ($CT_{máx.}$) melhorou o tempo de resistência submáximo significativamente mais do que o treinamento a 30% da $CT_{máx.}$ (70% vs 9%). Outros estudos, que aplicaram treinamento com bicicleta ergométrica a 60% da $CT_{máx.}$, mostraram melhoras similares na $CT_{máx.}$ (~30%) e no tempo de resistência. A distância do teste de caminhada de 6 minutos também aumentou em 10 a 25%. Em contraste, um estudo em um ambiente domiciliar a 60 a 75% da $CT_{máx.}$ mostrou que esta melhorou em apenas 10%, e a distância da caminhada de 6 minutos aumentou muito pouco (2%). Os resultados menos significativos foram considerados secundários ao ambiente domiciliar, onde é provável que a supervisão do treinamento fosse muito menos rigorosa.

2. Treinamento para a extremidade superior — Os pacientes com doenças pulmonares relatam dispneia e limitações significativas quando realizam atividades da vida diária que envolvem o

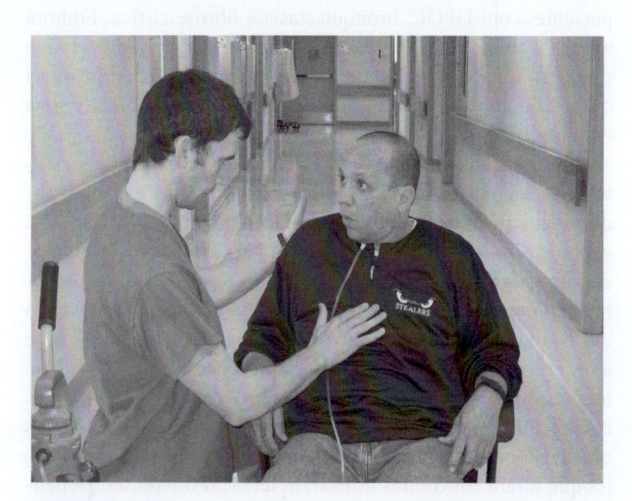

▲ **Figura 24.5** Fisioterapeuta ensinando a respiração frenolabial.

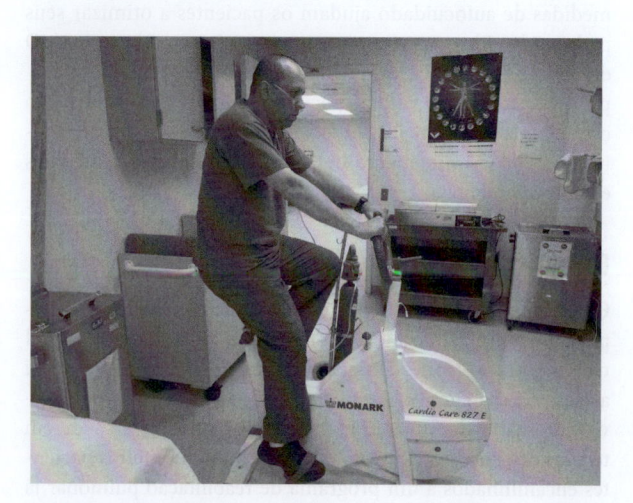

▲ **Figura 24.6** Exercício para membros inferiores.

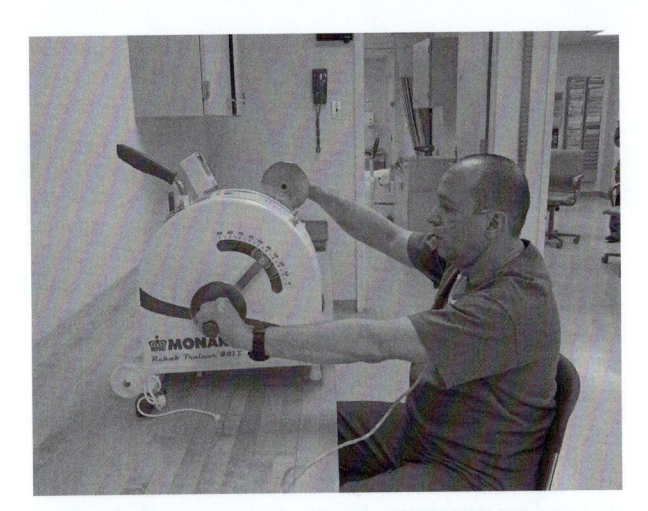

▲ **Figura 24.7** Exercício para os membros superiores.

uso das extremidades superiores (Fig. 24.7). Poucos estudos têm examinado o uso do treinamento de exercício para os membros superiores para pacientes com DPOC. O uso dos membros superiores está associado a alta demanda metabólica e ventilatória, o que pode levar a respiração irregular, rasa ou sem sincronia. Acredita-se que os músculos do braço e do ombro sejam recrutados como músculos acessórios da ventilação durante o exercício com cargas de trabalho mais exigentes. Quando estes também são recrutados para mobilizar os membros superiores, podem não ser capazes de lidar com a tarefa adicional de suporte ventilatório. O treinamento dos músculos dos membros superiores pode envolver treino de resistência (p. ex., ergometria de braço [exercício sustentado] ou sem sustentação, exercício de levantamento do braço) ou treino de força (p. ex., levantamento de peso).

Os pacientes com DPOC moderada a grave que participam do treinamento de exercício da extremidade superior têm mostrado melhoras significativas em tarefas de desempenho específicas da extremidade superior em comparação com um grupo de controle. Os benefícios registrados do treinamento dos membros superiores na DPOC incluem aumento da resistência e força dos músculos dos membros superiores, redução da demanda metabólica durante o exercício para membros superiores e melhora da sensação de bem-estar. Contudo, essas melhoras não resultam em mudanças significativas nos testes que simulam atividades da vida diária. Quando o treinamento para membros superiores foi combinado com o treinamento para os membros inferiores, o grupo que recebeu tratamento combinado relatou uma significativa melhora na resistência dos membros superiores em comparação ao grupo que recebeu apenas treinamento para os membros inferiores. Além disso, o grupo que realizou exercícios combinados apresentou escores de Borg reduzidos de dispneia percebida quando comparado com o grupo dos membros inferiores. Um estudo controlado randomizado que envolveu 26 pacientes com DPOC avaliou os resultados do treinamento para os membros superiores *versus* a musculatura respiratória. O resultado foi similar: o tempo de resistência das extremidades superiores aumentou naqueles que receberam treinamento para membros superiores quando comparado ao grupo que treinou apenas a musculatura respiratória. Infelizmente, embora todos esses estudos tenham registrado aumentos na resistência da extremidade superior dos pacientes, essas modificações não representaram melhoras nas atividades da vida diária. Contudo, a posição atual da American College of Chest Physicians é recomendar o treinamento de resistência sem carga nas extremidades superiores.

3. Exercício de alta intensidade — O exercício de alta intensidade é aquele que ocorre a mais de 60% da $VO_{2máx.}$ ou $CT_{máx.}$ do paciente. O exercício de alta intensidade deve ser empregado para o paciente obter significativas melhoras fisiológicas no condicionamento aeróbio. Em um estudo, a reabilitação pulmonar em pacientes com DPOC moderada levou a reduções na produção de lactato e requerimento de ventilação-minuto para taxas de trabalho idênticas. A magnitude da melhora fisiológica foi muito maior nos pacientes treinados com uma carga de trabalho de alta intensidade *versus* aqueles com uma carga de trabalho de baixa intensidade. O tempo de resistência do ciclo aumentou em 72% no grupo de alta intensidade, comparado com apenas 9% no grupo de baixa intensidade. Em um estudo que avaliou as mudanças fisiológicas em pacientes com DPOC moderada a grave após a conclusão de um programa de exercícios de 12 semanas, a capacidade aeróbia aumentou em 14%, e houve redução significativa na ventilação-minuto e na concentração de ácido lático pós-treinamento. Mudanças fisiológicas significativas foram observadas em pacientes que receberam treinamento de alta intensidade, mas não naqueles que realizaram treinamento de baixa intensidade.

É importante reconhecer que nem todos os pacientes são capazes de trabalhar em alta intensidade no início de seu programa de exercício. No entanto, os pacientes devem ser instruídos a se exercitar na máxima intensidade que puderem tolerar para atingir os ganhos fisiológicos aeróbios (Fig. 24.8). Os pacientes com

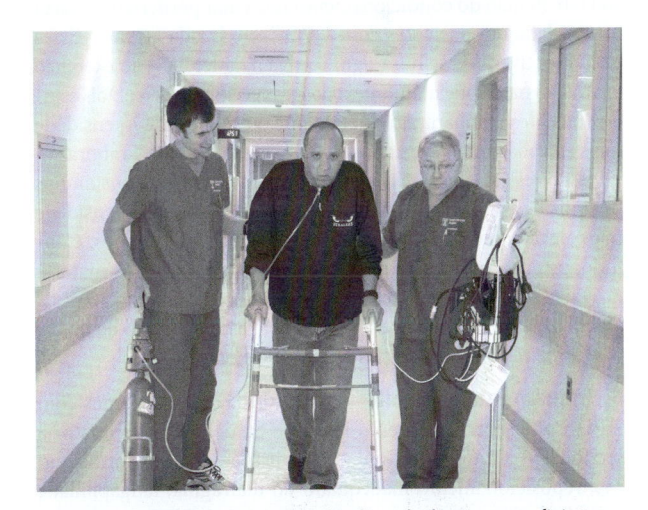

▲ **Figura 24.8** Treinamento de deambulação com fisioterapeutas. Uma rotina de caminhadas regulares é um importante componente da reabilitação pulmonar. A distância da caminhada deve aumentar de forma progressiva, e a suplementação de oxigênio muitas vezes é usada em um paciente cuja saturação de oxigênio baixa com o exercício.

DPOC grave (VEF$_1$ média de 38 ± 13% do previsto) que participaram de um treinamento de resistência na bicicleta ergométrica durante 12 semanas estavam aptos a tolerar, em média, o exercício a 60 ± 22,7% da CT$_{máx}$. Esses pacientes também demonstraram aumento significativo na VO$_{2máx}$., bem como reduções no consumo de oxigênio arterial e na ventilação-minuto.

Os possíveis aspectos nocivos do treinamento de alta intensidade em pacientes com função pulmonar prejudicada também devem ser considerados. Programas de exercício de alta intensidade podem levar à fadiga diafragmática em alguns participantes. Isso foi observado em um estudo que mediu a pressão diafragmática após a conclusão de um exercício de ciclismo de alta intensidade. Dos 12 participantes, dois desenvolveram evidência de fadiga contrátil diafragmática. A fadiga do quadríceps foi significativa após um programa de exercício de alta intensidade. Outro estudo mostrou redução na capacidade de redox muscular após um treinamento de alta intensidade.

Embora os programas de alta intensidade em pacientes com DPOC produzam mudanças fisiológicas significativas, que não são observadas em programas de treinamento de baixa intensidade, os estudos não correlacionaram essas mudanças com melhoras na função e nas atividades diárias. Uma pesquisa adicional é necessária para confirmar os efeitos do treinamento de alta intensidade sobre os desfechos de pacientes.

4. Exercício de baixa intensidade — Pesquisas demonstraram, de forma clara, que os programas de exercício em intensidades mais baixas levam à melhora na tolerância ao exercício na ausência de ganhos fisiológicos mensuráveis. Em um ensaio controlado randomizado, pacientes com DPOC que foram submetidos a um programa de reabilitação de oito semanas mostraram aumentos significativos da resistência na esteira, sem mudança na captação máxima de oxigênio. Outro ensaio controlado randomizado analisou o benefício do condicionamento muscular periférico de baixa intensidade em pacientes com DPOC moderada a grave. Esses pacientes tiveram melhora significativa na tolerância ao exercício e redução na dispneia durante o programa de exercício. Dois estudos recentes compararam diretamente o exercício de intensidade mais elevada com o exercício de intensidade inferior. Embora ganhos de resistência ao exercício fossem observados após ambos os tipos de treinamento, os pacientes dos grupos de intensidade mais elevada mostraram uma magnitude maior de ganhos. Contudo, os grupos de baixa intensidade tiveram aumentos maiores na resistência do braço; ambos os grupos apresentaram ganhos na dispneia geral, no desempenho funcional e na condição de saúde, conforme relatado nas respostas dos questionários.

5. Treinamento muscular ventilatório — Os pacientes com DPOC apresentam aumento inerente na demanda ventilatória secundário à arquitetura pulmonar disfuncional. Hiperinsuflação, reposicionamento inadequado do diafragma, fatigabilidade e perda de força dos músculos ventilatórios são fatores que contribuem para a disfunção ventilatória progressiva. O treinamento muscular ventilatório é uma técnica empregada em muitos programas de reabilitação pulmonar. Acredita-se que essa técnica possa prevenir ou retardar o início da fadiga muscular ventilatória e a insuficiência, de modo a reduzir os sintomas de dispneia.

Duas formas comuns de treinamento muscular ventilatório são empregadas na prática clínica. A primeira, chamada de treinamento de hiperpneia isocápnica, visa aumentar a resistência ventilatória. O paciente é instruído a hiperventilar em um grande tubo para atingir a ventilação-alvo supranormal por cerca de 15 a 20 minutos. Essa técnica parece apropriada quando se considera que a taxa respiratória aumenta durante o exercício. A segunda técnica, o treinamento de resistência inspiratório, foca o desenvolvimento da força dos músculos inspiratórios ao fazer o paciente inspirar através de pequenos orifícios. Os pacientes são instruídos a inspirar através de uma válvula selada, que tem uma pressão de ruptura ajustável. Uma vez que o ponto de pressão necessário é alcançado, o selo é rompido, e o fluxo inspiratório inicia.

Os pacientes submetidos ao treinamento muscular ventilatório demonstram aumentos na força e na resistência dos músculos ventilatórios; contudo, poucos estudos têm examinado os efeitos clínicos desse treinamento. Em um estudo que envolveu pacientes com DPOC moderada a grave, a CT$_{máx}$ mais alta foi observada quando os pacientes receberam treinamento muscular ventilatório com exercício, comparado com o exercício isolado. O grupo que recebeu o treinamento muscular ventilatório mostrou aumento de 24% na CT$_{máx}$, comparado com aumento de 12% na CT$_{máx}$ do grupo de apenas exercício. Não se sabe se essas melhoras trazem benefícios na realização das atividades diárias.

E. Suporte nutricional

Muitas vezes, os pacientes com DPOC estão abaixo do peso, e o estado nutricional insuficiente com frequência acompanha outras doenças pulmonares crônicas. A perda de peso resulta do balanço energético líquido negativo (i.e., a ingestão de energia é menor do que o gasto de energia). O gasto energético diário de um indivíduo inclui três componentes principais: gasto de energia em repouso (GER), que é responsável por cerca de 60% do gasto total; termogênese induzida pela alimentação, sendo responsável por menos de 10%; e energia consumida pela atividade física, que compõe o restante. O GER mantém-se elevado (> 120% do normal) em pacientes com DPOC. A maioria desses pacientes subnutridos demonstra aumento significativo no custo de oxigênio da respiração em comparação com pacientes que apresentam nutrição adequada. Considera-se o aumento no GER um resultado do custo aumentado de oxigênio da respiração. A perda de massa magra é um prognosticador independente de piora da condição de saúde e da mortalidade. Infelizmente, a melhora da condição nutricional nesses pacientes pode ser bastante difícil.

Cerca de 25% dos pacientes com DPOC são incapazes de manter sua condição nutricional, o que é evidenciado pela perda de peso. Essa porcentagem aumenta para 50% nos casos de pacientes com DPOC que são hospitalizados devido a exacerbações de sua doença. A causa da perda de peso não é sempre conhecida, mas acredita-se que seja resultado da falta de apetite, do alto custo de energia para respiração e da dessaturação durante a alimentação, o que causa a abstenção do alimento. A perda de massa corporal leva a fraqueza muscular esquelética e diafragmática. Como consequência, os pacientes com grave obstrução do fluxo de ar que também estão abaixo do peso têm aumento no risco de mortalidade. O índice de massa corporal (IMC) é um importante componente do BODE (IMC, Obstrução do fluxo de ar, Dispneia, Exercício), que é um indicador para prognóstico de mortalidade.

Desse modo, a melhora do estado nutricional é um importante componente da reabilitação pulmonar. Um estudo registrou que pacientes com DPOC que ganharam mais de 2 kg mostraram melhora significativa na sobrevivência. Em outro estudo, um aumento de 1 ponto no IMC também estava associado a melhora na sobrevivência de pacientes abaixo do peso. Contudo, o uso do IMC pode ser enganador, uma vez que muitos pacientes com DPOC têm um IMC normal, mas uma massa magra baixa. Devido às complexidades do planejamento nutricional para pacientes com DPOC, nutricionistas devem estar envolvidos no programa de reabilitação. Ao calcular o gasto de calorias, os nutricionistas devem levar em consideração o aumento de gasto energético que os pacientes com DPOC têm em relação a pacientes saudáveis da mesma idade. Esses profissionais devem também lembrar que o treinamento de força pode gerar um equilíbrio proteico negativo, o que exige aumento na ingestão proteica.

Apenas um estudo examinou o uso de suplementos em pacientes com DPOC submetidos à reabilitação pulmonar. Nesse ensaio controlado, randomizado e duplo-cego, aumentos significativos no desempenho do trabalho e na qualidade de vida relacionada à saúde foram observados no grupo de pacientes que receberam suplementação de carboidratos. Com apenas um estudo para referência, é difícil fazer uma forte recomendação pró ou contra a suplementação. Alguns indivíduos que discordam dessa abordagem têm sugerido que a suplementação pode impedir os pacientes de consumir suas refeições habituais, resultando em consumo de calorias inferior ao adequado. Mais pesquisas são necessárias antes que um consenso possa ser atingido sobre a ingestão calórica ideal para pacientes com DPOC e a eficácia dos suplementos específicos.

O estado nutricional ideal na reabilitação pulmonar deve ajudar a maximizar a condição de saúde do paciente, a função da musculatura respiratória e a sensação geral de bem-estar; ele também pode melhorar o desfecho da doença. A obesidade, que é identificada como peso corporal total superior a 30% do peso corporal ideal, pode ser nociva para a função respiratória. A grande massa de gordura aumenta o trabalho do sistema respiratório comprometido, em particular durante as atividades de sustentação de peso. Os pacientes obesos com doença pulmonar devem, portanto, ser encaminhados a um nutricionista para a educação sobre perda de peso. O objetivo da intervenção deve ser diminuir a gordura e manter a massa magra do paciente.

F. Apoio psicossocial

O dano fisiológico é apenas um aspecto da experiência debilitadora dos pacientes com DPOC ou outras doenças pulmonares. À medida que os pacientes ficam cada vez mais inativos e dependentes de outras pessoas, torna-se mais comum o desenvolvimento de depressão, ansiedade, ataques de pânico e insônia. As estimativas de prevalência atual de depressão clinicamente significativa entre pacientes com problemas pulmonares, em particular aqueles com DPOC, varia de 7 a 57%; a prevalência de ansiedade significativa fica entre 10 e 60%. Até o momento, não existem estudos que mostrem uma correlação entre mortalidade e depressão ou ansiedade clinicamente significativas em tais pacientes, embora muitos estudos tenham relatado achados em pacientes com doenças cardíacas. Enquanto a angústia psicológica é um importante aspecto clínico na DPOC, que tem implicações para mortalidade, a ansiedade ou depressão significativas têm um efeito ainda maior sobre a vida diária do paciente, levando a dano na qualidade de vida e a restrição das atividades.

Poucos estudos foram conduzidos na década passada sobre as intervenções psicossociais não relacionadas ao exercício em pacientes com DPOC. A literatura inclui relatos de que o exercício está associado a melhora do estado psicológico, incluindo diminuição dos estados de humor negativos. Contudo, apenas um dos estudos foi controlado randomizado. Os participantes desse estudo foram separados em três grupos: um grupo recebeu exercício com educação e manejo do estresse; um segundo grupo recebeu educação e manejo do estresse sem exercício; e um terceiro grupo ficou sem intervenções. O grupo que recebeu educação e manejo do estresse sem exercício mostrou aumentos significativos no conhecimento sobre a DPOC e o tratamento dela, mas não apresentou qualquer melhora na ansiedade, depressão e qualidade de vida. Na verdade, os pacientes desse grupo mostraram aumento na angústia. Eles também não mostraram mudanças na função cognitiva. Em contraste, o grupo que recebeu exercício com educação e manejo do estresse mostrou reduções no dano emocional que não foram observadas nos outros dois grupos, mas não houve diferença aparente na depressão e na ansiedade ou na qualidade de vida. O único benefício observado foi uma taxa de conclusão de 100% do programa de 12 semanas entre o grupo que recebeu educação e exercício, em comparação com 64% no grupo de apenas exercício. Essa melhora acentuada pode indicar que a intervenção educacional facilita a adesão ao programa.

G. Treinamento familiar

As famílias de pacientes com DPOC desempenham um papel fundamental no processo de reabilitação. Suas interações com o paciente e a equipe de tratamento requerem uma compreensão do processo da doença, das possíveis complicações, dos planos de cuidado e das medicações prescritas. Os membros da família devem encontrar um tênue equilíbrio entre participar e controlar a vida do paciente. O objetivo da família é fornecer apoio, mas deixar o controle final da maioria dos aspectos da vida para o indivíduo. Os episódios de dispneia grave e a natureza progressiva da doença pulmonar do paciente podem ser bastante assustadores para os membros da família. Alguns membros devem ser escolhidos para participar de treinamentos sobre protocolos para manejo das exacerbações da doença, protocolos de oxigênio (incluindo quando usar o oxigênio e o procedimento correto para fazer isso), administração de medicação e decisão de quando procurar ajuda de um profissional de saúde. A família também pode fornecer o apoio essencial para o paciente continuar com o tratamento contra o tabagismo. É fundamental que todos os familiares entendam a importância de manter um ambiente sem a presença do cigarro para seu ente querido.

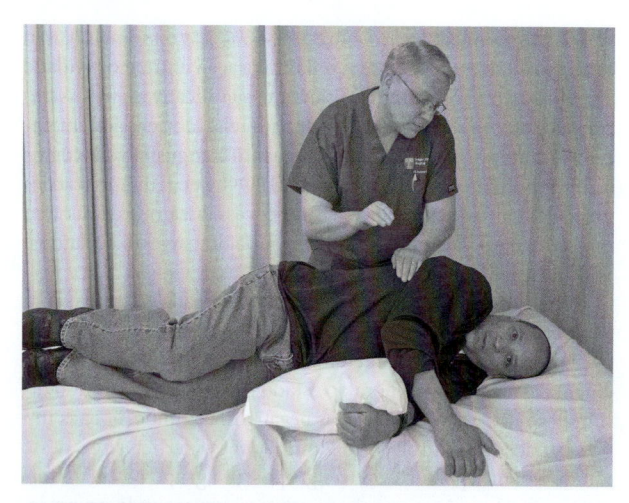

▲ **Figura 24.9** Fisioterapia respiratória.

H. Fisioterapia respiratória

A fisioterapia respiratória, junto com a drenagem postural, intensifica a liberação de muco das vias aéreas centrais e periféricas dos pulmões (Fig. 24.9). A importância dessa terapia em pacientes estáveis com DPOC e na exacerbação aguda de DPOC é incerta. Todavia, para pacientes que produzem mais de 30 mL de escarro a cada 24 horas ou que apresentam dificuldades com a expectoração do escarro, a fisioterapia respiratória combinada com drenagem postural e técnicas de tosse eficaz aumenta a expectoração de escarro.

A fisioterapia respiratória é um componente essencial da terapia para pacientes com bronquiectasias e fibrose cística, bem como no manejo de atelectasias em pacientes no pós-operatório ou gravemente doentes com DPOC que são hospitalizados. A frequência dos tratamentos deve ser individualizada, com base na gravidade da doença e na quantidade de secreções da via aérea que devem ser eliminadas. A fisioterapia respiratória padrão, realizada com drenagem postural, técnicas para tossir e de expiração forçada, é a base de tais esquemas de tratamento. Modalidades mais recentes, como a percussão respiratória mecânica e máscaras de pressão de via aérea positiva, foram introduzidas, mas requerem ensaios clínicos adicionais antes de poderem ser empregadas na rotina de atendimento.

American Thoracic Society, European Respiratory Society: ATS/ERS statement on pulmonary rehabilitation. Am J Respir Crit Care Med 2006;173:1390-1413.

Birnbaum S, Carlin B: Pulmonary rehabilitation and respiratory therapy services in the physician office setting. Chest 2006;129:169-173.

Brutsche MH, Downs SH, Schindler C, et al: Bronchial hyperresponsiveness and the development of asthma and COPD in asymptomatic individuals: SAPALDIA Cohort Study. Thorax 2006;61:671-677.

Buist AS, McBurnie MA, Vollmer WM, et al: International variation in the prevalence of COPD (the BOLD Study): A population-based prevalence study. Lancet 2007;370:741-750.

Carlin BW: Pulmonary rehabilitation: A focus on COPD in primary care. Postgrad Med 2009;121:140-147.

Hynninen KM, Breitve MH, Wiborg AB, et al: Psychological characteristics of patients with chronic obstructive pulmonary disease: A review. J Psychosom Res 2005;59:429-443.

Langer D, Hendriks E, Burtin C, et al: A clinical practice guideline for physiotherapists treating patients with chronic obstructive pulmonary disease based on a systematic review of available evidence. Clin Rehabil 2009;23:445-462.

Martinez FJ, Chang A: Surgical therapy for chronic obstructive pulmonary disease. Semin Respir Crit Care Med 2005;26: 167-191.

Rabe KF, Hind S, Anzueto A, et al: Global strategy for the diagnosis, management, and prevention of chronic obstructive pulmonary disease: GOLD executive summary. Am J Resp Crit Care Med 2007;175:532-555.

Ries AL: Pulmonary rehabilitation and COPD. Semin Respir Crit Care Med 2005;26:133-141.

Ries AL, Bauldoff GS, Carlin BW, et al: Pulmonary rehabilitation: Joint ACCP/AACVPR evidence-based clinical practice guidelines. Chest 2007;131:4S-42S.

Shirtcliffe P, Weatherall M, Marsh S, et al: COPD prevalence in a random population survey: A matter of definition. Eur Respir J 2007;30:232-239.

Tan WC, Lo C, Jong A, et al: Marijuana and chronic obstructive lung disease: A population-based study. CMAJ 2009;180: 814-820.

▶ Seleção de pacientes para a reabilitação pulmonar

A avaliação de pacientes para a reabilitação pulmonar não é, em teoria, um processo complicado. Duas questões precisam ser respondidas: (1) O paciente tem um diagnóstico que o qualifica para a reabilitação pulmonar? (2) O programa provavelmente ajudará o paciente? A equipe deve determinar se o programa irá satisfazer, com segurança e efetividade, os objetivos do paciente. Para isso, é essencial saber diagnóstico, estágio da doença, comorbidades e motivação do paciente.

Durante muitos anos, os pacientes com doença pulmonar grave não eram considerados bons candidatos para programas de treinamento de exercício. Contudo, estudos recentes utilizando estímulos para treinamento de alta intensidade mostraram de forma clara que pacientes com VEF_1 inferior a 40% do valor previsto não deveriam ser excluídos do treinamento de exercício. Um grande estudo descobriu que os pacientes com DPOC branda, moderada e grave demonstram a mesma melhora proporcional à tolerância ao exercício após a reabilitação pulmonar.

Esses achados confirmam que os pacientes em todos os estágios de DPOC podem obter benefícios ao participar de um programa de reabilitação; contudo, cada caso deve ser revisado de forma individual. Muitos pacientes podem obter o mesmo benefício a partir de programas de exercício autodirecionados. Esses fatores precisam ser levados em consideração ao recomendar-se o tipo de terapia que proporcionará o maior benefício para o paciente.

Celli BR: Roger S. Mitchell lecture. Chronic obstructive pulmonary disease phenotypes and their clinical relevance. Proc Am Thorac Soc 2006;3:461–465.

Fagevik OM, Westerdahl E: Positive expiratory pressure in patients with chronic obstructive pulmonary disease—a systematic review. Respiration 2009;77:110–118.

Gosselink R: Breathing techniques in patients with chronic obstructive pulmonary disease (COPD). Chron Respir Dis 2004;1:163–172.

▶ Objetivos e benefícios da reabilitação pulmonar

Atingir o nível mais alto possível de função independente é o principal objetivo da reabilitação pulmonar; isso é obtido ajudando os pacientes a se tornarem fisicamente mais ativos, permitindo que aprendam mais sobre sua doença e as opções de tratamento e lhes ensinando como lidar com seu problema respiratório. Objetivos mais específicos de um programa de reabilitação pulmonar são reduzir sintomas, promover a atividade, aumentar a função diária, restaurar o mais elevado nível de função independente e melhorar a qualidade de vida global dos pacientes com doença respiratória crônica. Esses objetivos são atingidos por meio de educação do paciente e da família, treinamento de exercício e intervenções psicossociais e comportamentais, conforme já descrito. As intervenções de reabilitação são focadas nos problemas e nas necessidades de cada paciente e são implementadas por uma equipe multidisciplinar de profissionais de saúde. O sucesso em atingir esses objetivos foi estudado e avaliado por seus resultados fisiológicos e psicossociais.

Estudos com pacientes que recebem reabilitação pulmonar não têm demonstrado, de forma unânime, nenhuma melhora na mecânica pulmonar em repouso ou nos valores de trocas gasosas. Também não existem evidências de desaceleração da deterioração fisiológica nos anos após a reabilitação pulmonar. É muito importante entender que os achados de espirometria antes do programa de reabilitação não predizem o quão benéfico o programa será para o paciente.

O maior e mais consistente resultado da reabilitação pulmonar é a melhora no desempenho no exercício. Um estudo controlado randomizado feito por Ries e colaboradores comparou o exercício acompanhado de educação com a educação isolada e encontrou uma grande melhora na resistência ao exercício e na tolerância máxima ao exercício entre pacientes que receberam educação e exercício. Além disso, foi demonstrada redução consistente na fadiga muscular após o exercício, bem como melhora na qualidade de vida e nos escores de dispneia. Outros estudos, feitos por Lacasse e colaboradores e Wijkstra e colaboradores, observaram melhoras similares no desempenho do exercício, na dispneia e na qualidade de vida.

A melhora na condição funcional é o principal objetivo de qualquer esforço de reabilitação. A condição funcional é dividida em quatro dimensões: capacidade funcional, desempenho funcional, reserva funcional e utilização da capacidade funcional. A capacidade funcional é a capacidade máxima de trabalho do paciente. O desempenho funcional é o nível no qual o paciente está realmente trabalhando. A reserva funcional é definida como capacidade menos desempenho. A utilização funcional representa a porcentagem de capacidade na qual o paciente está trabalhando no momento. A reabilitação pulmonar é projetada para afetar todas as quatro dimensões da condição funcional. Em uma pesquisa com pacientes adultos do sexo masculino com DPOC que completaram programas de reabilitação pulmonar hospitalar, a melhora na capacidade funcional e na quantidade de dispneia foi registrada em 79 atividades da vida diária.

A qualidade de vida é um resultado muito importante que é medido após os pacientes com DPOC terem se submetido à reabilitação. Um investigador dividiu a qualidade de vida em quatro elementos: funcionamento emocional, funcionamento do papel social, capacidade de realizar atividades da vida diária e capacidade de participar de atividades agradáveis. As duas principais escalas usadas são a Quality of Well-Being Scale-Self-Administered (QWB-SA) e a Sickness Impact Profile, para avaliar o alívio dos sintomas. Outra escala que tem sido empregada é o St. George's Respiratory Questionnaire (SGRQ, já mencionado neste capítulo), que é mais específica e sensível à condição da doença pulmonar. A qualidade de vida é de difícil avaliação quantitativa e é muito pessoal. Os pacientes que completaram os programas de reabilitação pulmonar apresentaram melhora autorregistrada na qualidade de vida usando questionários estabelecidos. Isso provavelmente é devido à melhora em campos relacionados, como ansiedade, depressão, nível de atividade, confiança, resistência, força, dispneia e condição funcional.

A utilização do cuidado com a saúde foi bastante investigada na década passada. Vários estudos compararam a utilização de serviços de saúde anos após a reabilitação pulmonar com aqueles no ano anterior ao programa. Esses estudos têm demonstrado redução na utilização de serviços de saúde nos anos seguintes. Um estudo mostrou uma mudança na atividade do cuidado hospitalar para o monitoramento por meio de telefone. Isso provavelmente refletiu uma melhor comunicação entre o médico e o paciente, bem como melhora na educação sobre o processo da doença. Outro grupo de investigadores realizou um ensaio controlado randomizado no qual a hospitalização e as consultas ambulatoriais eram medidas. O grupo controle demonstrou significativo aumento no tempo de hospitalização e no número de consultas, comparado com o grupo de reabilitação, no qual houve diminuição significativa na internação e nas consultas ambulatoriais.

A sobrevida é outro desfecho que tem sido o foco de muita investigação. Já se conhecem vários elementos que aumentam a sobrevida de pacientes com doença pulmonar, tais como cessação do tabagismo, melhora da nutrição, melhora no exercício e na condição funcional, mudança para um estilo de vida mais ativo e cuidado para evitar as exacerbações. Contudo, os estudos até o momento não relataram melhoras na morbidade e na mortalidade em pacientes que participaram de programas de reabilitação pulmonar. As razões para isso são desconhecidas, e a pesquisa nessa área está em andamento.

Lacasse Y, Goldstein R, Lasserson TJ, Martin S: Pulmonary rehabilitation for chronic obstructive pulmonary disease. Cochrane Database Syst Rev 2006;(4):CD003793.

Ries AL, Bauldoff GS, Carlin BW, et al: Pulmonary rehabilitation: Joint ACCP/ACVPR evidence-based clinical practice guidelines. Chest 2007;131:4S–42S.

Wijkstra PJ, Koeter GH: Outpatient pulmonary rehabilitation. Chest J 2002;121:2082–2083.

▶ Composição do programa e equipe de profissionais

A eficácia da reabilitação pulmonar realizada em cenários de internação, ambulatoriais ou domésticos tem sido bem documentada apesar da significativa variabilidade na estrutura do programa. A efetividade da reabilitação pulmonar depende, em especial, da estrutura e dos componentes do programa, e não do cenário em si. Com frequência, a escolha do cenário depende da variabilidade e da distância do programa, da cobertura do plano de saúde, da preferência do paciente e de sua condição física, funcional e psicossocial. Em geral, a reabilitação com internação é recomendada a pacientes mais gravemente acometidos pela doença, visto que os serviços de reabilitação intensiva e de treinamento especializado para pacientes e familiares estão disponíveis. A reabilitação ambulatorial, que pode ser no hospital ou na comunidade, tem o potencial de beneficiar pacientes, mas requer um determinado nível de capacidade funcional. Embora os resultados não tenham sido bem estudados, a reabilitação pulmonar no âmbito domiciliar é conveniente para pacientes e membros da família e pode motivar a continuidade do treinamento de exercício.

De acordo com a definição citada, a reabilitação oferece uma abordagem holística e completa do cuidado de saúde. Por essa razão, o conhecimento combinado de uma equipe multidisciplinar é altamente desejado. A equipe multidisciplinar pode variar de acordo com a população de pacientes, a verba do programa, o reembolso, a disponibilidade de membros da equipe e os recursos para a reabilitação pulmonar. A equipe de reabilitação deve ser liderada por médico especialista (fisiatra ou pneumologista) que coordena outros profissionais capacitados na avaliação dos sistemas neuromuscular, musculoesquelético, cognitivo e cardiopulmonar. Além disso, o médico líder de equipe deve ser experiente no trabalho com uma equipe de profissionais, pois é responsável pelo tratamento clínico e pelo programa de reabilitação. Os outros membros da equipe de reabilitação incluem fisioterapeutas e terapeutas respiratórios, terapeuta ocupacional, enfermeiro de reabilitação, conselheiro vocacional, assistente social, nutricionista e psicólogo. Cada membro também precisa ter conhecimento dos princípios gerais das áreas de atuação dos outros membros.

O ambiente no qual o programa de reabilitação pulmonar é realizado é de suma importância. De preferência, ele deve ser uma academia de condicionamento grande, tranquila e confortável, na qual todas as pessoas envolvidas no processo terapêutico possam ser acomodadas. Salas separadas devem estar disponíveis para oferecer privacidade a pacientes que serão submetidos a procedimentos de drenagem brônquica que podem induzir expectoração copiosa.

Du Moulin M, Taube K, Wegscheider K, et al: Home-based exercise training as maintenance after outpatient pulmonary rehabilitation. Respiration 2009;77:139–145.

Griffiths TL, Burr ML, Campbell IA, et al: Results at 1 year of outpatient multidisciplinary pulmonary rehabilitation: A randomised controlled trial. Lancet 2000;355:362–368.

Sewell L, Singh SJ, Williams JE, et al: How long should outpatient pulmonary rehabilitation be? A randomized controlled trial of 4 weeks versus 7 weeks. Thorax 2006;61:767–771.

▶ Avaliação do resultado

Um progresso significativo tem sido feito na avaliação dos desfechos dos pacientes na reabilitação pulmonar. Contudo, as avaliações dos resultados devem ser bem construídas para garantir que a mais relevante informação seja coletada para revisão. Por exemplo, os programas não devem apenas determinar quantos pacientes se beneficiam da reabilitação, mas também identificar quais componentes do processo levaram a esses benefícios. As conclusões significativas sobre os benefícios do programa requerem instrumentos de avaliação consistentes. A medida dos resultados é essencial na reabilitação pulmonar, uma vez que se relaciona de forma direta com a efetividade. De modo geral, recomenda-se que resultados como dispneia, atividade e capacidade de exercitar-se sejam avaliados, pois essas áreas devem melhorar com a reabilitação pulmonar.

Profissionais da saúde envolvidos no cuidado de pacientes em reabilitação pulmonar devem considerar quais indicadores de resultado são mais úteis a sua prática clínica. Sintomas, capacidade de exercitar-se e qualidade de vida relacionada à saúde devem ser mensurados de modo objetivo antes e depois do protocolo de reabilitação pulmonar e usados como indicadores de resultados. Os sintomas podem ser mensurados com escalas de dispneia e fadiga (p. ex., escala de Borg ou Escala Analógica Visual [EAV]). A capacidade de exercício pode ser medida com testes de campo (p. ex., distância da caminhada de 6 minutos), e a qualidade de vida relacionada à saúde pode ser medida com questionários autoadministrados específicos da doença (p. ex., CRQ ou SGRQ, descritos anteriormente).

A. Avaliação dos sintomas

Os dois principais sintomas de pacientes encaminhados para reabilitação pulmonar são dispneia e fadiga. Esses sintomas são complexos, com múltiplos mecanismos de ação. Por natureza, os sintomas são subjetivos e requerem um autorregistro. No cenário da reabilitação pulmonar, a dispneia e a fadiga podem ser avaliadas de duas maneiras: em "tempo real" ou por meio de registros. Cada abordagem pode produzir resultados diferentes. A avaliação em tempo real dos sintomas apenas irá responder à questão de quanta falta de ar o paciente tem ou o quanto está cansado no momento do teste. A escala de Borg e a EAV são mais empregadas para esse propósito e são úteis na avaliação da dispneia ou fadiga durante o teste ou treinamento de exercício. O registro dos sintomas, como dispneia ou fadiga, em geral é realizado com questionários. Alguns questionários requerem que os pacientes classifiquem sua experiência geral de dispneia, enquanto outros perguntam sobre a dispneia relacionada às atividades. Embora a maioria dos questionários tenha propriedades psicométricas adequadas, alguns foram inicialmente desenvolvidos para propósitos de pesquisa e, desse modo, não são adaptados para o uso no cenário da reabilitação pulmonar. Outras considerações devem ser o contexto no qual os sintomas são medidos, como as questões sobre os sintomas são formuladas e o intervalo de tempo no qual o sintoma é mensurado.

B. Avaliação do desempenho

A melhora na capacidade de o paciente participar de atividades da vida diária é um importante objetivo da reabilitação pulmonar. Estudos têm mostrado que as melhoras na capacidade de exercitar-se não necessariamente se traduzem em aumentos das atividades da vida diária; além disso, eles demonstraram que a avaliação do desempenho funcional é importante. A melhora no desempenho pode ser avaliada pela observação direta ou pelo relato do paciente. A maioria dos programas de reabilitação pulmonar baseia-se nos autorregistros do paciente para avaliar os níveis de atividade; é utilizado o relato do paciente em relação à intensidade da dispneia nas atividades e ao grau no qual o paciente pode realizar as atividades em uma situação de vida real. Um método emergente de avaliação das atividades no cenário não laboratorial é o uso de monitores de atividade ou detectores de movimento. Os monitores de atividade podem ser empregados no cenário de reabilitação para fornecer uma medida objetiva das atividades diárias do paciente. Os monitores variam de simples, como um pedômetro, que avalia o número de passos que um paciente dá, a dispositivos mais complexos que medem o movimento em três planos, como um acelerômetro triaxial.

C. Capacidade de exercício

Pode-se medir a capacidade de exercício de várias maneiras. É possível utilizar testes de campo, monitores de atividade e teste de exercício cardiopulmonar. Os testes de campo apresentam várias vantagens: são de simples execução com pouco equipamento adicional, são conduzidos em um cenário não laboratorial e respondem à intervenção de reabilitação pulmonar. Eles são controlados pelo paciente, como o teste de caminhada de 6 minutos, ou por mecanismos externos, como os testes de velocidade controlada gradual e de resistência. Ambos os testes medem a distância percorrida. Embora o teste de exercício cardiopulmonar possa ser uma ferramenta relevante na avaliação inicial da limitação do exercício e na formulação de prescrição do exercício, ele também pode ser útil na avaliação do resultado. As medidas fisiológicas proporcionam uma valiosa perspectiva sobre a mecânica da intolerância ao exercício. O teste de exercício cardiopulmonar pode aumentar de modo gradual até o limite de sintoma máximo ou permanecer em uma taxa de trabalho constante.

D. Qualidade de vida relacionada à saúde

A satisfação ou felicidade de um indivíduo com a vida tem sido descrita como qualidade de vida e pode ser considerada um equilíbrio entre o que é desejado na vida e o que é obtido (embora esses indicadores sejam difíceis de se mensurar). Na reabilitação, dois tipos de instrumentos são usados para medir a qualidade de vida: questionários da saúde geral, como o Sickness Impact Profile e o Short Form, e escalas específicas da doença, como o CRQ e o SGRQ (já discutidos neste capítulo). As medidas específicas da doença demonstram maior sensibilidade à mudança da condição do paciente após a intervenção de reabilitação.

ATS Committee on Proficiency Standards for Clinical Pulmonary Function Laboratories: ATS statement: Guidelines for the six-minute walk test. Am J Respir Crit Care Med 2002;166:111–117.

Nici L, Donner C, Wouters E, et al: American Thoracic Society/European Respiratory Society statement on pulmonary rehabilitation. Am J Respir Crit Care Med 2006;173:1390–1413.

Pitta F, Troosters T, Spruit MA, et al: Characteristics of physical activities in daily life in chronic obstructive pulmonary disease. Am J Respir Crit Care Med 2005;171:972–977.

Steele BG, Holt L, Belza B, et al: Quantitating physical activity in COPD using a triaxial accelerometer. Chest 2000;117:1359–1367.

ZuWallack R, Crouch R (Eds): *Guidelines for Pulmonary Rehabilitation Programs*, 3rd ed. Human Kinetics, 2004.

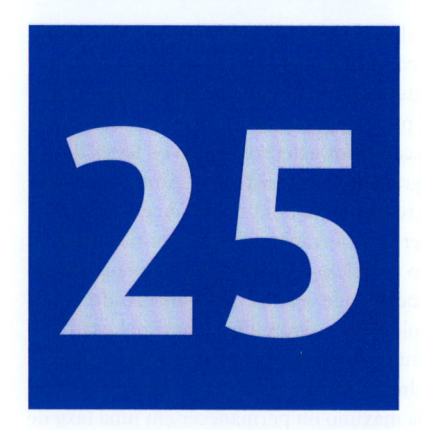

25 Reabilitação de queimaduras

Jonathan Niszczak, MS, OTR/L
Lisa Forbes, MSc, OT Reg(MB)
Michael Andreas Serghiou, OTR, MBA

O cuidado de queimaduras e o manejo da lesão continuam avançando no mundo desenvolvido, levando a melhor sobrevida e reabilitação de indivíduos que sofrem lesões por queimadura. Esses indivíduos requerem uma abordagem minuciosa para cuidado que os ajude a atingir independência completa e recuperação máxima das lesões. As estimativas atuais sugerem que mais de 1,2 milhão de indivíduos nos Estados Unidos requerem cuidado para lesões por queimadura todos os anos, e esse número é ainda mais alto em muitos outros países do mundo. A reabilitação bem-sucedida de uma pessoa com uma lesão por queimadura requer uma abordagem de equipe na qual cada membro forneça recursos e habilidades essenciais para ajudar a transição do indivíduo de uma "vítima" de queimadura para um "sobrevivente", com sua independência funcional preservada.

EPIDEMIOLOGIA

As queimaduras causam cerca de 60 mil hospitalizações e mais de 6 mil mortes todos os anos nos Estados Unidos. As lesões por queimadura são mais comuns entre homens (~70% dos casos) entre as idades de 16 e 40 anos; contudo, jovens e idosos são mais suscetíveis à lesão por queimadura. As queimaduras são a segunda forma mais comum de abuso de crianças entre 1 e 12 anos de idade e a segunda causa principal de morte acidental entre adultos com mais de 60 anos.

A mortalidade decorrente de grandes queimaduras tem reduzido de forma significativa na América do Norte. Todavia, de acordo com o American Burn Association National Burn Repository, a taxa de mortalidade para a dose letal mediana (DL_{50}) para queimaduras é 80%. Essa média é ainda mais alta na população pediátrica entre as idades de 1 e 15 anos, de modo que a taxa alcança 95%. Vários fatores preditivos negativos influenciam a sobrevida por queimadura, incluindo a presença de lesão por inalação, idade avançada, presença de outras comorbidades (p. ex., diabetes melito ou doença pulmonar obstrutiva crônica) e lesão de área de superfície proximal.

As lesões por queimadura mais comuns afetam cerca de 10% da área de superfície corporal total (ASCT) e são o resultado do contato com a chama ou líquido quente. Dos pacientes com esses tipos de queimaduras, cerca de 95% sobrevivem às lesões e hospitalizações. As queimaduras também podem resultar de contato elétrico, contato químico, exposição à radiação e, em menor grau, várias síndromes de pele. Dependendo da causa, os pacientes com essas lesões irão necessitar de quantidades variadas de cuidado de ferida, cirurgia, reabilitação e pós-cuidado para se recuperar.

> Holmes JH: Critical issues in burn care. J Burn Care Res 2008;29: S180–S187.
>
> Kerby JD, McGwin G, George RL, et al: Sex differences in mortality after burn injury: Results of analysis of the National Burn Repository of the American Burn Association. J Burn Care Res 2006;27:452–456.
>
> Kramer CB, Rivara FP, Klein MB: Variations in U.S. pediatric burn injury hospitalizations using the National Burn Repository Data. J Burn Care Res 2010;31:734–739.
>
> Miller SF, Bessey PQ, Schurr MJ, et al: National burn repository 2005: A ten-year review. J Burn Care Res 2006;27:411–436.
>
> Pavlovich AR, Shupp JW, Jeng JC: A novel approach to discerning burn mortality: A glimmer from the National Burn Repository. J Burn Care Res 2009;30:574–575.
>
> Pruitt BA, Wolf SE, Mason AD: Epidemiology, demographic, and outcome characteristics of burn injury. In: Herndon DN (Ed): Total Burn Care, 4th ed. Elsevier, 2013:15–45.

FISIOPATOLOGIA

A pele do adulto humano é o maior órgão do corpo, com área de superfície de cerca de 2 m^2, profundidade total de 2 mm e peso médio de 2,72 kg. A pele compreende três camadas primárias – epiderme, derme e hipoderme (tecido subcutâneo) – e cumpre muitas funções importantes, incluindo termorregulatória, neurossensorial, imunológica, evaporativa, metabólica (p. ex., difusão de oxigênio, nitrogênio e dióxido de carbono) e protetora. Seu papel na identidade física também é muito importante.

A camada superior é a epiderme, composta de cinco camadas de epitélio fino, avascular e queratinizado, tendo como papel principal a função protetora (resistência a germes e lesões) da pele. A camada dérmica mais profunda é composta de duas camadas: uma derme papilar superior, composta de tecido conectivo areolar frouxo, e uma camada reticular mais profunda, composta de fibras de colágeno e elásticas densas, onde há muitas glândulas e vasos. Essa camada está conectada à hipoderme e fornece a força mecânica que permite que a derme se prenda aos tecidos subjacentes. A hipoderme é a camada isolante para as estruturas subcutâneas.

As lesões por queimadura afetam a pele em três zonas histológicas que se estendem para fora do centro da lesão em duas direções (para fora e para baixo). As lesões em cada zona produzem mudanças histológicas características, variando desde hiperemia a estase e coagulação. A zona de hiperemia é a zona externa da lesão (a área menos afetada por lesão direta). A lesão nessa zona resulta em vasodilatação e morte celular mínima. Em queimaduras menores, essa pode ser a única zona afetada. A zona de estase é mais próxima do centro do local da queimadura e sofre uma lesão mais profunda. As queimaduras nessa zona resultam em maior necrose celular se fatores concomitantes, tais como constrição vascular, edema, trombose ou isquemia vascular, não forem tratados durante o processo de ressuscitação. A zona de coagulação é mais próxima da lesão direta e sofre a destruição mais profunda. As queimaduras nessa região produzem células que são necróticas e exigem intervenção cirúrgica para substituir e reparar de forma efetiva os tecidos danificados.

> Giavonni ML, Heimbach DM, Gibran NS: Evaluation of the burn wound: Management decisions. In: Herndon DN (Ed): *Total Burn Care*, 4th ed. Elsevier, 2013:125–134.
>
> Kramer GC: Pathophysiology of burn shock and edema. In: Herndon DN (Ed): *Total Burn Care*, 4th ed. Elsevier, 2013:103–113.

ACHADOS CLÍNICOS

▶ Classificação de queimaduras

As queimaduras são classificadas de acordo com a profundidade da lesão na pele e a área de superfície total do corpo que é afetada. Essas duas classificações são importantes porque quanto maior o tamanho, mais complicações potenciais e contraturas podem surgir, e quanto maior a profundidade da lesão, maior será a taxa de mortalidade. Vários métodos foram propostos para o cálculo da área de superfície corporal total (ASCT). Um método bastante conhecido de estimativa é a chamada Regra dos Noves, na qual se divide o corpo em vários segmentos, cada um correspondendo a 9% da área de superfície. Embora seja muito usado, esse método subcalcula as diferenças de tamanho com base na idade (p. ex., a cabeça representa uma proporção maior do corpo em crianças do que em adultos). Com maior frequência, a estimativa de tamanho da queimadura é calculada usando-se diagramas, como o gráfico de Lund e Browder (Fig. 25.1).

Além disso, o cálculo pode ser realizado usando-se o método da palma, no qual a superfície da palma da mão do paciente representa 1% da ASCT.

Estão sendo desenvolvidos, atualmente, sistemas de modelagem por computador que irão incorporar a massa corporal total nos processos de cálculo; contudo, eles ainda não estão disponíveis. Assim, a avaliação ainda é realizada por inspeção visual direta da queimadura. Mais importante é a localização da lesão por queimadura, além da profundidade, que tende a ser mais preditiva das necessidades de reabilitação total do paciente. Nas áreas com articulações muito móveis ou superfícies articulares, tais como a face e as mãos, há maior probabilidade de hipertrofia da cicatriz, levando a contraturas adicionais e perda de função total.

A profundidade da queimadura é classificada como superficial, de espessura parcial, de espessura total e subdérmica. Essas classificações também são chamadas de primeiro grau, segundo grau, terceiro grau e quarto grau, respectivamente. As queimaduras de espessura parcial (segundo grau) podem ser subdivididas em categorias superficiais ou profundas. A profundidade da lesão é importante no processo de cura da ferida, visto que está muito relacionada à formação de cicatriz e ao potencial para desenvolvimento de contratura.

▶ Queimaduras superficiais

Uma queimadura superficial envolve apenas a superfície epidérmica e deixa a epiderme intacta (Fig. 25.2). Em geral, esse tipo de queimadura é eritematoso e doloroso, não contém vesículas, tem características similares à "queimadura solar" e irá cicatrizar de forma espontânea em menos de uma semana, sem gerar cicatriz.

▶ Queimaduras de espessura parcial

Uma queimadura de espessura parcial superficial envolve a epiderme e a derme. Esse tipo é muito doloroso, tem aparência úmida e cor-de-rosa, apresenta muitas vesículas e descolore com pressão (Fig. 25.3). As queimaduras de espessura parcial superficial cicatrizam de forma espontânea em cerca de duas semanas, com mínima formação de cicatriz ou perda de função; no entanto, algumas mudanças de pigmento podem ocorrer.

Uma queimadura de espessura parcial profunda também envolve a epiderme e a derme e, em geral, estende-se de forma mais profunda nas estruturas dérmicas. Esse tipo de queimadura também é doloroso, mas não é tão sensível quanto as queimaduras mais superficiais. O local pode ter vesículas, mas a aparência global é vermelha e menos úmida, com algumas áreas que parecem pálidas ou levemente brancas. Esse tipo de queimadura deve ser monitorado, pois, se deixado cicatrizar de modo espontâneo por mais de três semanas, tem probabilidade muito maior de produzir contraturas e perda de função devido ao processo inflamatório prolongado. Esse tipo de lesão pode requerer um enxerto de pele para melhorar a taxa de cicatrização e para limitar o potencial para contração ou perda de função.

Temple University Hospital
Sistema de saúde da Temple University

REGISTRO DE ADMISSÃO POR QUEIMADURA

Completar na admissão: Identificação do paciente

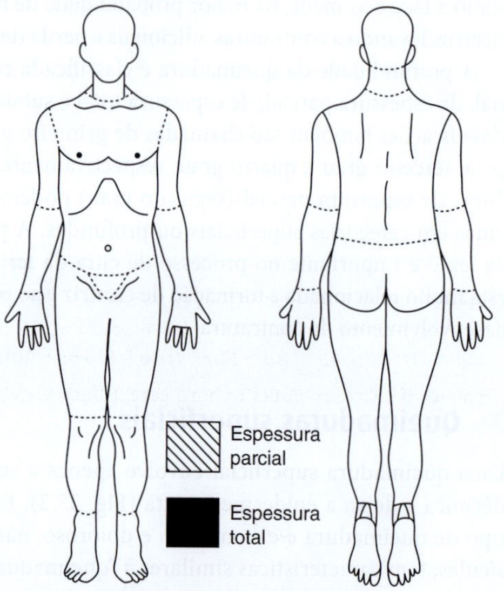

Data: _____

Altura: _____   Peso: _____

2° _____ + 3° _____ = _____ %

DIRETRIZ DE RESSUSCITAÇÃO HÍDRICA

____ ccLR x ____ % Queimadura x ____ kg/peso = _____
                                                    Total 24 horas

Primeiras 8 h = _____ cc
Segundas 8 h = _____ cc
Terceiras 8 h = _____ cc

Percentual de área de superfície queimada
(Fórmula de Berkow)

Espessura parcial
Espessura total

QUADRO DE LUND & BROWDER

ÁREA	1 ANO	1 a 4 ANOS	5 a 9 ANOS	10 a 14 ANOS	15 ANOS	ADULTO	2°	3°
Cabeça	19	17	13	11	9	7		
Pescoço	2	2	2	2	2	2		
Tronco anterior	13	13	13	13	13	13		
Tronco posterior	13	13	13	13	13	13		
Nádega direita	2-1/2	2-1/2	2-1/2	2-1/2	2-1/2	2-1/2		
Nádega esquerda	2-1/2	2-1/2	2-1/2	2-1/2	2-1/2	2-1/2		
Genitália	1	1	1	1	1	1		
Braço direito	4	4	4	4	4	4		
Braço esquerdo	4	4	4	4	4	4		
Antebraço direito	3	3	3	3	3	3		
Antebraço esquerdo	3	3	3	3	3	3		
Mão direita	2-1/2	2-1/2	2-1/2	2-1/2	2-1/2	2-1/2		
Mão esquerda	2-1/2	2-1/2	2-1/2	2-1/2	2-1/2	2-1/2		
Coxa direita	5-1/2	6-1/2	6	8-1/2	9	9-1/2		
Coxa esquerda	5-1/2	6-1/2	6	8-1/2	9	9-1/2		
Perna direita	5	5	5-1/2	6	6-1/2	7		
Perna esquerda	5	5	5-1/2	6	6-1/2	7		
Pé direito	3-1/2	3-1/2	3-1/2	3-1/2	3-1/2	3-1/2		
Pé esquerdo	3-1/2	3-1/2	3-1/2	3-1/2	3-1/2	3-1/2		
TOTAL								

▲ **Figura 25.1** Documentação da área de superfície corporal total (ASCT). As queimaduras são classificadas, e o tamanho é estimado e documentado, usando-se um formulário que mostra a localização da lesão no corpo e sua profundidade.

REABILITAÇÃO DE QUEIMADURAS — CAPÍTULO 25

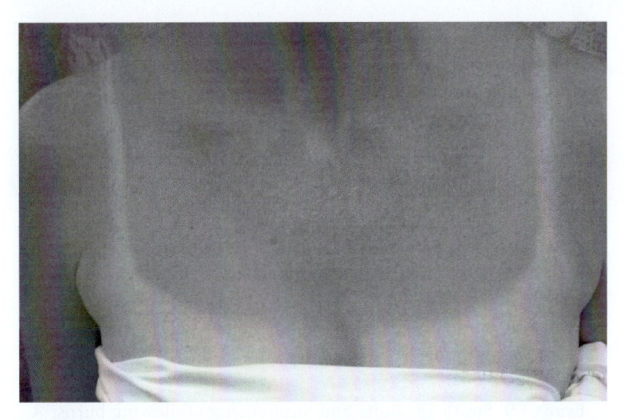

▲ **Figura 25.2** Queimadura superficial (primeiro grau). Uma queimadura superficial é vermelha e dolorosa e, em geral, cura sem formar cicatriz.

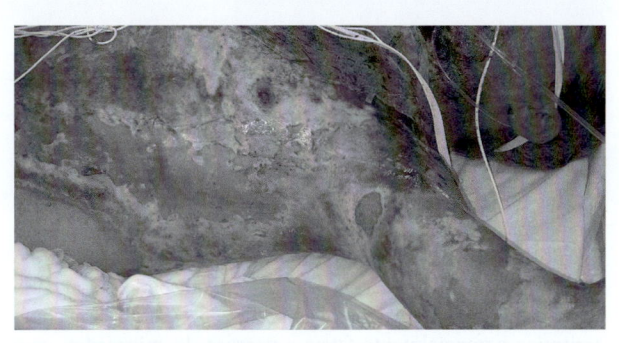

▲ **Figura 25.4** Queimadura de espessura total (terceiro grau). Essa queimadura de espessura total do tronco e da extremidade superior é branca pálida, seca e insensível, com um envoltório de pele tensa. Essa lesão requer enxerto de pele e irá curar com formação de cicatriz.

▶ Queimaduras de espessura total

Uma lesão por queimadura de espessura total envolve a perda da epiderme e de toda a derme. Essas queimaduras são pálidas, têm aparência seca, semelhante a couro, e a pele apresenta-se tensa e um pouco inflexível (Fig. 25.4). Queimaduras de espessura total requerem enxerto de pele e causam cicatriz e perda mais alta de função se não tratadas de forma efetiva durante todo o processo de reabilitação. Uma queimadura subdérmica envolve a destruição da epiderme e da derme e estende-se a camadas mais profundas, para dentro da gordura, do músculo, do tendão e do osso (Fig. 25.5). Em geral, esse tipo de lesão resulta em perda significativa de função e pode necessitar de amputação de extremidades se a necrose do tecido for significativa.

Gabriel V, Holavanahalli R: Burn rehabilitation. In: Braddom RL (Ed): *Physical Medicine and Rehabilitation*, 4th ed. Elsevier, 2011:256–298.

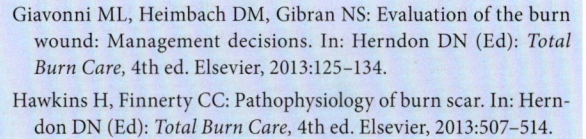

Giavonni ML, Heimbach DM, Gibran NS: Evaluation of the burn wound: Management decisions. In: Herndon DN (Ed): *Total Burn Care*, 4th ed. Elsevier, 2013:125–134.

Hawkins H, Finnerty CC: Pathophysiology of burn scar. In: Herndon DN (Ed): *Total Burn Care*, 4th ed. Elsevier, 2013:507–514.

Holmes JH: Critical issues in burn care. J Burn Care Res 2008;29: S180–S187.

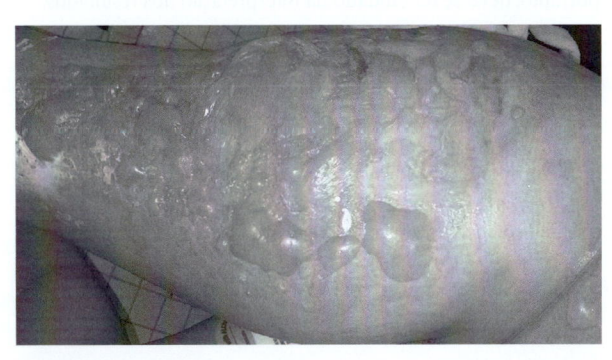

▲ **Figura 25.3** Queimadura de espessura parcial superficial (segundo grau). Uma queimadura de espessura parcial, tal como essa na perna, é dolorosa, cor-de-rosa e úmida, descolore e apresenta vesículas de parede espessa.

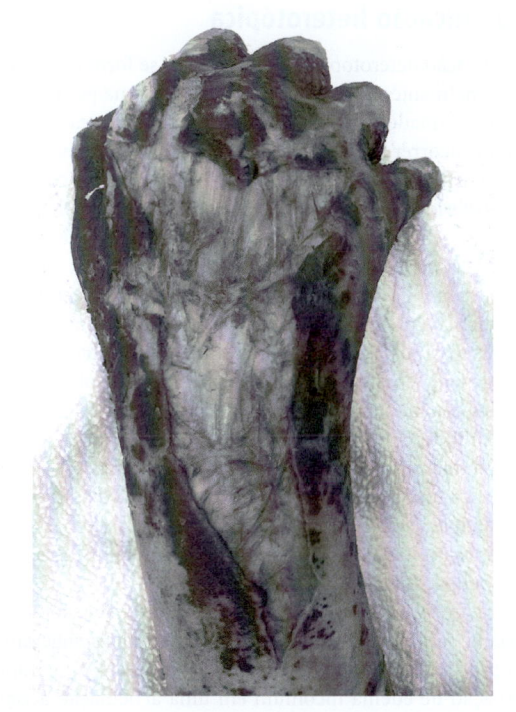

▲ **Figura 25.5** Queimadura subdérmica (quarto grau). Essa queimadura subdérmica da mão mostra necrose completa dos dedos em flexão e perda completa de fluxo sanguíneo para as estruturas dérmicas, com exposição de tendão e nervo.

COMPLICAÇÕES NA LESÃO POR QUEIMADURA

Lesões elétricas

As queimaduras que resultam de lesões elétricas são responsáveis por cerca de 5% das admissões anuais por queimadura nos Estados Unidos e são divididas em lesões por alta voltagem (> 1.000 V) e por baixa voltagem (< 1.000 V). Os dois tipos de lesão apresentam desafios exclusivos. Em uma lesão elétrica, a corrente percorre o caminho de menor resistência pelo corpo, o que pode causar dano significativo nos sistemas nervosos periférico e central, bem como arritmias potencialmente fatais e necrose do miocárdio, com pouca lesão cutânea aparente. Além disso, a apresentação desses sintomas pode ser tardia, o que causa mais impacto no processo de reabilitação e pode levar a danos funcionais permanentes. As lesões por alta voltagem também são mais associadas a amputação e duração aumentada da estada hospitalar. Lesões por raios são um tipo raro de lesão elétrica de alta voltagem que pode provocar complicações significativas agudas e em um estágio tardio; estas incluem encefalopatia, mielopatia, complicações oculares (buracos maculares e catarata) e perda de audição.

> Arnoldo BD, Purdue GF, Kowalske K, et al: Electrical injuries: A 20-year review. J Burn Care Rehabil 2004;25:479-484.
>
> Koumbourlis AC: Electrical injuries. Crit Care Med 2002;30: S424-S430.

Ossificação heterotópica

Na ossificação heterotópica, um novo osso se forma nos tecidos que normalmente não ossificam. A incidência na população em geral de queimados é rara (entre 1 e 3%). A ossificação heterotópica pode ocorrer em áreas queimadas ou não queimadas e afeta todas as articulações principais; no entanto, é mais comum na parte posterior do cotovelo, seguida pelo ombro e pelo quadril. A patogênese não é completamente compreendida. Os possíveis fatores de risco incluem fechamento tardio da ferida, longos períodos de imobilização com remobilização vigorosa, resistência à fisioterapia e predisposição genética. Relatos recentes indicam que a extensão da área de queimadura não é um fator determinante; de fato, a ossificação heterotópica tem sido observada em pacientes com queimaduras de menos de 10% da ASCT.

Os sintomas iniciais incluem dor e edema articular, bem como relutância para mover a articulação afetada. Observação clínica e cintilografias ósseas podem permitir o diagnóstico em um estágio mais precoce do que a avaliação por radiografias, e a ossificação muitas vezes é detectada por fisioterapeutas e terapeutas ocupacionais durante a reabilitação.

O tratamento e a prevenção da ossificação heterotópica permanecem controversos. As recomendações atuais sugerem excisão precoce, enxerto e obtenção de radiografias logo após a observação de edema incomum em uma articulação acompanhado pela relutância do paciente em mover uma articulação livremente. Uma vez que osso heterotópico ou a calcificação forem confirmados por radiografias, recomenda-se restringir o exercício articular para amplitude de movimento (ADM) passiva suave e ativa assistida, apenas. A ressecção cirúrgica é indicada quando a ADM fica muito diminuída e deve ser realizada apenas quando as cicatrizes estão maduras, o paciente está bem e o crescimento ósseo está maduro ou quando há suspeita de comprometimento neurovascular. No entanto, a ossificação heterotópica pode ter recidiva mesmo depois da ressecção cirúrgica.

> Chen HC, Yang JY, Chuang SS, et al: Heterotopic ossification in burns: Our experience and literature reviews. Burns 2009;35:857-862.
>
> Evans EB. Musculoskeletal changes secondary to thermal burns. In: Herndon DN (Ed): Total Burn Care, 4th ed. Elsevier, 2013:551-562.
>
> Evans EB, Smith JR: Bone and joint changes following burns: A roentgenographic study; preliminary reports. J Bone Joint Surg Am 1959;41:785-799.
>
> Hunt JL, Arnoldo BD, Kowalske K, et al: Heterotopic ossification revisited: A 21-year surgical experience. J Burn Care Res 2006;27:535-540.
>
> Klein MB, Logsetty S, Costa B, et al: Extended time to wound closure is associated with increased risk of heterotopic ossification of the elbow. J Burn Care Res 2007;28:447-450.

Neuropatia periférica

A neuropatia periférica em queimaduras prejudica gravemente a reabilitação e está relacionada a queimaduras elétricas, queimaduras de espessura total, queimadura maior do que 20% da ASCT e indivíduos com mais de 20 anos de idade. Existem vários tipos de neuropatia em queimaduras, incluindo mononeuropatias, polineuropatias periféricas e padrões que lembram mononeurite múltipla. Nas lesões mais profundas e de ASCT maior, a lesão de axônios é mais prevalente do que as neuropatias desmielinizantes. As neuropatias sensoriais medianas são as anormalidades nervosas periféricas mais comuns após a lesão por queimadura. Se um teste eletrodiagnóstico for necessário, o profissional deve ter em mente que as mudanças de pele após a lesão por queimadura (incluindo cicatrizes hipertróficas espessadas) podem alterar os resultados do teste de condução nervosa e da eletromiografia; portanto, deve-se ter cuidado na interpretação dos resultados.

> Hasanzadeh P, Oveisgharan S, Sedighi N, et al: Effect of skin thickness on sensory nerve action potential amplitude. Clin Neurophysiol 2008;119:1824-1828.
>
> Kowalske K, Holavanahalli R, Helm P: Neuropathy after burn injury. J Burn Care Rehabil 2001;22:353-357.
>
> Lee MY, Liu G, Kowlowitz V, et al: Causative factors affecting peripheral neuropathy in burn patients. Burns 2009;35:412-416.
>
> Martyn JAJ, Fagerlund MJ, Eriksson LI: Basic principles of neuromuscular transmission. Anaesthesia 2009;64:1-9.

Prurido

Muitos pacientes (quase 90%) desenvolvem prurido severo após uma lesão por queimadura. Esse prurido, mesmo nos casos de queimaduras pequenas, é muito incômodo para os pacientes e pode afetar as atividades da vida diária e causar ruptura da pele e perda de sono. O prurido pode ser pior no calor extremo, durante a atividade física e nos momentos de estresse. O mecanismo exato não é compreendido, mas pode estar relacionado à presença aumentada de mastócitos e histamina na cicatriz da queimadura e a maior quantidade de terminações nervosas e substância P. O tratamento para prurido é baseado na tentativa e erro e sempre inclui o uso de cremes para a pele várias vezes ao dia. As tentativas de uso de hidrocloreto de difenidramina e outros anti-histamínicos, gabapentina, doxepina e analgésicos, bem como compressas frias, roupas largas e massagem, também podem ser feitas para aliviar o prurido na queimadura. Além disso, avisar o paciente de que o prurido faz parte do processo de cicatrização "normal" pode ajudá-lo a lidar com essa complicação.

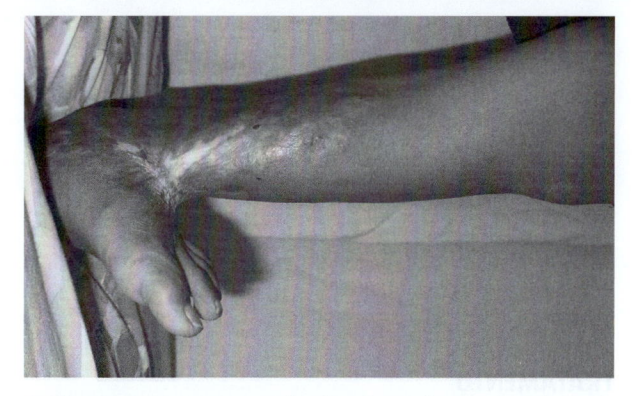

▲ **Figura 25.6** Contratura de cicatriz. As forças contráteis da cicatriz impedem qualquer flexão plantar, limitando de forma significativa a capacidade de caminhar dessa criança.

> Bell PL, Gabriel V: Evidence based review for the treatment of post--burn pruritus. J Burn Care Res 2009;30:55–61.
>
> Casaer M, Kums V, Souters PJ, et al: Pruritus in patients with small burn injuries. Burns 2008;34:185–191.
>
> Demling RH, DeSanti L: Topical doxepin significantly decreases itching and erythema in the chronically pruritic burn scar. Wounds Compend Clin Res Pract 2003;15:195–200.
>
> Hartford CE: Care of outpatient burns. In: Herndon DN (Eds): *Total Burn Care*, 4th ed. Elsevier, 2013:81–90.
>
> Patel T, Ishiuji Y, Yosipovitch G: Nocturnal itch: Why do we itch at night? *Acta Derm Venereol* 2007;87:295–298.
>
> Scott JR, Muangman PR, Tamura RN, et al: Substance P levels and neutral endopeptidase activity in acute burn wounds and hypertrophic scar. Plastic Reconstr Surg 2005;115:1095–1102.
>
> Van Loey NE, Bremer M, Faber AW, et al: The Research Group. Itching following burns: Epidemiology and predictors. Br J Dermatol 2008;158:95–100.

▶ Contraturas

A contratura da cicatriz de queimadura é uma complicação comum, que ocorre quando o tecido da pele normal é substituído por tecido cicatricial patológico mais curto e menos extensível do que o tecido anterior. O resultado é perda de movimento, perda de alinhamento do tecido e, muitas vezes, alinhamento inadequado de uma articulação ou estrutura anatômica.

As contraturas podem resultar dos efeitos dos miofibroblastos e da actina livre na cicatriz. Dois tipos de contraturas são identificados: intrínsecos (perda de tecido na área lesionada, com subsequente distorção da parte anatômica envolvida) e extrínsecos (perda de tecido em uma distância da área afetada, sem lesão nas próprias estruturas distorcidas). Até hoje, a pesquisa básica sobre os efeitos mecânicos do alongamento tem sido difícil de aplicar na prática clínica. Baixas forças observadas no cenário *in vitro* sugerem que o alongamento pode aumentar o risco de contratura, mas isso ainda precisa ser provado clinicamente. Um paciente queimado tende a preferir uma posição de conforto, dobrando as articulações em flexão, e essa posição pode influenciar as novas fibras de colágeno a fundirem-se em um comprimento encurtado, tornando-se uma massa sólida de colágeno. A imobilidade prolongada e o colágeno fundido e encurtado em uma dobra articular podem diminuir a ADM e resultar em formação de contratura (Fig. 25.6). As contraturas de cicatriz de queimadura são nomeadas de forma oposta ao movimento que está restrito. Por exemplo, se um paciente não consegue estender de forma completa o cotovelo, a contratura é chamada de *contratura em flexão do cotovelo*. Uma contratura pode se desenvolver em qualquer dobra de pele sobrepondo uma articulação, mas as localizações mais comuns são ombro, mão, cotovelo e joelho. As queimaduras que envolvem uma ASCT maior são associadas a um número maior de contraturas, e estas são mais prováveis em uma queimadura de espessura total.

A contratura da cicatriz pode continuar ocorrendo durante toda a fase de remodelagem da cicatriz. Imobilização, posicionamento, talas em série e exercícios de ADM são necessários para combater esse processo inflexível até a maturação ser atingida. A contratura ainda pode ocorrer apesar das modalidades terapêuticas apropriadas. Nesses casos, pode ser necessário realizar liberações cirúrgicas, nas quais o uso de órtese e a mobilização cuidadosa da articulação são requeridos para neutralizar o retorno da contratura de cicatriz hipertrófica.

> Donelan MB, Liao EC. Reconstruction of the head and neck. In: Herndon DN. *Total Burn Care*, 4th ed. Elsevier, 2013:597–615.
>
> Esselman PC: Burn rehabilitation: An overview. Arch Phys Med Rehabil 2007;88: S3–S6.
>
> Gabriel V, Holavanahalli R: Burn rehabilitation. In: Braddom RL (Ed): *Physical Medicine and Rehabilitation*, 4th ed. Elsevier, 2011:256–298.
>
> Hawkins H, Finnerty CC: Pathophysiology of burn scar. In: Herndon DN (Ed): *Total Burn Care*, 4th ed. Elsevier, 2013:507–514.
>
> Johnson C: Pathologic manifestations of burn injury. In: Richard RL, Staley MJ (Eds): *Burn Care and Rehabilitation: Principles and Practice*. FA Davis, 1994:29–48.
>
> Junker JPE, Kratz C, Tollback A, et al: Mechanical tension stimulates the transdifferentiation of fibroblasts into myofibroblasts in human burn scars. Burns 2008;34:942–946.
>
> Richard RL, Baryza M, Carr JA, et al: Burn rehabilitation and research: Proceedings from a Consensus Summit. J Burn Care Res 2009;30:543–573.

Richard R, Dewey S, Parry IS, Jones, J: Letter to the editor. Burns 2013;39:539-541.

Schneider JC, Holavanahalli R, Heim P, et al: Contractures in burn injury: Defining the problem. J Burn Care Res 2006;27:508-514.

Serghiou, MA, Holmes CL, McCauley RL: A survey of current rehabilitation trends for burn injuries to the head and neck. J Burn Care Rehab 2004;25:514-518.

Staley M, Richard R: Scar management. In: Richard R, Staley M (Eds): *Burn Care and Rehabilitation: Principles and Practice*. FA Davis, 1994:380-418.

TRATAMENTO

▶ Tratamento inicial de queimaduras agudas

O tratamento inicial da lesão por queimadura envolve inúmeras considerações provenientes de revisão e avaliação do paciente queimado.

A. Cuidado da ferida

As queimaduras são inicialmente estéreis, mas dentro de 72 horas tornam-se colonizadas por bactérias endógenas. No início, organismos Gram-positivos predominam, mas no quinto dia pós-queimadura, bactérias Gram-negativas começam a colonizar a ferida. O cuidado diário da ferida é muitas vezes realizado, e sulfadiazina de prata é a aplicação mais comum, devido às suas propriedades bactericidas abrangentes contra muitas bactérias Gram-positivas e Gram-negativas. Alguns dados sugerem uma tendência a melhor cicatrização com o uso de outros curativos, tais como materiais biossintéticos, hidrocoloides e outros combinados com propriedades antimicrobianas de ação longa. Em qualquer cenário, é preciso cuidado especializado da ferida para maximizar a cicatrização e minimizar a dor.

B. Escarotomia

Em casos de queimadura em circunferência, em especial ao redor do tórax ou das extremidades, uma escarotomia pode precisar ser realizada para aliviar a pressão sobre as estruturas de tecido mole e evitar o desenvolvimento de síndrome do compartimento. Em casos de escarotomia emergente para os membros, a elevação e uma órtese de posição neutra são recomendadas (Fig. 25.7).

C. Enxerto de pele

A excisão tangencial precoce e o enxerto de pele autólogo são usados para remover tecido morto, reimplantar tecido novo e acelerar o fechamento da ferida. Essa técnica de tratamento precoce e agressivo da ferida tem melhorado de forma significativa as taxas de sobrevivência globais em pacientes com lesões por queimaduras. O tecido desvitalizado é removido, e a pele é coletada de um local doador, em geral da parte superior da coxa do paciente. Após a pele do doador ser preparada, ela é transplantada para o leito da ferida recentemente excisada e fixada à pele com suturas, grampos ou material colante dérmico. A pele

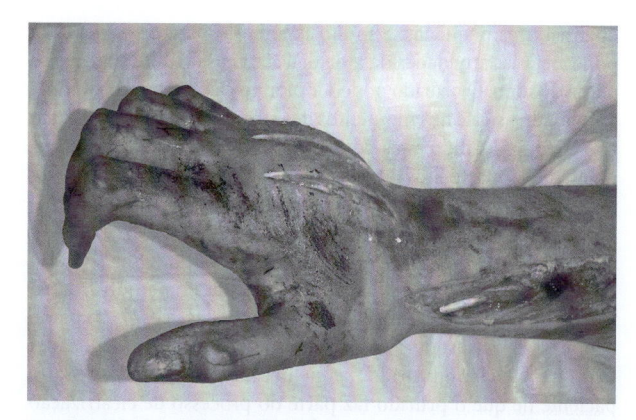

▲ **Figura 25.7** Uma escarotomia emergente é realizada em uma tentativa de preservar o fluxo sanguíneo e aliviar a pressão circunferencial. Observe a aparência de garra da mão.

é, então, mantida no local com um curativo de reforço pós-operatório. Se o leito da ferida cobrir uma articulação, uma órtese de posicionamento pós-operatória também é aplicada. Em áreas de preocupação estética, utiliza-se um enxerto de lâmina para melhorar a aparência e limitar uma possível contratura. Em outras áreas, ou onde mais pele for requerida, o enxerto pode ser em malha em várias proporções, incluindo 1:1, 2:1 ou até 3:1; contudo, enxertos em malha têm maior potencial para cicatrização hipertrófica (Fig. 25.8).

D. Lesão por inalação

A lesão por inalação provoca complicações adicionais para o paciente queimado e é muito associada a taxas mais altas de mortalidade em crianças e idosos. Outras complicações potenciais incluem o desenvolvimento de pneumonia, síndrome da angústia respiratória do adulto, insuficiência de múltiplos órgãos, hipoxia e lesão cerebral. Junto com debridamento e excisão,

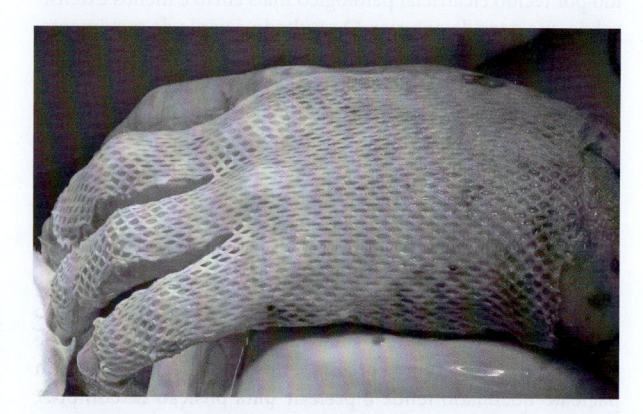

▲ **Figura 25.8** Essa imagem aproximada mostra um enxerto de pele de espessura dividida cobrindo a mão com enxerto em malha, demonstrando expansão de tecido aumentada para cobrir o tecido danificado.

traqueostomias são realizadas em pacientes com queimaduras maiores; os resultados têm mostrado facilidade melhorada de higiene oral e prevenção de microstomia, especialmente em relação às queimaduras faciais.

E. Necessidades nutricionais

Os pacientes com queimaduras que cobrem mais de 30% da ASCT têm necessidades calóricas e nutricionais aumentadas que devem ser tratadas com alimentação enteral precoce. As necessidades calóricas diárias para um paciente adulto queimado podem ser de 25 kcal/kg mais 40 kcal por 1% de ASCT queimada por dia. Perda de massa muscular magra, perda de densidade óssea mineral e resistência à insulina são possíveis complicações que devem ser tratadas no cuidado agudo inicial, bem como nas fases de reabilitação tardia. A disfagia pode se desenvolver por lesão de inalação e influenciar ainda mais as necessidades metabólicas dos pacientes. Como a lesão por queimadura representa um estado hipermetabólico, essa cascata tem sido melhorada com o uso de agentes anabólicos, β-bloqueadores e exercício. O uso de testosterona sintética (oxandrolona) tem demonstrado reduzir de forma significativa a duração da estada hospitalar e a mortalidade; ela também aumenta a massa corporal magra de pacientes adultos e pediátricos queimados.

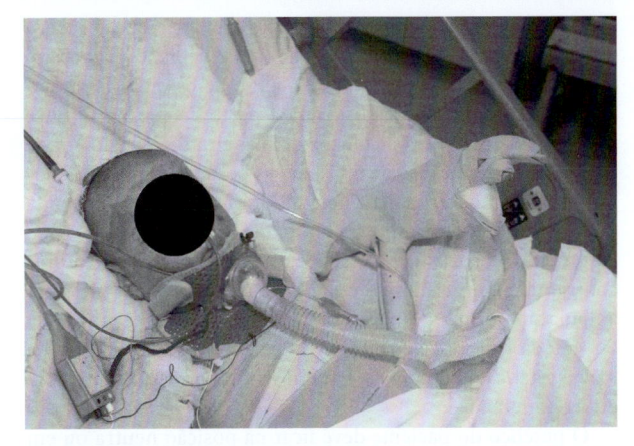

▲ **Figura 25.9** Posicionamento inicial do paciente queimado. Nessa queimadura pediátrica extensa, são utilizados aparelhos de posicionamento para sustentar a posição do ombro e do pescoço. Observe como a tala no pescoço acomoda a traqueotomia sem comprometer o acesso emergente.

> Chan MM, Chan GM: Nutritional therapy for burns in children and adults. Nutrition 2009;25:261–269.
>
> Gabriel V, Holavanahalli R: Burn rehabilitation. In: Braddom RL (Ed): *Physical Medicine and Rehabilitation*, 4th ed. Elsevier, 2011:256–298.
>
> Giavonni ML, Heimbach DM, Gibran NS: Evaluation of the burn wound: Management decisions. In: Herndon DN (Ed) *Total Burn Care*, 4th ed. Elsevier, 2013:125-134.
>
> Herndon DN, Tompkins RG: Support of the metabolic response to burn injury. Lancet 2004;363:1895–1902.
>
> Holmes JH: Critical issues in burn care. J Burn Care Res 2008;29: S180–S187.
>
> Purdue GF: To trach or not to trach. J Burn Care Res 2009;30:192–193.
>
> Wasiak J, Cleland H, Campbell F: Dressings for superficial and partial thickness burns. Cochrane Database Sys Rev 2008;8(4): CD002106.

▶ Posicionamento

O posicionamento do paciente de acordo com suas necessidades deve iniciar logo após a admissão no centro de queimados e continuar ao longo do cuidado conforme indicado para prevenir e aliviar o desenvolvimento de contratura (Fig. 25.9). O posicionamento apropriado durante os períodos de repouso é fundamental para preservar a função e neutralizar todas as forças contráteis de cicatrização à medida que ocorre a cura da ferida. O posicionamento antideformidade para o corpo inteiro pode ser atingido por meio de imobilização, tração mecânica, depressões de espuma recortada e colchões, travesseiros, mecanismos de correias, colocação de gesso e, em alguns casos, aplicação cirúrgica de fixadores ou pinos. Ao solicitar o uso de uma tala ou órtese, o médico deve estar ciente de todos os princípios mecânicos da colocação de tala, visto que se relacionam a pressão, vantagem mecânica, torque, forças rotacionais, alavancas de primeira classe, forças paralelas recíprocas, de fricção e força do material.

O posicionamento e a colocação de tala devem ser projetados com o objetivo de:

- Ajudar na redução do edema.
- Manter o alinhamento articular.
- Sustentar, proteger e imobilizar as articulações.
- Manter ou aumentar a ADM.
- Manter os tecidos em um estado alongado.
- Remodelar as aderências da articulação e do tendão.
- Promover a cicatrização da ferida.
- Aliviar os pontos de pressão.
- Proteger novos locais cirúrgicos (enxertos ou retalhos).
- Estabilizar ou posicionar uma ou mais articulações, permitindo que outras articulações funcionem de forma adequada.
- Auxiliar os músculos fracos a neutralizar os efeitos da gravidade e auxiliar na atividade funcional.
- Fortalecer os músculos fracos se exercitando contra molas ou elásticos.

O aparelho deve:

- Não causar dor.
- Ser projetado de acordo com a função desejada.
- Ser atraente do ponto de vista estético.
- Ser fácil de aplicar e de remover.
- Ser discreto e de peso leve.
- Ser feito de materiais apropriados.
- Permitir a ventilação para prevenir a maceração da pele ou da ferida.

Durante as fases aguda e subaguda da recuperação, a cabeça do paciente deve ser posicionada na linha média, e a cabeceira da cama deve ficar elevada em 30 a 45°. Se os quadris do paciente estiverem queimados, toda a parte da cabeceira deve ficar elevada por meio de blocos de madeira de 30 a 40 cm de altura com encaixes rebaixados para as pernas da cama. Camas hospitalares modernas permitem que essa posição seja atingida por meio de um sistema hidráulico integrado. Essa posição mantém os quadris na posição neutra e pode prevenir futuras contraturas em flexão que poderiam limitar a postura de deambulação normal. A microstomia da boca pode ser prevenida ou tratada pelo uso de talas que alongam ou abrem a boca de forma estática ou dinâmica, em um sentido horizontal, vertical ou circunferencial.

O pescoço do paciente deve ficar na posição neutra ou em leve extensão, de cerca de 10 a 15°. Essa posição pode ser atingida com o uso de rolos (toalha, lençóis, almofadas de espuma) colocados ao longo da linha escapular. Os ombros e o complexo axilar lesionados devem ser posicionados em 90° de abdução e 15 a 20° de adução horizontal e de rotação externa. O posicionamento do ombro apenas em abdução por um período de tempo prolongado pode colocar a articulação glenoumeral em risco de subluxação anterior. A adução horizontal reduz as chances de lesão ao plexo braquial como resultado de forças de tração que agem sobre a cintura escapular se ele for posicionado em apenas abdução e rotação externa durante um período de tempo. A articulação glenoumeral deve ficar em rotação externa para neutralizar o potencial de deformidade e manter o equilíbrio do suporte de tecidos moles do complexo do ombro (Fig. 25.10). O posicionamento do ombro queimado pode ser alcançado com talas, almofadas de gel, mesas de cabeceira, *sky hooks*, apoio de espuma ou termoplástico para o braço e depressões de abdução disponíveis em lojas, que se encaixam na cama do paciente.

Na fase aguda e subaguda de recuperação, o cotovelo deve ser posicionado em extensão e elevação com o objetivo de evitar contratura em flexão e reduzir o risco de exposição da articulação. A extensão completa protege o cotovelo; contudo, a articulação não deve ser bloqueada em extensão total por um período de tempo prolongado, visto que isso pode levar à tensão capsular da articulação.

O punho deve ser colocado na posição neutra, as articulações metacarpofalângicas (MCF) devem ser posicionadas no grau máximo de flexão permitido pelo edema agudo, e as articulações interfalângicas (IF) devem ficar em extensão total. O polegar deve ser colocado em uma combinação de abdução palmar e radial. Essa posição da mão, definida como a posição mais intrínseca, deixa os ligamentos colaterais no nível MCF e a placa volar (ligamentos colaterais) no nível IF em alongamento máximo, prevenindo, assim, futura tensão ligamentar, que pode levar à rigidez crônica da mão. O edema persistente no dorso da mão pode causar isquemia, que pode resultar em uma posição menos intrínseca da mão (hiperextensão da articulação MCF, flexão da articulação IF, adução do polegar e flexão da articulação IF do polegar). Essa posição de mão é definida como "mão em garra". No período pós-operatório e durante as fases intermediárias e de reabilitação da recuperação, a imobilização e o posicionamento da mão devem prevenir ou corrigir contraturas. A imobilização é considerada para ajudar a colocar a mão na posição antideformidade, dependendo da superfície anatômica da lesão por queimadura (Fig. 25.11).

Os quadris lesionados devem ficar em extensão total, sem rotação, e em cerca de 15 a 20° de abdução simétrica. No início, o joelho deve ser posicionado em extensão total; no entanto, deve-se ter cuidado para não bloquear a articulação em hiperextensão por longos períodos de tempo, pois isso pode causar tensão capsular no joelho e futuros problemas na deambulação. O

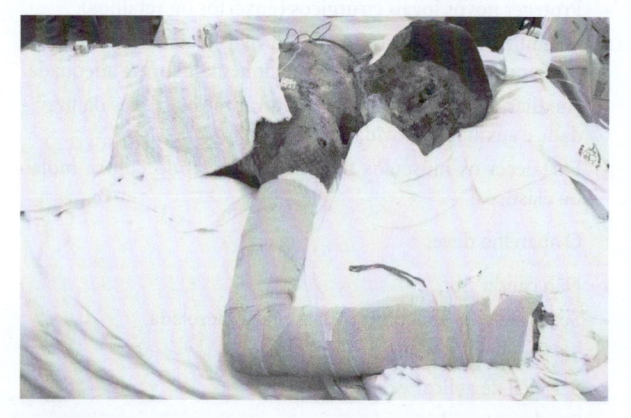

▲ **Figura 25.10** Posicionamento do ombro em prono. Além das talas, o uso de posicionamento em prono pode facilitar a postura ideal e a posição efetiva do ombro e do tronco para neutralizar as forças contráteis.

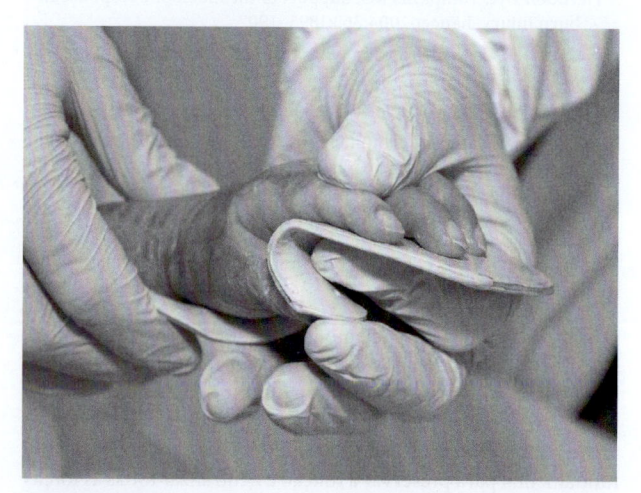

▲ **Figura 25.11** Tala de mão. A colocação de tala apropriada é essencial para assegurar que as articulações interfalângicas proximais sejam estendidas, e as articulações metacarpofalângicas sejam flexionadas, sustentando, assim, as estruturas ligamentares na posição alongada necessária para funcionamento adequado da mão e limitação de possível contratura.

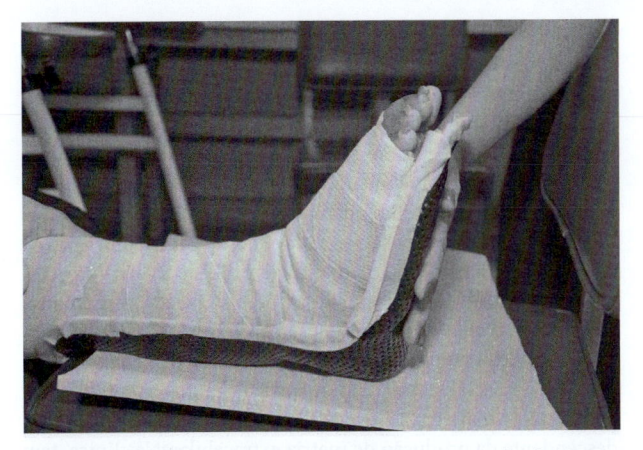

▲ **Figura 25.12** Tala de pé. A posição apropriada do tornozelo é crucial para prevenir contratura.

tornozelo e o pé devem ser posicionados em alinhamento neutro enquanto o paciente está repousando na cama (Fig. 25.12). Essa posição deve ser atingida em prono ou supino.

> Daugherty MB, Carr CJ: Splinting techniques for the burn patient. In: Richard R, Stalay M (Eds): *Burn Care and Rehabilitation: Principles and Practice*. FA Davis, 1994:242–323.
>
> Richard R, Ward RS: Splinting strategies and controversies. J Burn Care Rehabil 2005;26:392–396.
>
> Richard RL, Baryza M, Carr JA, et al: Burn rehabilitation and research: Proceedings from a consensus summit. J Burn Care Res 2009;30:543–573.
>
> Serghiou, MA, Holmes CL, McCauley RL: A survey of current rehabilitation trends for burn injuries to the head and neck. J Burn Care Rehab 2004;25:514–518.
>
> Serghiou MA, Ott S, Whitehead C, et al: Comprehensive rehabilitation of the burn patient. In: Herndon DN (Ed): *Total Burn Care*, 4th ed. Elsevier, 2013:517–549.

▶ Tratamento da cicatriz de queimadura

A. Preocupações iniciais de tratamento

A ferida de queimadura, assim como qualquer outra ferida, cura formando uma cicatriz – tecido fibroso que substitui os tecidos normais destruídos por lesão ou doença. As cicatrizes, se não tratadas de forma adequada, podem se tornar espessas e elevadas.

Dois tipos de espessamento de cicatriz são diferenciados – hipertrófico e queloide –, e ambos são considerados distúrbios dermatoproliferativos. As cicatrizes hipertróficas não são atraentes do ponto de vista estético e, se atravessarem as articulações, podem restringir a mobilidade e a função da pele ou contrair a posição articular. Normalmente em relevo, vermelhas, rígidas, dolorosas e pruríticas, as cicatrizes hipertróficas permanecem dentro dos limites da queimadura (Fig. 25.13). Cicatrizes queloides compartilham algumas das características das cicatrizes hipertróficas, mas se estendem para fora da margem da lesão

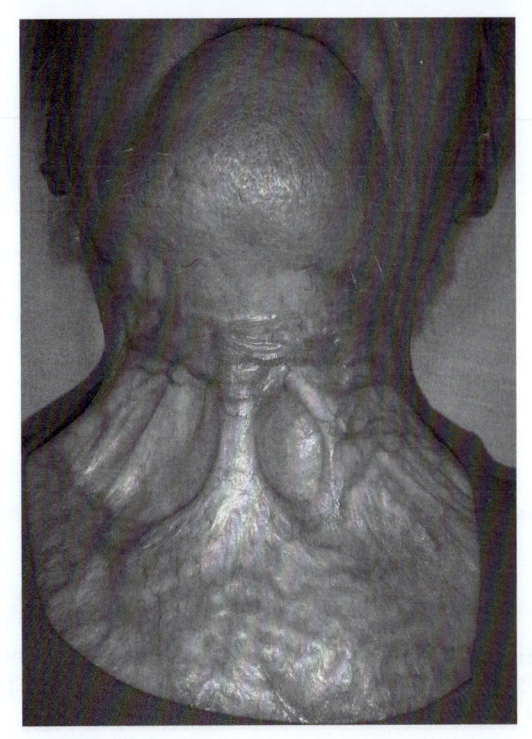

▲ **Figura 25.13** As cicatrizes hipertróficas são vermelhas, em relevo e rígidas. Elas podem limitar o movimento articular e são dolorosas e pruríticas.

original, avançando nos tecidos moles adjacentes; elas são um pouco menos contráteis na forma (Fig. 25.14).

A hipertrofia da cicatriz tem prevalência de mais de 65% na lesão por queimadura. Os fatores que podem contribuir para o desenvolvimento de cicatrizes hipertróficas incluem infecção da ferida, constituição genética do paciente, locais doadores utilizados de forma repetida, idade do paciente, processos inflamatórios crônicos, localização da lesão e tensão da pele. Em geral, quanto mais profunda é a lesão de queimadura, mais longo é o processo inflamatório da ferida. Além disso, quanto mais tempo a ferida permanecer aberta, mais alto será o potencial para formação de tecido cicatricial hipertrófico.

À medida que a ferida começa o processo de cicatrização, as fibras de colágeno desenvolvem-se para sustentá-la, formando uma cicatriz imatura (ativa) que aparece como uma massa vermelha, levantada e rígida. A compreensão do desenvolvimento da cicatriz hipertrófica é limitada devido à falta de ensaios controlados randomizados bem definidos e consenso limitado sobre um modelo animal adequado de cicatrização anormal. Contudo, o progresso continua ocorrendo para liberação da cascata de desenvolvimento de cicatriz, incluindo os mecanismos da expressão da sinalização mediadora do TGF-β, a produção excessiva de matriz extracelular e a expressão do sinal de queratinócito.

Muitas opções de tratamento de cicatrizes estão disponíveis para todo o processo de lesão por queimadura; estas tratam apenas a aparência e os efeitos da cicatriz e não a removem de

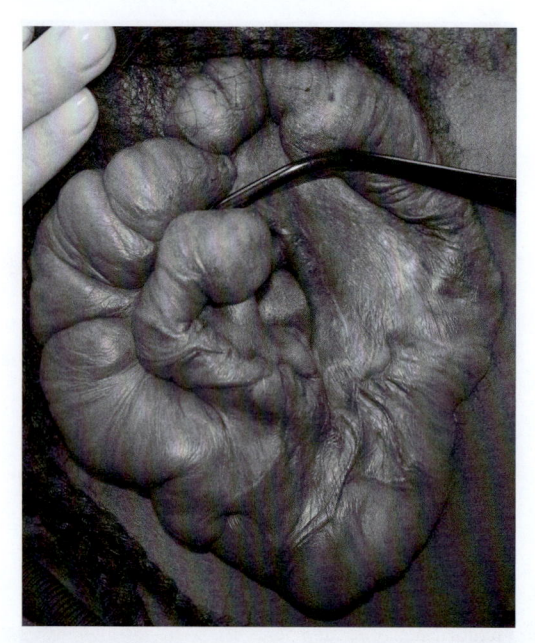

Figura 25.14 As cicatrizes de queloide têm uma aparência mais pronunciada do que as hipertróficas e estendem-se para fora da margem da ferida.

forma completa. No início, o foco é facilitar o fechamento da ferida e reduzir o processo inflamatório, o que é fundamental para restaurar a superfície da pele rompida, promover a cicatrização efetiva e minimizar o aparecimento da cicatriz. Devido ao desequilíbrio na hidratação da pele, cremes hidratantes desempenham um papel fundamental no manejo inicial das cicatrizes. A aplicação de hidratantes deve ser frequente, para manter as funções das glândulas sebáceas danificadas e aliviar o efeito prurítico da superfície da pele seca.

A terapia de pressão durante a fase de maturação da cicatriz pode contribuir para uma aparência mais linear, mais macia e menos vascularizada. Pacientes com lesões de espessura parcial epidérmicas ou superficiais, que cicatrizam dentro de 7 a 14 dias, não precisam de terapia de pressão. Aqueles cujas feridas cicatrizam dentro de 14 a 21 dias devem ser monitorados de modo constante para que a terapia de pressão possa ser iniciada como profilaxia, se necessário. Em geral, uma ferida por queimadura que cicatriza após 21 dias irá requerer o uso de meias de compressão.

As cicatrizes por queimadura podem levar até dois anos ou mais para amadurecer. Elas podem começar a ficar espessas e levantadas em 8 a 12 semanas após seu fechamento. A quantidade de pressão necessária para suprimir a formação de cicatriz hipertrófica não foi determinada. A pressão de no mínimo 10 mmHg pode ser efetiva para remodelar o tecido cicatricial com o passar do tempo. De forma inversa, pressões acima de 40 mmHg podem ser destrutivas para os tecidos e causar parestesias. Na clínica, a pressão terapêutica comum para a prevenção, o controle e a correção de hipertrofia da cicatriz é, em média, 24 a 28 mmHg, que é aproximadamente igual e oposta à pressão capilar (25 mmHg). Nesse nível de pressão, muitos pesquisadores acreditam que as cicatrizes podem ser alteradas. Para a terapia de pressão ser efetiva, meias de compressão precisam ser usadas o tempo inteiro, dia e noite. Elas só devem ser removidas para tomar banho e para realizar os exercícios de reabilitação, caso interfiram no movimento.

A cobertura com gel de silicone tem sido o método principal do manejo da cicatriz por queimadura desde o início dos anos de 1980. O mecanismo pelo qual o silicone afeta a cicatriz da queimadura é desconhecido; no entanto, pesquisas recentes apontam para uma cascata de ações no mecanismo de sinalização epidérmico, de modo que a oclusão diminui a perda de água transepidérmica e normaliza o estado de hidratação dos queratinócitos, que, então, sinalizam os fibroblastos dérmicos para regulação descendente da produção de matriz extracelular. Na clínica, tem sido observado que o silicone hidrata cicatrizes por queimadura, diminui a altura de cicatrizes hipertróficas, previne a retração de enxertos de pele frescos e aumentam a flexibilidade de cicatrizes, permitindo maior ADM de articulações afetadas.

Após as cicatrizes de queimaduras amadurecerem o suficiente para tolerar as forças de desvio, a massagem pode ser incorporada ao regime de tratamento. Embora os benefícios da massagem ainda precisem de demonstração científica, aqueles que utilizam massagem na cicatriz afirmam que ela é uma modalidade efetiva para manter a mobilidade articular. Em pacientes com contraturas, ela pode amolecer ou remodelar os tecidos cicatriciais, liberando as bandas fibrosas aderentes e permitindo, dessa forma, que as cicatrizes se tornem mais elásticas e que a mobilidade articular seja restaurada.

Entre outros métodos hoje sendo estudados, a injeção de corticosteroide na lesão pode trazer algum benefício limitado no tratamento de cicatrizes de queimaduras hipertróficas. O uso de *laser* pulsado no tratamento de cicatrizes hipertróficas é controverso e ainda não é rotina em muitos centros de queimados na América do Norte. Alguma evidência pré-clínica inicial sustenta o efeito do interferon-α como um tratamento promissor para cicatrizes de queimaduras hipertróficas, mas estudos maiores em humanos ainda precisam ser feitos nessa área.

Armour A, Scott PG, Tredget EE: Cellular and molecular pathology of HTS: Basis for treatment. Wound Repair Regen 2007;15: S6–S17.

Bell PL, Gabriel V: Evidence based review for the treatment of post--burn pruritus. J Burn Care Res 2009;30:55–61.

Bloeman MCT, van der Veer W, Ulrich MMW, et al: Prevention and curative management of hypertrophic scar formation. Burns 2009;35:463–475.

Brooks JP, Malic CC, Judkins KC: Scratching the surface—Managing the itch associated with burns: A review of current knowledge. Burns 2008;34:751–760.

Eberlein A, Schepler H, Spilker G, et al: Erbium: YAG laser treatment of post-burn scars: Potentials and limitations. Burns 2005;31:15–24.

Engrav LH, Garner WL, Tredget EE: Hypertrophic scar, wound contraction and hyper-hypopigmentation. J Burn Care Res 2007;28:593–597.

Engrav LH, Heimbach DM, Rivara FP, et al: 12-Year within-wound study of the effectiveness of custom pressure garment therapy. Burns 2010;36:975-998.

Gabriel V: Transforming growth factor-beta and angiotensin in fibrosis and burn injuries. J Burn Care Res 2009;30:471-481.

Gabriel V, Holavanahalli R: Burn rehabilitation. In: Braddom RL (Ed): *Physical Medicine and Rehabilitation*, 4th ed. Elsevier, 2011:256-298.

O'Brien L, Pandit A: Silicon gel sheeting for preventing and treating hypertrophic and keloid scars. Cochrane Database Sys Rev 2006;25:CD003826.

Serghiou MA, Ott S, Whitehead C, et al: Comprehensive rehabilitation of the burn patient. In: Herndon DN (Ed): *Total Burn Care*, 4th ed. Elsevier, 2013:517-549.

Staley M, Richard R: Scar management. In Staley M, Richard R (Eds): *Burn Care and Rehabilitation: Principles and Practice*. Philadelphia: FA Davis; 1994:380-418.

Tredget E, Wang J, Jiao H, et al: Decreased fibrocytes in post-burn hypertrophic scar after treatment with interferon alpha-2b. Wound Repair Regen 2008;16:126.

Van den Kerckhove E, Stappaerts K, Boeckx W, et al: Silicones in the rehabilitation of burns: A review and overview. Burns 2001;27:205-214.

Van der Veer WM, Bloemen MCT, Ulrich MMW, et al: Potential cellular and molecular causes of hypertrophic scar formation. Burns 2009;35:15-29.

Xie JL, Qi SH, Pan S, et al: Expression of Smad protein by normal skin fibroblasts and hypertrophic scar fibroblasts in response to transforming growth factor beta 1. Dermatol Surg 2008;34:1216-1225.

B. Avaliação da cicatriz

Não existe uma ferramenta que meça de forma objetiva o volume, a flexibilidade e a cor de uma cicatriz. A Vancouver Burn Scar Assessment é uma ferramenta subjetiva e muito utilizada que classifica a pigmentação, a vascularidade, a flexibilidade e a altura da cicatriz de queimadura. Outras escalas que têm sido desenvolvidas para aumentar a confiabilidade da avaliação subjetiva e para fornecer validade de construto incluem a Modified Vancouver Scar Scale (MVSS; Fig. 25.15), a Patient and Observer Scar Assessment Scale (POSAS), a Burn Specific Health Scale (BSHS) e a Matching Assessment of Photographs and Scars (MAPS).

Embora ainda não exista uma medida objetiva e abrangente para classificar as cicatrizes de queimaduras, muitas ferramentas objetivas individuais estão atualmente disponíveis. A espessura e a altura da cicatriz podem ser mensuradas com aparelhos de ultrassom transcutâneo não invasivo (p. ex., Dermascan, Tissue Ultrasound Palpation System [TUPS]) ou com modelagem negativa não invasiva muito simples ou imagem 3D. Esses métodos comparam a espessura do tecido dérmico traumatizado com o tecido dérmico da pele normal adjacente em intervalos regulares. Outros aparelhos analisam a cor das cicatrizes. Alguns avaliam mudanças de pigmento e vascularização (p. ex., Minolta Chroma Meter, Labscan, Micro Color), outros incorporam medidores de refletância de banda estreita (p. ex., DermaSpectrometer, Mexameter). Imagens por câmera de vídeo

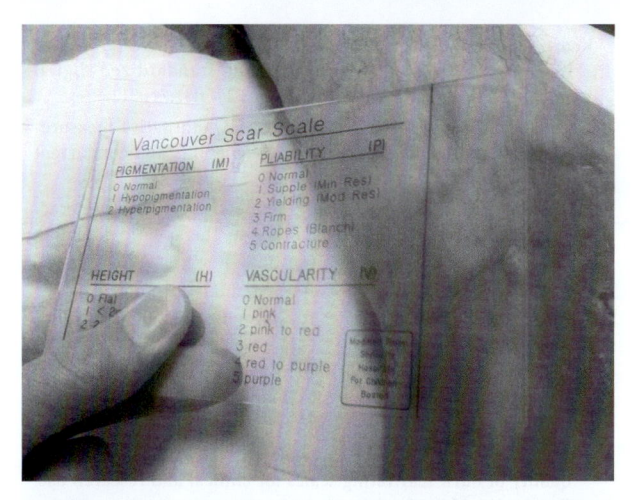

▲ **Figura 25.15** Modified Vancouver Scar Scale (MVSS). A MVSS é utilizada para avaliar a cor da cicatriz.

computadorizadas podem avaliar a cor das cicatrizes de forma quantitativa com o uso de um programa de computador feito sob encomenda (p. ex., sistema Image Tool). A flexibilidade, a extensibilidade e a tensão podem ser avaliadas de modo objetivo com cicatrômetros, pneumotonômetros ou tonômetros modificados, ou com outros sistemas consagrados (p. ex., Cutometer, Dermaflex, Dermal Torque Meter). Instrumentos mais complexos com *laser* (p. ex., *laser*-Doppler fluxímetro, imagem Doppler a *laser*, imagem com *speckle laser*) estão sendo utilizados para avaliação do fluxo sanguíneo e da cor. Esses aparelhos utilizam uma combinação de comprimentos de ondas vermelhas e infravermelhas e técnicas de processamento de imagem digitais para fornecer avaliação detalhada do fluxo sanguíneo em tempo real.

Vários métodos que estão sendo atualmente desenvolvidos para avaliação objetiva de cicatriz combinam um ou mais instrumentos de alta tecnologia. Por exemplo, a imagem digital padronizada está sendo combinada com modelagem espectral para avaliar digitalmente as cicatrizes. Técnicas para avaliar processos fisiológicos discretos durante a maturação da cicatriz também estão sendo procuradas, incluindo medida de tensão de oxigênio transcutâneo com o uso de eletrodos cutâneos, avaliação da perda de água transepidérmica (p. ex., Dermalab, Tewameter, VapoMeter) e hidratação da superfície da pele (estrato córneo) pelo uso de medidores de condutância elétrica (p. ex., CorneoMeter, Skicon-200).

Anthonissen M, Daly D, Fieuws S, et al: Measurement of elasticity and transepidermal water loss rate of burn scars with the Dermalab®. *Burns* 2013;39:420-428.

Brusselaers N, Pirayesh A, Hoeksema H, et al: Burn scar assessment: A systematic review of objective scar assessment tools. Burns 2010;36:1157-1164.

Forbes-Duchart L, Cooper J, Nedelec B, et al: Burn therapists' opinion on the application and essential characteristics of a burn scar outcome measure. J Burn Care Res 2009;30:792-800.

Kaartinen IS, Välisuo PO, Alander JT, Kuokkanen HO: Objective scar assessment—A new method using standardized digital imaging and spectral modelling. Burns 2011;37:74–81.

Nedelec B, Correa JA, Rachelska G, et al: Quantitative measurement of hypertrophic scar: Interrater reliability and concurrent validity. J Burn Care Res 2008;29:501–511.

Parry IS, Bagley A, Kawada J, et al: Commercially available interactive video games in burn rehabilitation: Therapeutic potential. Burns 2012;38:493–500.

Parry IS, Walker K, Niszczak J, et al: Methods and tools used for the measurement of burn scar contracture. J Burn Care Res 2010;31:888–903.

Richard RL, Baryza M, Carr JA, et al: Burn rehabilitation and research: Proceedings from a consensus summit. J Burn Care Res 2009;30:543–573.

Tyack Z, Simons M, Spinks A, Wasiak J: A systematic review of the quality of burn scar rating scales for clinical and research use. Burns 2012;38:6–18.

▶ Recuperação psicossocial

Muitas vezes, a lesão por queimadura causa sofrimento emocional aos pacientes queimados e às suas famílias, e a reabilitação abrangente deve assegurar que as necessidades psicossociais estejam sendo tratadas. O conhecimento emocional pré-lesão é importante, visto que pode influenciar a recuperação e o plano de tratamento. Estressores, condições pré-mórbidas, abuso de substância, habilidades de enfrentamento, estado socioeconômico e dinâmica familiar e social são fatores importantes a serem considerados. Em particular, redes sociais e familiares de apoio afetam de forma positiva a recuperação de uma lesão por queimadura.

O transtorno de estresse pós-traumático (TEPT) é o transtorno psiquiátrico mais comum visto nos sobreviventes de queimaduras extensas, com prevalência de até 45%. Em geral, pesadelos e sono alterado são os primeiros sintomas observados. Muitos sobreviventes de queimaduras apresentam sintomas de TEPT durante a fase de recuperação aguda, incluindo memórias intrusivas da lesão. Os sintomas de TEPT levam a maior incapacidade física e psicossocial, funcionamento social mais fraco e menos vitalidade. O TEPT e a depressão estão ligados a resultados insatisfatórios a longo prazo em adultos. O TEPT e a dor, juntos, predizem resultado funcional insatisfatório e incapacidade aumentada após queimaduras maiores.

A experiência de dor tem sido considerada um fator de risco mediador para TEPT nos pacientes pediátricos e adultos queimados. Sintomas de depressão e de agitação relacionados à dor excessiva em geral desaparecem com tratamento adequado da dor. Deve ser enfatizado que o uso de opioides e de outras medicações para dor não gera dependência *per se* caso sejam administrados de forma adequada e diminuídos quando os níveis de dor reduzirem.

Há relação recíproca entre dor e depressão ou ansiedade. Além disso, tem sido observado que dor aguda no momento da alta produz ideação suicida a longo prazo. Após a alta, muitos sobreviventes de queimaduras apresentam problemas de sono significativos, que podem ser secundários aos sintomas de TEPT, depressão, prurido ou dor. O sono também pode afetar o nível de dor, e os pacientes com sono mais prejudicado tendem a requerer mais analgésicos. Os médicos devem ter em mente que o nível de dor sentido durante o dia pode não predizer uma noite de sono prejudicado. A incapacidade de um indivíduo lidar com a dor na fisioterapia e com a perda de sono diária muitas vezes requer uma abordagem farmacológica abrangente.

A lesão por queimadura pode causar alteração na imagem corporal, levando a sofrimento psicológico e baixa autoestima do paciente. O acompanhamento regular em todas as fases de recuperação é importante. O maior desafio para os pacientes cujas queimaduras resultam em desfiguração significativa é a reação da sociedade perante a desfiguração. O indivíduo queimado deve lidar com uma variedade de reações de outras pessoas, desde aversão evidente ou sutil até preconceito, o que pode ter efeitos prejudiciais. A pesquisa mostra que a autoimagem, a autoestima e a autoconfiança estão ameaçadas em uma proporção significativa de indivíduos com lesões por queimadura. Viver uma vida solitária – uma forma de morte social – é uma possibilidade muito real para aqueles com desfiguração extensa.

A imagem corporal, a percepção mental que a pessoa tem de seu corpo, sofre mudanças constantes em resposta às informações recebidas das sensações, bem como das percepções e reações dos outros. Embora a expressão de sexualidade do indivíduo permaneça inseparável da imagem corporal e da autoestima, o efeito da lesão por queimadura na sexualidade muitas vezes não é tratado de forma adequada. A equipe de saúde pode evitar discussões sobre sexualidade por várias razões: falta de conhecimento e de recursos quanto aos efeitos das queimaduras na sexualidade, desconforto com o assunto ou incerteza sobre como tocar no assunto, acreditar que isso é o trabalho de um outro membro da equipe, tempo limitado ou falta de privacidade. Os pacientes queimados devem ter a oportunidade de discutir as preocupações relacionadas à sexualidade. Ignorar o assunto porque "o paciente não mencionou" não é apropriado e pode sugerir que o paciente não pode mais se expressar sexualmente. As queimaduras podem afetar a sexualidade de muitas maneiras, incluindo sensação diminuída e dor física, rigidez articular, amputações, pele frágil, fadiga, preocupações com saúde sexual e reprodução, ansiedade e estresse, falta de desejo sexual, impotência ou frigidez, efeitos colaterais de medicações, distração com mudanças na aparência, sensação de dano sexual e retraimento, não saber como compartilhar os sentimentos sobre áreas cicatrizadas e curativos para cobrir as lesões. Compreender os possíveis problemas sexuais de pacientes queimados aumenta o nível de conforto para discussões sobre o assunto, e misturar a sexualidade com outros tópicos pode tornar a discussão mais fácil para o paciente e a equipe de saúde.

Connor-Ballard PA: Understanding and managing burn pain: Part 2. Am J Nurs 2009;109:54–62.

Corry NH, Klick B, Fauerbach JA: Posttraumatic stress disorder and pain impact functioning and disability after major burn injury. J Burn Care Res 2010;31:13–25.

Esselman PC, Thombs BD, Magyar-Russell G, et al: Burn rehabilitation: State of the science. Am J Phys Med Rehabil 2006;85:383–413.

Forbes-Duchart L, McMillan-Law G, Nicholson D: Using the experiences of adults burned as children to address sexuality in pediatric burns. Proceedings of the American Burn Association 38th Annual Meeting, Las Vegas, Nevada. 2006;27:S121.

Hunter H, Alden NE, Yurt RW: Addressing sexuality with burn survivors. Proceedings of the American Burn Association 39th Annual Meeting, San Diego, California. 2007;28:S65.

McKibben JB, Bresnick MG, Wiechman-Askay SA, et al: Acute stress disorder and posttraumatic stress disorder: A prospective study of prevalence, course, and predictors in a sample with major burn injuries. J Burn Care Res 2008;29:22–35.

Rimmer RB, Rutter, CE, Lessard CR, et al: Burn care professionals' attitudes and practices regarding discussions of sexuality and intimacy with adult burn survivors. J Burn Care Res 2010;31:579–589.

Rosenberg L, Blakeney P, Thomas CR, et al: The importance of family environment for young adults burned during childhood. Burns 2007;33:541–546.

Thombs BD, Notes LD, Lawrence JW, et al: From survival to socialization: A longitudinal study of body image in survivors of severe burn injury. J Psychosom Res 2008;64:205–212.

Ullrich PM, Askay SW, Patterson DR: Pain, depression, and physical functioning following burn injury. Rehabil Psychol 2009;54:211–216.

Wiechman Askay S, Patterson DR: What are the psychiatric sequelae of burn pain? Curr Pain Headache Rep 2008;12:94–97.

Zatzick D, Roy-Byrne PP: From bedside to bench: How the epidemiology of clinical practice can inform the secondary prevention of PTSD. Psychiatr Serv 2006;57:1726–1730.

▶ **Retorno à vida na comunidade**

O objetivo final da reabilitação é restabelecer a vida pré-lesão do paciente (casa, trabalho, escola, lazer e comunidade) o mais próximo possível. Os sobreviventes de queimaduras podem se sentir ambivalentes e ansiosos, temer rejeição social, ter preocupação em ser aceito e em receber apoio social. Muitas vezes, eles têm problemas significativos nas áreas de integração domiciliar, integração social e produtividade.

O retorno ao trabalho ou à escola é a primeira etapa essencial na reintegração à comunidade para a maioria dos pacientes queimados. O retorno ao trabalho pode ser afetado pelo tamanho e gravidade da queimadura, duração da hospitalização, localização da queimadura, dano físico, dor, história de emprego prévio, falta de treinamento profissional, impedimentos no ambiente de trabalho e dificuldades psicossociais. Apoio psicossocial, pensamento positivo e treinamento profissional podem ajudar no retorno ao trabalho. A escola é uma parte importante da vida normal de toda criança, incluindo sua conexão com amigos, aprendizado e crescimento. Uma criança com queimaduras pode ter uma aparência diferente e precisar usar meias de compressão e outros aparelhos terapêuticos. Programas de retorno à escola que educam os alunos ajudam a prevenir aborrecimento e possível isolamento social, preparando a criança lesionada, sua família, a equipe da escola e os colegas para a transição da criança de volta para a escola. Programas formais foram desenvolvidos, tais como The Journey Back, da Phoenix Society for Burn Survivors. A Phoenix Society é uma organização sem fins lucrativos dedicada a fornecer apoio e recursos para qualquer pessoa afetada por uma lesão por queimadura. Muitas unidades de queimados locais fornecem programas de suporte também (p. ex., grupos de apoio de colegas, acampamentos para queimados). Os acampamentos de queimados são uma oportunidade para as crianças queimadas socializarem com outros sobreviventes de queimaduras e participarem de atividades recreativas em um ambiente de apoio; além disso, esses locais podem promover o aumento da autoestima.

Programas de treinamento de habilidades sociais estão disponíveis para facilitar a reintegração positiva do paciente queimado à sociedade, melhorar o conforto social e aumentar a confiança nas interações sociais. O Be Your Best, desenvolvido por Barbara Kammerer Quayle e a Phoenix Society, e o Changing Faces, organizado por James Partridge, são dois desses programas. As estratégias que eles promovem preparam os pacientes para responder perguntas relacionadas à queimadura e para lidar com comportamentos de estigmatização e de olhar fixo.

Badger K, David R: Helping others heal: Burn survivors and peer support. Social Work Health Care 2010;49:1–18.

Blakeney P, Partridge J, Rumsey N: Community integration. J Burn Care Rehabil 2007;28:598–601.

Esselman PC, Thombs BD, Magyar-Russell G, et al: Burn rehabilitation: State of the science. Am J Phys Med Rehabil 2006;85:383–413.

Esselman PC, Wiechman Askay S, Carrougher GJ, et al: Barriers to return to work after burn injuries. Arch Phys Med Rehabil 2007;88:S50–S56.

Mackey SP, Diba R, McKeown D, et al: Return to work after burns: A qualitative research study. Burns 2009;35:338–342.

Oster C, Kildal M, Ekselius L: Return to work after burn injury: Burn-injured individuals' perception of barriers and facilitators. J Burn Care Rehabil 2010;31:540–550.

Quinn T, Wasiak J, Cleland H: An examination of factors that affect return to work following burns: A systematic review of the literature. Burns 2010;36:1021–1026.

Rimmer RB, Fornaciari GM, Foster KN, et al: Impact of a pediatric residential burn camp experience on burn survivors' perceptions of self and attitudes regarding the camp community. J Burn Care Rehabil 2007;28:334–341.

Schneider JC, Bassi S, Ryan CM: Barriers impacting employment after burn injury. J Burn Care Rehabil 2009;30:294–300.

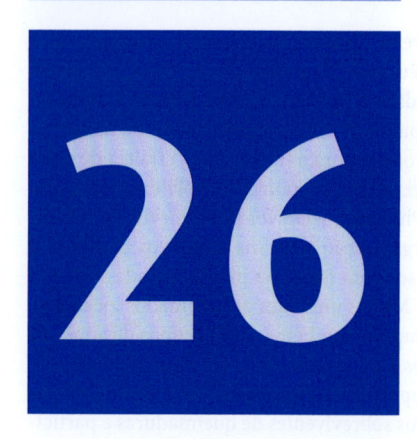

26 Amputação de membro inferior, reabilitação e protetização

Heikki Uustal, MD

O cuidado de reabilitação de adultos com amputação adquirida da extremidade inferior como resultado de trauma ou de doença vascular é uma área de especialização desafiadora dentro do campo da medicina física e de reabilitação. O manejo baseia-se na avaliação cuidadosa do paciente, obtida por meio da história e do exame físico, e pressupõe um bom entendimento dos componentes das próteses e da reabilitação modelos.

EPIDEMIOLOGIA

Mais de 100 mil amputações maiores ocorrem a cada ano nos Estados Unidos. Esse número está em constante crescimento como resultado do aumento na incidência do diabetes melito com doença vascular e do número crescente de indivíduos com mais de 65 anos de idade. O comprometimento vascular é responsável por 82% de todas as amputações, com 97% destas ocorrendo nos membros inferiores. O trauma é a causa de 16% das amputações, com apenas 32% destas envolvendo o membro inferior. Câncer e infecção juntos respondem por mais ou menos 1% das amputações, com 75% destas envolvendo o membro inferior. O restante de 1% das amputações resulta de deficiência congênita ou de deformidades.

Existe mais de 1,6 milhão de sobreviventes de amputados nos Estados Unidos, e esse número também cresce de forma constante. Desses pacientes, 33% são sobreviventes de doença vascular; os outros 66% restantes representam amputação proveniente de trauma. A sobrevivência a longo prazo do primeiro grupo é bastante inferior àquela de pacientes com amputações relacionadas a trauma.

A taxa de sobrevivência perioperatória após a amputação de membro inferior devida a doença vascular é de 94% para pacientes com amputação abaixo do joelho e de 83% para indivíduos com amputação acima do joelho. A taxa de sobrevivência a longo prazo para pacientes com amputação proveniente de trauma é próxima à normal. A taxa de cirurgia de revisão para a população vascular é de 18 a 25%, com quase 10% transformando sua amputação abaixo do joelho para uma amputação acima do joelho. A amputação do membro remanescente também é uma preocupação significativa. O risco de ter amputação do membro remanescente é maior que 50% em cinco anos. A taxa de revisão cirúrgica para a população com amputação traumática é de 14%, com uma taxa de infecção da ferida de 34%. Desse modo, embora sejam realizadas muito mais amputações por diabetes e doença vascular anualmente do que por trauma, a sobrevivência a longo prazo do paciente com trauma é muito melhor e muito mais longa. A regra de "50-50" permanece inalterada para a população vascular: cerca de 50% dos amputados vasculares morrem em cinco anos após a primeira amputação, e, dos sobreviventes, 50% perderão uma porção do membro inferior remanescente.

A epidemiologia da protetização é mais difícil de determinar. Dados do Medicare indicam que cerca de 70 mil novas próteses são colocadas a cada ano para novas e antigas amputações de membro inferior. Isso significa que 50 a 70% dos novos amputados recebem próteses a cada ano. O custo anual da prótese e da fabricação excede o valor de 1 bilhão de dólares por ano.

Bates BE, Hallenbeck R, Ferrario T, et al: Patient-, treatment-, and facility-level structural characteristics associated with the receipt of preoperative lower extremity amputation rehabilitation. PM R 2013;5:16–23.

Johannesson A, Larsson GU, Ramstrand N, et al: Incidence of lower-limb amputation in the diabetic and nondiabetic general population: A 10-year population-based cohort study of initial unilateral and contralateral amputations and reamputations. Diabetes Care 2009;32:275–280.

Moss Rehab Resource Net: Amputation fact sheet. Available at: http://www.mossresourcenet.org/amputa.htm.

Tseng CL, Rajan M, Miller DR, et al: Trends in initial lower extremity amputation rates among Veterans Health Administration health care system users from 2000 to 2004. Diabetes Care 2011;34:1157–1163.

AVALIAÇÃO DO PACIENTE

A oportunidade de avaliar o paciente antes da amputação é de grande valor, visto que ela permite um exame físico mais confortável e oferece uma excelente oportunidade para educar o paciente sobre o que esperar logo após a amputação e a longo prazo. O exercício de grupos musculares fundamentais no preparo para a amputação irá tornar o programa de fisioterapia pós-operatória muito mais fácil para o paciente compreender e realizar e ainda poderá encurtar a fase de reabilitação. Infelizmente, a maioria dos pacientes é avaliada após a cirurgia de amputação, quando a dor e a imobilidade tornam a avaliação mais difícil para o médico e o paciente.

Após a obtenção da história e a realização do exame físico, a informação clínica obtida deve ser consolidada e expressa aos outros membros da equipe para ajudar no manejo multidisciplinar apropriado do paciente. A introdução do conceito de equipe é de responsabilidade do médico. A explicação dos papéis do fisioterapeuta, terapeuta ocupacional, protético, psicólogo, especialista em pés e assistente social facilita a interação com o paciente e melhora a adesão deste ao programa de tratamento.

▶ História clínica

Uma história detalhada permite que o médico entenda a causa da amputação e a experiência do paciente até o momento. A duração da lesão ou incapacidade antes da amputação e sua causa exata são importantes elementos a serem revisados. O tempo da incapacidade ajuda a prever o período de duração da recuperação e da reabilitação. Os registros de procedimentos cirúrgicos repetidos ou complicações (p. ex., cirurgia de revascularização, enxertos de pele, retalhos musculares e desbridamento) fornecem informações importantes do período de internação hospitalar. Testes diagnósticos, como exames arteriais, cardíacos, pulmonares e renais, fornecem detalhes relevantes sobre a condição clínica subjacente do paciente. A revisão da história clínica ajuda o médico a entender o potencial do paciente para reabilitação e deambulação com uma prótese. É comum que indivíduos com problemas vasculares tenham vários problemas clínicos, incluindo doença cardíaca, diabetes melito, neuropatia periférica, dano visual e insuficiência renal. Também é importante a história da dor do paciente. Qualquer dor anterior à amputação deve ser avaliada, além da dor cirúrgica pós-operatória. Os pacientes com amputação adquirida apresentam, com frequência, sensação ou dor fantasma no membro amputado que podem interferir na capacidade de participar das terapias, de realizar o autocuidado ou dormir. O tratamento para cada tipo de dor também deve ser revisado com cuidado.

▶ História social

A revisão da história social deve incluir avaliação do sistema de apoio social em casa e do envolvimento direto desse sistema de apoio desde a cirurgia. A revisão cuidadosa do nível anterior de atividade e das responsabilidades pessoais do paciente deve ser conduzida. Questões específicas abordando o exato nível de deambulação do paciente antes da amputação são cruciais, pois ajudam a prever a deambulação funcional do paciente com uma prótese. Os exemplos incluem "Quando foi a última vez que você caminhou com os dois pés?" ou "Você consegue caminhar um quarteirão na rua?". A história de ocupação profissional do paciente deve ser revisada para planejar o retorno ao trabalho, se possível. Deve-se coletar informações sobre o interesse da pessoa em passatempos e outras atividades em casa. As preocupações do paciente sobre a capacidade de retornar a essas atividades devem ser abordadas no início do programa de reabilitação. Além disso, é importante avaliar a condição psicológica, incluindo quaisquer preocupações específicas sobre condição cognitiva ou depressão relacionada à amputação. Saber a experiência prévia do paciente com próteses ou esclarecer conceitos sobre esses equipamentos nessa fase inicial evita quaisquer mal-entendidos sobre a real função ou estética dos dispositivos protéticos. Por fim, a história deve incluir aspectos relacionados às responsabilidades familiares (p. ex., ser o responsável por crianças pequenas) ou aos relacionamentos (p. ex., ter cônjuge ou outro cuidador significativo). Muitas vezes, a presença ou falta de um forte sistema de apoio social é o fator determinante da capacidade de retornar ao ambiente doméstico e retomar a maioria das atividades anteriores.

▶ Exame físico

O exame físico do paciente após a amputação deve incluir componentes de rotina envolvendo higiene geral e hábitos corporais; cabeça, olhos, orelha, nariz e garganta (COONG); e exames cardiopulmonares, neurológicos e cognitivos. Deve ser dada atenção cuidadosa aos exames musculoesqueléticos e sensoriais, uma vez que estes terão um impacto direto sobre a protetização e a reabilitação.

Os membros não envolvidos devem ser examinados primeiro, antes de se voltar a atenção ao membro envolvido, de modo que o paciente entenda o tipo de exame. A avaliação do membro amputado deverá definir claramente o nível de amputação, incluindo comprimento ósseo e cobertura de tecido mole. A integridade da pele deve ser descrita em detalhes e fotografada sempre que possível. A forma geral do membro, incluindo medidas do membro, deve ser observada. A cicatrização do local da cirurgia ou qualquer ferida remanescente deverá ser cuidadosamente avaliada. As áreas de enxerto ósseo, cicatrização ou aderência de tecido mole devem ser documentadas. A avaliação da sensibilidade à palpação por todo o membro residual pode determinar a tolerância ao encaixe da prótese. A sensibilidade da pele e de partes moles deve ser registrada.

O teste muscular manual deve incluir os quatro membros, mas as áreas fundamentais de teste de força são os extensores e abdutores do quadril, flexores e extensores do joelho e dorsiflexores plantares do tornozelo, de forma bilateral, quando possível. A força dos membros superiores também deve ser testada, antecipando-se a necessidade de força no membro superior para a utilização de equipamentos de assistência para a marcha antes e depois da protetização. Os músculos mais importantes do membro superior incluem aqueles envolvidos na preensão, extensores do cotovelo e depressores do ombro. A destreza manual deve ser avaliada, uma vez que a neuropatia periférica pode impedir a sensação e as habilidades motoras finas nas mãos.

A amplitude de movimento para extensão do quadril, extensão do joelho e dorsiflexão do tornozelo deve ser avaliada, pois as contraturas de flexão são comuns após cirurgia de amputação e períodos de imobilização. O exame cuidadoso do pé remanescente deve incluir avaliação da sensação, integridade cutânea, arquitetura óssea e condição vascular. O pé remanescente no paciente com comprometimento vascular e amputação maior corre alto risco de comprometimento da circulação e ruptura de pele.

CLASSIFICAÇÃO E NÍVEIS DA AMPUTAÇÃO DE MEMBRO INFERIOR

É necessário compreender e descrever de forma clara o nível de amputação a fim de se entender a protetização do membro perdido e o programa de reabilitação que irá acompanhá-lo. As mudanças biomecânicas que ocorrem em cada nível da perda do membro influenciam o gasto de energia para deambulação e demanda cardíaca. A tolerância à protetização e o resultado funcional de longo prazo são determinados por múltiplos fatores; os de maior importância são nível de amputação, cobertura de tecido mole, força muscular proximal e condição clínica geral.

▶ Amputação do artelho

Muitas vezes, a perda de um artelho ou vários artelhos apresenta pouca consequência funcional para os pacientes. A partir de uma perspectiva biomecânica, a arquitetura do pé é bem preservada, e grande parte da superfície de sustentação de peso permanece. O emprego de uma órtese de pé protetora com um preenchimento para os artelhos deve ser considerada para prevenir complicações adicionais ao restante do pé. Contudo, a amputação de um artelho devido ao comprometimento vascular é um sinal claro de que o paciente apresenta alto risco de um nível maior de amputação, e esforços devem ser feitos para monitorar e preservar a circulação do restante do pé. A proteção de ambos os pés com calçado apropriado deve ser um plano de manejo para a vida toda.

▶ Amputação parcial do pé

A amputação transmetatarsiana (ATM) é o nível mais comum de amputação quando a doença ou lesão compromete o pé próximo à articulação metatarsofalangeana. A ATM é realizada na diáfise média dos metatarsos, usando-se um retalho plantar para cobrir a extremidade dos ossos metatársicos (Fig. 26.1). De maneira ideal, o tecido com sensibilidade preservada proveniente da superfície plantar irá ajudar a proteger o local de amputação durante a futura deambulação. A preservação da dorsiflexão, flexão plantar, inversão e eversão confere um pé bastante estável e móvel para a deambulação em ambientes internos e externos.

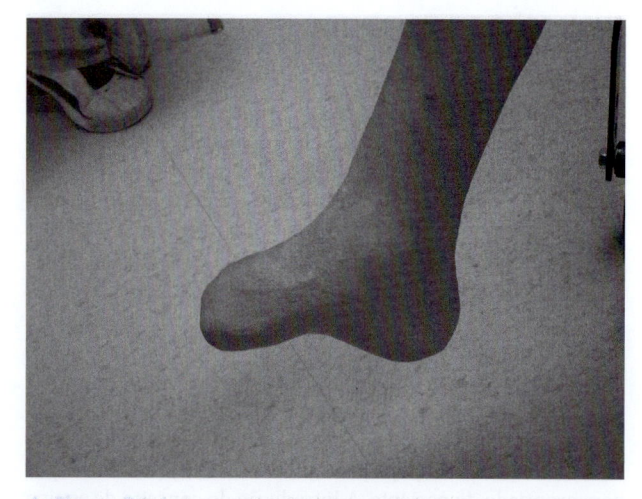

▲ **Figura 26.1** A amputação transmetatarsiana com um arco bem preservado e tornozelo móvel.

O encaixe protético com uma prótese ATM inclui uma combinação de órtese para pé com um preenchimento para a parte dianteira do pé dentro de um calçado do tipo ortopédico apropriado. Uma placa rígida sob a prótese ou uma sola rígida no calçado ajuda a transmitir a pressão significativa no impulso até a extremidade do calçado em vez de até a extremidade do local da amputação.

Outros níveis de amputação parcial do pé são menos comuns e, algumas vezes, são considerados menos desejáveis, visto que comprometem a coluna de sustentação de peso do esqueleto ou o equilíbrio dos músculos dorsiflexores ou flexores plantar. O nível de amputação de Lisfranc inclui perda de todos os metatarsos e artelhos, enquanto deixa alguns ossos do tarso no lugar (Fig. 26.2). Esse nível de amputação compromete o arco do pé e alguns locais de inserção dos dorsiflexores, promovendo uma

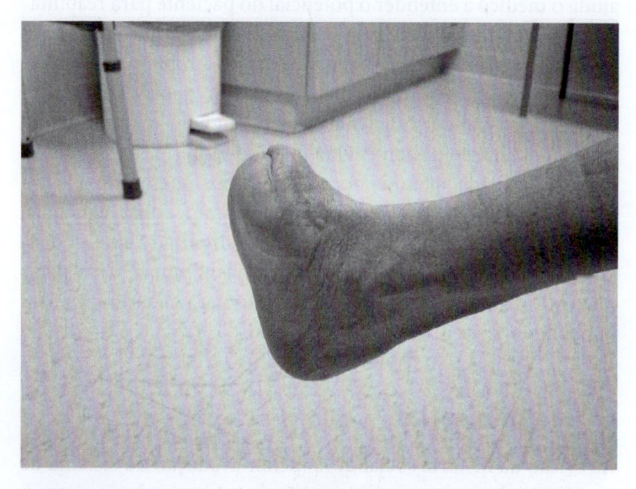

▲ **Figura 26.2** Nível de Lisfranc de amputação parcial do pé com ossos do tarso preservados, mas com o arco comprometido.

AMPUTAÇÃO DE MEMBRO INFERIOR, REABILITAÇÃO E PROTETIZAÇÃO

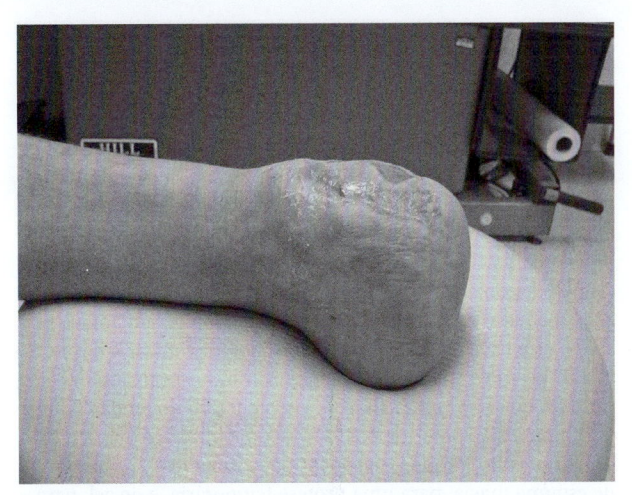

▲ **Figura 26.3** Nível de Chopart de amputação parcial do pé com apenas tíbia, talo e calcâneo preservados. A sustentação de peso fica comprometida, e há perda da inserção dos dorsiflexores, criando um calcâneo com flexão plantar.

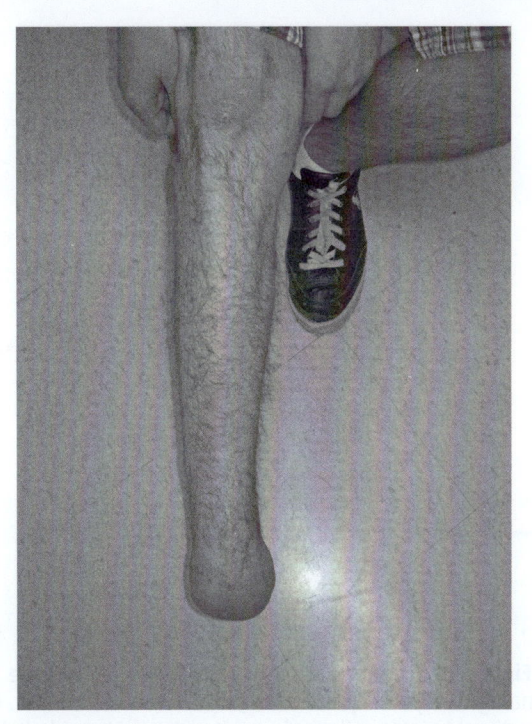

▲ **Figura 26.4** Amputação de Syme de desarticulação do tornozelo com os maléolos medial e lateral removidos e o coxim do calcanhar colocado na tíbia distal para a sustentação parcial de peso.

posição de flexão plantar no restante do pé. Essa deformidade é ainda mais exagerada com o nível de amputação de Chopart, no qual todos os ossos do tarso e metatatarso são perdidos na amputação (Fig. 26.3). O encaixe protético para esses outros níveis de amputação parcial do pé requer algum tipo de bota rígida ou manopla para prender o restante do pé e restaurar o arco. A falta de dorsiflexão resulta em contratura de flexão plantar e sustentação de peso sobre o calcâneo distal, com consequente ruptura de pele. Para prevenir o surgimento desse problema, a prótese para o nível de amputação de Chopart pode incorporar a ausência de descarga de peso e a imobilização do restante do pé utilizando uma prótese bivalvada que transfira a carga para a panturrilha ou para a área do tendão patelar e imobilize o calcâneo.

▶ Amputação do tornozelo

O procedimento mais comum de desarticulação do tornozelo é a amputação de Syme. Esse procedimento inclui a verdadeira desarticulação do tornozelo e a remoção dos maléolos medial e lateral para criar uma superfície de sustentação de peso nivelada sobre a cartilagem articular tibial. O coxim do calcanhar deve permanecer intacto, pois é colocado na extremidade da tíbia para se obter uma estrutura de sustentação na extremidade (Fig. 26.4). O benefício da amputação de Syme é que ela permite o apoio parcial na extremidade e conserva o comprimento total da tíbia para uma excelente alavancagem e controle da prótese. A principal desvantagem é a saliência da extremidade distal, que pode levar a um modelo de prótese não agradável do ponto de vista estético. Também existem limitações na disponibilidade do pé protético devido ao espaço limitado e à disponibilidade de altura. O modelo do encaixe, em geral, inclui uma janela medial ou posterior removível para permitir que uma extremidade distal

mais protuberante atinja o fundo do encaixe (Fig. 26.5). Após a janela ser fechada, ela prende a porção estreita da tíbia distal criando uma suspensão para o encaixe. Em geral, 50% do peso é liberado distalmente sobre a tíbia, e 50% fica no tendão patelar e no côndilo medial tibial. A migração do coxim do calcanhar para fora da extremidade da tíbia é uma complicação comum e pode impedir a sustentação da extremidade.

▶ Amputação transtibial

O comprimento adequado do osso na amputação transtibial depende da qualidade do tecido mole, da extensão da doença subjacente e do comprimento da massa dos músculos gastrocnêmio e sóleo. O comprimento ideal pode ser determinado por meio da identificação da junção musculotendínea dos músculos gastrocnêmio e sóleo e com a ressecção do osso em 2 a 3 cm proximais a esse ponto. Essa abordagem deve preservar músculo suficiente para uma cobertura de retalho da tíbia e fíbula distal, o que comumente ocorre no terço médio ou proximal da tíbia, mas raras vezes no terço distal (Fig. 26.6). O comprimento mínimo necessário para a amputação transtibial é determinado pela inserção do tendão patelar e dos tendões isquiotibiais. O comprometimento dos mecanismos dos flexores ou extensores do joelho irá deixar um segmento solto, impossível de se encaixar em uma prótese. As técnicas reconstrutivas para manter a amputação

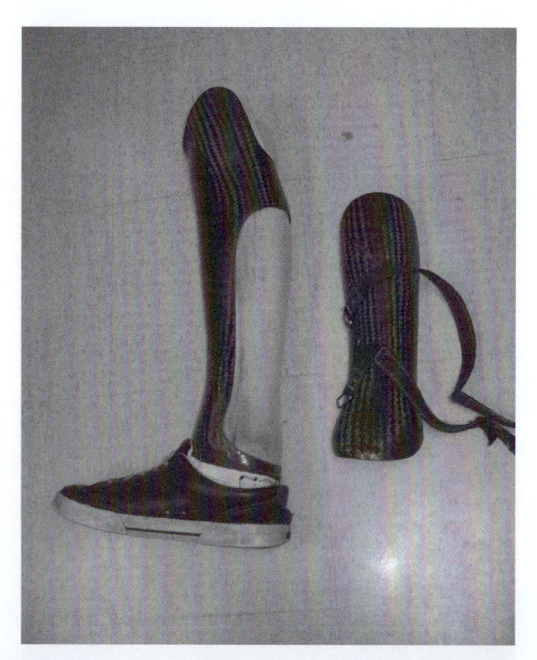

Figura 26.5 Prótese de Syme com uma concavidade externa rígida e janela posterior moldada para vestimenta. Um revestimento interno flexível permite que a extremidade bulbosa do membro residual acesse a base. A janela é, então, "fechada" para produzir um modelo de suspensão próprio.

abaixo do joelho, visto que o resultado funcional é quase sempre melhor em comparação com a amputação acima do joelho.

Em geral, o modelo de encaixe para amputação transtibial inclui contato total e mais pressão no tendão patelar, côndilo medial tibial e músculo gastrocnêmio. Alguns novos modelos de encaixe também encobrem o platô tibial anterior e os côndilos femorais para obter-se mais superfícies de sustentação de peso. O alívio da pressão deve ser fornecido na tíbia e fíbula distais, na cabeça da fíbula e na articulação do joelho medial e lateral. As paredes do encaixe comumente se erguem mais alto nas porções medial e lateral para fornecer estabilidade adicional, mas são mais baixas na parede posterior para maximizar a flexão do joelho no movimento de sentar. A borda posterior do encaixe deve ser igual à altura da barra de sustentação do tendão patelar (BST) na região anterior. Há sempre uma interface macia e uma armação externa rígida na concavidade transtibial. A interface é de espuma macia, para uma prótese temporária, e de gel, para a prótese permanente. O uso inicial do material de espuma macia permite que sejam feitos ajustes com coxins para acomodar a perda de volume à medida que o membro encolhe e atrofia. Uma vez que a forma do membro do paciente se estabilizou, o uso de um *liner* de gel, com ou sem pino de suspensão, fornece uma interface acolchoada estável para atividade de nível mais alto (Fig. 26.7). O encaixe rígido externo pode ser de laminado de fibra de carbono ou termoplástico. As opções de suspensão incluem uma cunha supracondilar, meia elástica, sistema de sucção, correia supracondiliana e sistema a vácuo elevado.

abaixo do nível do joelho devem ser consideradas, quando apropriado. Estas podem incluir reparo de tecidos moles usando-se retalhos ou enxertos para cobrir estruturas ósseas. O enxerto de pele é também muito bem tolerado nesse nível de amputação. Devem-se criar esforços para manter o nível de amputação

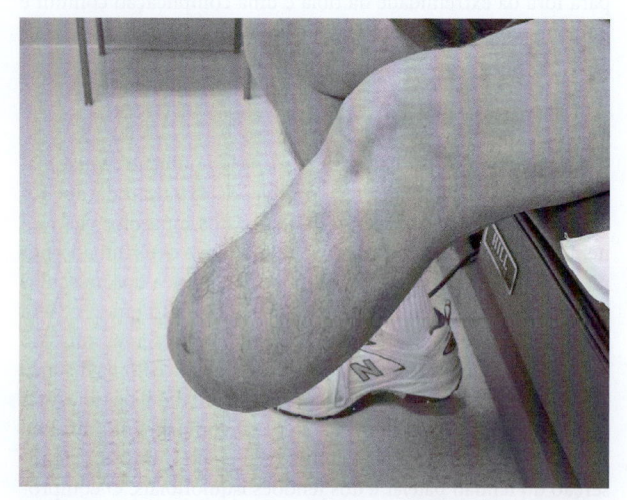

Figura 26.6 Amputação transtibial ideal, com comprimento de osso longo e boa cobertura de tecido mole usando um retalho de gastrocnêmio-sóleo para cobrir a tíbia distal.

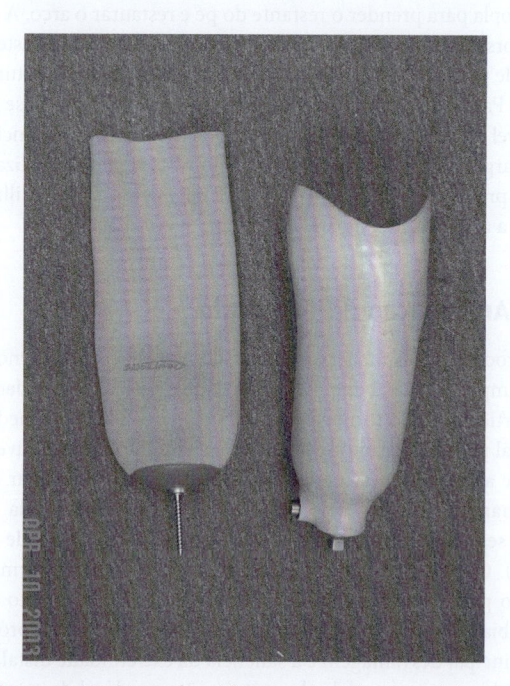

Figura 26.7 *Liner* de gel com pino (*esquerda*) para interface macia e suspensão. Encaixe transtibial rígido usando um modelo de sustentação de peso STP na região proximal e um mecanismo do tipo *shuttle lock* (tecnogel line com pino) (*direita*).

O restante da prótese pode ser endoesquelético ou exoesquelético. O modelo endoesquelético incorpora componentes modulares conectando o encaixe com a estrutura tubular da prótese e, então, com o pé. Esse modelo permite maior capacidade de ajuste de comprimento e alinhamento angular. Ele também facilita a substituição dos componentes, incluindo encaixe, estrutura tubular e pé. O modelo exoesquelético tem uma cobertura externa rígida que se estende do encaixe até o pé. Acredita-se que esse modelo apresente maior durabilidade e tolerância às atividades externas de alto impacto; contudo, há um comprometimento significativo da capacidade de ajuste. Portanto, o modelo exoesquelético é reservado para populações específicas, como, por exemplo, crianças ativas ou adultos envolvidos em trabalhos externos como construção ou paisagismo. A escolha dos pés protéticos é revisada mais adiante no capítulo.

Desarticulação de joelho

Esse nível de amputação deve ser empregado apenas nos casos de amputação proveniente de trauma, e não na população vascular. A principal vantagem da desarticulação do joelho é sustentação na extremidade, e é provável que a pele com alteração vascular não tolere o modelo de encaixe de sustentação de peso. Se o comprimento total do fêmur puder ser preservado e uma boa sensação cutânea puder ser usada para cobrir a extremidade distal, então o modelo de encaixe pode evitar quaisquer problemas de sustentação de peso relacionados à virilha ou ao ísquio, como ocorre com a amputação transfemoral. A desarticulação do joelho também preserva o comprimento total do fêmur, permitindo um excelente controle da prótese e um melhor resultado funcional comparado com a amputação transfemoral. No entanto, a preservação do comprimento total do fêmur e a saliência dos côndilos femorais levam à escolha de um modelo de encaixe não atraente do ponto de vista estético. Isso também limita a escolha do joelho protético, porque a maioria das unidades de joelho requer 3 a 5 cm de comprimento para a montagem e a estrutura da articulação. Isso se torna um problema quando o paciente está sentado, pois há um comprimento desproporcional do fêmur em relação ao lado não envolvido.

Esse modelo de encaixe para uma prótese de desarticulação do joelho é similar àquele para uma desarticulação de tornozelo, com uma janela medial aberta no encaixe rígido para permitir que a porção distal mais ampla do membro residual atinja a base do encaixe (Fig. 26.8). O material de revestimento interno pode ser elástico ou ter um revestimento partido, permitindo que este se expanda à medida que a extremidade distal mais ampla passa pela seção média do encaixe. Após o membro residual ficar ajustado na base do encaixe, a janela medial é fechada para criar um modelo de encaixe de suspensão própria. A borda proximal de uma desarticulação do joelho termina nos dois terços do caminho até a coxa, resultando em sustentação parcial de peso na musculatura da coxa e sustentação de peso parcial na extremidade do fêmur. Isso permite um encaixe e posições eretas bastante confortáveis em comparação com os encaixes transfemorais. Um encaixe interior termoplástico flexível ou um *liner* de gel podem ser usados para o material de interface, a fim

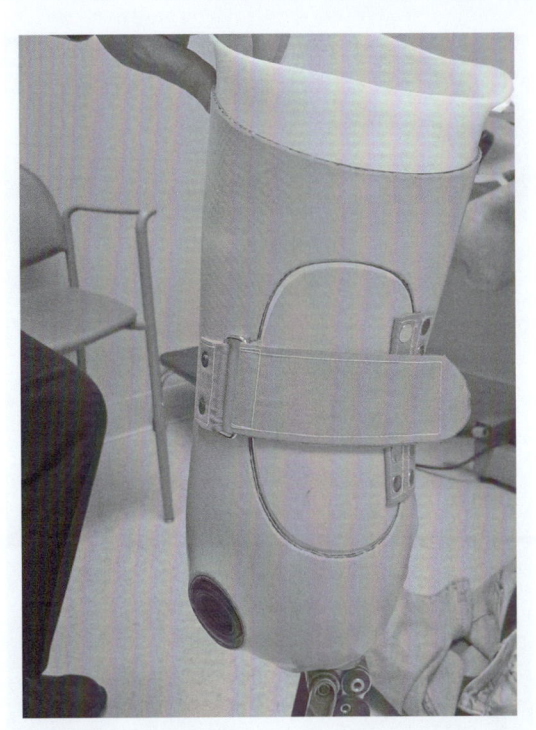

▲ **Figura 26.8** Encaixe de desarticulação do joelho com uma janela medial para a facilitação da vestimenta e modelo de suspensão própria. A sustentação de peso é partilhada entre o fêmur distal e os músculos da coxa.

de acolchoar o membro dentro de uma estrutura externa rígida ou de fibra de carbono. Na prótese temporária, o paciente pode usar meias para acomodar a perda de volume, mas, uma vez que esteja com a prótese permanente, um ajuste correto é esperado, sem a necessidade de meias adicionais.

Amputação transfemoral

Em contraste com a amputação transtibial, o comprimento ideal para a amputação transfemoral deve ser no terço distal do fêmur, logo acima dos alargamentos dos côndilos femorais (Fig. 26.9). Geralmente, comprimento mais longo é melhor nesse nível de amputação. Uma massa muscular suficiente proveniente da musculatura do quadríceps e dos isquiotibiais está geralmente disponível para cobrir a extremidade distal do fêmur. Os músculos devem ser presos por meio de miodese ou mioplastia para prevenir retração muscular e exposição das estruturas ósseas distais. Garantir que os músculos adutores estejam presos de forma adequada também garante a posição e o controle apropriados do fêmur durante o uso protético. Infelizmente, o membro residual distal não pode tolerar a sustentação na extremidade; portanto, a maior parte das características de sustentação de peso de uma prótese transfemoral está na porção proximal do encaixe. O contato total ainda é recomendado, mas as principais estruturas de sustentação de peso são o ísquio e os músculos do glúteo, com

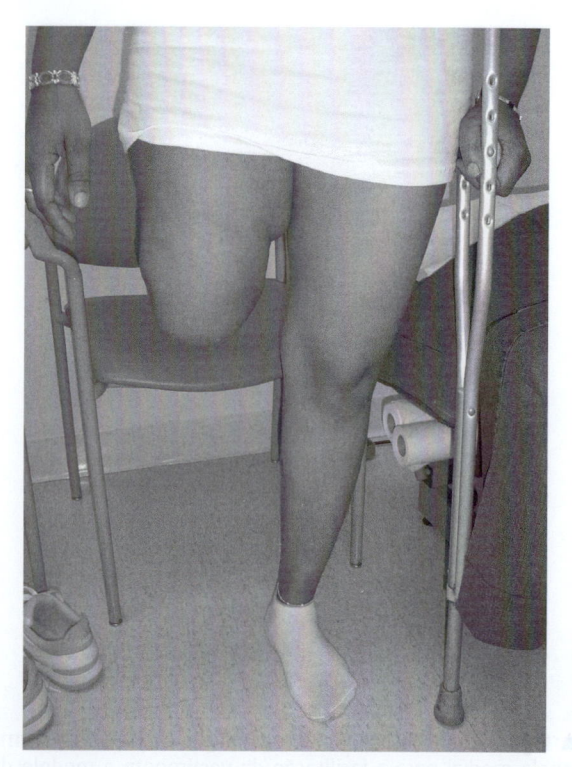

▲ **Figura 26.9** Amputação transfemoral longa com boa cobertura de tecido mole na região distal.

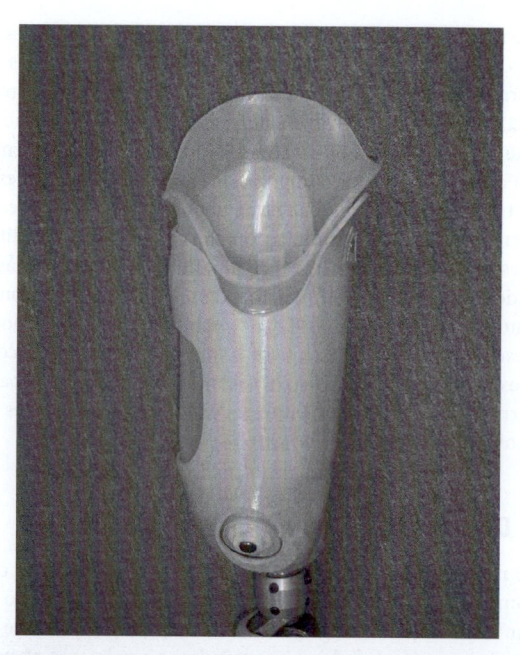

▲ **Figura 26.10** Vista medial do encaixe transfemoral mostrando a parede posterior de contenção isquiática inclinada, recorte anterior e válvula unidirecional.

alguma sustentação de peso nos músculos da coxa. A contenção do ísquio com a borda posterior medial do encaixe é crucial para prevenir o deslocamento lateral do encaixe durante a fase de apoio (Fig. 26.10).

O modelo contemporâneo do encaixe é referido como contenção isquiática e dimensão medial-lateral estreita. A interface é sempre um material termoplástico, e a estrutura externa é rígida. A interface termoplástica macia fornece controle proximal e protege a pele e os tecidos moles contra a estrutura rígida. Outra camada do material de interface (p. ex., meia ou um *liner* de gel) pode ser usada para proteção adicional. Um modelo de semissucção com um cinto de suspensão na cintura é mais usado em prótese temporária. Um modelo de sucção completa é mais comumente usado em próteses permanentes, para evitar a necessidade de um cinto. O modelo de sucção pode envolver a colocação do coto sem proteção da pele diretamente no interior do encaixe termoplástico para criar contato mais íntimo e controle da prótese. O paciente coloca a prótese usando uma loção ou uma sacola para evitar a tração sobre a pele à medida que o membro residual desliza no encaixe. O emprego de *liner* de gel está se tornando mais popular, pois fornece uma camada adicional de proteção para a pele e o tecido mole. O *liner* de gel pode ser inserido no encaixe com um pino de suspensão distal, uma cinta de suspensão ou um mecanismo de suspensão com anel (Fig. 26.11). Mecanismos a vácuo ativos, com uma bomba elétrica ou mecânica para eliminar o ar do espaço entre o *liner* de gel e o encaixe, estão se tornando mais populares nos modelos tanto de encaixe transfemoral como transtibial. Esses projetos requerem um selo de ar colocado de modo proximal para prevenir o vazamento de ar durante a deambulação.

O alinhamento do encaixe relativo à posição do fêmur é de grande importância. Uma posição neutra ou aduzida do fêmur é ideal para fornecer estabilidade pélvica e normalizar o padrão da marcha. Muitas vezes, o recrutamento vigoroso dos músculos abdutores do quadril para estabilizar a pelve na fase de apoio promove abdução femoral dentro da concavidade, causando dor no fêmur distal (Fig. 26.12). O contorno adequado da parede lateral de um encaixe transfemoral irá ajudar a promover a posição aduzida do fêmur.

Com a amputação transfemoral em comprimento médio ou mais curto, a possibilidade de manter o fêmur na posição ideal torna-se mais desafiadora. A capacidade de o paciente transferir força do fêmur para o encaixe e controlar a prótese também se torna mais desafiadora. Os pacientes com amputação transfemoral de comprimento médio ou mais curto podem requerer um dispositivo de assistência até mesmo para a deambulação moderada. Se o comprimento femoral se aproximar do nível do ísquio, o coto curto remanescente do fêmur pode não mais ser fixado. Portanto, os pacientes com esses níveis extremamente curtos de amputação transfemoral podem utilizar um modelo de prótese similar àquele empregado para a desarticulação do quadril. Há certa vantagem em se deixar o segmento curto do fêmur no local para fornecer uma maior superfície de apoio de peso dentro do encaixe.

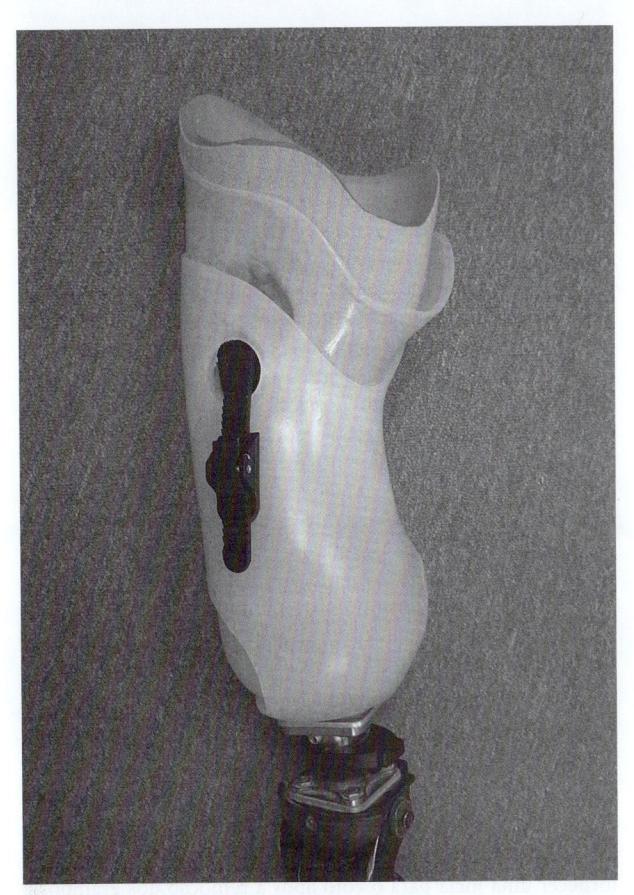

Figura 26.11 Encaixe transfemoral com um *liner* de gel e uma alça de plástico em uma suspensão com trava em catraca.

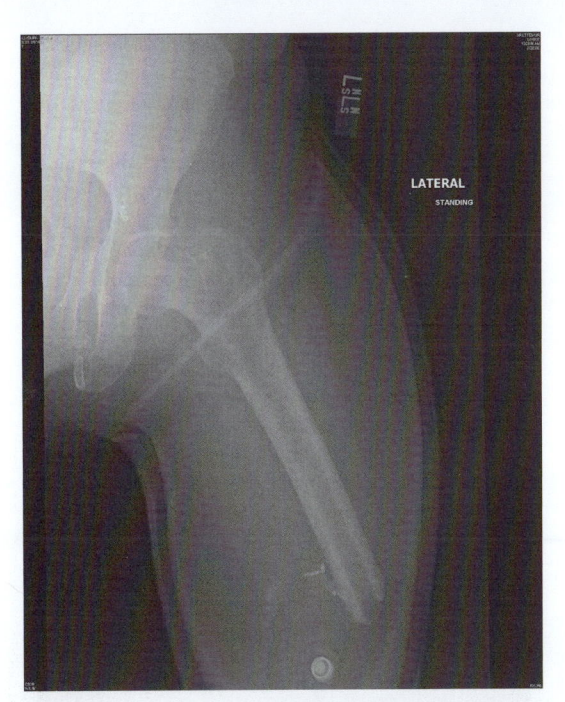

Figura 26.12 Imagem radiográfica de um membro residual transfemoral dentro do encaixe. A contenção isquiática insuficiente causa um deslocamento lateral do encaixe e a posição abduzida do fêmur.

Amputação do quadril

Este nível de amputação é uma situação bastante desafiadora para o médico, o paciente e o protesista. Neste nível, a prótese torna-se tão saliente e pesada que muitos pacientes abandonam seu uso. Além disso, o desafio de controlar três articulações pode ser muito difícil para alguns pacientes. Como o controle da prótese provém de uma manobra de inclinação pélvica, se a força do músculo proximal ou mobilidade pélvica estiver muito comprometida, o uso de uma prótese de desarticulação do quadril pode ser difícil ou impossível. Além disso, com frequência a prótese é desconfortável em ambas as posições sentada e ereta e interfere com as atividades de toalete, exigindo sua remoção várias vezes ao dia. Diversos pacientes relatam que estão aptos a deambular mais rápido e com mais facilidade usando um dispositivo de assistência (p. ex., muletas ou um andador sem uma prótese) do que uma prótese. Outros com desarticulação do quadril consideram o custo de energia requerido para usar a prótese muito grande. Tais pacientes podem ficar confinados a uma cadeira de rodas para a mobilidade primária. Como resultado, menos de 50% dos pacientes com desarticulação do quadril usam uma prótese para deambulação funcional. Quando a amputação de desarticulação do quadril é necessária, os músculos do glúteo devem ser empregados como um retalho muscular para cobrir as estruturas do ísquio e da pelve.

O modelo tradicional do encaixe é chamado de modelo de balde porque o paciente essencialmente senta dentro de um encaixe rígido, que prende todo o lado envolvido e uma porção do lado não envolvido da pelve. O modelo de balde tem uma camada interna termoplástica que pode também incorporar um segmento flexível que se envolve ao redor do lado contralateral da pelve (Fig. 26.13). Alças de velcro ou fivelas são usadas para prender com firmeza o encaixe à pelve. Com frequência, a articulação do quadril é montada em uma posição anterior sobre a concavidade para tornar o encaixe mais confortável.

Hemipelvectomia e hemicorporectomia

Esses níveis bastante proximais de amputação podem ser causados por um trauma significativo ou cânceres invasivos. O encaixe protético é muito desafiador, e a maioria dos pacientes abandona o uso da prótese. O emprego de uma cadeira de rodas para mobilidade primária é comum, com o uso protético apenas para distância limitada ou para realização de exercício. Os detalhes desses níveis extremamente desafiadores de amputação estão além do alcance deste capítulo.

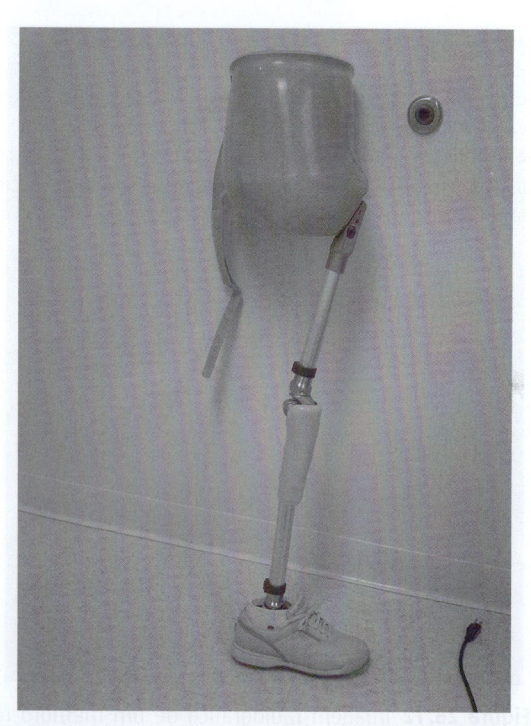

▲ **Figura 26.13** Prótese para desarticulação do quadril com uma concavidade no estilo balde e uma armação de articulação do quadril anterior.

REABILITAÇÃO DO PACIENTE COM AMPUTAÇÃO DO MEMBRO INFERIOR

A reabilitação bem-sucedida após a amputação do membro inferior envolve várias áreas importantes, descritas a seguir. O paciente deve ser avaliado o mais cedo possível após a cirurgia de amputação de modo a minimizar problemas e complicações. De maneira ideal, o fisiatra deve direcionar o cuidado de reabilitação do paciente amputado, o que inclui solicitar serviços de fisioterapia e prescrever os dispositivos protéticos e o plano de alta. A incorporação de todos os membros da equipe – paciente, protesista, fisioterapeutas, assistente social, psicólogo e gestor de caso – no plano de cuidado é essencial para obter um resultado exitoso.

▶ Educação

Um dos papéis primários do médico é educar o paciente e os outros membros da equipe. Na fase pré-protética, a educação inclui explicar a necessidade da fisioterapia inicial para mobilizar articulações e manter a força. A educação durante essa fase deve também abordar a forma e a redução do membro residual, o controle da dor e os aspectos psicológicos. Transmitir tais informações ajuda a promover a independência no autocuidado, o que constrói a confiança e a autoestima do paciente. Estimular o paciente a conversar com outros pacientes que sofreram uma amputação similar pode ajudar na compreensão do processo e no resultado potencial. Explicar o esquema de tempo clínico ajuda o paciente a planejar sua vida e suas atividades.

▶ Fase perioperatória

Após a cirurgia de amputação, o paciente passará cerca de 1 a 5 dias na ala de cuidado intensivo do hospital e, em seguida, será encaminhado a outra instituição. Muitos pacientes são transferidos para programas de reabilitação aguda ou subaguda por 14 a 21 dias para continuar com o programa de fisioterapia pré-protética, aconselhamento e cuidado médico. Um pequeno número de pacientes está apto a manejar essa fase pré-protética em casa, usando serviços de cuidado doméstico ou terapia ambulatorial. Contudo, essa população requer apoio social significativo e um ambiente doméstico apropriado. É comum a família ser incapaz de fornecer esse nível de cuidado logo após a cirurgia. Assim que o paciente demonstrar uma cicatrização suficiente (em geral, por volta da 4ª ou 5ª semana), as suturas ou grampos são removidos, e a consideração da prótese temporária pode prosseguir.

▶ Fase pré-protética

Durante a fase pré-protética, a redução e a forma do membro residual são preocupações importantes. Em geral, a bandagem elástica apropriada funciona melhor durante as primeiras 4 a 6 semanas até as suturas e os grampos serem removidos. A atadura elástica deve ser feita em figura de oito, e o membro deve ser recoberto várias vezes ao dia, após a inspeção da pele. Pode-se fornecer uma meia para o coto após a remoção dos grampos e suturas, tornando mais fácil para o paciente realizar o autocuidado. Independentemente do dispositivo aplicado para redução do coto, ele deve ser mantido no lugar por 23 a 24 horas por dia.

O programa de terapia pré-protética deve incluir fortalecimento dos músculos dos membros superior e inferior para preparação da deambulação. Conforme já mencionado, os exercícios para fortalecer os músculos do membro superior devem incluir flexores de dedos, extensores do cotovelo e depressores do ombro a fim de preparar o paciente para o uso de auxiliares de marcha. Os músculos do membro inferior devem incluir extensores e abdutores do quadril, extensores do joelho e músculos do tornozelo do membro remanescente. Os músculos do tronco e o condicionamento cardiovascular também devem ser incluídos, sempre respeitando quaisquer precauções cardíacas. Além disso, o paciente deve ser capaz de realizar os exercícios por conta própria, incluindo elevação na cadeira de rodas enquanto estiver nela ou exercícios de ponte enquanto estiver na cama.

Os exercícios que preservam a amplitude de movimento essencial para extensão do quadril e extensão do joelho também devem ser parte do programa da fisioterapia. O condicionamento cardiovascular com ergômetro de membro superior ou os exercícios de resistência para o membro inferior são importantes para preparar o paciente para as exigências de energia aumentadas na deambulação com uma prótese. O programa de fisioterapia deve incluir dessensibilização do membro residual por meio de gentis batidas, fricção ou massagem. Modalidades do tipo compressas quentes e frias e estimulação nervosa elétrica transcutânea (TENS) podem ser empregadas para dessensibilizar o membro.

A mobilidade inicial da cama para a cadeira de rodas e para o toalete é fundamental. A independência para vestir-se, tomar banho, usar o toalete e alimentar-se deve ser um objetivo inicial para o terapeuta ocupacional. Ficar em pé e saltar usando barras paralelas ou um andador pode ser adequado para alguns pacientes antes do encaixe da prótese. O uso apropriado da cadeira de rodas, em ambientes internos e externos, deve ser revisado com o paciente e a família.

A educação sobre o encaixe protético e o processo de treinamento deve ser iniciada bem cedo. Explicar o molde e o processo de fabricação do encaixe, bem como a seleção do componente, irá ajudar o paciente a entender algumas das complexidades do processo protético. Considerações estéticas e funcionais das várias opções devem ser discutidas para evitar mal-entendidos e garantir explicações adequadas com relação à conclusão da prótese.

Reabilitação protética

A cobertura do plano de saúde para próteses e treinamento deve ser investigada com cuidado antes da colocação de qualquer dispositivo, de modo a evitar problemas financeiros. De modo geral, fabricação de uma prótese temporária começa 3 a 4 semanas após a amputação. Esse passo depende da cicatrização e do formato apropriado do membro residual. Se a cicatrização estiver atrasada devido a problemas na ferida, o programa de fisioterapia pré-protética deve continuar até esse problema ser resolvido. Se um atraso significativo for previsto, então dispositivos de mobilidade alternativos devem ser considerados, como um motociclo ajoelhado para o amputado transtibial. Assim que o paciente receber a prótese temporária, o programa de reabilitação protética deve iniciar. Esse estágio da reabilitação pode ser realizado por meio de programas com internação e atendimento ambulatorial. Se a fisioterapia ambulatorial for adequada, um mínimo de 4 a 6 semanas de tratamento será necessário para pacientes com amputação abaixo do joelho. Para aqueles com amputação acima do joelho, 6 a 12 semanas de fisioterapia ambulatorial podem ser necessárias para atingir a deambulação funcional em ambiente interno e externo. O envolvimento do médico durante todo esse período é essencial para monitorar a tolerância da pele à prótese, o manejo da dor, a condição cardiovascular e preocupações psicológicas.

As instruções para o uso de prótese incluem tempo de uso e atividades de sustentação de peso. O tempo de uso deve iniciar com apenas 1 a 2 horas por dia e avançar 1 hora por dia, se tolerado. Todos os pacientes devem iniciar a sustentação parcial de peso em seu dispositivo protético até serem liberados pelo médico ou terapeuta. A colocação e a retirada da prótese devem ser revisadas bem cedo de modo a garantir o encaixe adequado da prótese e minimizar problemas com a pele. É comum os pacientes necessitarem de meias protéticas para controlar o encaixe do membro residual à medida que o coto começa a encolher nos primeiros 3 meses. O manejo adequado da meia deve ser abordado pelo protesista e fisioterapeuta com certa frequência. O paciente deve aplicar meias suficientes para um encaixe firme e estável.

Se o paciente não conseguir obter um encaixe suficiente da prótese, a modificação feita pelo protesista pode ser necessária. Aspectos como pistonagem ou nivelamento dentro da prótese podem causar problemas à pele e dor. Se ocorrer perda de volume significativa, a substituição do encaixe pode ser necessária, mesmo em uma prótese temporária, para atingir um encaixe apropriado. Portanto, o médico e o protesista devem acompanhar o paciente com regularidade para monitorar essas mudanças. O cuidado adequado da pele e a higiene também devem ser incluídos nas instruções ao paciente. Verificações diárias da pele feitas pelo paciente ou pela família ajudarão a detectar quaisquer problemas relacionados à pressão ou à irritação em um estágio inicial. A transpiração excessiva pode ser controlada com aplicação tópica de antitranspirantes ou meias de prata. O monitoramento do peso do paciente e do volume do membro residual também deve fazer parte de uma rotina regular.

> Raichle KA, Hanley MA, Molton I, et al: Prosthesis use in persons with lower- and upper-limb amputation. J Rehabil Res Dev 2008;45:961–972.

Programa da fisioterapia

O verdadeiro programa de fisioterapia protética deve incluir deambulação progressiva com auxiliares de marcha. Os pacientes iniciam em uma superfície nivelada e avançam para terrenos externos desnivelados. A progressão do andador para as muletas e destas para a bengala é comum à medida que a força e a mobilidade do paciente com a prótese melhoram. Sair e entrar em carros, movimentar-se no toalete e subir escadas são atividades essenciais. O retorno à prática de atividades na rua e recreacionais é realizado quando o paciente atinge um nível mais elevado de habilidade. O retorno à condução de carros deve ser analisado de forma individual. A perda da extremidade inferior direita compromete de forma significativa a capacidade de dirigir, e o uso de próteses para controlar os pedais de aceleração ou freio pode ser ilegal em determinados locais.

Por fim, o uso de próteses pelo paciente e o resultado funcional dependem muito de um bom encaixe da prótese e do treinamento apropriado. A seleção adequada dos componentes da prótese reflete as necessidades funcionais e as limitações do paciente e seu desempenho durante a fase protética temporária.

> Stineman MG, Kwong PL, Kurichi JE, et al: The effectiveness of inpatient rehabilitation in the acute postoperative phase of care after transtibial or transfemoral amputation: Study of an integrated health care delivery system. Arch Phys Med Rehabil 2008;89:1863–1872.

Gasto de energia na deambulação protética

A maior parte da literatura sustenta o conceito de que o gasto de energia aumenta na deambulação com um dispositivo protético. Vários métodos de medição de gasto de energia em diferentes velocidades e sob diferentes circunstâncias têm levado a uma abundância de resultados confusos. A maioria dos estudos permite que os pacientes deambulem a velocidades previamente selecionadas, tornando difícil a comparação de resultados. Todavia, há um consenso de que a amputação transtibial requer 20 a 40% de energia adicional para a deambulação normal. A amputação transfemoral requer 60 a 80% de energia adicional para deambulação em superfície nivelada. A amputação de desarticulação do quadril pode exigir até 100% de custo de energia adicional para deambulação. A amputação bilateral das extremidades inferiores está associada a resultados variáveis com base no nível de amputação e nas comorbidades. No entanto, algumas conclusões gerais podem ser extraídas. A amputação abaixo do joelho usa menos energia na deambulação do que a amputação acima do joelho. Os pacientes que sofreram amputação por trauma têm custos de energia para a deambulação inferiores aos daqueles com comprometimento vascular subjacente. Os pacientes amputados apresentam uma velocidade de marcha mais lenta do que os controles normais, e a melhor eficiência de energia é a velocidades autosselecionadas. A seleção do componente e do peso protético parece ter pouco ou nenhum impacto sobre o custo de energia para deambulação em uma superfície nivelada.

Tabela 26.1 Níveis funcionais de deambulação de acordo com as orientações do Medicare

Nível funcional	Descrição
Nível 1	O paciente é não deambulador.
Nível 2	O paciente pode tolerar a deambulação limitada na comunidade, mas é restrito pela distância ou obstáculos na comunidade.
Nível 3	O paciente deambula, sem limites, uma longa distância na comunidade, em uma cadência variável.
Nível 4	O paciente pode tolerar atividades de alta energia relacionadas ao trabalho ou aos esportes.

▶ Resultado funcional

Não existe uma medida de resultado funcional consistente para uso na comparação de vários níveis de amputação ou modelos protéticos. Devido à população variável, tem sido difícil estabelecer uma ferramenta objetiva consistente para avaliar o uso dessas próteses. Uma revisão dos estudos publicados nas duas últimas décadas indica que cerca de 80% dos amputados de trauma mais jovens deambulam com uma prótese, comparados com apenas 56% dos pacientes vasculares mais velhos. É bom lembrar que a mortalidade e a morbidade são muito altas na população vascular mais velha. Os únicos fatores prognósticos para a melhora no resultado funcional parecem ser idade e amputação abaixo do joelho. Há carência de correlações entre componente protético específico e resultado funcional.

▶ Prescrição e componente protético

O objetivo na reabilitação de um indivíduo com amputação de membro inferior é gerar um plano de tratamento que maximize o resultado funcional do paciente com ou sem uma prótese. O plano de tratamento deve incluir a prescrição de prótese, se adequado; calçado apropriado; programa de fisioterapia; educação e acompanhamento a longo prazo. A prescrição de prótese deve ser formulada e endossada pelo médico, protesista e paciente. Os elementos-chave da prescrição de prótese incluem a identificação apropriada da informação do paciente (p. ex., nome, idade, sexo, data de nascimento e número do registro médico), condições clínicas subjacentes, nível apropriado de amputação, prognóstico a longo prazo e nível funcional previsto conforme o Medicare (Tab. 26.1; ver também Prognóstico, mais adiante). Os detalhes dos componentes e o modelo da prótese devem ser incluídos e irão auxiliar a garantir que o dispositivo adequado seja fabricado e entregue ao paciente. A justificativa apropriada para o produto e a duração da necessidade devem ser incluídas na prescrição. Por fim, o fornecedor da prótese e o médico que a receitou devem estar expressos de forma clara na prescrição. Por exemplo, uma prescrição para uma prótese transtibial deve incluir o modelo de encaixe com materiais para a interface macia e estrutura rígida, além de suspensão, a estrutura tubular e detalhes do pé protético. A prescrição para uma prótese transfemoral deve incluir todos os componentes citados junto com um componente de joelho protético.

PRÓTESE PARA OS MEMBROS INFERIORES

A. Pé protético

A seleção de um pé protético baseia-se no nível de deambulação funcional previsto para o paciente, incluindo mobilidade em ambiente interno e externo, terreno desnivelado, distância ou quaisquer necessidades especiais do paciente. Existem quatro categorias básicas de pés protéticos.

1. SAFE e SACH — A categoria mais simples inclui os pés SAFE (*solid ankle flexibe endoskeletal*) e os pés SACH (*solid ankle cushion heel*), que não têm um movimento real nem resposta dinâmica (Fig. 26.14). Em geral, essa categoria de pé é recomendada para indivíduos que deambulam em ambientes domésticos com distância limitada.

2. Eixo simples — O pé de eixo simples permite certo grau dorsiflexão e flexão plantar controladas. Esse tipo de pé funciona bem em uma superfície nivelada para percorrer distâncias moderadas a uma cadência fixa.

3. Eixos múltiplos — O pé de eixos múltiplos é mais apropriado para distâncias externas limitadas em terrenos desnivelados, também a uma cadência fixa.

4. Armazenamento de energia — Os pés de armazenamento de energia são primariamente fabricados com fibra de carbono ou material similar para auxiliar na propulsão durante os estágios finais do apoio (Fig. 26.15). Esse tipo de pé é mais apropriado para a deambulação em uma distância mais longa a uma cadência variável. Pés com altura do calcanhar ajustável estão disponíveis

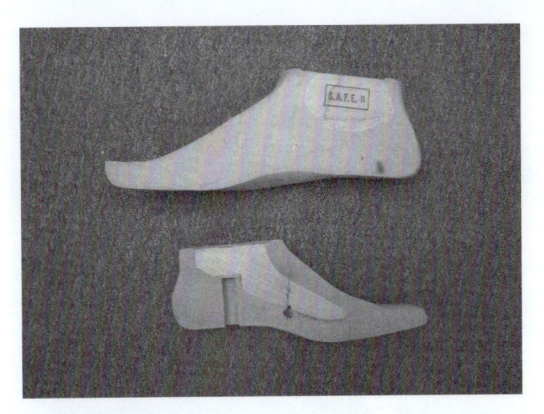

▲ **Figura 26.14** Pés protéticos SAFE e SACH para indivíduos que deambulam no nível funcional 1.

para acomodar calçados de salto alto ou botas para homens e mulheres. Além disso, articulações de tornozelo complementares podem ser aplicadas a um pé a fim de aumentar o movimento ou absorver choques ou torque. A próxima geração de pés protéticos irá incluir mecanismos de pé-tornozelo de controle eletrônico para fornecer uma real propulsão na fase de apoio final. Pés protéticos especializados estão atualmente disponíveis para corrida rápida, natação, montanhismo e outras atividades de lazer.

B. Joelhos protéticos

Os joelhos protéticos são divididos em seis categorias com base nas atividades funcionais.

1. Travamento manual — A mais simples categoria tem um mecanismo de travamento manual para pacientes que apresentam musculatura limitada no quadril e podem ter comprometimento do controle da prótese.

2. Ativado pelo peso — A segunda categoria tem um mecanismo de travamento ativado pelo peso para o apoio, que

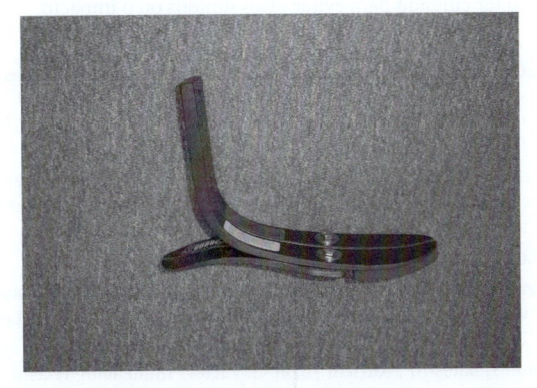

▲ **Figura 26.15** Pé de fibra de carbono com características de armazenamento de energia para indivíduos que deambulam em nível funcional 3 e 4.

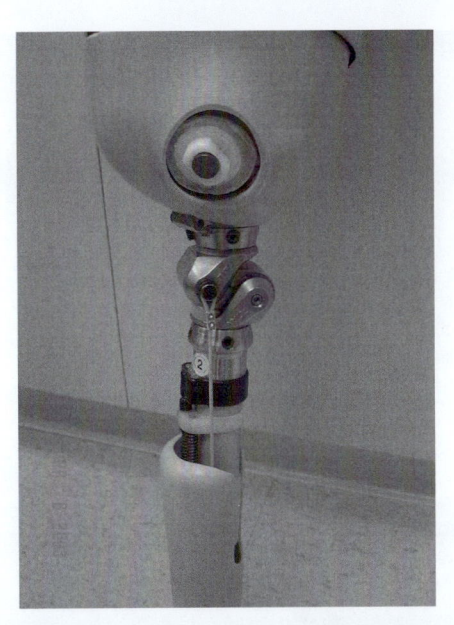

▲ **Figura 26.16** Joelho protético para controle da fase de apoio ativado pelo peso com cadência fixa. Ele é usado por indivíduos que deambulam no nível 1 funcional ou como uma prótese temporária.

destrava para a fase de oscilação (Fig. 26.16). Esse tipo de joelho protético é bastante leve e durável, mas fornece apenas uma cadência fixa.

3. Policêntrico — Joelhos policêntricos são indicados, em especial, para pacientes com amputação de desarticulação do joelho ou amputação transfemoral longa, nas quais o espaço é limitado. A principal vantagem do joelho de articulação policêntrica é que o componente está principalmente na seção da tíbia da prótese; desse modo, uma coxa muito longa da prótese é evitada (Fig. 26.17). A articulação de joelho policêntrica tem um eixo de rotação migratório que proporciona estabilidade inerente em extensão total até cerca de 20° de flexão do joelho.

4. Pneumático — O joelho controlado por pistão pneumático fornece uma cadência variável durante a fase de oscilação, mas proporciona controle limitado na fase de apoio.

5. Hidráulico — Joelhos controlados por pistão hidráulico, que fornecem controle tanto na fase de apoio como na de oscilação com cadência variável (Fig. 26.18), são usados para atividade de nível mais elevado, incluindo esportes recreacionais. Há significativa capacidade de ajuste de resistência para tanto para a fase de apoio como para a de oscilação para acomodar as atividades variáveis do paciente.

6. Microprocessador — Joelhos hidráulicos controlados por microprocessador (Fig. 26.19) podem ser programados pelo protesista para customizar múltiplas variáveis para cada paciente durante as fases de oscilação e apoio. Algumas unidades de microprocessador também têm capacidade de autoaprendizado,

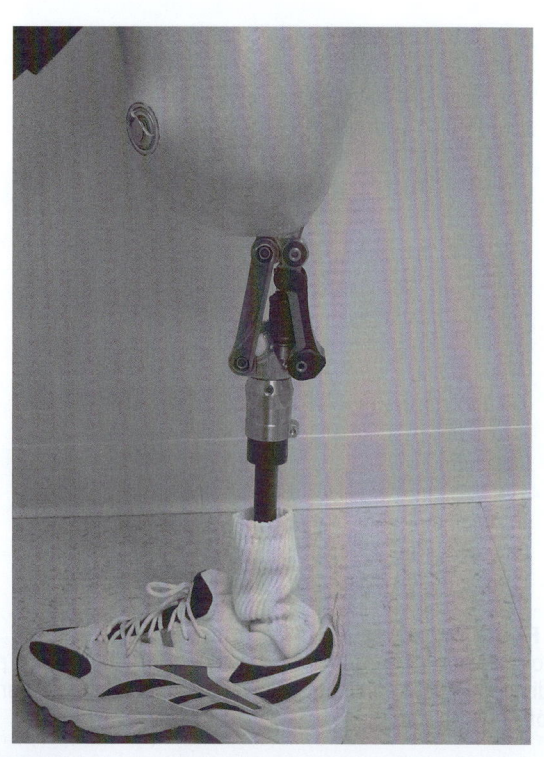

▲ **Figura 26.17** Joelho policêntrico com um eixo de rotação migratório, em geral recomendado a pacientes com desarticulação do joelho e amputação transfemoral longa.

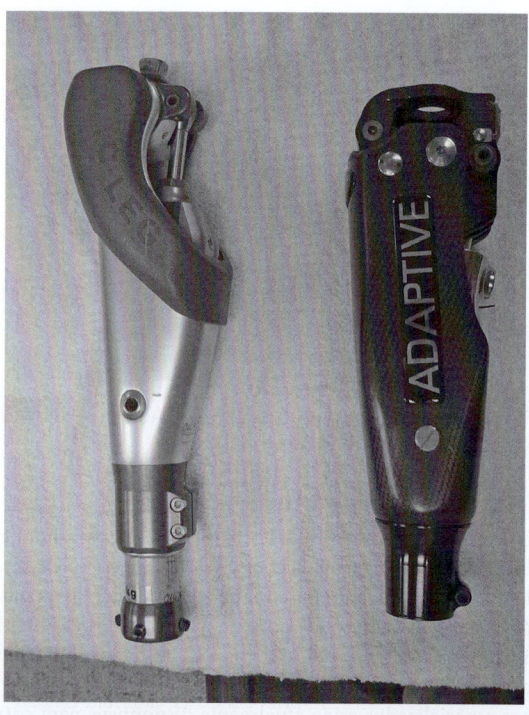

▲ **Figura 26.19** Joelho com articulação hidráulica, controlado por microprocessador, com resistência de flexão e extensão programada por computador para o controle das fases de apoio e oscilação específicas do paciente.

ajustando-se aos padrões de caminhada do paciente. O microprocessador percebe a carga vertical e a rotação do joelho para recalibrar a estabilidade do joelho 60 vezes por segundo. Os benefícios de segurança desses dispositivos parecem ser bastante óbvios, mas há carência de uma evidência explícita. Além disso, existem alguns obstáculos ao uso de joelhos controlados por microprocessador, entre os quais custo e peso elevados. Além disso, a unidade de joelho por microprocessador precisa de recargas regulares da bateria para manter o funcionamento adequado, e os pacientes devem ter cuidado para evitar pisos úmidos ou o impacto.

Bates BE, Kwong PL, Kurichi JE, et al: Factors influencing decisions to admit patients to Veterans Affairs specialized rehabilitation units after lower-extremity amputation. Arch Phys Med Rehabil 2009;90:2012–2018.

Kurichi JE, Small DS, Bates BE, et al: Possible incremental benefits of specialized rehabilitation bed units among veterans after lower extremity amputation. Med Care 2009;47:457–465.

Marks LJ, Michael JW: Artificial limbs. BMJ 2001;323:732–735.

Raichle KA, Hanley MA, Molton I, et al: Prosthesis use in persons with lower- and upper-limb amputation. J Rehabil Res Dev 2008;45:961–972.

Zhou J, Bates BE, Kurichi JE, et al: Factors influencing receipt of outpatient rehabilitation services among veterans following lower extremity amputation. Arch Phys Med Rehabil 2011; 92:1455–1461.

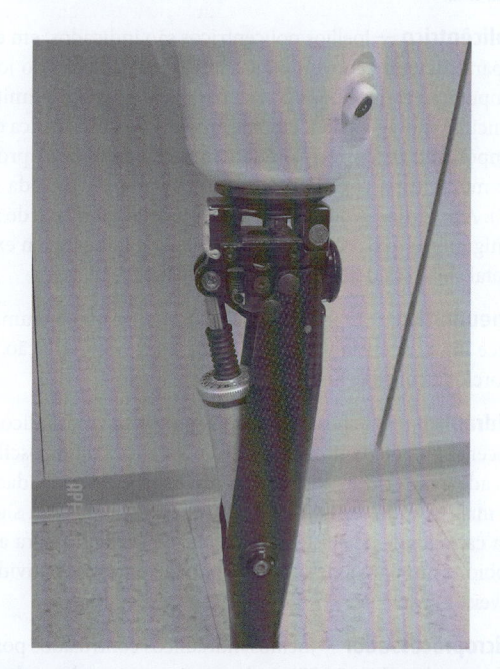

▲ **Figura 26.18** Articulação de joelho hidráulica com resistência de flexão e extensão mecanicamente ajustável, que permite uma cadência variável. Costuma ser recomendado a indivíduos que deambulam nos níveis funcionais 3 e 4.

COMPLICAÇÕES

As complicações clínicas da amputação da extremidade inferior incluem irritação ou ruptura da pele provenientes da pressão relacionada à prótese, aspectos relacionados ao osso, dificuldade no controle da dor, aspectos de comprometimento vascular e aspectos relacionados ao pé remanescente.

▶ Aspectos da pele

A pressão excessiva proveniente da prótese pode causar irritação e ruptura da pele, bem como uma possível infecção profunda. O membro residual deve ser mantido dentro do encaixe, com pressão aplicada às áreas de tolerância e pouco, ou nenhum, movimento do membro residual permitido dentro da concavidade. A intolerância do tecido mole à pressão é anunciada pela vermelhidão e dor. A redistribuição da pressão dentro do encaixe resolve esse problema. Se o encaixe não puder ser modificado ou substituído para ajudar a redistribuir a pressão, então evitar o apoio do peso com um dispositivo que auxilie a marcha pode ser a solução apropriada. O emprego de uma muleta, bengala ou andador pode ser adequado por um período de tempo após a irritação ou ruptura da pele para permitir que a cicatrização ocorra. A seleção de uma interface macia é também crucial para ajudar a proteger a pele e quaisquer proeminências ósseas do membro residual. A introdução de um material de *liner* de gel para as amputações transtibial e transfemoral tem melhorado a capacidade da pele de tolerar pressões. Contudo, existem importantes cuidados de higiene relacionados ao uso de *liners* de gel. A limpeza diária da pele e a remoção do *liner* de gel é essencial para prevenir a maceração da pele ou o desenvolvimento de infecções bacterianas ou fúngicas.

▶ Crescimento ósseo

A atenção cuidadosa à arquitetura óssea do membro residual irá ajudar a projetar um encaixe protético apropriado para cada paciente. É comum pacientes mais jovens com amputação traumática desenvolverem esporões ósseos ou formação heterotópica de osso 3 a 6 meses após a cirurgia (Fig. 26.20). Esse tipo de anormalidade óssea pode prosseguir e mudar por até dois anos após a cirurgia de amputação. Pacientes mais velhos com comprometimento vascular também podem desenvolver algumas mudanças ósseas após a cirurgia. A imagem radiográfica é indicada quando o paciente apresenta aumento na dor no membro residual apesar do encaixe estar bem ajustado.

▶ Dor

O manejo da dor após a amputação requer compreensão das várias fontes de dor. A dor cirúrgica após a amputação deve ser manejada de modo agressivo com medicamentos narcóticos e não narcóticos e, então, diminuída dentro de 2 a 4 semanas após a cirurgia. A dor persistente dentro de um membro residual bem cicatrizado pode indicar neuroma ou irritação nervosa dentro do membro. Se o neuroma for identificado pelo exame clínico ou de imagem, a injeção direta no neuroma pode conseguir controlar a dor. A aplicação de medicações tópicas, incluindo lidocaína e fármacos anti-inflamatórios, também pode ser benéfica quando o nervo é superficial. A inflamação do tecido mole e até mesmo a formação de bursa dentro do membro residual podem ser tratadas com fármacos anti-inflamatórios tópicos ou orais, além de modalidades de calor e frio. Contudo, é mais importante reavaliar a prótese de modo a minimizar quaisquer forças de cisalhamento ou pressão excessiva dentro do encaixe durante a deambulação.

A dor no membro fantasma deve ser abordada quando interferir no sono ou nas atividades diárias. Várias medicações orais têm sido usadas para bloquear esses sinais de dor, entre as quais antidepressivos tricíclicos, inibidores do ácido γ-aminobutírico (GABA), norepinefrina e bloqueadores de serotonina, medicações antiepilépticas e até mesmo antiarrítmicos. Os tratamentos não farmacológicos incluem estimulação nervosa elétrica transcutânea (TENS), vibração, massagem, terapia do espelho, acupuntura e modalidades de calor e frio e hipnose. Não tem ocorrido uma resposta consistente de nenhum dos tratamentos mencionados, mas todos produziram algumas melhoras globais no tratamento.

▶ Aspectos vasculares

A dor dentro do membro residual ou membro contralateral pode representar um comprometimento vascular em andamento com

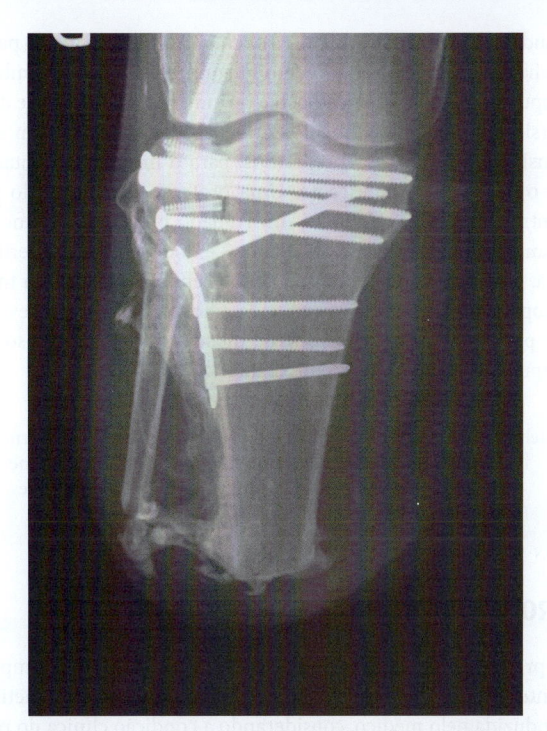

▲ **Figura 26.20** Imagem radiográfica de um membro residual transtibial mostrando ossificação heterotópica e fixadores para estabilizar uma fratura de platô tibial.

claudicação resultante. Deve-se solicitar exames vasculares para avaliar a condição do suprimento sanguíneo arterial do membro amputado ou do pé remanescente quando houver relatos de dor persistente. Os procedimentos de revascularização devem ser considerados, quando apropriados, para o membro amputado ou o membro remanescente. Uma proteção cuidadosa do pé contralateral remanescente é um cuidado preventivo essencial quando o paciente apresenta diabetes e doença vascular periférica. Uma órtese de pé feita sob encomenda e calçados do tipo ortopédico com uma profundidade adicional adequada devem ser parte do manejo de rotina de qualquer paciente que sofre amputação ou complicação do diabetes.

> Behr J, Friedly J, Molton I, et al: Pain and pain-related interference in adults with lower-limb amputation: Comparison of knee--disarticulation, transtibial, and transfemoral surgical sites. J Rehabil Res Dev 2009;46:963–972.

PROGNÓSTICO

O processo de tomada de decisão para selecionar os componentes protéticos deve ser baseado em uma discussão coletiva conduzida pelo médico, considerando a condição clínica do paciente, nível funcional prévio, nível de amputação e nível funcional previsto para o período após a protetização.

As orientações do Medicare são o padrão atualmente utilizado para determinar o nível funcional (ver a Tab. 26.1) e abrangem quatro categorias de atividade relacionada à mobilidade. É responsabilidade do médico documentar o nível funcional previsto no prontuário clínico do paciente e na prescrição do dispositivo protético. Como um paciente de nível 0 não deambula, nenhuma prótese pode ser recomendada. As orientações do Medicare indicam que um paciente de nível 1 seria adequado para um pé SACH ou pé de eixo simples e joelho de travamento manual e controle de apoio. Um paciente que deambula de nível 2 pode utilizar um pé de múltiplos eixos e um joelho policêntrico ou pneumático. Um paciente que deambula de nível 3 pode usar um pé de carbono de armazenamento de energia e um joelho controlado por microprocessador ou hidráulico. Para os pacientes que deambulam de nível 4, as recomendações são similares às do nível 3.

Após o encaixe e a entrega de qualquer dispositivo, o paciente deve ser acompanhado pelo médico para verificação do dispositivo e recomendação da terapia, quando necessário. O treinamento protético adequado na fisioterapia deve ser baseado nos objetivos de tratamento do paciente e no resultado funcional previsto. O acompanhamento regular feito pelo médico durante qualquer programa de treinamento de fisioterapia é apropriado e necessário. O acompanhamento de longa duração feito pelo médico é necessário para reavaliar o encaixe e a função da prótese e a resposta do paciente ao programa da fisioterapia. A monitoração de complicações relacionadas a amputação e encaixe protético também deve ser conduzida com frequência.

A maior parte dos pacientes utiliza de 3 a 6 meses a prótese temporária antes de atingir o auge de suas atividades funcionais. Uma vez que a forma do membro está estabilizada e as atividades funcionais atingiram o auge, a prótese permanente deve ser solicitada. Algumas vezes, é necessário fisioterapia adicional para atingir objetivos de nível mais elevado com a prótese permanente. A expectativa de vida esperada da prótese permanente é de cinco anos; contudo, a reavaliação anual para encaixe e função dos componentes da prótese é com frequência necessária durante essa fase.

> Collins TC, Nelson D, Ahluwalia JS: Mortality following operations for lower extremity peripheral arterial disease. Vasc Health Risk Manag 2010;6:287–296.
>
> Icks A, Scheer M, Morbach S, et al: Time-dependent impact of diabetes on mortality in patients after major lower extremity amputation: Survival in a population-based 5-year cohort in Germany. Diabetes Care 2011;34:1350–1354.
>
> Stineman MG, Kwong PL, Xie D, et al: Prognostic differences for functional recovery after major lower limb amputation: Effects of the timing and type of inpatient rehabilitation services in the Veterans Health Administration. PM R 2010;2:232–243.
>
> Suckow BD, Goodney PP, Cambria RA, et al: Predicting functional status following amputation after lower extremity bypass. Ann Vasc Surg 2012;26:67–78.

Amputação de membro superior, reabilitação & restauração com prótese

27

Alberto Esquenazi, MD

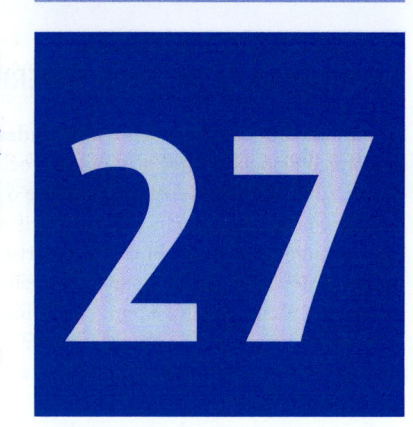

Nas décadas recentes, têm ocorrido avanços no manejo e no cuidado de reabilitação de indivíduos com amputação de membro superior. Próteses para a pessoa com amputação de membro superior têm mudado muito, apresentando melhoras nos componentes, na fabricação do encaixe, nas técnicas de inserção, no sistema de suspensão e fontes de controle, na eletrônica e na força. Indivíduos com níveis mais altos de amputação do membro podem agora se beneficiar de próteses funcionais, o que permite que mais pacientes obtenham estilos de vida independentes. Isso é de particular importância para o amputado de vários membros.

Para o amputado do membro superior, dispositivos com terminais mioelétricos e com controle proporcional e articulações de cotovelo são agora empregados com frequência em alguns programas de reabilitação. Esses dispositivos têm melhorado muito os resultados funcionais de pacientes com amputação de membro superior. O progresso nas áreas de técnicas de encaixe e dispositivos protéticos (p. ex., o uso de implante ósseo para suspensão da prótese) e o desenvolvimento de sistemas de controle estão em andamento, e outras inovações são esperadas à medida que a tecnologia e a interação ser humano-máquina melhoram.

EPIDEMIOLOGIA

O número exato de pessoas ao redor do mundo que sofrem uma amputação maior é de difícil determinação, uma vez que muitos países não mantêm registros desses casos. Com base na informação disponível do National Center for Health Statistics, cerca de 100 mil novas amputações ocorrem a cada ano nos Estados Unidos. Com base nessa e em outras fontes de estatísticas de saúde em todo o mundo, as principais causas de amputação, em ordem de incidência, são trauma (incluindo lesões relacionadas a guerras), doenças (p. ex., malignidades e insuficiência arterial) e deficiências de membro congênitas. As causas de amputação variam de país para país. Como as comorbidades que levam à perda do membro muitas vezes colocam em perigo a extremidade inferior, ocorrem mais amputações de membro inferior do que de superior, a uma razão de quase 5 para 1. As deficiências de membro congênitas são responsáveis por uma pequena proporção do número total de amputações de membro registradas, com uma incidência de 4,1 por 10 mil nascidos vivos.

Em geral, as amputações relacionadas a trauma ocorrem como resultado de acidentes com veículos motores e de conflito militar, industrial ou em fazendas e podem ser responsáveis por até 30% das novas amputações maiores de membro. As amputações traumáticas ocorrem em uma população muito mais jovem, ativa e economicamente produtiva. Entre os amputados de braço, 60% estão entre as idades de 21 e 65 anos, e 10% têm menos de 21 anos. Devido aos riscos mais altos de acidentes relacionados ao trabalho em homens, há um número mais elevado de amputações relacionadas a trauma para esse sexo e, em geral, uma incidência mais elevada de amputação de membro superior.

A amputação do segmento distal do membro superior é mais comum do que a amputação proximal e pode ocorrer em qualquer idade. Os homens de 20 a 40 anos são afetados com mais frequência, com envolvimento muito maior do membro direito do que esquerdo (relacionado à dominância). O nível transradial ocorre em 65%, e o nível transumeral, em 25% das amputações de membro superior. Os níveis de desarticulação do ombro, cotovelo e punho, juntos, são responsáveis pelos 10% restantes.

Østlie K, Skjeldal OH, Garfelt B, Magnus P: Adult acquired major upper limb amputation in Norway: Prevalence, demographic features and amputation specific features. A population-based survey. Disabil Rehabil 2011;33:17–18, 1636–1649.

Moss Rehab Resource Net: Amputation fact sheet. Available at: http://www.mossresourcenet.org/amputa.htm.

Payne CB: Diabetes related lower limb amputation in Australia. Med J Aust 2000;173:352–354.

Pernot HFM, Winnubst GM, Cluitmans JJ, DeWitte LP: Amputees in Limburg: Incidence, morbidity and mortality, prosthetic supply, care utilization and functional level after one year. Prosthet Orthot Int 2000;24:90–96.

Ziegler-Graham K, MacKenzie EJ, Ephraim PL, et al: Estimating the prevalence of limb loss in the United States 2005–2050. Archiv Phys Med Rehabil 2008;89:422–429.

CLASSIFICAÇÃO E NÍVEIS DE AMPUTAÇÃO DE MEMBRO SUPERIOR

As amputações são mais bem classificadas com base no nível anatômico e no local onde a amputação ocorreu (Quadro 27.1). Assim, uma amputação entre o punho e o cotovelo é chamada de *amputação transradial*. Outros níveis comuns de amputação no membro superior incluem desarticulação transumeral, ombro, cotovelo e punho e parcial na mão. A amputação interescapulotorácica envolve a remoção de todo o braço, incluindo a clavícula, escápula e porções da parede torácica. Esse tipo de amputação extensa é mais realizado em casos de malignidade ou de trauma muito grave.

Existe uma nomenclatura que descreve uma gama de deficiências de membro congênitas, de omissão parcial a completa de um membro ou dedo (Tab. 27.2. No entanto, no contexto da reabilitação do amputado de membro superior, essas deficiências são mais bem classificadas seguindo as classificações da International Organization of Standards e a International Society of Prosthetics and Orthotics, modificada de Frantz e O'Rahilly. As deficiências de membro podem ser transversas ou longitudinais. A palavra *terminal* é empregada para descrever que o membro se desenvolveu de modo normal até um nível particular, além do qual não existe elemento esquelético. Na deficiência de membro intercalar, há uma redução ou ausência de um ou mais elementos dentro do eixo longo do membro; nesse caso, os elementos esqueléticos normais podem estar presentes distais aos segmentos afetados. A incidência de deficiência de membro superior congênita é de cerca de 4,1 por 10 mil nascidos vivos.

Quadro 27.2 Nomenclatura relacionada à deficiência de membro congênita

Termo	Definição
Apodia	Ausência de uma mão ou um pé
Adactilia	Ausência de dedos ou artelhos, incluindo ossos metacarpianos ou metatarsianos
Amelia	Ausência de um membro
Afalangia	Ausência de um dedo ou artelho
Hemimelia	Ausência de metade de um membro
Meromelia	Ausência parcial de um membro
Focomelia	Ausência da porção proximal do membro com apêndice distal inserido ao tronco

A amputação do segmento distal do membro superior é mais comum do que do proximal e pode ocorrer em qualquer idade, com o envolvimento mais frequente do membro direito (relacionado à dominância). As amputações que provêm de comorbidades clínicas resultam em números de amputações de membro inferior mais altos do que de membros superiores, a uma razão de 5 para 1. Desse modo, enquanto a maioria das equipes de reabilitação está preparada para lidar com amputação de membro inferior, com menor frequência (na visão da exposição limitada) eles terão uma experiência extensiva no cuidado do membro superior. Entre as amputações de membro superior, o nível transradial corresponde a 65% e o nível transumeral a 25% das

Quadro 27.1 Classificação dos níveis comuns de amputação de membro superior (MS)

Nível da amputação	Considerações importantes
Amputação interescapulotorácica	Bastante rara, sendo responsável por menos que 2% das amputações de membro superior; é mais frequente nas malignidades ou nos traumas graves. Produz o maior grau de perda funcional, devido à remoção de todas as articulações de membro superior, e compromete em grande parte a suspensão protética.
Desarticulação do ombro	É responsável por 4% das amputações de membro superior e ocorre com muito mais frequência por malignidade ou trauma grave. Produz incapacidade significativa, devido à perda de todas as articulações do membro superior.
Amputação transumeral	É responsável por 25% das amputações de membro superior, sendo a maioria dos casos no nível médio do úmero. O comprimento do membro residual é essencial para melhorar a suspensão e a transferência de forças para a prótese, mas o nível mais longo pode interferir na seleção e na colocação no ombro.
Desarticulação de cotovelo	Poucos pacientes submetem-se à desarticulação de ombro, pois ela limita os tipos de cotovelos protéticos disponíveis para uso; contudo, esse nível de membro residual pode permitir uma excelente suspensão e transmissão de força para a prótese.
Amputação transradial	Corresponde a 65% das amputações de MS, fornecendo o mais alto nível de reabilitação funcional no nível do meio do antebraço, visto que o membro residual pode acomodar a maioria dos tipos de dispositivos protéticos e oferece excelente controle e suspensão. (Aviso: Quanto menor o membro residual, maior é a perda de pronação-supinação no antebraço.)
Desarticulação do punho	Alguns pacientes irão obter um grande benefício de suspensão e transferência de forças para a prótese, mas o nível mais longo pode interferir na seleção do dispositivo terminal ou resultar em discrepância no comprimento do braço.
Desarticulação do carpo e amputação transmetacarpiana	Ambos os níveis de amputação de MS são manejados de modo similar e apresentam muitos desafios estéticos; entretanto, um simples dispositivo mecânico para oposição pode permitir uma garra ampla e adequada, com manutenção da capacidade de pronar-supinar.

amputações. Os níveis de desarticulação de ombro, cotovelo e punho, juntos, são responsáveis pelos 10% restantes.

Frantz CH, O'Rahilly R: Congenital skeletal limb deficiencies. J Bone Joint Surg 1961;43A:1202–1222.

REABILITAÇÃO DO AMPUTADO DE MEMBRO SUPERIOR

O cuidado de reabilitação ideal do amputado de membro superior começa, se possível, antes da amputação. De maneira ideal, esse cuidado deve ser fornecido por uma equipe de tratamento especializada. Conforme já observado, o conhecimento e a experiência no cuidado de amputações de membro superior não são tão difundidos como aqueles relacionados ao membro inferior, devido à exposição mais limitada de pacientes a tais lesões. A comunicação entre os profissionais da equipe e com o paciente e sua família é essencial e deve abastecer a equipe com a informação necessária para desenvolver um plano de tratamento que abranja as fases do cuidado da amputação até o retorno para casa.

O Quadro 27.3 realça os objetivos de tratamento adequados para as fases de reabilitação de um paciente que é submetido à amputação. Itens de avaliação específicos, metas do tratamento e objetivos são de grande ajuda para projetar um programa de reabilitação completo para o indivíduo amputado de membro superior.

Esquenazi A, Meier R: Rehabilitation in limb deficiency. 4. Limb amputation. Arch Phys Med Rehabil 1996;77:S18–S28.

▶ Fase pré-operatória

A equipe deve informar o paciente sobre o que esperar após a cirurgia e durante e após a reabilitação, levando em consideração condição física, nível e causa da amputação, cognição, estilo de vida pré-mórbido e nível socioeconômico. É importante preparar o paciente com objetivos e expectativas realistas de curto e longo prazos.

Em geral, a viabilidade dos tecidos moles e a disponibilidade de cobertura para pele com sensação adequada determinam o nível funcional o mais distal possível para a amputação. Sempre que viável, a amputação de nível transradial é preferida para atingir o encaixe protético ideal (Fig. 27.1). A preservação do comprimento do membro residual é uma importante responsabilidade e objetivo do cirurgião para melhorar a suspensão protética e a transmissão de força do membro residual para o encaixe. O membro residual deve ser construído na cirurgia com cuidado para otimizar a intimidade do encaixe protético, manter o equilíbrio muscular e permitir que o membro residual suporte o estresse necessário para satisfazer suas novas funções. Proeminências ósseas, cicatriz na pele, tração do tecido mole, cisalhamento e transpiração podem complicar essa função.

▶ Fase pós-operatória

Após a cirurgia, o paciente com amputação de membro superior deve estar apto a usar uma prótese, seja ela impulsionada pelo

Quadro 27.3 Fases da reabilitação do paciente amputado

Fase	Objetivo
Pré-operatória	Avaliação da condição corporal; educação do paciente; determinação do nível cirúrgico da amputação; desenvolvimento do plano pós-operatório.
Cirurgia de amputação e reconstrução	Otimização do comprimento do membro residual, técnica de fechamento, cobertura do tecido mole e manuseio de nervo; aplicação de curativo rígido.
Pós-cirúrgica aguda	Medidas de cicatrização da ferida; controle da dor; confirmação de movimento de corpo-articulação proximal; apoio emocional ao paciente e à família.
Pré-protética	Modelagem do tecido mole; controle de volume; aumento da força muscular; restauração da posição de controle do paciente.
Prescrição de prótese	Foco centrado no paciente; consenso de equipe sobre prescrição e fabricação da prótese.
Treinamento com a prótese	Aumento da utilização funcional da prótese.
Integração à comunidade	Retomada dos papéis na família e na comunidade, com foco nas atividades de lazer, no equilíbrio emocional e nas estratégias de enfrentamento.
Reabilitação para o trabalho	Avaliação e planejamento de atividades vocacionais para o futuro. O paciente pode precisar de educação, treinamento ou modificação do emprego.
Acompanhamento e cuidado preventivo	Avaliação protética, funcional e clínica para a vida toda; apoio emocional; proteção articular.

Reproduzido, com permissão, de Esquenazi A, Meier R: Rehabilitation in limb deficiency. 4 limb amputation. Arch Phys Med Rehabil 1996;77:S18-S28.

corpo, seja por um corpo externo, durante a maior parte do dia, por meio de uma interação ser humano-prótese recentemente criada (o encaixe-membro residual). Após a amputação do membro, o encaixe da primeira prótese deve ser implementado o mais cedo possível após a cicatrização da ferida (ver Quadro 27.3). As suturas são removidas após 14 a 21 dias, período no qual a pele pode começar a tolerar algum grau de tração. Embora não usado com frequência no membro superior, a aplicação de um curativo rígido pós-operatório imediato pode ajudar a controlar o edema, agilizar a cicatrização da ferida e promover a maturação do coto. Bandagens elásticas também podem ser usadas para esse propósito (Fig. 27.2). Isso é de particular importância para o indivíduo com amputação de membro superior unilateral, pois há uma relação direta entre tempo de encaixe protético e aceitação protética de longo prazo nessa população de pacientes. A janela de oportunidade na qual há taxa de aceitação significativa e integração funcional de uma prótese nesses pacientes começa a fechar em seis meses.

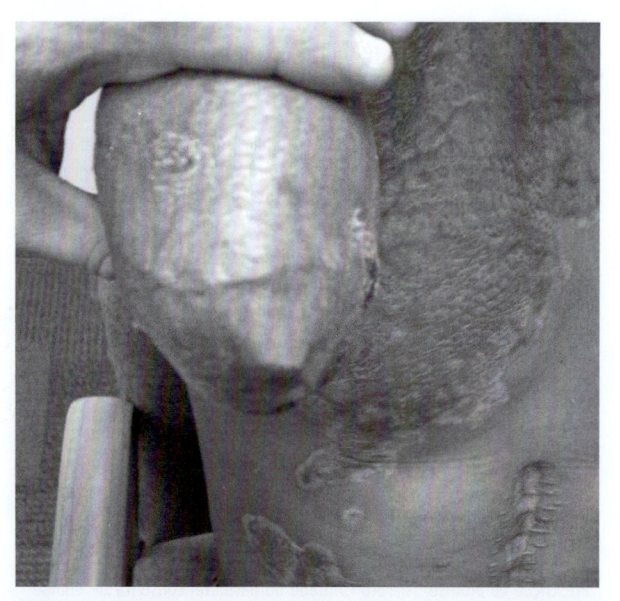

▲ **Figura 27.1** Enxertos de pele com falta de cobertura de tecido mole distal em um membro residual transumeral resultante de trauma.

Meier R, Esquenazi A: Rehabilitation planning for the upper extremity amputee. In Meier RH, Atkins DJ (Eds): *Functional Restoration of Adults and Children with Upper Extremity Amputation.* Demos, 2004:55–61, 159–164.

Meier R, Esquenazi A: Followup, outcomes, and long-term experiences in adults with upper extremity amputation. In Meier RH, Atkins DJ (Eds): *Functional Restoration of Adults and Children with Upper Extremity Amputation.* Demos, 2004:327–336.

▶ Manejo da dor

A dor do paciente com amputação de membro pode ser dividida em quatro categorias: dor pós-cirúrgica, dor de membro residual, dor protética (causada pelo uso de prótese) e dor fantasma (dor percebida como proveniente da parte do corpo amputada). Embora as categorias de dor sejam descritas como tipos separados, as diferentes categorias podem se sobrepor.

É importante reconhecer que a dor pode se originar de outras estruturas do corpo (cardiogênica, articular, neuropática ou radiculopática) e pode ser referida no membro amputado. Doenças isquêmicas, como diabetes melito, isquemia ou artrite, podem produzir dor e devem ser identificadas antes de tentar o tratamento para as queixas de dor. Com a ampla variedade de fontes de dor e opções de tratamento disponíveis, o manejo da dor no amputado deve começar com o diagnóstico preciso. Após a natureza da dor ser esclarecida, as intervenções adequadas podem prosseguir para permitir que o paciente realize suas funções com conforto. Uma discussão mais aprofundada do manejo da dor relacionada à amputação está além do alcance deste capítulo, e os leitores são encaminhados a outras fontes para uma discussão adicional do tópico.

Esquenazi A: Pain management post amputation. In Monga TN, Grabois M (Eds): *Pain Management in Rehabilitation.* Demos, 2002:191–202.

PRÓTESE PARA MEMBRO SUPERIOR

A seleção adequada do componente para restauração protética de pacientes com amputação de membro superior é uma tarefa muito importante e desafiadora em razão da variedade e complexidade dos dispositivos protéticos disponíveis e das necessidades funcionais desses pacientes. A seguir, são relatados alguns componentes disponíveis.

▶ Componentes protéticos

As escolhas protéticas para o membro superior têm aumentado muito durante os últimos anos, com melhoras em componentes como ganchos e mãos, punhos e cotovelos eletrônicos e unidades elétricas de ombro. Também têm sido aperfeiçoados os materiais de fabricação de encaixes (carbono, grafite ou termoplásticos flexíveis de alta temperatura), técnicas de encaixe (articulações com miniestruturas), sistemas de suspensão (silicone, osseointegração, etc.) fontes de força e controles eletrônicos (Fig. 27.3).

Como resultado das inovações nas estratégias de controle do sistema usando reinervação direcionada, agora é possível a ativação simultânea de múltiplas articulações, em vez do controle sequencial, que tem sido tradicionalmente empregado. Esses avanços têm beneficiado muito os pacientes com níveis mais tradicionais de amputação por meio da implantação de eletrodos mioelétricos e da disponibilidade de dispositivos terminais com controle proporcional, que incluem sensores de deslizamento, articulação de múltiplas articulações de dedo e colocação de polegar para melhora da oposição e garra. Os pacientes com níveis mais altos de amputação de membro superior, como desarticulação de ombro, podem agora utilizar próteses funcionais, o que

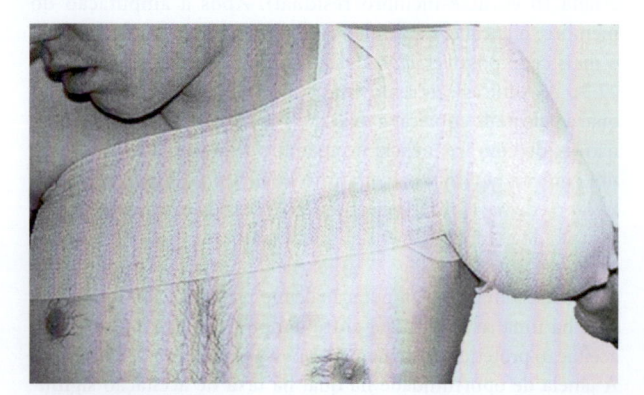

▲ **Figura 27.2** Controle de volume de membro residual transumeral usando uma bandagem elástica.

AMPUTAÇÃO DE MEMBRO SUPERIOR, REABILITAÇÃO & RESTAURAÇÃO...

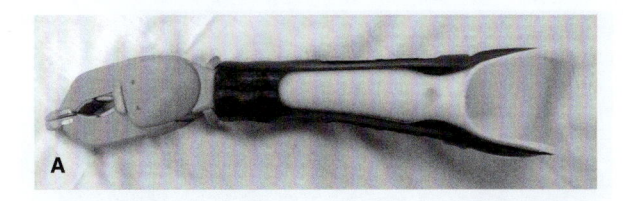

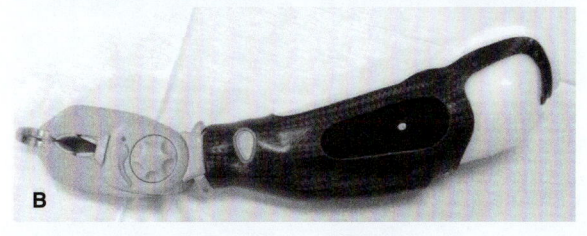

CAPÍTULO 27 | **457**

▲ **Figura 27.3** Vistas superior e lateral de uma articulação de esquema de suspensão supracondilar de carbono-grafite transradial para uma prótese controlada de forma mioelétrica.

permite que mais pacientes atinjam estilos de vida independentes. Isso é de particular importância para indivíduos com amputação de membro superior, em especial para aqueles com níveis muito altos de amputação. Nesses casos, pacientes que eram previamente colocados em próteses impulsionadas pelo corpo costumavam abandonar os dispositivos devido à falta de função percebida ou à alta taxa de queixas relacionadas ao encaixe da articulação ou ao conforto.

> Dougherty PJ, McFarland LV, Smith DG, et al: Multiple traumatic limb loss: A comparison of Vietnam veterans to OIF/OEF service members. J Rehabil Res Dev 2010;47:333–348.
>
> Esquenazi A: Amputation rehabilitation and prosthetic restoration. From surgery to community reintegration. Disabil Rehabil 2004;26:831–836.
>
> Kuiken TA, Li G, Lock BA, et al: Targeted muscle reinnervation for real-time myoelectric control of multifunction artificial arms. JAMA 2009;301:619–628.
>
> McFarland LV, Winkler S, Jones MW, et al: Unilateral upper limb loss: Satisfaction and prosthetic device use in service members from Vietnam and OIF/OEF conflicts. J Rehabil Res Dev 2010;47:275–298.

▶ Prescrição de prótese

A prescrição de prótese deve ser preparada com cuidado para satisfazer as necessidades e os desejos do paciente. Uma abordagem interdisciplinar para a redação da prescrição deve ser usada sempre que possível, incluindo a comunicação com o paciente. O treinamento apropriado deve ser realizado por uma equipe especializada de profissionais após o fornecimento de um dispositivo protético e implementado novamente após a prescrição dos novos componentes. Em termos gerais, a prescrição deve incluir um dispositivo terminal, punho, articulação, sistema de suspensão e, se apropriado, um mecanismo de cotovelo. As decisões sobre as opções de impulso (força do corpo, força externa ou componentes passivos) e o modo de ativação (mioelétrico, interruptor ou cabo) devem ser predeterminadas e, com frequência, exigem assistência de uma equipe de reabilitação experiente.

A seleção do sistema e dos componentes protéticos é determinada por uma série de fatores. O comprimento do membro residual, a condição dos tecidos moles, as articulações e o controle muscular são os principais determinantes fisiológicos e requerimentos funcionais. Os objetivos de trabalho e lazer, os desejos de aparência e os recursos financeiros do paciente também são fatores do processo de tomada de decisão.

Os dispositivos impulsionados pelo corpo tendem a ser menos complexos e mais tolerantes às demandas físicas, exigindo menos manutenção e custo global (Fig. 27.4). Os dispositivos impulsionados pelo corpo requerem apoio com arreio para ativação e, com frequência, para suspensão. Dispositivos impulsionados de forma externa são mais pesados, mais dispendiosos e mais complexos, requerem menos suspensão e têm uma garra mais poderosa com o potencial para uso simultâneo de várias articulações (p. ex., em uma prótese transumeral, o cotovelo e a mão podem ser ativados ao mesmo tempo).

O arreio funciona para fornecer força ao dispositivo terminal, transferindo movimento do ombro e das costas (abdução biescapular ou flexão umeral, ou ambos) para abrir o gancho, que é fechado por bandas elásticas, ou, em uma prótese transumeral, para

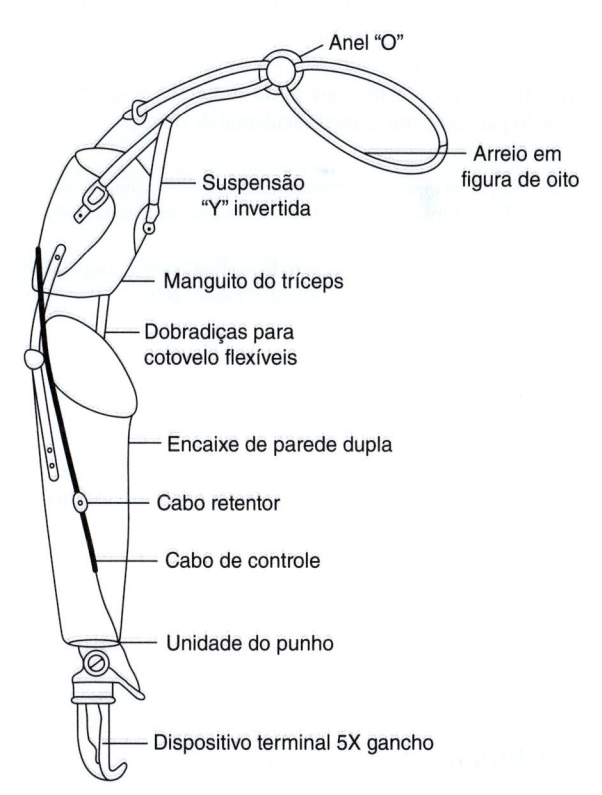

▲ **Figura 27.4** Típica prótese transradial impulsionada pelo corpo com um arreio em figura de oito e dispositivo terminal em gancho com abertura voluntária.

flexionar o cotovelo. O travamento e o destravamento do cotovelo em uma prótese transumeral requerem movimentos de depressão e extensão do ombro. O arreio também pode fornecer uma suspensão protética se nenhum outro dispositivo estiver no local.

▶ Dispositivos terminais

A mão humana é uma estrutura anatômica e fisiológica complexa, que não pode ser totalmente reproduzida com a atual tecnologia protética. As atividades funcionais da mão são extensas, mas podem ser agrupadas em duas grandes categorias: de não preensão (toque, sensação, bater, digitar, etc.) e de preensão (três dedos, garra lateral ou em chave, garra de força, garra em gancho e garra esférica). Vários dispositivos terminais protéticos estão disponíveis, incluindo ganchos e mãos passivos, impulsionados pelo corpo e impulsionados de forma externa (Fig. 27.5). Os manipuladores são usados em contextos menos tecnologicamente desenvolvidos. Todos carecem de *feedback* sensorial e têm mobilidade e destreza limitadas, mesmo quando apresentam dedos multiarticulados. As mãos protéticas fornecem uma garra em forma de pinça de três dedos, e os ganchos fornecem o equivalente à pinça lateral ou de ponta. As mãos elétricas com dedos multiarticulados tendem a ser mais lentas e menos fortes em sua garra.

Os dispositivos elétricos podem apresentar sistemas de controle digital (liga-desliga) ou proporcional (sinal mais forte igual a ação mais rápida). Nos dispositivos terminais mais antigos, a gravidade e o peso de um objeto preso poderiam gerar escorregões da superfície de preensão. O controle desse deslizamento é uma tecnologia recente, que pode aumentar a segurança da preensão para prevenir a queda acidental de objetos.

> Esquenazi A: Amputation rehabilitation and prosthetic restoration. From surgery to community reintegration. Disabil Rehabil 2004;26:831–836.
>
> Esquenazi A, Lucas M, DiGiacomo R, et al: *Manual of Amputation Rehabilitation*. World Health Organization, 2004.

▶ Cotovelos protéticos

Os cotovelos protéticos disponíveis para o tratamento da amputação transumeral podem ser passivos, impulsionados pelo corpo ou impulsionados de forma externa. Os cotovelos mecânicos têm um mecanismo de travamento que é manualmente realizado usando a mão contralateral ou uma trava remota ativada pelo queixo ou ombro ipsilateral via sistema de cabos. Os cotovelos elétricos têm um freio eletromecânico (Utah III, Boston Arm ou Otto Bock Dynamic Arm) ou mecanismo de travamento controlado por interruptor para manter a posição selecionada.

▶ Articulações

No passado, as articulações eram esculpidas com madeira, mas, com o desenvolvimento de materiais plásticos rígidos de alta temperatura (p. ex. resina de poliéster), as articulações podem ser

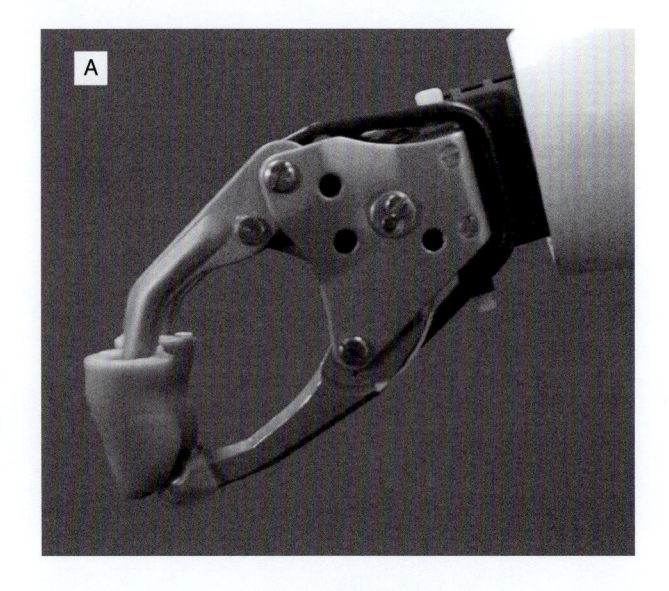

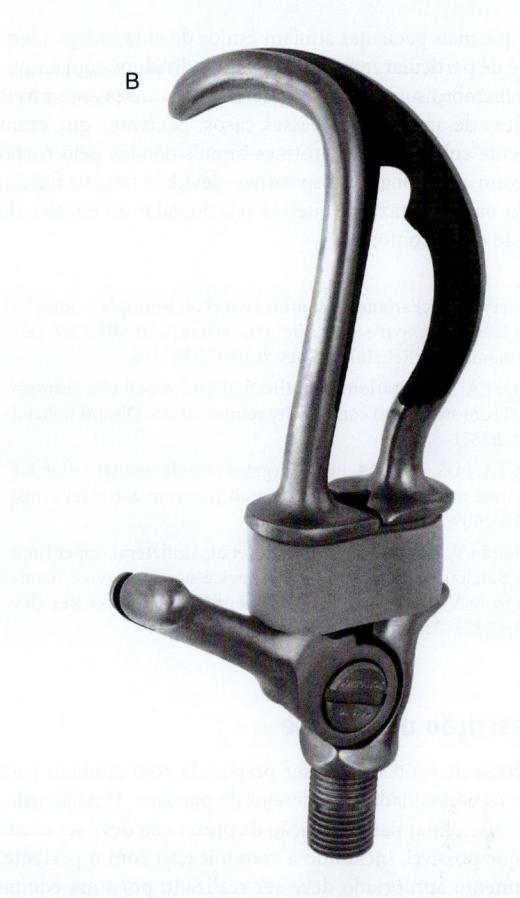

▲ **Figura 27.5 A.** Mão impulsionada de forma externa, sem revestimento (Otto Bock), e **B.** gancho de abertura voluntária impulsionado pelo corpo (Hosmer Dorrance). (Reproduzida, com permissão, de Otto Bock Health Care GmbH, Duderstadt, Germany; and Hosmer Dorrance Corporation, Campbell, Califórnia.)

moldadas para terem total contato, apresentando peso diminuído e durabilidade aumentada. As articulações modernas são feitas sob medida por meio de uma impressão negativa do membro residual (em geral, feita com o uso de gesso ou emplastro de Paris ou escaneamento digital). Mais recentemente, a disponibilidade de lâmina de acrílico, grafite de carbono e termoplásticos flexíveis tem permitido o *design* de articulações com janelas, alinhadas com materiais flexíveis que são ainda mais adaptáveis, confortáveis, leves e duráveis do que no passado. Os sistemas de suspensão alternativa, como a articulação de sucção constante, a bucha de silicone e outros, são úteis em casos clínicos apropriados.

Uma técnica mais recente e considerada experimental em muitas áreas do mundo é o emprego de osseointegração como uma maneira de suspender uma prótese diretamente do osso. Esse tipo de suspensão requer um implante de titânio, que é externalizado e usado para inserir o dispositivo de prótese de forma direta, sem a necessidade de uma articulação. A osseointegração permite unir o membro residual mais curto a uma prótese sem a necessidade de uma articulação, algo que é impossível de se obter sem esse tipo de suspensão.

> Brånemark R, Brånemark PI, Rydevik B, Myers RR: Osseointegration in skeletal reconstruction and rehabilitation. J Rehabil Res Dev 2001;38:175–181.
> Daly W: Upper extremity socket design options. Phys Med Rehabil Clin N Am 2000;11:627–638.
> Lake C: The evolution of upper limb prosthetic socket design. J Prosthet Orthot 2008;20:85–92.

▶ Revestimentos estéticos

O dispositivo terminal pode ser coberto com uma luva estética que se assemelha a uma mão. Os revestimentos estéticos variam de itens disponíveis no mercado a aqueles feitos sob medida com muitos detalhes, projetados para espelhar a imagem da mão oposta, e revestidos com pelos e unhas semelhantes às unhas humanas. Além de melhorar a estética, fornecendo uma aparência mais realista, tais revestimentos podem fornecer algum grau de proteção contra água. Às vezes, o custo do revestimento customizado pode exceder o custo dos componentes da prótese, e sua expectativa de duração é limitada, devido ao desgaste dos materiais de silicone e às mudanças na coloração do membro anatômico com a exposição à luz do sol, que não pode ser imitado pelo dispositivo estético.

▶ Treinamento protético e reintegração à comunidade

Após a prescrição e o encaixe do dispositivo protético, o treinamento é indispensável e deve incluir manejo protético e integração funcional com o objetivo de atingir a reintegração à comunidade. A reintegração à comunidade deve incluir as atividades de lazer e esportes, quando apropriado, e o retorno ao trabalho ou à escola como parte do programa de reabilitação. O acompanhamento de longo prazo e as intervenções para conservar a articulação e evitar uma potencial síndrome por uso excessivo são frequentemente ignorados. Uma equipe bem integrada e experiente pode atingir melhor o objetivo de promover o retorno e a manutenção do paciente no mais alto nível funcional. Estas são características essenciais de um programa de reabilitação bem-sucedido para o indivíduo com uma amputação do membro superior.

> Kohler F, Stucki G, Geertzen J, et al: Developing core sets for persons following amputation based on the International Classification of Functioning, Disability and Health as a way to specify functioning. Prosthet Orthot Int 2009;33:117–129.

PROGNÓSTICO

A reabilitação do paciente com amputação de membro superior não se preocupa apenas com a provisão de um dispositivo de prótese. Ela inclui intervenções restaurativas necessárias para promover o retorno do indivíduo ao nível mais alto possível de função e para minimizar o impacto da perda do membro em sua vida. Nas duas últimas décadas, com o advento da reabilitação completa de amputados, equipes de tratamento especializadas e novos métodos de suspensão, dispositivos e materiais protéticos, a perspectiva para o indivíduo com amputação de membro superior melhorou de forma substancial.

28

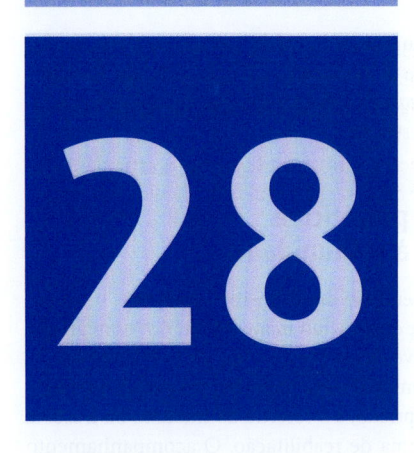

Órteses

Lanvin Taylor, DO
Stanley Yoo, MD

Órtese é um equipamento ajustado e aplicado ao corpo para modificar as características estruturais ou funcionais do sistema neuromusculoesquelético. Para esse fim, o uso de órtese é muitas vezes empregado para aliviar a dor, tratar deformidades e atenuar função neuromuscular anormal. Mais especificamente, as órteses podem ser usadas para (1) prevenir, reduzir ou estabilizar uma deformidade; (2) modificar a amplitude de movimento de uma articulação; (3) adicionar comprimento ou alterar o formato de um segmento; (4) compensar uma fraqueza muscular ou controlar hiperatividade muscular; e (5) reduzir ou redistribuir a carga nos tecidos. As órteses também são chamadas de talas.

Muitas vezes, os médicos reabilitadores trabalham com ortesistas. Em conjunto com o médico, esse profissional desenha e fabrica uma órtese que satisfaça as necessidades específicas do paciente. O ajuste e o alinhamento apropriados de uma órtese são fundamentais para que o paciente se beneficie de seu uso. Uma órtese ajustada de forma incorreta ou incômoda não proporciona o efeito desejado e pode ser um problema estético para o paciente. Essa órtese tem menor probabilidade de ser usada e representa uma oportunidade perdida de tratar adequadamente o paciente. Nesses casos, a órtese mal ajustada pode ser modificada ou substituída.

É responsabilidade conjunta do médico e do ortesista assegurar que uma órtese fique ajustada de modo apropriado e que o paciente seja instruído sobre seu uso correto. Quando um ajuste sob medida não é essencial, uma variedade de órteses pré-fabricadas pode ser usada. Contudo, muitas vezes, os aparelhos pré-fabricados são difíceis, senão impossíveis, de ser modificados, devido à falta de elasticidade dos materiais e a sua fragilidade inerente, uma vez adulterados. Portanto, é essencial que o médico garanta o uso de uma órtese apropriada e de ajuste correto.

Fatone S: Challenges in lower-limb orthotic research. Prosthet Orthot Int 2010;34:235–237.

Fess E: A history of splinting. To understand the present view the past. J Hand Ther 2002;15:97–132.

ÓRTESES PARA A EXTREMIDADE SUPERIOR

▶ Considerações gerais

A função da extremidade superior na utilização da mão de modo que ela possa acessar e manipular objetos no espaço é atingida por *preensão*, que é o ato de segurar, pegar ou agarrar um objeto. O ombro, o cotovelo e o punho funcionam juntos para colocar a mão em um local desejado a fim de serem realizadas tarefas motoras finas e amplas. O principal objetivo das órteses de extremidade superior, portanto, é manter a função da mão, restaurando ou preservando a própria preensão ou permitindo o posicionamento ideal da mão no espaço a fim de manipular objetos no ambiente. Desse modo, cinco objetivos comuns na área de órteses de extremidade superior são: (1) substituir músculos fracos ou ausentes, (2) proteger segmentos danificados ou lesionados limitando as cargas ou o movimento, (3) prevenir deformidade, (4) corrigir contratura e (5) unir-se a outros aparelhos de auxílio.

▶ Tratamento

A. Órteses de dedo ou de mão

1. Deformidade em pescoço de cisne — A deformidade em pescoço de cisne costuma ser vista em pacientes com artrite reumatoide e é caracterizada por hiperextensão da articulação interfalângica proximal (IFP) e flexão da articulação interfalângica distal (IFD). As órteses de dedo-polegar, como a tala em anel de prata, as talas ovais em forma de oito e as talas termoplásticas, podem ser utilizadas para corrigir a hiperextensão da articulação IFP e prevenir a progressão da deformidade (Fig. 28.1).

2. Deformidade em botoeira — Assim como a deformidade em pescoço de cisne, a deformidade em botoeira também é bastante vista em pacientes com artrite reumatoide. Porém, essa deformidade produz flexão da articulação IFP e hiperextensão da articulação IFD. As órteses usadas são as mesmas: órteses de dedo-polegar, como a tala em anel de prata, a tala oval em forma de oito e as talas termoplásticas. Elas corrigem

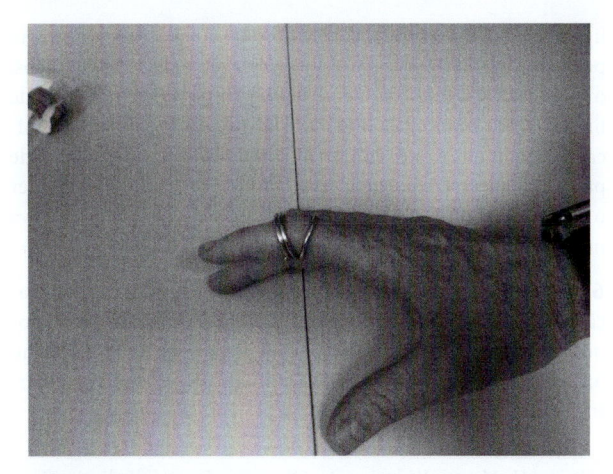

▲ **Figura 28.1** Tala em anel de prata para deformidade em pescoço de cisne.

a flexão da articulação IFP e previnem progressão da deformidade (Fig. 28.2).

3. Dedo em martelo — O dedo em martelo resulta de uma ruptura ou avulsão do tendão extensor na articulação IFD. O exame revela um dedo que se mantém em extensão na articulação IFD. A colocação de tala na articulação IFD em extensão tem o objetivo de permitir a cura da ruptura ou da avulsão do tendão no seu estado encurtado.

4. Dedo em gatilho — O dedo em gatilho resulta de inflamação do tendão flexor na primeira polia anular (A1). Isso produz uma articulação IFD em flexão. Um nódulo palpável pode estar presente no ponto de inflamação. A colocação de tala na articulação IFD em extensão ou na articulação metacarpofalângica (MCF) em leve extensão permite a cura da inflamação e faz parte do tratamento dessa lesão.

5. Lesão do tendão flexor — Pacientes com lesão do tendão flexor têm dificuldade em atingir flexão total na articulação IFP.

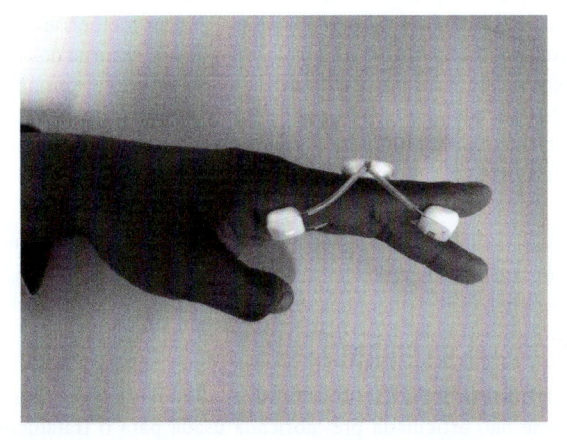

▲ **Figura 28.2** Tala para deformidade em botoeira.

As órteses de dedo dinâmicas podem ser usadas para aumentar a flexão da articulação afetada. Essas talas têm um ponto de pressão no aspecto volar da articulação IFP e pontos de contrapressão no aspecto dorsal das falanges proximal e média e utilizam elásticos a fim de fornecer força para flexionar a articulação. O objetivo dessa órtese é aumentar a amplitude de movimento em relação à flexão da articulação IFP.

6. Lesão dos nervos mediano e ulnar — Nas lesões dos nervos mediano ou ulnar, a articulação MCF tem uma tendência de tornar-se hiperestendida, devido à falta de força muscular nos músculos intrínsecos da mão. A oponência muitas vezes é perdida em lesões apenas do nervo mediano. Órteses de mão-dedo podem ser usadas para controlar a articulação MCF dos dedos e do polegar. Uma barra em C é usada para manter o espaço entre os dedos. Uma barra oponente é usada de modo que o polegar se oponha aos outros dedos, colocando-o em uma posição para manter a garra em pinça. Os objetivos dessas órteses são prevenir a formação de contratura e preservar a função da mão para realizar tarefas motoras amplas. Nos casos em que a articulação MCF fica contraída, uma órtese de mão-dedo dinâmica pode ser usada para alongar a articulação MCF. Assim como a órtese de dedo dinâmica, ela utiliza elásticos para facilitar a força de flexão.

Makkouk A, Oetgen M, Swigart CR, Dodds SD: Trigger finger: Etiology, evaluation and treatment. Curr Rev Musculoskel Med 2008;1:92–96.

Smit J, Beets M, Zeebregts CJ, et al: Treatment options for mallet finger: A review. Plast Reconstr Surg 2010;125:1624–1629.

van der Giesen FJ, van Lankveld WJ, Kremers-Selten C, et al: Effectiveness of two finger splints for swan neck deformity in patients with rheumatoid arthritis: A randomized, crossover trial. Arthritis Rheum 2009;61:1025–1031.

Williams K, Terrono A: Treatment of boutonniere finger deformity in rheumatoid arthritis. J Hand Surg 2011;36:1388–1393.

B. Órteses de punho e de polegar

1. Lesão do nervo radial — Pacientes com lesão no nervo radial podem não ter extensão do punho e dos dedos. A falta de extensão do punho deixa os flexores dos dedos relaxados e compromete a garra e a flexão total dos dedos. Talas dinâmicas para os dedos em extensão dorsal do punho e talas estáticas de punho volares são usadas na lesão do nervo radial para estender o punho e permitir que os dedos flexionem de forma mais efetiva para atividades de garra.

2. Síndrome do túnel do carpo — A síndrome do túnel do carpo resulta de compressão ou de inflamação do nervo mediano, que passa sob o ligamento carpal transverso no punho. As órteses de punho-mão-dedo são usadas para controlar o movimento do punho e da parte proximal da mão, com o objetivo de fornecer alívio de sintomas ou conferir uma vantagem mecânica a fim de melhorar a preensão. Na síndrome do túnel do carpo, a órtese posiciona o punho em poucos graus de extensão e permite a liberdade de movimento do polegar e dos dedos (Fig. 28.3). A imobilização do punho na síndrome do túnel do carpo é uma opção, pois permite a redução da inflamação.

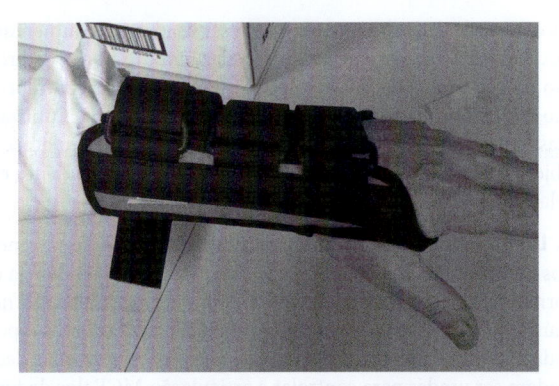

▲ **Figura 28.3** Órtese de punho para síndrome do túnel do carpo.

3. Polegar de couteiro — O polegar de couteiro resulta de uma ruptura do ligamento colateral ulnar do polegar. Os pacientes apresentam dor e edema sobre o aspecto medial posterior do polegar e instabilidade, com tendência de o polegar ficar em hiperabdução. Uma tala de polegar é usada para proteger e imobilizar o segmento lesionado e permitir a recuperação (Fig. 28.4).

4. Tenossinovite de De Quervain — A tenossinovite de De Quervain resulta em dor na base do polegar ou do punho. Ela é causada por inflamação das bainhas tendinosas do extensor curto do polegar e do abdutor longo do polegar. Em geral, os pacientes têm dor na base do polegar com extensão do polegar ou desvio ulnar do punho. Uma tala de polegar é usada para imobilizar o segmento inflamado e permitir sua cura.

5. Lesão de polegar não especificada — Uma tala de polegar pode ser inicialmente usada para tratar fraturas ou lesões ligamentares e neurovasculares do polegar até que o paciente possa ser avaliado por um especialista em mão. Nesses casos, o objetivo da órtese é proteger e imobilizar o polegar a fim de limitar a dor e permitir o uso dos outros dedos. Talas dinâmicas de dedo em extensão dorsal do punho e talas estáticas de punho volares são usadas na lesão do nervo radial para estender o punho e permitir que os dedos flexionem de forma mais efetiva nas atividades de garra.

6. Artrite carpometacarpal — A artrite da primeira articulação carpometacarpal pode ser tratada com uma tala nos oponentes longo e curto. As talas de repouso para mão e punho fornecem alívio aos pacientes sintomáticos que sofrem de artrite reumatoide.

> Page MJ, Masssy-Westropp N, O'Connor D, et al: Splinting for carpal tunnel syndrome. Cochrane Database Syst Rev 2012;7: CD010003.
> Raymond G, Kleinert H, Lyons K: A modified thumb spica splint for thumb injuries in the ED. Am J Emerg Med 2005;23:777–781.

C. Órteses de cotovelo

1. Quadriplegia — Muitas vezes, pacientes com tetraplegia nível C6 têm flexão de cotovelo e extensão de punho preservadas, mas não têm controle dos músculos da mão e dos dedos. A órtese de preensão de tenodese utiliza a flexão dos dedos, que normalmente ocorre de forma passiva, com extensão de punho para permitir que esses pacientes agarrem objetos.

2. Contratura em flexão do cotovelo — Talas progressivas estáticas e dinâmicas de cotovelo são usadas para alongar a contratura em flexão do cotovelo e melhorar a amplitude de movimento após o trauma.

3. Fraqueza do flexor do cotovelo — Órteses dinâmicas de assistência estão disponíveis para pacientes com fraqueza dos músculos flexores do cotovelo.

4. Síndrome do túnel cubital — A síndrome do túnel cubital resulta de compressão do nervo ulnar no cotovelo. Os pacientes podem apresentar sintomas sensoriais e déficits motores em uma distribuição ulnar na mão. A colocação de tala noturna do cotovelo em 30 a 35° de flexão, do antebraço em 10 a 20° de pronação e do punho em posição neutra é eficaz para tratar essa condição. O objetivo da imobilização é reduzir a tração do nervo ulnar e fornecer alívio sintomático.

> Assmus H, Antoniadis G: Cubital tunnel syndrome—A review and management guidelines. Cen Eur Neurosurg 2011;72:90–98.

D. Órteses de ombro e parte superior do braço

1. Fraturas da diáfise do úmero — A órtese Sarmiento é uma órtese não articulada pré-fabricada usada para o tratamento conservador das fraturas da diáfise do úmero. Ela continua

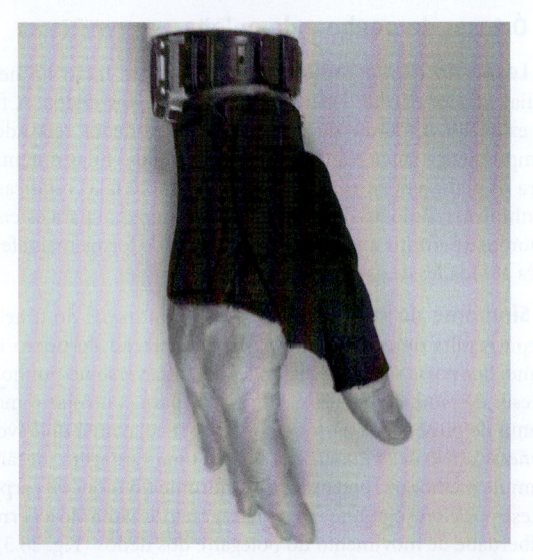

▲ **Figura 28.4** Tala de polegar para lesão do ligamento colateral ulnar e tenossinovite de De Quervain.

sendo o tratamento de escolha para fraturas não deslocadas ou minimamente deslocadas, mesmo em uma época de procedimentos intramedulares e técnicas menos invasivas. Essa órtese é aplicada ao úmero e fixada com tiras de velcro para manter a aproximação dos aspectos distais e proximais da fratura. A colocação de gesso não restaura o alinhamento anatômico no segmento de fratura, mas os resultados finais, em geral, são aceitáveis do ponto de vista funcional e estético. Um benefício desse método de imobilização é que ele permite amplitude de movimento total no cotovelo e no ombro e, dessa forma, é eficaz para evitar complicações como contratura do cotovelo em flexão e capsulite adesiva.

2. Fraturas claviculares — As fraturas claviculares são responsáveis por 2,5 a 5% de todas as fraturas, e vários esquemas de classificação foram desenvolvidos para descrevê-las. Elas são divididas em três tipos: tipo I, envolvendo o terço médio da clavícula; tipo II, envolvendo a parte distal da clavícula; e tipo III, envolvendo a parte proximal da clavícula. Os tipos I e III podem ser tratados de modo conservador com uma tala em forma de oito ou uma tipoia de ombro. O tipo II pode ser tratado com fixação cirúrgica, visto que essas fraturas têm alta taxa de não consolidação. O objetivo da imobilização de fraturas claviculares é manter a integridade glenoumeral e também limitar o movimento nas articulações acromioclavicular (AC) e glenoumeral.

3. Luxação da articulação acromioclavicular (AC) — A luxação da articulação AC é uma lesão comum em pacientes mais jovens fisicamente ativos. Essas separações articulares podem ser classificadas em seis tipos. No tipo I, os ligamentos ACs sofrem entorse; no tipo II, eles estão rompidos, mas os ligamentos coracoclaviculares (CCs) estão intactos; no tipo III, os ligamentos ACs e CCs estão rompidos; no tipo IV, a clavícula está deslocada para a região posterior; no tipo V, os ligamentos ACs e CCs estão rompidos e a fáscia deltotrapezial também está rompida, levando a escápula a inclinar-se para baixo; e, no tipo VI, a lesão AC ocorre quando a clavícula luxa inferiormente ao coracoide. Os tipos I e II podem ser tratados de forma conservadora com uma tipoia. Os tipos IV, V e VI são tratados com cirurgia, porque há alto risco de morbidade devido à luxação e ao dano dos tecidos moles. O tratamento das luxações da articulação AC do tipo III não é tão claro. Essas lesões podem ser tratadas, no início, de forma conservadora com uma tipoia no ombro; contudo, se houver dor ou incapacidade persistente, deve-se buscar tratamento cirúrgico. O objetivo da imobilização no paciente com luxação da articulação AC é manter a integridade glenoumeral e limitar o movimento das articulações acromioclavicular e glenoumeral.

4. Luxações do ombro — As luxações glenoumerais podem ser tratadas com uma tala de braço em adução. Em geral, o ombro é colocado em rotação interna, mas estudos mostraram que manter o ombro na posição neutra ou até em rotação externa pode ser mais benéfico. Várias órteses de ombro foram planejadas para pacientes com dor no ombro pós-AVC e problemas de subluxação glenoumeral. Elas consistem em várias tipoias e apoios de braço que permitem que o ombro repouse em uma posição de conforto e sustentam a articulação do ombro compensando os músculos afetados pelo AVC. Os pacientes também podem negligenciar ou ter sensação prejudicada no braço afetado após um AVC, e esses aparelhos protegem o membro superior de lesão, mantendo-o à vista e próximo do corpo. A tipoia em formato de avião e a órtese do "atirador" podem ser usadas para imobilizar o ombro e manter o braço fixo em relação ao tronco. Elas podem ser empregadas no pós-operatório após reparos de tecidos moles, fraturas e lesões do plexo braquial. A órtese de antebraço é uma órtese de ombro-cotovelo-punho-mão que sustenta o membro superior em uma posição com eliminação da gravidade, de modo que os pacientes com fraqueza nos flexores do ombro e nos flexores do cotovelo (p. ex., tetraplegia de nível alto) podem obter acesso à face e à boca para alimentação.

Chan R: Splinting for peripheral nerve injury in upper limb. Hand Surg 2002;7:251–259.

Gilmore P, Spaulding S, Vandervoort AA: Hemiplegic shoulder pain: Implications for occupational therapy treatment. Can J Occup Ther 2004;71:36–46.

Hoppes C: Immobilization in neutral rotation for a glenohumeral dislocation using a sling and splint. N Am J Sports Phys Ther 2008;3:22–24.

Melenevsky Y, Yablon C, Ramappa A, Hochman MG: Clavicle and acromioclavicular joint injuries: A review of imaging, treatment, and complications. Skeletal Radiol 2011;40:831–842.

Reid D, Polson K, Johnson L: Acromioclavicular joint separations grades I–III: A review of the literature and development of best practice guidelines. Sports Med 2012;42:681–696.

Sarmiento A, Zagorski JB, Zych GA, et al: Functional bracing for the treatment of fractures of the humeral diaphysis. J Bone Joint Surg Am 2000;82:478–486.

Taşkoparan H, Kilinçoğlu V, Tunay S, et al: Immobilization of the shoulder in external rotation for prevention of recurrence in acute anterior dislocation. Acta Orthop Traumatol Turc 2010;44;278–284.

Toogood P, Horst P, Samagh S, Feeley BT: Clavicle fracture: A review of the literature and update on treatment. Phys Sportsmed 2011;39:142–150.

ÓRTESES PARA A EXTREMIDADE INFERIOR

Considerações gerais

As órteses para membro inferior, assim como as para outras partes do corpo, sao usadas para modificar as caracteristicas estruturais e funcionais de um segmento particular do corpo. Elas são componentes centrais do tratamento de diversas condições e, quando empregadas de forma correta, muitas vezes têm um impacto drástico sobre o padrão de marcha do paciente. Como o objetivo da imobilização do membro inferior, com frequência, é a deambulação segura, funcional, livre de dor e com energia eficiente, é fundamental conhecimento conceitual geral do ciclo da marcha, das forças biomecânicas durante a marcha e da anatomia funcional dos membros inferiores. A discussão sobre esses tópicos aparece em outra parte deste livro (ver os Caps. 4 e 11).

▶ Tratamento

A. Órteses de pé

1. Pé plano — Pé plano é uma causa comum de dor no pé. Várias modificações de calçados podem ser feitas para ajudar a aliviar a dor experimentada por pacientes com essa condição. A primeira dessas modificações é o reforço medial, que envolve o compartimento medial do calçado para prevenir o colapso do arco longitudinal do pé. Uma segunda opção envolve alargar a parte média da sola do calçado para permitir mais espaço para acomodar a proeminência medial achatada. Por fim, pode ser usado um calçado com sola mais alta e curvada (do tipo *rocker sole*). Esse tipo de calçado reduz os estresses de flexão no plano sagital e pode reduzir as pressões no antepé, aplicando carga no médio pé durante a fase de médio apoio, servindo, ainda, para sustentar o arco longitudinal e reduzir a dor.

Ao escolher uma órtese para tratar o pé plano, o objetivo é fornecer suporte para o arco longitudinal do pé por meio da aplicação de uma órtese no compartimento medial. Isso pode ser realizado pela aplicação de uma órtese na região medial. Outra opção é usar a órtese do University of California Berkeley Laboratory (UCBL), que é projetada para controlar o movimento triplanar do retropé e médio pé e fornecer suporte para o arco longitudinal. Assim como o primeiro tipo, a órtese UCBL tem um incremento medial que sustenta o arco longitudinal. O aspecto posterior da órtese é construído de uma maneira que previne a eversão do calcâneo e o achatamento adicional do arco longitudinal.

2. Pé cavo — O pé cavo é assim chamado devido aos arcos altos observados nessa condição. Por causa da diminuição da área de superfície de sustentação de peso do pé cavo, a força é mais distribuída sobre os metatarsos e os cuneiformes laterais, levando a dor, contusões e formação de osteófito. O tratamento dessa condição concentra-se no suporte do arco, na redistribuição de pressão, no alinhamento estrutural e na absorção de choque. Isso é realizado construindo-se um compartimento medial de modo que o peso seja distribuído de maneira mais uniforme sobre os compartimentos mediais e laterais.

3. Discrepância no comprimento das pernas — Existem muitas causas de discrepâncias no comprimento das pernas; entre as mais comuns, estão artroplastia total do quadril, artroplastia total do joelho, distúrbios neuromusculares e trauma. O tratamento conservador é realizado por meio do uso de uma elevação interna no calçado (com uma palmilha no sapato, p. ex.) ou da construção da sola do calçado. As discrepâncias de cerca de 20 a 60 mm podem ser corrigidas com uma elevação; contudo, é recomendada a correção de apenas 10 mm da perna curta em relação à mais longa. O objetivo da elevação do calçado não é corrigir toda discrepância, mas melhorar o padrão de marcha global de modo que a deambulação seja mais confortável e haja eficiência de energia.

4. Metatarsalgia — A metatarsalgia é um problema comum do pé. Os pacientes têm dor na parte plantar do pé desde a segunda até a quarta cabeça metatarsal. Nesse caso, o objetivo da órtese é reduzir a dor. Isso é atingido deslocando-se a força de sustentação de peso e as pressões plantares para fora das cabeças metatarsais. Os métodos comuns empregados são o uso de uma palmilha com alívio de pressão; uma barra metatarsal (construída na parte interna ou externa da sola), que adiciona estofamento proximal às cabeças metatarsais; e uma sola alta e curvada (tipo *rocker-bottom sole*).

5. Fasciite plantar — A fasciite plantar é uma causa comum de dor no calcanhar em adultos. Ela é considerada uma síndrome por uso excessivo que resulta de correr ou ficar de pé por tempo prolongado. Os pacientes afetados desenvolvem uma entesopatia do calcâneo que pode tornar difícil o caminhar ou ficar em pé por longos períodos de tempo. O objetivo da órtese na fasciite plantar é reduzir a dor e permitir a redução da inflamação. Parte do tratamento inclui o uso de calcanheiras, suportes para o arco longitudinal e palmilhas de contato total feitos sob medida. As calcanheiras ajudam a absorver o choque e protegem contra sensibilidade no calcanhar. Suportes e palmilhas para o arco longitudinal agem para sustentar e reduzir o alongamento da fáscia plantar, permitindo que a inflamação cesse. Estudos têm mostrado que o uso dessas órteses pode reduzir a dor no pé e melhorar a função.

6. Tendinite do calcâneo — Durante o tratamento de tendinite do calcâneo, é importante aliviar a tensão sobre o tendão do calcâneo ao flexionar a planta do pé e reduzir qualquer rotação interna ou externa excessiva da parte traseira do pé. Uma calcanheira mais longa, que controla a posição em varo ou em valgo, ajuda a manter a articulação subtalar em uma posição neutra, o que é essencial para o tratamento. O alívio da tensão no tendão do calcâneo pode ser atingido pelo uso de coxins no calcanhar colocados nos sapatos ou pela utilização de calçados com a altura do calcanhar elevada (p. ex., tênis de corrida ou sapatos de salto anabela). Essas medidas permitem a cura da inflamação na área do tendão e protegem o tendão de esforço indevido. Os pacientes devem ser aconselhados a evitar caminhar com os pés descalços, usar calçados com solado plano ou caminhar em superfícies macias, visto que fazer isso permite que o calcanhar afunde abaixo do nível do antepé, colocando tensão indevida sobre o tendão. O objetivo da órtese é reduzir a inflamação e a força sobre o tendão do calcâneo e diminuir a dor na deambulação.

> Espinosa N, Brodsky JW, Maciera E: Metatarsalgia. J Am Acad Orthop Surg 2010;18:474–485.
> Goff JD, Crawford R: Diagnosis and treatment of plantar fasciitis. Am Fam Physician 2011;84:676–682.
> Gurney B: Leg length discrepancy. Gait Posture 2002;15:195–206.

B. Órteses de joelho

1. Osteoartrite do compartimento medial do joelho — Os pacientes com essa condição podem ser tratados com uma palmilha com cunha lateral. Esse tipo de órtese alivia a dor no joelho, pois desloca o ângulo tibiofemoral, de modo que mais peso seja sustentado no aspecto lateral da articulação do joelho. Isso atinge o objetivo de aliviar forças na articulação medial – a fonte de dor nesses pacientes.

2. Instabilidade do joelho — É importante lembrar, na prescrição de órteses de membro inferior, que as mudanças posturais distais podem conferir mudanças biomecânicas nas articulações proximais. Se, por exemplo, a força de reação do solo é anterior ao joelho, então um momento de hiperextensão será criado no joelho. Se a força de reação do solo for posterior ao joelho, então um momento de flexão será criado no joelho. (O Cap. 4 discute os conceitos biomecânicos em profundidade.) As mudanças do posicionamento relativo da força de reação do solo podem ser realizadas alterando-se a quantidade de dorsiflexão ou de plantiflexão permitida no tornozelo por meio do uso de obstáculos a esses movimentos.

Esses obstáculos são criados de forma diferente dependendo do tipo de órtese. Em uma órtese de tornozelo-pé (AFO) vertical dupla, de metal de dois canais, pinos posteriores são usados para produzir um obstáculo à plantiflexão, enquanto pinos anteriores são usados para produzir um obstáculo à dorsiflexão. Em uma AFO articulada em polipropileno, uma tira de controle presa aos componentes do pé e da panturrilha na região posterior age como um obstáculo à dorsiflexão, enquanto um incremento posterior ou um pino ajustável entre o aspecto posterior das superfícies articulares da órtese serve como um obstáculo à plantiflexão (Fig. 28.5).

O controle no joelho é atingido alterando-se a força de reação do solo em relação ao joelho. Se está faltando estabilidade e o joelho está fletindo com cada passo (geno flexo), a AFO deve ser ajustada para colocar o tornozelo em maior plantiflexão para reduzir o momento de flexão externa no joelho ou até mesmo criar um momento de leve extensão do joelho, conferindo, assim, mais estabilidade. No entanto, se o joelho está sendo forçado em hiperextensão (geno recurvato), a AFO pode ser ajustada de forma a colocar o tornozelo em maior dorsiflexão para reduzir a quantidade de hiperextensão. O objetivo de usar uma AFO em indivíduos com instabilidade de joelho é tratar a quantidade de flexão ou hiperextensão de joelho a fim de prevenir geno flexo e geno recurvato, respectivamente.

> Harypsiak BT, Shaffer BS: Nonoperative treatment of unicompartmental arthritis of the knee. Orthop Clin North Am 2005;36:401–411.
>
> Najibi S, Albright JP: The use of knee braces, part 1: Prophylactic knee braces in contact sports. Am J Sports Med 2005;33:602–611.
>
> Waller C, Hayes D, Block JE, London NJ: Unload it: The key to the treatment of knee osteoarthritis. Knee Surg Sports Traumatol Arthrosc 2011;19;1823–1829.

C. Órtese de tornozelo

1. Instabilidade e deformidade do tornozelo mediolateral — As AFOs moldadas e ajustadas sob medida podem fornecer estabilidade para o tornozelo mediolateral durante a fase de apoio (Fig. 28.6). Isso permite controle de eversão e inversão do tornozelo e pode ser usado para tratar e acomodar as deformidades de pés equinovaro e equinovalgo. Equinovaro e equinovalgo são causados por desequilíbrios musculares que podem ocorrer em várias condições neurológicas e musculoesqueléticas. A imobilização em gesso pode ser usada sozinha ou em conjunto com cirurgia ou quimiodesnervação para restaurar o equilíbrio dos músculos e corrigir a deformidade. O objetivo da imobilização dos pés equinovaro e equinovalgo é evitar a evolução da deformidade da articulação e permitir que ela seja colocada em uma posição funcional do ponto de vista anatômico.

2. Contratura em flexão plantar e úlcera de pressão no calcanhar — Um tipo especial de AFO chamado de órtese de tornozelo-pé de alívio de pressão (PRAFO) pode ser usado para

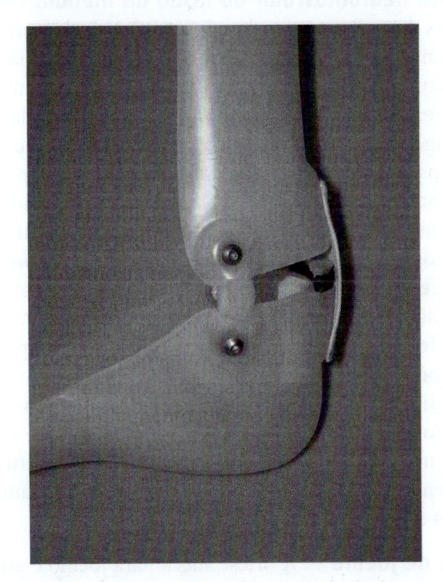

▲ **Figura 28.5** Órtese tornozelo-pé articulada em polipropileno (AFO) com uma tira de controle posterior para limitar a dorsiflexão.

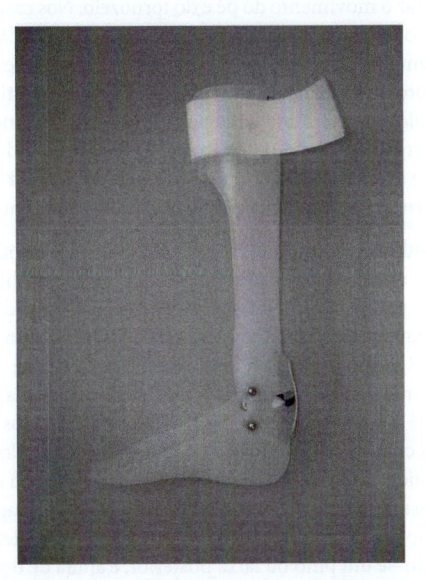

▲ **Figura 28.6** AFO moldada para instabilidade do tornozelo.

aliviar o calcanhar quando ulceração ou outras formas de lesão estiverem presentes e para prevenir contratura em flexão plantar. Caso o paciente tenha úlcera de pressão no calcanhar, o objetivo é aliviar o calcanhar e dar tempo suficiente para ocorrer a cura. O objetivo em uma contratura em flexão plantar é alongar a contratura, prevenir a piora da condição ou manter e aumentar a amplitude de movimento do tornozelo no pós-operatório.

> Malas B: What variables influence the ability of an AFO to improve function and when are they indicated. Clin Orthop Res 2011;469:1308–1314.
>
> Owen E: The importance of being earnest about shank and thigh kinematics especially using ankle-foot orthoses. Prosthet Orthot Int 2010;34:254–259.
>
> Rosenbloom KB: Pathology-designed custom molded foot orthoses. Clin Podiatr Med Surg 2011;28:171–187.

D. Órteses para patologia complexa do joelho, tornozelo e pé

1. Pé de Charcot — O pé de Charcot é uma deformidade vista em pacientes com artropatia neuropática. Sua etiologia permanece incerta. O pensamento atual sugere que o controle articular neurogênico prejudicado leva a trauma articular repetitivo, o que acaba por gerar inflamação e subsequente destruição de osso, cartilagem e ligamentos. O paciente fica com um pé deformado e com função insatisfatória.

O tratamento do pé de Charcot inclui o uso de uma órtese para diminuir, de forma parcial ou completa, o peso transmitido ao pé e para limitar o movimento articular a fim de prevenir o trauma que iniciou a inflamação e a destruição articular. No início, as órteses podem ser usadas para abrandar a cascata inflamatória, mas fazem pouco para reverter a deformidade, o que, em geral, é realizado com cirurgia. No pós-operatório, as órteses são empregadas para fornecer algum grau de diminuição da carga e para limitar o movimento do pé e do tornozelo. Nos casos em que mais alívio de carga é requerido, uma AFO é fabricada com um componente anterior que permite a sustentação de peso através da tíbia proximal. Uma sola mais alta e curvada (do tipo *rocker bottom sole*) pode ser implementada para limitar o movimento na parte média do pé. O objetivo do manejo do pé de Charcot usando-se órteses é reduzir a pressão e o movimento da articulação do tornozelo e aumentar a área de superfície de contato do pé.

2. Pé caído — Pé caído é uma manifestação de muitas condições neurológicas e musculoesqueléticas, incluindo hemiplegia pós-AVC, paralisia cerebral, miopatia, lesão da medula espinal, radiculopatia, plexopatia lombossacral e lesão direta aos nervos periféricos, músculos ou tendões. As AFOs podem ser usadas de forma temporária para auxiliar a marcha, enquanto a causa do pé caído é tratada, ou por tempo indeterminado, nos casos de pacientes cuja condição subjacente não é reversível. No paciente com pé caído, o objetivo da órtese é permitir a retirada do pé durante a fase de balanço e evitar a descarga de peso exagerada na fase de apoio. Isso pode ser feito com um obstáculo à flexão plantar, usando-se um pino ou faixa posterior, e ajuda de dorsiflexão, usando-se uma mola. Contudo, o efeito da AFO sobre o joelho

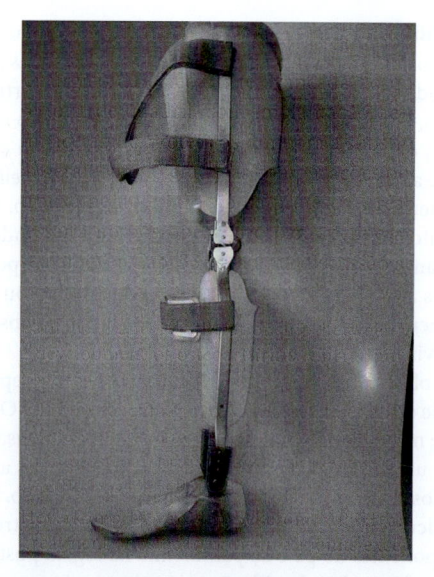

▲ **Figura 28.7** Uma órtese de joelho-tornozelo-pé (KAFO) pode estabilizar o joelho e o tornozelo.

deve ser considerado. Limitar a flexão plantar e auxiliar a dorsiflexão pode levar à instabilidade do joelho e causar recurvato. Um equilíbrio delicado deve ser atingido; após o molde ser fabricado, a marcha do paciente deve ser monitorada para flexão ou hiperextensão, após a qual os ajustes podem ser feitos conforme necessário. O objetivo da órtese no pé caído é duplo: auxiliar na dorsiflexão para prevenir que o pé fique preso durante a fase de balanço da marcha e, ao mesmo tempo, manter a estabilidade do joelho para prevenir a flexão ou joelho recurvado.

3. Doença neuromuscular ou lesão da medula espinal — As órteses de joelho-tornozelo-pé (KAFOs) são bastante usadas em pacientes com lesão na medula espinal, distúrbios neurológicos ou distúrbios musculares, como distrofia muscular de Duchenne, para facilitar a deambulação e as atividades da vida diária (Fig. 28.7). Nesses distúrbios, a fraqueza dos músculos do quadríceps (usados na extensão do joelho) causa colapso do joelho. Os pacientes que usam KAFOs são instruídos a adotar uma postura em forma de C, na qual eles hiperestendem a coluna lombar e os quadris para manter o equilíbrio. Vários *designs* permitem que a órtese bloqueie o joelho durante ações específicas, fornecendo, assim, estabilidade durante a marcha. A deambulação pode ser atingida com ou sem o uso de um aparelho de auxílio, como muletas no antebraço. Modelos movidos a bateria, com auxílio na extensão do joelho, mostraram-se promissores e podem oferecer vantagens adicionais, contanto que seu tamanho, volume e custo não impeçam a utilidade. O objetivo da órtese é fornecer estabilidade ao joelho e permitir deambulação sem gasto excessivo de energia.

4. Lesão de joelho — A órtese sueca para joelho é um aparelho de reforço que utiliza um sistema de pressão de três pontos para prevenir o joelho recurvado ao aplicar uma força direcionada posterior acima e abaixo do joelho e uma força anterior no joelho. Ela pode ser usada de forma isolada ou em conjunto com uma AFO para melhorar o controle do joelho durante a marcha.

O uso de reforço profilático no joelho para proteger a articulação em esportes de alto risco é controverso e tem sido examinado de modo minucioso. Múltiplas variáveis devem ser levadas em conta quando se considera o uso de uma órtese em atletas. A posição do jogador e o impacto que a órtese pode ter sobre o desempenho são fatores importantes. Evidências sustentam o uso de reforço profilático para prevenir lesão colateral medial por um golpe em atletas de contato. O reforço funcional, que muitas vezes é praticado após lesão no ligamento cruzado anterior (LCA), também tem sido criticado. A utilidade desse reforço pode se originar do *feedback* proprioceptivo aumentado e do conforto e confiança aumentados do paciente no joelho. Contudo, estudos falharam em demonstrar a capacidade de afetar a dor, a amplitude de movimento, a estabilidade do enxerto ou a proteção a partir de lesão subsequente. Todavia, o objetivo de colocar reforço na lesão do joelho é protegê-lo durante a atividade, fornecer *feedback* proprioceptivo na posição do joelho e promover confiança no usuário.

5. Lesão na medula espinal com fraqueza de quadril — As órteses de reciprocação para a marcha, um tipo de órtese de quadril-joelho-tornozelo-pé (HKAFO), são usadas em pacientes com lesão na medula espinal no nível torácico e requerem reforço do quadril até o tornozelo. As articulações do joelho e do tornozelo do paciente são fixas, e os quadris podem se movimentar nas amplitudes de flexão e extensão disponíveis. A deambulação é atingida com o uso de um aparelho de auxílio, como muletas. Com a ajuda das muletas, o paciente desloca o peso do seu corpo sobre uma perna de apoio predeterminada. À medida que o centro de massa passa sobre a perna de apoio, que está em extensão, o *design* da órtese de reciprocação de marcha traz o quadril contralateral do membro em oscilação em flexão, permitindo o avanço do membro. Esse ciclo é, então, repetido, permitindo que o paciente deambule.

Embora a órtese de reciprocação de marcha possa proporcionar uma sensação de independência e alguns benefícios de sustentação de peso, um custo de energia metabólica muito alto está associado a essa caminhada. Estudos relataram que o custo de oxigênio da caminhada com a órtese de reciprocação é de 1,0 mL/kg por metro nas velocidades de caminhada selecionadas pelo usuário, variando de 0,2 a 0,3 m/s, comparado com 0,176 mL/kg por metro, em 1,28 m/s, para pessoas não incapacitadas. Desse modo, a órtese é mais usada para deambulação dentro de casa e atividades da vida diária que requerem que o paciente circule em espaços apertados. O objetivo dessa órtese é fornecer os benefícios psicológicos e físicos da deambulação, que incluem independência aumentada, manutenção da massa óssea e prevenção de tromboembolia venosa; contudo, ela não é um equipamento ideal para deambulação prolongada, devido ao intenso gasto de energia.

Davids JR, Rowan F, Davis RB: Indications for orthoses to improve gait in children with cerebral palsy. J Am Acad Orthop Surg 2007;15:178–188.

Fatone S, Gard SA, Malas BS: Effect of ankle-foot orthosis alignment and foot-plate length on the gait of adults with poststroke hemiplegia. Arch Phys Med Rehabil 2009;90;810–818.

Jagadamma KC, Owen E, Coutts FJ, et al: The effects of tuning an ankle-foot orthosis footwear combination on kinematic and kinetics of the knee joint of an adult with hemiplegia. Prosthet Orthot Int 2010;34:270–276.

John L, Cherian B: Postural control and fear of falling in persons with low-level paraplegia. J Rehabil Res Devel 2010;47:497–502.

Spring A, Kofman J, et al: Knee-extension-assist for knee-ankle-foot orthoses. Conf Proc IEEE Eng Med Biol Soc 2011;2011:8257–8262.

Stewart J: Foot drop: Where, why and what to do? Pract Neurol 2008;8:159–169.

Wright RW, Fetzer GB: Bracing after ACL reconstruction. Clin Orthop Res 2007;455:162–168.

ÓRTESES PARA A COLUNA ESPINAL

Considerações gerais

Assim como em outras partes do corpo, as órteses podem ser empregadas por toda a coluna para melhorar déficits estruturais e funcionais. As órteses têm cinco funções primárias; elas servem como um lembrete cinestésico e oferecem contato total, pressão de três pontos, controle de ponto final ou pressão elevada com o objetivo de sustentar ou imobilizar uma região específica da coluna que, de outra forma, teria movimento. A prescrição da órtese espinal apropriada requer conhecimento da anatomia espinal e da biomecânica da coluna como um todo e de seus segmentos individuais. Isso permite que o médico escolha a órtese mais apropriada para proteger uma área lesionada ou enfraquecida e corrigir ou prevenir deformidade adicional.

Anatomia espinal

A coluna vertebral é composta por 33 vértebras. De proximal para distal, existem 7 vértebras cervicais, 12 torácicas, 5 lombares, 5 sacrais e 5 coccígeas. A coluna vertebral tem várias funções, entre elas sustentar o peso do corpo, proteger a medula espinal de lesão e permitir o movimento entre uma parte do corpo e outra. Cerca de um terço da altura da coluna vertebral pode ser atribuída aos discos intervertebrais que ficam entre os corpos vertebrais. Esses discos são feitos de um material gelatinoso e são importantes amortecedores de choques na coluna. Na coluna torácica, os corpos vertebrais são em forma de coração, e as articulações zigapofisárias são compostas de processos articulares superiores, que estão virados posterior e lateralmente, e processos articulares inferiores, que estão virados medial e anteriormente. Na coluna lombar, os corpos vertebrais têm o formato de um rim, e as articulações zigapofisárias têm processos articulares superiores, que estão virados medial e um pouco posteriormente, e processos articulares inferiores, que estão virados lateral e um pouco anteriormente. As vértebras sacrais e coccígeas são segmentos fundidos e não têm discos intervertebrais. O movimento dentro de regiões diferentes da coluna está bastante relacionado à orientação dos processos articulares superiores e inferiores.

▶ Tratamento

A. Órteses para patologias da coluna cervical

1. Fraturas instáveis da coluna cervical — Órteses cervicotorácicas são utilizadas para dar estabilidade a um paciente com coluna cervical instável. Uma coluna instável é aquela na qual o movimento entre as vértebras ou dos fragmentos ósseos pode resultar em comprometimento neurológico como resultado de dano aos conteúdos espinais (i.e., medula espinal e raízes nervosas), que em geral estão protegidos. Como o grau de estabilidade mais alto é conferido por movimento completamente limitante em todos os planos, as órteses para fraturas cervicais instáveis muitas vezes não permitem qualquer movimento cervical.

A órtese em forma de halo consiste em um anel em halo, colunas, colete corporal e pinos. Quando a órtese é feita, o halo é fixado ao crânio com pinos por meio de cirurgia, os quais são aparafusados dentro do crânio. Esse tipo de órtese limita bastante a quantidade de movimento em todos os planos de movimento e é a mais restritiva de todas as órteses cervicais. As complicações associadas a seu uso incluem pneumonia, infecções no local do pino e disfagia.

A órtese Minerva é uma órtese cervicotorácica que consiste em uma jaqueta corporal aplicada ao tronco do paciente; há um apoio mentoniano, ao qual ela se conecta anteriormente, e um apoio posterior para o occipital. Evidências sugerem que essa órtese pode fornecer um nível de suporte similar ao proporcionado pela órtese em halo, com uma taxa de complicação muito menor. A órtese Minerva não requer fixação cirúrgica no crânio e é mais leve do que o halo. Ela é efetiva ao fornecer suporte significativo em flexão, extensão, inclinação lateral e rotação da coluna cervical.

A órtese imobilizadora esterno-occipital-mandibular (SOMI) é eficaz para pacientes com instabilidade atlantoaxial, em particular aqueles com artrite reumatoide. Assim como muitas órteses cervicotorácicas, ela fornece mais controle de flexão do que de extensão, com menos controle de inclinação lateral do que os aparelhos como os colares Miami J e Philadelphia (descritos adiante). Contudo, a SOMI controla a flexão em C1-C3 melhor do que qualquer outra órtese cervicotorácica. Isso a torna adequada para pacientes com artrite reumatoide com instabilidade atlantoaxial, para os quais a instabilidade é muito maior na flexão, devido à insuficiência ligamentosa, enquanto o osso denso intacto fornece resistência intrínseca à extensão. Pela mesma razão, a SOMI também pode ser usada em pacientes com fraturas do arco neural de C2, visto que a flexão previne oposição dos segmentos ósseos em consolidação e deve ser restrita.

A SOMI pode ser colocada enquanto o paciente está em supino, facilitando a aplicação por aqueles envolvidos no cuidado do indivíduo. A órtese tem suportes mandibulares e occipitais que se conectam a um colete corporal em um ângulo fixo. A peça mandibular pode causar movimento intersegmentar da coluna cervical enquanto a pessoa se alimenta e pode ser removida para essa atividade. A SOMI fornece mais estabilidade do que os colares Miami J e Philadelphia no plano sagital, mas é menos restritiva do que o aparelho halo.

2. Fraturas estáveis da coluna cervical — As fraturas que não apresentam risco imediato de comprometer os componentes espinais ou que foram estabilizadas por meio de cirurgia também requerem restrição de movimento cervical para promover a consolidação óssea e ligamentar e evitar a piora da lesão. Várias órteses cervicais podem ser usadas para esse objetivo.

Os colares Philadelphia e Miami J são duas órteses cervicais bastante usadas. Elas fornecem controle de flexão, extensão, inclinação lateral e rotação da coluna cervical. Em comparação ao colar Philadelphia, o Miami J tem um componente esternal mais proeminente, que pode fornecer suporte mais efetivo e ser mais bem tolerado pelos pacientes. Essas órteses também são usadas no tratamento de entorses e lesões por esforço.

Outra opção é uma órtese de duas ou quatro hastes two- or four-poster brace. Essas órteses são rígidas e consistem em coxins de tórax anterior e posterior conectados a peças de apoio occipital e mandibular moldadas por hastes ajustáveis (uma anterior e uma posterior, no caso de uma órtese de duas hastes two-poster; duas anteriores e duas posteriores, em uma órtese de quatro hastes four-poster). Esse tipo de órtese controla flexão e extensão conforme o ajuste do comprimento das hastes. Contudo, inclinação lateral e rotação axial são menos controladas, e a placa mandibular pode interferir na alimentação. Essa órtese tem tiras no ombro para suspensão, e o desenho aberto permite perda de calor do pescoço. A órtese é tão eficaz quanto uma órtese cervicotorácica e é melhor do que o colar Philadelphia para controlar a flexão na área cervical medial, mas também é mais volumosa e talvez menos tolerada pelo usuário por causa de seu tamanho.

3. Dor no pescoço sem instabilidade óssea ou ligamentar — Os colares cervicais são usados para lesões menos graves da coluna cervical. Na maioria das vezes, são ineficazes em limitar a amplitude de movimento cervical, mas podem servir como um lembrete proprioceptivo para o paciente evitar manobras provocativas. As indicações para esse colar são lesões em chicote e dor no pescoço sem lesão óssea ou ligamentar instável.

4. Lesões na junção cervicotorácica — As lesões nesse nível requerem não apenas estabilização cervical nos níveis cervicais inferiores, mas também estabilidade significativa distal à junção cervicotorácica. A órtese de Yale é uma versão modificada do colar Philadelphia. Ela tem extensões torácicas de fibra de vidro que se estendem para a região anterior e posterior, as quais se conectam a faixas mesotorácicas nas laterais. As extensões torácicas são úteis para fornecer suporte nos casos de lesões na junção cervicotorácica. A peça occipital estende-se mais acima, na região posterior, e acrescenta estabilidade à órtese. Ela limita a flexão de forma mais efetiva nos níveis espinais cervicais médio para inferior e fornece controle de extensão adequado, mas, de modo geral, é ineficaz em controlar o movimento na coluna cervical superior, em especial na articulação atlantoaxial.

Daentzer D, Florkemeier T: Conservative treatment of upper cervical spine injuries with the halo vest: An appropriate option for all patients independent of their age? J Neurosurg Spine 2009;10:543–550.

Miller CP, Bible JE, Jegede KE, et al: Soft and rigid collars provide similar restriction in cervical range of motion during fifteen activities of daily living. Spine 2010;35:1271–1278.

Schnieder AM, Hipp JA, Nguyen L, Reitman CA: Reduction in head and intervertebral motion provided by 7 contemporary cervical orthosis in 45 individuals. Spine 2007;32:E1–6.

Schoenfeld A, Bono C, Reichmann WM, et al: Type II odontoid fractures of the cervical spine. Spine 2011;36:879–885.

Taitsman LA, Altman DT, Hecht AC, Pedlow FX: Complications of cervical halo-vest orthoses in elderly patients. Orthopedics 2008;31:446.

B. Órteses para problemas da coluna toracolombar e da pelve

1. Fratura de compressão estável — A osteoporose é definida como uma densidade mineral óssea igual a 2,5 ou mais desvios-padrão abaixo da média para pacientes de 25 anos saudáveis, normais, de acordo com o gênero. Uma complicação importante em pacientes com osteoporose é a fratura de compressão da coluna, que ocorre quando há perda de altura do corpo vertebral. Muitas vezes, a perda da altura do corpo vertebral ocorre mais na porção anterior dele (fratura em cunha), devido ao formato assimétrico dos corpos vertebrais. A fratura pode ou não gerar dor, e, uma vez presente, a mecânica postural pode piorar as fraturas existentes ou precipitar a ocorrência de novas fraturas de compressão, visto que a postura cifótica aumentada produz forças compressivas anteriores adicionais.

O tratamento não cirúrgico de fraturas de compressão pode envolver o uso de órteses toracolombossacrais (OTLS; Fig. 28.8).

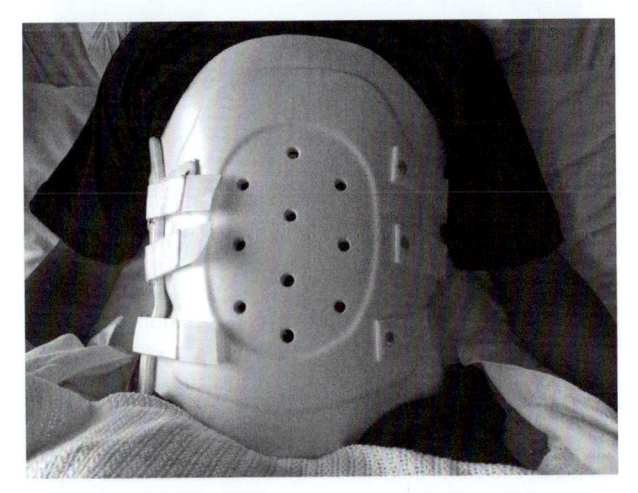

▲ **Figura 28.8** Uma órtese espinal toracolombar (OTLS) pode controlar o movimento do tronco em todas as direções, mas não é muito confortável de usar.

A OTLS fornece controle de flexão, extensão e inclinação lateral e pode oferecer mais controle em diferentes planos de movimento, dependendo do *design*. Vários *designs* fornecem limitação de flexão benéfica no tratamento de fratura de compressão.

A OTLS de hiperextensão espinal anterior cruciforme (CASH) fornece, principalmente, controle de flexão no plano sagital das regiões lombar e torácica inferior. Essa órtese apresenta um coxim esternal, um coxim suprapúbico e dois coxins laterais na forma de uma cruz na região anterior, com um coxim toracolombar na região posterior. A CASH é mais adequada para fraturas de compressão leve das regiões toracolombar e torácica inferior.

A OTLS de hiperextensão de Jewett é usada para controlar a flexão da coluna torácica inferior e lombar. Essa órtese é similar à CASH; no entanto, a estrutura anterior tem coxins suprapúbicos esternais e laterais em um formato tipo caixa. A OTLS de hiperextensão de Jewett é usada nos casos de fraturas de compressão leve das regiões torácica inferior e toracolombar e fornece mais apoio lateral do que a CASH.

2. Fratura toracolombar instável — Uma fratura espinal é considerada instável quando há risco de dano aos conteúdos espinais (ou já houve dano aos conteúdos) a partir da lesão, seja por movimento intersegmentar excessivo, seja por expulsão de fragmentos ósseos dentro do canal espinal. Esse tipo de lesão pode ocorrer por fratura-luxação, fratura de Chance, lesão ligamentar ou deformidade com luxação.

Com o objetivo de avaliar a lesão, a coluna vertebral é visualizada como se apresentasse três colunas: anterior, média e posterior. A coluna anterior consiste no ligamento longitudinal anterior e nos dois terços anteriores do corpo vertebral. A coluna média inclui o terço posterior do corpo vertebral e estende-se até o ligamento longitudinal posterior (LLP). A coluna posterior inclui os pedículos, as facetas, as lâminas, os processos espinhosos e os ligamentos posteriores. Quando duas colunas adjacentes (i.e., anterior e média ou média e posterior) são rompidas, a coluna é considerada instável e em risco aumentado de dano aos conteúdos espinais.

Um exemplo é a fratura de compressão instável que pode ocorrer nas vértebras lombares devido às pressões de carga axial excessivas geradas em uma queda. Nesse tipo de fratura de compressão, é visto um padrão de esmagamento central, no qual há envolvimento do córtex anterior e do córtex posterior. Nesse caso, como duas colunas vertebrais adjacentes estão envolvidas, e os fragmentos ósseos podem ser expelidos no canal espinal, a fratura é considerada instável. Em geral, uma fratura de Chance é causada por desaceleração rápida, tal como ocorre com um passageiro que fica preso dentro de um carro durante um acidente. Altas forças de cisalhamento produzem uma linha de fratura por toda a vértebra; esse tipo de fratura é, portanto, também considerado instável.

De modo geral, as fraturas instáveis são tratadas por meio de cirurgia com fixação. Devido ao alto nível de instabilidade, uma OTLS que fornece significativa estabilidade em todos os planos é empregada no pós-operatório. Uma OTLS de contato total, que é uma órtese moldada sob medida e fabricada a partir de termoplástico moldado, fornece um alto nível de estabilidade, restringindo a maior quantidade de movimento. O *design* circunferencial envolve o corpo desde o esterno até a sínfise púbica, na região anterior, e desde a borda superior da espinha da escápula até o cóccix, na região posterior. O formato típico é uma cápsula, na qual os componentes anteriores e posteriores da órtese são mantidos juntos por tiras de velcro. Isso facilita a remoção para higiene e decúbito na cama. Essa órtese tem sido usada nos casos de fraturas traumáticas ou patológicas da região torácica média a inferior ou lombar e também é muito usada na coluna pós-cirúrgica (p. ex., nos pacientes com descompressão e fusão lombar) para proteger segmentos enfraquecidos ou danificados à medida que eles se consolidam.

3. Fratura toracolombar pós-cirúrgica e não cirúrgica estável — As OTLS são usadas no tratamento não cirúrgico de fraturas espinais estáveis ou na coluna pós-cirúrgica (**Fig. 28.9**). Existem vários *designs* diferentes, que conferem quantidades variadas de restrição de movimento e estabilidade em cada plano. A restrição de movimento depende do formato da órtese e do posicionamento das hastes de apoio ou dos componentes rígidos, ou de ambos.

A restrição da extensão espinal é um aspecto importante na imobilização de pacientes com fratura da parte interarticular (espondilólise) ou com fratura do processo espinhoso. A órtese de Taylor é uma OTLS de controle de flexão e extensão com barras paraespinais presas a uma faixa pélvica. A inclusão de um colete lombar no projeto aumenta a pressão intra-abdominal, fornecendo suporte adicional para a coluna em todas as posições. Essa órtese fornece suficiente limitação de extensão para permitir a consolidação de fraturas de processos espinhosos. A órtese de Knight-Taylor é uma órtese de Taylor com hastes laterais, que acrescentam controle adicional da flexão lateral.

4. Dor lombar sem instabilidade espinal — Órteses lombossacrais podem ser usadas em pacientes com dor lombar aguda causada por doença articular degenerativa, discos herniados e distensão dos músculos lombares. Elas também podem ser usadas em pacientes com fratura espinal estável quando não há risco de instabilidade ou dano aos conteúdos espinais (p. ex., fraturas do processo transverso). Estudos têm mostrado que esses aparelhos afetam o movimento ao aumentar a rigidez do tronco e podem servir como lembretes proprioceptivos e cinestésicos para manter a postura protetora adequada. Além disso, ao elevar a pressão intra-abdominal, essas órteses reduzem a força aplicada à coluna e diminuem a pressão intradiscal.

O colete lombossacral ajuda a conter a parte anterior e lateral do tronco e eleva a pressão intra-abdominal. A adição de colunas de aço pode fornecer algum controle de flexão e de extensão. Em geral, esse aparelho é feito de tecido, e o fechamento ocorre com cadarços ou tiras de velcro.

A órtese lombossacral pode ser usada para limitar a flexão, a extensão e a inclinação lateral da coluna lombar, bem como aumentar a pressão intra-abdominal. Essa órtese lembra o encosto de uma cadeira, repousando sobre os ossos ilíacos bilateralmente e estendendo-se até o nível T10 na parte superior. Ela pode ser fabricada em termoplástico ou alumínio e é fechada na região anterior.

O uso de órtese para dor lombar mecânica além da fase aguda pode causar atrofia de músculos estabilizadores espinais; desse modo, o uso prolongado de órtese para essa indicação, em geral, não é recomendado. No caso de uma fratura do processo transverso, a órtese é recomendada apenas para uso sintomático na fase aguda, e, muitas vezes, essa fratura é tratada sem imobilização.

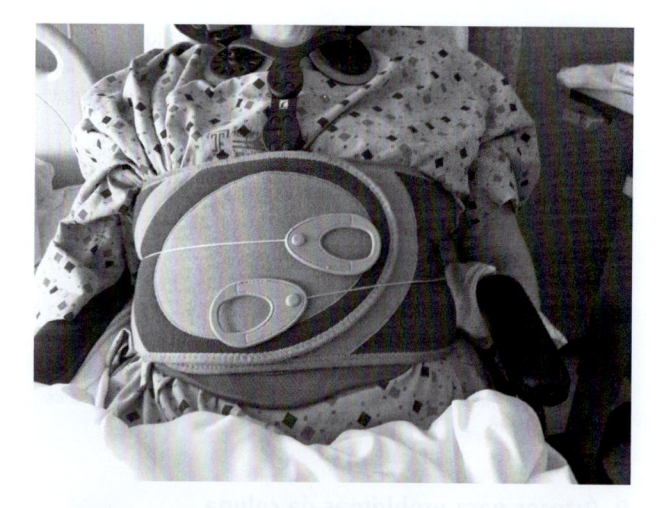

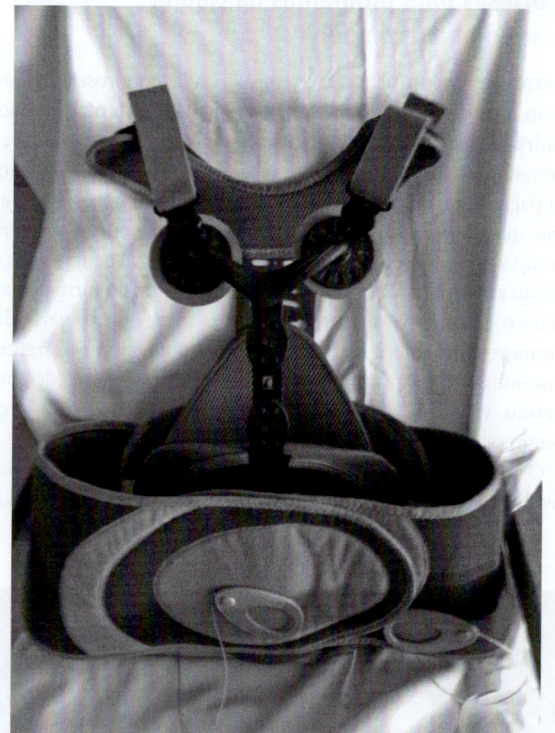

▲ **Figura 28.9** A órtese espinal lombar Miami com uma inserção de OTLS pode ser usada para imobilização pós-cirúrgica.

5. Fraturas pélvicas e entorses — Dor e instabilidade na articulação sacroilíaca (SI) são problemas comuns e incapacitantes para muitas mulheres durante a gravidez. Uma órtese SI é efetiva no tratamento de dor na cintura pélvica na gravidez, pois ela diminui a dor e a lassidão articular. Os aparelhos também podem ser usados nos casos de fraturas e entorses pélvicas. A órtese SI, que lembra um cinto, fornece apoio para as partes anterior e laterais do tronco e pode fornecer alguma restrição de flexão e extensão. Em geral, ela é feita de tecido, e o fechamento é atingido com ganchos, velcro ou fechos de metal.

6. Escoliose — A escoliose, definida como curvatura lateral da coluna maior do que 10°, pode ser de origem congênita, idiopática ou neurogênica. O grau de curvatura escoliótica é determinado usando-se o ângulo de Cobb, que é mensurado em uma visualização radiográfica anteroposterior da coluna. Para obter o ângulo de Cobb, duas linhas paralelas são desenhadas, estendendo-se desde a placa terminal das vértebras com a inclinação máxima em relação à horizontal a partir do aspecto superior e inferior da curva. Em seguida, traçam-se mais duas linhas perpendiculares a estas, e o ângulo de Cobb é mensurado no ponto de intersecção dessas linhas perpendiculares.

O tratamento para escoliose varia de acordo com a etiologia, mas, em geral, a imobilização é reservada até o ângulo de Cobb alcançar 25 a 30°. Os pacientes com graus menores de curvatura são monitorados com radiografias em série. A imobilização é utilizada no paciente esqueleticamente imaturo com escoliose idiopática para ângulos Cobb entre 25 e 45°. O objetivo da imobilização é diminuir ou interromper a progressão da curva. Deve ser compreendido pelo profissional e explicado ao paciente ou cuidador que a órtese não irá corrigir a curva existente. A progressão da curva é definida como um aumento de 5° ou mais no ângulo de Cobb durante o período de tratamento. As curvas maiores de 50°, aquelas que limitam a excursão do diafragma e que causam comprometimento pulmonar, ou aquelas que estão progredindo apesar do tratamento conservador, requerem avaliação para tratamento cirúrgico.

A órtese de Milwaukee é uma órtese cervicotoracolombossacral usada para tratar escoliose. Ela fornece controle de flexão, extensão, inclinação lateral e rotação e é bastante efetiva para aqueles pacientes com curvas torácicas altas (T7 e acima) e curvas duplas. A órtese de Boston é menor, discreta e mais bem tolerada pelos pacientes do que a órtese de Milwaukee. Se o tratamento de curvas acima de T10 com uma órtese de Boston for desejado, a superestrutura da órtese de Milwaukee pode ser adicionada ao aparelho de Boston.

Agabegi SS, Asghar FA, Herkowitz HN: Spinal orthosis. J Am Acad Orthop Surg 2010;18:657–667.

Bailey CS, Dvorak MF, Thomas KC, et al: Comparison of thoracolumbosacral orthosis and no orthosis for the treatment of thoracolumbar burst fractures: Interim analysis of a multicenter randomized clinical equivalence trial. J Neurosurg Spine 2009;11:295–303.

Fayssoux RS, Cho RH, Herman MJ: A history of bracing in idiopathic scoliosis. Clin Orthop Relat Res 2010;468:654–664.

Jegede KA, Miller CP, Bible JE, et al: The effects of three different types of orthoses on the range of motion of the lumbar spine during 15 activities of daily living. Spine 2011;36:2346–2353.

Kim HJ, Blanco JS, Widmann RF: Update on the management of idiopathic scoliosis. Curr Opin Pediatr 2009;21:55–64.

Roelofs PD, Bierma-Zeinstra SM, van Poppel MN, et al: Cost effectiveness of lumbar supports for home care workers with recurrent low back pain. Spine 2010;35;1619–1626.

Schiller J, Thakur N: Brace management in adolescent idiopathic scoliosis. Clin Orthop Relat Res 2010;468:670–678.

Utter A, Anderson ML, Cunniff JG, et al: Video fluoroscopic analysis of the effects of three commonly-prescribed off-the shelf orthoses on vertebral motion. Spine 2010;35:E525–E529.

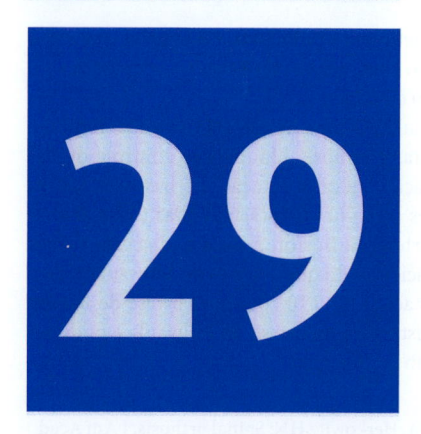

29 Reabilitação nos esportes

Kathryn Gollotto, DO
Edward Rosero, DO
Christopher Connor, DO
John-Paul Hezel, MD

O campo clínico da medicina esportiva envolve os cuidados e o tratamento dos lesionados durante atividades esportivas. Foi garantido, em 2006, o direito de fisiatras atuarem na medicina esportiva como uma subespecialidade certificada. Neste capítulo, as lesões específicas comuns ao esporte são discutidas, sendo organizadas por esporte em vez de por região do corpo (a forma mais habitual). O capítulo descreve as lesões prevalentes nos esportes mais comuns, e, embora muitas dessas lesões possam ocorrer em participantes de vários esportes, elas são discutidas uma única vez, no esporte mais relevante, para evitar repetição.

ESPORTES DE CONTATO

Os esportes de contato são aqueles em que os participantes atingem ou colidem entre si com força externa. Os exemplos incluem futebol, rúgbi e hóquei sobre o gelo. Os atletas envolvidos nos esportes de colisão têm um alto risco de lesão devido à natureza violenta das competições.

LESÕES COMUNS NO FUTEBOL E NO RÚGBI

1. Concussão

FUNDAMENTOS DO DIAGNÓSTICO

▶ Força direta ou indireta transmitida à cabeça.
▶ Aparecimento rápido de distúrbio neurológico transitório, que se resolve de forma espontânea.
▶ Prejuízo funcional em vez de estrutural, com neuroimagens normais.

▶ Considerações gerais

As concussões são consideradas lesões traumáticas encefálicas leves, causadas por forças biomecânicas que afetam a cabeça, com sintomas que melhoram de forma espontânea com o passar do tempo. Todos os atletas com suspeita de concussão devem ser removidos da competição de forma imediata e avaliados no local apropriado.

▶ Achados clínicos

Os sintomas imediatos podem incluir (mas não se limitam a) cefaleias, dor no pescoço, tonturas, distúrbios visuais ou auditivos, perda de equilíbrio, amnésia pós-traumática ou retrógrada, confusão, sonolência, dificuldades de concentração ou fadiga. Medidas mais objetivas, como a Sport Concussion Assessment Tool 2 (ferramenta de avaliação SCAT2), visam determinar a presença de uma concussão e sua gravidade e compilam várias medidas agudas.

A tomografia computadorizada (TC) deve ser solicitada se a perda de consciência durar mais de 60 segundos, com a suspeita de fratura de crânio, ou na presença de quaisquer déficits neurológicos, para afastar a possibilidade de hematomas subdurais ou epidurais agudos.

▶ Tratamento

O manejo da concussão começa com a testagem neurocognitiva basal. A SCAT2 pode ser usada para esse fim, embora programas de computador, como o Immediate Post-Concussion Assessment and Cognitive Testing (ImPACT), tenham-se mostrado válidos e confiáveis, sendo populares em todos os níveis de jogos. Após o diagnóstico de concussão, o jogador deve ser monitorado para declínio cognitivo ou funcional. Atletas do ensino médio e universitários que tenham sofrido uma concussão não têm permissão para retornar ao jogo no mesmo dia; isso se aplica a todos os atletas, não apenas aos jogadores de futebol e rúgbi. O repouso físico e cognitivo é o principal cuidado do manejo inicial pós-concussivo. Atletas de todas as idades devem evitar atividades até que os sintomas tenham desaparecido. Atletas estudantes devem evitar atividades que desafiem a cognição ou a concentração, como enviar mensagens, jogar videogame e realizar testes. O ImPACT deve continuar sendo administrado em intervalos predefinidos até o atleta retornar a sua condição anterior.

Não há diretrizes padronizadas de retorno ao jogo (RAJ). Após um período de repouso e todos os sintomas pós-concussivos terem desaparecido por completo, os atletas são submetidos a um protocolo de RAJ de acompanhamento por fases. Se cada fase durar as esperadas 24 horas, os atletas podem retornar ao jogo no fim de semana seguinte. Entretanto, a progressão apenas ocorre se o atleta continuar sem sintomas. Caso contrário, o indivíduo deve retornar à atividade do dia anterior até ficar assintomático; ele pode precisar descansar e começar o ciclo novamente se os sintomas persistirem. A fase 1 inclui atividade aeróbica leve; a fase 2 corresponde aos exercícios de coordenação específicos do esporte; a fase 3 envolve um nível mais alto de atividades de treinamento; a fase 4 é quando se inicia a prática de contato completo; e a fase 5 é o retorno à competição, desde que todos os dias anteriores tenham sido sem quaisquer sintomas de concussão.

> Eckner JT, Kutcher JS: Concussion symptom scales and sideline assessment tools: A critical literature update. Curr Sports Med Rep 2010;9:8–15.
> Herring SA, Cantu RC, Guskiewicz KM, et al: Concussion (mild traumatic brain injury) and the team physician: A consensus statement 2011 update. Med Sci Sports Exerc 2011;43:2412–2422.
> McCrory P, Meeuwisse W, Johnston K, et al: Consensus statement on concussion in sport, 3rd International Conference on Concussion in Sport held in Zurich. Clin J Sport Med 2008;19:185–200.
> Scorza KA, Raleigh MF, O'Connor FG: Current concepts in concussion: Evaluation and management. Am Fam Physician 2012;85:123–132.

2. Rupturas do ligamento cruzado anterior

FUNDAMENTOS DO DIAGNÓSTICO

▶ Estresse em valgo em uma tíbia com rotação externa (em geral, com um pé apoiado no solo).
▶ Teste de Lachman positivo.

Considerações gerais

O mecanismo típico de uma lesão do ligamento cruzado anterior (LCA) é uma força em valgo aplicada a um fêmur em rotação externa sobre um pé apoiado no chão. Ocorrem duas vezes mais lesões durante os jogos do que em treinos, e ocorrem mais na turfa do que na grama natural. Na English Professional Rugby Union, as lesões de LCA representaram 29% de todos os dias perdidos por causa de uma lesão de joelho. As mulheres sofrem muito mais rupturas de LCA que os homens, e suas rupturas costumam ser devidas a lesões sem contato.

Achados clínicos

Com frequência, os jogadores ouvem um "estalo" e sentem dor imediata nos casos de ruptura completa. Eles podem também se queixar de "falseio" do joelho. Em geral, a hemartrose forma-se dentro de algumas horas da lesão, e o tempo ideal para examinar o joelho lesionado é dentro da primeira hora pós-lesão ou depois de o edema ter diminuído um pouco e o atleta não mais proteger o joelho machucado. O teste de Lachman é a manobra mais sensível do exame físico para avaliar a integridade do LCA.

Radiografias simples devem ser obtidas para buscar uma fratura de Segond, que é a avulsão do platô tibial lateral. A ressonância magnética nuclear (RMN) pode ser usada para avaliar o LCA em si e para determinar a presença de lesões concomitantes, que são comuns.

Tratamento

O manejo inicial das rupturas de LCA envolve repouso, gelo, uso de órtese articulada, deambulação com muletas até que o apoio do peso seja tolerado e amplitude de movimento (ADM) precoce. Os exercícios de fortalecimento isométrico são importantes para prevenir contraturas e diminuir a inibição muscular artrogênica do quadríceps. Na população atlética, a cirurgia é a intervenção sugerida. Os enxertos variam de autoenxertos de osso-patela-osso e isquiotibiais até aloenxertos de tendão patelar. A reabilitação agressiva tem sido preconizada para todos os atletas antes e depois da cirurgia. O aspecto mais importante da fase pré-operatória de reabilitação é a restauração da extensão completa para maximizar o desfecho funcional de longo prazo.

Na fase pós-operatória imediata, entre 0 e 2 semanas, os atletas progridem do apoio parcial para total, dependendo da presença de lesões e reparos adicionais. A imobilização é opcional, mas costuma ser usada. Nessa fase inicial, a extensão até 0° é fundamental, e o fortalecimento da perna deve alcançar pelo menos 4+/5 no quadríceps e 5/5 nos isquiotibiais. A fase 2 dura de 2 a 12 semanas e deve focar a hiperextensão de joelho, a flexão até 130°, a propriocepção, o controle do equilíbrio e a marcha desimpedida. A fase 3, de 3 a 6 meses após a cirurgia, maximiza o equilíbrio, a flexibilidade, a propriocepção e começa o direcionamento para corrida e habilidades específicas do esporte praticado. A fase final é o RAJ. Os atletas não devem retornar à competição até que alcancem 90% da força no membro lesionado em comparação com o outro lado e possam efetuar com toda a velocidade e com intensidade completa as manobras necessárias para sua prática.

As complicações mais comuns da reconstrução do LCA incluem fraqueza do quadríceps, contratura em flexão do joelho e dor anterior no joelho devido à instabilidade patelofemoral. Existe também risco de 5% de falha do enxerto (Fig. 29.1).

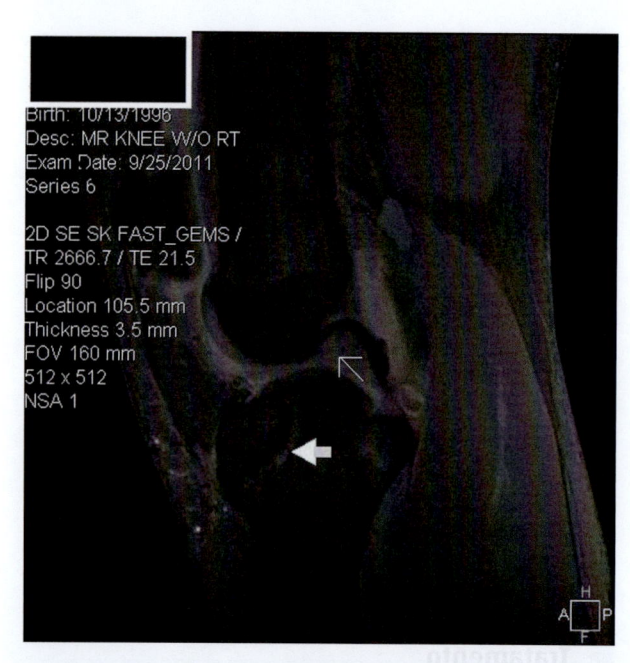

▲ **Figura 29.1** Imagem sagital ponderada em T2 de uma reconstrução sem sucesso do ligamento cruzado anterior. *A seta estreita* representa a ruptura completa do enxerto, e a *seta grossa* demonstra o túnel tibial.

Dallalana RJ, Brooks JH, Kemp SP, et al: The epidemiology of knee injuries in English professional rugby union. Am J Sports Med 2007;35:818-830.

Gilchrist J, Mandelbaum BR, Melancon H, et al: A randomized controlled trial to prevent noncontact anterior cruciate ligament injury in female collegiate soccer players. Am J Sports Med 2008;36:1476-1483.

Micheo W, Hernandez L, Seda C: Evaluation, management, rehabilitation, and prevention of anterior cruciate ligament injury: Current concepts. PM R 2010;2:935-944.

Siegel L, Vandenakker-Albanese C, Siegel D: Anterior cruciate ligament injuries: Anatomy, physiology, biomechanics, and management. Clin J Sport Med 2012;22:349-355.

3. Rupturas do ligamento colateral medial e do ligamento colateral lateral

FUNDAMENTOS DO DIAGNÓSTICO

Ruptura do ligamento colateral medial
- Força lateral sobre o joelho, com frequência em flexão.
- Dor ao teste de estresse em valgo.

Ruptura do ligamento colateral lateral
- Força medial sobre o joelho.
- Dor ao teste de estresse em varo.

▶ Considerações gerais

As rupturas do ligamento colateral medial (LCM) costumam ocorrer com um golpe valgo direto em um joelho flexionado, quando o pé está firme no solo. Na English Professional Rugby Union, 25% de todos os dias perdidos por lesão de joelho eram resultado das rupturas de LCM. A lesão isolada do ligamento colateral lateral (LCL) do joelho é muito mais rara, e as rupturas são mais associadas a outro dano estrutural.

▶ Achados clínicos

Usando o teste de estresse em valgo, o examinador produz dor, mas não encontra qualquer frouxidão em uma lesão de LCM de grau I; ele encontra certa frouxidão com um ponto final claro no grau II e nota espaçamento na articulação medial sem um ponto final claro (indicando ruptura completa do ligamento) no grau III. As rupturas do LCL são graduadas de modo similar àquelas do LCM, mas o diagnóstico é feito com testagem de frouxidão em varo.

As radiografias devem ser obtidas para eliminar a presença de fraturas epifisárias ou ocultas. O uso de RMN para avaliação da entorse do LCM está indicado apenas quando houver suspeita de outras lesões. Entretanto, nos estiramentos do LCL, uma RMN é indicada para confirmação, pois a avulsão do tendão do bíceps femoral ou a ruptura do LCA podem confundir o diagnóstico.

▶ Tratamento

As rupturas isoladas do LCM raramente requerem cirurgia; elas são tratadas com um imobilizador articulado por até seis semanas, dependendo do grau. O tratamento conservador das lesões do LCM requer um programa de reabilitação gradual e multifásico, durante 4 a 6 semanas. É imperativo que toda a fisioterapia seja prescrita e individualizada, já que nenhum tratamento universal pode ser aplicado a todos os atletas.

O tratamento das rupturas isoladas do LCL consiste no manejo conservador similar ao das lesões do LCM. Embora os atletas de alto nível possam optar pelo reparo cirúrgico precoce, um estudo de coorte sobre rupturas isoladas de grau III do LCL de atletas da National Football League (NFL) mostrou um RAJ mais rápido e desfechos melhores de longo prazo naqueles submetidos ao tratamento conservador. Nas lesões do LCL, a cirurgia é o tratamento de escolha em atletas com lesão multiligamentar ou estrutural complexa.

Os imobilizadores de flexão-extensão podem ser usados durante a competição para ajudar a minimizar a incidência de estiramentos e rupturas recorrentes do LCM e do LCL; contudo, não existe evidência que apoie sua eficácia global.

Bradley J, Honkamp NJ, Jost P, et al: Incidence and variance of knee injuries in elite college football players. Am J Orthop 2008;37:310-314.

Dallalana RJ, Brooks JH, Kemp SP, et al: The epidemiology of knee injuries in English professional rugby union. Am J Sports Med 2007;35:818-830.

Miyamoto RG, Bosco JA, Sherman OH: Treatment of medial collateral ligament injuries. J Am Acad Orthop Surg 2009;17:152–161.

Stannard JP: Medial and posteromedial instability of the knee: Evaluation, treatment, and results. Sports Med Arthorosc 2010;18:263–268.

4. Rupturas meniscais

FUNDAMENTOS DO DIAGNÓSTICO

▶ Força rotacional contra o joelho, com o pé estacionário.
▶ Os achados de exame físico têm baixa sensibilidade.

É mais frequente a lesão de menisco em jogadores do futebol, de forma aguda, quando uma força de cisalhamento rotacional é aplicada sobre um pé fixo ao solo. As rupturas também são causadas por estresse repetitivo de longo prazo sobre o joelho. Em um estudo com jogadores da NFL, 17,3% dos participantes demonstraram ter sofrido uma ruptura meniscal completa (Fig. 29.2). Informações adicionais sobre as lesões de menisco podem ser encontradas no Capítulo 30.

Cavanaugh JT, Killian SE: Rehabilitation following meniscal repair. Curr Rev Musculoskelet Med 2012;5:46–58

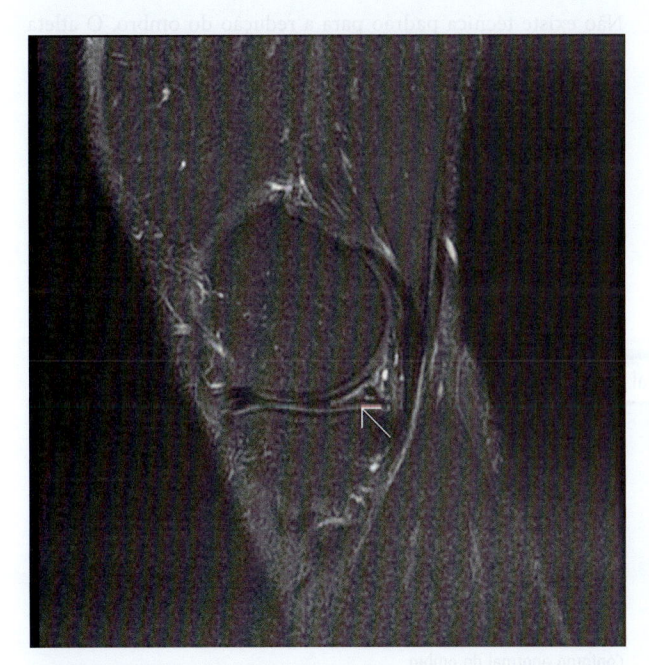

▲ **Figura 29.2** Imagem sagital ponderada em T2 do joelho revela uma ruptura complexa do corno posterior do menisco medial, com componentes oblíquo e longitudinal (*seta*).

5. Pontada no quadril

FUNDAMENTOS DO DIAGNÓSTICO

▶ Trauma e dor sobre a crista ilíaca.
▶ Nenhuma evidência de lesão nas radiografias.

Qualquer golpe na crista ilíaca ou queda sobre uma superfície dura pode causar uma contusão no osso, conhecida como "pontada no quadril". O sintoma primário é a dor isolada sobre a crista ilíaca, sem evidência de lesão óssea nas radiografias. Repouso, gelo, anti-inflamatórios não esteroides (AINEs), exercícios de ADM e fortalecimento dos músculos do quadril e da cintura pélvica são as principais formas de tratamento. O acolchoamento da crista ilíaca e dos músculos glúteos durante a competição é a única medida preventiva. O RAJ é permitido quando o atleta puder tolerar o desconforto e conseguir executar todas as atividades específicas do esporte em condições competitivas completas.

Feeley BT, Powell JW, Muller MS, et al: Hip injuries and labral tears in the National Football League. Am J Sports Med 2008;36:2187–2195.

6. Contusões do quadríceps

FUNDAMENTOS DO DIAGNÓSTICO

▶ Trauma direto na coxa anterior.
▶ Dor e edema sobre o quadríceps.

▶ Considerações gerais

As contusões do quadríceps podem ocorrer quando o jogador sofre um trauma direto na coxa anterior, tal como ocorre nos bloqueios e nas colisões de contato direto.

▶ Achados clínicos

A dor e o edema sobre a coxa anterior e a redução da ADM são os sintomas mais comuns na contusão do quadríceps. Segundo a classificação de Jackson e Feigin, as contusões de quadríceps podem ser diferenciadas em leves, moderadas ou graves, com base nos padrões de ADM e da marcha (Tab. 29.1). O uso de exames de imagens, em geral, não é necessário.

▶ Tratamento

O manejo imediato de uma contusão do quadríceps requer imobilização da articulação do joelho em flexão, com gelo e

Tabela 29.1 Classificação de Jackson e Feigin das contusões do quadríceps

Grau	Flexão do joelho (graus)	Marcha
Leve	< 90	Normal
Moderado	45-90	Antálgica
Intenso	< 45	Gravemente antálgica

compressão nas 24 horas pós-lesão para diminuir a formação do hematoma. A reabilitação funcional começa quando a ADM indolor tiver retornado e puder avançar com base na tolerância do atleta e na melhora global. O RAJ depende de quando o jogador apresentar um joelho completamente funcional, com uma ADM de pelo menos 120°, e executar todas as atividades específicas do esporte. O uso de AINEs tem sido preconizado para ajudar a prevenir a miosite ossificante, que é uma potencial complicação de longo prazo da formação de hematoma de uma contusão.

> Kary J: Diagnosis and management of quadriceps strains and contusions. Curr Rev Musculoskelet Med 2010;3:26–31.
>
> Larson CM, Almekinders LC, Karas SG, et al: Evaluating and managing muscle contusions and myositis ossificans. Phys Sportsmed 2002;30:41–50.

7. Luxações glenoumerais anteriores

FUNDAMENTOS DO DIAGNÓSTICO

- Mecanismo apropriado de lesão (em geral, colisão com o ombro em abdução e rotação externa, queda sobre um braço hiperflexionado ou um golpe no ombro em leve adução).
- Cabeça umeral proeminente e perda do contorno normal do ombro.

Considerações gerais

O ombro representa uma grande proporção das lesões, sendo as luxações as mais graves em termos de tempo de competição perdido. As luxações ocorrem com maior frequência na direção anterior (Quadro 29.1). Três mecanismos de luxação anterior foram descritos nos jogadores de rúgbi e futebol. O mecanismo mais prevalente envolve um agarro com o ombro em abdução e rotação externa. Outros mecanismos, em ordem de frequência, incluem uma queda com o braço hiperflexionado e um golpe no ombro em leve adução.

Achados clínicos

Atletas que sofrem luxações anteriores traumáticas no campo manifestam de forma imediata perda do contorno normal do ombro, cabeça umeral proeminente e sulco abaixo do acrômio. A dor pode ou não estar presente. Os testes da sensibilidade ao toque sobre o braço lateral e da força do deltoide devem ser feitos logo após o trauma para verificar alguma lesão no nervo axilar, que é uma potencial complicação grave. As radiografias de um ombro deslocado devem ser obtidas antes da redução, já que uma fratura pode estar presente e a redução poderia agravá-la. Entretanto, visto que a maioria das reduções ocorre no campo, em vez de no contexto do departamento de emergência, estão indicadas imagens pós-redução.

Tratamento

Não existe técnica padrão para a redução do ombro. O atleta pode ser capaz de autorreduzir; como alternativa, a equipe médica pode usar contratração ou redução auxiliada por peso na lateral do campo ou no departamento de emergência, com sedação consciente, se necessário. Uma tipoia pós-redução pode ser usada para conforto do paciente, se necessário. Evidência recente apoia a estabilização cirúrgica primária em jogadores com menos de 25 anos de idade, devido à alta taxa de recidivas. Antes da cirurgia, é feita uma RMN para avaliar os ligamentos

Quadro 29.1 Avaliação das luxações da articulação glenoumeral

Direção da luxação	Mecanismo de lesão	Achados clínicos	Lesões associadas
Anterior	Agarre ou queda sobre um braço em extensão, abdução e rotação externa Queda sobre um braço em hiperflexão Golpe no ombro com o braço em leve adução	Perda do contorno do ombro Cabeça umeral proeminente Sulco abaixo do acrômio Possível perda de sensibilidade sobre o ombro lateral (nervo axilar) +/- Dor	Lesão de Bankart Lesão óssea de Bankart Lesão de Hill-Sachs
Posterior	Golpe direto ou queda sobre um braço em rotação interna e adução	Dor com perda de rotação externa Contorno anormal do ombro	Lesão de Bankart invertida
Inferior	Queda sobre um braço em abdução e rotação externa	Ombro bloqueado em 90° de abdução Dor intensa	O mesmo que nas luxações anteriores

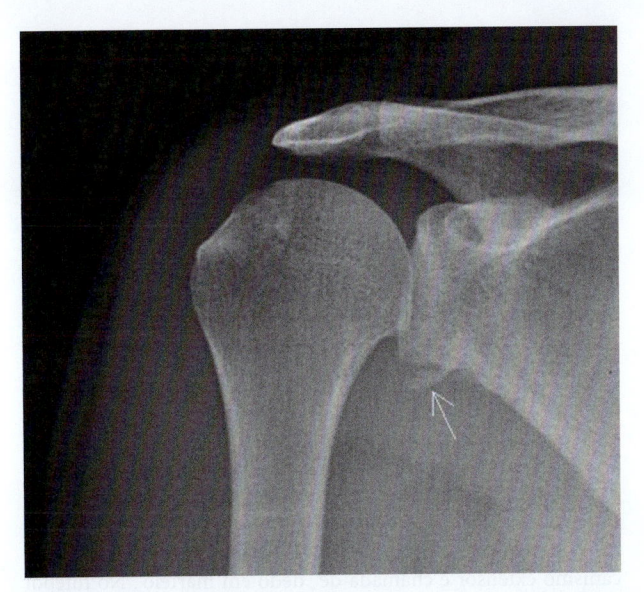

▲ **Figura 29.3** Radiografia anteroposterior (AP) revela uma fratura óssea de Bankart da borda glenoide inferior (*seta*) após uma luxação glenoumeral.

glenoumerais e a presença de lesões secundárias. A desinserção do lábio da margem glenoide anterior, chamada de lesão de Bankart, normalmente é reparada durante a estabilização artroscópica do ombro (Fig. 29.3). Uma fratura da borda da glenoide é denominada lesão óssea de Bankart, e uma lesão de Hill-Sachs é uma fratura por compressão da cabeça umeral posterior que ocorre quando há deslocamento da fossa glenoide. O procedimento cirúrgico mais comum é o reparo labral de Bankart. O RAJ completo pode levar até três meses.

8. Luxações glenoumerais posteriores e inferiores

FUNDAMENTOS DO DIAGNÓSTICO

▶ Luxação posterior: rotação interna e adução do ombro.
▶ Luxação inferior: rotação externa e abdução do braço até 90°.

Considerações gerais

As luxações glenoumerais são muito menos comuns na direção posterior do que na direção anterior, e as luxações inferiores correspondem a apenas 1% de todas as luxações traumáticas (ver Tab. 29.2). Uma luxação posterior resulta de um golpe direto ou queda sobre o braço em adução e rotação externa. Uma luxação inferior, também denominada *luxação ereta*, ocorre com uma queda sobre o braço em rotação externa e abdução.

Achados clínicos

Um atleta com luxação posterior tem perda do contorno anterior do ombro, dor e perda da rotação externa. Um atleta com luxação inferior tem dor intensa, pois a cabeça umeral é bloqueada sob a glenoide, o que impede tanto a adução quanto a rotação interna. As radiografias devem incluir as vistas anteroposterior (AP), lateral, Y escapular e axilar, embora esta última possa não ser possível por causa do desconforto do paciente.

Tratamento

A tração para frente e a pressão sobre o úmero são necessárias para relocar os ombros com deslocamento posterior. A redução dos ombros inferiormente deslocados é um processo de dois passos, que deve ser feito na sala de emergência ou em um contexto clínico com sedação consciente, por causa da dor intensa durante a redução. As diretrizes para RMN e para o manejo cirúrgico são similares àquelas para as luxações glenoumerais anteriores (ver discussão anterior).

Crichton J, Jones DR, Funk L: Mechanisms of traumatic shoulder injury in elite rugby players. Br J Sports Med 2012;46:538–542.

Cutts S, Prempeh M, Drew S: Anterior shoulder dislocation. Ann R Coll Surg Engl 2009;91:2–7.

9. Separações da articulação acromioclavicular (ver Cap. 30)

FUNDAMENTOS DO DIAGNÓSTICO

▶ Dor sobre a articulação acromioclavicular.
▶ Achados físicos consistentes com lesão tipo I-VI conforme a classificação de Rockwood.

A articulação acromioclavicular (AAC) é uma articulação sinovial formada pelo acrômio da escápula e pela extremidade distal da clavícula. Foi relatado que as lesões na AAC correspondem a 41% das lesões em ombros no futebol e a 32% das lesões em ombros no rúgbi, a mais alta porcentagem de qualquer patologia do ombro. O mecanismo comum de lesão durante o futebol ou rúgbi é um golpe direto de um jogador em outro.

A articulação tem estabilizadores dinâmicos e estáticos, sendo os mais importantes em termos de separações a cápsula articular, o ligamento coracoclavicular (CC) e o ligamento acromioclavicular (AC). A classificação de Rockwood baseia-se na ruptura dessas estruturas para estabelecer os seis tipos diferentes de lesão da AAC. O tipo I envolve estiramento da cápsula articular e do ligamento AC, com sensibilidade dolorosa sobre a articulação; o tipo II envolve a ruptura completa da cápsula e do ligamento AC,

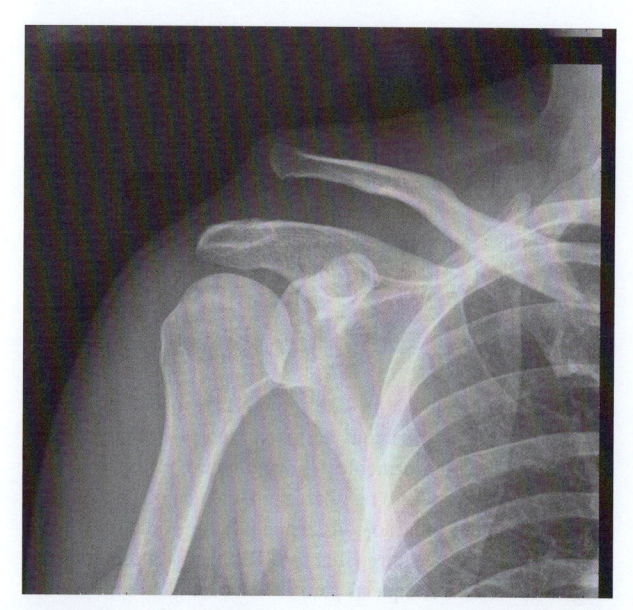

▲ **Figura 29.4** Radiografia AP do ombro direito demonstra uma separação acromioclavicular do tipo V, indicando ruptura completa da cápsula articular e de todos os ligamentos, que permite um deslocamento maior que 100% da clavícula em relação ao acrômio.

estiramento do ligamento CC e um degrau palpável da clavícula ao acrômio; o tipo III envolve as rupturas completas da cápsula, do ligamento AC e do ligamento CC e um degrau visível, com elevação da clavícula em até 100%; o tipo IV envolve a luxação posterior da clavícula; o tipo V envolve uma elevação maior que 100% da clavícula; e o tipo VI envolve a luxação inferior da clavícula (Fig. 29.4). Em um estudo com jogadores de futebol da National Collegiate Association of America (NCAA), 96,4% das lesões da AAC eram do tipo I ou II. As radiografias com peso mostram o nível do deslocamento clavicular e ajudam a classificar a lesão.

O manejo depende do tipo de lesão e é descrito em detalhes no Capítulo 30. O tratamento conservador é indicado para as separações do tipo I, II e III, e o reparo cirúrgico é recomendado para os tipos IV, V e VI, bem como para as separações do tipo III que não respondem ao tratamento conservador. A terapia tem a fase aguda, a de recuperação e a de RAJ. O retorno à competição ocorre frequentemente depois de 2 a 4 semanas para as separações do tipo I, de 4 a 6 semanas para as do tipo II, e de 6 a 8 semanas para as do tipo III.

Headey J, Brooks JH, Kemp SP: The epidemiology of shoulder injuries in English professional rugby union. Am J Sports Med 2007;35:1537–1543.

Reid D, Polson K, Johnson L: Acromioclavicular joint separations grades I–III: A review of the literature and development of best practice guidelines. Sports Med 2012;42:681–696.

10. Dedo em martelo

FUNDAMENTOS DO DIAGNÓSTICO

- Flexão forçada súbita de uma articulação interfalângica distal (IFD) estendida.
- Dor e edema no dedo e incapacidade de estender a articulação IFD.

▶ **Considerações gerais**

O mecanismo extensor terminal do dedo cruza o aspecto dorsal da articulação IFD e é essencial para a extensão ativa completa do dígito. Nos esportes com bola, esta pode atingir e flexionar de modo forçado a ponta do dedo estendida, fazendo o tendão extensor ser arrancado ou produzindo uma fratura-avulsão da inserção tendínea na base da falange distal. Essa ruptura do mecanismo extensor é chamada de "dedo em martelo". No futebol americano, algumas posições de jogo têm um risco particular para essa lesão, em especial ao tentar agarrar uma bola.

▶ **Achados clínicos**

A maioria das lesões em martelo envolve o dedo médio, embora a lesão possa ocorrer em qualquer dígito, incluindo o polegar. Os atletas apresentam dor e edema, sensibilidade dolorosa sobre a falange distal e incapacidade de estender de forma ativa a articulação IFD. As radiografias podem mostrar uma pequena fratura-avulsão, que é significativa apenas se mais de um terço da articulação estiver envolvido.

▶ **Tratamento**

O tratamento consiste na imobilização do dígito lesionado em leve hiperextensão por 6 a 8 semanas, e a adesão é essencial. Qualquer flexão da articulação IFD perturbará a cicatrização e trará risco de lesão recorrente ou período mais longo fora do jogo. O RAJ rápido é possível apenas se não houver qualquer risco de ruptura no dedo imobilizado. Entretanto, por causa da importância de todos os movimentos do dedo no futebol americano e no rúgbi, principalmente entre as posições de habilidade e em defensores, com frequência é indicado o afastamento da competição até que a cicatrização completa seja alcançada. O RAJ pode ocorrer quando a extensão ativa e indolor da articulação IFD tiver sido alcançada, depois de um curso completo de imobilização. Deve-se manter o uso do imobilizador durante toda a atividade esportiva e à noite por 6 a 8 semanas adicionais. Ao longo do curso de tratamento e no RAJ, a articulação interfalângica proximal deve permanecer móvel, e a ruptura da pele deve ser prevenida.

Peterson JJ, Bancroft LW: Injuries of the fingers and thumb in the athlete. Clin Sports Med 2006;25:527–542.

Simpson D, McQueen M, Kumar P: Mallet deformity in sport. J Hand Surg Br 2001;26:32–33.

Leinberry C: Mallet finger injuries. J Hand Surg Am 2009;34:1715–1717.

11. Avulsão do tendão profundo

FUNDAMENTOS DO DIAGNÓSTICO

▶ Dor e edema no dedo e incapacidade de flexionar a articulação IFD.

▶ História de uma lesão causada na tentativa de tirar a bola ou ao agarrar a camisa do adversário.

Quando jogadores de futebol americano ou de rúgbi agarram a camisa do oponente, estão em risco de ruptura do flexor profundo dos dedos da base da falange distal, uma lesão denominada "dedo da camisa". De tais lesões, 75% envolvem o quarto dígito. O atleta apresenta dor e edema sobre o aspecto volar do dedo, em geral com o dedo em extensão. Pode haver sensibilidade dolorosa sobre todo o flexor profundo dos dedos, e o atleta pode não conseguir flexionar de forma ativa a articulação IFD com o isolamento do tendão. O flexor superficial dos dedos também deve ser avaliado.

Recomenda-se cirurgia para reparar o tendão rompido do flexor profundo dos dedos, e a intervenção precoce (dentro de 7-10 dias) melhora os desfechos. A reabilitação pós-operatória da mão para o alongamento do flexor a fim de diminuir a rigidez de longo prazo é essencial para a recuperação completa. Em geral, o retorno aos esportes de contato não é permitido até pelo menos três meses após a cirurgia.

Leggit JC, Meko CJ: Acute finger injuries: Part I. Tendons and ligaments. Am Fam Physician 2006;73:810–816.

Peterson JJ, Bancroft LW: Injuries of the fingers and thumb in the athlete. Clin Sports Med 2006;25:527–542.

12. Polegar do guarda-caça

FUNDAMENTOS DO DIAGNÓSTICO

▶ Dor na base do primeiro dígito.

▶ As radiografias podem mostrar uma fratura.

▶ Considerações gerais

As rupturas parciais ou completas do ligamento colateral ulnar (LCU) representam 86% de todas as lesões traumáticas do polegar. Cair sobre o braço estendido com o polegar abduzido ou segurar uma bola enquanto ela cai pode produzir uma ruptura do LCU do polegar. Essa lesão também é bastante vista em esquiadores que sofrem um estresse em valgo no polegar abduzido enquanto seguram o bastão do esqui durante uma queda.

▶ Achados clínicos

O atleta apresenta dor, edema e sensibilidade sobre o aspecto ulnar da base do polegar e da primeira articulação MCF. Também pode haver desvio ulnar ou subluxação da falange proximal. Devem ser obtidas radiografias para determinar se uma fratura-avulsão está presente, mas a imagem deve ser obtida antes do exame físico, para diminuir o risco de piorar uma fratura desconhecida. Quando nenhum ponto firme for sentido no teste em valgo, considera-se presente uma ruptura completa. Se o LCU se desloca para o sentido proximal, a aponeurose adutora do adutor do polegar pode deslizar entre o ligamento rompido e o osso, prevenindo a cicatrização. Essa anormalidade, denominada *lesão de Stener*, deve ser suspeitada em qualquer atleta com uma fratura-avulsão deslocada e visível nas radiografias simples.

▶ Tratamento

O manejo conservador com uma tala gessada de polegar ou imobilização termoplástica por quatro semanas é o tratamento de escolha para as rupturas parciais do LCU. As rupturas completas sem final firme ao estresse em valgo ou as fraturas-avulsão deslocadas requerem reparo cirúrgico. Independentemente do manejo, os atletas podem retornar à competição se sua posição permitir o uso de um imobilizador ou gessado, como é o caso dos volantes ofensivos ou defensivos no futebol americano. Quando o polegar tiver recuperado a força completa com ADM normal indolor, os atletas podem retornar à plena competição sem imobilizador ou gessado. Nas rupturas parciais, em geral, isso ocorre depois de mais ou menos quatro semanas; as rupturas completas levam cerca de três meses, não importando se houve ou não cirurgia.

Peterson JJ, Bancroft LW: Injuries of the fingers and thumb in the athlete. Clin Sports Med 2006;25:527–542.

Ritting AW, Baldwin PC, Rodner CM: Ulnar collateral ligament injury of the thumb metacarpophalangeal joint. Clin J Sport Med 2010;20:106–112.

LESÕES COMUNS NO HÓQUEI SOBRE O GELO

As frequentes acelerações e desacelerações, as mudanças na direção e a força total produzida pelos impactos entre os corpos e as interceptações nos jogadores de hóquei sobre o gelo colocam-nos em um risco alto para lesões. Muitas das lesões já discutidas em relação ao futebol americano e ao rúgbi, em especial as concussões, as luxações glenoumerais e a luxação da articulação AC, também são prevalentes no hóquei. Nesta seção, serão examinadas lesões adicionais não exclusivas, mas vistas com bastante frequência no esporte.

1. Pubalgia do atleta (hérnia do esporte)

FUNDAMENTOS DO DIAGNÓSTICO

▶ Dor inespecífica na virilha ou no abdome inferior, ou em ambos os locais, com sensibilidade dolorosa sobre o tubérculo do púbis.

▶ Achados positivos na RM envolvendo o osso do púbis e os tecidos moles.

Considerações gerais

O diagnóstico diferencial para dor na virilha e no abdome inferior é amplo. Ele inclui, mas não se limita a, impacto femoroacetabular, artrite e rupturas labrais; estenose ou herniação de disco lombar; tendinopatia ou ruptura de adutor; distensões ou contusões musculares; osteíte do púbis; fraturas de estresse pélvicas; tendinopatia do iliopsoas; e pubalgia do atleta, com frequência chamada de "hérnia do esporte".

Alguns médicos dizem que a *pubalgia do atleta* é um termo "guarda-chuva" que se refere a um conjunto de possíveis diagnósticos, sendo a hérnia do esporte apenas um subconjunto. Meyers e colaboradores caracterizaram-na como uma lesão por hiperextensão, que ocorre quando o púbis serve como um ponto de pivô na inserção dos músculos reto do abdome e adutor longo. A lesão resulta na ruptura do tendão conjunto do adutor longo e do reto do abdome, levando a uma artropatia por degeneração da sínfise púbica.

Para os propósitos desta discussão, optou-se por considerar a pubalgia do atleta e a hérnia do esporte como a mesma entidade: um espectro de possíveis rupturas musculares, fasciais, tendíneas e aponeuróticas – incluindo aquelas da aponeurose e inserções do reto do abdome e do adutor longo, dos oblíquos externos, da interface entre o tendão conjunto e o reto do abdome e dos músculos que formam o tendão conjunto (oblíquo interno e transverso do abdome) – que se apresentam como uma dor inespecífica no abdome inferior ou na virilha, ou em ambos os locais. A pubalgia do atleta é vista com mais frequência em atletas que fazem inclinação e torção repetitivas, como os jogadores de futebol e de hóquei ("virilha do jogador de hóquei"), levando a uma ruptura maior ou a várias microrrupturas nas estruturas listadas.

Achados clínicos

A. Sinais e sintomas

Os atletas apresentam dor no abdome inferior e na virilha que piora com o exercício e melhora com o repouso. A maioria dos jogadores pode apontar um evento causal específico, embora o aparecimento seja, muitas vezes, insidioso. A dor costuma ser unilateral, embora nem sempre. Ela pode se irradiar para o períneo, a coxa ou o escroto e piora ao driblar, torcer, mudar de direção, chutar, fazer abdominais e realizar atividades que envolvem uma manobra de Valsalva súbita.

O exame deve incluir a avaliação da dor e da força muscular adutora, do iliopsoas e dos músculos abdominais na sínfise púbica. De modo geral, os pacientes relatam sensibilidade dolorosa sobre ou acima do osso do púbis, sobre ou perto da inserção dos músculos reto do abdome ou adutor longo. Alguns pacientes podem ter sensibilidade dolorosa em um ponto específico no anel inguinal externo ou um anel inguinal superficial dilatado. Os pacientes podem também ter dor no tubérculo e na sínfise do púbis. Diferentemente de uma hérnia abdominal ou inguinal, a hérnia do esporte não apresenta qualquer defeito ou abaulamento à palpação.

O teste provocativo com abdominais e adução contra a resistência, com os quadris em rotação externa, pode reproduzir a dor na virilha. Além disso, os cinco sinais e sintomas seguintes têm sido identificados como pistas para diagnosticar a hérnia do esporte: (1) dor profunda na virilha ou no abdome inferior, (2) dor em atividades como chutar, (3) sensibilidade dolorosa palpável sobre o ramo do púbis na inserção do reto do abdome e do tendão conjunto, (4) dor na adução do quadril contra resistência em 0°, 45° ou 90° de flexão do quadril, e (5) dor com exercícios abdominais contra a resistência. A dor pode ser produzida com um exercício abdominal ou com a flexão do quadril contra a resistência quando em decúbito dorsal ou ao inclinar-se para frente quando em pé. Deve ser feita uma avaliação completa da articulação do quadril, da coluna lombossacral, do abdome, dos tendões adutores, do iliopsoas e da pelve para afastar outras condições.

B. Estudos de imagem

As radiografias do quadril e da pelve são o exame padrão para afastar fraturas de estresse, impacto ou alguma outra patologia óssea. Se uma hérnia do esporte for suspeitada, recomenda-se a realização de uma RMN com um protocolo especial. Os achados da RMN podem diagnosticar a hérnia do esporte em 68% dos casos. Os achados podem variar com base na lesão, mas, em geral, existe uma ruptura da aponeurose do reto do abdome-adutor e edema ósseo na sínfise do púbis. A presença de uma área hiperintensa em T2 na região subcortical anterior do osso, 1 a 2 cm lateralmente à sínfise, indica patologia na inserção do reto do abdome. Outros achados da RMN podem incluir uma configuração mais intensa e linear, refletindo uma resposta de estresse, ou uma fratura de estresse inicial 5 a 15 mm lateralmente à sínfise do púbis. Com frequência, um sinal de fluido ou similar a fluido está presente dentro da sínfise do púbis. A combinação destes e dos achados antes mencionados representa a lesão na borda lateral do reto do abdome e na aponeurose dos adutores. Os achados da RMN podem diagnosticar a hérnia do esporte em 68% dos casos.

O ultrassom dinâmico também pode ser usado para visualizar a deficiência da parede inguinal posterior. Os estudos de ultrassom mostrarão um abaulamento anormal da parede posterior quando for pedido para o paciente se contrair.

Tratamento

O manejo indicado para os atletas com hérnia do esporte durante a temporada começa com um período de repouso, gelo, AINEs e, possivelmente, injeções de corticosteroide ou de plasma rico em plaquetas na inserção dos músculos reto do abdome ou adutor longo. Em alguns casos, a lesão é autolimitada.

Depois de quatro semanas nas quais apenas exercícios de cadeia fechada dos membros inferiores são permitidos, o atleta progride para um programa de avaliação funcional específico do esporte a fim de determinar se um RAJ sem dor é possível. Se a dor ainda não tiver passado, o jogador pode retornar à competição se puder tolerar o desconforto e apresentar um desempenho de nível alto. Não há evidências de que a competição com dor piore o defeito da parede abdominal ou o desfecho cirúrgico. Um tratamento completo de fisioterapia deve ser tentado antes do encaminhamento cirúrgico, o qual com frequência é feito muitos meses depois do aparecimento inicial dos sintomas.

Se a dor persistir após um período de repouso, o tratamento cirúrgico deve ser considerado; ele consiste na reinserção unilateral ou bilateral do reto do abdome. As técnicas cirúrgicas incluem tanto procedimentos laparoscópicos quanto abertos e dependem da preferência do cirurgião e da natureza exata dos achados da RMN. A satisfação do paciente após a cirurgia varia de 77% até 100%.

> Jansen JA, Mens JM, Backx FJ, et al: Treatment of longstanding groin pain in athletes: A systematic review. Scand J Med Sci Reports 2008;18:263–274.
>
> Litwin DE, Sneider EB, McEnaney PM: Athletic pubalgia (sports hernia). Clin Sports Med 2011;30:417–434.
>
> Meyers WC, Foley DP, Garrett WE, et al: Management of severe lower abdominal or inguinal pain in high-performance athletes. PAIN (Performing Athletes with Abdominal or Inguinal Neuromuscular Pain Study Group.) Am J Sports Med 2000;28:2–8.
>
> Mullens FE, Zoga AC, Morrison WB, Myers WC: Review of MRI technique and imaging findings in athletic pubalgia and the "sports hernia". Eur J Radiol 2012;81:3780–3792.
>
> Shortt CP, Zoga AC, Kavanagh EC, et al: Anatomy, pathology, and MRI findings in the sports hernia. Semin Musculoskelet Radiol 2008;12:54–61.
>
> Zoga AC, Kavanagh EC, Omar IM, et al: Athletic pubalgia and the "sports hernia": Optimal MR imaging technique and findings. Radiographic 2008;28:1415–1438.

2. Distensão do músculo adutor

FUNDAMENTOS DO DIAGNÓSTICO

▶ Dor na virilha.

▶ Sensibilidade dolorosa local sobre o músculo adutor.

▶ Considerações gerais

As "fisgadas agudas na virilha" estão entre as lesões mais comuns no hóquei sobre o gelo, no futebol e em outros esportes que envolvem paradas frequentes e mudanças súbitas de direção. O mecanismo proposto para a lesão é de uma força excêntrica excessiva sobre os adutores do quadril conforme eles atuam para desacelerar a perna durante uma passada. Os fatores de risco para a distensão dos adutores incluem proporções menores que 80% entre as tensões adutoras e abdutoras, fraqueza interna, falta de treinamento pré-temporada ou de pré-treinamento específico para o esporte e distensão prévia dos adutores.

▶ Achados clínicos

Em geral, os atletas podem definir o momento em que ocorreu a distensão dos adutores. A dor costuma localizar-se no ventre muscular, na junção musculotendínea ou na origem do tendão adutor sobre o ramo inferior do púbis. A palpação ao longo de todo o comprimento do músculo e do tendão correspondente é uma parte essencial do exame. O teste de aperto do adutor, no qual o atleta fica em decúbito dorsal com as pernas estendidas e aperta o punho fechado do examinador entre seus joelhos, é outra manobra provocativa que reproduz a dor. Uma distensão dos adutores é um diagnóstico clínico, e os exames de imagem não são necessários, a menos que uma lesão mais complexa seja suspeitada, como uma entesopatia de adutores ou pubalgia de atleta.

▶ Tratamento

Depois da lesão inicial, repouso, gelo, compressão e elevação (RGCE) são iniciados por 48 horas. Entretanto, a reabilitação ativa deve começar assim que os sintomas agudos tiverem cedido. A fase inicial da terapia utiliza alongamento suave, massagem e, possivelmente, agulhamento seco para liberar os músculos iliopsoas e glúteos tensos e técnicas manuais para liberar a tensão miofascial nos adutores. Essa liberação é muito importante na dor crônica da virilha. Para prevenir o agravamento, um adutor lesionado não deve ser alongado demais. A estabilidade interna e lombopélvica é um componente fundamental do programa de reabilitação para diminuir a carga sobre o compartimento adutor.

Quando os músculos tiverem sido liberados, implementa-se um regime de exercícios indolores que progride durante 8 a 12 semanas, com a meta de aumentar, de forma gradual, a carga sobre o osso e os tecidos moles púbicos circundantes. É permitido andar de bicicleta nas primeiras seis semanas e, mais adiante, praticar corrida, se não houver dor. Os jogadores de hóquei podem evoluir para os exercícios específicos do esporte quando a força dos adutores estiver em pelo menos 75% dos abdutores ipsilaterais e para a prática com patins sem dor quando aquele nível alcançar de 90 a 100%. Foi demonstrado que o fortalecimento pré-temporada dos adutores em jogadores com uma proporção de força entre adutores e abdutores menor que 80% ajudaria a prevenir as fisgadas na virilha durante a temporada.

> Emery CA, Meeuwisse WH: Risk factors for groin injuries in hockey. Med Sci Sports Exerc 2001;33:1423–1433.
>
> Holmich P, Uhrskou P, Ulnitis L: Effectiveness of active physical training as treatment for long-standing adductor-related groin pain in athletes: Randomized trial. Lancet 1999;353:439–443.
>
> Maffey L, Emery C: What are the risk factors for groin strain injury in sport? A systematic review of the literature. Sports Med 2007;37:881–894.
>
> Mosiener MD, Wadsworth LT: Ice hockey: A team physician's perspective. Curr Sports Med Rep 2010;9:134–138.
>
> Tyler TF, Nicholas SJ, Campbell RJ, et al: The effectiveness of a preseason exercise program to prevent adductor muscle strains in professional ice hockey players. Am J Sports Med 2002;30:680–683.

ESPORTES DE CONTATO LIMITADO

Esta categoria engloba esportes como basquete, futebol, lacrosse e hóquei na grama, que têm em comum a movimentação dinâmica, ações de bloqueio físico de contato limitado e corridas de explosão durante a prática. Os jogadores de tais esportes estão propensos a lesões no pé, no tornozelo, no joelho e na perna. Embora as colisões corporais completas não sejam elementos centrais do jogo, como no futebol, no rúgbi e no hóquei sobre o gelo, o contato físico entre jogadores, que ocorre no avanço da bola ou no bloqueio de outro jogador, pode causar lesões como aquelas descritas anteriormente para os esportes de contato.

LESÕES COMUNS NO BASQUETE

O basquete é um esporte que exige alta intensidade de movimento dinâmico em todos os planos; assim, não é surpresa que tenha um risco mais alto de lesões que a maioria dos outros esportes. As lesões mais comuns e graves no basquete envolvem o tornozelo, a perna e o joelho.

1. Entorse de tornozelo (ver também Cap. 30)

FUNDAMENTOS DO DIAGNÓSTICO

► Sensibilidade dolorosa na lateral do tornozelo, edema, equimose e incapacidade de apoiar o peso.
► Dor na inversão passiva com dorsiflexão, com flexão plantar ou com ambas.
► Resultado positivo nos testes de gaveta anterior e (às vezes) de inclinação talar, demonstrando frouxidão.

► Considerações gerais

As lesões no tornozelo são as mais frequentes nos jogadores de basquete. O maior fator de risco é uma lesão recente prévia de tornozelo. A história é de uma inversão com dorsiflexão forçada do tornozelo, com ou sem um "estalo" audível, dor imediata, edema e equimose. As lesões do ligamento lateral são as mais comuns, sendo o ligamento talofibular anterior mais frequentemente envolvido, seguido pelo ligamento talofibular posterior. A entorse lateral do tornozelo é discutida em detalhes no Capítulo 30.

Uma entorse alta de tornozelo é uma lesão da sindesmose entre a tíbia e a fíbula distal, envolvendo o ligamento tibiofibular anteroinferior, e representa apenas 1% das entorses de tornozelo. O mecanismo de uma entorse alta de tornozelo é a eversão e a pronação forçadas, em uma posição em flexão plantar. Embora mais rara, está relacionada a recuperação prolongada e a uma probabilidade maior de tratamento cirúrgico.

► Achados clínicos

Logo após a lesão, os ligamentos do tornozelo lateral estão dolorosos à palpação, e há dor na inversão. A frouxidão pode ser notada durante o teste da gaveta anterior ou o teste de inclinação talar, mas pode não ser óbvia se houver edema e defesa. Uma lesão sindesmótica apresenta edema e sensibilidade dolorosa entre a tíbia e a fíbula e um teste de aperto positivo (quando o apertar a panturrilha distal causa dor dentro do tornozelo distal). Embora raras, as fraturas podem ocorrer com maior frequência em crianças e envolver o quinto metatarsal e a fíbula

Quadro 29.2 Regras de Ottawa para as imagens radiográficas na dor do tornozelo e do mediopé

Dor no tornozelo
Obter radiografias em série se a dor for próxima dos maléolos e se pelo menos um dos seguintes fatores estiver presente:
- Idade ≥ 55 anos
- Incapacidade de apoiar o peso por quatro passos, seja logo após a lesão, seja no departamento de emergência
- Sensibilidade dolorosa óssea na borda posterior ou na ponta de qualquer maléolo

Dor no mediopé
Obter radiografias em série se houver dor no mediopé e sensibilidade em *pelo menos um* dos seguintes locais:
- Osso navicular
- Osso cuboide
- Base do quinto metatarso

Dados de Stiell IG, Greenberg GH, McKnight RD, et al: A study to develop clinical decision rules for the use of radiography in acute ankle injuries. Ann Emerg Med 1992;21:384-390.

distal. Devem ser obtidas radiografias do tornozelo se houver uma grande suspeita de fratura com base nas regras de Ottawa para tornozelo (Quadro 29.2). Uma lesão da sindesmose produz separação maior que 6 mm entre o maléolo medial e o tálus em uma incidência da mortalha, mas, se tal separação estiver ausente nas radiografias, e a suspeita clínica for grande, devem ser obtidas vistas em estresse ou uma TC.

► Tratamento

Após ser feito o diagnóstico de entorse de tornozelo, a reabilitação das lesões agudas do tornozelo, em geral, é dividida em quatro fases. A fase I é focada na redução da dor e do edema e na proteção das estruturas ligamentares; a fase 2 busca a normalização do padrão de marcha; a fase 3 foca o retorno às atividades diárias sem dor; e, na fase 4, busca-se o retorno aos esportes (para detalhes, consultar o Cap. 30). O RAJ típico ocorre entre 4 e 6 semanas, embora isso varie conforme a gravidade, e ataduras ou imobilizadores com frequência são usados para promover o RAJ. Antes do RAJ, o atleta deve ser capaz de progredir sem dor para corridas, movimentos laterais, interrupções bruscas, saltos e, por fim, fazer os movimentos específicos do esporte praticado. (Para discussão adicional, ver Cap. 30.)

O tratamento das entorses altas de tornozelo é mais prolongado. Os atletas com sintomas clínicos de uma entorse alta de tornozelo sem achados radiográficos significativos podem ser tratados de forma conservadora com uma bota gessada sem apoio por quatro semanas. Já os indivíduos com achados radiográficos devem ser tratados cirurgicamente para reparar a lesão sindesmótica. O RAJ ocorre em cerca de três meses.

Anderson RB, Hunt KJ, McCormick JJ: Management of common sports-related injuries about the foot and ankle. J Am Acad Orthop Surg 2010;18:546-556.

Hubbard TJ, Hicks-Little CA: Ankle ligament healing after an acute ankle sprain: An evidence-based approach. J Athl Train 2008;43:523–529.

Osborne MD, Rizzo TD: Prevention and treatment of ankle sprain in athletes. Sports Med 2003;33:1145–1150.

Williams GN, Jones MH, Amendola A: Syndesmotic ankle sprains in athletes. Am J Sports Med 2007;35:197–207.

2. Tendinopatia patelar

FUNDAMENTOS DO DIAGNÓSTICO

▶ Dor anterior no joelho que é exacerbada ao saltar.

▶ Considerações gerais

A tendinopatia patelar, também conhecida como "joelho do saltador", é uma lesão comum no basquete, mas também é vista em outros esportes com saltos, como no voleibol, e nos esportes que têm corridas de explosão.

▶ Achados clínicos

O atleta relata dor no polo inferior da patela que é exacerbada ao saltar ou realizar movimentos explosivos. A dor, em geral, está ausente na ADM passiva do joelho, e não costuma haver edema. Raras vezes, a tendinopatia patelar é confundida com outros distúrbios do joelho, mas é importante diferenciá-la da síndrome de dor patelofemoral, da síndrome do impacto do coxim gorduroso e da doença de Osgood-Schlatter (em adolescentes). A ruptura do tendão patelar é rara, mas pode ocorrer se um atleta continuar praticando esportes com um tendão espessado e inflamado.

▶ Tratamento

Similar ao manejo de muitas tendinopatias, o tratamento inclui repouso relativo e reabilitação com um programa de exercícios excêntricos, estabilização do tronco e do tornozelo. Os atletas que completarem um programa de reabilitação baseado na aplicação de carga excêntrica do tendão patelar, junto com afastamento do esporte, mostram boa recuperação em 12 semanas. As injeções de corticosteroide não têm resultado em benefícios de longo prazo no tratamento da tendinopatia patelar e aumentam o risco de ruptura do tendão patelar. O plasma rico em plaquetas tem sido usado no tratamento de várias tendinopatias, mas os desfechos de longo prazo na tendinopatia patelar permanecem indeterminados. Nos casos refratários, o debridamento cirúrgico pode ser considerado.

Frohm A, Saartok T, Halvorsen K, Renström P: Eccentric treatment for patellar tendinopathy: A prospective randomized short-term pilot study of two rehabilitation protocols. Br J Sports Med 2007;41: e7.

Kodali P, Islam A, Andrish J: Anterior knee pain in the young athlete: Diagnosis and treatment. Sports Med Arthrosc Rev 2011;19:27–33.

McKay GD, Goldie PA, Payne WR, et al: A prospective study of injuries in basketball: A total profile and comparison by gender and standard of competition. J Sci Med Sport 2001;4:196–211.

LESÕES COMUNS NO FUTEBOL, LACROSSE E HÓQUEI NA GRAMA

Futebol, lacrosse e hóquei na grama são esportes similares, sendo praticados em um campo com tempo limitado e com um objetivo comum de tentar fazer gols. As lesões mais frequentes no futebol incluem aquelas no tornozelo, no joelho e na parte superior da perna. Embora haja certa quantidade de contato no lacrosse e no hóquei na grama, a maioria das lesões tem menor gravidade.

1. Entorse da primeira articulação metatarsofalângica

FUNDAMENTOS DO DIAGNÓSTICO

▶ Dor e edema na primeira articulação metatarsofalângica (MTF).

▶ Dor com a aplicação de carga e com a flexoextensão passiva da primeira articulação MTF.

▶ Considerações gerais

A incidência dessa lesão, também conhecida como "torção do hálux", tem aumentado por causa da maior popularidade das quadras artificiais. Atletas que usam calçados flexíveis com proteção limitada no antepé também correm maior risco de sofrer essa lesão. Em geral, ela ocorre quando o primeiro dedo do pé está apoiado no solo e uma força é dirigida para a parte de trás do pé. A torção do hálux é uma lesão do complexo capsuloligamentar plantar e, tal como na entorse, tem três graus (Tab. 29.2).

▶ Achados clínicos

Com frequência, o atleta tem dor e edema em torno da primeira articulação MTF. O apoio e qualquer flexão ou extensão

Tabela 29.2 Intensidade da lesão na entorse da primeira articulação metatarsofalângica

Grau	Descrição
I	Estiramento do complexo capsuloligamentar plantar
II	Ruptura parcial do complexo capsuloligamentar plantar
III	Ruptura completa com avulsão da placa plantar da cabeça metatarsal

Dados de Clanton TO, Ford JJ: Turf toe injury. Clin Sports Med 1994;13:731-741.

da primeira articulação MTF causam dor. As radiografias do pé devem ser obtidas para observar complicações, como a lesão de sesamoides, a lesão por avulsão ou a subluxação articular.

▶ Tratamento

O tratamento inicial consiste em RGCE e carga limitada, com um calçado do tipo pós-operatório por 72 horas. A maioria de jogadores responde bem ao tratamento não operatório. As lesões de grau I são tratadas com uma espica entre o hálux e os outros dedos; o RAJ costuma ser imediato. As lesões de grau II são tratadas e respondem de forma similar àquelas de grau I, mas podem requerer intervalo de duas semanas antes do RAJ. As lesões de grau III requerem imobilização por mais tempo com um imobilizador ou gessado, com o RAJ variando entre 2 a 6 semanas. A presença de quaisquer das complicações citadas pode exigir uma intervenção cirúrgica. Após o reparo cirúrgico, a recuperação pode levar de 6 a 12 meses antes do RAJ. Embora a maioria dos atletas retorne à função completa, aqueles com lesões de grau III têm maior risco para hálux valgo ou rígido e falha em alcançar uma força completa na impulsão.

Clanton TO, Ford JJ: Turf toe injury. Clin Sports Med 1994;13(4):731–741.

Watson TS, Anderson RB, Davis WH: Periarticular injuries to the hallux metatarsophalangeal joint in athletes. Foot Ankle Clin 2000;5:687–713.

2. Lesão da articulação tarsometatarsal (Lisfranc)

FUNDAMENTOS DO DIAGNÓSTICO

- Edema e sensibilidade dolorosa intensos no mediopé.
- Incapacidade de apoiar o peso, especialmente ao andar na ponta do pé.
- As radiografias com carga podem mostrar um deslocamento maior de 2 mm entre o primeiro e o segundo metatarsais.

▶ Considerações gerais

A articulação de Lisfranc consiste na articulação medial entre o primeiro e o segundo metatarsos e os cuneiformes medial e médio. Embora rara, a lesão dessa articulação pode ocorrer com maior frequência a partir de um trauma de baixo impacto (seja por força direta, seja por trauma relacionado a uma lesão rotacional).

▶ Achados clínicos

Atletas com essa lesão podem apresentar edema significativo e incapacidade de apoiar o peso, em especial ao andar na ponta do pé. Alguns atletas podem descrever um "estalo" no momento da

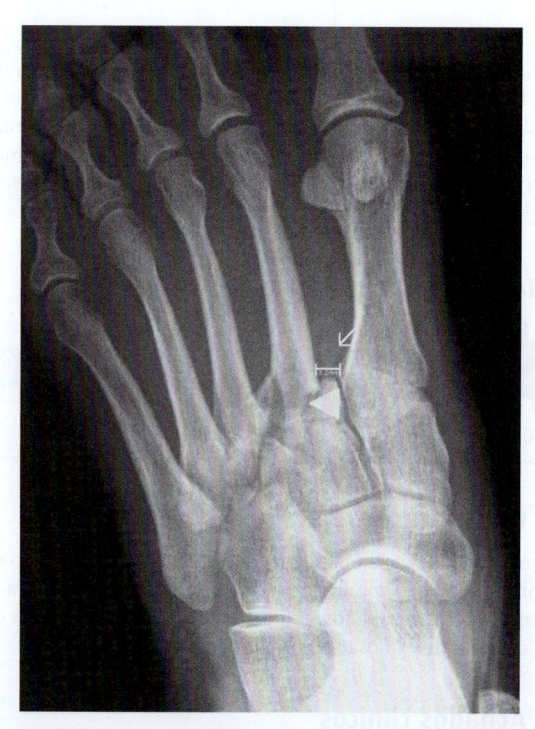

▲ **Figura 29.5** Radiografia AP do pé revela uma significativa lesão de Lisfranc, com deslocamento maior que 2 mm entre o primeiro e o segundo metatarsos, e uma fratura cominutiva e deslocada do complexo de Lisfranc (*ponta da seta grande*). O clássico "sinal da lasca" também está presente (*seta pequena*).

lesão. O exame físico revela sensibilidade dolorosa ao longo da articulação de Lisfranc, dor com a compressão do mediopé e dor ao aplicar um estresse dorsoplantar no primeiro metatarso enquanto é estabilizada a cabeça do segundo metatarso. É importante avaliar o pulso pedioso, já que a artéria pediosa dorsal cruza o segundo metatarso.

O diagnóstico é confirmado por meio de radiografia; as incidências com carga do pé mostram um deslocamento maior de 2 mm entre o primeiro e o segundo metatarsos. Um pequeno fragmento de avulsão, conhecido como o "sinal da lasca", também pode ser visto surgindo do cuneiforme medial ou do aspecto medial da base do segundo metatarso (Fig. 29.5). Se as radiografias iniciais forem negativas e a suspeita clínica permanecer grande, a TC é o exame de escolha.

▶ Tratamento

O tratamento não cirúrgico é indicado para os estiramentos não deslocados e estáveis da articulação de Lisfranc. Os atletas são imobilizados com uma bota gessada ou imobilizador sem carga por 4 a 6 semanas, ou até ficarem assintomáticos. Posteriormente, o atleta deve iniciar a sustentação do peso e a deambulação progressivas. A intervenção cirúrgica está indicada se as radiografias com carga mostrarem um deslocamento maior que 2 mm em comparação com o lado contralateral.

Depois da fixação cirúrgica, o RAJ é possível dentro de 12 a 16 semanas, dependendo dos sintomas. Entretanto, se o esporte envolver atividade de alto impacto, explosiva ou com alternâncias frequentes de direção, tal lesão pode terminar com a carreira do atleta. Além do retorno lento ao jogo, os problemas comuns incluem a artrose pós-traumática, a consolidação viciosa e a síndrome de dor regional complexa.

Burroughs KE, Reimer CD, Fields KB: Lisfranc injury of the foot: A commonly missed diagnosis. Am Fam Physician 1998;58: 118–124.

Haddix B, Ellis K, Saylor-Pavkovich E: Lisfranc fracture-dislocation in a female soccer athlete. Int J Sports Phys Ther 2012;7:219–225.

ESPORTES SEM CONTATO

Os esportes que costumam ser incluídos nesta categoria incluem o beisebol, o golfe, os esportes com raquete (p. ex., tênis, raquetebol) e os esportes extremos, como esqui, *snowboarding* e *skate*. Este capítulo limita-se às lesões sofridas no beisebol; os leitores são encaminhados a outras fontes de informação para as lesões adicionais dos esportes sem contato.

LESÕES COMUNS NO BEISEBOL

1. Lesões anteroposteriores do lábio superior (SLAP)

FUNDAMENTOS DO DIAGNÓSTICO

▶ Dor no ombro posterior, em especial em abdução, que é exacerbada por atividades sobre a cabeça.

▶ A ruptura é vista na artrografia com ressonância magnética.

▶ Considerações gerais

O lábio glenoide é uma almofada fibrocartilaginosa em forma de anel que proporciona profundidade e estabilidade à articulação glenoumeral. Ele serve como uma inserção primária para os ligamentos glenoumerais e para a cabeça longa do tendão do bíceps. As lesões anteroposteriores do lábio (SLAP) são rupturas que se estendem de um ponto anterior ao tendão do bíceps até um ponto posterior ao tendão. Elas são classificadas em quatro tipos. Nas lesões do tipo 1, existe um franjado e degeneração do lábio, mas sua inserção na glenoide permanece intacta. Nas lesões do tipo 2, o lábio superior e a inserção do tendão do bíceps são destacados da borda da glenoide. Nas lesões do tipo 3, o lábio superior é destacado da glenoide, mas a inserção do tendão do bíceps na borda labral fica intacta. Por fim, nas lesões do tipo 4, o lábio superior é rompido com extensão para o tendão do bíceps, e há deslocamento tanto do lábio quanto do tendão para dentro da articulação.

Quando o ombro do arremesso está na posição armada – abdução e rotação externa –, o tendão do bíceps transfere uma força de torção para o lábio da glenoide. Essa força pode levar a um "descascamento" do lábio posterossuperior da glenoide, resultando em uma ruptura. Os fatores de risco para as lesões tipo SLAP incluem protração escapular excessiva e déficit de rotação interna glenoumeral (DRIG). No DRIG, existe uma diferença de 20° ou mais de rotação interna no ombro de arremesso em comparação ao lado contralateral. Foi demonstrado que o DRIG gera risco para lesões do ombro em arremessadores, como as rupturas tipo SLAP e o impacto posterior do manguito rotador devido à translação anormal da cabeça umeral, embora tenha-se discutido a possibilidade de o impacto posterior ser um achado normal em arremessadores.

▶ Achados clínicos

A. Sinais e sintomas

O atleta pode apresentar dor ao arremessar ou dor no ombro posterior ou na linha articular posterossuperior. Com frequência, há relato de trancamento, clique ou estalo. Os arremessadores também podem se queixar de um "braço morto" (as lesões SLAP são as mais associadas a essa queixa). O exame do ombro deve incluir a inspeção na busca de assimetria, ADM completa, teste da força geral e isolamento dos músculos do manguito rotador. Os testes especiais podem prover mais informações sobre a função da articulação glenoumeral.

O teste de compressão ativa de O'Brien envolve o posicionamento do braço em 90° de flexão com o cotovelo estendido, o ombro em rotação interna completa e o braço aduzido em 10 a 15° além da linha média. A força máxima é feita em uma direção para baixo e depois repetida com o braço em supinação ou rotação externa completa. Se alguma dor for produzida com a primeira manobra e desaparecer com a segunda, então o teste é positivo e haverá suspeita de uma ruptura labral.

O teste da manivela é executado com o paciente em decúbito dorsal ou sentado e o braço em 160° de flexão no plano escapular. Uma carga axial é aplicada na cabeça umeral enquanto o braço é rodado externa e internamente. A reprodução da dor com ou sem um clique representa um teste positivo.

O teste de supinação e rotação externa contra a resistência é mais específico e sensível que qualquer um dos anteriores. Ele é executado com o paciente em decúbito dorsal e com o ombro lesionado na borda da mesa de exames. Posiciona-se o membro em 90° de abdução, o cotovelo em mais ou menos 70° de flexão, e o antebraço em pronação neutra ou leve. Pede-se ao paciente para supinar completamente contra resistência enquanto o ombro é posicionado em rotação externa até seu ponto máximo. O teste é positivo quando há relato de dor anterior ou profunda no ombro, uma sensação de bloqueio ou clique ou reprodução dos sintomas.

B. Estudos de imagem

Devem ser obtidas radiografias simples para afastar a possibilidade de haver qualquer anormalidade óssea, embora, em geral,

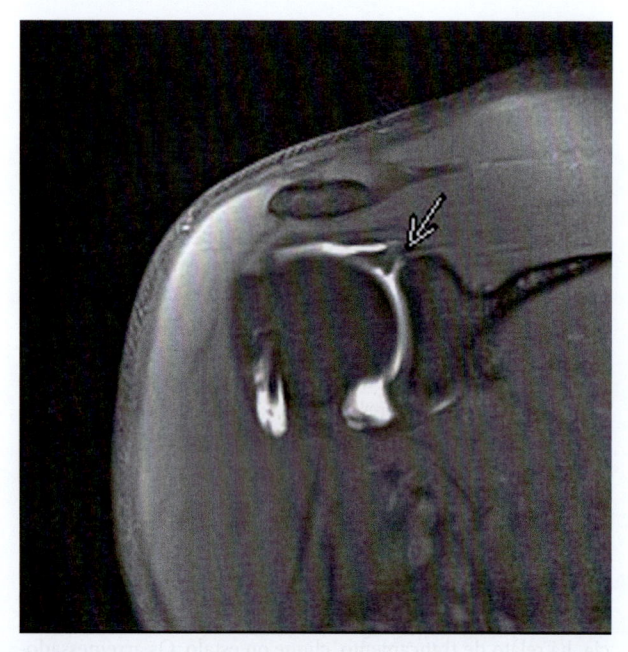

▲ **Figura 29.6** A imagem coronal ponderada em T1 do ombro revela uma grande ruptura labral superior (*seta*).

a artrografia com ressonância magnética seja indicada se houver suspeita de uma ruptura labral (Fig. 29.6). O contraste permite a detecção de rupturas pequenas no lábio e pode avaliar corpos livres ou defeitos cartilaginosos.

▶ Tratamento

A cirurgia é a forma primária de tratamento para as lesões SLAP dos tipos 2 e 4, que são consideradas instáveis por causa da desinserção do tendão do bíceps. Cerca de 70% dos arremessadores no beisebol profissional que se submetem ao reparo labral são capazes de retornar ao mesmo nível de competição. Entretanto, atletas que realizam atividades sobre a cabeça e submetem-se à cirurgia têm menos chances de retornar à competição no mesmo nível anterior em comparação àqueles que não realizam tais atividades. Por conseguinte, um tratamento conservador com fisioterapia agressiva pode ser necessário para todos os atletas com suspeita de rupturas do tipo SLAP, em especial nos casos de arremessadores. A estabilização escapular, o alongamento de manguito rotador (p. ex., pelo alongamento com dormente e banda elástica), a ADM, o controle proprioceptivo e a estabilidade dinâmica são os componentes fundamentais dos estágios iniciais da reabilitação, com progressão para resistência completa, força e exercícios específicos do esporte. Ao reabilitar o ombro, é essencial incorporar ao regime toda a cadeia cinética, incluindo os músculos dos membros inferiores e os internos.

Após o debridamento ou o reparo labral, o atleta recebe uma tipoia para conforto por 7 a 10 dias, e são recomendadas precauções rígidas por seis semanas. Deve ser evitado qualquer movimento que cause tensão no tendão do bíceps, como a extensão do ombro, a elevação com o cotovelo estendido ou movimentos atrás das costas. A abdução e a rotação externa do ombro também devem ser limitadas enquanto a dor e o edema estiverem sendo controlados. Após cerca de seis semanas, a flexão passiva completa do ombro deve ser possível, de modo que o alongamento com rotação interna, extensão e adução pode começar, bem como o fortalecimento para o manguito rotador, deltoide, rotadores internos e externos e extensores. Entre 12 e 24 semanas, os atletas devem focar o fortalecimento escapular avançado, o trabalho do bíceps com peso muito leve e o controle e a propriocepção neuromuscular geral. A biomecânica de levantamento pode ser introduzida, e o atleta deve ser preparado para exercício específico do esporte. Antes de progredir para um programa de arremesso controlado, são avaliadas a ADM dos membros superiores e inferiores, a força muscular, a cadeia cinética, a estabilidade escapular e a propriocepção. Quando o atleta for considerado pronto para fazer o arremesso, ele deve iniciar o movimento de forma gradual, prestando atenção na distância, na duração, na intensidade e no número de arremessos em cada passo.

> Behrens SB, Compas J, Deren ME, Drakos M: Internal impingement: A review on a common cause of shoulder pain in throwers. Phys Sportsmed 2010;38:11–18.
>
> Kibler WB, Sciascia A, Thomas SJ: Glenohumeral internal rotation deficit: Pathogenesis and response to acute throwing. Sports Med Arthrosc 2012;20:34–38.
>
> Wilk KE, Macrina LC, Fleisig GS, et al: Correlation of glenohumeral internal rotation deficit and total rotational motion to shoulder injuries in professional baseball pitchers. Am J Sports Med 2011;39:329–335.

2. Ombro da liga infantil

FUNDAMENTOS DO DIAGNÓSTICO

▶ Dor sobre o úmero proximal durante o arremesso.

▶ É uma lesão clássica por esforço excessivo.

▶ Considerações gerais

O "ombro da liga infantil" é uma epifisiólise do úmero proximal e é mais comum em atletas jovens, entre 11 e 16 anos de idade. É uma lesão por uso excessivo, e acredita-se que resulte da tração constante e da sobrecarga de torção do ombro durante a rotação externa máxima na fase de armação do arremesso. O estresse causa microfraturas na epífise do úmero proximal e pode se assemelhar a uma fratura de Salter-Harris do tipo I.

▶ Achados clínicos

Os arremessadores jovens apresentam queixa de dor progressiva no ombro quando arremessam. A dor pode ser localizada no

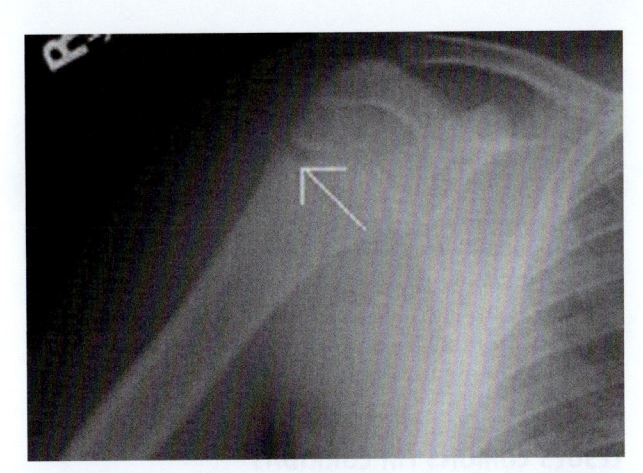

▲ **Figura 29.7** Imagem AP com o braço em rotação externa e extensão demonstra alargamento da epífise umeral proximal, consistente com o ombro da liga infantil.

úmero proximal, e a área é com frequência sensível. O exame do ombro deve incluir a inspeção na busca de assimetria, a palpação, o teste de força muscular, a ADM e quaisquer testes especiais para avaliar outras possíveis causas de dor. O examinador também deve avaliar o DRIG, que tem demonstrado ser uma causa de dor no ombro na população pediátrica, embora não esteja associado especificamente ao ombro da liga infantil.

As radiografias simples mostram o alargamento da epífise umeral proximal (Fig. 29.7). Uma vista anteroposterior com o braço em rotação externa pode ser necessária para visualizar o alargamento. Se as radiografias forem negativas e a suspeita clínica permanecer elevada, a RMN é indicada.

▶ **Tratamento**

O manejo baseia-se, em especial, no repouso por pelo menos três meses, seguido por um programa progressivo de arremesso. A fisioterapia pode ser iniciada em qualquer momento durante o repouso ou nas fases de recuperação do arremesso, focando ADM indolor, fortalecimento, estabilidade e controle neuromuscular. Em resposta à pesquisa conduzida pelo American Sports Medicine Institute em Birmingham, no Alabama, o USA Baseball Medical & Safety Advisory Committee estabeleceu recomendações sobre os limites e tipos de arremessos permitidos para os jovens praticantes do beisebol. Tal como em todas as lesões nas populações pediátrica e adulta, a prevenção é fundamental.

Osbahr DC, Kim HJ, Dugas JR: Little league shoulder. Curr Opin Pediatr 2010;22:35–40.

Zaremski JL, Krabak BJ: Shoulder injuries in the skeletally immature baseball pitcher and recommendations for the prevention of injury. PM R 2012;4:509–516.

3. Entorses e rupturas do ligamento colateral ulnar

FUNDAMENTOS DO DIAGNÓSTICO

▶ Dor medial no cotovelo.
▶ Sobrecarga em valgo.

▶ **Considerações gerais**

O ligamento colateral ulnar é o estabilizador primário do cotovelo quando um estresse em valgo é aplicado na articulação. Durante as fases de armação tardia e de aceleração do movimento de arremesso, o LCU fica sujeito a forças de tensão altas que, com o passar do tempo, podem causar microtrauma repetitivo e subsequente adelgaçamento ou ruptura completa do ligamento.

▶ **Achados clínicos**

Os arremessadores com lesões do LCU, em geral, apresentam dor medial no cotovelo. Com frequência, eles relatam perda de velocidade e do comando do arremesso, instabilidade e fraqueza muscular. Os treinadores podem notar um "cotovelo caído" durante o movimento de arremesso, o que predispõe o jogador a lesão. Ao exame, existe sensibilidade dolorosa sobre o aspecto medial do cotovelo e reprodução da dor com estresse em valgo com 30° de flexão do cotovelo. O teste em valgo também deve ser feito com 0° de flexão do cotovelo. O ultrassom musculoesquelético pode ser usado para avaliar o ligamento, embora a RMN seja usada para confirmar uma ruptura.

▶ **Tratamento**

A correção cirúrgica das lesões do LCU é comum nos atletas que realizam arremessos sobre a cabeça. O manejo conservador das rupturas parciais pode ser indicado, em especial nos jogadores de posição que possam lidar com a dor. A maioria das rupturas nos arremessadores, contudo, é reparada. Chamada pelo nome do primeiro arremessador submetido ao procedimento, a cirurgia de "Tommy John" visa restabelecer a estabilidade do cotovelo e permitir o eventual RAJ. A reabilitação pós-operatória dura de 6 a 9 meses, com mais de 80% dos arremessadores da liga profissional retornando ao jogo na temporada seguinte após a lesão, sem perda do nível de desempenho.

Andrews JR, Jost PW, Cain EL: The ulnar collateral ligament procedure revisited: The procedure we use. Sports Health 2012;4:438–441.

Ellenbecker TS, Wilk KE, Altchek DW, Andrews JR: Current concepts in rehabilitation following ulnar collateral ligament reconstruction. Sports Health 2009;1:301–313.

4. Cotovelo da liga infantil

FUNDAMENTOS DO DIAGNÓSTICO

▶ Dor medial no cotovelo em um atleta adolescente.

▶ Lesão por uso excessivo.

Considerações gerais

O "cotovelo da liga infantil" refere-se à apofisite da placa de crescimento epicondiliana medial de atletas esqueleticamente imaturos, embora esse termo tenha sido expandido, ao longo dos anos, para incluir a maioria das dores mediais no cotovelo em atletas adolescentes. Os fatores de risco primário incluem o estresse em valgo antinatural repetitivo sobre o cotovelo durante o arremesso, o uso excessivo, grande número de arremessos e tempos inadequados de recuperação. Em adultos, esses fatores com frequência levam a lesões do LCU. Entretanto, pelo fato de as velocidades de arremesso e as forças não serem tão altas em crianças e adolescentes quanto nos adultos, o microtrauma que ocorre nos jogadores mais jovens resulta em dano da apófise próxima à inserção do LCU. Foi estimado que 20 a 40% dos jogadores de beisebol com idades entre 9 e 12 anos experimentam dor medial no cotovelo.

Achados clínicos

Os adolescentes apresentam dor medial e sensibilidade à palpação no cotovelo sobre o epicôndilo medial. Pode haver frouxidão do cotovelo no teste de estresse em valgo. É essencial verificar quaisquer alterações neurovasculares ou contraturas de flexão, já que os atletas jovens podem compensar a lesão inclinando o cotovelo. A maioria das radiografias é negativa, e o diagnóstico é, principalmente, de natureza clínica. A RMN pode ser útil para identificar um edema ósseo precoce e para avaliar alguma lesão ligamentar.

Tratamento

A cessação do arremesso por 4 a 6 semanas é o meio principal de manejo. O gelo e os AINEs também são úteis. Durante a fase de repouso, o condicionamento geral, incluindo o fortalecimento da parte inferior do corpo e os exercícios de estabilidade de cadeia cinética, é importante para manter o condicionamento e ajudar na preparação para um programa de arremesso estruturado. Se contraturas estiverem presentes, um imobilizador para extensão do cotovelo pode ser usado.

Várias organizações, incluindo o USA Baseball, o Little League Baseball e o American Sports Medicine Institute de Birmingham, Alabama, publicaram diretrizes para a prevenção de lesões esportivas em arremessadores esqueleticamente imaturos. A biomecânica adequada, o repouso, a aderência aos limites de arremesso baseados em evidência, a resposta à fadiga, os sinais precoces de lesão potencial e o acompanhamento médico para qualquer queixa são necessários para reduzir a taxa de lesões em jovens jogadores de beisebol.

Benjamin HJ, Briner WW Jr: Little league elbow. Clin J Sport Med 2005;15:37–40.

Fleisig GS, Andrews JR: Prevention of elbow injuries in youth baseball pitchers. Sports Health 2012;4:419–424.

ESPORTES DE RESISTÊNCIA

Os esportes de resistência ganharam popularidade nos últimos anos, tanto entre atletas como entre o público em geral. Embora sejam benéficos à saúde e ao bem-estar da população, esses esportes, devido a sua natureza, geram um risco aumentado para lesões.

LESÕES COMUNS EM CORRIDAS

1. Síndrome da dor patelofemoral

FUNDAMENTOS DO DIAGNÓSTICO

▶ Dor anterior no joelho que piora com o ato de sentar prolongado ("sinal do teatro") e com a subida ou descida de degraus.

▶ Crepitação retropatelar, dor ao agachar e sinal do J positivo.

Considerações gerais

A síndrome da dor patelofemoral (SDPF), também conhecida como "joelho do corredor", corresponde a 25% das lesões em corridas e é mais comum em mulheres. Em geral, os corredores apresentam desencadeamento progressivo de dor peripatelar constante e, às vezes, em agulhadas. No início, o desconforto ou dor é notado várias horas depois de uma corrida, mais ao ficar muito tempo sentado ou ao descer degraus, mas, em alguns casos, progride para uma dor durante a corrida. O supertreinamento e o mau alinhamento biomecânico tendem a representar um papel proeminente no desenvolvimento de SDPF. Os possíveis fatores que contribuem para a instabilidade patelar dinâmica são muitos, sendo os mais comuns: anteversão femoral; joelho em valgo devido à fraqueza dos abdutores do quadril e dos rotadores externos; displasia troclear; superpronação do pé; desequilíbrio muscular do vasto medial oblíquo e do vasto lateral; retesamento da banda iliotibial, dos isquiotibiais, do quadríceps e do retináculo lateral; e frouxidão do ligamento patelofemoral medial.

Achados clínicos

O exame físico baseia-se no exame biomecânico e dinâmico, bem como em um exame de joelho focado na ADM, na estabilidade articular e na evidência de derrame. A estabilidade patelar dinâmica deve ser examinada durante a flexão e extensão ativa do joelho na busca de um sinal do J (movimento patelar lateral excessivo no fim da extensão). O coxim gorduroso deve ser avaliado quanto a hipertrofia e sensibilidade dolorosa. Os estudos de imagens se iniciam com radiografias laterais em 30° de flexão do joelho e uma vista axial da patela para avaliar a altura e o alinhamento patelar.

Tratamento

O tratamento da SDPF é conservador. Um programa completo de reabilitação é o suporte do tratamento e deve ser feito de forma personalizada para o indivíduo, com base na informação obtida a partir da história, do exame físico e da avaliação biomecânica. Não se utilizam AINEs no tratamento da SDPF. Quando a dor e a inflamação forem reduzidas por meio de repouso e modalidades terapêuticas, a terapia progride em direção a fortalecimento interno, flexibilidade e controle neuromuscular dos abdutores do quadril, dos rotadores externos do quadril, do quadríceps e dos isquiotibiais. A mobilidade patelar também é avaliada e tratada com mobilização. Foi demonstrado que os imobilizadores de estabilização dinâmica diminuem a dor em 50% das mulheres. A correção dos erros de treinamento é essencial. Os procedimentos cirúrgicos comuns incluem a condroplastia e a liberação retinacular lateral, mas não há dados científicos para apoiar essas intervenções, e alguns estudos relatam desfechos ruins, como o agravamento dos sintomas após a cirurgia.

Collado H, Fredericson M: Patellofemoral pain syndrome. Clin Sports Med 2010;29:379-398.

2. Síndrome de fricção da banda iliotibial

FUNDAMENTOS DO DIAGNÓSTICO

▶ Dor lateral no joelho, no mesmo ponto em todas as corridas, piorando em aclives ou superfícies desiguais.

▶ Teste positivo de Ober, revelando uma banda iliotibial retesada.

Considerações gerais

A síndrome de fricção da banda iliotibial (SFBIT) é outra lesão comum em corridas e é a causa mais comum de dor lateral no joelho em corredores. Embora afete com maior frequência corredores de longa distância, também pode afetar velocistas e ciclistas. A banda iliotibial (BIT) começa na região proximal como o tensor da fáscia lata e continua como uma banda espessa até a face lateral da coxa, cruzando o joelho e inserindo-se sobre a patela e o tubérculo de Gerdy da tíbia.

A literatura atual aponta anormalidades biomecânicas como causas da SFBIT, em especial a rotação interna da tíbia, a diminuição do movimento subtalar e a fraqueza dos abdutores do quadril. Acredita-se que a dor seja causada pela compressão dos ricamente inervados tecidos gorduroso e conjuntivo.

Achados clínicos

Com frequência, o corredor com SFBIT apresenta dor em agulhada no joelho lateral, que começa no mesmo ponto em todas as corridas. A anamnese costuma revelar mudança no programa de treinamento no último mês. A sensibilidade dolorosa sobre o epicôndilo femoral lateral piora com a flexão e extensão repetitiva do joelho, e o teste de Ober revela uma BIT retesada. Em geral, estudos de imagens não são necessários.

Tratamento

O tratamento inicial foca o controle da dor e a redução da inflamação por meio de repouso relativo, gelo e AINEs. A injeção de corticosteroide pode ser considerada para o alívio imediato, mas os estudos não mostram benefício de longo prazo. O padrão de desgaste dos calçados deve ser examinado, substituindo-se os antigos, e sugestões são feitas em relação à escolha adequada do calçado (controle do movimento, estabilidade, neutro), com ou sem órteses. Com frequência, a fisioterapia completa é benéfica para o alongamento, a tensão miofascial constante e a estabilização interna; um programa de exercícios domésticos deve incluir o uso de um cilindro de espuma. A mobilização de tecidos moles com terapia de liberação ativa ou técnicas do tipo Graston não foram sujeitas a ensaios controlados randomizados, mas podem trazer algum benefício. Atualmente, não há nenhum estudo que apoie o uso de uma tira de compressão da BIT. A cirurgia fica reservada para casos refratários e envolve a ressecção parcial da BIT sobre o epicôndilo femoral lateral ou um procedimento zetaplástico de alongamento.

Drogset JO, Rossvoll I, Grontvedt T: Surgical treatment of iliotibial band friction syndrome. A retrospective study of 45 patients. Scand J Med Sci Sports 1999;9:296-298.

Fredericson M, Wolf C: Iliotibial band syndrome in runners. Sports Med 2005;35:451-499.

Fairclough J, Hayashi K, Toumi H, et al: Is iliotibial band syndrome really a friction syndrome? J Sci Med Sport 2007;12:200-208.

3. Síndrome do estresse tibial medial

FUNDAMENTOS DO DIAGNÓSTICO

▶ Dor difusa ao longo da porção mediodistal da parte posteromedial da tíbia.

▶ A presença de sensibilidade dolorosa óssea exige avaliação para a presença de uma fratura de estresse.

Considerações gerais

A síndrome do estresse tibial medial (SETM), comumente conhecida como "dor na canela", é a dor sobre a borda tibial posteromedial que se desenvolve no início de um programa ou temporada de treinamento. É uma clássica lesão por uso excessivo devido a "muito em pouco tempo". Foram identificados fatores de risco tanto intrínsecos como extrínsecos. Os fatores intrínsecos incluem gênero feminino, índice de massa corporal acima de 20, superpronação, navicular rebaixado e força de flexão plantar acima da média. Os fatores extrínsecos incluem ser um corredor iniciante (menos que cinco anos), história prévia de SETM, erros de treinamento e corrida em um tipo diferente de terreno.

▶ Achados clínicos

O corredor costuma apresentar, cedo na temporada, uma dor difusa e distal na região posteromedial da panturrilha, frequentemente bilateral. A dor é em agulhada e intensa no princípio de uma corrida e passa aos poucos quando os músculos estão aquecidos. Conforme a condição piora, a dor dura mais tempo no treinamento e, mais adiante, evolui para uma dor constante que persiste por horas depois do treino. No exame físico, a sensibilidade dolorosa difusa de tecidos moles é notada na região posterior à borda tibial medial média e distal. Pode haver edema leve e dor com a flexão plantar e eversão passivas do tornozelo, bem como um pé plano flexível. Uma área de sensibilidade dolorosa aumentada deve ser avaliada na busca de fratura de estresse.

Os estudos de imagem não são necessários, a menos que haja necessidade de afastar uma fratura de estresse. Se os achados do exame forem questionáveis, a cintilografia óssea ou a RMN podem ser solicitadas. Entretanto, em geral, prefere-se a RMN, pois nela é possível visualizar tanto as lesões ósseas como o edema de tecidos moles. Além disso, a cintilografia óssea tem uma sensibilidade baixa e uma taxa mais alta de falso-positivos que a RMN.

▶ Tratamento

O tratamento da SETM é conservador, e a terapia com RGCE costuma ser instituída. O uso de ondas de choque extracorpóreas (OCEC) tem mostrado benefício de longo prazo nos casos refratários de SETM. A cirurgia é reservada para os casos refratários graves, e, embora desfechos bons a excelentes tenham sido relatados em 69 a 92% de corredores em um estudo, o retorno ao nível pré-lesão não foi tão favorável.

Detmer DE: Chronic shin splints. Classification and management of medial tibial stress syndrome. Sports Med 1986;3:436–446.

Rompe JD, Cacchio A, Furia JP, et al: Low-energy extracorporeal shock wave therapy as a treatment for medial tibial stress syndrome. Am J Sports Med 2010;38:125–132.

4. Fratura de estresse

FUNDAMENTOS DO DIAGNÓSTICO

▶ Sensibilidade dolorosa em um ponto específico exacerbada por atividades com carga.

▶ Com frequência, as radiografias simples são inconclusivas; a RMN é a escolha de exame.

▶ A determinação de causa é fundamental para a prevenção de futuras fraturas de estresse.

▶ Considerações gerais

A fratura de estresse é uma das lesões mais debilitantes para um corredor, pois, após o diagnóstico, há uma indicação absoluta de repouso das corridas. A fratura de estresse é uma lesão óssea resultante de microtraumas repetitivos, sem um tempo de recuperação adequado. Foram identificados vários fatores de risco para a fratura de estresse. Os fatores de risco intrínsecos incluem gênero feminino, densidade mineral óssea baixa, distúrbios menstruais, diminuição da massa muscular, discrepância no comprimento dos membros inferiores e condicionamento físico pré-participação deficiente. Os fatores de risco extrínsecos incluem aumento rápido na rotina de treinamento, corrida em superfícies inclinadas, corridas de mais de 30 quilômetros por semana, calçados impróprios, uso do mesmo par de calçados para corridas por mais de seis meses, nutrição deficiente e tabagismo.

Os locais mais comuns das fraturas de estresse em corredores são a tíbia, os metatarsos, a fíbula, o osso navicular, o fêmur e a pelve (Quadro 29.3). Deve ser feita diferenciação entre as fraturas de estresse de alto risco e as de baixo risco, visto que a distinção terá efeito no tratamento e no retorno à atividade. Uma fratura de estresse de alto risco localiza-se no lado de tensão de um osso ou envolve um osso esponjoso; esse tipo de lesão é visto com frequência no colo femoral, no osso navicular, na diáfise do quinto metatarso e na diáfise tibial. Uma fratura de estresse de baixo risco envolve o lado de compressão de um osso ou o osso cortical e é mais vista na região posteromedial da tíbia distal e no segundo até o quarto metatarsos. As lesões que envolvem forças compressivas permitem a osteogênese e, de modo geral, produzem uma resposta favorável ao tratamento conservador; já as resultantes de forças de tensão podem levar ao deslocamento, à instabilidade e à possível separação da fratura.

Quadro 29.3 Gravidade, localização e tratamento das fraturas de estresse comuns

Gravidade	Localização	Sugestões de tratamento
Alto risco	Quinto metatarso	Imobilização com ausência de apoio por 6 a 8 semanas
	Osso navicular	*Nenhuma ruptura cortical*: imobilização com ausência de apoio por 6 semanas
		Com ruptura cortical: fixação cirúrgica
	Diáfise tibial proximal ao terço médio	Apoio limitado ou fixação cirúrgica, dependendo do contexto clínico
	Colo do fêmur	*Lado de compressão*: ausência de apoio por 6 semanas
		Lado de tensão: fixação cirúrgica
Baixo risco	Calcâneo	Modificação da atividade com progressão da carga e da atividade se não houver dor. O tratamento e a progressão devem ser individualizados para cada atleta.
	Segundo ao quarto metatarsos	
	Terço distal da tíbia	
	Maléolo lateral	
	Ramos púbico e sacral	

Achados clínicos

O corredor apresenta dor em uma proeminência óssea, ausente ou mínima no começo de uma corrida, mas que se torna cada vez pior com a continuação da corrida. Essa é uma distinção importante entre a fratura de estresse e a SETM, pois, nesta última condição, a dor é intensa no início da atividade, mas melhora conforme a atividade progride. O exame de escolha para avaliar a fratura de estresse é a RMN. As radiografias simples têm baixa sensibilidade, porque a reação periosteal e as irregularidades corticais que ocorrem com a fratura de estresse podem não ser visíveis por várias semanas.

Tratamento

Os protocolos de tratamento atuais são baseados na localização da fratura de estresse e na classificação do risco, ou seja, se é de alto ou de baixo risco. As fraturas de estresse de baixo risco podem ser tratadas de modo conservador por meio de limitação da atividade com base na dor do atleta, demandando um tratamento personalizado. Em geral, o corredor pode participar de atividades que não causem dor e pode evoluir para outras atividades, conforme a tolerância. O tratamento das fraturas de estresse de alto risco difere, dependendo de localização. As fraturas por estresse do colo femoral do lado de compressão requerem um período com muletas, enquanto as fraturas de estresse do lado de tensão do colo femoral requerem fixação cirúrgica. As fraturas de estresse tibial anterior podem ser tratadas de maneira cirúrgica ou conservadora. A cirurgia envolve a fixação com uma haste intramedular e carga imediata; além disso, permite o RAJ cinco meses antes que o manejo não operatório sem o apoio do peso. Em geral, as fraturas de estresse do navicular e da diáfise do quinto metatarso são tratadas com um período relativamente prolongado de imobilização e descarga, na faixa de 8 a 12 semanas. Um limiar baixo para indicação cirúrgica precoce é aconselhado para as fraturas de estresse do quinto metatarso, com redução fechada e fixação com parafuso percutâneo se houver falta de resposta ao tratamento sem apoio do peso ou se houver desejo de retorno rápido ao esporte.

McCormick F, Nwachukwu B, Provencher M: Stress fractures in runners. Clin Sports Med 2012;31:291–306.

5. Tendinopatia e ruptura do Aquiles

FUNDAMENTOS DO DIAGNÓSTICO

- De modo geral, o paciente apresenta sensibilidade dolorosa intrassubstancial, edema e espessamento do tendão.
- A dor começa de forma insidiosa depois da atividade, tornando-se cada vez pior e mais constante.
- Um teste de Thompson positivo é patognomônico para a ruptura do tendão de Aquiles.

Considerações gerais

A tendinopatia de Aquiles tende a desenvolver-se em corredores de distâncias mais longas ou que realizam corridas em lombas. Os atletas predispostos a essa condição tendem a superpronar o pé ao apoiá-lo no solo, com retropé em valgo e ADM talocrural diminuída.

Achados clínicos

Em geral, há o aparecimento insidioso de dor e espessamento do tendão de Aquiles. Um nódulo palpável pode ser notado mais ou menos 3 cm proximalmente à inserção nos corredores com tendinopatia intrassubstancial. Uma tendinopatia insercional causa sintomas na inserção do Aquiles sobre o calcâneo e, com frequência, é refratária ao tratamento.

Tratamento

O tratamento consiste em um período curto de repouso, possivelmente com uma bota de marcha por 2 a 4 semanas, uma calcanheira e o tratamento padrão com RGCE. As injeções de corticosteroides fornecem controle dos sintomas em curto prazo, mas não em longo prazo; elas estão associadas a uma taxa alta de atrofia tecidual e devem ser evitadas. O tratamento mais efetivo é um programa de fortalecimento excêntrico, mas o corredor deve abster-se de correr durante o programa de oito semanas, caso contrário haverá pouca probabilidade de sucesso. As opções cirúrgicas têm um desfecho ruim e uma recuperação mais longa que um programa excêntrico (p. ex., McLauchlan).

O risco de ruptura do tendão de Aquiles é de 30% se o corredor continuar a treinar ou competir com uma tendinopatia. Os velocistas têm um risco mais alto de ruptura aguda, devido ao aparecimento súbito de uma força extrema. Uma ruptura do tendão de Aquiles pode ser diagnosticada na avaliação clínica com o teste de Thompson positivo e é tratada com cirurgia na população esportiva, na qual é realizado um reparo do tendão de Aquiles. A recuperação depois da cirurgia requer um curso prolongado de reabilitação por vários meses, mas os desfechos cirúrgicos são bons a excelentes.

Cosca D, Navazio F: Common problems in endurance athletes. Am Fam Physician 2007;76:237–244.

6. Fasciite plantar

FUNDAMENTOS DO DIAGNÓSTICO

- Dor plantar nos primeiros passos da manhã e sensibilidade dolorosa sobre a tuberosidade calcaneana.
- No início, a dor melhora durante a atividade, mas torna-se mais significativa com a cronicidade.
- Os músculos gastrocnêmio e sóleo encontram-se retesados.

Considerações gerais

A fasciite plantar é uma lesão por uso excessivo da fáscia plantar que produz uma ruptura microscópica e, às vezes, visível na entese calcaneana. Mais de um milhão de pessoas buscam, todos os anos, o tratamento para essa condição, o que significa que ela afeta mais do que apenas os corredores. Os fatores de risco incluem deformidade em pé plano, superpronação, obesidade, aumento súbito no programa de treinamento e ortostase prolongada.

Achados clínicos

O corredor relata dor intensa nos primeiros passos pela manhã. Existe sensibilidade dolorosa sobre o tubérculo calcaneano medial e no mediopé. No início, a dor se resolve com a atividade, mas fica constante com o apoio de peso conforme a condição piora. No exame, observa-se sensibilidade dolorosa à palpação sobre a tuberosidade calcaneana medial. Com frequência, existe uma redução da ADM no tornozelo, em especial na dorsiflexão, devido ao tendão do calcâneo encurtado. Uma deformidade de pé plano pode ser notada. As radiografias podem ser solicitadas e, com frequência, mostram um esporão no calcanhar, embora tenha sido visto que tal achado não se correlacione com a fasciite plantar.

Tratamento

De modo geral, a fasciite plantar é uma condição autolimitada, que melhora após um ano. O repouso com bota de marcha, a aplicação frequente de gelo e o alongamento do tendão do calcâneo e dos músculos intrínsecos do pé são iniciados o mais cedo possível. A fisioterapia formal pode ser iniciada e deve focar um programa de aplicação de carga excêntrica no tendão. A terapia de OCEC tem beneficiado casos refratários de fasciite plantar, como um meio de promover neovascularização e auxílio no reparo tecidual. As injeções de plasma rico em plaquetas e a proloterapia (terapia de injeção regenerativa) têm sido usadas no tratamento, mas até o momento não existe ensaio clínico controlado randomizado para apoiar sua eficácia. Há pesquisa adicional em andamento nessa área. O tratamento cirúrgico, que consiste na fasciotomia plantar, é usado para casos refratários graves e produz resultados satisfatórios em 80 a 85% dos casos.

Goff J, Crawford R: Diagnosis and treatment of plantar fasciitis. Am Fam Physician 2011;84:676–682.

LESÕES COMUNS NO CICLISMO

1. Lesões de uso excessivo no ciclista

FUNDAMENTOS DO DIAGNÓSTICO

- O tamanho da bicicleta e o posicionamento adequado são os fatores mais importantes para prevenir uma lesão por uso excessivo.

- A cadência mais lenta (< 80 rpm) causa estresse impróprio ao corpo e é um fator de risco independente para a lesão por uso excessivo.

- As áreas mais comuns de dor são os joelhos, os quadris, as costas e o pescoço.

Dependendo da rotina de treinamento, um ciclista pode praticar até 25 a 35 horas de treinamento semanal, ou até mais, em sua bicicleta. Só isso já é um fardo para o corpo e predispõe o ciclista a lesão por uso excessivo. Entretanto, posicionar-se de forma correta na bicicleta e seguir as regras básicas são atitudes que podem prevenir a lesão.

A queixa mais comum do ciclista é a dor anterior no joelho, quase sempre causada por um assento muito baixo (causando a flexão excessiva do joelho) ou um assento posicionado muito para frente (causando uma força anterior excessiva no joelho). O ajuste do assento da bicicleta tende a aliviar os sintomas, mas, se eles persistirem, o ciclista deve ser avaliado para outras causas de dor anterior no joelho. Um assento muito alto pode causar dor no quadril ou distensão isquiotibial. A flexão repetitiva do quadril pode causar bursite do iliopsoas, com dor anterior na virilha, ou bursite trocantérica, com dor lateral no quadril.

Com frequência, ciclistas têm problemas de dor no pescoço, devido ao posicionamento em leve hiperextensão, ou dor lombar por flexão lombar leve. Ambos os problemas podem ser abordados pelo encurtamento da barra do manete ou pela inclinação do ângulo do assento um pouco para cima. Os exercícios de alongamento e fortalecimento na posição similar à prática de ciclismo também devem ser enfatizados.

A neuropatia ulnar é vista com frequência pela compressão do ramo palmar profundo do nervo ulnar e, em geral, pode ser prevenida pelo frequente reposicionamento da mão e pelo uso de luvas acolchoadas. O ângulo, a altura e a firmeza do assento podem causar neuropatia por compressão do nervo pudendo, uretrite traumática e escaras selares. Nos casos de ciclistas do sexo masculino, uma neuropatia pudenda com dormência no pênis e no escroto requer afastamento do ciclismo até que os sintomas se resolvam, para não causar impotência. As escaras selares tendem a ocorrer em ciclistas iniciantes, e os sintomas costumam cessar quando um calo é formado, mas lesões fibrosas dolorosas podem se desenvolver sobre a área de pressão. Qualquer um dos problemas mencionados pode ser corrigido pelo ajuste da posição do assento e a experimentação com selins diferentes, de acordo o conforto individual do ciclista.

Thompson M, Rivara F: Bicycle-related injuries. Am Fam Physician 2001;63:2007–2014,2017–2018.

2. Lesões traumáticas no ciclista

FUNDAMENTOS DO DIAGNÓSTICO

- Os acidentes com bicicleta são uma causa importante de lesões graves relacionadas aos esportes e à recreação.

- Os fatores de risco para sofrer uma lesão incluem a falta de capacete, o envolvimento de um veículo automotor, um ambiente inseguro para ciclismo e o sexo masculino.

A maioria das lesões traumáticas no ciclismo inclui escoriações, cortes e contusões de menor gravidade. Os locais mais comuns de fratura são o punho e as costelas. Até 47% das lesões no ciclismo envolvem trauma craniano, e tal lesão é responsável pela maioria das mortes relacionadas ao ciclismo. Quando usado de forma correta, o capacete diminui em 85% a ocorrência de lesões na cabeça e na face. Outras medidas preventivas incluem as campanhas para promover o uso do capacete e as ciclovias separadas do tráfego.

Thompson M, Rivara F: Bicycle-related injuries. Am Fam Physician 2001;63:2007–2014,2017–2018.

LESÕES COMUNS NA NATAÇÃO

1. Ombro do nadador

FUNDAMENTOS DO DIAGNÓSTICO

- O primeiro sinal costuma ser um cotovelo caído durante a fase de recuperação da natação em estilo livre.
- Os sinais de impacto são universalmente positivos.
- A evidência de elevação escapular sugere duração longa dos sintomas.

Considerações gerais

O "ombro do nadador" é um termo geral usado para descrever uma lesão por uso excessivo que resulta em dor no ombro de um nadador competitivo. A avaliação requer uma história minuciosa, com ênfase particular nos detalhes sobre a história de treinamento do nadador. A informação relevante inclui há quantos anos o atleta está nadando, qual tipo de braçada é usado, quantos dias por semana o atleta treina na piscina, quantas voltas são nadadas em uma sessão típica, se a intensidade ou a duração de treinamentos mudou em momento recente e quais exercícios e alongamentos fora da piscina são feitos. As mudanças na técnica associadas com a dor no ombro incluem um cotovelo abaixado durante a fase de recuperação da braçada, uma puxada assimétrica, a saída precoce da mão fora da água e a rolagem corporal excessiva.

Achados clínicos

A grande maioria dos nadadores apresenta, na avaliação, uma dor difusa, mas relata que a dor começou no aspecto anterior ou anterolateral do ombro. O estresse concentra-se, em especial, nas estruturas anteriores durante a hiperextensão umeral na recuperação média, aumentando o risco para lesão labral ou do bíceps. As escápulas devem ser examinadas para evidenciar uma possível elevação, e deve ser avaliada a ADM do ombro, da coluna cervical e da coluna torácica, assim como a força do manguito rotador.

Os seguintes testes especiais devem ser feitos em nadadores: o teste de preensão e recolocação e o teste do sinal do sulco, para avaliar frouxidão; os testes de Neer ou Hawkins, ou ambos, para avaliar sinais de impacto (ver Impacto do Ombro, no Cap. 30); e o teste de O'Brien (já descrito nas lesões tipo SLAP), para avaliar uma possível ruptura labral. Há pouco espaço para estudos de imagem no ombro de nadadores, a menos que se suspeite de outro diagnóstico.

Tratamento

O tratamento começa com o repouso da natação e envolve a fisioterapia formal abrangente em três fases (aguda, de recuperação e funcional). O alongamento da cápsula anterior deve ser evitado, devido ao alto risco de frouxidão permanente em nadadores por estiramento excessivo. As hipomobilidades torácica e cervical também devem ser abordadas.

O serrátil anterior e o subescapular foram identificados como os músculos mais prováveis de fatigar em nadadores, por causa de sua atividade contínua ao longo do ciclo da braçada; portanto, devem ser abordados com atenção especial. A forma de nadar deve ser avaliada em intervalos regulares, na busca de erros que possam levar a lesões. A técnica de entrada da mão com o polegar para baixo está associada à excessiva rotação interna e ao impacto do ombro, por isso não é mais uma técnica recomendada. Dois erros comuns durante a fase de impulsão podem provocar sintomas: o cruzamento da linha média com o braço e a rolagem inadequada do corpo. Durante a fase de recuperação da braçada, um cotovelo baixo pode levar ao aumento do arrasto, criando uma força imprópria sobre o complexo do ombro. Por fim, os padrões de respiração unilateral vistos em nadadores principiantes e intermediários geram risco mais alto de dor ipsilateral no ombro; todos os nadadores devem, por conseguinte, ser encorajados a adotar um padrão de respiração bilateral.

Na fase de recuperação da reabilitação, podem ser acrescentados exercícios progressivos contra a resistência para o manguito rotador e os estabilizadores escapulares. A fase funcional da reabilitação é focada no retorno à prática.

Pink, M. Tibone J: The painful shoulder in the swimming athlete. Orthop Clin North Am 2000;31:247–261.

2. Lesões lombares

FUNDAMENTOS DO DIAGNÓSTICO

- A lesão origina-se da natureza repetitiva da natação em uma posição lordótica.
- Qualquer nadador adolescente com dor lombar que piora em extensão deve ser avaliado, a fim de se verificar a presença de uma espondilólise.

Considerações gerais

A natureza repetitiva da natação pode criar um estresse aumentado na região lombar. Todos os quatro tipos de braçadas competitivas, mas em especial o nado de peito, colocam a coluna lombar em posição lordótica. Os mergulhadores também têm risco aumentado de dor lombar devido às excessivas forças verticais e gravitacionais sofridas pela coluna vertebral.

▶ Achados clínicos

Achados típicos de distensão lombar são notados, sem haver qualquer anormalidade neurológica. Qualquer dor na coluna lombossacral que piore com a extensão deve ser avaliada com radiografias. Se estas forem negativas, uma cintilografia óssea ou uma TC é o padrão-ouro. Entretanto, a RMN está ganhando popularidade devido à excelente visualização da anatomia dos tecidos moles, à capacidade de visualizar o edema ósseo e à ausência de exposição à radiação.

▶ Tratamento

É provável que o nadador diagnosticado com lombalgia responda de maneira favorável a uma fisioterapia de abordagem conservadora envolvendo a estabilização interna e a flexibilidade, com um período curto de repouso da natação. Um diagnóstico de espondilólise requer um período mais longo de repouso, em geral entre 6 e 12 semanas. A imobilização pode ser necessária se os sintomas não se resolverem com apenas repouso ou terapia. É recomendada uma progressão lenta de volta ao esporte.

Pollard H, Fernandez M: Spinal musculoskeletal injuries associated with swimming: A discussion of technique. Australas Chiropr Osteopathy 2004;12:72–80.

3. Lesão no joelho

FUNDAMENTOS DO DIAGNÓSTICO

▶ É a segunda queixa mais comum em nadadores, em especial naqueles que executam o nado de peito.

▶ O local mais comum de dor é a linha articular medial.

▶ Considerações gerais

A dor no joelho é uma queixa comum entre os nadadores; em um estudo, 75% dos nadadores relataram ter dor no joelho pelo menos três vezes por ano. Os fatores de risco extrínsecos para dor nessa articulação incluem a duração da prática de natação, o volume de treinamento e o aumento da idade. Existe associação alta entre dor no joelho e nadadores competitivos que praticam nado de peito, o que mostra evidência de estresse repetitivo sobre o ligamento colateral medial (LCM), a faceta patelar medial e a prega sinovial.

▶ Achados clínicos

Uma história adequada sobre a prática e a dor deve ser obtida. A dor reproduzível e o espessamento da linha articular medial sugerem a síndrome da plica sinovial. A testagem com estresse em valgo pode reproduzir a dor com o envolvimento do LCM. As radiografias apenas devem ser solicitadas se forem necessárias para avaliação clínica. A RMN é reservada àqueles que não respondem ao tratamento conservador.

▶ Tratamento

Com frequência, um joelho doloroso em um nadador responde bem a um período de repouso e modificação da atividade. Os medicamentos anti-inflamatórios podem ser úteis. Para os nadadores com SDPF, o tratamento é o mesmo que foi descrito para os corredores. Para qualquer das causas de dor medial no joelho, uma fisioterapia formal é recomendada se a prática apenas de repouso falhar no alívio da dor. Uma cirurgia pode ser necessária nos casos refratários. A prevenção da lesão é essencial e está centrada na abordagem dos erros técnicos comuns no nado de peito, incluindo a rotação externa excessiva do quadril, a abdução da perna, em vez de adução durante a fase de recuperação da braçada, e a flexão dos quadris e joelhos, em vez da extensão, durante a fase de recuperação.

Rodeo S: Knee pain in competitive swimming. Clin Sports Med 1999;18:379–387.

LESÕES COMUNS EM ARTISTAS DE DESEMPENHO ESPORTIVO

Esta seção ressalta as lesões mais comuns em um seleto grupo de artistas de desempenho: dançarinos, ginastas, líderes de torcida e patinadores (Quadro 29.4). Esses atletas estão sujeitos a estresses físicos e emocionais ímpares devido à exigência estrema de seus corpos e, por conseguinte, requerem uma abordagem especializada para diagnóstico e tratamento. Outros artistas também podem desenvolver lesões em resposta a estresses associados a sua forma particular de arte (p. ex., lesões de costelas em cantores, lesões da mão em instrumentistas, etc.); a discussão dessas lesões está além do escopo do capítulo.

LESÕES NO PÉ E NO TORNOZELO

FUNDAMENTOS DO DIAGNÓSTICO

▶ O conhecimento do mecanismo de lesão na prática do artista é essencial.

▶ Há alto grau de suspeita de fraturas de estresse subjacentes, em especial quando estiver presente qualquer dor óssea.

1. Tendinopatias

Em nenhum esporte o complexo pé-tornozelo é submetido a condições tão vigorosas como na dança e, especialmente, no balé

Quadro 29.4 Lesões mais comuns em artistas de desempenho atlético

Localização	Lesão óssea	Lesão de tecido mole
Pé e tornozelo	Sesamoidite "Fratura do dançarino" (quinto metatarso) Joanete com hálux valgo ou rígido Metatarsalgia Impacto de tornozelo Deformidade de Haglund	Entorse de tornozelo Fasciite plantar Tendinite do flexor longo do hálux Disfunção do tendão tibial posterior (DTTP) Tendinopatia de Aquiles Aperto do cadarço (tenossinovite do extensor longo do hálux ou do extensor longo dos dedos)
Joelho	Síndrome de dor patelofemoral (SDPF) Síndrome da prega Ruptura meniscal	Tendinopatia patelar Entorse do ligamento cruzado anterior ou medial Osteoartrite
Quadril	Bursite do iliopsoas Síndrome do ressalto do quadril	Síndrome do piriforme Lesão labral
Dorso	Distensão lombar Disfunção da articulação sacroilíaca Dor lombar discogênica	Espondilolistese Espondilólise
Punho	Lesão de estresse do rádio distal Síndrome do impacto dorsal Síndrome da impacção ulnar Síndrome da impacção do escafoide Fratura do escafoide	Necrose avascular do capitato Impacto semilunopiramidal Cisto ganglônico Instabilidade carpal

clássico. As posições de meia-ponta e ponta, que são fundamentais para a técnica dos bailarinos, impõem uma carga muito alta na primeira articulação MTF, bem como geram uma distensão excessiva nos tendões conforme eles atuam para estabilizar o complexo pé-tornozelo nos extremos dos movimentos. O tendão lesionado com mais frequência é o flexor longo do hálux (FLH), levando a uma condição conhecida como "tendinite do bailarino", seguido pelo tibial posterior e pelo fibular longo. O tendão do FLH fica em um túnel osteofibroso, no aspecto medial do tornozelo, dorsal ao tálus. O local mais comum de lesão é a região posteromedial do tornozelo durante os extremos de flexão plantar repetitiva, assim como ocorre nas frequentes mudanças de posição de *plié* para *relevé*.

A dor é relatada no tornozelo posteromedial e piora com a flexão dos dedos do pé contra a resistência ativa ou com extensão passiva. O bailarino também sente dor nos movimentos que envolvem carga no antepé, como na meia-ponta, ou decolagem nos saltos. Ao exame físico, a dor está presente de forma difusa no tornozelo posteromedial e sob o dedo do pé. A dorsiflexão passiva do dedo agrava a dor. Se o bailarino não conseguir tratar

a lesão em tempo, a condição pode progredir para o hálux saltitante, um gatilho do hálux devido à formação de um nódulo dentro do túnel osteofibroso. O tibial posterior é lesionado de maneira similar, e ambos os tendões têm risco aumentado para lesão em dançarinos que fazem a superpronação, que praticam em uma superfície dura ou que têm uma sapatilha de ponta gasta. O tendão do fibular longo atua como um estabilizador do pé e do tornozelo e é, por conseguinte, facilmente lesionado quando as demandas de flexão plantar repetitiva excedem a resistência à tração do tendão. O bailarino relata dor na área externa do tornozelo, que piora com a inversão passiva e a eversão contra resistência. A tendinopatia do Aquiles também é comum em bailarinos e, com frequência, leva à ruptura do tendão.

O tratamento para essas lesões do tendão é similar e inclui aplicar gelo, evitar as atividades agravantes, avaliar o desgaste da sapatilha e realizar fisioterapia. A terapia deve incluir mobilização manual da articulação subtalar, fortalecimento excêntrico e alongamentos apropriados do tendão. Em casos refratários de tendinopatia do FLH, a cirurgia pode ser indicada. Em geral, ela engloba a descompressão do FLH, com a liberação do retináculo e o debridamento medial de quaisquer nódulos.

2. Lesões ósseas

As ADMs extremas e a movimentação repetitiva no pé e no tornozelo, necessárias na dança, criam condições para as lesões ósseas: sesamoidite, metatarsalgia, hálux valgo (joanete) ou rígido e fratura aguda ou de estresse, por exemplo.

A. Sesamoidite — Essa condição inflamatória dolorosa envolve os ossos sesamoides medial ou lateral, ou ambos, na superfície plantar do hálux. A lesão ocorre por atividades repetitivas naquela região do pé ou pelo desgaste excessivo do calcanhar. Às vezes, a condição é confundida com tendinite do FLH, mas pode ser distinta durante o exame físico clínico devido à sensibilidade dolorosa óssea localizada em um ponto específico. Os estudos de imagem devem ser obtidos para afastar uma fratura. O tratamento consiste em repouso, uso de uma órtese para evitar a liberação do peso sobre a área, enfaixamento em flexão plantar leve e uso de um calçado rígido com solado em mata-borrão com uma alma de aço. A cirurgia para remover o sesamoide é um último recurso e pode resultar em desequilíbrio na articulação e eventual desvio.

B. Metatarsalgia — Este é um termo impreciso que descreve dor nos metatarsos na ausência de outra patologia. A causa subjacente geral é uma sinovite da articulação MTF por pressão excessiva, com frequência envolvendo a segunda MTF. O bailarino queixa-se de dor no antepé, que piora com a posição ponta ou meia-ponta. No exame, há sensibilidade dolorosa local. Apertar todos os cinco metatarsos pode ou não causar dor, mas um teste positivo deve fazer o profissional suspeitar de fratura. As radiografias e a RMN podem ser necessárias em caso de suspeita de fratura de estresse. O tratamento envolve repouso e acolchoamento proximal à área de dor para alívio da pressão. Em casos raros, uma injeção com corticosteroide na MTF é necessária.

C. Hálux valgo ou rígido — Com o passar do tempo, podem ocorrer deformidades fixas nos pés de bailarinos, muitas vezes sob a forma de uma deformidade em joanete (hálux valgo) e hálux rígido. O hálux valgo é visto quando a primeira cabeça metatarsal desvia para a região medial, produzindo uma saliência dolorosa e fazendo o hálux compensar com um desvio lateral. O bailarino tem dor com carga e nas atividades com impulsão. O exame e as radiografias revelam o diagnóstico. O tratamento consiste no uso de um espaçador entre o primeiro e o segundo dedos do pé para ajudar no alinhamento, acolchoamento sobre o osso proeminente e uso de uma órtese personalizada para estabilizar a coluna medial do pé e retardar a progressão da deformidade. Quando as medidas conservadoras falharem no alívio do desconforto, a cirurgia é recomendada.

O hálux rígido resulta das alterações artríticas iniciais e da formação de esporão ósseo, sendo caracterizado pela restrição dos movimentos no hálux, limitando a capacidade de o bailarino executar os 90° completos de dorsiflexão da MTF necessários para uma meia-ponta completa. Dessa forma, o bailarino fica em uma posição de meia-ponta ou de "foice" (inversão do tornozelo durante a ponta). O tratamento consiste em aplicação de gelo, AINEs, enfaixamento do hálux em flexão plantar leve para prevenir a meia-ponta completa, alongamento na posição de meia-ponta sem carga e fisioterapia para mobilizar a articulação.

D. Fraturas — As fraturas do pé não são incomuns em artistas de desempenho. A clássica "fratura do dançarino" é uma fratura aguda do quinto metatarso, resultante da aterrissagem imprópria em um pé invertido. Em geral, é vista no fim de uma sessão de treinamento, quando o atleta está cansado (Fig. 29.8). Com mais frequência, ocorrem fraturas de estresse, em especial no segundo e no quinto metatarsos, na fíbula, no navicular, no calcâneo e nos ossos sesamoides. A causa das fraturas de estresse em dançarinos é multifatorial e requer uma investigação minuciosa pelo profissional para prevenir fraturas posteriores. Os fatores a serem considerados incluem a falta de repouso, os impactos repetitivos, os métodos de treinamento, as superfícies do solo, o desgaste dos calçados, o alinhamento biomecânico, o estado nutricional e os fatores hormonais. A necessidade de manter uma compleição física fina, por motivos estéticos e pelas pressões externas do esporte, pode levar a uma nutrição inadequada, que, por sua vez, leva a uma densidade mineral óssea alterada e significativo aumento do risco para fratura de estresse. Qualquer atleta que se apresente com sensibilidade dolorosa em um ponto específico sobre um osso necessita de uma investigação minuciosa para fratura de estresse, começando com radiografias e completando com cintilografia óssea ou RMN, se necessário.

O tratamento consiste em um período inicial de imobilização, e o uso de gessado é sugerido devido à alta taxa de descumprimento das restrições de atividades entre os bailarinos. A quantidade de tempo de repouso varia para cada atleta com base na localização da fratura, bem como na resolução da dor durante a palpação óssea e a liberação do apoio do peso. O retorno ao treinamento e às atividades deve ser com uma progressão lenta e monitorada de forma atenta pelo profissional, já que a maioria dos artistas de desempenho retorna de modo muito rápido e sem orientação.

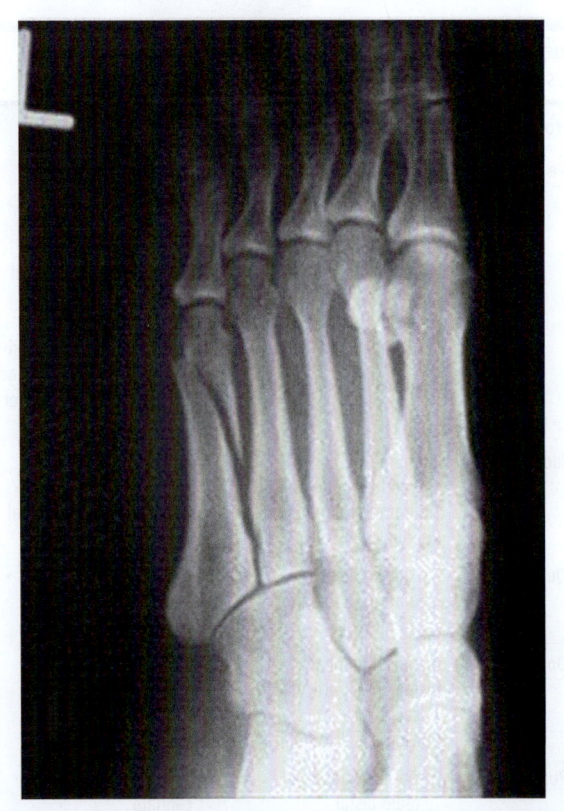

▲ **Figura 29.8** A vista AP do pé revela uma clássica "fratura do dançarino" do quinto metatarso causada pela aterrissagem imprópria em um pé invertido.

3. Síndromes de impacto

O impacto anterior ou anterolateral resulta do contato repetitivo da tíbia com o tálus e causa dor anterior e um pouco lateral no tornozelo com as atividades que envolvem dorsiflexão. É uma condição bastante vista em bailarinos que executam *pliés* repetitivos e em ginastas que aterrissam mal ao descer de um aparelho. O impacto posterior do tornozelo é causado pelo contato repetitivo da tíbia posterior contra um processo posterior proeminente do tálus ou contra o osso trígono (um osso acessório presente em 10% da população). Esse tipo de impacto é visto em praticantes de balé como resultado da hiperflexão plantar em ponta ou semiponta.

O diagnóstico costuma ser rápido pela história (da posição causando sintomas) junto com o exame físico reproduzindo a dor (com uma dorsiflexão forçada ou flexão plantar, respectivamente). Em casos prolongados, podem ser vistos esporões ósseos e cistos ósseos nas radiografias. Pode-se observar impacto ósseo se as radiografias forem obtidas na posição de dança (*plié* ou semiponta).

O tratamento consiste em repouso e terapia de mobilização manual das articulações subtalar, talocrural e do mediopé. Atletas com impacto anterior podem se beneficiar com uma calcanheira de 6 mm. Em um praticante de dança, a avaliação da forma do bailarino também é útil, já que aqueles que forçam o giro ou a "foice" do pé têm risco aumentado. Os ginastas podem ser aconselhados a realizar uma aterrissagem curta, que faz a tíbia mover-se para a região anterior. A terapia em ginastas deve enfatizar o acoplamento dos músculos glúteos e isquiotibiais durante a aterrissagem, provendo uma curvatura adequada no joelho sem sacrificar pontos no estilo.

> Goulart M, O'Malley M, Hodgkins C, et al: Foot and ankle fractures in dancers. Clin Sports Med 2008;27:295–304.
> Hamilton W: Posterior ankle pain in dancers. Clin Sports Med 2008;27:263–277.
> Kadel N: Foot and ankle injuries in dance. Phys Med Rehabil Clin N Am 2006;17:813–826.
> Kennedy J, Collumbier J: Bunions in dancers. Clin Sports Med 2008;27:321–328.

LESÕES VERTEBRAIS: ESPONDILÓLISE E ESPONDILOLISTESE (ver também Cap. 31)

Existe um risco quatro vezes maior de desenvolver espondilólise (fratura do processo interarticular) e espondilolistese (escorregamento para frente de uma vértebra sobre outra) quando o indivíduo é um artista de execução atlética em comparação à população em geral. É principalmente a posição hiperlordótica adotada pelos artistas que os coloca em risco, junto com saltos intensivos e cargas axiais na aterrissagem e no levantamento.

O atleta costuma apresentar dor lombar que piora com a extensão lombar. Uma deformidade em degrau pode ser palpável na presença de espondilolistese. Qualquer sensibilidade dolorosa bem localizada em extensão, nessa população, requer radiografias. Um defeito no processo interarticular ou uma espondilólise é percebida nas vistas oblíquas em apenas uma pequena porcentagem das vezes; assim, um resultado negativo requer investigação adicional. A cintilografia óssea, a RMN ou a TC podem ser usadas, sendo a TC a mais sensível e específica. Entretanto, prefere-se começar com uma RMN na maioria das vezes, por causa da menor exposição à radiação e da possibilidade de evidenciar o edema ósseo.

Um atleta com espondilólise precisa realizar repouso de qualquer atividade que cause extensão lombar e deve iniciar um programa de reforço axial neutro. Se a dor continuar com a atividade diária ou se houver preocupação com a adesão ao tratamento, uma órtese lombossacral customizada pode ser usada. Um período típico de repouso é de seis semanas, mas pode ser mais longo, com base na resposta clínica. O retorno à atividade deve ser gradual e sem dor. Em geral, os atletas com espondilolistese de grau I e II são tratados de acordo com os sintomas, mas um grau III sintomático requer a estabilização cirúrgica.

> D'Hemecourt P, Luke A: Sport-specific biomechanics of spinal injuries in aesthetic athletes (dancers, gymnasts and figure skaters). Clin Sports Med 2012;31:397–408.

LESÕES NO PUNHO

FUNDAMENTOS DO DIAGNÓSTICO

▶ O progresso da apresentação da condição é lento, aumentando a probabilidade de uma lesão avançada.

▶ Em ginastas, os três diagnósticos mais comuns no punho incluem a lesão de estresse do rádio distal, a síndrome do impacto dorsal e a síndrome de impacção ulnar.

1. Lesão de estresse do rádio distal

As lesões no punho costumam ser vistas em ginastas e líderes de torcida. A compressão repetitiva crônica combinada com 90° ou mais de dorsiflexão e desvio ulnar ou radial gera uma tensão enorme nas estruturas do punho. Uma lesão de estresse no rádio distal é o diagnóstico mais comum e é causada por lesão repetitiva subliminar com forças de impacção e torção. Essa lesão afeta mais os atletas entre 12 e 14 anos, tendo risco aumentado aqueles que treinam mais de 35 horas semanais.

O atleta apresenta dor no punho dorsal à palpação, que piora com a dorsiflexão extrema. A força de empunhadura pode estar diminuída. Uma lesão de estágio I é diagnosticada de forma clínica com base nas radiografias negativas, e o atleta pode retornar ao esporte quando os sintomas se resolverem. As lesões em estágio II e III mostram evidência radiográfica de lesão fisária e requerem um tempo prolongado de afastamento para permitir a cicatrização e a reabilitação. Se a cooperação com as recomendações de tratamento for uma preocupação, um gessado pode ser aplicado. Quando o atleta retornar ao esporte, um imobilizador de Gibson pode ser usado, fornecendo acolchoamento palmar e diminuindo a carga radial. Nas lesões avançadas de estágio III, uma variância ulnar positiva ocorre à medida que o corpo tenta redistribuir os estresses sobre o rádio; isso pode levar à síndrome de impacção ulnar.

2. Síndrome do impacto dorsal

Atletas com dor na região dorsal do punho podem ter uma síndrome do impacto, que com frequência é vista como um espessamento do retináculo ou uma sinovite dos extensores de um ou mais tendões extensores do punho e dos dedos. Aqueles que participam de modalidades com trampolim e cavalo têm risco mais alto de desenvolver essa condição. A marca registrada dessa lesão é a dor no punho dorsal, que piora com a dorsiflexão do punho e com a extensão dos dedos contra a resistência. As radiografias podem mostrar a formação de osteófitos no rádio distal em casos crônicos. Se a síndrome do impacto for diagnosticada de forma precoce, em geral, é suficiente o tratamento conservador com repouso, AINEs e imobilização. Se essa abordagem falhar, as injeções com corticosteroide podem trazer algum benefício. Casos refratários podem requerer a exploração cirúrgica; as intervenções comuns incluem a liberação do retináculo, o debridamento de tendões e a sinovectomia.

3. Síndrome da impacção ulnar

Também conhecida como *síndrome da limitação ulnar*, essa lesão é causada por uma variância ulnar positiva e é a terceira lesão mais comum do punho em ginastas. Embora uma variância ulnar positiva possa ser adquirida, ela costuma ser devida à distensão repetitiva envolvendo a carga ulnar em um punho pronado, como no evento do cavalo olímpico. O atleta apresenta sensibilidade dolorosa na tabaqueira ulnar e desvio ulnar passivo do punho. As radiografias mostram uma variância ulnar positiva, com possível formação cística ou esclerótica da cabeça ulnar. Diferentes tipos de lesão de partes moles também podem ocorrer, como a ruptura do complexo da fibrocartilagem triangular ou do ligamento semilunopiramidal, que requer artrografia com ressonância magnética para o diagnóstico se houver suspeita clínica. O tratamento inclui repouso, AINEs e injeções de corticosteroide. Se essas medidas falharem no alívio da dor, pode ser realizada a cirurgia, que envolve o encurtamento ulnar via osteotomia ou ressecção artroscópica.

Webb BG, Rettig LA: Gymnastic wrist injuries. Sports Med Rep 2008;7:289–295.

Reabilitação de condições musculoesqueléticas comuns

30

James Bailey, DO
Yan Gu, MD
Alfy Olufade, MD
Ian B. Maitin, MD
Michael Weinik, DO

▶ LESÕES DE MEMBRO SUPERIOR

ENTORSE DA ARTICULAÇÃO ACROMIOCLAVICULAR

▶ Considerações gerais

As entorses da articulação acromioclavicular (AAC) são comuns nos adultos jovens que participam de atividades esportivas e, de modo geral, resultam de uma queda direta sobre o acrômio ou sobre a mão estendida. As forças envolvidas em tal queda dirigem o acrômio para baixo e para cima, respectivamente.

▶ Patogênese

A AAC é uma articulação sinovial, localizada entre a clavícula distal e o acrômio. A faceta medial de orientação posterolateral da clavícula distal articula-se com o acrômio, que apresenta orientação anteromedial. Os estabilizadores estáticos da AAC são os ligamentos acromioclavicular (AC) e coracoclavicular (CC). Os ligamentos ACs superior, inferior, anterior e posterior tornam-se parte da cápsula da articulação AC. Os ligamentos CCs, trapezoide e conoide estendem-se desde o processo coracoide até a superfície inferior da clavícula. O trapezoide é lateral e tem uma inserção larga na clavícula, enquanto o conoide é medial e tem uma inserção fina sobre o tubérculo posterior da clavícula. Os estabilizadores dinâmicos da AAC são o deltoide e o trapézio, também conhecidos como o complexo deltotrapezial. O deltoide evita o deslocamento superior e posterior da clavícula. A contração do trapézio comprime a AAC.

De 5 a 8° de movimentação na AAC facilitam a rotação clavicular ao longo do eixo maior e a elevação e retração da clavícula distal. Esse movimento ajuda a manter o espaço subacromial durante a elevação completa do braço.

▶ Achados clínicos

A entorse ou separação da AAC pode ser diagnosticada na avaliação clínica pela presença de dor e deformidade localizadas. O teste de adução horizontal comprime a AAC e causa dor quando houver uma lesão. A radiografia na incidência de Zanca permite a visualização ideal da articulação. As entorses e separações da AAC são classificadas em uma escala de I até VI, por meio da classificação de Rockwood.

- **Tipo I:** a lesão resulta em entorse da cápsula e dos ligamentos ACs, mas os ligamentos ACs e CCs permanecem intactos. Nenhuma instabilidade clavicular pode ser detectada ao exame, e as radiografias estão normais.
- **Tipo II:** a lesão resulta em ruptura da cápsula e dos ligamentos ACs, mas os ligamentos CCs permanecem intactos. A clavícula fica instável em estresse direto. As imagens radiográficas com estresse são negativas; entretanto, a clavícula lateral pode estar um pouco elevada.
- **Tipo III:** a lesão resulta em ruptura completa dos ligamentos ACs e CCs, sem ruptura da fáscia deltotrapezial. Ao exame, a clavícula lateral parece elevada, com o acrômio abaixado. A clavícula fica instável vertical e horizontalmente. A separação da AAC é evidente nas radiografias com estresse.
- **Tipo IV:** a lesão resulta na ruptura dos ligamentos ACs e CCs, com deslocamento posterior da clavícula para dentro do trapézio. Isso fica evidente na observação clínica e na imagem da radiografia da região axilar.
- **Tipo V:** a lesão resulta em uma lesão do tipo III com ruptura da fáscia deltotrapezial. A clavícula lateral fica elevada, e a escápula é deslocada para baixo. As radiografias demonstram aumento de 100 a 300% na distância entre clavícula e acrômio (distância CC).
- **Tipo VI:** a lesão resulta em deslocamento inferior da clavícula para dentro dos espaços subacromial ou subcoracóideo. Em geral, isso ocorre no contexto de um trauma grave e acompanha outras lesões.

▶ Complicações

Pacientes com entorses tipo II ou III podem desenvolver impacto subacromial, patologia do manguito rotador e osteoartrite da AAC por discinesia escapular. Se os sintomas persistirem por mais de seis meses após a lesão, as injeções de corticosteroides ou o reparo cirúrgico podem ser necessários.

Tratamento

A. Entorses tipo I e II

A fase aguda do tratamento para as entorses tipo I e II começa no momento da lesão e continua por três semanas. As terapias incluem exercícios indolores da amplitude de movimento (ADM), mobilização de tecidos moles e da escápula e fortalecimento isométrico dos estabilizadores escapulares por meio de exercícios de cadeia cinética fechada sem elevação de braço (ou seja, exercícios de rotação interna e externa com 0° de abdução). O fortalecimento do tronco e da perna começa com uma placa de oscilação. O paciente pode progredir para elevação do braço conforme tolerar, usando uma tipoia de braço nos primeiros 3 a 10 dias, e usar analgésicos para a dor. A fase de recuperação ocorre nas 3 a 8 semanas seguintes após a lesão. As terapias durante esse período incluem cargas crescentes com exercícios isotônicos de cadeia cinética fechada. O paciente pode começar as elevações ativas do braço. A fase de manutenção começa quando o paciente tiver ADM completa e indolor e força de cerca de 75% em relação ao lado contralateral. Dos atletas jovens com entorses de baixo grau, 12% são submetidos ao reparo cirúrgico por sintomas persistentes.

B. Entorse tipo III

A fase aguda do tratamento para as entorses do tipo III começa com repouso do ombro em uma tipoia por 7 a 14 dias. O paciente pode, aos poucos, incluir os exercícios ativos-assistidos e isométricos da ADM, com rotação interna e externa em 0°, encolhimento dos ombros e exercícios pendulares. Depois de 7 a 14 dias, o paciente pode remover a tipoia no início dessa fase de recuperação no tratamento, que inclui exercícios isotônicos ativos da ADM, com flexão acima de 160° e abdução até 90°. A fase de manutenção começa quando o paciente tiver ADM completa e indolor e força de cerca de 75% em relação ao lado contralateral. Os pacientes com entorses tipo III podem ser submetidos ao reparo cirúrgico se a dor ou a instabilidade persistirem. Os pacientes com separações tipo III têm alterações no plano motor escapular e discinesia escapular, que devem ser abordadas com fisioterapia e terapia ocupacional.

C. Entorses tipos IV-VI

As entorses tipos IV-VI são lesões graves, que costumam ocorrer em combinação com outras lesões traumáticas. De modo geral, para os pacientes com tais lesões, as medidas de tratamento não invasivas são insuficientes. Em consequência disso, cerca de 75% dos atletas jovens com entorses de grau alto são submetidos à reconstrução do ligamento CC. A maioria dos pacientes, cirúrgicos e não cirúrgicos, é capaz de retornar à função completa com a reabilitação adequada.

> Pallis M, Cameron K, Svoboda S, et al: Epidemiology of acromioclavicular joint injury in young athletes. Am J Sports Med 2012;40:2072-2077.

> Reid D, Polson K, Johnson L: Acromioclavicular joint separations grades I-III: A review of the literature and development of best practice guidelines. Sports Med 2012;42:681-696.

IMPACTO DO OMBRO

1. Impacto externo do ombro

Considerações gerais

O impacto externo primário do ombro é causado pelo impacto subacromial ou subcoracóideo do manguito rotador. O impacto secundário do ombro é causado por mobilidade anormal glenoumeral e escapulotorácica. Os estabilizadores estáticos do ombro incluem o lábio glenoide e os ligamentos glenoumerais. Os estabilizadores dinâmicos do ombro incluem os músculos do manguito rotador (supraespinal, infraespinal, redondo menor e subescapular). De forma geral, os tendões do manguito rotador seguem ao longo do eixo longitudinal do músculo; entretanto, existem os componentes medial e profundo dos tendões, que cruzam transversalmente. Eles são conhecidos como o cabo rotador. O intervalo rotador é um espaço no manguito rotador pelo qual passa a cabeça longa do tendão do bíceps.

A superfície inferior do acrômio pode ser uma causa de impacto. O impacto do acrômio de grau I é plano, o de grau II é côncavo, e o de grau III é em forma de gancho.

Patogênese

Os músculos deltoide e supraespinal fornecem forças translacionais superiores à cabeça umeral; já o infraespinal, o redondo menor e o subescapular fornecem forças de translação inferior. Normalmente, essas forças opostas estão equilibradas. A síndrome do impacto do supraespinal ocorre quando há forças translacionais superiores sem oposição na cabeça umeral em 30 a 60° de abdução do ombro.

As rupturas de espessura parcial dos tendões do manguito rotador diminuem a força total da musculatura do ombro. Isso leva à migração superior do úmero sob o acrômio, o que impacta ainda mais o manguito rotador. O impacto, em geral, ocorre na zona hipovascular do tendão, que fica localizada em 2 a 6 cm proximais à inserção. Por fim, isso leva a uma ruptura de espessura completa.

Em pacientes mais jovens, a degeneração do tendão do supraespinal pode ser induzida pela atividade repetitiva sobre a cabeça, que causa espessamento do tendão e erosão sob o ligamento coracoacromial. O impacto secundário pode ocorrer em associação com a instabilidade umeral causada pelo microtrauma nos estabilizadores estáticos da articulação glenoumeral. A fraqueza dos estabilizadores estáticos leva a aumento na demanda dos estabilizadores dinâmicos, causando fadiga muscular. A subluxação da cabeça umeral ocorre anterior e superiormente, com impacto no arco coracoacromial. A inclinação superior e anterior da escápula pode causar aumento do contato subacromial com o tubérculo maior.

REABILITAÇÃO DE CONDIÇÕES MUSCULOESQUELÉTICAS COMUNS

▶ Achados clínicos

A. Sinais e sintomas

O exame clínico mais utilizado para diagnosticar o impacto é a abdução inicial contra resistência do ombro que causa dor no músculo deltoide. Um achado positivo (ou seja, dor ou movimento contra resistência) em quaisquer das seguintes manobras também é indicativo de impacto.

1. Sinal de Neer — O examinador induz uma flexão de 160° passiva do ombro enquanto estabiliza a escápula (Fig. 30.1).

2. Sinal de Hawkins — O examinador induz uma flexão de 90° passiva do ombro com rotação interna máxima (Fig. 30.2).

3. Teste da lata vazia — O examinador resiste à abdução com o ombro do paciente flexionado em 90° no plano da escápula, com os antebraços em pronação máxima.

4. Teste de Speed — Com o ombro do paciente flexionado em 90°, o examinador resiste à flexão do ombro enquanto o cotovelo do indivíduo é estendido e o antebraço é supinado (Fig. 30.3).

B. Estudos de imagem

As radiografias em anteroposterior em Y escapular são úteis para o diagnóstico. A altura do espaço subacromial pode variar entre 10 e 15 mm; o estreitamento do espaço em 6 a 7 mm pode indicar impacto. As vistas transversas com artrorressonância magnética (ARM) e ultrassonografia podem ajudar no diagnóstico. A RMN demonstra tanto as anormalidades ósseas quanto de tecidos moles. A artrorressonância magnética é o padrão-ouro para diagnosticar as rupturas de espessura completa.

As rupturas de espessura parcial devem ser classificadas conforme a porcentagem da espessura do tendão envolvido (grau I,

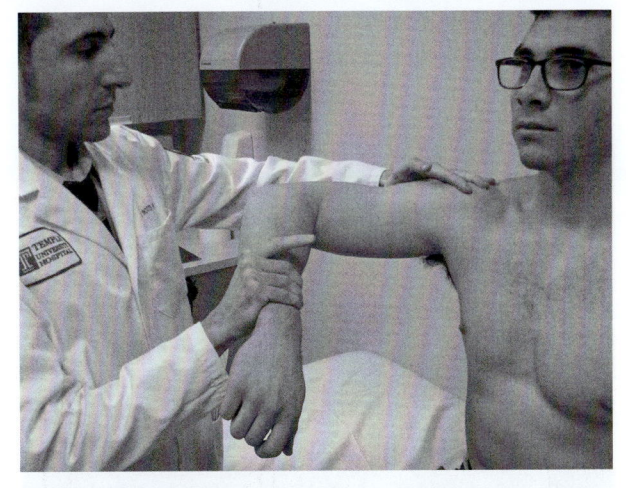

▲ **Figura 30.2** O teste de Hawkins para detectar o impacto do ombro.

< 25%; grau II, 25-50%; grau III, 50-75%). A atrofia muscular com infiltração gordurosa pode ser vista na tomografia computadorizada (TC) (Fig. 30.4). Os diagnósticos de tendinose do supraespinal secundária ao impacto subacromial e de tendinose bicipital podem ser confirmados com a ultrassonografia. (Ver a discussão sobre o ultrassom musculoesquelético no Cap. 39 para mais detalhes.) Até 34% dos pacientes com rupturas de espessura completa são assintomáticos.

▶ Diagnóstico diferencial

O diagnóstico diferencial do impacto externo do ombro inclui a osteoartrite da articulação acromioclavicular e a bursite subacromial-subdeltóidea.

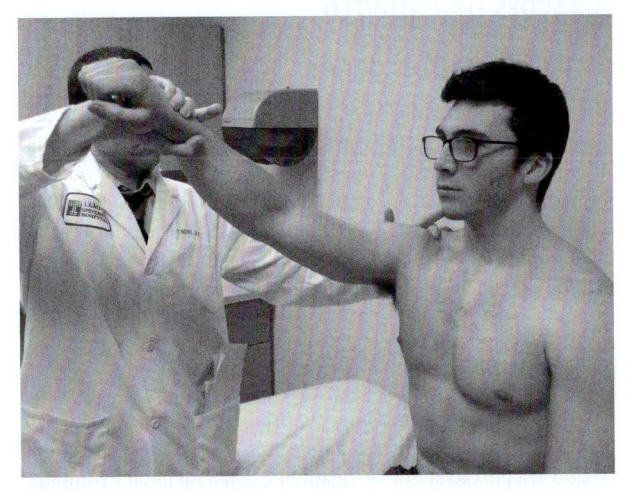

▲ **Figura 30.1** O sinal de Neer pode detectar impacto do ombro.

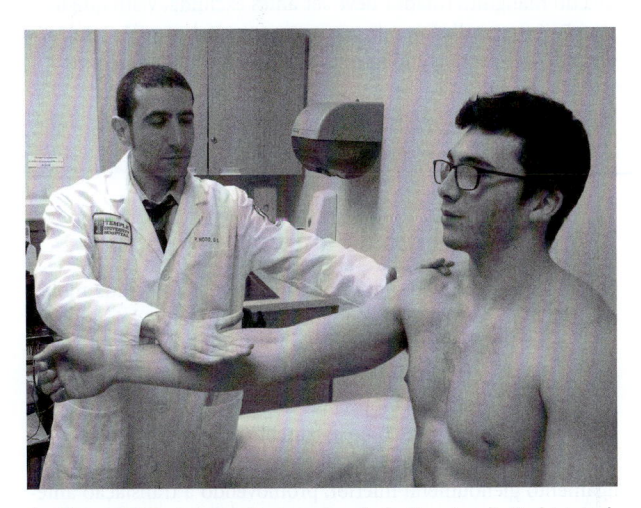

▲ **Figura 30.3** O teste de Speed pode indicar tendinite bicipital.

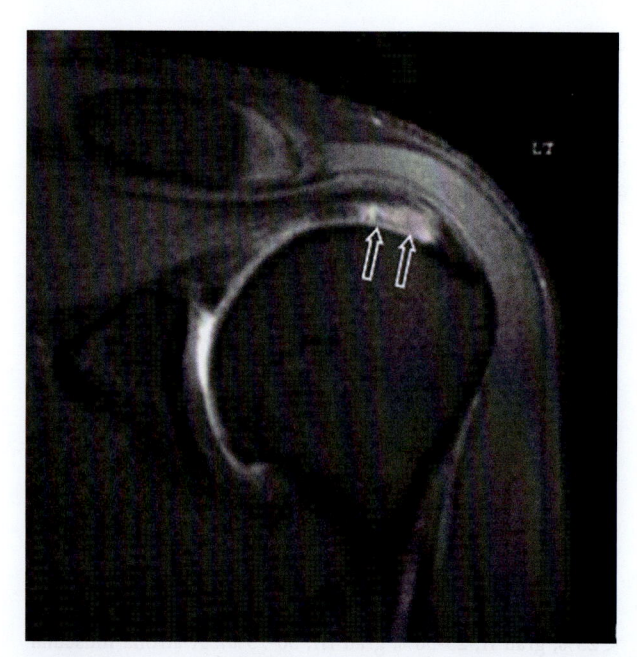

Figura 30.4 Ressonância magnética coronal ponderada com saturação de gordura em T1 de um paciente com uma ruptura de espessura parcial do supraespinal (setas).

Tratamento

O tratamento inclui o uso de anti-inflamatórios não esteroides (AINEs) e fisioterapia. Esta última busca o fortalecimento dos músculos inferiores do manguito rotador, com exceção do deltoide, o qual, como previamente notado, é considerado o causador da subluxação umeral superior, levando ao impacto subacromial. A injeção de esteroides no espaço subacromial e subdeltóideo pode ser benéfica para aliviar dor, a fim de permitir ganhos maiores com a terapia; contudo, uma ruptura significativa do manguito rotador deve ser antes excluída, visto que uma injeção intratendínea pode causar a ruptura do tendão. As rupturas de espessura completa podem requerer reparo cirúrgico.

Campbell R, Dunn A: External impingement of the shoulder. Semin Musculoskel Radiol 2008;12:107–126.

2. Impacto interno do ombro (lesão SLAP)

O impacto interno do ombro ocorre quando os tecidos moles, como a cápsula articular e o lábio, ficam impactados entre as articulações da superfície umeral e da glenoide. A abdução e a rotação externa repetitivas do ombro levam ao impacto posterossuperior do lábio e da superfície inferior do manguito rotador. Isso pode manifestar-se como afilamento do lábio e rupturas parciais do manguito rotador. A rotação externa excessiva afrouxa o ligamento glenoumeral inferior, promovendo a translação anterior e o impacto posterossuperior. O déficit de rotação glenoumeral (DRGU) também pode ser a causa do impacto interno. O arremesso repetitivo causa uma contratura da cápsula articular posteroinferior, que cria uma "pseudofrouxidão" com rotação externa aumentada e rotação interna diminuída. Esse desequilíbrio predispõe o indivíduo a uma lesão do lábio glenoide superior, também conhecida como uma lesão superior do lábio anteroposterior (SLAP). As lesões SLAP são mais relatadas em atletas de arremesso e estão descritas em detalhes no Capítulo 29.

O atleta de arremesso que apresenta impacto interno do ombro relata dor no ombro na fase de armação tardia do arremesso ou quando o braço está em abdução e rotação externa. O braço afetado pode parecer fraco e instável depois do arremesso. Os sinais de impacto externo são, em geral, negativos (p. ex., os sinais de Hawkins e Neer). As seguintes vistas radiográficas são usadas para detectar o impacto interno: vistas anteroposterior (em rotação interna e externa), de West point, da incisura de Stryker, axilar e em Y escapular. Os sinais radiográficos comuns de impacto interno são lesões de Bennett (exostose ou calcificação na região da borda glenoide posteroinferior), alterações escleróticas no tubérculo maior, lesão osteocondral ou alterações císticas na cabeça umeral posterior e arredondamento ou remodelação da borda glenoide posterior. A RMN permanece o padrão-ouro, já que os achados radiográficos mencionados são com frequência difíceis de detectar. O tratamento conservador inclui repouso do ombro, medicamentos anti-inflamatórios e crioterapia. O repouso deve continuar por 4 a 6 semanas ou até que a dor tenha passado. O tratamento cirúrgico varia desde o debridamento do lábio afilado ou do manguito rotador até o reparo completo dos tendões do manguito que apresentem rupturas de 50 a 75%.

A maioria dos pacientes é capaz de atingir as metas de recuperação após três meses de fisioterapia, e o retorno ao trabalho ou ao esporte ocorre dentro de seis meses.

Castagna A, Garofalo R, Cesari E, et al: Posterior superior internal impingement: An evidence-based review. Br J Sports Med 2010;44:382–388.

LUXAÇÕES DO COTOVELO

Considerações gerais

O cotovelo é a articulação que mais sofre deslocamento na população pediátrica e só fica atrás do ombro na população adulta. A luxação de cotovelo é mais comum em homens do que em mulheres e costuma ser associada a esportes como ginástica, luta livre, basquete e futebol. O mecanismo mais comum é uma queda com a mão estendida, causando compressão axial, rotação externa do antebraço, ou supinação, e um momento de valgo.

Patogênese

O'Driscoll descreveu um "anel de instabilidade" na ruptura progressiva do cotovelo, diferenciando três estágios de ruptura. No estágio 1, a porção lateral do ligamento colateral ulnar é rompida, causando subluxação rotatória posterolateral com redução espontânea. O estágio 2 ocorre com a força continuada, causando subluxação incompleta, o que deixa a coronoide empoleirada sobre a tróclea. O estágio 3A inclui a ruptura completa dos tecidos moles e da parte posterior do ligamento colateral medial. O estágio 3B inclui a ruptura completa do ligamento colateral medial, causando instabilidade em varo, em valgo e rotatória.

As luxações do cotovelo também podem ser classificadas em três categorias: posterior, divergente e anterior. As luxações posteriores do cotovelo são subdivididas em luxações posterolaterais, posteromediais e laterais puras. As luxações divergentes estão associadas ao trauma de alto impacto e ao deslocamento radioulnar, com lesão da membrana interóssea. As luxações anteriores são raras e são vistas em pacientes mais jovens.

▶ Achados clínicos

Pacientes com luxação aguda do cotovelo apresentam dor intensa e um membro superior deformado. Em geral, existe história de trauma no braço. Antes de tentar as manobras de redução, uma avaliação neurovascular deve ser executada. O punho e o ombro também devem ser examinados para lesões concomitantes, e radiografias anteroposteriores e laterais devem ser obtidas.

▶ Complicações

As luxações do cotovelo podem estar associadas a fraturas da cabeça e do colo do rádio, a fraturas-avulsão dos epicôndilos medial e lateral e a fraturas da coronoide. As complicações neurovasculares incluem lesões da artéria braquial, compressão do nervo mediano e síndrome compartimental. O nervo mediano pode ser deslocado para a região posterior e ficar aprisionado por uma fratura-avulsão do epicôndilo medial. A tensão aplicada sobre o nervo mediano pode "entalhar" a saliência epicondiliana do úmero, produzindo um sinal de Matev nas radiografias (bordas escleróticas de um túnel ósseo na crista epicondiliana medial onde o nervo mediano foi aprisionado).

▶ Tratamento

A redução fechada rápida é recomendada antes do surgimento de edema nos tecidos moles. A sedação consciente pode ser necessária para permitir o relaxamento muscular. A redução fechada é executada por tração em decúbito ventral, com o cotovelo estendido, usando o polegar do médico para guiar a coronoide em torno da tróclea. As luxações irredutíveis do cotovelo podem ser causadas pelo aprisionamento da cabeça radial dentro dos tecidos moles. O cotovelo deve ser avaliado após a redução para verificar a presença de instabilidade. A instabilidade rotatória posterolateral é mais bem avaliada usando o teste de pivotação, que é positivo quando um "ressalto" for ouvido ou sentido quando o rádio e a ulna forem reduzidos sobre o úmero. As radiografias pós-redução devem ser solicitadas. O alargamento do espaço articular pode indicar fragmentos osteocondrais intra-articulares aprisionados. A intervenção cirúrgica é necessária para as reduções instáveis, as fraturas, a síndrome compartimental e as luxações expostas.

A reabilitação precoce com exercícios de ADM supervisionados tem-se mostrado benéfica. As talas estáticas de flexão e extensão podem ser usadas para ajudar os pacientes a recuperar a ADM. Os pacientes com luxações "empoleiradas" têm lesões menos graves e podem esperar uma recuperação completa e rápida. Aqueles com lesões mais graves podem não recuperar toda a ADM do cotovelo, faltando a extensão completa. Se houver o alinhamento ósseo inadequado, existe risco aumentado de artrite da articulação do cotovelo.

Kuhn M, Ross G: Acute elbow dislocations. Orthop Clin North Am 2008;39:155–161.

OSTEOCONDRITE DISSECANTE DO CAPÍTULO

▶ Considerações gerais

A osteocondrite dissecante do capítulo ocorre mais em garotos adolescentes que participam de atividades esportivas que envolvem arremessos repetitivos. Os fatores contributivos podem ser o estresse repetitivo em valgo no cotovelo, como no arremesso, e a cartilagem articular imatura sobre o capítulo. Isso causa uma lesão local do osso subcondral e pode levar a necrose e alterações avasculares ósseas subcondrais de modo a afetar o capítulo umeral da mão dominante.

▶ Achados clínicos

A apresentação típica é um arremessador entre 10 e 15 anos de idade, com dor e edema laterais no cotovelo. Os pacientes com osteocondrite dissecante estável apresentam ADM normal do cotovelo. As radiografias revelam achatamento do capítulo, com defeitos articulares; corpos livres também podem estar presentes. Três estágios radiográficos são diferenciados. No estágio 1, uma sombra cística é visível no capítulo. No estágio 2, a lesão e o osso subcondral se separam. No estágio 3, os corpos livres estão presentes (Fig. 30.5). O padrão-ouro para diagnóstico é a RMN, que pode ajudar no estadiamento. A TC é útil para detectar corpos livres.

▶ Diagnóstico diferencial

A osteocondrite dissecante do capítulo deve ser distinguida da osteocondrose do capítulo, que é caracterizada pela necrose, regeneração e calcificação epifisária capitular em crianças de 7 a 12 anos.

▶ Tratamento e prognóstico

As lesões estáveis são tratadas com a interrupção do estresse repetitivo, fortalecimento muscular e, às vezes, imobilização. As lesões instáveis requerem intervenção cirúrgica, incluindo debridamento, remoção de corpos livres e, potencialmente, fixação interna de fragmentos maiores ou transplante com enxerto de condrócitos autólogos. Cerca de 90% das lesões em estágio 1 e 52% das lesões em estágio 2 curam com o manejo conservador, que consiste em evitar o uso do cotovelo no lado afetado por seis meses.

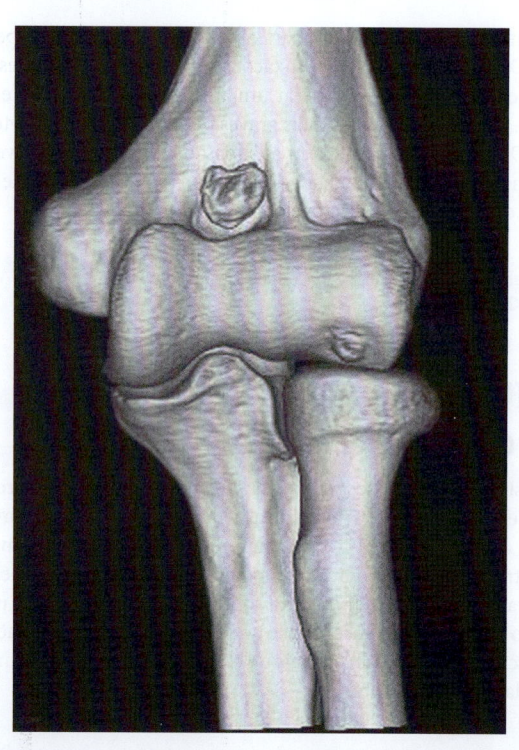

▲ **Figura 30.5** Exame de tomografia computadorizada tridimensional do cotovelo esquerdo mostrando um corpo livre no compartimento anterior e uma lesão característica da osteocondrite dissecante do capítulo.

Matsuura T, Kashiwaguchi S, Iwase T, et al: Conservative treatment for osteochondrosis of the humeral capitellum. Am J Sports Med 2008;36:868–872.

Van den Ende K, McIntosh A, Adams J, et al: Osteochondritis dissecans of the capitellum: A review of the literature and a distal ulnar portal. Arthroscopy 2011;27:122–128.

DOENÇA DE KIENBÖCK

▶ Considerações gerais

O semilunar é o osso central na fileira carpal proximal, articulando-se com o rádio, com o complexo da fibrocartilagem triangular, com o hamato e com o capitato. Fatores etiológicos múltiplos podem contribuir para a osteonecrose do semilunar, também conhecida como doença de Kienböck. Os fatores mecânicos extrínsecos incluem uma ulna curta ou longa, causando distribuição desigual de forças axiais; a inclinação alterada da cabeça radial; e o trauma repetitivo. Os fatores mecânicos intrínsecos podem estar relacionados a variações no formato do semilunar. Os fatores vasculares incluem a interrupção do suprimento arterial dorsal e palmar, fluxo venoso diminuído e sinovite transitória, comprometendo o suprimento vascular. A doença falciforme e a trombocitose podem também comprometer o suprimento vascular. A osteomielite de baixo grau também tem sido ligada a essa condição.

▶ Achados clínicos

A osteonecrose do semilunar ocorre com frequência em homens entre 20 e 40 anos de idade. Os pacientes apresentam dor e fraqueza do punho afetado, mas sem uma história de trauma. Os achados costumam ser unilaterais e exacerbados pela extensão do punho e carga axial. O exame físico revela edema no punho e sensibilidade dolorosa dorsal sobre o semilunar. Embora a pronação e a supinação do antebraço estejam preservadas, a flexão e a extensão do punho estão limitadas. Quatro estágios de doença são diferenciados: o estágio 1 é similar à entorse de punho, com anormalidades mínimas na RMN; o estágio 2 é caracterizado por hiperdensidade semilunar visível na RMN; o estágio 3A, pelo colapso do semilunar com estabilidade carpal; o estágio 3B, pelo colapso do semilunar com instabilidade carpal; e o estágio 4, pela interferência nos ossos circundantes (Fig. 30.6).

▶ Tratamento

O tratamento varia de acordo com o estágio da doença. Em geral, os pacientes com estágio 1 da doença são tratados com imobilização gessada por três meses. Aqueles com doença no

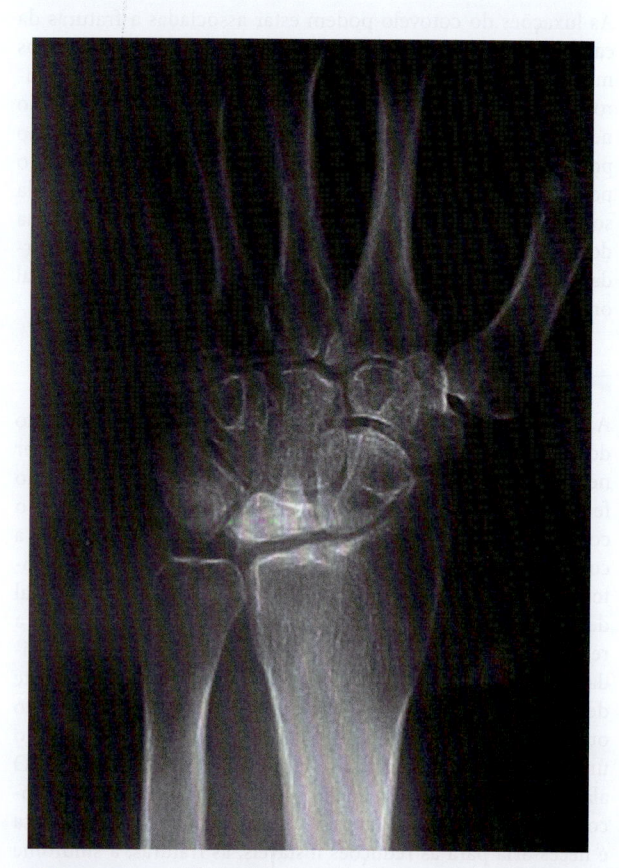

▲ **Figura 30.6** Radiografia do punho de um paciente com doença de Kienböck revelando colapso articular e deformidade rotatória do escafoide.

estágio 2 ou 3A, mas com variância ulnar negativa, beneficiam-se do encurtamento radial, alongamento ulnar e encurtamento do capitato. Os estágios 2 ou 3A com variância ulnar positiva requerem procedimentos cirúrgicos mais complexos, incluindo enxerto ósseo vascularizado e fixação externa, osteotomia de cunha radial e encurtamento do capitato. Na doença de estágio 3B (colapso do semilunar com instabilidade carpal), são necessárias a artrodese escafocapitato ou escafotrapézio-trapezoide, ou a carpectomia da fileira proximal. As opções de tratamento para os pacientes com doença em estágio 4 incluem a artrodese do punho, a artroplastia, a carpectomia da fileira proximal e a desnervação do punho. A maioria dos pacientes experimenta alívio da dor e aumento da ADM com a revascularização; contudo, quase um quarto mostra progressão da doença.

Lluch A, Garcia-Elias M: Etiology of Kienböck disease. Tech Hand Up Extrem Surg 2011;15:33–37.

Lutsky K, Bredjiklian P: Kienböck disease. J Hand Surg Am 2012;37:1942–1952.

Saunders B, Lichtman D: A classification-based treatment algorithm for Kienböck disease: Current and future considerations. Tech Hand Up Extrem Surg 2011;15:38–40.

LESÕES DE MEMBRO INFERIOR

OSTEOARTRITE DO QUADRIL

Considerações gerais

A osteoartrite é a doença mais comum do quadril. É uma queixa comum em adultos mais velhos, mas pode também afetar os pacientes mais jovens. A prevalência é de 3,1% na população em geral. Os sintomas são bilaterais em 42% dos pacientes, e a genética parece ser relevante na progressão da doença.

Patogênese

A osteoartrite ocorre quando a degradação da cartilagem leva à liberação de citocinas pró-inflamatórias, metaloproteinase da matriz e prostaglandinas. A resposta inflamatória promove a remodelação do osso subcondral, a reabsorção, a neovascularização do fluido sinovial e a calcificação da cartilagem articular. Com o tempo, esses processos levam à formação de osteófitos, estreitamento do espaço articular e esclerose óssea. Os fatores de risco para o desenvolvimento prematuro da osteoartrite de quadril incluem arquitetura anormal (p. ex., da cabeça femoral ou do acetábulo) e alinhamento alterado da articulação do quadril.

Achados clínicos

A. Sinais e sintomas

É comum a dor no quadril estar associada com a diminuição da ADM, que piora com a atividade e alivia com repouso. Os pacientes com osteoartrite de quadril caminham com uma marcha antálgica, caracterizada como uma marcha diminuída sobre o membro doloroso, com um comprimento encurtado da passada no membro contralateral. A ADM deve ser avaliada em todos os planos, incluindo flexão, extensão, adução, abdução, rotação interna e externa. As manobras de exame devem incluir o teste FABER (feito com a flexão de quadril, abdução e rotação externa); um teste positivo produz dor na virilha, sugestiva de dor intra-articular no quadril, como na osteoartrite do quadril.

B. Estudos de imagem

As radiografias simples são o primeiro exame diagnóstico de imagem que é solicitado (Fig. 30.7). Na radiografia, a menor distância entre a margem da cabeça femoral e o acetábulo pode ser usada como uma medida da gravidade da osteoartrite do quadril. Isso é chamado de espaço articular mínimo (EAM) e é medido nas regiões medial, lateral, superior e axial. Um estudo de Chu e colaboradores verificou uma associação fraca entre a largura do espaço articular e os sintomas.

A escala de classificação de Kellgren e Lawrence (ECKL) é outro sistema usado para avaliar a osteoartrite do quadril. A ECKL leva em conta a presença de osteófitos, esclerose subcondral e cistos na avaliação da osteoartrite. O grau I é caracterizado por possíveis osteófitos; o grau II, por osteófitos pequenos e possível estreitamento da articulação; o grau III, por osteófitos múltiplos de tamanho moderado, estreitamento definido do espaço articular, algumas áreas escleróticas e possível deformação da extremidade óssea; e o grau IV, por múltiplos osteófitos grandes, grave estreitamento do espaço articular, marcada esclerose e definida deformidade da extremidade óssea.

A RMN não é necessária, mas pode ser usada para afastar outras condições no diagnóstico diferencial de dor no quadril, incluindo a necrose avascular, a ruptura labral e as fraturas. Existe uma relação fraca entre os achados radiográficos e a necessidade de manejo cirúrgico.

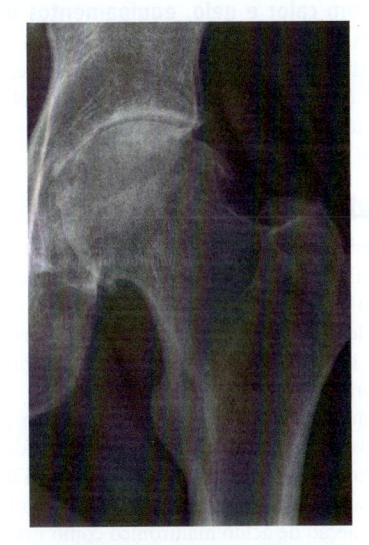

▲ **Figura 30.7** Osteoartrite do quadril revelando estreitamento do espaço articular, esclerose e osteófitos.

▶ Diagnóstico diferencial

O diagnóstico diferencial da osteoartrite do quadril inclui as condições antes mencionadas, bem como a dor lombar, a radiculopatia lombar, o distúrbio da articulação sacroilíaca, a meralgia parestésica e a síndrome da dor no trocanter maior.

▶ Complicações

Os pacientes com osteoartrite progressiva desenvolvem rigidez articular, dor articular crônica e alterações posturais compensatórias que podem levar a cifose, radiculopatia lombar e dor lombar. A sinovite e a fratura da articulação do quadril são outras fontes de preocupação.

▶ Tratamento

A. Medidas conservadoras

1. Exercícios e perda de peso — Várias modalidades não farmacológicas para o tratamento da osteoartrite do quadril são fortemente apoiadas na literatura. Elas incluem exercícios aeróbicos, aquáticos e contra resistência, bem como a perda de peso. É recomendado um regime de exercícios focado em ADM, alongamento, fortalecimento e condicionamento aeróbico. Os exercícios feitos dentro d'água para a osteoartrite do quadril podem diminuir a dor e melhorar a função no curto prazo e até em um ano. Muitos pacientes com osteoartrite de quadril toleram melhor o ciclismo e atividades aquáticas que os exercícios de alto impacto, como a subida de degraus. Entretanto, mesmo com o uso das terapias mencionadas, uma revisão da Cochrane encontrou apenas um pequeno efeito terapêutico do exercício sobre a dor da osteoartrite do quadril.

A perda de peso é importante no tratamento da osteoartrite do quadril, porque o peso corporal é um fator de risco independente para a condição. O quadril suporta de 3 a 5 vezes o peso do corpo durante o repouso. Isso aumenta para oito vezes com a corrida.

2. Terapia com calor e gelo, equipamentos de auxílio e órteses — As modalidades como termoterapia e crioterapia podem ser utilizadas. Além disso, o uso de uma bengala na mão contralateral diminuirá a quantidade da força sobre o quadril artrítico. Uma palmilha é útil para corrigir a discrepância no comprimento das pernas.

B. Farmacoterapia

As modalidades farmacológicas incluem paracetamol, AINEs, tramadol e injeções intra-articulares de corticosteroides. O paracetamol é o medicamento inicial de escolha no tratamento da osteoartrite de quadril (4 g é a dose máxima diária). Se os sintomas do paciente não aliviarem com o paracetamol, os AINEs devem ser considerados.

Foi demonstrado que a injeção intra-articular de cortisona guiada fluoroscopicamente no quadril diminui a dor e melhora a função. Estudos limitados mostraram que o uso do ácido hialurônico seria superior ao placebo; contudo, não há evidência que apoie a injeção de ácido hialurônico como mais efetiva que a de corticosteroide ou outras terapias conservadoras no tratamento da osteoartrite do quadril.

C. Tratamento cirúrgico

O manejo cirúrgico da osteoartrite avançada do quadril inclui uma prótese total de quadril, com implantação de uma cabeça femoral e um acetábulo protéticos. Embora a substituição cirúrgica seja, em geral, bem tolerada, as complicações podem incluir infecção, afrouxamento e luxação da prótese. A reabilitação intensa é necessária no pós-operatório para recuperar a função e a força muscular. (Ver Cap. 33 para uma discussão adicional.)

Baker-LePain JC, Lane NE: Relationship between joint shape and the development of osteoarthritis. Curr Opin Rheumatol 2010;22:538–543.

Chu Miow Lin D, Reichmann WM, Gossec L, et al: Validity and responsiveness of radiographic joint space width metric measurement in hip osteoarthritis: A systemic review. Osteoarthritis Cartilage 2011;19:543–549.

Colen S, Heverkamp D, van den Bekerom MP: Hyaluronic acid for the treatment of osteoarthritis in all joints except the knee: What is the current evidence? Biodrugs 2012;26:101–112.

Fransen M, McConnell S, Hernandez-Molina G, et al: Exercise for osteoarthritis of the hip. Cochrane Database Syst Rev 2009;(3): CD007912.

Pollard TC, Batra RN, Judge A, et al: Genetic predisposition to the presence and 5-year clinical progression of hip osteoarthritis. Osteoarthritis Cartilage 2012;20:368–375.

Terjesen T, Gunderson RB: Radiographic evaluation of osteoarthritis of the hip. Acta Orthopaedica 2012;83:185–189.

IMPACTO FEMOROACETABULAR

▶ Considerações gerais

O impacto femoroacetabular (IFA) ocorre quando há uma articulação não congruente da borda acetabular, da cabeça femoral e da junção do colo, ou de ambos. A deformidade óssea leva a artrite degenerativa e lesões no lábio e na cartilagem acetabular. O IFA é diferenciado de acordo com o mecanismo de deformidade em tipo came, em tipo pinçamento, ou uma combinação de ambos. O tipo came (da palavra *cam*, em holandês, que significa "dente de engrenagem") resulta em uma cabeça femoral não esférica; no tipo pinçamento, existe uma supercobertura da cabeça femoral pelo acetábulo anterior.

▶ Patogênese

Em geral, o IFA é causado por microtrauma repetitivo. A deformidade tipo came resulta em uma junção anormal entre a cabeça e o colo, com aumento na cintura do raio. O colo femoral anterior perde sua concavidade e desenvolve uma "saliência" que impacta o lábio anterossuperior. No IFA tipo pinçamento, a cobertura acetabular excessiva estende-se entre a proeminência da borda acetabular anterior até a borda posterior. Essa supercobertura faz a parede anterior ser deslocada em uma direção mais lateral em comparação com a parede posterior.

Achados clínicos

A. Sinais e sintomas

A dor causada pelo IFA é, em geral, insidiosa e torna-se mais intensa com tempo. Há presença de rigidez no quadril, ADM diminuída ou dor com atividades de carga. Essa condição pode ser associada à dor na virilha, mas a dor na coxa lateral também foi descrita. Os sintomas incluem ruídos, ressaltos e bloqueios. A dor piora ao ficar sentado por muito tempo, subir degraus, calçar sapatos e sair de um carro. Ao exame, os pacientes têm ADM diminuída em comparação ao membro contralateral ou dor com o quadril em flexão e rotação interna. A manobra clássica para avaliar o IFA é o teste FADDIR, em que o quadril é colocado em flexão, adução e rotação interna.

B. Estudos de imagem

As radiografias simples, em especial nas incidências anteroposterior e lateral verdadeira, costumam mostrar o sinal do cruzamento, um achado anormal que é característico do IFA (Fig. 30.8). A mensuração do ângulo α pode ajudar a refinar o diagnóstico. O ângulo α é o ângulo que existe entre as linhas traçadas a partir do eixo colo-diafisário e centro de cabeça até o ponto asférico da cabeça femoral. Um ângulo maior de 55° é indicativo de lesão tipo came.

A RMN pode ser feita para avaliar o lábio e a cartilagem articular. A artrorressonância magnética é o exame mais preciso para diagnosticar as rupturas labrais e as anormalidades ósseas.

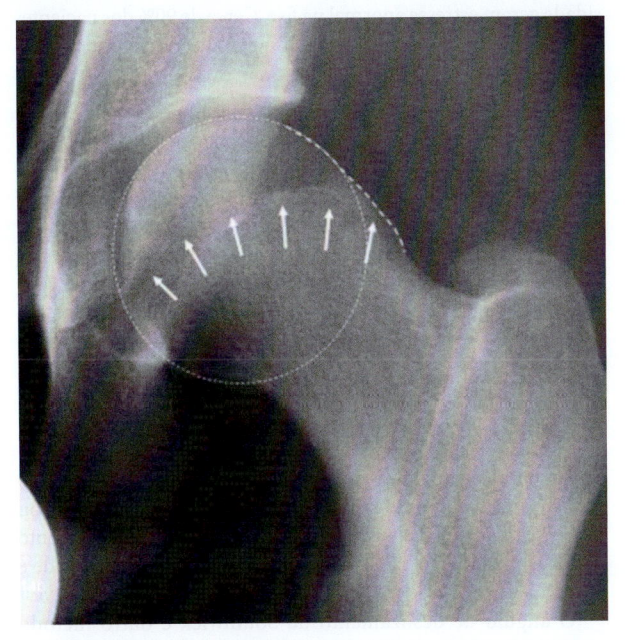

▲ **Figura 30.8** Radiografia do quadril de um paciente com impacto femoroacetabular (IFA) mostrando o clássico sinal do cruzamento, no qual as paredes anterior e posterior do acetábulo se sobrepõem (setas).

Diagnóstico diferencial

Numerosas condições podem produzir dor no quadril, incluindo problemas musculares, ligamentares, tendíneos e inflamação bursal em torno do quadril. A irradiação da dor da coluna lombar também pode se mascarar como dor no quadril. Os pacientes devem ser avaliados para fraturas de estresse, processos inflamatórios e infecções.

Complicações

Se não tratado, o IFA pode progredir, resultando em osteoartrite no quadril e em dano condral e labral.

Tratamento

O tratamento conservador deve ser a escolha inicial, incluindo o uso de paracetamol, AINEs e modificação das atividades. A injeção intra-articular fluoroscopicamente guiada com anestésico e corticosteroide local pode ser diagnóstica e terapêutica. Os pacientes devem ser encaminhados à fisioterapia para melhorar a ADM, em especial para fortalecer a cintura pélvica e restaurar o equilíbrio da musculatura pélvica. As medidas conservadoras são, às vezes, ineficazes, porque o problema subjacente é de natureza mecânica, o que requer correção cirúrgica. Os pacientes com IFA e que tenham osteoartrite avançada têm um prognóstico ruim sem a substituição articular.

> Banerjee P, Mclean CR: Femoroacetabular impingement: A review of diagnosis and management. Curr Rev Musculoskel Med 2011;16:23–32.
>
> Imam S, Khanduja V: Current concepts in the diagnosis and management of femoroacetabular impingement. Int Orthop 2011;35:1427–1435.
>
> Standaert CJ, Manner PA, Herring SA: Expert opinion and controversies in musculoskeletal and sports medicine: Femoroacetabular impingement. Arch Phys Med Rehabil 2008;89:890–893.

NECROSE AVASCULAR DA CABEÇA FEMORAL

Considerações gerais

A necrose avascular (NAV) da cabeça femoral desenvolve-se quando o suprimento vascular da cabeça femoral é prejudicado. As áreas resultantes de necrose do osso trabecular e da medula óssea estendem-se até a placa subcondral. Os fatores de risco para NAV incluem luxação de quadril, fratura do colo femoral, história de uso de corticosteroides, abuso de álcool, doença falciforme, artrite reumatoide, lúpus eritematoso, quimioterapia e agentes de radiação. O uso de corticosteroides como um fator de risco para NAV é relacionado à dose e à cronicidade.

Achados clínicos

A. Sinais e sintomas

Os pacientes costumam descrever uma dor incômoda, constante e de natureza pulsátil na virilha, nas nádegas ou na área lateral

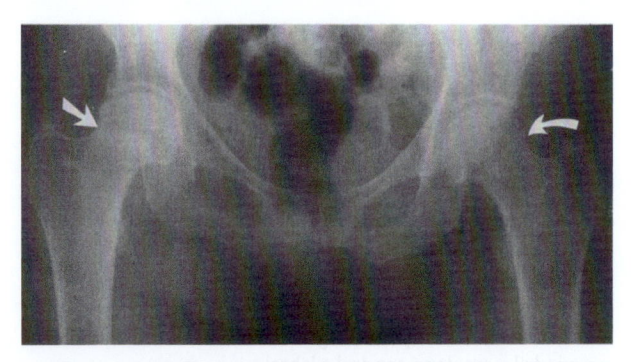

Figura 30.9 Necrose avascular bilateral do quadril (as setas indicam as áreas de destruição necrótica).

do quadril. Ao exame, há diminuição da ADM ativa e passiva do quadril. As limitações da rotação interna são comuns nesses pacientes. Os pacientes tendem a caminhar com uma marcha antálgica anormal ou marcha de Trendelenburg. O sinal de Trendelenburg é positivo quando a carga no lado afetado resulta em queda no quadril contralateral.

B. Estudos de imagem

Devem ser obtidas as vistas anteroposterior e lateral de Löwenstein do quadril. Nos estágios iniciais da NAV, os estudos radiográficos mostrarão áreas pontilhadas de esclerose e lucência. À medida que a doença progride, pode ser notada uma área esclerótica sob a superfície articular, indicativa de uma fratura subcondral. Ela é denominada de sinal do crescente. Conforme a NAV piora, ocorrem alterações degenerativas no acetábulo (Fig. 30.9).

A classificação de Ficat, que se baseia em uma combinação de achados radiológicos e clínicos, pode ser usada para classificar o grau de osteonecrose. No grau 1, as características radiográficas estão ausentes, mas o paciente tem alguns sintomas clínicos. O grau 2 é caracterizado por esclerose difusa e desenvolvimento de cistos, com manifestações clínicas adicionais. A transição do grau 2 para o grau 3 revela o clássico sinal do crescente. No grau 3, existe um espaço articular normal, com contorno quebrado do sequestro da cabeça. O grau 4 é caracterizado por espaço articular diminuído e colapso da cabeça femoral.

A RMN é bastante sensível para NAV, e é provável que revele a patologia antes das radiografias simples. Com frequência, uma linha focal serpiginosa de baixo sinal com centro gorduroso é vista com edema difuso e possível fragmentação osteocondral. A cintilografia óssea também é sensível e pode revelar uma área fria com captação.

▶ Tratamento

O tratamento de NAV engloba abordagens conservadoras (proteção articular) e cirúrgicas. Os pacientes podem ser tratados primeiro com medidas conservadoras, incluindo evitar atividades com carga. Recentemente, foi demonstrado que o alendronato, as estatinas e a enoxaparina previnem o colapso da cabeça femoral. Mont e colaboradores, em um estudo mais antigo, relataram uma taxa de 22% de sucesso usando tratamento conservador, que consistiu em limitação da carga e uso de analgésicos. O manejo não operatório da NAV do quadril é pouco útil em cessar a progressão da doença, e a maioria dos pacientes requer tratamento cirúrgico. As intervenções cirúrgicas incluem descompressão do núcleo, enxertia óssea, osteotomia, artroplastia de recapeamento, artroplastia total do quadril e artroplastia bipolar.

Lai KA, Shen WJ, Yang CY, et al: The use of alendronate to prevent early collapse of the femoral head in patients with nontraumatic osteonecrosis. A randomized clinical study. J Bone Joint Surg Am 2005;87:2155–2159.

Mont MA, Carbone JJ, Fairbank AC: Core decompression versus nonoperative management for osteonecrosis of the hip. Clin Orthop Rel Res 1996;324:169–178.

ESCORREGAMENTO DA EPÍFISE CAPITAL FEMORAL

▶ Considerações gerais

Um escorregamento da epífise capital femoral (EECF) ocorre quando a cabeça femoral se desloca, em geral para trás, sobre o colo femoral no nível da fise. É o distúrbio de quadril mais comum em adolescentes, com incidência de 10,8 casos por 100 mil crianças, e é típico que ocorra bilateralmente. A taxa é de 2,5 a 4 vezes mais alta em crianças brancas em comparação com as não brancas.

O escorregamento da cabeça femoral é causado pela fraqueza e pelo estresse mecânico na placa de crescimento. Pan-hipopituitarismo, hipogonadismo, hipotireoidismo e osteodistrofia renal têm sido implicados como fatores contribuintes. Fatores mecânicos como retroversão do fêmur, obliquidade fisária aumentada e obesidade geram estresse anormal na fise. Cerca de 90% dos pacientes com EECF são capazes de sustentar o peso no lado afetado.

▶ Achados clínicos

A. Sinais e sintomas

Em geral, os pacientes apresentam uma claudicação atraumática e indolor. Quando a claudicação estiver associada com dor, esta é referida no joelho, no quadril, na virilha ou na coxa. O achado físico mais importante é a rotação interna limitada. Com frequência, a perna afetada é mantida em rotação externa, sendo a rotação interna restringida. A rotação externa é notada no quadril envolvido quando este for flexionado em 90°.

B. Estudos de imagem

As radiografias simples costumam ser efetivas para diagnosticar o EECF (Figs. 30.10 e 30.11). A classificação radiológica de Wilson do EECF é baseada no grau de escorregamento. O escorregamento menor que um terço é considerado leve, um terço até a metade é considerado moderado, e acima da metade é considerado grave.

O ângulo de deslizamento de Southwick é outro método usado para diferenciar a gravidade do EECF; ele mede o ângulo entre a epífise e a diáfise. Segundo esse método, o escorregamento leve é definido como menos que 30°; moderado, entre 30 e 50°; e grave, maior que 50°.

REABILITAÇÃO DE CONDIÇÕES MUSCULOESQUELÉTICAS COMUNS

Um terceiro método usa a linha de Klein, traçada sobre a radiografia anteroposterior ou lateral de Löwenstein, para avaliar o EECF. A posição lateral de Löwenstein é mais sensível para diagnosticar o EECF. A linha é traçada sobre o colo femoral superior e, em geral, faz interseção com alguma parte da cabeça femoral. No EECF, a linha de Klein não faz interseção com a cabeça femoral (ver Fig. 30.10A).

▶ Diagnóstico diferencial

As condições que devem ser consideradas no diagnóstico diferencial incluem as fraturas, a NAV, a osteomielite, a artrite séptica, a distensão na virilha e as fraturas de estresse.

▶ Complicações

As complicações do EECF não tratado incluem NAV e perda de cartilagem.

▶ Tratamento

Os pacientes com EECF devem ser encaminhados a um ortopedista quando o diagnóstico for feito. No início, a criança deve receber muletas ou uma cadeira de rodas para limitar o estresse da carga sobre os quadris. O tratamento definitivo requer a estabilização cirúrgica da epífise com pinos ou um parafuso. A maioria dos pacientes é tratada com um procedimento que utiliza um parafuso único. Alguns cirurgiões fazem a pinagem profilática da pelve contralateral em pacientes com diagnóstico endocrinológico ou metabólico. O apoio do peso com muletas é permitido no pós-operatório depois das primeiras seis semanas. Os exercícios são focados na melhora da ADM e na força. Depois de seis semanas, o apoio do peso completo é permitido se a dor estiver controlada, e qualquer equipamento de auxílio pode ser descontinuado.

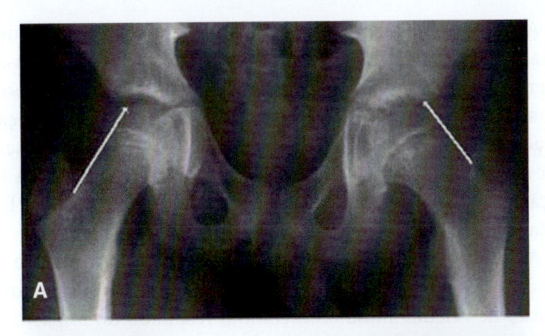

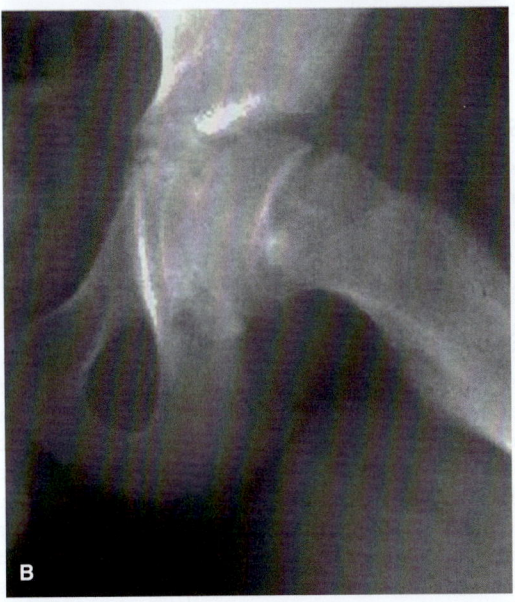

▲ **Figura 30.10** Escorregamento da epífise capital femoral.
A. Linhas de Klein revelando uma epífise esquerda deslizada.
B. Epífise deslizada com alargamento da placa de crescimento.

Gholve PA, Cameron DB, Millis MB: Slipped capital femoral epiphysis update. Curr Opin Pediatr 2009;21:39–45.

Peck D: Slipped capital femoral epiphysis: Diagnosis and management. Am Fam Physician 2010;82:258–262.

DOENÇA DE LEGG-CALVÉ-PERTHES

▶ Considerações gerais

Na doença de Legg-Calvé-Perthes (DLCP), a osteonecrose da epífise da cabeça femoral em um paciente esqueleticamente imaturo resulta no contato da grande cabeça femoral com o acetábulo. O processo patológico não é bem compreendido, mas parece envolver a interrupção do suprimento sanguíneo para a cabeça femoral. A causa da dor no quadril em pacientes com DLCP também não é clara. Alguns dos fatores geradores de dor propostos incluem o impacto femoroacetabular, a instabilidade, a doença labral e a osteoartrite precoce.

▶ Achados clínicos

A. Sinais e sintomas

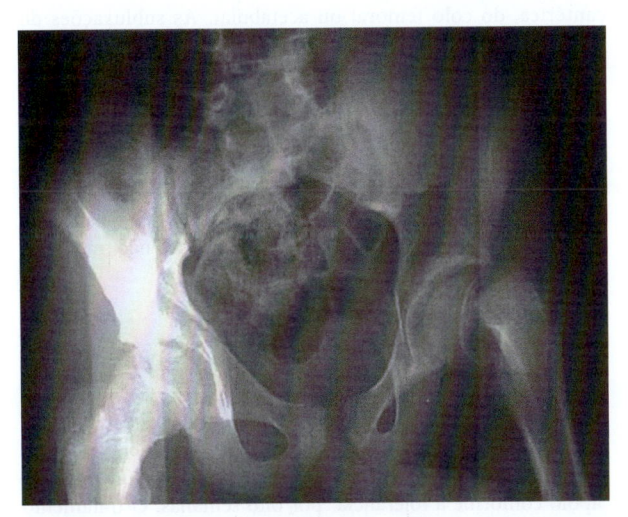

▲ **Figura 30.11** Escorregamento da epífise capital femoral do quadril esquerdo, moderadamente deslocada e instável.

Uma história minuciosa e o exame físico devem identificar as características da DLCP. O exame físico inclui o teste da ADM, o teste de impacto femoroacetabular e a observação da presença do sinal de Trendelenburg. O sinal de Trendelenburg é positivo quando a carga no lado afetado resultar em uma queda no quadril contralateral, indicando fraqueza do músculo glúteo médio. O sinal do impacto anterior é positivo quando a dor for produzida com a flexão em 90° do quadril. Ao exame, o quadril tende a entrar em rotação externa com limitação significativa em rotação interna. O sinal de impacto lateral é considerado positivo se a dor for produzida com rotação interna em uma posição de decúbito dorsal com a pelve estabilizada. O sinal de impacto posterior é positivo se o paciente tiver dor com extensão e rotação externa.

B. Estudos de imagem

As radiografias simples são essenciais na avaliação da DLCP. As anormalidades da relação entre o tamanho da cabeça e a distância trocantérica-articular devem ser rastreadas e avaliadas. A relação do tamanho da cabeça é calculada como o tamanho da cabeça femoral não afetada dividido pelo da cabeça femoral afetada. Quanto maior a relação do tamanho da cabeça, melhor o prognóstico. A distância trocantérica-articular é definida como a distância entre duas linhas, uma no topo da cabeça femoral e outra no topo do trocanter. Quanto menor for a distância trocantérica-articular, mais grave é a progressão da doença.

▶ Diagnóstico diferencial

Outras condições que devem ser consideradas no diagnóstico diferencial incluem a sinovite transitória, a artrite séptica e a crise falciforme.

▶ Tratamento

O tratamento pode envolver o manejo cirúrgico ou não cirúrgico. O tratamento não cirúrgico inclui a imobilização e os exercícios de ADM do quadril. Os exercícios de ADM, a liberação do tendão adutor do quadril, a tração e o gesso em abdução são usados para manter uma abdução do quadril acima de 30°. A órtese de Atlanta Scottish Rite é usada para posicionar as pernas em mais de 30° de abdução. O fator mais importante para a cura é a idade e a quantidade de envolvimento da cabeça femoral.

> Larson AN, Sucato DJ, Herring JA, et al: A prospective multicenter study of Legg-Calvé-Perthes disease: Functional and radiographic outcomes of nonoperative treatment at a mean follow-up of twenty years. J Bone Joint Surg Am 2012;94:584–921.

LUXAÇÃO DO QUADRIL

▶ Considerações gerais

A luxação traumática do quadril é classificada como simples ou complexa com base na presença de fraturas associadas. As luxações simples não estão associadas com fraturas; já as luxações complexas envolvem uma fratura. Fatores como a profundidade do acetábulo e do lábio, a espessura da cápsula articular e a resistência da estrutura muscular são considerações importantes na avaliação de um paciente com luxação de quadril.

A luxação anterior de quadril é muito menos comum que a luxação posterior (10% vs 90%). A luxação anterior pode ser diferenciada de acordo com o mecanismo de luxação, que pode ser superior ou inferior. O tipo superior é causado por abdução, rotação externa e extensão do quadril. O tipo inferior é causado por abdução forçada, rotação externa e flexão do quadril. A luxação posterior do quadril ocorre como resultado de adução forçada, rotação interna e flexão do quadril.

A anteversão femoral é um fator de risco para a luxação do quadril. A maioria das luxações do quadril ocorre durante uma colisão de veículo automotor, como o resultado do impacto do joelho contra o painel.

▶ Achados clínicos

A. Sinais e sintomas

O aspecto clássico de uma luxação posterior de quadril é um membro inferior em flexão, rotação interna e adução. Em contraste, o membro inferior de um paciente com uma luxação anterior de quadril aparece em posição de rotação externa, extensão e abdução. A cabeça femoral pode ser palpável na região da nádega.

B. Estudos de imagem

As radiografias simples com vistas anteroposterior e lateral são necessárias para diagnosticar a luxação do quadril. Com a luxação posterior, uma vista anteroposterior mostra uma cabeça femoral pequena e superiormente localizada, que está incongruente com o acetábulo. Uma vista anteroposterior de uma luxação anterior mostrará um fêmur abduzido, com a cabeça femoral inferior ao acetábulo. Se houver grande suspeita de fratura e as radiografias simples forem negativas, uma TC deve ser usada no diagnóstico da luxação do quadril.

▶ Diagnóstico diferencial

Pode ser difícil diferenciar a luxação do quadril da fratura trocantérica, do colo femoral ou acetabular. As subluxações do quadril e da articulação sacroilíaca também podem imitar uma luxação do quadril.

▶ Complicações

Luxação recorrente do quadril, NAV, ossificação heterotópica, osteoartrite degenerativa precoce e lesões nervosas são algumas das complicações possíveis da luxação do quadril não tratada.

▶ Tratamento

Um quadril deslocado deve ser reduzido dentro de 6 horas para diminuir a probabilidade de NAV. Depois do reposicionamento do quadril, as precauções para a luxação posterior devem ser seguidas. Os pacientes devem ser proibidos de apoiar o membro no chão por quatro semanas; após, devem evoluir para um "apoio conforme a tolerância" por oito semanas. O tratamento da luxação do quadril inclui a redução fechada seguida pela artroscopia de quadril para ressecar ou reparar a patologia labral.

A fisioterapia deve ser iniciada depois do reposicionamento para fortalecer a musculatura ao redor da articulação. As sessões de fisioterapia devem focar o treinamento de marcha e exercícios pendulares passivos do quadril.

> Clegg TE, Roberts CS, Greene JW, et al: Hip dislocations—Epidemiology, treatment, and outcomes. Injury 2010;41:329-334.
>
> Foulk DM, Mullis BH: Hip dislocation: Evaluation and management. J Am Acad Orthop Surg 2010;18:199-209.

SÍNDROME DE DOR NO TROCANTER MAIOR

▶ Considerações gerais

A bursite trocantérica é descrita como a sensibilidade dolorosa à palpação sobre o trocanter maior quando o paciente estiver em um decúbito lateral. Em geral, ela se irradia para o aspecto lateral da coxa ou para as nádegas. Os sintomas se desenvolvem em resposta à fricção repetitiva entre o trocanter maior e a banda iliotibial, quando o quadril está em flexão e extensão.

A síndrome da dor no trocanter maior engloba diversos distúrbios que afetam o espaço lateral e peritrocantérico do quadril, incluindo a bursite trocantérica e as rupturas do glúteo médio e mínimo. Essa condição está presente em 10 a 25% da população. Uma prevalência mais alta tem sido relatada em pacientes com dor lombar, e a condição também é mais comum em mulheres do que homens, uma circunstância ligada à maior incidência de rupturas do glúteo médio em mulheres (20%), por causa da pelve feminina mais larga. A coxa saltante, também conhecida como síndrome de ressalto do quadril, é descrita como um estalido audível do quadril durante as atividades que requerem flexão, extensão e abdução repetitivas. Esse achado representa mais a banda iliotibial e a borda anterior do glúteo máximo que estala sobre o trocanter maior.

▶ Achados clínicos

A. Sinais e sintomas

Os pacientes costumam apresentar sensibilidade dolorosa à palpação da bolsa trocantérica. Outros critérios para diagnóstico incluem dor com a abdução do quadril contra resistência e um teste de FABERE positivo (dor produzida com flexão, abdução, rotação externa e extensão do quadril).

O teste de Ober para avaliar a tensão da banda iliotibial pode também ser positivo. Para executar o teste, o paciente é colocado em uma posição de decúbito lateral, com o lado afetado para cima. O quadril sintomático é estendido e abduzido. O teste é positivo quando produzir dor lateral no quadril e limitações na adução do quadril além da linha média.

Ao exame físico, os pacientes com ruptura do glúteo médio e mínimo exibem fraqueza e dor em resposta à abdução ativa contra resistência em extensão e rotação externa enquanto o quadril é flexionado a 90°. Outros achados do exame incluem dor com duração de 30 segundos ou mais durante o apoio em uma perna.

B. Estudos de imagem

Embora não sejam necessárias para o diagnóstico da bursite trocantérica, as radiografias simples podem ser solicitadas para avaliar uma entesopatia e fontes intra-articulares de dor. Às vezes, calcificações são vistas em torno do espaço bursal na bursite trocantérica. A ecografia pode mostrar uma tendinopatia calcificada. Os exames de RMN podem mostrar evidências de tendinite ou ruptura do músculo glúteo. O edema é o sinal mais precoce de tendinopatia do glúteo. Outros sinais de tendinopatia incluem atrofia gordurosa, irregularidade óssea, calcificação de tendão, espessamento ou aumento da intensidade de sinal intrassubstancial ao exame ponderado em T2, ruptura parcial com interrupções focais e ruptura completa com descontinuidade do tendão. O alongamento do tendão do glúteo médio acima de 2 cm na junção miotendínea é indicativo de uma ruptura. Os corpos livres ou a condromatose sinovial também podem ser vistos na RMN.

▶ Diagnóstico diferencial

Várias condições devem ser consideradas no diagnóstico diferencial, incluindo dor lombar, radiculopatia lombar, disfunção da articulação sacroilíaca, osteoartrite do quadril e fratura do quadril.

▶ Complicações

Se não tratada, a síndrome de dor no trocanter maior pode levar a anormalidades da marcha, como uma marcha de Trendelenburg. As ações compensatórias envolvidas na alteração do apoio e da marcha podem predispor um paciente à osteoartrite de quadril.

▶ Tratamento

De modo geral, a síndrome de dor no trocanter maior é uma condição autolimitada que responde a medidas conservadoras, como repouso, modificação de atividades, gelo, agentes anti-inflamatórios e fisioterapia focada no alongamento, flexibilidade, fortalecimento e mecânica da marcha. Em um estudo, as injeções anestésicas locais com corticosteroides tiveram uma taxa de eficácia de 77,1%, em uma semana, e de 61,3%, em até seis meses. Um estudo, de Cohen e colaboradores, não notou nenhuma diferença entre a injeção fluoroscopicamente guiada e a injeção feita às cegas.

Entre outras abordagens, a terapia com ondas de choque de baixa energia demonstrou ser superior a outras modalidades não operatórias. Em um relato, a terapia com ondas de choque permitiu a 64 a 76% dos pacientes o retorno às atividades normais. Para casos recorrentes ou refratários, a intervenção cirúrgica, como a bursectomia e a liberação de banda iliotibial, têm-se mostrado efetivas.

> Cohen S, Strassels S, Foster L, et al: Comparison of fluoroscopically guided and blind corticosteroid injections for greater trochanteric pain syndrome: Multicentre randomized controlled trial. BMJ 2009;338:986.

Lustenberger BS, Ng VY, Best TM: Efficacy of treatment of trochanteric bursitis: A systematic review. Clin J Sport Med 2011;21: 447–453.

DOENÇA DE OSGOOD-SCHLATTER

▶ Considerações gerais

A doença de Osgood-Schlatter é o resultado da lesão repetitiva e de pequenas lesões por avulsão na junção osteotendínea, onde o tendão patelar insere-se no centro de ossificação secundário da tuberosidade tibial. O problema manifesta-se com maior frequência durante o início da adolescência, é mais comum em meninos do que em meninas e afeta mais adolescentes esportistas do que não esportistas (21% vs 4,5%). A doença é vista bilateralmente em 20 a 30% dos pacientes.

▶ Achados clínicos

A. Sinais e sintomas

Os pacientes relatam dor que piora ao correr, saltar e ajoelhar. Durante o exame, sensibilidade dolorosa e edema podem ser notados na inserção do tendão patelar no tubérculo tibial. Os pacientes podem ter uma marcha antálgica, e pode ser observada alguma perda de extensão durante o exame. Ela é associada à tensão dos isquiotibiais e do quadríceps. Irregularidades ósseas também podem ser palpadas nos pacientes com sintomas de longa duração.

B. Estudos de imagem

As radiografias simples podem ser usadas para diagnosticar a doença de Osgood-Schlatter. As vistas anteroposterior e lateral do joelho com frequência mostram um edema de tecidos moles ou pequenas espículas de ossificação anterior heterotrófica na tuberosidade tibial. O aumento do tubérculo tibial também pode ser notado. O ultrassom e a RMN também podem ser usados para chegar ao diagnóstico.

▶ Diagnóstico diferencial

O médico deve afastar a fratura-avulsão da tuberosidade tibial, a síndrome de estresse patelofemoral, a bursite da pata de ganso e a doença de Sinding-Larsen-Johansson (discutida a seguir) como a causa de sintomas.

▶ Complicações

A doença de Osgood-Schlatter pode levar a uma persistente tensão nos isquiotibiais e no quadríceps.

▶ Tratamento

Medidas conservadoras, incluindo gelo e AINEs, podem ser usadas para aliviar os sintomas. A redução nas atividades permite a consolidação das fraturas de avulsão microscópicas. Às vezes, a imobilização é necessária para os pacientes com sintomas intensos. O tratamento cirúrgico, que é raramente utilizado, consiste em uma osteotomia da tuberosidade tibial por meio de uma abordagem anterior. A maioria dos pacientes tratados para doença de Osgood-Schlatter que são avaliados na idade adulta não apresenta sintomas.

DOENÇA DE SINDING-LARSEN-JOHANSSON

A doença de Sinding-Larsen-Johansson é um distúrbio do joelho que afeta a junção do tendão patelar e o polo distal da patela. Similar à doença de Osgood-Schlatter, ela ocorre em adolescentes em maturação. Os pacientes relatam dor anterior no joelho, que piora ao subir e descer degraus. A dor pode melhorar com o repouso.

O exame físico, em geral, revela sensibilidade dolorosa à palpação na junção entre o tendão patelar e a patela. A palpação dessa junção não deve encontrar evidência de um espaço palpável. Tal espaço é mais consistente com uma fratura patelar.

As radiografias de vistas anteroposterior, lateral e tangencial devem ser solicitadas para uso no estadiamento da doença. Medlar e Lyne classificaram o estadiamento radiográfico em cinco estágios. O estágio 1 é definido por radiografias normais; no estágio 2, há calcificações irregulares na patela inferior; e, no estágio 3, nota-se coalescência das calcificações. O estágio 4 é dividido em duas subcategorias: estágio 4a, no qual há incorporação de cálcio para dentro da patela, e estágio 4b, no qual uma massa calcificada separada da patela é observada.

O diagnóstico diferencial engloba outras condições da patela, incluindo a doença de Osgood-Schlatter, a patela bipartida, a patela alta, a patela baixa, a tendinite patelar e a fratura de estresse da patela.

Modificação de atividades, gelo, agentes anti-inflamatórios e outras modalidades conservadoras são os meios principais de tratamento. A condição é autolimitada e se resolve após a maturação completa, em geral dentro de 12 a 18 meses. Entretanto, os sintomas podem continuar até que ocorra a maturação completa do polo inferior da patela.

ENTORSE DE TORNOZELO

1. Entorse lateral do tornozelo

▶ Considerações gerais

As entorses laterais do tornozelo constituem até 21% das lesões relacionadas aos esportes. Dada a complexidade do tornozelo, o trauma nas estruturas que compõem essa articulação pode ter graves consequências, tanto para atletas quanto para não atletas. Ao avaliar um paciente com uma possível entorse de tornozelo, o médico deve primeiro afastar a possibilidade de fratura e a necessidade de um exame radiológico. As regras de tornozelo de Ottawa, reproduzidas no Quadro 29.2 e descritas a seguir, ajudam a determinar a necessidade de radiografias. A avaliação, o manejo e o acompanhamento cuidadosos são fundamentais para evitar complicações persistentes dessas lesões.

▶ Patogênese

Das lesões por entorse de tornozelo, 85% envolvem os ligamentos laterais e ocorrem com a flexão plantar, supinação e inversão forçada do tornozelo. Os ligamentos laterais do tornozelo incluem o ligamento talofibular anterior, o ligamento calcaneofibular e o ligamento talofibular posterior. O ligamento talofibular anterior inibe a translação anterior do tálus sobre a articulação do tornozelo e a excessiva inversão e rotação interna do tálus nessa mesma articulação. Na flexão plantar do tornozelo, o tálus move-se para o sentido anterior, deixando o aspecto posterior mais estreito do tálus na articulação do tornozelo. O ligamento talofibular anterior fica propenso a lesão após a inversão excessiva do tornozelo. O ligamento calcaneofibular localiza-se desde a ponta inferior do maléolo lateral até o calcâneo lateral e, primariamente, restringe a adução e a inversão. O ligamento talofibular anterior é lesionado primeiro, e o ligamento calcaneofibular é o segundo a ser atingido se houver uma força maior de lesão. O ligamento talofibular posterior, o mais forte dos ligamentos laterais, inibe a eversão e localiza-se desde o aspecto posterior do maléolo lateral até o calcâneo lateral.

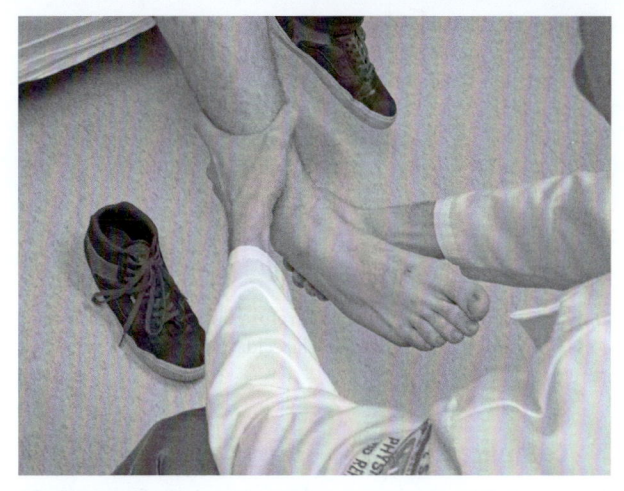

▲ **Figura 30.13** Teste de inclinação talar para avaliar a estabilidade dos ligamentos laterais.

▶ Achados clínicos

A. Sinais e sintomas

A avaliação de qualquer lesão de tornozelo deve começar com inspeção na busca de edema, equimose e deformidade perceptível. A ADM do tornozelo deve ser avaliada, e os exames vascular, motor e sensitivo devem ser executados. Duas manobras são usadas para testar a estabilidade do ligamento talofibular anterior: o teste da gaveta anterior e o teste de inclinação talar.

Ao fazer o teste da gaveta anterior, o médico estabiliza a tíbia e a fíbula na região anterior enquanto o paciente fica em decúbito dorsal (Fig. 30.12). A mão oposta segura o calcâneo, induzindo a 30° de flexão plantar, e faz a translação anterior do pé enquanto segura a tíbia e a fíbula. O teste é positivo quando surge uma covinha na articulação talocrural anterior.

O teste de inclinação talar avalia os ligamentos talofibular anterior e o calcaneofibular (Fig. 30.13). O médico estabiliza a tíbia e a fíbula e induz uma inversão do tornozelo com um pouco de supinação enquanto segura o calcâneo. O teste é positivo quando o tornozelo afetado sofre uma translação de maior inversão quando comparado ao lado não afetado; isso significa uma ruptura do ligamento calcaneofibular.

As entorses são classificadas em três graus, representando a lesão leve, a moderada e a grave. Uma entorse de tornozelo de grau I não demonstra frouxidão ligamentar com os testes mencionados. As entorses de grau II são instáveis, com aumento da frouxidão causado por uma ruptura do ligamento talofibular anterior. As entorses de grau III são instáveis, com aumento da frouxidão resultante das rupturas dos ligamentos calcaneofibular e talofibular anterior.

A sindesmose é a membrana interóssea que transmite a força entre a tíbia e a fíbula. Com frequência, ela é lesionada nas entorses de tornozelo. As três manobras mais usadas para avaliar a lesão da sindesmose incluem o teste de rotação externa, o teste do aperto e o teste da perna cruzada. O médico executa o teste de rotação externa estabilizando a tíbia e gerando uma rotação externa do tornozelo, ou abdução e eversão. No teste do aperto, a tíbia e a fíbula são comprimidas logo acima do ponto central da panturrilha. A dor produzida por essas manobras sugere lesão da sindesmose. O teste da perna cruzada pode ser executado colocando-se a perna afetada do paciente sobre a coxa oposta. O médico, então, pressiona para baixo o lado medial do joelho na perna afetada do paciente. Um teste positivo produz dor, porque a área da sindesmose lesionada está sendo usada como um fulcro sobre a coxa não afetada.

B. Estudos de imagem

As regras de tornozelo de Ottawa são as diretrizes que ajudam a determinar a necessidade de imagens radiológicas de pacientes com trauma do tornozelo (ou seja, para afastar uma fratura). O examinador inspeciona a presença de sensibilidade dolorosa óssea no maléolo medial posterior e lateral, bem como na base

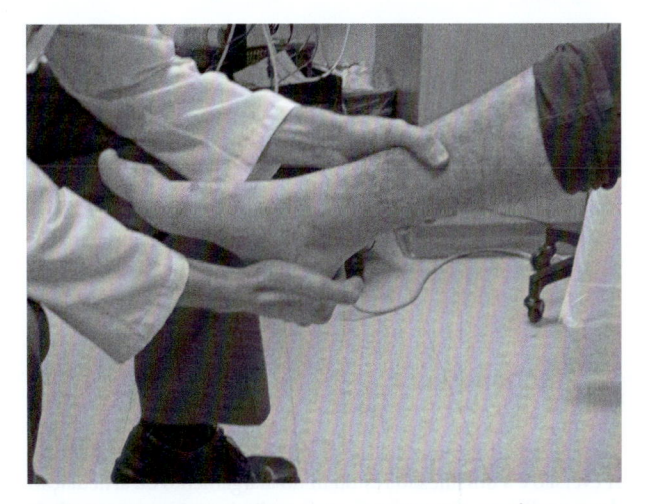

▲ **Figura 30.12** Teste da gaveta anterior para avaliar a estabilidade do ligamento talofibular anterior.

do quinto metatarsal e do navicular, e observa se o paciente tem incapacidade de apoiar o peso por mais de quatro passos. As diretrizes têm sensibilidade de 99,6% quando usadas dentro de 48 horas da lesão.

A RMN pode ajudar no diagnóstico de defeitos osteocondrais, contusões ósseas e fratura oculta ou de estresse caso o diagnóstico seja dúbio.

▶ Diagnóstico diferencial

O diagnóstico diferencial inclui a fratura dos ossos do tornozelo, e essa possibilidade pode ser esclarecida pelo exame usando-se as regras de Ottawa.

▶ Complicações

As entorses de tornozelo, apesar de sua ocorrência frequente, são lesões potencialmente graves que, mesmo com tratamento apropriado, podem levar a tecido cicatricial, instabilidade persistente de tornozelo e entorses recorrentes.

▶ Tratamento

Nenhuma diferença na instabilidade subjetiva tem sido relatada entre os pacientes que receberam tratamento conservador ou cirúrgico. A mobilização precoce dentro da primeira semana, com carga conforme a tolerância e exercícios de ADM ativa, acelera o desfecho funcional do paciente e previne a atrofia relacionada à imobilização. O enfaixamento protege o tornozelo de uma nova lesão ao restringir a ADM, em vez de reforçar a propriocepção. As órteses imobilizadoras para tornozelo (OITs) são ferramentas essenciais no tratamento dos pacientes com entorses de tornozelo que resultaram em queda do pé decorrente da lesão por tração do nervo fibular. A OIT pode ser removida conforme a recuperação neurológica. A reabilitação da entorse de tornozelo envolve quatro fases: (1) controle da dor, incluindo a redução do edema e a proteção das estruturas ligamentares, (2) normalização da marcha, (3) retorno às atividades diárias e (4) retorno ao esporte.

O tratamento osteopático por manipulação do tornozelo estirado de forma aguda, no departamento de emergência, tem resultado em reduções estatisticamente significativas do edema e da dor. O edema aumenta a probabilidade de formação de aderências e requer o redirecionamento do fluido de volta ao sistema linfático. Os músculos fibulares também são abordados na manipulação osteopática, já que eles sofrem distensão e beneficiam-se das técnicas de energia muscular ou contratensão para restaurar o comprimento adequado de repouso.

▶ Prognóstico

O risco de recidiva de entorse de tornozelo varia de 3 a 34%. Existem boas evidências apoiando o uso de enfaixamento, órtese semirrígida ou imobilizador de tornozelo para prevenir entorses subsequentes nos pacientes que participam de atividades esportivas de alto risco. Não existe evidência conclusiva que apoie o uso de calçados esportivos de cano alto na prevenção das entorses de tornozelo. A capacidade de voltar a caminhar dentro de 24 horas após o trauma é um indicativo de bom prognóstico.

Entre os pacientes com lesão de nervo fibular concomitante, aqueles com lesões tipo neuropraxia têm o melhor prognóstico; indivíduos com perda axonal tem uma recuperação favorável, mas menos previsível.

A decisão de retorno à prática do paciente atleta deve ser feita de maneira individual e, às vezes, pode ser arbitrária. De acordo com a American Academy of Orthopedic Surgeons, as torções do tornozelo costumam resolver-se em 4 a 6 semanas. Entretanto, o atleta pode retomar atividades leves, como natação ou ciclismo, se toleradas, na primeira semana. Anderson e colaboradores desenvolveram um gráfico e um *checklist* para ajudar os pacientes e terapeutas a estimarem o retorno à prática (ver citação completa a seguir).

Anderson S: When to return to play after an ankle sprain. Phys Sportsmed 2002;30:39.

Brief J, Brief R, Ergas E, et al: Peroneal nerve injury with foot drop complicating ankle sprain—a series of four cases with review of the literature. Bull NYU Hosp Jt Dis 2009;67:374–377.

Eisenhart A, Gaeta T, Yens D: Osteopathic manipulative treatment in the emergency department for patients with acute ankle injuries. J Am Osteopath Assoc 2003;103:417–421.

Pijnenburg A, Van Dijk C, Bossuyt P, et al: Treatment of ruptures of the lateral ankle ligaments: A meta-analysis. J Bone Joint Surg Am 2008;2:761–773.

Polzer H, Kanz KG, Prall WC, et al: Diagnosis and treatment of acute ankle injuries: Development of an evidence-based algorithm. Orthop Rev (Pavia) 2012;4:e5.

Raymond J, Nicholson L, Hiller C, et al: The effect of ankle taping or bracing on proprioception in functional ankle instability: A systematic review and meta-analysis. J Sci Med Sport 2012;15:386–392.

Seah R, Mani-Babu S: Managing ankle sprains in primary care. What is the best practice? A systemic review of the last 10 years of evidence. Br Med Bull 2011;97:105–135.

Tully M, Bleakley C, O'Connor S, et al: Functional management of ankle sprains: What volume and intensity of walking is undertaken in the first week postinjury. Br J Sports Med 2012;46:877–882.

---

2. Entorse medial do tornozelo

▶ Considerações gerais

As entorses mediais e da sindesmose do tornozelo correspondem a 10 a 15% das entorses de tornozelo e são bastante vistas em jogadores de futebol americano, futebol e basquete e em jogadoras de vôlei. Um mecanismo comum de lesão nesses esportes é a fixação do pé e a mudança brusca de trajeto.

▶ Patogênese

As entorses mediais do tornozelo ocorrem com a excessiva eversão e dorsiflexão do tornozelo, causando lesão do ligamento deltoide. A eversão e a dorsiflexão resultam no alargamento da articulação da mortalha do tornozelo. Com frequência, as entorses mediais do tornozelo estão associadas a lesões da sindesmose. Além do ligamento deltoide, outras estruturas que em geral são lesionadas com as entorses mediais do tornozelo incluem o ligamento tibiofibular anteroinferior, o ligamento tibiofibular posterior e a sindesmose (terço distal). A possibilidade de fratura da fíbula proximal (fratura de Maisonneuve) também deve ser avaliada.

▶ Achados clínicos

A. Sinais e sintomas

A sensibilidade dolorosa à palpação pode ser produzida no ligamento talofibular anteroinferior. O paciente pode caminhar com um padrão de marcha na ponta do pé para evitar a dorsiflexão necessária durante a fase de decolagem do pé na marcha. A dorsiflexão leva o tálus anterior, mais largo, para dentro da articulação de mortalha, forçando os ligamentos tibiofibulares e a sindesmose.

As manobras diagnósticas incluem o teste da rotação externa, o teste de aperto e o teste da perna cruzada (já descritos em Entorse Lateral do Tornozelo). Outras manobras incluem o teste do ponto, no qual o examinador aplica pressão sobre o aspecto anterior da sindesmose tibiofibular distal, e o teste de pular em um pé só, que envolve saltar sobre o membro afetado (esse teste deve ser feito com cautela). A dor com qualquer um dos testes indica um resultado positivo. No teste da pancada no calcanhar, feito com o paciente sentado, o examinador faz a flexão plantar do tornozelo afetado e aplica uma pancada firme no calcanhar em uma tentativa de impor uma separação da tíbia e da fíbula distal. Esse teste também pode ser usado para diagnosticar as fraturas de estresse da tíbia.

B. Estudos de imagem

As vistas anteroposterior e da mortalha do tornozelo são usadas para avaliar o intervalo tibiofibular, que é a área entre a borda lateral da tíbia posterior e a borda medial da fíbula. O intervalo tibiofibular deve ser menor que 6 mm. As radiografias de estresse podem não ser toleradas pelo paciente. A TC e a RMN são úteis para diagnosticar lesões sindesmóticas e lesões ligamentares secundárias.

▶ Complicações

A síndrome do impacto anterior do tornozelo pode ser uma sequela da lesão sindesmótica. Uma ossificação heterotópica próxima da sindesmose pode se desenvolver e demandar excisão cirúrgica.

▶ Tratamento

É recomendado o tratamento conservador, que consiste em repouso, gelo, compressão e elevação com interrupção imediata do apoio do peso (ou seja, com uso de um andador ou muletas). O enfaixamento do tornozelo e o imobilizador semirrígido são úteis. Conforme diminuem a dor e o edema, o paciente pode começar a realizar apoio parcial, com treinamento leve de equilíbrio em pé e treinamento de força muscular. A fixação com parafuso sindesmótico será considerada apenas se houver alargamento persistente da mortalha articular e deslocamento lateral da fíbula.

Lin C, Gross M, Weinhold P: Ankle syndesmosis injuries: Anatomy, biomechanics, mechanism of injury, and clinical guidelines for diagnosis and intervention. J Orthop Sports Phys Ther 2006;36:372-384.

Waterman B, Belmont P, Cameron K, et al: Risk factors for syndesmotic and medial ankle sprain: Role of sex, sport, and level of competition. Am J Sports Med 2011;39:992-998.

HÉRNIA DO ESPORTE (PUBALGIA DO ATLETA; ver também Cap. 29)

"Hérnia do esporte" é o termo dado a uma síndrome controversa, que é difícil de diagnosticar e tem sido chamada de *pubalgia do atleta*, síndrome de Gilmore, síndrome de hérnia inguinal púbica e hérnia do atleta. O termo se refere à fraqueza ou ruptura da junção musculotendínea da inserção do reto do abdome ao ramo púbico superior. A discussão detalhada dessa condição aparece no Capítulo 29.

A hérnia do esporte ocorre com maior frequência em jogadores de futebol e hóquei sobre o gelo e corresponde a 10 a 13% das lesões no futebol anualmente, sendo mais comum em homens do que em mulheres. Os pacientes reclamam de dor na virilha que pode diminuir com o repouso e retornar com atividades como chutar, acelerar de forma súbita, virar, girar, cortar, fazer abdominais, tossir e espirrar. Existe uma correlação significativa com a doença no quadril, em especial com o IFA.

O exame físico, a testagem provocativa e a RMN são úteis para identificar a fonte e a localização da dor. Os achados da RMN incluem o edema de medula óssea na sínfise púbica. O diagnóstico diferencial é amplo, abrangendo condições inflamatórias (p. ex., doença inflamatória intestinal, osteoartrite, apendicite), condições musculoesqueléticas (p. ex., fratura de estresse, bursite, distensão muscular, ruptura de tendão, osteíte púbica) e doenças infecciosas (p. ex., prostatite, osteomielite, infecções do trato urinário). As doenças neurológicas, como as compressões nervosas e as origens neoplásicas, também devem ser consideradas.

O tratamento conservador inclui repouso, gelo e anti-inflamatórios. A fisioterapia é um componente importante da reabilitação. O encaminhamento cirúrgico pode ser considerado em pacientes que não respondem a essas medidas. Para detalhes adicionais, ver Capítulo 29.

Litwin DE, Sneider EB, McEnaney PM: Athletic pubalgia (sports hernia). Clin Sports Med 2011;30:417-434.

Meyers WC, McKechnie A, Philippon MJ, et al: Experience with "sports hernia" spanning two decades. Ann Surg 2008;248:656-665.

SÍNDROME COMPARTIMENTAL

1. Síndrome compartimental aguda

▶ Considerações gerais

A síndrome compartimental pode ser aguda ou crônica. A síndrome compartimental aguda é uma complicação vista após fraturas, trauma de tecidos moles e lesão por reperfusão após uma obstrução arterial aguda. É causada por sangramento ou edema em um compartimento muscular não elástico, cercado por fáscia ou osso. Os fatores de risco para o desenvolvimento da síndrome aguda incluem terapia com anticoagulante e distúrbios da coagulação. Os fatores de risco para a síndrome compartimental do pé incluem as luxações, em especial as fraturas-luxações de Chopart e Lisfranc. A maioria dos casos de síndrome compartimental aguda no pé é causada por trauma de desaceleração de alta energia.

▶ Patogênese

A perna tem quatro compartimentos: anterior, lateral, posterior superficial e posterior profundo. A perfusão dentro de um compartimento fica comprometida quando a diferença entre a pressão diastólica e a pressão intracompartimental for menor que 30 mmHg. Quando o equilíbrio de pressão está alterado, a isquemia causa dano na parede capilar, que, por fim, resulta em lesão nervosa ou muscular permanente. A incidência de síndrome compartimental aguda é de cerca de 6% nos pacientes com lesões no pé e de 1,2% nos pacientes com fraturas diafisárias fechadas da tíbia. Estudos mostraram que existe uma relação tempo-pressão para o bloqueio da condução e necrose muscular, de modo que as alterações de pressão são notadas em até 3 horas após um evento ou uma lesão precipitante.

▶ Achados clínicos

Dor, parestesia, paresia, pulso e cor de pele devem ser avaliados durante o exame físico. O fator mais importante para diagnosticar a síndrome compartimental aguda é a suspeita do profissional. A dor é o sintoma mais precoce e mais sensível. O limiar no qual o compartimento deve ser descomprimido é discutível. A pressão intracompartimental de 30 mmHg, a pressão arterial média de 30 mmHg ou a pressão de 20 mmHg abaixo da pressão sanguínea diastólica são usadas para diagnosticar a pressão compartimental aguda.

▶ Complicações

A lesão permanente dos nervos e músculos é uma preocupação em todos os casos de síndrome compartimental.

▶ Tratamento

O manejo da síndrome compartimental é centrado na fasciotomia adequada e imediata de todos os compartimentos envolvidos. Quanto mais cedo a pressão compartimental for reduzida, menos graves serão as sequelas. A fasciotomia pode ser feita por uma incisão lateral única ou por incisões combinadas anterolateral e posteromedial.

Frink M, Hildebrand F, Krettek C, et al: Compartment syndrome of the lower leg and foot. Clin Orthop Relat Res 2010;468:940–950.

2. Síndrome compartimental crônica do exercício

▶ Considerações gerais

A síndrome compartimental externa crônica é uma condição dolorosa, induzida por exercício, edema e função muscular alterada. É comum em corredores e indivíduos submetidos ao treinamento militar. Os fatores de risco incluem hipertrofia muscular, pressão intracraniana aumentada, hipertensão venosa, inflamação pós-traumática de tecidos moles e diminuição da elasticidade fascial.

▶ Patogênese

Em geral, os sintomas são bilaterais e podem resultar em aumento de 20% no volume muscular devido ao espaço não confinado da fáscia. Na síndrome compartimental crônica, há aumento da pressão compartimental muscular, o que afeta a circulação dos tecidos, levando à isquemia. Os compartimentos anterior e posterior profundo são afetados com maior frequência, em uma taxa de 25% cada.

▶ Achados clínicos

Os pacientes costumam relatar dor anterolateral que se irradia para o dorso do pé e sensação de aperto na panturrilha. O diagnóstico definitivo é feito com base na pressão compartimental intramuscular dinâmica elevada. Os parâmetros amplamente aceitos durante a mensuração compartimental incluem pressão basal maior que 15 mmHg, maior que 30 mmHg depois de 1 minuto após exercícios e maior que 20 mmHg em 5 minutos após exercícios.

▶ Diagnóstico diferencial

A síndrome de fratura de estresse medial, a síndrome de compressão da artéria poplítea, as miopatias e a síndrome de compressão do nervo sural devem ser consideradas no diagnóstico diferencial.

▶ Complicações

Assim como na síndrome compartimental aguda, a preocupação primária é evitar a lesão permanente dos nervos e músculos.

▶ Tratamento

As medidas conservadoras, como repouso e cessação das atividades, devem ser a primeira escolha de tratamento. Se estas falharem, a liberação cirúrgica deve ser considerada, pois estudos mostram que ela é efetiva em 81 a 100% dos casos. A fasciotomia parcial está associada a alta taxa de recidiva. O alívio da dor após a fasciotomia não se correlaciona com as mensurações pós-compartimentais.

Aweid O, Del Buono A, Malliaras P: Systemic review and recommendations for intra-compartmental pressure monitoring in diagnosing chronic exertional compartment syndrome of the leg. Clin J Sport Med 2012;22:356-370.

George CA, Hutchinson MR: Chronic exertional compartment syndrome. Clin Sports Med 2012;31:307-319.

▼ FRATURAS

A fratura é uma lesão musculoesquelética grave. Qualquer trauma ou dor que sejam associados a uma lesão demandam que primeiro seja afastada a possibilidade de fratura. A reabilitação de fraturas é essencial para uma recuperação funcional bem-sucedida e deve iniciar logo após a estabilização. Existem quatro metas principais na reabilitação de fraturas: (1) manter a ADM das articulações relacionadas; (2) preservar a força muscular; (3) facilitar a consolidação da fratura pela atividade; e (4) promover o retorno do paciente à função e ao trabalho no menor tempo possível.

▶ Classificação

Numerosos sistemas de classificação foram desenvolvidos para permitir que as fraturas sejam diferenciadas para vários propósitos. Por exemplo, as fraturas podem ser classificadas pela idade do paciente, visto que adultos e crianças apresentam processos de consolidação diferentes e têm variados potenciais para remodelação. As fraturas podem ser descritas com base na etiologia (p. ex., traumática, de estresse, patológica), com lesão associada de tecido mole (p. ex., exposta ou fechada), pela direção da fratura (p. ex., transversa, oblíqua, espiral), pela localização anatômica (p. ex., proximal, medial, distal, supracondiliana, subtrocantérica, diáfise ou metafisária), pelo deslocamento e pelo grau de fragmentação (p. ex., linear, cominutiva ou segmentar).

Há também sistemas de classificação de fraturas em locais específicos. Por exemplo, há os sistemas de classificação de Garden, para a fratura do colo femoral, e o de Neer, para a fratura umeral proximal; há muito tempo eles têm sido amplamente usados.

O sistema de classificação de fraturas de Müller da Fundação AO (Arbeitsgemeinschaft fur Osteosynthesefragen) e da Orthopaedic Trauma Association (AO/OTA) é um sistema universal que tem sido aceito no âmbito internacional por muitos ortopedistas e outros médicos. É um sistema alfanumérico que pode ser usado com fraturas. O sistema de codificação inclui o osso, a localização do osso, o tipo de fratura, o grupo e o subgrupo da fratura. Por exemplo, uma fratura umeral proximal impactada, com marcado deslocamento, seria codificada da seguinte forma por esse sistema: 1.1-C2. O primeiro número, "1", representa o osso afetado, nesse caso, o úmero; o segundo "1" especifica localização como proximal; o "C" indica que a fratura é intra-articular; e o "2" especifica que é impactada, com marcado deslocamento.

▶ Consolidação óssea das fraturas

A consolidação das fraturas segue um curso característico, que pode ser dividido em três fases que se sobrepõem: inflamação, reparo e remodelação. A fase da inflamação começa logo depois da lesão e dura cerca de 5 a 14 dias. Durante essa fase, a formação de hematoma e o recrutamento de células inflamatórias são os principais eventos na consolidação da fratura. Os leucócitos polimorfonucleares, seguidos por macrófagos e linfócitos, migram para a área de fratura e liberam diversas citocinas e fatores de crescimento que levam à angiogênese e estimulam o processo de reparo.

A fase de reparo dura semanas a meses. Essa fase é caracterizada por diferenciação de células mesenquimais, proliferação celular e síntese de matriz reparadora. A estabilidade mecânica do local da fratura determina os diferentes processos de reparo que ocorrerão na consolidação da fratura. Quando as extremidades da fratura estiverem fixadas de forma rígida e em contato direto e íntimo, ocorrerá o processo de consolidação óssea primária, que é caracterizado pela consolidação óssea sem a formação e a substituição de um calo visível. A consolidação primária do osso cortical é muito lenta e não é melhor que a secundária. A consolidação óssea secundária é um modo muito mais comum na cura do osso e é caracterizada pela formação de calo e pela transposição do intervalo da fratura. Ela começa com um calo mole, que é um calo de cartilagem com mineralização mínima. Este se transforma em um calo duro com mineralização adicional, aumentando a resistência mecânica. Quanto maior a movimentação no local da fratura, maior será o tamanho do calo. O calo em ponte no intervalo da fratura indica a consolidação bem-sucedida da fratura e é considerado como o ponto em que o paciente pode retomar a descarga de peso no osso.

O processo de consolidação completa da fratura pode levar anos. O componente mais longo do processo total é a fase de remodelação. Pode levar de meses a anos e é caracterizado pela substituição do calo formado na fase de reparo por um tecido ósseo mais organizado e mais eficiente do ponto de vista mecânico. O osso reticulado formado no intervalo da fratura cortical é remodelado em osso lamelar pela formação de ósteon. A remodelação e a reabsorção dos calos periosteal e medular levam à reformulação do osso diafisário. As três principais fases de consolidação da fratura se sobrepõem, e as atividades que ocorrem principalmente em um estágio podem ter iniciado em um estágio anterior.

Diversos fatores influenciam de modo adverso a consolidação de fraturas. Esses fatores incluem um suprimento sanguíneo regional deficiente, uma fratura exposta e infecção subsequente, uma lesão grave de tecidos moles, uma fratura segmentar, uma fratura patológica, uma doença sistêmica, a osteoporose e o uso de corticosteroides, entre outros.

▶ Avaliação clínica e diagnóstico

É fundamental que os fisiatras estejam alerta sobre a possibilidade de fratura, mesmo em pacientes com um trauma menor. Isso é particularmente verdadeiro ao avaliar pacientes osteoporóticos ou aqueles com déficits sensitivos, deficiência cognitiva ou afasia expressiva. Sempre que um paciente apresentar dor musculoesquelética, com ou sem história de um trauma significativo, a possibilidade de uma fratura precisa ser avaliada. Uma fratura não deslocada mal diagnosticada pode se tornar uma fratura deslocada, complicando a consolidação e retardando e prolongando o processo de reabilitação. Os fisiatras nunca devem deduzir que todas as fraturas já foram detectadas em momento anterior quando receberem pacientes transferidos com trauma. Isso se aplica, em especial, se for notificado pelo terapeuta que um paciente teve regressão da função ou aumento de dor ou edema.

A. Sinais e sintomas

A dor e a sensibilidade dolorosa à palpação são notadas no local de fratura, na maioria dos casos. Entretanto, os pacientes com fraturas profundas às vezes têm um padrão de dor referido. O indivíduo com fratura do colo femoral pode se manifestar com dor no joelho, e os pacientes com fratura de vértebra podem apresentar sintomas nas nádegas ou pernas. Outros sinais e sintomas clínicos de fratura incluem a perda da mobilidade, a perda da função, o edema, a equimose, a deformidade e a mobilidade anormal. A equimose fusiforme é característica das fraturas comuns dos dedos das mãos e dos pés.

B. Estudos de imagem

Na maioria dos casos, mas não em todos, o exame radiográfico é suficiente para diagnosticar uma fratura. Os sinais radiográficos de fratura devem estar relacionados à sensibilidade dolorosa local. O diagnóstico de fratura não pode ser feito apenas pelos achados radiográficos, sem evidência clínica de suporte. O estudo radiográfico de comparação da extremidade oposta é um método muito útil para o diagnóstico de fraturas menores ou de fraturas epifisárias em crianças.

A TC e a cintilografia são úteis para diagnosticar fraturas sutis e aquelas da coluna vertebral, dos punhos e dos pés, onde a sobreposição dos ossos pode esconder uma fratura pequena. A cintilografia óssea e a RMN podem ajudar a identificar fraturas de estresse e a diferenciar fraturas recentes daquelas antigas.

C. Determinação da consolidação da fratura

O estado de consolidação de uma fratura é fundamental para iniciar a reabilitação. Para identificar a condição da consolidação da fratura, é necessário ter conhecimento dos tempos esperados específicos dos ossos fraturados, evidência radiográfica e avaliação clínica. A maioria das fraturas segue as linhas temporais citadas na Tabela 30.1. Tais tempos previstos de consolidação dão ao médico um intervalo de tempo básico para usar na avaliação da fratura.

A avaliação radiográfica é o principal método utilizado para verificar a consolidação de fraturas. As radiografias em série podem ser necessárias desde a fratura inicial até a consolidação clínica, dependendo da gravidade e da estabilidade da lesão. As alterações radiográficas indicativas de consolidação incluem o alargamento ou borramento, o desaparecimento da linha de fratura e a formação de calo. A formação do calo de transposição não é necessária, mas, se presente, indica a conclusão do processo de consolidação da fratura.

A avaliação clínica baseia-se nos sintomas e no exame físico do paciente. A dor e a sensibilidade à palpação devem estar ausentes ou muito diminuídas no local de fratura. A seguinte discussão revisa uma amostragem de fraturas que provavelmente serão vistas por fisiatras.

Tabela 30.1 Período de tempo para a consolidação das fraturas comuns

Localização da fratura	Tempo previsto de consolidação
Clavícula	3-8 semanas
Escápula	6 semanas
Costelas	4 semanas
Úmero (braço)	4-10 semanas
Olécrano (cotovelo)	4-6 semanas
Rádio e ulna (antebraço)	6 semanas
Escafoide (colo)	6-24 semanas
Distal	6-8 semanas
Médio	8-12 semanas
Proximal	12-24 semanas
Dedos	4-6 semanas
Pelve	4-6 semanas
Fêmur (coxa)	12 semanas
Patela (joelho)	4-6 semanas
Tíbia e fíbula (perna)	10-24 semanas
Tornozelo	6 semanas
Pé	3-12 semanas
Dedos do pé	3 semanas

1. Fratura da clavícula

▶ Considerações gerais

As fraturas da clavícula representam 2,6 a 5% de todas as fraturas e ocorrem com maior frequência em crianças e adultos jovens. Trata-se da fratura mais comum na população pediátrica e em recém-nascidos. Elas também podem ocorrer em crianças vítimas de maus-tratos.

A maioria das fraturas da clavícula resulta de uma queda sobre o ombro (87%) ou de um golpe direto na clavícula (7%). A clavícula atua como uma longarina que conecta o esqueleto axial à extremidade superior. Grandes quantidades de energia podem ser aplicadas à clavícula durante uma queda. O terço médio da clavícula é a parte mais vulnerável. Os incidentes comuns que podem levar a fraturas incluem acidentes automobilísticos, quedas horizontais sobre a articulação do ombro ou lesões desportivas que ocorreram em atividades como futebol americano, ginástica e ciclismo. A maior parte dessas lesões esportivas pode ser evitada com o uso de equipamento protetor e acolchoamento adequado. Os músculos que podem afetar as fraturas da clavícula incluem o deltoide, o trapézio, o subclávio, o esternocleidomastóideo, o esterno-hioideo e o peitoral maior. Os ligamentos envolvidos incluem o conoide e o trapezoide.

▶ Classificação

As fraturas da clavícula são categorizadas por sua localização anatômica: terço medial, terço médio e terço distal (classificação de Allman). A maioria das fraturas da clavícula ocorre no terço médio (80%), seguido pelo terço distal (15%) e, então, pelo terço medial (3-5%). A fratura do terço médio também é classificada pelo deslocamento e fragmentação. A classificação mais usada para a fratura da clavícula distal é a classificação de Dameron e Rockwood, que é similar àquela usada para luxação da articulação AC.

▶ Achados clínicos

A. Sinais e sintomas

A dor na clavícula relacionada a uma história de trauma torna o diagnóstico mais direto. Entretanto, em neonatos e bebês muito pequenos, a fratura com frequência é de difícil identificação. A criança jovem pode se apresentar com uma pseudoparalisia ou falta de uso no lado afetado.

B. Estudos de imagem

As fraturas no aspecto lateral da clavícula podem requerer uma vista anteroposterior com estresse, com o paciente segurando um peso de 2,5 a 5 kg para acentuar a deformidade da fratura e revelar uma lesão sutil do ligamento coracoclavicular. As vistas na direção cranial são úteis para ilustrar o deslocamento das fraturas do terço médio da clavícula.

▶ Tratamento

A. Manejo não operatório

Pelo fato de a clavícula ter um suprimento sanguíneo excelente, a maioria das fraturas pode ser tratada de forma eficaz de modo conservador. A meta do tratamento é manter o comprimento e a curvatura da clavícula. Os imobilizadores em forma de oito e as tipoias simples são os dois métodos mais comuns usados para imobilização. O método exato de imobilização não parece mudar o desfecho.

Uma das vantagens do imobilizador em oito é que ele pode liberar a mão do lado afetado para atividade sem carga, incluindo os atos de escrever, digitar e realizar a higiene pessoal. Por conseguinte, se a fratura for no lado dominante, uma imobilização em oito pode ser a melhor escolha. Além disso, o imobilizador em oito pode ser mais efetivo para prevenir o encurtamento da clavícula. Entretanto, uma tipoia simples é mais confortável e mais bem tolerada pelos pacientes. Deve ser tomado cuidado ao usar um imobilizador em oito para evitar a compressão dos vasos axilares e do plexo braquial.

A imobilização, em geral, é necessária por 4 a 8 semanas. A tipoia ou o imobilizador pode ser removido quando não houver mais dor ou sensibilidade no local da fratura.

B. Manejo operatório

As indicações para a cirurgia de uma fratura do terço médio da clavícula incluem fratura gravemente deslocada, encurtamento de mais de 20 mm, lesão exposta, comprometimento vascular, perda neurológica progressiva, luxação escapulotorácica e fratura irredutível. As indicações relativas incluem trauma múltiplo, fraturas bilaterais, intolerância à imobilização e razões estéticas.

▶ Reabilitação

A carga não é permitida até que a consolidação da fratura seja estabelecida. Entretanto, recomenda-se realizar a ADM passiva da articulação glenoumeral para evitar uma contratura articular. Os exercícios pendulares de Codman podem causar um momento de deslocamento no local da fratura e devem ser evitados. Os esportes de contato devem ser evitados por três meses após a lesão. Na maioria dos pacientes, se a consolidação da fratura ocorrer no tempo normal, o levantamento leve pode ser permitido em seis semanas após a lesão, e o levantamento pesado, após 12 semanas.

> Ban I, Branner U, Holck K, et al: Clavicle fractures may be conservatively treated with acceptable results—a systematic review. Dan Med J 2012;59:A4457.
> Banerjee R, Waterman B, Padalecki J, et al: Management of distal clavicle fractures. J Am Acad Orthop Surg 2011;19:392–401.
> Pandya NK, Namdari S, Hosalkar HS: Displaced clavicle fractures in adolescents: Facts, controversies, and current trends. J Am Acad Orthop Surg 2012;20:498–505.
> Van der Meijden OA, Gaskill TR, Millett PJ: Treatment of clavicle fractures: Current concepts review. J Shoulder Elbow Surg 2012;21:423–429.
> Virtanen KJ, Malmivaara AO, Remes VM, et al: Operative and nonoperative treatment of clavicle fractures in adults. Acta Orthop 2012;83:65–73.

2. Fraturas do rádio e da ulna

▶ Considerações gerais

A lesão do antebraço pode resultar em fratura do rádio, da ulna ou de ambos os ossos. Pelo fato de os dois ossos funcionarem como uma unidade, eles, em geral, quebram de forma simultânea, ou um osso quebra com uma luxação ou subluxação da articulação radioulnar distal ou proximal. Nos tipos de lesão com um golpe direto, pode ocorrer a exceção de fratura única de um ou outro osso. Uma fratura da ulna com luxação da cabeça do rádio é denominada *fratura de Monteggia*; uma fratura do rádio com luxação da articulação radioulnar distal é denominada *fratura de Galeazzi* (Fig. 30.14).

▶ Classificação

As fraturas do rádio e da ulna são classificadas de acordo com a localização, o grau de deslocamento e as angulações, o envolvimento das articulações radioulnares, o padrão de fratura e o grau de lesão de tecidos moles, tanto em fraturas fechadas quanto em expostas. O sistema de classificação mais usado é da AO/OTA, descrito anteriormente, que inclui 27 tipos de fratura, desde A1.1 até C3.3. Nesse sistema, o tipo A1.1 é a fratura mais simples, envolvendo um osso, e o tipo C3.3 é o mais grave, representando uma fratura irregular ou cominutiva de ambos os ossos.

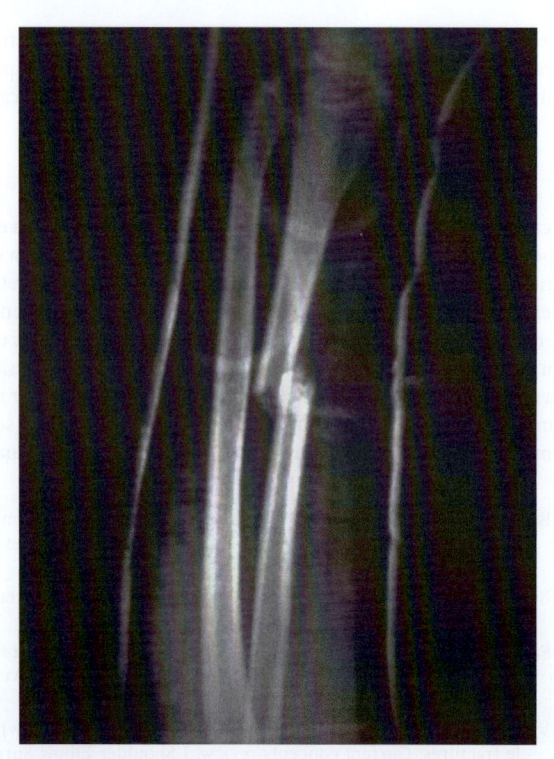

▲ **Figura 30.14** Fratura de Galeazzi mostrando a fratura da diáfise média do rádio causando ruptura e luxação da articulação radioulnar distal.

▶ Tratamento

A redução aberta com fixação interna é o tratamento de escolha para quase todas as fraturas do antebraço, incluindo as fraturas com deslocamento menor. Mesmo quando a redução fechada parecer satisfatória nas radiografias, essa abordagem de tratamento para as fraturas deslocadas do antebraço é associada a uma incidência alta de consolidação viciosa e pseudoartrose e a uma taxa de 71% de resultados insatisfatórios.

Em geral, a imobilização com gesso é apropriada apenas para uma fratura não deslocada do antebraço, a menos que o potencial para remodelação seja muito bom. Dez graus de deformidade angular em um dos ossos resulta em pouca ou nenhuma perda da mobilidade; contudo, o resultado estrutural pode ser insatisfatório do ponto de vista estético. Perdas maiores da mobilidade podem ocorrer quando um ou ambos os ossos tiverem 20° ou mais de angulação. Quando o gessado for uma opção, o gessado axilopalmar é usado para imobilizar tanto o cotovelo quanto o punho. São necessárias de 6 a 8 semanas de imobilização gessada para alcançar a consolidação adequada.

▶ Complicações

A lesão neurovascular e musculoesquelética com frequência acompanha a fratura do antebraço. Entretanto, algumas complicações neurovasculares são iatrogênicas, causadas pelo reparo cirúrgico ou pelo uso prolongado de um garrote. A lesão nervosa mais comum relacionada ao procedimento é a do nervo interósseo posterior, que resulta em lesão dos extensores do punho e dos dedos, sem perda sensitiva.

Em qualquer fratura da extremidade, o examinador deve estar atento para a possibilidade de uma síndrome compartimental (ver discussão anterior). O antebraço tem um compartimento volar e um dorsal, e o aparecimento de fraqueza, déficits sensitivos, pulso fraco ou ausente, palidez, dor ou edema em qualquer compartimento deve demandar a imediata leitura da pressão compartimental e a consideração de uma fasciotomia.

A sinostose radioulnar é uma complicação incomum, mas grave, que, quando ocorre, afeta de forma drástica a rotação do antebraço. Os fatores de risco incluem fratura exposta, infecção, lesões múltiplas com trauma craniano e fixação interna retardada. A cirurgia é o único tratamento para a sinostose radioulnar.

▶ Reabilitação

Com frequência, os pacientes com fraturas do rádio, da ulna ou de ambos os ossos que forem tratados com redução aberta e fixação interna recebem uma tala de punho a ser usada nos primeiros sete dias após a cirurgia. Os dedos, o cotovelo e o ombro devem ser mobilizados de forma passiva várias vezes ao dia para manter a ADM e prevenir a rigidez. A rotação do antebraço e os exercícios completos de ADM podem começar depois de a tala ser removida, no sétimo dia pós-operatório. O carregamento, o levantamento de peso, a tração e a atividade esportiva devem ser evitados até que a união óssea seja alcançada. A consolidação óssea, em geral, leva de 6 a 8 semanas.

O antebraço é uma articulação predominantemente não sinovial, com mobilidade de grande amplitude. A complicação mais comum de longo prazo da fratura da diáfise do antebraço é a significativa rigidez do antebraço, com a perda da pronação ocorrendo duas vezes mais que a perda de supinação. Às vezes, a perda da rotação de antebraço ocorrer apesar de uma radiografia de aspecto normal. A rotação do antebraço tem um papel fundamental na função da extremidade superior e está envolvida na maioria das atividades da vida diária (p. ex., comer, pentear-se, vestir-se, higiene pessoal, etc.). Mesmo uma perda sutil da pronação e da supinação causará uma perda funcional das atividades, em especial nos esportes e no desempenho de instrumentos musicais. Desse modo, os exercícios precoces de rotação do antebraço são obrigatórios para prevenir os déficits de rotação.

3. Fratura do olécrano
▶ Considerações gerais

O olécrano é o local de inserção do tríceps, que é o principal extensor do cotovelo. A fratura do olécrano também pode ocorrer em combinação com a luxação do cotovelo ou a fratura da coronoide. Uma fratura do olécrano pode ser intra-articular ou extra-articular, deslocada ou não deslocada. A maioria das fraturas do olécrano é intra-articular e deslocada.

Classificação

A classificação de Mayo é bastante usada para diferenciar as fraturas do olécrano. Ela classifica as fraturas de acordo com o deslocamento, a cominuição e a instabilidade ulnoumeral. O tipo I é uma fratura não deslocada; o tipo II é uma fratura deslocada, mas ulnoumeral estável; o tipo III é uma fratura deslocada e ulnoumeral instável. A letra A indica uma fratura não cominutiva, e a letra B corresponde a uma fratura cominutiva.

Tratamento

A maioria das fraturas do olécrano é intra-articular e deslocada, requerendo cirurgia com redução aberta e fixação interna. A aramagem com banda de tensão é o procedimento clássico e é apropriada para a maioria das fraturas simples. Uma fixação com placa e parafusos é usada para as fraturas cominutivas.

As fraturas de olécrano não deslocadas são raras. Elas podem ser tratadas com um gessado cilíndrico com 90° de flexão do cotovelo, sem imobilização do punho e da mão. A imobilização gessada por 4 a 6 semanas costuma ser necessária.

Reabilitação

A meta da reabilitação de um paciente com uma fratura de olécrano é manter a ADM do cotovelo, do ombro e do punho, bem como a força de extensão do tríceps e dos outros extensores do cotovelo.

> Black WS, Becker JA: Common forearm fractures in adults. Am Fam Physician 2009;80:1096-1102.
> Newman SD, Mauffrey C, Krikler S: Olecranon fractures. Injury 2009;40:575-581.
> O'Driscoll SW, Jupiter JB, Cohen MS, et al: Difficult elbow fractures: Pearls and pitfalls. Instr Course Lect 2003;52:113-134.

4. Fratura do escafoide

Considerações gerais

As fraturas de escafoide representam quase 70% das fraturas dos ossos do carpo. O escafoide é o maior osso da fileira proximal dos ossos do carpo (Fig. 30.15). Mais de 80% da superfície do escafoide é coberta por cartilagem articular. Essa característica reduz sua capacidade de consolidação periosteal e aumenta a taxa de pseudoartrose. O escafoide é o principal bloqueio ósseo da extensão do punho; ele fica propenso a fraturas quando é forçado a ficar em uma posição de extensão excessiva.

O escafoide está localizado no aspecto radial do punho e transfere a força longitudinal do polegar até o rádio. Um impacto direto longitudinal do polegar pode resultar em uma fratura não deslocada estável do escafoide. O único suprimento sanguíneo para a região medial e proximal do escafoide vem dos ramos dorsais (escafoides) da artéria radial, em um fluxo retrógrado. Por conseguinte, fraturas do escafoide médio e, em especial, do proximal têm um risco muito alto de necrose avascular e pseudoartrose. O escafoide distal recebe o suprimento sanguíneo do ramo volar da artéria radial e dos ramos da artéria interóssea anterior. Por essa razão, as fraturas do escafoide distal costumam consolidar com menos dificuldade.

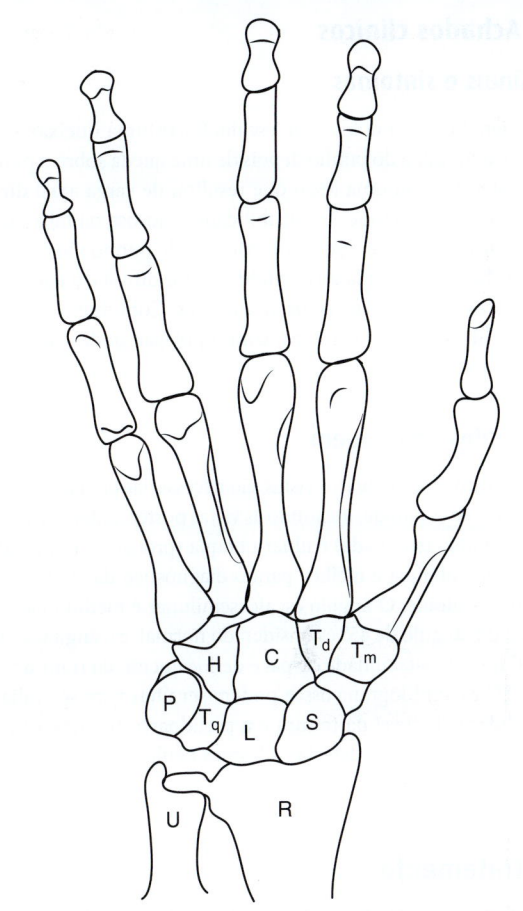

▲ **Figura 30.15** Ossos do carpo: hamato (H), pisiforme (P), piramidal (Tq), semilunar (L), escafoide (S), trapézio (Tm), trapezoide (Td), capitato (C), rádio (R) e ulna (U). (Com permissão de Asher Maitin.)

Classificação

A classificação das fraturas do escafoide é baseada na localização anatômica. A fratura mais comum do escafoide é através do colo (65%), seguida pela fratura proximal (15%), pela fratura distal (10%) e pela fratura do tubérculo (2%). Uma fratura oculta do escafoide refere-se a uma fissura, não deslocada, e deve ser sempre considerada quando as radiografias iniciais forem negativas, mas a suspeita clínica for alta.

▶ Achados clínicos

A. Sinais e sintomas

O paciente com uma lesão de escafoide costuma queixar-se de dor no lado radial do punho depois de uma queda sobre o punho hiperestendido ou uma lesão que resultou de carga axial direta do polegar até o punho. A sensibilidade dolorosa na tabaqueira anatômica, o edema e a perda de extensão do punho são os sinais típicos da fratura aguda do escafoide. A dor difusa e o edema no punho desenvolvem-se depois de 24 horas. Com frequência, um teste de atrito carpometacarpal com o polegar ajuda a diagnosticar essa lesão.

B. Estudos de imagem

As radiografias com quatro vistas são necessárias para a avaliação da fratura de escafoide, incluindo as vistas posteroanterior, lateral, radial oblíqua (supinada) e ulnar oblíqua (pronada). Em geral, a vista radial oblíqua é melhor para o diagnóstico das fraturas do colo do escafoide. O ângulo escafossemilunar é medido na vista lateral; um ângulo de 45° é considerado normal, e o ângulo acima de 60° indica instabilidade carpal e deslocamento da fratura.

A TC e a cintilografia óssea podem ser úteis para se avaliar a consolidação viciosa da fratura e a pseudoartrose, mas a RMN é o padrão-ouro para detectar a fratura oculta do escafoide e as lesões ligamentares.

▶ Tratamento

Uma fratura oculta não deslocada de escafoide pode ser muito difícil de diagnosticar. Um diagnóstico retardado ou ausente de uma fratura oculta do escafoide com frequência tem um prognóstico muito pior. Por conseguinte, o paciente com lesão por hiperextensão de punho e sensibilidade dolorosa na tabaqueira anatômica deve ser avaliado para uma fratura do escafoide, mesmo que as radiografias iniciais não mostrem qualquer evidência de fratura. É recomendada a imobilização do punho afetado com uma luva gessada que inclua o polegar, por duas semanas, e, após, recomendam-se novas radiografias ou, como alternativa, uma RMN, se as radiografias iniciais forem negativas, mas a suspeita clínica permanecer alta.

As fraturas não deslocadas do escafoide podem ser tratadas com métodos cirúrgicos ou não cirúrgicos. O tratamento cirúrgico está associado a melhor desfecho funcional, maior satisfação do paciente, força de empunhadura e retorno mais precoce ao trabalho que o tratamento não cirúrgico, mas as taxas de pseudoartrose, limitação da ADM e dor são similares em ambos os tratamentos. Existe controvérsia sobre a imobilização gessada; a maioria dos ortopedistas acredita que uma luva gessada que inclua o polegar é suficiente para a estabilização, mas vários estudos mostraram que o uso de um gessado acima do cotovelo pode aumentar a taxa de consolidação. O tempo de imobilização para a fratura do escafoide distal é de cerca de 6 a 8 semanas; para a fratura do escafoide médio, 8 a 12 semanas; e, para a fratura proximal, 12 a 24 semanas.

Uma fratura deslocada do escafoide ocorre quando existir mais de 1 mm de degrau entre segmentos de fratura, ou mais do que 60° de ângulo escafossemilunar. A intervenção cirúrgica é o tratamento de escolha, em especial para a fratura média ou proximal do escafoide, pois a taxa de pseudoartrose é muito alta sem cirurgia. O tratamento cirúrgico inclui a redução fechada com fixação por parafuso percutâneo e a redução aberta com fixação interna por parafuso.

▶ Complicações

O retardo de consolidação, a consolidação viciosa, a pseudoartrose e a necrose avascular são complicações comuns das fraturas do escafoide. O tratamento cirúrgico inclui a fixação interna junto com vários procedimentos de enxerto ósseo e enxerto ósseo vascularizado.

▶ Reabilitação

As fraturas do escafoide costumam requerer imobilização por longo prazo, em especial para as fraturas médias e proximais. A rigidez do punho e do polegar é comum após a remoção do gessado. Os exercícios intensos de alongamento precoce do polegar e do punho são necessários para restaurar sua função. Os exercícios de fortalecimento da empunhadura com uma pequena bola macia ou massa de modelar terapêutica são bastante usados.

Depois da redução aberta e fixação interna, uma luva ou tala gessada incluindo o polegar costuma ser necessária por mais 8 a 12 semanas, até que o osso esteja radiográfica e clinicamente curado. Os exercícios de ADM de todos os dedos, do cotovelo e do ombro são importantes durante o período de imobilização com o gessado.

A estimulação eletromagnética tem demonstrado ser útil na consolidação retardada e na pseudoartrose do escafoide.

Alshryda S, Shah A, Odak S, et al: Acute fractures of the scaphoid bone: Systematic review and meta-analysis. Surgeon 2012;10:218–229.

Buijze GA, Ochtman L, Ring D: Management of scaphoid nonunion. J Hand Surg Am 2012;37:1095–1100.

Ibrahim T, Qureshi A, Sutton AJ, et al: Surgical versus nonsurgical treatment of acute minimally displaced and undisplaced scaphoid waist fractures: Pairwise and network meta-analyses of randomized controlled trials. J Hand Surg Am 2011;36:1759–1768.

Neuhaus V, Jupiter JB: Current concepts review: Carpal injuries—fractures, ligaments, dislocations. Acta Chir Orthop Traumatol Cech 2011;78:395–403.

Pidemunt G, Torres-Claramunt R, Ginés A, et al: Bilateral stress fracture of the carpal scaphoid: Report in a child and review of the literature. Clin J Sport Med 2012;22:511–513.

Reabilitação da coluna

31

Thomas Haley, DO
David Lichten, MD
Sergio Chacin, MD
Robert Rankin, MD
David Mahon, DO

DOR LOMBAR E CERVICAL

FUNDAMENTOS DO DIAGNÓSTICO

► A dor na coluna cervical e na lombar são as queixas que mais frequentemente levam os pacientes a procurar cuidados médicos.
► A história e o exame físico são fundamentais no diagnóstico, visto que o exame de imagem, muitas vezes, apresenta resultado falso-positivo e falso-negativo.
► Encontrar a causa que dá origem aos sintomas é essencial.

► Considerações gerais

A queixa de dor na coluna é predominante nos consultórios de cuidado primário e departamentos de emergência nos Estados Unidos. Antigamente, eram consideradas condições incômodas associadas a uma rápida recuperação; hoje, as dores lombares e cervicais são reconhecidas como condições que geram problemas crônicos para muitos pacientes, com poucos retornando à atividade pré-lesão. Apesar do crescente conhecimento sobre esse problema, a incidência de dor na coluna permanece alta (80%), de modo que 60% dos adultos relatam dor cervical ou lombar nos três meses anteriores.

► Achados clínicos

A dor é um mero sintoma, portanto, os médicos devem avaliar as causas anatômicas e fisiológicas da dor, muitas das quais são discutidas neste capítulo. A avaliação das chamadas "bandeiras vermelhas" (Quadro 31.1) é essencial. Esses indicadores bem conhecidos e estabelecidos podem requerer uma cuidadosa avaliação, mudanças no plano de tratamento ou cuidado de emergência ou encaminhamento a outro especialista. Ignorar essas "bandeiras vermelhas" aumenta a probabilidade de prejuízo ao paciente. As "bandeiras amarelas" são fatores psicossociais que têm-se mostrado indicativos de incapacidade a longo prazo e podem se tornar uma barreira ao tratamento (Quadro 31.2).

► Tratamento

O tratamento da dor lombar e cervical depende da etiologia. O fisiatra deve ter conhecimento minucioso sobre a doença espinal, de modo a fornecer o melhor tratamento a esses pacientes. Embora a maioria das exacerbações agudas possa ser tratada de modo conservador, tem ocorrido um aumento significativo nos procedimentos espinais e cirúrgicos.

► Prognóstico

O prognóstico global para a dor na coluna é insatisfatório. A dor pode diminuir no início; contudo, a taxa anual de recorrência é de cerca de 40%. A perda de função desempenha um grande papel no prognóstico insatisfatório. Até 26% dos pacientes com dor na coluna relatam limitações na quantidade ou no tipo de trabalho que podem realizar devido à dor lombar. Cerca de 5% da população afirma que não consegue trabalhar devido a limitações de saúde resultantes da dor lombar. As limitações parecem ser mais graves em cidadãos idosos, levando à aposentadoria voluntária ou precoce. As lesões relacionadas ao trabalho apresentam um desafio particular. Fatores como restrições de trabalho, satisfação no trabalho e presença de litígios afetam a capacidade de o paciente retornar ao trabalho. Menos de 1% dos pacientes que estão afastados do trabalho por mais de um ano consegue retornar.

Donelson R, McIntosh G, Hall H: Is it time to rethink the typical course of low back pain? PM R 2012;4:394–401.

United States Bone and Joint Initiative: The Burden of Musculoskeletal Diseases in the United States, 2nd ed. American Academy of Orthopaedic Surgeons, 2011.

Quadro 31.1 "Bandeiras vermelhas" na dor lombar

Relacionadas a câncer
História de câncer
Dor em repouso ou à noite
Perda de peso
Idade > 50 ou < 17 anos

Relacionadas a infecção
Febre persistente
Infecção recente
Dor desproporcional no exame
Diabetes melito
Imunocomprometimento
Abuso de drogas intravenosas
Procedimento recente na coluna

Relacionadas ao sistema cardiovascular
História de aneurisma de aorta abdominal
Massa abdominal pulsante
Doença vascular aterosclerótica
Idade > 60 anos

Relacionadas à instabilidade na coluna
Trauma (acidente com veículo motor ou queda de altura)
Se a idade for > 70 anos, história de osteoporose ou queda de qualquer altura
Uso prolongado de corticosteroides

Sinais de comprometimento neurológico
Síndrome da cauda equina (anestesia em sela, incontinência intestinal ou urinária)
Perda sensorial ou motora
Mielopatia

ESPONDILOLISTESE E ESPONDILÓLISE

FUNDAMENTOS DO DIAGNÓSTICO

▶ A espondilólise é um defeito na *pars interarticularis*.
▶ A espondilolistese envolve o deslizamento de uma vértebra sobre outra.
▶ Com frequência, as duas condições ocorrem juntas, em geral na junção lombossacral, produzindo mudanças sensoriais, motoras e reflexas.

Quadro 31.2 "Bandeiras amarelas" na dor lombar

Atitude negativa (i.e., ideia de que a dor lombar é nociva ou tem potencial de incapacidade grave)
Comportamento temeroso ou de retração e diminuição dos níveis de atividade
Expectativa de que o tratamento passivo, ao invés do ativo, possa ser benéfico
Tendência a depressão, baixa moral e isolamento social
Problemas sociais ou financeiros

▶ Considerações gerais

A espondilólise é um defeito na *pars interarticularis* e está associada com espondilolistese em cerca de 50% dos casos. A espondilolistese é o deslizamento de um corpo vertebral sobre o outro abaixo dele. Isso ocorre com mais frequência na junção lombossacral, mas pode ocorrer em qualquer local na coluna. A espondilolistese é classificada com base na etiologia em seis tipos (Tab. 31.1), podendo também ser classificada com base na quantidade de subluxação vertebral no plano sagittal (Fig. 31.1).

▶ Patogênese

A Tabela 31.1 resume os aspectos-chave dos vários tipos de espondilolistese. Dependendo da causa, o início dos sintomas pode ser crônico ou agudo. O exame adequado deve ser concluído

Tabela 31.1 Classificação da espondilolistese

Classe	Tipo	História
I	Displásica	Resulta de um defeito congênito no arco neural de L5 ou S1. Os primeiros sintomas surgem na infância, em geral como dor radicular que piora com a extensão e a atividade. Costuma ser observada em L5-S1.
IIa IIb	Ístmica – espondilólise Ístmica – alongamento da *pars*	Resulta de um defeito na *pars interarticularis* devido a estresse repetitivo (IIa) ou de origem congênita (IIb). Surge na infância ou no início da idade adulta e apresenta-se como dor axial ou radicular, ou ambas, muitas vezes com uma história de flexão-extensão-estresse rotacional repetidos (p. ex., na ginástica). Costuma ser observada em L5-S1.
III	Degenerativa	Manifesta-se mais tarde na vida como um padrão crônico e progressivo de dor axial e claudicação neurogênica. Costuma ser observada em L4-5.
IV	Traumática	Ocorre com dor axial aguda ou dor em um membro após um trauma.
V	Patológica	Início insidioso ocasionado pela doença óssea generalizada (câncer, infecção, distúrbio metabólico), que leva ao enfraquecimento dos elementos posteriores.
VI	Pós-cirúrgica	O início pode ser gradual ou agudo. É causada por uma ressecção cirúrgica prévia da lâmina ou faceta sem fusão.

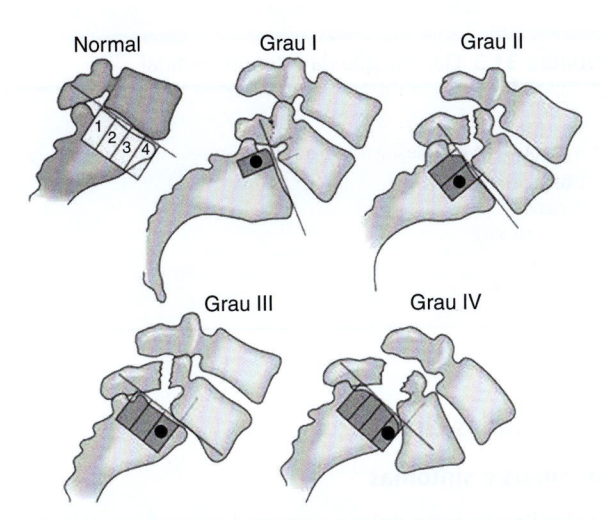

Figura 31.1 Classificação da espondilolistese (Reproduzida, com permissão, de Bradford DS, Hu SS: Spondylolysis and spondylolisthesis. In Weinstein SL (Ed.): *The Pediatric Spine*, Raven, 1994).

para determinar as causas patológicas da espondilolistese antes de iniciar o tratamento com métodos conservadores.

▶ Achados clínicos

A. Sinais e sintomas

Nos casos de deslizamento grave, muitas vezes o comprometimento neurológico produz alterações motoras, sensoriais e reflexas. A extensão exacerba a dor. A hiperlordose da coluna lombar, junto com hipercifose da coluna torácica, pode ocorrer como compensação à medida que o centro de gravidade se desloca. Um desalinhamento palpável do processo espinhoso pode ser sentido à medida que uma vértebra que escorrega passa pela outra. A hipertonicidade do músculo paravertebral, a amplitude de movimento restrita e os sinais de tensão na raiz podem ser comuns.

B. Exames de imagem

As radiografias com o paciente em pé são usadas para avaliar e classificar a espondilolistese lombar. Radiografias laterais e oblíquas podem mostrar uma fratura da *pars interarticularis*, com a imagem clássica do "cão escocês com pescoço fraturado". Nas imagens de flexão e extensão, a translação sagital maior que 4,5 mm na coluna lombar e que 2 mm na coluna cervical indica instabilidade, enquanto a rotação sagital maior que 11° na coluna cervical e que 15° na coluna lombar indica instabilidade. O exame de tomografia computadorizada (TC) com cortes finos e sem contraste pode ser útil para visualizar a anatomia óssea e os defeitos ístmicos, bem como o canal espinal. A imagem por ressonância magnética (RM) pode ser útil na visualização das estruturas neurais, e a cintilografia óssea pode ajudar na identificação de fraturas agudas. Pacientes mais jovens correm um risco mais alto de progressão de espondilolistese ístmica ou congênita. As radiografias em série (apenas de incidências laterais) devem ser feitas a cada seis meses para acompanhar esses pacientes. Raras vezes, ocorre progressão da doença após a adolescência.

▶ Diagnóstico diferencial

Uma vez que o diagnóstico de espondilólise ou espondilolistese é feito, deve-se identificar a causa subjacente, em especial se houver suspeita de fratura patológica.

▶ Tratamento

A maioria dos pacientes pode ser tratada de modo conservador. Se uma lesão ístmica for aguda, o paciente deve ser proibido de realizar atividades provocadoras ou esportes até que esteja assintomático. Muitas vezes, medicações como acetaminofeno e anti-inflamatórios não esteroides (AINEs) são usados para controlar os sintomas de dor.

A fisioterapia é parte integral do processo de reabilitação do paciente. O protocolo mais aceito inclui atividades e exercícios que reduzam o estresse de extensão. Os objetivos dos exercícios devem ser melhorar a força abdominal e aumentar a flexibilidade. Visto que os isquiotibiais encurtados são quase sempre parte do quadro clínico, o alongamento adequado desses músculos é importante. A instrução sobre exercícios de inclinação pélvica pode ajudar a reduzir quaisquer componentes posturais que causam lordose lombar aumentada.

A imobilização para a espondilolistese aguda é controversa, mas tem mostrado reduzir os sintomas e facilitar a consolidação. Uma órtese espinal toracolombossacral ou um colete de Boston modificado podem ser usados para deslizamentos de grau baixo e são recomendados por 3 a 6 meses.

Intervenções como injeções epidurais de esteroides podem ajudar no tratamento dos sintomas radiculares. O ramo medial fornece inervação à articulação facetária e à lâmina; assim, um bloqueio ou uma ablação de ramo medial pode ser útil no tratamento do plano axial.

A cirurgia é indicada aos pacientes com dor intratável ou déficits neurológicos progressivos ou àqueles cujos sintomas são resistentes a medidas conservadoras. A laminectomia de descompressão, com ou sem fusão, ou espaçadores interespinais têm demonstrado reduzir a dor da espondilolistese degenerativa. Muitas vezes, a espondilolistese traumática requer cirurgia. O objetivo da cirurgia é estabilizar o segmento espinal e descomprimir os elementos neurais.

▶ Prognóstico

O grau de recuperação depende do tipo e grau da espondilolistese. Pacientes jovens com deslizamento de grau baixo tendem a apresentar bons resultados com o manejo conservador. Pacientes com doença degenerativa e aqueles que se submetem a cirurgia continuam com frequência a apresentar sintomas.

Anderson PA, Tribus CB, Kitchel SH: Treatment of neurogenic claudication by interspinous decompression: Application of the X STOP device in patients with lumbar degenerative spondylolisthesis. J Neurosurg Spine 2006;4:463–471.

Knopp R, Parker J, Tashjian J, et al: Defining radiographic criteria for flexion-extension studies of the cervical spine. Ann Emerg Med 2001;38:1.

Majid K, Fischgrund JS: Degenerative lumbar spondylolisthesis: Trends in management. J Am Acad Orthop Surg 2008;16:208–215.

Matsudaira K, Yamazaki T, Seichi A, et al: Spinal stenosis in grade I degenerative lumbar spondylolisthesis: A comparative study of outcomes following laminoplasty and laminectomy with instrumented spinal fusion. J Orthop Sci 2005;10:270–276.

Panjabi M: Clinical spinal instability and low back pain. J Electromyogr Kinesiol 2003;13:371–379.

Schaeren S, Broger I, Jeanneret B: Minimum four-year follow-up of spinal stenosis with degenerative spondylolisthesis treated with decompression and dynamic stabilization. Spine 2008;33: E636–E642.

ESTENOSE DO CANAL ESPINAL

FUNDAMENTOS DO DIAGNÓSTICO

▶ Dor nas nádegas, na região lombar ou nos membros inferiores ao ficar em pé ou caminhar que alivia ao sentar.
▶ A imagem transversal mostra estreitamento do canal espinal.

▶ Considerações gerais

A estenose espinal é um processo degenerativo e uma das condições dolorosas mais comuns nos idosos, ocasionando sintomas em mais de 1,2 milhão de norte-americanos. A estenose (termo derivado do latim para "estreito") ocorre na coluna quando o canal central ou o forame neural diminui de tamanho, causando compressão das estruturas neurovasculares. A curvatura natural da coluna desempenha um importante papel nos sinais e sintomas dessa condição. Qualquer tubo irá naturalmente estreitar quando estiver inclinado. Na coluna, a lordose dos segmentos lombar e cervical reduz na flexão e aumenta com a extensão. Assim, as atividades que promovem a extensão da coluna nesses níveis, como ficar em pé, produzem os sintomas.

▶ Patogênese

A doença discal degenerativa resulta em protrusão discal posterior, o que pode comprimir os aspectos ventral e lateral do saco tecal. A hipertrofia do ligamento amarelo causa compressão dorsal, ao passo que a hipertrofia da articulação facetária causa estreitamento do recesso lateral e estenose foraminal. Muitas vezes, a estenose espinal é adquirida, embora variações congênitas, como pedículos curtos, possam causar sintomas em pacientes mais jovens (Tab. 31.4).

Quadro 31.3 Classificação da estenose espinal

Congênita
Idiopática
Acondroplásica
Osteopetrose
Adquirida
Degenerativa
Iatrogênica
Traumática
Combinada

▶ Achados clínicos

A. Sinais e sintomas

A claudicação neurogênica é a principal queixa do paciente com estenose espinal lombar e é descrita como dor nas nádegas e nos membros inferiores ao ficar em pé e caminhar que é aliviada com o sentar. O clássico "sinal do carrinho de compras", no qual o paciente se inclina para a frente sobre o carrinho enquanto está no supermercado, é com frequência registrado. Os pacientes podem estar aptos a diferenciar os sintomas com determinadas atividades. Muitas vezes, a caminhada com subida é mais bem tolerada que a caminhada com descida ou em superfícies planas. Da mesma forma, os pacientes podem estar aptos a tolerar exercícios na bicicleta melhor do que a caminhada em uma esteira. Os indivíduos com estenose espinal cervical costumam apresentar dor no pescoço e nos membros superiores. Nos casos mais graves, eles apresentam sintomas mielopáticos e relatam espasticidade, fraqueza, perda de equilíbrio ou mesmo incontinência intestinal ou vesical. A avaliação cuidadosa de uma cirurgia prévia deve ser feita, uma vez que a degeneração adjacente ao nível da fusão espinal prévia pode levar à estenose espinal iatrogênica.

Os achados do exame físico variam conforme a gravidade do caso, com muitos pacientes apresentando exames sem alterações notáveis. Mudanças como a postura flexionada à frente enquanto está em pé ou caminhando podem ser observadas no consultório. A amplitude de movimento da coluna pode estar reduzida na extensão. Nos pacientes com doença mais grave, os sintomas neurológicos podem ser observados, como fraqueza motora, perda sensorial e hiper-reflexia, no caso de estenose cervical, e hiporreflexia, no caso de estenose da coluna lombar.

B. Exames de Imagem

A imagem do canal espinal é indispensável para o diagnóstico de estenose espinal. A RM tornou-se o padrão de excelência, uma vez que a possibilidade de visualizar tecidos moles desempenha um papel principal nessa condição. A disponibilidade da RM do paciente em pé ou sentado permite que os examinadores observem como a estenose está relacionada à postura (Fig. 31.2 até 31.5). Quando a RM não está disponível ou é contraindicada, a TC pode ser usada, em especial com mielografia. Foi sugerido

REABILITAÇÃO DA COLUNA   CAPÍTULO 31   527

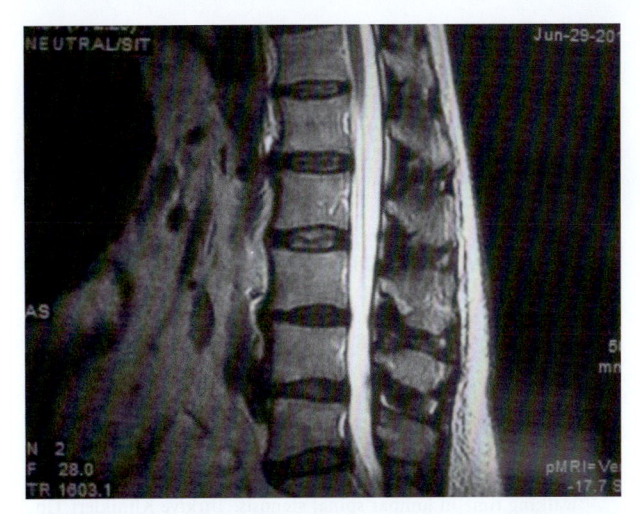

▲ **Figura 31.2** Exame de RM sagital da coluna lombar do paciente sentado mostrando um canal espinal lombar livre.

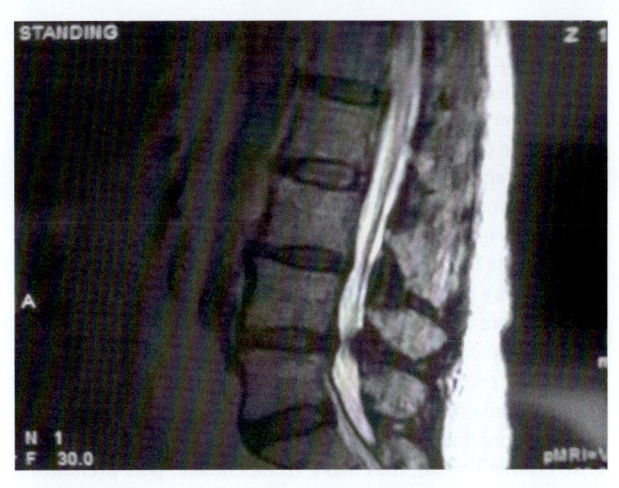

▲ **Figura 31.4** Exame de RM sagital da coluna lombar do paciente em pé mostrando protrusão do disco L4-5 e hipertrofia do ligamento amarelo resultando em estenose espinal.

que um diâmetro anteroposterior do canal inferior a 10 mm ou uma área transversal menor que 100 mm² define a estenose espinal. Uma redução de 50% no diâmetro do canal em comparação com os níveis adjacentes também indica estenose espinal. Radiografias simples oferecem pouco em termos de visualização do canal central, embora permitam visualizar o forame neural. Imagens de flexão-extensão devem ser solicitadas para avaliar a instabilidade dinâmica.

C. Outros testes

Testes eletrodiagnósticos não fazem parte do exame rotineiro para a estenose espinal, embora o mapeamento eletromiográfico (EMG) paraespinal possa ser preditivo.

O bloqueio seletivo do nervo espinal pode ajudar a diferenciar claudicação neurogênica de outras causas de dor no membro em pacientes com estenose espinal. Isso também pode ajudar a isolar lesão significativa em pacientes com doença de múltiplos níveis.

▶ Tratamento

Para a estenose moderada, medicações sem receita médica (p. ex., acetaminofeno e AINEs) podem ser úteis. Relaxantes musculares têm pouca utilidade no tratamento da claudicação neurogênica. Os agentes neuropáticos podem melhorar os sintomas da dor neuropática, e a gabapentina tem mostrado reduzir a dor e aumentar a distância da caminhada em pacientes com estenose

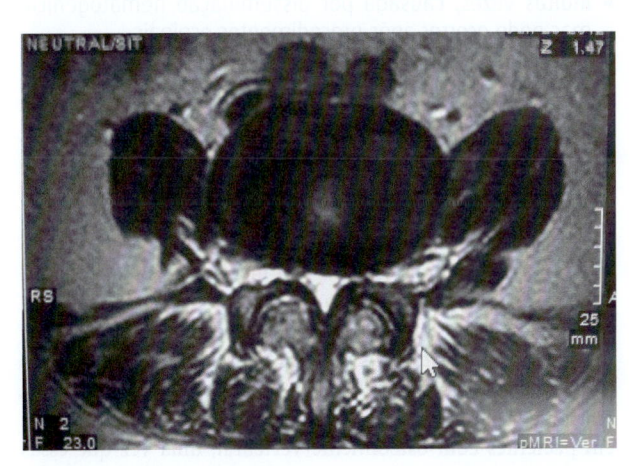

▲ **Figura 31.3** Exame de RM axial da coluna lombar do paciente sentado mostrando canal central lombar livre e recesso lateral.

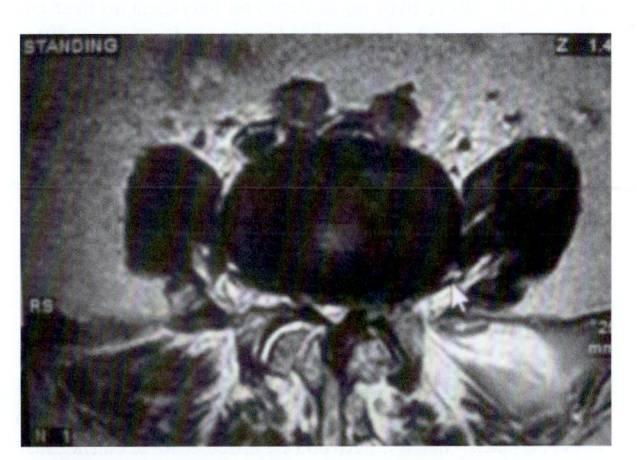

▲ **Figura 31.5** Exame de RM axial da coluna lombar do paciente em pé mostrando saliência do disco posterior L4-5 e espessamento do ligamento amarelo resultando em grave estenose do recesso central e lateral.

espinal lombar. Para os pacientes com sintomas graves, os opioides podem ser a única alternativa de alívio, embora deva-se avaliar o risco da prescrição de uma medicação potencialmente sedativa para esses pacientes, uma vez que eles já correm risco aumentado de quedas.

A fisioterapia deve ser empregada em conjunto com outras terapias como parte do manejo global da estenose espinal. Deve ser dada atenção ao alongamento dos músculos encurtados. Um programa de força balanceado auxilia os pacientes a manter uma boa postura e permanecer eretos. O condicionamento cardiovascular confere ao paciente resistência. Como a estenose espinal causa dor ao caminhar, o uso de uma esteira deve ser limitado; contudo, o emprego de uma bicicleta ergométrica ou uma bicicleta adaptada (*hand bike*) deve ser estimulado.

Uma imobilização rígida pode melhorar os sintomas de estenose espinal lombar, mas não é recomendada, pois prejudica a mobilidade. O uso de um colete flexível tem-se mostrado efetivo no aumento da distância da caminhada enquanto é usado, mas não existem benefícios duradouros decorrentes da terapia após esta ser interrompida. Injeções epidurais de esteroides são úteis no tratamento da claudicação neurogênica. O emprego de uma série de injeções (aplicadas em intervalos regulares independentemente dos sintomas do paciente) não é recomendado, mas o uso de injeções múltiplas durante todo o curso do tratamento demonstrou fornecer alívio duradouro e significativo.

Se a única opção for a cirurgia, a laminectomia lombar sem fusão instrumentada ainda é a opção de tratamento cirúrgico recomendada, a menos que implantes se façam necessários para prevenir a instabilidade da coluna. O Spine Patient Outcome Research Trial (SPORT) descobriu que pacientes com estenose lombossacral moderada a grave que foram submetidos a descompressão cirúrgica apresentaram resultados melhores do que aqueles que apenas foram submetidos ao tratamento conservador, embora uma taxa de complicação de 9 a 13% e internação hospitalar prolongada fossem observadas. Recentes avanços, como espaçadores interespinhosos e laminectomia percutânea orientada por imagem, são efetivos no aumento da tolerância ao ficar em pé e caminhar e podem ser realizados por médicos especialistas em dor intervencionistas, bem como cirurgiões da coluna, muitas vezes em um ambiente ambulatorial. A estimulação da medula espinal é indicada para a dor intratável do tronco ou membros e é uma terapia promissora para pacientes com estenose de canal. Em pacientes com estenose cervical e torácica com sinais de mielopatia, a descompressão deve ser considerada logo no início do tratamento, uma vez que pode ocorrer lesão permanente.

Prognóstico

Como a estenose espinal é um processo degenerativo, o prognóstico global é insatisfatório. Contudo, com o tratamento ideal, muitos pacientes podem levar vidas plenas e produtivas.

Brown L: A double-blind, randomized, prospective study of epidural steroid injection vs. the mild® procedure in patients with symptomatic lumbar spinal stenosis. Pain Pract 2012;12:333–341.

Chopko B, Caraway D: MiDAS I (mild® Decompression Alternative to Open Surgery): A preliminary report of a prospective, multi-center clinical study. Pain Physician 2010;13:369–378.

Haig AJ, Geisser ME, Tong HC, et al: Electromyographic and magnetic resonance imaging to predict lumbar stenosis, low-back pain, and no back symptoms. J Bone Joint Surg Am 2007;89:358–366.

Kalichman L, Cole R, Kim DH, et al: Spinal stenosis prevalence and association with symptoms: The Framingham Study. Spine J 2009;9:545–550.

Koc Z, Ozcakir S, Sivrioglu K, et al: Effectiveness of physical therapy and epidural steroid injections in lumbar spinal stenosis. Spine 2009;34:985–989.

Kovacs F, Urrutia G, Alarcon J: Surgery versus conservative treatment for symptomatic lumbar spinal stenosis. Spine 2011;36:E1335–E1351.

Levendoglu F, Oguz H, Polat E, Bodur S: The effect of corset on walking time in lumbar spinal stenosis. Turkiye Klinikleri Tip Bilimleri Dergisi 2009;29:1172–1177.

Yaksi A, Ozgönenel L, Ozgönenel B: The efficiency of gabapentin therapy in patients with lumbar spinal stenosis. Spine 2007;32:939–942.

Zucherman JF, Hsu KY, Hartjen CA, et al: A multicenter prospective randomized trial evaluating the X-STOP interspinous process decompression system for the treatment of neurogenic intermittent claudication: Two-year follow-up results. Spine 2005;30:1351–1358.

INFECÇÕES ESPINAIS

FUNDAMENTOS DO DIAGNÓSTICO

▶ Condição rara, porém potencialmente fatal e causa de dor espinal grave.
▶ Pode resultar em discite, osteomielite ou abscessos epidurais.
▶ Muitas vezes, causada por disseminação hematogênica, mas pode ocorrer após procedimentos espinais.
▶ A dor costuma ser desproporcional no exame físico.
▶ Uma RM imediata deve ser solicitada se houver suspeita de infecção na coluna.

Considerações gerais

Os abscessos epidurais espinais têm incidência estimada de 0,2 a 2,8 casos por 10 mil por ano, com o *pico* da incidência ocorrendo em pessoas com 60 e 70 anos de idade. O patógeno mais comum é o *Staphylococcus aureus*. A discite pode ser definida como uma inflamação do disco intervertebral e geralmente está relacionada a uma infecção subjacente. Ela deve ser considerada em pacientes com osteomielite vertebral, uma vez que essas condições quase sempre se apresentam juntas. As infecções por discite/osteomielite são categorizadas em formas piogênicas e não piogênicas. O *S. aureus* também é o organismo piogênico mais comum, seguido pelo *Staphylococcus epidermidis*, bacilos Gram-negativos e *Mycobacterium tuberculosis* (doença de Pott). A discite pós-operatória é responsável por cerca de 30% de todos os casos de discite piogênica. Infecções fúngicas por levedura e parasitárias são menos comuns.

▶ Patogênese

As infecções espinais, em geral, são uma consequência de bacteremia, embora muitas vezes o paciente não apresente nenhum sinal prévio de sepse. O fator de risco mais comum é o diabetes, seguido por trauma e abuso de drogas intravenosas. Pacientes imunocomprometidos correm alto risco. Embora a maioria dos casos envolva pacientes sem história de procedimento na coluna, uma recente injeção espinal ou cirurgia pode ser a causa. Implantes cirúrgicos apresentam um risco especial, uma vez que as bactérias tendem a fixar-se ali. Sintomas radiculares marcam a progressão do abscesso ou da infecção, o que pode levar a um déficit neurogênico ou a paralisia.

▶ Achados clínicos

A dor costuma ser desproporcional no exame físico. A estrutura aberta e contínua do canal espinal permite que o abscesso epidural espalhe-se à medida que cresce. Desse modo, déficits neurológicos podem estar presentes logo no início, e os sintomas podem se espalhar para outras áreas da coluna. Os pacientes com discite/osteomielite podem apresentar dor lombar ou cervical, variando de branda a insidiosa, de aguda a grave. Infelizmente, em geral a discite adulta tem início lento e insidioso, e pode levar alguns meses ou mesmo anos antes que um diagnóstico final seja confirmado. Os pacientes podem apresentar febre, embora a natureza da infecção (i.e., ser "delimitada") possa prevenir isso. A sensibilidade na linha média posterior e na região paramediana da coluna é o achado físico típico.

Exames de imagem do canal espinal são indispensáveis para o diagnóstico e não devem ser postergados se houver suspeita de infecção. A RM com contraste é o padrão ouro, mostrando realce da lesão. Caso uma RM seja contraindicada ou não esteja disponível, um exame de TC com contraste pode ser obtido. A mielotomografia é desestimulada, uma vez que poderia disseminar a infecção no espaço subdural. Com frequência, um leucograma não está disponível de forma imediata, mas pode ser útil se outras modalidades não puderem ser utilizadas.

Estudos laboratoriais que indicam infecção, como proteína C-reativa e velocidade de hemossedimentação (VHS), estão, em geral, elevados, enquanto a contagem de leucócitos pode ser normal; contudo, nenhum desses achados é específico da infecção espinal. O paciente deve ser submetido a "pan" culturas (i.e., deve ter culturas para todos os líquidos) para avaliar o patógeno suspeito. A aspiração de um abscesso epidural não é recomendada, visto que isso poderia introduzir infecção no espaço subaracnoide. Se as culturas de sangue forem negativas, coleta de material para cultura do abscesso via laminectomia é a escolha. Nos pacientes com discite/osteomielite, com frequência considera-se mais seguro, do ponto de vista técnico, realizar uma biópsia de disco ou corpo vertebral.

▶ Diagnóstico diferencial

A dor na linha média junto com a presença de abscesso epidural costuma ser grave e pode mimetizar um caso de fratura por compressão vertebral. A dor na articulação facetária ou discogênica também pode ser considerada.

▶ Complicações

As infecções espinais levam à paralisia em até 34% dos pacientes. A dor persistente ou mesmo a morte podem ocorrer se a infecção não for reconhecida de imediato.

▶ Tratamento

As infecções espinais sem sequelas neurológicas podem ser tratadas de forma clínica. O paciente não deve iniciar o uso de antibióticos até as culturas serem extraídas ou uma biópsia ser realizada. Após isso, os indivíduos devem receber tratamento sintomático para dor e sepse. Uma órtese rígida ou semirrígida pode ajudar no controle da dor e pode ser prescrita após a cirurgia. As injeções na coluna são contraindicadas. A maioria dos pacientes com abscesso epidural precisará submeter-se a cirurgia. A laminectomia de descompressão é indicada no caso de déficit neurológico ou para obter os resultados da biópsia. Se a descompressão for realizada em múltiplos níveis ou na coluna torácica ou cervical, a fusão instrumentada com frequência é indicada, adicionando risco de morbidade ao procedimento. Muitos fatores, incluindo o quadro clínico do paciente, a resposta a antibióticos e a extensão da cirurgia, devem ser levados em consideração.

▶ Prognóstico

A mortalidade proveniente do abscesso epidural ou discite/osteomielite é de cerca de 15%. Os pacientes que recebem tratamento adequado logo no início geralmente obtêm plena recuperação.

> An HS, Seldomridge JA: Spinal infections. Diagnostic tests and imaging studies. Clin Orthop Relat Res 2006;444:27–33.
> Cottle L, Riordan T: Infectious spondylodiscitis. J Infect 2008;56:401–412.
> Diehn F: Imaging of spine infection. Radiol Clin North Am 2012;50:777–798.
> Reihaus E, Waldbaur H, Seeling W: Spinal epidural abscess: A meta-analysis of 915 patients. Neurosurg Rev 2000;23:175–204.
> Schimmel JP, Horsting PP, de Kleuver M, et al: Risk factors for deep surgical site infections after spinal fusion. Eur Spine J 2010;19:1711–1719.
> Tompkins M, Panuncilman I, Lucas P, et al: Spinal epidural abscess. J Emerg Med 2010;39:384–390.

DOR LOMBAR DISCOGÊNICA

FUNDAMENTOS DO DIAGNÓSTICO

- Resulta do dano ao disco intervertebral, com mudanças morfológicas associadas.
- Produz dor lombar axial com ou sem dor radicular.
- A dor é provocada com atividades que aumentam a pressão intradiscal.

Considerações gerais

A dor lombar discogênica é a causa da dor para quase 40% daqueles que sofrem de dor lombar crônica. O termo *discogênico* significa que o disco é a fonte da dor do paciente. Em alguns casos, ocorrem mudanças anatômicas que levam o disco a comprimir as estruturas neurais adjacentes, causando dor (radiculite) ou perda de função (radiculopatia). Em outros casos, as mudanças anatômicas permitem o crescimento interno do suprimento neurovascular, o que leva o próprio disco a ficar doloroso e resulta em dor lombar não irradiada.

Patogênese

Em geral, a dor discogênica situa-se em uma das seguintes categorias: (1) doença degenerativa de disco, (2) deslocamento do disco intervertebral ou ruptura interna do disco e (3) hérnia de disco.

A. Doença degenerativa discal

A doença degenerativa discal inicia como resultado do processo de envelhecimento normal ou por trauma repetitivo excessivo, levando à desidratação do disco e ao aumento na concentração de colágeno. A degeneração do disco pode começar já na terceira década de vida. Envelhecimento, obesidade, tabagismo e cargas axiais excessivas podem acelerar a degeneração dos discos intervertebrais, com a idade sendo a mais forte associação. As mudanças degenerativas nos discos intervertebrais lombares são um achado comum nos exames de imagem e podem ter pouca relação com a dor lombar. Contudo, em pacientes com dor lombar crônica, os estudos têm demonstrado que a degeneração discal é uma das principais razões para a dor.

B. Ruptura interna do disco

Essa condição se caracteriza pela quebra da arquitetura interna do disco, o que pode levar a dor lombar e dor no membro, sem sinais de degeneração do disco e protrusão do disco e sem compressão da raiz nervosa em exame de imagem. Na ruptura interna do disco, há presença de fissuras radiais isoladas das fibras anulares permitindo migração do núcleo pulposo para o ânulo fibroso. As características morfológicas e biofísicas da ruptura correlacionam-se fortemente com a dor lombar, assim como determinados aspectos da RM. A presença de uma simples fissura distingue um disco afetado de um disco normal. Essas fissuras podem ser classificadas de acordo com o grau de acometimento do ânulo.

C. Hérnia de disco

Uma *herniação de disco*, também conhecida como disco escorregado, disco prolapsado ou herniação do núcleo pulposo, é um termo amplo que inclui três tipos específicos de anormalidades do disco. Essas anormalidades são diferenciadas com base na integridade do ligamento longitudinal posterior, que reforça a parte traseira do disco da seguinte forma: protrusão, extrusão e sequestração.

Em uma protrusão discal, a parte posterior é pressionada, de forma focal ou excêntrica, para o espaço epidural anterior tocando e, eventualmente, comprimindo a raiz nervosa adjacente e a porção anterior do saco tecal. O ligamento longitudinal posterior ainda está intacto. As protrusões discais sem compressão da raiz nervosa são observadas em cerca de 30% da população assintomática. (Fig. 31.6).

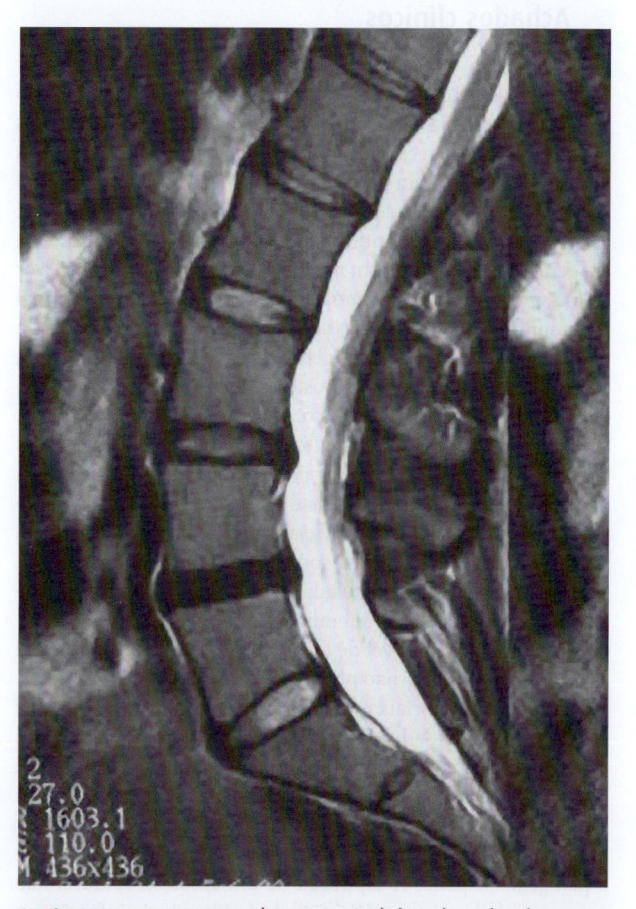

▲ **Figura 31.6** Imagem de RM sagital da coluna lombar mostrando doença degenerativa discal em L4-5. Há perda de intensidade de sinal do núcleo pulposo, produzindo um "disco escuro". Em L3-4, observa-se uma protrusão discal contida.

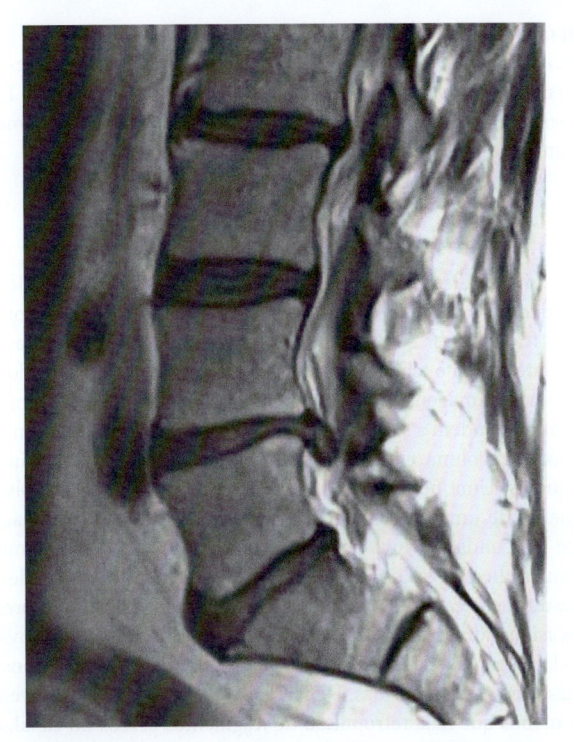

Figura 31.7 Imagem de RM sagital da coluna lombar mostrando extrusão discal em L4-5. Observe a persistência do sinal de alta intensidade dentro do centro do disco e herniação.

Uma extrusão do disco é definida pela ruptura do ligamento longitudinal posterior, permitindo uma migração adicional do núcleo pulposo para o espaço epidural anterior. Uma extrusão discal, em geral, não é observada em um indivíduo assintomático (Fig. 31.7).

O tipo final de herniação de disco, conhecido como sequestro, ocorre quando um fragmento de material do núcleo se separa do corpo principal do disco e se aloja no espaço epidural. As herniações discais do tipo sequestro podem ser bastante dolorosas e, se localizadas de forma central, podem causar déficits neurológicos que exigem uma pronta intervenção.

▶ Achados clínicos

A maioria dos pacientes apresenta queixa de dor lombar axial com ou sem radiação para o membro, de acordo com o lado afetado. A dor pode ser progressiva e duradoura, no caso de doenças degenerativas discais, ou aguda, no caso de ruptura interna do disco. Fatores ocupacionais, como a exposição à energia de vibração ou o levantamento de peso, podem estar presentes. Posições ou atividades particulares podem desencadear a dor com o aumento da pressão intradiscal, em especial ao pular, tossir, girar ou flexionar a coluna.

Os achados físicos incluem sensibilidade sobre os processos espinhosos e músculos paravertebrais. Com frequência, a dor é exacerbada com a flexão do tronco e aliviada com a extensão da coluna. Manobras do tipo flexão de quadril sustentada e teste da mobilização pélvica, muitas vezes, são provocativas; contudo, o exame neurológico pode estar normal, a menos que haja compressão das estruturas neurais.

As radiografias simples não podem avaliar o disco de forma específica, mas podem mostrar mudanças estruturais, como a perda de altura no disco, o que pode ser sugestivo de um disco herniado ou degenerado. A RM é o exame de escolha na avaliação da patologia do disco intervertebral e também fornece uma excelente imagem dos tecidos moles circundantes. O exame de TC com ou sem mielografia é usado quando a RM não está disponível ou é contraindicada. A imagem deve ser analisada de forma cuidadosa em conjunto com a história e o exame físico, uma vez que os exames podem ser falso-positivos ou falso-negativos. Os exames de RM e TC detectam hérnia de disco em 20 a 36% dos paciente assintomáticos.

A discografia de provocação com TC pós-discografia permanece o padrão de excelência para a confirmação do diagnóstico de dor lombar discogênica. Nesse procedimento, a dor é reproduzida por meio da aplicação de pressão sobre o disco afetado com um material de contraste. Infelizmente, a discografia de provocação pode produzir mais dano ao disco ou desencadear uma doença degenerativa discal; portanto, deve ser realizada apenas em casos nos quais uma intervenção adicional é necessária. A presença de "bandeiras vermelhas" (Quadro 31.1) na história ou no exame físico do paciente deve estimular um estudo de imagem inicial.

▶ Tratamento

O repouso no leito deve ser limitado a casos agudos e graves e não durar mais do que 2 a 3 dias, visto que a inatividade pode agravar a incapacidade prolongada e produzir ainda mais dor. Os objetivos do tratamento buscam restaurar força, flexibilidade e função perdidas devido à imobilidade. A prescrição de fisioterapia deve incluir reforço da musculatura estabilizadora da coluna com um viés neutro ou em extensão. As modalidades físicas podem ser úteis para aliviar a dor lombar localizada.

A imobilização espinal apropriada pode auxiliar no alívio da dor, impedindo o movimento doloroso ou deformidades espinais adicionais, mas não altera o curso natural da doença. Com frequência, a tração é recomendada para aumentar as dimensões foraminais, reduzir a pressão intradiscal e, assim, aliviar a dor radicular causada por um disco herniado. A terapia manual busca maximizar o movimento e diminuir a dor, mas há carência de estudos de longo prazo sobre a eficácia.

Os AINEs são agentes de primeira linha no tratamento da dor lombar discogênica, mas podem ser contraindicados em alguns casos devido a seus efeitos colaterais (i.e., sangramento gastrintestinal, reações alérgicas e dano renal ou hepático). Opiáceos e relaxantes musculares costumam ser prescritos para a dor intensa, mas podem causar efeitos sedativos concomitantes, e sua eficácia de longo prazo para a dor lombar discogênica ainda não foi estabelecida.

Injeções epidurais de esteroides são efetivas para proporcionar alívio sintomático da dor radicular e são oferecidas a pacientes que não responderam às medidas conservadoras. A cirurgia é indicada para pacientes com sintomas neurológicos progressivos ou que estão piorando. A discectomia aberta é a abordagem cirúrgica mais comum, a menos que existam sinais de instabilidade, para os quais a fusão é necessária.

Estratégias de tratamento regenerativas visando reverter ou inibir a degeneração discal incluem a administração de fatores de crescimento, células autólogas ou alogênicas, a terapia genética e a introdução de biomateriais; essas estratégias ainda estão sendo submetidas a ensaios clínicos.

> Anderson D, Tannoury C: Molecular pathogenic factors in symptomatic disc degeneration. Spine J 2005;5:260S–266S.
>
> Bogduk N: Degenerative joint disease of the spine. Radiol Clin North Am 2012;50:613–628.
>
> Peng B, Wenwen W, Zhenzhou L, et al: Chemical radiculitis. Pain 2007;127:11–16.
>
> Sun ZM, Miao L, Zhang YG, Ming L: Association between the -1562 C/T polymorphism of matrix metal proteinase-9 gene and lumbar disc disease in the young adult population in North China. Connect Tissue Res 2009;50:181–185.
>
> Van Boxem K, Cheng J, Patijn J, et al: Lumbosacral radicular pain. Pain Pract 2010;10:339–358.
>
> Zhang YG, Sun ZM, Liu JT, et al: Features of intervertebral disc degeneration in rat's aging process. J Zhejiang Univ Sci B 2009;10:522–527.
>
> Zhang YG, Tuan-mao G, Xiong G, et al: Clinical diagnosis for discogenic low back pain. Int J Biol Sci 2009;5:647–658.

FRATURAS ESPINAIS

FUNDAMENTOS DO DIAGNÓSTICO

▶ Podem ocorrer em qualquer lugar na coluna (cervical, torácica, lombar, sacral, coccígea), sendo as fraturas torácicas as mais comuns.

▶ Diagnosticadas por estudos de imagem (radiografias, TC ou RM).

▶ Os pacientes devem ser avaliados para osteoporose.

▶ Considerações gerais

Das três principais categorias de fraturas espinais – por fragilidade, trauma e patologia –, as fraturas por fragilidade são responsáveis pela vasta maioria. As fraturas por fragilidade ocorrem quando a resistência elástica do osso é inadequada para resistir aos estresses da atividade normal. Uma fratura que ocorre após uma queda menor (i.e., inferior à altura do indivíduo em pé) não é considerada traumática, e, nessa situação, deve-se suspeitar de osteoporose em pacientes com fatores de risco. Da mesma forma, deve-se suspeitar de distúrbio metabólico ou malignidade naqueles sem fatores de risco para osteoporose.

▶ Achados clínicos

Os níveis vertebrais mais propensos a fraturas osteoporóticas por compressão são T7 e T8, seguidos por T12 e L1. A maioria das fraturas por compressão vertebral (FCV) osteoporóticas é assintomática e tende a ser encontrada por incidente, quando o exame de imagem é realizado por outras razões. As FCV sintomáticas tendem a ser caracterizadas pela dor localizada na linha média da coluna, embora a dor possa ser referida em níveis mais caudais. Uma perda na altura total do corpo ou o desenvolvimento de uma postura inclinada ou cifose (também chamada de "corcunda da viúva herdeira") pode ser registrada. A biomecânica alterada e o deslocamento do centro de gravidade podem resultar em cargas aumentadas sobre os elementos posteriores, ocasionando dor na articulação facetária. O achado mais provável no exame físico é a sensibilidade sobre o processo espinhoso das vértebras envolvidas. Déficits neurológicos são improváveis, a menos que haja retropulsão de fragmentos ósseos no canal, o que é mais comum nas fraturas traumáticas e patológicas.

As radiografias simples da coluna toracolombar (vistas anteroposterior e lateral) devem ser solicitadas de início e são, em geral, suficientes para o diagnóstico e a caracterização da fratura (i.e., em cunha, côncava, por esmagamento, explosão, etc.). A imagem axial, como a de um exame de TC, fornece mais detalhes para visualização da anatomia óssea e é útil na avaliação de fragmentos com retropulsão e na avaliação dos pedículos (Fig. 31.8). A

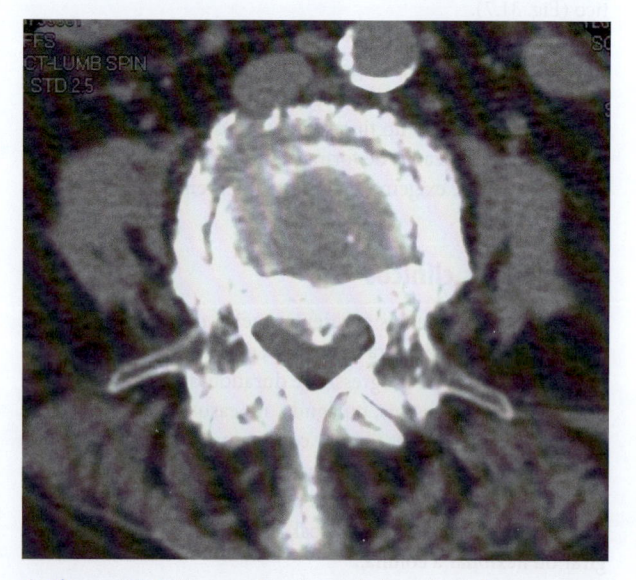

▲ **Figura 31.8** Exame de TC axial da coluna lombar mostrando pedículos intactos com retropulsão do córtex posterior.

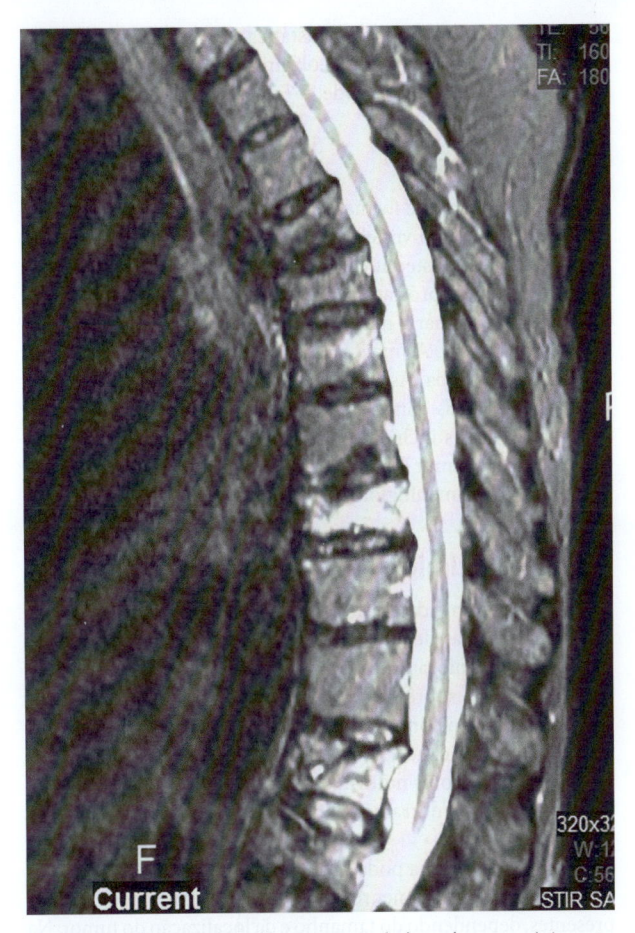

Figura 31.9 Exame de RM sagital da coluna torácica. As imagens por STIR contrastam fraturas por compressão crônicas (sinal baixo) e agudas (sinal claro).

RM também é útil na diferenciação entre fraturas por compressão agudas e crônicas (Fig. 31.9). Como parte do exame para osteoporose, deve ser solicitado densitometria óssea (absorciometria de raio X de dupla energia [DXA]).

Com frequência, as fraturas sacrais por insuficiência são dolorosas sobre a asa sacral, a articulação sacroilíaca e as nádegas; a dor piora na atividade de sustentação de peso e alivia no repouso. A RM é a melhor modalidade de imagem para a detecção de alterações na medula óssea e edema, que estarão presentes nas fraturas agudas. A cintilografia óssea pode demonstrar o clássico padrão "em forma de H", que indica fratura por insuficiência sacral bilateral, mas esse teste pode não ser tão sensível ou específico quanto a RM.

Os estudos laboratoriais são importantes para o diagnóstico da osteoporose e para a eliminação de etiologias mais ameaçadoras, como osteomielite, distúrbios metabólicos (p. ex., hiperparatireoidismo) ou malignidade. Em casos de suspeita de malignidade ou doença metabólica, uma biópsia de corpo vertebral deve ser realizada.

Diagnóstico diferencial

Outras fontes de dor incluem disfunção da articulação sacroilíaca, tumores espinais, osteomielite vertebral, fratura ou contusão do processo espinhoso e patologia do disco intervertebral.

Tratamento

O tratamento da osteoporose é fundamental. Os bisfosfonatos inibem a remodelação óssea, portanto seu uso deve ser interrompido após uma FCV aguda. Um tratamento de quatro semanas com calcitonina, que pode ter um efeito analgésico durante a fase aguda após uma fratura por compressão vertebral, é recomendado em recentes orientações da American Academy of Orthopedic Surgeons (AAOS). Para tratar a dor causada por fratura, medicações como AINEs, acetaminofeno, relaxantes musculares e opioides podem ser utilizadas. Deve-se ter cuidado com relaxantes musculares sedativos e opioides na população geriátrica, uma vez que existe o risco de quedas.

As terapias e modalidades manuais ajudam a reduzir a dor durante a fase aguda. Um programa de fortalecimento dos músculos estabilizadores da coluna com um viés neutro ou de extensão deve ser iniciado. As opções de imobilização incluem cintas e um colete de hiperextensão, como o colete CASH (do inglês, *cruciform anterior spinal hyperextension*) ou o colete de Jewett. Contudo, deve-se ter cuidado em casos de osteoporose grave, pois pode haver risco aumentado de fratura dos elementos posteriores.

Injeções epidurais de esteroides transforaminais podem ajudar no tratamento da dor de fraturas por compressão vertebral, em especial se houver um componente radicular. Como as mudanças biomecânicas muitas vezes afetam os elementos posteriores, injeções na articulação facetária podem ser indicadas.

O desenvolvimento e o aperfeiçoamento de técnicas de preenchimento do corpo vertebral têm intensificado o acesso do paciente a esses procedimentos, visto que podem ser realizados por cirurgiões ortopédicos e por médicos de dor intervencionistas. A vertebroplastia e a cifoplastia são consideradas seguras e eficazes e podem resultar em melhoras notáveis na dor, na incapacidade e na qualidade de vida. As mais recentes orientações da AAOS são fortemente contra o uso de vertebroplastia, mas recomendam fracamente a cifoplastia, no tratamento de fraturas osteoporóticas por compressão vertebral. As evidências que sustentam a vertebroplastia e a cifoplastia são mais fortes no cenário das fraturas por compressão vertebral relacionadas a tumores.

A fisioterapia é bastante empregada no tratamento das fraturas sacrais por insuficiência. Durante a fase aguda da fratura, a sustentação de peso pode não ser tolerada. Deve-se dar ênfase a transferências, mobilidade na cama, mobilidade em cadeira de rodas e emprego de sistemas auxiliares. À medida que o paciente progride, o treino de marcha deve ser realizado. A sacroplastia tem-se mostrado efetiva em pacientes que não respondem às medidas anteriores.

Nos casos de fratura instável, compressão da medula espinal ou déficits neurológicos, o paciente deve ser encaminhado à neurocirurgia ou ao departamento de cirurgia ortopédica da coluna espinal para descompressão aberta e fusão.

Prognóstico

A maioria dos pacientes apresenta melhora significativa da dor dentro de três meses, mas até 40% continuam a apresentar dor incapacitante um ano depois. Em razão disso, o preenchimento vertebral percutâneo é cada vez mais oferecido como uma opção de tratamento precoce. A prevenção permanece o melhor tratamento para fraturas da coluna, e comportamentos que maximizam a densidade óssea e minimizam o risco de fraturas são, desse modo, importantes.

American Academy of Orthopaedic Surgeons (AAOS): The Treatment of Symptomatic Osteoporotic Spinal Compression Fractures. AAOS, 2010:1-177.

Bogduk N, MacVicar J, Borowczyk J: The pain of vertebral compression fractures can arise in the posterior elements. Pain Med 2010;11:1666-1673.

Cauley JA, Hochberg MC, Liu LY, et al: Long-term risk of incident vertebral fractures. JAMA 2007;298:2761-2767.

Frey ME, Depalma MJ, Cifu DX, et al: Percutaneous sacroplasty for osteoporotic sacral insufficiency fractures: A prospective, multicenter, observational pilot study. Spine J 2008;8:367-373.

Grados F, Fechtenbaum J, Flipon E, et al: Radiographic methods for evaluating osteoporotic vertebral fractures. Joint Bone Spine 2009;76:241-247.

Jensen ME, McGraw JK, Cardella JF, Hirsch JA: Position statement on percutaneous vertebral augmentation: A consensus statement [trunc]. J Vasc Interv Radiol 2009;20:S326-331.

Longhino V, Bonora C, Sansone V: The management of sacral stress fractures: Current concepts. Clin Cases Miner Bone Metab 2011;8:19-23.

Thomas E, Cyteval C, Herisson C, et al: Osteoporotic fracture of the sacrum: Sacroplasty and physical medicine. Ann Phys Rehabil Med 2009;52:427-435.

Venmans A, Klazen CA, Lohle PN, et al: Natural history of pain in patients with conservatively treated osteoporotic vertebral compression fractures: Results from VERTOS II. Am J Neuroradiol 2012;33:519-521.

TUMORES DO CANAL VERTEBRAL

FUNDAMENTOS DO DIAGNÓSTICO

- A maioria das neoplasias do canal vertebral é extradural e metastática.
- Sinais, sintomas e fatores de risco para a malignidade devem ser investigados.
- A RM é a modalidade de escolha, mas o diagnóstico definitivo ocorre por meio de biópsia.

Considerações gerais

Os tumores do canal vertebral são classificados de acordo com sua localização; desse modo, podem ser extradurais, intradurais ou intramedulares. Os tumores extradurais são os mais comuns e representam cerca de 60% de todos os tumores do canal vertebral, sendo a maioria metastática (25 vezes mais comum do que primário), em geral se originando do pulmão, mamas, próstata, rins, cólon ou tireoide.

Patogênese

A metástase ocorre de forma hematogênica via plexo venoso de Batson para o corpo vertebral. A maioria das lesões metastáticas tem natureza osteolítica, mas metástases provenientes das mamas, pulmão e próstata podem ser osteoblásticas. A neoplasia extradural primária mais comum é o mieloma múltiplo, que causa lesões líticas. As mais raras incluem plasmacitoma, osteoblastoma e cordoma. As neoplasias benignas primárias também são raras, e a mais comum é o osteoma osteoide, que afeta os pedículos. Outros incluem granuloma eosinofílico, cisto ósseo aneurismático, tumor de células gigantes, ependimoma, neurofibroma, lipoma e meningioma.

Achado clínicos

O paciente reclama de dor localizada nas vértebras afetadas. Os clássicos sintomas de "bandeira vermelha" de malignidade incluem dor que piora à noite, interferindo no sono. O médico deve questionar sobre uma história pessoal e familiar de câncer, bem como história de tabagismo ou exposição conhecida a outros agentes cancerígenos. A avaliação geral deve incluir questões sobre suores noturnos, perda de peso não intencional, tosse, hemoptise, derrame mamário ou massa, constipação e sangramento retal.

O exame da coluna pode revelar sensibilidade sobre as vértebras afetadas. Déficits neurológicos ou mielopatia podem estar presentes, dependendo do tamanho e da localização do tumor. Na tentativa de identificar uma possível fonte de metástase, o médico deve também realizar um exame de pulmões, tireoide, mamas, próstata e reto (incluindo teste de sangue oculto nas fezes).

A invasão tumoral pode causar elevações na fosfatase alcalina e nos marcadores inflamatórios, como VHS e PCR. Contudo, o propósito primário do teste laboratorial é diagnosticar e caracterizar a malignidade presente. Por fim, uma biópsia é solicitada para diagnosticar e caracterizar de forma definitiva o tumor.

As radiografias simples não serão diagnósticas até que a destruição óssea envolva 50% das vértebras. O exame de TC é excelente para a detecção de pequenas lesões ósseas, e pode ser usado contraste para diferenciar infiltração gordurosa e hemangiomas malignos de tecido mole. Contudo, a RM com contraste de gadolínio é a modalidade de imagem de escolha para a avaliação dos tumores do canal vertebral, pois fornece melhor visualização das vértebras e dos tecidos moles (Fig. 31.10). Nos casos de comprometimento neurológico ou compressão da medula resultantes de suspeita de envolvimento epidural, a RM com contraste deve ser solicitada de forma imediata. Se o exame de RM for contraindicado ou não estiver disponível, uma mielotomografia é a próxima melhor opção. Um exame de cintilografia óssea também pode ser útil, mas pode apresentar resultado falso-negativo em casos de lesões osteolíticas, como mieloma múltiplo. Outra imagem pode ser requerida para localizar o tumor primário ou identificar áreas de malignidade.

restaurar a altura vertebral e reduzir a dor. A aplicação de opioide intratecal é indicada para dor maligna em pacientes que não conseguem tolerar os efeitos adversos dos opioides orais.

A cirurgia é indicada para instabilidade do canal vertebral ou comprometimento neurológico, quando a descompressão e a estabilização são necessárias.

▶ Prognóstico

O prognóstico de sobrevivência é bastante variável, dependendo do tipo e do estadiamento da neoplasia. Além disso, o prognóstico de manejo da dor pode variar com base no tamanho e na localização do tumor.

> Aghayev K, Papanastassiou ID, Vrionis F: Role of vertebral augmentation procedures in the management of vertebral compression fractures in cancer patients. Curr Opin Suppor Palliat Care 2011;5:222–226.
>
> Ropper AE, Cahill KS, Hanna JW, et al: Primary vertebral tumors: A review of epidemiologic, histological and imaging findings, Part I: Benign tumors. Neurosurgery 2011;69:1171–1180.
>
> Quint DJ: Indications for emergent MRI of the central nervous system. JAMA 2000;283:853–855.
>
> Wald JT: Imaging of spine neoplasm. Radiol Clin North Am 2012;50:749–776.

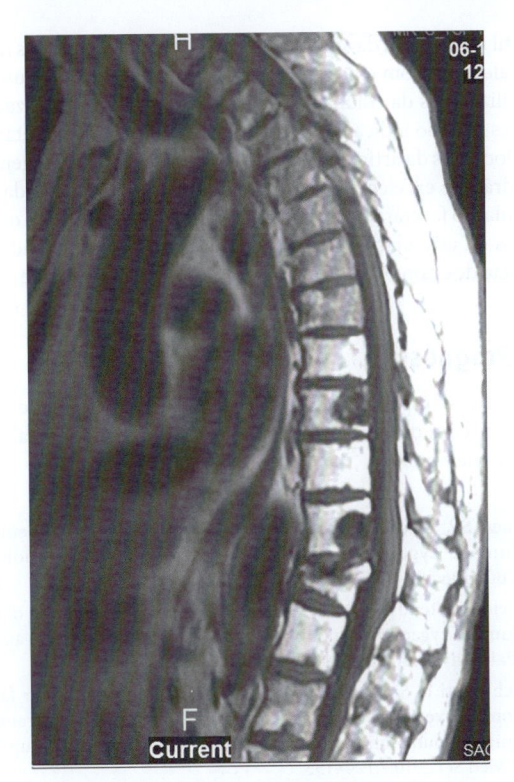

▲ **Figura 31.10** Exame de RM sagital da coluna torácica mostrando uma fratura patológica por compressão em cunha com lesões líticas nas vértebras adjacentes.

ARTROPATIA DA ARTICULAÇÃO ZIGAPOFISÁRIA

FUNDAMENTOS DO DIAGNÓSTICO

- Há presença de dor paravertebral lombar ou cervical, com ou sem irradiação para as cinturas escapular e pélvica ou para a região proximal dos membros.
- Há sensibilidade à palpação articular e dor com manobras de extensão.
- As injeções articulares ou bloqueios do ramo medial ajudam no diagnóstico.

▶ Diagnóstico diferencial

O diagnóstico diferencial para uma lesão por ocupação de espaço dentro da coluna inclui osteomielite, abscesso epidural, hematoma, siringomielia, nódulo de Schmorl e edema ósseo resultante de trauma ou processos degenerativos.

▶ Tratamento

O manejo dos tumores espinais se dá em duas etapas, consistindo em alívio da dor e tratamento do próprio câncer. Para isso, é necessária uma abordagem completa realizada pelas especialidades. No início, a dor pode ser tratada com manejo clínico e pode requerer altas doses de medicações opioides enquanto a realização de radioterapia e quimioterapia é considerada.

Deve-se realizar encaminhamento a um fisioterapeuta ou terapeuta ocupacional para um programa de reabilitação preventivo, de apoio ou paliativo, dependendo do prognóstico do paciente. É importante ter como objetivos a melhora da resistência, a simplificação do trabalho e a conservação de energia. A imobilização pode ser indicada antes e depois da cirurgia para pacientes com instabilidade e pode fornecer conforto adicional.

As injeções epidurais de opioides podem ser uma opção em casos de radiculite associada. As fraturas do corpo vertebral podem ser tratadas com cifoplastia ou vertebroplastia para

▶ Considerações gerais

Com frequência, as articulações zigapofisárias (ou facetárias) são fontes de dor por toda a coluna. Essas articulações compreendem o processo articular superior da vértebra inferior e o processo articular inferior da vértebra superior. Dependendo da orientação, elas trabalham restringindo ou facilitando o movimento da coluna em determinados planos.

▶ Patogênese

Espondilose é um termo geral que se refere a um processo degenerativo que pode afetar qualquer área da coluna. Ela inicia com degeneração do disco intervertebral, o que leva a articulação facetária a suportar cargas aumentadas, produzindo dor.

Achados clínicos

O paciente queixa-se de uma dor localizada e incômoda cervical ou lombar. No exame físico, a amplitude de movimento pode estar reduzida, e o movimento pode produzir dor dentro da área afetada da coluna. A extensão da coluna, que aumenta a sustentação de peso pelas articulações facetárias, muitas vezes provoca dor.

A artropatia facetária pode ser demonstrada nas radiografias simples, na TC e na RM por meio da visualização de estreitamento do espaço articular, esclerose ou hipertrofia dos processos articulares superior ou inferior, ou ambos. Esses detalhes são observados com mais nitidez nas imagens por TC ou de RM axiais (Fig. 31.11).

As injeções intra-articulares na articulação facetária fluoroscopicamente orientadas e os bloqueios de ramo medial podem ajudar no diagnóstico e na terapia. O médico intervencionista deve lembrar da inervação das articulações facetárias quando planejar bloqueios de ramo medial.

Diagnóstico diferencial

O diagnóstico diferencial inclui espondilólise, fratura do pedículo, distensão do músculo paravertebral, doença degenerativa do disco e deslocamento de disco intervertebral. Na coluna torácica e na lombar, também inclui patologia da articulação costovertebral e disfunção da articulação sacroilíaca.

Tratamento

O tratamento inicial deve incluir AINE ou acetaminofeno. A utilização breve de relaxantes musculares ou analgésicos opioides pode ser indicada durante crises na fase aguda. A fisioterapia pode ser útil na melhora da amplitude de movimento de todos os membros afetados, com ênfase nos exercícios de reforço dos músculos estabilizadores da coluna com tendência a flexão. Imobilização e órteses não são indicadas no tratamento da artropatia facetária.

Bloqueios da articulação facetária orientados por imagem são o padrão de excelência para o diagnóstico da dor mediada pela articulação facetária. Para pacientes que obtêm alívio com os bloqueios da articulação facetária, a ablação térmica por radiofrequência dos ramos mediais pode fornecer até 12 meses de alívio.

Prognóstico

Embora a artropatia facetária seja um processo crônico e degenerativo, com o tratamento disponível, a dor e a funcionalidade podem melhorar.

> Cohen SP, Raja SN: Pathogenesis, diagnosis and treatment of lumbar zygapophyseal (facet) joint pain. Anesthesiology 2007;106:591–614.
>
> Gofeld M, Jitendra J, Faclier G: Radiofrequency denervation of the lumbar zygapophysial joints: 10-year prospective clinical audit. Pain Physician 2007;10:291–300.
>
> Machikanti L, Singh V, Falco F, et al: Evaluation of lumbar facet joint nerve blocks in managing chronic low back pain: A randomized, double-blind, controlled trial with a 2-year follow-up. Int J Med Sci 2010;7:124–135.

DISFUNÇÃO DA ARTICULAÇÃO SACROILÍACA

FUNDAMENTOS DO DIAGNÓSTICO

- O indivíduo sente dor localizada na articulação sacroilíaca ou na região da espinha ilíaca posterossuperior.
- Nenhuma manobra física ou teste de movimento realiza com precisão o diagnóstico.
- A condição é diagnosticada pela injeção na articulação sacroilíaca orientada por meio de fluoroscopia, e não por radiografia.

Considerações gerais

Com frequência, os pacientes apresentam dor na região lombar e nas nádegas. A disfunção da articulação sacroilíaca é responsável por 10 a 30% de todos os casos de dor lombar mecânica crônica.

Patogênese

A disfunção da articulação sacroilíaca pode ocorrer devido a forças agudas muito elevadas ou a cargas repetitivas crônicas que levam a reação de estresse entre o sacro e o ílio. A articulação sacroilíaca pode ser afetada por vários distúrbios reumatológicos, incluindo artropatias soronegativas. Pode estar presente

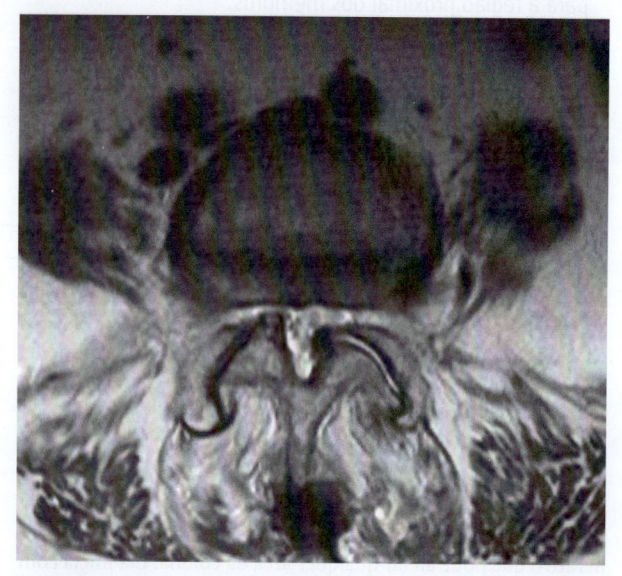

▲ **Figura 31.11** Exame de RM axial da coluna lombar mostrando uma significativa artropatia da articulação facetária.

uma vértebra de transição lombossacral, definida como fusão total ou parcial, unilateral ou bilateral do processo transverso da menor vértebra lombar no sacro. Seis a 31% dos casos podem ser dolorosos (síndrome de Bertolotti); contudo, a maioria dos pacientes é assintomática.

▶ Achados clínicos

A apresentação clássica da disfunção articular sacroilíaca é dor na região da articulação sacroilíaca ou na região da espinha ilíaca posterossuperior (EIPS). A dor na articulação sacroilíaca costuma ser incômoda e profunda, com irradiação ocasional para nádegas, virilha ou coxa posterior proximal. Com menor frequência, os pacientes relatam dor no quadril ou na panturrilha. Ela costuma ser unilateral, mas apresenta-se de forma bilateral em cerca de 20% dos pacientes. O sentar ou inclinar prolongado geram dor, ao passo que o permanecer em pé e caminhar são paliativos. Os pacientes podem descrever piora da dor quando sobem escadas ou levantam-se de uma posição sentada. A reclamação de dor pela manhã que diminui com o exercício é sugestiva de doença inflamatória.

Os sinais neurológicos estão ausentes na disfunção da articulação sacroilíaca. A inspeção lombar, da pelve e dos membros inferiores deve ser realizada para ajudar a identificar a fonte da dor. Deve-se estar atento para uma discrepância no comprimento dos membros inferiores. Os pacientes com disfunção da articulação sacroilíaca podem demonstrar sensibilidade sobre o sulco sacral e a articulação sacroilíaca posterior. Manobras provocativas, incluindo os testes de Gaenslen, Patrick, distração pélvica, compressão ilíaca ou *thrust* do sacro, podem ser positivas, embora nenhuma manobra simples faça o diagnóstico com precisão. A disfunção da articulação sacroilíaca não é diagnosticada por meio de radiografias, e podem ser considerados estudos de imagem para eliminar outras patologias. Uma injeção orientada por fluoroscopia na articulação é o padrão de excelência para o diagnóstico de disfunção da articulação sacroilíaca.

▶ Tratamento

As medicações de primeira linha são AINEs e acetaminofeno. Relaxantes musculares ou medicações com opioides podem melhorar os sintomas de dor de espasmo agudo. A fisioterapia deve incluir mobilização e manipulação articular, bem como exercícios de flexibilidade e força nos músculos quadrado lombar, quadríceps, adutores e isquiotibiais. A biomecânica e o treinamento postural são enfatizados enquanto se evitam aquelas atividades que exacerbam os sintomas. Um cinto para a articulação sacroilíaca ajuda a reduzir a dor por meio da diminuição do movimento articular e de *feedback* proprioceptivo. Uma palmilha para o sapato ou um sapato adaptado podem reduzir uma possível discrepância no comprimento dos membros inferiores (ver Cap. 28).

As injeções intra-articulares orientadas por imagem com anestésico local e corticosteroide podem ser diagnósticas e terapêuticas. Se as injeções na articulação sacroilíaca forem diagnósticas, mas não conseguirem fornecer alívio terapêutico de longa duração, o paciente pode ser candidato para uma ablação por

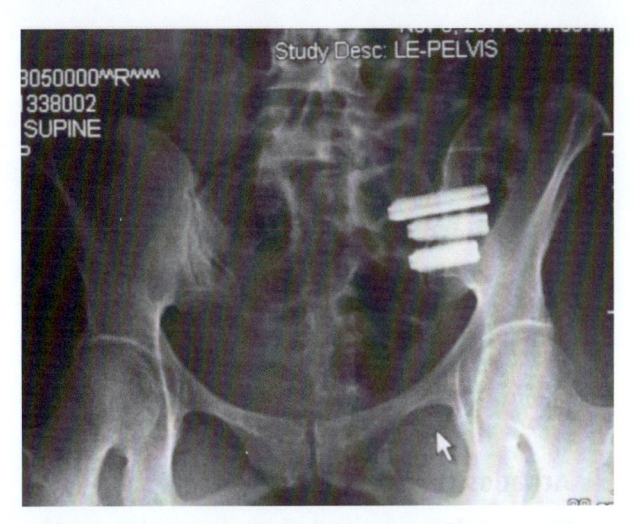

▲ **Figura 31.12** Fusão da articulação sacroilíaca esquerda.

radiofrequência do suprimento nervoso à articulação sacroilíaca via ramos dorsais de L5-S4. Como a articulação sacroilíaca recebe inervação dos ramos dorsal e ventral, pode-se esperar melhora significativa em cerca de 60% dos pacientes.

Nos casos refratários ao tratamento mais conservador, a fusão da articulação sacroilíaca pode ser considerada (Fig. 31.12). A instrumentação com ou sem enxerto ósseo tem sido utilizada. O objetivo da cirurgia de fusão é estabilizar a articulação em sua posição ideal. As taxas de sucesso são favoráveis apenas em pacientes cuidadosamente selecionados cuja dor é confirmada por meio de bloqueios diagnósticos, originando-se na articulação sacroilíaca. Na pós-intervenção, os pacientes têm restrições à sustentação de peso parcial, necessitando de andador ou muletas.

▶ Prognóstico

O prognóstico para pacientes que recebem o tratamento disponível para a disfunção da articulação sacroilíaca é favorável.

Slipman, CW, Derby R, Simeone FA, Mayer TG (Eds): *Interventional Spine: An Algorithmic Approach*. Elsevier, 2008:1281–1288.

CISTOS DE TARLOV

FUNDAMENTOS DO DIAGNÓSTICO

- ▶ Os pacientes, muitas vezes, são assintomáticos, embora possam apresentar dor lombar, nas nádegas, no cóccix ou dor radicular.
- ▶ Os achados do exame físico dependem do tamanho do cisto.
- ▶ Radiograficamente diagnosticado pela RM.

Considerações gerais

Os cistos de Tarlov são cistos perineurais que, com frequência, estão localizados no sacro, na região de S1-S4. Cerca de 15 a 30% dos cistos de Tarlov são sintomáticos.

Patogênese

Os cistos são preenchidos com líquido cerebrospinal (LCS) e podem ser diferenciados de outros cistos meníngeos por suas paredes com fibras nervosas. Os cistos são provenientes da junção do gânglio dorsal com a raiz nervosa, entre o endoneuro e o perineuro.

Achados clínicos

Os pacientes podem apresentar dor lombar, nas nádegas, no cóccix ou dor radicular. Cefaleia e dor abdominal também foram registradas. Os sintomas podem ser progressivos, pois os cistos de Tarlov podem aumentar de tamanho com o passar do tempo, causando complicações e erodindo o tecido ósseo circundante. Fraqueza, parestesias e disfunção urológica e sexual podem ocorrer como resultado de cistos maiores comprimindo as estruturas vizinhas.

A RM demonstra LCS isointenso na sequência pulsada. Cistos maiores do que 1,5 cm de diâmetro, em geral, são sintomáticos. Contudo, a maioria dos cistos é assintomática e é encontrada de forma incidental durante exames de TC ou RM para outros propósitos (Fig. 31.13). Na mielografia e na TC pós-mielografia, há retardo no preenchimento do cisto com contraste, refletindo a ausência de conexão direta com o espaço subaracnoide.

Tratamento

Intervenções como medicações, injeções epidurais de esteroides e bloqueios do ramo dorsal sacral podem ser usadas para controlar a dor causada pelos cistos de Tarlov. A intervenção cirúrgica deve ser reservada apenas para casos nos quais haja dor intratável ou déficits neurológicos. A aspiração do cisto pode ser realizada, embora, muitas vezes, o sucesso seja temporário, devido à recorrência. A excisão cirúrgica direta também pode ser realizada e, com frequência, é acompanhada pela laminectomia.

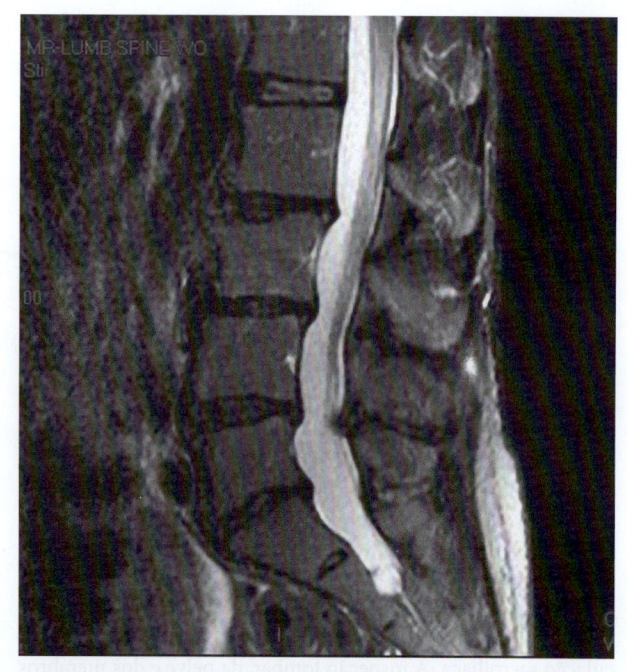

▲ **Figura 31.13** Exame de RM sagital demonstrando um cisto de Tarlov posterior ao corpo vertebral S2.

Prognóstico

O prognóstico é favorável para pacientes com cistos menores. Aqueles com cistos maiores e sintomáticos, que requerem intervenção, muitas vezes apresentam recorrência do cisto com sintomas persistentes.

Jung K, Lee H, Lim K: Clinical experience of symptomatic sacral perineural cyst. Korean J Pain 2012;25:191–194.

Nadler SF, Bartoli LM, Stitik TP, Chen BQ: Tarlov cyst as a rare cause of S1 radiculopathy: A case report. Arch Phys Med Rehabil 2001;82:689–690.

Smith ZA, Li Z, Raphael D, Khoo LT: Sacral laminoplasty and cystic fenestration in the treatment of symptomatic sacral perineural (Tarlov) cysts: Technical case report. Surg Neurol Int 2011;2:129.

Reabilitação do trauma

Greg Worsowicz, MD
Sarah Hwang, MD
Pete Dawson, MD

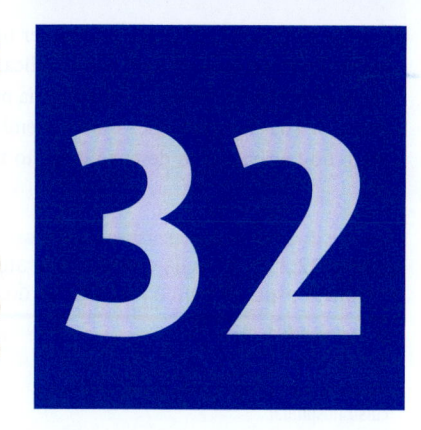

32

O trauma é a principal causa de incapacidade e morte em indivíduos nos Estados Unidos. Na verdade, o trauma por lesões não intencionais, por homicídios e por suicídios é a principal causa de morte nos americanos entre 1 e 44 anos de idade. As lesões associadas a trauma representam cerca de um terço de todas as consultas no departamento de emergência e 8% de todas as hospitalizações dos sistemas de atendimento a trauma. Os quatro principais mecanismos de lesões traumáticas envolvem quedas, acidentes automobilísticos (atropelamentos ou colisões) e outros acidentes de transporte. Os mecanismos de lesão variam entre os diferentes grupos etários. Em indivíduos abaixo dos 7 anos ou com mais de 75 anos, as quedas representam 40% das lesões traumáticas; mas, naqueles entre os 15 e 33 anos, as lesões por acidente automobilístico representam 27% das lesões, com um pico ao redor dos 19 anos de idade.

Com base nesses números e no ônus imposto ao sistema de saúde, é possível entender a necessidade de programas integrados de atendimento a trauma. No sistema civil americano de atendimento médico, os sistemas de atendimento a trauma têm apresentado um crescimento continuado. Um centro de trauma é um hospital que reúne os recursos e os equipamentos para ajudar nos cuidados dos pacientes gravemente feridos. O Comitê de Trauma do American College of Surgeons (ACS) classifica os níveis dos centros de trauma de 1 até 4, sendo o centro de padrão 1 aquele que fornece o mais alto nível de atendimento a trauma. A designação das instalações de atendimento a trauma é um processo geopolítico, que somente o governo tem possibilidade de delegar; contudo, o ACS verifica a presença de opções listadas nos Recursos para os Cuidados Ideais do Paciente Traumatizado. A certificação do ACS é um processo voluntário, que é assumido pelos hospitais participantes. A disponibilidade de recursos e equipamentos especializados é fundamental para os pacientes gravemente feridos por trauma. Uma pesquisa apoiada pelo Centers for Disease Control and Prevention (CDC) mostra que existe redução na ordem de 25% da taxa de mortalidade de pacientes gravemente feridos que recebem cuidados em um centro de trauma de nível 1 em comparação a um local de atendimento sem tais recursos.

O PAPEL DO ESPECIALISTA EM REABILITAÇÃO NOS CUIDADOS DO TRAUMA

Com cada vez mais pessoas sobrevivendo a lesões traumáticas graves, é essencial que os serviços de reabilitação estejam disponíveis por meio do sistema de atendimento hospitalar agudo e pós-agudo. O processo de reabilitação para os pacientes com trauma agudo deve iniciar o mais rápido possível, ainda no contexto hospitalar. Muitos desses pacientes apresentam necessidades clínicas e de reabilitação específicas, que podem se beneficiar da aptidão dos médicos fisiatras em um contexto hospitalar de trauma agudo.

O papel dos especialistas em reabilitação nos cuidados hospitalares agudos pode ser diferente de seu papel habitual no setor de reabilitação do hospital. No contexto hospitalar, o médico fisiatra atua como o líder da equipe; já no contexto hospitalar de trauma agudo, o fisiatra é um valioso membro da equipe, cuja importância e cujas intervenções podem variar conforme o tipo de lesão do paciente, o tempo decorrido do trauma e o curso clínico. Para os pacientes politraumatizados recentemente e que estejam sendo tratados em uma unidade de cuidados intensivos, o papel primário do fisiatra pode consistir em uma avaliação inicial e documentação da lesão do paciente; assim, ele pode decidir qual terapia deve ser iniciada com base no estado do paciente (Quadros 32.1 e 32.2). Essas informações são úteis para o futuro planejamento, o prognóstico e os cuidados de reabilitação.

No setor de cuidados agudos do hospital, a equipe de reabilitação pode ser composta por membros que atuam em quantidades variáveis de tempo com cada paciente. Os fisioterapeutas, terapeutas ocupacionais, fonoaudiólogos, assistentes sociais e psicólogos também podem ter graus variados de aptidão para certos tipos de lesões. É importante que o médico fisiatra reconheça e compreenda essas variáveis da equipe e as potenciais limitações, já que alguns terapeutas, mais do que outros, podem precisar de mais instruções acerca das precauções específicas de cuidados. Com frequência, o foco inicial da equipe é de natureza preventiva, centrado na prevenção da morbidade associada a imobilidade, posicionamento, nutrição ou outros problemas diagnósticos específicos. O monitoramento da condição mutável do paciente é essencial, já que podem ser necessários ajuste das prescrições de terapia e intervenção médica.

Com frequência, o médico fisiatra atua na orientação dos pacientes, de suas famílias e dos outros membros da equipe sobre a lesão do paciente e no desenvolvimento funcional futuro. No momento da alta do hospital de trauma, a ação mais importante do médico fisiatra é auxiliar nos cuidados pós-alta, seja em um local de cuidados pós-agudos, seja no contexto doméstico. Isso requer a combinação das necessidades de saúde e funcionais do paciente com os recursos disponíveis na vida do indivíduo e na comunidade (ver discussão mais adiante).

Quadro 32.1 História da enfermidade atual: informação de relevância especial para a reabilitação do trauma

- Mecanismo de lesão
- Tipo de lesão
- Tratamento no campo (cuidado pré-hospitalar)
- Curso hospitalar
  - Departamento de emergência
  - Unidade de cuidados intensivos
  - Unidade intermediária
- Intervenções
  - Cirúrgicas
  - Clínicas
- Testagem
  - Radiográfica
  - Estudos laboratoriais (p. ex., para drogas e álcool)
  - Fisiológica
- Condição de reabilitação
  - Avaliação da coluna vertebral
  - Avaliação neurológica
  - Condição da fratura (p. ex., sustentação do peso; amplitude de movimento)
  - Precauções com a pele
- Medicamentos pertinentes

American College of Surgeons: Trauma Programs. Verified trauma centers. http://www.facs.org/trauma/verified.html. Accessed May 2, 2014.

Centers for Disease Control and Prevention: Access to trauma care: Getting the right care, at the right place, at the right time. Available at: http://www.cdc.gov/traumacare/access_trauma.html. Accessed May 2, 2014.

National Trauma Data Bank: 2013 Annual Report. http://www.facs.org/trauma/ntdb/pdf/ntdb-annual-report-2013.pdf. Accessed May 2, 2014.

AVALIAÇÃO DO PACIENTE QUE REQUER REABILITAÇÃO DO TRAUMA

A avaliação inicial do paciente com trauma foca a análise dos principais órgãos e sistemas necessários para a manutenção da vida e da função. Uma vez que a condição do paciente tenha-se estabilizado, a avaliação busca elucidar a extensão das lesões do indivíduo, bem como seu estado funcional atual e futuro.

▶ Avaliação da coluna vertebral

Se houver suspeita de que um paciente possa ter trauma vertebral, deve ser implementado um processo para avaliação vertebral. Em muitos centros, esse já é um protocolo natural, de modo que os pacientes são submetidos a uma revisão e avaliação por um médico especialista. Em geral, o protocolo de avaliação vertebral começa com radiografias simples para identificar fraturas, olhando-se o alinhamento dos ossos e os contornos das partes moles adjacentes. Quando indicada, a tomografia computadorizada (TC) pode ser usada. A TC oferece uma imagem melhor dos ossos para avaliar as fraturas e é mais sensível que as radiografias simples. A ressonância magnética nuclear (RMN) pode ser usada para a avaliação de partes moles e possíveis lesões ligamentares. Embora a tarefa da avaliação final da coluna vertebral costume ficar com a equipe primária, é importante que o médico fisiatra compreenda quais imagens já foram obtidas. Se houver dúvidas ou preocupações acerca da estabilidade vertebral, o médico deve comunicar-se diretamente com a equipe primária. A avaliação da coluna vertebral deve ser obtida antes de se iniciar a mobilização ou o tratamento do paciente.

Quadro 32.2 Revisão dos sistemas: informação de relevância especial para a reabilitação do trauma

Coluna vertebral	Avaliação da coluna vertebral, restrições, necessidade de órteses
Neurológico	Monitoração da pressão central, imagens, nível de atividade ou estimulação
Respiratório	Entubado, traqueostomia, suplementação de oxigênio, dreno de tórax, fraturas de costelas
Cardíaco	Trauma torácico ou direto, arritmias, pressão sanguínea
Gastrintestinal	Nutrição, mecanismo de aporte (p. ex., enteral, parenteral), programa intestinal
Geniturinário	Trauma direto, cateter de Foley, condição da hidratação
Extremidades	Fraturas, tratamento, sustentação do peso
Pele	Alterações na integridade
Profilaxia da trombose venosa profunda	Química, mecânica, contraindicações, nenhuma
Condição neurológica	Problemas documentados, escore da Escala de Coma de Glasgow, exame da *American Spinal Cord Association* (ASIA) (quando apropriado), déficits documentados

Lee RR, Hart BL: Imaging of the spinal cord. In Lin VW (Ed): *Spinal Cord Medicine: Principles and Practice*, 2nd ed. Demos Medical, 2010:35–77.

Cabeça

Os resultados das imagens encefálicas do paciente em condição crítica devem ser revisados no início e acompanhados. Os exames em série podem auxiliar no acompanhamento do estado do paciente quando há edema ou sangue ou outros processos intracranianos. Os provedores de cuidados devem ser lembrados de que um exame negativo de imagens encefálicas não afasta um possível traumatismo craniano. (Ver Cap. 13 para detalhes adicionais.)

Função pulmonar

Muitos pacientes de trauma têm alguma lesão que afeta o sistema respiratório, seja de forma direta, seja de forma indireta. Esses pacientes podem precisar de ventilação mecânica como resultado de trauma craniano grave, lesões cervicais altas ou outras lesões que demandem manejo médico. Pacientes com fraturas múltiplas de costelas ou que sofreram trauma direto com frequência necessitam de drenagem torácica. Após o dreno de tórax ser posicionado, a pressão negativa é mantida, seja por uma unidade de sucção na parede, seja pela colocação do dreno em um selo d'água. O sistema de sucção de pressão negativa retira fluido do espaço pleural. O dreno de tórax e seu frasco com selo d'água são um sistema fechado, que permite o movimento unidirecional de ar e líquido para fora do tórax. O funcionamento desse sistema baseia-se na existência de quantidade apropriada de fluido na câmara de água e na manutenção dessa câmara abaixo do nível do local de inserção do dreno de tórax. Se o frasco for derrubado ou for colocado acima do nível do dreno (p. ex., durante os cuidados do paciente ou na mobilização), o sistema de pressão negativa pode ser perturbado, o que gera fluxo retrógrado para dentro do espaço pleural. O pinçamento do tubo também pode perturbar a pressão negativa e deve ser evitado, quando possível. Os terapeutas devem estar cientes dessa precaução quando a mobilização for iniciada.

> Durai R, Hoque H, Davies T: Managing a chest tube and drainage system. AORN J 2010;91:275–280.

Função gastrintestinal e estado nutricional

Pacientes com trauma grave desenvolvem taxas hipermetabólicas. Por exemplo, indivíduos com lesões da medula espinal ou do encéfalo têm necessidades nutricionais maiores na fase aguda de sua recuperação. Com frequência, complicando essa necessidade nutricional aumentada, há o fato de os pacientes terem dificuldades de ingestão oral devido à diminuição da consciência, aos medicamentos, à ventilação mecânica, à lesão facial ou cervical direta ou outros problemas. Isso deve ser abordado de forma precoce na atenção ao paciente para garantir que as necessidades nutricionais sejam satisfeitas. Assim, a equipe de reabilitação deve estar familiarizada com as diferentes opções de aporte nutricional, bem como com quaisquer precauções relacionadas ao tratamento. Deve-se ter cautela especial com pacientes que estejam recebendo alimentação não oral, visto que podem, mesmo assim, estar em risco de aspiração. Os pacientes devem ser posicionados com a cabeceira do leito elevada durante a alimentação para reduzir tal risco.

> Hoffman EP, Nader GA: Balancing muscle hypertrophy and atrophy. Nat Med 2004;10:584–585.
>
> Kirby DF, Creasy L, Abu-Assi S: Gastrointestinal and nutritional issues. In Zasler ND, Katz DI, Zafone RD (Eds): *Brain Injury Medicine*, 2nd ed. Demos Medical, 2013:902–914.
>
> Powell HL, Frost FS: Nutrition in spinal cord injury. In Lin VW (Ed): *Spinal Cord Medicine: Principles and Practice*, 2nd ed. Demos Medical, 2010:310–322.

Função geniturinária

Com frequência, fluidos intravenosos e cateteres de Foley de demora são necessários durante a fase aguda da atenção ao paciente de trauma. Sempre que a saúde do indivíduo permitir, tais cateteres devem ser descontinuados; no entanto, antes da remoção do cateter, o médico deve compreender o porquê de o cateter ter sido inserido. Em pacientes com lesões penetrantes ou uretrais, costuma ser apropriado colocar um cateter uretral ou suprapúbico e deixá-lo durante a fase de recuperação aguda. Em geral, o cateter de Foley é mantido em pacientes com lesão medular ou trauma craniano, durante a hospitalização aguda. Depois da descontinuação do cateter, o paciente é monitorado para quaisquer problemas relacionados a urgência, disúria ou micção. Exame de urina, resíduos pós-miccionais ou avaliação urológica podem ser necessários para o manejo vesical. Esses princípios podem ser aplicados aos pacientes com trauma durante internações prolongadas no hospital.

> Mundy AR, Andrich DEZ: Urethral trauma. Part II: Types of injury and their management. BJU Int 2011;108:630–650.

Integridade cutânea

Todos os pacientes com trauma são imobilizados por um tempo no período inicial da lesão. É importante compreender as complicações associadas à perda de mobilidade desse paciente, em especial daqueles com lesões graves. A pressão excessiva ou constante sobre qualquer superfície cutânea pode levar ao desenvolvimento de úlceras de pressão. Qualquer pressão prolongada à pele, que exceda as pressões capilares teciduais de 32 mmHg, cria uma interface crítica de pressão. Embora a quantidade de pressão seja um fator crítico, a quantidade de tempo em que a pressão é aplicada também é um elemento muito importante. Quando a pressão exceder muito as pressões sanguíneas sistólicas, o desenvolvimento de necrose é acelerado. Entretanto, até mesmo as pressões abaixo do nível da pressão sanguínea sistólica, se aplicadas por períodos longos, podem resultar em rompimento da integridade da pele. A necessidade de evitar uma pressão capilar excessiva e a ausência de alívio da pressão são os princípios que justificam a troca de decúbito a cada 2 horas. Outros fatores que predispõem o paciente traumatizado ao desenvolvimento de úlceras de pressão incluem a hipoxia crônica; o edema, que resulta em prejuízo de nutrição e oxigenação; e os problemas neurológicos.

A equipe de enfermagem deve prestar especial atenção ao posicionamento adequado do paciente e à movimentação no leito em indivíduos imobilizados. Um paciente que seja colocado em uma posição reclinada no leito hospitalar, com a cabeça elevada, pode deslizar, o que gera forças de cisalhamento no sacro que resultam em quebra da integridade cutânea. Uma avaliação inicial das proeminências ósseas do paciente e da área do sacro é fundamental, junto com reavaliações periódicas, instituídas como parte de um programa de alternância para prevenir morbidade futura.

Goldman R, Popescu A, Hess C, Salcido R: Prevention and management of chronic wounds. In Braddom RL (Ed): *Physical Medicine and Rehabilitation*, 4th ed. Elsevier, 2011:683-712.

▶ Alterações funcionais relacionadas à hospitalização prolongada

Diversas alterações na fisiologia do sistema orgânico são induzidas pela inatividade; tais alterações são denominadas, em conjunto, de *descondicionamento*. Estudos têm mostrado que, durante o repouso no leito, a força muscular declina entre 10 e 20% por semana. A perda de força ocorre mais nos membros inferiores do que nos membros superiores. Outras preocupações relativas ao paciente acamado incluem osteoporose, contraturas articulares, aumento da frequência cardíaca (por volta de 0,4 batimentos/min por dia), hipotensão ortostática, ansiedade e depressão, degradação cutânea e padrão respiratório mais raso. (Ver Cap. 5 para discussão adicional.)

Para minimizar o efeito dessas alterações, é importante iniciar a fisioterapia e a terapia ocupacional assim que o paciente estiver clinicamente estável e for capaz de participar. Estudos têm demonstrado que os pacientes que recebem fisioterapia precoce saem mais cedo do leito, têm uma estada mais curta na unidade de terapia intensiva, menor duração da estada no hospital e maior taxa de sobrevida após a alta que os pacientes que tiveram a fisioterapia iniciada mais tarde. Ademais, indivíduos com insuficiência respiratória aguda que recebem mobilização precoce na unidade de cuidados intensivos têm menos probabilidade de morrer ou de ser re-hospitalizados no primeiro ano após a alta.

Além da fraqueza e da atrofia muscular que ocorrem no paciente acamado, cerca de um terço dos pacientes nas unidades de terapia intensiva desenvolve distúrbios neuromusculares, em especial a polineuropatia da doença crítica (PDC) e a miopatia da doença crítica (MDC). Ambos os distúrbios tendem a manifestar-se como fraqueza, que está associada à dificuldade de desmame do paciente do ventilador. Os principais fatores de risco para MDC incluem a gravidade da doença e o uso de corticosteroides intravenosos. O principal fator de risco para PDC é a sepse. Embora os sintomas de ambos os distúrbios sejam similares, envolvendo a fraqueza difusa, a PDC tende a causar uma fraqueza mais distal, enquanto a MDC, em geral, causa uma fraqueza mais proximal. Além disso, existe um componente sensitivo na PDC que está ausente na MDC pura. Os achados eletrodiagnósticos podem já estar aparentes entre 1 e 2 semanas após a lesão, em pacientes com MDC, e por volta de duas semanas, naqueles com PDC.

Halgar EM, Bell KR: Physical inactivity: Physiologic and functional impairments and their treatments. In DeLisa JA, Gans BM, Walsh NE (Eds): *Physical Medicine & Rehabilitation: Principles and Practice*, 4th ed. Lippincott, Williams & Wilkins, 2005:1249-1272.

Lacomis D: Electrophysiology of neuromuscular disorders in critical illness. Muscle Nerve 2013;47:452-463.

Morris PE, Goad A, Thompson C, et al: Early intensive care unit mobility therapy in the treatment of acute respiratory failure. Crit Care Med 2008;38:2238-2243.

Morris PE, Griffen L, Berry M, et al: Receiving early mobility during an intensive care unit admission is a predictor of improved outcomes in acute respiratory failure. Am J Med Sci 2011;341:373-377.

Needham DM, Korupolu R, Zanni JM, et al: Early physical medicine and rehabilitation for patients with acute respiratory failure: A quality improvement project. Arch Phys Med Rehabil 2010;91:536-542.

LESÕES TRAUMÁTICAS COMUNS QUE REQUEREM REABILITAÇÃO

Os distúrbios discutidos nesta seção são abordados de forma mais aprofundada em outras partes deste livro. Aqui, a discussão é voltada ao papel do fisiatra no contexto hospitalar de cuidados agudos. Os leitores são encaminhados aos Capítulos 12 e 31, para discussão adicional sobre as lesões da medula espinal e sua reabilitação; 13 e 20, para o traumatismo craniano em adultos em crianças; 26, para a amputação da extremidade inferior; 27, para a amputação da extremidade superior; e 30, para os distúrbios musculoesqueléticos.

1. Lesão da medula espinal

Os cuidados agudos e de longo prazo de pacientes com uma lesão da medula espinal são detalhados nos Capítulos 12 (lesão da medula espinal) e 31 (reabilitação da coluna vertebral) deste livro. A preocupação primária de qualquer paciente após sofrer uma lesão da medula espinal é a estabilização vertebral e clínica. Uma vez que isso for alcançado, é feita a avaliação de possíveis lesões associadas, como as lesões na cabeça, as fraturas de ossos longos e outros traumatismos. As questões específicas abordadas pelo fisiatra consultor no trauma são elaboradas de acordo com o nível de lesão e seu grau de complexidade. Por exemplo, pacientes com lesões cervicais altas completas têm risco maior de desenvolver complicações pulmonares e arritmias cardíacas do que aqueles com lesões lombares inferiores incompletas. Assim como em todos os casos de atenção ao paciente, o tratamento deve ser individualizado com base na lesão.

▶ Considerações da avaliação clínica

É essencial executar um exame completo de acordo com os Padrões Internacionais para Classificação Neurológica de Lesão da Medula Espinal (International Standards for Neurological Classification of Spinal Cord Injury, ISCSCI). A lesão medular do paciente deve ser classificada como completa ou incompleta com base na presença ou na ausência da função dos segmentos medulares sacrais inferiores. Em geral, pacientes com lesões incompletas têm achados clínicos consistentes com as síndromes previamente documentadas de lesão incompleta (ver Cap. 31). Indivíduos com lesões cervicotorácicas completas podem perder todos os reflexos simpaticamente mediados abaixo do nível da lesão, uma condição conhecida como choque medular. Essa condição pode perdurar por um número variável de dias após a lesão e apresenta-se como arreflexia e perda de tônus abaixo da lesão.

▶ Complicações e problemas na atenção ao paciente de trauma

A. Função respiratória

Todos os pacientes com lesão cervical ou torácica alta devem ser monitorados, devido às complicações respiratórias. Indivíduos com lesões cervicais completas (C5-7) têm diminuições nos volumes correntes e na capacidade vital e força inicial negativa menor que um terço do normal após a lesão. A função pulmonar também pode estar diminuída naqueles com lesões torácicas, devido à perda de inervação da musculatura intercostal. A equipe de reabilitação deve estar atenta aos problemas da higiene pulmonar e do manejo da secreção pulmonar. É recomendado o uso de pressão respiratória positiva intermitente (PRPI), broncodilatadores, técnicas de auxílio para tosse e contensores abdominais, junto com a monitoração atenta da função pulmonar (ver Cap. 31).

B. Função cardiovascular

A bradicardia é um risco em pacientes sem oposição ao tônus vagal. Deve-se monitorar também o possível desenvolvimento de arritmias cardíacas e sintomas secundários à bradicardia. Raras vezes ocorre a assistolia, que requer um marca-passo temporário. Entretanto, deve-se ter cuidado ao executar a sucção traqueal ou a passagem de tubos de alimentação, já que ambos podem aumentar o tônus vagal e exacerbar a bradicardia.

C. Função gastrintestinal

O acompanhamento da função intestinal é essencial, visto que pacientes com lesão medular podem desenvolver diminuição na motilidade intestinal de forma aguda, o que pode levar ao íleo paralítico. Caso isso ocorra, a sucção nasogástrica deve ser iniciada, para descompressão. Em seguida, deve ser iniciado um programa intestinal, incluindo amolecedores de fezes, agentes orais e estimulação digital.

▶ Prognóstico

Muitos pacientes com lesões medulares e suas famílias ficam ávidos por qualquer tipo de indicador prognóstico que se relacione ao funcionamento futuro. É importante, durante a fase aguda, equilibrar os assuntos relativos aos anseios e medos do paciente e da família originados do evento traumático com a necessidade de passar a informação verdadeira, e não apenas a otimista. Algumas generalidades (p. ex., expressar otimismo cauteloso sobre uma possível melhora de lesões incompletas em relação a lesões completas; ou informar que os pacientes com lesões medulares de níveis mais baixos tendem a mostrar desfechos funcionais melhores que aqueles com lesões de nível mais alto) podem ser feitas; contudo, tanto os comentários muito otimistas quanto os muito pessimistas devem ser evitados.

> Bach JR: Continuous non-invasive ventilation for patients with neuromuscular disease and spinal cord injuries. Sem Respir Crit Care Med 2002;23:283-292.
>
> Hayes KC, Hsieh JT, Wolfe DL, et al: Classifying incomplete spinal cord injury syndromes: Algorithms based on the International Standards for Neurological and Functional Classification of Spinal Cord Injury Patients. Arch Phys Med Rehabil 2000;81: 644-652.
>
> Hoekema D, Harkey HL: Neurocritical care management of the patient with an acute spinal cord injury. In Lin VW (Ed): *Spinal Cord Medicine: Principles and Practice*, 2nd ed. Demos Medical, 2010:170-179.
>
> Kirshblum SC, Burns SP, Waring W: International standards for neurological classification of spinal cord injury (Revised 2011). J Spinal Cord Med 2011;34:535-546.
>
> Whiteneck G, Adler C, Biddle AK, et al: Outcomes following traumatic spinal cord injury: Clinical practice guidelines for health-care professionals. J Spinal Cord Med 2000;23:289-316.

2. Trauma craniencefálico

O trauma craniencefálico (TCE) é discutido em detalhes em outro ponto neste livro. O Capítulo 13 descreve a avaliação, os cuidados e a reabilitação de adultos com TCE; o Capítulo 20 revisa o TCE em pacientes pediátricos. Os leitores são encaminhados a esses capítulos para discussão adicional, além daquela fornecida aqui.

▶ Considerações da avaliação clínica

Ao avaliar-se um paciente com TCE, os registros devem incluir o mecanismo de lesão, as lesões associadas e o escore da Escala de Coma de Glasgow (ECG). A ECG é o padrão-ouro para a medida de gravidade inicial do TCE (ver Tab. 13.1). Essa escala, que fornece um escore de 3 a 15 pontos, permite ao examinador pontuar as respostas motoras, verbais e de abertura ocular do paciente. Um escore mais baixo que 8 indica estado de coma. A Escala dos Níveis de Funcionamento Cognitivo do Rancho Los Amigos é outra ferramenta descritiva que permite à equipe de reabilitação acompanhar as alterações no funcionamento cognitivo e comportamental do paciente.

A TC é o método inicial de imagem preferido para a avaliação do TCE. Com frequência, a RM é usada para avaliar pequenas hemorragias petequiais, lesão axonal difusa e contusões da região frontal e do tronco cerebral. É importante lembrar que um paciente pode ter um TCE sem evidência radiográfica de lesão.

▶ Complicações e problemas na atenção ao paciente de trauma

A disautonomia, ou hiperatividade simpática paroxística, ocorre mais em pacientes jovens e naqueles com escores mais baixos da ECG. Os sintomas incluem taquicardia, hipertensão, frequência respiratória elevada, hipertermia e diaforese. Quando um paciente se apresenta com esses sintomas, é importante eliminar outras causas, como infecção, trombose venosa profunda ou embolia pulmonar, antes de iniciar o tratamento.

A agitação pode ocorrer após um TCE por causa de dor, confusão, fadiga, frustração, hipoxia, medo, desconforto ou uma combinação desses fatores. O manejo da agitação deve primeiro focar as alterações ambientais; mais adiante, se necessário, as medidas farmacológicas podem ser implementadas. O envolvimento da equipe de reabilitação é importante, pois alguns medicamentos que costumam ser usados para tratar a agitação podem interferir na recuperação neurológica.

As terapias neurofarmacológicas podem ser iniciadas no contexto hospitalar agudo. Em particular, pode ser necessário abordar problemas relativos a despertar, estado de alerta, sono e agitação. Também é importante revisar os medicamentos do paciente, a fim de identificar algum que possa prejudicar a recuperação neurológica.

▶ Prognóstico

É responsabilidade do fisiatra discutir o prognóstico com o paciente ou a família. Vários fatores prognósticos são avaliados nos pacientes com TCE. A extensão do coma tem mostrado se correlacionar mais proximamente com o prognóstico. Uma incapacidade grave é improvável quando o coma dura menos que duas semanas; no entanto, se o coma persistir por mais de quatro semanas, a probabilidade de uma boa recuperação é baixa. Outros fatores prognósticos incluem a extensão da amnésia pós-traumática, a idade do paciente e o escore da ECG.

Wagner A, Arenth P, Kwasnica C, Rogers E: Traumatic brain injury. In Braddom R (Ed): *Physical Medicine & Rehabilitation*, 4th ed. Elsevier Saunders, 2011:1133–1175.

Ivanhoe CB, Durand-Sanchez A, Spier ET: Acute rehabilitation. In Zasler ND, Katz DI, Zafonte RD (Eds): *Brain Injury Medicine: Principles and Practice*, 2nd ed. Demos Medical, 2013:385–405.

Katz DI, Alexander MP: Traumatic brain injury: Predicting course of recovery and outcome for patients admitted to rehabilitation. Arch Neurol 1994;51:661–670.

Kothari S, DiTommaso C: Prognosis after severe traumatic brain injury: A practical, evidence-based approach. In Zasler ND, Katz DI, Zafonte RD (Eds): *Brain Injury Medicine: Principles and Practice*, 2nd ed. Demos Medical, 2013:248–278.

Teasdale G, Jennett B: Assessment of coma and impaired consciousness. Lancet 1974;2:81–84.

3. Fraturas

▶ Considerações da avaliação clínica

Muitos pacientes com traumas múltiplos têm fraturas de um ou mais ossos de suas extremidades. Ao prover cuidados às fraturas desses pacientes, os especialistas em ortopedia determinam intervenções corretivas e a distribuição de carga sobre os segmentos esqueléticos específicos. Conforme os pacientes aumentam a mobilização, quaisquer precauções para a carga ou a amplitude de movimentos precisam ser ditas de modo claro. As típicas instruções de carga incluem "carga conforme tolerância", "carga parcial" (em geral expressa por uma porcentagem), "carga com toque dos dedos do pé" e "sem carga".

Um paciente com uma fratura da extremidade distal pode ser capaz de sustentar seu peso por meio de uma estrutura esquelética mais proximal. Por exemplo, um homem com uma fratura radial distal poderia conseguir sustentar o peso por meio do uso do cotovelo (úmero). De forma similar, uma mulher com uma fratura metatarsal poderia ser capaz de apoiar o peso com o fêmur. A utilidade dessa superfície adicional de carga pode ter um impacto grande na habilidade funcional do paciente e nas opções de colocação pós-aguda. Além disso, conforme os pacientes tornam-se mais ativos, eles podem desenvolver desconforto em áreas que não haviam sido antes percebidas. Essas áreas devem ser avaliadas com a mesma diligência que seria dada a uma queixa dolorosa articular ou muscular.

▶ Complicações e problemas na atenção ao paciente de trauma

Pacientes com fraturas múltiplas correm o risco de desenvolver uma síndrome compartimental. A *síndrome compartimental* corresponde a um conjunto de sintomas que surgem como resultado da pressão aumentada em um compartimento. Existem cerca de 30 compartimentos no braço, no antebraço, na mão, na perna e no pé. Um aumento no volume do conteúdo desses compartimentos ou uma redução no seu tamanho ou complacência podem resultar em uma síndrome compartimental aguda, que é caracterizada pelos 6 "p" (dor [*pain*], palidez, parestesia, *pulso ausente*, poiquilotermia e paralisia). Uma discussão detalhada da síndrome compartimental aguda aparece no Capítulo 30.

As fraturas representam 69% dos casos das síndromes compartimentais. As fraturas da tíbia são a causa mais comum, seguidas pelas fraturas do rádio e da ulna. Nem todos os sintomas precisam estar presentes para o diagnóstico, pois eles se desenvolvem e mudam ao longo da evolução da doença. Uma vez suspeitado, o diagnóstico é confirmado pelo teste da pressão compartimental. De modo geral, a pressão compartimental é de 10 mmHg; uma pressão acima de 30 a 45 mmHg é uma indicação para fasciotomia de emergência. O tratamento deve ser feito o mais depressa possível, visto que o dano muscular irreversível pode ocorrer com pressões elevadas em menos de 3 horas. Todos os curativos, talas e gessados são removidos, e a fasciotomia é realizada.

Certos tipos de fraturas expõem os pacientes ao risco de lesões de nervos periféricos de natureza completa ou incompleta. Ao efetuar o exame físico motor e sensitivo dos membros afetados, o médico deve estar atento para executar testes de dermátomos, miótomos e nervos periféricos. Por exemplo, pacientes com fraturas umerais mediodiafisárias têm incidência de 12 a 19% de lesões do nervo radial. A lesão nervosa com fraturas associadas ocorre com mais frequência na extremidade superior. A recuperação pode ser avaliada, e o prognóstico é estimado com base nos exames clínicos de seguimento e em estudos eletrodiagnósticos.

Browner B: *Skeletal Trauma. Basic Science, Management, and Reconstruction*. 4th ed. Saunders, 2009:249.

Mabvuure NT, Malahias M, Hindocha S, et al: Acute compartment syndrome of the limbs: Current concepts and management. Open Orthop J 2012;6:535–543.

4. Amputação

A amputação é discutida em detalhes nos Capítulos 26 (extremidade inferior) e 27 (extremidade superior). É responsabilidade do fisiatra discutir os cursos futuros de reabilitação, manejo da dor e sintomas com os pacientes submetidos à amputação aguda como resultado de lesão traumática. Quando possível, isso deve ser iniciado antes do procedimento cirúrgico. Os pacientes submetidos à amputação podem ter problemas relativos a sensação de membro fantasma ou dor fantasma.

▶ Complicações e problemas na atenção ao paciente de trauma

A. Dor em membro fantasma

A maioria dos amputados (51-80%) relata alguma presença de sensação do membro perdido dentro de alguns dias após a amputação. A dor em um membro amputado, comumente chamada de *dor fantasma*, é relatada em até 75% daqueles submetidos a amputações. Em um centro de trauma, os pacientes precisam ser orientados sobre esses problemas, sobre sua frequência e seu tratamento.

A identificação e o tratamento da dor fantasma devem começar cedo e incluir múltiplas abordagens farmacológicas e não farmacológicas. Entre as opções não farmacológicas, existe a discriminação sensitiva, a terapia por espelhamento, a imagem mental, a estimulação elétrica nervosa transcutânea, a estimulação central e o uso de prótese. As abordagens farmacológicas incluem os antidepressivos tricíclicos, os bloqueadores dos canais de sódio (carbamazepina), a lamotrigina, a gabapentina, a lidocaína e os opioides.

B. Edema

O controle do edema é um aspecto importante no cuidado pós-cirúrgico e deve ser abordado antes da alta hospitalar de cuidados agudos. O edema pode causar aumento da dor, interferir na consolidação e resultar em um membro residual de formato bulboso, o qual, em última instância, pode diminuir a velocidade da recuperação funcional. Vários sistemas de controle do edema estão disponíveis, incluindo bandas elásticas (bandagens tipo Ace), meias, meias elásticas, encolhedores pré-fabricados para o membro residual, curativos rígidos não removíveis e curativos rígidos removíveis.

C. Contraturas

Os pacientes devem receber orientação sobre o posicionamento adequado e os exercícios de amplitude de movimento no período pós-cirúrgico imediato. A prevenção das contraturas no quadril e no joelho é essencial nos amputados de membro inferior para assegurar o adequado ajuste da prótese após o membro residual ter cicatrizado. A orientação da família e do pessoal de enfermagem também é importante. Em particular, devem ser evitados os travesseiros sob o joelho do paciente e entre as pernas. Uma prancha de extensão pode ser ajustada sob a cadeira de rodas para promover a extensão do joelho em amputados do membro inferior. Alguns cirurgiões também usam um imobilizador de joelho no período pós-operatório imediato se houver alguma preocupação com as contraturas em flexão do joelho. A posição em decúbito ventral pode ajudar na prevenção das contraturas de flexão do quadril. Se os pacientes estiverem retornando para casa depois da amputação, as instruções sobre essas técnicas devem ser fornecidas para que possam ser utilizadas em casa.

D. Próteses

As metas realistas em relação ao uso de uma prótese devem ser definidas logo no início, para que o paciente esteja ciente do que esperar sob o ponto de vista funcional. No caso dos indivíduos candidatos a uso de prótese e que não forem encaminhados para um centro de reabilitação hospitalar, é importante revisar o treinamento pré-prostético e prover uma supervisão atenta e um plano de cuidados no momento da alta.

Foell J, Bekrater-Bodmann R, Flor H, Cole J: Phantom limb pain after lower limb trauma: Origins and treatments. Int J Low Extrem Wounds 2011;10:224–235.

Nokolajsen L, Jensen TS: Phantom limb pain. Br J Anaesth 2001;87:107–116.

5. Lesões por arma de fogo

▶ Considerações da avaliação clínica

Lesões por arma de fogo causam dano tecidual significativo em relação ao pequeno tamanho do projétil. Quando um projétil perfura o corpo, causa grande deformação de tecido, ou cavitação, que pode ferir os órgãos que não entraram em contato direto com o projétil. A bala não segue necessariamente uma linha reta e pode girar durante a penetração. Por conseguinte, deve-se estar atento em relação a todas as estruturas na região de uma ferida por arma de fogo.

▶ Complicações e problemas na atenção ao paciente de trauma

Em geral, o tratamento é cirúrgico para as lesões graves; contudo, as feridas superficiais menores podem ser tratadas de modo conservador, mantendo-se os cuidados padrão e a monitoração para sinais de infecção. Assim como em todas as lesões traumáticas, a profilaxia do tétano deve ser atualizada. É importante lembrar que as feridas por arma de fogo podem resultar em lesão musculoesquelética, lesão da medula espinal, lesão visceral ou TCE e podem afetar um ou, com frequência, múltiplos sistemas orgânicos.

A ferida por tiro é a terceira maior causa de lesão medular nos Estados Unidos e é uma causa comum de TCE. As feridas de tiro na cabeça conferem um risco alto de infecção, já que a maioria dos projéteis fica retida no crânio. Fragmentos ósseos também podem estar presentes na área do projétil, e a necrose do tecido na trajetória da bala pode levar a um abscesso; por conseguinte, o debridamento cirúrgico é muitas vezes executado. Uma consideração importante no tratamento de pacientes com feridas de tiro autoinfligidas é o envolvimento de um psicólogo.

Chen Y, Tang Y, Vogel LC, DeVivo MJ: Causes of spinal cord injury. Top Spinal Cord Inj Rehabil 2013;19:1–8.

Fackler ML: Gunshot wound review. Ann Emerg Med 1996;28: 194–203.

Long DF: Diagnosis and management of late intracranial complications of traumatic brain injury. In Zasler ND, Katz DI, Zafonte RD (Eds): *Brain Injury Medicine: Principles and Practice*, 2nd ed. Demos Medical, 2013:726–747.

CUIDADO PÓS-AGUDO DO PACIENTE EM REABILITAÇÃO DO TRAUMA

O papel do fisiatra como um consultor que dá informação à equipe médica aumenta na preparação para a alta hospitalar do paciente de cuidados agudos até o contexto de atenção pós-aguda. Sempre que um indivíduo sofre transição de um nível de cuidados para outro, sua condição médica, seja ela estável ou instável, deve ser avaliada e documentada de forma precisa para assegurar um manejo adequado no próximo nível de cuidados. Isso pode envolver decisões difíceis, pois a definição de "estabilidade clínica" pode diferir em relação a cada contexto de cuidados. Assim, embora possa ser apropriado transferir um paciente de um contexto de cuidados intensivos a uma enfermaria hospitalar comum, esse paciente pode não ter um estado clínico estável o suficiente para ser transferido de um ambiente de cuidados intensivos para um ambiente de enfermagem diferente.

O estado clínico do paciente de trauma é um dos muitos fatores considerados no planejamento para a alta. Outros problemas que precisam ser considerados ao determinar o nível mais apropriado de cuidados incluem os fatores funcionais, sociais, financeiros e geográficos; a elegibilidade; a escolha do paciente; e as questões específicas que podem ser ímpares para cada paciente. Esses assuntos devem ser identificados, e várias opções para os cuidados precisam ser explicadas e revisadas com o paciente e com a equipe de cuidados primários, de forma que o

Quadro 32.3 Considerações pós-agudas no trauma

Clínicas: intensidade dos serviços necessários (p. ex., ventilador, visita médica diária, cuidado com a ferida, intensidade dos cuidados de enfermagem)

Funcionais: nível de ajuda necessária, prognóstico para progredir com a terapia, equipamento especializado, tolerância à terapia

Sociais: apoio familiar, barreiras estruturais, recursos disponíveis

Financeiras: sustento governamental, seguro privado, auxílio-doença acidentário, seguro do automóvel, autossustentação

Geográficas: tipos de instalações disponíveis (p. ex., hospital de cuidados agudos prolongados, instituição com enfermagem qualificada, instituição de reabilitação hospitalar, hospitalização domiciliar)[a]

De elegibilidade: condição do paciente

De escolha: o paciente ou a família podem aceitar ou recusar as opções apresentadas

[a] Refere-se aos serviços na área local.

paciente e a equipe possam tomar uma decisão informada sobre a melhor opção (Quadro 32.3). A seguir, são citados exemplos de alguns assuntos fundamentais.

▶ Problemas sociais

Um paciente com TCE moderado pode não ser capaz de retornar para casa se não houver estrutura de apoio social. Entretanto, se o mesmo indivíduo tiver um forte sistema de apoio social e recursos, ele pode retornar ao ambiente da comunidade depois da alta de um centro de reabilitação.

▶ Problemas financeiros

Os pacientes que preenchem os critérios médicos, funcionais e sociais para o contexto hospitalar podem não ter acesso a certos ambientes pós-agudos se não tiverem convênio ou se o seguro não cobrir aquele nível de atenção.

▶ Problemas geográficos

Os pacientes que vivem em uma área rural podem não ter um hospital de cuidados agudos prolongados, uma instituição de reabilitação hospitalar ou um ambiente de enfermagem qualificados perto de sua casa. Alguns desses pacientes podem não desejar a transferência para um centro geograficamente distante de sua família.

Prótese total

Kevin McElroy, DO
Caitlin Innerfield, MD
Sara Cuccurullo, MD
Roger P. Rossi, DO

PRÓTESE DO QUADRIL

▶ Considerações gerais

Cerca de 330 mil artroplastias totais de quadril (ATQs) foram feitas nos Estados Unidos em 2010. O número de cirurgias de ATQ nesse país aumentou de forma drástica nas últimas quatro décadas, e espera-se que esses procedimentos tenham ainda um aumento significativo em 2030.

A. Epidemiologia

A maioria das cirurgias de prótese de quadril é feita em indivíduos entre 60 e 80 anos de idade. As mulheres representam 62% dessas cirurgias nos Estados Unidos e, em geral, são submetidas ao procedimento entre as idades de 75 e 84 anos (em comparação com as idades de 65 e 74 anos para homens). Entretanto, os procedimentos estão sendo executados cada vez mais em pacientes com maior ou menor idade que essa coorte, e a idade avançada não é uma contraindicação para ATQ. As diferenças no acesso aos cuidados e a cobertura de seguro, bem como o nível socioeconômico, influenciam o perfil demográfico dos pacientes submetidos ao procedimento. Os americanos brancos têm maior probabilidade que os afro-americanos de sofrer ATQ (4,2 contra 1,7 por 1.000 indivíduos), e os indivíduos com rendas mais altas têm 22% mais probabilidade de ser submetidos à cirurgia do que aqueles com rendas baixas.

B. Indicações e contraindicações

As indicações para ATQ estão listadas no Quadro 33.1. As metas principais da ATQ incluem a melhora da dor e a restauração da função. Os candidatos para ATQ devem ter dor ou incapacidade moderada a intensa e evidência radiográfica de lesão articular, que não é aliviada com o tratamento conservador. Isso inclui uma tentativa com fármacos anti-inflamatórios não esteroides (AINEs), fisioterapia, perda de peso, modificação de atividades, dispositivo de auxílio à marcha e tratamentos específicos para a doença, quando apropriado. As contraindicações absolutas e relativas para a ATQ estão listadas no Quadro 33.2.

▶ Achados clínicos

A. Sinais e sintomas

O paciente com dor crônica no quadril pode se queixar de dor na virilha ou nas nádegas que frequentemente se irradia até a coxa. Essa dor costuma ser descrita como uma dor contínua, que piora com a atividade e melhora com o repouso. O exame pode revelar amplitude de movimento diminuída, dor na virilha ou na coxa anterior ao teste de elevação da perna reta, claudicação, teste de Trendelenburg positivo e dor nos extremos da amplitude de movimento.

A lesão do quadril que produz uma fratura tipo III ou IV de Garden requer a ATQ como tratamento definitivo. Nesses pacientes, a cápsula articular do quadril acaba se rompendo, junto com o suprimento sanguíneo, e o paciente tem alto risco de necrose da cabeça femoral. Esse achado clássico é notado no indivíduo mais velho com início agudo de dor no quadril após uma queda. Ao exame, o membro parece estar em rotação externa e encurtado no lado afetado.

B. Estudos de imagem

Os achados radiográficos do quadril osteoartrítico incluem o estreitamento assimétrico do espaço articular, o estreitamento do espaço articular lateral e superior, a esclerose óssea subcondral, os cistos ósseos e a ausência de alterações erosivas (Fig. 33.1). O quadril reumatoide mostrará estreitamento simétrico do espaço articular e, possivelmente, erosões ósseas.

▶ Tratamento

A cabeça femoral e o acetábulo são substituídos durante a cirurgia de ATQ, em contraste com a hemiartroplastia, na qual apenas o componente femoral é substituído. A hemiartroplastia do quadril é indicada para as fraturas deslocadas do colo femoral, osteonecrose da cabeça femoral com preservação do acetábulo e certos casos de fraturas patológicas e tumores. A artroplastia de quadril varia conforme o tipo de prótese usada (p. ex., unipolar

Quadro 33.1 Indicações para artroplastia total do quadril

- Dor no quadril que requer medicamento mais forte que aspirina, que piora com as atividades; dor noturna
- Osteoartrite grave
- Artrite inflamatória grave
- Artrite traumática
- Fraturas do quadril, em particular os estágios III e IV de Garden
- Necrose avascular
- Tumores ósseos benignos e malignos
- Artrite associada à doença de Paget
- Artrite reumatoide juvenil
- Espondilite anquilosante
- Limitações funcionais, como, por exemplo, incapacidade de caminhar várias quadras sem parar, dificuldade para subir degraus, dificuldade para executar as atividades da vida diária com as extremidades inferiores

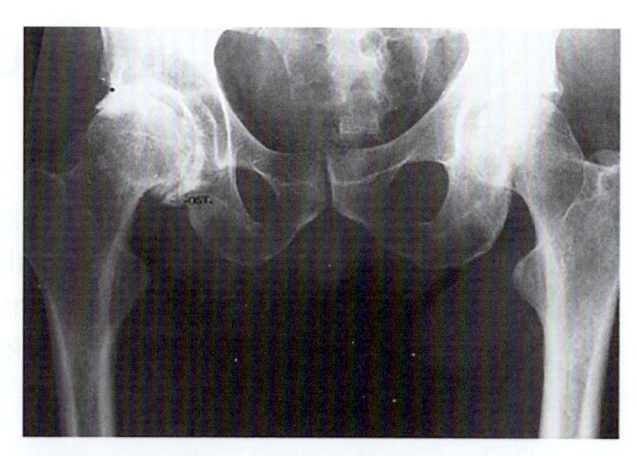

▲ **Figura 33.1** Osteoartrite do quadril.

ou bipolar), a fixação da prótese (cimentada ou não cimentada), a formulação da prótese (cerâmica, plástico ou metal) e o tipo de abordagem cirúrgica (Fig. 33.2).

A. Próteses unipolares *versus* bipolares

Em hemiartroplastias, pode ser usada uma prótese femoral unipolar ou bipolar. Uma prótese unipolar tem apenas uma cabeça grande que se articula com a cartilagem acetabular. Uma prótese bipolar tem duas cabeças, permitindo o movimento entre uma cabeça e a cartilagem acetabular e entre as duas cabeças. A vantagem teórica dessa configuração é a redução do desgaste acetabular e o aumento da amplitude de movimento. Os implantes bipolares são mais caros que os unipolares; contudo, parece não haver nenhuma diferença clínica nos desfechos entre os pacientes que recebem implantes unipolares e aqueles que recebem implantes bipolares em termos de desgaste acetabular e movimento do quadril.

B. Fixação cimentada *versus* não cimentada

A inserção dos componentes protéticos no osso pode ser alcançada com fixação cimentada ou não cimentada. Quando usado, o cimento serve como a interface entre o implante e o osso; na abordagem não cimentada, uma superfície de implante porosa é usada para obter um ajuste firme contra o osso.

A fixação de componente não cimentado é quase sempre indicada. As vantagens de uma fixação não cimentada incluem a fixação de longa duração e os significativos resultados sem dor. Os componentes cimentados têm demonstrado apresentar uma taxa mais alta de afrouxamento, e, por conseguinte, seu uso tem diminuído. Entretanto, os componentes acetabulares cimentados

Quadro 33.2 Contraindicações para artroplastia total do quadril

Contraindicações absolutas	Contraindicações relativas
• Infecção ativa local ou sistêmica (contraindicação absoluta mais comum) • Imaturidade esquelética • Osso inadequado para suportar a prótese (p. ex., osteoporose ou osteopenia graves) • Incapacidade para seguir as instruções pré-operatórias e pós-operatórias (p. ex., demência)	• Comorbidades médicas significativas nas quais o risco de cirurgia pode exceder os benefícios • Doença psiquiátrica • História prévia de infecção local • Suprimento vascular deficiente • Artrite neuropática • Obesidade (tem um risco mais alto para falha mecânica)

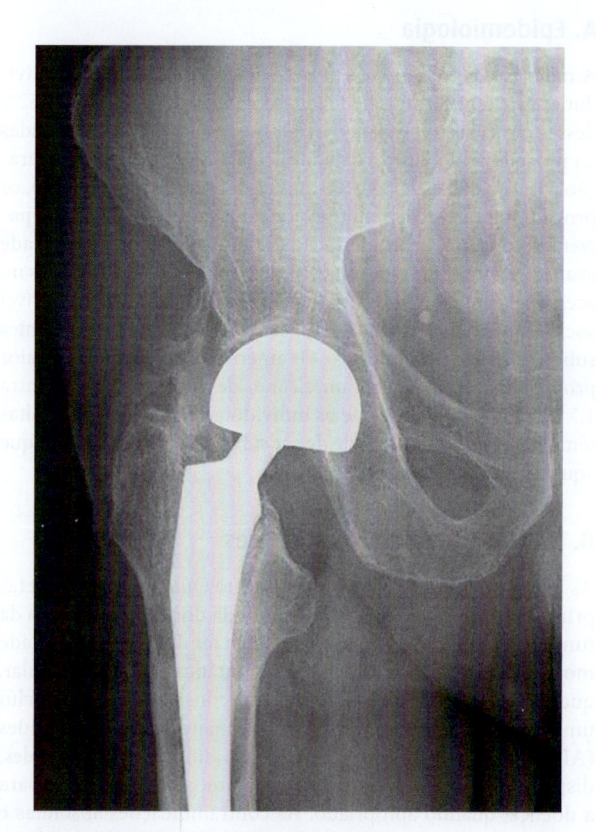

▲ **Figura 33.2** Prótese femoral bipolar.

podem ser indicados para pacientes com uma expectativa de vida de 10 anos ou menos e um estoque ósseo ruim.

C. Abordagem cirúrgica

1. Abordagem posterolateral — É a abordagem cirúrgica mais comum para uma ATQ. Durante essa abordagem, o quadril é internamente rodado, aduzido e flexionado. Essa abordagem está associada a risco mais alto de instabilidade do quadril no pós-operatório. Essa técnica também põe o nervo ciático em risco de lesão durante a dissecção da cápsula posterior do quadril. Entretanto, a vantagem é a facilidade da anatomia, a exposição e a evitação da musculatura abdutora.

2. Abordagem anterior — A abordagem anterior fornece uma boa exposição ao quadril, sem requerer uma osteotomia trocantérica. Durante essa abordagem, o quadril é estendido, externamente rodado e abduzido. Essa abordagem está associada a riscos notáveis de lesão do nervo, da artéria ou da veia femoral por causa do prolongado afastamento anterior. Entretanto, as vantagens incluem a excelente visualização do fêmur e do acetábulo, bem como risco diminuído de luxação pós-operatória.

▶ Complicações

As complicações da ATQ incluem, mas não são limitadas a, infecção, trombose venosa profunda e embolia pulmonar, paralisias de nervos, luxação, afrouxamento do material, discrepâncias no comprimento dos membros, ossificação heterotópica, pseudoartrose trocantérica e fratura. Os pacientes ficam em maior risco para esses eventos desde o período pós-operatório agudo até os seis meses após a operação.

A. Infecção

A infecção ocorre em 0,4 a 1,5% dos pacientes submetidos às ATQs. Infelizmente, essa complicação requer a remoção da prótese, terapia com antibióticos e reimplante subsequente dos componentes de 1,5 a 6 meses mais tarde. Desse modo, a técnica estéril e a terapia profilática com antibiótico são essenciais para a prevenção.

B. Trombose venosa profunda e embolia pulmonar

A cirurgia de ATQ causa alto risco de trombose venosa profunda (TVP) e embolia pulmonar (EP) subsequente nos pacientes. Elas são secundárias ao dano à veia femoral, à estase, à imobilidade e à hipercoagulabilidade, como resultado da operação. Os pacientes em risco aumentado para essas complicações incluem aqueles com história prévia de TVP/EP, terapia de reposição hormonal, história de câncer, idade avançada, sexo feminino, obesidade e duração prolongada da cirurgia. A EP é uma complicação que pode levar à morte, ocorrendo com mais frequência nas primeiras duas semanas após a operação. Felizmente, a incidência de EP fatal é baixa, na ordem de 0,3%. Estima-se que 40 a 60% dos pacientes submetidos à ATQ desenvolverão TVP se não receberem anticoagulação no pós-operatório. Não existe consenso sobre a anticoagulação apropriada após a ATQ. Entretanto, a heparina de baixo peso molecular, a varfarina e o fondaparinux são opções seguras e efetivas. O American College of Chest Physicians recomenda a anticoagulação para profilaxia da TVP por pelo menos 10 e, de preferência, 35 dias após a ATQ.

C. Paralisias de nervos

A incidência de lesão nervosa na cirurgia de ATQ varia de 0 até 3%. Com base na abordagem cirúrgica, certos nervos são mais vulneráveis à lesão do que outros. A abordagem posterolateral está associada a risco de lesão do nervo ciático, o nervo mais ferido na cirurgia de ATQ. Dessas lesões, 80% envolvem a distribuição fibular do nervo ciático, com frequência levando ao pé caído. A abordagem anterior causa risco ao nervo femoral, uma complicação que ocorre em 1,7% dos casos. Além disso, o nervo cutâneo femoral lateral, o obturador e o glúteo superior estão suscetíveis à lesão. As lesões de nervos variam desde neuropraxia até neurotmese. A lesão nervosa pode ser secundária à lesão por compressão (hematoma), por trauma direto, por transecção ou por isquemia. A eletromiografia pode ajudar no diagnóstico das lesões nervosas, mas em geral não mostra nenhuma alteração até três semanas após a lesão. O tratamento é conservador, a menos que um hematoma ou uma lesão nervosa grandes sejam suspeitados, casos em que a exploração cirúrgica está indicada. O posicionamento do quadril e do joelho em flexão pode diminuir a tensão nos nervos ciático e femoral. Em adição, as órteses tornozelo-pé podem ajudar os pacientes durante o processo de reabilitação. O prognóstico depende da extensão da lesão nervosa, sendo que a lesão fibular isolada tem um desfecho melhor que a paralisia completa do ciático.

D. Luxação

As taxas de luxação do quadril dependem do paciente, do cirurgião e da técnica cirúrgica, variando entre 1 e 8%. A maioria das luxações de quadril ocorre entre as primeiras 4 a 6 semanas do pós-operatório e está associada à falta de adesão às precauções e instruções pós-operatórias. As taxas mais altas de luxação estão associadas a uma luxação prévia (o fator de risco mais importante), ao sexo feminino, à cirurgia de revisão, ao uso da abordagem cirúrgica posterior, ao tônus muscular ruim, às fraturas do colo femoral, à deficiência intelectual e à idade avançada.

As precauções de quadril devem ser mantidas após a cirurgia de ATQ para evitar a luxação (**Quadro. 33.3**). O risco de luxação de quadril após a ATQ diminui conforme o tempo passa sem luxação. Uma vez que a luxação do quadril tenha sido descoberta, a fonte deve ser determinada. A luxação pode ser o resultado da falta de cooperação do paciente ou de alinhamento impróprio do componente. A primeira luxação pode ser tratada com a redução fechada, no caso de simples falta de cooperação, ou pode requerer o ajuste dos componentes. Os imobilizadores em abdução são úteis no caso de luxação para ajudar na cicatrização do tecido frouxo e na adesão dos pacientes às precauções de quadril. Uma cirurgia de revisão pode ser necessária nos casos de pacientes que apresentarem mais de três luxações.

Quadro 33.3 Precauções contra a luxação do quadril baseadas na abordagem cirúrgica da artroplastia total do quadril

Abordagem anterior Precauções contra luxação	Abordagem posterior Precauções contra luxação	Precauções globais contra luxação[a]
• Nenhuma extensão do quadril além da neutra • Nenhuma rotação externa do quadril além da neutra	• Nenhuma flexão do quadril além de 90° • Nenhuma adução do quadril além da neutra • Nenhuma rotação interna do quadril extrema • Altura maior da cadeira (encorajada para diminuir a flexão do quadril) • Uso de extensores de alcance manual • Almofada de abdução	• Nenhuma flexão do quadril além de 90° • Nenhuma adução do quadril além da neutra • Nenhuma rotação externa e interna do quadril • Não deitar reto • Não deitar em decúbito ventral • Não cruzar as pernas

[a] Frequentemente recomendadas após a cirurgia que envolve a troca de superfície do quadril.

E. Discrepâncias no comprimento dos membros

Essa complicação é uma das principais razões para os processos após a ATQ. A discrepância no comprimento dos membros pode levar a uma claudicação, causar dor lombar e requerer o uso de dispositivos de auxílio à marcha (bengala). Desse modo, são necessárias plataformas no calçado para compensar as diferenças de comprimento. É recomendado que os cirurgiões façam a medição dos comprimentos dos membros no pré-operatório, considerem as diferenças pré-operatórias (escoliose, etc.), explicitem aos pacientes a possibilidade desse desfecho e façam todas as tentativas cirúrgicas possíveis para evitar discrepâncias que possam ser causadas por frouxidão dos tecidos moles em torno do quadril.

F. Ossificação heterotópica

A ossificação heterotópica (OH) é a formação de osso em lugares impróprios (Fig. 33.3). Os casos graves de OH ocorrem em 5 a 10% das cirurgias de ATQ. Os fatores de risco incluem sexo masculino (a OH é duas vezes mais comum em homens do que em mulheres), ocorrência prévia de OH, idade acima de 65 anos, espondilite anquilosante, trauma craniano e hiperostose esquelética idiopática difusa. O desenvolvimento de OH durante semanas a meses pode ser marcado por dor ou rigidez no quadril, amplitude de movimento diminuída da articulação, febre, edema e dor à palpação. Os estudos diagnósticos podem revelar velocidade de hemossedimentação globular (VHS) elevada, nível elevado de fosfatase alcalina e aumento da captação na cintilografia óssea. A profilaxia de rotina não é indicada para OH, a menos que o paciente tenha os mencionados fatores de risco. As terapias profiláticas incluem AINEs (a indometacina é o agente mais usado)

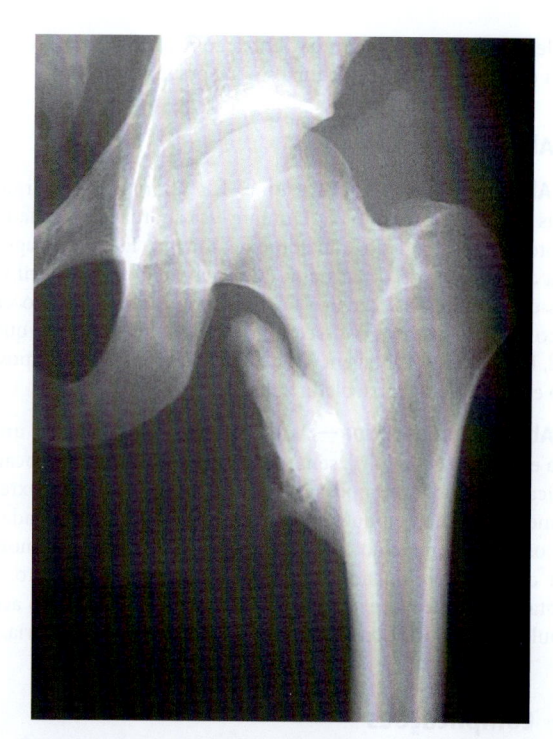

▲ **Figura 33.3** Ossificação heterotópica.

ou a irradiação com feixe externo. Esses tratamentos são mais benéficos quando iniciados nas 24 a 48 horas de pós-operatório.

▶ Reabilitação

A reabilitação pós-operatória é essencial para que os pacientes obtenham ganhos funcionais após a ATQ. Durante a reabilitação, os pacientes devem ser monitorados para o controle adequado da dor. O controle inadequado da dor pode resultar em progresso funcional deficiente ou lento. Os pacientes idosos devem ser monitorados por causa da sedação resultante dos medicamentos para dor. Os medicamentos devem ser dosados de forma que a dor seja controlada de modo adequado, sem causar prejuízo da consciência.

Os cuidados intestinais e vesicais também são importantes para uma reabilitação bem-sucedida. A constipação pós-operatória é comum por causa de medicamentos para dor e mobilidade diminuída. Para evitar o íleo pós-operatório, a mobilização precoce é fundamental. Os pacientes também devem receber manejo intestinal assim que possível no pós-operatório, consistindo de amaciantes fecais, laxantes e enemas, se necessário. Se não houver problemas com retenção urinária, os cateteres devem ser descontinuados na admissão na ala de reabilitação. O manejo da retenção urinária pode requerer avaliação urológica. Várias estratégias, que em geral dependem do cirurgião, são usadas para prevenir as complicações tromboembólicas; estas incluem a heparina de baixo peso molecular e a varfarina. Se a varfarina for administrada, a relação normalizada internacional

(RNI) deve ser mantida entre 2,0 e 3,0. As restrições de carga também variam entre os cirurgiões. Se uma prótese cimentada for usada, o paciente costuma conseguir apoiar o peso conforme tolerado. Entretanto, ao usar uma prótese não cimentada, em geral é recomendada a carga parcial ou com o toque dos dedos do pé, para permitir o crescimento ósseo.

Para prevenir a luxação do quadril, o paciente deve trabalhar com a equipe de terapia para aprender e pôr em prática as precauções (listadas no Quadro 33.3). Os travesseiros de abdução devem ser fornecidos a todos os pacientes de ATQ para auxiliar nas precauções contra a luxação posterior do quadril. A equipe de reabilitação também deve avaliar o paciente para determinar os dispositivos de assistência apropriados, que permitirão aos pacientes cooperar com as recomendações de carga e alcançar ganhos funcionais. A reabilitação hospitalar deve focar as transferências, deambulação, treinamento de escadas e atividades da vida diária (mantendo as precauções do quadril). Além disso, o fortalecimento dos músculos quadríceps e glúteos é essencial.

▶ Prognóstico

De modo geral, o procedimento é bem tolerado, com uma taxa de mortalidade perioperatória de 0,7%. A Suécia, que tem o maior registro de cirurgias desse tipo, demonstrou uma taxa de sobrevida de 10 anos de 91 a 94% em 93 mil implantes, e resultados similares foram relatados em estudos publicados. Uma melhora funcional significativa no Escore de Quadril de Harris (de 51 no pré-operatório para 94 no pós-operatório) é vista em 86% dos pacientes. Os estudos populacionais revelaram que 90% dos pacientes de ATQ estavam satisfeitos com o procedimento e demonstravam melhora funcional. Também foi notado que 90% das próteses estavam funcionando sem dor ou complicações em 10 a 15 anos após a cirurgia.

Birrell F, Lohmander S: Non-steroidal anti-inflammatory drugs after hip replacement. BMJ 2006;333:507.

Conduah A, Lieberman JR: Venous thromboembolic prophylaxis after elective total hip arthroplasty. Clin Orthop Relat Res 2005;441:274–284.

Fransen M, Neal B: Non-steroidal anti-inflammatory drugs for preventing heterotopic bone formation after hip arthroplasty. Cochrane Database Syst Rev 2004;(3):CD001160.

Geerts WH, Pineo GF, Heit JA, et al: Prevention of venous thromboembolism: The Seventh ACCP Conference on Antithrombotic and Thrombolytic Therapy. Chest 2004;126(3 Suppl):338S–400S.

Kelmanovich D, Parks ML, Sinha R, Macaulay W: Surgical approaches to total hip arthroplasty. J South Orthop Assoc 2003;12:90–94.

Kurtz S, Mowat F, Ong K, et al: Prevalence of primary and revision total hip and knee arthroplasty in the United States from 1990 through 2002. J Bone Joint Surg Am 2005;87:1487–1497.

Mancuso CA, Salvati EA: Patients' satisfaction with the process of total hip arthroplasty. J Healthc Qual 2003;25:12–18.

National Institute of Arthritis and Musculoskeletal and Skin Diseases. Hip Replacement. National Library of Medicine. 2013; Available at: http://www.niams.nih.gov/health_info/Hip_Replacement/default.asp. Accessed May 22, 2014.

Parsons IM 4th, Sonnabend DH: What is the role of joint replacement surgery. Baillieres Best Pract Res Clin Rheumatol 2004;18:557–572.

Saleh KJ, Kassim R, Yoon P, Vorlicky LN: Complications of total hip arthroplasty. Am J Orthop (Belle Mead NJ) 2002;31:485.

PRÓTESE DE JOELHO

▶ Considerações gerais

A. Epidemiologia

A artroplastia total de joelho (ATJ) é um dos procedimentos ortopédicos mais comuns nos Estados Unidos, sendo executados mais de 400 mil todos os anos, e é esperado que esse número cresça em até 673% em 2030. A idade média de um paciente submetido à ATJ é de 70 anos. Dois terços desses pacientes são mulheres, e um terço é constituído de indivíduos obesos (definidos como aqueles com índice de massa corporal [IMC] > 30). Quase 90% dos pacientes submetidos à ATJ têm um diagnóstico de osteoartrite. Assim como na ATQ, existem diferenças sociodemográficas na população de pacientes, sendo que os indivíduos não brancos são submetidos à operação com a metade da frequência que os indivíduos brancos.

B. Indicações e contraindicações

As indicações para ATJ estão listadas no Quadro 33.4. As metas da ATJ, similares àquelas da ATQ, são melhorar a dor e restaurar a função. Os candidatos à ATJ têm dor no joelho que não alivia com tratamentos conservadores, como medicamentos, incluindo AINEs e outros analgésicos; fisioterapia; perda de peso; modificação nas atividades; imobilização; e uso de dispositivos de auxílio à marcha. As contraindicações absolutas e relativas para ATJ estão listadas no Quadro 33.5.

▶ Achados clínicos

A. Sinais e sintomas

Os pacientes com frequência relatam história de dor ou rigidez no joelho que piora com as atividades (p. ex., subir degraus,

---

Quadro 33.4 Indicações para artroplastia total de joelho

- Dor no joelho
- Osteoartrite grave
- Artrite inflamatória grave
- Artrite reumatoide juvenil
- Osteonecrose
- Lesão pós-traumática
- Deformidade em valgo ou varo
- Fratura
- Infecção

Quadro 33.5 Contraindicações para artroplastia total de joelho

Contraindicações absolutas	Contraindicações relativas
• Infecção ativa local ou sistêmica • Falta de mecanismo extensor do joelho • Articulação neuropática	• Idade < 40 anos • Paciente não colaborativo • Suprimento vascular deficiente • Alta demanda de atividades • Múltiplas comorbidades

caminhar longas distâncias) e melhora com o repouso. O exame físico do joelho pode revelar dor na linha articular medial ou lateral, marcha antálgica e amplitude de movimento diminuída.

B. Estudos de imagem

A osteoartrite se manifesta com mais frequência no compartimento medial do joelho. Assim, estreitamento do espaço articular medial nas radiografias é um achado consistente com a osteoartrite (Fig. 33.4). Alterações erosivas, esclerose subcondral e cistos ósseos não estão presentes. O joelho reumatoide mostrará estreitamento simétrico do espaço articular, com ou sem erosões ósseas.

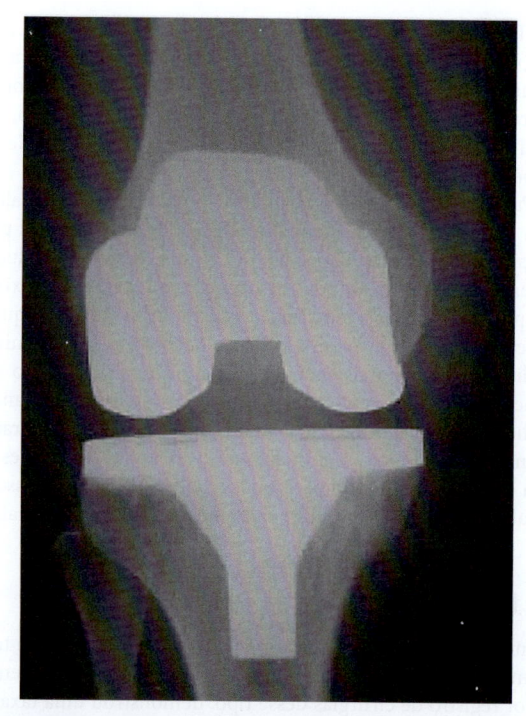

▲ **Figura 33.5** Prótese total do joelho.

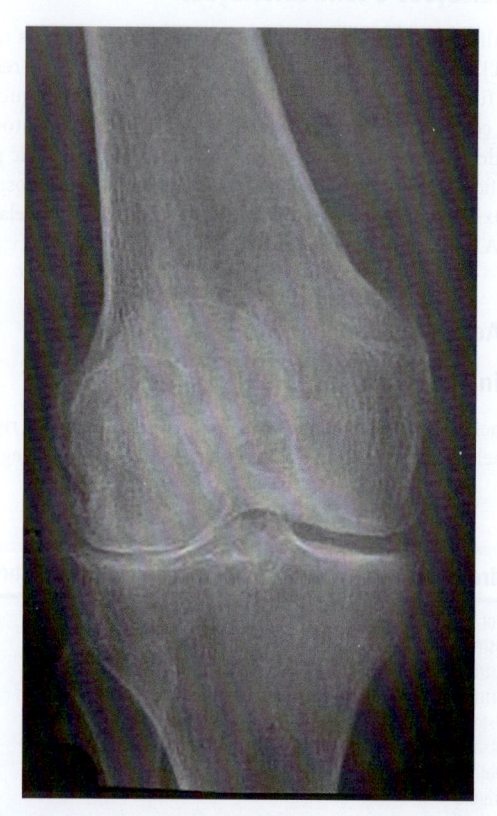

▲ **Figura 33.4** Osteoartrite do joelho.

▶ Tratamento

Os procedimentos de ATJ têm componentes femorais, tibiais e patelares (Fig. 33.5). Eles variam de acordo com a prótese usada e o tipo de fixação. Atualmente, não existe consenso sobre a escolha da prótese, e a decisão depende do cirurgião. A prótese de ATJ pode ser com retenção ou com sacrifício do ligamento cruzado posterior (LCP). As cirurgias com retenção e com sacrifício do LCP oferecem, cada qual, vantagens teóricas que ainda não foram comprovadas em estudos clínicos. A retenção do LCP pode ter a vantagem do aumento na amplitude de movimentos, pelo deslocamento do centro de rotação para posterior durante a flexão do joelho, o que melhora o braço de alavanca do quadríceps. Pode também resultar em melhora da capacidade de subir e descer degraus, redução do estresse sobre o implante e melhora da propriocepção. Em contraste, a com sacrifício do LCP pode corrigir mais fidedignamente a deformidade e tornar mais fácil o equilíbrio do joelho.

Os procedimentos de ATJ também diferem em termos de fixação: cimentados *versus* não cimentados *versus* híbridos (componente femoral não cimentado, componente tibial cimentado). A maioria das ATJs é executada com componentes cimentados, porque os implantes não cimentados têm uma incidência mais alta de afrouxamento e osteólise tibial.

▶ Complicações

Com frequência, as complicações cirúrgicas estão associadas a três fatores principais: o paciente, a cirurgia e os materiais usados

Quadro 33.6 Complicações da artroplastia total de joelho

Fatores do paciente	Fatores cirúrgicos	Fatores do material
• Rigidez do joelho • Infecção • Trombose venosa profunda (TVP) • Cicatrização deficiente • Lesão nervosa • Fratura	• Rigidez do joelho • Infecção • TVP • Anemia • Lesão nervosa • Fratura • Lesão vascular	• Afrouxamento dos implantes • Instabilidade patelar

(Quadro 33.6). A falta de adesão às instruções pós-operatórias e as condições médicas preexistentes respondem pela maioria dos fatores relativos ao paciente que causam complicações. A taxa global de complicações da ATJ é de 8% dentro dos primeiros seis meses depois da cirurgia. Um risco aumentado de complicações tem sido associado a idade acima dos 65 anos, maior número e gravidade de comorbidades médicas e baixos números de procedimentos executados na instituição. As complicações incluem, mas não são limitadas a, rigidez do joelho, infecção, TVP, cicatrização deficiente da ferida, afrouxamento de componentes, fratura periprotética e lesão nervosa.

A. Rigidez do joelho

A incidência de rigidez do joelho pós-ATJ varia de 1,3 até 12%. A rigidez pode ser secundária a falta de cooperação do paciente, alinhamento ou tamanho impróprios do material protético, ressecção óssea inadequada, instabilidade, infecção, OH ou manejo deficiente da dor. Os fatores que aumentam o risco para o desenvolvimento dessa complicação são sexo feminino, cirurgia prévia no joelho, IMC mais alto, diabetes melito, depressão, distúrbios pulmonares e incapacidade. O melhor preditor da rigidez pós-operatória é a amplitude de movimento pré-operatória. O tratamento da rigidez difere entre os cirurgiões e pacientes. As opções incluem a revisão da ATJ e a manipulação fechada ou artroscópica.

B. Infecção

A infecção é uma complicação muito grave, vista em 0,5 a 12% dos pacientes no pós-operatório. Quando os antibióticos profiláticos são usados, ela cai para 1,6%. A artrite reumatoide, o diabetes melito e a cirurgia prévia no joelho aumentam o risco de infecção. Os pacientes de ATJ que desenvolvem infecção pós-operatória do joelho necessitarão de prolongado uso de antibióticos, remoção do material de síntese e reimplante de uma nova prótese no futuro, quando julgado apropriado pelo cirurgião.

C. Trombose venosa profunda

A TVP é uma complicação comum depois da ATJ. Incidências de 40 a 88% têm sido relatadas nos pacientes que não receberam anticoagulantes, em comparação com 1%, naqueles que receberam profilaxia. Não existe consenso sobre o tipo e a duração da terapia de anticoagulação depois da ATJ. Entretanto, os medicamentos (varfarina, heparina, aspirina ou enoxaparina) e os dispositivos de compressão pneumática são com frequência utilizados.

D. Cicatrização deficiente da ferida

Obesidade, artrite reumatoide e diabetes melito colocam o paciente em risco aumentado de problemas na cicatrização da ferida. As complicações superficiais da ferida incluem infecção, eritema e drenagem excessiva. O pronto reconhecimento e tratamento são necessários para prevenir a progressão para uma infecção profunda e a possível perda do implante. No caso de cirurgias múltiplas, a consultoria de um cirurgião plástico pode ser necessária para o auxílio no fechamento da ferida.

E. Fratura periprotética

Embora seja mais frequente na patela, essa complicação também pode afetar o fêmur, na região supracondílea, ou a tíbia. A artrite reumatoide, a osteopenia e a flexão deficiente do joelho aumentam o risco de fratura periprotética. A taxa de fratura patelar periprotética é de 0,68%, e as opções de tratamento variam desde as conservadoras até as cirúrgicas, dependendo da gravidade. De modo similar, o tratamento das fraturas do fêmur e da tíbia depende da gravidade da fratura e da condição do implante.

F. Lesão nervosa

A incidência de lesão nervosa após a ATJ é de 0,9 a 1,3%. O nervo fibular é o ferido com mais frequência; contudo, também foram relatados casos de lesão do plexo braquial, do plexo sacral e do ciático. A contratura em flexão, a deformidade em valgo, o maior tempo de garrote, o hematoma pós-operatório, a compressão externa da perna, a anestesia epidural e a história de compressão nervosa são fatores de risco mais alto para lesão do nervo fibular.

▶ Reabilitação

A reabilitação deve começar antes da cirurgia, com a informação sobre o processo cirúrgico e os desfechos esperados. No primeiro dia pós-operatório, a reabilitação deve consistir em exercícios no leito, como as compressões no membro, e início do treinamento para transferência. A progressão para amplitude de movimento ativa e ativo-assistida e o fortalecimento do quadríceps podem começar no segundo dia. A deambulação com um dispositivo de auxílio menos restritivo pode começar também no segundo dia. O uso da máquina de movimento passivo contínuo (MPC), em geral, depende do cirurgião. Se uma máquina de MPC for usada, o movimento de amplitude pode começar no primeiro dia pós-operatório em extensão completa (0°) e 30° de flexão, e devem ser avançados 5 a 10° por dia até que 90° de flexão sejam alcançados, em cerca de seis semanas de pós-operatório. O progresso da reabilitação depende da tolerância do paciente, mas determinados marcos devem ser avançados tão depressa quanto possível, incluindo exercícios de fortalecimento avançado, como extensões da perna e flexões do joelho; deambulação em superfícies desiguais e degraus; e independência nas atividades da vida diária, como fazer a higiene corporal e vestir-se.

Vários outros fatores devem ser considerados durante o processo de reabilitação. A analgesia adequada deve ser provida e costuma ser realizada com uma combinação de opioides de curta e longa duração. Uma variedade de estratégias é usada para prevenir as complicações tromboembólicas; tais escolhas, em geral, partem do cirurgião e incluem a heparina de baixo peso molecular e a varfarina. Se a varfarina for administrada, a RNI deve ser mantida entre 2,0 e 3,0. As restrições de carga também variam de cirurgião para cirurgião. Se uma prótese cimentada for usada, é possível que o paciente possa apoiar o peso conforme tolerado. Entretanto, ao usar uma prótese não cimentada, em geral apenas a carga parcial ou com o toque dos dedos do pé no chão é recomendada para permitir o crescimento ósseo.

▶ Prognóstico

A ATJ é um procedimento bem tolerado, com mortalidade perioperatória de 0,6%. Vários estudos mostraram taxas de sobrevida do implante de joelho acima de 90%, em 10 anos, e de 85 a 95%, em 15 anos. A maioria dos pacientes (85%) indica satisfação com os resultados da cirurgia.

Bellemans J, Vandenneucker H, Vanlauwe J: Total knee replacement. Curr Orthop 2005;19:446–452.

Blom AW, Brown J, Taylor AH, et al: Infection after total knee arthroplasty Bone Joint Surg Br 2004;86:688–691.

Cheung A, Goh SK, Tang A, Keng TB: Complications of total knee arthroplasty. Curr Orthop 2008;22:274–283.

Feeley BT, Gallo RA, Sherman S, Williams RJ: Management of osteoarthritis of the knee in the active patient J Am Acad Orthop Surg 2010;18:406–416.

Fisher DA, Dierckman B, Watts MR, Davis K: Looks good but feels bad: Factors that contribute to poor results after total knee arthroplasty. J Arthroplasty 2007;22:39–42.

Holt HL, Katz JN, Reichmann WM, et al: Forecasting the burden of advanced knee osteoarthritis over a 10-year period in a cohort of 60-64 year-old US adults. Osteoarthritis Cartilage 2011;19:44–50.

Ibrahim SA, Stone RA, Han X, et al: Racial/ethnic differences in surgical outcomes in veterans following knee or hip arthroplasty. Arthritis Rheum 2005;52:3143.

Januel JM, Chen G, Ruffieux C, et al: Symptomatic in-hospital deep vein thrombosis and pulmonary embolism following hip and knee arthroplasty among patients receiving recommended prophylaxis: A systematic review. JAMA 2012;307:294.

Kane RL, Saleh KJ, Wilt TJ, et al: Total knee replacement. AHRQ Pub No 04-E006-2. Agency for Healthcare Research and Quality, 2003.

Katz JN, Barrett J, Mahomed NN, et al: Association between hospital and surgeon procedure volume and the outcomes of total knee replacement. J Bone Joint Surg Am 2004;86:1909–1916.

Levine B; Liporace F: Knee reconstruction and replacement. In Cannada L (Ed): *Orthopaedic Knowledge Update 11.* AAOS, 2014.

Peat G, McCarney R, Croft P: Knee pain and osteoarthritis in older adults: A review of community burden and current use of primary health care. Ann Rheum Dis 2001;60:91–97.

Schinsky MF, Macaulay W, Parks ML, et al: Nerve injury after primary total knee arthroplasty. J Arthroplasty 2001;16:1048.

Wise BL, Niu J, Yang M, et al: Patterns of compartment involvement in tibiofemoral osteoarthritis in men and women and in whites and African Americans. Arthritis Care Res (Hoboken) 2012;64:847–852.

PRÓTESE DO OMBRO

▶ Considerações gerais

A. Epidemiologia

O ombro é a terceira articulação mais submetida à artroplastia. Inicialmente desenvolvido para tratar as fraturas umerais, o tratamento com prótese foi ampliado, passando a incluir a osteoartrite grave, que no momento é a principal indicação para artroplastia de ombro.

Embora bem menos artroplastias de ombro sejam feitas em comparação com a ATQ ou ATJ, o número de procedimentos aumentou 10 vezes nos últimos 25 anos. Cerca de 30 mil artroplastias de ombro são executadas nos Estados Unidos a cada ano; metade dos procedimentos é total, e metade é hemiartroplastia. De todos os pacientes submetidos às artroplastias, aqueles com substituição de ombro têm a idade média total mais baixa.

B. Indicações e contraindicações

Em geral, a artroplastia de ombro é indicada para pacientes com dor intensa no ombro ou perda de função que não respondem aos tratamentos não operatórios. As indicações e contraindicações adicionais para a artroplastia de ombro estão listadas nos Quadros 33.7 e 33.8.

▶ Achados clínicos

O paciente com osteoartrite de ombro pode se queixar de dor profunda que piora com as atividades e melhora com repouso e à noite. À medida que a doença progride, aparece a rigidez do ombro e diminuem as habilidades funcionais. O exame pode revelar diminuição da amplitude de movimento ativa e passiva, crepitação e dor na linha articular à palpação. Nas imagens, o ombro osteoartrítico pode mostrar osteófitos, esclerose subcondral, achatamento da cabeça umeral, cistos subcondrais e estreitamento do espaço articular (Fig. 33.6). Em contraste, os pacientes com artrite reumatoide apresentam a condição em

---

Quadro 33.7 Indicações para artroplastia do ombro

- Artrite glenoumeral grave
- Artrite reumatoide grave
- Artrite pós-traumática
- Artropatia da luxação
- Espondilite anquilosante
- Fraturas do úmero proximal
- Artropatia do manguito rotador (controverso)

PRÓTESE TOTAL CAPÍTULO 33 555

Quadro 33.8 Contraindicações para artroplastia de ombro

- Infecção ativa (contraindicação absoluta)
- Articulação neuropática
- Paralisia completa dos músculos deltoide ou do manguito rotador
- Plexopatia braquial grave
- Instabilidade intratável do ombro
- Candidatos cirúrgicos ruins (devido à condição clínica)

uma idade mais jovem e com mais destruição articular. Esses pacientes podem se queixar de rigidez matinal e inflamação. O exame pode revelar eritema, calor, crepitação, derrames articulares e amplitude de movimento diminuída. Em geral, as radiografias do ombro reumatoide mostram erosões articulares.

▶ Tratamento

Em pacientes que necessitam da substituição do ombro, o tratamento varia desde a hemiartroplastia, passando pela artroplastia total até a artroplastia total reversa do ombro. Em uma hemiartroplastia do ombro, a cabeça umeral é substituída por uma prótese, sem reposição da glenoide. Na artroplastia total de ombro (ATO), uma prótese é usada para substituir a cabeça umeral, e um soquete de plástico substitui a cavidade glenoumeral (Fig. 33.7). Entretanto, em uma ATO reversa, a bola de metal é "invertida" e fixada à glenoide, em vez de ao úmero. O soquete é, então, adicionado ao úmero. Este desloca o centro de rotação do ombro medialmente, alongando o deltoide e permitindo que ele forneça o movimento sobre a cabeça na ausência da musculatura do manguito rotador.

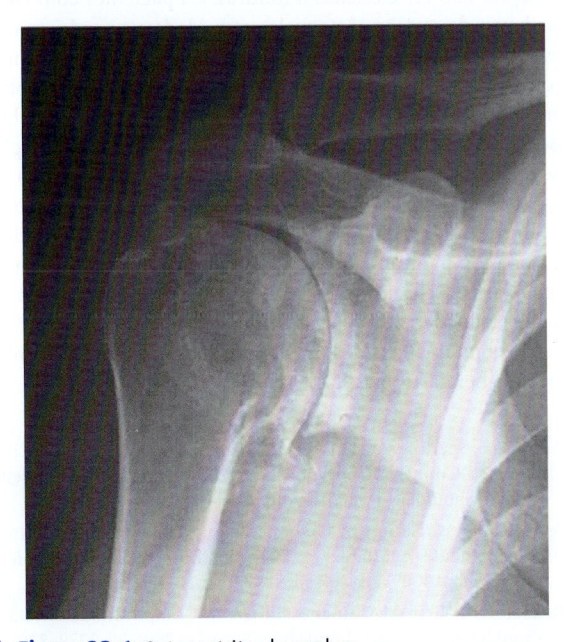

▲ **Figura 33.6** Osteoartrite do ombro.

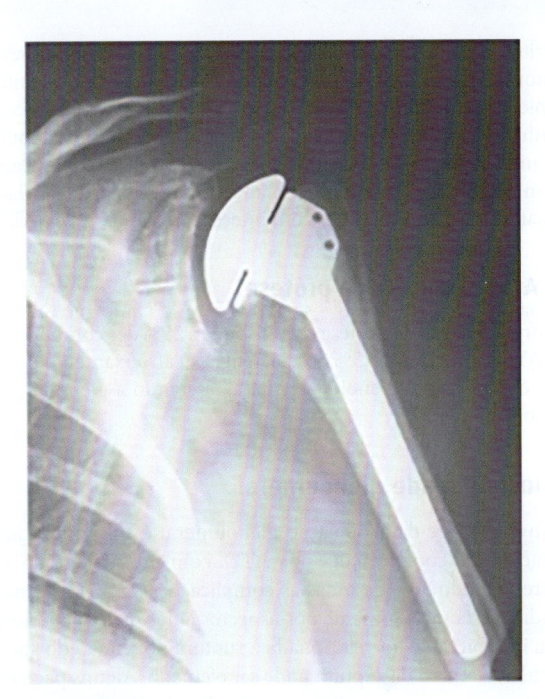

▲ **Figura 33.7** Prótese total do ombro.

As taxas de sobrevida relatadas das próteses depois da ATO são mais baixas em pacientes com menos de 50 anos de idade. Por conseguinte, a ATO, em geral, é considerada apenas em pacientes acima os 50 anos. Naqueles abaixo dos 50 anos de idade com artrite glenoumeral, a hemiartroplastia costuma ser recomendada. A hemiartroplastia também é bastante indicada em casos de estoque ósseo inadequado da glenoide, nas rupturas irreparáveis do manguito rotador com deslocamento superior fixo da cabeça umeral e nas fraturas do úmero proximal em pacientes idosos. As ATOs são geralmente preferidas à hemiartroplastia para o tratamento da osteoartrite glenoumeral.

Os pacientes com artropatia do manguito rotador, com artrite glenoumeral grave ou com cirurgia prévia sem sucesso podem se beneficiar de uma ATO reversa. Essa prótese fornece um fulcro fixo para a articulação do ombro, permitindo que o braço seja levantado sobre a cabeça até mesmo se os músculos do manguito rotador estiverem ausentes.

▶ Complicações

O cirurgião ortopedista executa apenas duas ATOs por ano. Logo, menores taxas de complicação são vistas com cirurgiões e hospitais que tenham volumes mais altos de procedimentos. As complicações incluem, mas não se limitam a, infecção, afrouxamento, instabilidade glenoumeral, fratura periprotética, ruptura do manguito rotador, disfunção do músculo deltoide e lesões de nervos.

A. Infecção

A prevalência global de infecção pós-ATO é de 0,7%. Um risco aumentado de infecção é visto em pacientes com diabetes melito, artrite reumatoide, lúpus eritematoso sistêmico, cirurgia prévia, história de quimioterapia, terapia com corticosteroides sistêmicos e injeções repetidas de esteroides intra-articulares. A dor acompanhada de aumento na velocidade de sedimentação globular, no nível de proteína C-reativa e leucocitose pode ser indicativa de infecção. As estratégias de tratamento são similares àquelas já discutidas para os pacientes com infecção pós-ATQ e pós-ATJ.

B. Afrouxamento da prótese

O afrouxamento da prótese corresponde a 39% das complicações na ATO e ocorre em 6,3% dos pacientes. O afrouxamento ocorre nos componentes glenoide e umeral, afetando a glenoide com maior frequência.

C. Instabilidade glenoumeral

A instabilidade da articulação glenoumeral é a segunda causa principal de complicações pós-ATO, com prevalência de 4%, representando 30% de todas as complicações da ATO. A instabilidade está mais presente nos aspectos anteriores e superiores. Se a instabilidade for relacionada à ruptura do tendão do subescapular, o reparo da ruptura pode ser efetuado. Alguns pacientes podem requerer a enxertia com o tendão de Aquiles para estabilizar o ombro.

D. Fratura periprotética

A fratura periprotética tem prevalência de 1,5 a 3% após a ATO e é mais vista nos pacientes portadores de artrite reumatoide, com ossos frágeis e osteopênicos. A maioria das fraturas ocorre intraoperatoriamente como resultado de erro técnico e pode envolver a glenoide ou o úmero proximal. As fraturas pós-operatórias podem ser tratadas de forma conservadora ou com redução aberta e cirurgia de fixação interna.

E. Ruptura do manguito rotador

A ruptura do manguito rotador é a quarta principal complicação após a ATO, com prevalência de 1,3%. A maioria desses eventos resulta de rupturas do tendão subescapular. As rupturas do subescapular estão associadas a operações múltiplas, terapia pós-operatória muito agressiva envolvendo a rotação externa e comprometimento do tendão por causa das técnicas de alongamento.

F. Disfunção do músculo deltoide

Essa complicação com frequência ocorre devido a uma lesão do nervo axilar ou à desinserção do músculo deltoide. Os pacientes com problemas envolvendo o músculo deltoide têm perda grave da função do ombro.

G. Lesões nervosas

Essas lesões envolvem mais o nervo axilar, mas o plexo braquial também pode ficar comprometido após a ATO.

▶ Reabilitação

A reabilitação deve começar antes da cirurgia, com a informação sobre o processo cirúrgico e os desfechos esperados. A reabilitação pós-operatória varia com base nas preferências do cirurgião e na abordagem cirúrgica utilizada. A utilização e colocação adequadas da tipoia do ombro devem ser revisadas com o paciente. O braço é posicionado em adução, rotação interna e leve flexão. Nos primeiros dias depois da cirurgia, aplica-se gelo para reduzir a dor e o edema. O calor pode também ser aplicado antes de exercícios, para promover o relaxamento muscular do ombro.

Em geral, no primeiro dia após a cirurgia, iniciam-se os movimentos de amplitude ativa dos dedos, do punho e dos cotovelos. Os exercícios de Codman, em que a extremidade envolvida fica livre e é movida de uma forma pendular pela amplitude de movimento sem contração dos músculos do ombro, pode começar logo no primeiro dia pós-operatório. O uso de uma máquina de MPC é controverso e com frequência depende da preferência do cirurgião. Se uma máquina de MPC for usada, a amplitude de movimento deve avançar 5 a 10° por dia até que sejam alcançados 60° de rotação externa e 140° de flexão. A reabilitação progride com base na tolerância do paciente, incluindo o fortalecimento escapular, a amplitude ativa de movimento do ombro e o fortalecimento do manguito rotador.

▶ Prognóstico

O alívio da dor no ombro é alcançado em 90 a 95% dos pacientes submetidos à artroplastia de ombro. A mortalidade perioperatória é baixa, ficando em 0,005%. A taxa de complicações de curto prazo é mais alta em pacientes submetidos a artroplastia total ou hemiartroplastia para fratura, se comparados com as indicações não relacionadas a fraturas. Os pacientes com risco mais baixo de revisão são aqueles com idade avançada, os que tiveram uma fratura prévia ou os que têm artrite reumatoide, os quais estão associados a demandas funcionais baixas sobre a prótese. Os fatores pré-operatórios relacionados a desfechos pós-operatórios piores depois da ATO incluem erosão da glenoide, subluxação da cabeça umeral e perda pré-operatória da amplitude de movimento. Os pacientes com ATO têm escores melhores de dor, mobilidade e atividade no seguimento de dois anos em comparação com os pacientes submetidos a hemiartroplastia. Um ensaio multicêntrico demonstrou uma taxa de 94% de resultados bons ou excelentes depois da ATO, em comparação com uma taxa de 86% de resultados bons ou excelentes depois da hemiartroplastia.

Adams JE, Sperling JW, Hoskin TL, et al: Shoulder arthroplasty in Olmsted County, Minnesota, 1976–2000: A population-based study. J Shoulder Elbow Surg 2006;15:50–55.

American Association of Orthopedic Surgeons. Shoulder joint replacement. Available at: http://orthoinfo.aaos.org/topic.cfm?topic=A00094. Accessed November 11, 2013.

Bohsali KI, Wirth MA, Rockwood CA Jr: Complications of total shoulder arthroplasty. J Bone Joint Surg Am 2006;88: 2279–2292.

Deshmukh AV, Koris M, Zurakowski D, Thornhill TS: Total shoulder arthroplasty: Long term survivorship, functional outcome, and quality of life. J Shoulder Elbow Surg 2005;14:471–479.

Edwards TB, Kadakia NR, Boulahia A, et al: A comparison of hemiarthroplasty and total shoulder arthroplasty in the treatment of primary glenohumeral osteoarthritis: Results of a multicenter study. J Shoulder Elbow Surg 2003;12:207–213.

Farng E, Zingmond D, Krenek L, Soohoo NF: Factors predicting complication rates after primary shoulder arthroplasty. J Shoulder Elbow Surg 2011;20:557–563.

Foruria AM, Antuña S, Rodríguez-Merchán EC: Shoulder hemiarthroplasty: Review of basic concepts. Revista Española de Cirugía Ortopédica y Traumatología (English Edition) 2008;52:392–402.

Iannotti JP, Norris TR: Influence of preoperative factors on outcome of shoulder arthroplasty for glenohumeral osteoarthritis. J Bone Joint Surg Am 2003;85:251–258.

Jain N, Pietrobon R, Hocker S, et al: The relationship between surgeon and hospital volume and outcomes for shoulder arthroplasty. J Bone Joint Surg Am 2004;86:496–505.

Kontakis G, Koutras C, Tosounidis T, Giannoudis P: Early management of proximal humeral fractures with hemiarthroplasty: A systematic review J Bone Joint Surg Br 2008;90:1407–1413.

Kontakis G, Tosounidis T, Galanakis I, Megas P: Prosthetic replacement for proximal humeral fractures injury. Injury 2008;39:1345–1358.

Lo IKY, Litchfield RB, Griffin S, et al: Quality-of-life outcome following hemiarthroplasty or total shoulder arthroplasty in patients with osteoarthritis: A prospective, randomized trial. J Bone Joint Surg Am 2005;87:2178–2185.

Pearl ML, Romeo AA, Wirth MA, et al: Decision making in contemporary shoulder arthroplasty. Instr Course Lect 2005;54:69–85.

Ricchetti ET, Williams GR Jr:. Total shoulder arthroplasty—Indications, technique, and results. Operative Techniques Orthop 2011;21:28–38.

Sperling JW, Cofield RH, Rowland CM: Minimum fifteen-year follow-up of Neer hemiarthroplasty and total shoulder arthroplasty in patients aged fifty years or younger. J Shoulder Elbow Surg 2004;13:604–613.

White CB, Sperling JW, Cofield RH, Rowland CM: Ninety-day mortality after shoulder arthroplasty. J Arthroplasty 2003;18:886–888.

Wirth MA, Lippitt SB (Eds): Glenohumeral arthritis and its management. In: *The Shoulder*, 3rd ed. WB Saunders, 2004:879–1008.

PRÓTESE DE PUNHO

Considerações gerais

Muitos fatores devem ser considerados antes de se optar por uma artroplastia total de punho (ATP). Estes incluem a idade do paciente, o processo patológico específico, as demandas funcionais e ocupacionais e a tolerância às possíveis complicações. A ATP tem sido considerada um procedimento de salvação para pacientes com artrite reumatoide. O procedimento deve ser considerado como uma opção de tratamento, cuja meta é alterar a progressão da doença e melhorar os desfechos funcionais. Não há dados consistentes descrevendo a incidência anual de ATP nos Estados Unidos. As contraindicações absolutas e relativas para a ATP estão listadas no Quadro 33.9.

Quadro 33.9 Contraindicações para artroplastia total de punho

Contraindicações absolutas	Contraindicações relativas
• Infecção ativa • Paciente não cooperativo • Paciente pouco disposto a aceitar potencial artrodese • Presença de mão não funcional devido a doença neurológica • Ruptura dos extensores radiais do punho	• Imunossupressão • Rupturas múltiplas do extensor comum dos dedos • Uso de dispositivo de auxílio à marcha na mão afetada • Estoque ósseo deficiente • Doença inflamatória ativa • Lúpus eritematoso sistêmico com frouxidão ligamentar • Insuficiência vascular • Idade mais jovem • Trabalho manual pesado

Achados clínicos

A indicação mais comum para a ATP nos Estados Unidos é a artrite reumatoide (Fig. 33.8). Outras indicações incluem a osteoartrite avançada e a artrite pós-traumática do punho. O sucesso do procedimento depende de um bom estoque ósseo e do equilíbrio adequado de tecidos moles. As metas ocupacionais e de lazer do paciente também devem ser consideradas. Dependendo do dispositivo protético, várias restrições podem ser impostas ao

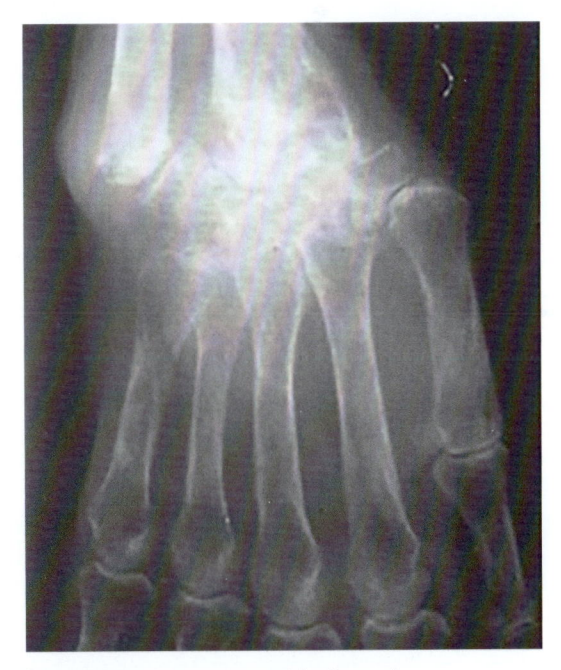

▲ **Figura 33.8** Artrite reumatoide do punho.

paciente, incluindo as limitações no transporte de peso e a evitação das atividades que aumentam o risco de quedas.

Tratamento

O tratamento cirúrgico tradicional da artrite grave de punho tem variado desde a remoção dos ossos do carpo (carpectomia) até as fusões carpais parciais ou as fusões totais de punho (artrodese). A artrodese total do punho prejudica o movimento no punho, mas permite o controle da dor. Em uma tentativa de preservar a amplitude de movimento no punho, foram desenvolvidos e testados diferentes desenhos para os sistemas de artroplastia total de punho desde o começo dos anos de 1970, com resultados variados. A Figura 33.9 mostra um exemplo. Uma revisão sistemática de 2008 comparou a artrodese à artroplastia; os achados estão resumidos na Tabela 33.1.

Complicações

As complicações mais comuns após a ATP são infecção e desequilíbrio de tecidos moles. Após a cirurgia, o paciente pode não conseguir mover o punho para uma posição neutra. A luxação pode ocorrer logo após a substituição articular ou meses a anos mais tarde. A luxação que ocorre em período precoce (dentro de quatro semanas) em geral é causada pela proteção inadequada de tecidos moles. A luxação em médio prazo (em quatro semanas ou mais) e a tardia (que ocorre meses a anos mais tarde) ocorrem quando a progressão da doença causa o afrouxamento dos componentes. As complicações a longo prazo incluem a falha do implante e seu afrouxamento.

Tabela 33.1 Comparação dos desfechos em pacientes submetidos a artrodese do punho *versus* artroplastia

Desfechos pós-cirúrgicos	Artrodese (%)	Artroplastia (%)
Dor ausente ou leve	98	90
Complicações	17	30
Revisões ou reoperação	15	21
Satisfação do paciente	93	91

Baseada em dados de Cavaliere CM, Chung KC: A systematic review of total wrist arthroplasty compared with total wrist arthrodesis for rheumatoid arthritis. Plastic Reconstructive Surg 2008;122:813-825.

Reabilitação

A reabilitação após a ATP varia bastante com base nos fatores cirúrgicos, no nível prévio de função do paciente e no implante específico escolhido. No início, o punho é imobilizado na posição que fornece a maior estabilidade para o implante. O período de imobilização pode durar de alguns dias até algumas semanas, de acordo com a estabilidade intraoperatória alcançada. Durante o período de imobilização, o foco primário da reabilitação deve ser o controle da dor, o cuidado com a ferida e a manutenção da amplitude de movimento do cotovelo e dos dedos. A mobilização do punho varia de acordo com os diferentes implantes, mas em geral começa com flexão e extensão e avança para incluir o desvio radial e ulnar e, por fim, a pronação e a supinação. A reabilitação progride de modo a incluir o fortalecimento dos flexores e extensores do punho e o uso funcional do punho para realizar as atividades da vida diária. É importante estar sempre ciente das limitações do implante ao longo do processo de reabilitação. O afrouxamento precoce e a falha do implante ocorrerão ao serem excedidas as restrições de carga.

Prognóstico

O índice de satisfação do paciente com a artrodese e a artroplastia total de punho permanece acima de 90%. A taxa de complicações e a necessidade de intervenção cirúrgica adicional são mais altas em pacientes submetidos à artroplastia. Apesar da notável melhora da amplitude de movimentos, apenas 3 de 14 estudos pesquisados em uma revisão recente demonstraram amplitude funcional de movimentos com a ATP.

Adams BD: Complications of wrist arthroplasty. Hand Clin 2010;26:213-220.

Berger R, Weiss AP: *Hand Surgery*. Lippincott Williams & Wilkins, 2003:1339-1394.

Cavaliere CM, Chung KC: A systematic review of total wrist arthroplasty compared with total wrist arthrodesis for rheumatoid arthritis. Plastic Reconstr Surg 2008;122:813-825.

Gupta A: Total wrist arthroplasty: A review paper. Am J Orthop 2008;37:12-16.

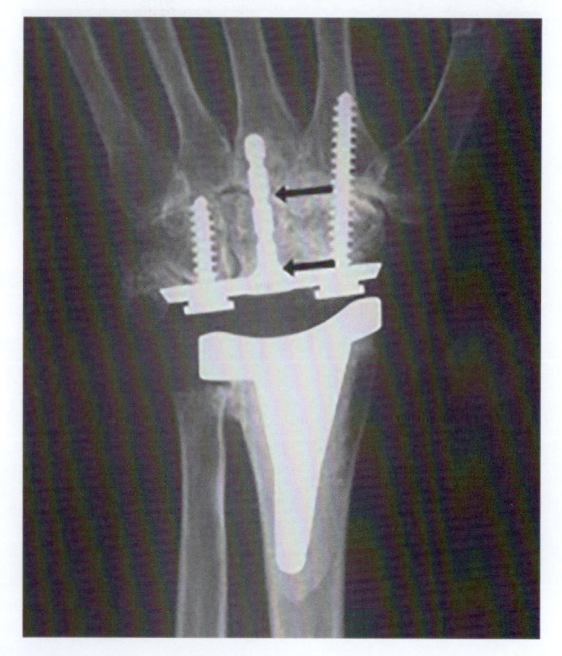

▲ **Figura 33.9** Artroplastia de punho.

Trieb K: Treatment of the wrist in rheumatoid arthritis. J Hand Surg Am 2008;33:113–123.

Ward CM, Kuhl T, Adams BD: Five to ten-year outcomes of the universal total wrist arthroplasty in patients with rheumatoid arthritis. J Bone Joint Surg Am 2011;93:914–919.

PRÓTESE DE TORNOZELO

▶ Considerações gerais

A artroplastia total de tornozelo (ATT) é recomendada para pacientes com dor crônica de tornozelo associada a um número limitado de condições (ver a seguir) que não respondem aos tratamentos conservadores. Em comparação com a artrodese (fixação cirúrgica da articulação), a ATT tem o benefício de manter o movimento do pé e do tornozelo, com melhorias similares no alívio da dor. A preservação do movimento do tornozelo fornece um padrão quase normal de marcha, em contraste com a artrodese, na qual a perda da amplitude de movimento do tornozelo pode levar a uma marcha alterada. Não há dados confiáveis em relação ao número de procedimentos de ATT executados todos os anos nos Estados Unidos.

As indicações para a ATT estão listadas no Quadro 33.10. O candidato ideal para a ATT é um adulto sem problemas de mobilidade, com idade média a mais avançada, com um IMC normal ou baixo e nenhum sinal de comprometimento neurovascular. Esses critérios são muito mais restritivos quando comparados aos da artrodese de tornozelo, que pode ser executada em pacientes com deformidades, paralisia, neuropatia ou necrose avascular do tálus, em qualquer idade e com qualquer tipo corporal. As contraindicações absolutas e relativas para a ATT são listadas no Quadro 33.11.

▶ Achados clínicos

A. Sinais e sintomas

Os pacientes podem apresentar história de trauma anterior ao início da dor no tornozelo e, em geral, relatam rigidez, dor e edema no tornozelo. Pode haver história de esporões ósseos ou outra deformidade na articulação, além de tolerância menor à ortostase e à marcha.

B. Estudos de imagem

As radiografias podem revelar estreitamento assimétrico do espaço articular, osteófitos e esclerose do osso subcondral (Fig. 33.10).

Quadro 33.10 Indicações para artroplastia total de tornozelo

- Osteoartrite terminal
- Artrite inflamatória grave
- Artrite pós-traumática (indicação mais comum)

Quadro 33.11 Contraindicações para artroplastia total de tornozelo

Contraindicações absolutas	Contraindicações relativas
• Infecção ativa • Artropatia de Charcot • Pé insensível • Necrose avascular do tálus • Musculatura da perna inadequada • Deformidades do membro inferior • Mal posicionamento tibiotalar grave	• Idade mais jovem • Índice de massa corporal (IMC) alto • Diabetes melito • Tabagismo • Demandas pesadas no trabalho • Osteopenia

▶ Tratamento

Cerca de 20 próteses diferentes de ATT estão disponíveis no mundo (Fig. 33.11). A primeira geração dos dispositivos tinha um desenho de dois componentes (componente tibial, componente talar) e uma alta taxa de falhas. Isso levou os cirurgiões a recomendarem a artrodese em detrimento da ATT em pacientes que preenchiam os critérios para esses procedimentos. A alta taxa de falha era atribuída à incapacidade de acomodar as forças biomecânicas na articulação do tornozelo. Entretanto, o mais novo desenho, com três componentes, inclui uma interface adicional intermediária de carga meniscal entre os componentes tibial e talar. Isso ajuda a absorver as forças na tíbia e na fíbula e as distribui para o tálus. O desenho de três componentes é o padrão-ouro para a ATT na Europa nos dias atuais e provavelmente o

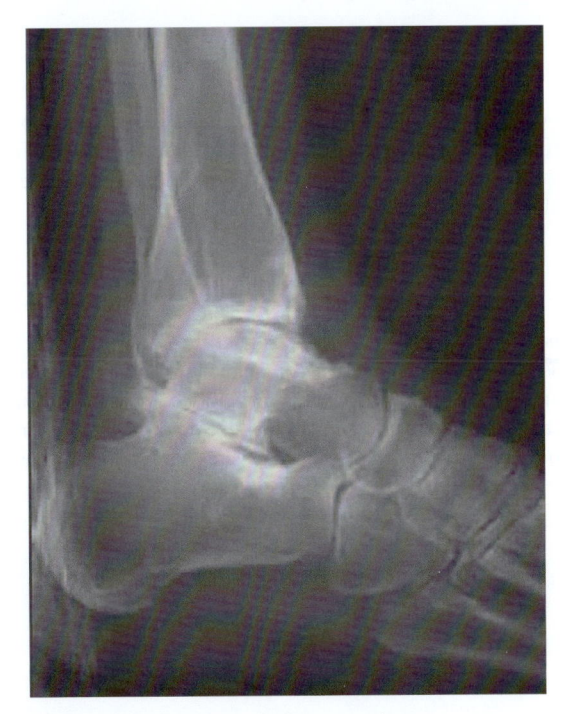

▲ **Figura 33.10** Osteoartrite do tornozelo.

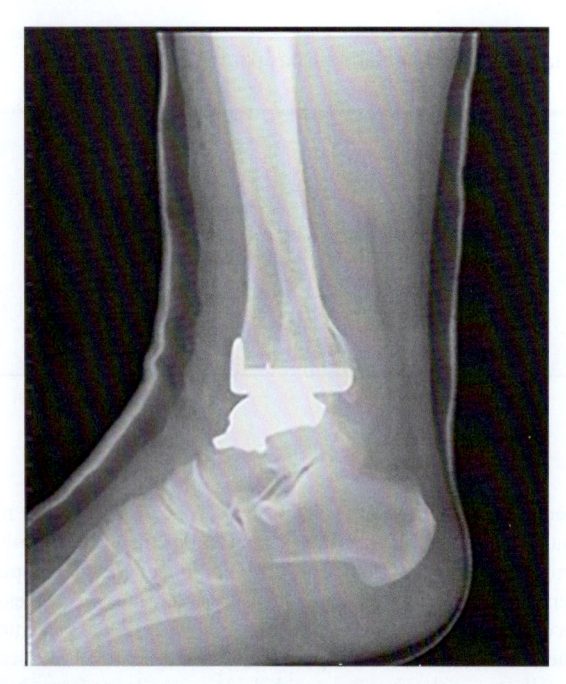

Figura 33.11 Artroplastia total de tornozelo.

será nos Estados Unidos. Na maioria dos procedimentos de ATT, o implante é colocado sem cimento. A ATT tem uma vantagem significativa sobre a artrodese, ou seja, a artrodese está associada a uma incidência alta de pseudoartrose (10-20%) apesar da imobilização gessada prolongada para alcançar a fusão.

▶ Complicações

As complicações mais comuns da cirurgia de substituição do tornozelo incluem infecção, cicatrização alterada da ferida, dor residual, afrouxamento de componentes, fratura de estresse do maléolo medial e fratura periprotética.

▶ Reabilitação

Nas primeiras 4 a 6 semanas após a ATT, o paciente utiliza um gessado ou bota para marcha com apoio limitado ou sem apoio. Durante as primeiras semanas, a reabilitação foca a manutenção da amplitude de movimento do joelho e do quadril e a orientação sobre o uso adequado dos dispositivos de auxílio à marcha (muletas, andador). Quando o gessado for removido ou quando o cirurgião liberar a remoção da bota para marcha, o foco é deslocado para a amplitude de movimento ativo do tornozelo. Em geral, o paciente pode progredir para o apoio de peso que puder tolerar por volta de 4 a 6 semanas. Nesse momento, é iniciado o treinamento de marcha. Conforme a reabilitação avança, é dada ênfase para a melhora do equilíbrio e da propriocepção do tornozelo afetado.

▶ Prognóstico

Os desfechos da ATT foram relatados como excelentes ou bons em 82% dos pacientes que receberam um dispositivo de tornozelo de geração mais nova em comparação com 72% dos submetidos à fusão. A metanálise dos dispositivos de rolagem meniscal mostrou melhor amplitude de movimento do tornozelo, taxa de sobrevida da prótese de 90,6% aos cinco anos e taxa de complicações que varia de 1,6 a 14,7% entre os pacientes submetidos à ATT com esses dispositivos.

Abidi NA, Gruen GS, Conti S: Ankle arthrodesis. Indications and techniques. J Am Acad Orthop Surg, 2000;8:200–209.

Besse JL, Colombier JA, Asencio J, et al: Total ankle arthroplasty in France. Orthop Traumatol Surg Res 2010;96:291–303.

Bestic JM, Peterson JJ, DeOrio JK, et al: Postoperative evaluation of the total ankle arthroplasty. AJR Am J Roentgenol 2008;190:1112–1123.

Gougoulias NE, Khanna A, Maffulli N: History and evolution in total ankle arthroplasty. Br Med Bull. 2009;89:111–151.

Gougoulias N, Khanna A, Maffulli N: How successful are current ankle replacements? A systematic review of the literature. Clin Orthop Relat Res 2010;468:199–208.

Haddad SL, Coetzee JC, Estok R, et al: Intermediate and long-term outcomes of total ankle arthroplasty and ankle arthrodesis. A systemic review of the literature. J Bone Joint Surg Am 2007;89:1899–1905.

Jackson MP, Singh D: Total ankle replacement. Curr Orthop 2003;17:292–298.

Komistek RD, Stiehl JB, Buechel FF, Northcut EJ: A determination of ankle kinematics using fluoroscopy. Foot Ankle Int 2000;21:278–284.

Stengel D, Bauwens K, Ekkernkamp A, Cramer J: Efficacy of total ankle replacement with meniscal-bearing devices: A systematic review and meta-analysis. Arch Orthop Trauma Surg 2005;125:109–119.

Thomas RH, Daniels TR: Ankle arthritis. Current concepts review. J Bone Joint Surg Am 2003;85:923–936.

Medicina do trabalho

34

Evelyn Balogun, MD

LESÕES NO LOCAL DE TRABALHO

Como sociedade, colocamos grande significado no valor do trabalho e da produtividade. Esse sistema de valor reflete-se na quantidade de tempo que o adulto comum passa no local de trabalho. De modo similar, a expectativa de segurança no local de trabalho é reconhecida como um bom modelo de negócios. Uma mão de obra saudável diminui a taxa de rotatividade de empregados e os custos relacionados a treinamento e contratação. Os trabalhadores saudáveis também minimizam os custos gerados pelo absenteísmo no trabalho e pela perda de produtividade. Muitos trabalhadores são capazes de sustentar seu nível de produtividade sem interrupção, mas, como quaisquer situações de perturbação do sistema podem se desenvolver, o resultado é a lesão e o prejuízo da função.

O campo da medicina ocupacional e ambiental busca particularmente administrar esses assuntos. Os profissionais de saúde desse campo são treinados de modo a serem defensores de ambientes de trabalho mais seguros, mas também buscam lidar com o manejo das lesões decorrentes do trabalho de forma eficaz e segura. A natureza do trabalho em si e os riscos potenciais associados aos contextos de trabalho específicos mudaram significativamente desde a Revolução Industrial. O campo da medicina ocupacional evoluiu com essas alterações. Os especialistas nessa função atuam como agentes de mudança que podem liderar a adaptação de melhores padrões de prática e leis que afetam uma população maior de trabalhadores e seu local de trabalho.

Os profissionais de saúde também podem exercer um impacto sobre os trabalhadores ao interagir com os tomadores de decisão, tais como o trabalhador enfermo, o empregador, os gerentes de caso, os administradores de terceirizados, os representantes sindicais e os advogados, para lidar com as queixas médicas.

▶ Seguro contra acidentes de trabalho e a regulação da segurança no local de trabalho

A maioria das pessoas tem alguma familiaridade com o sistema de seguro contra acidentes de trabalho. Nos Estados Unidos, muitos empregadores são obrigados a ter o seguro para acidentes de trabalhadores, e essa cobertura fornece a substituição do salário e os benefícios médicos aos empregados que adoeceram em razão de suas tarefas de trabalho. A premissa geral dessa cobertura também garante que os empregados estejam cobertos para todas as lesões relacionadas ao trabalho nesse sistema "à prova de falhas". Como tal, os empregados têm um recurso limitado para buscar ressarcimento de danos pelo sistema de responsabilidade civil tradicional.

Muitos empregadores têm desenvolvido sistemas ativos para minimizar os custos com a cobertura do seguro contra acidentes dos trabalhadores. De modo ideal, isso deve envolver o desenvolvimento de processos mais seguros, direcionados à redução do risco de lesões e enfermidades. Algumas adaptações têm sido dirigidas pela indústria; outras emergiram em resposta aos mandados regulatórios.

A. Regulação da segurança no local de trabalho

O corpo regulatório mais reconhecido que atua nas mudanças do local de trabalho nos Estados Unidos é a Occupational Safety and Health Administration (OSHA). A OSHA foi criada em 1970 por um mandado legislativo (a Lei de Segurança e Saúde Ocupacional, de 1970) como um programa federal e foi encarregada com a missão de melhorar a segurança do local de trabalho e a garantia de padrões. No momento, existem 27 programas estaduais da OSHA, e essas entidades devem alcançar ou exceder os padrões federais dessa agência.

B. Fatores de risco para lesões no local de trabalho

A OSHA estima que, todos os anos, por volta de 3,3 milhões de trabalhadores apresentam uma lesão grave em seu local de trabalho. Alguns observadores veem isso como um problema de saúde pública e têm estudado de forma extensa os fatores de risco associados às lesões no trabalho. Tal análise pode incluir a consideração de falha do sistema, falha do processo ou erro humano.

Em um estudo, foram identificadas três categorias amplas que afetam as lesões do trabalho: fatores humanos, conteúdo do trabalho e ambiente. Os fatores humanos que influenciam o risco de lesão no trabalho incluem a experiência com o trabalho, as deficiências físicas, o estresse e a satisfação com o trabalho. Mais recentemente, a fadiga tem sido reconhecida como fator predisponente para lesão em várias indústrias. Os fatores relacionados ao trabalho podem envolver a ordem das tarefas e a planificação. Os fatores ambientais podem envolver riscos físicos e estressores, como o ruído.

O estudo da prevenção de lesões utiliza os achados de todos esses fatores ao abordar as potenciais áreas de dano; no entanto, com a ausência de automação total e automantida, as lesões dos trabalhadores não podem ser eliminadas por completo. Mesmo com as melhores práticas e sistemas, haverá certo risco de lesão.

C. O relato das lesões no local de trabalho e da doença ocupacional

No sistema de seguro de acidentes dos trabalhadores, o curso de tempo do manejo da lesão laboral começa com o relato do evento pelo trabalhador enfermo. As restrições de tempo no qual um trabalhador deve relatar uma lesão são definidas por requisitos específicos a cada Estado. O período para o relato de uma lesão difere daquele para uma doença relacionada ao trabalho; neste último caso, sendo permitido um tempo mais longo para que o trabalhador reconheça uma doença ou enfermidade atribuída às exposições do trabalho e seja indenizado, já que a lesão deve surgir ou ocorrer no decurso do emprego. Por exemplo, um empregado que tenha escorregado enquanto descia escadas seria elegível para a cobertura de suas lesões. Em contraste, um empregado que teve um episódio de convulsão durante o trabalho, sofreu uma queda e fraturou seu punho pode não ser elegível para cobertura.

▶ Avaliação das lesões no local de trabalho

Além de executar uma avaliação médica, o profissional de saúde que lida com as lesões no local de trabalho deve estar ciente de que provavelmente também terá que opinar sobre a relação da doença com o trabalho, ou seja, declarar se a tarefa do trabalho ou a lesão resultaram no diagnóstico obtido. No início, uma abordagem passo a passo para o manejo da lesão deve estabelecer um diagnóstico médico e determinar as necessidades imediatas do trabalhador. A escalada dos cuidados, quando indicados, não deve ser adiada. Depois disso, o profissional precisa abordar a relação com o trabalho, já que essa determinação irá informar o curso do manejo da lesão. O profissional de saúde continuará a tratar o trabalhador se a lesão for considerada como relacionada ao trabalho. De forma alternativa, o profissional pode encaminhar o trabalhador a um profissional de cuidados primários se a condição clínica não for relacionada ao trabalho. Nesse caso, tal como ocorre em algumas práticas de cuidados primários em que o profissional também atua como o médico assistente (para cuidados médicos gerais) de registro, essa separação pode ser difícil.

A publicação da American Medical Association (AMA), *Guidelines to the Evaluation of Disease and Injury Causation* (Diretrizes para a Avaliação da Causalidade de Doenças e Lesões), destaca uma abordagem passo a passo para esse processo, que começa com o estabelecimento e a verificação inicial de um diagnóstico. Depois disso, o profissional deve buscar determinar se existe uma relação de causa e efeito. Em alguns casos, existe uma relação muito clara e facilmente determinada, como a que ocorre quando um trabalhador cai e fratura o punho após tropeçar em um equipamento no local de trabalho. A determinação é mais difícil no trabalhador que atribui as alterações ou a enfermidade à exposição laboral a longo prazo, em especial se a condição for bastante comum. Isso poderia ser o caso da asma relacionada ao trabalho, das várias condições musculoesqueléticas degenerativas ou das condições neurocognitivas.

Embora determinar a relação com o trabalho possa ser difícil, o profissional deve levar em consideração muitas variáveis, incluindo o tempo e a intensidade de exposição; deve explorar a presença de condições similares em colegas de trabalho ou em coortes; e também deve aplicar a melhor prática com base na literatura sobre associações similares. Os fatores de confusão, como o uso de tabaco, o emprego concomitante e a obesidade, devem ser considerados, em especial nos casos de condições degenerativas.

A OSHA define uma lesão ou enfermidade como um problema relacionado ao trabalho quando o evento ou a exposição ocorrerem dentro do ambiente de trabalho e quando o trabalho causou ou contribuiu para a condição resultante ou agravou de forma significativa uma enfermidade preexistente. As exceções a essa regra poderiam incluir as lesões ou enfermidades que aparecem no trabalho, mas que são apenas relacionadas a problemas não laborais. Um exemplo seria o trabalhador que tem um AVC ou infarto – condições clínicas que em geral não seriam atribuíveis ao trabalho. As ressalvas adicionais a esses exemplos dependem de contextos de trabalho específicos e da exposição ocupacional. No caso dos bombeiros, a morte cardiovascular súbita tem sido cada vez mais reconhecida como um risco significativo associado a essa profissão, e, como tal, um evento cardíaco agudo poderia ser atribuído ao trabalho. O risco aumentado está ligado a uma combinação de fatores comumente identificados, incluindo idade, história de família, diabetes e hipertensão. As exposições ocupacionais a gases como monóxido de carbono e cianeto de hidrogênio durante a supressão ativa do fogo têm sido reconhecidas como um fator de risco adicional nessa ocupação. Além disso, vários estudos têm demonstrado uma associação forte entre a doença cardiovascular e as atividades de trabalho dos bombeiros, e esse problema de saúde é agora reconhecido como um problema de trabalho relacionado a essa categoria de trabalho.

Outras exceções ao considerar as lesões relacionadas ao trabalho incluem as lesões ou enfermidades que resultam de um empregado que comeu, bebeu ou preparou refeições, assumindo que a enfermidade não seja devida à intoxicação gastrintestinal de um alimento fornecido pelo empregador ou alimento contaminado no local de trabalho. As lesões apresentadas enquanto o empregado realiza tarefas pessoais sem conexões com o emprego, como as lesões durante autocuidados ou autoinfligidas, também são excluídas. A doença mental é tipicamente isenta, mas a OSHA pode permitir uma reconsideração com base nas opiniões de outro médico ou profissional licenciado de cuidados de saúde com treinamento apropriado.

As alterações osteoartríticas, na ausência de achados radiográficos agudos, representam um dos cenários mais difíceis para o profissional que fornece uma opinião sobre a causalidade. Isso é especialmente verdadeiro quando o trabalhador enfermo não estava ciente dessa condição anterior à lesão ou não considerou a extensão de tais achados. A osteoartrite (OA), em si, é uma condição bastante comum na população em geral, independentemente dos fatores ocupacionais. Os fatores predisponentes à OA incluem idade (com uma incidência maior em pessoas mais velhas), obesidade, desconcionamento físico, tabagismo e certas síndromes metabólicas. No contexto das lesões do trabalho, a pesquisa sobre o desenvolvimento da OA pós-traumática tem incluído análises das lesões no joelho e no tornozelo, em especial as fraturas. Em relatos iniciais, alguns indivíduos demonstravam ter alterações radiográficas no seguimento de 2 a 4 anos após uma lesão tipo fratura, mas estas se apresentavam como alterações localizadas. A pesquisa futura sobre o papel do trauma na OA localizada pode demandar a reconsideração sobre a relação com o trabalho e OA; contudo, a literatura ainda requer que fatores específicos estejam presentes, como uma lesão bem definida. Ademais, a área de lesão deve se correlacionar com a área de alteração degenerativa. A apresentação da OA pode também aparecer de forma prematura, antes do aparecimento esperado, minimizando ainda mais o papel da idade e de outros fatores não relacionados ao trabalho e comumente identificados na população em geral.

Em alguns sistemas estaduais, a escolha inicial do profissional de cuidados pelo trabalhador enfermo é dirigida por um grupo de especialistas médicos selecionados pelo empregador ou pelo administrador de empregados terceirizados. Em outros Estados, um trabalhador enfermo pode receber tratamento por meio de seu médico particular. Em todos os casos, a avaliação completa de uma lesão decorrente do trabalho deve refletir a avaliação típica completa de qualquer contexto médico. As diferenças pertinentes incluem um foco em fatores como o mecanismo de lesão do trabalhador ferido e a história médica pregressa.

A meta do cuidado de um trabalhador enfermo é a restauração da função prévia. Em muitos casos, isso pode ser alcançado por meio de medidas conservadoras que envolvem medicamentos, terapia e outras modalidades. Durante esse período, o empregado pode ser liberado para retomar o trabalho em uma atividade modificada ou ser afastado do trabalho, dependendo da opinião do médico examinador. De forma ideal, o retorno ao trabalho em alguma função deve ser aconselhado, a menos que o profissional sinta que o trabalhador ferido está incapaz e não consegue funcionar da maneira que permita a realização das atividades da vida diária.

Essa decisão pode criar tensão na interação entre o profissional e alguns trabalhadores enfermos, que podem ter previsto a remoção completa do trabalho. Considere o exemplo de um trabalhador que apresenta uma entorse lombar sem sinais de urgência neurológica. As Diretrizes de Prática do American College of Occupational and Environmental Medicine (ACOEM) afirmam que as pessoas com dor lombar tendem a melhorar com alguma forma de exercícios aeróbicos e com a manutenção da atividade pré-lesão. Reconhecendo o valor da atividade no processo de reabilitação, muitas organizações importantes, incluindo o ACOEM, enfatizam o retorno seguro e precoce ao trabalho. Caso a lesão demande um aumento nos cuidados (p. ex.,

cirurgia ou hospitalização), os profissionais precisam considerar outros fatores ao recomendarem o retorno ao trabalho. Há várias diretrizes disponíveis que tratam desses contextos.

Cerca de 60 a 80% da população em geral terá pelo menos um episódio de dor lombar durante sua vida. Essa frequência permanece verdadeira no local de trabalho. Dentro do contexto das lesões laborais, a dor lombar é uma das queixas mais relatadas relacionadas ao trabalho. O tratamento dos distúrbios lombares também tende a ser mais caro do que o tratamento de outros tipos de queixas. Os custos diretos atribuídos ao manejo da dor lombar relacionada ao trabalho são estimados em 10,8 bilhões de dólares anuais e representam uma área de impacto significativo. A literatura também demonstra que pelo menos 90% dos episódios de dor lombar têm uma causa mecânica, o que significa a presença de alguma lesão em músculos, ligamentos, ossos ou discos. Na maioria dos casos, é esperada a resolução dos sintomas. Estudos mostram que, em 50% desses casos, os pacientes relatam a resolução da dor dentro de uma semana. Por volta de oito semanas, mais de 90% dos pacientes estão assintomáticos. Menos de 5% dos pacientes que relatam um episódio agudo de dor progridem para sintomas crônicos persistentes. Esses parâmetros excluiriam as situações nas quais um profissional observa "sinalizadores" ou áreas de preocupação clínica, como perda de peso, febres, piora da dor e incontinência intestinal ou vesical. Mesmo no contexto de uma lesão no local de trabalho, os profissionais devem sempre considerar a possibilidade de outra patologia não mecânica, que alteraria de forma significativa o curso de tratamento.

As opções de tratamento para as lesões relacionadas ao trabalho devem ser consistentes com os melhores padrões de prática. Muitos profissionais utilizam serviços de reabilitação para promover o retorno do enfermo ao nível de função pré-lesão. A duração do tratamento pode ser definida por várias diretrizes, como aquelas do ACOEM. A resolução da dor e a melhora da função são as metas iniciais de tratamento. Nos casos de recuperação lenta, definidos, nesse contexto, como a presença de sintomas depois de um período apropriado para cura, deve ser considerado o uso de programas de condicionamento do trabalho.

Allen KL, Lorenzo CT: Workers' compensation system. Available at: http://emedicine.medscape.com/article/314020-overview.

American College of Occupational and Environmental Medicine: *Occupational Medicine Practice Guidelines*, 3rd ed. ACOEM, 2011;3:622.

Anderson DD, Chubinskaya S, Guilak F, et al: Post-traumatic osteoarthritis: Improved understanding and opportunities for early intervention. J Orthop Res 2011;29:802–809.

Melhorn JM, Ackerman W (Eds): *AMA Guides to the Evaluation of Disease and Injury Causation*. American Medical Association, 2008.

Occupational Safety and Health Administration: Regulatory standard. Determination of work-relatedness. Available at: http://www.osha.gov/pls/oshaweb/owadisp.show_document?p_table=STANDARDS&p_id=9636. Accessed May 3, 2014.

Talmage JB, Melhorn JM, Hyman MH (Eds): *AMA Guides to the Evaluation of Work Ability and Return to Work*. American Medical Association, 2012:3.

LESÃO POR MOVIMENTOS REPETITIVOS

Tendências em lesões repetitivas no local de trabalho

Dados do Bureau of Labor Statistics (BLS) mostram que 3.063.400 lesões não fatais do trabalho foram relatadas em 2010. Cerca de 933.200 casos relatados na indústria privada envolveram tempo longe do trabalho. Dessas lesões, 40% foram categorizadas como entorses ou torções, e 20% envolveram uma lesão nas costas. As lesões ergonômicas e os distúrbios musculoesqueléticos representaram 29% adicionais das lesões que demandaram tempo longe do trabalho. As lesões definidas como de natureza repetitiva representaram 3% do total das lesões sofridas na indústria privada. Esses tipos de lesões tenderam a resultar em um tempo mais longo afastado do trabalho, com uma média de 24 dias. (Para referência, o tempo médio longe do trabalho para fraturas é de 30 dias.) Os dados sugerem uma correlação entre fatores como idade e sexo e as lesões repetitivas relatadas. Embora as lesões do tipo repetitivo representem uma porcentagem pequena das lesões na indústria privada, elas correspondem desproporcionalmente a mais tempo perdido no trabalho. Logo, muitos empregadores tentam minimizar o risco de lesão de forma ativa, implementando controles sobre ações repetitivas e criando soluções ergonômicas.

Definindo o trabalho repetitivo

As atividades que envolvem digitação e uso de teclados estão comumente associadas a lesões do tipo repetitivo e nem sempre são exclusivas do ambiente de trabalho. Com a popularidade e a disponibilidade das redes sociais e dispositivos tecnológicos, mais pessoas estão passando o tempo conectadas, teclando textos ou jogando. No contexto de uma lesão do trabalho, com frequência solicita-se a opinião do profissional de saúde sobre a relação com o trabalho, e, como tal, este precisa ter uma compreensão do que constitui trabalho repetitivo. Uma definição publicada pelo BLS é que as lesões repetitivas envolvem o estresse ou a sobrecarga causados por tarefas repetitivas como segurar e mover objetos. Como exemplos, a agência cita a passagem de mantimentos no leitor de um caixa de supermercado ou a digitação de seus códigos.

Para se determinar a relação das lesões do tipo repetitivo com o trabalho, é necessário mais do que apenas confirmar que um empregado digita como parte das suas responsabilidades de trabalho ou usa as mãos para realizar as tarefas do trabalho. Usando uma definição tão ampla como essa, quase qualquer tipo de trabalho colocaria uma pessoa em risco para lesão repetitiva, visto que quase todos os trabalhos requerem o uso das mãos. Os profissionais de saúde devem considerar fatores contributivos, como a frequência de tarefas ou a história médica pregressa. Qualquer discussão sobre a relação do trabalho com as lesões do tipo repetitivo deve utilizar o conjunto de definições criado por pesquisas sobre o trauma cumulativo ou os distúrbios musculoesqueléticos.

Síndrome do túnel do carpo e sua relação com o trabalho

A síndrome do túnel do carpo (STC) é uma das condições mais comuns associadas ao trabalho repetitivo, mas também é uma condição bastante prevalente na população em geral. Para definir o que está relacionado ao trabalho, os profissionais de saúde devem reconhecer os fatores ocupacionais associados à STC, mas também abordar os fatores de risco não ocupacionais, como idade, sexo, história familiar, índice de massa corporal, diabetes melito e doenças da tireoide. Entre os fatores fundamentais que podem guiar o profissional para determinar a relação com o trabalho estão a presença de tarefas que requerem a realização constante dos movimentos de pinça ou garra dinâmica. Existe uma associação mais alta quando as forças de pinça excedem 10 N ou 1 kg. Os profissionais também devem ter alguma familiaridade com pesquisas sobre a STC, as quais têm mostrado que a associação mais forte entre o trabalho e a STC ocorre em indústrias, como fábricas de embalagem ou processamento de carnes.

Da mesma forma, o documento de orientação sobre lesões repetitivas do National Institute for Occupational Safety and Health (NIOSH) verificou que a associação mais forte entre a STC e o trabalho ocorreu em ocupações classificadas como altamente repetitivas. Os estudos revisados pelo NIOSH concluíram que o trabalho repetitivo inclui um tempo de ciclo da tarefa menor que 30 segundos. Pesquisas sobre lesões repetitivas em trabalhadores que usam instrumentos como tesouras demonstraram um ciclo de tarefa muito mais alto, entre 2 e 26 segundos. Além das tarefas repetitivas, a força também tem sido identificada como um fator de risco para STC e tendinite. A força citada em alguns desses estudos foi definida como superior a 6 kg. Os estudos que examinaram as lesões do ombro no local de trabalho também demonstraram uma relação forte com os ciclos curtos de tarefa, de menos que 30 segundos, mas o posicionamento do braço também consistia em um fator. Mais lesões foram notadas no trabalho executado com a flexão ou abdução repetitivas do ombro.

American College of Occupational and Environmental Medicine: *Occupational Medicine Practice Guidelines*, 3rd ed. ACOEM, 2011;3:622.

BARREIRAS NO PROCESSO DE RETORNO AO TRABALHO

A maioria dos trabalhadores é capaz de retornar ao trabalho depois de uma lesão laboral. Para os trabalhadores que experimentam períodos prolongados de afastamento do trabalho, várias barreiras foram identificadas no processo de retorno ao trabalho, entre elas fatores como falta de acomodação no local de trabalho, problemas sindicais, falta de confiança ou crédito no empregador por parte do trabalhador enfermo e falta de satisfação com o trabalho. Alguns profissionais de cuidados de saúde também identificaram sua falta de treinamento em saúde ocupacional como uma barreira adicional. Isso talvez reflita a falta de conforto para iniciar um processo de retorno ao trabalho durante o tratamento. De modo ideal, o processo de retorno ao trabalho não deve ser adiado na espera do relato de recuperação completa do trabalhador. O benefício psicológico de ser capaz de manter algum nível de produtividade com frequência tem um impacto positivo na recuperação, diminuindo a duração da incapacidade. Ademais, o processo de retornar ao trabalho em si pode prover benefícios físicos que ajudam a contrapor o descondicionamento geral que pode ocorrer ao parar completamente com o trabalho. Tal abordagem seria consistente com a posição do ACOEM, que encoraja o retorno ao trabalho precoce e seguro, facilitado pelo profissional de saúde. Para os trabalhadores enfermos incapazes de retornar ao trabalho por razões não médicas, o ACOEM aconselha que o profissional de saúde exerça um papel ativo ao comunicar-se com o empregador, informando-o sobre a capacidade do trabalhador em voltar às funções.

O profissional deve afirmar de forma clara sua recomendação em relação à habilidade de o trabalhador completar as tarefas com base nos achados do exame e no que o trabalho pode requerer. Como exemplo, considere uma pessoa que não possa permanecer em ortostase devido a uma fratura do pé. O profissional de saúde poderia contraindicar permanecer em pé, caminhar, subir escadas ou realizar outras atividades de carga, mas o trabalhador seria capaz de usar as extremidades superiores em várias outras tarefas e poderia retornar ao trabalho em uma posição sentada. Alguns trabalhadores podem relatar a falta de acomodações no local de trabalho, mas isso não deve servir de base para determinar restrições de trabalho. As empresas maiores em geral têm programas mais favoráveis ao retorno ao trabalho e promovem o retorno do trabalhador enfermo a algum nível de produtividade dentro da empresa.

▶ Condições comórbidas

O impacto de condições comórbidas, como diabetes e hipertensão, é cada vez mais reconhecido como barreira adicional ao retorno para o trabalho. Dados coletados pelo National Council on Compensation Insurance sugerem que os custos de administrar os seguros de lesão pelo trabalho aumentam com o grau de obesidade. Esses dados sugerem que os trabalhadores obesos têm um risco mais alto de se tornar incapazes de forma permanente como resultado de uma lesão laboral.

Esse achado é consistente com conclusões de um estudo de coorte retrospectivo patrocinado pelo Duke University Medical Center com 11.728 empregados da área de saúde e da universidade que completaram pelo menos um tipo de avaliação da saúde entre 1 de janeiro de 1997 e 31 de dezembro de 2004. Os pesquisadores, ao examinarem a relação entre o índice de massa corporal (IMC) e o número de pedidos de seguro de trabalhadores, encontraram forte associação entre o IMC e os pedidos de seguro, bem como com os custos associados ao tratamento. Os trabalhadores obesos tinham duas vezes mais probabilidade de solicitar um seguro por lesão no trabalho, e o número de dias perdidos foi 13 vezes mais alto nos trabalhadores obesos. Os cuidados dessa população também resultaram em processos médicos sete vezes mais altos que aqueles para os trabalhadores não obesos. O custo médio do seguro acidentário dos trabalhadores por 100 empregados foi de 51.019,00 dólares para trabalhadores obesos e de 7.503,00 dólares para trabalhadores não obesos. As associações mais fortes entre o IMC e os seguros foram encontradas em lesões da extremidade inferior, do punho, da mão e das costas, além de escorregões e quedas.

Esses estudos não apenas destacam as barreiras para a recuperação no manejo da lesão laboral como também oferecem oportunidades para os empregadores que desejam abordar a saúde global de sua população de empregados diante de uma lesão. De modo similar aos sistemas de vigilância ativa de potenciais riscos químicos ou biológicos, os empregadores utilizam, no momento, um programa de bem-estar mais eficaz para monitorar sua população de trabalhadores para os problemas com a saúde geral, o que em geral seria abordado fora do contexto do trabalho. Esses programas focados no bem-estar são oportunidades adicionais para os profissionais de cuidados de saúde facilitarem tanto o manejo da lesão quanto a promoção de saúde como elementos complementares.

▶ Custos associados ao retorno tardio ao trabalho

Os profissionais de cuidados de saúde devem utilizar de forma adequada os exames diagnósticos e a terapia farmacêutica para promover o retorno do trabalhador à função. O uso excessivo de exames diagnósticos pode resultar em aumento da ansiedade por parte do trabalhador enfermo e até mesmo conferir algum grau de dano. A prescrição excessiva de fármacos, em especial de analgésicos como os opioides, pode criar barreiras adicionais para um retorno seguro e oportuno ao trabalho e à função. Um estudo de seguros para trabalhadores em Michigan concluiu que fatores como a idade do trabalhador enfermo, o período de tempo fora do trabalho, o envolvimento de um advogado e o uso de opioides de longa duração estavam associados a um custo total mais elevado das ações. Embora o custo do medicamento representasse uma porção pequena da despesa total, as ações de trabalhadores enfermos que receberam opioides de longa duração foram mais de nove vezes mais caras que as ações similares em trabalhadores tratados com medicamentos não opioides.

American College of Occupational and Environmental Medicine: The personal physician's role in helping patients with medical conditions stay at work or return to work. Available at: http://www.acoem.org/PhysiciansRole_ReturntoWork.aspx. Accessed May 3, 2014.

Østbye T, Dement JM, Krause KM: Obesity and workers' compensation. Arch Intern Med 2007;167:766-773.

Schweigert MK, McNeil D, Doupe L: Treating physicians' perceptions of barriers to return to work of their patients in Southern Ontario. Occup Med 2004;54:425-429.

White JA, Tao X, Talreja, M, et al: The effect of opioid use on workers' compensation claim cost in the state of Michigan. J Occup Environ Med 2012;54:948-953.

AVALIAÇÃO DA CAPACIDADE FUNCIONAL (ACF) E INCAPACIDADE PARA O TRABALHO

Os trabalhadores enfermos podem não se recuperar de suas lesões ou podem ficar com algum grau de perda funcional após serem submetidos ao tratamento prescrito. Em tais casos, o profissional de saúde precisa considerar quais déficits funcionais poderiam ocorrer e determinar o impacto de tais déficits na habilidade de o paciente executar seu trabalho. As avaliações da capacidade funcional (ACFs) podem ser usadas para abordar tais questões. As diretrizes do ACOEM são neutras em relação ao uso de ACFs, em especial no manejo da dor lombar crônica. Entretanto, muitos profissionais utilizam esses testes para definir as capacidades físicas do trabalhador; os achados podem, então, ser aplicados como uma medida objetiva da habilidade de a pessoa completar as atividades da vida diária ou executar as funções de um trabalho específico. As ACFs nem sempre são necessárias, em especial se o profissional de saúde sentir-se confortável em determinar as limitações físicas do trabalhador ou se o trabalhador tiver um trabalho sedentário ou de demandas físicas leves. A utilidade desses testes é geralmente mais alta nas situações em que um paciente não está progredindo conforme previsto ou quando há alguma ambiguidade em relação aos sintomas relatados e os achados do exame.

Os profissionais que utilizam ACFs devem conhecer as forças e as fraquezas dessa ferramenta. O teste deve ser completado por um fisioterapeuta treinado e qualificado, e a formulação da testagem deve ser baseada em medidas psicométricas padronizadas. As diretrizes desenvolvidas pela American Physical Therapy Association (APTA) enfatizam a utilidade das ACFs nas decisões relativas ao retorno ao trabalho e também nos contextos de recolocação laboral, avaliação da incapacidade e planejamento terapêutico. As diretrizes delineiam dois tipos de ACFs: um para testagem de propósitos gerais e um específico para o trabalho. Ambas as formas abordam a habilidade da pessoa em executar tarefas básicas como empurrar, puxar, erguer, ajoelhar-se e alcançar objetos. A provisão de uma descrição do trabalho permite ao examinador organizar uma série de testes que podem abordar a capacidade dos pacientes em completar funções específicas do trabalho. Em geral, os resultados da ACF são organizados de forma a se relacionarem com as definições de demanda física do Dicionário de Títulos Ocupacionais do Departamento do Trabalho. Essa informação inclui as categorias de força, conforme apresentado no Quadro 34.1.

As avaliações padronizadas são baseadas em um dia de trabalho de 8 horas, e os termos *ocasionalmente* (até um terço do tempo), *frequentemente* (de um terço até dois terços do tempo) ou *constantemente* (dois terços ou mais do tempo) são usados para definir a tolerância da pessoa a atividades específicas. Além do uso de termos padronizados, a APTA identifica outros elementos que devem ser incluídos em uma ACF. Entre estes existe a revisão da história do paciente; o propósito do estudo, com a identificação da fonte de encaminhamento; uma revisão da descrição do trabalho do paciente; e, quando presentes, a identificação de comportamentos que possam ter algum impacto no desempenho físico dos pacientes.

A maioria dos examinadores notará se o paciente realiza um "esforço completo" para concluir o teste. A falta de esforço completo nem sempre indica uma intenção específica de enganar

Quadro 34.1 Categorias de demanda física ocupacional usadas para avaliar o retorno ao trabalho

Categoria do trabalho	Demandas físicas
Sedentário	Inclui a capacidade de ocasionalmente realizar até 5 kg de força ou realizar com frequência uma quantidade desprezível de força para erguer, carregar, empurrar, puxar ou mover objetos. Essa capacidade de trabalho envolve uma quantidade significativa de tempo gasto sentado, mas pode também requerer períodos breves ou ocasionais de caminhadas ou ortostase.
Leve	Inclui o exercício ocasional de até 10 kg de força ou o exercício frequente de até 5 kg de força para levantar ou carregar objetos. Essa categoria pode requerer uma quantidade significativa de caminhada ou ortostase em relação ao trabalho sedentário. Também pode envolver posições nas quais se fica sentado na maior parte da função do trabalho, mas há esforços de empurrar ou puxar na operação de controles de braços ou pernas.
Médio	Inclui realizar ocasionalmente 10 a 25 kg de força, com frequência 5 a 12,5 kg de força ou, constantemente, 5 kg de força levantando ou carregando objetos.
Pesado	Inclui realizar ocasionalmente 25 a 50 kg de força, com frequência 12,5 a 25 kg de força ou, constantemente, entre 5 e 10 kg de força levantando ou carregando objetos.
Muito pesado	Inclui capacidades de demanda ocasional acima de 50 kg de força, uso frequente de 50 kg de força ou uso constante de força acima de 10 kg para levantar ou carregar objetos.

a testagem e pode estar relacionada a outras condições, como ansiedade pelo teste, comportamento de evitação por medo ou fadiga. Contudo, alguns pacientes podem tentar propositadamente demonstrar uma capacidade abaixo de seu nível funcional. Várias ferramentas podem ser usadas para ajudar nessa determinação, mas os examinadores devem ser cautelosos ao declarar suas conclusões em relação ao esforço percebido em um paciente. Os examinadores podem utilizar os testes para os sinais de Waddell e a medida da força de garra para medir o esforço do paciente, ao avaliar a consistência do esforço. A força da garra pode ser medida três vezes com um dinamômetro de mão. Uma revisão esquemática desses valores deve mostrar uma curva em forma de sino quando o esforço máximo for feito. Alguns examinadores consideram uma curva sem a forma do sino como um possível indicador de esforço submáximo.

▶ Forças e limitações da testagem com ACFs

O uso de ACFs para determinar a incapacidade e a habilidade de um trabalhador enfermo em retornar à posição pré-lesão tem sido pesquisado. Embora várias metodologias e sistemas de testagem estejam disponíveis, não há um padrão-ouro. Entre os sistemas de testagem disponíveis, alguns demonstraram ter melhor confiabilidade e validade do que outros. Essas considerações são importantes porque, cada vez mais, os achados desses estudos são aplicados na tomada de decisão clínica. No caso de lesões do trabalho, esses achados podem resultar na liberação do trabalhador enfermo de volta ao trabalho ou, ao contrário, recomendar a permanência longe do trabalho. O profissional deve ter um nível suficiente de confiança nos achados da ACF, em razão do risco e da responsabilidade associados ao retorno inadequado de alguém ao trabalho, ou pelo prolongamento desnecessário da incapacidade e obstrução ao retorno laboral. Alguns estudos notaram que os benefícios de incapacidade são suspensos em uma média de 32 dias após a execução da ACF.

Os estudos que avaliam a capacidade das ACFs em prever o real retorno ao trabalho têm sido inconclusivos. Isso, em parte, reflete o fato de que algumas pessoas enfermas relatam lesões adicionais no período de recuperação em relação à queixa inicial. Quando isso ocorre, é difícil separar os casos em que o retorno tardio ao trabalho é atribuído à lesão inicial daqueles casos em que a demora possa ter sido afetada por outras queixas ou lesões relatadas. Os profissionais também devem entender as limitações de uma ACF. As diretrizes do ACOEM enfatizam que esses estudos tendem a medir o desempenho voluntário, e os indivíduos com tolerância mais baixa à dor ou outras barreiras comportamentais, como a evitação por medo, têm mais probabilidade de um desempenho deficiente durante a testagem. As ACFs não demonstraram prever com precisão o retorno ao trabalho nem o risco para uma recidiva futura. Levando em conta tais limitações, os profissionais seriam aconselhados a adotar os achados de uma ACF como outra medida ou ferramenta para fazer sua determinação sobre a capacidade do trabalhador, mas não confiar apenas nos achados desses testes.

> Chen JJ: Functional capacity evaluation and disability. Iowa Orthop J 2007;27:121–127.
> Demeter SL, Andersson GBJ: *Disability Evaluation*, 2nd ed. Mosby, 2003:752–753.
> Gross DP, Battie MC: Does functional capacity evaluation predict recovery in workers' compensation claimants with upper extremity disorders? Occup Environ Med 2006;63:404–410.

AVALIAÇÃO DA DEFICIÊNCIA

O decorrer do tempo para a maioria das lesões do trabalho deve resultar na resolução ou no retorno a um nível anterior de função que permita ao trabalhador enfermo retomar seu trabalho pré-lesão. Se o trabalhador enfermo relatar sintomas contínuos de dor ou déficits funcionais, o profissional deve desenvolver um plano de tratamento que permita o nível máximo de tratamento médico. Em determinado momento, o profissional pode determinar que o trabalhador enfermo alcançou o nível de melhora médica máxima (MMM). Nesse estágio, o profissional está indicando que o trabalhador enfermo provavelmente não terá quaisquer melhoras significativas por tratamentos adicionais como cirurgias, terapia ou tempo de afastamento adicional.

Tal conceito leva à posterior avaliação da deficiência. O tratamento pode continuar depois dessa data, mas a melhora adicional não seria esperada. A determinação de MMM não indica que o trabalhador enfermo foi liberado para retomar o trabalho, embora às vezes o trabalhador possa ter recuperado de forma suficiente sua função para permitir o retorno a uma posição de emprego modificada. Por exemplo, um trabalhador enfermo pode ter uma deficiência depois de apresentar uma lesão de manguito rotador do membro não dominante, mas não seria considerado incapacitado se permanecesse capaz de completar uma porção significativa das atividades do trabalho e da vida diária.

Uma avaliação de deficiência pode ser solicitada para o trabalhador enfermo que está incapacitado de retomar seu trabalho pré-lesão ou que tem um nível diminuído de função que causa um impacto significativo na habilidade de buscar um emprego alternativo. A maioria dos sistemas estaduais e profissionais utiliza o *Guides to the Evaluation of Permanent Impairment* da American Medical Association (AMA) como o texto-padrão para avaliar a deficiência. A primeira edição do *Guides* foi publicada em 1971, e a edição mais recente (sexta), em 2008.

▶ Funcionalidade: deficiência, incapacidade e impedimento

Os termos *deficiência*, *incapacidade* e *impedimento* tendem a ser usados de forma intercambiável, mas cada um tem um significado diferente. A deficiência se relaciona a perda ou anormalidade anatômica ou psicológica. A incapacidade reflete o impacto de uma deficiência sobre a vida social e laboral de um indivíduo. O impedimento é um termo menos usado, que se refere ao impacto global daquela incapacidade dentro de um contexto social de papéis normativos.

O conteúdo de um exame de incapacidade ou deficiência é similar àquele de um exame médico padrão, mas existem diferenças fundamentais. As histórias obtidas em ambos os contextos são aplicadas de forma diferente. Pelo fato de o diagnóstico estar bem definido no momento de um exame de deficiência, a história de deficiência enfatiza a documentação da condição funcional da pessoa. Os profissionais podem indagar sobre a habilidade da pessoa para realizar as atividades da vida diária. Podem também questionar sobre o uso de dispositivos de ajuda ou outros auxílios para manter o nível funcional da pessoa. Os tópicos sobre autocuidado, sono e atividades diárias devem ser abordados e documentados de maneira clara. Em comparação, um exame médico padrão busca obter um diagnóstico e proceder com o tratamento. Outras diferenças incluem a meta adicional, em um exame de deficiência, de avaliar a deficiência de um indivíduo e partilhá-la. Os profissionais que realizam as avaliações de deficiência também estabelecem uma relação diferente e devem deixar claro ao indivíduo que a avaliação não constitui o desenvolvimento de uma relação profissional-paciente. As diretrizes da AMA sugerem que o relato gerado deve incluir a informação listada no Quadro 34.2.

> **Quadro 34.2** Informação que deve ser incluída em uma avaliação de deficiência
>
> - Propósito da avaliação e identificação da fonte de encaminhamento
> - História da doença ou lesão atual
> - Capacidade do indivíduo de executar as atividades da vida diária
> - Revisão do registro médico
> - Achados do exame físico
> - Achados laboratoriais e radiográficos
> - Diagnóstico, com a explicação da base para o diagnóstico e causalidade, se apropriado
> - Necessidades de tratamento continuadas
> - Condição da melhora médica máxima
> - Avaliação da deficiência, com os gráficos usados e a justificativa da avaliação final da deficiência

O *Guides* tem demonstrado ser uma ferramenta confiável para a avaliação de deficiências. Em uma análise de Forst e colaboradores, foi concluído que tanto a edição atual (sexta) quanto as anteriores fornecem um sistema de avaliação sistemático e confiável para medir e indenizar, de forma objetiva, os trabalhadores enfermos. Entretanto, foram levantadas dúvidas sobre as diferenças entre a quinta e a sexta edições. Especificamente, a sexta edição traz uma definição mais inclusiva de incapacidade e deficiência. Além disso, embora ambas as edições demonstrem ter alta confiabilidade interavaliador, o uso da sexta edição poderia resultar em uma diminuição na indenização, porque a avaliação atribuída leva em consideração quaisquer habilidades fisiológicas ao exame. O examinador deve ter isso em mente, tendo consciência das potenciais implicações para os trabalhadores no que se relaciona à avaliação final atribuída.

Sempre que possível, o ACOEM encoraja o retorno seguro e precoce ao trabalho como um elemento fundamental no manejo efetivo de lesões. Essa filosofia pode ser difícil para os profissionais que não estejam confortáveis em administrar as expectativas dos vários interessados (trabalhador enfermo, empregador, etc.). Entretanto, os profissionais devem estar conscientes do potencial dano que o trabalhador pode ter pela ausência prolongada do trabalho. Alguns profissionais desenvolvem um foco estreito no manejo da lesão, percebendo o tempo longe do trabalho como um período para cura, sem manter uma percepção adequada do impacto prejudicial do afastamento laboral prolongado sobre a vida diária de um trabalhador. Esse método de manejo da lesão pode resultar no que o ACOEM define como "incapacidade induzida pelo sistema". Um processo ideal deve abordar as necessidades agudas do trabalhador no manejo da lesão ou da enfermidade, mas enfatizar um retorno precoce e seguro ao trabalho sempre que possível.

De forma similar, os profissionais com frequência sentem dificuldade para realizar a liberação para o retorno ao trabalho, mas existem, de fato, situações limitadas em que uma pessoa requer afastamento completo, total e prolongado do trabalho. Um exemplo seria um indivíduo com um transtorno psiquiátrico ou cognitivo grave. Os pacientes pós-cirúrgicos em reabilitação aguda podem também necessitar de algum período afastado do trabalho. Excluindo esses casos, a maioria das pessoas nunca fica incapacitada até o ponto que impeça a capacidade de trabalhar em um nível de demanda física sedentária. Ademais, se os pacientes estiverem limitados a ponto de o trabalho sedentário ser impossível, deve-se ter uma evidência objetiva e prontamente demonstrável ao exame ou por testagem diagnóstica. Ausentes tais achados objetivos, os profissionais não devem apoiar a incapacidade.

> American College of Occupational and Environmental Medicine: Preventing needless work disability by helping people stay employed. Available from: http://www.acoem.org/PreventingNeedlessWorkDisability.aspx. Accessed September 4, 2013.
>
> Aronoff GM, Mandel M, Genovese, E, et al: Evaluating malingering in contested injury or illness. Pain Practice 2007;7:178–204.
>
> Demeter SL, Andersson GBJ: *Disability Evaluation*, 2nd ed. Mosby, 2003:752–753.
>
> Forst L, Friedman L, Chukwu A: Reliability of the AMA Guides to the Evaluation of Permanent Impairment. J Occup Environ Med 2010;52:1201–1203.
>
> Mueller K, Brigham CR: Impairment evaluation of people with nonmusculoskeletal injuries. Clin Occup Environ Med 2001;1:691–704.
>
> Quintero S, Manusov EG: The disability evaluation and low back pain. Prim Care 2012;39:553–559.
>
> Rondinelli, RD: Changes for the New AMA Guides to impairment ratings, 6th Edition: Implications and applications for physician disability evaluations. PM R 2009;1:643–656.

Reabilitação de câncer

35

Gilbert Lafontant, MD
Kristin Varacalli, DO
Jamie L. Schmeer, DO
Mously LeBlanc, MD
Dereck Lafontant, BS
Michael D. Stubblefield, MD

Câncer é o crescimento descontrolado de células que prejudicam o tecido saudável e provocam doença. A American Cancer Society diferencia mais de 100 tipos de cânceres que se manifestam de diversas maneiras por todo o corpo humano. O tratamento de câncer pode variar de local a sistêmico e de levemente invasivo a radical, dependendo do tipo e da extensão da doença.

Com quase 12 milhões de sobreviventes de câncer nos Estados Unidos, a reabilitação de câncer é um campo em crescimento. O objetivo deste capítulo é salientar os aspectos mais comuns no cuidado desses pacientes que são pertinentes aos fisiatras. Os fisiatras são especialistas em restaurar a função e em melhorar a qualidade de vida dos pacientes, condicionando-os para abordar as necessidades de reabilitação da crescente população sobrevivente de câncer. Assim como em outros cenários de reabilitação, uma abordagem de equipe multidisciplinar é ideal durante o diagnóstico, o tratamento, a sobrevivência e o cuidado paliativo dos pacientes.

VISÃO GERAL DA REABILITAÇÃO DE CÂNCER

Mais de 1,6 milhão de novos casos de câncer foram diagnosticados nos Estados Unidos em 2012. Com os avanços no cuidado de saúde, as pessoas estão vivendo mais, e, à medida que elas envelhecem, o risco de desenvolver câncer aumenta. A maior incidência de câncer é entre as idades de 65 e 74 anos. Os três cânceres mais comuns diagnosticados nos Estados Unidos são os de próstata, de mama e de pulmão; estes infelizmente também têm as taxas de mortalidade mais altas.

A reabilitação de câncer foi documentada pela primeira vez por Howard Rusk e Eugene Taylor, em 1949. A verba para reabilitação de câncer foi estabelecida em 1965 pelo Rehabilitation Act (Ato de Reabilitação), cobrindo 75% do custo com dólares federais. Em 1973, o National Rehabilitation Act forneceu proteção para pessoas com deficiências, hoje definidas como incapacidades; esse foi o precursor dos americanos com o Disabilities Act, legalizado em 1990. Mais recentemente, de acordo com os requisitos para a acreditação pela Comissão sobre Câncer da American College of Surgeons, os hospitais e os centros de câncer devem fornecer serviços de reabilitação para sobreviventes de câncer na sua instituição primária ou por encaminhamento.

Dois dos principais programas de reabilitação de câncer nos anos de 1960 mantiveram seu *status* como líderes no campo de reabilitação de câncer nos dias atuais: a University of Texas MD Anderson Cancer Center e um programa cooperativo com os médicos Howard Rusk e J. Herbert Dietz, em Nova York, que se tornou o Memorial Sloan Kettering Cancer Center. Esses dois centros são os únicos locais nos Estados Unidos que funcionam como associações dedicadas a treinar médicos na reabilitação de câncer.

Dietz criou a primeira definição de reabilitação de câncer a partir da medicina baseada em evidência. Também criou um sistema de classificação para os objetivos da terapia de reabilitação, diferenciando quatro fases de cuidado: prevenção, restauração, cuidado de suporte e cuidado paliativo. A prevenção é o tratamento fornecido a um paciente antes do desenvolvimento de uma incapacidade potencial, de forma a promover a diminuição da severidade da incapacidade e de sua duração. A restauração é o retorno do paciente a um estado de saúde anterior à doença, sem incapacidade ou doença residual conhecida, incluindo retorno à ocupação profissional. O cuidado de suporte é o controle da doença em andamento enquanto o paciente permanece ativo e produtivo, mas com doença residual conhecida e uma possível incapacidade de desenvolvimento progressivo e lento. Nesse estágio, tolerância aumentada e redução da incapacidade residual podem ser esperadas a partir de treinamento e cuidado de suporte adequados. O cuidado paliativo trata a incapacidade crescente por progressão inexorável da doença, com foco no fornecimento de um programa apropriado para prevenir ou reduzir as possíveis complicações. Essas complicações incluem, mas não se limitam a, úlceras de decúbito, dor, contraturas, problemas com higiene pessoal, fraqueza e deterioração emocional secundária a inatividade e depressão.

O número de sobreviventes de câncer nos Estados Unidos aumentou mais de três vezes nos últimos 30 anos. Quase 60% dos pacientes de câncer recentemente diagnosticados apresentam a estimativa de sobrevivência por pelo menos cinco anos ou mais; por isso, é essencial que os fisiatras entendam os processos de doença, as opções de tratamento e as complicações que os sobreviventes de câncer enfrentam.

> Abdulrahman GO Jr: The effect of multidisciplinary team care on cancer management. Pan Afr Med J 2011;9:20.
>
> Ellis PM: The importance of multidisciplinary team management of patients with non-small-cell lung cancer. Curr Oncol 2012;19:S7–S15.
>
> Gamble GL, Gerber LH, Spill GR, Paul KL: The future of cancer rehabilitation: Emerging subspecialty. Am J Phys Med Rehabil 2011;90:S76–S87.
>
> Surveillance, Epidemiology, and End Results (SEER) Program (www.seer.cancer.gov) SEER*Stat Database: Populations—Total U.S. (1969–2009) <Single Ages to 85+, Katrina/Rita Adjustment> —Linked To County Attributes—Total U.S., 1969–2009 Counties, National Cancer Institute, DCCPS, Surveillance Research Program, Surveillance Systems Branch, released April 2011.
>
> U.S. Cancer Statistics Working Group: *United States Cancer Statistics: 1999–2008 Incidence and Mortality Web-based Report.* U.S. Department of Health and Human Services, Centers for Disease Control and Prevention and National Cancer Institute, 2012.

FADIGA RELACIONADA AO CÂNCER

▶ Considerações gerais

A fadiga relacionada ao câncer (FRC) é um sintoma bastante prevalente e angustiante que afeta os pacientes com câncer. A National Comprehensive Cancer Network (NCCN) define FRC como uma "sensação angustiante, persistente, subjetiva de cansaço físico, emocional e/ou cognitivo ou exaustão relacionada ao câncer ou ao tratamento do câncer que não é proporcional à atividade recente e interfere no funcionamento no dia a dia". As características clínicas incluem perda de interesse; exaustão; falta de energia; sono, memória e cognição prejudicados; dor; ansiedade; e depressão. Assim, a FRC pode causar sequelas físicas, psicológicas, emocionais e econômicas para o paciente, os cuidadores e a família. As estimativas de prevalência variam de 50 a 90%. Ela pode ocorrer em qualquer momento durante a doença, desde o diagnóstico até o tratamento e inclusive anos após o tratamento. Para tratar de forma adequada a FRC, os mecanismos subjacentes devem ser elucidados.

▶ Patogênese

A fisiopatologia da FRC é complicada, multifatorial e não é muito compreendida. Permanece incerto se a FRC é um resultado do próprio tumor, do tratamento do tumor, de fatores comportamentais ou ambientais, ou se tem uma disposição genética. Os fatores fisiopatológicos propostos incluem desregulação das citocinas inflamatórias, polimorfismos genéticos, mudanças no sistema serotoninérgico do sistema nervoso central (SNC), distúrbios do circuito regulatório hipotalâmico e distúrbios de secreção de melatonina circadiana. Os fatores que podem exacerbar ou precipitar a FRC incluem dor, estado nutricional, anemia, descondicionamento, distúrbios do sono e comorbidades.

Várias teorias foram propostas para explicar o mecanismo de FRC. Muitas vezes, a desregulação do sistema de serotonina está envolvida na patogênese da FRC. A serotonina (5-HT) desempenha muitas funções, entre elas controle de apetite, sono, memória, humor, comportamento, função cardiovascular, regulação endócrina e depressão. Acredita-se que os níveis de 5-HT ou os receptores de 5-HT podem ficar regulados para cima em pacientes com câncer, causando diminuição global no impulso somatomotor. O metabolismo da serotonina pode ser afetado por qualquer citocina pró-inflamatória, em especial pelo fator de necrose tumoral-alfa (TNF-α) e pelas citocinas, como a interleucina-1b.

O eixo hipotalâmico-hipofisário-adrenal é outro trajeto que afeta a fadiga. As teorias que se concentram nesse mecanismo propõem que qualquer tratamento de câncer ou o próprio câncer pode afetar o sistema do eixo, causando mudanças endócrinas que contribuem para a fadiga. Parece que o cortisol e o hormônio liberador de corticotropina estão envolvidos nesse trajeto.

▶ Tratamento

Assim como as causas de FRC são multifatoriais, as intervenções de tratamento também são. A NCCN identifica quatro categorias de intervenção para a FRC: educação e aconselhamento, tratamento de fadiga, medidas não farmacológicas e medidas farmacológicas. O tratamento deve ser abrangente, para incluir todas as categorias, e deve iniciar o mais cedo possível após o diagnóstico. As técnicas de conservação de energia ajudam a tratar a fadiga, e o fortalecimento ajuda a aliviar o descondicionamento e a inatividade. O exercício é conhecido por melhorar a capacidade funcional, reduzindo o gasto de energia para atividades da vida diária. O exercício aeróbio moderado parece fornecer o maior benefício. Intervenções não farmacológicas adicionais incluem manejo do estresse, ioga, acupuntura, redução do estresse com base na concentração e terapia cognitiva comportamental. As intervenções farmacológicas incluem tratamento de anemia, psicoestimulantes e manejo de dor apropriado. Metilfenidato e modafinil são reconhecidos por melhorarem a fadiga. O uso de corticosteroides também tem sido estudado no tratamento de FRC.

> Campos MPO, Hassan BJ, Riechelmann R, Del Giglio A: Cancer-related fatigue: A practical review. Ann Oncol 2011;22:1273–1279.
>
> Escalante EP, Manzullo EF: Cancer-related fatigue: The approach and treatment. J Gen Intern Med 2009;24:S412–S416.
>
> Franklin DJ, Packel L: Cancer-related fatigue. In Stubblefield MD, O'Dell MW (Eds): *Cancer Rehabilitation: Principles and Practice.* Demos Medical, 2009:929–940.
>
> Horneber M, Fischer I, Dimeo F, et al: Cancer-related fatigue: Epidemiology, pathogenesis, diagnosis, and treatment. Dtsch Arztebl Int 2012;109:161–172.
>
> McMillan EM, Newhouse IJ: Exercise is an effective treatment modality for reducing cancer-related fatigue and improving physical capacity in cancer patients and survivors: A meta-analysis. Appl Physiol Nutr Metab 2011;36:892–903.

National Comprehensive Cancer Network Clinical Practice Guidelines in Oncology: Version 1.2012 Cancer-Related Fatigue, FT-1; FT-5-7. Available at: http://www.nccn.org/professionals/physician_gls/pdf/fatigue.pdf. Accessed September 4, 2013.

Ryan JL, Carroll JK, Ryan EP, et al: Mechanisms of cancer-related fatigue. Oncologist 2007;12:22–34.

Wang XS: Pathophysiology of cancer-related fatigue. Clin J Oncol Nurs 2008;12:11–20.

DOR NO CÂNCER

Considerações gerais

A dor no indivíduo com câncer é um desafio para o paciente e para o médico. Estima-se que ela afete entre 30 e 50% daqueles pacientes em tratamento ativo e mais de 70% daqueles com doença avançada, tendo implicações maiores sobre a qualidade de vida. Ao mesmo tempo que a dor pode ser o primeiro sinal diagnóstico de malignidade, ela também pode estar presente em qualquer momento, e a frequência e a intensidade da dor aumentam com estágios avançados de câncer.

Patogênese e achados clínicos

A dor pode ser dividida em três categorias: somática, visceral e neuropática. As duas primeiras são consideradas nociceptivas. A dor pode ser causada por infiltração do tumor ou ocorrer como um resultado de tratamentos adicionais (p. ex., radiação, cirurgia ou quimioterapia). Exemplos de dor neuropática periférica incluem neuropatia por radiação, neuropatia associada a quimioterapia, lesão de nervo relacionada a cirurgia e plexopatia.

Os neurônios sensoriais aferentes primários são o trajeto pelo qual a informação sensorial da periferia é encaminhada para a medula espinal e o cérebro. Os corpos celulares das fibras sensoriais estão localizados nos gânglios da raiz dos nervos trigêmeo e dorsal, consistindo em fibras Aβ mielinizadas de diâmetro grande e fibras Aδ finamente mielinizadas e C não mielinizadas de diâmetro pequeno. São as fibras C de diâmetro menor e as fibras Aδ – conhecidas como nociceptores – que geram dor crônica em pacientes com câncer.

Se a malignidade causou lesão local ou sistêmica dos tecidos, a neurotransmissão desses nociceptores fica alterada. A hiperalgesia, a percepção de estímulos pouco nocivos como altamente nocivos, e a alodinia, a percepção de informação sensorial não nociva como nociva, alteram a interpretação de dor normal do corpo. Esse trajeto desempenha um papel importante na dor visceral e na dor somática.

A dor visceral é descrita como difusa e de localização incerta; muitas vezes, ela é referida em outros locais e pode ser acompanhada por reflexos autônomos e motores. Em geral, ela é descrita como constante, intensa, profunda, vaga ou difusa. Em contraste, a dor neuropática costuma ser descrita como ardente, penetrante ou lancinante. Fenômenos motores negativos (fraqueza, fadiga) ou fenômenos motores positivos (tremores, ataxia, distonia e discinesia) podem ocorrer com dor neuropática. A sensibilização da dor pode ocorrer perifericamente, centralmente ou pelos dois trajetos, o que aumenta a complexidade do tratamento.

Tratamento

Assim que o tipo de dor é diagnosticado, o tratamento é fundamental. As opções incluem medidas farmacológicas e não farmacológicas e devem ser usadas em combinação, visto que isso foi estabelecido pela Organização Mundial da Saúde (OMS) como o padrão de cuidado. A OMS desenvolveu a escada de controle da dor (Fig. 35.1), uma abordagem gradual para iniciação de controle analgésico. Para dor leve, são recomendados não opioides com ou sem um adjuvante. As medicações adjuvantes incluem drogas anti-inflamatórias não esteroides, analgésicos tópicos, antidepressivos, anticonvulsivos, corticosteroides e ansiolíticos. Agentes adicionais, como pregabalina, também mostraram eficácia no tratamento da dor neuropática do câncer. Quando um nível de dor moderado for alcançado, os opioides podem ser introduzidos. Para manter o controle de dor adequado, devem ser dados analgésicos de forma constante a cada 3 a 6 horas, e não conforme o necessário.

Para pacientes com dor refratária, severa ou crônica, as técnicas de intervenção oferecem outra opção de tratamento. Neurólise, injeções nos pontos-gatilho, bloqueios simpáticos, vertebroplastia e estimulação da medula espinal são exemplos de opções de intervenção complementares ao tratamento farmacológico para melhorar a dor neuropática.

Existem outras opções não farmacológicas que foram estudadas em pacientes com câncer. Modalidades como exercício,

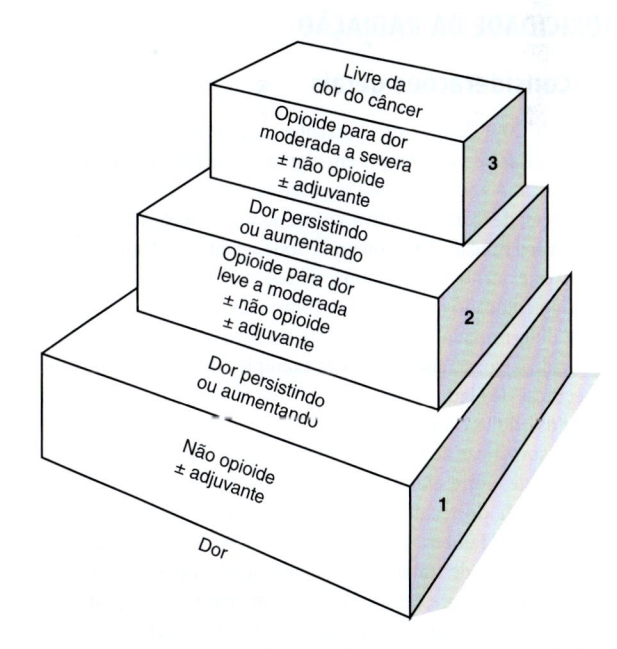

▲ **Figura 35.1** Escada de dor da Organização Mundial da Saúde (OMS). (Reproduzida, com permissão, da Organização Mundial da Saúde. Disponível em: http://www.who.int/cancer/palliative/painladder/en/ Acesso em 23/05/2014.)

ioga, acupuntura, uso de unidades de estimulação nervosa elétrica transcutânea (TENS), *biofeedback* e intervenções psicossociais mostraram ser eficazes para o tratamento de dor no câncer. Além de melhorar a dor, exercício e ioga também podem reduzir a fadiga, melhorando, assim, a qualidade de vida. Aparelhos de imobilização e órteses podem ajudar a diminuir a carga sobre as articulações, fornecer estabilidade e ajudar na fraqueza, diminuindo a dor.

Albrecht TA, Taylor AG: Physical activity in patients with advanced-stage cancer: A systematic review of the literature. Clin J Oncol Nurs 2012;16:293–300.

Choi TY, Lee MS, Kim TH, et al: Acupuncture for the treatment of cancer pain: A systematic review of randomized clinical trials. Support Care Cancer 2012;20:1147–1158.

Mitra R, Jones S: Adjuvant analgesics in cancer pain: A review. Am J Hosp Palliat Care 2012;29:70–79.

Paice JA, Ferrell B: The management of cancer pain. CA Cancer J Clin 2011;61:157–182.

Sheinfeld Gorin S, Krebs P, Badr H, et al: Meta-analysis of psychosocial interventions to reduce pain in patients with cancer. J Clin Oncol 2012;30:539–547.

Stubblefield MD: Approach to evaluation of pain disorders in the cancer patient. In Stubblefield MD, O'Dell MW (Eds): *Cancer Rehabilitation: Principles and Practice*. Demos Medical, 2009:437–445.

World Health Organization: Pain ladder for adults. Available at: http://www.who.int/cancer/palliative/painladder/en/. Accessed May 3, 2014.

TOXICIDADE DA RADIAÇÃO

▶ Considerações gerais

Cerca de 50% de todos os pacientes diagnosticados com câncer irão precisar de radioterapia em algum momento durante o curso da doença. A radiação pode ser usada com a intenção de curar a pessoa ou, de forma paliativa, controlar a dor, prolongar a vida ou preservar a função. A radioterapia pode ser administrada por meio de feixes externos (radioterapia de feixe externo) ou material radioativo colocado internamente (braquiterapia). A dose de radiação é determinada pela tolerância tecidual (radiossensibilidade) do tecido-alvo; a Tabela 35.1 lista exemplos de doses de tolerância específicas de alguns órgãos. O objetivo terapêutico da radiação é matar as células cancerígenas de divisão rápida enquanto poupa as células somáticas de crescimento mais lento. Fatores relacionados ao paciente, entre eles tamanho do câncer, localização e radiossensibilidade do tecido, desempenham um papel importante na dosagem. Os fatores relacionados ao paciente que são incorporados ao plano de tratamento incluem idade, obesidade, cirurgia prévia, trauma e presença de doenças microvasculares, tais como diabetes, hipertensão ou doença vascular do colágeno.

As doses de radiação são medidas, atualmente, em *grays* (Gy) ou *centigrays* (cGy). Antes, a radiação era mensurada em rads (1 Gy = 100 cGy = 100 rads). Fração refere-se à quantidade de radiação administrada em uma sessão de tratamento. A dose de radiação leva em conta a soma das frações repetidas ao longo do período de aplicação e também do aumento da dose que foi transferida. Regimes hiperfracionados administram doses de radiação menores mais de uma vez por dia, portanto diminuem as complicações da radiação. Os regimes de radiação hipofracionados administram doses de radiação maiores em menos sessões de tratamento. Técnicas de modelagem de dose, tais como radioterapia orientada por imagem (IGRT) e radioterapia modulada por intensidade (RTMI), permitem confirmação muito precisa do feixe de radiação, de modo que os tumores próximos das estruturas vitais (p. ex., a medula espinal) podem ser irradiados dentro de alguns milímetros. Essas técnicas permitem que a radiação seja dada em uma única fração em determinados casos; assim, os tumores que eram antes considerados radiorresistentes (p. ex., melanoma) podem ser tratados de forma efetiva.

Tabela 35.1 Doses de tolerância ($DT_{5/5}$-$DT_{50/5}$) para irradiação do órgão inteiro

Órgão	Dose única (Gy)	Dose fracionada (Gy)
Cérebro	15-25	60-70
Olho (cristalino)	2-10	6-12
Pele	15-20	30-40
Medula espinal	15-20	50-60
Sistema de tecido vasculoconectivo	10-20	50-60
Mucosa	5-20	65-77
Nervo periférico	15-20	65-77
Músculo	>30	>70
Osso e cartilagem	>30	>70
Tireoide	–	30-40

Reproduzida, com permissão, de Rubin P: The law and order of radiation sensitivity, absolute versus relative. In Vaeth JM, Meyer JL (Eds): *Frontiers in Radiation Therapy Oncology.* Karger, 1989;23:7-40.

▶ Complicações

As complicações associadas à toxicidade da radiação são numerosas e podem ser categorizadas como efeitos agudos e tardios (Quadro 35.1). Os efeitos agudos ocorrem durante o tratamento ou logo depois; já os efeitos tardios ocorrem meses ou anos mais tarde. As complicações agudas danificam as células proliferativas de forma bastante rápida; portanto, os efeitos costumam ser temporários e muitas vezes desaparecem durante o curso do tratamento. Os efeitos tardios podem aparecer décadas após o tratamento e progredir durante a vida do paciente. Há risco de carcinomas secundários, bem como de efeitos tóxicos sobre os órgãos dentro do campo de radiação, incluindo cardiomiopatias, fibrose pulmonar e disfunção da tireoide. Cerca de 10% das pessoas que recebem radioterapia desenvolvem um câncer secundário. Crianças tratadas antes dos 15 anos de idade têm risco mais alto

REABILITAÇÃO DE CÂNCER — CAPÍTULO 35

Quadro 35.1 Efeitos da radioterapia

Efeitos agudos	Efeitos tardios
Fadiga	Fibrose de tecidos moles
Náusea	Atrofia da pele
Vômito	Mudanças auditivas
Anorexia	Fibrose pulmonar
Descamação	Estreitamento gastrintestinal
Dermatite	Disfunção da tireoide
Mucosite	Necrose cerebral
Xerostomia	Mielite
Perda do paladar	Plexopatia
Proctite	Linfedema
Cistite	Malignidades secundárias
Diminuição da libido	Osteonecrose
Esterilidade	Telangiectasia
Amenorreia	Incontinência
Mudanças hematológicas	Diarreia
Pneumonite	
Diarreia	
Esofagite	
Conjuntivite	
Infecção	
Alopecia	

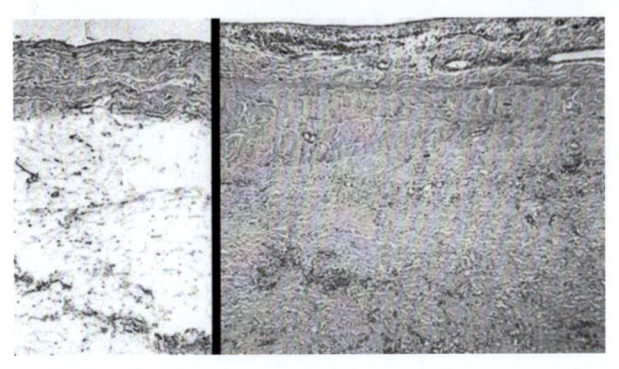

▲ **Figura 35.2** Fibrose induzida por radiação. Secções de pericárdio parietal em ampliações iguais. ***Esquerda:*** Pericárdio normal mostrando uma camada (superior) de tecido fibroso e uma camada espessa (inferior) de tecido adiposo. ***Direita:*** Fibrose extensa de pericárdio irradiado substituindo tecido adiposo. Corante hematoxilina e eosina. (Reproduzida, com permissão, de Luis F Fajardo, MD, Stanford Medical School.)

SÍNDROME DE FIBROSE POR RADIAÇÃO

A radiação tem efeitos prejudiciais sobre múltiplas estruturas, entre as quais tecidos moles, ligamentos, músculos, nervos, vasos sanguíneos e sistema linfático. O termo *síndrome de fibrose por radiação* é utilizado para descrever as inúmeras complicações neuromusculares, musculoesqueléticas e dos órgãos que ocorrem como resultado direto de fibrose induzida por radiação. Trata-se de um fenômeno comum; cerca de 60% de todos os pacientes que recebem radioterapia, em algum momento, desenvolvem fibrose induzida por radiação.

A lesão microvascular parece ser a característica crítica na toxicidade de radiação aguda e crônica do tecido normal. O efeito patológico da radiação é a formação de um exsudato fibroso intersticial rígido (fibrina), que precede o revestimento fibrótico progressivo dos vasos sanguíneos, deformando o tecido adjacente (Fig. 35.2). Os efeitos da radiação podem causar lesão ao sistema nervoso em cada nível, incluindo encefalopatia, mielopatia, radiculopatia, plexopatia, mononeuropatias e miopatia. A lesão do nervo pode ser secundária ao comprometimento dos vasos dos nervos, o suprimento vascular do tecido nervoso.

A encefalopatia por radiação aguda pode ocorrer com uma fração única maior do que 300 Gy devido à pressão intracraniana aumentada a partir da radioterapia em todo o cérebro. Os sintomas incluem sonolência, cefaleia e déficits neurológicos focais progressivos. A combinação de estudos de imagem, laboratoriais e apresentação clínica pode distinguir encefalopatia por recidiva ou infecção. Em geral, ela é autolimitada, e podem ser utilizados corticosteroides para diminuir o edema. A encefalopatia por radiação crônica associada com atrofia cerebral manifesta-se com demência, déficits cognitivos, ataxia e incontinência urinária.

A encefalopatia por necrose de radiação, em geral, ocorre 1 a 2 anos após o tratamento, com taxa de ocorrência de 3 a 5%, e está associada com doses maiores do que 5.000 Gy. Pode ser difícil distinguir necrose de recidiva do tumor na ressonância magnética (RM); desse modo, a tomografia por emissão de pósitrons (PET) é o estudo de escolha. O tratamento é de apoio, consistindo em corticosteroides ou de ressecção. A descompressão cirúrgica pode não reverter o declínio funcional na maioria dos pacientes e serve mais como uma medida paliativa. O bevacizumabe mostrou resultados promissores clínica e radiologicamente para reversão da radionecrose cerebral.

A mielopatia está relacionada a níveis de radiação acima de 5.000 Gy, com média de 14 meses de latência. Os sintomas costumam ser anormalidades sensoriais nas extremidades inferiores, com fraqueza ascendente até o local da radiação ou uma apresentação de síndrome de Brown-Séquard. A hiper-reflexia com sinais de Babinski e de Lhermitte com frequência está presente. Parestesias dolorosas podem ser experimentadas na distribuição dos dermátomos correlacionando-se com o nível espinal de irradiação.

As plexopatias braquiais induzidas por radiação ocorrem com mais frequência do que as plexopatias lombossacrais e são relacionadas a frações para o plexo braquial maiores do que 2 Gy. No âmbito clínico, a plexopatia induzida por radiação tem menos probabilidade de ser dolorosa do que a plexopatia neoplásica infiltrativa e tem mais chances de envolver a parte superior do tronco. O diagnóstico é feito com base nos estudos de imagem, e o achado de mioclonia no estudo eletrodiagnóstico é bastante sugestivo de uma causa induzida por radiação, mas não exclui tumor. As neuropatias periféricas são menos comuns e ocorrem com doses cumulativas maiores de 6.000 Gy, mas podem ser vistas em pessoas submetidas a doses mais baixas. Os nervos frênico e laríngeo recorrentes podem ser afetados, e os pacientes apresentam disfagia, rouquidão e angústia respiratória.

O manejo da fibrose de radiação tem sido feito com pentoxifilina, superóxido dismutase, terapia com oxigênio hiperbárico e uma combinação de pentoxifilina e tocoferol, com resultados mistos.

> Fajardo LF: The pathology of ionizing radiation as defined by morphologic patterns. Acta Oncologica 2005;44:13–22.
>
> Torcuator R: Initial experience with bevacizumab treatment for biopsy confirmed cerebral radiation necrosis. J Neurooncol 2009;94:63–68.
>
> Stubblefield MD: Radiation fibrosis syndrome: Neuromuscular and musculoskeletal complications in cancer survivors. PM R 2011;3:1041–1054.

TOXICIDADE DO SISTEMA NERVOSO INDUZIDA POR QUIMIOTERAPIA

Os pacientes com câncer apresentam inúmeros efeitos colaterais da doença e dos agentes antineoplásicos usados para tratá-la. O SNC e o sistema nervoso periférico (SNP) são alvos vulneráveis de agentes quimioterápicos; contudo, o SNC é menos vulnerável do que o SNP aos agentes exógenos tóxicos devido à barreira hematencefálica. Portanto, no uso de agentes antineoplásicos de dose mais baixa, mudanças no SNP serão vistas antes daquelas no SNC.

1. Toxicidade do sistema nervoso central

▶ **Considerações gerais**

A disfunção cognitiva ocorre em pacientes com câncer que não é do SNC, e não se sabe se isso acontece devido à doença, à quimioterapia, ou ambas. Muitas vezes chamada de *chemo-brain* ou *chemo-fog* (em inglês), essa disfunção varia muito entre os pacientes e pode afetar a função executiva, a atenção, a concentração, a velocidade de processamento, o tempo de reação, a velocidade motora e a destreza. Esses déficits afetam a vida diária dos sobreviventes de câncer.

▶ **Patogênese**

Inúmeros mecanismos foram propostos para justificar a disfunção cognitiva em pacientes com câncer; estes incluem efeitos neurotóxicos diretos da terapia, dano oxidativo, desregulação imune, microêmbolos e predisposição genética. O mecanismo subjacente de lesão ainda não é bem compreendido, mas os fatores de risco incluem exposição a doses mais altas, efeitos sinérgicos de regimes de quimioterapia com múltiplos agentes, radiação e administração intra-arterial ou intratecal de quimioterapia com ruptura da barreira hematencefálica. Os estudos relataram evidência para todos os mecanismos citados, mas está faltando a prova definitiva de um único processo, e a descoberta de um trajeto comum é improvável. Além disso, fatores adicionais, como depressão, ansiedade, fadiga e distúrbios do sono, têm impacto direto sobre a função cognitiva. Déficits cognitivos também foram vistos antes do tratamento em pacientes com câncer que não do SNC.

▶ **Achados clínicos**

A avaliação da função cognitiva pode ser concluída de várias maneiras, entre elas avaliação neuropsicológica e neuroimagem, bem como de forma subjetiva, com o uso de questionários. Exames de imagem do cérebro podem ser usados para correlacionar déficits cognitivos com mecanismos neuroquímicos.

A imagem por ressonância magnética funcional (RMf) avalia a função cerebral *in vivo* pela detecção de mudanças no fluxo sanguíneo. Um exame de RMf em sobreviventes de câncer de mama três anos após a quimioterapia encontrou diminuição da atividade relacionada à decodificação de memória no córtex pré-frontal. Atualmente, os achados da literatura de imagem funcional são inconsistentes, tornando difícil a aplicação dessa pesquisa à prática clínica. Embora mais estudos sejam necessários para determinar a relevância clínica, no futuro, essa modalidade pode ser capaz de identificar pacientes com câncer em risco de declínio cognitivo.

As avaliações subjetivas são usadas com frequência na medicina para identificar a sintomatologia do paciente e sua qualidade de vida. Elas são fáceis de classificar, e muitas foram validadas. A escala Functional Assessment of Cancer Therapy-Cognitive Function (FACT-cog) é uma ferramenta para medir queixas cognitivas e é composta de itens relacionados ao comportamento em um esforço de minimizar o impacto do sofrimento não relacionado às capacidades cognitivas. Os escores têm sido correlacionados com depressão, ansiedade e fadiga, mas não com desempenho neuropsicológico.

▶ **Tratamento**

A disfunção cognitiva experimentada por sobreviventes de câncer não é muito compreendida, mas é importante tratar as incapacidades globais que estão associadas a esses déficits. O tratamento pode ser tão simples quanto tratar níveis aumentados de estresse ou consultar um neuropsicólogo a fim de criar um plano para lidar com os déficits. Com a grande amplitude de déficits cognitivos, é improvável que uma intervenção farmacológica específica seja identificada para tratar essa disfunção multifatorial.

> Ahles TA, Saykin AJ: Candidate mechanisms for chemotherapy-induced cognitive changes. Nat Rev Cancer 2007;7:192–201.
>
> Asher A: Cognitive dysfunction among cancer survivors. Am J Phys Med Rehabil 2011;90:S16–S26.
>
> Jacobs SR, Jacobsen PB, Booth-Jones M, et al: Evaluation of the functional assessment of cancer therapy cognitive scale with hematopoietic stem cell transplant patients. J Pain Symptom Manage 2007;33:13–23.
>
> Kesler SR, Bennett FC, Mahaffey ML, et al: Regional brain activation during verbal declarative memory in metastatic breast cancer. Clin Cancer Res. 2009;15:6665–6673.

Marin AP, Sanchez AR, Arranz EE, et al: Adjuvant chemotherapy for breast cancer and cognitive impairment. South Med J 2009;102:929–934.

Silverman DH, Dy CJ, Castellon SA, et al: Altered frontocortical, cerebellar, and basal ganglia activity in adjuvant-treated breast cancer survivors 5–10 years after chemotherapy. Breast Cancer Res Treat 2007;103:303–311.

Wagner L, Sweet JJ, Butt Z, et al: Measuring patient self-reported cognitive function: Development of the functional assessment of cancer therapy cognitive function instrument. J Support Oncol 2009;7:S32–S39.

2. Toxicidade do sistema nervoso periférico

▶ Considerações gerais

A neuropatia periférica induzida por quimioterapia (NPIQ) ocorre como resultado do acúmulo de neurotoxinas nos corpos das células neuronais. As manifestações neurológicas variam de acordo com a classe de agentes antineoplásicos e a dose. Compostos de platina são agentes antineoplásicos bastante usados que podem se acumular no gânglio da raiz dorsal, causando neuropatia sensorial. Dois mecanismos celulares na neuropatia induzida por platina foram propostos. O primeiro sugere que ocorre apoptose como resultado de uma alteração na estrutura do DNA que reentra nos neurônios do gânglio da raiz dorsal; o segundo, que o estresse oxidativo e a disfunção mitocondrial causam apoptose.

▶ Patogênese e achados clínicos

A neuropatia periférica induzida por quimioterapia causa perda distal de sensação vibratória, perda de reflexo de estiramento muscular e parestesias nos membros inferiores e superiores distais. O tratamento prolongado pode progredir para perda de sensibilidade vibratória proximal e perda generalizada do reflexo de estresse muscular. O dano severo de propriocepção pode levar a descoordenação profunda. Estudos de condução nervosa (ECN) revelam dano axônico sensorial com amplitude reduzida dos potenciais de ação sensoriais (PANSs). Um fenômeno "coasting" – progressão dos sintomas por semanas ou meses após o término do tratamento – também pode ser visto.

Os alcaloides da vinca são agentes de amplo espectro usados para muitos cânceres. Esses agentes antineoplásicos têm afinidade para tubulina, o que causa perda de microtúbulos axônicos e alteração de seu comprimento, levando a edema axônico nas fibras mielinizadas e não mielinizadas. Essa toxicidade limitante de dose é responsável pelo desenvolvimento de neuropatia axônica distal, que afeta mais as fibras sensoriais do que as motoras. A apresentação é similar àquela vista na neuropatia diabética e é caracterizada por perda ou diminuição do reflexo de estresse muscular seguida por parestesias. Sem a interrupção do tratamento, pode ocorrer fraqueza muscular. Isso é mais evidente nos dorsiflexores do tornozelo ou nos extensores do hálux e dos artelhos e, em um menor grau, nos músculos intrínsecos da mão.

A neuropatia autônoma pode ocorrer antes do desenvolvimento dos sintomas mencionados de neuropatia periférica. O SNC mostra neuropatia axônica sensório-motora com redução na amplitude dos PANSs e dos potenciais de ação muscular compostos (PAMCs). Pacientes que têm neuropatia periférica hereditária, Charcot-Marie-Tooth tipo I ou história familiar dessa condição não devem receber vincristina, porque ela pode causar neuropatia profunda aguda. Em geral, essa neuropatia induzida por vincristina é reversível na suspensão do tratamento, mas o fenômeno de coasting pode ocorrer em 30% dos pacientes tratados com alta dose.

Taxanes (cabazitaxel, docetaxel e paclitaxel) são agentes estabilizadores de microtúbulos que são eficazes para tratar vários tumores sólidos. O paclitaxel costuma causar neuropatia axônica sensorial dependente da dose, mas também pode causar neuropatia motora, que afeta, em especial, os músculos proximais. Os taxanes promovem a união de microtúbulos desorganizados. Esse processo se inicia na região distal e progride para a proximal, de modo similar às neuropatias *dying-back*, que podem ter sua origem no corpo da célula ou no transporte axônico. Do ponto de vista clínico, isso produz parestesias em uma distribuição em bota e luva, afetando as fibras grandes (propriocepção, vibração) e as fibras pequenas (temperatura, agulhada), com perda do reflexo de estresse muscular.

Com o mecanismo similar ao do paclitaxel, as epotilonas também são agentes antineoplásicos estabilizadores de microtúbulos. Elas também causam neuropatia periférica sensorial, mas não existem estudos que mostrem isso eletrodiagnosticamente.

O bortezomib é um inibidor de proteassoma usado para tratar mieloma progressivo refratário. Ele pode causar neuropatia sensorial dolorosa, distal, em uma distribuição em bota e luva, com reflexo de estresse muscular diminuído ou ausente e perda de propriocepção. Vários pequenos estudos com humanos e camundongos demonstraram risco aumentado de neuropatia quando o bortezomib foi usado em pacientes com neuropatias preexistentes. No SNC, uma polineuropatia axônica predominantemente sensorial é observada, afetando o PANS sural mais do que o PANS radial em um padrão dependente do comprimento.

A talidomida é notória por seus efeitos teratogênicos, mas foi aprovada pela U.S. Food and Drug Administration (FDA) para tratamento de mieloma múltiplo e de doença crônica do enxerto *versus* hospedeiro, entre outras. A neuropatia sensorial distal simétrica produzida pela talidomida é dose-limitante e afeta fibras pequenas e grandes, com reduzido envolvimento motor e da coluna posterior. Em um estudo, o SNC mostrou uma neuropatia axônica sensorial em 40% dos pacientes, com amplitude do PANS reduzida em um padrão dependente do comprimento, e uma neuropatia periférica sensório-motora em 26,6%, com amplitude de PAMC bastante reduzida.

A nelarabina é um análogo da purina usado para tratar leucemia linfoblástica aguda de célula T. Ela está associada ao desenvolvimento de uma neuropatia periférica pouco caracterizada que resulta em fraqueza das pernas e parestesias. Em raras ocasiões, os efeitos são graves, imitando a síndrome de Guillain-Barré; a interrupção do tratamento nem sempre resulta em recuperação total.

Tratamento

Ao mesmo tempo que a NPIQ é um efeito colateral aceitável para um tratamento que salva vidas, ela pode resultar em função e qualidade de vida reduzidas para os pacientes. Eles devem ser informados sobre os efeitos colaterais dos agentes de quimioterapia de modo que possam monitorar seus sintomas e ser responsáveis por sua saúde. O rastreamento dos efeitos colaterais do agente antineoplásico é facilitado por meio de perguntas específicas feitas ao paciente para descartar NPIQ. Durante o curso da quimioterapia, os pacientes são vistos por vários profissionais de saúde. É importante que os fisiatras perguntem sobre a qualidade de vida do paciente, não apenas para diagnosticar uma NPIQ, mas também para promover o retorno à função para os sobreviventes de câncer.

> Argyriou AA, Bruna J, Marmiroli P, Cavaletti G: Chemotherapy-induced peripheral neurotoxicity (CIPN): An update. Crit Rev Oncol Hematol 2012;82:51–77.
>
> Bruna J, Alé A, Velasco R, et al: Evaluation of pre-existing neuropathy and bortezomib retreatment as risk factors to develop severe neuropathy in a mouse model. J Peripher Nerv Syst 2011;16:199–212.
>
> Kocer B, Sucak G, Kuruglu R, et al: Clinical and electrophysiological evaluation of patients with thalidomide-induced neuropathy. Acta Neurol Belg 2009;109:120–126.
>
> Schiff D, Wen, PY, van den Bent MJ: Neurological adverse effects caused by cytotoxic and targeted therapies. Nat Rev Clin Oncol 2009;6:596–603.
>
> Velasco R, Petit J, Clapés V, et al: Neurological monitoring reduces the incidence of bortezomib-induced peripheral neuropathy in multiple myeloma patients. J Peripher Nerv Syst 2010;15:17–25.

OUTRAS COMPLICAÇÕES DO SISTEMA NERVOSO CENTRAL

Os tumores que envolvem o SNC podem surgir na coluna ou no cérebro como tumores primários ou lesões metastáticas. Gliomas e linfomas são os dois tumores primários do SNC mais comuns em adultos, enquanto astrocitomas cerebelares são os mais comuns em crianças. Tumores de pulmão, mama, pele (melanoma) e gastrintestinais são responsáveis pela maioria das metástases. Cefaleia, dano cognitivo, fraqueza, distúrbio da marcha, convulsões e dificuldades de fala e de deglutição são apresentações comuns. As opções de tratamento podem incluir o uso de corticosteroides, para reduzir edema, radiação de todo o cérebro e ressecção cirúrgica.

Os tumores que surgem na coluna são mais metastáticos e epidurais. Os tumores que mais têm metástases na coluna são os de pulmão, de mama, de próstata e de rim. A dor é o sintoma mais comum de compressão da medula espinal epidural (CMEE). A CMEE é uma complicação grave dos tumores espinais e representa uma emergência médica. Ela está relacionada a declínio neurológico rápido e pode progredir para paraplegia ou tetraplegia. A administração de corticosteroides intravenosos de alta dose é o tratamento agudo apropriado de CMEE enquanto a descompressão cirúrgica está sendo preparada. A radioterapia tem-se tornado o principal tratamento de muitos tumores epidurais. Técnicas radioterapêuticas hipofracionadas e únicas estão se mostrando promissoras para controlar melhor o crescimento do tumor, em especial nos casos de doença radiorresistente.

O sistema nervoso periférico também é afetado por células tumorais, causando radiculopatia, plexopatia e neuropatias periféricas. A radiculopatia ocorre devido a disseminação hematógena e invasão do espaço paravertebral. Esse tipo de dor no câncer produz dor ardente e disestésica no dermátomo afetado. A síndrome de Horner também pode ser vista, se as raízes cervicais inferiores ou torácicas superiores estiverem envolvidas. Ressonância magnética e eletromiografia são usadas no diagnóstico, e a radiação pode aliviar um pouco a dor.

Os tumores no ápice do pulmão e cânceres de mama são causas de plexopatia braquial maligna, afetando o tronco inferior e o cordão medial do plexo braquial. Em comparação, a plexopatia induzida por radiação costuma afetar o plexo superior. A dor no ombro é o sintoma mais comum de plexopatia maligna e ajuda a distinguir esta da plexopatia induzida por radiação indolor. Pacientes com plexopatias por radiação costumam apresentar fraqueza nos miótomos C5-6. As plexopatias lombossacrais podem ocorrer em conjunto com cânceres colorretais, sarcomas retroperitoneais ou lesões metastáticas. Dor nas costas, nas nádegas e nas pernas são sinais comuns.

Para o diagnóstico, radiografias de tórax são úteis para avaliar o ápice do pulmão, ao passo que a tomografia computadorizada (TC) ou a RM do abdome pode avaliar o espaço retroperitoneal para massas compressivas. A RM com gadolínio é o melhor método para visualizar os plexos. A eletromiografia pode ajudar a distinguir plexopatia de radiculopatia. Muitas vezes, a presença de mioquimia no exame com agulha é associada a plexopatia por radiação, mas também pode ser vista em lesões da raiz e do nervo periférico. O tratamento consiste em administração de corticosteroides e radiação.

Em geral, as neuropatias periféricas ocorrem como resultado de compressão nervosa por metástase óssea ou como efeito colateral da quimioterapia. Alguns locais de compressão incluem o nervo radial, no úmero, o nervo ciático, na pelve, e os nervos intercostais.

> Macvicar D: Brachial plexopathy following treatment for breast cancer. Cancer Imaging 2011;11:Spec No A:S71.

DOENÇA ÓSSEA METASTÁTICA

Considerações gerais e patogênese

Uma complicação frequente de tumores viscerais é a metástase óssea, que é uma ocorrência comum em carcinomas avançados de mama, próstata, pulmão, rim e tireoide. Muitos tumores sólidos sofrem metástase para o esqueleto axial com predileção da pelve, do fêmur, das vértebras e das costelas. As lesões ósseas metastáticas podem causar dor, comprometimento neurológico, fraturas patológicas e limitações na função e na mobilidade. As lesões podem ser classificadas como osteolíticas, osteoblásticas ou mistas, de modo que as lesões osteolíticas são as mais comuns e têm o maior perigo de causar fratura patológica. Além das lesões ósseas metastáticas, a integridade óssea pode ficar ainda mais reduzida por uso de glicocorticoide em longo prazo ou por terapia hormonal (moduladores do receptor de estrogênio seletivos, inibidores da aromatase, terapia de privação de androgênio). O risco de fraturas por compressão vertebral é crescente quando as frações de radioterapia excedem 20 Gy.

▶ Achados clínicos

A dor é o sinal mais comum. Em geral, a presença de dor óssea intensificada com atividade é o primeiro sinal de uma fratura iminente. A dor pode ser descrita como profunda, perfurante e pior à noite (em contraste à dor articular degenerativa, que é pior com a atividade). A dor que emana das vértebras ocorre em um padrão previsível. As lesões que afetam C7-T1 causam dor referida na região interescapular, e as lesões de T12 a L1 geram dor na articulação sacroilíaca ou crista ilíaca.

A modalidade de imagem mais sensível para diagnosticar metástase esquelética é a cintilografia óssea com radionuclídeo. As tomografias por emissão de pósitrons (PET) oferecem informações valiosas; contudo, as radiografias convencionais são de valor limitado, porque o envolvimento de 30 a 50% do osso cortical deve estar presente para visualização. A TC pode ser benéfica na metástase óssea inicial, particularmente em pacientes com lesões positivas na PET e negativas nas radiografias.

▶ Tratamento

O protocolo de tratamento para doença óssea metastática oferece diversas opções. Os bisfosfonatos atuam induzindo apoptose de osteoclastos e, por meio disso, restringem o crescimento de lesões osteolíticas. Eles reduzem a dor óssea e previnem fraturas. Órteses espinais podem ser usadas para moderar a dor e proteger as estruturas neurovasculares durante o processo de cura. O objetivo principal da radioterapia paliativa é o controle da dor, a restauração da função e parada de crescimento maligno.

A ressecção cirúrgica profilática e a estabilização conferem resultados funcionais superiores em comparação com reparo cirúrgico depois que a fratura patológica já ocorreu. Devido aos riscos de morbidade e mortalidade da cirurgia, é imperativo selecionar de forma adequada os pacientes nos quais o risco de fratura iminente é significativo. Essa determinação deve ser feita em conjunto com o fisiatra e o cirurgião. Entre os vários sistemas de classificação que foram usados para predizer o risco de fratura iminente, os escores de Mirels e do Spine Instability Neoplastic (SINS) demonstram validade e sensibilidade fortes.

O escore de Mirels (Tab. 35.2) é um sistema de classificação ponderado composto baseado na localização do tumor, na intensidade da dor, no tamanho e na aparência radiológica usado para avaliação de lesões de ossos longos. Um escore total de 9 ou mais indica risco significativo de fratura do fêmur, ao passo que um escore de 7 é ideal para indicar risco de fratura do úmero. A instabilidade espinal por lesões traumáticas e por invasão neoplásica apresenta-se em padrões diferentes; portanto, medidas-padrão de estabilidade espinal não devem ser utilizadas na coluna neoplásica. A SINS quantifica o risco de fraturas por compressão vertebral com base na localização do tumor, na dor, no tipo de lesão óssea, no alinhamento espinal, no colapso vertebral e no envolvimento da coluna posterolateral. Um escore de SINS de 0 a 6 indica estabilidade espinal; estabilidade intermediária é classificada de 7 a 12; e um escore que varia de 13 a 18 denota instabilidade importante. Uma consulta cirúrgica deve ser feita quando o paciente tem um escore SINS maior do que 7, escore de Mirels maior do que 9, dor persistente após irradiação ou quaisquer sinais de comprometimento neurológico.

Há risco aumentado de fraturas nos casos de doença metastática. Uma consulta com o ortopedista é importante para os pacientes com metástase óssea para determinar a estabilidade dos ossos envolvidos. As fraturas são comuns em lesões líticas e em ossos de sustentação de peso, com dano para o osso cortical e trabecular. Quando menos de 33% do diâmetro de um osso longo é afetado, a fratura patológica é incomum, mas, acima dessa quantidade, e especialmente quando mais de 50% do osso cortical é destruído, a taxa de fratura aumenta cerca de 80%. Nova dor nas costas em um paciente com câncer indica avaliação radiográfica, e, se houver anormalidade, uma RM deve ser obtida. Mais de 60% desses pacientes serão mielopáticos ou terão evidência de lesões epidurais. A instabilidade espinal que causa dor nas costas afeta cerca de 10% dessa população.

Tabela 35.2 Sistema de classificação de Mirels para predizer o risco de fratura iminente

Variável	Escore		
	1	2	3
Dor	Leve	Moderada	Funcional
Localização	Extremidade superior	Extremidade inferior	Peritrocantérica
Tamanho	< 1/3	1/3-2/3	> 2/3
Natureza	Blástica	Mista	Lítica

Cunha MV, Al-Omair A, Atenafu AG, et al: Vertebral compression fracture (VCF) after spine stereotactic body radiation therapy (SBRT): Analysis of predictive factors. Int J Radiation Oncol Biol Phys 2012:1–7.

Evans AR, Bottros J, Grant W, et al: Mirels' rating for humerus lesions is both reproducible and valid. Clin Orthop Relat Res 2008;466:1279–1284.

Fisher CG, DiPaola CP, Ryken TC, et al: A novel classification system for spinal instability in neoplastic disease: An evidence-based approach and expert consensus from the Spine Oncology Study Group. Spine 2010;35:1221–1229.

Fourney DR, Frangou EM, Ryken TC, et al: Spinal Instability Neoplastic Score: An analysis of reliability and validity from the spine oncology study group. J Clin Oncol 2011;29:3072–3077.

Kaplan R: Cancer and rehabilitation. Emedicine; April 16, 2012. Available at: http://emedicine.medscape.com/article/32061-overview#showall. Accessed September 6, 2013.

Rove K, Crawford ED: Metastatic cancer in solid tumors and clinical outcome: Skeletal-related events. Oncology 2010;23:21–27.

LINFEDEMA

A discussão detalhada sobre linfedema foi apresentada neste livro, no Capítulo 3. O linfedema afeta cerca de 3 milhões de americanos e 30% de todos os sobreviventes de câncer. A causa mais comum no mundo inteiro é infecciosa (filaríase), mas, nos países desenvolvidos, o tratamento de câncer é a causa principal. O linfedema está mais relacionado ao câncer de mama, mas também pode ser visto com melanoma, linfoma e cânceres que afetam as regiões da pelve, da cabeça ou do pescoço.

O linfedema é definido como o edema causado por um desequilíbrio entre produção de líquido linfático e capacidade de transporte dentro de um sistema de baixa pressão (Fig. 35.3). Em geral, nos pacientes com câncer, ele é causado por destruição de linfonodo a partir de sua dissecção ou radiação. Os pacientes que se submetem a dissecção de linfonodo axilar e radiação têm taxas bem mais altas de linfedema secundário do que aqueles que se submetem à biópsia de linfonodo sentinela isolada. Os fatores adicionais que predispõem ao linfedema são trauma, infecção, obesidade e localização de um tumor no quadrante externo superior da mama. Além de aparecer em qualquer um dos quatro membros, o linfedema pode ocorrer na área genital, no tronco e na região da cabeça e do pescoço. (O último caso é discutido de forma separada, após essa discussão). Os fundamentos do tratamento são essencialmente os mesmos já descritos (ver o Cap. 3), com modificações individualizadas quanto a bandagem e meias de compressão para ajuste apropriado.

O edema começa de forma insidiosa, e a grande maioria dos casos (77%) é diagnosticada dentro de três anos de tratamento de câncer. Os pacientes apresentam edema unilateral no membro ipsilateral. Os estágios avançados são definidos por espessamento cutâneo e subcutâneo progressivo, cujas características incluem sinal de Stemmer, aparência de casca de laranja, fibrose e edema depressível. Os pacientes com doença subclínica inicial

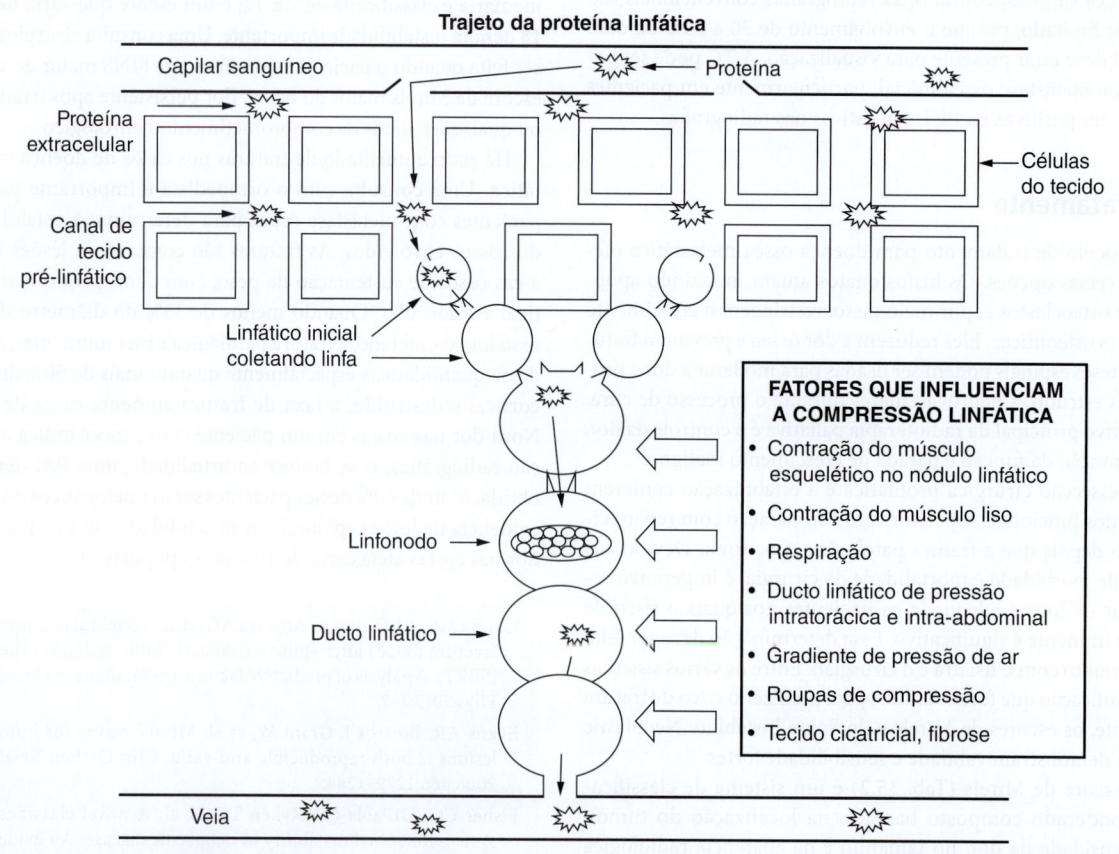

▲ **Figura 35.3** Trajeto da proteína linfática. (Reproduzida, com permissão, de Dr. Patricia O'Brien, Department of Physical Therapy, University of Vermont, Burlington.)

apresentam uma sensação de peso, rigidez, desconforto ou dor sem nenhum sinal visível de inchaço. No exame diagnóstico, deve-se descartar edema secundário a trombose venosa profunda, infecção, obstrução do tumor, insuficiência cardíaca e insuficiência renal. Quando edema grave de membro ocorre anos após o tratamento do câncer, exceto no caso de trauma recente de membro ou infecção, suspeita-se de recidiva do tumor.

O linfedema pode ser quantificado por vários critérios de graduação que medem as diferenças de circunferências entre as extremidades (ver o Cap. 3). O tratamento do linfedema pode ser iniciado em qualquer estágio, embora a resposta mais favorável ocorra com tratamento precoce e multimodal. Conforme descrito no Capítulo 3, a terapia descongestiva completa (TDC) é o tratamento padrão-ouro para linfedema e compreende duas fases: tratamento e manutenção.

> Cormier JN, Askew RL, Mungovan KS, et al: Lymphedema beyond breast cancer: A systematic review and meta-analysis of cancer-related secondary lymphedema. Cancer 2010;116:5138–5149.
> Hayes SC, Janda M, Cornish B, et al: Lymphedema after breast cancer: Incidence, risk factors, and effect on upper body function. J Clin Oncol 2008;26:3526–3542.
> Lawenda BD, Mondry TE, Johnstone PA: Lymphedema: A primer on the identification and management of a chronic condition in oncologic treatment. CA Cancer J Clin 2009;59:8–24.
> McLaughlin S: Prevalence of lymphedema in women with breast cancer 5 years after sentinel lymph node biopsy or axillary dissection J Clin Oncol 2008;26:5213–5219.
> Pinell XS, Kirkpatrick SH, Hawkins K, et al: Manipulative therapy of secondary lymphedema in the presence of locoregional tumors. Cancer 2008;112:950–954.
> Rockson SG: Diagnosis and management of lymphatic vascular disease. J Am Coll Cardiol 2008;52:799–806.
> Stout Gergich SL, Pfalzer LA, McGarvey C, et al: Preoperative assessment enables the early diagnosis and successful treatment of lymphedema Cancer 2008;112:2809–2819.
> Tsai HJ, Hung HC, Yang JL, et al: Could Kinesio tape replace the bandage in decongestive lymphatic therapy for breast-cancer-related lymphedema? A pilot study. Support Care Cancer 2009;17:1353–1360.

LINFEDEMA DE CABEÇA E PESCOÇO

▶ Considerações gerais

Linfedema de face e pescoço é uma sequela comum do tratamento para cânceres da laringe, faringe, tireoide, tonsilas, cavidade oral, lábios e glândulas salivares. O risco de linfedema aumenta com o número de linfonodos danificados ou removidos durante a cirurgia ou radiação.

▶ Achados clínicos

Em geral, o linfedema de cabeça e pescoço surge 2 a 6 meses após o tratamento e é mais grave em pacientes que recebem uma combinação de cirurgia e de radioterapia. Ele é pior pela manhã, porque o líquido se acumula durante a noite na posição deitada. Durante o dia, o linfedema de cabeça e pescoço é mínimo, pois a gravidade promove a drenagem de linfonodo na posição vertical ou sentada. Portanto, pode ser difícil avaliar a presença de linfedema de cabeça e pescoço no exame.

Os pacientes devem ser questionados se tiveram edema de face ou de pescoço, sensação de inchaço ou dificuldade para respirar ou deglutir. Os sintomas clínicos incluem rigidez; dificuldade de mover o pescoço ou a mandíbula; ptose por edema de pálpebra; disfagia; disartria; comprometimento respiratório; sialorreia; congestão nasal e infecção crônica da orelha média; e edema dos olhos, da face, dos lábios, do pescoço e da área submandibular. O linfedema interno afeta estruturas dentro do trato aerodigestivo, causando dificuldades com a respiração, deglutição e alimentação. Para confirmar a presença de linfedema interno, é necessário visualização com um endoscópio flexível (Fig. 35.4).

▶ Tratamento

É fundamental uma abordagem multidisciplinar de cuidado que inclua um fonoaudiólogo, para tratar a fala e a deglutição, e um otorrinolaringologista. São utilizadas as técnicas de tratamento de linfedema padrão (descritas no Cap. 3), bem como técnicas de deglutição e de fala compensatórias (descritas no Cap. 38). O uso de doses mais altas de corticosteroides pode ser considerado para limitar o edema. O manejo deve incluir terapia descongestiva completa, autodrenagem linfática manual e uso de uma máscara compressiva noturna. Consultar Linfedema, anteriormente, para mais detalhes.

> Zuther JE: *Lymphedema Management: The Comprehensive Guide for Practitioners*, 2nd ed. Thieme, 2009:175.

COMPLICAÇÕES DO CÂNCER DE MAMA

Muitas complicações podem ocorrer após o tratamento de câncer de mama. Esta seção salienta as mais comuns.

Após a dissecção de linfonodo axilar ou biópsia de nódulo sentinela, a síndrome da rede axilar é uma ocorrência frequente. Em geral, ela ocorre nas primeiras semanas após o tratamento cirúrgico para câncer de mama. Os sinais e sintomas presentes incluem dor no braço medial, amplitude de movimento do ombro limitada (em especial de abdução) e cordões de tecido subcutâneo palpáveis, que se estendem da axila para a parte medial do braço e, em casos graves, para baixo, na base do polegar. Não se sabe se os cordões palpáveis representam mudanças patológicas no sistema linfático ou venoso superficial. Em muitos pacientes, os sintomas desaparecem após 2 a 3 meses, e o tratamento pode consistir em técnicas manuais abordando tecidos moles, exercícios de amplitude de movimento e drenagem linfática.

A síndrome da dor pós-mastectomia é outra ocorrência comum após a cirurgia da mama. A síndrome inclui inúmeros distúrbios relacionados a mastectomia e reconstrução, incluindo dor fantasma na mama, alodinia incisional, formação de neuroma, dor no músculo peitoral e neuropatia intercostobraquial. Acredita-se que muitos dos distúrbios incluídos na síndrome da dor pós-mastectomia sejam de origem neuropática. Um componente somático, tal como espasmo dos músculos peitoral maior e serrátil anterior após reconstrução da mama, muitas vezes está presente. A dor pode estar presente na axila, na parede torácica, no ombro ou no braço. A dor fantasma na mama é comum após a mastectomia e pode interferir nas atividades da vida diária e piorar o ciclo de dor. Os neuromas intercostais são possíveis complicações após mastectomia e reconstrução da mama. Se tratados de forma cirúrgica com ressecção, o controle da dor pode ser atingido.

As artralgias, particularmente as do ombro, são outra queixa comum após tratamentos quimioterápicos e outros tratamentos endócrinos (i.e., inibidores da aromatase) para câncer de mama. A dor no ombro pode se manifestar como ombro congelado, disfunção do manguito rotador ou dor miofascial. Além de serem dolorosas, essas condições afetam a qualidade de vida das sobreviventes de câncer de mama. Uma sequela comum dos tratamentos endócrinos é perda óssea, que contribui para osteoporose e fraturas, prejudicando ainda mais a qualidade de vida. Assim, a intervenção precoce é indicada. Exercícios terapêuticos, suplementação com vitamina D, absortometria com raios X de dupla energia (DEXA) e tratamento com drogas anti-inflamatórias não esteroides podem melhorar essas queixas musculoesqueléticas. Um tipo secundário de artralgia nos pacientes com câncer de mama resulta do uso de inibidores da aromatase. Embora esses agentes sejam mais benéficos do que o tamoxifeno, as queixas de artralgia são comuns. Mudar o paciente para outro tipo de inibidor da aromatase pode aliviar um pouco essa dor.

> Bryce J, Bauer M, Hadji P: Managing arthralgia in a postmenopausal woman taking an aromatase inhibitor for hormone-sensitive early breast cancer: A case study. Cancer Manag Res 2012;4:105–211.
>
> Ebaugh D, Spinelli B, Schmitz KH: Shoulder impairments and their association with symptomatic rotator cuff disease in breast cancer survivors. Med Hypotheses 2011;77:481–487.
>
> Hansen DM, Kehlet H, Gärtner R: Phantom breast sensations are frequent after mastectomy. Dan Med Bull 2011;58:A4259.
>
> Vilholm OJ, Cold S, Rasmussen L, Sindrup SH: The postmastectomy pain syndrome: An epidemiological study on the prevalence of chronic pain after surgery for breast cancer. Br J Cancer 2008;99:604–610.

COMPLICAÇÕES DO CÂNCER DE CABEÇA E PESCOÇO

O câncer de cabeça e pescoço acomete 640 mil casos por ano no mundo inteiro, sendo o sexto câncer mais comum. Mais de 95% dos casos são de células escamosas pela patologia. Os principais fatores de risco são tabagismo e alcoolismo. O risco de morte aumenta de forma significativa com cada maço adicional de cigarro consumido por ano. O prognóstico global é ruim, com taxa de sobrevida de cinco anos em 30 a 40% dos casos.

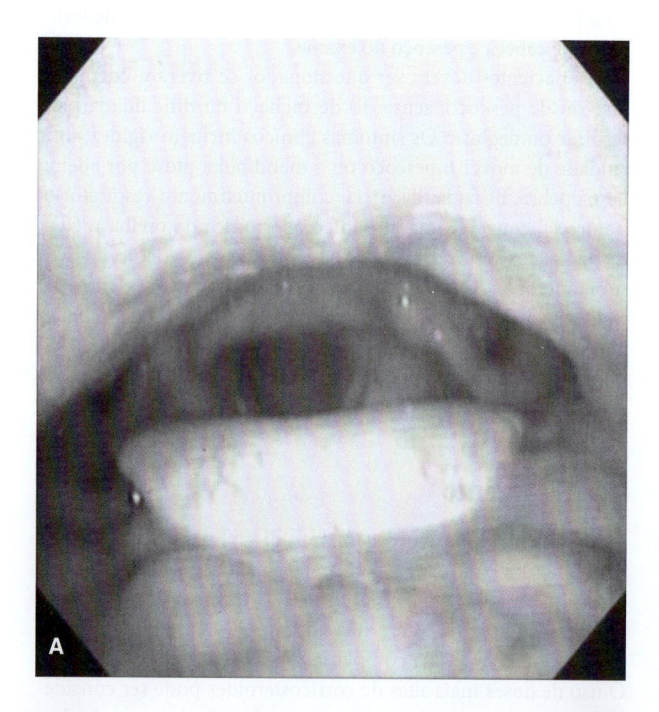

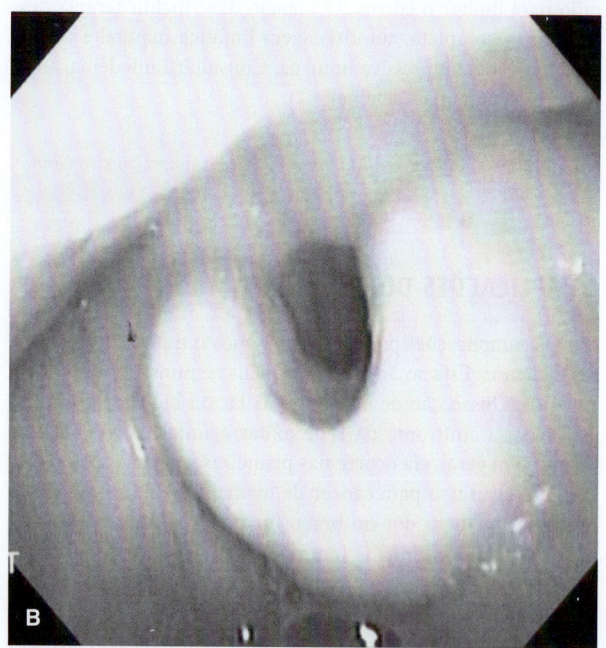

▲ **Figura 35.4** Linfedema interno. **A.** Visão endoscópica normal do trato aerodigestivo superior. **B:** Linfedema interno em um paciente com câncer de cabeça e pescoço. (Reproduzida, com permissão, de American College of Surgeons, Chicago, Illinois.)

Uma pequena porcentagem desses cânceres é atribuída à infecção com papiloma vírus humano (HPV), predominantemente do tipo 16. Os cânceres de cabeça e pescoço relacionados ao HPV têm um prognóstico global melhor e uma taxa de sobrevida aumentada em três anos.

As recomendações atuais para o tratamento são quimiorradiação com possível dissecção. Para minimizar a toxicidade, a RTMI e as dissecções de pescoço modificadas ou seletivas estão sendo usadas cada vez mais. As complicações são abundantes e podem ocorrer muito tempo após o tratamento. Toxicidade tardia severa após quimiorradiação é comum e está relacionada a idade mais avançada, estágio T avançado e cânceres primários da laringe ou da hipofaringe. Dado o alto risco de complicações nessa população, é ideal avaliar a distância interincisiva máxima (DIM), a amplitude de movimento e a força do pescoço e do ombro para permitir intervenção precoce e prevenir complicações debilitantes.

Ang K: Human papillomavirus and survival of patients with oropharyngeal cancer. N Engl J Med 2010;363:24–35.

Machtay M: Factors associated with severe late toxicity after concurrent chemoradiation for locally advanced head and neck cancer: An RTOG analysis. J Clin Oncol 2008;26:3582–3589.

Rubin P: Law and order of radiation sensativity: Absolute versus relative. In Vaeth JM, Meyer JL (Eds): *Frontiers in Radiation Therapy Oncology.* Karger, 1989;23:7–40.

MUCOSITE E XEROSTOMIA

As complicações na cavidade oral são comuns entre os pacientes que se submetem a tratamento de câncer. A mucosite, um efeito agudo da radiação, é a ulceração da mucosa oral. Ela pode levar a dor e vômito por secreções espessas e infecções. Deve ser tratada com cuidado dentário meticuloso, uso de lubrificantes, uso de umidificadores e medicação para dor.

A xerostomia, salivação diminuída, é o efeito colateral mais comum da quimioterapia e da radioterapia. O risco de dano depende da dose. Ocorre disfunção detectável da parótida em 10 a 15 Gy, e doses entre 40 e 50 Gy causam mais de 75% dos casos. O uso de técnicas de radioterapia conformacional, para minimizar a exposição da glândula parótida, e a administração de amifostine antes de cada dose fracionada têm reduzido a incidência de xerostomia. Contudo, os efeitos colaterais maiores da droga, como hipotensão, náusea, vômito e reações alérgicas, limitam seu uso no contexto clínico.

A xerostomia aumenta o risco de infecção, cáries dentárias, ingestão nutricional insatisfatória e dificuldades da fala. Com frequência, o tratamento é multimodal e pode incluir substitutos da saliva, ingestão frequente de água, bala dura sem açúcar, goma de mascar e evitar comida com consistência seca e dura. A estimulação gustativa de saliva pode ser introduzida pelo uso de pastilhas ácidas ou amargas. Além disso, a transferência cirúrgica da glândula submandibular para fora do portal de radiação tem servido para preservar a função da glândula salivar.

A pilocarpina, um parassimpaticomimético colinérgico, é eficaz em 50% dos pacientes tratados, mas os efeitos colaterais incluem tontura, vasodilatação, cefaleia, náusea, diarreia, dispepsia e sudorese. A droga requer tratamento longo e deve ser usada com cuidado em pacientes com doença cardíaca ou asma. Cevimeline e betanecol são outros agonistas colinérgicos, mas os estudos de longo prazo que documentam efeitos adversos são limitados. O oxigênio hiperbárico tem mostrado efeitos modestos, mas estudos comprobatórios adicionais são necessários. A acupuntura é uma modalidade de tratamento efetiva e de longa duração para estimular as taxas de fluxo de saliva em pacientes com função da glândula residual e tem um perfil de efeito colateral favorável.

Deasy JO, Moiseenko V, Marks L, et al: Radiotherapy dose-volume effects on salivary gland function. Int J Radiat Oncol Biol Phys 2010;76:558.

Jensen SB, Petersen AM, Vissink A, et al: A systemic review of salivary gland hypofunction and xerostomia induced by cancer therapies: Management strategies and economic impact. Support Care Cancer 2010;18:1061–1079.

Morton RP, Thomson VC, Macann A, et al: Home-based humidification for mucositis in patients undergoing radical radiotherapy: Preliminary report. J Otolaryngol Head Neck Surg 2008;37:203–207.

OSTEORRADIONECROSE

A osteorradionecrose (ORN) é uma complicação tardia de radioterapia em dose alta, com incidência relatada de 5 a 15%. O local mais comum é a mandíbula. Em geral, a ORN ocorre 6 meses a 5 anos após irradiação. O mecanismo tem sido descrito como um evento primariamente metabólico, em vez de infeccioso. A radiação estimula a produção de uma matriz que é hipóxica, hipovascular e hipocelular (os 3 Hs), levando a ruptura de tecido e resposta tecidual prejudicada à lesão. Se ocorrer sucessivas vezes, gera uma ferida crônica não cicatrizada.

A ORN está relacionada a localização do tumor primário próximo da mandíbula, estágio T, dentição, complicações cirúrgicas, quimioterapia concomitante, estado nutricional, dose de radiação e método de administração por braquiterapia. O fator desencadeante, em muitos casos (88%), é o trauma por extração de dente. Como consequência, antes da radioterapia, todos os dentes não saudáveis devem ser extraídos. Um intervalo de 2 a 3 semanas é necessário para permitir a cura completa antes de iniciar o regime de radiação. Extrações desnecessárias de dente pós-radiação e trauma devem ser evitadas.

A apresentação varia de necrose assintomática a severa com fratura patológica, formação de fístula orocutânea, dor grave e osteomielite. O diagnóstico é feito por meio de estudos de imagem, radiografias panorâmicas, RM ou TC.

Os pacientes com casos assintomáticos leves podem ser tratados de forma conservadora com antibióticos, pentoxifilina – vitamina E e debridamento local. A ORN refratária é tratada com mandibulectomia segmentar e cirurgia reconstrutora. O oxigênio hiperbárico tem sido usado em combinação com debridamento, embora os estudos sejam limitados e os resultados sejam conflitantes.

> Chang DT, Sandow PR, Morris CG, et al: Do pre-irradiation dental extractions reduce the risk of osteonecrosis of the mandible? Head Neck 2007:528–536.
>
> Delanian S, Chatel C, Porcher R, et al: Complete restoration of refractory mandibular osteoradionecrosis by prolonged treatment with a pentoxifylline-tocopherol-clodronate combination (PENTOCLO): A phase 2 trial. Int J Radiation Oncol Biol Phys 2011;80:832–839.

TRISMO

Trismo é a contração tônica, espasmo ou fibrose dos músculos da mastigação como resultado de radioterapia, levando a limitações na abertura da boca. Não há consenso absoluto sobre a distância de abertura da boca que constitui o trismo; contudo, uma distância interincisal máxima menor do que 20 a 40 mm é considerada indicativa dessa condição. A prevalência global é entre 5 e 38%, com prevalência de 25% no uso de técnicas antigas de radioterapia e 5% no uso de radioterapia modulada por intensidade. O risco de trismo é maior em pacientes que receberam radioterapia prévia e naqueles que recebem doses mais altas que 60 Gy na articulação temporomandibular, nos músculos pterigóideos mediais ou no masseter. O trismo induzido por radiação pode ocorrer em qualquer momento dentro de 24 meses de terapia, e os sintomas podem ficar progressivos. As complicações, que incluem déficits nutricionais, perda de peso, risco de cáries dentárias, ORN, fonação diminuída, isolamento social e risco de aspiração, têm um impacto significativo na qualidade de vida do paciente.

O tratamento deve ser multimodal e incluir fisioterapia com foco na formação de um plano de exercícios domiciliar diário, medicação para dor, aparelhos de movimento passivo e cuidado dentário agressivo. Os aparelhos de movimento passivo devem ser evitados durante a radioterapia, mas podem ser usados no período pós-operatório. Injeção de toxina botulínica no masseter e nos pterigóideos mediais é eficaz para aliviar a dor e os espasmos musculares, entretanto não foi associada a melhora significativa na abertura da mandíbula. Aparelhos dinâmicos de abertura da mandíbula podem ser eficazes em melhorar a amplitude de movimento mesmo em pacientes com trismo crônico relacionado a radiação. Eletroterapia de microcorrente e pentoxifilina oral também foram consideradas modalidades eficazes.

> Bensadoun RJ, Riesenbeck D, Lockhart PB, et al: A systematic review of trismus induced by cancer therapies in head and neck cancer patients. Support Care Cancer 2010;10:1033–1038.
>
> Hartl DM, Cohen M, Juliéron M, et al: Botulinum toxin for radiation-induced facial pain and trismus. Otolaryngol Head Neck Surg 2008;138:459–463.
>
> Stubblefield MD, Manfield L, Riedel ER: A preliminary report on the efficacy of a dynamic jaw opening device (Dynasplint Trismus System) as part of the multimodal treatment of trismus in patients with head and neck cancer. Arch Phys Med Rehabil 2010;91:1278–1282.

DISFUNÇÃO DA FALA E DA DEGLUTIÇÃO

▶ Considerações gerais e patogênese

A disfunção da fala é principalmente causada por cânceres da cavidade oral, da língua e da faringe, em contraste com a disfunção da deglutição, que pode ocorrer nos casos de cânceres em qualquer local do trato aerodigestivo. Além disso, a radioterapia tem um efeito mais significativo sobre a deglutição do que sobre a produção da fala, o que pode ser exacerbado por quimioterapia concomitante. A disfagia após quimiorradiação resulta da fibrose de estruturas de tecidos moles e neuropatias cranianas, causando desnervação da musculatura supra-hioide. A radiação leva a alteração de saliva de pH neutro para saliva ácida e espessa, o que complica mais ainda a deglutição. O risco de aspiração é altamente relacionado a história prévia de tabagismo, doses de radiação maiores do que 50 Gy para a laringe e maiores do que 54 Gy para os músculos constritores faríngeos inferiores.

▶ Achados clínicos

A disfunção da fala pode ser leve (p. ex., disartria e hipofonação) ou grave (p. ex., afonia) e pode ser causada por ressecção cirúrgica, lesão por radiação ou dano no nervo que afeta as cordas vocais. A laringectomia parcial pode ter efeitos leves na qualidade da voz quando comparada com a laringectomia total, que sempre resulta em perda total da voz.

▶ Tratamento

Diversos estudos documentaram que a qualidade de vida após o tratamento de câncer de cabeça e pescoço estava relacionada de forma direta às funções de deglutição, salientando a importância do manejo agressivo e precoce. A intervenção precoce por fonoaudiólogos com exercícios de deglutição pode ter efeitos restauradores sobre a função. Tubos de alimentação como medida de curto ou de longo prazo são necessários em apenas 3% dos casos.

A disfunção leve da fala pode ser tratada com fonoaudiologia e uso de uma prótese de aumento do palato para glossectomias parciais. Uma laringectomia total pode ser tratada com uma laringe artificial, prótese traqueoesofágica (PTE) ou treinamento em fala esofágica. A fala com uma laringe artificial produz uma voz computadorizada que não tem som natural. A fala esofágica requer coordenação de inalação e liberação de ar dentro do esôfago para criar vibração e, consequentemente, o som. É um desafio aprender essa técnica, e apenas 25% dos pacientes a dominam. O método preferido é a PTE, pois permite a restauração precoce da fala. A PTE é um procedimento cirúrgico que cria uma conexão entre um estoma e o esôfago e é usada com uma prótese dentro do trato. A fala é produzida durante a exalação enquanto se cobre o estoma para permitir a vibração de fluxo de ar dentro da faringe e do esôfago. Independentemente do método de produção de fala escolhido, a fonoaudiologia é um componente crucial do tratamento. (O Cap. 38 discute esse tópico em detalhes.)

Caglar HB, Tischler RB, Othus M, et al: Dose to larynx predicts for swallowing complication after intensity-modulated radiotherapy. Int J Radiat Oncology Bio Phys 2009;72:1110–1118.

NEUROPATIA ACESSÓRIA ESPINAL

A neuropatia acessória espinal é uma complicação frequentemente encontrada em pacientes com câncer de cabeça e pescoço. Embora dissecções modificadas e funcionais do pescoço preservem o nervo acessório, diversos estudos documentam o desenvolvimento de neuropatia acessória espinal em pacientes que passaram por esses procedimentos de preservação do nervo. A lesão nesse nervo induzida por radiação também é uma causa comum. O nervo acessório espinal inerva os músculos esternocleidomastóideo e trapézio.

Os indivíduos afetados por neuropatia acessória espinal apresentam uma postura de repouso de depressão e protração do ombro ipsilateral. Os retratores do ombro tornam-se muito estirados com a atividade excessiva da musculatura peitoral, criando uma postura protraída (Fig. 35.5). As limitações funcionais incluem incapacidade de abduzir de forma completa o braço ipsilateral e deslizamento lateral da escápula com abdução do ombro. A reabilitação deve se concentrar no alongamento dos músculos peitorais e no fortalecimento dos romboides e do elevador da escápula, com ênfase na estabilização escapular. *Biofeedback,* TENS e Kinesio tape podem ajudar no processo de reabilitação. Em casos graves, uma órtese de estabilização do ombro pode ser usada para ajudar a estabilizar o ombro (para prevenir sua subluxação) ou a escápula (para melhorar a função).

McGarvey AC, Chiarelli PE, Osmotherly PG, Hoffman GR: Physiotherapy for accessory nerve shoulder dysfunction following neck dissection surgery: A literature review. Head Neck 2011;33:274–280.

DISTONIA CERVICAL

▶ Considerações gerais e patogênese

Os músculos esternocleidomastóideo, escalenos e trapézio são músculos superficiais do pescoço que são lesionados com frequência durante a radiação do manto. Esses músculos podem se tornar fibróticos, limitando a amplitude de movimento, e, se não tratados, podem ficar contraídos. Eles também podem desenvolver espasmos que podem progredir para uma postura distônica. A radiação unilateral do pescoço muitas vezes resulta em um torcicolo postural caracterizado por rotação contralateral do pescoço e flexão lateral ipsilateral do pescoço a partir de contratura ou espasmo do esternocleidomastóideo ipsilateral e do escaleno anterior.

▶ Achados clínicos

Com frequência, os pacientes apresentam dor significativa no pescoço e no ombro e amplitude de movimento restrita.

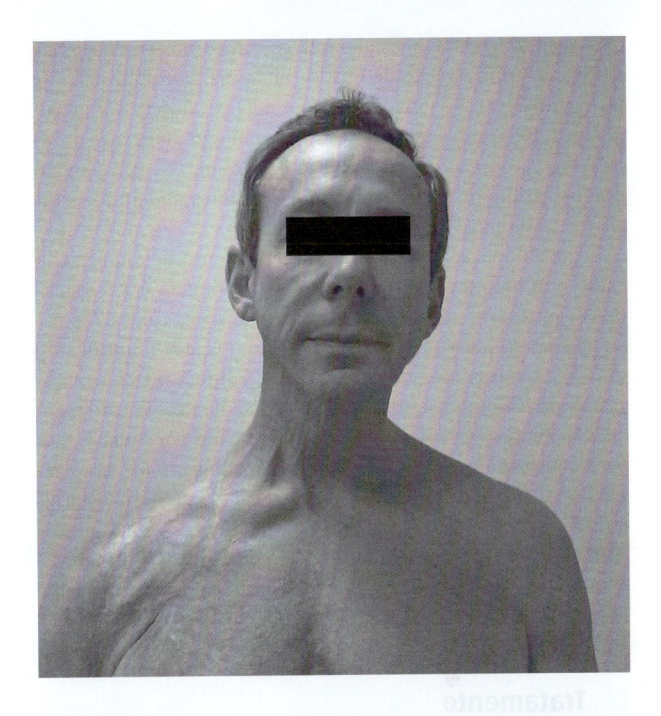

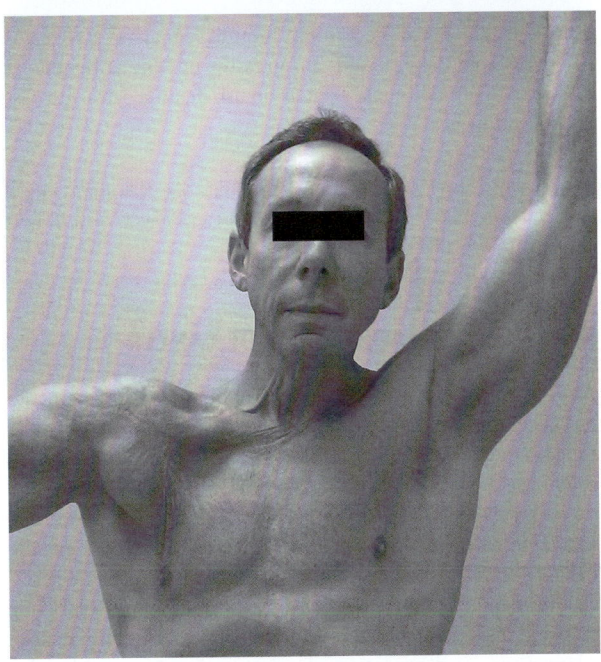

▲ **Figura 35.5** Neuropatia acessória. Esse paciente do sexo masculino realizou tonsilectomia e radioterapia para tratamento de carcinoma tonsilar 13 anos atrás. Ele se apresentou com nova ocorrência de neuropatia acessória induzida por radiação na extremidade superior direita, conforme evidenciado por mioquimia no estudo eletrodiagnóstico. Observe a postura em repouso de depressão e protração do ombro direito e a incapacidade de abduzir completamente o ombro direito. Embora não seja visualizado na imagem, o paciente também tinha escápula alada.

O manejo deve incluir fisioterapia com foco nos exercícios de alongamento, liberação de tecido miofascial e mobilização de tecidos moles; modalidades de calor e TENS devem ser considerados. Relaxantes musculares raramente são úteis, mas o tratamento com medicações estabilizantes dos nervos, injeções em pontos-gatilho ou injeção de toxina botulínica podem fornecer alívio considerável.

Uma complicação tardia comum após o uso de radiação do campo do manto para tratar linfoma de Hodgkin é a fraqueza dos extensores do pescoço (síndrome da cabeça caída). Os pacientes apresentam atrofia severa e fraqueza dos músculos do ombro e paraespinais cervicotorácicos. Embora o exato mecanismo da lesão não seja claro, a síndrome da cabeça caída tem sido atribuída a vários graus de dano induzido por radiação em todo o eixo neuromuscular, incluindo a medula espinal, as raízes nervosas, os plexos (plexo cervical), os nervos periféricos locais e os músculos dentro do campo de radiação. O termo "mielo--radiculo-plexo-neuro-miopatia" foi cunhado para descrever esse fenômeno. Em média, ele ocorre 19,7 anos (variação, 5 a 30 anos) após a irradiação.

▶ Tratamento

Enquanto ela permanece uma complicação irreversível, os pacientes com cabeça caída progressiva podem se beneficiar estética e funcionalmente a partir do uso de uma órtese de pescoço Headmaster.

> Stubblefield MD: Radiation fibrosis syndrome: Neuromuscular and musculoskeletal complications in cancer survivors. PM R 2011;3:1041–1054.

SERVIÇOS DE REABILITAÇÃO DE CÂNCER

A reabilitação é um aspecto essencial do processo de tratamento de câncer. Infelizmente, pode haver falta de diagnóstico das disfunções que envolvem deambulação e atividades da vida diária, o que prejudica as vidas dos pacientes com câncer, bem como dos sobreviventes. Não são apenas os profissionais de saúde que não têm percepção do papel da reabilitação na melhora da vida desses pacientes. Empresas terceirizadas e os centros de serviços do Medicare e do Medicaid não reconhecem a necessidade de programas de reabilitação aguda para pacientes com câncer. Além disso, os diagnósticos de câncer não são considerados compatíveis com os critérios de admissão em instituições de reabilitação hospitalares.

Todavia, os pacientes com câncer podem obter ganhos funcionais significativos quando recebem reabilitação hospitalar aguda, conforme mostrado por melhoras nos seus escores de Medida de Independência Funcional (MIF). Os pacientes com câncer que se submetem à quimioterapia ou à radioterapia durante uma internação hospitalar de reabilitação aguda também têm resultados funcionais melhores em relação aos pacientes que recebem tratamento de câncer antes da reabilitação, ou nenhuma reabilitação. A restauração da função em pacientes com câncer é vital para sua qualidade de vida, resultando em melhora na fadiga, no funcionamento físico e na saúde mental. Embora esses pacientes tenham uma taxa de transferência mais alta de volta ao cuidado agudo do que os pacientes sem câncer, a razão para readmissão não costuma estar relacionada ao seu diagnóstico de câncer.

A reabilitação ambulatorial para pacientes com câncer aborda um amplo espectro de problemas relacionados ao tratamento e às complicações do câncer, tais como linfedema, contraturas, dor, problemas de deambulação, de fala e de deglutição e disfunções em atividades da vida diária. Os programas de reabilitação ambulatorial são bem-sucedidos na melhora do funcionamento físico e psicossocial e na redução dos sintomas. A comunicação entre fisiatra e terapeutas é vital para assegurar o progresso continuado dos pacientes. A reabilitação requer uma abordagem interdisciplinar que utiliza fisioterapia, terapia ocupacional, fonoaudiologia e recreação. Todas as disciplinas desempenham um papel vital na restauração da função desses pacientes.

A American College of Sports Medicine (ACSM) desenvolveu diretrizes de exercícios para pacientes com câncer, incluindo recomendações para avaliação pré-exercício e avaliações médicas. Além disso, o U.S Department of Health and Human Services Physical Activities Guidelines for Americans inclui ajustes para sobreviventes de câncer. A ACSM recomenda avaliação de neuropatias periféricas e de morbidades musculoesqueléticas, determinação de risco de fratura em pacientes tratados com terapia hormonal, avaliação esquelética para pacientes com doença metastática conhecida e um exame médico que inclui teste de estresse para indivíduos com condições cardíacas preexistentes. Existem recomendações adicionais para cânceres específicos. Por exemplo, pacientes com história de câncer de mama devem ter a extremidade superior avaliada; pacientes de câncer de próstata devem ser avaliados para fraqueza e desgaste muscular; pacientes com câncer de cólon com uma ostomia requerem prevenção de infecção constante e pró-ativa; e pacientes com câncer ginecológico devem ser avaliadas para linfedema.

Entre os sobreviventes de câncer, as contraindicações para o exercício incluem tempo adequado para cicatrização após cirurgia, fadiga extrema, anemia, ataxia, trombose venosa profunda e trombocitopenia grave. Além disso, o exercício deve ser interrompido de forma temporária nas seguintes circunstâncias: nos pacientes com câncer de mama, se ocorrerem mudanças na dor no braço ou no ombro, inflamação ou edema; nos pacientes com câncer de cólon, se hérnia ou infecção sistêmica relacionada à ostomia se desenvolver; e, em pacientes com câncer ginecológico, se forem observados edema ou inflamação no abdome, na virilha ou nos membros inferiores.

> Adamsen L, Quist M, Andersen C, et al: Effect of a multimodal high intensity exercise intervention in cancer patients undergoing chemotherapy: Randomized controlled trial. BMJ 2009;339:b3410.

Alam E, Wilson RD, Vargo MM: Inpatient cancer rehabilitation: A retrospective comparison of transfer back to acute care between patients with neoplasm and other rehabilitation patients. Arch Phys Med Rehabil 2008;89:1284–1289.

Courneya KS, Segal RJ, Mackey JR, et al: Effects of aerobic and resistance exercise in breast cancer patients receiving adjuvant chemotherapy: A multicenter randomized controlled trial. J Clin Oncol 2007;25:4396–4404.

Craft LL, Vaniterson EH, Helenowski IB, et al: Exercise effects on depressive symptoms in cancer survivors: A systematic review and meta-analysis. Cancer Epidemiol Biomarkers Prev 2012;21:3–19.

Galvao DA, Taaffe DR, Spry N, et al: Combined resistance and aerobic exercise program reverses muscle loss in men undergoing androgen suppression therapy for prostate cancer without bone metastases: A randomized controlled trial, J Clin Oncol 2010;28:340–347.

Guo Y, Persyn L, Palmer JL, Bruera E: Incidence of and risk factors for transferring cancer patients from rehabilitation to acute care units. Am J Phys Med Rehabil 2008;87:647–653.

Heim ME, v d Malsburg ML, Niklas A: Randomized controlled trial of a structured training program in breast cancer patients with tumor-related chronic fatigue. Onkologie 2007;30:429–434.

Huang ME, Silwa JA: Inpatient rehabilitation of patients with cancer: Efficacy and treatment considerations. PM R 2011;3:746–757.

Milne HM, Wallman KE, Gordon S, et al: Effects of a combined aerobic and resistance exercise program in breast cancer survivors: A randomized controlled trial. Breast Cancer Res Treat 2008;108:279–288.

Schmitz KH, Courneya KS, Matthews C, et al: American College of Sports Medicine roundtable on exercise guidelines for cancer survivors. Special communication. Roundtable consensus statement 2010. Med Sci Sports Exerc 2011;43:195.

Tan M, New PW: Retrospective study of rehabilitation outcomes following spinal cord injury due to tumor. Spinal Cord 2012;50:127–131.

Tay SS, Ng YS, Lim PA: Functional outcomes of cancer patients in an inpatient rehabilitation setting. Ann Acad Med Singapore 2009;38:197–201.

36 Emergências médicas em medicina de reabilitação

Ernesto S. Cruz, MD
David Stolzenberg, DO
Daniel Moon, MD

À medida que o papel dos fisiatras continua evoluindo, a prática da medicina de reabilitação pode criar desafios adicionais para os médicos que tratam pacientes com condições agudas e crônicas que afetam a função global. As emergências médicas, embora infrequentes, são relatadas no contexto de reabilitação, e a equipe deve ser treinada para reagir de forma apropriada. O fisiatra deve também saber quando solicitar consultoria precoce a fim de prevenir problemas menores que evoluem para grandes catástrofes médicas. Com frequência, os fisiatras são os "porteiros" dos serviços médicos e não médicos quando os pacientes estão em reabilitação. A ideia de ser o primeiro contato de entrada, como a promovida em outras especialidades, como a medicina de família, a medicina interna e a pediatria, requer que os fisiatras se envolvam na coordenação geral e nos cuidados médicos de pacientes com alguma incapacidade.

As seguradoras de saúde, em especial o Medicare (sistema de saúde dos Estados Unidos), continuam promovendo incentivos financeiros para a reabilitação hospitalar de pacientes agudamente enfermos e pacientes com várias comorbidades. Os pacientes são admitidos em uma unidade de reabilitação hospitalar aguda, com a expectativa de que poderão tolerar ou participar de pelo menos 3 horas de reabilitação por dia. A interpretação mais ampla da regra de 3 horas apoia o tratamento dos problemas clínicos que antes demandavam a transferência para uma unidade de cuidados médicos agudos. Os eventos médicos agudos, como trombose venosa profunda, pneumonia, dor torácica ou hipertensão arterial, são tratados na unidade de reabilitação hospitalar – a menos que essas condições sugiram instabilidade hemodinâmica – com a expectativa de que o progresso e a recuperação funcional do paciente possam ser interrompidos muitas vezes durante o programa de reabilitação aguda. Além disso, muitos planos de saúde, assim como o Medicare, não cobrirão programas de reabilitação no hospital, a menos que a justificativa médica seja explícita e definida em manter o paciente hospitalizado. É comum que pacientes tenham comorbidades ativas que demandem manejo clínico por um fisiatra ou um consultor durante a progressão por meio de programas orientados para a função e justifiquem uma reabilitação baseada na estada hospitalar.

Caso contrário, são buscados contextos menos custosos para os programas de reabilitação.

Vários fatores têm contribuído para as mudanças nos tipos de pacientes que utilizam os contextos de reabilitação aguda:

- Os pacientes mais velhos estão participando da reabilitação. Mais pessoas estão vivendo além dos 65 anos de idade. Os nascidos após a Segunda Guerra estão se tornando mais envolvidos no manejo dos cuidados à saúde.
- Os pacientes mais doentes estão participando da reabilitação (p. ex., aqueles com lesão traumática do encéfalo, lesão da medula espinal e politraumatizados).
- Mais pessoas com doenças crônicas tratadas com intervenções cirúrgicas e clínicas altamente técnicas estão participando da reabilitação.

Assim, as mudanças na distribuição demográfica global e no avanço do conhecimento e de métodos médicos e cirúrgicos e as políticas sociais dirigidas à contenção de custos estão criando uma população de reabilitação de maior risco para desenvolver emergências médicas que podem interferir nos programas tradicionais de reabilitação. Espera-se que profissionais de reabilitação previnam as emergências, antecipando o impacto anatômico e fisiopatológico das intervenções de reabilitação naqueles pacientes de alto risco.

Centers for Medicare and Medicaid Services: Coverage of inpatient rehabilitation services. Medicare Learning Network (MLN) Matters. January 18, 2013; 1–11.

Centers for Medicare and Medicaid Services: Medicare Benefit Policy Manual. Chapter 1: Inpatient Hospital Services Covered Under Part A. Revised 1/14/14. 110: Inpatient Rehabilitation Facility (IRF) Services. CMS, Publication No. 100-01. Available at: http://www.cms.gov/Regulations-and-Guidance/Guidance/Manuals/Internet-Only-Manuals-IOMs-Items/CMS012673.html.

Robinson KM, Siegler EL, Streim JE: Medical emergencies in rehabilitation medicine. In Delisa JA, Gans BM (Eds): *Rehabilitation Medicine: Principles and Practice*, 3rd ed. Lippincott-Raven, 1998:1131–1147.

DISREFLEXIA AUTONÔMICA

Considerações gerais

A disreflexia autonômica é descrita como a emergência clássica da reabilitação. Essa condição potencialmente fatal ocorre em pacientes com uma lesão da medula espinal (LME) no nível de T6 ou acima, como consequência de tônus simpático sem oposição do sistema parassimpático. (As complicações da LME são descritas em detalhes no Cap. 12.)

Achados clínicos

Os sintomas incluem aumento súbito na pressão sanguínea sistólica acima de 20 mmHg do valor de referência, cefaleia pulsátil, vermelhidão ou suores acima da lesão (ou seja, na face, no pescoço e nos ombros), congestão nasal, visão borrada, piloereção e midríase. A bradicardia é um sinal clássico, embora nem sempre presente, e pode até ocorrer taquicardia. Ao avaliar o aumento da pressão sanguínea, é importante notar que a pressão sanguínea sistólica normal para um paciente com uma LME acima de T6 é de 90 a 110 mmHg. O diagnóstico diferencial é limitado e inclui pressão intracraniana aumentada, com consequente hipertensão e bradicardia (em especial se o paciente tiver uma lesão traumática concomitante do encéfalo), e feocromocitoma.

O tratamento imediato deve ser instituído para prevenir complicações graves, como acidente vascular cerebral ou hemorragia intracraniana, hemorragia retiniana, convulsões, infarto do miocárdio, arritmias cardíacas e edema pulmonar.

Tratamento

O primeiro passo no manejo é levantar a cabeceira do leito ou sentar o paciente, de modo a levar o sangue para os membros inferiores e abdome. A seguir, qualquer vestimenta e dispositivo externo de constrição, como meias de compressão, dispositivos de compressão abdominal e bolsa de cateter de Foley presa na perna, devem ser removidos ou afrouxados. O componente fundamental no manejo é inspecionar de forma rápida o paciente e aliviar quaisquer estímulos nocivos abaixo do nível da LME. O sistema urinário é a fonte mais comum, originando-se da distensão ou irritação da bexiga. Outras considerações incluem impactação fecal, unhas encravadas, dor, menstruação, pré-eclâmpsia (em caso de gravidez) e emergências abdominais, como apendicite, colecistite ou pancreatite.

A avaliação deve começar com o sistema urinário. Se o paciente tiver um cateter de demora, toda a extensão deve ser verificada para a presença de torções ou obstruções, sendo observado o posicionamento adequado, e o tubo deve estar pérvio. Se o paciente não tiver um cateter de Foley, um cateter reto pode ser inserido com gel de lidocaína. Em seguida, deve ser dada atenção aos intestinos e à impactação fecal, embora o médico possa esperar até depois da administração de medicamentos, já que a desimpactação com lidocaína gel inicialmente pode piorar a disreflexia autonômica. Ao virar o paciente para verificar as fezes, lembrar que, quanto mais aguda e mais cranial a lesão, maior o risco de bradicardia vagal, que pode se unir à bradicardia da disreflexia autonômica. Ao longo desses passos, a pressão sanguínea deve ser verificada a cada 2 a 5 minutos até o paciente estabilizar.

Se a pressão sanguínea sistólica permanecer acima de 150 mmHg, os medicamentos devem ser iniciados enquanto as outras causas são investigadas. Os tratamentos de primeira linha são a nifedipina ou a nitroglicerina. A vantagem da nitroglicerina tópica, em adesivo ou forma de creme, é que ela pode ser removida se a condição se resolver ou se a pressão sanguínea baixar muito. Se um adesivo ou creme de nitroglicerina for usado, aplica-se em uma área de 2,5 a 5 cm sobre a lesão; como alternativa, pode ser dado um comprimido sublingual de 0,4 mg de nitroglicerina. A nifedipina, 10 mg, pode ser fornecida em forma de cápsula, que pode ser mastigada ou esmagada e deglutida para absorção rápida. Essa dose pode ser repetida em 30 minutos, se necessário. Aconselha-se ter cautela ao usar nitroglicerina, já que muitos indivíduos com LME usam inibidores da fosfodiesterase para a disfunção erétil, e a interação dessas drogas poderia resultar em hipotensão drástica. Pelo fato de a pressão sanguínea tender a normalizar de forma rápida depois que o evento causador de disreflexia autonômica for removido, a medicação anti-hipertensiva de longa duração não é recomendada, pois pode resultar em hipotensão significativa. Os beta-bloqueadores devem ser evitados, visto que podem causar uma atividade alfa-adrenérgica excessiva.

É importante monitorar a pressão sanguínea por pelo menos 2 horas após a melhora inicial. A persistência da disreflexia autonômica requer a transferência para uma unidade de tratamento intensivo (UTI) ou departamento de emergência para monitoração hemodinâmica, telemetria e titulação mais agressiva do medicamento intravenoso para pressão sanguínea, como hidralazina, nitroglicerina ou nitroprussiato.

Campagnolo DI, Merli GJ: Autonomic and cardiovascular complications of spinal cord injury. In Kirshblum S (Ed): *Spinal Cord Medicine*. Lippincott Williams & Wilkins, 2002:126.

Consortium for Spinal Cord Medicine, Linsenmeyer TA, Baker ER, et al: Clinical practice guidelines for health-care professionals' acute management of autonomic dysreflexias: Individuals with spinal cord injury presenting to health care facilities. J Spinal Cord Med 2002;25(S1):S67–S88.

Krassioukov A, Warburton DE, Teasell R, et al: A systematic review of the management of autonomic dysreflexia after spinal cord injury. Arch Phys Med Rehabil 2009;90:682–695.

Mathias CJ, Frankel H: Autonomic disturbances in spinal cord lesions. In Mathias CJ, Bannister R (Eds): *Autonomic Failure: A Textbook of Clinical Disorders of the Autonomic Nervous System*, 5th ed. Oxford University Press, 2013:797–817.

Teasell RW, Arnold MO, Krassioukov A, et al: Cardiovascular consequences of loss of supraspinal control of the sympathetic nervous system after spinal cord injury. Arch Phys Med Rehabil 2000;81:506–516.

TEMPESTADE SIMPÁTICA NA LESÃO TRAUMÁTICA DO CÉREBRO

▶ Considerações gerais

A tempestade simpática é um distúrbio do controle autonômico descrito por muitos nomes, com alguns preferindo o termo *instabilidade autonômica paroxística com distonia* (IAPD). Ela ocorre em 15 a 35% dos pacientes com lesão traumática grave do cérebro. Quando não controlada, pode resultar em arritmias, infarto do miocárdio, edema pulmonar neurogênico e lesão cerebral secundária, como resultado da hemorragia intracraniana, pressão intracraniana aumentada, temperatura aumentada ou alguma combinação desses fatores.

▶ Achados clínicos

As manifestações clínicas podem incluir qualquer combinação de episódios paroxísticos de taquicardia, hipertensão, taquipneia, hiperpirexia, agitação, diaforese e distonia. No início, o diagnóstico diferencial deve incluir infecção, especialmente quando a febre for uma característica predominante, embora outras condições devam ser consideradas. Elas incluem *delirium tremens*, tempestade da tireoide, síndromes neuroléptica maligna e serotoninérgica (se os medicamentos causadores estiverem sendo utilizados) e retirada do baclofeno intratecal.

▶ Tratamento

O manejo da IAPD começa com uma avaliação para encontrar quaisquer estímulos nocivos, como aqueles antes descritos no tratamento inicial da disreflexia autonômica na LME. Deve ser proporcionado um ambiente tranquilo e quieto. Uma fonte infecciosa da febre também deve ser buscada se não foi feita uma extensa investigação recente. Os testes adicionais para afastar diagnósticos alternativos podem incluir eletrocardiograma (ECG), radiografia de tórax, exames da tireoide, painel metabólico básico e nível da creatina quinase.

A medicação deve ser iniciada se a IAPD persistir apesar do controle ambiental e do alívio dos potenciais estímulos nocivos. Os medicamentos de primeira linha são o propranolol ou os opioides, e a escolha depende dos sintomas predominantes. Para a hipertensão e taquicardia, o propranolol pode ser iniciado em 10 mg a cada 12 horas e titulado em intervalos de 10 mg. A oxicodona ou a morfina podem ser efetivas para diminuir o fluxo simpático e tratar uma dor não resolvida que pode estar desencadeando a tempestade. A oxicodona pode ser dada em uma dosagem de 5 mg a cada 4 horas e titulada em incrementos de 5 mg ou, se o acesso enteral não for possível, morfina, 2 mg por via intravenosa, dada a cada 4 horas e aumentada em 1 ou 2 mg em doses sucessivas.

Os medicamentos alternativos e menos usados incluem a gabapentina e a bromocriptina. A gabapentina demonstrou ser efetiva em doses iniciais de 300 mg, três vezes ao dia, com titulação até doses de 600 mg. Deve haver cautela em pacientes com disfunção renal (dosagem máxima de 300-400 mg/dia). Para a IAPD que consiste primariamente em febre e diaforese, a bromocriptina pode ser tentada em doses de 2,5 a 5 mg a cada 8 horas e pode ser aumentada para até 30 ou 40 mg diários. Um cobertor de resfriamento ou compressas de gelo podem também ser úteis para os pacientes com febre alta persistente.

> Baguley IJ, Heriseanu RE, Gurka JA, et al: Gabapentin in the management of dysautonomia following severe traumatic brain injury: A case series. J Neurol Neurosurg Psychiatry 2007;78:539–541.
>
> De Tanti A, Gasperini G, Rossini M: Paroxysmal episodic hypothalamic instability with hypothermia after traumatic brain injury. Brain Inj 2005;19:1277–1283.
>
> Rabinstein AA: Paroxysmal sympathetic hyperactivity in the neurological intensive care unit. Neurol Res 2007;29:680–682.
>
> Russo RN, O'Flaherty S: Bromocriptine for the management of autonomic dysfunction after severe traumatic brain injury. J Paediatr Child Health 2000;36:283–285.

CONVULSÕES

▶ Considerações gerais

Um diagnóstico de reabilitação primário de lesão traumática do cérebro, acidente vascular cerebral ou outras patologias intracranianas coloca o paciente em um risco mais alto para convulsões do que a população em geral e está associado a causas subjacentes mais graves de convulsões iniciais ou de limiar, como sangramento recorrente, infarto e focos infecciosos. As convulsões descontroladas são emergências médicas que requerem tratamento rápido e agressivo para prevenir dano neurológico adicional e complicações sistêmicas. Elas podem resultar em descompensação sistêmica pronunciada, incluindo insuficiência respiratória, arritmias cardíacas, hipertermia, acidose láctica, pneumonite de aspiração e rabdomiólise.

▶ Tratamento

O manejo inicial deve consistir na monitoração da via aérea e da oxigenação, verificando-se o nível de glicose sanguínea, e na obtenção de acesso intravenoso. A transferência para o departamento de emergência ou para a UTI deve ser iniciada enquanto a estabilização adicional estiver sendo executada, conforme descrito a seguir.

O lorazepam é o medicamento de primeira linha, e devem ser dados 2 a 4 mg (0,1 mg/kg) por via intravenosa, que podem ser repetidos em 2 mg/min, até uma dose máxima de 4 mg por dose e 8 mg em 12 horas. Se o acesso intravenoso não for possível, o lorazepam pode ser dado via intramuscular. Se esse medicamento não estiver disponível, uma alternativa razoável é o diazepam, 10 mg, via retal.

Se o paciente ainda estiver convulsionando, a fenitoína, 15 a 20 mg/kg, por via intravenosa, pode ser considerada e repetida em 10 a 15 mg/kg, 20 minutos mais tarde, se necessário.

A fenitoína deve ser dada em um contexto monitorado, se possível, por causa de seus efeitos pró-arrítmicos. Quando a situação permitir, vários parâmetros de laboratório devem ser obtidos, incluindo eletrólitos, glicose sanguínea e níveis dos medicamentos para convulsão. O encaminhamento do paciente para uma tomografia computadorizada (TC) do encéfalo sem contraste deve ser considerado quando as convulsões estiverem mais bem controladas.

> American College of Emergency Physicians: Clinical policy: Critical issues in the evaluation and management of adult patients presenting to the emergency department with seizures. Ann Emerg Med 2004;43:605–625.
> Marik PE, Varon J: The management of status epilepticus. Chest 2004;126:582–591.
> Shearer P, Park D: Seizures and status epilepticus: Diagnosis and management in the emergency department. Emerg Med Pract 2006;8(8):1–32.

QUEDAS

▶ Considerações gerais

Infelizmente, as quedas são comuns entre pacientes com diagnóstico de incapacidade funcional que requerem a reabilitação hospitalar. Entre 14 e 65% dos sobreviventes de AVC experimentam quedas durante a internação em um hospital de cuidados agudos ou de reabilitação. As quedas nessa população podem resultar em lesões graves, como fraturas e hemorragia intracraniana. As fraturas do quadril ocorrem em uma taxa quatro vezes mais alta nos pacientes com AVC do que na população em geral.

▶ Tratamento

O manejo de uma queda, como todas as emergências, começa com a verificação da estabilidade hemodinâmica. Uma vez garantida a estabilidade do paciente, a história e o exame físico devem ser obtidos, tanto para a segurança do paciente quanto para potenciais propósitos médico-legais. O examinador deve determinar se a queda foi testemunhada e, nesse caso, falar diretamente para a testemunha e para o paciente. É essencial documentar de forma clara o que ocorreu, pela testemunha e pelo estado do paciente, inclusive em relação ao mecanismo da queda e se a cabeça foi atingida ou ocorreu alguma alteração da consciência. O questionamento adicional do paciente deve focar quaisquer queixas específicas e incluir uma completa revisão neurológica e cardiopulmonar para ajudar a eliminar uma queda devida a síncope ou outra condição de saúde aguda. O exame físico deve abranger uma avaliação para deformidade grosseira, laceração ou hematoma na cabeça, rotações dos quadris, batida do calcanhar e degrau vertebral, assim como um exame neurológico completo, para comparação com a condição anterior. Atenção adicional deve ser dada a qualquer área ou sistema que possa ter sido lesionado quando o quadril, a coluna vertebral e a estabilidade neurológica já tiverem sido verificados.

Com base nos achados clínicos, exames de imagem podem ser necessários. O médico deve considerar obter uma TC de emergência não contrastada do encéfalo se tiver ocorrido mudança no estado mental, trauma encefálico ou uma queda não testemunhada em um paciente com uma craniectomia. Se a TC não for indicada, deve ser documentado de forma clara que não ocorreu nenhum trauma na cabeça ou mudança no estado mental. As radiografias simples de outras partes lesionadas do corpo devem ser consideradas conforme a suspeita clínica da lesão. Verificações neurológicas frequentes, no máximo a cada 1 a 2 horas, devem ser feitas em qualquer paciente que tenha batido a cabeça e que tenha apresentado TC negativa para lesão aguda ou que não tenha se submetido a esse exame.

Em um momento seguinte, o foco deve ser dirigido à prevenção de futuras quedas pelo reforço das medidas de segurança existentes (p. ex., encorajando os pacientes a pedirem ajuda ao sair do leito) e à consideração de meios adicionais. Por exemplo, podem ser apropriadas as barreiras físicas menos agressivas, incluindo grades laterais elevadas, um leito baixo com tapete antiderrapante e um cercado no leito, dependendo da condição do paciente. A mudança do ambiente do quarto (p. ex., minimizando o nível de ruído ou o brilho das luzes) também dever ser considerada. Se um paciente continuar em risco alto para quedas ou tiver caído repetidas vezes, contenções químicas ou físicas podem ser necessárias para prevenir danos. As opções incluem doses baixas de quetiapina (12,5-25 mg) ou risperidona (0,5 mg) e, por fim, um colete tipo Posey para o leito e um cinto abdominal quando em uma cadeira, por razões de segurança. A ocorrência de eventos mais graves do paciente, como a queda, deve ser sempre diretamente comunicada de forma oportuna à pessoa de contato primário do paciente.

> Pouwels S, Lalmohamed A, Leufkens B, et al: Risk of hip/femur fracture after stroke: A population-based case-control study. Stroke 2009;40:3281–3285.
> Teasell R, McRae M, Foley N, et al: The incidence and consequences of falls in stroke patients during inpatient rehabilitation: Factors associated with high risk. Arch Phys Med Rehabil 2002;83:329–333.

DESALOJAMENTO ACIDENTAL DE TUBO DE GASTROSTOMIA (GEP)

▶ Considerações gerais

A ocorrência do desalojamento acidental dos tubos de gastrostomia endoscópica percutânea (GEP) é estimada em 1,6 a 20% dos pacientes com o dispositivo. A melhor consideração para o manejo é o tempo de colocação da GEP. Se um tubo de GEP for desalojado há menos que 2 a 4 semanas depois do procedimento, não deve ser reinserido cegamente, pois o trato do estoma gastrocutâneo ainda não está maduro. A tentativa de reinserir o tubo pode levar a risco aumentado de separação da parede abdominal, inserção intraperitoneal do tubo e possível peritonite pelo vazamento do conteúdo gástrico ou da alimentação do tubo para dentro do peritônio. A cicatrização adequada pode levar quatro semanas ou mais em pacientes com fatores que prejudiquem a cicatrização da ferida, como malnutrição, terapia com esteroides ou outros imunossupressores e diabetes melito, que são comuns na população em reabilitação. Um fator adicional é a lesão traumática frequentemente causada pela tração da remoção da GEP, que aumenta o risco de ruptura do trato.

► Tratamento

Se o tubo de GEP for desalojado logo após a inserção (ou seja, dentro de 2-4 semanas), uma consultoria urgente com cirurgião geral ou gastroenterologista deve ser solicitada, se disponível; caso contrário, o paciente deve ser transferido para o departamento de emergência ou para UTI, pois podem ser necessários cuidados agudos. Tais serviços podem facilitar a reinserção do tubo guiada por imagem, embora a intervenção cirúrgica aberta ou a terapia com antibióticos intravenosos possam também ser necessárias.

Se mais de 2 a 4 semanas decorreram após a inserção do tubo de GEP, a reinserção deve ser tentada tão logo quanto possível após o desalojamento. Isso ajudará a evitar a necessidade de um procedimento mais invasivo, visto que os estomas maduros podem fechar dentro de minutos a horas. Se o tubo de GEP estiver intacto, o balão deve ser esvaziado, e deve ser feita uma tentativa gentil de reinserir o tubo em um trato maduro, lubrificado com lidocaína em gel. O tubo nunca deve ser forçado, pois podem ocorrer um trato falso ou a separação do estômago do estoma externo. Se o tubo inicial não estiver intacto ou não for fácil de reinserir, um cateter de Foley (tamanho 16-20) pode ser usado. Após o tubo ser colocado no estômago, o balão é inflado com soro e é feita e uma tração gentil para levar o balão até a parede do estômago. Uma radiografia abdominal urgente em decúbito dorsal deve ser obtida depois de se injetar 20 a 30 mL de solução de contraste hidrossolúvel (diatrizoato sódico de meglumina [Gastrografin]) no tubo para confirmar o posicionamento e excluir a possibilidade de extravasamento. As alimentações nunca devem ser reiniciadas, ou medicamentos dados, até a confirmação do posicionamento correto. Se o tubo de reposição estiver vazando internamente, uma consultoria cirúrgica de emergência deve ser solicitada, se disponível.

> Baskin WN: Acute complications associated with bedside placement of feeding tubes. Nutr Clin Pract 2006;21:40.
>
> Burke DT, El Shami A, Heinle E, et al: Comparison of gastrostomy tube replacement verification using air insufflation versus gastrograffin. Arch Phys Med Rehabil 2006;87:1530–1533.
>
> Dwyer KM, Watts DD, Thurber JS, et al: Percutaneous endoscopic gastrostomy: The preferred method of elective feeding tube placement in trauma patients. J Trauma 2002;52:26–32.
>
> Rosenberger LH, Newhook T, Schirmer B: Late accidental dislodgement of a percutaneous endoscopic gastrostomy tube: An underestimated burden on patients and the health care system. Surg Endosc 2011;25:3307–3311.
>
> Schrag SP, Sharma R, Jaik NP, et al: Complications related to percutaneous endoscopic gastrostomy (PEG) tubes: A comprehensive clinical review. J Gastrointest Liver Dis 2007;16:407–418.
>
> Taheri MR, Singh H, Duerksen DR: Peritonitis after gastrostomy tube replacement: A case series and review of literature. JPEN J Parenter Enteral Nutr 2011;35:56–60.

DECANULAÇÃO ACIDENTAL DO TUBO DE TRAQUEOSTOMIA

► Considerações gerais

O manejo dos tubos de traqueostomia desalojados de forma acidental é similar àquele dos tubos de GEP, pois a natureza da emergência e o manejo variam de acordo com o período de tempo depois da colocação. A decanulação inadvertida pode ser fatal, especialmente se ocorrer antes da maturação do trato entre a pele e a traqueia.

► Tratamento

Se a decanulação ocorrer em menos de sete dias após a inserção, o tubo não deve ser cegamente substituído, visto que o trato estomático não está maduro, podendo ocorrer uma passagem falsa no mediastino e parada respiratória subsequente. Nesse período de tempo inicial, o paciente deve ser ventilado de forma imediata com uma máscara tipo ambu e fração de oxigênio inspirado (FiO_2) de 100%, enquanto a oximetria de pulso é continuamente monitorada. Se disponível, uma consultoria de emergência com anestesiologista (e otorrinolaringologista ou cirurgião geral) deve ser solicitada para a possível reinserção usando orientação com fibra óptica ou intubação orotraqueal. O paciente deve ser transferido de imediato para um departamento de emergência se tais serviços não estiverem disponíveis.

No período entre uma semana e um mês depois da inserção inicial, o risco de mau posicionamento do tubo diminui de forma progressiva. Durante esse período, o tubo de traqueostomia pode ser reinserido à cabeceira usando uma técnica cuidadosa e delicada; entretanto, deve-se considerar uma consultoria urgente para a avaliação do posicionamento com fibra óptica. Uma vez que o trato estomático tenha amadurecido, a reinserção segura pode ser realizada sem a orientação de exame de imagem; contudo, a oxigenação deve ser monitorada de maneira atenta. Ao substituir o tubo, a cânula interna é primeiro removida, então o obturador é inserido e o manguito é esvaziado. A seguir, o tubo de traqueostomia é lubrificado e é feita uma tentativa de reinseri-lo. Se for encontrada uma pequena dificuldade, pode-se tentar um tubo de tamanho menor. Se a ventilação adequada não for possível ou se o paciente estiver agitado, ele deve ser imediatamente transferido para os serviços de emergência.

> Derr C, Ronning N: Complications of tubes and lines: Part I. *Emergency Medicine Reports* August 1, 2011.
>
> Morris LL, Afifi MS: The dreaded false passage: Management of tracheostomy tube dislodgement. *Emergency Medicine News* July 8, 2011.
>
> O'Connor H, White A: Tracheostomy decannulation. Resp Care 2010;55:1076–1081.

DOR TORÁCICA

▶ Considerações gerais

A dor torácica, a pressão ou o desconforto são sintomas encontrados com frequência nas unidades de reabilitação e podem ocorrer como resultado de distúrbios cardiovasculares, pulmonares, gastrintestinais, musculoesqueléticos ou psicológicos. As causas potencialmente fatais de sintomas torácicos, como síndrome coronariana aguda (SCA), pericardite, dissecção aórtica, embolia pulmonar (EP), pneumonia e ruptura esofágica, devem ser primeiro afastadas antes de se considerar outras causas. Para tornar a situação ainda mais complicada, certos pacientes com SCA, especialmente idosos, mulheres e diabéticos, podem não apresentar queixas torácicas, mas sintomas atípicos, como dor no ombro esquerdo ou dor lombar, dispneia e náuseas.

Os pacientes de reabilitação, em especial aqueles que sofreram AVC ou amputação como resultado de doença vascular periférica, têm risco mais alto de ter SCA, pois com frequência têm também uma doença arterial coronariana. Uma cirurgia recente, como procedimento ortopédico, câncer, trauma, imobilização, presença de trombose venosa profunda, e estados hipercoaguláveis também predispõem tais pacientes a desenvolver EP. Também há alto risco de pneumonia, que pode se manifestar como dor torácica, embora com frequência haja sintomas pulmonares associados. As possíveis causas de dor torácica são apresentadas no Quadro 36.1.

▶ Achados clínicos

A. Sinais e sintomas

Os sintomas clássicos da SCA são dor torácica subesternal em pressão, com irradiação para a extremidade superior esquerda, dispneia e diaforese. A angina estável costuma ser pior com esforço físico e aliviar com repouso, enquanto a angina instável continua apesar desses esforços. Os pacientes com EP apresentam sintomas clássicos de dor pleurítica, dispneia e taquicardia. As dissecções aórticas são caracterizadas por dor lombar rasgante ou dor torácica em esmagamento. O pneumotórax se manifesta com dor torácica e dispneia súbita e está principalmente presente nos pacientes com trauma torácico, doença pulmonar obstrutiva crônica ou história de pneumotórax anterior, mas também pode ser uma complicação de certos procedimentos, como colocação de acesso venoso central e eletromiografia com agulhas. Em geral, a pericardite é de natureza pleurítica e costuma ser aliviada pela inclinação para frente. A insuficiência cardíaca congestiva (ICC) e o broncospasmo podem ser confundidos com SCA, visto que os pacientes com qualquer uma dessas condições podem também apresentar desconforto torácico. As queixas gastrintestinais com frequência estão correlacionadas com refeições. As causas neurais podem seguir um padrão dermatômico em torno do tórax. A ansiedade é uma causa comum de dor torácica, mas é um diagnóstico de exclusão, e o médico deve esclarecer se o paciente ficou ansioso antes ou depois do início da dor no tórax. Se a ansiedade for suspeitada, as técnicas de relaxamento e a respiração profunda devem ser encorajadas enquanto o paciente é investigado para outras causas.

Deve-se verificar os sinais vitais e realizar um exame físico focado nos sistemas cardiovascular e pulmonar de qualquer paciente que se queixar de dor torácica. Em pacientes com dissecção aórtica, as diferenças nas medidas da pressão sanguínea entre as extremidades podem ser notadas como resultado das anormalidades de perfusão. Um pneumotórax hipertensivo causa hipotensão, distensão de veia jugular e rápida deterioração clínica, requerendo a descompressão emergencial com agulha. A ausculta cuidadosa dos ruídos cardíacos pode ajudar no diagnóstico. Um ruído de S_3 ou S_4 à ausculta pode ser um sinal de ICC ou EP. Com frequência, a pneumonia manifesta-se com evidência de consolidação nos pulmões, como ruídos respiratórios diminuídos, estertores, egofonia ou frêmito anormal. Um atrito de fricção pode ser ouvido na ausculta da pericardite. A dor torácica de causa musculoesquelética é reproduzível com a palpação ou a amplitude de movimento.

B. Testes diagnósticos

1. Eletrocardiograma — Se possível, um ECG deve ser obtido em todos os casos de queixa de dor torácica. Ele deve ser comparado com os ECGs prévios ou normais, quando disponíveis, para garantir que quaisquer achados notados sejam novos.

2. Testes de laboratório — Em geral, são obtidos três conjuntos de enzimas cardíacas (troponina e isoenzima da creatina quinase MB) nos pacientes em risco para isquemia cardíaca. Embora os testes de enzimas cardíacas possam ser iniciados na unidade de reabilitação, se houver suspeita de evento cardíaco, o paciente deverá ser transferido para um nível mais alto de cuidados para monitoração cardíaca e avaliação adicional, em especial se ele estiver hemodinamicamente instável. Outros estudos de laboratório a serem considerados incluem hemograma completo, eletrólitos, testes de função hepática, estudos da coagulação e níveis de peptídeo natriurético cerebral, lipase e amilase.

Quadro 36.1 Possíveis causas de dor torácica

Emergências	Infarto agudo do miocárdio, pericardite, dissecção da aorta, pneumonia, embolia pulmonar, pneumotórax, ruptura esofágica
Cardíacas	Síndrome coronariana aguda, prolapso de válvula mitral, insuficiência cardíaca congestiva, estenose aórtica, endocardite, angina de Prinzmetal
Pulmonares	Broncospasmo agudo, doença pulmonar obstrutiva crônica, pneumonia, hipertensão pulmonar, pleurisia
Musculoesqueléticas	Estiramento muscular, costocondrite, fratura de costela ou de vértebra torácica
Gastrintestinais	Inflamação, refluxo ou espasmo esofágico; doença péptica ulcerada; dispepsia; colecistite; pancreatite
Neurológicas	Herpes-zóster, neurite intercostal, radiculopatia torácica
Psicológicas	Crise de ansiedade

3. Estudos de imagem — Radiografias de tórax (vistas anteroposterior e lateral) devem ser obtidas sempre que possível em todos os pacientes com queixas de dor torácica, sendo comparadas com as imagens prévias ou normais, se disponíveis. As radiografias de tórax podem ser usadas para avaliar dissecção aórtica (alargamento mediastinal), ICC, pneumotórax e pneumonia. Recomenda-se uma TC contrastada do tórax se houver suspeita de EP ou dissecção aórtica. Se o paciente tiver doença renal ou alergia ao contraste, uma cintilografia perfusional (V/Q) pode ser usada para avaliar uma EP, junto com a ressonância magnética (RM) do tórax. A TC ou o ultrassom abdominal podem ser executados para avaliar patologias intra-abdominais.

▶ Tratamento

O oxigênio suplementar deve ser administrado, e o acesso intravenoso estabelecido, assim que possível em pacientes com dor torácica. Se houver suspeita de SCA, 325 mg de aspirina devem ser administrados de forma imediata junto com nitratos para a dor torácica enquanto o paciente é preparado para a transferência a uma unidade de cuidados médicos agudos. Os pacientes com possível dissecção aórtica devem ser transferidos para uma unidade de cuidados agudos para monitoração, controle de pressão sanguínea intravenosa e potencial intervenção cirúrgica de emergência. Se disponível, a consulta com cirurgião cardiotorácico deve ser realizada tão logo quanto possível. Os pacientes com EP devem receber terapia de anticoagulação, a menos que contraindicada, quando o diagnóstico for estabelecido.

Em geral, a exacerbação da ICC é tratada com diuréticos e restrição de fluidos e de sódio. O manejo de outras causas pulmonares da dor torácica é descrito na próxima seção. A ingestão de fluidos, o débito e o peso devem ser monitorados de forma atenta. Os diuréticos intravenosos podem ser necessários se os orais não forem efetivos.

Amsterdam EA, Kirk JD, Bluemke DA, et al: Testing of low-risk patients presenting to the emergency department with chest pain: A scientific statement from the American Heart Association. Circulation 2010;122:1756–1776. [Erratum, Circulation 2010;122:e500–e501.]

Taylor GJ, Bussing RC: Angina pectoris. In Taylor GJ (Ed): *Primary Care Management of Heart Disease.* Mosby, 2000:135–167.

DISPNEIA E HIPOXIA

▶ Considerações gerais

Os pacientes na unidade de reabilitação apresentam alto risco de desenvolver complicações pulmonares graves como resultado de intubações prévias e hospitalizações prolongadas. Seus músculos respiratórios podem ficar debilitados pela debilidade geral ou por deficiência neurológica. Eles também têm chance aumentada de sofrer um evento tromboembólico ou aspiração.

Quadro 36.2 Diagnóstico diferencial de dispneia e hipoxia

Emergências	Embolia pulmonar, infarto agudo do miocárdio, corpo estranho, pneumonia nosocomial e de aspiração, pneumotórax agudo, tamponamentos cardíacos, anafilaxia, estenose ou edema de traqueia, AVC, síndrome de Guillain-Barré, botulismo
Pulmonares	Broncospasmo agudo secundário a asma ou doença pulmonar obstrutiva crônica, doença pulmonar restritiva, derrame pleural, alergia, apneia do sono, pneumonite química, hipertensão pulmonar, bronquite, enfisema
Cardíacos	Síndrome coronariana aguda, insuficiência cardíaca congestiva, arritmias, distúrbios valvulares
Hematológicas/oncológicas	Anemia, malignidade, fibrose induzida por radiação ou quimioterapia
Neurológicas	Doença ou lesão da medula espinal, esclerose lateral amiotrófica, neuropatia do frênico
Musculoesqueléticas	Escoliose, deformidades da parede torácica, fraturas de costelas, distrofias musculares, doenças do armazenamento do glicogênio
Reumatológicos	Sarcoidose, vasculite e outros distúrbios do tecido conjuntivo
Medicações	Depressão respiratória induzida por opioides ou benzodiazepínicos
Psicológicas	Crise de ansiedade

A avaliação de um paciente com dispneia ou hipoxia é similar à de um paciente com dor torácica, pois causas cardiovasculares, pulmonares e neurológicas potencialmente fatais devem ser primeiro afastadas. A obstrução da via aérea pode ser causada por estenose traqueal, anafilaxia, broncospasmo e rolhas de muco. A expansão pulmonar restringida pode ser uma consequência de diminuição da complacência pulmonar, obesidade mórbida, deformidades da parede torácica, lesões ou escoliose, resultando em uma capacidade vital diminuída. Foi relatado que, a cada 10° de escoliose torácica, existe uma redução de quase 4% na capacidade vital. Entretanto, a causa da dor torácica nos pacientes em reabilitação é frequentemente mista, devido às condições de saúde complexas. O diagnóstico diferencial da dispneia e da hipoxia é apresentado no Quadro 36.2.

▶ Achados clínicos

A. Sinais e sintomas

Os sintomas clássicos de EP incluem dor torácica pleurítica, dispneia e taquicardia; entretanto, o paciente neurologicamente comprometido com EP pode ser assintomático. A hipoxia e a taquicardia podem ser notadas por acaso em terapia ou durante a avaliação de rotina dos sinais vitais, e, mais tarde, pode ser verificado que o paciente apresenta uma grande EP em um exame de imagem subsequente. Por conseguinte, o médico deve sempre ter um alto grau de suspeita para EP no paciente em reabilitação. Em geral, a pneumonia manifesta-se com uma tosse produtiva, febre e calafrios. Com a pneumonia de aspiração, o engasgo com alimento ou com vômitos pode ser testemunhado; contudo, muitos casos são silenciosos e causados por refluxo. Com frequência, a dispneia em pacientes com síndrome de Guillain-Barré é acompanhada por manifestações neurológicas. Os pacientes com uma exacerbação da ICC podem se queixar de ortopneia, sibilância e edema na perna. A depressão respiratória induzida por opioides ou benzodiazepínicos pode ser precedida por letargia ou sonolência.

Na ausculta, a redução dos ruídos respiratórios ou dos estertores, ou de ambos, pode representar uma consolidação ou um edema pulmonar secundário à pneumonia ou por exacerbação da ICC. A sibilância está tipicamente associada com broncospasmo agudo e exacerbação da ICC. A apresentação clássica do tamponamento cardíaco, conhecida como tríade de Beck, consiste em hipotensão, abafamento dos ruídos cardíacos e distensão venosa jugular. O exame neurológico dos pacientes com síndrome de Guillain-Barré costuma revelar maior diminuição nos reflexos e maior fraqueza nos membros inferiores do que nos membros superiores.

B. Testes diagnósticos

1. Testes de laboratório — Se houver forte suspeita de SCA, devem ser verificadas as enzimas cardíacas dos pacientes. A análise da gasometria arterial pode ser útil se o paciente não estiver melhorando rapidamente com o oxigênio suplementar. Como diretriz geral, uma pressão parcial de oxigênio arterial (PaO_2) abaixo de 60 mmHg, uma pressão parcial de gás carbônico (PCO_2) acima de 45 mmHg e um pH abaixo de 7,3 exigem intubação. Um hemograma completo com diferencial deve ser verificado para avaliar uma etiologia infecciosa ou anemia. As culturas de escarro e sangue são úteis nos pacientes com suspeita de pneumonia. A pneumonite química resultante da aspiração do conteúdo gástrico estéril também pode ser confundida com pneumonia, mas a cultura do escarro deve ser relativamente limpa. A punção lombar está indicada se houver suspeita de síndrome de Guillain-Barré.

2. Estudos de imagem — Radiografias do tórax (vistas anteroposterior e lateral, se possível) são quase sempre necessárias na avaliação da dispneia ou hipoxia aguda. Para os pacientes com pneumonia diagnosticada por esse exame, recomenda-se realizar uma radiografia de seguimento dentro de pelo menos seis semanas para documentar a resolução e afastar uma neoplasia subjacente. A TC espiral do tórax ou uma cintilografia perfusional devem ser obtidas em todos os pacientes com suspeita de EP.

▶ Tratamento

Todos os pacientes que se queixam de dispneia devem receber oxigênio suplementar, ainda que seus níveis de saturação de oxigênio estejam dentro dos limites normais. No início, o oxigênio deve ser oferecido em taxas de fluxo alto (ou seja, 6 L/min via cânula nasal, 40% de FiO_2) e reduzido conforme necessário. Se o paciente continuar hipóxico apesar desse tratamento, uma máscara facial a 100% (100% de FiO_2) pode ser mais efetiva. Em pacientes com fraqueza respiratória ou hipercapnia, a pressão positiva bifásica da via aérea deve ser usada para fornecer assistência com a ventilação. Pacientes com sinais iminentes de insuficiência respiratória (p. ex., estado mental alterado, fadiga de músculos respiratórios, hipoxia grave) requerem intubação. Os fluidos intravenosos devem ser administrados se houver hipotensão. Quaisquer razões possíveis para a obstrução de vias aéreas devem ser abordadas usando sucção, broncodilatadores ou ambos. A sucção ou o uso de um dispositivo de exsuflação-insuflação (p. ex., Coughlator) podem ser úteis para remover rolhas de muco nos pacientes com tubos de traqueostomia, embora as obstruções mais graves possam requerer broncoscopia. Devem ser usados broncodilatadores administrados via nebulizador se os broncospasmos do paciente forem o resultado da exacerbação de asma ou de doença pulmonar obstrutiva crônica. A anafilaxia pode ser tratada com adrenalina intramuscular. Os pacientes que recebem betabloqueadores podem não responder à adrenalina e requerer glucagon intravenoso.

Nos pacientes com exacerbação de ICC e pneumonia, a difusão do oxigênio nos alvéolos fica reduzida por causa do edema pulmonar ou das consolidações, ou por ambos. As exacerbações da ICC devem ser tratadas com diuréticos intravenosos ou orais e com monitoração para distúrbios renais e de eletrólitos. Embora a sibilância possa estar presente em pacientes com ICC, eles costumam responder mal à terapia com broncodilatador. Nos dias atuais, o tratamento recomendado para a pneumonia adquirida no hospital é a vancomicina mais uma penicilina antipseudomonas ou cefalosporina de terceira geração ou fluoroquinolona ou carbapenem. Se uma pneumonia de aspiração for suspeitada, uma cefalosporina de terceira geração ou fluoroquinolona e clindamicina ou metronidazol devem ser iniciados. Os pacientes com suspeita de terem um novo aparecimento ou recidiva da síndrome de Guillain-Barré devem ser transferidos da unidade de reabilitação para suporte respiratório e tratamento com imunoglobulina intravenosa ou plasmaférese. Os opioides ou benzodiazepínicos atuam sobre os centros do controle respiratório no bulbo, causando depressão. A naloxona é um potente agente de reversão da superdosagem de opioides e, da mesma forma, o flumazenil, para a superdosagem de benzodiazepínicos.

Ishikawa Y, Bach JR: Physical medicine respiratory muscle aids to avert respiratory complications of pediatric chest wall and vertebral deformity and muscle dysfunction. Eur J Phys Rehabil Med 2010;46:581–597.

Kelly BM, Yoder BM, Tang C, Wakefield T: Venous thromboembolic events in the rehabilitation setting. PM R 2010;2:647–663.

FEBRE

▶ Considerações gerais

A febre é um sinal muito inespecífico, comumente detectado ao medir os sinais vitais, e é definida como uma elevação na temperatura corporal acima da variação normal de 36,5 a 37,5° C. Pode ser causada pela liberação de pirógenos como a prostaglandina ou de lipopolissacarídeos na parede celular de algumas bactérias, que, então, atuam sobre o hipotálamo para aumentar o ponto de regulagem da temperatura (de maneira análoga ao aumento de um termostato). Isso gera uma resposta sistêmica (p. ex., vasoconstrição ou tremor) que causa aumento da temperatura até chegar a esse ponto de regulagem. O termo *hipertermia* é bastante usado de modo intercambiável com *febre*, mas é diferente no que diz respeito a uma elevação na temperatura corporal acima do ponto de regulação hipotalâmica. Por conseguinte, o corpo responderá à hipertermia de forma diferente, com vasodilatação e sudorese, mas isso também pode ocorrer quando a febre se resolve e o ponto de regulação é reduzido. Em geral, a febre está associada a um processo inflamatório no corpo, e, em teoria, acredita-se que seja um mecanismo protetor, ajudando na defesa do hospedeiro e acelerando a cura. Além de infecção, outros processos podem causar febre, e, consequentemente, o diagnóstico diferencial é vasto (Quadro 36.3).

Infecções graves, EPs e reações a drogas devem ser afastadas antes de se avaliar outras causas. As causas não infecciosas de febre, como disautonomia (febres centrais), poiquilotermia, ossificação heterotópica, trombose venosa profunda e reações induzidas por drogas, devem também ser consideradas nos pacientes em reabilitação com envolvimento do sistema nervoso central e história de saúde complexa. Além disso, as elevações na temperatura corporal resultantes de exercícios e as flutuações do ciclo menstrual podem ser confundidas com febre nos pacientes em reabilitação (ver Quadro 36.3).

▶ Achados clínicos

A. Sinais e sintomas

Embora o paciente tenha uma temperatura corporal elevada, em geral ele se queixa de frio ou calafrios secundários à vasoconstrição nas extremidades. Como um primeiro passo, a lista de medicamentos deve ser revisada, atentando para drogas que possam causar febre (paracetamol e medicamentos anti-inflamatórios) ou que aumentem o risco de infecção (drogas imunomoduladoras). Outros sinais e sintomas que possam ajudar a focar a avaliação devem ser considerados. Todas as linhas intravenosas, cateteres, drenos cirúrgicos, tubos e feridas devem ser identificados, e os locais devem ser inspecionados com cuidado para sinais de uma possível infecção.

A prótese articular, o material de síntese e as infecções no local cirúrgico são preocupações comuns nas unidades de reabilitação e nos locais de cuidados a longo prazo. Os sinais e sintomas podem incluir a drenagem na ferida que persista por vários dias após a cirurgia ou que começa em uma ferida que estava seca, eritema no local do implante, endurecimento, aumento da dor articular sem relação com a atividade, derrame e edema. Os pacientes com um implante craniano ou vertebral ou com infecção na cirurgia craniana podem apresentar sinais e sintomas de meningite ou encefalite, como dor cervical ou de cabeça e alteração no estado mental. A velocidade de sedimentação globular e o nível de proteína C-reativa normais reduzem bastante a probabilidade de uma infecção articular protética precoce. Uma radiografia simples pode mostrar lucência na interface osso-cimento, reação periosteal ou movimento dos componentes nas vistas com estresse. O estabelecimento do diagnóstico de infecção articular protética requer uma aspiração articular e análise do fluido para contagem celular, tingimento com Gram e cultura. A terapia com antibióticos deve ser suspensa até que a amostra tenha sido coletada, a menos que o paciente esteja séptico ou muito instável. Se houver suspeita de uma infecção articular protética com base em uma investigação clínica e não invasiva, o cirurgião do paciente deve ser contatado de forma imediata.

Várias reações potencialmente fatais a drogas podem ocorrer com o uso de agentes farmacológicos que atuam no sistema nervoso central, como antiepilépticos, neurolépticos e agentes serotoninérgicos. A necrólise epidérmica tóxica e a síndrome de Stevens-Johnson são condições dermatológicas graves, em geral induzidas por uma reação a medicamentos como anticonvulsivantes e antibióticos, levando à necrose epidérmica confluente.

A síndrome da serotonina produz sinais e sintomas de hipertermia, instabilidade da pressão sanguínea, diaforese, mudança no estado mental, reflexos musculares hiperativos ao estiramento e mioclonia quando superdosagem ou interações entre

Quadro 36.3 Diagnóstico diferencial dos distúrbios da temperatura corporal

Potencialmente fatais	Sepse, bacteremia, meningite, encefalite, endocardite, pneumonia, embolia pulmonar, gangrena gasosa, fasciite necrosante, síndrome neuroléptica maligna, síndrome da serotonina, necrólise epidérmica tóxica
Infecciosos	Infecção de material de síntese, infecção do local cirúrgico ou da via de acesso venoso, osteomielite, infecção do trato urinário, celulite, cistite, pielonefrite, artrite séptica, abscesso, gastrenterite, colite, gangrena úmida, vírus (Epstein-Barr, citomegalovírus, HIV, influenza, etc.)
Pulmonares	Atelectasia, pneumonite
Gastrintestinais	Doença intestinal inflamatória, colecistite, pancreatite, apendicite
Reumatológicos	Sarcoidose, artropatia cristalina, vasculite, distúrbios do tecido conjuntivo
Endócrinas	Tempestade da tireoide, insuficiência suprarrenal aguda
Hematológicos/oncológicos	Trombo, câncer (em especial leucemia e linfoma), reação transfusional
Neurológicas	Disautonomia central, poiquilotermia, hemorragia intracraniana
Musculoesqueléticos	Hematoma, ossificação heterotópica, rabdomiólise, gangrena
Dermatológicas	Cicatrização da ferida, úlceras de pressão
Iatrogênicos	Cirurgia, reações induzidas por drogas (p. ex., antiepilépticos, sulfonamidas, antibióticos, estimulantes), exercício, internação, desidratação

drogas levarem à atividade serotoninérgica excessiva. A síndrome neuroléptica maligna pode ser confundida com síndrome serotoninérgica, mas é uma reação adversa a medicamentos antipsicóticos que leva a uma diminuição na atividade dopaminérgica; ela consiste em febre, rigidez muscular, tremores, pressão sanguínea elevada e alterações no estado mental.

B. Testes diagnósticos

1. Testes de laboratório — Hemograma completo com diferencial, painel metabólico básico e provas de função hepática devem ser obtidos em todos os pacientes em reabilitação com febre de surgimento recente. Os níveis de proteína C-reativa ou da velocidade de sedimentação globular podem ser úteis, se negativos, para afastar um processo infeccioso ou inflamatório. Se uma etiologia infecciosa for suspeitada, uma urocultura ou dois conjuntos de hemocultura, ou ambos, devem ser coletados, em especial durante o pico da febre.

2. Estudos de imagem — As radiografias de tórax costumam ser solicitadas na investigação da febre para afastar pneumonia e atelectasia. Uma radiografia simples de artroplastia deve ser obtida. A RM ou cintilografia óssea podem ser usadas para diagnosticar osteomielite.

▶ Tratamento

O tratamento da febre deve buscar o conforto, já que esta raras vezes subirá o suficiente (41° C) para causar dano ao cérebro. Os primeiros passos podem incluir afrouxamento das roupas e uso de ventiladores antes de se recorrer a antipiréticos. As causas infecciosas devem ser tratadas com antibióticos apropriados, de acordo com diretrizes para doenças infecciosas. Quando as causas infecciosas forem afastadas e a febre induzida por drogas estiver no diagnóstico diferencial, uma tentativa de cessação do medicamento suspeitado pode ser feita para verificar se a febre cede.

O manejo de todas as reações adversas a drogas começa com a interrupção do uso dos agentes suspeitados, cobertores de resfriamento e compressas de gelo para tratar a hipertermia. Antagonistas da serotonina como a ciproeptadina podem ser administrados junto com benzodiazepínicos para ajudar a tratar a agitação e a mioclonia. O manejo farmacológico da síndrome neuroléptica maligna não está bem esclarecido; contudo, a bromocriptina pode ter algum benefício. O dantrolene e os benzodiazepínicos também têm sido usados conforme a necessidade para reduzir a rigidez muscular e controlar a agitação. Os pacientes com essas reações a drogas, bem como com síndrome de Stevens-Johnson ou necrólise epidérmica tóxica, podem requerer suporte circulatório e ventilador.

De modo geral, a febre é detectada após a cirurgia, especialmente quando um material de síntese tiver sido implantado no corpo, como em uma artroplastia total. A maioria é o resultado do curso pós-operatório normal, de hemartrose, artropatia induzida por cristais, sinovite induzida por luxação ou fragmentos metálicos ou osteólise. Os princípios do tratamento são similares àqueles de outras infecções cirúrgicas, em especial as intracranianas, vertebrais e abdominais.

Brander V, Stulberg D: Rehabilitation after hip and knee joint replacement: An experience and evidence-based approach to care. Am J Phys Med Rehabil 2006;85:S98–S118.

Kurtz SM, Ong KL, Lau E, et al: Prosthetic joint infection risk after TKA in the Medicare population. Clin Orthop Relat Res 2010;468:52.

Trampuz A, Hanssen AD, Osmon DR, et al: Synovial fluid leukocyte count and differential for the diagnosis of prosthetic knee infection. Am J Med 2004;117:556.

Zimmerli W, Trampuz A, Ochsner PE: Prosthetic-joint infections. N Engl J Med 2004;351:1645.

MUDANÇAS NO ESTADO MENTAL

▶ Considerações gerais

Uma mudança no estado mental é uma divergência da condição anterior bem definida que inclui alterações em uma ou mais das seguintes áreas: cognição, percepção, humor e personalidade. É bastante importante determinar a condição basal do paciente, pois ele pode já ter déficits nessas áreas devido a lesões preexistentes do sistema nervoso central ou demência. A cognição inclui atenção, linguagem, memória, percepção visual-espacial e funcionamento executivo. As mudanças na percepção podem se manifestar como alucinações auditivas ou visuais ou como delírio. As mudanças no humor não incluem apenas depressão, ansiedade e raiva, mas também mania e euforia. A agitação é um exemplo primário de uma mudança na personalidade; contudo, deve-se também estar alerta a outras mudanças, como aumento da passividade ou obsessão. Com frequência, essas mudanças são primeiro detectadas por membros da família, enfermeiros ou terapeutas. Desse modo, qualquer problema que chamar a atenção deve ser bem avaliado, pois pode ser um sinal inicial de condição subjacente mais grave. Entretanto, as mudanças no estado mental são um achado inespecífico, e o diagnóstico diferencial amplo pode variar desde lesões de sistema nervoso central, infecções e doença cardiopulmonar até impactação fecal ou privação do sono (Quadro 36.4).

▶ Achados clínicos

A. Sinais e sintomas

O momento do incidente é crucial para ver se existe alguma relação com medicamentos, privação do sono ou demência subjacente. Em geral, os pacientes com demência têm aumento da confusão e da inquietação à noite ou conforme o sol está se pondo, provavelmente devido à inadequação de seu ritmo circadiano.

B. Testes diagnósticos

1. Testes de laboratório — O hemoglicoteste deve ser obtido no mesmo instante para afastar a possibilidade de hiperglicemia ou hipoglicemia. Os testes de laboratório de rastreamento que poderiam ser pedidos incluem hemograma completo; painel

Quadro 36.4 Diagnóstico diferencial da mudança no estado mental

Neurológicos	Delírio, AVC, esclerose múltipla, hidrocefalia, choque, doença de Alzheimer, demência vascular, conversão hemorrágica
Infecciosos	Sepse, infecção do trato urinário, pneumonia, meningite, encefalite, sífilis, HIV, doença de Lyme
Cardíacas	Síndrome coronariana aguda, emergência hipertensiva, hipotensão
Pulmonares	Insuficiência cardíaca congestiva, apneia do sono e outras causas de hipoxia, pneumonia
Gastrintestinais	Impactação fecal, encefalopatia hepática, diarreia
Geniturinárias	Retenção urinária, nefrolitíase
Endócrinos	Hiper ou hipoglicemia, hiper ou hipotireoidismo, hiper ou hipocalcemia, hiponatremia
Psicológicos	Depressão, ansiedade, distúrbio bipolar
Medicações	Síndrome da serotonina, síndrome neuroléptica maligna, anti-histamínicos, benzodiazepínicos, opioides, anticolinérgicos, esteroides, polifarmácia
Miscelâneas	Privação do sono; dor; desidratação; intoxicação, superdosagem ou abstinência de drogas; deficiências de vitamina B (B1, B2, B3 [niacina], B6, B12)

metabólico básico; testes da função hepática; nível de amônia; testes da função da tireoide; níveis de cálcio, magnésio, fósforo, vitamina B12 e folato; e um rastreamento urinário para drogas, se necessário. O médico deve ter alto grau de suspeita para causas infecciosas, visto que no início os pacientes podem não apresentar febre, em especial nas infecções do trato urinário. Assim, um exame de urina é recomendado em quase todos pacientes em reabilitação. A investigação infecciosa adicional pode incluir culturas do escarro, sangue ou fezes; testes para HIV; e exames para sífilis.

2. Estudos de imagem — Se novos déficits neurológicos forem detectados ou questionados ao exame, está indicada uma TC ou RM da cabeça para afastar novas lesões ou piora da condição preexistente. As radiografias de tórax estão indicadas se uma pneumonia for suspeitada ou se hipoxia também estiver presente. As imagens abdominais podem ajudar a avaliar uma impactação fecal ou obstrução intestinal.

3. Outros estudos — Um ECG deve ser feito, se possível, para verificar isquemia miocárdica. Um teste noturno de oximetria de pulso pode ser útil para avaliar a respiração com distúrbios do sono.

▶ **Tratamento**

A segurança dos outros, bem como a do paciente, primeiro deve ser assegurada antes e enquanto a investigação diagnóstica está em andamento. Se o comportamento do paciente for potencialmente prejudicial para si ou para outros, então todos os objetos perigosos devem ser removidos de sua volta, e o paciente deve ser isolado com supervisão individual e distraído, se possível. Os benzodiazepínicos intramusculares (p. ex., lorazepam, 1-2 mg) ou neurolépticos (p. ex., haloperidol, 2-5 mg) devem ser administrados se o paciente ameaçar ou recorrer à violência ou agressão. As contenções físicas das extremidades devem ser usadas como último recurso por causa do risco de autolesão.

Uma revisão completa de medicamentos deve ser feita; isso inclui o exame de medicamentos que os pacientes podem ter recebido antes da admissão à unidade, já que metabólitos tóxicos podem ter-se acumulado naqueles com mecanismos de depuração prejudicados. Os erros de dosagem de medicamentos e a polifarmácia podem ser minimizados simplificando-se os regimes de administração e descontinuando-se os medicamentos desnecessários. Doses continuadas de medicamentos não narcóticos podem ser usadas para controlar a dor, evitando-se a necessidade de opioides. As causas identificáveis devem ser tratadas com base nos resultados da avaliação clínica e nos estudos diagnósticos. O estado mental deve ser monitorado e documentado com certa frequência para avaliar a eficácia do tratamento.

Se o paciente continuar tendo episódios de agitação, pode ser benéfica uma tentativa com benzodiazepínicos em dose baixa a cada 6 a 8 horas, ou neurolépticos em dose baixa na hora de dormir, para prevenir a evolução para um comportamento agressivo. Não existe um medicamento aprovado pela Food and Drug Administration para o tratamento e a prevenção de agitação, portanto todas as medidas farmacológicas são *off label*. Por conseguinte, a avaliação regular da eficácia do medicamento é necessária, e os agentes devem ser descontinuados se nenhum benefício for notado.

HIPERTENSÃO DESCONTROLADA

▶ **Considerações gerais**

A hipertensão é uma comorbidade comum nos pacientes em reabilitação e os predispõe a complicações da doença vascular, como doença cardíaca e acidentes vasculares cerebrais. Cerca de 95% desses pacientes têm hipertensão essencial, para a qual frequentemente não há nenhuma causa identificável. Medicamentos (p. ex., inibidores da ciclo-oxigenase 2, ciclosporina, tacrolimo, anticoncepcionais orais, anticolinérgicos e simpaticomiméticos) e drogas de abuso (p. ex., álcool e estimulantes) podem causar hipertensão.

A urgência hipertensiva – um episódio de pressão sistólica maior que 180 mmHg ou pressão diastólica acima de 120 mmHg com lesão mínima ou nenhuma em órgão alvo – pode ser tratada com agentes orais. A emergência hipertensiva, em contraste, requer a redução imediata da pressão sanguínea com agentes intravenosos devido a danos agudos ou progressivos a órgãos-alvo. Os órgãos em risco nas emergências de hipertensão são o cérebro, o coração, os grandes vasos sanguíneos, os rins e os olhos. A falta de adesão a regimes medicamentosos, em especial à clonidina, pode resultar em hipertensão de rebote. Entretanto, nos pacientes de reabilitação, a hipertensão descontrolada pode significar um problema subjacente mais grave, como pressão intracraniana aumentada devido à piora da lesão no encéfalo, à conversão hemorrágica de um AVC ou um novo AVC. Outras causas a considerar incluem as elevações resultantes da dor ou estresse agudo, novos medicamentos, abstinência de drogas, esforço físico e instabilidade autonômica.

Achados clínicos

A. Sinais e sintomas

O paciente com uma emergência hipertensiva pode se queixar de vista borrada, dor torácica, respiração curta ou cefaleia. Outros sintomas incluem tonturas, mudança no estado mental, déficit neurológico específico e palpitações. Um ruído cardíaco de S_3, auscultado durante o exame clínico, pode ser um sinal de infarto do miocárdio ou ICC. Um aneurisma da aorta abdominal pode ser identificado por uma massa pulsátil à palpação e um frêmito à ausculta. Um exame neurológico abrangendo o aspecto cognitivo também deve ser conduzido para avaliar a existência de um ataque isquêmico transitório ou AVC. A emergência hipertensiva pode também resultar em lesão renovascular, levando a oligúria ou hematúria.

Os pacientes com aumento da pressão intracraniana devido a massa no cérebro ou sangramento também se apresentarão com elevações extremas da pressão sanguínea. A apresentação clássica é chamada de tríade de Cushing e inclui alargamento da pressão de pulso, bradicardia e respirações irregulares. Essa tríade é um sinal grave, já que as respirações irregulares são causadas pela pressão no tronco cerebral que é empurrado para baixo, no forame magno, e pode herniar. No início, existe taquicardia conforme o corpo aumenta a resposta simpática em uma tentativa de elevar a pressão sanguínea para superar a pressão intracraniana e prover perfusão cerebral; contudo, a hipertensão extrema desencadeia uma resposta parassimpática nos barorreceptores carotídeos via nervo vago, resultando em bradicardia. A encefalopatia hipertensiva é diferente porque a pressão sanguínea que sobe causa inicialmente vasoconstrição até que a pressão arterial média alcance mais ou menos 180 mmHg; a partir daí, ocorre vasodilatação cerebral, levando a hiperperfusão seguida de edema cerebral e alterações no estado mental.

B. Testes diagnósticos

1. Testes de laboratório — Os níveis de nitrogênio da ureia sanguínea e da creatinina devem ser verificados em todos os pacientes para afastar insuficiência renal. Um exame de urina, incluindo a análise de sedimento, também deve ser verificado, na busca de hematúria e proteinúria.

2. Estudos de imagem — Uma radiografia de tórax é útil para avaliar a presença de ICC, cardiomegalia e dissecção da aorta. Uma TC de tórax contrastada ou uma RM de tórax também podem ser obtidas para diagnosticar dissecção aórtica. Deve ser usado um limiar baixo ao se avaliar uma TC do encéfalo, para afastar a chance de sangramento intracraniano nesses pacientes, em especial quando déficits neurológicos específicos ou mudanças no estado mental estiverem presentes. Uma RM para afastar a possibilidade de AVC novo ou sua piora também pode ser necessária.

3. Outros exames — Um ECG deve ser feito em todos os pacientes para verificar isquemia miocárdica, hipertrofia ventricular esquerda e anormalidades da condução.

Tratamento

O manejo da hipertensão descontrolada de pacientes em uma unidade de reabilitação hospitalar difere daquele fornecido a pacientes em um contexto de cuidados agudos. Isso reflete a falta de disponibilidade de monitoração por telemetria e subsequente uso limitado de medicamentos intravenosos. Além disso, o acidente vascular cerebral é um diagnóstico de reabilitação muito comum e gera considerações ímpares no manejo da pressão sanguínea durante os períodos agudos e subagudos. Antes de proceder à ação em qualquer paciente com uma leitura de pressão sanguínea elevada, a pressão deve ser manualmente verificada, e as tendências da pressão sanguínea recente do paciente devem ser avaliadas. Também se deve avaliar os sinais e sintomas de uma emergência hipertensiva, conforme já descrito.

O paciente que estiver tendo uma emergência hipertensiva é colocado em monitoração cardíaca de forma imediata. O acesso intravenoso é estabelecido e é iniciado o tratamento com agentes anti-hipertensivos intravenosos, como nitroglicerina, hidralazina ou labetalol. Não se deve baixar a pressão arterial média mais do que 25% nas primeiras 24 horas, para prevenir isquemia cerebral. Os episódios hipertensivos em pacientes que não apresentam dano em órgão-alvo podem ser tratados com agentes orais, como hidralazina e clonidina, ou nitroglicerina tópica.

Se em período recente o paciente teve um AVC, deve haver muita cautela para evitar a redução agressiva da pressão sanguínea, que pode comprometer ainda mais a perfusão cerebral e a função neurológica. As diretrizes para o tratamento com hipertensão permitida nas primeiras 24 horas após o AVC e o manejo crônico com uma meta normotensiva estão bem definidas; contudo, faltam dados definitivos para ajudar a guiar o manejo da pressão sanguínea elevada nos dias a semanas após um AVC.

Um paciente com pressão sanguínea sistólica em repouso de 180 mmHg medida mais do que 24 horas após um AVC deve ser considerado para tratamento imediato; contudo, os pontos de corte variam de acordo com os problemas médicos individuais e estão além do escopo deste capítulo. Uma meta razoável seria reduzir a pressão sanguínea de forma aguda em 15%. As opções de medicamento de ação rápida que não requerem telemetria incluem hidralazina, 10 mg, por via oral (VO) ou intravenosa; clonidina, 0,1 mg, VO; ou um adesivo de 2,5 cm de nitroglicerina.

Adams HP, Zoppo GD, Alberts MJ, et al: Guidelines for the management of adults with ischemic stroke. Stroke 2007;38:1655–1711.

Castillo J, Leira R, Garcia MM, et al: Blood pressure decrease during the acute phase of ischemic stroke is associated with brain injury and poor stroke outcome. Stroke 2004;35:520–526.

Furie KL, Kasner SE, Adams RJ, et al: Guidelines for the prevention of stroke in patients with stroke or transient ischemic attack. Stroke 2011;42:227–276.

Jain AR, Bellolio MF, Stead LG: Treatment of hypertension in acute ischemic stroke. Curr Treat Options Neurol 2009;11:120–125.

HIPOTENSÃO

▶ Considerações gerais

A hipotensão é definida como a pressão sistólica menor que 90 mmHg ou uma queda na pressão sanguínea acima de 40 mmHg a partir do valor normal para aquela pessoa. Entretanto, em reabilitação, qualquer paciente com uma baixa na pressão sanguínea que esteja sintomático deve ser investigado e tratado para permitir a participação máxima na fisioterapia, já que a atividade física em si causará aumento no fluxo sanguíneo para os músculos e pode baixar ainda mais a pressão sanguínea. As causas subjacentes mais graves, como o choque séptico, a anafilaxia, a isquemia miocárdica, o tamponamento cardíaco e a insuficiência suprarrenal, devem primeiro ser afastadas. As causas mais comuns incluem hipovolemia, medicamentos e hipotensão ortostática secundária a disfunção autonômica. Os pacientes com infarto do miocárdio, em especial nas paredes ventriculares direita ou inferior, podem apresentar hipotensão secundária à insuficiência da bomba cardíaca e ter um prognóstico específico. Aqueles com insuficiência suprarrenal de etiologia mais provável de ser secundária do que primária também podem apresentar hipotensão. Em geral, a insuficiência suprarrenal secundária é causada por uso de esteroides a longo prazo, que resulta em atrofia das glândulas suprarrenais e pode piorar com o estresse corporal prolongado devido a hospitalizações longas, especialmente nas unidades de cuidados intensivos. Uma etiologia infecciosa, como a bacteremia que leva à sepse, pode causar instabilidades da pressão sanguínea.

A hipovolemia é comum em pacientes com queimaduras e outras causas de metabolismo elevado (p. ex., trauma craniencefálico, cicatrização de feridas, infecções), que recebem dietas líquidas modificadas (ou seja, com ingestão deficiente) ou que têm quaisquer dos seguintes problemas: diarreia ou vômitos, insuficiência renal terminal após diálise, anemia ou sangramento ativo. A hipotensão ortostática ocorre quando os vasos sanguíneos são incapazes de fazer a vasoconstrição quando um indivíduo levanta de forma abrupta, causando uma queda na pressão sanguínea. A hipotensão pode ocorrer como resultado de hipovolemia, disfunção do sistema nervoso central (p. ex., atrofia do hipotálamo e de sistemas múltiplos, antes chamada de síndrome de Shy-Drager), disfunção dos barorreceptores carotídeos (p. ex., cirurgia da coluna cervical, endarterectomia da carótida), neuropatia autonômica (p. ex., diabetes melito), incapacidade de fazer a vasoconstrição efetiva da vascularização periférica (p. ex., lesão de medula espinal, calcificações vasculares no idoso) ou aumento da contratilidade cardíaca (p. ex., administração de betabloqueadores, cardiomiopatia dilatada). Medicamentos como opioides, benzodiazepínicos, agentes antiespasticidade, compostos dopaminérgicos, antidepressivos tricíclicos, alfabloqueadores de ação periférica e bloqueadores da histamina podem causar hipotensão como efeito colateral. A administração excessiva de anti-hipertensivos também ocorre com frequência, em especial os bloqueadores dos canais de cálcio e os inibidores da enzima conversora da angiotensina, que têm efeitos anti-hipertensivos mais fortes que os betabloqueadores e diuréticos.

▶ Achados clínicos

A. Sinais e sintomas

A ortostase pode ser avaliada pela medida da pressão sanguínea nas posições deitada, sentada e em pé. Na ortostase, ocorre diminuição na pressão sistólica de mais de 20 mmHg, diminuição na pressão diastólica de mais de 10 mmHg ou aumento na frequência cardíaca de mais de 20 batidas por minuto quando é feita a transição da posição deitada para sentada, ou da sentada para a posição em pé, em geral dentro de 2 minutos. Às vezes, o paciente pode se queixar de tonturas pelo teste, se este for positivo. O pulso é incerto nos pacientes que usam betabloqueadores, por causa da resposta autonômica alterada. O exame físico deve focar a condição neurológica (incluindo a cognição), o sistema cardiovascular (avaliando a presença de hipertrofia cardíaca e frêmitos carotídeos e a verificação dos pulsos) e as extremidades (avaliando a presença de edema *versus* turgidez cutânea deficiente).

B. Testes diagnósticos

Em geral, um ECG é suficiente para avaliar a função cardíaca; contudo, se ele mostrar evidência de isquemia ou se o paciente relatar dor torácica, as enzimas cardíacas devem ser verificadas, ou deve ser pedido um ecocardiograma. Os níveis de nitrogênio da ureia sanguínea e de creatinina devem ser verificados para avaliar a função renal, estando-se atento ao débito urinário. Um hemograma completo com diferenciais e hemoculturas são úteis para afastar sepse ou anemia.

▶ Tratamento

Se o paciente estiver sentado quando ocorrer um evento hipotensivo, deve deitá-lo no leito ou na sala de terapia para aumentar a perfusão ao cérebro e administrar oxigênio suplementar. Se houver instabilidade hemodinâmica, suspeita de dano a órgão-alvo ou hipotensão que não possa ser rapidamente revertida, deve-se canular linhas venosas, iniciar administração de fluidos e encaminhar o paciente a uma unidade de cuidados intensivos para monitoração cardíaca e intervenções agudas. Os antibióticos intravenosos empíricos devem ser iniciados após a coleta das culturas. Nos casos de suspeita de superdosagem de betabloqueador, 3,5 a 5 mg de glucagon podem ser administrados de uma vez por meio de um *bolus* intravenoso e repetidos 10 minutos depois se não houver resposta. A insuficiência suprarrenal pode ser tratada com suplementação oral de prednisona, hidrocortisona ou fludrocortisona.

Nos pacientes com débito urinário suficiente (> 0,5 mL/kg por hora) e sem dano de órgão-alvo, os fluidos podem ser administrados VO ou com sonda GEP. É necessário precaução ao tratar pacientes com doença renal terminal ou cardiomiopatia dilatada, na medida em que eles podem apresentar um estado de sobrecarga de fluidos e obter mais benefícios pela hemodiálise ou diurese. Se um paciente estiver com volume depletado, pequenos *bolus* de fluido (250-500 mL) podem ser apropriados para prevenir a sobrecarga. Se a hipotensão for resultado de anemia, o paciente deve ser transfundido com um concentrado de hemácias enquanto a etiologia é investigada.

ARRITMIAS

▶ Considerações gerais

As taquicardias podem variar desde uma resposta benigna (p. ex., causada por estresse ou esforço) até as arritmias fatais, que requerem intervenção imediata. Elas podem ser divididas em taquicardias supraventriculares de complexo estreito (TSV) e taquicardias de complexo amplo (TCA) com base na duração do complexo QRS. A taquicardia sinusal é a TSV mais encontrada. Em geral, não é patológica e consiste em uma resposta a esforço, estresse, enfermidade, dor e repouso prolongado no leito. A fibrilação atrial é a TSV patológica mais encontrada, seguida pelo *flutter* atrial. A taquicardia ventricular (TV) é uma TCA que pode se tornar fatal se perdurar ou se transformar em fibrilação ventricular.

A bradicardia sinusal pode ser um achado fisiológico normal em indivíduos treinados ou pode ser causada por medicamentos, hipoxia grave, sepse, pressão intracraniana aumentada, mixedema ou hipotermia. Outras causas de bradicardia incluem a síndrome do seio doente e o bloqueio atrioventricular (AV).

▶ Achados clínicos

A. Sinais e sintomas

O paciente que se queixa de dor torácica, hipotensão e estado mental alterado aponta para sinais de instabilidade e demanda uma ação urgente (p. ex., cardioversão elétrica ou marca-passo transcutâneo). Todos os pacientes que apresentam arritmia devem ser examinados quanto a sinais vitais, oximetria de pulso, glicose sanguínea e ECG de 12 derivações. Hipoxia, hipotermia, hipoglicemia e hipovolemia podem contribuir para as arritmias. Um exame físico deve ser feito quando o paciente estiver estável para avaliar doença subjacente pulmonar, cardíaca estrutural ou da tireoide.

B. Testes diagnósticos

Um ECG com 12 derivações é necessário para diferenciar os tipos de arritmias e avaliar uma isquemia miocárdica subjacente aguda, infarto e outras anormalidades da condução. As TSVs e as TCAs podem ser diferenciadas pelo comprimento do complexo QRS (≤ 120 ms nas TSVs; ≥ 120 ms nas TCAs). As TSVs podem resultar de disfunção atrial ou da junção AV. O Quadro 36.5 resume os achados eletrocardiográficos.

Quadro 36.5 Taquicardias supraventriculares e seus achados eletrocardiográficos associados

Arritmia	Achados eletrocardiográficos
Taquicardia sinusal	Onda P positiva em DII precede todo QRS, início e desaparecimento **gradual**
TRNSA	Onde P positiva em DII precede todo QRS, início e desaparecimento **rápido**
Taquicardia atrial	Ondas P consecutivas com clara linha isoelétrica entre elas, embora possa ocorrer, às vezes, depois do QRS, imitando TRNAV
TAM	≥ Três morfologias diferentes e irregulares da onda P, precede QRS em mesma derivação
Fibrilação atrial	Onda P ausente e irregular ou com fibrilação
Flutter atrial	Onda P entre 200-400 batimentos/min em um padrão "denteado"
TRNAV	A onda P pode estar ausente ou embutida na porção terminal do QRS
TRAV	Onda P se apresenta logo após o QRS, mas permanece distinta dele
TJNP	Onda P pode se apresentar após QRS ou dissociação AV

TRNSA, taquicardia de reentrada do nodo sinoatrial; TAM, taquicardia atrial multifocal; TRNAV, taquicardia de reentrada do nodo atrioventricular; TRAV, taquicardia reciprocante atrioventricular; TJNP, taquicardia juncional não paroxística.

Nos pacientes com bradicardia, um bloqueio AV pode ser diferenciado da bradicardia sinusal pelo prolongamento do intervalo PR (> 200 ms). No bloqueio AV de primeiro grau, todos os impulsos são conduzidos; por conseguinte, cada onda P é seguida por um complexo QRS. No bloqueio AV de segundo grau, nem todos os impulsos são conduzidos, e essa anormalidade pode ser dividida em classificações dos tipos I e II de Mobitz. O bloqueio AV do tipo Mobitz I é caracterizado por um intervalo PR crescente, até que o impulso não seja conduzido. No bloqueio AV do tipo Mobitz II, um intervalo PR consistente está presente, melhorando com as manobras vagais. No bloqueio AV de terceiro grau, não existe condução de impulsos, resultando em dissociação completa da onda P das ondas QRS.

Após a arritmia ser identificada, as possíveis causas ou fatores de contribuição são identificados. A acidose, o potássio sérico baixo e os baixos níveis de magnésio sérico podem aumentar a excitabilidade do miocárdio e predispor o coração ao desenvolvimento de taquicardia. Um hemograma completo com diferencial pode ajudar a afastar uma anemia subjacente ou uma etiologia infecciosa. Outros exames de laboratório comumente feitos incluem um painel da função da tireoide, um rastreamento toxicológico, enzimas cardíacas e níveis de digoxina. No início, a digoxina pode afetar a linha de base do ECG, causando um rebaixamento do segmento ST e ondas T invertidas, mas isso não necessariamente significa toxicidade. Uma radiografia ou TC de tórax, cintilografia perfusional ou angiotomografia podem ajudar a afastar alguma doença pulmonar subjacente. Uma TC do encéfalo pode avaliar a presença de processo patológico novo ou que está piorando. Um ecocardiograma cardíaco, teste de estresse ou cateterização cardíaca podem ser feitos mais adiante para avaliar uma doença cardíaca estrutural ou isquemia do miocárdio.

▶ Tratamento

A maioria dos pacientes com taquicardia de início súbito e pulsos estáveis deve receber, no início, oxigênio suplementar e monitoração cardíaca para observação e tratamento. Se o paciente estiver instável, mas consciente, uma sedação deve ser fornecida, seguida pela cardioversão sincronizada. Aqueles com TSVs estáveis e um ritmo regular devem ser primeiro tratados com manobras vagais, como a manobra de Valsalva, massagem nas carótidas, inclinação para frente e imersão da face em água gelada. Se as manobras vagais falharem, 6 mg de adenosina podem ser administrados, mas apenas sob monitoração e com um desfibrilador disponível. A adenosina é contraindicada a pacientes com doença pulmonar broncoespástica. As TSVs irregulares, como a fibrilação ou *flutter* atrial com uma frequência cardíaca de 150 batimentos/min ou mais, devem ser controladas com verapamil, diltiazem ou betabloqueadores. O uso dos bloqueadores dos canais de cálcio pode aumentar a mortalidade nos pacientes com taquicardia ventricular e deve ser evitado.

A bradicardia e os sinais de perfusão deficiente (estado mental alterado, dor torácica contínua e hipotensão) requerem monitoração cardíaca, oxigênio suplementar e acesso intravenoso; os pacientes devem ser preparados para possível colocação de marca-passo transcutâneo. Os pacientes com bradicardia sinusal sintomática e bloqueio AV tipo I de Mobitz podem ser tratados com atropina, 0,5 mg, por via intravenosa; até um total de 3 mg pode ser dado. Aqueles com bloqueios tipo II de Mobitz e de terceiro grau devem receber um marca-passo transcutâneo de forma imediata. Um bloqueio tipo II de Mobitz pode progredir para um bloqueio de terceiro grau sem aviso prévio; desse modo, um marca-passo é necessário até mesmo em pacientes assintomáticos.

A toxicidade da digoxina, dos betabloqueadores e dos bloqueadores dos canais de cálcio são causas farmacológicas de arritmias para as quais há tratamentos específicos. A toxicidade da digoxina requer a infusão imediata de anticorpos específicos da digoxina e digitoxina (DigiFab) junto com tratamento da arritmia resultante. Nos casos de bradicardia sinusal grave devida a superdosagem de betabloqueador ou bloqueador dos canais de cálcio, 3,5 a 5 mg de glucagon podem ser administrados de uma vez por *bolus* intravenoso e repetidos em 10 minutos se não houver resposta.

Link MS: Evaluation and initial treatment of supraventricular tachycardia. N Engl J Med 2012;367:1438–1448.

Link MS, Atkins DL, Passman RS, et al: Part 6: Electrical therapies: Automated external defibrillators, defibrillation, cardioversion, and pacing: 2010 American Heart Association Guidelines for Cardiopulmonary Resuscitation and Emergency Cardiovascular Care. Circulation 2010;122:S706–S719. [Erratum, Circulation 2011;123:e235.]

Neumar RW, Otto CW, Link MS, et al: Part 8: Adult advanced cardiovascular life support: 2010 American Heart Association Guidelines for Cardiopulmonary Resuscitation and Emergency Cardiovascular Care. Circulation 2010;122:S729–S767. [Erratum, Circulation 2011;123:e236.]

ALTERAÇÕES NA VISÃO

▶ Considerações gerais

A prevalência de traumas prévios, miopia, doença cerebrovascular e diabetes melito faz os pacientes de reabilitação terem alto risco de desenvolver disfunção visual. A perda transitória aguda da visão é um déficit súbito na visão monocular ou binocular que dura menos de 24 horas. Pode ser causada por insuficiência vascular temporária no olho ou córtex visual (amaurose fugaz ou hipotensão com insuficiência arterial vertebrobasilar), compressão do nervo óptico (papiledema) ou depressão neuronal após uma convulsão ou enxaqueca.

A perda visual persistente aguda dura pelo menos 24 horas e pode ser subdividida em etiologias indolores e dolorosas. As causas de perda visual persistente indolor incluem oclusão da veia e artéria retiniana central, arterite temporal, hemorragia vítrea, maculopatia, neuropatia óptica isquêmica, luxação do cristalino e descolamento de retina. As massas e hemorragias intracranianas que comprimem o quiasma óptico, as radiações ópticas e os lobos occipitais podem causar anormalidades estereotípicas do campo visual (anopias) ou cegueira cortical; contudo, elas tendem a apresentar um início mais gradual. As causas de perda visual persistente dolorosa incluem glaucoma agudo de ângulo fechado, neurite óptica, abrasão ou úlcera da córnea, uveíte, endoftalmite e ceratite.

▶ Achados clínicos

Infelizmente, a maioria das clínicas de reabilitação não tem o equipamento nem a experiência para conduzir um exame oftalmológico completo. Por conseguinte, a história e o exame físico devem ser usados para determinar as causas possíveis e a necessidade ou não de um encaminhamento de emergência ou urgência para um oftalmologista.

Deve ser feita distinção entre a perda visual de início súbito e um déficit visual preexistente que acabou de ser descoberto. Por causa da compensação pelo olho contralateral, às vezes os pacientes não percebem que têm um processo patológico crônico no outro olho. As alterações visuais bilaterais sugerem um processo patológico no quiasma óptico, um processo generalizado (p. ex., hiperglicemia, papiledema resultante do aumento na pressão intracraniana) ou uma lesão causada por exposição bilateral. A presença de dor sugere uma causa inflamatória, como ceratite, uveíte, endoftalmite e neurite óptica ou glaucoma agudo. A dor no glaucoma agudo é caracterizada como uma dor profunda na sobrancelha, com náuseas e vômitos concomitantes; os pacientes também relatam enxergar halos coloridos ao redor de luzes, como resultado de edema da córnea. A arterite temporal manifesta-se com cefaleia no mesmo lado da perda visual. A história do paciente também pode identificar se a perda visual afeta a visão periférica mais do que a central. A perda da visão periférica monocular sugere descolamento prévio da retina antes do descolamento macular, neuropatia óptica isquêmica ou oclusão de vaso retiniano. O descolamento da retina em geral apresenta-se com fotopsia (percepção de brilhos de luz) indolor e unilateral, um número crescente de escotomas e diminuição da acuidade visual.

O exame físico deve incluir a avaliação do aspecto geral e a testagem de acuidade visual (com óculos e um olho de cada vez), movimento extraocular, campos visuais, simetria das pupilas e reatividade à luz. A visão periférica e a visão central podem ser ainda avaliadas efetuando-se uma prova de campo visual ou fazendo o paciente ler letras ou identificar objetos em um papel enquanto foca o centro da página. Eritema, fotossensibilidade e lacrimejamento podem ser notados em pacientes com uveíte e endoftalmite. Defeitos nos campos visuais e nos movimentos extraoculares sugerem patologias intracranianas que afetam as vias visuais ou que causam paralisias de nervos cranianos. A investigação adicional pode incluir a aplicação de fluoresceína, medida da pressão intraocular, exame com lâmpada de fenda ou um exame oftalmoscópico.

Tratamento

O tratamento imediato da oclusão da artéria retiniana central e do glaucoma de ângulo fechado é direcionado a diminuição da pressão intraocular. Para isso, 500 mg de acetazolamida VO e uma gota de maleato de timolol 0,5% ou pilocarpina 2% podem ser usados assim que possível. A arterite de células gigantes com envolvimento ocular e a neurite óptica podem ser tratadas com esteroides intravenosos em altas doses.

Pokhrel PK, Loftus SA: Ocular emergencies. Am Fam Physician 2007;76:829–836. [Erratum, Am Fam Physician 2008;77:920.]

37

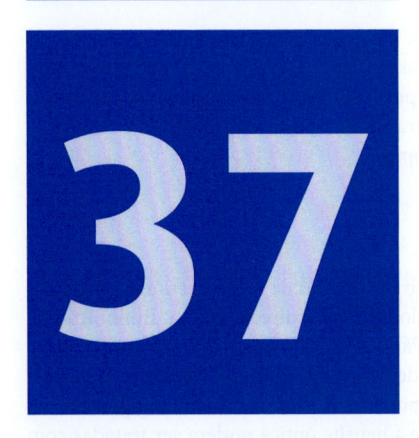

Avaliação & intervenção psicológica na reabilitação aguda

Nancy Minniti, PsyD
Nermine Tawadrous, PsyD

▼ AVALIAÇÃO PSICOLÓGICA NOS CENÁRIOS DE REABILITAÇÃO

Os transtornos psicológicos predominam entre pacientes admitidos em unidades de reabilitação aguda. Logo após o evento clínico, os pacientes são forçados a rapidamente lidar com diversas emoções, como impotência, choque, desmoralização e perda, enquanto frequentemente experimentam ao mesmo tempo uma variedade de desconfortos físicos. Muitos pacientes também precisam enfrentar de forma repentina a realidade de alterações no estilo de vida e nas relações, lidar com o estigma que pode acompanhar suas limitações ou lesão e carregar significativos fardos financeiros. Em particular durante a fase aguda, déficits cognitivos e físicos, bem como a incapacidade de realizar atividades básicas da vida diária, servem como uma significativa fonte de angústia e irritação. Dúvidas relacionadas ao prognóstico e à qualidade de vida alimentam sensações de preocupação e inquietação sobre o futuro em pacientes e cuidadores.

Embora muitos pacientes se ajustem bem a sua incapacidade, outros desenvolvem uma significativa angústia psicológica que vai além das reações esperadas à perda. A estimativa da prevalência de transtornos do humor entre pacientes em reabilitação é ampla, variando de 20% a impressionantes 64%. Esses transtornos são comuns entre uma série de categorias diagnósticas, incluindo lesão da medula espinal (LME), queimaduras, AVC, amputação, neoplasias cerebrais e lesão cerebral traumática (LCT). A identificação e o tratamento de transtornos psicológicos em pacientes com lesões, como LME, é muito importante, uma vez que os fatores psicológicos e biopsicossociais são muitas vezes melhores prognosticadores de ajuste ou qualidade de vida do que as variáveis biomédicas, como gravidade da lesão. Os distúrbios emocionais após a lesão cerebral adquirida podem ser o resultado de uma lesão cerebral estrutural ou reação psicológica ao trauma, ou uma combinação desses fatores. Um psicólogo experiente na avaliação pode ser de grande valor para determinar as contribuições relativas de fatores neurocognitivos e emocionais a uma apresentação do paciente. A identificação desses fatores pode auxiliar as estratégias do tratamento e facilitar a transição e o cuidado pós-agudo bem-sucedidos.

REAÇÕES PSICOLÓGICAS E TRANSTORNOS COMUNS ENTRE PACIENTES EM REABILITAÇÃO

As reações psicológicas ou transtornos que ocorrem de forma comum nos pacientes em reabilitação são resumidas a seguir.

▶ Transtornos de adaptação

Muitos pacientes admitidos nas unidades de reabilitação são confrontados com acontecimentos clínicos que podem resultar em desfiguração física, dor, angústia emocional, disfunção cognitiva e independência funcional reduzida. Esses eventos podem ser abruptos, inesperados e acarretar mudanças nos papéis ou planos para a vida (p. ex., incapacidade de realizar as responsabilidades domésticas ou retornar ao trabalho). O ajuste social e a nova incapacidade requerem que o paciente reconheça as consequências funcionais da lesão e incorpore essas mudanças em sua identidade pessoal. Significativas reações emocionais podem ocorrer e conduzir a um ajuste deficiente ou a alterações psicológicas mais graves, tais como depressão ou ansiedade. De acordo com o *Manual diagnóstico e estatístico de transtornos mentais* (DSM-IV-TR)[*], um transtorno de adaptação está presente se a reação do paciente a um fator de estresse resulta em angústia acentuada e excessiva, ou se a reação a esse fator de estresse causa um dano significativo na capacidade de função. A incapacidade de se adaptar à lesão pode ter impacto sobre a qualidade de vida, a autoestima, a satisfação com a vida ou o autoconceito e leva a taxas de hospitalização aumentadas, estadas hospitalares mais longas e resultados funcionais mais deficientes.

▶ Depressão

A depressão talvez seja a manifestação neuropsiquiátrica mais comum no cenário de reabilitação. Além dos típicos aspectos

---

[*] Este capítulo foi concluído antes da publicação do manual revisado, DSM-5.

associados com o humor deprimido (p. ex., distimia, melancolia, anedonia, diminuição de energia, sono e apetite alterados), a depressão pode também resultar em diminuição de atenção, memória, habilidades motoras, velocidade de processamento, funções executivas, iniciativa e motivação, todos barreiras para o progresso da reabilitação. Entre os pacientes em reabilitação, a depressão também esteve ligada a incapacidade excessiva, baixa recuperação física, qualidade de vida deficiente e aumento da mortalidade. História de doença psiquiátrica, disfasia, limitações funcionais e isolamento social são fatores de risco para depressão no cenário da reabilitação.

A predominância de depressão varia conforme o diagnóstico de reabilitação dos pacientes, com algumas populações clínicas correndo um risco muito alto. De acordo com a maioria dos estudos, a depressão afeta 30 a 50% dos pacientes com AVC dentro do primeiro ano e tem sido associada a escores funcionais mais baixos em até seis meses após a reabilitação aguda. Estima-se que a depressão ocorra em 11 a 40% dos pacientes com lesão na medula espinal e em 33% dos pacientes com amputações de membro inferior. A depressão pode ser a sequela psicológica mais comum após uma LCT; a depressão na LCT tem estado associada a maior incapacidade funcional, recuperação e qualidade de vida piores e custos mais altos com o cuidado com a saúde. Diversos indicadores somáticos e cognitivos incluídos nos critérios diagnósticos do DSM-IV-TR para depressão sobrepõem-se aos sintomas encontrados no AVC sem depressão, na demência e em pacientes com LCT (p. ex., apatia, motivação diminuída, fadiga, concentração ruim); portanto, um exame neurocognitivo minucioso é recomendado para avaliar a natureza desses sintomas em tais pacientes.

Ansiedade

A ansiedade entre pacientes de reabilitação está bem documentada na literatura. Muitas vezes, as reações a eventos incapacitantes são acentuadas pela preocupação significativa, tensão e sensações de perda de controle. Os pacientes diagnosticados com cânceres inoperáveis, bem como sobreviventes de AVC, LCT, LME e queimaduras, são, algumas vezes, confrontados com a inevitabilidade da morte pela primeira vez, o que resulta em taxas de transtornos de ansiedade aumentadas, incluindo ansiedade generalizada ou transtorno de estresse pós-traumático (TEPT). As taxas de ansiedade em vários grupos de diagnósticos podem ser muito altas; por exemplo, alguns estudos estimam que até 30% dos pacientes com AVC, 27% dos pacientes com LCT, 35% dos pacientes queimados e até 17% dos pacientes com LME experimentam ansiedade significativa. Os fatores de risco para transtornos de ansiedade como TEPT após um evento incapacitante incluem história psiquiátrica pré-lesão, estratégias de confrontamento mal-adaptadas, falta de apoio social percebido e alto estresse emocional.

Culpa

A culpa é uma emoção dolorosa e com frequência sentida em cenários de reabilitação; ela pode resultar em níveis elevados de depressão. A culpa ocorre quando um indivíduo se sente responsável por sua lesão ou incapacidade. O sobrevivente de AVC, por exemplo, pode se culpar por não telefonar de imediato para um serviço de emergência, por interromper de forma abrupta suas medicações anti-hipertensivas ou por não cuidar adequadamente de sua saúde. Os sobreviventes dos incidentes traumáticos que resultaram em LCT ou LME podem ruminar sobre escolhas ou comportamentos que conduziram a sua lesão, como "eu poderia ter prevenido o acidente dirigindo mais devagar" ou "se eu não tivesse saído noite passada...". De maneira similar, pacientes que foram submetidos a amputações de membro como resultado do controle inadequado do diabetes ou de outras condições clínicas podem sentir culpa sobre sua incapacidade.

Negação da doença

A negação da doença é um mecanismo de enfrentamento psicológico que pode surgir após uma ameaça à identidade e à autopreservação de um indivíduo e não é incomum entre os pacientes em reabilitação. Os indivíduos que usam esse mecanismo de defesa podem negar a existência da doença ou minimizar sua natureza, gravidade e implicações. Nas diferentes fases da doença, a negação pode apresentar um benefício adaptativo, servindo para proteger psicologicamente o paciente, de modo a preservar o otimismo e a esperança e permitir que ele lide com o problema durante uma crise. Contudo, a negação prolongada ou excessiva pode prejudicar a adaptação, impedindo as atividades de reabilitação e impedindo o paciente de adotar uma orientação mais focada no problema. Estudos sugerem que pacientes com LCT em negação têm maior probabilidade de recusar terapias de reabilitação, são percebidos como mais difíceis de se manejar e têm menor probabilidade de pedir ajuda quando necessário. A negação tem sido ligada a atrasos na procura do tratamento e a resultados negativos de tratamento e sobrevivência.

Um subtipo de negação, a *anosognosia*, tem base neurológica e pode servir como uma significativa barreira à reabilitação. Um indivíduo com essa negação neurologicamente adquirida da doença pode se recusar a participar de terapias devido à crença de que ele não está incapacitado. Esses pacientes podem também tentar deixar o hospital ou participar de atividades não supervisionadas, expondo-se a um grave risco à segurança.

Transtornos psiquiátricos e da personalidade preexistentes

Os transtornos da personalidade compreendem um conjunto de traços duradouros, persistentes e mal-adaptativos que são característicos da maneira como um indivíduo experimenta e interage com seu ambiente. Vários dos transtornos da personalidade do Grupo B descritos no DSM-IV-TR consideram impulsividade, humor instável, tendências suicidas e comportamento arriscado como critérios básicos. Pacientes com transtorno da personalidade com controle de julgamento e de impulsos limitado são propensos a taxas mais altas de lesão como resultado de tentativas de suicídio, atentados e comportamentos perigosos, de procura de excitação; assim, eles podem constituir uma porcentagem mais alta de pacientes em reabilitação. Indivíduos com transtornos da personalidade podem ser um desafio no cenário de reabilitação ao recusarem terapias, contrabandearem substâncias ilegais na instituição ou abusarem verbalmente da equipe de saúde. Os pacientes com transtornos da personalidade infelizmente mostram uma tendência de desfecho insatisfatório na alta hospitalar.

Angústia do cuidador

A lesão adquirida afeta o sistema familiar de variadas maneiras e graus, uma vez que mudanças no funcionamento e nos papéis familiares são quase inevitáveis. O apoio emocional, a higiene pessoal, a deambulação e a alimentação muitas vezes se tornam a responsabilidade primária dos entes queridos. As implicações da lesão adquirida, incluindo mudanças na relação romântica com o cônjuge, na vida sexual e no papel familiar de cônjuge para cuidador, podem se tornar mais aparentes nas semanas e meses seguintes ao evento clínico que alterou a vida. Devido a demandas envolvidas em seus entes queridos, os cuidadores são propensos a experimentar dificuldades a longo prazo, incluindo depressão, ansiedade, diminuição na satisfação com a vida e deterioração da saúde e da vida social. A identificação e o tratamento da alteração emocional nos fornecedores de cuidado podem contribuir para resultados melhores nos pacientes após a alta de ambientes de reabilitação pós-aguda.

American Psychiatric Association: *Diagnostic and Statistical Manual*, 4th ed–text revision (DSM–IV-TR). APA, 2000.

Bombardier, CH, Fann JR, Temkin NR, et al: Rates of major depressive disorder and clinical outcomes following traumatic brain injury. JAMA 2010;303:1938–1945.

Fuentes B, Ortiz X, SanJose B, et al: Post-stroke depression: Can we predict its development from the acute stroke phase? Acta Neurol Scand 2009;120:150–156.

Kortte KB, Wegener ST: Denial of illness in medical rehabilitation populations: Theory, research, and definition. Rehabil Psychol 2004;49:187–199.

Rybarcyzk B, Szymanski L, Nicholas JJ: Limb amputation. In Frank RG, Elliott TR (Eds): *Handbook of Rehabilitation Psychology*. APA, 2000:29–48.

Salter K, Bhogal S, Foley N, et al: The assessment of post-stroke depression. Top Stroke Rehabil 2007;14(3):1–24.

Sandler AM, Maestas KL., Sherer M, et al: Relationship of caregiver and family functioning to participation outcomes after postacute rehabilitation for traumatic brain injury: A multicenter investigation. Arch Phys Med Rehabil 2012;93:842–848.

TÉCNICAS DE AVALIAÇÃO PSICOLÓGICA

Com frequência, avaliações psicológicas são solicitadas no cenário de reabilitação para identificar a disfunção emocional. Como observado anteriormente, os transtornos psicológicos estão associados a recuperação funcional e resultados sociais insatisfatórios, qualidade de vida reduzida e frequência aumentada do dano cognitivo e da mortalidade. A angústia psicológica pode incluir sensações de impotência, inércia, desmoralização e falta de motivação, o que pode reduzir a obediência terapêutica e, como resultado, a eficácia do tratamento de reabilitação. Assim, a identificação precoce de pacientes com disfunção emocional é essencial, uma vez que ela pode ter um efeito positivo sobre a recuperação e o resultado a longo prazo.

Entrevista clínica

A avaliação do funcionamento psicológico de um indivíduo requer uma entrevista clínica com o paciente e outros informantes, se possível. Coleta-se informação sobre a história de desenvolvimento, educacional e profissional do paciente; história social e clínica; tratamento psiquiátrico ou psicológico prévio; aspectos de saúde comportamental (p. ex., abuso de substância); e habilidades de enfrentamento existentes (p. ex., uma rede de apoio). Para os pacientes idosos, também é importante questionar sobre o funcionamento pré-lesão e procurar sinais sugestivos de declínio cognitivo pré-mórbido ou condições de demência, que podem complicar a reabilitação e o resultado da disposição. Nessas situações, a avaliação neuropsicológica pode ser útil para distinguir sintomas de demência de outras etiologias (p. ex., LCT, fadiga, efeitos da medicação).

Questionários e inventários

A avaliação psicológica do funcionamento emocional é muitas vezes complementada por questionários e inventários. As ferramentas de avaliação utilizadas no rastreamento, diagnóstico e avaliação dos transtornos psiquiátricos podem ser classificadas em dois tipos básicos: medidas de autorrelato e escalas de classificação do observador. As medidas de autorrelato para casos de depressão e ansiedade são o Beck Depression Inventory-Second Edition (BDI-II) e o State Trait Anxiety Inventory (STAI), respectivamente. Breves questionários com um formato de "sim-não", como a Geriatric Depression Scale (GDS), são preferíveis para pacientes idosos com limitações cognitivas. A avaliação de estratégias de confrontamento pode trazer informações importantes sobre como um indivíduo consegue se adaptar a uma nova lesão ou incapacidade; instrumentos como o Ways of Coping-Revised (WOC-R) ou o Acceptance and Action Questionnaire (AAQ) podem identificar mecanismos de enfrentamento inadequados que podem interferir no tratamento e na recuperação. Inventários estendidos que avaliam a personalidade e o funcionamento emocional, como o Personality Assessment Inventory (PAI) ou o Minnesota Multiphasic Personality Inventory, Second Edition (MMPI-2), são às vezes empregados em pacientes incapacitados que apresentam cognição intacta.

Embora o uso de medidas de autorrelato para identificar a presença e o nível da angústia emocional apresente inúmeras vantagens, ele não vem sem limitações. Fadiga, dor, limitações cognitivas, medicações e ruído ambiental podem afetar a capacidade de o paciente participar do teste e a validade dos resultados. Além disso, alguns questionários contêm vários itens de teste relacionados à saúde, à disposição e ao funcionamento físico que podem ser erroneamente atribuídos à depressão. Medidas de autorrelato também presumem que os pacientes têm consciência da natureza e da magnitude de sua doença, o que nem sempre é verdade.

AVALIAÇÃO NEUROPSICOLÓGICA

A inclusão de neuropsicólogos em uma equipe de reabilitação multidisciplinar proporciona um complemento valioso a outras disciplinas, uma vez que eles são treinados de forma exclusiva para quantificar o dano cognitivo após uma lesão neurológica. A incapacidade cognitiva está presente em uma grande proporção de pacientes em reabilitação, incluindo indivíduos com LCT, AVC e demência. Condições de saúde agudas e crônicas também podem exercer um impacto negativo sobre a cognição (p. ex., doença cardiovascular, obesidade, diabetes, câncer). A avaliação neuropsicológica é um método objetivo, válido e confiável para a detecção e o rastreamento do dano cerebral. Com frequência, ela é a única maneira de detectar o dano em habilidades corticais mais altas e fornece uma valiosa informação além daquelas proporcionadas por técnicas de neuroimagem. A neuroimagem estrutural e funcional tem proporcionado acesso a regiões afetadas pela lesão cerebral, mas não consegue quantificar a magnitude do dano cognitivo nem prever o grau da incapacidade funcional experimentada pelo indivíduo. A avaliação neuropsicológica identifica barreiras cognitivas e comportamentais ao cuidado do paciente e prediz as capacidades funcionais pós-alta, como a capacidade de viver de forma independente, retomar a direção de carros ou retornar ao trabalho. A avaliação neuropsicológica pode facilitar estratégias de tratamento bem-sucedidas, auxiliar na manutenção da segurança e da obediência do paciente e fornecer informação crucial relacionada ao plano de alta e aos resultados.

▶ Testes neuropsicológicos

Os testes neuropsicológicos apresentam fortes propriedades psicométricas que permitem seu uso para auxiliar no diagnóstico da patologia cerebral e informar o tratamento. A evidência de disfunção cerebral é determinada pela referência a um padrão de comparação. Os testes permitem a quantificação do déficit por meio da utilização de dados coletados dos grupos de referência. Esses dados servem como um ponto de referência; o desempenho do paciente é estatisticamente comparado com aqueles de outros grupos para determinar se o domínio cognitivo repetitivo significa uma área de força ou déficit. O desempenho do paciente pode ser comparado com o de uma amostra saudável da população, com o de outros grupos clínicos ou com o desempenho de um teste prévio do paciente.

Os escores brutos são submetidos a análise estatística para fornecer um escore e percentil padronizados, com o 50º percentil compondo a média da população. Descritores qualitativos (p. ex., "branda ou moderadamente prejudicado", "média baixa", "bem superior") são muitas vezes usados em respostas redigidas para facilitar a comunicação com outras disciplinas. Para muitos testes neurológicos, estão disponíveis grupos de amostras saudáveis com correções demográficas específicas (p. ex., idade, educação, sexo), de modo que o médico possa comparar melhor o paciente a amostras com características similares, fornecendo a interpretação ideal desses dados. Ao usar o método de comparação individual, os neuropsicólogos com frequência estimam a capacidade pré-mórbida usando variáveis demográficas (educação, história ocupacional) ou medidas de rastreamento resistentes aos efeitos da disfunção cerebral (p. ex., reconhecimento de palavras). Essa estimativa serve como referência para comparação do desempenho de teste momentâneo. Muitas vezes, o neuropsicólogo pode ser convocado a identificar melhoras durante o curso de admissão e, para isso, utiliza o teste inicial para a detecção da mudança.

Os neuropsicólogos clínicos utilizam uma abordagem multidimensional na avaliação, integrando resultados de medidas cognitivas com observações comportamentais, entrevista clínica, história clínica e outros dados básicos, condição emocional atual e contribuintes biopsicossociais. As medidas cognitivas abrangem uma variedade de domínios funcionais, e o grau em que cada domínio é avaliado pode variar de acordo com o cenário, a relevância, limitações do paciente ou outras barreiras (p. ex., limitações de tempo). De maneira ampla, esses domínios cognitivos incluem atenção, velocidade de processamento, habilidades motoras (força, velocidade, destreza), acuidade sensorial, memória de trabalho, aprendizado e memória, habilidades de linguagem, percepção visual-espacial e capacidade de construção, funções executivas (p. ex., raciocínio abstrato, solução de problemas, planejamento comportamental, julgamento, troca de tarefa, inibição), intelecto e aptidão acadêmica. A avaliação desses domínios cognitivos pode ser obtida usando-se diversas medidas. O Quadro 37.1 lista instrumentos neuropsicológicos que são bastante usados nos cenários de reabilitação com internação, agrupados pelo domínio cognitivo. Como muitas dessas medidas capturam mais de uma capacidade cognitiva, elas são listadas de acordo com o domínio primário que cada teste foi projetado para avaliar. Os domínios cognitivos mais relevantes à avaliação neuropsicológica dentro dos cenários de reabilitação com internação são descritos aqui.

A. Atenção e memória operacional

Em seu nível mais básico, a atenção começa com o despertar e a vigilância. Níveis cada vez mais complexos de atenção incluem atenção contínua, seletiva, alternada e dividida. Muitas vezes, a memória operacional é descrita como uma faceta de atenção complexa e envolve a capacidade de armazenar e, mentalmente, manipular informação de forma temporária. Os testes que avaliam a memória operacional incluem recitar

Quadro 37.1 Instrumentos neuropsicológicos comuns empregados em cenários de reabilitação

Breves baterias para rastreamento
Repeatable Battery for Assessment of Neuropsychological Status (RBANS)[a]
Brief Cognitive Neuropsychological Examination (BCNE)[b]
Neurobehavioral Cognitive Status Examination (Cognistat)[c]
Neuropsychological Assessment Battery (NAB), Screening Module[d]

Despertar, orientação e condição mental
Galveston Orientation and Amnesia Test (GOAT)[e]
Confusion Assessment Method (CAM)[f]
Montreal Cognitive Assessment (MoCA)[g]
General Cognitive Screener from Wechsler Memory Scale – 4th Edition (WMS-IV)[h]

Atenção e concentração
Digit Span from Wechsler Adult Intelligence Scale – 4th Edition (WAIS-IV)[i]
Symbol Digit Modalities Test (SDMT)[j]
Mental Control from the Wechsler Memory Scale – 3rd Edition (WMS-3)[k]
Subtestes do NAB Attention Module[d]
Testes de cancelamento, se houver suspeita de hemi-inatenção (p. ex., cancelamento de letra ou linha)

Fala e linguagem
Boston Naming Test[l]
Subtestes do NAB Language Module[d]
Complex Ideational Material from Boston Diagnostic Aphasia Examination[m]
Token Test – Short Version[n]

Percepção e construção visual
Judgment of Line Orientation (JLO)[o]
Clock Drawing Test
Facial Recognition Test (FRT)[o]
Rey-Osterrieth Complex Figure Test (ROCF)[p]

Capacidades somatossensoriais e motoras
Localização de dedo[q]
Orientação da direita para a esquerda[l]
Grooved Pegboard[q]
Finger Tapping Test (FTT)[r]

Aprendizado e memória
California Verbal Learning Test, 2nd Edition – Short Form (CVLT-II-SF)[s]
Hopkins Verbal Learning Test-Revised (HVLT-R)[t]
Subtestes do Wechsler Memory Scale IV (WMS-IV)[h]
Subtestes do NAB Memory Module[d]
Brief Visual Memory Test – Revised (BVMT-R)[u] ROCF[p]

Funcionamento executivo
Fluência (semântica, fonêmica, *design*)
Wisconsin Card Sorting Test-64 (WCST-64)[v]
Trail Making Test[r]
Subtestes do NAB Executive Functions Module[d]
Subtestes do Delis-Kaplan Executive Function System (DKEFS)[w]

[a] Randolph C: *Repeatable Battery for the Assessment of Neuropsychological Status*. Psychological Corporation, 1998.
[b] Tonkology J: *The Brief Neuropsychological Cognitive Examination (BNCE)*. Western Psychological Services, 1997.
[c] Kiernan RJ, Mueller J, Langston JW: *Cognistat (the Neurobehavioral Cognitive Status Examination)*. Psychological Assessment Resources, 1996.
[d] Stern RA, White T: *Neuropsychological Assessment Battery (NAB)*. Psychological Assessment Resources, 2003.
[e] Levin HS, O'Donnell VM, Grossman RG: The Galveston Orientation and Amnesia test (GOAT): A practical scale to assess cognition after head injury. J Nerv Mental Dis 1979;167:675-684.
[f] Inouye SK, Van Dyke, CH, Alessi C: Clarifying confusion: The confusion assessment method (CAM). Ann Intern Med 1990;113:941-948.
[g] Nasreddine ZS, Phillips NA, Bedirian V, et al.: The Montreal Cognitive Assessment, MoCA: A brief screening tool for mild cognitive impairment. J Am Geriatr Soc 2005;53:695-699.
[h] Wechsler D: *Wechsler Memory Scale*, 4th ed. Pearson, 2008.
[i] Wechsler D: *Wechsler Adult Intelligence Scale*, 4th ed. Pearson, 2008.
[j] Smith A: *Symbol Digit Modalities Test (SDMT)*. Western Psychological Services, 1982.
[k] Wechsler D: *Wechsler Memory Scale. Third Edition Manual*. Psychological Corporation, 1997.
[l] Goodglass H, Kaplan E: *Boston Naming Test*. Lippincott Williams & Wilkins, 2000.
[m] Goodglass H, Kaplan E: *Boston Diagnostic Aphasia Examination (BDAE)*. Lippincott, 1983.
[n] De Renzi E, Faglioni P: Normative data and screening power of a shortened version of the Token Test. *Cortex* 1978;14:41-49.
[o] Benton AL, Sivan AB, Hamsher K deS, et al.: *Contributions to Neuropsychological Assessment*, 2nd. Psychological Assessment Resources, 1994.
[p] Spreen O, Strauss E: *A Compendium of Neuropsychological Tests*. 3rd. Oxford University Press, 2006.
[q] Matthews CG, Klove K: *Instruction Manual for the Adult Neuropsychology Test Battery*. University of Wisconsin Medical School, 1964.
[r] Reitan RM, Wolfson D: *The Halstead-Reitan Neuropsychological Test Battery: Theory and Interpretation*. Neuropsychology Press, 1985.
[s] Delis DC, Kramer JH, Kaplan E, Ober BA: *California Verbal Learning Test – Second Edition. Adult Version*. Psychological Corporation, 2000.
[t] Brandt J, Benedict RHB: *Hopkins Verbal Learning Test – Revised*. Psychological Assessment Resources, 2001.
[u] Benedict RH: *Brief Visuospatial Memory Test – Revised*. Psychological Assessment Resources, 1997.
[v] Kongs SK, Thompson LL, Iverson GL, Heaton RK: *Wisconsin Card Sorting Test – 64 Card Version Professional Manual*. Psychological Assessment Resources, 2000.
[w] Delis DC, Kaplan E, Kramer JH: *Delis – Kaplan Executive Function System Examiner's Manual*. Pearson, 2001.

algarismos de trás para frente, calcular sete subtrações em série e realizar somas mentais. A atenção fundamenta a maioria das habilidades cognitivas, e os déficits de atenção podem comprometer outros domínios, como memória e funcionamento executivo. Os danos de atenção são as manifestações mais comuns de dano cerebral e ocorrem após lesão a uma variedade de regiões cerebrais corticais e subcorticais ou distúrbios nos sistemas neurofisiológicos ou condição metabólica. O dano nesse domínio pode comprometer a segurança (p. ex., erros na medicação devidos a distração, deixar dispositivos ligados) e as habilidades que contribuem para a independência funcional (p. ex., dirigir).

B. Linguagem

As típicas avaliações de linguagem realizadas pelo neuropsicólogo incluem medidas que verificam aspectos de processamento ("receptivo") e de comunicação ("expressivo") da capacidade de linguagem. As observações da fala espontânea e a avaliação formal de compreensão auditiva, repetição de sentença, tarefa de nomeação, leitura e escrita podem ser incluídas na avaliação. De modo geral, a afasia ocorre após a lesão no hemisfério esquerdo, que é dominante para a linguagem para a maioria dos indivíduos (i.e., 95% dos indivíduos destros e 70% dos indivíduos canhotos). A lesão mais comum que causa afasia é um AVC da artéria cerebral média esquerda; outras fontes incluem hemorragia cerebral, lesão cerebral traumática, tumores cerebrais e demência. Déficits de linguagem podem impedir o retorno à independência funcional ou comprometer a segurança de diversas maneiras. Por exemplo, um paciente com afasia expressiva pode ser incapaz de comunicar as necessidades básicas para outras pessoas, pedir auxílio em momentos de emergência ou retransmitir informações cruciais de saúde a outras pessoas. Afasias receptivas prejudicam a capacidade de compreender a linguagem falada, incluindo instruções médicas ou terapêuticas, e podem proibir o paciente de participar das tomadas de decisão médicas e de um planejamento para o futuro.

C. Habilidades visuoespaciais

Esse amplo domínio cognitivo inclui atenção visual, capacidade de percepção visual, localização de objetos, construção visual, organização visual e síntese visual. As lesões no hemisfério direito posterior após AVC, lesão cerebral traumática ou tumores cerebrais são a causa mais comum de déficits visuoespaciais. Déficits ou síndromes adquiridas incluem agnosia visual, negligência visual, desorientação topográfica e dispraxia de construção. Déficits nesse domínio cognitivo são comuns entre pacientes em reabilitação e podem responder bem à intervenção terapêutica. O dano visual-espacial não resolvido pode colocar em perigo a segurança do paciente e pode indicar a necessidade de assistência ou supervisão para o paciente na alta. Por exemplo, a negligência visual pode impedir o desempenho de tarefas domésticas (p. ex., cozinhar), o manejo clínico ou financeiro, devido a erros de leitura, bem como dirigir ou deambular com segurança pela comunidade. A desorientação topográfica pode deixar o paciente propenso a se perder, mesmo em ambientes familiares.

D. Memória

As funções da memória incluem a capacidade de decodificar, armazenar e recuperar informação sensorial; no contexto de uma avaliação neuropsicológica, a memória refere-se a sistemas declarativos (i.e., memória semântica e episódica). A avaliação efetiva desse domínio deve incluir múltiplos ensaios de aprendizado, de reconhecimento de memória, com pistas, sem atrasos. A disfunção da memória pode ocorrer após lesão a uma variedade de regiões corticais e subcorticais, uma vez que essa capacidade se baseia em processos subjacentes intactos, como atenção e registro sensorial. As síndromes amnésicas costumam ocorrer após o dano às regiões do lobo temporal medial ou lesões diencefálicas. O dano ao lobo frontal pode afetar de forma adversa os processos de codificação e recuperação de memória. Os déficits na memória têm graves implicações no retorno à independência funcional e podem afetar a segurança, a adesão à medicação, o desempenho de atividades instrumentais da vida diária (AIVD) e a capacidade de tomada de decisão.

E. Funcionamento executivo

O funcionamento executivo é um domínio heterogêneo de capacidades cognitivas de ordem mais alta; inclui formação de estratégia, organização, sequenciamento, persistência na tarefa, motivação, automonitoramento, inibição de respostas, flexibilidade mental e raciocínio abstrato. Esse amplo domínio cognitivo interage fortemente com a memória de trabalho e a atenção, e os déficits executivos são muitas vezes observados se o dano ocorrer nessas áreas. Os déficits de funcionamento executivo podem ocorrer por dano a uma variedade de regiões neurais; de modo geral, eles ocorrem após lesões ou ataques ao córtex pré-frontal, ao circuito frontal-subcortical associado, ao córtex cingulado anterior ou ao cerebelo. Dada sua heterogeneidade, o funcionamento executivo é o domínio mais complexo a se avaliar e quantificar. De maneira funcional, a disfunção executiva pode afetar várias atividades instrumentais da vida diária, entre elas a condução de carros e a adesão à medicação, e pode também comprometer a segurança global. Ele é considerada o mais forte prognosticador de limitações à independência funcional e ao desempenho bem-sucedido das atividades instrumentais da vida diária.

▶ Objetivos da avaliação neuropsicológica em cenários de reabilitação aguda

Com relação à natureza abrangente das avaliações neuropsicológicas ambulatoriais, a análise neuropsicológica nas unidades de reabilitação aguda é geralmente de alcance limitado. O tempo do paciente é concorrido, e o psicólogo deve competir com outras disciplinas para concluir seu trabalho. A quantificação dos déficits de um paciente pode ficar comprometida por fatores como fadiga, sedação, dor, efeitos da medicação, dano à linguagem, mudanças sensoriais ou motoras e angústia psicológica. Apesar dessas limitações, o neuropsicólogo que trabalha em um cenário de reabilitação aguda pode desenvolver uma rica avaliação empregando medidas de rastreamento breves, proporcionando dados vitais relevantes ao tratamento efetivo e ao plano de alta para pacientes com problemas cognitivos. Além disso, a avaliação neuropsicológica fornece dados que podem quantificar a magnitude do dano cognitivo, ajudar na escolha das estratégias de tratamento, esclarecer aspectos do ambiente psicossocial do paciente relevantes ao plano de alta e gerar prognósticos sobre o nível de funcionamento e cuidado pós-alta (p. ex., retorno ao trabalho, capacidade de dirigir, nível de supervisão), bem como sobre os desfechos a longo prazo.

A. Informação sobre condições de pré-morbidade

No curso de uma avaliação neuropsicológica, o profissional de saúde deve reunir informações sobre experiências de pré-morbidade com aprendizado, como o nível de atenção, atitudes sobre escola ou outros tipos de instrução, transtorno de déficit de atenção preexistente ou incapacidade de aprendizado, e ter conhecimento sobre como as habilidades são mais bem controladas (p. ex., instrução "prática" *versus* verbal). Esse conhecimento pode ajudar o psicólogo a prever como um paciente irá se ajustar ao cenário de reabilitação e pode indicar os métodos preferidos de instrução. Por exemplo, indivíduos que com frequência não se saem bem na escola e sentem dificuldades com instruções de aula, verbais ou escritas, podem considerar uma abordagem didática na reabilitação desconfortável ou mesmo ameaçadora. Por essas razões, uma instrução mais visual, que enfatize a demonstração e a prática, pode ser mais efetiva para estimular seu envolvimento e participação. Em contraste, pacientes com história de experiências positivas com educação e que demonstram busca ou aprendizado contínuos podem ser mais receptíveis a métodos verbais de instrução e mais propensos a se envolver com o material escrito e tarefas de "tema de casa". Essa informação pode ajudar a desenvolver intervenções de uma forma que seja mais confortável ao paciente, facilitando sua participação no processo de reabilitação.

B. Identificação de déficits cognitivos

Os déficits cognitivos são comuns em pacientes admitidos em unidades de reabilitação aguda e podem quebrar de forma significativa o processo de reabilitação. Por exemplo, a disfunção de memória pode atrapalhar a capacidade de aprender novas habilidades ou técnicas de compensação devido à continuidade insatisfatória no dia a dia. A dificuldade com sequenciamento ou automonitoramento pode limitar a capacidade de o paciente acompanhar instruções complexas ou realizar múltiplas tarefas fornecidas pelos profissionais da reabilitação. A identificação inicial dos déficits por meio de um teste neuropsicológico pode facilitar os esquemas de reabilitação individualizados, que podem ser simplificados ou adaptados conforme as áreas de fraqueza do paciente. O conhecimento dos déficits cognitivos específicos do paciente pode permitir uma maior integração das estratégias cognitivas dentro do esquema de retreinamento terapêutico padrão. Além disso, a condição cognitiva do paciente pode mudar de forma rápida durante o curso de uma hospitalização, e avaliações seriadas relativamente breves podem documentar as áreas que precisam de intervenção contínua.

O dano cognitivo em pacientes na reabilitação pode variar de uma condição do sistema nervoso central primária (p. ex., AVC, lesão cerebral traumática, tumor cerebral) ou secundária a uma doença que não seja do sistema nervoso central (p. ex., distúrbios pulmonares, doença renal crônica, distúrbios cardíacos, hipertensão, apneia obstrutiva do sono ou diabetes tipo 2). O *delirium* secundário a distúrbio metabólico ou infecção (p. ex., infecção do trato urinário) é também observado nos cenários de reabilitação. Além disso, não é incomum pacientes serem hospitalizados após uma queda mecânica ou outra lesão física resultante de declínio cognitivo insidioso não previamente identificado. A avaliação neuropsicológica é imprescindível, nessas circunstâncias, para quantificar os déficits cognitivos, que informam as limitações funcionais e indicam o nível necessário de cuidado após a alta.

C. Orientações para o cuidado pós-alta e resultados

O início dos déficits neurocognitivos após um evento incapacitante pode ter importantes implicações em resultados imediatos ou de longo prazo em uma variedade de distúrbios. A disfunção cognitiva em pacientes admitidos à reabilitação aguda pode atrapalhar o tratamento, aumentar a duração da internação e complicar a alta. Os déficits na cognição podem exigir alterações no plano de tratamento e no cuidado pós-agudo e devem ser identificados o mais cedo possível. Uma revisão abrangente da literatura sobre o benefício do teste neuropsicológico para o prognóstico do resultado está além do alcance deste capítulo. O resumo a seguir realça alguns dos benefícios da avaliação neuropsicológica na reabilitação aguda no prognóstico dos resultados pós-agudos, tais como retorno à independência funcional, à capacidade de dirigir veículos e ao funcionamento profissional.

1. Viver independente — Em relação às tarefas do dia a dia que contribuem para a independência funcional, a informação obtida a partir da avaliação neuropsicológica pode prever o desempenho nas AIVDs, como usar medicação e ter controle financeiro, ter habilidades de comunicação funcional, cozinhar, fazer compras e outras atividades domésticas e comunitárias. Tarefas básicas como tomar banho e cuidar de si são atividades de base motora, simples, muito bem dominadas, que podem estar associadas mais à disfunção física do que ao dano cognitivo, e são abordadas com menos frequência no relato neuropsicológico. Numerosos relatos têm demonstrado uma associação entre desempenho de teste neuropsicológico e disfunção nas atividades instrumentadas da vida diária, incluindo estudos de adultos mais velhos, pacientes com lesão encefálica pós-aguda, pacientes com transplantes cardíacos, pacientes com demência vascular, indivíduos com HIV e pacientes de AVC. Muitas vezes, a disfunção executiva é a base das falhas nas AIVDs e pode ser mais preditiva de dano a essas habilidades do dia a dia.

2. Capacidade de dirigir veículos — Achados provenientes de vários estudos indicam que o desempenho no teste neuropsicológico é preditivo da capacidade de dirigir veículos, levando à conclusão geral de que motoristas cognitivamente prejudicados estão envolvidos em um número mais alto de colisões e mostram desempenhos insatisfatórios em testes de direção simulados. Rizzo e Kellison fornecem uma excelente revisão da pesquisa atual sobre a neuropsicologia da capacidade de dirigir (ver referência mais adiante). Embora os testes de funcionamento executivo pareçam ser os mais fortes prognosticadores, múltiplos domínios cognitivos estão envolvidos no dano à capacidade de dirigir, incluindo medidas de velocidade do processamento de informação, atenção complexa e memória de trabalho, bem como habilidades de percepção visual. Nenhum teste simples é confiável o suficiente para determinar a capacidade de dirigir, e uma ampla abordagem avaliadora se faz necessária.

3. Funcionamento profissional — Quando um paciente recebe alta de uma unidade de reabilitação aguda, muitas vezes a equipe fornece uma opinião sobre a capacidade de o paciente retornar ao trabalho. Embora testes neuropsicológicos não possam simular habilidades de trabalho, eles podem fornecer uma válida estimativa das capacidades cognitivas que são aplicáveis à ampla gama de profissões, trazendo dados para a tomada de decisão vocacional. Grande parte da literatura que examina os prognosticadores neuropsicológicos do resultado vocacional origina-se de amostras de lesão cerebral traumática. Têm sido publicadas numerosas revisões de pesquisa abrangendo várias décadas, que são muito bem resumidas por Sadek e van Gorp (ver referência a seguir). Eles concluíram que os resultados dos testes neuropsicológicos estão associados à condição de atuar no emprego e ao resultado vocacional. Uma gama de domínios cognitivos tem valor preditivo para o resultado vocacional, incluindo funcionamento executivo e inteligência geral. Contudo, o uso de um escore de dano global (i.e., média de escores sobre todos os domínios) pode ser mais adequado do que o uso de domínios cognitivos específicos. Ao fazer os prognósticos específicos sobre a capacidade de retornar ao trabalho, o desempenho no teste neuropsicológico deve ser considerado no contexto atual e de fatores pré-mórbidos, como história de trabalho e aspectos clínicos ou psicológicos, uma vez que estes podem intensificar a precisão prognóstica.

Anstey KJ, Wood J: Chronological age and age-related cognitive deficits are associated with an increase in multiple types of driving errors in late life. Neuropsychology 2011;25:613–621.

Beck AT, Steer, RA, Brown GK: *Beck Depression Inventory–II Manual*. Psychological Corporation, 1996.

Boyle PA, Paul RH, Moser DJ, Cohen RA: Executive impairments predict functional declines in vascular dementia. Clin Neuropsychol 2004;18:75–82.

Butcher JN, Dahlstrom WG, Graham JR, et al: *MMPI-2, Minnesota Multiphasic Personality Inventory–2: Manual for Administration and Scoring*. University of Minnesota Press, 1989.

Hanks RA, Millis, SR, Ricker, JH, et al: The predictive validity of a brief inpatient neuropsychologic battery for persons with traumatic brain injury. Arch Phys Med Rehabil 2008;89:950–957.

Hart T, Millis S, Novak T, et al: The relationship between neuropsychologic function and level of caregiver supervision at 1 year after traumatic brain injury. Arch Phys Med Rehabil 2003;84:221–230.

Heaton RK, Marcotte TD, Rivera Mindt M, et al: The impact of HIV-associated neuropsychological impairment on everyday functioning. J Int Neuropsychol Soc 2004;10:317–331.

Morey LC: *The Personality Assessment Inventory*. Psychological Assessment Resources, 1991.

Plehn K, Marcopulos BA, McLain CA: The relationship between neuropsychological test performance, social functioning, and instrumental activities of daily living in a sample of rural older adults. Clin Neuropsychol 2004;18:101–113.

Putzke JD, Williams MA, Daniel J, et al: Activities of daily living among heart transplant candidates: Neuropsychological and cardiac function predictors. J Heart Lung Transplant 2000;19:995–1006.

Reger MA, Welsh RK, Watson GS, et al: The relationship between neuropsychological functioning and driving ability in dementia: A meta-analysis. Neuropsychology 2004;18:85–93.

Rizzo M, Kellsion IL: The brain on the road. In Marcotte TD, Grant I (Eds): *Neuropsychology of Everyday Functioning*. Guilford Press, 2010:168–208.

Sadek JR, van Gorp WG: The prediction of vocational functioning from neuropsychological test performance. In Marcotte TD, Grant I (Eds): *Neuropsychology of Everyday Functioning*. Guilford Press, 2010:113–135.

Sheikh JI, Yesavage JA: Geriatric Depression Scale (GDS): Recent evidence and development of a shorter version. Clin Gerontol 1986;5:165–173.

Spielberger CD, Gorsuch RL, Lushene R, et al: *Manual for the State-Trait Anxiety Inventory*. Consulting Psychologists Press, 1983.

Stolwyk RJ, Charlton JL, Triggs TJ, et al: Neuropsychological function and driving ability in people with Parkinson's disease. J Clin Exper Neuropsychol 2006;28:898–913.

Yantz CL, Johnson-Greene D, Higginson C, Emmerson L: Functional cooking skills and neuropsychological functioning in patients with stroke: An ecological validity study. Neuropsychol Rehabil 2010;20:725–738.

INTERVENÇÕES PSICOLÓGICAS NA REABILITAÇÃO AGUDA

Devido às mudanças que alteram a vida e acompanham a incapacidade, as intervenções psicológicas para pacientes que exibem angústia emocional são cruciais para promover o ajuste saudável, impulsionar as habilidades de enfrentamento e melhorar o humor. É atípico conquistar um retorno completo à funcionalidade anterior do paciente após um evento de saúde que altera a vida. Entre os sobreviventes de AVC, por exemplo, a maioria fica incapaz de retornar ao emprego anterior, e cerca de 50% não conseguem participar de nenhum tipo de ocupação lucrativa. Para pacientes que se defrontam com essas incertezas, as intervenções psicológicas podem ser úteis para prevenir o início de transtornos de depressão ou ansiedade e melhorar o ajuste e resultado gerais.

BARREIRAS ÀS INTERVENÇÕES PSICOLÓGICAS

As intervenções psicológicas nas unidades de reabilitação são adaptadas para sobrepor os diversos obstáculos encontrados nesses cenários. O psicólogo pode ter que dividir o tempo dos pacientes com médicos de outras áreas, pode ter um tempo de sessão não favorável, devido à fadiga ou à doença do paciente, ou pode encontrar relutância do paciente em participar da terapia devido a preconceitos ou concepções erradas sobre a psicoterapia. Os pacientes podem abrigar suspeitas ou desconfianças a respeito do processo psicoterapêutico ou acreditar que a psicoterapia é indicada apenas para indivíduos com doenças mentais; a presença de um psicólogo pode, portanto, ter um efeito estigmatizante. Segundo a experiência do autor, apresentar os serviços psicológicos como "rotineiros" para todos os indivíduos internados pode ajudar a minimizar sinais e aliviar a preocupação ou a desconfiança. O contato com um psicoterapeuta no hospital pode aliviar os preconceitos do paciente e estimular o indivíduo a procurar auxílio após a alta, se surgirem problemas. As intervenções em unidades de internação precisam ser breves e focadas no problema, quando comparadas com as modalidades tradicionais de psicoterapia oferecidas em cenários ambulatoriais. É indicada uma abordagem multimodal e biopsicossocial na avaliação e no tratamento, devido à complexidade dos aspectos confrontados pelos pacientes nesses cenários.

OBJETIVOS DA PSICOTERAPIA

A psicoterapia envolve uma abordagem baseada em uma teoria ou paradigma particular com o objetivo de aliviar a angústia e maximizar o funcionamento e a qualidade de vida. Estudos têm descoberto que a magnitude da angústia após um evento de saúde que altera a vida está mais relacionada aos recursos de enfrentamento do indivíduo do que à lesão real. Por essa razão, um objetivo importante para psicólogos de reabilitação é impulsionar os recursos de enfrentamento do paciente e ajudá-los a adaptar e manejar os novos desafios clínicos, físicos, cognitivos e psicológicos que podem surgir.

Utilizando dados de entrevistas e avaliação, bem como informações da equipe de reabilitação, os psicólogos podem ajudar o paciente e a família a promover esperança e motivação, desenvolver expectativas realistas, lidar com perdas, sobrepor frustrações, acomodar-se a limitações momentâneas e estabelecer conexões com outras fontes externas necessárias para o pós-tratamento, como gestores de casos, assistentes sociais e especialistas vocacionais. Os objetivos comuns na psicologia da reabilitação são resumidos no Quadro 37.2, e vários deles são descritos a seguir de forma mais detalhada.

▶ Facilitar a aceitação

Um grande objetivo para os psicólogos da reabilitação é facilitar a aceitação da incapacidade. Os pacientes são ensinados a reconhecer seus sentimentos de tristeza enquanto também dão espaço e tempo para reflexão e contemplação. A informação sobre a história psiquiátrica do paciente e os métodos de enfrentamento pode ajudar a equipe de reabilitação a prognosticar a capacidade de o paciente se adaptar à incapacidade.

Quadro 37.2 Abordagem da angústia psicológica: objetivos comuns para indivíduos em reabilitação

Aceitar a tristeza, a perda e as limitações funcionais
Normalizar as reações emocionais ao trauma e à doença
Promover a esperança
Sobrepor a frustração
Manter objetivos e expectativas realistas
Aceitar ajuda de outro
Evitar pensamentos prejudiciais
Abordar mudanças no trabalho e nas relações pessoais
Reconstruir a autoimagem
Redefinir o propósito de vida
Usar o sistema de apoio social
Participar da resolução do problema
Substituir um discurso negativo por um positivo
Permitir tempo para relaxamento e diversão
Ter senso de humor
Focar a espiritualidade

▶ Promover a esperança

Ao lidar com os efeitos de um evento na saúde que altera a vida, é essencial que os pacientes tenham esperança. Isso os ajuda a lidar com as demandas de sua incapacidade e promove uma sensação de bem-estar. Os pacientes podem ter a esperança de, por exemplo, manter uma sensação positiva sobre si, preservar as capacidades funcionais básicas e continuar a atingir objetivos específicos. Os pacientes podem aprender a manter a esperança repetindo autoafirmações do tipo "Eu tenho sorte de ter uma boa família e uma equipe de reabilitação".

▶ Usar técnicas para superar a frustração

Aprender a manejar as sequelas da lesão ou a doença adquirida pode ser bastante frustrante para os pacientes e cuidadores. Com frequência, os pacientes em reabilitação sentem-se frustrados quando o progresso nas terapias parece lento ou quando não conseguem atingir seus objetivos. Às vezes, essa resposta reflete expectativas irreais dos pacientes e cuidadores sobre o tempo necessário para completar uma tarefa. Os pacientes em reabilitação são ensinados a praticar autoafirmações do tipo "Eu preciso progredir um dia de cada vez" ou "Estou fazendo meu melhor". Os psicólogos também ensinam os pacientes a dividir os objetivos em passos simples, realistas e alcançáveis, pois o domínio de uma habilidade ajuda a reforçar a confiança necessária para abordar uma nova habilidade. Os pacientes também são aconselhados a reconhecer e a recompensar a si próprios por suas realizações, independentemente de quão pequenas ou insignificantes elas sejam. Para diminuir a frustração, os cuidadores também são instruídos a lembrar os pacientes de quaisquer conquistas feitas.

▶ Promover relaxamento e distrações

Os pacientes e os membros da família podem usar meditação, fitas de áudio tranquilizadoras e imaginário conduzido (*imagery*) para promover relaxamento e manejar a dor. Distrações, como navegar na internet, ouvir música ou praticar um *hobby*, também são úteis. Nos contextos de reabilitação, os pacientes letrados são estimulados a ler trabalhos de autores inspiradores, o que pode ajudar a promover expectativas positivas. Muitos pacientes também encontram conforto na fé, na oração e em escrituras bíblicas, que podem amenizar a depressão pós-lesão.

▶ Identificar o suporte social

De todos os recursos imaginados para ajudar os pacientes a lidar com o estresse, o suporte social é, talvez, o mais estudado. O apoio social está ligado a resultados, incluindo emprego após uma lesão da medula óssea e lesão cerebral traumática, mortalidade após reabilitação cardíaca e condição de saúde pós-AVC. Os fornecedores de cuidado se protegem contra o estresse reduzindo demandas desnecessárias, manejando o ambiente para aumentar o conforto e controle, planejando atividades agradáveis e reconhecendo e respondendo a sinais precoces de frustração. O isolamento social e o suporte social limitado são fatores de risco para resultados insatisfatórios; se identificados, as intervenções devem buscar a reintegração social utilizando os recursos disponíveis.

ESTRATÉGIAS DE INTERVENÇÃO PSICOLÓGICA

Os psicólogos da reabilitação ajudam os pacientes com problemas psicológicos empregando diversas modalidades de intervenção. Na internação, em geral as intervenções psicológicas são diretas e com foco no problema; as sessões podem ocorrer todos os dias ou de forma infrequente, dependendo da condição e das necessidades psicológicas do paciente. O tratamento é influenciado pelos fatores do paciente (p. ex., forças e fraquezas psicológicas, história da saúde mental, capacidade ou disposição para participar do tratamento) e fatores institucionais (p. ex., duração da hospitalização, alocação de recursos e demandas do tempo e energia do paciente em um dia terapêutico). As estratégias de intervenção mais empregadas são psicoeducação, entrevistas motivacionais, modificação de comportamento, terapia cognitiva comportamental e grupos de apoio.

▶ Psicoeducação

A psicoeducação é a provisão de informação didática relacionada à condição de um paciente; ela permite um melhor entendimento do problema de saúde e ajuda paciente e cuidador a lidarem com mudanças e déficits prolongados. A psicoeducação promove uma sensação de controle pela intensificação do conhecimento e pela ciência das opções de tratamento; como resultado, a angústia psicológica também pode diminuir.

▶ Grupos de apoio

Os grupos de apoio podem ser muito úteis para pacientes em reabilitação e cuidadores. Eles podem facilitar o apoio entre os indivíduos, aumentar o conhecimento sobre a doença ou lesão e o prognóstico, proporcionar um contexto para normalização de sensações de frustração e desapontamento e reduzir o isolamento que muitos pacientes em reabilitação sentem após um evento incapacitante.

▶ Terapia cognitivo-comportamental

A terapia cognitivo-comportamental (TCC) é uma técnica terapêutica baseada em evidência que enfatiza uma abordagem educacional e formação de habilidades, reforçando a colaboração entre o terapeuta e o paciente na identificação e modificação de fatores que contribuem para transtornos emocionais ou comportamentos problemáticos. A psicopatologia é recomendada quando há presença de cognições distorcidas, incorretas ou mal-adaptativas a respeito de si próprio, dos outros e do mundo. O tratamento visa modificar os pensamentos, sensações e comportamentos que ocasionam a angústia.

A TCC é estruturada, mas flexível, e fornece ao psicológico uma imensa variedade de ferramentas específicas com as quais trabalhar. Nos casos de pacientes que sofreram um evento clínico que modificou suas vidas, a TCC fornece psicoeducação e ensina estratégias de enfrentamento, habilidades de resolução de problemas, manejo do estresse e reestruturação cognitiva para combater pensamentos prejudiciais e negativos. Alguns exemplos comuns de pensamentos negativos trabalhados no tratamento incluem catástrofe ("Eu nunca mais poderei caminhar novamente"), rotulagem ("Aquela pessoa teve que ficar olhando para a minha perna mecânica") e pensamento polarizado ("O dia de hoje foi um desperdício total porque não fiz nada daquilo que planejei"). A TCC serve como importante suporte empírico no tratamento de depressão, ansiedade, transtornos alimentares, abuso de substância e condições de dor crônica. Tendo em vista os frequentes pensamentos, comportamentos e emoções mal-adaptativos entre os pacientes em reabilitação, a TCC é bastante aplicável a indivíduos com doenças crônicas e lesão adquirida.

▶ Entrevista motivacional

A entrevista motivacional é uma técnica terapêutica de base empírica que envolve um estilo de aconselhamento semidireto e centrado no indivíduo para promover a mudança de comportamento, ajudando pacientes a explorar e resolver a ambivalência. Esta técnica não faz juízo de valor, não é de confrontação nem contraditória; ela reconhece que nem todos os indivíduos estão prontos para mudar e utiliza questionamento e reflexão para desenvolver uma conversa sobre mudanças. A entrevista motivacional tem evoluído de seu emprego original como tratamento para abuso de substâncias para um que tem uma ampla variedade de aplicações clínicas, incluindo manejo de doenças crônicas como diabetes, hipertensão, insuficiência cardíaca e dor.

▶ Modificação do comportamento

A modificação do comportamento é uma abordagem baseada nos princípios do condicionamento operante, no qual comportamentos indesejados são substituídos pelos desejados, muitas vezes por meio de reforço positivo ou negativo. O principal objetivo é aumentar ou diminuir a frequência de comportamentos específicos. As abordagens de modificação do comportamento são bastante estruturadas e, em geral, incorporam análise da tarefa, estabelecimento do objetivo, avaliação comportamental e monitoramento contínuos e estratégias de tratamento de adaptação, quando necessário. A modificação do comportamento tem ampla aplicação na reabilitação e tem sido usada no tratamento de comportamentos problemáticos após lesão cerebral adquirida, reduzindo o impacto da dor crônica e promovendo a participação nas terapias.

Boden-Albala B, Litwak E, Elkind MSV, et al: Social isolation and outcomes post stroke. Neurology 2005;64:1888–1892.

Curran CA, Ponsford JL, Crowe S: Coping strategies and emotional outcome following traumatic brain injury: A comparison with orthopedic patients. J Head Trauma Rehabil 2000;15:1256–1274.

Hofer H, Holtforth MG, Frischknecht E, Znoj H: Fostering adjustment to acquired brain injury by psychotherapeutic interventions: A preliminary study. Applied Neuropsychol 2010;17:18–26.

Martin G, Pear J: *Behavior Modification: What it Is and How to Do It*, 8th ed. Pearson Prentice Hall, 2007.

Murphy GC, Middleton J, Quirk R, et al: Predicting employment status at 2 years' postdischarge from spinal cord injury rehabilitation. Rehabil Psychol 2011;56:251–256.

Schmaltz HN, Southern D, Ghali WA, et al: Living alone, patient sex and mortality after acute myocardial infarction. Soc Gen Intern Med 2007;22:572–578.

38 Reabilitação cognitiva, da fala, da linguagem & de distúrbios de deglutição

Talia Schwartz, SLP, CCC-SLP/L
Lauren Ciniglia, SLP, CCC-SLP/L

A comunicação é o processo pelo qual as pessoas trocam informações. Por meio da linguagem, pensamentos, sentimentos e emoções são expressos, usando-se um sistema verbal ou escrito reconhecido. Ela inclui habilidades de expressão e recepção. A fala é o processo de produzir sons e combiná-los para formar palavras que são entendidas por um ouvinte. Ela requer a integração das capacidades cognitivas e neurológicas junto com habilidades musculoesqueléticas, que possibilitam a respiração, a fonação e a articulação. A cognição se refere aos processos mentais, incluindo atenção, memória, processamento auditivo, resolução de problemas e funções executivas. Algumas das habilidades cognitivas que são importantes para a comunicação incluem velocidade de processamento, concentração, automonitoramento, organização de pensamento e memória. A comunicação verbal, a forma mais comum, envolve o emprego da fala, da linguagem e das habilidades cognitivas e é complementada por expressões faciais e gestos.

▼ OBJETIVOS DA TERAPIA DA FALA, LINGUAGEM E DEGLUTIÇÃO NA REABILITAÇÃO AGUDA

Problemas de fala, linguagem, cognição e deglutição são aspectos importantes para o manejo do paciente em cenários de reabilitação aguda. Os fonoaudiólogos avaliam e tratam dos problemas nesses domínios. Durante os estágios iniciais da avaliação diagnóstica do paciente, uma avaliação da fala e da deglutição é autorizada, em especial se os fornecedores de cuidado e membros da família relatarem mudanças na capacidade de comunicação, cognição ou deglutição. Durante o processo de reabilitação, o fonoaudiólogo, junto com outros membros da equipe multidisciplinar, fornece cuidado de qualidade para ajudar o paciente a atingir o máximo de seu potencial físico, psicológico, social, profissional e educacional.

As principais áreas a serem testadas nos pacientes submetidos à avaliação incluem fala, linguagem, voz, cognição e deglutição. Todos os parâmetros são avaliados ou pelo menos rastreados usando-se testes formais ou medidas informais. O principal objetivo é determinar a presença do dano, classificar o tipo e avaliar o nível de gravidade. Com base nos resultados, são feitas recomendações e prognósticos funcionais, é formulado um plano de tratamento, e são desenvolvidos objetivos de terapia mensuráveis. A informação proveniente da avaliação inicial permite que se avalie o avanço e a melhora do paciente no curso do tratamento.

O objetivo da terapia da fala, linguagem e cognição é melhorar a efetividade, a eficiência e a naturalidade da comunicação. As principais abordagens terapêuticas, resumidas por Duffy, podem ser usadas para atingir esses objetivos. A primeira é restaurar a função. Esse esforço visa reduzir o dano e aborda os déficits de maneira direta. A obtenção do sucesso com essa abordagem depende da etiologia e do curso da doença, bem como do tipo e da gravidade do distúrbio. A segunda abordagem é promover capacidades compensatórias e o uso da função residual. A compensação pode ter muitas formas; por exemplo, um paciente pode ser instruído a usar estratégias para melhorar a fala ou dispositivos de aumento ou maneiras alternativas de comunicação (gestos, painel de comunicação funcional, etc.). Uma terceira abordagem abrange estratégias para reduzir a necessidade do paciente devido à perda da função por meio da modificação do ambiente e da facilitação de interações entre orador-ouvinte mais efetivas. Por meio da educação e do aconselhamento, os fonoaudiólogos também ajudam os pacientes e suas famílias a se ajustarem e lidarem com os problemas.

O principal objetivo da reabilitação da deglutição é atingir pelo menos um nível alimentar menos restritivo enquanto se mantém a segurança na deglutição. Esse aspecto pode ser descrito como a manutenção da nutrição e da hidratação sem complicações clínicas. De modo mais específico, os fonoaudiólogos visam fazer o paciente tolerar a menor alimentação restritiva sem aspiração. Podem ser feitas modificações alimentares. A terapia para disfagia implica ensinar ao paciente estratégias de deglutição compensatórias e trabalhar diretamente os déficits por meio de vários exercícios para mudar o desempenho na deglutição. A educação do paciente e da família é importante para garantir a obediência com modificações na alimentação, precauções de aspiração e execução de exercícios e estratégias de deglutição.

No momento da elaboração do plano de tratamento, todos os profissionais de saúde devem considerar as necessidades e os desejos do paciente, da família e do fornecedor de cuidado, bem como o nível de dano e as capacidades funcionais do paciente. O tratamento pode focar os objetivos funcionais, que podem ser planejados para as necessidades específicas do paciente (p. ex., um painel de comunicação funcional personalizado para um paciente com afasia expressiva), ou os objetivos tradicionais, que trabalham déficits específicos (p. ex., lembrança de palavras para o paciente com afasia expressiva). A terapia pode ser direta (p. ex., manobras, tarefas estruturadas) ou indireta (p. ex., tarefas de terapia informal, como jogos de tabuleiro). Em todos os casos, o tratamento no cenário de reabilitação com internação deve objetivar tornar o paciente o mais independente possível. A mudança terapêutica obtida no cenário clínico que melhora e facilita a vida diária do paciente é considerada um resultado de tratamento exitoso.

Duffy JR: *Motor Speech Disorders: Substrates, Differential Diagnosis, and Management*, 2nd ed. Elsevier/Mosby, 2005.

Humbert IA, Fitzgerald ME, McLaren DG, et al: Neurophysiology of swallowing: Effects of age and bolus type. NeuroImage 2009;44:982–991.

Johnson AF, Jacobson BH: *Medical Speech–Language Pathology: A Practitioner's Guide*, 2nd ed. Thieme, 2006.

LINGUAGEM

O sistema nervoso humano compreende o sistema nervoso central (o cérebro e a medula espinal) e o sistema nervoso periférico (os nervos sensoriais e motores) e é integral para nossa capacidade de formular e expressar a linguagem. O cérebro inicia, controla e regula as funções sensório-motoras e cognitivas por meio das funções de suas várias partes: córtex cerebral, cerebelo, tronco cerebral e estruturas subcorticais. Os distúrbios de linguagem e fala podem indicar dano estrutural e fisiológico no cérebro. Uma revisão da fisiologia cerebral básica é, portanto, essencial para compreender os distúrbios da linguagem que derivam da lesão e da doença que afeta essas estruturas. Com o conhecimento da área do problema neurológico, o fonoaudiólogo pode prever que tipo de dano será apresentado na avaliação inicial. A compreensão das bases neurológicas da comunicação também contribui para um programa de reabilitação mais realista e efetivamente estruturado.

O córtex cerebral é dividido em dois hemisférios, cada um compreendendo quatro lobos que regulam funções complexas (Quadro 38.1). O cerebelo, localizado abaixo dos lobos occipitais e no aspecto posterior ao tronco cerebral, é crucial para a manutenção do equilíbrio no espaço e para a execução de movimentos coordenados. Uma função crucial do cerebelo para a fala e a deglutição é a integração do *input* sensorial de outras regiões

Quadro 38.1 Principais funções dos lobos do cérebro

Lobo	Localização	Função	Dano
Frontal	Parte mais anterior do cérebro	Produção de linguagem Planejamento e iniciativa Julgamento e raciocínio Concentração Alteração emocional Inibição Adaptação a mudanças Discernimento	Pragmática insuficiente Perda de pensamento flexível Perseverança Foco ou atenção prejudicados Labilidade emocional Incapacidade de expressar linguagem (afasia de Broca) Dificuldade em resolver problemas
Temporal	Lateralmente nos hemisférios cerebrais	Sensação e percepção auditivas Compreensão auditiva Aquisição da memória Percepção visual Categorização de objetos	Dificuldade em compreender a linguagem (afasia de Wernicke) Prosopagnosia Distúrbio com atenção seletiva ao que é visto e ouvido Perda de memória
Parietal	Entre o lobo occipital e sulco central	Integração sensorial - toque, pressão, dor, temperatura, paladar	Atenção deficiente Anomia Alexia Agrafia Discalculia Consciência cinestésica prejudicada Negligência unilateral
Occipital	Parte mais posterior do cérebro	Processamento visual Discriminação visual Associação visual	Cortes no campo visual Dificuldade em localizar objetos no ambiente Dificuldade em ler ou escrever

Quadro 38.2 Principais funções das estruturas subcorticais de cérebro

Estrutura	Localização	Função	Dano
Tálamo	Centro do prosencéfalo	Retransmissão do *input* sensório-motor para outras áreas do cérebro Contribui para a fala mediada corticalmente e funções de linguagem	Limiar de dor inferior Sensação somática contralateral prejudicada
Hipotálamo	Ventral ao tálamo	Regulação das funções endócrinas Regulação do sistema hormonal Regulação da temperatura Volume sanguíneo Ingestão de alimentos e água Reprodução Ritmo circadiano Vigília, nível de atividade, metabolismo Expressão emocional	Dificuldade com alimentação e ingestão de líquidos Prejuízo no controle da regulação da temperatura corporal Ciclos de sono-vigília prejudicados Metabolismo de sal alterado Dificuldade em expressar emoções Impulso e iniciativa prejudicados
Hipocampo	Entre o tálamo e o córtex cerebral	Importante para a memória de trabalho recente Inibição de uma ação malsucedida Navegação espacial	Incapacidade de formar novas memórias (amnésia anterógrada) Falha em lembrar de desenhos ou marcos espaciais Desorientação topográfica
Amígdalas	Localizadas profundamente dentro dos lobos temporais mediais do cérebro	Envolvidas na formação e no armazenamento de memórias associadas a eventos emocionais Regulação de emoções e motivação	Consciência de segurança reduzida Reconhecimento deficiente de perigos Incapacidade de atribuir valores a ações
Gânglios da base	Inclui núcleo caudado, putâmen e globo pálido	Controle motor e integração Regulação do tônus muscular Regulação de impulsos, execução da ação e função cognitiva	Acinesia/acatisia Discinesia tardia Tremores, coreia e tiques Desinibição

do cérebro, permitindo que ele coordene grupos musculares. Por meio de modificações no tônus muscular, na velocidade e na amplitude de movimento, o cerebelo permite que movimentos sejam executados de forma suave e ajuda a tornar automáticas as habilidades motoras sequenciadas. Ele não inicia a atividade motora, mas controla e realiza correções imediatas do movimento planejado.

O tronco cerebral, que consiste em bulbo, ponte e mesencéfalo, conecta o cérebro à medula espinal e regula as funções primárias da vida, como respiração, deglutição, pressão arterial, movimentos oculares e frequência cardíaca. Ele também medeia funções como tosse, engasgo, audição, equilíbrio e temperatura corporal. O bulbo atua nas funções de fala e controle motor, pois contém fibras nervosas que controlam a fonação, a articulação, o fechamento velofaríngeo e a deglutição. Ele também é importante para a atenção geral e o sono. A ponte liga o tronco cerebral ao cerebelo, ajuda no controle da respiração e do sono e também age na capacidade de alerta e atenção. O mesencéfalo contém estruturas importantes para a visão e a audição. As estruturas subcorticais (tálamo, hipotálamo, hipocampo, amígdalas e gânglios basais) estão localizadas acima do mesencéfalo (Quadro 38.2); cada uma dessas estruturas desempenha um papel na fala, na linguagem e na deglutição.

No sistema nervoso periférico, nervos sensoriais (aferentes) e motores (eferentes) são conectados à medula espinal (nervos espinais) e ao tronco cerebral (nervos cranianos). Os nervos espinais estendem-se aos órgãos, aos músculos, às articulações, aos vasos sanguíneos e à superfície da pele. Os nervos cranianos originam-se do tronco cerebral e inervam os músculos da cabeça, do pescoço, da face, da laringe, da língua, da faringe e das glândulas. Os nervos cranianos são essenciais à fala, à ressonância e à fonação. Além disso, esses nervos transmitem sinais que servem aos sentidos especiais: visão, audição, olfato e paladar. Suas funções motoras e sensoriais são resumidas no Quadro 38.3.

Os dois principais sistemas do sistema nervoso periférico são os sistemas nervosos autônomo e somático. As fibras nervosas somáticas medeiam os reflexos dos músculos esqueléticos. Por meio de suas divisões simpáticas e parassimpáticas, o sistema nervoso autônomo regula a atividade de órgãos, como glândulas salivares, coração, pulmão, vasos sanguíneos, estômago, intestino, rins e bexiga. A regulação e a monitoração dessas funções são essenciais para a sobrevivência.

As funções do cérebro são reguladas por uma série de princípios organizacionais gerais. A compreensão desses princípios permite um reconhecimento adicional de como uma função

REABILITAÇÃO COGNITIVA, DA FALA, DA LINGUAGEM & DE DISTÚRBIOS...

Quadro 38.3 Nervos cranianos e suas funções

Nervo craniano	Principal função motora	Principal função sensorial
NC I: Olfatório		Olfato
NC II: Óptico		Visão
NC III: Oculomotor	Movimento do olho Constrição da pupila	
NC IV: Troclear	Movimento do olho	
NC V: Trigêmeo	Mastigação	Sensação – face, estruturas orais
NC VI: Abducente	Movimento do olho	
NC VII: Facial	Expressões faciais Secreção de saliva e lágrimas	Paladar (dois terços anteriores da língua)
NC VIII: Vestibulococlear		Equilíbrio Audição
NC IX: Glossofaríngeo	Deglutição	Paladar (um terço posterior da língua) Sensação visceral da faringe oral
NC X: Valgo	Fonação Deglutição	Sensação – órgãos torácicos e abdominais
NC XI: Acessório	Movimento da cabeça Elevação do ombro	
NC XII: Hipoglosso	Movimento da língua	

neurológica prejudicada pode impedir a comunicação e a deglutição (Quadro 38.4).

▶ Avaliação clínica

É necessário familiaridade com a localização da lesão e as causas do dano neurológico para conduzir uma avaliação minuciosa das capacidades de fala e linguagem e interpretar os resultados. É comum os distúrbios de fala e linguagem resultarem de acidentes vasculares cerebrais (AVCs), tumores cerebrais ou lesões cerebrais traumáticas.

A. Sinais e sintomas de fala e linguagem prejudicadas

O exame inicial pode identificar funções preservadas *versus* prejudicadas. Qualquer sinal anormal em um paciente pode refletir uma ruptura no circuito neural e uma trajetória específica. A localização da lesão pode ajudar a fornecer os diagnósticos diferenciais e uma análise racional para o problema específico durante a avaliação. Por exemplo, um paciente com lesão cortical esquerda e hemiplegia direita deve ser encaminhado para o teste de afasia ou distúrbios de comunicação cognitivos.

B. Avaliação da função de fala e linguagem

A avaliação inicial das capacidades de linguagem receptivas e expressivas e do diagnóstico diferencial ocorre no cenário do cuidado inicial. Na admissão ao ambiente de reabilitação da fase aguda, o paciente é novamente avaliado para se determinar o nível de comunicação funcional, o prognóstico e a condição base para ser medido o progresso e criar e implementar um plano de tratamento. A avaliação da recuperação e da eficácia do tratamento é fornecida durante todo o processo de reabilitação.

O teste diagnóstico formal e os achados de observação informais são usados para a avaliação da fala e da linguagem. As habilidades de comunicação receptiva e expressiva são investigadas na avaliação da afasia, e um prejuízo na capacidade de linguagem pode resultar de uma lesão cerebral ou AVC. Várias áreas de comunicação são avaliadas (Quadro 38.5).

AFASIA

▶ Considerações gerais

O dano cognitivo e o dano à linguagem são condições únicas que se influenciam mutuamente. Embora a pessoa com afasia tenha um distúrbio primário na área da linguagem, as funções cognitivas também devem ser avaliadas, pois a capacidade de compensar déficit de linguagem reflete o funcionamento cognitivo. A avaliação e o tratamento dos déficits cognitivos serão abordados mais adiante neste capítulo.

▶ Achados clínicos

As características que confirmam a presença de afasia incluem dificuldade com a formulação e compreensão da linguagem. Quase todos os pacientes com afasia apresentam algum grau de anomia (i.e., dificuldade para lembrar nomes ou palavras) e capacidades variadas na compreensão, na repetição, na conversação, na leitura e na escrita. Os tipos específicos de afasia podem ser determinados por meio do exame da capacidade de linguagem do paciente e pela localização da lesão. A Figura 38.1 apresenta uma ferramenta de avaliação para classificar afasias mais graves.

Com frequência, a fala afásica contém erros reconhecíveis que podem ajudar no diagnóstico diferencial. O agramatismo ocorre em indivíduos com afasia não fluente e é caracterizado pela ausência de palavras que realizam uma função (como preposições, conjunções e artigos), de modo a criar sentenças que incluem principalmente substantivos e verbos. A fala é telegráfica, e existem omissões de morfemas gramaticais (pequenas unidades de gramática). O paragramatismo ocorre em afasias fluentes e é caracterizado pela aplicação imprecisa de regras de sintaxe. Parafasias são erros na lembrança da palavra. As parafasias fonêmicas são caracterizadas pela substituição de um fonema simples ou substituição de palavra similar e refletem uma dificuldade no nível fonológico (p. ex., dizer "porvo" para "polvo"). As parafasias semânticas refletem uma dificuldade no

Quadro 38.4 Organização funcional do cérebro

Princípio	Organização	Implicações
Interconectividade do cérebro	Todas as funções (sensoriais e motoras) no córtex cerebral são conectadas por uma associação e fibras comissurais, que permitem uma constante interação com cada hemisfério e entre os dois hemisférios.	Ajuda a explicar como as mensagens de múltiplas fontes são integradas de forma rápida para uma resposta adequada a determinados estímulos.
Centralidade do sistema nervoso central (SNC)	O sistema nervoso central integra toda a informação que entra e que sai de modo a gerar respostas apropriadas para a informação recebida. A resposta pode ser voluntária ou reflexa.	Possibilita a capacidade de analisar e sintetizar múltiplas fontes de informação e gerar respostas distintas.
Lateralidade da organização do cérebro	Simetria anatômica bilateral. Diferenças funcionais unilaterais – cada hemisfério adquire uma vantagem sobre o outro para diferentes funções especializadas. Controle sensório-motor contralateral – todas as fibras sensoriais e motoras cruzadas na linha média do corpo.	Os dois hemisférios cerebrais são similares em estrutura. O hemisfério esquerdo tem a dominância da linguagem. O hemisfério direito domina emoções, habilidades musicais, metáforas, humor e estresse. O córtex motor esquerdo controla os movimentos na porção direita do corpo. A informação sensorial da porção esquerda do corpo projeta-se para o córtex sensorial direito, e vice-versa.
Rede de trabalho especializada em funções	Sistemas neuronais são funcionalmente especializados; sistemas sensoriais e motores consistem em várias trajetórias que transmitem informação diferenciada para diferentes membros.	Uma via especializada controla os músculos da linguagem na face e no pescoço por meio dos nervos cranianos no tronco cerebral.
Organização topográfica em trajetórias corticais	A organização espacial de neurônios, tratos e terminais reflete as relações espaciais da superfície do corpo e grupos musculares funcionalmente relacionados.	Mapas topográficos das funções ajudam os médicos a localizar com precisão as lesões no sistema nervoso central.
Plasticidade cerebral	O cérebro é capaz de reconhecer e modificar essas funções e adaptar-se a mudanças internas e externas. Isso permite a regeneração dos nervos e a reorganização das funções celulares.	Pode permitir um novo aprendizado e capacidade de adaptação após uma lesão neurológica.

Quadro 38.5 Áreas da linguagem abordadas em uma avaliação de fala-linguagem padrão

Área da linguagem	Descrição
Compreensão auditiva	A capacidade de ouvir e processar informação apresentada de maneira verbal. Inclui a compreensão de interrogações (sim-não, "o que"), linguagem literal e figurada, palavras, frases, sentenças, parágrafos, histórias e conversação. Também inclui a capacidade de acompanhar comandos que aumentam em duração e complexidade.
Repetição verbal	A capacidade de repetir o que se ouve.
Fala automática	A verbalização de sequências de linguagem comuns e frases habituais que ocorrem sem muito esforço de consciência do indivíduo (p. ex., os dias da semana ou contar até 10).
Lembrança de palavras	A capacidade de nomear objetos e figuras durante nomeação de imagens estruturada, bem como em um nível de conversação.
Fluência	A capacidade de produzir uma expressão ininterrupta de frase, em geral com quantidade de mais de quatro palavras. Envolve a suavidade ou o fluxo com o qual sons, sílabas, palavras e frases são unidos.
Capacidade de discurso	A capacidade de conversar, discutir tópicos, recontar uma história ou piada, comentar, perguntar e responder questões, etc.
Uso gramatical	A capacidade de organizar palavras e sentenças em uma estrutura lógica com base nas regras de sintaxe para uma determinada linguagem.
Expressão escrita	Inclui transcrever, escrever em um ditado, escrever de forma independente, soletrar e desenhar.
Compreensão de leitura	Inclui compreender palavras e sentenças, realizar leitura oral e soletrar.
Pragmática (comunicação social)	Inclui iniciar uma conversa, dar a vez durante uma discussão, usar linguagem apropriada em situações sociais, etc.
Comunicação não verbal	Gestos, expressões faciais, apontar, contato visual, etc.

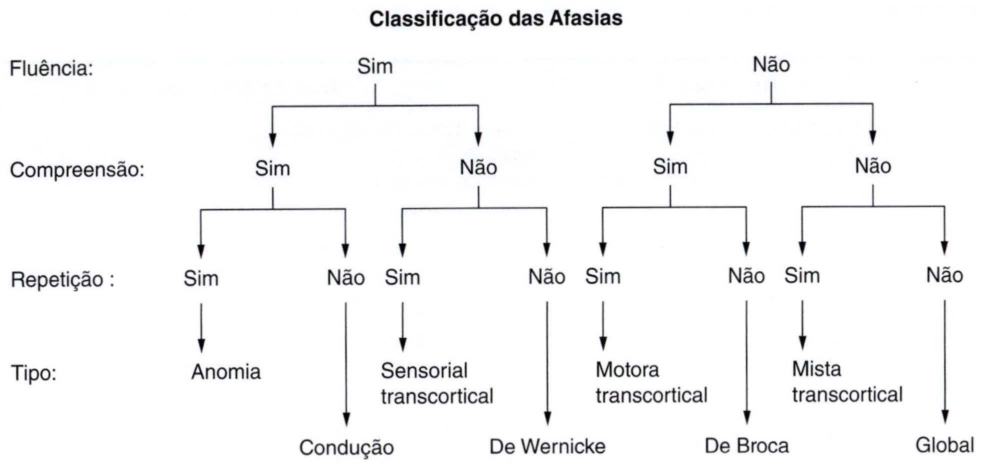

Classificação das Afasias

```
Fluência:         Sim                                    Não
                ┌──┴──┐                              ┌────┴────┐
Compreensão:   Sim    Não                           Sim       Não
              ┌─┴─┐  ┌─┴─┐                        ┌─┴─┐     ┌─┴─┐
Repetição:   Sim Não Sim Não                     Sim Não   Sim Não
              │   │   │   │                       │   │     │   │
Tipo:       Anomia │ Sensorial │                Motora │  Mista │
                   │ transcortical│             transcortical│ transcortical│
                 Condução    De Wernicke        De Broca      Global
```

▲ **Figura 38.1** Classificação das afasias.

nível léxico; os erros podem estar relacionados à palavra-alvo (p. ex., dizer "água-viva" para "polvo") ou não relacionados (dizer "galinha" para "polvo"). Um neologismo não é uma palavra real (p. ex., dizer "pul133" para "polvo"). A perseveração é a repetição inadequada de uma resposta prévia que continua após as necessidades da tarefa terem mudado e após a resposta não ser mais necessária. Um paciente pode insistir em palavras simples, conceitos e ideias ou comportamentos específicos. Os indivíduos podem ou não ter conscientização de seus erros.

Cada síndrome afásica apresenta características em comum com outras, bem como características únicas; contudo, na realidade, muito poucas afasias são puras, e os indivíduos apresentam aspectos sobrepostos. Os subtipos de afasia e suas características clínicas são resumidos no Quadro 38.6.

▶ Tratamento

A reabilitação da afasia é compreendida como o processo de atingir uma conexão mais próxima entre o déficit de linguagem de um indivíduo e sua capacidade de comunicar as necessidades e desejos funcionais. O fonoaudiólogo deve considerar o que o paciente e o cuidador *querem* fazer e o que o paciente *pode* fazer em termos de capacidade de comunicação. Muitos fatores afetam as necessidades e os desejos de comunicação, como o ambiente em que vive, nível de independência, interações sociais e emprego. Os objetivos do tratamento na terapia devem sempre satisfazer os seguintes critérios, como realçado por Klein e Mancinelli:

- Promover a função.
- Promover um ambiente de comunicação efetivo.
- Fornecer estratégias de compensação para comunicação.
- Fornecer educação e aconselhamento para ajuste do paciente e família.
- Reduzir comportamentos de interferência.
- Fornecer um programa doméstico para paciente e família.

A. Terapia direta

Com frequência, a terapia direta para a afasia envolve trabalhar diretamente o déficit. Por exemplo, as tarefas relacionadas à evocação lexical e à terapia de produção de sentença ajudam a melhorar a comunicação funcional pela facilitação da evocação da palavra e, então, produzir a expressão mais correta possível do ponto de vista gramatical. Os exercícios da terapia podem incluir identificação de objetos, nomeação convergente e divergente, descrição de figuras ou trocas de conversa. Hierarquias de pistas são usadas para extrair uma resposta do paciente com a menor quantidade possível de ajuda do médico. À medida que a terapia avança, as pistas tornam-se menos necessárias. Por fim, o paciente é treinado para se autoajudar e utilizar estratégias internas para a linguagem expressiva.

B. Programas de tratamento baseados em evidências

Entre os programas de tratamento baseados em evidência disponíveis para profissionais de saúde, estão a terapia de entonação melódica e as estratégias de comunicação compensatórias, como a terapia de ação visual.

1. Terapia de entonação melódica — Esta é uma abordagem popular que envolve entonações musicais e rítmicas de frases e sentenças como ferramenta de reabilitação da linguagem. A lógica para o emprego de entonação melódica é a de que o hemisfério direito media os estímulos musicais e a entonação. Especula-se que um hemisfério direito intacto tenha a capacidade de melhorar as funções de linguagem do hemisfério esquerdo quando este apresenta algum dano. O objetivo dessa terapia é estimular a recuperação das habilidades da fala em pacientes com afasias graves não fluentes usando frases que são entoadas e ritmadas, sílaba por sílaba, com base em um padrão, ritmo e pontos de estresse melódicos. O paciente repete as elocuções de duração aumentada entre pistas dadas pelo

Quadro 38.6 Subtipos de afasia

Tipo	Localização da lesão	Principais características clínicas
De Broca	Área suprassilviana, lateral frontal	Fala não fluente, travada, esforçada Agramatismo Articulação imprecisa Parafasias fonêmicas
De Wernicke	Terço posterior do giro temporal superior	Fala fluente, com jargão com prosódia normal Pressa em falar (falar de forma rápida, sem pausar, interrompendo os outros) Compreensão e repetição auditiva insuficientes
De condução	Giro supramarginal, ínsula esquerda, córtex auditivo	Produção fluente com frases de extensão média Pausas para encontrar as palavras, parafasias fonêmicas Repetição ruim
Anômica	Giro angular, segundo giro temporal	Problemas em achar as palavras Produção verbal – uso de circunlóquios e termos não específicos
Transcortical motora	Paramediano frontal anterior, anterossuperior à área de Broca	Início prejudicado da produção verbal Frases de extensão curta
Transcortical sensorial	Área parietotemporal posterior, preservando a área de Wernicke	Anomia significativa e pobre compreensão auditiva, mas boas habilidades de repetição Parafasias semânticas na produção verbal e qualidade de discurso vazia
Global	Área perisilviana grande	Anomia profunda com quase nenhuma produção de fala Compreensão auditiva muito prejudicada Expressões estereotipadas
Subcortical	Cápsula interna (trajetórias da substância branca), gânglios da base, tálamo	Afasia talâmica – nomeação de imagens e compreensão auditiva prejudicadas Afasia não talâmica – problemas na fluência da fala, erros gramaticais e fonológicos A repetição é preservada

profissional. Por exemplo, o clínico pode começar dizendo a palavra "Olá" em uma melodia particular enquanto separa as sílabas "O-lá" de forma simultânea. O profissional, então, estimula o paciente a acompanhá-lo produzindo a palavra-alvo juntos com a mesma melodia. Uma vez que o paciente atinge esse passo no processo com o máximo de pistas possíveis, o clínico começa a diminuir as pistas, por exemplo, com a produção do primeiro som da palavra-alvo e cantarolando o resto, e depois cantarolando apenas o tom da palavra-alvo e, por fim, conduzindo o paciente a produzir de forma independente a palavra ou frase-alvos.

2. Estratégias de compensação — Os pacientes com afasia grave podem precisar de estratégias de comunicação compensatórias para comunicar desejos e necessidades. Um exemplo de tal estratégia é o painel de comunicação funcional, que permite aos pacientes com produção verbal insuficiente identificar figuras, símbolos ou estímulos escritos como uma maneira de comunicação mais efetiva com os outros indivíduos. Os pacientes podem ser ensinados a usar um dispositivo de comunicação alternativa, como um programa de computação gerado por fala que compõe símbolos gráficos e figuras em frases e sentenças que são proferidas em voz alta por uma voz gerada por computador. Gestos podem ser ensinados por meio de terapia de ação visual como um método não verbal para a comunicação funcional.

Bhatnagar SC: *Neuroscience for the Study of Communicative Disorders*, 3rd ed. Lippincott Williams & Wilkins, 2008.

Helm-Estabrooks N, Albert ML: *Manual of Aphasia and Aphasia Therapy*, 2nd ed. PRO-ED, Inc, 2004.

Johnson AF, Jacobson BH: *Medical Speech–Language Pathology: A Practitioner's Guide*, 2nd ed. Thieme, 2006.

Klein ER, Mancinelli JM: *Acquired Language Disorders: A Case-Based Approach*. Plural Publishing, 2010.

COGNIÇÃO

Os problemas na comunicação cognitiva são mudanças na capacidade de falar, ouvir, ler ou escrever devidas a distúrbios relacionadas a habilidades cognitivas ou de pensamento. Essas habilidades incluem reação, atenção, função executiva, memória, velocidade de processamento, função visuoespacial, afeto e pragmatismo. As principais causas de disfunção cognitiva incluem AVC, lesão cerebral traumática e tumores cerebrais. A lesão cerebral traumática pode ser causada por uma lesão craniana fechada ou penetrante ou uma lesão por desaceleração, levando a dano localizado ou difuso no cérebro. Além do dano causado diretamente ao cérebro pelo impacto da lesão, efeitos secundários sobre a função cerebral resultam das rupturas vasculares, como hematomas subcondrais e hemorragias subaracnoides.

Na maioria das pessoas, o lado esquerdo do cérebro contém os centros de linguagem, enquanto o lado direito desempenha um papel crucial no funcionamento cognitivo. Assim, muitas vezes, a lesão cerebral no hemisfério direito (dano às estruturas corticais e subcorticais direitas) leva a problemas de comunicação cognitiva. Os lobos frontais são importantes para planejamento e iniciativa, julgamento e raciocínio, inibição de comportamento e adaptação a mudanças. Esses lobos também desempenham um papel na memória para hábitos, atividades motoras e respostas emocionais. As estruturas subcorticais importantes para a memória incluem o hipocampo e as amígdalas. O hipocampo é importante para a memória de trabalho recente, enquanto o papel primário das amígdalas é a formação e o armazenamento de memórias de eventos emocionais. As contribuições dessas e de outras estruturas cerebrais envolvidas na cognição foram revisadas anteriormente (ver Quadros 38.1 e 38.2).

▶ Avaliação clínica

A. Sinais e sintomas de cognição prejudicada

Com frequência, o paciente com déficits cognitivos-linguísticos pode ser diagnosticado como afásico por uma outra equipe médica; contudo, a afasia é um distúrbio primário na área da linguagem. Conforme já observado, os danos à linguagem e cognitivos são entidades únicas que se influenciam mutuamente. Dependendo da gravidade da afasia, pode ser difícil determinar a extensão dos danos à cognição. Os principais aspectos dos distúrbios de comunicação cognitiva sem afasia incluem a ausência de problemas significativos na nomeação, na fluência, na compreensão e na leitura. A avaliação e o tratamento das habilidades cognitivas na presença de afasia são desafiadores, uma vez que muitos testes e planos de terapias dependem das habilidades de linguagem para determinar a efetividade da comunicação.

B. Avaliação da capacidade cognitiva

O exame de todos os domínios da cognição é de grande importância para o diagnóstico e a reabilitação eficazes dos distúrbios fonoaudiológicos. Atenção, memória, função executiva, processamento auditivo e processamento visual são as funções cognitivas mais relevantes, que são abordadas a seguir e resumidas no Quadro 38.7.

Durante a avaliação, os comportamentos emocionais e interações sociais do paciente são monitorados. O afeto descreve o estado emocional de um paciente ou a qualidade de seu senso de humor. A lesão cerebral traumática muitas vezes causa mudanças na expressão afetiva (como o indivíduo expressa seus sentimentos), resultando em mudanças de personalidade e na capacidade emocional, tolerância ao estresse ou comportamento emocional. *Apatia* é um termo empregado para descrever um paciente que perde a motivação e o estímulo ou parece carecer de alguma resposta emocional. *Labilidade emocional* descreve o paciente que sorri ou chora de forma inadequada em reposta a eventos menores. Reações de raiva, frustração, ansiedade e depressão também podem ocorrer.

As habilidades pragmáticas são aquelas necessárias para usar a linguagem de forma adequada nos contextos sociais. Os exemplos incluem iniciar comunicação, estabelecer contato visual apropriado, dar a vez em uma conversa e ater-se ao tópico. Danos a essas habilidades sociais são comuns após uma lesão cerebral. Ao avaliar habilidades e afetos pragmáticos, é necessária uma observação cuidadosa da capacidade de oratória do paciente, da linguagem não verbal (como expressão facial e contato visual), da quantidade e propriedade dos gestos e movimentos espontâneos, bem como questionamento direto sobre seu estado de espírito. Relatos de familiares ou de fornecedores de cuidado sobre a capacidade de o paciente expressar sentimentos ajudam a complementar a informação colhida.

Os processos metacognitivos, como autoconsciência, discernimento, motivação, automonitoramento e autoiniciativa, também são cruciais na avaliação, uma vez que podem influenciar as respostas a atividades funcionais. A autoconsciência e o discernimento refletem o quanto os indivíduos percebem, de forma precisa, sua incapacidade funcional. O nível de autoconsciência e discernimento do paciente pode ser mais bem julgado por suas ações ou pelo que é dito sobre a incapacidade (p. ex., tentar persistentemente levantar-se para usar o toalete apesar das limitações físicas). As tentativas de autocorreção ou compensação por erros indicam automonitoramento. A autoiniciativa se refere a iniciar ou começar uma ação pretendida, em oposição a uma resposta reflexa a estímulos. Algumas vezes, os pacientes reconhecem o que devem estar fazendo, ainda que não consigam iniciar a ação.

▶ Implicações para o tratamento

A extensão do dano às habilidades cognitivas em todos os domínios pode influenciar de forma significativa a resposta à terapia e o resultado funcional. No nível mais básico, a terapia requer que os indivíduos venham às sessões e se concentrem. O aprendizado com objetivos práticos baseia-se em habilidades de memória, e as funções executivas são fundamentais para a implementação independente das medidas de compensação a fim de garantir uma comunicação bem-sucedida. A integridade das habilidades visuoespaciais também é importante para o uso de técnicas de comunicação compensatórias, como escrita, desenho e gestos. A terapia cognitiva-linguística envolve trabalhar os déficits diretamente para reaprendizado das habilidades, ensinando estratégias de compensação, modificando as interações de ambiente e do fornecedor de cuidado, bem como fornecendo educação e aconselhamento familiar.

Médicos, residentes, estudantes de medicina, enfermeiros e assistentes de cuidado pessoal interagem todos os dias com pacientes que têm déficits cognitivos-linguísticos. O fonoaudiólogo pode proporcionar a esses profissionais uma descrição das áreas específicas afetadas, bem como as estratégias para ajudar na comunicação. As sugestões gerais com relação a esse tipo de paciente incluem o seguinte:

Quadro 38.7 Funções cognitivas

Domínio	Definição	Habilidades	Exemplos de tarefas de avaliação
Atenção	Concentrar-se seletivamente em um aspecto do ambiente enquanto ignora outras coisas.	Atenção sustentada – manter a atenção em tarefas com o passar do tempo. Atenção seletiva – desligar, mover e prender a atenção a um alvo diferente. Alternar a atenção – mover-se entre tarefas que tenham diferentes exigências cognitivas. Atenção dividida – planejar e coordenar demandas de tarefas múltiplas simultaneamente.	Ouvir uma lista randomizada de letras faladas e levantar o dedo sempre que um alvo designado for ouvido. Contar até 10 em meio a um ruído de fundo. Mudar a atenção entre uma tarefa escrita e uma tarefa auditiva. Assistir à televisão enquanto responde questões de sim-não.
Memória	Registrar, preservar, processar, armazenar e resgatar informação de um passado recente ou distante.	Memória processual – executar tarefas automáticas (p. ex., dirigir um carro). Memória de trabalho – armazenamento de curto prazo para informações novas ou recentemente aprendidas. Memória semântica – conhecimento real e conceitual do mundo. Memória episódica – memória das próprias experiências e eventos diários.	Repetir sentenças ou séries de números. Lembrar de três palavras após um espaço de tempo. Responder questões ou recontar uma história a partir de um parágrafo. Responder questões de orientação. Lembrar de informações autobiográficas (responder questões sobre data e local de nascimento, família, ocupação, etc.).
Função executiva	Planejar, sequenciar e realizar atividades direcionadas a um objetivo, de uma maneira flexível, conforme a exigência de mudanças ambientais e situacionais.	Organização de pensamento Sequenciamento, planejamento Resolução de problemas, iniciativa Orientação, discernimento Lucidez, julgamento Inibição Comportamento orientado pelo objetivo	Demonstrada pelo comportamento e discurso do paciente durante o exame clínico (se o paciente é tangenciável, distraído, perseverante, retraído, desinibido, etc.). Resolver problemas de forma verbal. Realizar tarefas de resolução de problemas ao vivo. Resolver problemas e quebra-cabeças.
Processamento auditivo	Assimilar, interpretar e entender a comunicação falada.	Velocidade de processamento – se o indivíduo é apto a ouvir, pensar e responder de forma lenta ou rápida. Discriminação auditiva – diferenças grosseiras e sutis nos sons. Localização de som.	Responder sim-não ou questões de final aberto. Seguir orientações de várias etapas. Erguer a mão quando a palavra "o" é falada. Virar a cabeça em direção ao som. Estimar uma lenta elevação de tempo, estimulação excessiva, *déficit* de capacidade de informação, *déficit* de retenção.
Processamento visual	Assimilar, interpretar e entender a informação visual.	Percepção visual – a capacidade de discriminar, analisar e reconhecer estímulos familiares. Construção visual – combina habilidades de percepção visual com respostas motoras.	Acompanhar visualmente itens. Apontar para objetos em resposta a questões. Completar tarefas de cancelamento. Desenhar um relógio. Avaliar para: desatenção visual, negligência visual, corte de campo visual, preferência de olhar fixo.

- Falar com o paciente como um adulto.
- Manter o paciente atualizado em relação a tempo, lugar e eventos na sua rotina diária.
- Realizar perguntas simples, diretas (p. ex., "Onde você está agora?" em vez de "Você sabe onde está agora?").
- Lembrar que algumas vezes o paciente tem uma velocidade de processamento mais lenta; permitir um tempo maior para a resposta antes de repetir questões e orientações.
- Manter ou estimular esforços de fala.

DÉFICIT DE ATENÇÃO

▶ Achados clínicos

Indivíduos com problemas de atenção podem ser incapazes de manter a atenção por tempo suficiente para completar uma sentença ou tarefa ou para compreender consideráveis quantidades de informação. Os pacientes podem se distrair com facilidade pelo ruído do ambiente. O paciente com problemas de atenção alternada tem dificuldade de passar de uma tarefa para outra e esquece com facilidade onde parou na tarefa anterior.

Tratamento

O tratamento desses déficits envolve exercícios de treinamento da atenção, nos quais o paciente pratica habilidades como manter a atenção com o passar do tempo e mudar a atenção entre diferentes tarefas. O fonoaudiólogo pode ensinar como montar seu ambiente de modo que os problemas de atenção interfiram menos no funcionamento diário. Por exemplo, um paciente pode ser ensinado a utilizar listas de verificação, eliminar ruídos estranhos ou dizer os passos de uma tarefa em voz alta à medida que estas são concluídas.

A família e os profissionais da saúde devem ser aconselhados sobre como ajudar o paciente a lidar com isso. As sugestões podem incluir ajudar o paciente a se preparar durante uma atividade, eliminando distrações desnecessárias (como televisão ou rádio), e reduzir demandas utilizando dispositivos para organização (p. ex., calendários, painéis de mensagem). As famílias também são educadas sobre estratégias de comunicação efetivas, como garantir que o paciente esteja visivelmente prestando atenção, olhando para o interlocutor, ou permitindo que o paciente termine a tarefa ou fala antes de interromper ou trocar para algo diferente.

DÉFICIT DE MEMÓRIA

Achados clínicos

Pacientes com déficit de memória recente podem ser repetitivos em seu discurso, esquecer as instruções da tarefa ou esquecer algo que foi dito há alguns minutos, horas ou vários dias. Déficits graves na memória de longo prazo ou na lembrança autobiográfica podem levar o paciente a esquecer gostos e desgostos pessoais ou a não reconhecer membros da família. Com frequência, os danos à memória levam a comportamentos que podem colocar em perigo um paciente, como esquecer-se de fechar a porta ao deixar o apartamento.

Tratamento

A terapia envolve exercícios mentais para melhorar a lembrança de uma informação especial de forma direta e instrução sobre a utilização de estratégias de compensação com pistas internas ou ajudas externas. As estratégias de pistas internas incluem associações (fazer associações entre nomes e informação relacionada); ensaio (repetir em silêncio várias vezes a nova informação); imagem visual (imaginar o que se deseja lembrar); dispositivos mnemônicos (como usar a primeira letra de cada palavra em uma frase para formar um acrônimo que pode ser lembrado com facilidade); trechos (criar grupos significativos para detalhes); e seleção de dados (focar a informação mais importante da mensagem).

Auxílios externos de memória são recomendados. Exemplos incluem manter uma programação da rotina diária, estabelecer uma cronometragem para as atividades, fazer listas de compras ou coisas a fazer, manter números de telefones/agendas, usar cartões de auxílio para lembrar nomes e usar calendários para orientação e procura de compromissos. Os pacientes também são estimulados a manter um lápis ou caneta e bloco de notas ao lado da cama ou no bolso para escrever informações. Muitas vezes, os membros da família desempenham um papel importante ao ajudar o paciente a aderir a essas estratégias.

DÉFICIT DA FUNÇÃO EXECUTIVA

Achados clínicos

As funções executivas, como organização, planejamento, sequenciamento, resolução de problemas, raciocínio e julgamento, são habilidades fundamentais para a conclusão das atividades da vida diária. O automonitoramento e o controle de impulsos contribuem para desempenhos melhores. Se essas funções falham, uma pessoa pode ser desorientada, avoada, desinibida ou perseverante. Os pacientes podem apresentar prejuízo na capacidade de organizar ideias para contar uma história coesa ou sequenciar passos de uma tarefa. Também podem apresentar dificuldades para compreender causa e efeito, demonstrar diminuição da consciência de situações inseguras ou mostrar inflexibilidade na resolução de problemas.

Tratamento

A terapia foca o reaprendizado dessas habilidades por meio da resolução de problemas de forma verbal e *in vivo*, elevando a consciência do déficit e compensando as deficiências por meio do emprego de estratégias para aumentar a capacidade de o paciente completar atividades diárias. As estratégias de compensação podem incluir escrever objetivos e planos para o dia, utilizar listas de verificação, ajustar cronômetros para terminar tarefas de maneira pontual e completar a tarefa com uma abordagem gradual. O aconselhamento familiar pode ensinar os cuidadores a reconhecer esses problemas decorrentes da lesão cerebral traumática, uma vez que eles podem se frustrar e irritar com um paciente que não consegue mais concluir as atividades da vida diária de modo independente.

DÉFICIT DE PROCESSAMENTO AUDITIVO

Achados clínicos

É provável que os pacientes com déficit de compreensão auditiva experimentem dificuldade em ouvir uma conversação ao vivo, acompanhar orientações de vários passos, compreender narrativas e responder a questões complexas.

Tratamento

A terapia foca o ensino de estratégias de audição ao paciente. Tais estratégias podem incluir ver a boca do interlocutor; prestar atenção a expressões faciais e expressões corporais do interlocutor; pedir ao interlocutor para repetir, reformular ou simplificar a informação; verificar a informação parafraseando o que foi dito; quando entrar em um grupo, no meio de uma conversa, pedir a alguém para resumir o que foi dito; e, se uma conversa estiver ocorrendo em um ambiente ruidoso, passar para um ambiente mais tranquilo.

DÉFICIT DE PROCESSAMENTO VISUAL

Achados clínicos

Problemas de percepção visual, como cortes de campo, negligência de um dos lados ou desatenção a um lado do espaço, podem ter graves consequências para as funções da vida diária, como ler, escrever, alimentar-se, barbear-se ou dirigir com segurança. A desorientação espacial pode levar à perda da capacidade de localização; assim, um paciente pode perder-se com facilidade, mesmo em ambientes familiares. A inflexibilidade espacial resulta na perda da capacidade de manipular mentalmente objetos no espaço. A avaliação profunda dos déficits de percepção visual deve ser realizada para discernir qual tipo de déficit está presente.

Tratamento

As intervenções visam ao reaprendizado das habilidades de percepção visual, pelo oferecimento de tarefas de discriminação visual, memória visual, rastreamento, avaliação ou foco. A elevação da consciência do paciente de seus próprios déficits visuais é vital para atingir progressos. Estratégias visuais compensatórias podem incluir cobrir parte de uma página ou olhar para áreas sistematicamente expostas, usando o arrastar do dedo para auxiliar no rastreamento, usando livros com caracteres grandes ou áudio ou virando a cabeça do indivíduo para compensar um corte no campo visual.

> Doria MJ: Mild traumatic brain injury (mTBI). Center for Deployment Psychology, 2012. Available at: http://deploymentpsych.org/topics-disorders/mild-traumatic-brain-injury-tbi. Accessed May 12, 2012.
>
> Helm-Estabrooks N, Albert ML: *Manual of Aphasia and Aphasia Therapy*, 2nd ed. PRO-ED, Inc, 2004.
>
> Johnson AF, Jacobson BH: *Medical Speech–Language Pathology: A Practitioner's Guide*, 2nd ed. Thieme, 2006.
>
> Sohlberg MM, Johnson L, Paule L, et al: Attention Process Training APT-2 for Persons with Mild Cognitive Dysfunction. Lash & Associates Publishing/Training, 2001.

FALA E VOZ

A fala e a voz manifestam-se por meio de movimentos desencadeados por nervos cranianos e espinais que inervam os músculos respiratórios e aqueles que atuam na fonação, ressonância e articulação. As fibras motoras (eferentes) transmitem comandos do sistema nervoso central, por meio de trajetórias diretas e indiretas, para ativar músculos e glândulas por todo o corpo. Os gânglios da base e o cerebelo desempenham papéis fundamentais na regulação desses movimentos.

Respiração, fonação, ressonância e articulação compõem as bases da fala motora e da produção de voz. Os processos de fala e voz baseiam-se fortemente em estruturas e músculos particulares, incluindo lábios, dentes, língua, palato duro, véu palatino, parede velofaríngea, laringe, cordas vocais e diafragma. A laringe abriga as cordas vocais, que são essenciais para a fonação. Ela funciona como uma válvula biológica para regular a produção de som e respiração. A laringe é inervada pelo nervo vago, em particular pelos nervos laríngeos recorrentes e pelos ramos do nervo laríngeo superior, que contêm fibras motoras e sensoriais.

A fonte de força para a voz é a respiração. Os músculos da parede torácica (a caixa torácica, o diafragma e o abdome) regulam a respiração para fornecer uma corrente de ar exalado. A regulação do ar exalado afeta o ruído da fala, o número de palavras faladas em uma respiração simples e a duração das pausas entre as respirações. O ar exalado passa, então, pela laringe e faz as cordas vocais vibrarem para produzir voz (fonação). Os músculos da laringe ajustam a extensão e tensão das cordas vocais para regular a entonação e a altura da voz. Os músculos na garganta alteram a qualidade da voz (ressonância). A mandíbula, os lábios, a língua e o palato mudam a forma da boca para produzir os sons da fala (articulação).

Avaliação clínica

A. Sinais e sintomas dos distúrbios de fala e voz

Um AVC, um tumor cerebral ou uma lesão cerebral traumática podem interromper as trajetórias neurológicas para a fonação e a articulação normais. Os déficits no hemisfério dominante da fala e nas áreas de planejamento e programação, bem como no controle do sistema motor e da execução neuromuscular, podem levar a dificuldades na fala motora. A disartria e apraxia da fala são diferenciadas a seguir. Os distúrbios da voz podem resultar do dano nervoso, mas podem também ter causas não orgânicas.

B. Avaliação da fala e voz danificadas

Na avaliação de um paciente com suspeita de distúrbio motor ou da fala, deve-se reunir a maior quantidade possível de informação diagnóstica para discernir os mecanismos subjacentes envolvidos e que resultam no dano. Os sistemas respiratório, fonatório, de ressonância e articular trabalham juntos para produzir a voz e a fala, e podem ocorrer problemas em um ou mais desses sistemas. Se o paciente apresenta um déficit, cada sistema deve ser avaliado para determinar onde é a origem do problema de modo a diagnosticar de forma precisa e fornecer o tratamento.

Em geral, as avaliações começam com um exame do mecanismo periférico oral para se verificar simetria oral-motora, força, amplitude de movimento, tônus, precisão e coordenação de movimentos, firmeza e velocidade. Os músculos da face e as estruturas da fala são examinados em repouso, durante o movimento e durante posturas sustentadas. Pedir ao paciente para realizar tarefas que não envolvam a fala, como dar um beijo, também ajuda a avaliar a função oral-motora. A respiração para a fala pode ser avaliada pedindo-se que o paciente produza fonação mantida de uma vogal aberta o maior tempo possível. Durante as tarefas de fonação, a inteligibilidade da fala é classificada em nível de sílaba, palavra, sentença e conversação. A classificação da fala e a precisão articulatória são observadas durante tarefas diadococinéticas, que avaliam com que rapidez uma pessoa pode repetir de forma precisa uma série de sons fonéticos rápidos, alternados. A voz é avaliada pela observação de várias características pelo profissional, que incluem entonação, qualidade, ressonância e intensidade vocal. O fonoaudiólogo pode, então, julgar a efetividade da comunicação ou a capacidade de entender a fala em situações individuais, multidões ruidosas, contextos conhecidos e desconhecidos.

Os distúrbios motores da fala são as dificuldades na produção da fala que resultam de danos no sistema de controle neuromuscular ou motor, ou ambos. Nesses casos, os sinais que controlam a musculatura da fala são afetados ou há presença de fraqueza ou rigidez muscular, alterando o sinal para a produção da voz. É uma condição na qual a voz é problemática em contextos sociais, profissionais ou outros. Os distúrbios da voz são classificados como orgânicos, psicogênicos ou funcionais.

DISARTRIA

▶ Achados clínicos

Disartria é o nome de um grupo de distúrbios da fala causados por alterações no controle muscular desse mecanismo, resultando do dano aos sistemas nervosos central ou periférico. Nos pacientes com esses distúrbios, os problemas na comunicação oral originam-se de paralisia, fraqueza e descoordenação da musculatura da fala. A disartria pode afetar a capacidade de vocalizar de modo suficiente ou mover adequadamente os músculos do sistema respiratório, o véu palatino ou as articulações de forma rápida e precisa. Esses danos podem resultar em sons de fala arrastados, produção desigual, áspera, plácida ou lenta. Diferentes tipos de disartrias são descritos com base na neuropatologia subjacente e na natureza do distúrbio motor (Quadro 38.8).

▶ Tratamento

A terapia para a disartria envolve trabalhar diretamente as dificuldades e ensinar estratégias de compensação. O profissional pode trabalhar um ou mais dos subsistemas mencionados para aumentar a inteligibilidade geral da fala e a efetividade comunicativa.

Trabalhar na colocação de articuladores e facilitar a força do músculo por meio de exercícios motores orais pode melhorar a precisão articulatória. Por exemplo, exercícios de elevação lingual e lateralização contra a resistência podem melhorar a força e a amplitude de movimento necessárias para a produção de sons particulares. Deve-se observar que os exercícios motores orais são um método controverso de tratamento, uma vez que os críticos argumentam que os movimentos obtidos podem não ser aqueles empregados para a produção da fala. Não há evidência conclusiva confirmando a eficácia do fortalecimento muscular no tratamento da disartria, mas ela parece ter efeitos positivos para alguns pacientes.

Quadro 38.8 Tipos de disartrias

Tipo	Local da lesão	Sintomas	Principais características
Flácida	Neurônios motores inferiores (sistema nervoso periférico)	Fraqueza Atrofia Fasciculações	Hipernasalidade, soprosidade Produção imprecisa de consoantes Emissão nasal
Espástica	Neurônios motores superiores (sistemas piramidal e extrapiramidal)	Perda de movimento fino, refinado Fraqueza Aumento no tônus muscular Clônus	Consoantes imprecisas Qualidade vocal áspera ou tensa Hipernasalidade Único tom ou volume
Atáxica	Cerebelo	Movimentos lentos, imprecisos Diminuição da coordenação	Pausas articulatórias irregulares Fonemas e intervalos prolongados Cadência lenta
Hipocinética	Estruturas subcorticais envolvendo os gânglios da base	Movimentos lentos, rígidos Limitação de movimento da amplitude	Voz de volume baixo Tremor na voz Rápida produção
Hipercinética	Estruturas subcorticais envolvendo os gânglios da base	Movimentos rápidos, sem sustentação, involuntários Coreia	Cadência variada Intervalos prolongados Voz de volume muito alto
Mista	Degeneração progressiva do sistema de neurônio motor superior e inferior	Danos na função de todos os músculos usados na produção da fala Fraqueza e espasticidade	Cadência lenta ou brevidade das frases Imprecisão das consoantes Hipernasalidade Rouquidão

As estratégias compensatórias da fala são ensinadas para ocorrerem modificações imediatas na fala que podem melhorar a inteligibilidade geral. Alguns pacientes beneficiam-se de entonações elaboradas ou superarticuladas em um nível de sílaba para sílaba ou palavra por palavra. Outros pacientes, que obtêm rápido benefício das técnicas de cadência, diminuem sua velocidade. Gestos e escrita também podem ajudar a intensificar a mensagem verbal de um paciente.

> Brookshire RH: *Introduction to Neurogenic Communication Disorders*, 6th ed. Elsevier/Mosby, 2003.
>
> Duffy JR: *Motor Speech Disorders: Substrates, Differential Diagnosis, and Management*, 2nd ed. Elsevier/Mosby, 2005.
>
> Lass NJ, Pannbacker M: The application of evidence-based practice to nonspeech oral motor treatments. Lang Speech Hear Serv Sch 2008;39:408–421.
>
> Pond K: Chapter 14: Speech and Language [downloadable pdf], A-T Children's Project, April 2000. Available at: http://www.communityatcp.org//Document.Doc?&id=87. Accessed May 8, 2014.
>
> Tomlin JB, Morris HL, Spriesterbach DC: *Diagnosis in Speech–Language Pathology*, 2nd ed. Singular Publishing Group. 2002;6:43–52.

APRAXIA

▶ Considerações gerais

Enquanto a disartria envolve distúrbios na fala provenientes do controle muscular prejudicado, a apraxia da fala reflete problemas no planejamento ou na programação envolvidos nos movimentos da fala. Há uma diferença entre os dois. A apraxia é o distúrbio neurológico da fala que reflete um problema na capacidade de planejar ou programar os comandos sensório-motores necessários para direcionar os movimentos que resultam em uma fala fonética e prosodicamente correta. Ela pode ocorrer na ausência de distúrbios fisiológicos associados às disartrias e na ausência de distúrbios em qualquer componente da linguagem.

▶ Achados clínicos

Os achados clínicos relacionados à apraxia incluem características verbais e não verbais. A apraxia oral não verbal é caracterizada pela incapacidade de imitar ou acompanhar comandos orais voluntários (p. ex., assobiar ou soprar). A apraxia verbal manifesta-se como dificuldades em tarefas que impõem demandas no sequenciamento de vários sons e sílabas, com variados padrões de entonação. Distorções de consoantes e vogais, cadência geral lenta, segregação de sílabas, tentativas bem e malsucedidas de autocorrigir erros de articulação e tentar esforçadamente posturas articulatórias são características comuns observadas em pacientes com apraxia. Em geral, as cadências de movimentos sequenciais da fala e reprodução de palavras e sentenças com várias sílabas complexas são as tarefas mais dificultosas para esses pacientes desempenharem.

▶ Tratamento

O tratamento para a apraxia inclui técnicas de aprendizado motor para ajudar o paciente a readquirir e reaprender habilidades motoras de fala. As manobras repetitivas nas quais o paciente repete sons, palavras e frases comuns muitas vezes são cruciais para que o cérebro reaprenda a programação motora necessária a várias produções de fala. A estimulação integral é uma abordagem que inclui "me observe, me ouça e repita comigo", de modo a aumentar a autoconsciência da colocação dos sons e o *feedback* auditivo.

Outra técnica envolve as pistas articulatórias. Essa técnica aumenta a consciência e a realização das posturas ou movimentos articulatórios, ou ambos, e pode ter a forma de colocação fonética ou derivação fonética. As pistas de colocação fonética usam descrições do tipo "do que" (quais articuladores), "onde" (posicionamento ou localização) e "como" (maneira, vocalização) os sons são feitos, por meio de descrições verbais, modelagem visual, desenhos e pistas físicas feitas pelo especialista da musculatura orofacial. Ao trabalhar com um paciente com apraxia, é de particular importância orientar o tratamento em um formato hierárquico. A especificidade e a consistência das sessões de tratamento são importantes.

As importantes estratégias que podem ser implementadas para ajudar os pacientes a otimizar a produção da fala incluem limitar o número de parceiros de conversa, reduzir o ruído ambiente e facilitar a proximidade entre interlocutor e ouvinte. Como sempre, o fonoaudiólogo deve educar o paciente, os membros da família e os cuidadores sobre os objetivos do tratamento.

> Duffy JR: *Motor Speech Disorders: Substrates, Differential Diagnosis, and Management*, 2nd ed. Elsevier/Mosby, 2005.
>
> Wambaugh JL, Duffy J, McNeil M, et al: Treatment guidelines for acquired apraxia of speech: Treatment descriptions and recommendations. J Med Speech Lang Pathol 2006;14(2):xxxv–lxvii.

DISTÚRBIOS DA VOZ

▶ Considerações gerais

Afonia é definida como perda da fonação. *Disfonia* é o termo empregado para descrever um distúrbio da voz. Trata-se de um problema na capacidade de produzir sons usando os órgãos vocais. Os distúrbios da voz podem resultar de diversas condições ou eventos adversos. Procedimentos cirúrgicos e clínicos podem resultar em efeitos nocivos na produção da voz por lesão direta às estruturas laríngeas ou dano aos nervos periféricos (i.e., durante a extubação). Distúrbios de voz atípicos ou funcionais (movimento de corda vocal paradoxal, uso vocal hiperfuncional ou aumento da tensão no músculo) podem ocorrer como reações a doença, tratamento médico ou eventos traumáticos da vida. Casos neurogênicos de disfonia incluem paresia, paralisia ou disfonia espasmódica. As causas orgânicas podem incluir nódulos vocais, pólipos, cistos ou outras massas.

▶ Achados clínicos

Os sintomas gerais comuns incluem rouquidão, soprosidade, altura da voz reduzida, fadiga vocal, interrupções na intensidade do som ou intensidade inadequada e voz tensa ou estrangulada. Com a avaliação das características vocais e determinação da causa subjacente da disfonia, o tratamento adequado pode ser implementado.

▶ Tratamento

Recomenda-se que os serviços de otorrinolaringologia realizem uma laringoscopia para avaliar a laringe e as cordas vocais antes de se iniciar a terapia. De modo geral, a terapia de voz é o tratamento de primeira linha para a disfonia hiperfuncional que resultou em lesões nas pregas vocais, como nódulos vocais, pólipos ou cistos. Um programa pode ser elaborado para reduzir os abusos vocais por meio de mudanças orientadas nos comportamentos vocais e no estilo de vida. Por fim, a terapia objetiva eliminar comportamento vocal nocivo, formatar um comportamento vocal saudável e ensinar o uso vocal apropriado ou modificado de modo a aliviar sintomas, eliminar ou reduzir o tamanho das lesões ou prevenir a ocorrência de um trauma adicional. As recomendações para a melhora da higiene vocal podem incluir aumento da hidratação; diminuição de gritos, uso excessivo e tensão; e eliminação da vocalização não propositada. Os pacientes também são instruídos a modificar o consumo de alimentos e líquidos que exacerbam o refluxo (o que pode atingir as cordas vocais e irritar a mucosa).

Outro alvo da fonoaudiologia é a coordenação da respiração e da fonação. Para a fonação ocorrer, o suporte respiratório deve ser forte o suficiente para criar pressão subglótica a fim de auxiliar no movimento das cordas vocais (vibração da mucosa). Se um paciente tiver um impulso respiratório ruim para a vocalização, o profissional pode ensinar técnicas para melhorar o suporte da respiração e promover o emprego eficiente do fluxo de ar. O uso da espirometria de incentivo pode ajudar a melhorar a função pulmonar global. Os exercícios de respiração diafragmática ajudam com o relaxamento e diminuem os padrões de respiração rasa, de modo que o paciente não irá falar com o ar residual.

Se o prejuízo às cordas vocais resultante de paresia ou paralisia for o problema, os profissionais podem ensinar os pacientes a melhorar o fechamento da glote medial por meio de exercícios pressão-tração. Essas tarefas visam fazer a corda vocal saudável mover-se mais em direção à linha média para compensar a corda imóvel ou tentar fazer a corda imóvel mover-se novamente.

> Anderson T, Sataloff RT: The power of voice therapy. Ear Nose Throat J 2002;81:433–434.
>
> Johnson AF, Jacobson BH: *Medical Speech-Language Pathology: A Practitioner's Guide*, 2nd ed. Thieme, 2006.

▼ TRAQUEOSTOMIAS

Em um contexto hospitalar ou de reabilitação, muitos pacientes com traqueostomias são avaliados e tratados por terem problemas de voz e deglutição. Uma traqueostomia (abertura cirúrgica na traqueia) pode ser realizada devido a uma obstrução, bloqueio ou edema que impeça o fluxo de ar normal entre a boca, o nariz e os pulmões. Ela também pode ser realizada quando a conexão prolongada a um ventilador artificial é necessária. O ar é inalado através do tubo no pescoço, e não através da boca ou do nariz. O propósito do tubo de traqueostomia é fornecer uma via aérea adequada e proporcionar um método fácil de remoção das secreções da traqueia e dos pulmões.

A fala e a voz podem ser difíceis para os pacientes com traqueostomias. A capacidade de vocalizar irá depender do quão aberta a via aérea está e da saúde das cordas vocais. Embora a traqueostomia possa ser temporária, durante esse período de tempo, os pacientes irão precisar de alguma maneira para comunicar ou vocalizar as necessidades e desejos nas atividades diárias. Se o paciente for um candidato apropriado para uma válvula Passy-Muir (VPM), essa válvula de vocalização unidirecional pode ser utilizada para ajudá-lo a falar com mais clareza, permitindo que ele direcione o cuidado pessoal.

▶ Tratamento estético: uso da válvula de fala Passy-Muir

A VPM é uma válvula pequena, leve e unidirecional inserida ao tubo de traqueostomia que permite o influxo e o fluxo de ar de modo que os usuários possam falar sem oclusão manual. A válvula está sempre em uma posição fechada até o paciente inalar, o que ajuda a manter o indivíduo em um sistema respiratório fechado mais "normal". A válvula abre-se facilmente com pressões inspiratórias abaixo do normal e fecha-se de forma automática no fim do ciclo inspiratório sem vazamento de ar e sem esforço expiratório do paciente. Ela, então, redireciona o fluxo para cima e através da via aérea superior e cordas vocais, permitindo que a fonação seja produzida.

A. Indicações clínicas

Várias indicações clínicas são avaliadas antes da colocação de uma VPM. Os pacientes que satisfazem os seguintes critérios podem ser considerados para o uso da válvula: (1) mínimo de 48 horas pós-colocação da traqueostomia; (2) muitas tentativas de comunicação; (3) condição alerta e responsiva; (4) sinais vitais estáveis (frequência cardíaca, respirações, pressão arterial e saturação de oxigênio); e (5) capacidade de tolerar o esvaziamento completo do manguito. As contraindicações ao uso da válvula Passy-Muir incluem grave risco de aspiração, obstruções na via aérea superior (p. ex., estenose traqueal ou laríngea) e secreções espessas ou em excesso.

B. Colocação e considerações de monitoramento

Antes da inserção da válvula, o manguito da traqueostomia deve ser esvaziado por completo, e o paciente, avaliado para sinais e sintomas de insuficiência respiratória. A sucção traqueal e oral é realizada, e o paciente é instruído a inalar através do tubo de traqueostomia e exalar através da boca ou nariz enquanto a traqueostomia é ocluída de forma manual. Após a oclusão distal, a vocalização pode ou não ser atingida, devido a falta de uso das cordas vocais, dano ou paralisia. Embora isso possa não impedir a colocação, se houver presença de prisão de ar, indicando obstrução na via aérea ou um tubo de traqueostomia de tamanho excessivo, após a exalação, a válvula não deve ficar conectada. Se o paciente puder exalar ou vocalizar de modo adequado, a VPM pode ser inserida, e o indivíduo deve ser monitorado para a tolerância. Enquanto a válvula está no lugar, os médicos devem observar as mudanças nos sinais vitais (p. ex., frequência cardíaca, frequência respiratória e saturação de oxigênio), sons respiratórios, cor, capacidade de resposta e trabalho de respiração.

Elpern EH, Borkgren Okonek M, Bacon M, et al: Effect of the Passy-Muir tracheostomy speaking valve on pulmonary aspiration in adults. Heart Lung 2000;29:287–293.

DEGLUTIÇÃO

A deglutição de alimentos e líquidos é o processo pelo qual os seres humanos recebem nutrição, que é essencial para a recomposição e manutenção da boa saúde. A disfagia pode ser definida como um distúrbio da deglutição. Ela pode resultar de interferência mecânica ou obstrução (câncer de cabeça e pescoço), lesão neurológica (AVC ou lesão cerebral traumática) ou complicações pulmonares. Ela pode existir em qualquer um dos seguintes estágios: oral-preparatório, oral, faríngeo e esofágico. Embora dividida em estágios, o desempenho da deglutição deve ser pensado como um comportamento com quatro componentes que trabalham de uma maneira integrada se o sucesso da deglutição for atingido. Um distúrbio da deglutição difere de um distúrbio de alimentação, que é um dano no processo de reunir alimento fora do sistema nutricional.

▶ Fisiologia da deglutição

O estágio inicial (oral-preparatório) da deglutição começa com a aceitação e contenção de comida ou líquidos. A comida é manipulada e preparada em um bolo alimentar coesivo na cavidade oral. O processo de esmagar, o movimento repetitivo da mandíbula para ajudar a reduzir o tamanho do bolo, é conhecido como mastigação. Essa atividade não é necessária para um bolo líquido. A atividade de mastigar estimula as glândulas salivares, permitindo a formação de umidade e lubrificação do alimento. O estágio oral da deglutição começa após o bolo ser preparado. A língua move o alimento para a região mais posterior na boca e, quando ele atinge os pilares do véu palatino, uma resposta de deglutição é iniciada. Os estágios oral-preparatório e oral são voluntários, uma vez que estas ações podem ser alteradas com facilidade pelo paciente.

Quando o bolo começa sua transferência para a faringe e toca a parede posterior, vários eventos fisiológicos são iniciados, o que corresponde ao estágio faríngeo da deglutição (Fig. 38.2). O véu se eleva para fechar a nasofaringe. A base da língua retrai e move-se para trás para fazer contato com a parede faríngea posterior, que ajuda a impulsionar o bolo para a hipofaringe. A retração posterior da língua ergue o osso hióideo, que leva a faringe a ser puxada para cima e para frente. As reais cordas vocais aduzem, a laringe se eleva cerca de 2,5 cm, e a epiglote se inverte para selar ou fechar a via aérea, prevenindo a penetração ou aspiração de comida ou líquidos na traqueia. A constrição faríngea ajuda a impulsionar o bolo através da faringe até o esôfago, o canal do estômago.

No início do esôfago encontra-se o esfíncter esofágico superior (cricofaríngeo), que em geral fica contraído em repouso. No início da deglutição, o músculo cricofaríngeo relaxa em antecipação ao bolo e abre-se quando a comida passa. Ele, então, se fecha para prevenir o fluxo traseiro ou refluxo proveniente do esôfago para a faringe. A deglutição continua de forma automática à medida que o bolo é impulsionado para baixo em direção ao estômago pelo peristaltismo em ondas de movimentos musculares sincronizados. Em geral, os estágios da faringe e laringe são representados como eventos reflexos. Contudo, o ato da deglutição não a qualifica como um reflexo real, uma vez que variações no estímulo, como diferentes texturas e volumes de bolo alimentar, podem causar mudanças fisiológicas.

A deglutição é mais bem compreendida como uma resposta programada a estímulos sensoriais com conexões neurais subjacentes que podem, se necessário, adaptar-se a mudanças. O centro integrador da sequência de deglutição é a medula, situada no tronco cerebral. Seis nervos cranianos (NC) fornecem o componente aferente e eferente periférico dos músculos envolvidos na deglutição. O nervo trigêmeo (NC V) transporta informação sensorial a partir da cavidade oral e manda fibras aferentes para os músculos da mastigação. O nervo hipoglosso (NC XIII) é o nervo motor da maioria dos músculos da língua. O nervo facial (NC IV) inerva os músculos faciais, incluindo os lábios, e medeia o paladar na porção anterior da língua. O mediador do paladar para a parte posterior da língua é o nervo glossofaríngeo (NC IX), que também inerva os músculos envolvidos na propulsão do bolo.

Os músculos que atuam na propulsão do bolo são também inervados pelo nervo vago (NC X), que apresenta um grande papel no desempenho da deglutição. O ramo faríngeo inerva o esfíncter esofágico superior, o nervo laríngeo superior proporciona inervação sensorial para a epiglote e estruturas na via aérea e ao redor dela, o nervo laríngeo inferior atua na maior parte dos componentes motores da laringe e dos músculos envolvidos no fechamento da via aérea, e as fibras autonômicas inervam a porção de músculo liso do esôfago. O nervo vago também inerva órgãos como os pulmões, o que pode estar ligado ao desempenho normal da deglutição devido ao seu papel na respiração. Os músculos envolvidos na deglutição, e suas inervações, são descritos com mais detalhes no Quadro 38.9.

▶ Avaliação clínica

A. Exame físico

O estado mental e a postura do paciente são primeiro avaliados para determinar a conveniência de ensaios da deglutição oral.

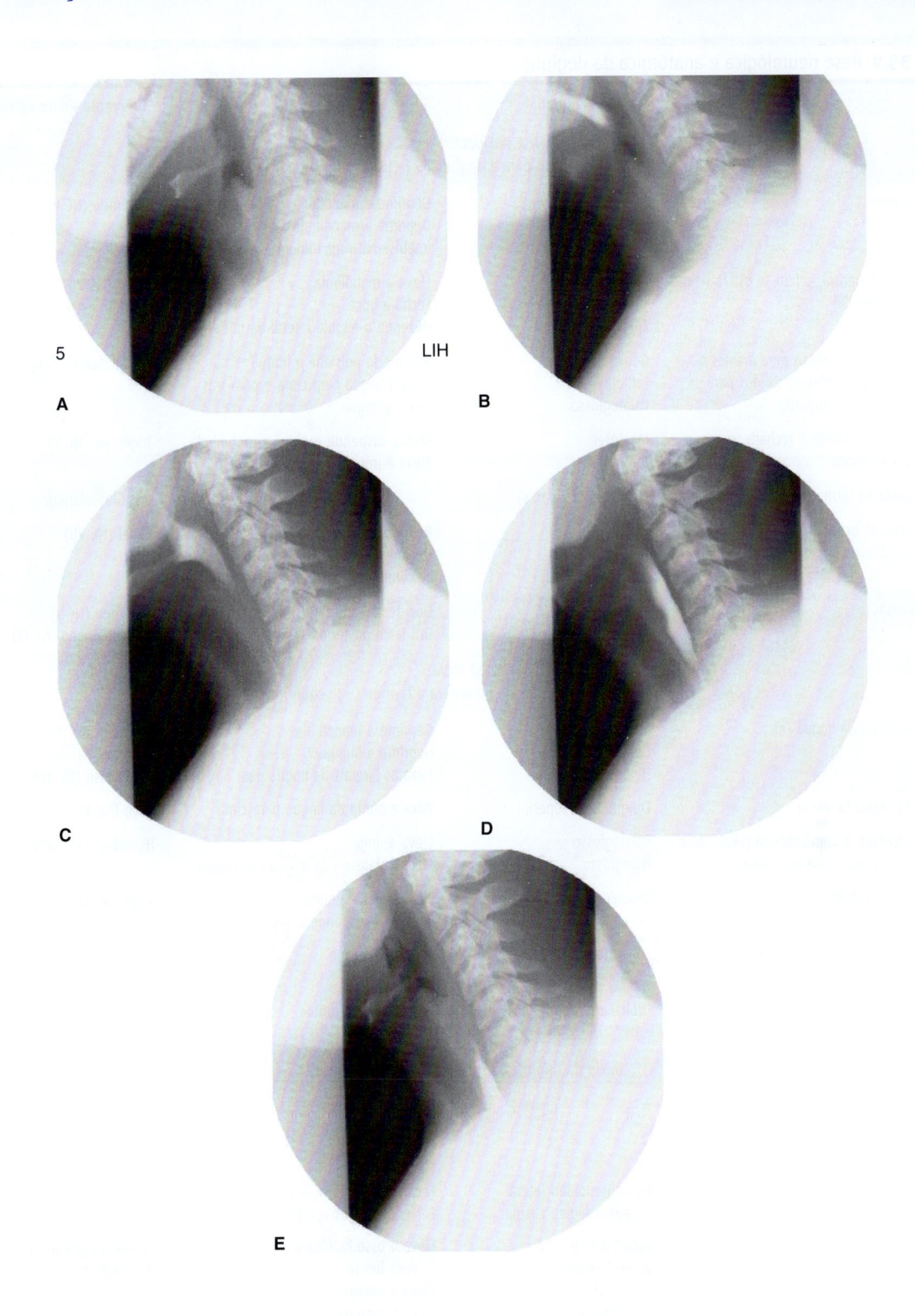

▲ **Figura 38.2** O mecanismo da deglutição. **A.** Vista lateral da orofaringe. **B.** Bolo alimentar sendo transferido da cavidade oral para a faringe. **C.** Trânsito do bolo através da faringe (observe que a laringe está elevada, e a epiglote, invertida). **D.** Trânsito do bolo através da faringe. **E.** Passagem do bolo alimentar para o esôfago proximal.

Quadro 38.9 Base neurológica e anatômica da deglutição

Ação	Músculo	Função	Inervação do nervo craniano
FASE PREPARATÓRIA ORAL Prepara o alimento para a deglutição (~15 a 30 mastigadas)			
A boca se abre	Milo-hióideo Genio-hióideo Pterigoideo lateral	Deprime a mandíbula Deprime a mandíbula Impulsiona a mandíbula	Trigêmeo (NC V)
O bolo alimentar entra, selam-se os lábios na xícara ou utensílio	Pterigoideo medial Orbicular da boca Zigomático	Eleva a mandíbula Fecha a boca Desenha o ângulo lateral da boca	Facial (NC VII)
A língua eleva suas laterais para manter o líquido; a língua move os sólidos para os molares para a mastigação	Genioglosso Estiloglosso Palatoglosso	Retrai e impulsiona a língua Puxa a língua para cima e para trás Eleva a língua	Hipoglosso (NC XII)
As mandíbulas abrem-se e fecham-se para triturar o alimento	Masseter Temporal	Fecha, suspende e eleva a mandíbula Eleva e impulsiona a mandíbula	Trigêmeo (NC V)
A saliva ajuda na formação do bolo alimentar	(Glândulas salivares)	—	(IX) Glossofaríngeo
As bochechas se achatam para manter o alimento dentro	Risório Bucinador	Retrai os lábios no canto Desenha cantos laterais da boca, comprime os lábios contra os dentes	Facial (NC VII)
Gosto e sensação	— —	Dois terços anteriores da língua Um terço posterior da língua	Trigêmeo (NC V) Glossofaríngeo (NC IX)
FASE ORAL Trânsito oral posterior do bolo para a faringe (~8 segundos)			
A parte posterior da língua cai	Milo-hióideo Genioglosso Hipoglosso	Deprime a mandíbula Deprime a língua Puxa as laterais da língua para baixo	Trigêmeo (NC V) Vago (NC X) Hipoglosso (NC XII)
A ponta da língua se eleva	Longitudinal superior	Puxa a ponta da língua para cima	Vago (NC X)
A língua espreme o bolo contra o palato duro em um movimento de varredura	Palatoglosso Hipoglosso	Eleva a língua Puxa as laterais da língua para baixo	Hipoglosso (NC XII)
O véu palatino começa a se elevar	Elevador do véu palatino Da úvula	Eleva o véu palatino Encurta e suspende o véu palatino	Vago (NC X)
As paredes faríngeas se contraem	Constritores superiores, médios e inferiores	Contrai a faringe	Glossofaríngeo (NC IX) e vago (NC X)
Os lábios se fecham firmemente	Orbicular da boca	Puxa os lábios juntos	Facial (NC XII)
FASE FARÍNGEA Início da deglutição reflexa (~ 1 a 2 segundos)			
O bolo contrai os pilares do véu palatino, o palato mole e a base posterior da língua	—	Deglutição reflexa	
O véu palatino continua a se elevar	—	—	Vago (NC X)
As pregas vocais aduzem	Cricoaritenóideo lateral Cricoaritenóideo circular	Fecha as pregas vocais Fecha as pregas vocais	
O osso hióideo e a laringe movem-se para cima e para frente	Digástrico Genio-hióideo Hipoglosso Estilofaríngeo Genio-hióideo	Eleva o osso hióideo para cima e para frente Eleva a laringe Eleva o osso hióideo Eleva a faringe Eleva a laringe	Glossofaríngeo (NC IX) Trigêmeo (NC X)

(continua)

Quadro 38.9 Base neurológica e anatômica da deglutição (continuação)

Ação	Músculo	Função	Inervação do nervo craniano
Inversão epiglótica; a epiglote desce para cobrir a abertura laríngea (entrada)	Músculos ariepiglóticos	Inverte a epiglote	Vago (NC X)
Constritor inferior do músculo cricofaríngeo relaxa	—	—	
A faringe se contrai	Constritores superiores, médios e inferiores	—	Glossofaríngeo (NC IX) e vago (NC X)
FASE ESOFÁGICA O bolo é movido para o estômago			
Contrações peristálticas	—	Direciona para baixo (como onda)	Vago (NC X)
A comida segue em direção ao esôfago	Músculos esofágicos	—	—
Os músculos das cavidades oral e faríngea retornam à posição de repouso	Tensor do véu palatino Palatoglosso Palatofaríngeo Genioglosso	Tensiona o véu palatino Puxa o véu palatino para baixo Deprime o véu palatino Retrai a língua	Trigêmeo (NC V) Acessório espinal (NC XII) Vago (NC X)

Também são observadas a condição respiratória e a coordenação da respiração e deglutição. A ação de deglutir interrompe a fase de expiração do ciclo respiratório (deglutir) e retorna a expiração (após a deglutição). Os pacientes com condições pulmonares podem não conseguir tolerar essa "apneia da deglutição", que pode comprometer sua condição respiratória.

A avaliação clínica prossegue com um exame da estrutura anatômica da cavidade oral, incluindo sua simetria e integridade estrutural. A observação da função lingual, do fechamento do lábio e da elevação velar pode ser feita por meio de tarefas orais e não orais. A presença e a condição de quaisquer secreções orais devem ser observadas, em especial se há acúmulo de secreções ou secreções excessivas, sialorreia ou secura. A frequência da deglutição espontânea, a capacidade de iniciar uma deglutição seca sem quaisquer estímulos, a capacidade de tossir e a presença de reflexo faríngeo são outras variáveis a se considerar. O paciente deve ser submetido a ensaios com várias consistências líquidas e sólidas para determinar a presença de disfagia e risco ou sinais de aspiração. A retração da base da língua, a elevação laríngea e a oportunidade do início da deglutição são avaliadas usando-se manipulação digital da laringe.

B. Sinais e sintomas de problemas na deglutição

A disfagia pode resultar de uma interferência mecânica ou obstrução (câncer de cabeça e pescoço), lesão neurológica (AVC ou lesão cerebral traumática) ou complicações pulmonares. Vários sinais e sintomas de disfagia podem ser observados na fase oral. Se o paciente apresentar fraqueza labial significativa, ele pode ser incapaz de aceitar a nutrição oral devido à dificuldade para manter os lábios selados em uma colher ou canudo. A comida que escapa pela boca pode resultar da fraqueza dos músculos necessários para conter o bolo alimentar na cavidade oral. A dificuldade para mastigar ou manipular o alimento em um bolo coeso e depois removê-lo pode resultar em retenção oral ou bucal. O paciente pode ser observado segurando o alimento na boca. Se a elevação velar não puder ser mantida durante a deglutição, a regurgitação nasal pode ocorrer. A cognição deficiente também pode afetar esse estágio voluntário da deglutição; o paciente pode demonstrar conscientização ruim das substâncias alimentares (falha em mastigar) ou atenção diminuída ao ato de deglutir (p. ex., falar enquanto mastiga).

A disfagia faríngea pode se apresentar como uma dificuldade em iniciar a deglutição, resultando em latência no reflexo de deglutir. A elevação laríngea pode estar diminuída (a elevação normal é de 2,5 cm), e a excursão do músculo pode estar lenta devido à fraqueza. Regurgitação nasal e queixas de estase (retenção faríngea ou "comida grudada na garganta") são outros indicadores de disfagia faríngea. Os sinais óbvios de aspiração (comida ou líquido entrando na via área) incluem tosse, engasgo ou pigarro. Mudanças na condição pulmonar (p. ex., queda no nível de saturação de oxigênio, mudanças no trabalho de respiração), sudorese, lágrimas nos olhos ou mudanças na cor da pele são outros possíveis sinais de aspiração.

C. Testes complementares

Os estágios faríngeo e esofágico da deglutição podem ser difíceis de avaliar nos exames ao lado da cama. Além disso, alguns pacientes aspiram de forma silenciosa ou podem não demonstrar resposta sensorial após um evento de aspiração. Em tais casos, a disfagia orofaríngea pode ser avaliada usando-se um estudo de deglutição por bário modificado via videofluoroscopia, que proporciona imagem radiográfica contínua de um paciente durante a ingestão oral. A videofluoroscopia pode fornecer uma valiosa informação sobre a adequação do fechamento da via aérea e a coordenação da respiração e deglutição. Ela também é útil na avaliação da capacidade de o paciente engolir vários materiais, incluindo reações sensoriais ou comportamentais que ocorrem, e pode ser útil na avaliação do impacto das manobras de terapia compensatória sobre a função de deglutição e proteção da via aérea.

D. Monitoramento pós-avaliação

Após a avaliação, se o paciente for aprovado para começar uma alimentação oral, ele é monitorado de perto para sinais de pneumonia aspirativa. O paciente que desenvolve picos de febre, aumento na contagem de leucócitos, aumento nas secreções ou congestão após alimentar-se ou novos infiltrados (em especial no lobo inferior direito) em uma radiografia torácica pode não tolerar a alimentação.

▶ Tratamento da deglutição prejudicada

Ao manejar um paciente com disfagia, os profissionais devem considerar três importantes variáveis: proteção da via aérea, nutrição e hidratação. Se houver risco de o alimento ou o líquido penetrar os pulmões, resultando em pneumonia aspirativa, podem ser necessárias alimentações não orais através de um tubo nasogástrico. Crary e Groher agruparam as intervenções comportamentais para a disfagia, efetivas na facilitação do retorno à alimentação, em três categorias: modificação da alimentação, modificação da atividade de alimentação e do paciente e modificação do mecanismo de deglutição.

No cenário de reabilitação, o fonoaudiólogo irá trabalhar de perto com o nutricionista, cujo papel é monitorar a ingestão calórica e as necessidades calóricas, retirar o paciente dos tubos alimentares e fornecer alimento de acordo com as preferências e limitações culturais do paciente. Na alta, a equipe deve proporcionar educação e treinamento extensivos à família ou ao cuidador. As instruções podem incluir como engrossar líquidos, submeter-se a precauções aspirativas, garantir a comunicação mais efetiva com o paciente e utilizar auxílios externos.

A. Modificações alimentares

A primeira via de tratamento empregada para um paciente com disfagia consiste em modificações na alimentação para permitir o retorno imediato à alimentação. Alimentos e líquidos podem ser preparados em várias texturas ou consistências adequadas para a capacidade de deglutição atual do paciente. Os alimentos podem ser amassados, picados, misturados ou combinados para reduzir a necessidade de mastigação. Os indivíduos com fraqueza motora oral ou com sistema respiratório comprometido que ficam sem ar devido à mastigação podem se beneficiar dessas mudanças. O engrossamento dos líquidos com frequência é realizado em uma tentativa de desacelerar o trânsito do bolo alimentar líquido e formar um bolo levemente mais coeso. Nos casos de pacientes com reflexo de deglutição retardado ou com respiração e coordenação de deglutição deficientes, essas mudanças podem proporcionar uma melhor oportunidade de deglutir sem (ou com menor) risco de aspiração. A grossura dos líquidos varia e é descrita como uma consistência de pudim, como do mel ou néctar. À medida que o paciente melhora, as alimentações avançam para níveis mais elevados, com o objetivo de progredir para uma dieta regular com líquidos menos espessos.

As modificações podem incluir alteração do tamanho, temperatura, gosto ou aroma de um alimento ou bolo líquido para aumentar a estimulação sensorial ou diminuir o risco de aspiração. Os ingredientes frios aumentam a consistência do bolo. Os ingredientes quentes costumam ser ingeridos em menores quantidades. Alterações no sabor e no paladar podem contribuir para mudanças de apetite, motivação e apreciação dos alimentos. As modificações na atividade alimentar são benéficas para os pacientes que não conseguem se alimentar de forma segura e adequada. Os indivíduos que têm limpeza orofaríngea deficiente podem se beneficiar alternando mordidas no alimento e goles de líquidos, como uma "lavagem líquida" ou mecanismo de limpeza.

B. Estratégias de compensação e ajustes posturais

Para determinados pacientes, as estratégias de deglutição compensatórias e os ajustes posturais podem permitir uma ingestão oral mais segura ou melhorar a função de deglutição. As mudanças na postura da cabeça podem incluir extensão, flexão ou rotação. Elas podem redirecionar o bolo e mudar a velocidade do fluxo, conferindo ao paciente mais tempo para ajustar a deglutição. Por exemplo, o "dobrar o queixo" demonstrou facilitar a proteção da via aérea e ter o efeito anatômico de estreitar a orofaringe, ampliando as valéculas e reduzindo a distância entre o hióideo e a laringe. As manobras de deglutição supraglótica e a deglutição super-supraglótica são técnicas usadas para proteger a via aérea da aspiração de alimento ou líquido ao se fechar a via aérea antes da deglutição (com uma interrupção de respiração forçada) e então tossir logo após a deglutição para limpar qualquer resíduo que possa estar nas pregas vocais. Essas técnicas terapêuticas não são ideais para pacientes que correm risco de não aderir ao procedimento devido a limitações cognitivas ou comportamentais.

C. Exercícios motores orais

Durante a terapia da disfagia, o déficit de deglutição específico é trabalhado de forma direta, e tentativas são feitas para modificar o mecanismo de deglutição por meio de exercícios motores ou estimulação sensorial, ou ambos. Os exercícios motores orais contra a resistência são empregados para melhorar a força. A amplitude de movimento pode ser aumentada com exercícios de alongamento. Alguns exercícios comuns de fortalecimento faríngeo são descritos no Quadro 38.10.

D. Ajustes comportamentais

Com frequência, ajustes comportamentais são implementados na terapia da deglutição. Determinados pacientes podem

Quadro 38.10 Exercícios de fortalecimento orofaríngeo

Exercícios	Descrição
Manobra de Masako	O paciente segura a parte anterior da língua entre os dentes enquanto deglute para aumentar a força da base da língua e sua capacidade de retrair e tocar a parede faríngea posterior.
Manobra de Mendelsohn	O paciente é solicitado a suspender a deglutição no pico da elevação hiolaríngea e contração faríngea e prolongar essa posição por alguns segundos antes de relaxar e permitir que o mecanismo de deglutição retorne à posição pré-deglutição.
Deglutição vigorosa	O paciente tenta aumentar a força aplicada ao bolo alimentar utilizando as estruturas do mecanismo de deglutição ao deglutir de maneira "firme" ou "vigorosa".
Estimulação térmica-tátil	Fornecer um estímulo sensorial antes de uma tentativa de deglutição pode servir como um mecanismo de alerta ao sistema nervoso para ajudar a preparar-se para a deglutição e o engolir; são apresentados estímulos frios, táteis aos pilares do véu palatino anterior.
Exercício de Shaker	Trata-se de uma atividade que busca melhorar a abertura do esfíncter esofágico superior aumentando a força de determinados grupos musculares que contribuem para essa abertura; o paciente deita na posição supina e eleva a cabeça (não os ombros) o suficiente para ver os artelhos.

precisar comer de forma mais lenta, dar mordidas ou goles menores ou ser proibidos de usar um canudo, de modo a comer e beber sem aspiração. Os pacientes e cuidadores são sempre ensinados sobre as precauções contra a aspiração e os riscos da não obediência. Para pacientes com grave risco de aspiração, uma fonte alternativa de nutrição pode ser necessária. Um tubo nasogástrico é uma fonte temporária de nutrição não oral, e um tubo de gastrostomia endoscópico percutâneo é indicado para pacientes que não podem receber nada pela boca e apresentam um prognóstico ruim para a retomada da alimentação.

Crary MA, Groher ME: *Introduction to Adult Swallowing Disorders*. Butterworth/Heinemann, 2003.

Johnson AF, Jacobson BH: *Medical Speech–Language Pathology: A Practitioner's Guide*, 2nd ed. Thieme, 2006.

Jones GW, Feldmann MC, Ireland JV, et al: *Dysphagia: A Manual for Families and Caregivers to Use Under the Direction of a Speech-Language Pathologist*. PRO-ED, Inc, 2000.

Martino R, Foley N, Bhogal S, et al: Dysphagia after stroke: Incidence, diagnosis and pulmonary complications. Stroke 2005;36:2756–2763.

39 Ultrassonografia musculoesquelética

Paul Lento, MD
Edward Rosero, DO

Desde o desenvolvimento de transdutores de alta frequência, nos anos de 1980, médicos e ultrassonografistas têm utilizado o ultrassom musculoesquelético para obter imagens detalhadas de estruturas anatômicas. Hoje, muitos médicos usam o ultrassom musculoesquelético como uma ferramenta útil e auxiliar na avaliação e no tratamento de seus pacientes. Como a popularidade do ultrassom musculoesquelético continua aumentando, é necessária uma melhor compreensão de suas capacidades.

Este capítulo apresenta o conhecimento essencial sobre o ultrassom musculoesquelético, incluindo as indicações de uso; as vantagens e desvantagens dessa técnica em relação a outras modalidades de imagens; e a física básica da ultrassonografia. O aspecto dos tecidos musculoesqueléticos normais é revisado e ilustrado pelo uso de numerosas imagens de estruturas normais e patológicas que são avaliadas durante o exame diagnóstico de ultrassonografia musculoesquelética.

INDICAÇÕES

Depois de obter uma história detalhada e efetuar um exame físico completo, o médico pode determinar qual exame diagnóstico adicional é necessário para identificar a fonte de uma disfunção do paciente. Um exame de ultrassom musculoesquelético pode fornecer imagens de alta resolução das várias estruturas anatômicas, incluindo tendões, ligamentos, nervos, cápsulas articulares e músculos. Desse modo, o ultrassom pode ser usado para diagnosticar patologia tendínea, lesão muscular, dano ligamentar e derrames articulares. Além disso, ele pode ser utilizado para avaliar outras estruturas do sistema musculoesquelético, ajudando a guiar procedimentos intervencionistas em tempo real.

VANTAGENS

Nos dias atuais, uma vasta sequência de modalidades está disponível para prover imagens do corpo humano. O ultrassom musculoesquelético oferece certas vantagens em relação a outras formas de imagens, como a radiografia, a tomografia computadorizada (TC) e a ressonância magnética (RM).

O ultrassom pode ser usado para fornecer, em tempo real, imagens de alta resolução que não requerem nenhuma preparação além do posicionamento do corpo. Diferentemente da RM ou TC, o ultrassom pode ser um exame dinâmico e interativo. Além da sua capacidade de fornecer imagens estáticas, o ultrassom permite ao médico investigar as queixas dinâmicas do paciente, como "estalos" ou "ressaltos", que podem ser avaliados durante manobras provocativas.

Em resposta ao *feedback* do paciente, o feixe de ultrassom pode ser direcionado às áreas doloridas, o que pode ajudar a correlacionar os sintomas do paciente com as anormalidades identificadas na ultrassonografia. Em comparação, a RM e a TC podem identificar muitas anormalidades que não têm relevância clínica com os sintomas dos pacientes. Além disso, o uso de ultrassom diagnóstico permite que estruturas possam ser comparadas com o membro contralateral. Em geral, as imagens musculoesqueléticas de muitos tecidos moles têm resolução maior que as fornecidas pela RM ou TC.

O ultrassom musculoesquelético também é relativamente barato e seguro para uso em crianças, indivíduos com marca-passo e gestantes, pois não emite radiação nem tem qualquer magneto de alto campo. Além disso, se comparadas com a TC, a RM e a radiografia, as unidades de ultrassom podem ser portáteis, permitindo sua utilização fora do hospital ou do setor de radiologia. Por fim, pelo fato de o ultrassom poder identificar estruturas como vasos e nervos, também pode ser usado com segurança e precisão para guiar procedimentos musculoesqueléticos invasivos.

Khoury V, Cardin LE, Bureau NJ: Musculoskeletal sonography: A dynamic tool for usual and unusual disorders. AJR Am J Roentgenol 2007;188:W63–W73.

Teh J: Applications of Doppler imaging in the musculoskeletal system. Curr Probl Diagn Radiol 2006;35:22–34.

DESVANTAGENS

Embora o ultrassom musculoesquelético seja uma ferramenta diagnóstica muito valiosa, também apresenta limitações. A qualidade do exame de ultrassom depende da habilidade do examinador. As imagens de alta resolução obtidas pelo ultrassom fornecem um campo limitado de incidência, que não é ideal para uma área maior de estudo. O ultrassom não penetra o osso e não consegue avaliar de forma completa algumas estruturas intra-articulares. A utilidade do ultrassom diagnóstico em indivíduos obesos ou muito musculosos pode ficar limitada, visto que a resolução da imagem dos tecidos é prejudicada conforme sua profundidade aumenta.

> Kremkau F: *Diagnostic Ultrasound: Principles and Instruments*, 6th ed. WB Saunders, 2002:428.

ASPECTOS BÁSICOS DA ULTRASSONOGRAFIA

Uma máquina de ultrassom tem três componentes: um transdutor, o fio de conexão e o aparato principal. O transdutor contém uma sequência de finos cristais. Uma onda de ultrassom é produzida quando uma corrente elétrica é aplicada aos cristais, fazendo-os vibrar, criando uma onda de som senoidal. Essa transformação de energia elétrica em energia mecânica é conhecida como *efeito piezoelétrico*. Pelo fato de essas ondas não se propagarem bem pelo ar, um meio, como água ou gel, é necessário para permitir que penetrem nos tecidos. A onda de som, então, percorre o meio até encontrar uma mudança na rigidez ou na densidade de um tecido adjacente. Essa diferença é conhecida como uma *interface acústica*. A interface acústica refletirá uma porção da onda de som, permitindo a passagem de alguma parte da onda. A onda refletida alcança o transdutor e produz uma imagem bidimensional (2D). A conversão de energia mecânica de volta para energia elétrica é conhecida como o *efeito piezoelétrico reverso*. Quanto maior o número de ondas refletidas pela interface acústica, mais brilhante a imagem aparecerá na tela, e quanto menos as ondas forem refletidas pela interface acústica, mais escura a imagem aparecerá na tela.

> Kremkau F: *Diagnostic Ultrasound: Principles and Instruments*, 6th ed. WB Saunders, 2002:428.

TÉCNICA BÁSICA

Como afirmado anteriormente, as imagens produzidas pela máquina de ultrassom fornecem um campo limitado de visão. As imagens vistas na tela produzem um "corte" em 2D da estrutura que está sendo examinada. Por conseguinte, é imperativo que o examinador siga um protocolo para assegurar que a área inteira seja visualizada, examinando todos os tecidos em planos ortogonais. Os tecidos musculoesqueléticos são mais bem descritos por sua ecotextura, o que é representado pelo padrão de eco interno específico de cada tecido. O brilho ou a escuridão relativos de uma estrutura mostrada com o ultrassom são chamados de *ecogenicidade*. Uma imagem é considerada *hiperecoica* se for mais brilhante em comparação com outra imagem. Se uma imagem for mais escura que a outra imagem, é dita como *hipoecoica*. Se uma imagem parecer estar ausente ou destituída de qualquer imagem, é descrita como *anecoica*.

O ultrassom também está associado a vários artefatos. A anisotropia, um artefato comum, é criada quando um feixe de ultrassom não alcança uma estrutura aos 90°. Conforme já mencionado, a onda de ultrassom viajará até alcançar uma estrutura e será refletida de volta para o transdutor para produzir uma imagem. Quanto maior a porção da onda que for refletida ou maior o diferencial da interface, mais ecogênica será a imagem produzida. Se a onda não atingir a estrutura de forma perpendicular, apenas uma parte da onda será refletida de volta ao transdutor, mudando uma imagem hiperecoica para uma imagem hipoecoica. Isso cria o artefato conhecido como *anisotropia*. A anisotropia ocorre mais em tendões. Para evitar a anisotropia, o examinador deve ser cuidadoso para assegurar que o transdutor esteja a 90° do tecido examinado.

Existe uma relação inversa entre a frequência do ultrassom e a profundidade de penetração. Em geral, os transdutores de alta frequência de sequência linear produzem uma imagem com melhor resolução, mas com menor penetração de profundidade. A avaliação dos tecidos mais profundos pode exigir o uso de um transdutor curvilíneo de baixa frequência, que fornece maior profundidade de penetração, mas com resolução mais baixa. A profundidade da imagem do ultrassom pode ser alterada por meio dos ajustes na unidade de ultrassonografia. Aumentando a profundidade, as estruturas mais profundas podem ser levadas a um campo apropriado de incidência. Equivalente ao ajuste de foco em uma câmara, a estrutura que está sendo examinada deve ser colocada dentro da zona de foco para realçar a resolução da imagem do tecido. O ganho está relacionado ao brilho global visto na tela de ultrassom e pode ser aumentado ou diminuído com base na aparência subjetiva. A compensação do ganho de tempo (TGC) é similar, embora o ganho em várias profundidades de tecidos possa ser ajustado de forma mais adequada. Muitas máquinas de ultrassom têm regulagens predefinidas para as partes específicas do corpo que estejam sendo examinadas.

> Connolly D, Berman L, McNally E: The use of beam angulation to overcome anisotropy when viewing human tendon with high frequency linear array ultrasound. Br J Radiol 2001;74:183–185.
> Smith J, Finnoff JT: Diagnostic and interventional musculoskeletal ultrasound: Part 1. Fundamentals. PM R 2009;1:149–154.
> Smith J, Finnoff JT: Diagnostic and interventional musculoskeletal ultrasound: Part 2. Clinical applications. PM R 2009;1:162–177.

TECIDOS NORMAIS

A distinção das estruturas vistas no ultrassom pode ser uma tarefa difícil para o ultrassonografista inexperiente; contudo, a

Quadro 39.1 Características ultrassonográficas normais das estruturas comuns

Estrutura	Ecogenicidade	Aspecto transversal	Aspecto longitudinal	Suscetibilidade à anisotropia	Compressível	Fluxo com Doppler
Tendões	Hiperecoicos	"Ponta de vassoura"	Fibrilar	Alta	Não	Negativo
Ligamentos	Hiperecoicos	"Ponta de vassoura"	Fibrilar	Alta	Não	Negativo
Nervos	Mista	"Colmeia"	Fascicular	Leve	Não	Negativo
Músculos	Mista	"Noite estrelada"	Plumoso	Leve	Sim	Negativo
Vasos	Anecoicos	N/A	N/A	N/A	Sim	Positivo
Osso	Hiperecoico	Linear, liso	Linear, liso	-	Não	Negativo

N/A, não aplicável.
Reproduzido, com permissão, de Smith J, Finoff JT: Diagnostic and interventional musculoskeletal ultrasound: Part 2. Clinical applications. PMR 2009;1:162-177.

maioria dos tecidos musculoesqueléticos tem um padrão ecogênico característico na visualização em planos ortogonais. É importante descrever as estruturas vistas no ultrassom em termos de ecogenicidade, ecotextura, suscetibilidade à anisotropia, compressibilidade e presença ou ausência de fluxo sanguíneo. O aspecto normal de vários tecidos moles é descrito a seguir e resumido no Quadro 39.1.

▶ Tendões

Os tendões exibem um padrão fibrilar, quando mostrados longitudinalmente, e um padrão em "ponta de vassoura", quando mostrados transversalmente. Como esses tecidos são hiperecoicos e muito suscetíveis à anisotropia, é importante focar as ondas de ultrassom de forma perpendicular quando os tendões são examinados.

Os tendões não são compressíveis e, em geral, não têm qualquer fluxo sanguíneo a ser visto no exame com Doppler. Imagens longitudinais e transversais de vários tendões são mostradas nas Figuras 39.1 a 39.18.

> Ellis J, Teh J, Scott P: Ultrasound of tendons. Imaging 2002;14: 223–228.
>
> Martinoli C, Bianchi S, Derchi L. Tendon and nerve sonography. Radiol Clin North Am 1999;37:691-711.

▶ Ligamentos

Os ligamentos têm um aspecto similar ao dos tendões. Quando mostrados de modo longitudinal, eles têm a aparência de um padrão fibrilar, e, quando mostrados no plano transversal, apresentam um aspecto de "ponta de vassoura". Em comparação

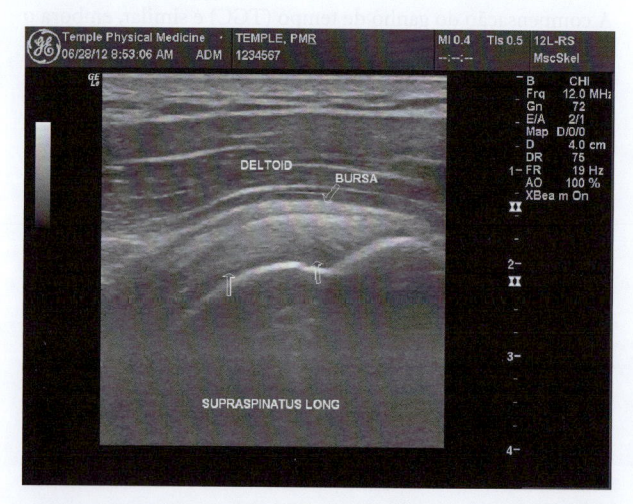

▲ **Figura 39.1** Vista longitudinal do tendão do supraespinal mostrado sob o músculo deltoide e a bursa.

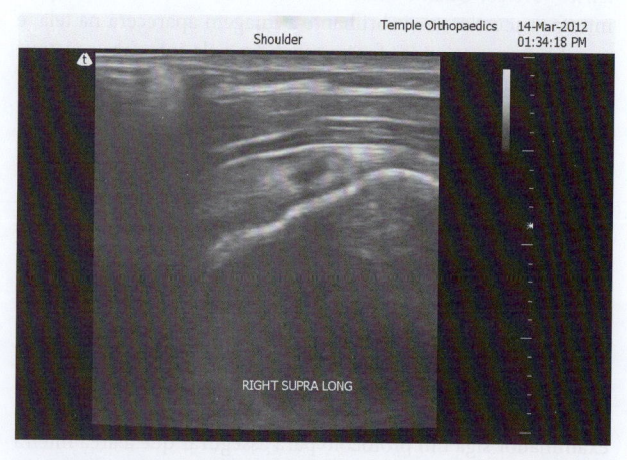

▲ **Figura 39.2** Vista longitudinal do tendão do supraespinal com uma área anecoica no meio do tendão, que representa uma ruptura.

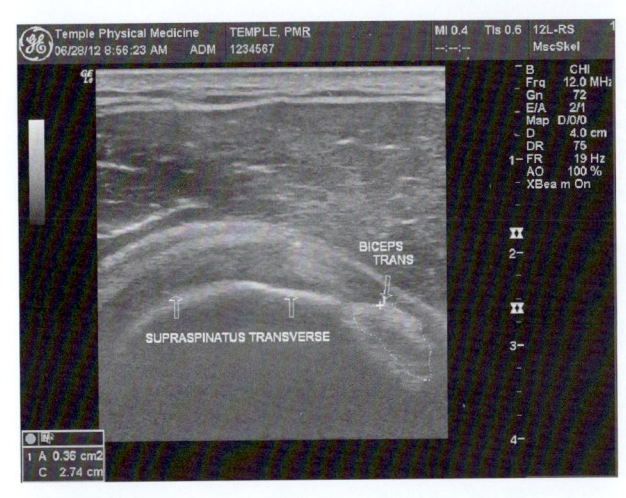

ULTRASSONOGRAFIA MUSCULOESQUELÉTICA CAPÍTULO 39 635

▲ **Figura 39.3** Vista transversal do tendão do supraespinal (BICEPS TRANS, tendão do bíceps, transversal).

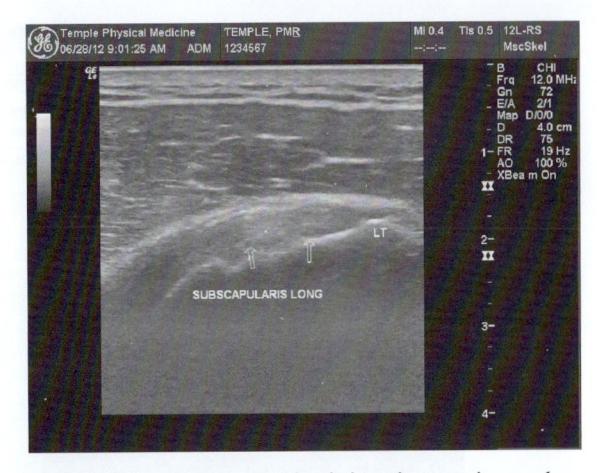

▲ **Figura 39.6** Vista longitudinal do subescapular conforme ele se insere sobre tubérculo menor (TM).

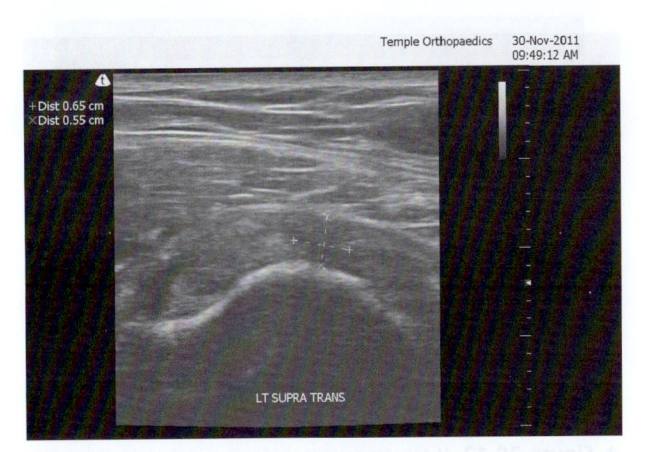

▲ **Figura 39.4** Vista transversal do tendão do supraespinal com uma área hipoecoica, representando uma ruptura.

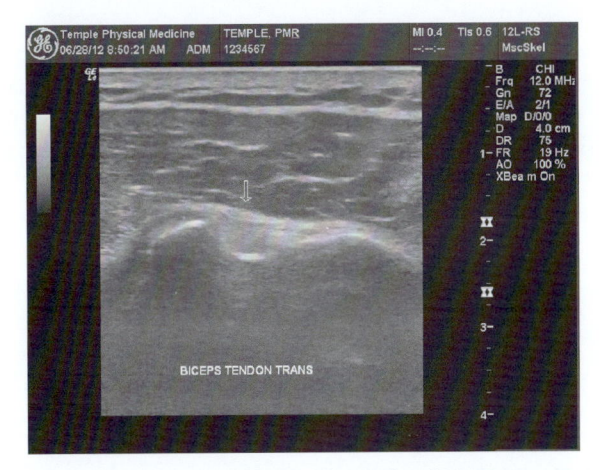

▲ **Figura 39.7** Vista transversal do tendão do bíceps entre os tubérculos maior e menor.

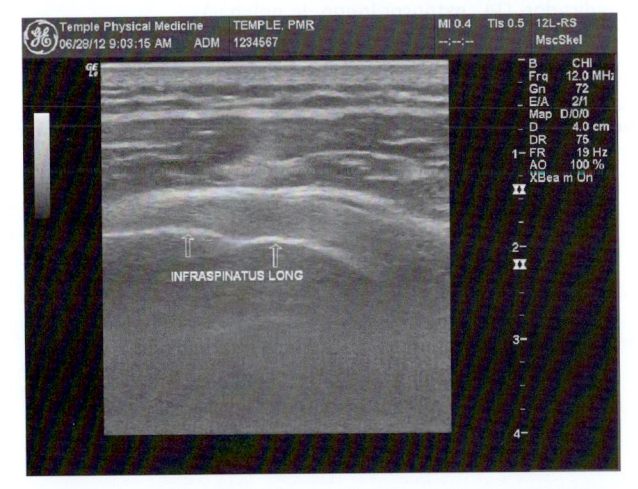

▲ **Figura 39.5** Vista longitudinal do tendão do infraespinal.

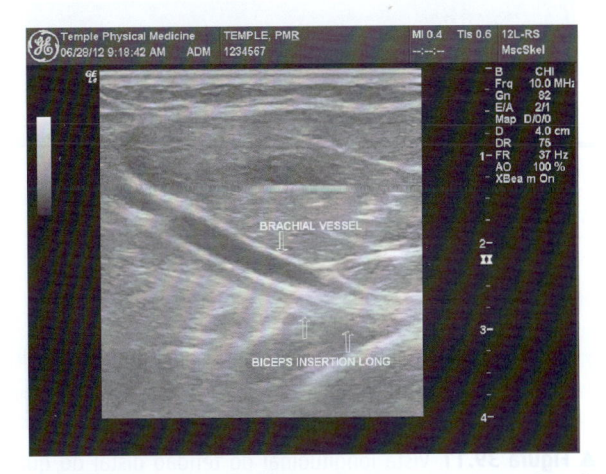

▲ **Figura 39.8** Vista longitudinal da inserção do tendão do bíceps e o vaso braquial seguindo o tendão.

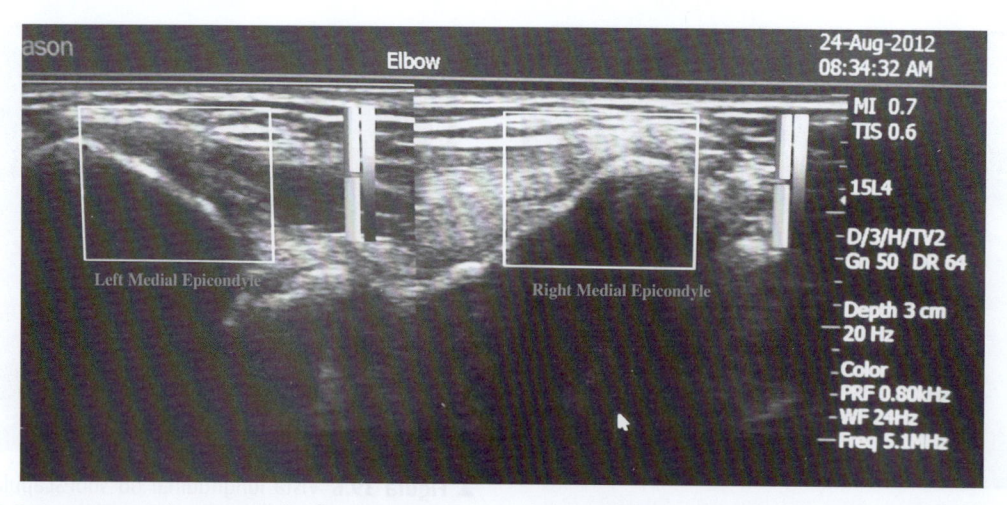

▲ **Figura 39.9** Comparação das origens dos flexores comuns do punho. O tendão que se origina do epicôndilo medial esquerdo tem um ecotextura mista em comparação com os tendões do epicôndilo medial direito.

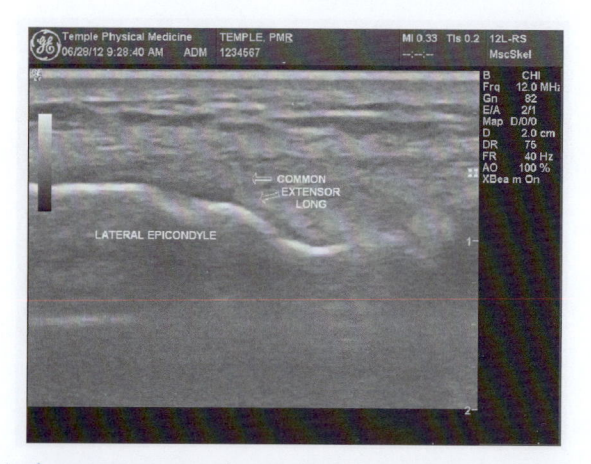

▲ **Figura 39.10** Vista longitudinal dos tendões extensores comuns na sua origem no epicôndilo lateral.

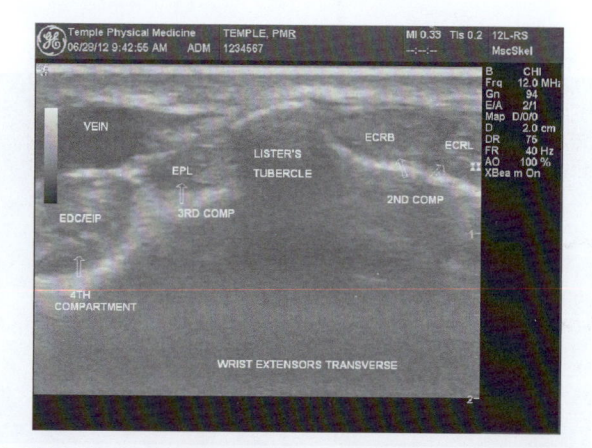

▲ **Figura 39.12** Vista transversal do segundo até o quarto compartimentos dos tendões extensores do punho (ECRB, extensor curto radial do carpo; ECRL, extensor longo radial do carpo; EDC/EIP, extensor comum dos dedos/extensor do indicador; EPL, extensor longo do polegar).

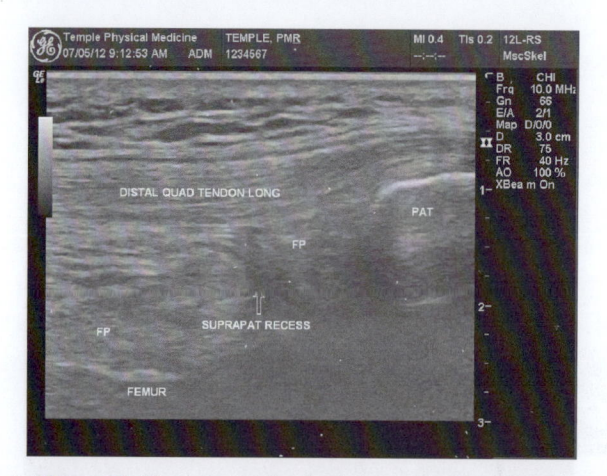

▲ **Figura 39.11** Vista longitudinal do tendão distal do quadríceps na sua inserção sobre a patela (PAT). O recesso suprapatelar também está identificado (FP, coxim de gordura).

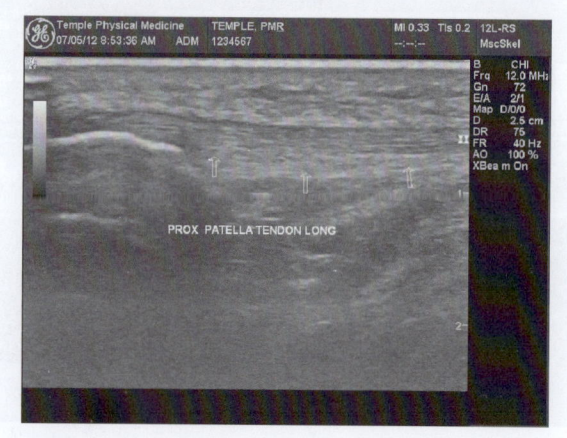

▲ **Figura 39.13** Vista longitudinal do tendão patelar proximal.

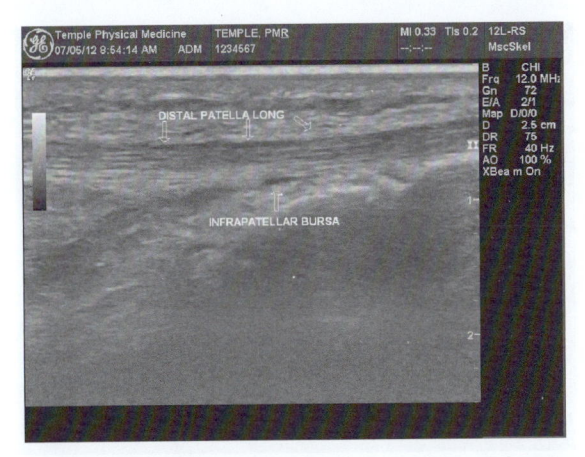

ULTRASSONOGRAFIA MUSCULOESQUELÉTICA CAPÍTULO 39   637

▲ **Figura 39.14** Vista longitudinal do tendão patelar distal com a bursa infrapatelar profundamente ao tendão patelar.

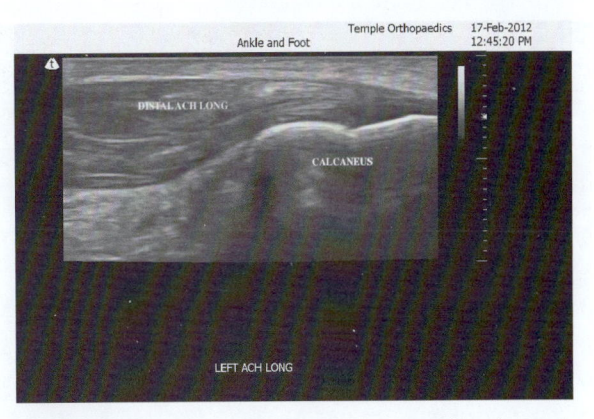

▲ **Figura 39.16** Vista longitudinal de um tendão de Aquiles (ACH) espessado, com ecogenicidade mista, proximal a sua inserção no calcâneo. Isso é representativo de uma tendinopatia.

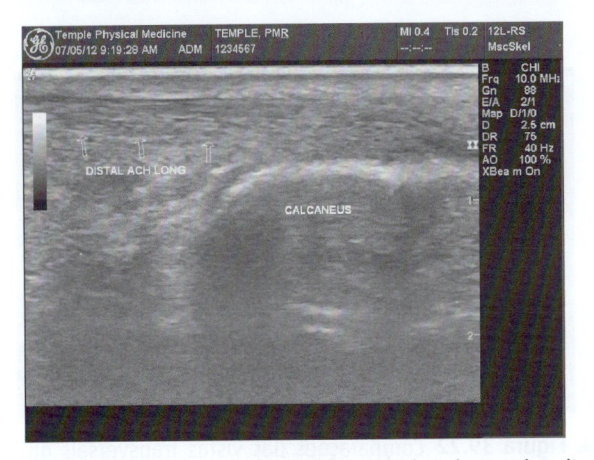

▲ **Figura 39.15** Vista longitudinal do tendão de Aquiles distal (ACH) conforme ele se insere no calcâneo.

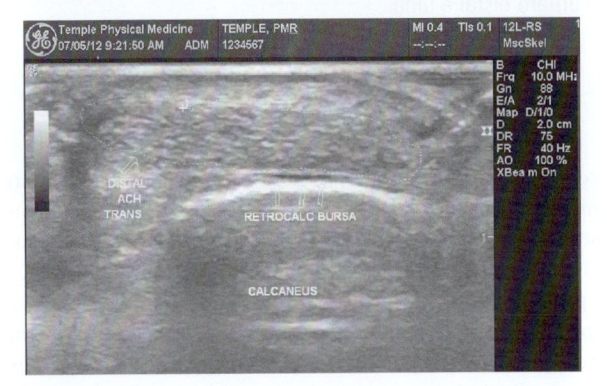

▲ **Figura 39.17** Vista transversal do tendão de Aquiles (ACH) distal conforme ele se insere no calcâneo. A bursa retrocalcanea (RETROCALC) está identificada na imagem.

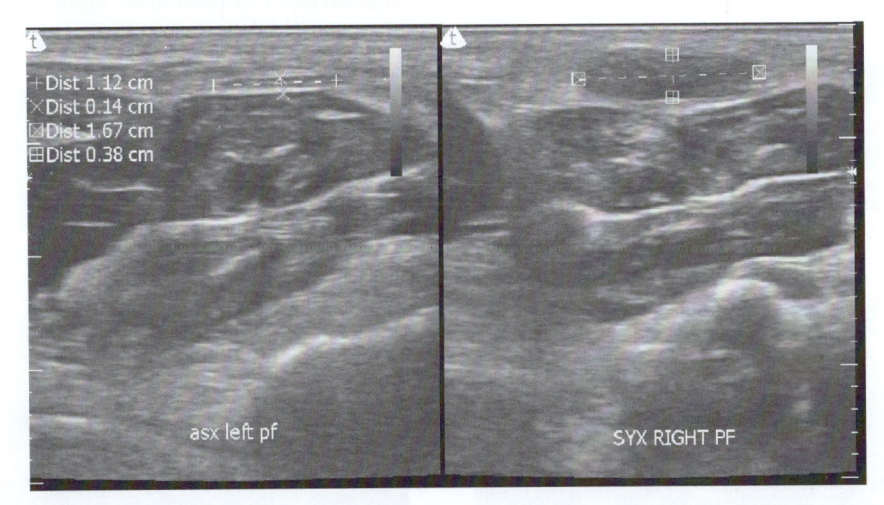

▲ **Figura 39.18** Comparação do eixo curto da porção média da fáscia plantar (PF) esquerda e direita. Em comparação com o lado esquerdo assintomático, note a grande área de hipoecogenicidade da PF sintomática à direita. Isso representa uma ruptura *versus* alterações crônicas (asx, assintomático; SYX, sintomático).

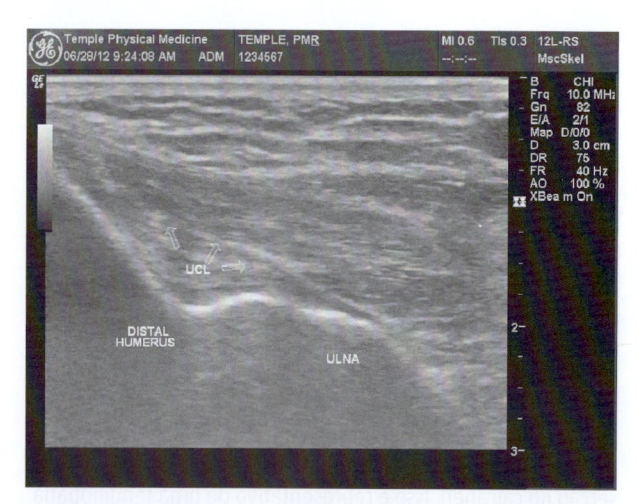

▲ **Figura 39.19** Ligamento colateral ulnar (UCL) conectando o úmero distal à ulna.

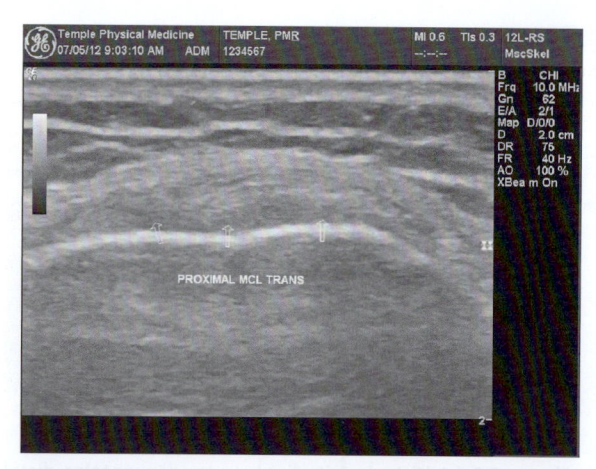

▲ **Figura 39.21** Vista transversal do ligamento colateral medial (MCL) proximal.

com as fibras dos tendões, as fibras dos ligamentos parecem menos compactas. Ao examinar tecidos, os ligamentos podem ser distinguidos dos tendões pelo fato de os ligamentos serem vistos originando-se e terminando sobre estruturas ósseas. Os ligamentos são hiperecoicos e suscetíveis à anisotropia. De forma similar aos tendões, em geral, essas estruturas não têm qualquer fluxo sanguíneo e não são compressíveis. As vistas longitudinais e transversais são mostradas nas Figuras 39.19 a 39.23.

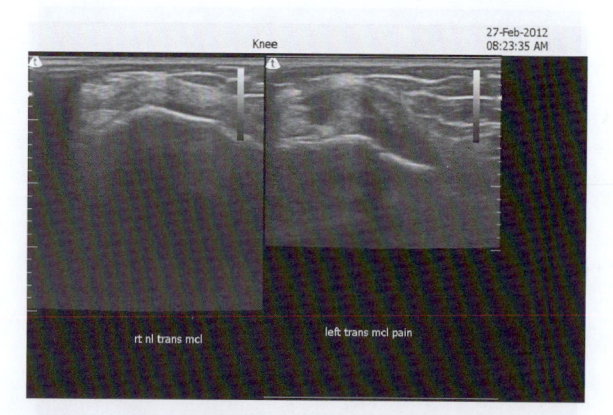

▲ **Figura 39.22** Comparações das vistas transversais do ligamento colateral medial (MCL) esquerdo doloroso e do ligamento direito assintomático. O ligamento esquerdo está espessado e com ecogenicidade mista, o que representa uma ruptura parcial (nl, normal; pain, doloroso).

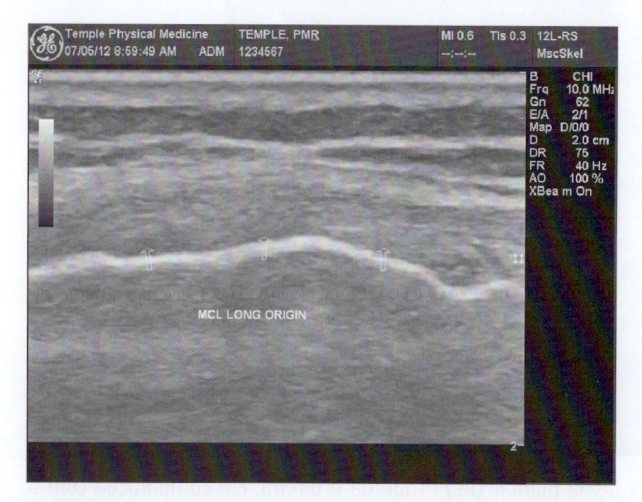

▲ **Figura 39.20** Vista longitudinal do ligamento colateral medial (MCL).

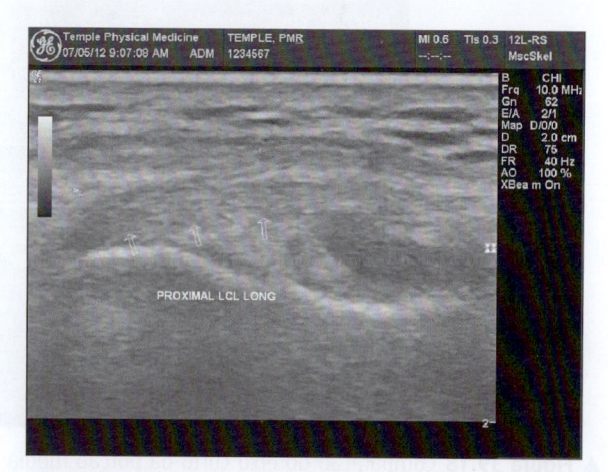

▲ **Figura 39.23** Vista longitudinal do ligamento colateral lateral (LCL) proximal.

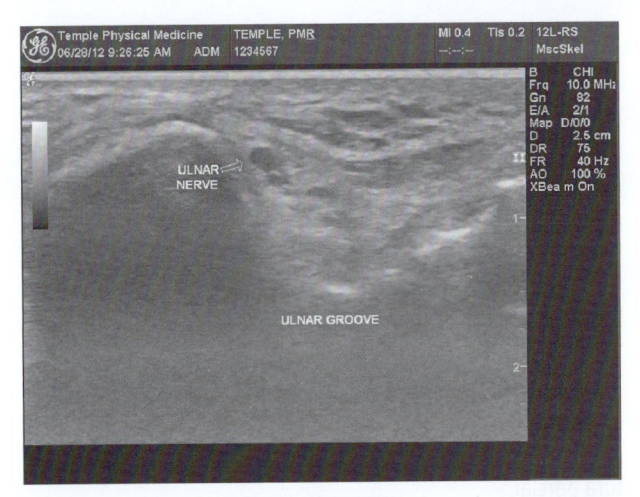

▲ **Figura 39.24** Vista transversal do nervo ulnar no sulco ulnar.

▲ **Figura 39.26** Vista transversal do nervo ulnar conforme ele passa pelo canal de Guyon, que é composto pelos ossos pisiforme e hamato.

▶ Nervos

Os nervos têm um padrão misto hiperecoico e hipoecoico que é atribuído aos fascículos e ao seu tecido conjuntivo circundante. No plano transversal, os nervos têm um padrão distinguível de "colmeia". No plano longitudinal, eles têm um padrão fascicular característico. Os nervos são um pouco suscetíveis à anisotropia, mas não são compressíveis. O fluxo sanguíneo não é visualizado dentro dos nervos. As Figuras 39.24 a 39.27 mostram vários exemplos.

> Martinoli C, Bianchi S, Derchi L: Tendon and nerve sonography. Radiol Clin North Am 1999;37:691–711.

▶ Músculos

Os músculos têm uma aparência de ecogenicidade mista. No plano transversal, os músculos têm um aspecto de "noite estrelada". No plano longitudinal, exibem um aspecto "plumoso". Eles são levemente compressíveis e um pouco suscetíveis à anisotropia. Na visualização pelo ultrassom, o fluxo sanguíneo dentro dos músculos está ausente, embora a vascularização possa ser identificada correndo com o tecido nervoso dentro dos planos fasciais. As Figuras 39.28 a 39.33 mostram vários músculos comumente identificados em vistas contrastantes.

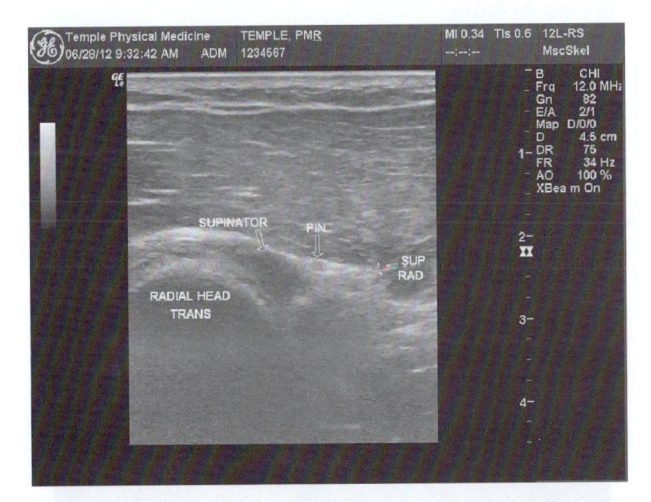

▲ **Figura 39.25** Vista transversal da cabeça do rádio, onde podem ser vistos o músculo supinador, o nervo interósseo posterior (PIN) e o nervo radial superficial (SUP RAD).

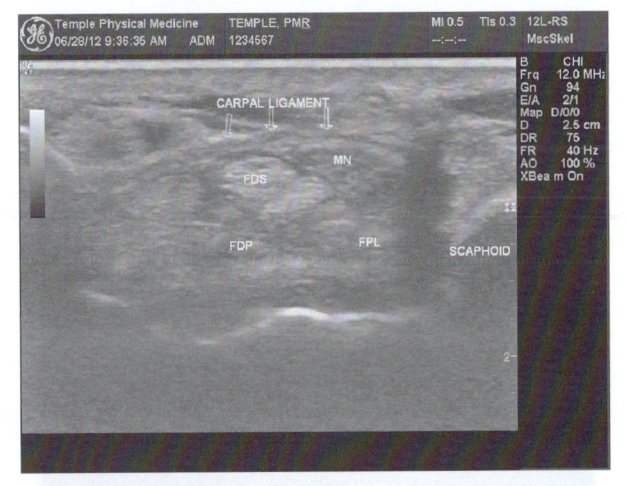

▲ **Figura 39.27** Vista transversal do nervo mediano (MN), conforme ele passa pelo túnel do carpo (FDP, flexor profundo dos dedos; FDS, flexor superficial dos dedos; FPL, flexor longo do polegar).

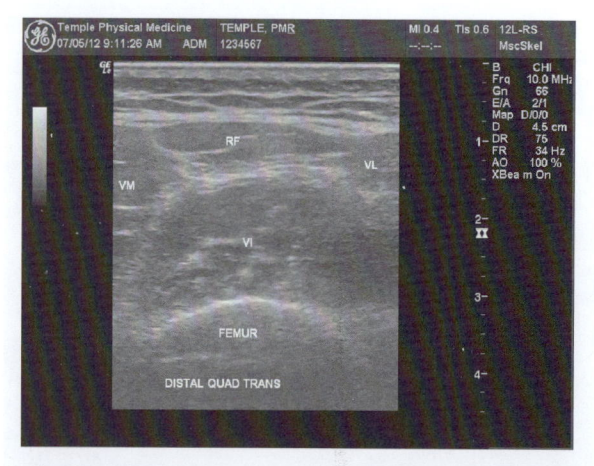

▲ **Figura 39.28** Vista transversal dos músculos do quadríceps (QUAD) (RF, reto femoral; VI, vasto intermédio; VL, vasto lateral; VM, vasto medial).

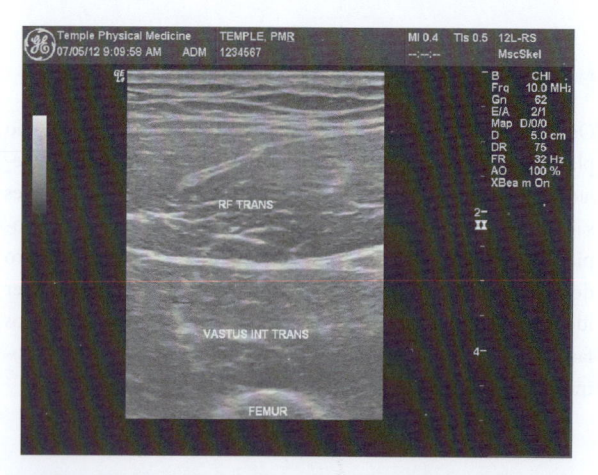

▲ **Figura 39.29** Vista transversal do reto femoral (RF) proximal e do vasto intermédio (VASTUS INT) com o fêmur sendo visto profundamente a esses músculos.

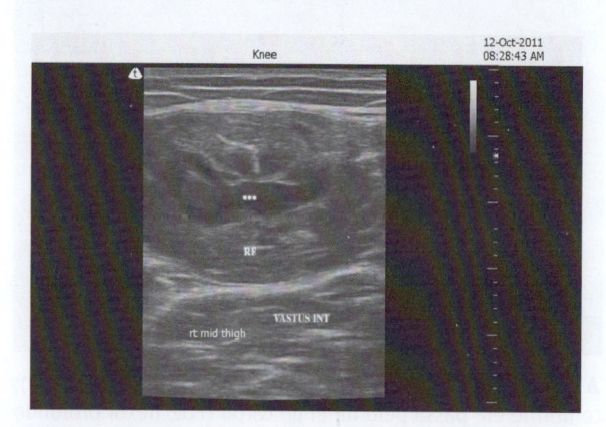

▲ **Figura 39.30** Área anecoica (***) representando uma ruptura no reto femoral (RF) (VASTUS INT, vasto intermédio).

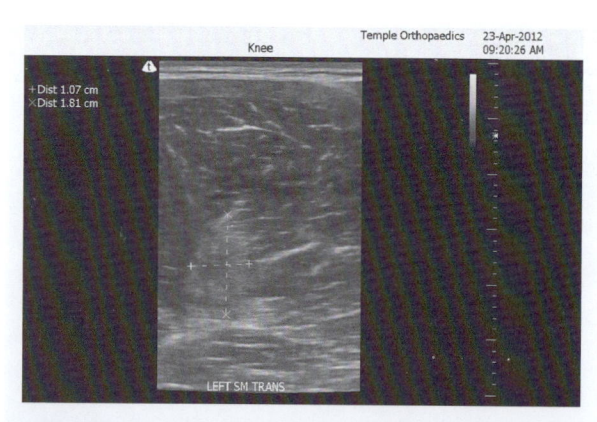

▲ **Figura 39.31** Vista transversal do semimembranáceo (SM) com uma área de ecotextura mista representando uma ruptura parcial.

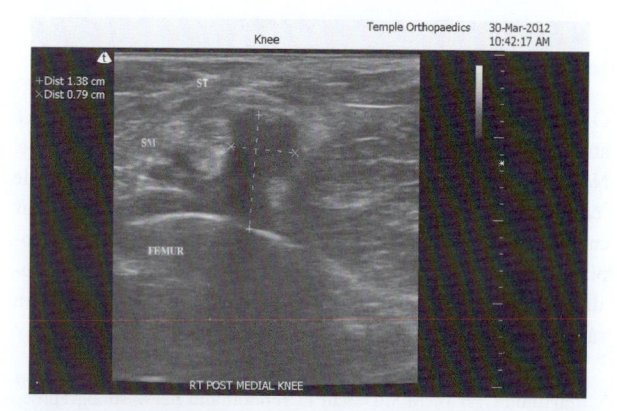

▲ **Figura 39.32** Vista transversal do joelho medial e posterior com uma estrutura cística anecoica, marcada com compasso, ao lado do semimembranáceo (SM), representando um cisto de Baker.

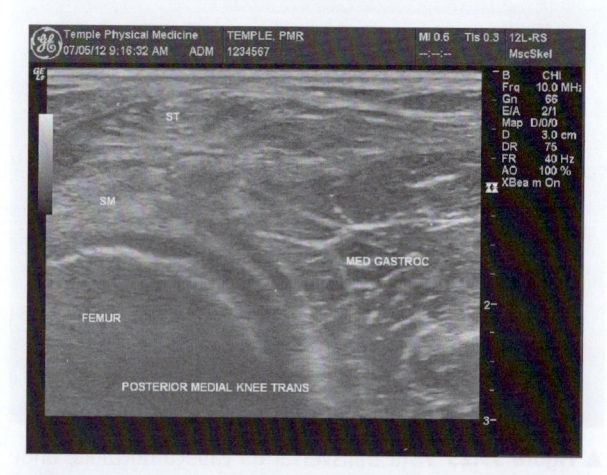

▲ **Figura 39.33** Vista transversal do joelho medial e posterior (MED GASTROC, gastrocnêmio medial; SM, semimembranáceo; ST, semitendíneo).

ULTRASSONOGRAFIA MUSCULOESQUELÉTICA — CAPÍTULO 39

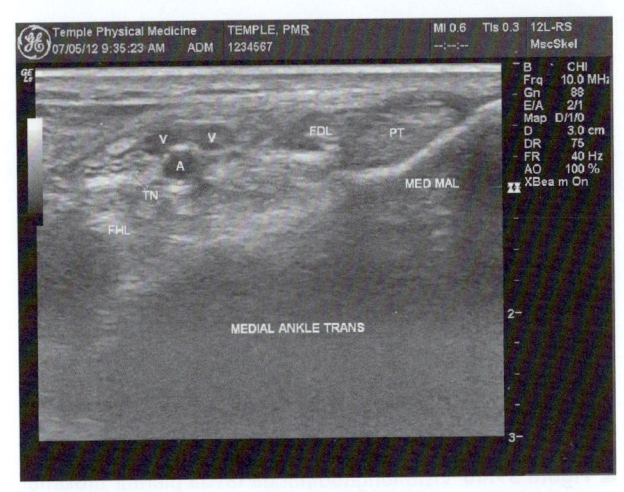

▲ **Figura 39.34** Vista transversal do tornozelo medial (A, artéria; FDL, flexor longo dos dedos; FHL, flexor longo do hálux; MED MAL, maléolo medial; PT, tibial posterior; TN, nervo tibial; V, veia).

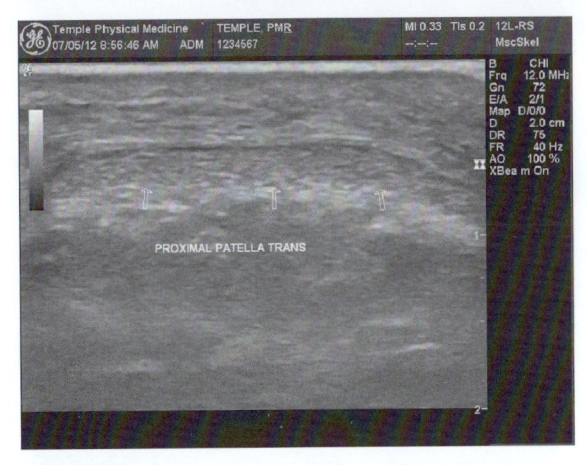

▲ **Figura 39.35** Vista transversal da patela proximal.

Walker F: Imaging nerve and muscle with ultrasound. Adv Clin Neurophysiol 2004;57:243-254.

▶ Vasos

Em geral, os vasos sanguíneos são estruturas tubulares anecoicas que carecem de ecotextura quando visualizados na ultrassonografia. No exame com Doppler, o fluxo sanguíneo é visualizado de forma clara. As artérias e veias podem ser distinguidas com base nas características das imagens. As artérias são um pouco compressíveis, e sua pulsação com frequência é vista no exame com ultrassom. As veias são mais compressíveis, e é típico que tenham menor fluxo em comparação com as artérias. Exemplos de ambas podem ser vistos na Figura 39.34.

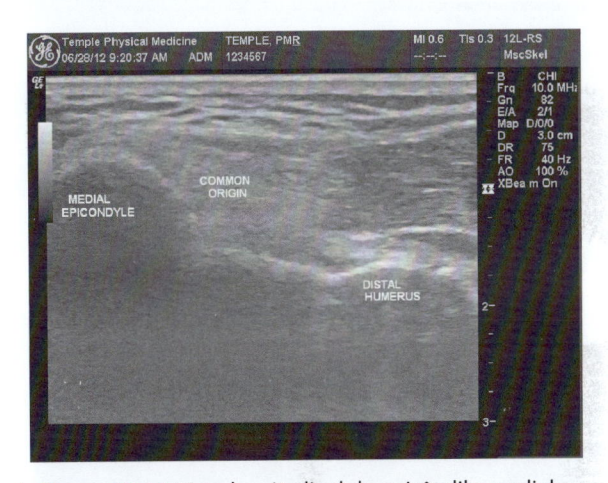

▲ **Figura 39.36** Vista longitudinal do epicôndilo medial com a origem comum dos tendões flexores do punho.

▶ Osso

O osso é uma estrutura linear bem definida, de aparência lisa e hiperecoica se comparada com as estruturas circundantes. Pelo fato de a maior parte do feixe de ultrassom ser refletido de volta para o transdutor, as estruturas profundas aos ossos não podem ser visualizadas. No monitor, isso é mostrado como uma área destituída de sombras além da estrutura óssea. Isso é chamado de *sombreado acústico*. As Figuras 39.35 a 39.41 apresentam várias imagens.

PROTOCOLOS DE IMAGENS DIAGNÓSTICAS NO ULTRASSOM MUSCULOESQUELÉTICO

A qualidade do exame de ultrassom depende da habilidade do examinador, bem como da habilidade em examinar a estrutura

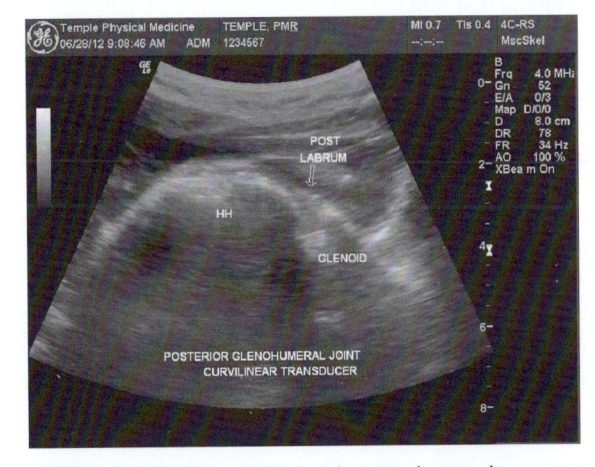

▲ **Figura 39.37** Vista posterior da articulação glenoumeral usando um transdutor curvilíneo de 3-5 MHz (HH, cabeça umeral).

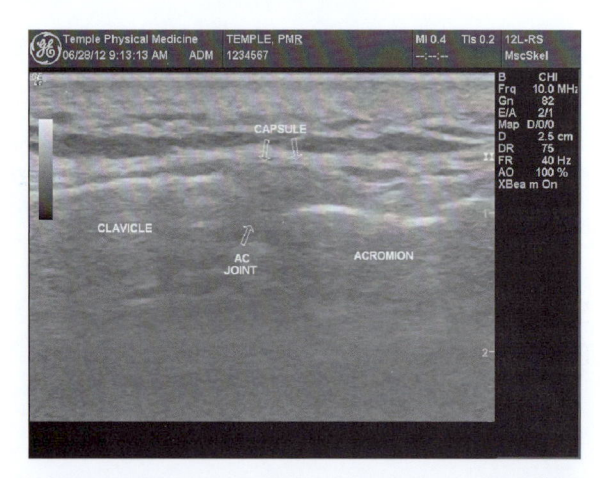

▲ **Figura 39.38** Vista coronal da articulação acromioclavicular (AC), mostrada com a cápsula articular, clavícula e acrômio.

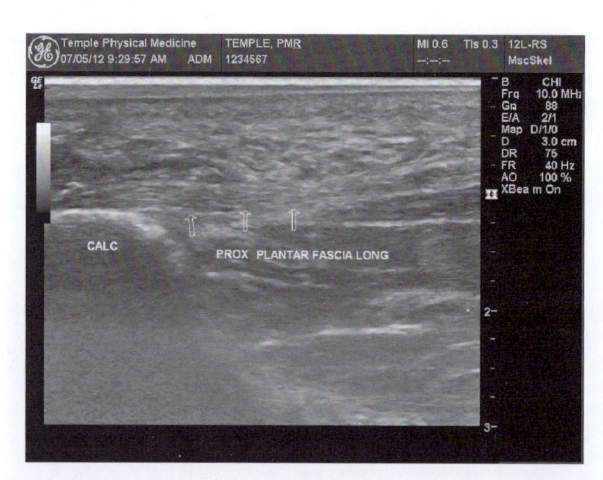

▲ **Figura 39.40** Vista longitudinal da fáscia plantar proximal conforme ela se origina do calcâneo (CALC).

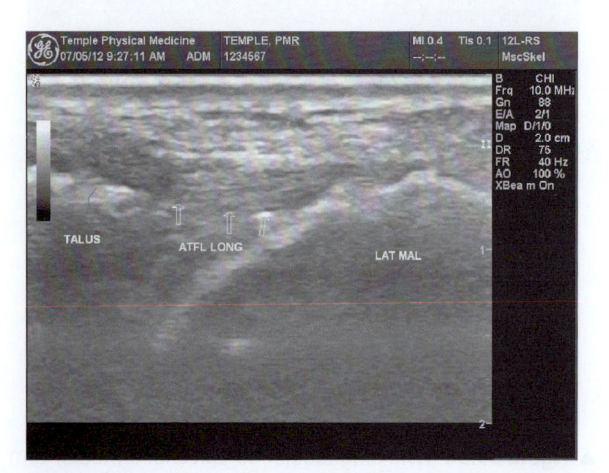

▲ **Figura 39.39** Vista longitudinal do ligamento talofibular anterior (LTFA) conforme ele se insere entre o tálus e o maléolo lateral (LAT MAL).

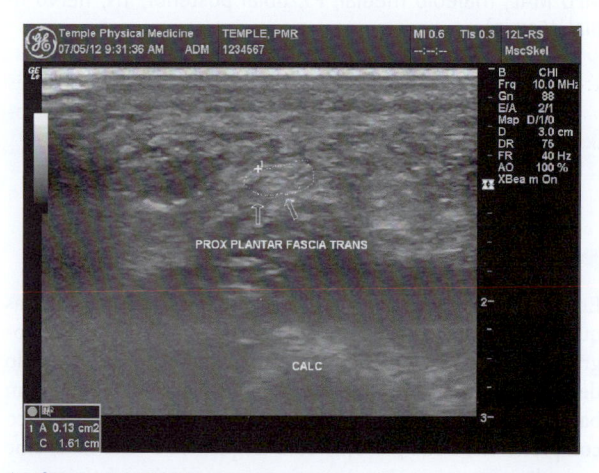

▲ **Figura 39.41** Vista transversal da fáscia plantar proximal conforme ela se origina do calcâneo (CALC).

inteira. Para produzir um exame completo e consistente, é importante que o examinador desenvolva um protocolo estruturado sempre que fizer um exame de ultrassom musculoesquelético. O American Institute of Ultrasound in Medicine (AIUM) é uma associação multidisciplinar dedicada a promover o uso seguro e efetivo do ultrassom na medicina. Em associação com o American College of Radiology (ACR), o AIUM recomendou protocolos para a realização de um exame musculoesquelético. Além disso, a European Society of Musculoskeletal Radiology desenvolveu protocolos para examinar as diferentes estruturas anatômicas; esses protocolos podem ser acessados *on-line*.

American Institute of Ultrasound in Medicine: AIUM practice guideline for the performance of a musculoskeletal ultrasound examination; 2012. Available at http://www.aium.org/resources/guidelines/musculoskeletal.pdf. Accessed May 8, 2014.

European Society of Musculoskeletal Radiology: ESSR guidelines. Available at: http://essr.org. Accessed May 8, 2014.

Infiltrações e procedimentos articulares

40

Jeffrey S. Berger, MD
Harsh T. Dangaria, MD

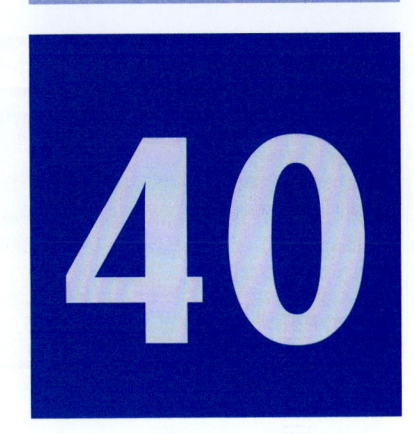

As infiltrações periféricas estão entre os procedimentos mais comuns realizados na área de medicina musculoesquelética ambulatorial. Essas injeções desempenham um papel valioso no diagnóstico e no tratamento da dor na articulação periférica. Treinamento, preparação e técnica adequados são fundamentais para a aplicação segura e efetiva de infiltrações musculoesqueléticas e articulares periféricas.

As infiltrações nos tecidos moles ou intra-articulares periféricas frequentemente envolvem a aplicação de um anestésico local em conjunto com corticoide. O anestésico local é usado para minimizar a dor pós-traumática da penetração da agulha na articulação ou no tecido. Além disso, o uso de anestésico local pode ser importante para o diagnóstico no período pós-injeção imediato por meio da avaliação da estrutura injetada como um gerador de dor. O uso de um diário de dor em conjunto com uma injeção pode ser valioso na avaliação do grau e da duração do alívio de dor obtido pela infiltração anestésica. Os esteroides atuam como anti-inflamatórios potentes; eles agem de forma terapêutica na diminuição da inflamação articular ou tecidual e podem fornecer alívio de dor de duração mais longa. Enquanto os anestésicos locais em geral fazem efeito em questão de segundos a minutos, as injeções de esteroides muitas vezes levam vários dias para alcançar eficácia máxima.

Para muitas infiltrações, tem-se tornado cada vez mais evidente que as referências anatômicas superficiais isoladas muitas vezes não são confiáveis o suficiente para a colocação precisa da agulha, em especial nos pacientes com anatomia ou tipo corporal desfavorável. O uso de orientação por imagem, como por meio da fluoroscopia ou ultrassonografia, tem-se tornado essencial para o desempenho seguro e preciso de muitos procedimentos de infiltração, e a discussão que segue inclui recomendações e considerações técnicas.

A primeira parte deste capítulo revisa os princípios básicos do procedimento de infiltração articular periférica. A segunda metade descreve técnicas de infiltração em articulações e partes moles. As técnicas de bloqueios de nervos, neurólise, injeções de pontos-gatilho e injeções espinais, bem como o diagnóstico e a patogênese de condições musculoesqueléticas, são revisados e discutidos neste capítulo. O leitor deve consultar o índice para direcionar-se a esses tópicos. Além disso, um capítulo separado é dedicado ao papel emergente do ultrassom na medicina musculoesquelética (ver o Cap. 39).

PRINCÍPIOS DE INFILTRAÇÃO ARTICULAR PERIFÉRICA

▶ Medicações

As infiltrações musculoesqueléticas muitas vezes envolvem a injeção de duas classes de medicações: corticoides e anestésicos locais. O anestésico local resulta em alívio imediato de dor pós-procedimento, que pode ser útil para fins diagnósticos, e o esteroide reduz a dor inflamatória, e seu efeito tem duração mais longa. Outras substâncias injetadas de forma comum nos casos de distúrbios musculoesqueléticos incluem ácido hialurônico e, mais recentemente, plasma rico em plaquetas autólogas (PRP) ou soro condicionado (ACS).

A. Anestésicos locais

Os anestésicos locais atuam bloqueando os canais de sódio do axônio de maneira reversível, prevenindo o afluxo de íons sódio e a geração de potenciais de ação. O grau e a duração do bloqueio neural dependem do volume, da concentração e da proximidade do nervo-alvo. A adição de um simpaticomimético como epinefrina inverte o efeito vasodilatador inerente dos anestésicos locais diminuindo a absorção sistêmica e aumentando secundariamente as concentrações, prolongando a duração da ação e reduzindo a toxicidade. Em geral, os anestésicos locais são preparados com um pH de 5 a 6. A adição de bicarbonato de sódio eleva o pH e, dessa forma, aumenta a difusão através da membrana axônica e acelera o início de ação. Na presença de inflamação, com frequência, o pH do tecido encontra-se diminuído, desacelerando o início da ação do anestésico local. A adição de bicarbonato de sódio, além de elevar o pH, reduz a sensação de queimação provocada pela injeção anestésica.

Tabela 40.1 Farmacocinética dos anestésicos locais

Tipo de anestésico local	Potência relativa	Início de ação	Duração de ação	Dose máxima (mg)
Ésteres				
Procaína (novocaína)	1	Moderado	Curta	500
Cloroprocaína (nesacaína)	3	Rápido	Curta	800
Amidos				
Lidocaína (xilocaína)	2	Rápido	Intermediária	300
Bupivacaína (marcaína)	8	Moderado	Longa	175
Mepivacaína (carbocaína)	1,5	Rápido	Intermediária	300
Etidocaína (duranest)	8	Rápido	Longa	300

Os anestésicos locais, quando administrados por meio da técnica apropriada, em doses e concentrações razoáveis, são medicações bastante seguras que são amplamente usadas e bem toleradas. Em geral, a toxicidade é associada com altos volumes ou concentrações, ou com injeções intra-articulares inadvertidas. A toxicidade do sistema nervoso central pode causar confusão, convulsões, parada respiratória, angústia ou morte. Outros efeitos colaterais graves incluem depressão da frequência cardíaca, anafilaxia e hipertermia maligna. Quando grandes volumes de anestésico local são injetados, recomenda-se retirar o êmbolo a cada milímetro para verificar se houve punção vascular e, após, injetar contraste sob fluoroscopia para reduzir o risco de injeção intravascular.

Os dois grupos de anestésicos locais incluem os aminoésteres e os aminoamidos. O grupo éster tem uma ligação de éster e é rompido rapidamente pela pseudocolinesterase plasmática. Os anestésicos de éster são usados com uma frequência menor, devido a meia-vida curta, instabilidade na solução, propensão para se degradar em altas temperaturas e taxa mais alta de reações alérgicas. As meias-vidas mais curtas de ésteres podem diminuir os riscos de toxicidade. O grupo amido tem uma ligação de amido; esses agentes são hidrolisados no fígado. Desse modo, aconselha-se cuidado em pacientes com função hepática prejudicada, devido à capacidade diminuída de metabolizar esses agentes. O metilparabeno, um conservante, é bastante usado com anestésicos locais e é um alérgeno comum. Em geral, as reações alérgicas aos amidos são relacionadas aos conservantes metilparabeno. O uso de anestésicos sem conservantes é obrigatório para injeções no espaço epidural ou no saco tecal ou em região próxima a esses locais.

A lidocaína é o anestésico local mais usado, devido a seu início rápido, duração intermediária e perfil de segurança, o que permite uma dose máxima relativamente alta em comparação com a dose efetiva. A bupivacaína é outro anestésico local usado com frequência, em especial para bloqueio neural, por causa de sua ação mais longa. Contudo, a bupivacaína é limitada, por seu início de ação mais demorado e maior risco de cardiotoxicidade. Deve-se ter cuidado ao realizar injeção intra-articular com bupivacaína, que tem mostrado efeitos condrotóxicos em estudos com animais e em relatos de caso com humanos. A Tabela 40.1 revisa a farmacocinética dos anestésicos locais mais injetados.

B. Corticoides

Todos os corticoides demonstram algum grau de atividade glicocorticoide e mineralocorticoide. Os efeitos anti-inflamatórios e imunossupressores são mediados pelos glicocorticoides, ao passo que o equilíbrio de sal e água é afetado pelos mineralocorticoides. Os corticoides usados nas injeções musculoesqueléticas têm efeitos primariamente de glicocorticoide. Com frequência, os corticoides são misturados com anestésicos locais para injeções musculoesqueléticas. O uso de anestésicos locais em conjunto com o esteroide injetado desempenha papel duplo, diluindo o esteroide para permitir maior dispersão nas estruturas inflamadas, bem como auxiliando no diagnóstico.

O Quadro 40.1 descreve as indicações comuns para injeções de glicocorticoides. O grau e a duração do alívio da dor dependem de muitos fatores; em geral, o alívio maior é visto nas doenças inflamatórias em relação às doenças degenerativas. Os corticoides de ação curta são usados raras vezes para infiltração intra-articular porque eles são metabolizados de forma rápida pela sinóvia hipervascularizada das articulações inflamadas. Em geral, a absorção sistêmica após a injeção de corticoides de ação longa e intermediária começa em 48 horas e continua por várias semanas. Os corticoides usados com maior frequência incluem metilprednisolona, triamcinolona, betametasona, dexametasona

Quadro 40.1 Indicações para injeções de glicocorticoides

Intra-articular	Não articular
Osteoartrite	Dedo em gatilho
Artrite reumatoide (adulta e juvenil)	Tenossinovite
Artropatias cristalinas (gota e pseudogota)	Cisto gangliônico
	Epicondilite
Lúpus eritematoso sistêmico e doença mista do tecido conjuntivo	Tendinite
	Neuropatias por compressão
Periartrite do ombro (capsulite adesiva)	Bursite
	Fasciíte plantar
Espondiloartropatias soronegativas	Neuromas
Dor na coluna vertebral	Radiculopatia
	Pontos-gatilho
	Distúrbios mediados pelo sistema nervoso simpático

Tabela 40.2 Farmacocinética de glicocorticoides

Tipo de glicocorticoide	Potência relativa	Duração de ação
Hidrocortisona	1	Curta
Prednisolona	4	Intermediária
Acetato de metilprednisolona	5	Intermediária
Triancinolona	5	Intermediária
Betametasona	25	Longa
Dexametasona	25	Longa

e hidrocortisona. Os glicocorticoides e suas potências são comparados com hidrocortisona na Tabela 40.2. A dexametasona e betametasona demonstram o maior grau de atividade glicocorticoide (anti-inflamatória), ao passo que a hidrocortisona demonstra o maior grau de propriedades mineralocorticoides.

Os efeitos adversos dos corticoides incluem elevação da glicose sanguínea, predisposição a infecção local, osteonecrose, ruptura do tendão e exacerbação de dor pós-injeção. Outros efeitos colaterais incluem psicose, rubor facial, hipopigmentação no local da injeção, atrofia da gordura subcutânea, aumento do apetite, dispepsia, mal-estar e insônia. Os efeitos colaterais graves podem incluir retenção de líquido que leva a insuficiência renal ou cardíaca congestiva. Os efeitos adversos dos corticoides devem ser considerados com atenção especial em pacientes com glicose sanguínea não controlada, infecção ativa, doença ulcerativa, hipertensão não controlada, insuficiência cardíaca congestiva, insuficiência renal, doença psiquiátrica preexistente ou instabilidade de humor. Para pacientes diabéticos, um plano de monitoramento da glicose sanguínea e o manejo glicêmico deverão ser realizados antes da infiltração.

C. Ácido hialurônico

Outra opção de infiltração intra-articular envolve o uso de viscossuplementação para o tratamento de dor relacionada à osteoartrite (OA). A viscossuplementação envolve a infiltração de ácido hialurônico, um glicosaminoglicano composto de dissacarídeos de ácido glicurônico e N-acetilglicosamina encontrados naturalmente no líquido sinovial. Nos Estados Unidos, a injeção de ácido hialurônico foi aprovada pela Food and Drug Administration (FDA) apenas para o tratamento de dor associada com OA do joelho. Nos dias atuais, há evidência limitada para o uso de ácido hialurônico no tratamento de OA de quadril, e futuras indicações estão sendo estudadas.

A concentração e o peso molecular do ácido hialurônico ficam reduzidos nas articulações com OA. Essa redução pode ser responsável pela viscosidade e elasticidade diminuídas observadas nas articulações osteoartríticas. Embora o mecanismo de ação do ácido hialurônico não seja completamente conhecido, imagina-se que essas injeções ajudem a restaurar a falta de ácido hialurônico no líquido sinovial e dentro da cartilagem. Embora a meia-vida do ácido hialurônico seja de apenas 8,8 dias, o início e a duração do efeito, na verdade, são muito mais longos, com resultados máximos nos escores de dor e de função ocorrendo 5 a 13 semanas após o tratamento. Portanto, pode haver outros mecanismos de ação.

O ácido hialurônico pode ter efeitos anti-inflamatórios e antinociceptivos adicionais. Várias formulações estão disponíveis, variando desde peso molecular baixo (Hyalgan) até peso molecular alto (Synvisc). Uma revisão da Cochrane sobre viscossuplementação que comparou infiltração de ácido hialurônico com infiltração de esteroide identificou diferenças estatisticamente significativas na dor em 5 a 13 semanas após a injeção. Além disso, a infiltração de ácido hialurônico teve menos efeitos colaterais sistêmicos com efeitos mais prolongados do que os corticoides intra-articulares. A segurança de exposição repetida à infiltração de ácido hialurônico foi bem estabelecida, e ciclos repetidos de injeção são recomendados a pacientes que responderam de forma favorável anteriormente. O efeito colateral mais comum é uma resposta inflamatória leve local e autolimitada. A ligação cruzada de ácido hialurônico também pode estar relacionada a uma resposta inflamatória grave (chamada de pseudossepse) que ocorre dentro de 24 a 72 horas após a injeção, sendo importante excluir artropatia inflamatória aguda ou artrite séptica.

D. Dextrose estéril

A dextrose estéril, um agente da proloterapia, em uma concentração de 12,5 a 25%, tem sido utilizada com frequência. Estudos *in vitro* em condrócitos e fibroblastos humanos expostos à solução de dextrose mostraram aumento na produção do fator de crescimento. Em geral, infiltrações de dextrose estéril são realizadas com um intervalo de quatro semanas entre os tratamentos e são repetidas até se obter pelo menos 80% de alívio da dor ou até se atingir um platô na melhora clínica. As medicações anti-inflamatórias pós-infiltração são evitadas para permitir que a fase de cura inflamatória prossiga sem problemas. Alguns ensaios clínicos fracos limitados indicaram que a dextrose estéril tem efeitos benéficos no alívio da dor e nos resultados funcionais, com bom perfil de segurança, em pacientes com OA de joelho.

E. Plasma rico em plaquetas autólogas

O plasma rico em plaquetas (PRP) autólogas, uma concentração de plaquetas humanas em um pequeno volume de plasma, é uma forma de terapia regenerativa que aumenta a cura do tecido por meio de cascatas de cura natural via fatores de crescimento liberados das plaquetas. O PRP tem sido usado no tratamento de lesão de músculo, de tendão e de cartilagem. O uso de PRP aumenta a produção de ácido hialurônico e de fatores de crescimento angiogênicos nos estudos *in vitro* de células sinoviais humanas. Em geral, a administração de PRP é realizada com um intervalo de pelo menos dois meses entre os tratamentos e é repetida até se obter pelo menos 80% do alívio da dor ou se atingir um platô na melhora clínica. Assim como na infiltração de dextrose estéril, com frequência as medicações anti-inflamatórias pós-injeção são evitadas para permitir que a fase de cura inflamatória prossiga.

F. Soro condicionado autólogo

O soro condicionado autólogo (Orthokine, Regenokine) é um imunomodulador que está disponível para uso na Alemanha desde 2003, mas ainda não foi aprovado pela FDA. Ele é produzido removendo-se 60 mL do próprio sangue do paciente, incubando-se a amostra em 37° C por 24 horas e, depois, centrifugando-a para extrair o que se imagina ser um potente antagonista do receptor de interleucina-1. Essa substância, chamada de ACS, é, então, injetada em uma área afetada com o objetivo de reduzir a dor e a inflamação. O tratamento é repetido seis vezes durante três semanas. Estudos limitados até agora mostraram que a ACS é uma opção efetiva e bem tolerada no tratamento de OA de joelho em estágio inicial.

▶ Efeitos adversos

As complicações após infiltrações intra-articulares incluem reações tóxicas sistêmicas; reações da epinefrina; reação alérgica; resposta vasovagal; lesão nervosa; infecção; sinovite aguda pós-injeção; lesão de ligamento, tendão ou cartilagem; atrofia de tecido; e sangramento. Embora a incidência dessas complicações seja muito baixa, vários fatores podem aumentar o risco dos pacientes. Pacientes que estão recebendo agentes anticoagulantes ou antiplaquetários e aqueles com história de coagulopatia têm maior risco de hemartrose. Pacientes com diabetes melito têm risco maior de infecção, que pode levar a artrite séptica. A incidência de infecção após infiltração articular varia de 1 em 3 mil até 1 em 50 mil. As complicações relacionadas à infiltração intra-articular são descritas no Quadro 40.2. Outras complicações que são exclusivas a procedimentos específicos são discutidas no contexto de cada técnica de injeção mais adiante neste capítulo.

▶ Artrocentese

A artrocentese pode ser realizada para fins diagnósticos e terapêuticos em pacientes com edemas articulares. Ao diminuir a pressão mecânica por edemas articulares e reduzir mediadores inflamatórios, a aspiração da articulação isolada pode ser um procedimento terapêutico. O aspirado pode ser enviado para análise de líquido e citologia a fim de se diferenciar formas de artrite infecciosa, hemorrágica, inflamatória e não inflamatória. A Tabela 40.3 fornece detalhes sobre as características do aspirado articular em cada uma dessas quatro condições. As técnicas para artrocentese são iguais às de infiltração intra-articular descritas a seguir e devem preceder a injeção de medicação em uma articulação com edema significativo.

Quadro 40.2 Efeitos adversos de injeção intra-articular

Complicações	Comentários
Reação tóxica sistêmica	A partir de injeção IV acidental de anestésico local Efeitos no SNC: dormência ou formigamento facial, cefaleia, agitação, vertigem, zumbido, fala arrastada, convulsões, depressão do SNC e coma Efeitos do SCV: tremores, taquicardia, hipertensão e apreensão
Reação da epinefrina	Efeitos da adrenalina: tremores, taquicardia, hipertensão e apreensão
Reação alérgica	O ácido para-aminobenzoico (PABA), um metabólito de anestésicos de éster, tem maior probabilidade de causar reações de hipersensibilidade do que os anestésicos de amido
Reação vasovagal	Secundária a fatores fisiológicos e psicológicos do próprio procedimento, resultando em tontura, sudorese, palidez, bradicardia, hipotensão e síncope
Efeitos sistêmicos dos esteroides	Hiperglicemia; eritema, calor, diaforese da face e do tronco; supressão do eixo hipotalâmico-hipofisário
Lesão nervosa	A partir de uma injeção intraneural não intencional
Infecção	Incidência de 1:1.000 a 1:25.000
Sinovite aguda pós-injeção	Ocorre em 1 a 6%, durando até 48 horas; frequência mais alta em preparações de glicocorticoides de ação longa; tratada com AINEs ou aplicação de gelo local, ou ambos
Lesão de ligamento, tendão ou cartilagem	A partir de efeitos locais de glicocorticoides; articulações de sustentação de peso não devem ser injetadas com frequência maior do que a cada 3 a 4 meses
Atrofia tecidual de tecidos moles adjacentes e despigmentação da pele	A partir de injeção periarticular ou vazamento de corticoides da cápsula articular; ocorre em 5% dos pacientes; pode ocorrer 1 a 6 meses depois
Necrose óssea avascular	Provavelmente por terapia com esteroide sistêmico, e não por injeções intra-articulares locais
Sangramento	A partir de lesão acidental às estruturas vasculares adjacentes

SNC, sistema nervoso central; SCV, sistema cardiovascular; AINEs, anti-inflamatórios não esteroides.

Tabela 40.3 Características do aspirado articular

	Normal	Não inflamatória	Inflamatória	Séptica	Hemorrágica
Volume (mL)	< 3,5	Muitas vezes > 3,5	Muitas vezes > 3,5	Muitas vezes > 3,5	Geralmente > 3,5
Cor	Clara	Palha/amarela	Amarelo-opaca	Muitas amarelo-esverdeada	Vermelha
Clareza	Clara	Clara	Translucente-opaca	Opaca	Sanguinolenta
Viscosidade	Alta	Alta	Baixa	Variável	Variável
Proteína (g/dL)	1-2	1-3	3 a 5	3-5	4-6
Glicose (mg/dL)	Mesma do sangue	Mesma do sangue	> 25, mais baixa do que o sangue	< 25	Mesma que do sangue
Cristais	Não	Não	Presente na sinovite cristal	Não	Não
Leucócitos, por mm^3	< 200	200-2.000	2.000-100.000	15.000-100.000	200-2.000
PMN %	< 25	< 25	50-75	> 75	50-75
Culturas	Negativa	Negativa	Negativa	Muitas vezes positiva	Negativa

PMN, neutrófilo polimorfonuclear.

▶ Procedimentos básicos

A. Cuidado pré-infiltração

Antes de cada procedimento de infiltração, deve-se obter o consentimento informado; isso inclui a discussão de benefícios, limitações, riscos e alternativas. O paciente deve, então, ser posicionado de forma ideal para expor a região de interesse, e as referências anatômicas superficiais devem ser palpadas e marcadas. O conforto do paciente e do médico também devem ser considerados para posicionamento ideal. A posição deitada é preferida, em vez da sentada ou em pé, no caso de um paciente desenvolver uma resposta vagal ou episódio de síncope como resultado da injeção. Os médicos devem estar cientes de que alguns pacientes muito sensíveis podem desenvolver respostas vagais mesmo durante o consentimento informado ou durante as preparações iniciais para o procedimento de injeção.

Depois que as referências anatômicas são palpadas, o local de injeção deve ser marcado com um marcador de pele. Depois, deve-se limpar completamente a pele com agentes antissépticos (iodopovidona, clorexidina ou álcool) e esperar que ela seque. A evidência sugere que uma preparação de clorexidina pode ser mais efetiva do que álcool ou iodopovidona. Além disso, ao se usar iodopovidona, é essencial permitir um tempo de secagem de pelo menos 90 a 120 segundos, para maximizar seus efeitos bactericidas. Em pacientes com limiares de dor baixos, anestésicos tópicos ou *sprays* congelantes podem ser usados para minimizar a dor. Antes da injeção, deve ser realizada aspiração, para reduzir o risco de injeção intravascular.

As precauções universais e a técnica estéril devem ser usadas e mantidas durante todo o procedimento. A escolha de luvas estéreis *versus* não estéreis ainda depende do médico para injeções nos tecidos moles e nas articulações periféricas. Se a região a ser injetada for palpada após a preparação da pele, então luvas estéreis devem sempre ser usadas. Se luvas não estéreis forem usadas, precauções de esterilização total devem ser mantidas no local da injeção. Os pacientes devem sempre ser indagados sobre alergias ao látex se luvas ou curativos de látex forem usados.

A escolha do comprimento e do calibre da agulha é realizada com base no tipo de infiltração, na necessidade potencial para aspiração articular e no tipo corporal do paciente. As escolhas de agulha, seringa e injetado dependem da estrutura que está sendo injetada e são discutidas mais adiante neste capítulo.

B. Cuidado pós-injeção

Após a injeção, deve ser aplicada uma bandagem adesiva estéril, e o paciente deve ser monitorado para qualquer reação ou sangramento pós-injeção imediatos. Se o anestésico local está sendo injetado e a injeção está desempenhando um papel diagnóstico, um diário de dor deve ser fornecido para o paciente para se avaliar de forma mais objetiva os escores de dor numéricos durante o período pós-injeção imediato. Os pacientes devem ser monitorados por 15 a 20 minutos após a injeção e, se tratados em um cenário ambulatorial, devem ser aconselhados com antecedência a vir junto com outra pessoa, pois há risco de parestesia significativa, perda proprioceptiva ou fraqueza localizada, o que prejudicaria a capacidade de os pacientes voltarem para casa sozinhos.

Os pacientes devem ser avisados da possibilidade de agravamento dos sintomas no curto prazo, consistindo em sinovite aguda pós-injeção nas primeiras 24 a 48 horas, o que geralmente se resolve de forma espontânea. Para minimizar a inflamação pós-injeção, os pacientes são aconselhados a aplicar gelo no local por 15 a 20 minutos 2 a 3 vezes por dia nas primeiras 24 a 48 horas e usar fármacos anti-inflamatórios não esteroides conforme for necessário para reduzir o desconforto pós-injeção. Os pacientes devem ser avisados de que o nível de dor anterior pode retornar por um período de tempo à medida que o anestésico local diminui, antes do esteroide começar a agir. Eles devem ser instruídos também a limitar o uso da articulação, pelo menos nas primeiras 24 horas, em especial nas articulações de sustentação de peso. A restrição da atividade previne a lesão e prolonga o efeito do esteroide injetado. Além disso, os pacientes devem ser informados sobre alguns sinais de alerta e devem receber instruções para chamar o médico responsável pelo tratamento se quaisquer dos seguintes aspectos forem observados: temperatura acima de 37,9º C, eritema, drenagem ou edema.

A frequência de infiltração deve ser determinada com base no grau e na duração da resposta às injeções prévias, na natureza do processo de doença, nas comorbidades, na gravidade dos sintomas e no julgamento clínico. A infiltração de articulações grandes não deve ser realizada mais de 3 a 4 vezes por ano e não mais de 10 vezes cumulativamente. As infiltrações de articulações pequenas não devem ser realizadas mais de 2 a 3 vezes por ano e não mais do que quatro vezes cumulativamente.

Bellamy N, Campbell J, Welch V, et al: Intra-articular corticosteroid for treatment of osteoarthritis of the knee. Cochrane Database Syst Rev 2005;(2):CD005328.

Bellamy N, Campbell J, Welch V, et al. Viscosupplementation for the treatment of osteoarthritis of the knee. Cochrane Database Syst Rev 2006;(2):CD005321.

Breit W, Frosch M, Meyer U, et al: A subgroup-specific evaluation of the efficacy of intraarticular triamcinolone hexacetonide in juvenile chronic arthritis. J Rheumatol 2000;27:2696-2702.

Cardone DA: Joint and soft tissue injection. Am Fam Physician 2002;66:283-288.

Charalambous CP, Tryfonidis M, Sadiq S, et al: Septic arthritis following intra-articular steroid injection of the knee—a survey of current practice regarding antiseptic technique used during intra-articular steroid injection of the knee. Clin Rheumatol 2003;22:386-390.

Courtney P, Doherty M: Joint aspiration and injection. Best Prac Res Clin Rheumatol 2005;19:345-369.

Frizziero A, Giannotti E, Oliva F, et al: Autologous conditioned serum for the treatment of osteoarthritis and other possible applications in musculoskeletal disorders. Br Med Bull 2013;105:169-184.

Gossec L, Dougados M: Do intra-articular therapies work and who will benefit most? Best Pract Res Clin Rheumatol 2006;20: 131-144.

Green M, Marzo-Ortega H, Wakefield RJ, et al: Predictors of outcome in patients with oligoarthritis: Results of a protocol of intraarticular corticosteroids to all clinically active joints. Arthritis Rheum 2001;44:1177-1183.

Habib GS: Systemic effects of intra-articular corticosteroids. Clin Rheumatol 2009;28:749-756.

Hameed F, Ihm J: Injectable medications for osteoarthritis. PM R 2012;4:S75-S81.

Hanly JG, Mitchell M, MacMillan L, et al: Efficacy of sacroiliac corticosteroid injections in patients with inflammatory spondyloarthropathy: Results of a 6 month controlled study. J Rheumatol 2000;27:719-722.

Ines LP, da Silva JA: Soft tissue injections. Best Pract Res Clin Rheumatol 2005;19:503-527.

Kolarz G: Long-term benefits and repeated treatment cycles of intra-articular sodium hyaluronate (Hyalgan) in patient with osteoarthritis of the knee. Semin Arthritis Rheum 2003;32:310-319.

Luukkainen RK, Wennerstrand PV, Kautiainen HH, et al: Efficacy of periarticular corticosteroid treatment of the sacroiliac joint in non-spondylarthropathic patients with chronic low back pain in the region of the sacroiliac joint. Clin Exp Rheumatol 2002;20:52-54.

Mather LE, Copeland SE, Ladd LA: Acute toxicity of local anesthetics: Underlying pharmacokinetic and pharmacodynamic concepts. Reg Anesth Pain Med 2005;30: 553-566.

Mulroy MF: Systemic toxicity and cardiotoxicity from local anesthetics: Incidence and preventative measures. Reg Anesth Pain Med 2002;27:556-561.

Neidel J, Boehnke M, Kuster RM: The efficacy and safety of intraarticular corticosteroid therapy for coxitis in juvenile rheumatoid arthritis. Arthritis Rheum 2002;46:1620-1628.

Punzi L, Oliviero F: Arthrocentesis and synovial fluid analysis in clinical practice: Value of sonography in difficult cases. Ann N Y Acad Sci. 2009;1154:152-158.

Ravelli A, Manzoni SM, Viola S, et al: Factors affecting the efficacy of intraarticular corticosteroid injection of knees in juvenile idiopathic arthritis. J Rheumatol 2001;28:2100-2102.

Rosenberg PH, Veering BT, Urmey WF: Maximum recommended doses of local anesthetics: A multifactorial concept. Reg Anesth Pain Med 2004;29:564-575.

Sinnot CJ, Cogswell III LP, Johnson A, et al: On the mechanism by which epinephrine potentiates lidocaine's peripheral nerve block. Anesthesiology 2003;98:181-188.

Stephens MB, Beutler AI, O'Connor FG: Musculoskeletal injections: A review of the evidence. Am Fam Physician 2008;78:971-976.

Stitik TP, Foye PM, Chen B, Nadler SF: Joint and soft tissue corticosteroid injections: A practical approach. Consult Prim Care 2000;40:1469-1475.

Vora A, Borg-Stein J, Nguyen R: Regenerative injection therapy for osteoarthritis: Fundamental concepts and evidence-based review. PM R 2012;4:S104-S109.

Webb ST, Ghosh S: Intra-articular bupivacaine: Potentially chondrotoxic? Br J Anaesth 2009;102:439-441.

Weitoft T, Uddenfeldt P: Importance of synovial fluid aspiration when injecting intra-articular corticosteroids. Ann Rheum Dis 2000;59:233-235.

Young L, Katrib A, Cuello C, et al: Effects of intraarticular glucocorticoids on macrophage infiltration and mediators of joint damage in osteoarthritis synovial membranes: Findings in a double-blind, placebo-controlled study. Arthritis Rheum 2001;44:343-350.

INFILTRAÇÃO NA ARTICULAÇÃO PERIFÉRICA

▶ Infiltração na articulação temporomandibular

A. Indicações

As indicações comuns para infiltração na articulação temporomandibular (ATM) incluem síndrome da ATM ou artrite. Em geral, os pacientes apresentam dor e rigidez localizadas na ATM.

A dor também pode irradiar para estruturas faciais próximas, e os pacientes costumam experimentar cefaleia associada. O exame de imagem da ATM deve ser obtido antes da infiltração.

B. Contraindicações relevantes

Não existem contraindicações específicas.

C. Equipamento e medicação

Equipamento: agulha de 2,54 cm, calibre 27; seringa de 3 mL para medicação.

Orientação por imagem: a orientação por tomografia computadorizada (TC), fluoroscopia ou ultrassom é opcional.

Medicação: 40 mg de metilprednisolona e 0,5 mL de lidocaína a 2%.

D. Preparação do paciente

O paciente é colocado em posição supina ou em decúbito lateral. Deve-se limpar completamente a pele com agentes antissépticos (iodopovidona, clorexidina ou álcool) e deixá-la secar.

E. Técnica e anatomia relevante

A articulação é localizada abaixo do arco zigomático, 1 a 2 cm anterior ao trago. O ponto de referência é a margem ínfero-lateral do côndilo mandibular. A articulação é facilmente localizada abrindo-se e fechando-se a boca. A agulha é inserida de forma perpendicular, com a ponta angulada levemente superior na articulação. Estudos têm demonstrado maior eficácia com abordagens orientadas por ultrassom em crianças com artrite idiopática juvenil.

F. Complicações potenciais

A artéria temporal fica posterior à articulação e deve ser evitada. O nervo facial também pode ser bloqueado de forma acidental, causando fraqueza muscular facial.

> Habibi S, Ellis J, Strike H, Ramanan AV: Safety and efficacy of US--guided CS injection into temporomandibular joints in children with active JIA. Rheumatology 2012;51:874–877.
>
> Parra DA, Chan M, Krishnamurthy G, et al: Use and accuracy of US guidance for image-guided injections of the temporomandibular joints in children with arthritis. Pediatr Radiol 2010;40:1498–1504.

INFILTRAÇÃO NO MEMBRO SUPERIOR

▶ Infiltração na articulação do ombro

As injeções no ombro estão entre os procedimentos de injeção mais comuns realizados na prática da medicina musculoesquelética. Com frequência, a dor no ombro não é bem localizada, e os achados de exame físico podem se sobrepor amplamente entre as doenças. Portanto, essas injeções também são valiosas para diagnóstico e terapia.

▶ Infiltração na articulação esternoclavicular

A. Indicações

Dor secundária à artrite é a indicação mais comum para infiltração intra-articular esternoclavicular (EC). Outras indicações incluem dor pós-traumática associada com subluxação. A osteoartrite da articulação esternoclavicular é um achado patológico relativamente incomum. A articulação EC age como um ponto de sustentação para o ombro e serve como um local de ligação para o esqueleto axial ao apendicular. Os pacientes podem ter dor localizada no esterno, e a dor pode ser aumentada com a amplitude de movimento do ombro. A clavícula medial, o manúbrio do esterno e a primeira costela articulam-se para formar a articulação EC, que é uma articulação sinovial verdadeira. A articulação é estabilizada pelos ligamentos EC anteriores e posteriores. Essa articulação pode ser subluxada, elevando a clavícula proximal em relação ao esterno e servindo como um gerador de dor. O exame de imagem deve sempre ser obtido antes da infiltração, e a TC é a modalidade de imagem preferida para a articulação EC.

B. Contraindicações relevantes

A presença de trauma agudo ou luxação é uma contraindicação à injeção.

C. Equipamento e medicação

Equipamento: agulha de 3,8 cm, calibre 25; seringa de 3 mL para medicação.

Orientação por imagem: a orientação por TC, fluoroscopia ou ultrassom é opcional.

Medicação: 40 mg de acetato de metilprednisolona ou equivalente e 1 mL de lidocaína a 1% sem conservante.

D. Preparação do paciente

O paciente é colocado na posição supina. A pele deve ser completamente limpa com agentes antissépticos (iodopovidona, clorexidina ou álcool) e seca. O uso de um *spray* congelante é opcional.

E. Técnica e anatomia relevante

A agulha é inserida na margem da articulação EC e avançada medialmente em um ângulo de 45° até penetrar na articulação, tomando-se cuidado para não inseri-la profundamente.

F. Complicações potenciais

Os vasos braquiocefálicos estão localizados posteriormente à articulação e estão em risco de lesão se a agulha for inserida de forma muito profunda. Os pulmões estão localizados posteriores e laterais à articulação, e pneumotórax é um risco improvável, porém possível, se a agulha avançar em uma direção muito lateral e muito profunda.

Injeção na articulação glenoumeral

A. Indicações

As indicações mais comuns para injeções na articulação glenoumeral (GU) incluem capsulite adesiva, OA primária ou secundária (pós-traumática) e artrite reumatoide depois que as abordagens de tratamento mais conservador falharam. As injeções na articulação GU também podem desempenhar um papel diagnóstico na avaliação da patologia intra-articular como o gerador de dor.

Em geral, os pacientes apresentam amplitude de movimento diminuída, dor e fraqueza causada pela dor. Pode haver crepitação palpável com o movimento do ombro. O exame de imagem do ombro pode fornecer informação diagnóstica e é recomendado antes da injeção. Altos volumes de injetado, até 100 mL, podem ser usados para artrografia de distensão para o tratamento de capsulite adesiva usando a abordagem anterior sob orientação fluoroscópica.

B. Contraindicações relevantes

Não existem contraindicações específicas.

C. Equipamento e medicação

Equipamento: agulha de 10 cm, calibre 22, seringa de 5 mL para contraste com tubo de extensão; seringa de 10 mL para medicação.

Orientação por imagem: orientação por fluoroscopia ou ultrassonografia é recomendada.

Medicação: 80 mg de acetato de metilprednisolona ou equivalente e 9 mL de lidocaína a 1% sem conservante.

Contraste: até 5 mL de iohexol.

D. Preparação do paciente

A injeção intra-articular GU pode ser realizada usando-se uma abordagem anterior ou posterior. A abordagem anterior é recomendada quando orientação fluoroscópica for utilizada. O paciente deve estar na posição supina com o ombro em rotação externa para abrir o espaço articular. Depois, deve-se limpar a pele completamente com agentes antissépticos (iodopovidona, clorexidina ou álcool) e deixar que ela seque. Uma fita estéril fenestrada pode, então, ser aplicada. O uso de um *spray* congelante é opcional.

E. Técnica e anatomia relevante

Em geral, o feixe fluoroscópico é orientado em um plano anteroposterior. Com base na quantidade de rotação externa do ombro, vários graus de rotação oblíqua podem ser necessários para aumentar o espaço articular. O alvo é a junção dos terços médio e inferior da articulação GU. A agulha deve ser introduzida na cabeça do úmero e depois movimentada de forma suave medialmente à articulação. O lábio glenoide deve ser evitado; por isso, recomenda-se o uso de orientação por imagem durante a abordagem anterior. A injeção intra-articular é confirmada com injeção de contraste (cerca de 5 mL) para confirmar a colocação apropriada artrograficamente e descartar injeção intravascular (Fig. 40.1).

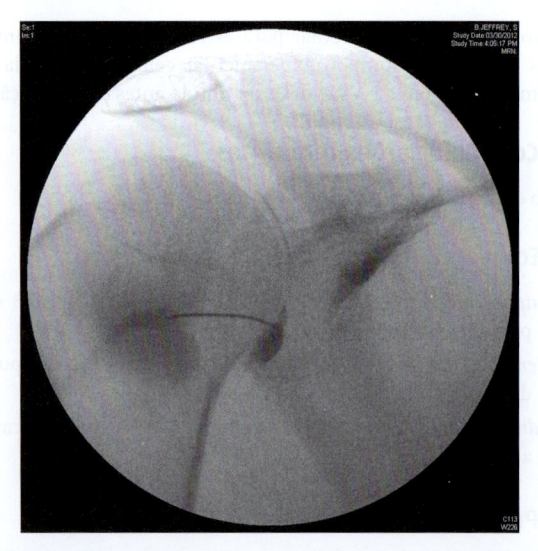

▲ **Figura 40.1** Injeção intra-articular no ombro (abordagem anterior) com orientação fluoroscópica. O padrão de contraste demonstra a colocação intra-articular apropriada.

Após a aplicação de contraste, a solução de esteroide é administrada, a agulha é removida, e um curativo adesivo é aplicado.

F. Complicações potenciais

As complicações podem incluir lesão iatrogênica do lábio glenoide e sangramento ou hematoma por lesão não intencional do feixe neurovascular axilar se a agulha for colocada em uma localização muito medial.

Infiltração subacromial no ombro

A. Indicações

A injeção subacromial no ombro é principalmente indicada para tratamento de bursite subacromial, impacto do manguito rotador ou tendinose. É comum essas três condições coexistirem, e elas podem ser difíceis de ser diferenciadas. Essa abordagem também desempenha um papel diagnóstico importante na avaliação do espaço articular subacromial e na identificação do impacto do ombro como o gerador de dor. Injeções subacromiais do ombro atingem melhor o tendão do supraespinal, que passa mais próximo do espaço subacromial em comparação com os outros tendões do manguito rotador.

B. Contraindicações relevantes

Não existem contraindicações específicas.

C. Equipamento e medicação

Equipamento: agulha reta de 3,8 cm ou espinal de 10 centímetros, calibre 22 (com base no tipo corporal do paciente); seringa de 10 mL para medicação.

INFILTRAÇÕES E PROCEDIMENTOS ARTICULARES — CAPÍTULO 40

Orientação por imagem: a orientação por ultrassonografia é preferida sobre a orientação por fluoroscopia para permitir visualização de estruturas de tecidos moles e é considerada opcional.

Medicação: 80 mg de acetato de metilprednisolona ou equivalente e 5 mL de lidocaína a 1% sem conservante.

D. Preparação do paciente

A abordagem posterior é a mais usada para injeção subacromial, mas as abordagens laterais ou anteriores também podem ser usadas. A posterior é mais precisa para a colocação de agulha intra-articular em comparação com as outras abordagens. Os pontos de referência são palpados mais facilmente, e o espaço articular é mais amplo posteriormente do que anteriormente. As injeções intra-articulares GU orientadas por ultrassom têm resultados superiores aos das injeções às cegas. Na abordagem posterior, em geral o paciente está em uma posição sentada com o ombro em rotação interna, permitindo que o braço fique suspenso. Essa posição permite que a gravidade desloque a cabeça umeral a partir do acrômio, aumentando o espaço subacromial. Deve-se limpar completamente a pele com agentes antissépticos (iodopovidona, clorexidina ou álcool) e esperar que ela seque. Um curativo estéril fenestrado pode, então, ser aplicado. O uso de um *spray* congelante é opcional.

E. Técnica e anatomia relevante

Em geral, o canto posterolateral da escápula é facilmente palpável e deve ser identificado. A agulha é inserida 1 centímetro ou a largura de um dedo, de modo inferior ao ângulo posterolateral do acrômio, enquanto se direciona a ponta anteromedialmente para o processo coracoide (Fig. 40.2). A agulha deve ser aspirada antes da infiltração para reduzir o risco de injeção intravascular e para retirar qualquer líquido da bolsa subacromial. Se for encontrada resistência durante a injeção de medicação, o bisel da agulha pode ser girado ou a agulha pode ser um pouco retirada para permitir uma injeção de baixa pressão.

F. Complicações potenciais

As complicações incluem lesão iatrogênica do manguito rotador ou do *labrum* com técnica inadequada.

Infiltração na articulação acromioclavicular

A. Indicações

A infiltração intra-articular acromioclavicular (AC) é indicada para tratamento de dor secundária à artrite, bem como dor com distensão de ligamento AC de grau 1 após as abordagens mais conservadoras terem falhado. Os pacientes com frequência apresentam dor localizada e sensibilidade sobre a articulação AC e dor com amplitudes de movimento, em especial na adução de braço cruzado. Achados patológicos na articulação AC podem ser vistos nas radiografias, no exame de TC e na imagem por ressonância magnética (RM).

B. Contraindicações relevantes

Não existem contraindicações específicas.

C. Equipamento e medicação

Equipamento: agulha de 2,54 cm, calibre 25; seringa de 3 mL para medicação; seringa de 3 mL para contraste se for usada orientação fluoroscópica.

Orientação por imagem: a orientação ultrassonográfica ou fluoroscópica é opcional.

Medicação: solução de 1 mL contendo 20 mg de acetato de metilprednisolona ou equivalente e lidocaína a 1% sem conservantes.

Contraste: 0,5 mL de iohexol.

D. Preparação do paciente

A abordagem superior é usada para injetar a articulação AC. A articulação tem uma capacidade pequena, de cerca de 1 mL. O paciente deve estar em uma posição sentada e pode segurar um peso para separar mais a articulação AC. Se for usada fluoroscopia, o paciente fica sentado com o braço-C rodado para fornecer uma visão anteroposterior a fim de se aumentar o espaço articular visualizado e avaliar a profundidade da agulha. A precisão das infiltrações intra-articulares AC orientadas por imagem é superior à das infiltrações às cegas. A pele deve estar completamente limpa com agentes antissépticos (iodopovidona, clorexidina ou álcool) e seca. Uma fita estéril fenestrada pode, então, ser aplicada. O uso de um *spray* congelante é opcional.

E. Técnica e anatomia relevante

A articulação AC fica na margem lateral da clavícula. Em geral, ela é facilmente palpável como um sulco distinto formado pela articulação da clavícula com o acrômio. A agulha é inserida na

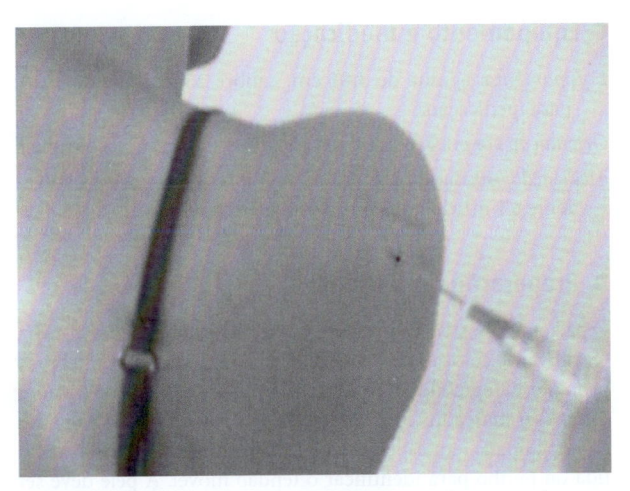

▲ **Figura 40.2** Injeção subacromial no ombro usando uma abordagem posterior com inserção da ponta da agulha levemente inferior ao acrômio.

região inferior ao sulco formado pela extremidade lateral da clavícula e a borda medial do acrômio, por meio de fluoroscopia intermitente para avaliar a profundidade da agulha. Cerca de 0,5 mL de iohexol pode ser injetado para confirmar a localização apropriada e descartar a colocação intravascular. O volume de contraste deve ser reduzido por causa da pequena capacidade articular. A medicação é, então, injetada de forma lenta. A capacidade articular pequena pode necessitar de uma injeção de pressão maior. Se for encontrada resistência significativa com a injeção, deve ser feita rotação do bisel da agulha. Se for encontrada resistência em um momento intermediário da injeção, a articulação pode ter alcançado a capacidade.

F. Complicações potenciais

O pneumotórax é uma complicação potencial nos casos de injeção mal aplicada.

▶ Infiltração na articulação ulnoumeral

A. Indicações

A infiltração intra-articular do cotovelo é indicada para tratar dor de artrite reumatoide ou outra artrite inflamatória que afeta o cotovelo, após terapias conservadoras falharem. Em geral, os pacientes apresentam dor localizada e sensibilidade sobre o cotovelo e dor com amplitude de movimento.

B. Contraindicações relevantes

Não existem contraindicações específicas.

C. Equipamento e medicação

Equipamento: agulha de 3,81 cm, calibre 22; seringa de 3 mL para medicação.
Orientação por imagem: a orientação ultrassonográfica ou fluoroscópica é opcional.
Medicação: 80 mg de acetato de metilprednisolona ou equivalente e lidocaína a 1% sem conservante.

D. Preparação do paciente

O paciente é posicionado com o cotovelo flexionado em 50 a 90°. O cotovelo é colocado sobre uma superfície plana, com o antebraço pronado. A pele deve estar completamente limpa com agentes antissépticos (iodopovidona, clorexidina ou álcool) e seca. Uma fita estéril fenestrada pode, então, ser aplicada. O uso de um *spray* congelante é opcional.

E. Técnica e anatomia relevante

A infiltração intra-articular é realizada entre a região posterior do olécrano e o epicôndilo lateral do úmero quando se utilizar a abordagem posterior. Como alternativa, na abordagem posterolateral, a agulha é inserida medialmente na direção da cabeça radial no centro do triângulo formado pelo epicôndilo lateral, cabeça radial e ponta do processo do olécrano. A aspiração deve ser realizada antes da injeção para excluir a injeção intravascular. Se for encontrada resistência, a capacidade articular foi alcançada ou o bisel foi obstruído pelas margens articulares. Nesses casos, a agulha deve ser girada ou puxada levemente para trás, e a injeção deve ser tentada de novo.

F. Complicações potenciais

Se a infiltração for realizada em região muito medial, há risco de lesão intraneural para o nervo radial.

▶ Infiltração para epicondilite lateral

A. Indicações

A epicondilite lateral pode representar a patologia de cotovelo mais frequente e a infiltração de cotovelo mais comum na prática musculoesquelética. A epicondilite lateral é uma síndrome de dor que emana da inserção do tendão do extensor comum sobre o epicôndilo lateral. Apesar de seu nome, a epicondilite lateral raras vezes é uma condição inflamatória verdadeira e, em geral, é uma tendinopatia em vez de tendinite. O processo fisiopatológico envolve mudanças degenerativas dentro do tendão, com hiperplasia fibroblástica e vascular. Como resultado, as injeções de esteroide para epicondilite lateral são mais eficazes no início dos sintomas, quando existe uma resposta inflamatória verdadeira. Outros tratamentos, tais como injeções de PRP e de sangue autólogo, demonstraram eficácia em pequenos estudos.

B. Contraindicações relevantes

Não existem contraindicações específicas.

C. Equipamento e medicação

Equipamento: agulha de 3,81 cm, calibre 25; seringa de 3 mL para medicação.
Orientação por imagem: a orientação ultrassonográfica é opcional.
Medicação: 40 mg de acetato de metilprednisolona ou equivalente e 1 mL de lidocaína a 1% sem conservante.

D. Preparação do paciente

O paciente é posicionado com o cotovelo flexionado em 50 a 90°. O cotovelo é colocado em uma superfície plana, com o antebraço pronado. O epicôndilo lateral e o tendão do extensor comum devem ser marcados com antecedência e, em geral, são palpados com facilidade, em especial se o paciente realiza extensão assistida do punho para identificar o tendão móvel. A pele deve ser completamente limpa com agentes antissépticos (iodopovidona, clorexidina ou álcool) e seca. Uma fita estéril fenestrada pode, então, ser aplicada. O uso de um *spray* congelante é opcional.

E. Técnica e anatomia relevante

Uma vez que o epicôndilo lateral foi demarcado, e a região preparada de maneira estéril, a agulha é direcionada para o epicôndilo lateral no local da inserção do tendão do extensor comum. A aspiração deve ser realizada antes da injeção para excluir penetração vascular. Se for encontrada resistência, a agulha pode estar dentro do ventre do tendão e requerer reposicionamento.

F. Complicações potenciais

Se a injeção for realizada muito medialmente, há risco de lesão intraneural para o nervo radial. Além disso, há risco de enfraquecimento do tendão ou de ruptura, em especial se for injetado esteroide dentro do corpo do tendão.

▶ Infiltração para epicondilite medial

A. Indicações

A epicondilite medial, também conhecida como "cotovelo de golfista", é o resultado de mudanças patológicas de origem musculotendinosa no epicôndilo medial. Ela é muito menos comum do que a epicondilite lateral. Contudo, o mesmo processo fisiopatológico se aplica, e é provável que ela esteja relacionada ao uso excessivo e repetitivo da musculatura flexora-pronadora, com microrruptura resultante. O pronador redondo e o flexor radial do punho são os dois tendões mais envolvidos.

B. Contraindicações relevantes

Não existem contraindicações específicas.

C. Equipamento e medicação

Equipamento: agulha de 3,81 cm, calibre 25; seringa de 3 mL para medicação.

Orientação por imagem: a orientação ultrassonográfica é opcional.

Medicação: 40 mg de acetato de metilprednisolona ou equivalente e 1 mL de lidocaína a 1% sem conservante.

D. Preparação do paciente

O cotovelo é colocado sobre uma superfície plana, com o antebraço completamente supinado. O epicôndilo medial e os tendões flexores e pronadores devem ser marcados com antecedência; em geral, eles são palpados com facilidade, em especial se o paciente realiza flexão ativa do punho para identificar o tendão móvel. A pele deve ser completamente limpa com agentes antissépticos (iodopovidona, clorexidina ou álcool) e seca. Um curativo esterilizado fenestrado pode, então, ser aplicado. O uso de um *spray* congelante é opcional.

E. Técnica e anatomia relevante

Uma vez que o epicôndilo medial foi demarcado, a agulha é direcionada para o epicôndilo medial adjacente à inserção do tendão do flexor. A aspiração deve ser realizada antes da infiltração para excluir punção intravascular. Se for encontrada resistência, a agulha pode estar dentro do tendão e requerer reposicionamento. Deve-se tomar cuidado e evitar infiltração dentro do tendão, o que pode enfraquecê-lo de forma irreversível.

F. Complicações potenciais

Se a infiltração for realizada em região muito posterior, há risco de lesão intraneural para o nervo ulnar. Além disso, há risco de enfraquecimento do tendão ou de ruptura, em especial se for injetado esteroide dentro do corpo do tendão.

▶ Infiltração na bursa do olécrano

A. Indicações

Antes de aplicar uma infiltração para bursite do olécrano, é obrigatório descartar uma etiologia infecciosa. Muitas vezes, a bursite não séptica do olécrano está relacionada ao uso excessivo, mas pode ser vista em conjunto com artrite reumatoide e artrite cristaloide. Em geral, os pacientes apresentam a bursa do olécrano aumentada e, às vezes, dolorosa. O papel da infiltração é drenar a bursa e injetar esteroides para reduzir qualquer dor por inflamação. Estudos demonstraram risco reduzido de reacúmulo de líquido na bursa em conjunto com injeção de metilprednisolona intrabursal.

B. Contraindicações relevantes

Não existem contraindicações específicas.

C. Equipamento e manutenção

Equipamento: agulha de 3,81 cm, calibre 25, apenas se injetar; agulha de 3,81 cm, calibre 18 ou 20, se aspirar; seringa de 10 mL para aspiração; seringa de 3 mL para medicação.

Orientação por imagem: a orientação ultrassonográfica é opcional.

Medicação: 80 mg de acetato de metilprednisolona ou equivalente e lidocaína a 1% sem conservante.

D. Preparação do paciente

A injeção pode ser realizada com o paciente sentado, em supino ou em prono. O cotovelo é flexionado em 90°, a bursa do olécrano é palpada e demarcada com facilidade quando uma efusão está presente. A pele deve ser completamente limpa com agentes antissépticos (iodopovidona, clorexidina ou álcool) e seca. Um curativo esterilizado fenestrado pode, então, ser aplicado. O uso de um *spray* congelante é opcional.

E. Técnica e anatomia relevante

Uma vez que a bursa do olécrano foi demarcada, a agulha é direcionada de forma lateral para medial dentro da bursa. Usar essa abordagem reduz o risco de lesão do nervo ulnar. Se uma agulha de calibre grande for usada para tentar aspiração, deve-se anestesiar a pele com lidocaína a 1% antes da injeção. A aspiração deve ser realizada antes da injeção para excluir colocação intravascular e retirada de qualquer líquido da bursa. Ao se aspirar, uma abordagem em zigue-zague é recomendada, para reduzir o risco de fístula.

F. Complicações potenciais

Lesões não intencionais na artéria radial, nos nervos sensoriais radiais, nos extensores longo e curto do polegar e no abdutor longo do polegar são alguns dos riscos potenciais desse procedimento.

▶ Injeção na primeira articulação carpometacarpiana

A. Indicações

A injeção na primeira articulação carpometacarpiana (CMC) é indicada para o tratamento da dor na OA e artrite inflamatória após as abordagens de tratamento mais conservadoras terem falhado. A primeira articulação CMC, também conhecida como articulação trapeziometacarpiana, é o local mais comum de OA na mão, frequentemente associada com o estresse por uso excessivo. Os pacientes em geral se apresentam com dor localizada ou sensibilidade na primeira articulação CMC e dor com a atividade. Há uma redução na força da empunhadura e pinça secundária à dor.

B. Contraindicações relevantes

Não existem contraindicações específicas.

C. Equipamento e medicação

Equipamento: Seringa de 3 ml com calibre 25, com agulha de 3,8 cm para medicação.

Orientação sob Imagem: orientação fluoroscópica ou sonográfica é opcional.

Medicação: 20 mg de acetato de metilprednisolona ou equivalente e 0,5 mg de lidocaína a 1% sem preservativo.

D. Preparação do paciente

A injeção é geralmente administrada com o paciente sentado e o punho em prono. A articulação entre o trapézio e primeiro metacarpiano na "tabaqueira" é apalpada e marcada. A artéria radial deve ser apalpada de modo a evitar a punção arterial. Para evitar a punção, a injeção deve ser realizada na porção ulnar do tendão extensor curto do polegar. A pele deve ser meticulosamente limpa com antissépticos (iodo-povidona, clorexidina, álcool), e seca. Um tecido esterilizado fenestrado pode então ser aplicado. O uso de um *spray vapocoolant* é opcional.

E. Técnica e anatomia relevante

Uma vez que o local da injeção é determinado e a pele preparada, a agulha é direcionada à articulação. Nas articulações artríticas, osteófitos são comumente encontrados, tornando a entrada mais difícil. A tração no polegar pode ser aplicada para aumentar o espaço articular. A aspiração deve ser feita antes da injeção para eliminar a penetração vascular e extrair qualquer líquido da bursa antes de injetar a medicação. O volume da injeção é limitado devido à pequena capacidade da articulação. Se realizada sob orientação fluoroscópica, o volume de contraste injetado também deve ser minimizado.

F. Complicações potenciais

Lesões não intencionais à artéria radial, nervos radiais sensoriais, extensor curto e longo do polegar e abdutor longo do polegar são alguns dos potenciais riscos deste procedimento.

▶ Infiltração para tenossinovite de De Quervain

A. Indicações

A tenossinovite estenosante de De Quervain envolve o primeiro compartimento dorsal do punho e é comumente vista com estresse por uso excessivo. O envolvimento dos tendões do abdutor longo do polegar ou do extensor curto do polegar, que são responsáveis pela abdução radial do polegar, pode ocorrer. Em geral, os pacientes se queixam de dor ou de edema ao longo desses tendões, com força de garra inibida pela dor e sensibilidade sobrepondo o tendão no estiloide radial. O teste de Finkelstein, que produz dor quando a flexão do cotovelo é combinada com desvio ulnar do punho, é diagnóstico.

B. Contraindicações relevantes

Não existem contraindicações específicas.

C. Equipamento e medicação

Equipamento: agulha de 3,81 cm, calibre 25; seringa de 3 mL para medicação.

Orientação por imagem: a orientação ultrassonográfica é opcional.

Medicação: 20 mg de acetato de metilprednisolona ou equivalente e 0,5 mL de lidocaína a 1% sem conservante.

D. Preparação do paciente

A injeção, em geral, é realizada com o paciente sentado e o lado radial do punho para cima. Os tendões do abdutor longo do polegar e do extensor curto do polegar são identificados e marcados por flexão e extensão passiva do polegar. A artéria radial deve ser palpada também para evitar a punção arterial. A pele deve ser completamente limpa com agentes antissépticos (iodopovidona, clorexidina ou álcool) e seca. Um curativo estéril fenestrado pode, então, ser aplicado. O uso de um *spray* congelante é opcional.

E. Técnica e anatomia relevante

O local de entrada deve sobrepor o tendão na base do primeiro metacarpo. A agulha é direcionada em um ângulo raso, distal para proximal, ao longo da bainha do tendão na direção do processo estiloide radial. A aspiração deve ser realizada antes da injeção para reduzir o risco de injeção intravascular. Se for encontrada resistência, isso pode indicar colocação de agulha dentro do tendão. A agulha deve ser direcionada mais superficialmente, tomando-se cuidado para evitar injetar o medicamento dentro do corpo do tendão.

F. Complicações potenciais

Infiltração direta de esteroide no tendão pode aumentar o risco de ruptura.

▶ Infiltração no túnel do carpo

A. Indicação

A síndrome do túnel do carpo é a neuropatia por compressão mais comum e resulta de compressão do nervo mediano dentro do túnel do carpo. Em geral, ela afeta a mão dominante antes da mão não dominante, mas pode estar presente em ambos os lados. A síndrome do túnel do carpo pode estar relacionada ao uso excessivo e é comumente vista em associação com osteoartrite, artrite reumatoide, diabetes melito, hipotireoidismo e gravidez. Os pacientes costumam se queixar de dor, dormência e formigamento que afeta a superfície palmar dos três primeiros dígitos, juntamente com a superfície palmar do dedo anelar. Força diminuída ou atrofia do abdutor curto do polegar pode indicar doença mais avançada ou perda de axônio. A injeção do túnel do carpo é indicada para o tratamento da condição leve a moderada. A injeção deposita medicação na bursa ulnar proximal ao túnel do carpo.

B. Contraindicações relevantes

Não existem contraindicações específicas.

C. Equipamento e medicação

Equipamento: agulha de 2,54 cm, calibre 27; seringa de 3 mL para medicação.

Orientação por imagem: a orientação ultrassonográfica é opcional.

Medicação: 40 mg de acetato de metilprednisolona ou equivalente e 0,5 mL de lidocaína a 1% sem conservante.

D. Preparação do paciente

A injeção é realizada com o paciente sentado e o punho supinado. Em geral, o nervo mediano fica entre o tendão do palmar longo e o tendão do flexor radial do punho. O local de entrada deve ser marcado em uma região proximal à prega distal do punho e ulnar ao tendão do palmar longo. Nos casos em que o tendão do palmar longo está ausente, o local de entrada é marcado no ponto médio entre o processo estiloide ulnar e radial. A pele deve ser completamente limpa com agentes antissépticos (iodopovidona, clorexidina ou álcool) e seca. Um curativo estéril fenestrado pode, então, ser aplicado. O uso de um *spray* congelante é opcional.

E. Técnica e anatomia relevante

Uma vez que o local de injeção é marcado, a agulha é introduzida de forma proximal para distal em um ângulo raso de cerca de 30°, direcionada para o dedo anelar. A agulha é aspirada para evitar injeção intravascular. A solução é injetada de forma lenta. Se o paciente desenvolver exacerbação da dor ou parestesias medianas, isso pode indicar pressurização do nervo ou aplicação intraneural; nesses casos, a agulha deve ser redirecionada, ou a injeção interrompida.

F. Complicações potenciais

As complicações incluem injeção intraneural do nervo mediano ou ulnar.

Avci S, Yilmaz C, Sayli U: Comparison of nonsurgical treatment measures for de Quervain's disease of pregnancy and lactation. J Hand Surg Am 2002;27:322–324.

Borbas P, Kraus T, Clement H, et al: The influence of ultrasound guidance in the rate of success in acromioclavicular joint injection: An experimental study on human cadavers. J Shoulder Elbow Surg 2012;21:1694–1697.

Buchbinder R, Green S, Forbes A, et al: Arthrographic joint distension with saline and steroid improves function and reduces pain in patients with painful stiff shoulder: Results of a randomised, double blind, placebo controlled trial. Ann Rheum Dis 2004;6:302–309.

Buchbinder R, Green S, Youd JM: Corticosteroid injections for shoulder pain. Cochrane Database Syst Rev 2003;(1):CD004016.

Ciccotti MC, Schwartz MA, Ciccotti MG: Diagnosis and treatment of medial epicondylitis of the elbow. Clin Sports Med 2004;23:693–705.

Codsi MJ: The painful shoulder: When to inject and when to refer. Cleve Clin J Med 2007;74:473–488.

Courtney P, Doherty M: Joint aspiration and injection and synovial fluid analysis. Best Pract Res Clin Rheumatol 2009;23:181–192.

Daley EL, Bajaj S, Bisson LJ, Cole BJ: Improving injection accuracy of the elbow, knee, and shoulder: Does injection site and imaging make a difference? A systematic review. Am J Sports Med 2011;39:656–662.

Del Buono A, Franceschi F, Palumbo A, et al: Diagnosis and management of olecranon bursitis. Surgeon 2012;10:297–300.

Hui AC, Wong S, Leung CH, et al: A randomized controlled trial of surgery vs steroid injection for carpal tunnel syndrome. Neurology 2005;64:2074–2078.

Joshi R: Intraarticular corticosteroid injection for first carpometacarpal osteoarthritis. J Rheumatol 2005;32:1305–1306.

Lane LB, Boretz RS, Stuchin SA: Treatment of de Quervain's disease: Role of conservative management. J Hand Surg Br 2001;26:258–260.

Lewis M, Hay EM, Paterson SM, et al: Local steroid injections for tennis elbow: Does the pain get worse before it gets better? Results from a randomized controlled trial. Clin J Pain 2005;21:330–334.

Ly-Pen D, Andreu JL, de Blas G, et al: Surgical decompression versus local steroid injection in carpal tunnel syndrome: A one year, prospective, randomized, open, controlled clinical trial. Arthritis Rheum 2005;52:612–619.

Mandl LA, Hotchkiss RN, Adler RS, et al: Can the carpometacarpal joint be injected accurately in the office setting? Implications for therapy. J Rheumatol 2006;33:1137–1139.

Naredo E, Cabero F, Beneyto P, et al: A randomized comparative study of short term response to blind injection versus sonographic-guided injection of local corticosteroids in patients with painful shoulder. J Rheumatol 2004;31:308–314.

Paten DN, Nayyar S, Hasan S, et al: Comparison of ultrasound-guided versus blind glenohumeral injections: A cadaveric study. J Shoulder Elbow Surg 2012;21:1664–1668.

Peck E, Lai JK, Pawlina W, Smith J: Accuracy of ultrasound-guided versus palpation-guided acromioclavicular joint injections: A cadaveric study. P MR 2010;2:817–821.

Rabago D, Best TM, Zgierska AE, et al: A systematic review of four injection therapies for lateral epicondylosis: Prolotherapy, polidocanol, whole blood and platelet-rich plasma. Br J Sports Med 2009;43:471–481.

Racasan O, Dubert T: The safest location for steroid injection in the treatment of carpal tunnel syndrome. J Hand Surg Br 2005;30:412–414.

Smidt N, van der Windt DA, Assendelft WJ, et al: Corticosteroid injections, physiotherapy, or a wait-and-see policy for lateral epicondylitis: A randomized controlled trial. Lancet 2002;359:657–662.

Soh E, Li W, Ong KO, et al: Image-guided versus blind corticosteroid injections in adults with shoulder pain: A systematic review. BMC Musculoskel Dis 2011;12:137.

Tallia AF, Cardone DA: Diagnostic and therapeutic injection of the shoulder region. Am Fam Phys 2003;67:1271–1278.

Tallia AF, Cardone DA: Diagnostic and therapeutic injection of the wrist and hand region. Am Fam Phys 2003;67:745–750.

INJEÇÃO NO MEMBRO INFERIOR

▶ Infiltração na articulação do quadril

A. Indicações

Em geral, a dor que surge na articulação do quadril é percebida na virilha ou na região anteromedial proximal da coxa. Os pacientes com frequência apresentam dor, rigidez e amplitude de movimento diminuída, em especial de rotação interna do quadril. Vários geradores de dor podem produzir dor na virilha ou na parte anterior da coxa; por essa razão, a injeção intra-articular no quadril pode desempenhar um papel diagnóstico importante. Além disso, quando um corticoide é injetado, a infiltração pode ter um papel terapêutico, particularmente para o tratamento de dor por osteoartrite do quadril. Embora a viscossuplementação não seja aprovada pela FDA para injeção intra-articular no quadril, vários estudos sustentam essa indicação emergente. As radiografias do quadril sempre devem ser obtidas antes da injeção.

B. Contraindicações relevantes

Não existem contraindicações específicas.

C. Equipamento e medicação

Equipamento: agulha espinal de 8,8 cm, calibre 22; seringa de 10 mL para medicação; seringa de 5 mL com tubo de extensão para contraste.

Orientação por imagem: a orientação fluoroscópica é recomendada.

Medicação: 80 mg de acetato de metilprednisolona ou equivalente e 5 mL de lidocaína a 1% sem conservante.

Contraste: cerca de 2 mL de iohexol.

D. Preparação do paciente

O paciente é posicionado em supino sobre a mesa de fluoroscopia com o quadril em extensão e rotação externa. Quando a injeção intra-articular do quadril é realizada usando-se apenas pontos de referência anatômicos superficiais, sem orientação por imagem, segundo Leopold e colaboradores, observa-se baixa precisão de 60% em uma abordagem anterior. Desse modo, a orientação fluoroscópica é altamente recomendada para minimizar injeções extra-articulares e reduzir o risco. A espinha ilíaca anterossuperior e a artéria femoral são palpadas e marcadas antes da injeção. O local de entrada da agulha está localizado 2 cm abaixo da espinha ilíaca anterossuperior e 3 cm lateralmente ao pulso femoral palpado no nível da borda superior do trocanter maior. A pele deve ser completamente limpa com agentes antissépticos (iodopovidona, clorexidina ou álcool) e seca. Um curativo estéril fenestrado pode, então, ser aplicado. O uso de um *spray* congelante ou de anestesia cutânea local, ou ambos, é opcional.

E. Técnica e anatomia relevante

Após o paciente ser posicionado, a fluoroscopia é usada para verificar o local apropriado de injeção no aspecto superior e lateral do colo do fêmur. Se parestesias forem encontradas, a agulha deve ser retirada e redirecionada. O início das parestesias pode indicar que a agulha está passando perto ou tocando o nervo femoral ou o nervo cutâneo femoral lateral. A agulha deve passar pela cápsula do quadril até tocar o periósteo. O mandril deve ser removido, e o tubo de extensão deve ser inserido. Antes da injeção de contraste, a articulação deve ser aspirada para retirar qualquer líquido e evitar aplicação intravascular. Depois, cerca de 2 mL de contraste devem ser injetados sob fluoroscopia para verificação artrográfica (Fig. 40.3). Após a infiltração da medicação, a agulha deve ser retirada, a região deve ser limpa, e um curativo deve ser aplicado.

F. Complicações potenciais

Sem orientação fluoroscópica, há risco aumentado de lesionar o nervo femoral, a artéria femoral ou o nervo cutâneo femoral lateral. Necrose avascular do quadril foi relatada após múltiplas injeções intra-articulares nesse local.

▶ Infiltração na bursa isquiática

A. Indicações

A infiltração na bursa isquiática é indicada para pacientes com bursite isquiática ou isquioglútea. Os pacientes relatam dor, em especial quando sentam em superfícies duras, e o exame revela sensibilidade localizada sobre o ísquio. Os pacientes com tendinose

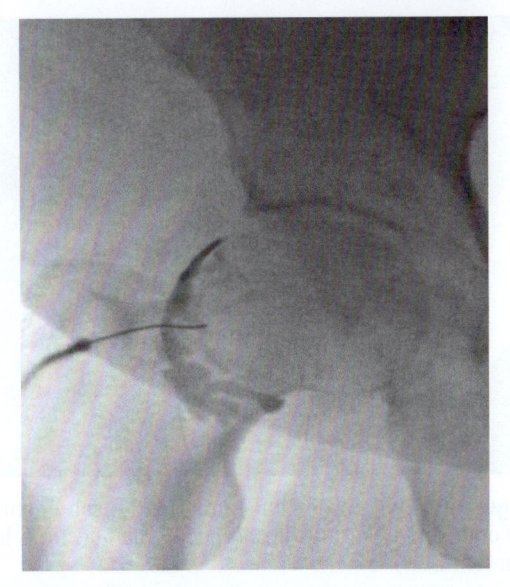

▲ **Figura 40.3** Infiltração intra-articular no quadril sob orientação fluoroscópica. O padrão de contraste demonstra a colocação intra-articular apropriada.

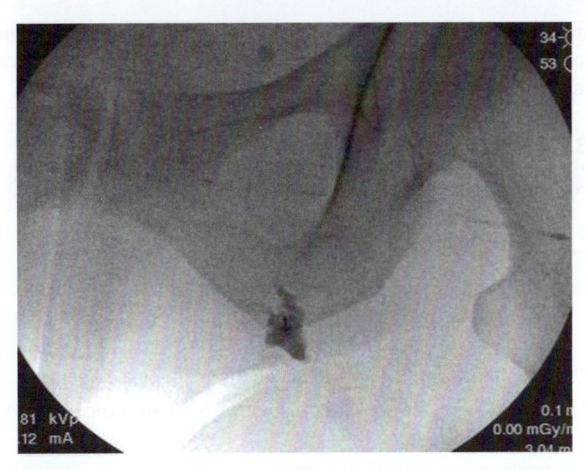

▲ **Figura 40.4** Infiltração na bolsa isquiática sob orientação fluoroscópica.

de inserção dos isquiotibiais podem apresentar dor em uma localização similar, mas, em geral, também têm dor com contração resistida dos isquiotibiais no ísquio. A bursite isquiática pode coexistir com tendinose dos isquiotibiais, e a injeção na bursa isquiática pode desempenhar um papel terapêutico em ambas as condições. A infiltração também pode auxiliar no diagnóstico.

B. Contraindicações relevantes

Não existem contraindicações específicas.

C. Equipamento e medicação

Equipamento: agulha espinal de 8,8 cm, calibre 25; seringa de 10 mL para medicação; seringa de 5 mL com tubo de extensão para contraste.

Orientação por imagem: a orientação fluoroscópica é recomendada.

Medicação: 80 mg de acetato de metilprednisolona ou equivalente e 5 mL de lidocaína a 1% sem conservante.

Contraste: cerca de 1 mL de iohexol.

D. Preparação do paciente

O paciente é posicionado em prono sobre a mesa de fluoroscopia. O ponto de sensibilidade máxima na tuberosidade isquiática é demarcado. A tuberosidade isquiática deve ser identificada com facilidade por meio da fluoroscopia. A pele deve ser completamente limpa com agentes antissépticos (iodopovidona, clorexidina ou álcool) e seca. Um curativo estéril fenestrado pode, então, ser aplicado. O uso de um *spray* congelante ou de anestesia cutânea local, ou ambos, é opcional.

E. Técnica e anatomia relevante

Após a preparação da pele e anestesia local, uma agulha espinal de 8,8 cm, calibre 25, é direcionada para a margem inferior da tuberosidade isquiática. Se o paciente desenvolve parestesias, isso pode indicar que a agulha está muito próxima do nervo ciático; nesse caso, ela deve ser retirada e redirecionada para uma localização mais medial. A agulha é introduzida até tocar o periósteo. O mandril é removido, e o tubo de extensão é inserido. Antes da injeção de contraste, a articulação deve ser aspirada para retirar qualquer líquido e diminuir o risco de aplicação intravascular. Depois, cerca de 1 mL de contraste deve ser injetado sob fluoroscopia ao vivo para verificação de bursografia (Fig. 40.4). Se for encontrada resistência, o bisel pode estar ocluído por osso ou tendão; nesses casos, a agulha deve ser retirada levemente, e o bisel, rodado. Após a infiltração da medicação, deve-se retirar a agulha, limpar a região e aplicar um curativo adesivo.

F. Complicações potenciais

Uma lesão no nervo ciático pode ocorrer se a agulha for direcionada para uma região muito lateral.

▶ Infiltração na bursa trocantérica

A. Indicações

O trocanter maior serve como um local de inserção para a musculatura da cintura pélvica. A bursite do grande trocanter é uma fonte comum de dor que envolve a parte lateral da coxa. É comum os pacientes descreverem a dor na região lateral da coxa como dor no quadril. Contudo, é importante reconhecer que uma fonte intra-articular de dor no quadril, em geral, está localizada na virilha e na parte proximal da coxa, ao passo que a dor na parte lateral da coxa está, muitas vezes, relacionada a uma bursite trocantérica ou tendinose de inserção. Uma infiltração na bursa do grande trocanter pode ser terapêutica para o tratamento de qualquer condição. A parte lateral da coxa é um local comum de dor referida, e a injeção na bursa trocantérica também pode desempenhar um papel diagnóstico importante.

B. Contraindicações relevantes

Não existem contraindicações específicas.

C. Equipamento e medicação

Equipamento: agulha espinal de 8,8 cm, calibre 25; seringa de 10 mL para medicação; seringa de 5 mL com tubo de extensão para contraste se for usada fluoroscopia.

Orientação por imagem: a orientação fluoroscópica é opcional.

Medicação: 80 mg de metilprednisolona e 5 mL de lidocaína a 1% sem conservante.

Contraste: cerca de 1 mL de iohexol.

D. Preparação do paciente

Se a infiltração for realizada com orientação por imagem, o paciente pode ser colocado em uma posição prona, supina ou em decúbito lateral com o lado afetado para cima. A escolha de uma abordagem em supino ou em prono deve ser de acordo com a localização do equipamento de fluoroscopia, de modo que o lado afetado deve ficar oposto ao equipamento, facilitando o acesso do médico ao local da infiltração. Embora a fluoroscopia seja considerada opcional para injeções na bursa trocantérica, ela é altamente recomendada para pacientes nos quais o trocanter maior não é palpado com facilidade. O ponto de sensibilidade máxima no trocanter maior é demarcado. A pele deve ser completamente limpa com agentes antissépticos (iodopovidona, clorexidina ou álcool) e seca. Um curativo estéril fenestrado pode, então, ser aplicado. O uso de um *spray* congelante ou de anestesia cutânea local, ou ambos, é opcional.

E. Técnica e anatomia relevante

Após a preparação da pele e anestesia local, uma agulha espinal de 8,8 cm, calibre 25, é direcionada para o trocanter maior até tocar o periósteo. O mandril é removido, e o tubo de extensão é inserido. Antes da infiltração de contraste, a articulação deve ser aspirada para evitar injeção intravascular. Em seguida, cerca de 1 mL de contraste é injetado sob fluoroscopia ao vivo para verificação de bursografia (Fig. 40.5). Se for encontrada resistência, o bisel pode estar ocluído por osso ou tendão; nesses casos, a agulha deve ser retirada levemente, e o bisel, rodado. Após a infiltração da medicação, deve-se retirar a agulha, limpar a região e aplicar um curativo adesivo.

F. Complicações potenciais

Não existem complicações específicas.

▶ Infiltração na articulação do joelho

A. Indicações

O joelho é a articulação do corpo que mais recebe infiltrações. Efusões articulares são palpadas com facilidade no joelho. A

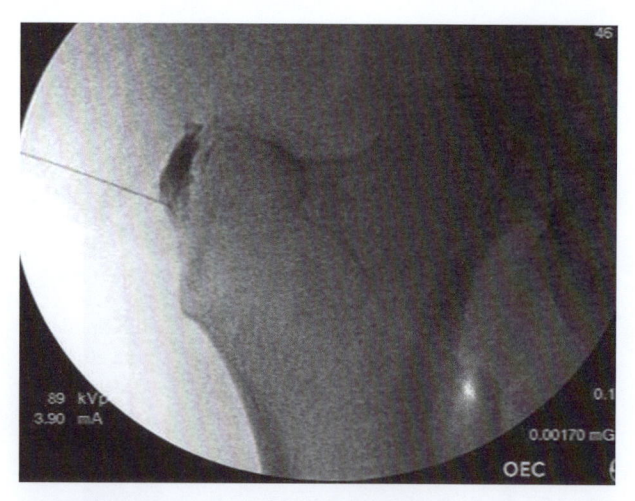

▲ **Figura 40.5** Injeção na bursa trocantérica sob orientação por fluoroscopia. O contraste do padrão demonstra a bursa trocantérica.

infiltração intra-articular do joelho é realizada com maior frequência para o tratamento de dor secundária à osteoartrite. Em geral, os pacientes apresentam dor e sensibilidade no joelho que piora com a atividade. Pode haver fraqueza nos músculos do quadríceps por desuso. A aparência pode ser de joelho varo, na artrite compartimental medial, e de joelho valgo, na artrite compartimental lateral. A contratura por flexão também pode ser vista em pacientes com doença avançada. As radiografias devem ser obtidas antes da infiltração. A articulação do joelho é o único local que foi aprovado pela FDA para injeção de viscossuplementação.

B. Contraindicações relevantes

Não existem contraindicações específicas.

C. Equipamento e medicação

Equipamento: agulha de 3,7 cm, calibre 22, se injetar sem aspiração; agulha de 3,7 cm, calibre 18, se aspirar efusão ou injetar viscossuplementação; seringa de 10 mL para medicação.

Orientação por imagem: orientação fluoroscópica ou ultrassonográfica é opcional.

Medicação: 80 mg de acetato de metilprednisolona ou equivalente e 5 mL de lidocaína a 1% sem conservante.

D. Preparação do paciente

A articulação do joelho pode ser acessada com técnicas suprapatelares ou infrapatelares. Cada técnica pode ser realizada usando-se uma abordagem medial ou lateral, com base na localização de maior degeneração. A injeção suprapatelar deve ser realizada com o paciente em supino e o joelho em leve flexão. A abordagem infrapatelar pode ser realizada com o paciente em supino e o joelho completamente flexionado, ou com o paciente sentado e o joelho flexionado em 90°. Após o local ser identificado, a pele deve ser completamente limpa com agentes antissépticos (iodopovidona, clorexidina ou álcool) e seca. Um curativo estéril fenestrado pode, então, ser aplicado. O uso de um *spray* congelante ou anestesia cutânea local, ou ambos, é opcional. A orientação por imagem para injeções intra-articulares no joelho tem precisão superior à da orientação anatômica.

E. Técnica e anatomia relevante

Após a preparação da pele e anestesia local, a agulha pode ser direcionada para a articulação. Se a aspiração de uma efusão ou injeção de viscossuplementação for realizada, deve-se usar uma agulha de calibre 18 ou 20 com uma abordagem suprapatelar. Se apenas esteroides forem injetados, pode-se usar uma agulha de calibre 22 para minimizar a dor e o trauma do tecido.

Para a abordagem suprapatelar, o canto lateral superior ou medial da patela deve ser palpado e um pouco deslocado para evitar o contato da agulha com a patela na entrada. Para a abordagem suprapatelar lateral, a agulha é inserida em um ângulo de 45° e direcionada medialmente 1 cm superior e lateral à patela. Com a abordagem suprapatelar medial, a agulha é inserida lateralmente 1 cm superior e medial à patela e direcionada lateralmente em um ângulo de 45°.

Embora a abordagem infrapatelar possa permitir acesso mais fácil à articulação em pacientes com osteoartrite avançada, há risco maior de lesão na cartilagem meniscal e articular. Quando se usa uma abordagem infrapatelar, o canto medial inferior ou lateral inferior da patela deve ser palpado. A agulha é colocada dentro do triângulo formado pelo platô tibial, tendão patelar e côndilo femoral e direcionada para a incisura intercondilar.

Depois que a agulha é inserida na articulação, uma seringa de 10 mL pode ser usada para aspirar qualquer efusão articular e para evitar injeção intravascular. Se houver qualquer preocupação quanto a infecção, artrite inflamatória ou artrite por depósito de cristais, o líquido deve ser enviado para análise. A medicação pode, então, ser injetada e fluir sem resistência significativa. Se for encontrada resistência, a agulha deve ser retirada levemente, ou o bisel rodado 180°. Em seguida, deve-se remover a agulha, limpar o local e aplicar um curativo adesivo.

F. Complicações potenciais

Artrite séptica é uma complicação rara, porém grave.

▶ Infiltração na pata anserina

A. Indicações

A bursa da pata anserina está localizada na borda medial proximal da tíbia e é uma fonte comum de dor na parte medial do joelho. A bursa está sob o tendão conjunto formado pelos músculos sartório, grácil e semitendíneo. A bursite da pata anserina é uma causa comum de dor na parte medial do joelho, pode ser vista com uso excessivo ou trauma direto, e é comum surgir em conjunto com osteoartrite do joelho, em especial nos pacientes com joelho valgo, que gera maior estresse sobre as inserções mediais do joelho.

B. Contraindicações relevantes

Não existem contraindicações específicas.

C. Equipamento e medicação

Equipamento: agulha de 3,8 cm, calibre 25; seringa de 10 mL para medicação.

Orientação por imagem: a orientação ultrassonográfica é opcional.

Medicação: 40 mg de acetato de metilprednisolona ou equivalente e 2 mL de lidocaína a 1% sem conservante.

D. Preparação do paciente

O paciente deve estar em supino com o joelho levemente flexionado. O local de entrada é identificado na inserção tendinosa do tendão conjunto na tíbia medial proximal. O ponto de sensibilidade máxima é demarcado. Depois que o local-alvo for identificado, a pele deve ser completamente limpa com agentes antissépticos (iodopovidona, clorexidina ou álcool) e seca. Um curativo estéril fenestrado pode, então, ser aplicado. O uso de um *spray* congelante ou anestesia cutânea local, ou ambos, é opcional.

E. Técnica e anatomia relevante

Após a preparação da pele e anestesia local, a agulha pode ser direcionada para a bursa da pata anserina. Uma vez que o periósteo é alcançado, a seringa deve ser aspirada para retirar qualquer líquido da bursa e evitar colocação intravascular. A medicação pode, então, ser injetada. Depois, deve-se retirar a agulha, limpar a região e aplicar um curativo adesivo.

F. Complicações potenciais

Não existem complicações específicas.

▶ Infiltração na articulação tibiotalar

A. Indicações

A indicação comum para infiltração intra-articular tibiotalar é a dor secundária à osteoartrite. O paciente apresenta sensibilidade no tornozelo e dor que piora com atividade, em especial com dorsiflexão do tornozelo. As radiografias devem ser obtidas antes da infiltração.

B. Contraindicações relevantes

Não existem contraindicações específicas.

C. Equipamento e medicação

Equipamento: agulha de 3,8 cm, calibre 25; seringa de 5 mL para medicação; seringa de 5 mL com tubo de extensão para contraste.

Orientação por imagem: a orientação por imagem fluoroscópica ou ultrassonográfica é recomendada.

Medicação: 40 mg de acetato de metilprednisolona ou equivalente e 4 mL de lidocaína a 1% sem conservante.

Contraste: cerca de 1 a 2 mL de iohexol.

D. Preparação do paciente

O paciente é posicionado em supino sobre a mesa de fluoroscopia, com o tornozelo em 45° de flexão plantar. O tálus é palpado com o pé na posição neutra para servir como um ponto de referência. A abordagem medial anterior é a preferida, pois evita as estruturas neurovasculares. Para a abordagem medial anterior, uma região mole é identificada e marcada na região lateral ao maléolo medial e medial ao tendão tibial anterior e tendão extensor do hálux. Depois que o local-alvo foi identificado, a pele deve ser completamente limpa com agentes antissépticos (iodopovidona, clorexidina ou álcool) e seca. Um curativo estéril fenestrado pode, então, ser aplicado. O uso de um *spray* congelante ou anestesia cutânea local, ou ambos, é opcional. A orientação fluoroscópica ou por ultrassom mostrou precisão de injeção superior.

E. Técnica e anatomia relevante

A agulha é inserida na superfície articular tibial em um ângulo de 45° levemente lateral, superior e posterior (Fig. 40.6). Depois que a agulha é inserida na articulação, a aspiração é realizada para remover qualquer efusão articular e evitar injeção intravascular. Após a demonstração de artrografia apropriada, deve-se injetar a medicação, remover a agulha e aplicar um curativo adesivo.

F. Complicações potenciais

Não existem complicações específicas.

▶ Infiltração na articulação subtalar

A. Indicações

A infiltração intra-articular subtalar é realizada em pacientes que têm dor associada à artrite. Em geral, os pacientes se queixam de dor dentro do calcanhar que piora ao caminhar e ao subir escadas. Pode haver dor aumentada com adução do calcâneo. As radiografias devem ser obtidas antes da infiltração.

B. Contraindicações relevantes

Não existem contraindicações específicas.

C. Equipamento e medicação

Equipamento: agulha de 3,8 cm, calibre 25; seringa de 5 mL para medicação; seringa de 5 mL com tubo de extensão para contraste.

Orientação por imagem: a orientação fluoroscópica é recomendada.

Medicação: 40 mg de acetato de metilprednisolona ou equivalente e 2 mL de lidocaína a 1% sem conservante.

Contraste: cerca de 1 a 2 mL de iohexol.

D. Preparação do paciente

A articulação subtalar pode ser abordada de forma medial ou lateral. Na abordagem medial, o paciente fica em supino com a perna em abdução e rotação externa. O maléolo medial e o sustentáculo do tálus (uma protrusão óssea que está 2,5 cm abaixo do maléolo medial) são identificados. A articulação subtalar é levemente posterior e superior ao sustentáculo do tálus, onde a agulha é inserida de modo perpendicular. Na abordagem lateral, o paciente fica em prono com o pé na posição neutra. Depois que o local-alvo for identificado, a pele deve ser completamente limpa com agentes antissépticos (iodopovidona, clorexidina ou álcool) e seca. Um curativo estéril fenestrado pode, então, ser aplicado. O uso de um *spray* congelante ou anestesia cutânea local, ou ambos, é opcional. O uso de orientação por ultrassom fornece precisão superior na colocação da agulha.

E. Técnica e anatomia relevante

A agulha é inserida de forma perpendicular e inferior ao maléolo lateral e no ponto médio entre o maléolo lateral e o tendão do calcâneo. Depois que a agulha é inserida, a articulação deve ser aspirada para remover qualquer efusão e evitar infiltração

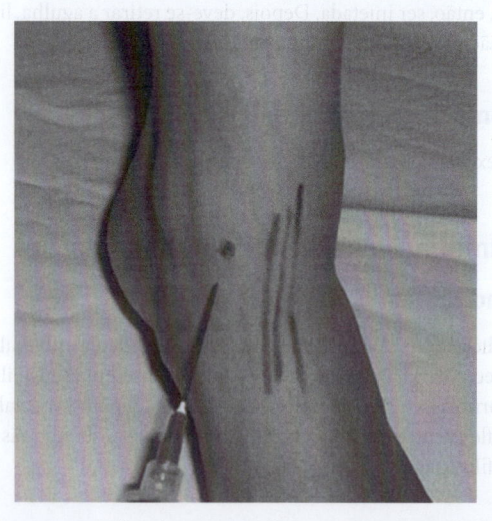

▲ **Figura 40.6** Abordagem medial anterior para infiltração intra-articular tibiotalar com colocação de agulha em região lateral ao maléolo medial e medial ao tendão tibial anterior.

intravascular. Depois, 1 a 2 mL de contraste devem ser injetados sob fluoroscopia ao vivo para confirmar a colocação intra-articular e evitar injeção intravascular. Após a demonstração de artrografia apropriada, deve-se injetar a medicação, remover a agulha e aplicar um curativo adesivo.

F. Complicações potenciais

Não existem complicações específicas.

Aggarwal A, Sempowski IP: Hyaluronic acid injections for knee osteoarthritis: Systematic review of the literature. Can Fam Physician 2004;50:249-256.

Arroll B, Goodyear-Smith F: Corticosteroid injections for osteoarthritis of the knee: Meta-analysis. BMJ 2004;328:869.

Bellamy N, Campbell J, Robinson V, et al: Intraarticular corticosteroid for treatment of osteoarthritis of the knee. Cochrane Database Syst Rev 2005;(2):CD005328.

Berde CB, Strichartz GR: Local anesthetics. In Miller RD, Eriksson LI, Fleisher LA, et al (Eds): *Miller's Anesthesia*, 7th ed. Churchill Livingstone/Elsevier, 2010:913.

Berkoff DJ, Miller LE, Block JE: Clinical utility of ultrasound guidance for intra-articular knee injections: A review. Clin Interv Aging 2012;7:89-95.

Brandt K, Smith G, Simon L: Review: Intraarticular injection of hyaluronan as treatment for knee osteoarthritis: What is the evidence? Arthritis Rheum 2000;43:1192-1203.

Cardone DA, Tallia AF. Diagnostic and therapeutic injection of the hip and knee. Am Fam Physician 2003;67:2147-2152.

Daley EL, Bajaj S, Bisson LJ, Cole BJ: Improving injection accuracy of the elbow, knee, and shoulder: Does injection site and imaging make a difference? A systematic review. Am J Sports Med 2011;39:656-662.

d'Agostino MA, Aryal X, Baron G, et al: Impact of ultrasound imaging on local corticosteroid injections of symptomatic ankle, hind-, and mid-foot in chronic inflammatory diseases. Arthritis Rheum 2005;53:284-292.

Godwin M, Dawes M: Intra-articular steroid injections for painful knees: Systematic review with meta-analysis. Can Fam Physician 2004;50:241-248.

Jackson DW, Evans NA, Thomas BM: Accuracy of needle placement into the intra-articular space of the knee. J Bone Joint Surg Am 2002;84:1522-1527.

Kullenberg B, Runesson R, Tuvhag R, et al: Intraarticular corticosteroid injection: Pain relief in osteoarthritis of the hip? J Rheumatol 2004;31:2265-2268.

Kruse DW: Intraarticular cortisone injection for osteoarthritis of the hip. Is it effective? Is it safe? Curr Rev Musculoskel Med 2008;1:227-233.

Leopold SS, Battista V, Oliverio JA: Safety and efficacy of intraarticular hip injection using anatomic landmarks. Clin Orthop Relat Res 2001;(391):192-197.

Lo GH, LaValley M, McAlindon T, et al: Intra-articular hyaluronic acid in treatment of knee osteoarthritis: A meta-analysis. JAMA 2003;290:3115-3121.

Margules KR: Fluoroscopically directed steroid instillation in the treatment of hip osteoarthritis: Safety and efficacy in 510 cases. Arthritis Rheum 2001;44:2449-2450.

Qvistgaard E, Christensen R, Torp-Peterson S, et al: Intra-articular treatment of hip osteoarthritis: A randomized trial of hyaluronic acid, corticosteroid, and isotonic saline. Osteoarthritis Cartilage 2006;14:163-170.

Paten DN, Nayyar S, Hasan S, et al: Comparison of ultrasound-guided versus blind glenohumeral injections: a cadaveric study. J Shoulder Elbow Surg 2012;21:1664-1668.

Petrella RJ, DiSilvestro MD, Hildebrand C: Effects of hyaluronate sodium on pain and physical functioning in osteoarthritis of the knee: A randomized, double-blind, placebo-controlled clinical trial. Arch Intern Med 2002;162:292-298.

Raynauld JP, Buckland-Wright C, Ward R, et al: Safety and efficacy of long-term intraarticular steroid injections in osteoarthritis of the knee: A randomized, double-blind, placebo-controlled trial. Arthritis Rheum 2003;48:370-377.

Reach JS, Easley ME, Chuchpaiwong B, Nunley JA 2nd: Accuracy of ultrasound guided injections in the foot and ankle. Foot Ankle Int 2009;30:239-242.

Schumacher HR, Chen LX: Injectable corticosteroids in treatment of arthritis of the knee. Am J Med 2005;118:1208-1214.

Smith J, Hurdle MFB, Weingarten TN: Accuracy of sonographically guided intra-articular injections in the native adult hip. J Ultrasound Med 2009;28:329-335.

Vad VB, Sakalkale D, Warren RF: The role of capsular distention in adhesive capsulitis. Arch Phys Med Rehabil 2003;84:1290-1292.

Van Den Bekerom MPJ, Rys B, Mulier M: Viscosupplementation in the hip: Evaluation of hyaluronic acid formulations. Arch Orthop Trauma Surg 2008;128:275-280.

Wisniewski SJ, Smith J, Patterson DG, et al: Ultrasound-guided versus nonguided tibiotalar joint and sinus tarsi injections: A cadaveric study. PM R 2010;2:277-281.

Zuber TJ: Knee joint aspiration and injection. Am Fam Physician 2002;66:1497-500,1503-1504,1507.

41 Cadeira de rodas & dispositivos de assistência

Andrea Brown, MD
Kevin Banks, PT, DPT

▼ CADEIRAS DE RODAS

Bengalas, andadores, muletas, cadeiras de rodas manuais, cadeiras de rodas motorizadas e *scooters* são exemplos de equipamentos de assistência à mobilidade (EAM). As cadeiras de rodas motorizadas e *scooters* são referidas como dispositivos de mobilidade motorizados (DMM). A primeira seção deste capítulo revisa os componentes básicos das cadeiras de rodas manuais, cadeiras de rodas motorizadas e *scooters*. Incluídos nessa abordagem estão os critérios usados na prescrição de um dispositivo de mobilidade e os requerimentos de documentação. Também são abordados os tipos de cadeiras de rodas usados por pacientes que sofreram AVC, traumatismo raquimedular (TRM) ou amputação, obesos ou pediátricos com paralisia cerebral.

A fim de prescrever o EAM mais apropriado, o médico precisa ter conhecimento de elementos-chave da história do paciente, da história médica pregressa, da história social, da condição funcional atual e de mudanças recentes na condição de saúde. São componentes igualmente vitais no processo de tomada de decisão a condição cognitiva do paciente e sua capacidade de usar o equipamento. A quantidade de assistência necessária para transferências, atividades da vida diária (AVDs) e mobilidade dentro de casa é muito importante, bem como saber se o paciente tem o auxílio de um profissional de saúde ou membro da família em casa. O médico precisa examinar por completo o paciente e avaliar a amplitude de movimento e força em todas as articulações. Contraturas articulares, espasticidade, amputações, anormalidades articulares e fraqueza afetam a capacidade do paciente de se mover com segurança, deambular e realizar as atividades da vida diária.

Um importante fator considerado pelos U.S. Centers for Medicare and Medical Services na aprovação de um dispositivo de mobilidade motorizado para o paciente é a incapacidade de realizar atividades da vida diária relacionadas à mobilidade (AVDRM), como ir ao toalete, alimentar-se, vestir-se, cuidar da aparência e banhar-se em casa com o uso de uma muleta, andador ou cadeira de rodas manual. A documentação da mobilidade funcional deve incluir a seguinte informação:

- Limitações de mobilidade e como elas interferem no desempenho das atividades da vida diária.
- Capacidade de usar uma bengala ou um andador de forma independente para realizar as atividades da vida diária relacionadas à mobilidade em casa de modo seguro e programado.
- Capacidade de usar uma cadeira de rodas manual para satisfazer as necessidades de mobilidade em casa.
- Mudanças na condição do paciente ou limitações funcionais que agora necessitam de dispositivos de mobilidade motorizados.
- Capacidades físicas e mentais que podem impedir a transferência segura
- Se o paciente deseja ou está motivado a usar um dispositivo de mobilidade motorizado em casa.
- Se o ambiente típico do paciente acomoda o uso de uma cadeira de rodas ou dispositivo de mobilidade motorizado.

AVALIAÇÃO CLÍNICA

Antes da prescrição de um EAM ou DMM, o médico deve realizar pessoalmente o exame físico do paciente, e a data do exame deve ser documentada. O exame deve incluir a história de saúde atual e pregressa do paciente, história social, mobilidade funcional e condição das AVDs, revisão de sistemas e um exame físico. Ele também deve incluir o peso e a altura do paciente e se ele tem capacidade de impulsionar com segurança uma cadeira de rodas ou manusear com segurança um DMM. O exame físico deve incluir documentação das anormalidades cardiopulmonares, neurológicas e musculoesqueléticas. A amplitude de movimento em todos os membros e a presença de contraturas, articulações edemaciadas ou amputações devem ser descritas.

▶ História do paciente

O impacto da história clínica sobre a condição funcional do paciente deve ser realçado. A história social deve documentar se o paciente tem uma casa com acessos a cadeiras de rodas, em especial se o paciente estiver pleiteando um DMM. O número de passos necessários para entrar em casa e se o paciente dispõe de uma rampa para cadeira de rodas são pontos muito importantes da informação.

Exame físico

A força e a resistência do paciente devem ser avaliadas, e sua capacidade de realizar as atividades da vida diária deve ser documentada. O controle da cabeça e do tronco e a capacidade de sentar ereto sem suporte devem ser avaliados. Deve-se analisar e documentar a marcha e a capacidade de ficar em pé e mover-se com segurança. O estado cognitivo do paciente e a capacidade de manobrar com segurança uma cadeira de rodas ou um DMM devem ser observados. Pacientes com grave doença cardíaca ou pulmonar que sofrem de dispneia com esforço ou em repouso podem ter força muscular normal; contudo, podem ser incapazes de impulsionar uma cadeira de rodas manual devido à falta de ar. Esses pacientes também podem ser incapazes de realizar com segurança as AVDRM em uma quantidade de tempo razoável e podem se beneficiar de um DMM; isso também deve ser observado na avaliação. Diversos estudos observaram que impulsionar uma cadeira de rodas manual aumenta o gasto de energia nos usuários. Alguns pacientes com esclerose múltipla com tônus aumentado e coordenação diminuída podem não conseguir deambular com segurança, tocar uma cadeira de rodas manual ou realizar as AVDRM, sendo importante o uso de um DMM para ajudar a manter a independência. Ataxia, aspectos de coordenação e problemas de propriocepção devem ser avaliados, e o efeito sobre a mobilidade e as atividades da vida diária, documentado. Deve-se analisar e registrar as úlceras de decúbito sacral passadas ou presentes e a integridade da pele, uma vez que essa informação irá ajudar a determinar o acolchoamento apropriado da cadeira de rodas.

Autorização do seguro

Nos Estados Unidos, os requerimentos de acessibilidade para cadeirantes em casa variam de acordo com cada companhia de seguro. Algumas companhias de seguro não requerem uma rampa para cadeiras de rodas. Outras demandam uma rampa se houver degraus para entrar na casa ou no apartamento e automaticamente negarão a autorização para um DMM se o paciente não tem uma casa com acessibilidade para cadeirantes. Outras, ainda, solicitam fotografias da rampa no local de residência do paciente, bem como a avaliação funcional da casa, realizada por um fisioterapeuta, para documentar a necessidade funcional de um DMM. O Medicare requer acesso adequado entre os cômodos, espaço adequado para as manobras e superfícies apropriadas para a operação de um DMM. Nos dias atuais, a instalação de uma rampa para cadeira de rodas não é coberta pela maioria das companhias de seguro e é um custo direto do paciente. Os pacientes com renda limitada podem solicitar uma rampa para cadeira de rodas por meio de recursos do governo federal, estadual e local, como agências locais de envelhecimento (p. ex., Philadelphia Corporation for Aging), Maximus ou Liberty Resources.

Deve ser redigida uma carta registrando a necessidade médica, ou preenchido um formulário de exame de mobilidade funcional com base no exame feito pessoalmente. Os requerimentos de documentação específica variam conforme a companhia de seguro. Algumas companhias especificam um prazo para a conclusão da documentação após o exame face a face. O Medicare requer uma prescrição de sete elementos, incluindo o nome do beneficiário, descrição do item que é solicitado, data da conclusão do exame, diagnósticos pertinentes ou condições que se relacionem à necessidade do DMM, duração da necessidade, assinatura do médico e data da assinatura do médico.

O Medicare requer que toda a documentação seja concluída e enviada em 45 dias após o exame. Algumas companhias de seguro de saúde, na revisão da carta inicial da necessidade médica, podem solicitar documentação adicional, que deve ser enviada dentro de um prazo determinado (geralmente 15 dias). Na maioria dos casos, se o limite de tempo para conclusão da documentação tiver expirado, o paciente deve ser reexaminado, e o processo, reiniciado.

Fay BT, Boninger ML, Fitzgerald SG, et al: Manual wheelchair pushrim dynamics in people with multiple sclerosis. Arch Phys Med Rehabil 2004:85:935–942.

Kevser RE, Rodgers MM, Gardner ER, et al: Oxygen uptake during peak graded exercise and single-stage fatigue tests of wheelchair propulsion in manual wheelchair users and the able-bodied. Arch Phys Med Rehabil 1999:80:1288–1292.

Medicare Coverage of Power Mobility Devices (PMDs): Power Wheelchairs and Power Operated Vehicles (POVs). Department of Health and Human Services, Centers for Medicare and Medicaid Services. Medicare Learning Network; March 2009. ICN 006308.

Power Mobility Devices: Complying with Documentation & Coverage Requirements. Department of Health and Human Services, Centers for Medicare and Medicaid Services. Medicare Learning Network; January 2013. ICN 905063.

PRESCRIÇÃO DE CADEIRA DE RODAS

Seis elementos são necessários para colocar apropriadamente um paciente em uma cadeira de rodas motorizada ou manual: largura do assento, profundidade do assento, comprimento da perna, altura do assento, altura do braço e altura do encosto das costas. Todas as medidas devem ser obtidas com o paciente na posição sentada. O peso e a altura também devem ser registrados.

Largura do assento

Para determinar a largura do assento, a área mais ampla das coxas ou dos quadris é medida em polegadas; então, 2 polegadas (5 cm) são acrescidas ao número obtido. A medida ajustada fornece espaço de 1 polegada (2,5 cm) em cada lado do assento, entre os quadris, e proteção de corrente do repouso do braço, que deve ser suficiente para dar espaço a uma prótese, uma imobilização ou um casaco. O médico deve conseguir correr ambas as mãos ao mesmo tempo de modo vertical junto à lateral do assento da cadeira de rodas e tocar os quadris e o repouso de braço com proteção de forma simultânea. O assento padrão da cadeira de rodas é de 18 polegadas (46 cm).

O paciente terá dificuldade em impulsionar a cadeira de rodas se o assento for muito amplo. Uma cadeira de rodas larga pode impedir o paciente de atingir os aros propulsores em uma cadeira de rodas manual, levando-o a se inclinar em direção a um lado da cadeira de rodas enquanto se impulsiona, o que resulta em distribuição desigual do peso. Os pacientes com controle de tronco instável precisam de suporte lateral para manter uma postura ereta adequada. O suporte lateral insuficiente de uma cadeira de rodas ampla e a instabilidade do tronco podem levar ao desenvolvimento de escoliose ou contraturas, devido ao desequilíbrio muscular. Um assento de cadeira de rodas estreito ou pequeno será desconfortável e muito apertado. Um assento estreito pode aplicar pressão na região dos quadris e coxas proveniente da proteção do repouso de braço, que pode levar, no início, a irritação da pele e, com a pressão continuada, a uma úlcera de pressão. As transferências podem também ser complicadas, porque será mais difícil para o paciente ficar em pé se o assento da cadeira de rodas for muito apertado. Uma cadeira de rodas pequena pode impedir o usuário de usar prótese, imobilização ou casaco.

▶ Profundidade do assento

A profundidade do assento é medida desde a nádega posterior até a fossa poplítea, e, a partir desse número, 1 a 2 polegadas (2,5 a 5 cm) são subtraídas. O médico deve ser capaz de inserir 2 a 3 larguras de um dedo horizontalmente entre a borda do assento e a fossa poplítea. O assento da cadeira de rodas não deve causar pressão na fossa poplítea. As profundidades comuns de assento são 16, 18 ou 20 polegadas (41, 46 ou 51 cm), nos adultos. Profundidades de assentos mais longos requerem pedidos sob medida. Se o assento for muito longo, sua borda irá fazer pressão sobre a fossa poplítea, causando irritação da pele e prejudicando a circulação. Um assento longo demais também pode impedir o paciente de chegar até a parte posterior da cadeira. Isso irá impedi-lo de sentar de forma adequada na cadeira de rodas e resultará em uma postura caída. Um assento curto não irá fornecer suporte suficiente para a coxa, o que causará mais pressão na tuberosidade isquiática, aumentando o risco de úlcera de pressão. A distribuição de peso inadequada causada por um assento curto também torna o paciente propenso a cair da cadeira de rodas, em especial nas superfícies desniveladas.

▶ Comprimento da perna

O comprimento da perna é medido do joelho flexionado a 90° até a ponta do calcanhar. Um comprimento de perna longo resultará na ausência de apoio de pé, não fornecendo suporte à perna; além disso, o apoio de pé pode bater em restrições e outros obstáculos. Em geral, o fundo do apoio de pé é de 2 polegadas (5 cm) a partir do chão. Um comprimento de perna curto da cadeira causará flexão extrema do quadril e elevação do joelho, causando aumento da pressão sobre a tuberosidade isquiática. Esse posicionamento irá tornar o paciente propenso a úlceras de pressão e levará a contraturas de flexão do joelho e do quadril. A coxa deve estar em paralelo com a almofada do assento. Um joelho elevado também impedirá a capacidade do paciente de tracionar a cadeira de rodas ao sair de uma mesa.

▶ Altura do assento

A altura do assento é a altura da plataforma do assento até o chão. Os assentos de cadeiras de rodas nem sempre são nivelados, e alguns pacientes preferem ter seu assento inclinado em direção às costas para fornecer estabilidade. A altura do assento é medida a partir do joelho inclinado a 90° até o fundo do calcanhar; 2 polegadas (5 cm) são, então, adicionadas para permitir a liberação do apoio de pé. Depois, a espessura da almofada da cadeira de rodas, quando comprimida, é subtraída do número previamente calculado. Os fatores a se levar em consideração incluem a altura da almofada da cadeira de rodas e a capacidade de compressão da almofada. As almofadas feitas de espuma variam em relação a rigidez e densidade; algumas almofadas de espuma irão comprimir a metade de sua altura normal, enquanto outras (p. ex., almofadas antidecúbito com uma base de espuma não deformante contornada) não são compressíveis.

Uma altura de assento muito baixa irá levar os pés do paciente a cair e elevará a coxa e o joelho, causando pressão aumentada sobre a tuberosidade isquiática. Esse tipo de posicionamento torna o paciente propenso a úlceras de pressão e contraturas do quadril e do joelho. Além disso, quando o assento é muito baixo, os pacientes com controle de tronco deficiente podem exibir uma postura caída, que pode levar à escoliose. Uma altura de assento baixa também impedirá as transferências para diferentes superfícies e tornará o acesso a objetos mais difícil.

Uma altura de assento muito elevada, por sua vez, impedirá os pés de tocarem o chão; logo, alguns pacientes não poderão usar seus pés para ajudar a impulsionar a cadeira de rodas. Os pacientes também podem apresentar dificuldades em atingir os aros propulsores, e as transferências podem ficar prejudicadas. Um assento muito alto pode prejudicar a capacidade de realizar as atividades da vida diária, alcançar objetos e tracionar a cadeira de rodas para sair de uma mesa.

▶ Altura do braço

A altura do braço é medida do assento até a ponta do cotovelo flexionado a 90°; 1 polegada (2,5 cm) é, então, acrescida ao número obtido. A altura de braço adequada irá fornecer o posicionamento apropriado das extremidades superiores e dar suporte aos braços e ombros. Se o paciente está sentado em uma almofada, a altura do braço deve ser medida a partir do topo da almofada. Uma altura de braço elevada irá levar os ombros a serem pressionados para a frente, resultando em pressão e dor na articulação glenoumeral. O paciente não será capaz de repousar confortavelmente as extremidades superiores no apoio para braço, e as extremidades superiores não terão suporte e estabilidade. Se essa altura for muito baixa, nenhum suporte será proporcionado para as extremidades superiores. Quando as extremidades superiores ficam sem apoio, tendem a tracionar o corpo para a frente, causando uma postura recurvada. O paciente também pode se inclinar para a frente, o que resultará em postura deficiente, levando a cifose ou escoliose e respirações comprometidas em pacientes com controle de tronco deficiente. Sem o suporte do apoio de braço para as extremidades superiores, a subluxação do ombro pode piorar em pacientes com AVC.

Altura do encosto

A determinação da altura do encosto depende do nível de mobilidade funcional do paciente e do tipo de cadeira de rodas prescrito. O equilíbrio, a coordenação, a força do braço, a quantidade de suporte de tronco necessária para o paciente e a capacidade de propulsão da cadeira de rodas são importantes fatores a serem considerados na determinação da altura do encosto da cadeira. O encosto deve fornecer suporte e ajudar a manter a postura apropriada. Para pacientes com bom controle de tronco e boa postura, uma ampla variedade de encostos para cadeira de rodas está disponível, variando de logo acima da pelve, como nas cadeiras de rodas esportivas, à altura no meio das costas, como em uma cadeira de rodas padrão.

Para uma cadeira de rodas de autopropulsão manual, a altura do encosto é medida a partir do assento até o assoalho axilar com o ombro flexionado a 90°; 4 polegadas (10 cm) são, então, subtraídas do número obtido. A borda do topo do estofamento do encosto deve ser um pouco abaixo do ângulo inferior da escápula. Nessa altura, a escápula e o ombro ficam livres para uma propulsão mais fácil da cadeira de rodas. Para os pacientes com controle de tronco deficiente que requerem mais suporte nas costas e não conseguem se impulsionar ou para aqueles que planejam usar uma cadeira de rodas motorizada, a altura do encosto é medida do assento até os ombros. Se a cadeira de rodas for reclinável ou tiver um mecanismo de inclinação, um apoio para controle e suporte da cabeça é necessário. Os cadeirantes com cifose ou escoliose precisarão de uma altura de encosto mais alta para fornecer suporte lateral e estabilidade do tronco para ajudar a prevenir a progressão da doença.

No momento da medição da altura do encosto da cadeira de rodas, é importante considerar a espessura da almofada, pois o estofamento irá afetar a altura do assento e, por fim, a altura do encosto. Uma altura de encosto baixa não proporcionará suporte suficiente para a parte superior do tronco. Nos pacientes com controle de tronco deficiente e fraqueza muscular, isso levará a uma postura ruim e ao desenvolvimento de escoliose ou cifose. O paciente pode facilmente inclinar-se para trás sobre o topo do estofamento, e esse deslocamento de peso pode levar a cadeira a cair para trás. Uma altura de encosto alta irá interferir na propulsão da cadeira de rodas, pois o encosto alto irá limitar o movimento do braço superior e do ombro e prejudicar a mobilidade escapular. A escápula também pode atritar contra o encosto da cadeira, causando irritação.

TIPOS DE CADEIRAS DE RODAS MANUAIS E SEUS COMPONENTES

Existem vários fabricantes de cadeiras de rodas manuais (i.e., Pride, Invacare, Drive, Everst and Jennings e Quickie), com a disponibilidade variando de modelos de alta capacidade a cadeiras de rodas básicas de baixo custo. As diferenças entre os modelos refletem os materiais usados na fabricação, estilo, *design* e vários aspectos disponíveis. Contudo, os componentes básicos das cadeiras de rodas manuais são similares entre todas as marcas. Esses componentes incluem estrutura, assento, encosto, pneus, rodas, aros propulsores, rodilhas, forquilha e haste, placa de eixo, eixos, apoio para a cabeça, apoio para o braço, apoio para a perna, apoio para o pé, assentos acolchoados, encostos acolchoados e acessórios (Fig. 41.1). Conforme mencionado, a largura do assento da cadeira de rodas padrão é de 18 polegadas (46 cm), e a profundidade do assento padrão é de 16, 18 ou 20 polegadas (41, 46 ou 51 cm). Uma profundidade de assento maior do que 20 polegadas (51 cm) é um pedido sob medida.

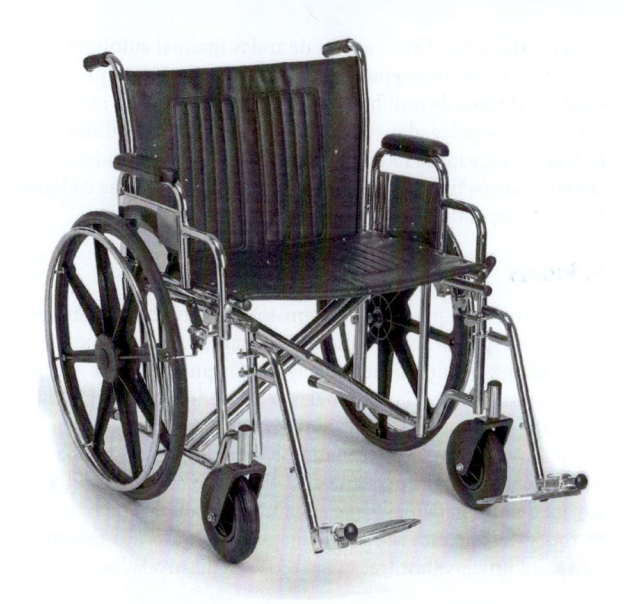

▲ **Figura 41.1** Cadeira de rodas manual padrão. (Reproduzida, com permissão, de Sunrise Medical [US] LLC.)

Tipos de assento

- *Assento dobrável* – Esta é a opção padrão na maioria das cadeiras de rodas e é composta de *nylon* ou vinil. O sentar prolongado em uma cadeira de rodas irá levar o assento dobrável a inclinar.
- *Encaixe do assento sólido* – O encaixe é composto de madeira e é usado para prevenir a inclinação do assento dobrável. Ele proporciona uma boa base de apoio para a almofada da cadeira de rodas. O encaixe do assento sólido pode se inserir na cadeira de rodas com clipes ou ser um item separado colocado debaixo da almofada.
- *Assento sólido articulado* – Esta opção permite que o assento dobre para o lado quando a cadeira de rodas é dobrada, permitindo um transporte mais fácil.

Os pacientes que sofreram um AVC e apresentam limitação na mobilidade podem se beneficiar de um encaixe de assento sólido e almofada do assento para prevenir uma postura deficiente enquanto permanecem sentados na cadeira de rodas por longos períodos de tempo.

Rodas e pneus

Os componentes da roda incluem tipo de pneu, borda da impulsão, borda do pneu, roda de magnésio ou arames do raio da roda e uma plataforma. Uma cadeira de rodas manual autoimpulsionada padrão tem duas grandes rodas na traseira e duas pequenas rodas, chamadas de rodilhas, na dianteira. Em geral, as rodas traseiras têm 24 polegadas (61 cm) de diâmetro, e as rodilhas têm de 5 ou 8 polegadas (13 ou 20 cm) de diâmetro, dependendo do modelo. Vários tipos de pneus estão disponíveis para as cadeiras de rodas, dependendo da atividade realizada.

A. Pneus

Diversos tipos de pneus encontram-se disponíveis em diferentes larguras e espessuras das bandas de rodagem para acomodar as necessidades de mobilidade funcional. Os pneus finos e macios têm menor resistência, são mais fáceis de impulsionar e mais adequados para atividades esportivas. Esses pneus são projetados para velocidade, capacidade de manobra e resistência. Os pneus finos com uma pequena quantidade de banda de rodagem são adequados para o uso interno. Os pneus amplos com bandas de rodagem espessas são mais adequados para o uso externo e fornecem uma melhor tração em terrenos desnivelados.

B. Rodilhas

As rodilhas são pequenas rodas na frente usadas para direção e manobra; elas são compostas de alumínio ou plástico. Os tamanhos das rodilhas variam de 2 polegadas (5 cm) a 8 polegadas (20 cm) de diâmetro. As opções de pneus para rodilhas incluem poliuretano, raios, pneumática e semipneumática. As rodilhas pneumáticas fornecem um andar mais confortável, contudo, requerem manutenção. Uma cadeira de rodas manual padrão para hemiplégicos geralmente tem rodilhas de poliuretano de 8 polegadas (20 cm), pois esse tamanho é mais adequado para diferentes ambientes e terrenos. Uma rodilha de poliuretano dispensa manutenção. Pequenas rodilhas são usadas em cadeiras de rodas para jogadores de basquete e tenistas e apresentam maior probabilidade de ficar presas em entradas de elevadores e rachaduras nas ruas.

▶ Montagens de forquilha e haste

A montagem da forquilha e da haste conecta as rodilhas (pequenas rodas dianteiras) à cadeira de rodas. Os comprimentos da forquilha e da haste determinam a altura do assento em relação ao chão. Algumas cadeiras de rodas têm forquilhas ajustáveis, com diferentes posições para inserção da roda; outras têm forquilhas não ajustáveis fixas. A haste está disponível em diferentes comprimentos e é específica para cada tipo de rodilha. As montagens de forquilha e haste se ajustam à inclinação do assento e determinam a altura do assento em relação ao chão.

▶ Placas de eixos e eixos

As rodas traseiras são inseridas na cadeira de rodas via placa de eixo. Diferentes tipos de placas de eixo estão disponíveis; algumas são ajustáveis, permitindo à roda traseira um movimento para a frente ou para trás ou para cima e para baixo, o que irá afetar a altura do assento da cadeira de rodas.

Uma placa de eixo padrão tem limitação na capacidade de ajuste, dependendo do modelo da cadeira de rodas. As rodas traseiras podem ter alguns centímetros de capacidade de ajuste para a frente ou para trás, e a altura do assento pode ter duas posições variáveis. Em um paciente com AVC, a roda é colocada em uma posição de eixo mais elevada para diminuir a altura do assento em relação ao chão.

▶ Apoio para as pernas

O cordame dianteiro da cadeira de rodas consiste em um apoio para pernas e para pés. Os apoios para as pernas são usados para fornecer suporte para as extremidades inferiores, e o apoio para pés fornece suporte para esses membros.

▶ Antitombos

Os antitombos são dispositivos que se inserem à estrutura da cadeira de rodas para prevenir que os pacientes inclinem a cadeira para a frente ou para trás (Fig. 41.2). As peças antitombos podem ser fixas ou removíveis e podem ser inseridas na traseira da cadeira de rodas ou no cordame frontal.

As cadeiras de rodas são propensas a inclinar-se para trás quando os pacientes tentam se erguer ou manobrá-la em uma inclinação, subida ou ladeira. A combinação de propulsão ladeira acima enquanto, de forma simultânea, se pressiona o aro para a frente transfere o centro de gravidade para trás das rodas traseiras, o que pode levar a cadeira de rodas a inclinar-se para trás. Os antitombos também podem ser inseridos na parte anterior da cadeira de rodas para prevenir que ela se incline para a frente. A inclinação para a frente é menos comum, mas pode ocorrer quando um paciente tenta pegar algum objeto no chão

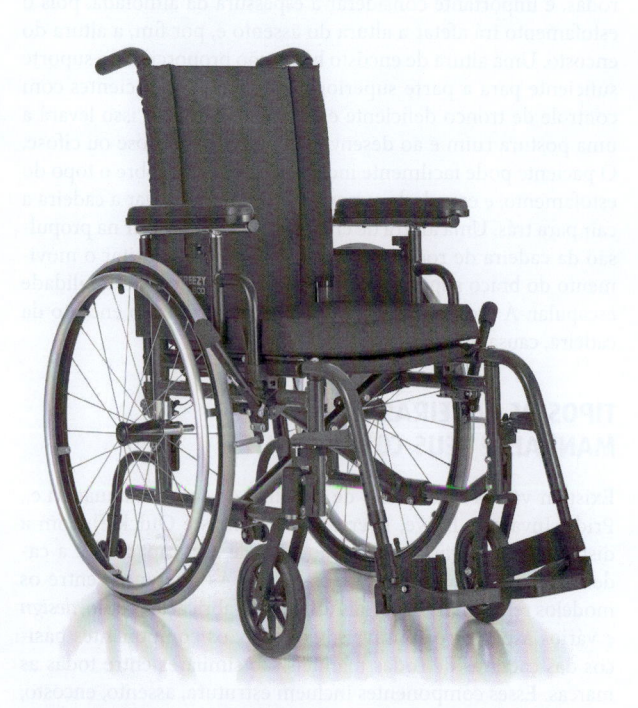

▲ **Figura 41.2** Cadeira de rodas manual com antitombos. (Reproduzida, com permissão, de Sunrise Medical [US] LLC.)

inclinando-se para a frente. Isso também pode ocorrer com qualquer atividade que leve o centro de gravidade e o peso a deslocarem-se para a frente sobre as rodilhas.

Uma variedade de estilos de antitombos está disponível para acomodar diferentes cadeiras de rodas. Os antitombos são equipamentos opcionais na maioria das cadeiras de rodas manuais, com exceção das cadeiras de rodas reclinadas. A desvantagem dos antitombos é que eles podem interferir na subida no meio-fio ou em outros pequenos obstáculos. Pode ser necessário virar para cima os antitombos traseiros ao se inclinar a cadeira de rodas para trás, a fim de atravessar meios-fios. Ao impulsionar a cadeira de rodas em terrenos desnivelados, os antitombos podem entrar em contato com o chão, impedindo o usuário de mover-se mais adiante.

▶ Travas de rodas

As travas de rodas mantêm a cadeira parada, impedindo-a de mover-se quando o paciente sai e entra nela e de rolar inadvertidamente quando parada em uma superfície inclinada. O tipo de trava de roda prescrita para um paciente é determinado pela força da extremidade superior, garra da mão e destreza funcional.

▶ Aros propulsores

Os aros propulsores estão localizados na parte externa da roda e são usados para impulsionar a cadeira de rodas. Vários tipos encontram-se disponíveis com cada modelo de cadeira de rodas. Força da extremidade superior, garra da mão, amputações, contraturas, espasticidade e presença ou ausência de disestesias são alguns dos fatores a serem levados em consideração no momento da seleção apropriada do aro propulsor.

▶ Apoios para os braços

Os apoios para os braços permitem o posicionamento adequado das extremidades superiores. Vários tipos encontram-se disponíveis, e a escolha depende da mobilidade do paciente e de sua capacidade de realizar as atividades da vida diária. A seguir, encontram-se exemplos de apoios para os braços:

- *Apoio para braço com altura ajustável, comprimento total, removível* – Esse tipo de apoio para braço se estende por todo o comprimento da cadeira de rodas, é removível e tem altura ajustável para o posicionamento apropriado das extremidades superiores. A extensão desse apoio para braço irá impedir um paciente com AVC de mover-se próximo a uma mesa; contudo, alguns pacientes podem precisar do comprimento mais longo para obter mais estabilidade e suporte durante as transferências.
- *Apoio para braço com altura ajustável, comprimento para mesa, removível* – Esse apoio para braço se estende da traseira da cadeira de rodas até um ponto cerca de ¾ do comprimento do assento. O apoio para braço é removível e tem alturas ajustáveis. O comprimento reduzido desse apoio permite que a cadeira de rodas seja posicionada mais próxima a uma mesa sem a remoção do apoio.

- *Apoio para braço de altura não ajustável, retrátil* – Esse tipo de apoio para braço é retrátil, a fim de permitir transferências mais fáceis; contudo, a altura não é ajustável. O apoio para braço fica inserido na cadeira de rodas. O dispositivo é benéfico porque alguns pacientes têm dificuldade em pegar os apoios para braços do chão quando estes foram removidos da cadeira de rodas. O paciente pode não solicitar um apoio altura ajustável se o braço estiver apoiado de forma adequada.
- *Apoio para braço de altura ajustável, retrátil* – Esse apoio para braço é retrátil para obter aumento de espaço e simplicidade nas transferências; sua altura é ajustável. A maioria dos pacientes requer apoios para braço de altura ajustável para o posicionamento adequado das extremidades superiores.
- *Apoio para braço inteligente (poupador de espaço)* – O apoio para braço é curvado para dentro e diminui a largura geral da cadeira de rodas sem limitar a largura do assento.
- *Apoio para braço elevado* – Esse estilo de apoio para braço ajuda no controle do edema e no posicionamento apropriado da extremidade superior. Vários diferentes estilos estão disponíveis.
- *Depressão para o braço* – Uma depressão para o braço pode ajudar pacientes hemiplégicos no posicionamento da extremidade superior e evitar que o braço penda para o lado da cadeira de rodas, o que poderia exacerbar a subluxação do ombro.

▶ Mesa de atividades

As mesas de atividades estão disponíveis em cadeiras de rodas para hemiplégicos; elas podem ser usadas para realizar as refeições ou as atividades da vida diária. Elas fornecem aumento na superfície de trabalho para as atividades.

▶ Cinto de segurança

A maioria das lesões nos indivíduos que usam cadeiras motorizadas ocorre como resultado de acidentes de inclinação e quedas. Muitos desses acidentes ocorrem na subida ao meio-fio ou na descida de uma rampa de 5°. Estudos de pesquisa descobriram que os apoios para pernas e cintos de segurança fornecem proteção, reduzem o risco de ser ejetado da cadeira de rodas e aumentam a segurança ao transpor obstáculos comuns. Os cintos de segurança fornecem estabilidade e segurança ao paciente, e o tipo de cinto prescrito é baseado na preferência do paciente e na força da extremidade superior e na capacidade funcional. Os tipos de cinto de segurança para cadeira de rodas incluem de automóvel, de avião e de velcro.

> Corfman T, Cooper R, Fitzgerald S, et al: Tips and falls during electric-powered wheelchair driving: Effects of seatbelt use, legrests, and driving speed. Arch Phys Med Rehabil 2003;84:1797–1802.

▶ Almofadas de assentos de cadeira de rodas

Mais de 40 tipos diferentes de almofadas encontram-se disponíveis para as cadeiras de rodas. Elas são projetadas para o conforto, e algumas também melhoram a distribuição da pressão, previnem úlceras de pressão e melhoram a estabilidade pélvica. O tipo de almofada prescrito para um cadeirante deve ser baseado nas necessidades individuais do paciente. Alguns pacientes requerem apenas uma almofada básica para conforto, pois conseguem deslocar o peso, transferir-se e deambular. Os pacientes confinados a uma cadeira de rodas e não deambulatórios, que são incapazes de se movimentar ou ficar em pé de modo independente, requerem uma almofada de assento mais complexa, que irá prevenir úlceras de pressão e fornecer estabilidade do tronco e pélvica.

As almofadas de espuma básicas são usadas principalmente para conforto. As almofadas protetoras da pele podem ser feitas de espuma, ar ou gel e são recomendadas para pacientes com rupturas de pele momentâneas ou para aqueles com alto risco de ruptura. As almofadas de posicionamento são projetadas em especial para pacientes que precisam de suporte para manter uma postura sentada adequada. As almofadas de proteção de pele e de posicionamento combinadas são projetadas para pacientes que têm problemas na pele e precisam de suporte para manter o posicionamento adequado em uma cadeira de rodas.

A almofada de espuma básica para uma cadeira de rodas é um revestimento de *polyfoam* de 2 polegadas (5 cm) com uma cobertura. Como exemplo, é possível citar a almofada básica Jay, que é descrita como uma almofada de espuma macia moldada com um contorno brando para fornecer estabilidade de postura. Essa almofada tem um fundo antideslizante com inserção de velcro e uma cobertura à prova d'água. Esse tipo de almofada é ideal para pacientes com boa capacidade funcional, que podem deslocar o peso e têm baixo risco de ruptura de pele.

A. Almofadas com proteção para a pele

As almofadas para assento de gel variam de básicas a feitas sob medida. Um exemplo, a almofada customizada Jay 2, tem uma base de espuma de contorno firme com mais de 2 polegadas (5 cm) de gel, permitindo que ela se molde às proeminências ósseas. Um pacote de acessórios está disponível, que inclui cunhas para adutores, guias para quadril, coxins de abdutores e coxins de obliquidade pélvica. Pacotes de gel adicionais podem ser acrescidos à almofada para adequá-la às necessidades do paciente. Alguns outros exemplos de almofadas com proteção para pele são a Invacare Matrix, uma almofada de espuma moldada com camada dupla de gel, e a almofada de fluxo de ar Matrix, que consiste em uma base de espuma e células de flutuação de ar no topo da base. Muitas outras opções também se encontram disponíveis. Um exemplo, a almofada Pride Synergy, tem uma base de espuma moldada com recorte sobre a área sacral e encontra-se disponível com a opção de inserções de células líquidas gêmeas ou inserções de espuma viscoelástica. Outra almofada protetora, a Supracor Stimulite, consiste em células hexagonais que se achatam quando comprimidas para aliviar a pressão. As células são perfuradas para permitir o fluxo de ar e ajudar na estimulação do fluxo sanguíneo capilar.

B. Almofadas de posicionamento

Os pacientes que precisam de ajuda moderada para posicionamento podem se beneficiar de uma almofada com múltiplas células de ar. Esse tipo de almofada pode ser usado com ou sem uma base de espuma siliconada contornada que, adicionalmente, fornece suporte de contorno lateral e pré-isquiático. Um exemplo desse tipo de almofada é a Pride Synergy Spectrum Air. A Jay 2 Deep Contour é uma almofada ultraleve de 3 polegadas (7,6 cm) de gel disposto em um *design* triplo cobrindo o cóccix e as nádegas. Uma camada de 2 polegadas (5 cm) de espuma macia situa-se abaixo do gel, e a base é composta de espuma pré-contornada, que fornece estabilidade pélvica e ajuda no posicionamento. Um terceiro exemplo de almofada de posicionamento é a Invacare Matrix Stabilite Contour, que fornece estabilidade pélvica e suporte para a perna. A almofada é encaixada com uma bexiga de "ThinAir" para auxiliar na redistribuição da pressão.

C. Almofadas de combinação

Muitos tipos de almofadas desse grupo fornecem benefícios dobrados, aliviando a pressão e mantendo a posição desejada dos pacientes em cadeira de rodas, prevenindo, desse modo, deformidades. São exemplos a almofada Jay 2 Positioning e a Pride Synergy Solution, que tem uma base de espuma contornada com inserções de gel de célula dupla na área isquiática. Uma modificação, a almofada Pride Synergy Solution 1, consiste em uma base de espuma contornada de alta densidade com sobreposição de gel. Por fim, a almofada Invacare Matrix Flotech é composta de uma almofada de espuma moldada e uma camada dupla de sacos de líquido (gel).

Muitos estudos têm avaliado a efetividade de diferentes almofadas de cadeira de rodas sobre a prevenção de úlceras de pressão sacrais. Um estudo com pacientes idosos institucionalizados descobriu que almofadas protetoras para a pele (ar, líquido viscoso e espuma ou gel e espuma) reduziam a incidência de úlceras de pressão quando comparadas com almofadas de espumas segmentadas e devem ser usadas para ajudar a prevenir a ruptura de pele. A superfície inferior da tuberosidade isquiática recebe o maior estresse subcutâneo, e a proteção dessa parte do corpo ajuda a prevenir as úlceras de pressão. Outro estudo de pesquisa observou que almofadas de espuma de até 3,2 polegadas (8 cm) de espessura eram efetivas na redução do estresse subcutâneo para a área da tuberosidade isquiática; contudo, o aumento da espessura da almofada de espuma além de 8 cm foi ineficaz para esse objetivo. Por fim, acredita-se que inserções de espuma (espuma de poliuretano viscoelástica) como aquelas usadas em assentos de cadeira de rodas moldados customizados produzem menores picos de interface de pressão e melhor distribuição da pressão do que as inserções feitas de gel.

> Apatsidis DP, Solomonidis SE, Michael SM: Pressure distribution at the seating interface of custom-molded wheelchair seats: Effect of various materials. Arch Phys Med Rehabil 2002;83:1151–1156.
>
> Brienza D, Kelsey S, Karg P, et al: A randomized clinical trial on preventing pressure ulcers with wheelchair seat cushions. J Am Geriatr Soc 2010;58:2308–2314.
>
> Metring NL, Gaspar MI, Mateus-Vasconcelos EC, et al: Influence of different types of seat cushions on the static sitting posture in individuals with spinal cord injury. Spinal Cord 2012;50:627–631.
>
> Ragan R, Kernozek TW, Bidar M, et al: Seat-interface pressures on various thicknesses of foam wheelchair cushion: A finite modeling approach. Arch Phys Med Rehabil 2002;83:872–875.

D. Almofadas para encostos

Vários tipos de encostos encontram-se disponíveis para cadeira de rodas e *scooters*. O encosto padrão em uma cadeira de rodas manual é reclinado. Em geral, um encosto reclinado é composto de estofamento de *nylon* ou vinil e é leve e dobrável. Esse tipo de encosto não proporciona suporte lateral ao tronco para auxiliar na prevenção ou manejo de problemas de alinhamento do tronco. A pesquisa clínica tem mostrado que um encosto reclinado pode afetar a postura sentada e produzir cifose e inclinação posterior da pelve, levando a deformidades de coluna e pelve. O encosto reclinado é prescrito para pacientes com bom controle de tronco que têm capacidade de sentar eretos com apoio, mas não é adequado para pacientes com controle de tronco deficiente.

Os pacientes com controle de tronco deficiente podem precisar de um encosto mais rígido, com estabilidade de tronco lateral para ajudar a manter o posicionamento adequado na cadeira de rodas. Os encostos rígidos variam de estilos básicos, que fornecem suporte mínimo, a estilos semiacolchoados, que fornecem estabilidade pélvica lateral posterior e suporte ao tronco. Alguns modelos têm apoio lombar, cunhas de apoio lateral e apoio lateral posterior.

As almofadas de encosto rígido semicustomizadas estão disponíveis em modelos que fornecem suporte lateral, suporte posterior, coxins torácicos, coxins lombares ou coxins sacrais para acomodar diferentes tipos de anormalidades do tronco ou espinais (Fig. 41.3). Os pacientes que ficam em uma cadeira de rodas por períodos de tempo prolongados também podem se beneficiar de um encosto mais protetor, pois o sentar prolongado em uma cadeira de rodas com um encosto reclinado levará o encosto a deformar-se e perder firmeza, em especial se os pacientes forem obesos.

Os encostos de tensão ajustável consistem em 3 a 8 tiras ajustáveis horizontalmente posicionadas para as regiões torácica, lombar e sacral (Fig. 41.4). A tensão é ajustada conforme a preferência do paciente. Esse encosto fornece mais suporte do que um encosto reclinado padrão com suporte de tronco lateral limitado.

> Parent F, Dansereau J, Lacoste M: Evaluation of the new flexible contour backrest for wheelchairs. J Rehabil Res Devel 2000;37:325–334.

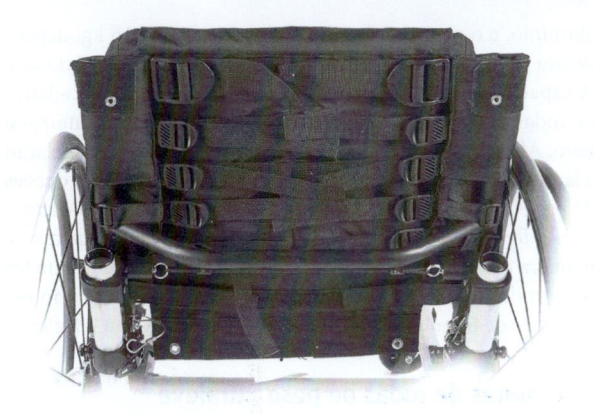

▲ **Figura 41.4** Encosto de tensão de precisão ajustável Jay. (Reproduzida, com permissão, de Sunrise Medical [US] LLC.)

CONSIDERAÇÕES DE MANEJO

Além da cadeira de rodas padrão básica, várias cadeiras especializadas estão disponíveis, variando desde os modelos para hemiplégicos até os para serviço pesado e de categorias esportivas e de uso especial até tipos para acomodar as necessidades de populações de pacientes específicas. A prescrição de uma cadeira de rodas para um paciente envolve a avaliação cuidadosa da pessoa que irá usá-la, para garantir o maior proveito do dispositivo em relação às capacidades funcionais e atividades planejadas do indivíduo. Uma breve avaliação dos principais tipos de cadeira de rodas e pacientes para os quais elas podem ser mais benéficas encontra-se a seguir.

1. Cadeira de rodas para hemiplégicos e opções de cadeiras de rodas de peso leve para pacientes de AVC

A. Cadeira de rodas para hemiplégicos

Os pacientes de AVC com hemiplegia ou hemiparesia podem se beneficiar do uso de uma cadeira de rodas específica para sua condição. A propulsão manual de uma cadeira de rodas requer o uso de ambas as extremidades superiores ou de um braço e uma perna para a manobra. O eixo da roda em uma cadeira para paciente hemiplégico é disposto mais baixo, próximo ao chão, o que diminui a altura do assento até o chão e permite que o pé do paciente toque o solo. Em geral, o paciente com hemiplegia impulsiona a cadeira de rodas manual com um braço e um pé no chão. O pé ajuda a orientar a direção da cadeira de rodas. Uma cadeira específica para esses pacientes pode ser construída com alumínio padrão ou alumínio leve.

B. Cadeiras de rodas de peso leve

Os pacientes de AVC que são incapazes de impulsionar uma cadeira de rodas para hemiplégicos podem conseguir impulsionar uma cadeira de peso leve. A cadeira de rodas de peso leve é mais fácil de impulsionar do que uma padrão. Ela é composta de

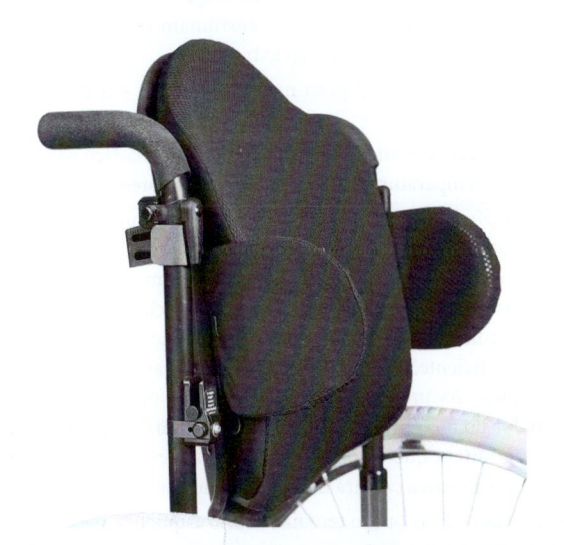

▲ **Figura 41.3** Encosto Jay 2 com suporte lateral. (Reproduzida, com permissão, de Sunrise Medical [US], LLC.)

alumínio, e o peso dessa cadeira varia entre 11 e 16 kg, dependendo do modelo, do fabricante e dos equipamentos opcionais. A capacidade de peso é de até 113 kg. A maioria das cadeiras de rodas de peso leve tem estofado de *nylon*, para diminuir seu peso. Alguns modelos podem ser feitos sob medida com relação a largura do assento, profundidade do assento, rodilhas e opções de rodas para ficarem adequados a uma variedade de pacientes com diferentes alturas, tamanhos de corpo e incapacidades. De maneira ideal, os pacientes com fraqueza significativa devem ter uma avaliação da cadeira de rodas para determinar se têm capacidade de impulsionar uma cadeira de peso leve ou ultraleve.

C. Cadeiras de rodas de peso ultraleve

A cadeira de rodas ultraleve (peso leve de alta resistência) é a mais leve de todas as cadeiras manuais e é fabricada pela maioria das empresas especializadas nesses produtos. A cadeira de rodas é composta de alumínio ou titânio, uma qualidade mais alta de alumínio. As de titânio são mais dispendiosas, e, muitas vezes, as companhias de seguro não oferecem cobertura a elas. As cadeiras de rodas de peso ultraleve têm alto grau de capacidade de ajuste e podem ser sob medida. Esse tipo de cadeira de rodas pode facilmente ser ajustado para um paciente com AVC que requer um assento mais próximo ao chão. O peso varia de 6 a 11 kg, e a capacidade de peso em alguns modelos é de até 120 kg. A opção de estrutura para essas cadeiras de rodas inclui modelos dobráveis e não dobráveis. As de peso ultraleve não dobráveis são populares entre os cadeirantes que desejam aumentar a resposta e a capacidade de manobra e desejam sacrificar a fácil portabilidade em favor da diminuição do peso.

As cadeiras de rodas de peso ultraleve rígidas são mais leves, mas não apresentam o mecanismo de dobrar nem outros mecanismos. Os modelos de dobrar são mais fáceis de transportar em um automóvel, mas são mais pesados devido a esse mecanismo e ao maquinário. Alguns modelos são adequados para pacientes com fraqueza severa que são incapazes de impulsionar uma cadeira de rodas de peso leve. Outras são projetadas para pacientes extremamente ativos. Os cadeirantes relatam que as cadeiras de rodas ultraleves são mais confortáveis e têm melhor ergonomia do que aquelas de peso leve. O Medicare reembolsa os custos dessa cadeira apenas para indivíduos que participam de atividades frequentes que não podem ser feitas com uma cadeira de rodas padrão ou de peso leve ou para pacientes que solicitam uma largura de assento, profundidade de assento ou altura de assento que não pode ser acomodada em uma cadeira de rodas padrão ou de peso leve. O ambiente doméstico também é importante, pois o aumento da resistência da superfície, como o carpete alto, diminui a velocidade da cadeira de rodas. O peso da cadeira de rodas também diminui a velocidade do aparelho e aumenta as forças de resistência.

D. Cadeiras de rodas de impulso com apenas um braço

Outra opção de cadeira de rodas para um paciente com AVC é a cadeira de rodas manual de impulso com apenas um braço. Ela é projetada para pacientes que não têm uso funcional das extremidades inferiores e que têm apenas um membro superior funcional. Uma cadeira de rodas de impulso com um só braço pode ser muito útil para um paciente de AVC com hemiplegia ou com amputações transtibiais bilaterais e hemiplegia da extremidade superior unilateral. Existem dois tipos de cadeira de rodas de impulso com apenas um braço; uma tem uma alavanca de impulso, e a outra, um aro propulsor duplo. A com alavanca de impulso tem uma alavanca montada nas rodilhas dianteiras. A direção da cadeira de rodas e todos os aspectos de sua manipulação são controlados por uma alavanca simples. Manobrar a alavanca para a frente move a cadeira de rodas para a frente, e, puxando-a para trás, move-se a cadeira de rodas na direção traseira.

O segundo tipo de cadeira de rodas de impulso com um braço tem dois aros para mãos no mesmo lado. O aro grande controla a roda no mesmo lado, e o aro pequeno controla a roda oposta. O paciente pode impulsionar a cadeira de rodas manual e controlar todos os aspectos da manipulação com ambos os aros no mesmo lado. O mecanismo de conversão do tipo tesoura ou barra usado para inserir o aro propulsor no lado oposto da cadeira de rodas torna esse tipo de cadeira mais pesado do que o modelo padrão. Dobrar uma cadeira de rodas de impulso com um braço de aro duplo também é um pouco mais difícil, devido ao mecanismo de conversão.

▶ Aros propulsores

Uma ampla variedade de aros propulsores encontra-se disponível para satisfazer a preferência e as necessidades do paciente, incluindo as seguintes opções:

- *Cromado* – A opção padrão em estoque das cadeiras de rodas manuais.
- *Anodizado de alumínio* – Frio ao toque no inverno e quente no verão; assim, os pacientes costumam ter que usar luvas quando as temperaturas são extremas.
- *Peso ultraleve* – De peso mais leve; usado em cadeiras de rodas de peso leve.
- *Revestidos de plástico* – O revestimento de plástico não é sensível à temperatura e fornece aumento da preensão.
- *Projeções* – Os aros propulsores estão disponíveis com várias protrusões projetadas para melhorar a propulsão da cadeira de rodas (Fig. 41.5). As projeções vêm em diferentes tamanhos e formas (p. ex., maçanetas, saliências ou cernes). Os aros com projeções são benéficos para pacientes com preensão deficiente, que são incapazes de agarrar aros de tamanho regular. As projeções são espaçadas de modo nivelado ao redor do aro em uma direção vertical, horizontal ou oblíqua e permitem que os pacientes com fraqueza grave nas mãos impulsionem a cadeira de rodas usando suas palmas.
- *Pintado* – Essa opção tem um cunho estético.
- *Encaixe natural* – É um aro para mão amplo adicional, que é mais fácil de agarrar e fornece uma superfície não escorregadia.

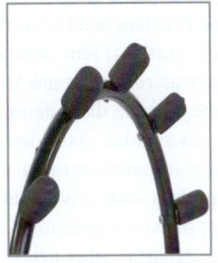

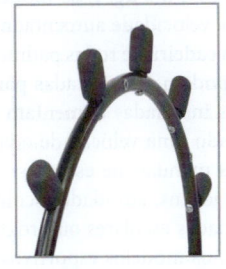

Aros propulsores com projeções

Oblíquas Verticais

▲ **Figura 41.5** Aros propulsores com projeções para pacientes com fraqueza nas mãos. (Reproduzida, com permissão, de Sunrise Medical [US] LLC.)

▶ Montagens de forquilha e haste

A. Forquilha padrão

Na maioria dos modelos de cadeira de rodas, a forquilha padrão é fixa e não ajustável. Isso significa que a altura do assento até o chão não pode ser ajustada para satisfazer as necessidades particulares do paciente.

B. Forquilha de múltiplas posições

Em contraste, uma forquilha de múltiplas posições tem várias posições para a inserção da rodilha, permitindo que a altura do assento até o chão seja personalizada. Essa opção, em uma cadeira de rodas para hemiplégico, poderia ser benéfica para um paciente que sofreu AVC.

▶ Rodas

A maioria das cadeiras de rodas para hemiplégicos tem rodas de magnésio. Essas rodas não requerem manutenção; elas são feitas de material composto moldado (plástico, *nylon* ou alumínio) e geralmente têm menos de 10 raios. Quando introduzida pela primeira vez, a roda de magnésio era, em geral, mais pesada do que a roda padrão; contudo, inovações recentes produziram uma roda de magnésio que é comparável em peso com uma roda padrão.

▶ Pneus

O pneu padrão de borracha maciça ou plástico (poliuretano) de 1 polegada (2,5 cm) é o tipo mais solicitado para uma cadeira de rodas de hemiplégico, visto que esse pneu não requer manutenção e é bem adequado para o uso interno. Um pneu de borracha maciça é mais pesado do que um pneumático e pode pesar de 450 a 900 g a mais do que o pneumático.

O pneumático entremeado é composto de borracha, tem um tubo interno preenchido com ar e fornece um andar mais macio; contudo, esse tipo de pneu requer manutenção. O tubo de ar interno pode ser facilmente perfurado com um prego, resultando em pneu furado. Um tubo interno de pressão zero opcional pode ser inserido no pneu pneumático para preveni-lo de ficar vazio após ser perfurado com um prego. O pneu é mais adequado para terrenos externos, macios, arenosos ou duros. Esse tipo de pneu é de manejo mais difícil para um paciente de AVC.

▶ Apoios para as pernas

Apoios para perna não elevados, removíveis e rebatíveis permitem a simplificação das transferências. No apoio para perna não elevado, não há coxim de panturrilha para o suporte da perna. Esse tipo de apoio para perna pode não ser apropriado para um paciente de AVC com hemiplegia da extremidade inferior, pois não há suporte para a perna hemiplégica. E, como ele não permite a elevação da perna, esse suporte não é apropriado para um paciente com edema na extremidade inferior.

Um apoio para perna elevado, removível e rebatível é mais apropriado para um paciente de AVC com hemiplegia. Esse tipo de apoio permite transferências simplificadas, auxilia no controle do edema das extremidades inferiores e inclui um coxim de panturrilha para fornecer suporte para a perna.

▶ Apoios para os pés

Esse tipo de apoio fornece suporte aos pés. Diferentes tipos estão disponíveis dependendo do modelo da cadeira de rodas, e a maioria apresenta uma superfície não escorregadia. Alguns apoios para os pés têm altura, profundidade e ângulos ajustáveis para acomodar deformidades, contraturas ou espasticidade. Os modelos podem inclinar para um lado a fim de permitir transferências mais simples. Outros dobram para trás sob o assento ou são removíveis. Os apoios para os pés podem ser de alumínio, borracha, espuma ou um material composto. A largura e a profundidade do apoio são variáveis e dependem da largura da estrutura da cadeira de rodas e da quantidade de suporte necessário para o pé. Apoios para os pés sob medida estão disponíveis para pacientes com contraturas ou deformidades graves.

A maioria das cadeiras de rodas para hemiplégicos tem dois apoios individuais para os pés, que dobram e inclinam em ambos os lados e são rebatíveis para permitir transferências mais fáceis. Em geral, esses apoios são feitos de material composto de peso leve. Os apoios de alumínio são mais fortes e mais pesados e com frequência são encontrados em cadeiras de rodas pesadas ou em modelos mais antigos. Para pacientes que não usam calçados, um apoio de pés de espuma é mais apropriado do que um de alumínio ou de material composto.

▶ Travas de rodas

Vários tipos de travas de rodas estão disponíveis para uma cadeira de rodas de paciente hemiplégico. Na opção de botão de travamento, pressionar o freio para a frente, para fora da cadeira de rodas, aciona a trava. A desvantagem é que o freio pode interferir na oscilação do apoio para os pés. No mecanismo de puxar para travar, puxa-se o freio em direção à cadeira de rodas para acionar a trava. Uma terceira opção é a manivela de extensão, essencialmente uma longa manivela adicionada ao freio curto para estender o comprimento da manivela do freio, tornando mais fácil travar ou destravar a cadeira de rodas. Ela é bastante útil para o paciente com AVC que tem hemiplegia e usa um braço para travar e destravar ambos os freios.

Acessórios

Os acessórios da cadeira de rodas para paciente hemiplégico incluem um suporte para muletas, que permite ao cadeirante transportar muletas enquanto impulsiona a cadeira de rodas; um aparador para tanque de oxigênio, que é acoplado à traseira da cadeira de rodas ou *scooter*; e protetores laterais (de plástico ou material têxtil), que evitam que as roupas fiquem presas às rodas.

> DiGiovine MM, Cooper RA, Boninger ML, et al: User assessment of manual wheelchair ride comfort and ergonomics. Arch Phys Med Rehabil 2000;81:490–494.

2. Cadeiras de rodas de peso leve e esportivas para pacientes com lesões na medula espinal

Para um paciente com uma lesão medular baixa, recomenda-se uma cadeira de rodas de peso leve. Contudo, um estudo descobriu que os pacientes com renda inferior tinham menos probabilidade de ter acesso a cadeiras de rodas individualizadas. Pacientes paraplégicos jovens e ativos com lesão medular baixa e boa estabilidade de tronco com frequência optam pela cadeira de rodas do tipo esportivo para mobilidade, devido ao seu estilo e à facilidade de manobra (Fig. 41.6).

Uma cadeira de rodas do tipo esportivo é construída de liga de alumínio de aviação (titânio), e seu estilo é baseado na condição funcional do paciente e no esporte a ser praticado. Cadeiras de rodas esportivas estão disponíveis para basquete, tênis e bicicleta de corrida. O *design* em forma de T, incluindo rodas, pesa de 4 a 7 kg. Esse modelo tem capacidade de giro sem esforço, velocidade aumentada e menor resistência de rolagem do que a cadeira de rodas padrão. As rodas traseiras têm cambagens que podem ser ajustadas para inclinar as rodas em até 16°. As rodas inclinadas aumentam a largura da base da cadeira, permitindo uma velocidade e viradas mais rápidas. As cadeiras de rodas manuais de estilo esportivo são atraentes para pacientes mais jovens, em idade escolar, que podem estar envolvidos em atividades escolares ou programas esportivos recreacionais. Em geral, os modelos esportivos básicos são aprovados pelas companhias de seguro; contudo, é muito difícil obter a aprovação para uma cadeira de rodas esportiva de alto desempenho, sendo necessário investigar outras fontes de recursos.

▶ Rodas

As cadeiras de rodas esportivas usadas para basquete ou tênis têm duas rodas grandes (22-27 polegadas [56-68 cm]) e uma ou duas pequenas rodas frontais (3 polegadas [7,6 cm]), dependendo do modelo e do fabricante (Fig. 41.7). As pequenas rodas frontais melhoram o giro e a velocidade e diminuem a resistência. As cadeiras de rodas de corrida têm duas rodas grandes (28 polegadas [71 cm]) na traseira e uma roda frontal menor (20 polegadas [51 cm]).

▶ Pneus

Vários tipos de pneus de cadeiras de rodas esportivas estão disponíveis para atividades específicas. Pneus finos e macios têm menos resistência, requerem menos energia para propulsão e são adequados para atividades esportivas. Esses pneus são projetados para velocidade, capacidade de manobra e resistência.

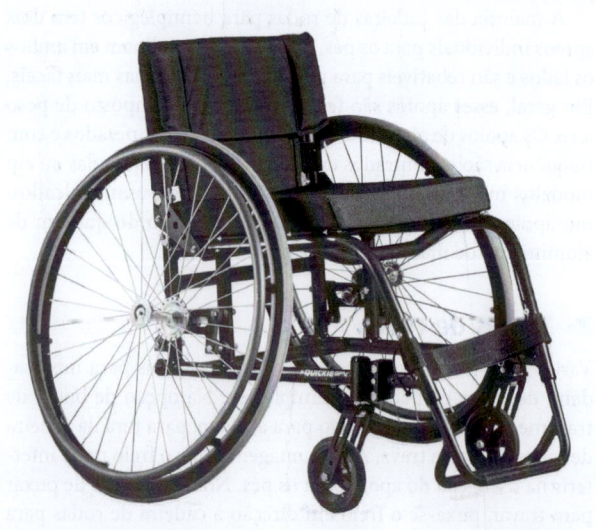

▲ **Figura 41.6** Cadeira de rodas esportiva de peso leve da Quickie. (Reproduzida, com permissão, de Sunrise Medical [US] LLC.)

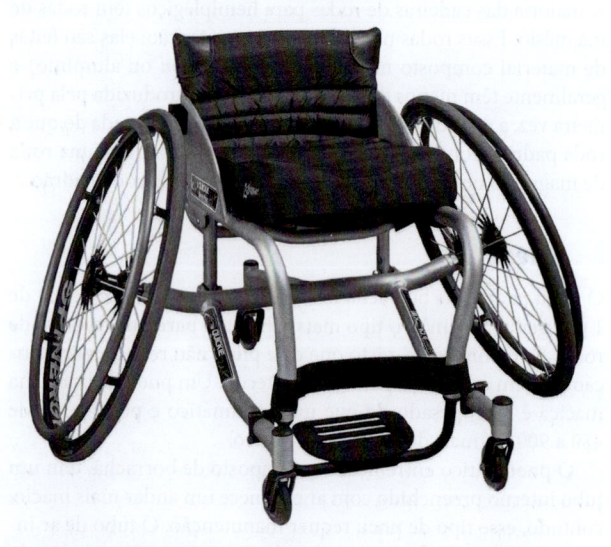

▲ **Figura 41.7** Cadeira de rodas esportiva para tênis da Quickie. (Reproduzida, com permissão, de Sunrise Medical [US] LLC.)

Os pneus pneumáticos lisos são projetados para altas velocidades. Um pneu de Kevlar, composto do mesmo material usado em coletes à prova de balas, é de alto desempenho e ideal para esportes. O Clincher é um pneu de alto desempenho projetado para basquetebol, tênis e ciclismo. Ele é composto de inserções que previnem o pneu pneumático de ficar completamente murcho após ter sido perfurado.

As opções de forquilha e haste para cadeiras de rodas esportivas incluem uma forquilha de várias posições, que pode ser disposta em diversos locais para inserção da rodilha (ver abordagem anterior) e montagens de rodilha, e forquilha de fácil saída, que permite que as rodilhas sejam rapidamente removidas para o transporte (sem essa opção, uma chave inglesa ou alicate seriam necessários para remover as rodilhas).

Placas de eixo e eixos

As rodas traseiras são inseridas na cadeira de rodas por meio da placa de eixo. Alguns pacientes com lesão medular baixa preferem que as rodas traseiras sejam anguladas para fora, aumentando a cambagem da roda. A cambagem da roda é o espaçamento entre os pontos superior e inferior da roda. Aumentar a cambagem da roda aumenta a base e, assim, a largura da cadeira de rodas. Ela também desloca o assento mais para baixo e move o centro de gravidade para trás. Como resultado da base de roda mais ampla, há melhora da estabilidade. O aumento da cambagem resulta em aumento da resistência da rolagem, diminuição na velocidade da cadeira de rodas e aumento na produção de força. Estudos descobriram que as posições anteriores de eixo diminuem as forças necessárias para impulsionar a cadeira de rodas, e as posições posteriores de eixo aumentam as forças.

Impulsionar a cadeira de rodas sobre um carpete alto requer mais força; contudo, a quantidade de força necessária é diminuída quando a roda traseira é movida para a frente em uma posição de eixo anterior. As lesões no nervo mediano estiveram correlacionadas com o aumento da frequência da propulsão e a taxa mais elevada de força de empuxe na borda, pois a frequência de propulsão aumentada diminui a amplitude do nervo sensorial mediano. Infelizmente, mover o eixo traseiro para a frente diminui a estabilidade, tornando mais fácil a inclinação da cadeira de rodas para trás. De forma inversa, o movimento da roda traseira para trás aumenta a estabilidade, mas também aumenta a frequência de propulsão, baixando a amplitude do nervo mediano. O peso da cadeira de rodas manual e a posição do eixo têm um impacto sobre a quantidade de força necessária para a impulsão; a diminuição do peso da cadeira de rodas irá reduzir o pico de força necessário para impulsioná-la independentemente da posição do eixo.

Os eixos da cadeira de rodas para pacientes com lesões na medula se situam em três grupos gerais. Um eixo de remoção rápida permite a fácil remoção das rodas traseiras para transporte no porta-malas de um automóvel. Uma placa de eixo curvada tem múltiplos ajustes para a virada precisa da altura do assento, ângulo do assento e cambagem da roda traseira, permitindo que os pneus sejam inclinados nas cadeiras de rodas esportivas. Por fim, uma placa de eixo contrabalançada permite que o centro de gravidade seja ajustado ao mover-se o eixo da roda traseira para a frente ou para trás de sua posição original.

Apoios para os braços

De modo geral, as cadeiras de rodas esportivas não têm apoios para os braços. Embora esses dispositivos forneçam suporte às extremidades superiores, eles aumentam o peso da cadeira de rodas, diminuem a liberdade de movimento e reduzem a capacidade de manobra. Os apoios para os braços também interferem na propulsão da cadeira de rodas em distâncias longas.

Apoios para as pernas

Os apoios para as pernas não elevados, removíveis e rebatíveis são melhores para pacientes nas cadeiras de rodas esportivas (ver abordagem anterior). Os pacientes ativos que são paraplégicos irão precisar de alças para prender as pernas ao apoio.

Apoios para os pés

Os apoios para os pés acolchoados com espuma, compostos de plástico moldado ou cromo e cobertos de espuma com frequência são empregados em cadeiras de rodas esportivas, devido ao seu peso reduzido.

Travas de rodas

Os cadeirantes ativos que desejam impulsionar suas cadeiras de rodas com mais rapidez preferem ter a trava das rodas embaixo do assento para prevenir as lesões da mão associadas à rápida capacidade de manobra. Em uma cadeira de rodas padrão, a trava de "empurrar-puxar" está localizada na frente de cada roda traseira. A manobra rápida e ágil, como aquela necessária no basquete, tênis ou corrida, pode causar lesões nas mãos no uso da trava de "empurrar-puxar" tradicional. Entre os estilos de travas de rodas disponíveis, está uma versão compacta com um pequeno freio do tipo tesoura localizado sob o assento, geralmente de plástico. A trava do tipo tesoura não interfere nos apoios para as pernas e permite transferências mais simples. Esse freio é mais dispendioso e, em geral, é feito de metal.

Acessórios

As cadeiras de rodas esportivas têm proteções de raio que cobrem as rodas para prevenir que objetos ou dedos fiquem presos nos raios das rodas.

Almofadas de assento protetoras da pele

As almofadas de assento são importantes elementos das cadeiras de rodas esportivas, pois ajudam a prevenir e minimizar a ruptura de pele devido ao aumento da força de cisalhamento associado com o aumento da mobilidade e da pressão. Várias opções estão disponíveis. Roho é uma almofada com preenchimento de ar feita de borracha de neoprene. Essa almofada requer manutenção e enchimento periódico com uma bomba de ar. A almofada Roho-High-Profile (compartimento simples) possui 4

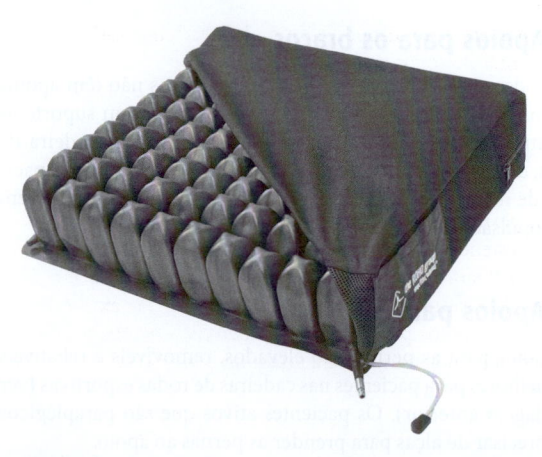

▲ **Figura 41.8** Almofada de assento de alto perfil Roho. (Reproduzida, com permissão, de The ROHO Group, Inc.)

polegadas (9,5 cm), células de ar interconectadas, que são preenchidas com ar (Fig. 41.8) com uma bomba de enchimento.

> Cowan R, Nash M, Collinger JL, et al: Impact of surface type, wheelchair weight, and axle position on wheelchair propulsion by novice older adults. Arch Phys Med Rehabil 2009;90:1076–1083.
>
> Faupin A, Campillo P, Weissland T, et al: The effects of rear-wheel camber on the mechanical parameters produced during the wheelchair sprinting of handibasketball athletes. J Rehab Res Devel 2004;41(3B):421–428.

3. Cadeiras de rodas para pacientes com lesões medulares altas

Os pacientes com lesões medulares altas (C5 ou acima), que são tetraplégicos e têm controle deficiente de tronco e cabeça podem se beneficiar de uma cadeira de rodas reclinada. Esses pacientes requerem cuidado atento para as atividades da vida diária e não são deambulatórios. Em geral, uma cadeira de rodas reclinável é prescrita para o indivíduo com necessidades especiais que é incapaz de sentar-se ereto por longos períodos de tempo. O paciente também pode apresentar dificuldades em mudar de posição e realizar deslocamento do peso. Esse tipo de cadeira de rodas também é benéfico para pacientes com anormalidades ou contraturas do quadril ou incapacidade de flexionar o quadril a 90°. Os pacientes que usam um colete para o corpo com uma articulação de quadril fixa também podem considerar esse tipo de cadeira de rodas. Pacientes com pressão arterial instável (p. ex., hipotensão ortostática) podem se beneficiar de uma cadeira de rodas reclinável. O encosto pode reclinar parcial (cerca de 45°) ou completamente; contudo, um auxiliar de enfermagem domiciliar ou membro da família terá que rebaixar o encosto da cadeira de rodas de forma manual. Uma cadeira de rodas reclinável é difícil de ser autoimpulsionada, devido à colocação das rodas em uma posição mais posterior.

O modelo reclinado é outra opção de cadeira de rodas manual para um paciente com lesão medular alta que é incapaz de

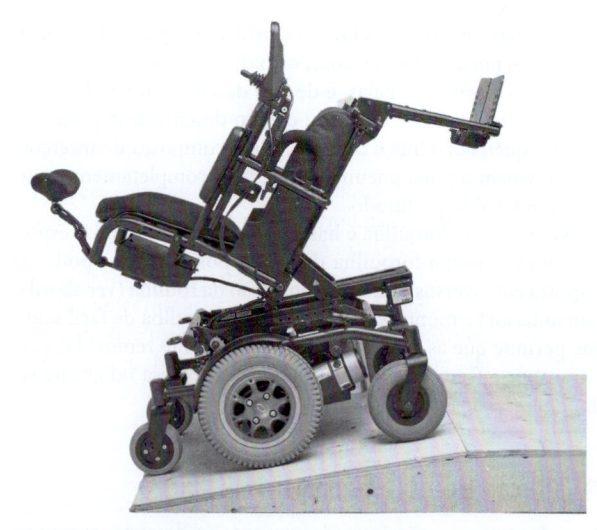

▲ **Figura 41.9** Cadeira de rodas reclinada motorizada. (Reproduzida, com permissão, de Sunrise Medical [US] LLC.)

se transferir ou deambular (Fig. 41.9). Esse tipo é fabricado por várias empresas e está disponível nos modelos manual e motorizado. Com frequência, a cadeira de rodas reclinável é usada por pacientes menos ativos que sentam na cadeira por períodos prolongados de tempo e requerem assistência de profissional da saúde. Ela é útil para pacientes que são propensos a úlceras de pressão e para aqueles que não conseguem deslocar o peso para aliviar a pressão sacral. Esse tipo de cadeira de rodas é benéfico para pacientes com controle de cabeça e tronco deficiente com risco de aspiração e melhora a respiração e o posicionamento para a digestão. Uma cadeira de rodas reclinável padrão fornece alívio da pressão e deslocamento de peso por meio da inclinação de toda a estrutura para trás; contudo, o ângulo do assento e do encosto não muda. A variação da inclinação é de –5° a 50° na maioria dos modelos; todavia, algumas reclinam até 120°.

A inclinação e a reclinação aumentam a área da superfície do assento sobre as nádegas e costas, o que ajuda a prevenir úlceras de pressão. Uma cadeira de rodas reclinada aumenta a perfusão cutânea sobre as tuberosidades isquiáticas a 12, 25 e 35° de inclinação quando combinadas com reclinação de 120°. Em 35° de inclinação, a perfusão cutânea também melhora em combinação com reclinação de 100° quando comparada com a posição ereta. Permite, também, que os pacientes com movimentos de quadril e joelho limitados por contraturas sejam facilmente reposicionados com forças de cisalhamento mínimas. O ajuste do grau da inclinação durante o dia melhora a tolerância ao sentar e diminui o tônus muscular anormal ou respostas reflexas em crianças com comprometimento grave. A cadeira de rodas reclinável reduz a quantidade de cuidado necessário e o número de transferências durante o dia. Os modelos manualmente operados requerem cuidado permanente, enquanto outros são elétricos e podem ser operados pelo cadeirante de forma independente. Contudo, as cadeiras de rodas reclináveis são maiores, mais pesadas e mais difíceis para os profissionais manobrarem. Elas estão disponíveis em tamanhos adultos e pediátricos. Os modelos pediátricos têm profundidade de assento ajustável para a criança em desenvolvimento.

▶ Apoio para cabeça

Os apoios para a cabeça sustentam a musculatura da cabeça e do pescoço, o que é muito importante em pacientes com controle deficiente de cabeça e pescoço. Esses apoios melhoram a postura, o que, por sua vez, melhora a respiração, em especial nos pacientes com doenças neuromusculares. Eles também ajudam a prevenir deformidades na cabeça e no pescoço em pacientes propensos a contraturas. As almofadas e os coxins de apoios para a cabeça são projetados para fornecer suporte à região occipital ou suboccipital, ou a ambas. O suporte lateral e o suporte anterior também estão disponíveis. Vários coxins de apoio para a cabeça estão disponíveis com diferentes graus de controle.

Alguns apoios para a cabeça fornecem suporte e controle mínimos, enquanto outros são bastante firmes e fornecem suporte anterior, posterior e lateral (Fig. 41.10). Eles são projetados para oscilar livremente de modo a permitir transferências mais simples. Os modelos anteriores estáticos, com as alças de testa, devem ser usados quando os pacientes apresentam um controle de cabeça muito fraco. As alças impedem a cabeça de cair para a frente. Inserções de espuma e gel estão disponíveis para pacientes que são propensos à ruptura de pele. Alguns fabricantes (p. ex., Invacare e Permobil) produzem apoios para a cabeça projetados especificamente para suas próprias cadeiras de rodas. Outros (p. ex., Whitmyer, Freedom Designs, Otto Bock Healthcare e Stealth Products) fabricam apoios universais, que podem ser adaptados para se encaixar a diversos modelos de cadeiras de rodas. Esses apoios para a cabeça são compostos de espuma contornável e estão disponíveis em vários estilos. Os coxins variam de modelos pediátricos, com altura de 2,5 polegadas (6 cm), até aqueles para adultos, com 12 polegadas (30 cm). Diferentes tipos de sistemas de montagem estão disponíveis e podem ser encaixados em várias cadeiras de rodas e apoios para a cabeça.

▶ Apoios para as pernas

As opções para uma cadeira de rodas reclinável incluem apoios para as pernas articulados, elevados e removíveis. O apoio para a perna estende-se e eleva-se para fornecer suporte à perna. As opções incluem um apoio não elevado e removível, que é com frequência usado para acomodar contraturas da extremidade inferior. Os apoios para a perna removíveis elevados permitem transferências mais simples e ajudam no controle do edema.

▶ Almofadas para assentos protetoras da pele

As mesmas almofadas descritas como apropriadas para cadeiras de rodas de peso leve e esportivas são adequadas para pacientes com lesões medulares altas (ver abordagem anterior). A estrutura da cadeira de rodas pode ser encaixada com almofadas de assento e encosto customizadas para acomodar as necessidades do paciente.

> Boninger ML, Baldwin M, Cooper RA, et al: Manual wheelchair pushrim biomechanics and axle position. Arch Phys Med Rehabil 2000;81:608–613.
>
> Hunt PC, Boninger ML, Cooper RA, et al: Demographic and socio-economic factors associated with disparity in wheelchair customizability among people with traumatic spinal cord injury. Arch Phys Med Rehabil 2004;85:1859–1864.
>
> Jan YK, Crane BA: Wheelchair tilt-in-space and recline does not reduce sacral skin perfusion as changing from the upright to the tilted and reclined position in people with spinal cord injury. Arch Phys Med Rehabil 2013;94:1207–1210.
>
> Jan YK, Jones MA, Rabadi MH, et al: Effect of wheelchair tilt-in-space and recline angles on skin perfusion over the ischial tuberosity in people with spinal cord injury. Arch Phys Med Rehabil 2010;91:1758–1764.
>
> Kirby RL, MacDonald B, Smith C, et al: Comparison between a tilt-in-space wheelchair and a manual wheelchair equipped with a new rear anti-tip device from the perspective of the caregiver. Arch Phys Med Rehabil. 2008;89:1811–1815.

4. Cadeiras de rodas para pacientes amputados

Uma cadeira de rodas manual para amputado é extremamente importante nos casos de amputação abaixo do joelho (transtibial) bilateral ou amputação acima do joelho bilateral (transfemoral). A amputação bilateral dos membros inferiores desloca a distribuição de peso do corpo posteriormente sobre as rodas traseiras, tornando a cadeira de rodas mais propensa a uma inclinação traseira. Desse modo, para prevenir a queda para trás, o eixo da roda deve ser movido mais para trás ainda. Os pacientes com amputação de uma extremidade inferior (transtibial ou transfemoral) podem também se beneficiar desse tipo de cadeira de rodas, uma vez que ela minimiza a possibilidade de inclinação traseira ao atravessar meios-fios ou rampas. As cadeiras de rodas para amputados

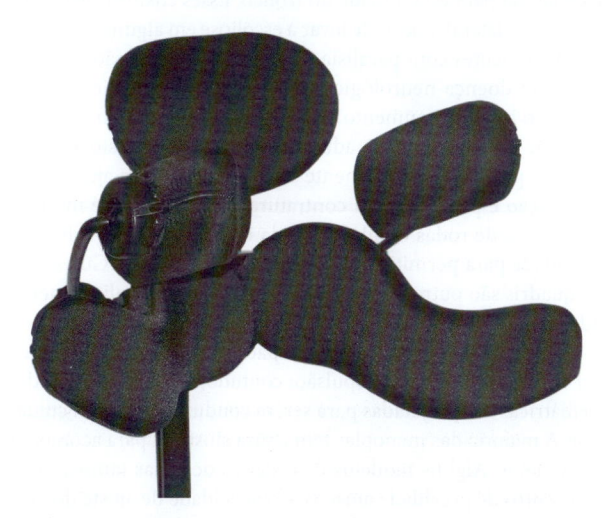

▲ **Figura 41.10** Apoios para a cabeça com suporte multidirecional. (Reproduzida, com permissão, de Sunrise Medical [US] LLC.)

fornecem suporte de membro para um paciente com uma amputação transtibial, ajudando a manter o joelho do lado amputado reto, de modo a prevenir uma contratura por flexão do joelho.

5. Cadeira de rodas padrão, industrial e bariátrica para pacientes com sobrepeso ou obesos

Em geral, pacientes obesos com mais de 113 kg podem utilizar uma cadeira de rodas manual padrão para sua mobilidade. Ela é composta de alumínio, pesa menos que 16 kg e tem capacidade máxima de peso de 113 kg. Embora a largura padrão do assento seja de 19 polegadas (46 cm), um assento extralargo (20 polegadas [51 cm]) também está disponível. Contudo, o excesso de peso em tais pacientes aumenta a pressão sobre todos os componentes da cadeira de rodas. Com o passar do tempo, o sentar prolongado pode levar o assento a afundar e o encosto a dobrar, o que fornece menos suporte ao paciente, resultando em postura deficiente ou cifoescoliose. Além disso, os pacientes com incapacidade grave que não são capazes de deslocar o peso ou transferir-se de forma independente são propensos a feridas sacrais e contraturas. Por essas razões, pacientes obesos, cadeirantes crônicos e pacientes com incapacidades graves ou aqueles que sentam em uma cadeira de rodas por períodos prolongados de tempo podem se beneficiar de uma estrutura de assento sólida, almofada para assento e almofada para encosto para prevenir o desgaste do estofamento e potenciais complicações.

Os pacientes obesos (> 113 kg) requerem uma cadeira de rodas industrial, que é reforçada com um eixo duplo sob o assento. O peso da cadeira de rodas é de 16 a 19 kg, e a capacidade de peso é de 113 a 204 kg, dependendo do modelo. Uma cadeira de rodas com largura maior do que 22 polegadas (56 cm) é considerada de modelo industrial. A largura do assento da cadeira pode ser de 22, 24 ou 26 polegadas (56, 61 ou 66 cm). Em geral, a cadeira de rodas industrial é muito larga para passar por vãos de portas ou habitações mais antigas. As de até 26 polegadas (66 cm) de largura podem ser dobradas para facilitar o transporte.

Os pacientes com obesidade mórbida irão precisar de uma cadeira de rodas manual bariátrica. A capacidade de peso para tais cadeiras é de até 204 kg, e as próprias cadeiras podem pesar mais que 19 kg, dependendo do modelo. Alguns modelos podem acomodar até 454 kg. O assento de uma cadeira de rodas bariátrica costuma ser mais amplo do que 26 polegadas (66 cm). A maioria dos modelos é reforçada com eixos duplos e não é dobrável. Contudo, o encosto e as rodas, em alguns modelos, podem ser removidos para permitir um transporte mais simples. Um vão de porta mais largo em um ambiente com acessibilidade a incapacitados geralmente é necessário para acomodar esse tipo de cadeira de rodas.

6. Cadeira de rodas para pacientes pediátricos com paralisia cerebral

Os pacientes pediátricos são medidos para as cadeiras de rodas da mesma maneira que os adultos. A largura do assento padrão da cadeira de rodas pediátrica é de 12 a 19 polegadas (30-46 cm).

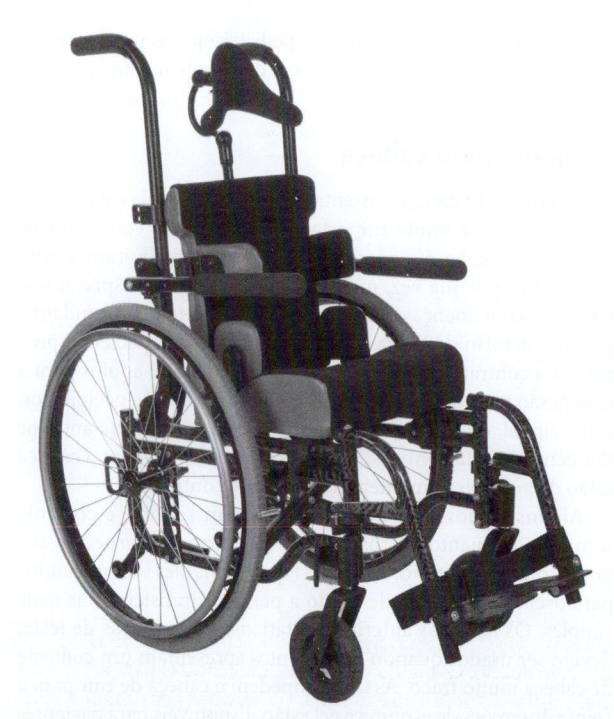

▲ **Figura 41.11** Cadeira de rodas pediátrica que permite o crescimento do paciente. (Reproduzida, com permissão, de Sunrise Medical [US] LLC.)

A maioria das cadeiras tem estruturas ajustáveis, o que permite mudanças na profundidade e na largura do assento para acomodar a criança em fase de crescimento (Fig. 41.11). As crianças com fraqueza ou instabilidade no tronco podem precisar de um cinto de cinco pontos para manter a postura ereta. Os pacientes com fraqueza no tronco também irão precisar de suporte torácico lateral para estabilidade do tronco. Esses coxins impedem a inclinação lateral, que pode levar à escoliose em alguns pacientes.

Os pacientes com paralisia cerebral espástica, lesão medular ou outra doença neurológica que resulte em espasticidade do membro inferior e aumento no tônus do adutor podem se beneficiar de um console para adutor. O console é um estofado que é usado para abduzir levemente as coxas de modo a ajudar com a abdução e prevenir uma contratura do adutor. Ele é inserido na cadeira de rodas ou almofada da cadeira e é removido com facilidade para permitir transferências mais simples. Guias para os quadris são outra opção para ajudar a manter o alinhamento adequado dos quadris e da pelve.

Dependendo da idade e da incapacidade da criança, ela pode ser capaz de realizar a propulsão; contudo, as cadeiras de rodas pediátricas são projetadas para serem conduzidas por um cuidador. A maioria das manoplas tem altura ajustável para acomodar o cuidador. Alguns modelos de cadeiras de rodas também têm um centro de gravidade ajustável e capacidade de ajuste do eixo da roda traseira, que pode transformar a cadeira do uso diário em um modelo esportivo. Alguns modelos pediátricos são dobráveis; outros têm uma estrutura rígida com rodas traseiras de rápida retirada para permitir um transporte mais fácil. Pacientes não deambulatórios com incapacidades graves podem se beneficiar de uma cadeira de rodas reclinável, de modo a ajudar a aliviar a pressão e prevenir decúbitos.

▶ Apoios para os pés

Os pacientes com paralisia cerebral e contraturas no quadril, joelho ou tornozelo podem não conseguir usar apoios para os pés padrões e podem precisar de apoios ajustáveis para acomodar contraturas de flexão ou extensão. Alguns pacientes têm uma combinação de espasticidade e fraqueza e apresentam dificuldades em manter seus pés em apoios padrões.

A escolha adequada dos apoios para os pés é importante para prevenir deformidades e lesões. Vários tipos são adequados para cadeiras de rodas pediátricas. O apoio para os pés padrão, consistindo em dois apoios individuais, é prescrito para pacientes com amplitude de movimento normal e sem contraturas no joelho e tornozelo. O paciente deve ter força e capacidade suficientes para manter o pé sobre o apoio. Firma-pés estão disponíveis para ajudar no posicionamento dos pés. Os apoios com ângulo ajustável são projetados para pacientes com contraturas do joelho e tornozelo. O ângulo do apoio é modificável para acomodar contraturas de flexão ou extensão. Os modelos com ângulos ajustáveis estão disponíveis com dois apoios individuais ou um apoio de peça única. O apoio de peça única é projetado para cadeirantes mais incapacitados que apresentam dificuldades em manter seus pés em apoios individuais. Os pés podem ser mantidos no lugar com um firma-pé, se necessário. Alguns modelos são rebatíveis para permitir transferências mais simples, enquanto outros são removíveis com e sem ferramentas. Pranchas para os pés acolchoadas sob medida também estão disponíveis.

Os apoios para os pés feitos de gel ou espuma podem ser usados para conforto, suporte e proteção em pacientes que apresentam contraturas ou deformidades. Os apoios de gel ajudam a aliviar a pressão sobre os pés e a prevenir feridas de pressão. O apoio de espuma para os pés é composto de espuma comprimida e é benéfico para pacientes que não usam calçados.

▶ Acessórios

Os acessórios para uma cadeira de rodas pediátrica são similares àqueles antes descritos para uma cadeira de rodas para adultos.

7. Outros tipos de cadeiras de rodas

▶ Cadeira de rodas para viagem

Uma cadeira de rodas para viagem é um modelo do tipo protetor com quatro pequenas rodas (Fig. 41.12). O paciente é incapaz de impulsionar esse modelo e ele tem que ser manobrado por um auxiliar. Com frequência, essa cadeira de rodas é usada em hospitais e alguns aeroportos para transporte e está disponível nos tamanhos adulto e pediátrico. Ela não é tão pesada quanto a padrão e é transportada com facilidade no porta-malas de um automóvel. Esse tipo de cadeira de rodas é útil para pacientes que precisam de ajuda com suas cadeiras quando deambulam por longas distâncias. Ela não é tão protetora e confortável quanto

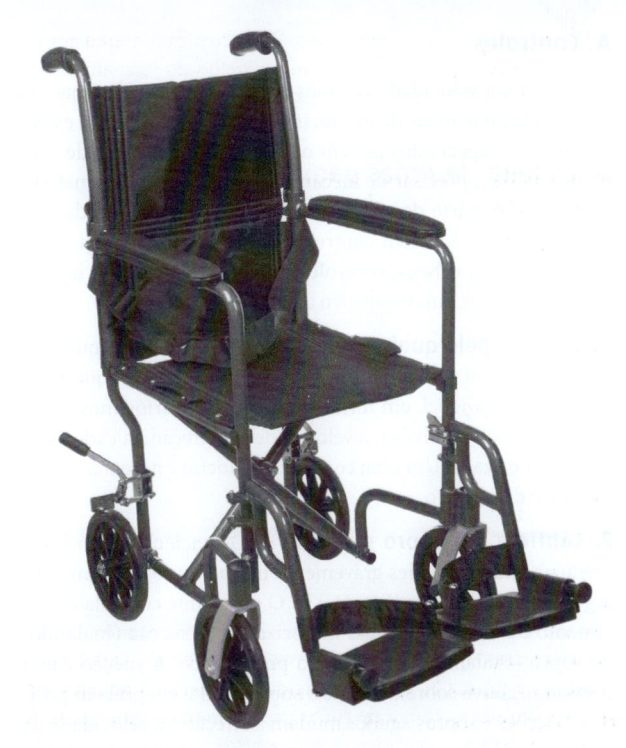

▲ **Figura 41.12** Cadeira de rodas para viagem ou para transporte. (Reproduzida, com permissão, de Sunrise Medical [US] LLC.)

a de modelo padrão. Uma cadeira de rodas para viagem tem apoios para o braço de extensão total fixos, que são aparafusados à cadeira e não são removíveis ou ajustáveis. O apoio para o braço tem altura fixa e estende-se da região posterior até a anterior da cadeira de rodas. Os apoios para o braço fixos tornam as transferências mais difíceis. Um eixo entremeado é usado na cadeira de rodas para viagem; a roda traseira é aparafusada no lugar e não tem capacidade de ajuste.

▶ Cadeira de rodas motorizada

As cadeiras de rodas motorizadas são prescritas a pacientes que não são capazes de impulsionar uma cadeira manual ou dirigir uma *scooter* motorizada. Para serem qualificados para o uso de uma cadeira de rodas motorizada, os pacientes são solicitados por suas companhias de seguro a ter um ambiente com acessibilidade. A capacidade do paciente de manobrar com segurança a cadeira de rodas motorizada deve ser avaliada; alguns pacientes podem precisar de treinamento em fisioterapia para aprender a usar com segurança esse dispositivo. Muitas companhias de seguro também solicitam a avaliação de fisioterapeuta em relação ao domicílio. A pesquisa mostra que pacientes de AVC com e sem negligência visuoespacial podem aprender a manobrar uma cadeira de rodas motorizada com segurança com o treinamento adequado. Elas estão disponíveis em modelos padrão e sob medida; todas são equipadas com uma bateria recarregável.

A. Controles

A direção e a velocidade normais de uma cadeira de rodas são controladas por meio de um *joystick*. Alguns cadeirantes extremamente incapacitados podem não ter o uso funcional de suas mãos e podem precisar de mecanismos de controle alternativos usando outra parte do corpo. Os controles alternativos das cadeiras de rodas incluem controle pelo queixo, sopro e sucção, controle com a cabeça, controle por voz, controle pela língua, boquilha ou por um dispositivo adaptado.

1. Controle pelo queixo — Um *joystick* acoplado ao queixo é usado para controlar a direção da cadeira de rodas. O queixo se situa em um *joystick* em formato de cálice, e vários movimentos do pescoço controlam a velocidade e a direção da cadeira de rodas motorizada. Um bom controle da cadeira é necessário para usar esse dispositivo.

2. Controle por sopro e sucção — Os pacientes com lesão medular alta ou aqueles gravemente incapacitados podem conseguir usar essa opção (Fig. 41.13). O cadeirante controla o movimento da cadeira de rodas motorizada por sucção (inalando) ou sopro (exalando) em um tubo pneumático. A sucção causa pressão negativa sobre o tubo, e o sopro resulta em pressão positiva. Sucções e sopros agudos mudam a direção e a velocidade da cadeira de rodas; e sucções e sopros fracos controlam a direção.

3. Controle com a cabeça — Essa opção se baseia em dispositivos montados no apoio para a cabeça, que são ativados com movimentos da cabeça para controlar a manobra da cadeira de rodas. Esse mecanismo de manejo requer um bom controle cervical.

4. Controle por voz — Os sistemas de controle por voz usam palavras para controlar a direção da cadeira de rodas. Alguns sistemas estão disponíveis para navegação e podem ser ligados a sistemas computadorizados para a comunicação. Esse sistema é usado com frequência por pacientes com lesão medular alta (C1-C4).

5. Controle pela língua — Essa opção emprega um teclado para o toque da língua montado em um boquilha dentária que é ativado por um toque da língua. O toque na frente do teclado aumenta a velocidade da cadeira de rodas, e o toque na traseira diminui a velocidade.

B. Assentos

Duas opções de assentos estão disponíveis para cadeiras de rodas motorizadas: assento do capitão e assento de "reabilitação".

1. Assento do capitão — Essa opção consiste em um assento padrão com almofadas de espumas contornadas cobertas com estofamento. Esse tipo de assento não melhora o controle do tronco, da pelve ou da cabeça e não é adequado para pacientes com controle de cabeça ruim ou incapacidade de sentar ereto sem apoio.

2. Assento de "reabilitação" — Essa opção é projetada para indivíduos com incapacidade grave e para aqueles que podem não ser capazes de sentar eretos de modo independente. Os encostos e as almofadas dos assentos são os mesmos usados nas cadeiras de rodas manuais. Alguns pacientes podem precisar de almofadas de encosto e assentos especiais para acomodar a fraqueza do tronco e pelve, úlceras de pressão, contraturas, deformidades musculoesqueléticas ou anormalidades neurológicas. Um dispositivo reclinável está disponível em alguns modelos para pacientes incapazes de deslocar seu peso.

C. Modo de comando

As cadeiras de rodas motorizadas estão disponíveis com uma condução na roda dianteira, condução na roda média ou condução na roda traseira. As com condução na roda dianteira navegam bem em cantos apertados e são boas para terrenos desnivelados e ladeiras, mas têm uma velocidade de condução lenta (8-9 km/h). As de condução na roda média têm maior capacidade de manobra em pequenos espaços e o menor raio de giro. Elas também são mais estáveis quando atravessam obstáculos comuns. Cadeiras de rodas com condução na roda traseira andam em um trajeto reto em altas velocidades e têm a velocidade mais rápida. Contudo, elas também têm um raio de giro mais largo e são mais difíceis de usar em espaços reduzidos.

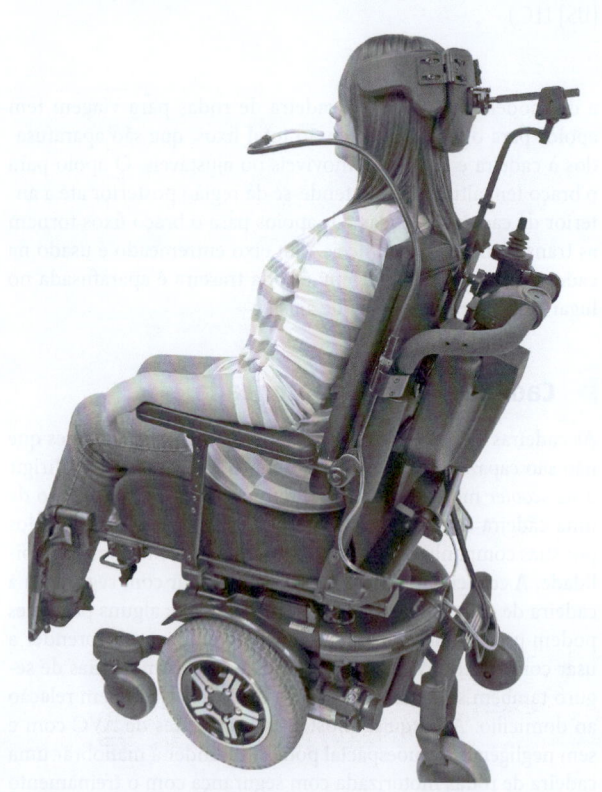

▲ **Figura 41.13** Cadeira de rodas controlada por sucção e sopro. (Reproduzida, com permissão, de Thearafin Corporation.)

Corfman T, Cooper R, Fitzgerald S, et al: Tips and falls during electric-powered wheelchair driving: Effects of seatbelt use, legrests, and driving speed. Arch Phys Med Rehabil 2003;84:1797–1802.

Koontz Am, Brindle ED, Kankipati P, et al: Design features that affect the maneuverability of wheelchairs and scooters. Arch Phys Med Rehabil 2010;91:759–764.

> Mountain AD, Kirby RL, Eskes GA, et al: Ability of people with stroke to learn powered wheelchair skills: A pilot study. Arch Phys Med Rehabil 2010;91:596–601.

▶ Cadeiras de rodas em pé

As cadeiras de rodas em pé elevam a pessoa de uma posição sentada para uma ereta. Elas sustentam as pernas e o tronco e permitem que o paciente fique em pé e converse em um contato olho no olho e pegue objetos em uma estante alta. Uma cadeira de rodas em pé pode ser manual ou motorizada; de maneira similar, o mecanismo de levantamento pode ser manual ou motorizado. Os benefícios desse modelo incluem circulação melhorada, função urinária e intestinal melhoradas e aumento da densidade óssea. Apesar da documentação na literatura desses benefícios, a aprovação para esse tipo de cadeira de rodas é muito difícil de ser obtida com as companhias de seguros. O Medicare pode cobrir uma parte do custo, e outras fontes de financiamento devem ser investigadas.

SCOOTERS MOTORIZADAS

As mesmas medidas usadas para acomodar um paciente em cadeira de rodas são usadas para uma *scooter*; contudo, as diferenças no *design* das *scooters* podem afetar as decisões específicas quanto ao tamanho. A largura do assento de uma *scooter* é maior do que a de uma cadeira de rodas, pois a largura do apoio para o braço é ajustável. Os apoios para braço das *scooters* não têm protetores laterais para limitar e confinar o corpo. Portanto, os apoios podem ser movidos para aumentar a largura geral, por exemplo, proporcionando 2,5 cm de espaço em cada lado do assento para acomodar um casaco. Esse ajuste de apoio para o braço permite o posicionamento apropriado das extremidades superiores sem a prescrição de uma *scooter* mais ampla. Os pacientes considerados para uma *scooter* devem ter uma boa força no membro inferior e a capacidade de manter seus pés na plataforma. Como esse aparelho não tem apoios elevados para as pernas, que são úteis no tratamento de pacientes com edemas significativos das extremidades inferiores, podem ser menos adequados do que as cadeiras de rodas para tais pacientes. O uso de ambos os membros superiores é necessário para dirigir uma *scooter* motorizada; desse modo, o paciente deve ter uma boa força no braço, boa força intrínseca e capacidade de agarrar uma barra de mão.

As *scooters* motorizadas são prescritas para pacientes que necessitam de ajuda na mobilidade e são incapazes de impulsionar uma cadeira de rodas manual. O paciente deve ter a capacidade de dirigir uma *scooter* motorizada, o que requer os dois braços na direção. Como o assento tem apoio limitado, o paciente deve ter um bom controle de tronco e cabeça, capacidade de sentar ereto e capacidade de se transferir de modo independente. Além disso, a *scooter* não fornece apoio para membros inferiores; assim, o paciente deve ter a capacidade de controlar o movimento das pernas. Os pacientes com contraturas de extensão do joelho ou incapazes de flexionar o joelho podem ser candidatos apropriados para uma *scooter* motorizada.

O raio de giro de uma *scooter* motorizada é muito maior do que aquele de uma cadeira de rodas motorizada, o que torna o uso do aparelho mais complicado em um apartamento pequeno. Uma *scooter* é mais compatível com o uso ao ar livre. Uma importante queixa dos pacientes é a dificuldade de manobrar uma *scooter* grande em um ônibus. O peso e a altura de um paciente são importantes fatores a serem considerados na prescrição desse dispositivo. Existe três categorias de *scooters* motorizadas: compacta portátil, de três rodas e de quatro rodas.

▶ *Scooter* compacta portátil

Esta é uma *scooter* pequena, de peso leve, que pode ser facilmente partida em duas partes menores que irão se encaixar no porta-malas ou no banco traseiro de um carro. Ela tem o melhor raio de giro de todas as *scooters* e é de fácil manobra em áreas pequenas com muitas pessoas. A capacidade de peso é de 113 kg. Essa *scooter* é pequena e compacta e pode não acomodar pacientes obesos ou aqueles com mais de 1,70 cm de altura.

▶ *Scooter* de três rodas

Uma *scooter* de três rodas tem duas rodas na traseira e uma roda articulada na frente (Fig. 41.14). Ela é mais pesada e mais durável do que o modelo portátil, com mais espaço para as pernas, o que pode acomodar melhor um paciente mais alto. O andar é mais confortável, e o raio de giro é similar ao da *scooter* portátil. Essa *scooter* é mais adequada para o uso interno; quando usada ao ar livre, funciona melhor em superfícies macias, pavimentadas.

▶ *Scooter* de quatro rodas

Uma *scooter* de quatro rodas tem duas rodas na frente e duas atrás, o que proporciona uma estabilidade maior do que a de três rodas. Ela é maior, mais pesada, mais rápida, mais confiável, fornece um andar mais confortável do que outros modelos e é estável ao ar livre em terrenos macios ou desnivelados. Contudo, o

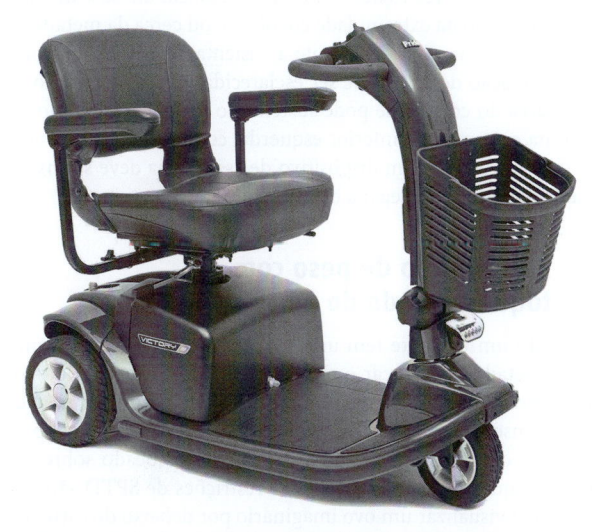

▲ **Figura 41.14** *Scooter* de três rodas. (Reproduzida, com permissão, de Pride Mobility Corp.)

raio de giro e a capacidade de manobra da *scooter* de quatro rodas não são tão bons quanto os da *scooter* portátil ou de três rodas.

DISPOSITIVOS DE ASSISTÊNCIA

Dispositivos de assistência como bengalas, andadores e muletas podem ser empregados para auxiliar no equilíbrio e estabilidade, alívio da dor, fadiga e descarga de peso. Ao selecionar um dispositivo de assistência apropriado para um paciente, é importante esclarecer a razão para o uso do dispositivo. Além disso, é importante estar informado sobre qualquer sustentação de peso específica, precauções musculoesqueléticas ou barreiras ambientais.

DETERMINAÇÃO DA CONDIÇÃO DE SUSTENTAÇÃO DE PESO

Quatro categorias de sustentação de peso são diferenciadas ao se descrever a mobilidade funcional ou as restrições nos pacientes: (1) sustentação total de peso, (2) sustentação parcial de peso, (3) sustentação de peso com o toque do dedo do pé, (4) sem sustentação de peso. As descrições e preocupações relacionadas a cada uma delas são resumidas a seguir.

► Sustentação total de peso (STP)

Quando os pacientes são aprovados para a STP, não existem restrições de sustentação de peso específicas. O paciente pode apoiar por completo o peso nas extremidades identificadas. Ele pode ser incapaz de apoiar o peso em uma extremidade devido a dor, diminuição da amplitude de movimento ou fraqueza, mas deve ser estimulado a sustentar o máximo de peso que puder ser tolerado, de modo a reproduzir a marcha normal o mais próximo possível.

► Sustentação de peso parcial (SPP)

O paciente com restrições de SPP pode colocar até 50% do peso total do corpo na extremidade envolvida, ou cerca da metade do que ele poderia colocar durante a sustentação de peso normal. A designação de SPP pode ser esclarecida pela identificação de uma área do corpo que pode sustentar o peso. Por exemplo: "A SPP na extremidade inferior esquerda, com apoio de peso apenas no calcanhar". Um dispositivo de assistência deve ser usado para ajudar a descarregar a extremidade afetada.

► Sustentação de peso com o toque do dedo do pé (SPTD)

Quando um paciente tem uma restrição de SPTD, a extremidade afetada pode tocar o chão apenas para o equilíbrio, mas não deve ser usada para sustentar qualquer peso. Um médico deve conseguir colocar a mão sob a extremidade envolvida para garantir que nenhum peso real está sendo colocado sobre ela. Com frequência, os pacientes com restrições de SPTD são instruídos a visualizar um ovo imaginário por debaixo dos artelhos envolvidos. O peso transmitido a essa extremidade deve ser leve o suficiente para não quebrar ou partir o ovo.

► Sem sustentação de peso (SSP)

O paciente com uma restrição de SSP não pode usar a extremidade designada para a sustentação de peso, e a extremidade deve ser mantida fora do chão em todos os momentos. Um dispositivo de assistência pode ser utilizado, de modo a ajudar na mobilidade funcional.

BENGALAS

O propósito primário das bengalas é ampliar a base de apoio do paciente, o que pode melhorar o equilíbrio e redistribuir o peso para diminuir a dor ou ajudar na deambulação. As bengalas não devem ser usadas para tirar o peso de uma extremidade em um paciente com restrições de sustentação de peso (i.e., SSP, SPP ou SPTD). Elas se baseiam no envolvimento de apenas uma extremidade superior para ajudar no equilíbrio e partilhar a distribuição do peso.

Se a bengala está sendo usada apenas para criar uma base mais ampla de apoio em um paciente com problemas de equilíbrio, ela pode ser usada em ambas as mãos. Os fatores que influenciam qual mão deve segurar a bengala incluem conforto e preferência do paciente, o desejo de usar a mão não dominante para manter a mão dominante livre ou usar a mão não afetada se houver uma limitação ou restrição na extremidade superior. Dependendo da causa da instabilidade, a bengala pode fornecer um equilíbrio melhor mais em uma mão do que na outra. Um ensaio de marcha simples usando cada mão pode ajudar a determinar os benefícios do uso de uma em vez de outra.

Se o propósito da bengala for redistribuir o peso em um paciente com dor ou fraqueza, ela é usada no lado oposto ao lado afetado. O uso contralateral proporciona a oportunidade de deslocar peso da perna envolvida para a perna e extremidade superior não envolvidas. Os diferentes tipos de bengalas variam na quantidade de apoio que fornecem. A abordagem que segue descreve os tipos mais comuns, junto com as vantagens e desvantagens de cada uma.

1. Bengala de ponta simples

As bengalas de ponta simples (BPS) permitem um ponto adicional de contato com o chão combinado com a sustentação de peso em uma extremidade superior (Fig. 41.15). As BPS variam em composição e forma. Em geral, elas são construídas de madeira ou alumínio e têm uma ponta de borracha e um cabo com empunhadura. A bengala de madeira não é ajustável e deve ser cortada para o tamanho desejado. As BPS de alumínio são ajustáveis ao tamanho. O cabo deve ser em forma de U ou ter uma alça de deslocamento anteriormente localizada para uma maior estabilidade.

► Vantagens e desvantagens

As bengalas de ponto simples são de peso leve, facilmente ajustáveis, baratas e de fácil manejo para os pacientes usarem em escadas. Contudo, elas proporcionam a menor quantidade de estabilidade em comparação com outras bengalas.

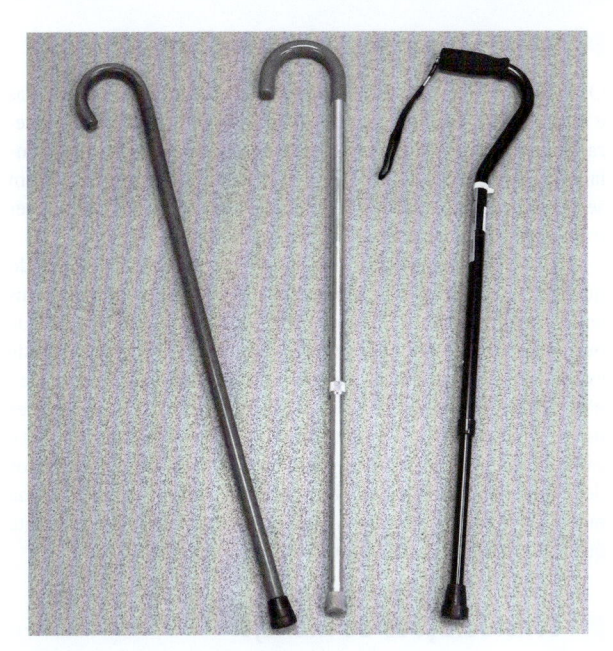

Figura 41.15 Bengala de ponto simples.

Ajuste

O comprimento da bengala deve ser ajustado com o paciente em pé ereto e com os braços relaxados nas laterais. O cabo da bengala deve estar na altura da cintura do paciente. Isso permite uma leve flexão no cotovelo ao segurar a alça, o que ajuda a absorver choques e manter a postura ereta nas diferentes fases da marcha e em superfícies variadas. Um método alternativo alinha o cabo com o trocanter maior do paciente, mas esse método pode ser um pouco menos preciso dependendo do biotipo.

Considerações de manejo

A. Padrão da marcha

Primeiro, a bengala e a perna oposta ou contralateral são movidas em conjunto. Depois, a perna ipsilateral dá um passo à frente. A perna contralateral geralmente é o lado afetado, portanto, ao mover essa perna e a bengala ao mesmo tempo, o peso do paciente permanece centrado sobre a perna não afetada.

B. Uso em escadas

O principal objetivo do uso de qualquer dispositivo de assistência nas escadas é prevenir a queda. Assim, um dispositivo de assistência deve sempre permanecer nivelado ou mais baixo do que o corpo do paciente. Ao subir escadas, o corrimão deve ser agarrado sempre que possível. Isso pode envolver ter que passar a bengala para o lado afetado. Primeiro, o paciente deve dar o passo em direção ao degrau com a perna não afetada. Depois, ele deve avançar a bengala e a perna afetada para o mesmo degrau. Esse padrão deve ser mantido por todos os degraus.

Na descida, a bengala deve ser movida primeiro, seguida pelo lado afetado e, então, pelo lado não afetado.

2. Bengala de quatro pontas

A característica distintiva dessa bengala é o uso de quatro pontos com pontas de borracha (pés) de contato no chão, em vez de um ponto (Fig. 41.16). Isso proporciona uma base de apoio mais ampla para a bengala e pode aumentar a estabilidade global. Os pés da bengala mais próximos do indivíduo são posicionados nivelados para diminuir a possibilidade de tropeços. Os dois pés

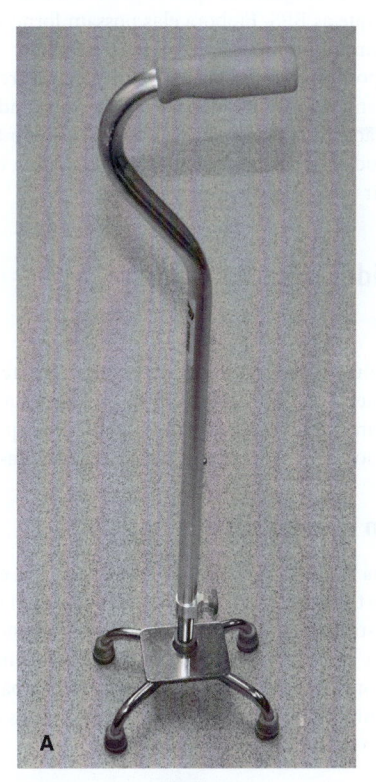

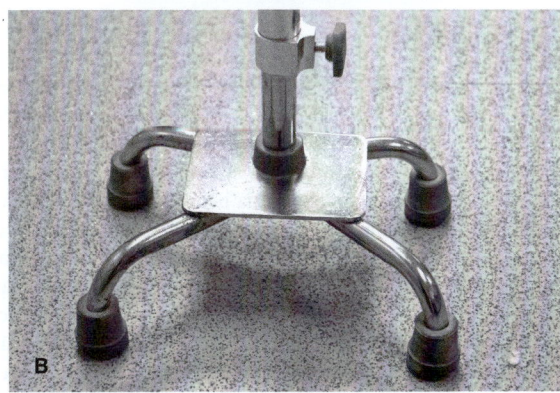

Figura 41.16 *A, B*: Quatro pontos de estabilidade da bengala de quatro pontas.

do outro lado em geral são alargados para aumentar a base de apoio. A alça pode ser ajustada em 180° para acomodar usuários canhotos ou destros. O tamanho dessas bases varia, levando à variação da base de apoio. As bengalas de quatro pontas com bases pequenas são referidas como de base estreita, e aquelas com bases grandes são chamadas de base ampla.

▶ Vantagens e desvantagens

Os três aspectos do *design* das bengalas de quatro pontas que proporcionam vantagens aos pacientes com problemas de mobilidade são sua altura ajustável, bases variáveis e um grau de apoio maior. As bengalas de quatro pontas são um pouco mais pesadas do que as BPS. Embora elas possam fornecer maior estabilidade em uma cadência de marcha mais lenta, as bengalas de quatro pontas podem balançar de trás para frente quando o paciente emprega uma cadência rápida ou quando os quatro pés não estão nivelados no chão. Dependendo do tamanho da base, eles podem ser inconvenientes para o uso em escadas e até mesmo criar um perigo de tropeçar.

▶ Considerações de manejo

A. Ajuste

A altura de uma bengala de quatro pontas é determinada da mesma maneira que a altura da BPS. Uma importante consideração é garantir que as pontas com a borda mais plana estejam na direção do paciente, com as pontas alargadas afastadas dele.

B. Uso em escadas

Ao usar uma bengala de quatro pontas em escadas, é importante garantir que todas as quatro pontas estejam em contato total com a escada. Isso pode ser mais difícil com esse tipo de bengala de base ampla e pode requerer angulação da bengala ou girá-la em 90°. Uma consideração especial deve ser dada a pacientes com déficits cognitivos, visuais ou sensoriais ou àqueles com déficits de equilíbrio significativos.

3. Hemiandador

Apesar da inclusão do termo *andador* em seu nome, esse aparelho ainda é outra variação de um dispositivo de assistência unilateral de quatro pontas. Ele tem uma alça em forma de U invertido, uma barra cruzada para apoio e quatro pontas amplamente espaçadas. Assim como na bengala de quatro pontas, as pontas mais próximas do paciente são niveladas, enquanto as duas de fora se estendem lateralmente para proporcionar uma base de suporte bastante ampla. As pontas são emborrachadas. Em alguns modelos, a barra cruzada de suporte tem uma alça de mão, que o usuário pode empurrar quando passar da posição sentada para a de pé. Esses andadores são ajustáveis para acomodar pacientes de variadas alturas. De modo geral, as pernas externas são em forma de dobradiça, permitindo que dobrem contra as pernas internas para seu transporte e armazenagem.

▶ Vantagens e desvantagens

Os hemiandadores são bem mais robustos em relação às bengalas e têm a maior base de suporte de todos os dispositivos unilaterais. Essa base de suporte mais larga pode ajudar na deambulação. Os modelos com uma alça de mão alta e baixa podem ser usados para transferências. Aqueles que dobram podem ser transportados e armazenados com facilidade.

Devido ao seu tamanho, esses andadores são mais pesados do que outras bengalas. Isso resulta em um padrão de marcha mais lento e maior fadiga. Eles também são mais dispendiosos do que outras bengalas. A ampla base de apoio em um lado do corpo pode expor o paciente e outras pessoas ao perigo de tropeçar se esta não for adequadamente disposta. Um hemiandador não deve ser usado em escadas, pois pode representar um perigo de tropeços e causar desequilíbrio anterior-posterior. Desse modo, um cuidador deve estar à disposição para levar o hemiandador degraus acima ou abaixo e para prover ajuda, quando necessário, a um paciente que está usando o corrimão para subir ou descer escadas.

▶ Considerações de manejo

A. Ajuste

Assim como no uso de outras bengalas, um hemiandador pode ser empregado para distribuição de peso e estabilidade. As quatro pernas podem ser ajustadas de forma independente para acomodar pacientes de diferentes pesos. De forma similar aos outros dispositivos, a alça de mão superior deve estar nivelada com o punho do paciente enquanto ele fica em pé ereto com os braços nos lados. Quando dobradas, as pernas externas serão mais longas do que as internas devido ao seu *design* afastado.

B. Uso em escadas

Como observado, um hemiandador não é projetado para ser usado em escadas.

MULETAS

As muletas baseiam-se na sustentação de peso pela extremidade superior bilateral para fornecer o descarregamento da extremidade inferior (Fig. 41.17). Elas são úteis em especial quando um paciente apresenta restrições de sustentação de peso na extremidade inferior. As muletas também podem ser usadas para equilíbrio, redistribuição de peso para reduzir dor e aumento da resistência. Assim como as bengalas, diferentes opções de muletas estão disponíveis para acomodar as necessidades e preferências individuais do paciente.

1. Muletas axilares

Em geral, as muletas axilares são feitas de madeira ou alumínio e são ajustáveis à altura. O topo da muleta é acolchoado e se encaixa sob a axila do paciente para estabilizar o dispositivo. Embora acolchoada, a porção axilar da muleta não deve ser usada como superfície de sustentação de peso. O acolchoamento existe

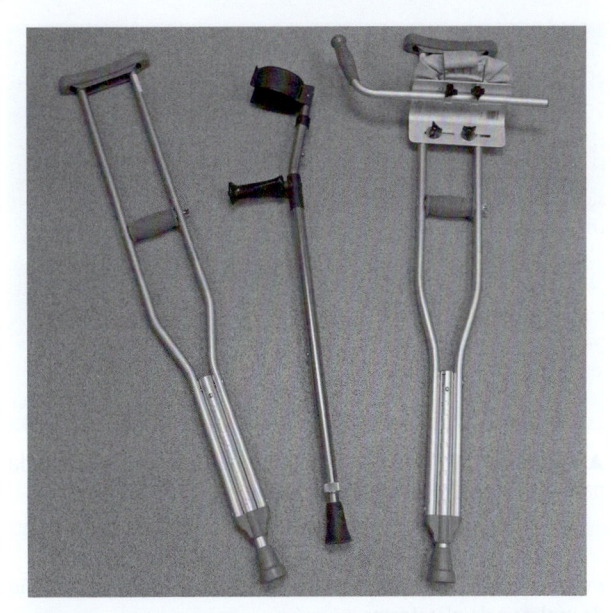

Figura 41.17 Muletas axilares, Lofstrand e de plataforma.

para impedir a fricção ou irritação das muletas sobre o torso. A axila contém estruturas sensíveis, como nervos e vasos sanguíneos, que podem ficar alongados e danificados se expostos à sustentação de peso repetitiva.

As muletas axilares também têm alças de mão revestidas. Essas alças são projetadas para sustentar todo o peso da extremidade superior. As alturas das alças de mão podem ser ajustadas para acomodar diferentes comprimentos de braço. Como uma BPS, uma muleta axilar tem uma ponta de borracha simples que faz contato com o chão.

Vantagens e desvantagens

As muletas axilares são de peso leve, baratas e ajustáveis, podem ser usadas em escadas e podem proporcionar uma descarga completa da extremidade inferior. Elas também são compactas o suficiente para serem usadas na maioria dos ambientes domésticos, incluindo em corredores e passagens estreitas.

Contudo, como o caminhar de muletas envolve usar ao mesmo tempo os dois dispositivos de assistência separados, os pacientes devem ter um grau de equilíbrio, força e coordenação. Além disso, as muletas reduzem a capacidade do paciente de usar suas mãos em tarefas funcionais. Por elas se encaixarem debaixo da axila e fazerem contato com o torso, os pacientes com um torso dolorido podem não conseguir tolerar seu uso.

Considerações de manejo

A. Ajuste

A altura das muletas é ajustável, em geral cerca de 20 cm da menor à maior altura, por meio de pinos de travamento compressíveis ou uma combinação de parafuso, arruela e porca de aperto manual. Para a maioria das muletas, as alturas que podem ser escolhidas pelo paciente são listadas na embalagem ou na porção ajustável da muleta. Antes de encaixá-las, é importante saber a altura do paciente. Se ele estiver próximo do limite de altura superior ou inferior das muletas, pode ser útil ter o próximo tamanho disponível para testar o ajuste.

A altura do coxim axilar na muleta é um fator determinante no momento do ajuste da altura da muleta. Com o paciente em pé o mais ereto possível, braços relaxados ao lado do corpo, o coxim axilar deve atingir um ponto de 5 cm abaixo da axila. Uma maneira simples de medir essa determinação é medir duas larguras de dedo entre a axila e o coxim das muletas. As muletas muito altas podem comprimir os nervos e prejudicar o suprimento sanguíneo na axila; já as muito baixas podem resultar em instabilidade à medida que o coxim da muleta desliza da axila.

As alças de mão também podem ser ajustadas para acomodar diferentes comprimentos de braços. Em geral, elas são ajustadas com parafusos, arruelas e porcas. De forma similar às bengalas, as alças de mão devem estar niveladas com o punho do paciente quando este estiver em pé ereto, com os braços relaxados ao lado do corpo. Isso permite uma leve inclinação do cotovelo, o que auxilia nos ciclos da marcha e em terrenos desnivelados.

B. Uso em escadas

1. Subir escadas — Subir escadas com as muletas axilares envolve força e equilíbrio no membro superior. O paciente deve começar ficando o mais próximo possível das escadas. O membro não envolvido deve dar o passo seguinte, enquanto as muletas e o membro envolvido permanecem atrás. Se o membro envolvido não puder sustentar peso (i.e., restrição de SSP), o paciente precisará saltar para o próximo degrau, usando a sequência de perna não afetada ("a boa"), então muletas, então perna afetada ("a ruim"). Esse padrão continua em toda a subida. As muletas nunca devem estar mais altas do que o corpo do paciente, uma vez que isso pode levar o paciente a cair para trás. Elas devem sempre permanecer mais baixas do que o corpo ou niveladas ao corpo.

A presença de um corrimão largo ajuda a proporcionar estabilidade na subida das escadas. Nesse cenário, ambas as muletas ainda precisam subir os degraus, de modo que o paciente possa deambular para o topo. Para realizar isso, ambas as muletas podem ser usadas juntas sob o braço oposto ao corrimão. Assim como na subida de escadas com duas muletas, a perna não afetada do paciente deve avançar primeiro, seguida pelas muletas e, depois, pelo lado afetado. Uma vez no topo das escadas, as muletas podem ser colocadas sob cada braço. Uma alternativa é ter alguém ajudando e trazendo a segunda muleta para o topo da escada.

2. Descer escadas — Descer escadas envolve equilíbrio. As muletas devem ir primeiro, seguidas pelo lado afetado e, então, pela perna não afetada (i.e., muletas, perna "ruim", perna "boa"). A cabeça e os ombros do paciente devem inclinar um pouco para a frente durante esse processo, para evitar a perda de equilíbrio posterior. Se houver a presença de um corrimão, o paciente pode colocar ambas as muletas sob o braço oposto ao corrimão.

2. Muletas Lofstrand

Uma alternativa às muletas axilares são as muletas Lofstrand ou de antebraço. Elas param no antebraço, em vez de se estenderem até a axila. Elas têm manguitos em forma de C ou cintas que envolvem o antebraço para estabilidade. Elas também são equipadas com alças de mão e um ponto de contato com o chão. A altura da muleta, bem como a porção do manguito, podem ser ajustadas.

▶ Vantagens e desvantagens

As muletas de antebraço permitem que o paciente libere as alças de mão sem ter que largar as muletas. Isso permite o uso das mãos e pode ajudar a conservar energia. As muletas Lofstrand também podem ser usadas com efetividade em escadas e podem ser armazenadas e transportadas com mais facilidade do que as axilares, devido a sua altura mais baixa.

Como as muletas Lofstrand não se estendem além do cotovelo, elas introduzem outro grau de liberdade em comparação às muletas axilares. Isso significa que elas fornecem menos estabilidade do que os modelos axilares. Elas também podem ser mais dispendiosas.

▶ Considerações de manejo

A. Ajuste

A altura da alça de mão da muleta Lofstrand é ajustada da mesma maneira que uma bengala ou muleta axilar. Um ajuste adicional pode ser feito ao manguito do antebraço de modo que o manguito fique o mais proximal possível, a cerca de 2,5 cm do cotovelo.

B. Uso em escadas

As muletas Lofstrand podem ser usadas para subir e descer escadas seguindo o padrão já descrito para muletas axilares, mas com mais facilidade. Em vez de ter que colocar duas muletas axilares em um lado para apoiar-se no corrimão, o paciente com as muletas Lofstrand pode agarrar o corrimão enquanto a muleta da outra mão ainda está presa ao corpo.

C. Muletas de plataforma

As muletas de plataforma são uma alternativa quando a sustentação de peso pela da mão, punho e antebraço distal é proibida, mas a descarga de uma extremidade inferior é necessária (Fig. 41.18). O médico deve primeiro garantir que o paciente pode sustentar o peso com o antebraço proximal.

A inserção de plataforma tem uma depressão acolchoada, o que sustenta o antebraço medial a proximal do paciente. A depressão tem uma tira de velcro para prender o antebraço e uma alça de mão vertical que o paciente pode usar para um suporte extra. A inserção pode ser ajustada para encaixar a maioria das

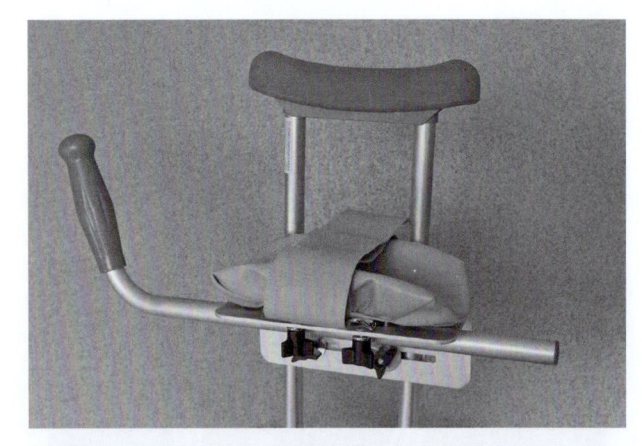

▲ **Figura 41.18** Muleta de plataforma do lado direito usada para a descarga do antebraço distal e do punho.

muletas axilares. O ajuste na altura pode ser feito para a inserção da muleta e da plataforma.

▶ Vantagens e desvantagens

As muletas de plataforma podem tornar a deambulação uma realidade quando o paciente tem restrições de sustentação de peso nas extremidades inferior e superior. A muleta de plataforma pode ser usada em conjunto com uma muleta axilar normal no lado não envolvido para aliviar o peso sobre a extremidade inferior. Se um paciente tiver envolvimento de punho e mão bilateral, duas muletas de plataforma podem ser usadas. De maneira alternativa, quando os pacientes puderem sustentar o peso com seu antebraço em um lado, mas não conseguirem sustentar qualquer peso na outra extremidade, uma muleta de plataforma simples pode ser usada para auxiliar o paciente a aliviar parcial ou completamente a extremidade inferior.

O uso de muletas de plataforma exige um grau maior de equilíbrio do que as muletas axilares. Podem ser necessários mais tempo em pé e ajustes antes da deambulação, de modo a garantir a colocação apropriada da muleta sob a axila e a plataforma sob o antebraço com a tira presa. Esse tempo em pé e de ajuste adicional torna as transferências de sentar e levantar mais precárias e mais longas. As muletas de plataforma podem também ser de difícil uso nas escadas. Agarrar o corrimão fica mais difícil, e a assistência de outra pessoa pode ser necessária para avançar uma das muletas escada acima.

Considerações de manejo

A. Ajuste

A altura da muleta na qual a plataforma é inserida é ajustada de modo semelhante ao da muleta axilar, permitindo um espaço da largura de dois dedos entre o topo da muleta e a axila do paciente (referir-se à abordagem anterior). Contudo, em vez de ajustar a altura da alça, a altura da plataforma é ajustada de modo que o paciente possa ficar em pé e não tenha que se inclinar sobre a plataforma da extremidade superior.

B. Uso em escadas

As muletas de plataforma podem ser usadas para subir escadas no mesmo padrão antes descrito para as muletas axilares. Contudo, devido à saliência da plataforma e à incapacidade de usar a mão e o punho no lado afetado, transferir duas muletas sob um braço de modo a agarrar o corrimão do outro lado torna-se quase impossível. Assim, ao usar muletas de plataforma, o paciente deve ou usar apenas as muletas e não o corrimão, ou ter um ajudante para levar a muleta axilar normal escada acima. Outra opção é subir batendo nos degraus, mas isso pode ser perigoso ao tentar mudar da posição ereta para a sentada nos degraus, e é difícil levar ambas as muletas para cima sem ajuda. Os pacientes que usam essa opção precisarão de ajuda.

ANDADORES

Os andadores abrangem um grupo de dispositivos de assistência que fornece quatro pontos de contato com o chão, proporcionando uma estrutura estável e efetiva. Em geral, os andadores são empregados para aumentar o equilíbrio, aliviar membro inferior ou conservar a energia em pacientes com limitações de resistência.

1. Andador padrão

Um andador padrão tem quatro pernas com pontas emborrachadas que fazem contato com o chão. Cada perna é ajustável quanto à altura. O andador forma uma estrutura de três lados dentro da qual o paciente pode andar, proporcionando suporte dianteiro e lateral. Os andadores geralmente são feitos de metal de liga leve, como o alumínio. O andador é avançado com o levantamento da mão lateral de apoio, colocando-a à frente e, então, dando um passo em direção à estrutura. Os andadores padrões podem ter estruturas fixas ou podem dobrar-se, para facilitar a portabilidade e o armazenamento.

▶ Vantagens e desvantagens

O andador padrão fornece uma estabilidade significativa. A estrutura é rígida e pode ser usada para pendurar outro equipamento, como tanques de oxigênio, tubos torácicos, e assim por diante. Para o uso doméstico, cestas ou sacolas podem ser penduradas a um andador, para guardar itens. Andadores dobráveis podem ser guardados com facilidade e são mais portáteis do que os andadores rígidos.

Os andadores padrões requerem força da parte superior do corpo, equilíbrio e resistência para avançar o equipamento após cada passo. Além disso, avançar o andador envolve parar e iniciar, tornando a marcha do indivíduo menos eficiente. Os andadores são amplos e podem ser difíceis de manobrar em espaços reduzidos. As quatro pernas proporcionam um perigo adicional de tropeços quando trocadas de superfícies lisas para superfícies mais altas, como carpetes ou tapetes. Os andadores são mais caros do que outros dispositivos de assistência e, mesmo quando dobráveis, podem ser de difícil transporte. Andadores dobráveis podem ser usados em escadas, mas apenas com extremo cuidado.

▶ Considerações de manejo

A. Ajuste

Cada uma das quatro pernas pode ser ajustada para obter a altura correta via pinos de travamento compressivos. Em geral, os buracos em cada perna para o pino de ajuste são numerados para garantir que as pernas estejam na mesma altura. Do mesmo modo que outros dispositivos de assistência, as alças de mão devem ser medidas para ficarem na altura do punho do paciente quando este se encontrar na posição em pé neutra.

Como o andador deve ser encaixado ao redor do indivíduo, na sua frente e lateral, o biotipo do paciente deve ser levado em consideração. Um andador padrão deve envolver confortavelmente o corpo do paciente. Se a circunferência do corpo, edema ou um equipamento externo tornar impossível para o paciente se encaixar dentro do andador durante a marcha, um andador mais amplo (bariátrico) deve ser usado. A maioria dos andadores de alumínio é adequada para pacientes com peso entre 113 e 136 kg; um andador bariátrico pode ser usado por pacientes que excedem esse limite de peso.

B. Uso em escadas

Os andadores são desafiadores em ambientes com degraus. Muitas pessoas que precisam de andadores posicionam um em cima da escada e outro embaixo para eliminar a necessidade de manobrá-lo para cima e para baixo na escada. O paciente pode, então, usar o corrimão para subir as escadas ou usar uma estratégia alternativa, como subir batendo nos degraus.

Se houver um corrimão e o andador for dobrável, ele pode ser usado com extremo cuidado em uma escadaria. O andador deve ser dobrado e, então, erguido para o primeiro degrau. O paciente segura o corrimão em um lado e o andador com a outra mão, de modo a dar o passo para subir o primeiro degrau. Deve-se ter cuidado para não tropeçar nas pernas do andador. Uma vez que o paciente está com segurança no mesmo degrau do andador, ele pode, então, erguer o andador para o próximo degrau e repetir. Na descida da escada, o andador deve vir primeiro, seguido pelo paciente no mesmo degrau. Isso deve ser tentado após um treinamento minucioso e apenas por pacientes com bom equilíbrio e força na parte superior do corpo.

2. Andador com rodas

Uma alternativa ao andador padrão com quatro pernas é o andador com rodas em ambas as pernas frontais (Fig. 41.19). As pernas permitem que o andador seja empurrado para a frente no momento do avanço, em vez de ter que erguê-lo. As pernas traseiras são idênticas àquelas do andador padrão e não têm

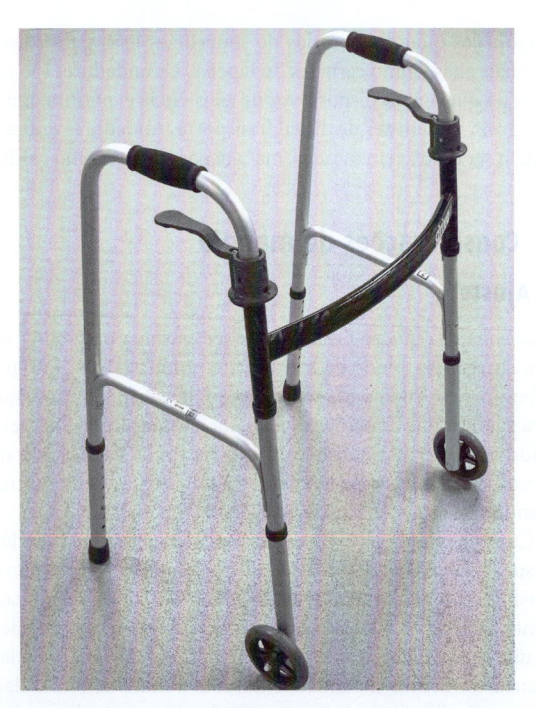

Figura 41.19 Andador com rodas padrão.

rodas. Esse *design* impede o andador de rolar de forma livre e descontrolada e mantém a estabilidade. Os deslizadores podem ser encomendados e colocados nas pernas traseiras para permitir que o andador role com mais facilidade sobre superfícies desniveladas, como carpetes.

Vantagens e desvantagens

Como as rodas diminuem a necessidade de iniciar, parar e erguer o andador para avançá-lo, os andadores com rodas requerem menos energia e podem ser mais efetivos para pacientes com limitações de resistência. Os andadores com rodas podem promover um padrão de marcha natural e com maior fluidez em pacientes que devem se apoiar em um andador. Contudo, as rodas tornam o uso desse dispositivo em escadas ainda mais precário.

Considerações de manejo

Os aspectos de manejo são similares àqueles já abordados para um andador padrão, mas o uso de um andador com rodas em escadas não é aconselhável.

3. Andador com quatro rodas

Um terceiro tipo de andador, conhecido como *rollator*, fornece um banco dentro de sua estrutura para o usuário sentar quando se sentir cansado e freios de mão que podem ser colocados antes da movimentação, entre o sentar e ficar em pé. Os *rollators* geralmente têm rodas nas quatro pernas, e a estabilidade adicional é proporcionada pelos freios de mão. Alguns modelos são projetados com uma roda dianteira em vez de duas, de forma similar a um triciclo.

Vantagens e desvantagens

Os *rollators* fornecem a segurança adicional de ter um assento disponível sempre que for necessário, ajudando a conservar energia em pacientes que se cansam com facilidade. Eles são maiores, mais pesados e de transporte não tão fácil quanto um andador com rodas. Eles também são mais dispendiosos do que um andador com rodas. Os *rollators* não podem ser utilizados em escadas.

Considerações de manejo

As preocupações de manejo são similares àquelas aplicáveis a um andador padrão, mas um *rollator* não deve ser utilizado em escadas.

4. Andador de rodas com apoio

Os andadores requerem o emprego de ambas as mãos para dirigir e manobrar e para o alívio da extremidade inferior. Se um indivíduo tem um dano no antebraço distal ou na mão, uma inserção de apoio pode ser aplicada ao lado afetado, similar à plataforma acolchoada com uma tira de velcro usada na muleta com plataforma (Fig. 41.20).

Vantagens e desvantagens

Os andadores com rodas com apoio permitem a utilização de um andador mesmo se a mão ou o antebraço distal estiverem

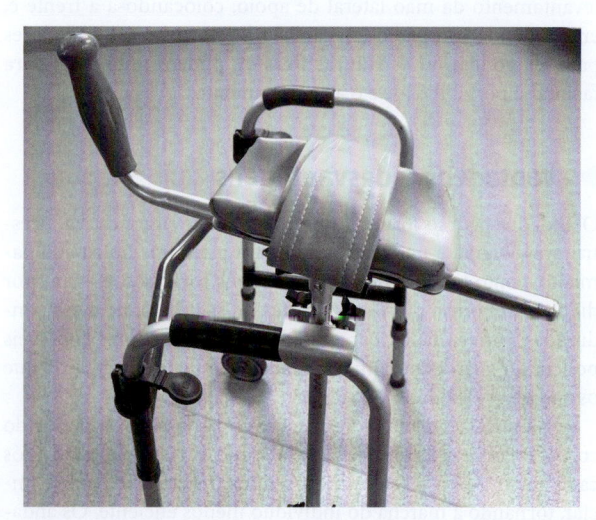

Figura 41.20 O andador com rodas com plataforma e inserção no lado esquerdo.

prejudicados. Assim como na muleta com plataforma, o aumento do tempo em pé e o ajuste das tiras ocorrem em cada utilização. O apoio também torna quase impossível que o andador seja usado em escadas, e ele é mais difícil de ser transportado.

Considerações de manejo

Os aspectos de manejo são similares àqueles abordados para as muletas de plataforma.

Beauchamp MK, Skrela M, Southmayd D, et al: Immediate effects of cane use on gait symmetry in individuals with subacute stroke. Physiother Can 2009;61:154–160.

Jones A, Alves AM, de Oliveira LM, et al: Energy expenditure during cane-assisted gait in patients with knee osteoarthritis. Clinics (Sao Paolo) 2008;63:197–200.

Pasquini SM, Peterson, ML, Rattansi SM, et al: The impact of assistive device prescription on gait following total knee replacement. J Geriatr Phys Ther 2010;33:64–70.

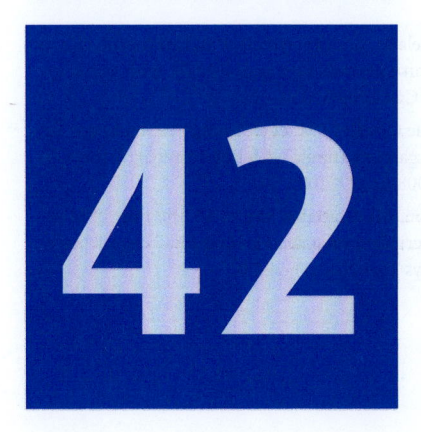

42 Reabilitação clínica

Ernesto S. Cruz, MD
Alyson Axelrod, DO
Danielle Ryan, DO
Shivani Dua, MD

O cuidado primário é um cuidado coordenado, abrangente e pessoal, disponível em um primeiro contato e de forma contínua. Nele estão incluídos: (1) diagnóstico e tratamento da doença; (2) diagnóstico e tratamento psicológicos; (3) apoio pessoal a pacientes; (4) comunicação de informação sobre diagnóstico, tratamento, prevenção e prognóstico; (5) acompanhamento dos pacientes com doença crônica; e (6) prevenção de incapacidade e doença por meio de detecção, educação, mudança comportamental e tratamento preventivo.

Este capítulo aborda os problemas clínicos comuns encontrados pelos fisiatras na prática do consultório em pacientes adultos com incapacidade. Nesse contexto, as responsabilidades e as tarefas do médico se estendem além dos limites tecnológicos do diagnóstico e tratamento. À medida que o número de pacientes precisando de reabilitação aumenta, que os problemas daqueles com incapacidades físicas tornam-se mais complexos e que a disponibilidade de médicos de cuidados primários que entendam as necessidades de pacientes com doença crônica torna-se relativamente menor, torna-se mais importante para os fisiatras compreender as tarefas que abrangem o trabalho clínico dos médicos de cuidado primário.

MANUTENÇÃO DA SAÚDE DE PACIENTES COM DOENÇA CRÔNICA

Historicamente, há pouca coordenação entre os múltiplos cenários, profissionais e tratamentos incluídos no cuidado de pacientes com doença crônica. Com frequência, os tratamentos de doenças crônicas são complicados, tornando difícil para os pacientes obedecer aos protocolos de tratamento. O cuidado efetivo em geral requer consultas mais longas no consultório do médico do que o cuidado agudo. Além disso, no tratamento de doenças crônicas, a eficácia da mesma intervenção, seja médica, seja comportamental, pode diferir dependendo da etapa em que se encontra a doença. A fragmentação do cuidado é um risco para pacientes com doenças crônicas, pois podem coexistir múltiplas doenças crônicas. Os fisiatras, por causa de sua extensa área de atuação prática, são posicionados de maneira ideal para assumirem o papel de coordenadores no tratamento médico global de pacientes com doença crônica e incapacidade.

RASTREAMENTO PREVENTIVO

Os rastreamentos preventivos são uma parte importante dos esforços de promoção de saúde. Muitos rastreamentos preventivos foram reconhecidos como uma maneira custo-efetiva de identificar e tratar possíveis problemas de saúde antes que eles se desenvolvam ou piorem. Contudo, pode ser desafiador acompanhar as últimas recomendações científicas sobre rastreamentos. Existem recomendações de rastreamento preventivo específicas conforme idade e sexo para dezenas de problemas de saúde, mas elas podem variar de organização para organização e são, muitas vezes, modificadas à medida que surgem novas informações.

Os médicos devem reconhecer seu papel primário na prevenção como o de educadores. A informação precisa sobre os fatores de risco pode reforçar o comportamento de cuidado da saúde e alterar os hábitos autodestrutivos. O médico deve observar o potencial para modificação de comportamento e se familiarizar com os recursos locais. O rastreamento de rotina para doenças específicas, que é a atividade mais intimamente identificada no médico, deve ser realizado de forma seletiva. Os limites dos testes de rastreamento, bem como seus potenciais benefícios para a saúde, devem ser bem compreendidos por todos os médicos, em especial aqueles que estão tratando pacientes com condições crônicas incapacitantes.

Os testes de rastreamento são realizados para identificar uma doença assintomática. Outra opção é esperar até que os pacientes apresentem os sintomas e depois fazer o diagnóstico. O objetivo prático do rastreamento é a prevenção de morbidade e de mortalidade – não apenas o diagnóstico inicial. Quando se trata de uma doença para a qual o tratamento precoce não influencia o resultado, há poucos benefícios para o paciente e talvez prejuízo considerável ao se antecipar o momento do diagnóstico.

Quadro 42.1 Rastreamento de saúde de rotina e diretrizes de exame

Medida de rastreamento	Descrição
Obesidade/controle de peso	Verificar o peso anualmente se o índice de massa corporal (IMC) estiver dentro da variação normal. Verificar com maior frequência se o paciente estiver participando de um programa de tratamento de perda de peso.
Pressão arterial	Verificar anualmente com cada revisão da história médica e exame físico se a pressão arterial for inferior a 120/80 mmHg. Verificar com maior frequência se a pressão arterial for mais alta.
Doença de mama	Fazer autoexame da mama todos os meses. Mamografia e exame clínico da mama anuais para todas as mulheres entre 40 e 69 anos de idade, ou mais jovens, se forem de alto risco. Após os 70 anos de idade, exames e rastreamentos de acordo com a decisão do profissional ou da paciente.
Câncer de cólon	Colonoscopia aos 50 anos de idade e, depois, a cada 10 anos. Ou sigmoidoscopia ou enema de bário, a cada 3 a 5 anos, mais exame de fezes anual, para verificar presença de sangue. Verificar com maior frequência se o paciente tem alto risco da doença.
Câncer de próstata	Toque retal todos os anos para os homens com 50 anos de idade ou mais. Teste do antígeno específico da próstata (PSA) é inconclusivo.[a]
Visão/glaucoma	A cada 2 a 4 anos até os 65 anos de idade, depois a cada 1 a 2 anos. Anualmente se tiver risco alto (diabetes).
Audiologia/audição	Conforme necessário.
Exame dentário	Anualmente.
Osteoporose/densidade óssea	Exame de densitometria óssea (DXA) para mulheres na pós-menopausa com 65 anos de idade ou mais e para homens com 70 anos e acima, ou mais jovens, se tiverem risco.
Saúde mental	Discutir problemas de humor e de memória em cada consulta.
Suspensão do tabagismo	Em cada consulta.

[a] A U.S. Preventive Services Task Force (USPSTF) não recomenda rastreamento baseado no PSA para câncer de próstata (recomendação grau D). Essa recomendação se aplica a homens da população americana em geral, independentemente da idade.

▶ Diretrizes de tratamento

Várias instituições oficiais recomendaram ou publicaram protocolos de rastreamento e diretrizes com o objetivo de melhorar a detecção precoce e, consequentemente, a prevenção de doenças comuns (Quadro 42.1). Entre as medidas de rastreamento mais realizadas na população em geral, estão aquelas desenvolvidas para identificar riscos de hipertensão, doença cardíaca, câncer de mama, câncer de próstata e câncer de cólon.

IMUNIZAÇÕES DE MANUTENÇÃO DA SAÚDE

As imunizações são um meio eficaz e importante de controlar diversas doenças contagiosas na prevenção primária. Sua subutilização se origina, em grande parte, de uma falha na educação pública e no acesso ao sistema de saúde. Em geral, vacinas atenuadas vivas fornecem imunidade mais completa e de duração mais longa do que os agentes inativados. Contudo, como as vacinas vivas podem produzir doença disseminada grave no hospedeiro imunossuprimido, essas preparações devem ser evitadas em pacientes com deficiência imunológica.

▶ Recomendações de vacinação

Pacientes que têm doença crônica devem ser avaliados para determinar seu estado de imunização e se eles se beneficiariam de imunizações adicionais, incluindo as descritas mais adiante. Conforme observado, em geral, as vacinas que contêm um vírus vivo são contraindicadas para indivíduos imunocomprometidos. Raras vezes, indivíduos com alergias podem ter reações aos componentes de vacinas específicas. Cuidados específicos e exclusões relacionadas às vacinas administradas de forma rotineira podem ser encontrados nas páginas da internet de vacina e imunização do Centers for Disease Control and Prevention (ver www.cdc.gov/vaccines/vpd-vac/should-not-vacc.htm#).

A. Vacina contra *Streptococcus pneumoniae*

A vacina é efetiva contra 23 sorotipos de *S. pneumonia* e é recomendada para indivíduos com asplenia, doença da célula falciforme ou qualquer doença debilitante, bem como para aqueles com mais de 65 anos de idade. A dose deve ser repetida a cada 5 a 6 anos.

B. Vacina contra influenza

A vacina contra influenza administrada sazonalmente é uma vacina inativada contendo duas cepas do tipo A e uma cepa (ou duas) do tipo B do vírus da influenza que tenham sido identificados como mais prováveis de causar doença em um determinado ano. Em geral, a vacina é efetiva dentro de duas semanas e deve ser readministrada a cada ano. O Advisory Committee on Immunization Practices (ACIP) do Centers for Disease Control and Prevention (CDC) recomenda a vacinação de todos os indivíduos com mais de 6 meses de idade. Os grupos de alto risco (i.e., aqueles com doença crônica ou imunocomprometidos, gestantes, profissionais da saúde e aqueles em contato com pessoas de alto risco) e idosos devem ter prioridade de vacinação. A vacina inativada trivalente é contraindicada a pessoas com alergia grave ao ovo e deve ser utilizada com cuidado em pacientes com síndrome de Guillain-Barré.

C. Sarampo, caxumba e rubéola (MMR)

Em geral, as crianças nos Estados Unidos recebem a vacina de vírus vivo contra sarampo em combinação com caxumba e rubéola como parte das imunizações comuns da infância. A AARV é uma vacina de combinação que acrescenta proteção contra varicela. Como se trata de uma vacina de vírus vivo, não deve ser administrada a pacientes imunocomprometidos. Além disso, alguns pacientes com alergias podem ter reações aos componentes da vacina.

D. Vacina contra sarampo

A vacina de vírus vivo contra sarampo (Attenuvax) é recomendada a todas as pessoas suscetíveis com mais de 12 meses de idade (i.e., qualquer pessoa que não tenha imunidade documentada contra sarampo). Embora seja dada como parte da vacinação de MMR, a vacina contra sarampo pode ser administrada de forma separada para indivíduos que têm risco de contrair infecção por causa de vacinações incompletas ou perdidas na infância. Pessoas nascidas antes de 1956 são consideradas imunes. Indivíduos nascidos após 1956 devem receber duas doses de vacina viva de sarampo, administradas com intervalo não inferior a 30 dias. Contudo, alguns adultos nascidos após 1956 podem ter recebido apenas a primeira dose, na infância. Esses indivíduos devem receber uma segunda dose da vacina, para assegurar a proteção completa contra o vírus. Os mesmos cuidados já listados para administração de MMR se aplicam à vacinação contra sarampo.

E. Vacina contra varicela

A vacina contra varicela (Varivax) é recomendada para todos os indivíduos mais velhos que não sabem se são imunes ao vírus da doença. Uma história pregressa de catapora é suficiente para determinar imunidade. Se um paciente adulto não sabe se teve a infecção, o estado imunológico deve ser avaliado antes de se administrar a vacina, visto que até 91% dos pacientes testados dessa forma são imunes.

F. Vacina contra hepatite A

A menos que contraindicada, a vacina contra hepatite A inativada (Havrix, VAQTA) é recomendada para pessoas de 2 anos de idade ou mais que apresentam risco aumentado de infecção pelo vírus da hepatite A, incluindo aquelas com doença hepática crônica e que viajam para fora dos Estados Unidos (exceto Europa do norte e ocidental, Nova Zelândia, Austrália, Canadá e Japão).

G. Vacina contra hepatite B

A vacina contra hepatite B é recomendada para todos os indivíduos que têm ou podem ter risco aumentado para infecção pelo vírus da hepatite B, incluindo todos os adolescentes. As doses de reforço podem ser dadas a cada sete anos, mas atualmente não são recomendadas. Se o nível de anticorpo de um indivíduo for maior do que 10 IU/mL, uma dose de reforço não é necessária. Se um paciente foi exposto à hepatite B e teve a série de vacinação completa, mas o nível de anticorpos é desconhecido, a imunoglobulina da hepatite B (HBIG) deve ser administrada junto com uma dose de reforço.

H. Tétano e difteria (Td)

Muitas crianças e adultos jovens nos Estados Unidos têm sido vacinados contra tétano e difteria como parte das vacinações comuns da infância. O reforço contra tétano é recomendado uma vez a cada 10 anos após a primeira série. O reforço pode ser dado em cinco anos para tratamento de ferimento "sujo".

I. Vacina meningocócica

Adultos com 55 anos de idade e mais jovens que requerem vacinação meningocócica devem receber a vacina polissacarídica antimeningocócica quadrivalente. Indivíduos sem um baço que funcione e aqueles com deficiências de complemento persistentes devem receber uma série de duas doses com dois meses de intervalo e, depois, doses de reforço a cada cinco anos. Pessoas infectadas com HIV não requerem doses de reforço após a série inicial de duas doses. Outros adultos que estão em risco aumentado de infecção (p. ex., estudantes universitários que vivem em alojamentos, pessoal do laboratório em risco de exposição) devem receber uma única dose da vacina; a revacinação não é necessária, a menos que a primeira dose tenha sido dada antes dos 16 anos de idade.

J. Vacina contra herpes-zóster

Recomenda-se uma dose única da vacina contra herpes-zóster (Zostavax) para adultos a partir dos 60 anos de idade, independentemente de sua história. A eficácia da vacina diminui com a idade, portanto, os pacientes devem ser imunizados o mais cedo possível após os 60 anos de idade. A vacina contém um vírus vivo, por isso é contraindicada a pessoas imunocomprometidas.

> Advisory Committee on Immunization Practices: Recommended adult immunization schedule: United States, 2010. Ann Intern Med 2010;152:36–39.
>
> Centers for Disease Control and Prevention: 2009 Adult vaccination coverage. NHIS. Available at: http://www.ccdc.goc/vaccines/stats-surv/nhis/2009-nhis.htm. Accessed 5 January 2014.
>
> Centers for Disease Control and Prevention: Advisory Committee on Immunization Practices. Summary report October 27–28, 2010. Available at: http://www.cdc.gov/vaccines/recs/acip/downloads/min-oct10.pdf. Accessed 5 January 2014.
>
> Harpaz R, Ortega-Sanchez IR, Seward JF; Advisory Committee on Immunization Practices (ACIP), Centers for Disease Control and Prevention (CDC): Prevention of herpes zoster. MMWR Recomm Rep 2008;57(RR-5):1–30.
>
> Vaughn, JA, Miller, RA: Update on immunizations in adults. Am Fam Physician 2011;84:1015–1019.

SUSPENSÃO DO TABAGISMO

O consumo de tabaco está envolvido em 1 a cada 5 mortes por ano nos Estados Unidos. O tabagismo é considerado o mais importante dos fatores de risco modificáveis para doença cardíaca isquêmica e AVC. Existem opções farmacológicas e não farmacológicas para ajudar a parar de fumar. As opções não farmacológicas incluem receber aconselhamento por um profissional da saúde e participar de terapia comportamental. Opções como acupuntura e hipnoterapia não foram estatisticamente mais efetivas do que o placebo, embora evidência informal possa provar o contrário. As opções farmacológicas, contudo, são bem estudadas e são muito efetivas. Elas incluem bupropiona, nortriptilina, vareniclina e terapia de reposição de nicotina (TRN). A TRN gera efeito colateral leve e provou ser efetiva em ensaios clínicos. Se os pacientes forem incapazes de aderir à TRN, uma tentativa com bupropiona, nortriptilina ou vareniclina pode ser considerada depois. Não existem recomendações, nesse momento, a respeito de qual abordagem é melhor. O médico deve considerar o custo, a preferência do paciente, a disponibilidade e os possíveis efeitos colaterais quando prescrever esses agentes.

> Coleman T: ABC of smoking cessation: Use of simple advice and behavioural support. BMJ 2004;328:397.
> Hughes JR, Stead LF, Lancaster T: Antidepressants for smoking cessation. Cochrane Database Syst Rev 2007;(1):CD000031.
> Centers for Disease Control and Prevention: Health Effects of Cigarette Smoking. CDC Fact Sheet, 2012. Available at: http://www.cdc.gov/tobacco/data_statistics/fact_sheets/health_effects/effects_cig_smoking/index.htm. Accessed January 10, 2014.

DISTÚRBIOS CARDIOVASCULARES

HIPERTENSÃO

FUNDAMENTOS DO DIAGNÓSTICO

- A hipertensão em adultos é definida como pressão arterial sistólica de pelo menos 140 mmHg ou pressão arterial diastólica de pelo menos 90 mmHg, ou ambas.
- O rastreamento é o método primário de detecção.
- Fatores de risco inalteráveis incluem idade avançada, sexo masculino, etnia afrodescendente e história familiar de hipertensão.
- Os fatores de risco modificáveis incluem obesidade, sedentarismo, consumo excessivo de álcool, tabagismo, ingestão aumentada de sódio, ingestão diminuída de potássio, deficiência de vitamina D e estresse.
- A hipertensão não tratada pode levar a doença cardiovascular, doença vascular periférica, doença renal e outro dano de órgão terminal.

► Considerações gerais

A hipertensão em adultos é definida como pressão arterial sistólica de pelo menos 140 mmHg ou pressão arterial diastólica de pelo menos 90 mmHg, ou ambas (Tab. 42.1). O rastreamento é o método primário para detectar hipertensão. A hipertensão essencial, também conhecida como idiopática ou hipertensão primária, é responsável por cerca de 90% dos casos, não tem

Tabela 42.1 Classificação e tratamento da pressão arterial em adultos

Classificação da pressão arterial	Pressão arterial sistólica (mmHg)	Pressão arterial diastólica (mmHg)	Modificação do estilo de vida	Terapia farmacológica inicial	
				Sem indicações específicas	Com indicações específicas
Normal	< 120	e < 80	Encorajar		
Pré-hipertensão	120-139	ou 80-89	Sim	Nenhum fármaco anti-hipertensivo indicado	
Hipertensão de estagio 1	140-159	ou 90-99	Sim	Diuréticos do tipo tiazida para a maioria dos pacientes. Pode-se considerar IECA, BRA, BB, BCC ou combinação	Fármaco(s) para indicações específicas.[a] Outros fármacos anti-hipertensivos (diuréticos, IECA, BRA, BB, BCC) conforme necessário.
Hipertensão de estágio 2 (pressão arterial sistólica)	> 160	ou > 100	Sim	Combinação de dois fármacos para a maioria dos pacientes (em geral diurético do tipo tiazida e IECA, ou BRA ou BB ou BCC).	Fármaco(s) para indicações específicas.[a] Outros fármacos anti-hipertensivos (diuréticos, IECA, BRA, BB, BCC) conforme necessário.

IECA, inibidores da enzima conversora de angiotensina; BRA, bloqueador do receptor II de angiotensina; BB, β-bloqueador; BCC, bloqueador do canal de cálcio.
[a] Consultar o Quadro 42.2.
Dados de Chobanian AV, Bakris GL, Black HR, et al: The Seventh Report of the Joint National Committee on Prevention, Detection, Evaluation and Treatment of High Blood Pressure: The JNC 7 report. JAMA 2003;289:2560-2572.

causa identificável e muitas vezes é assintomática. Ela é um fator de risco importante para doença cardiovascular, doença vascular periférica e AVC. A hipertensão secundária tem uma causa identificável e, com frequência, é tratável ou reversível; exemplos incluem apneia obstrutiva do sono e uso de determinadas medicações (p. ex., anticoncepcionais e descongestionantes).

Os fatores de risco não modificáveis incluem idade avançada, sexo masculino, etnia afrodescendente e história familiar de hipertensão. Os fatores de risco modificáveis incluem obesidade, sedentarismo, consumo excessivo de álcool, tabagismo, ingestão aumentada de sódio, ingestão diminuída de potássio, deficiência de vitamina D e estresse.

A hipertensão causa resistência vascular sistêmica aumentada (pós-carga), o que leva a hipertrofia ventricular esquerda concêntrica e função ventricular esquerda diminuída. Assim, a câmara pode dilatar-se e levar à insuficiência cardíaca. A hipertensão também acelera a aterosclerose, levando a uma incidência mais alta de doença da artéria coronária (DAC).

▶ Achados clínicos

A. Sinais e sintomas

Muitas pessoas com hipertensão não têm sinais ou sintomas, mesmo quando as medidas da pressão arterial alcançam níveis perigosamente altos. Poucos indivíduos com hipertensão de estágio inicial podem ter cefaleias intensas, tontura ou sangramento nasal, mas esses achados em geral não ocorrem até que a pressão arterial tenha alcançado um estágio severo.

B. Teste diagnóstico

A hipertensão é identificada por meio de aferições da pressão arterial usando um manguito de tamanho apropriado. Quando indicado, um eletrocardiograma pode ajudar a identificar anormalidades cardíacas associadas com hipertensão (p. ex., hipertrofia ventricular esquerda). Um perfil metabólico básico pode fornecer evidência de contribuintes primários e secundários para hipertensão, incluindo nível baixo de potássio e disfunção renal (nitrogênio da ureia sanguínea e creatinina).

▶ Complicações

Diversas complicações da hipertensão resultam em dano de órgão terminal. A hipertensão é um fator de risco importante para DAC, que pode resultar em angina e infarto do miocárdio. A insuficiência cardíaca congestiva com hipertrofia ventricular esquerda é outro resultado comum de elevação da pressão arterial crônica não controlada. Além disso, a hipertensão predispõe os pacientes a doença vascular periférica e confere risco aumentado de dissecção da aorta.

A hipertensão não controlada pode levar a hemorragia intracerebral, ataques isquêmicos transitórios e outros subtipos de AVC. As pressões gravemente elevadas podem causar encefalopatia hipertensiva. A doença renal com eventual insuficiência renal pode ocorrer em pacientes com hipertensão crônica como resultado de taxa de filtração glomerular diminuída e disfunção tubular.

▶ Tratamento

A. Prevenção primária

Em geral, o tratamento de hipertensão inicia com técnicas de modificação do estilo de vida, e isso, de forma isolada, pode ser suficiente para alguns pacientes. Os pacientes devem ser aconselhados a limitar a ingestão de sódio e o consumo de álcool, perder peso, fazer exercícios com regularidade, parar de tomar medicações desnecessárias que possam contribuir para hipertensão, parar de fumar ou de usar outros produtos do tabaco e engajar-se em práticas de tratamento de estresse. Os fatores de risco adicionais, se identificados, devem ser tratados (p. ex., nível baixo de potássio, que contribui para problemas renais).

O consumo de tabaco e de álcool deve ser questionado e tratado por todos os profissionais da saúde, e os benefícios e métodos de parar de fumar devem ser discutidos em cada consulta. O consumo de álcool deve se limitar ao equivalente a 30 mL (para os homens) ou 15 mL (para as mulheres) de etanol por dia. Alguma evidência sugere que os benefícios cardiovasculares do álcool podem ser maiores no consumo de vinho tinto do que de outras bebidas alcoólicas. Pessoas com sobrepeso ou obesas precisam ser aconselhadas a perder peso. Em geral, o consumo de frutas e de vegetais é suficiente para a ingestão adequada de potássio; contudo, alguns pacientes com níveis baixos de potássio podem se beneficiar com suplementação.

O automonitoramento da pressão arterial deve ser recomendado para pacientes com pré-hipertensão ou hipertensão como parte de seu autocuidado regular.

B. Farmacoterapia

A intervenção farmacológica inclui o uso de vários agentes anti-hipertensivos (consultar Tab. 42.1 e Quadro 42.2). Os diuréticos com tiazida são considerados agentes de primeira linha em pacientes afrodescendentes, visto que essa população muitas vezes tem um tipo de hipertensão que é mais "sensível ao sal". O monitoramento para hipocalemia é importante enquanto os pacientes estão tomando esses fármacos. No entanto, se os pacientes também forem portadores de diabetes, um inibidor da enzima conversora da angiotensina (ECA) é a escolha inicial. Os bloqueadores do receptor de angiotensina II (BRAs) também inibem o sistema renina-angiotensina-aldosterona. Os β-bloqueadores diminuem a frequência cardíaca, o débito cardíaco e a liberação de renina. Os bloqueadores do canal de cálcio causam vasodilatação das arteríolas. Com frequência, vasodilatadores como minoxidil e hidralazina são usados em conjunto com os β-bloqueadores.

Bernheisel CR, Schlaudecker JD, Leopold K: Subacute management of ischemic stroke. Am Fam Physician 2011;84:1383–1388.

Heilpern K: Pathophysiology of hypertension. Ann Emerg Med 2008;51:S5–6.

Jain AR, Bellolio MF, Stead LG: Treatment of hypertension in acute ischemic stroke. Curr Treat Options Neurol 2009;11:120–125.

Oparil S, Zaman MA, Calhoun DA: Pathogenesis of hypertension. Ann Intern Med 2003;139:761–776.

Quadro 42.2 Terapia farmacológica para tratamento de hipertensão em adultos conforme indicações específicas

Indicações específicas	Fármacos recomendados					
	Diuréticos	β-bloqueador	IECA	BRA	BCC	Antagonista da aldosterona
Insuficiência cardíaca	Sim	Sim	Sim	Sim		Sim
Pós-infarto do miocárdio		Sim	Sim			Sim
Alto risco de doença coronariana	Sim	Sim	Sim		Sim	
Diabetes melito	Sim	Sim	Sim	Sim	Sim	
Doença renal crônica			Sim	Sim		
Prevenção de AVC recorrente	Sim		Sim			

IECA, inibidor da enzima conversora de angiotensina; BRA, bloqueador do receptor de angiotensina II; BCC, bloqueador do canal de cálcio.
Dados de Chobanian AV, Bakris GL, Black HR, et al: The Seventh Report of the Joint National Committee on Prevention, Detection, Evaluation and Treatment of High Blood Pressure. The JNC 7 report. JAMA 2003;289:2560-2572.

HIPERLIPIDEMIA

FUNDAMENTOS DO DIAGNÓSTICO

▶ Excesso de colesterol no soro, especialmente nível de colesterol de lipoproteína de baixa densidade (C-LDL) superior a 160 mg/dL, ou triglicerídeos em excesso (acima de 250 mg/dL).

▶ Em geral, os pacientes são assintomáticos; contudo, raras vezes os sintomas de deposição de lipídeos ou de pancreatite podem ser observados.

▶ O C-LDL é considerado o contribuinte principal para risco de DAC; o colesterol de lipoproteína de densidade alta (C-HDL) é cardioprotetor.

▶ Considerações gerais

A hiperlipidemia é um grupo de distúrbios caracterizado por excesso de colesterol no soro, em especial excesso de C-LDL, ou excesso de triglicerídeos, ou ambos. Muitas vezes, é assintomática. A hiperlipidemia pode ser determinada por herança genética, mas também ser causada ou intensificada por dieta anormal, drogas e determinadas doenças. Ela é um dos fatores de risco mais importantes e modificáveis para DAC, pois causa aterosclerose acelerada.

▶ Achados clínicos

A. Sinais e sintomas

De modo geral, a hiperlipidemia é assintomática. Em casos raros, os pacientes podem experimentar dor abdominal recorrente como resultado de pancreatite secundária a níveis de triglicerídeos superiores a 1.000 mg/dL. Da mesma forma, embora possam estar ausentes os sinais associados à hiperlipidemia, em níveis extremamente altos, como ocorre na hipercolesterolemia familiar, a deposição de lipídeos pode produzir massas visíveis no exame físico. Os pacientes podem apresentar xantomas, que aparecem como massas amareladas rígidas sobre os tendões dos extensores da mão, o tendão do calcâneo, os tendões plantares e na inserção do tendão da patela. Os xantelasmas também podem ser vistos e são descritos como placas amareladas nas pálpebras, mas estas não são específicas de hipercolesterolemia ou de hiperlipidemia.

B. Achados laboratoriais

Os níveis de colesterol e de triglicerídeos devem ser avaliados com frequência nas consultas de cuidado primário. A determinação sobre o que constitui colesterol "ideal", "baixo" e "alto" continua sendo aperfeiçoada à medida que estudos epidemiológicos fornecem evidência sobre consequências a longo prazo relacionadas a esses valores.

1. Colesterol total — O colesterol total ideal é equiparado a um nível menor do que 200 mg/dL, mas algumas evidências sugerem que níveis entre 60 e 200 mg/dL podem estar associados com risco aumentado de DAC. Um nível limítrofe é considerado como 200 a 240 mg/dL, e o colesterol total alto é considerado como um nível acima de 240 mg/dL. O colesterol total alto está associado com risco aumentado grave de DAC e requer intervenção médica.

2. C-LDL — O LDL é o maior contribuinte para o risco de DAC, pois é a mais aterogênica de todas as lipoproteínas. Trata-se de uma medida calculada derivada do valor do colesterol total. O LDL ideal é considerado como um nível menor do que 130 mg/dL; o limítrofe é entre 130 e 160 mg/dL; e alto é superior a 160 mg/dL.

3. Triglicerídeos — Um nível de triglicerídeos ideal é considerado como inferior a 125 mg/dL; limítrofe é de 125 a 250 mg/dL; e alto é superior a 250 mg/dL.

4. C-HDL — O HDL tem um efeito protetor, pois remove o excesso de colesterol das paredes arteriais. Para cada aumento de

10 mg/dL nos níveis de HDL, o risco de DAC diminui em 50%. Um nível de HDL abaixo de 35 mg/dL é um fator de risco independente importante para DAC, ao passo que HDL alto acima de 60 mg/dL neutraliza o risco em algum grau (ver mais adiante).

▶ Tratamento

Os objetivos do tratamento são baseados nos níveis séricos absolutos de lipídeos em combinação com a classificação de risco dos pacientes. A evidência mostra que a terapia efetiva para C-LDL sérico mais baixo está associada com benefícios drásticos quanto a morbidade e mortalidade em curto prazo nos pacientes com DAC e até mesmo em pacientes de baixo risco. O objetivo de curto prazo é reduzir os níveis de LDL, enquanto o objetivo de tratamento de longo prazo é reduzir o risco de aterosclerose e DAC.

A. Prevenção primária

1. Identificação de fatores de risco — O risco do paciente para eventos de DAC é determinado com base no escore de Framingham para risco de 10 anos de desenvolver infarto do miocárdio ou morte, a fim de ajudar no planejamento de intervenções de tratamento específicas. Ao calcular esse escore, os fatores de risco principais recebem um ponto cada; estes incluem hipertensão (pressão arterial superior a 140/90 mmHg, ou tratamento para hipertensão), tabagismo (qualquer quantidade no último mês, nível de C-HDL inferior a 40 mg/dL), sexo masculino e idade maior do que 45 anos, sexo feminino e idade maior do que 55 anos e história familiar de DAC prematura (doença clínica ou morte súbita em um parente de primeiro grau do sexo masculino antes dos 65 anos de idade). Se o nível de C-HDL for 60 mg/dL ou mais, um ponto é subtraído do total.

As recomendações atualizadas do National Cholesterol Education Program Adult Treatment Panel (NCEP-ATP) III definem os níveis ideais para tratamento com base no escore de Framingham e incluem níveis opcionais de C-LDL ideais mais baixos, mais agressivos, em pacientes com risco mais alto. Os níveis ideais de C-LDL definidos pelo NCEP são citados na Tabela 42.2.

2. Modificação do estilo de vida — Muitas das medidas já descritas para prevenção de hipertensão e de hiperlipidemia estão inclusas nas recomendações de tratamento para modificações do estilo de vida a fim de melhorar os níveis de LDL e HDL. Em particular, o exercício é benéfico para aumentar o nível de C-HDL.

B. Farmacoterapia

Os inibidores da redutase HMG-CoA (estatinas) são a medicação de escolha para pacientes com alto risco de DAC. Esses agentes mostraram redução da mortalidade a partir de eventos cardiovasculares e redução significativa da mortalidade com a diminuição do C-LDL. Eles também são indicados como profilaxia de AVC secundário. As estatinas são consideradas mais eficazes do que outras medicações na redução do C-LDL; contudo, são menos efetivas do que os fibratos para reduzir os triglicerídeos e elevar o C-HDL. Os testes de função hepática devem ser monitorados primeiro mensalmente, por três meses, e depois a cada seis meses, em todos os pacientes que tomam esses fármacos.

Tabela 42.2 Objetivos para o tratamento de colesterol de lipoproteína de baixa densidade (C-LDL) elevado[a]

Paciente-alvo	Objetivo do tratamento de C-LDL
Pacientes de baixo risco com < dois fatores de risco e risco em 10 anos < 10%	< 160 mg/dL
Pacientes de risco moderado com ≥ dois fatores de risco principais e risco em 10 anos < 10%	< 130 mg/dL
Pacientes de risco moderadamente alto com ≥ dois fatores de risco e risco em 10 anos de 10 a 20%	< 130 mg/dL Opcional: < 100 mg/dL
Pacientes de alto risco com doença cardíaca coronariana clínica ou fatores de risco equivalentes e risco em 10 anos > 20%	< 100 mg/dL[b]
Pacientes de risco muito alto com fatores de risco mal controlados, incluindo tabagismo continuado, vários outros fatores de risco principais para doença cardíaca coronariana (p. ex., diabetes), múltiplos fatores de risco para síndrome metabólica e pacientes com síndromes coronarianas agudas	< 100 mg/dL Opcional: < 70 mg/dL

[a] Com base nas recomendações do National Cholesterol Education Program Adult Treatment Panel (NCEP-ATP) III.
[b] Medicação é recomendada para aqueles com um valor de C-LDL > 100 mg/dL.

A niacina é um agente de segunda linha no tratamento de hiperlipidemia. Ela diminui os níveis de triglicerídeos e de LDL e aumenta os níveis de HDL, mas deve ser evitada em pacientes diabéticos, nos quais ela pode piorar o controle glicêmico. Nos níveis prescritos para tratamento antilipêmico, a niacina é muitas vezes mal tolerada. O efeito colateral mais comum, o rubor cutâneo, pode ser reduzido tomando-se aspirina 30 minutos antes.

As resinas de ligação de ácido biliar reduzem o LDL, mas aumentam o nível de triglicerídeos. Elas costumam ser efetivas quando usadas em combinação com estatinas ou niacina para tratar doença grave em pacientes de alto risco. Contudo, esses agentes com frequência são pouco tolerados por causa dos efeitos colaterais, incluindo desconforto gastrintestinal.

Os fibratos são usados quando todas as outras opções farmacológicas falharam. Eles diminuem os níveis de lipoproteína de densidade muito baixa (VLDL) e de triglicerídeos, enquanto aumentam o HDL. Os efeitos colaterais incluem desconforto gastrintestinal e, raras vezes, ginecomastia, cálculos biliares, ganho de peso e miopatias.

Mozaffarian D, Appel LJ, Van Horn L: Components of a cardioprotective diet: New insights. Circulation 2011;123:2870–2891.

NIH: Third Report of the Expert Panel on Detection, Evaluation and Treatment of High Blood Cholesterol in Adults (Adult Treatment Panel III). National Heart, Lung, and Blood Institute. Available at: http://www.nhlbi.nih.gov/guidelines/cholesterol. Accessed January 8, 2013.

DOENÇA ARTERIAL CORONARIANA

FUNDAMENTOS DO DIAGNÓSTICO

► Pode-se apresentar como angina estável, angina instável, infarto do miocárdio ou morte cardíaca súbita ou ser completamente assintomática.

► A angina estável produz dor no peito ou uma sensação de pressão subesternal (peso, pressão ou aperto), em geral dura 1 a 5 minutos, é provocada por esforço ou emoção e aliviada com repouso ou nitroglicerina.

► Os sintomas clássicos são dor na região subesternal do tórax, do tipo aperto que irradia para o lado esquerdo do pescoço, mandíbula ou braço, e uma sensação similar a refluxo gastresofágico.

► Sintomas atípicos são comuns em mulheres e em idosos.

► Considerações gerais

A doença arterial coronariana (DAC) é a manifestação clínica dos aspectos patológicos vistos na aterosclerose das artérias coronárias. Ela é o tipo mais comum de doença cardíaca e é a causa principal de morte de homens e mulheres nos Estados Unidos. A cada ano, mais de 400 mil americanos morrem de DAC.

Os fatores de risco não modificáveis incluem idade, sexo e história familiar de DAC. Em mulheres na pré-menopausa, o estrogênio tem propriedades cardioprotetoras. Os fatores modificáveis são responsáveis por mais de 90% do risco atribuído à população de um infarto do miocárdio e incluem tabagismo, dislipidemia, hipertensão, diabetes melito, obesidade abdominal, fatores psicológicos, consumo regular de álcool e falta de atividade física regular. Em geral, o controle dos fatores de risco pode diminuir as influências genéticas e ajudar a prevenir a DAC, mesmo em adultos idosos.

► Achados clínicos

A. Sinais e sintomas

A DAC pode se apresentar como angina estável, angina instável, infarto do miocárdio ou morte cardíaca súbita, ainda que para muitos indivíduos possa ser completamente assintomática. A angina estável aparece como dor no peito ou uma sensação de pressão subesternal (descrita como peso, pressão ou aperto) que pode durar cerca de 1 a 5 minutos, é provocada por esforço ou emoção e é aliviada com repouso ou nitroglicerina. O quadro clássico é dor torácica na região subesternal, em aperto, que irradia para o lado esquerdo do pescoço, mandíbula ou braço e pode ser semelhante a uma sensação de refluxo gastresofágico. Até 33% dos pacientes são assintomáticos ou apresentam outros sintomas, tais como dispneia, síncope, diaforese, fraqueza, náusea e vômito. Essa apresentação atípica é mais comum em pacientes diabéticos, do sexo feminino, idosos ou pós-operatórios.

B. Testes diagnósticos

O diagnóstico de DAC é baseado nos achados obtidos principalmente por estudos eletrocardiográficos. Um ou mais dos seguintes estudos diagnósticos podem ser solicitados: eletrocardiograma, teste de esforço, ecocardiografia, monitoração de Holter e cateterismo cardíaco. Em pacientes com angina instável, o exame diagnóstico precisa excluir um infarto do miocárdio; esses pacientes devem ser estabilizados com manejo médico antes de realizar teste de esforço ou cateterismo. (Informações adicionais sobre avaliação cardíaca de pacientes em risco são encontradas no Cap. 23.)

► Tratamento

A. Prevenção primária

Os pacientes devem ser informados sobre os fatores de risco para DAC e as ações que eles podem tomar para diminuir o risco de doença. Parar de fumar é fundamental; em geral, os pacientes precisam de ajuda para identificar as opções e os métodos que irão aumentar suas chances de parar de fumar de forma bem-sucedida. O controle da pressão arterial também é fundamental, e as medidas para alcançar um objetivo de menos de 130/90 mmHg podem incluir o uso de agentes farmacológicos, se necessário (ver Hipertensão, anteriormente). A hiperlipidemia deve ser tratada com modificações no estilo de vida, incluindo exercícios regulares e ingestão diminuída de gordura saturada e de colesterol. Medicações como inibidores da redutase HMG-CoA (estatinas) podem ser prescritas para ajudar a reduzir o nível de LDL (ver Hiperlipidemia, anteriormente).

B. Cuidado do paciente

O tratamento envolve modificação dos fatores de risco para todos os pacientes com DAC, conforme já discutido. A terapia medicamentosa para pacientes com angina estável inclui aspirina, visto que ela diminui a morbidade e reduz o risco de um infarto do miocárdio. Os β-bloqueadores diminuem o trabalho cardíaco e reduzem a frequência de eventos coronarianos. Os nitratos reduzem a pré-carga por meio de vasodilatação generalizada e também oferecem o benefício de alívio dos sintomas. A revascularização pode ser preferida em pacientes de alto risco.

Os pacientes com angina instável devem ser hospitalizados para monitoração cardíaca contínua. O tratamento médico agressivo é indicado, bem como terapia com oxigênio e alívio da dor com nitratos e morfina. (Ver o Cap. 23 para mais detalhes.)

C. Terapia com exercícios

A prescrição de exercícios para um paciente com DAC precisa abordar o tipo, a intensidade, a duração e a frequência do exercício. Deve haver ênfase em exercícios aeróbios e isotônicos que envolvam grupos musculares maiores. Alguns pacientes com DAC, incluindo aqueles com insuficiência cardíaca, doença valvular grave e arritmias não controladas, devem evitar exercícios resistidos e isométricos. É comum usar a frequência cardíaca para avaliar a intensidade do exercício. Para uma discussão detalhada do exercício em um paciente pós-infarto do miocárdio, consultar o Capítulo 23, sobre reabilitação cardíaca.

> Libby P, Theroux P: Pathophysiology of coronary artery disease. Circulation 2005;111:3481–3488.
>
> Yusuf S, Hawken S, Ounpuu S, et al: Effect of potentially modifiable risk factors associated with myocardial infarction in 52 countries (the INTERHEART study): Case-control study. Lancet 2004;364:937–952.

▼ DOENÇAS PULMONARES

APNEIA DO SONO

> **FUNDAMENTOS DO DIAGNÓSTICO**
>
> ▶ Interrupção do fluxo de ar por mais de 10 segundos durante o sono.
>
> ▶ Em geral, a saturação de oxigênio diminui em > 4% durante os episódios apneicos.
>
> ▶ O diagnóstico é confirmado por polissonografia.

▶ Considerações gerais

A apneia do sono é definida como a interrupção do fluxo de ar por mais de 10 segundos durante o sono. Ela é significativa quando ocorrem 10 a 15 episódios por hora, e, em casos graves, os pacientes podem ter mais de 40 episódios por hora. A saturação de oxigênio diminui em mais de 4% durante os episódios apneicos. Duas classes de apneia do sono são identificadas: central e obstrutiva.

O diagnóstico é confirmado por polissonografia (estudo do sono). A presença ou ausência de esforço inspiratório durante o episódio apneico diferencia a apneia obstrutiva da apneia central. A dessaturação de oxigênio abaixo de 85% ou a mudança de mais de 4% são importantes. A frequência dos episódios apneicos hipóxicos determina a gravidade da doença.

▶ Apneia obstrutiva do sono

A apneia obstrutiva do sono (AOS) ocorre apesar do esforço ventilatório contínuo. Em geral, o episódio obstrutivo é acompanhado por um ronco ruidoso. Os pacientes têm hipersonolência durante o dia, apresentam roncos e podem ter cefaleia, ganho de peso recente e hipertensão. A AOS é muitas vezes associada com uma via respiratória anormal, mixedema e obesidade.

O tratamento da AOS persistente e significativa envolve pressão positiva contínua na via aérea nasal (nCPAP) ou pressão positiva de nível duplo na via aérea (BiPAP). Com nCPAP, o ar em pressão constante (5 a 15 mm H_2O) é fornecido por meio de uma máscara nasal bem vedada. Esse mecanismo atua como uma "órtese" para a faringe, mantendo-a aberta durante a noite, e é uma medida muito efetiva para prevenir hipoxemia noturna. O BiPAP é similar, mas pode ser usado com uma máscara nasal ou de face total e permite ajuste independente de pressões inspiratórias e expiratórias. Isso melhora o conforto e a adesão ao tratamento.

A AOS leve a moderada pode ser tratada de forma efetiva com a perda de peso; o paciente deve evitar álcool, sedativos e hipnóticos e não dormir na posição supina. Os dispositivos de permeabilidade nasal e intraoral também podem ser úteis. Para AOS moderada, os tratamentos incluem uvulopalatofaringoplastia, nCPAP, BiPAP ou uma combinação dessas medidas.

▶ Apneia do sono central (ASC)

A ASC ocorre em menos de 5% dos pacientes com apneia do sono. Embora seja mais comum em pacientes neurologicamente prejudicados (p. ex., aqueles com respiração de Cheyne-Stokes), ela é vista com frequência em pacientes saudáveis em altas altitudes pela primeira vez e em pacientes que sofrem de insuficiência cardíaca congestiva. O tratamento envolve evitar depressores do sistema nervoso central, como álcool, sedativos e hipnóticos. Perder peso e evitar privação de sono também são úteis.

> Fortin M, Bravo G, Hudon C, et al: Prevalence of multimorbidity among adults seen in family practice. Ann Fam Med 2005;3:223–228.
>
> Lavie P, Lavie L: Cardiovascular morbidity and mortality in obstructive sleep apnea. Curr Pharm Des 2008;14:3466–3473.
>
> Marshall NS, Wong KK, Liu PY, et al: Sleep apnea as an independent risk factor for all-cause mortality: The Busselton Health Study. Sleep 2008;31:1079–1085.

DOENÇA PULMONAR OBSTRUTIVA CRÔNICA

> **FUNDAMENTOS DO DIAGNÓSTICO**
>
> ▶ Um grupo de doenças que inclui enfisema, bronquite crônica e doença das vias respiratórias periféricas.
>
> ▶ A causa primária é a exposição prolongada a irritantes pulmonares inalados, especialmente cigarro.
>
> ▶ Ausência de fibrose pulmonar anormal é um aspecto característico (em contraste com a doença das vias respiratórias intersticiais).
>
> ▶ As radiografias do tórax são preferíveis à espirometria para diagnóstico de exacerbações.

Considerações gerais

A doença pulmonar obstrutiva crônica (DPOC) é progressiva e geralmente envolve componentes de enfisema e de bronquite crônica, muitas vezes com predominância de uma ou de outra condição. A doença das vias respiratórias periféricas, antes considerada uma entidade distinta, é hoje considerada uma forma inicial de enfisema ou de bronquite crônica precoce e, por essa razão, também se encaixa nesse grupo. Na DPOC, não há fibrose anormal no pulmão, um achado que distingue DPOC de doença pulmonar intersticial. Em geral, a DPOC é tratada com broncodilatadores e anticolinérgicos.

Achados clínicos

O enfisema é definido histologicamente por aumento do espaço aéreo distal dos bronquíolos terminais, com destruição dos septos alveolares. Existem dois tipos principais: centroacinar, mais visto em fumantes; e panacinar, em geral visto em pacientes com deficiência de α1-antitripsina. A mecânica pulmonar alterada em pacientes com enfisema resulta em aprisionamento de ar, recuo elástico diminuído e complacência e capacidade pulmonar total aumentadas.

A bronquite crônica, em contraste, tem uma definição clínica. Ela é definida como o excesso de secreção mucosa brônquica por pelo menos três meses consecutivos, por no mínimo dois anos. A bronquite crônica ocorre em cerca de 20% dos homens adultos e uma das causas é a irritação prolongada por cigarro.

A doença das vias respiratórias periféricas resulta de tortuosidade aumentada, inflamação e fibrose das vias respiratórias pequenas do pulmão. Em vez de uma doença distinta, hoje é considerada um estágio inicial de enfisema ou bronquite.

O melhor indicador prognóstico na DOPC é o volume expiratório forçado em um segundo (FEV_1). Nos fumantes e nos não fumantes, o FEV_1 diminui cerca de 15 a 30 mL por ano devido ao processo de envelhecimento normal. Um FEV menor do que 80% do previsto equivale à função comprometida das vias aéreas indicativa de DPOC.

Tratamento

Para todos os pacientes com exacerbação aguda de DPOC, o American College of Physicians e o American College of Chest Physicians (ACCP) recomendam as seguintes ações:

- Obter uma radiografia de tórax, visto que até 23% das imagens mostram novos infiltrados que mudam a terapia escolhida.
- Não usar espirometria para diagnosticar ou avaliar a gravidade de uma exacerbação.
- Visto que os fármacos anticolinérgicos inalados (p. ex., ipratropium [Atrovent]) são igualmente eficazes e mais benignos do que os β-agonistas inalados, deve-se iniciar o tratamento com um fármaco anticolinérgico inalado e mudar para um $β_2$-agonista inalado apenas após a dose máxima do anticolinérgico ser atingida.

A. Terapia com oxigênio

O foco da terapia com oxigênio para pacientes com DPOC em sofrimento respiratório é fornecer oxigênio suficiente para atingir 92% de saturação de oxigênio (SaO_2) ou o mais próximo possível desse nível. Esse é um ponto terminal requerido no manejo inicial. A falha para tratar hipoxia leva a dano adicional de órgão terminal, piora da vasoconstrição pulmonar e, às vezes, morte.

1. Uso de oxigênio contínuo — Os critérios para iniciar oxigênio contínuo são tensão de oxigênio arterial parcial (PaO_2) em repouso menor do que 55 mmHg, ou SaO_2 menor ou igual a 88%, ou PaO_2 menor do que 59 mmHg; ou SaO_2 maior do que 89% com evidência de *cor pulmonale*, com edema resultante sugerindo insuficiência cardíaca congestiva ou eritrocitose (hematócrito > 55%). O uso de oxigênio contínuo, se necessário de acordo com os critérios mencionados anteriormente, aumenta a sobrevida. Essa é a única modalidade de tratamento que diminui a morbidade e a mortalidade.

2. Uso de oxigênio intermitente — Alguns pacientes têm achados similares de hipoxia e dessaturação durante o exercício de baixo impacto ou o sono e podem se beneficiar de oxigênio suplementar durante essas atividades. Contudo, não foram feitos estudos de longo prazo para avaliar os resultados nesse grupo de pacientes.

B. Parar de fumar

A intervenção mais importante nos fumantes com DPOC é encorajá-los a parar de fumar. Apenas falar para o paciente parar de fumar toma 5% do tempo. As abordagens comportamentais, que variam desde aconselhamento clínico até programas de grupo intensivos, podem melhorar as taxas de cessação. A terapia farmacológica inclui reposição de nicotina, bupropiona e vareniclina. A farmacoterapia junto com abordagens comportamentais também é recomendada.

C. Reabilitação pulmonar

Para uma discussão detalhada sobre esse tópico, consultar o Cap. 24.

Anderson B, Connor K, Dunn C, et al: *Diagnosis and Management of Chronic Obstructive Pulmonary Disease (COPD)*, 8th ed. Institute for Clinical Systems Improvement (ICSI), March 2011. Available at: http://www.guideline.gov/content.aspx?id=44345. Accessed January 10, 2014.

Celli BR: Update on the management of COPD. Chest 2008;133:1451–1462.

GOLD—The Global Initiative for Chronic Obstructive Lung Disease. Available at: http://www.goldcopd.com/. Accessed 10 January 2014.

Nagelmann A, Tonnov A, Laks T, et al: Lung dysfunction of chronic smokers with no signs of COPD. COPD 2011;8:189–195.

Qaseem A, Wilt TJ, Weinberger SE, et al: Diagnosis and management of stable chronic obstructive pulmonary disease: A clinical practice guideline update from the American College of Physicians, American College of Chest Physicians, American Thoracic Society, and European Respiratory Society. Ann Intern Med 2011;155:179–191.

ASMA

FUNDAMENTOS DO DIAGNÓSTICO

▶ Resposta inflamatória reversível das vias respiratórias com etiologia multifatorial.

▶ O diagnóstico deve demonstrar broncospasmo reversível e história compatível com asma.

▶ Considerações gerais

A asma é uma doença inflamatória e reversível das vias respiratórias, com uma etiologia multifatorial. A resposta inflamatória tem uma fase aguda e uma fase tardia. Em alguns pacientes com asma, a resposta da doença é mediada por imunoglobulina E. Muitos asmáticos, seja qual for a etiologia, desenvolvem hiper-responsividade das vias respiratórias não específica, conforme mostrado por exacerbações que ocorrem com exposição ao frio, à sujeira e a infecções virais.

▶ Achados clínicos

A. Sinais e sintomas

No início da crise de asma, o broncospasmo é o achado principal, porém, mais tarde, a inflamação, o edema e as secreções aumentadas nas vias respiratórias, com possível tampão mucoso, podem dominar, em especial no estado de mal asmático. De modo geral, os asmáticos apresentam uma combinação de dispneia, tosse e espirros, mas, na apresentação inicial, os pacientes podem ter queixas apenas de tosse crônica. A causa da asma muitas vezes não é descoberta, principalmente na doença com início na idade adulta, mas elementos ocupacionais devem ser considerados. Os asmáticos sensíveis ao ácido acetilsalicílico (AAS) também podem ser sensíveis a outros anti-inflamatórios não esteroides (AINEs). A tríade da asma é uma síndrome clínica caracterizada por sensibilidade ao AAS, asma e polipose nasal; muitos pacientes, contudo, apresentam apenas dois dos três achados.

B. Testes diagnósticos

O diagnóstico de asma requer demonstração de broncospasmo reversível, bem como história compatível com asma. Se não estiverem presentes, um teste de provocação (i.e., teste de metacolina) pode ser realizado para induzir broncospasmo. A resposta ao broncodilatador é definida como um aumento na FEV_1 ou capacidade vital forçada em 12% e 200 mL. A asma induzida pelo exercício é diagnosticada por diminuição na FEV_1 de 15% ou mais após uma provocação térmica (seja exercício, seja hiperventilação).

▶ Tratamento

O tratamento mais efetivo para asma é remover os agentes causadores conhecidos. Isso inclui parar de fumar e minimizar a exposição ao fumo passivo. O tratamento farmacológico inclui agentes anti-inflamatórios (corticoides e endocromil), broncodilatadores diretos (β2-agonistas, anticolinérgicos e metilxantinas), estabilizadores de mastócitos (cromolina) e inibidores de leucotrienos.

Expert Panel Report 3 (EPR-3): Guidelines for the diagnosis and management of asthma—Summary report 2007. J Allergy Clin Immunol 2007;120:S94–138.

Nathan RA, Sorkness CA, Kosinski M, et al: Development of the asthma control test: A survey for assessing asthma control. J Allergy Clin Immunol 2004;113:59–65.

National Heart, Lung, and Blood Institute: *Global Strategy for Asthma Management and Prevention*. NIH Publications, 2008.

Tarlo SM, Balmes J, Balkissoon R, et al: Diagnosis and management of work-related asthma: American College of Chest Physicians Consensus Statement. Chest 2008;134:1S–41S.

DOENÇAS DERMATOLÓGICAS

DERMATITE

FUNDAMENTOS DO DIAGNÓSTICO

▶ Trata-se de uma inflamação da pele, em geral por uma reação a um alérgeno ou exposição prolongada a um agente irritante.

▶ Pode ser secundária ao estresse ou a uma doença neurológica.

▶ Considerações gerais

A dermatite é uma inflamação da pele que geralmente ocorre em resposta à exposição prolongada a um agente irritante ou alérgeno. Ela pode ocorrer em pacientes com falta de sensibilidade ou incapazes de se mover, que não conseguem detectar ou se afastar de um estímulo irritante. A condição é classificada de várias formas, incluindo de contato, atópica, herpetiforme, seborreica, numular, estase, perioral e infecciosa. As manifestações podem variar desde *rash* cutâneo até *rashes* nodosas ou com bolhas.

A dermatite de contato resulta de exposição a um irritante tópico (p. ex., produtos químicos encontrados em detergentes, sabão e outros produtos). Em geral, a dermatite seborreica é causada por estresse físico e condições neurológicas, tais como doença de Parkinson. Veias varicosas, condições crônicas ou infecções que afetam o fluxo sanguíneo nas pernas e mobilidade limitada em uma viagem de longa distância, por exemplo, são possíveis causas de dermatite de estase. A causa da dermatite atópica é desconhecida, mas a doença parece resultar de uma combinação de fatores genéticos e ambientais. Estudos encontraram piora da dermatite atópica após o uso prolongado de creme esteroide tópico (com frequência usado para tratar a doença). Nesses casos, a interrupção total do creme pode levar à cura, embora haja um período de rebote severo entre a interrupção do agente tópico e a resolução dos sintomas.

▶ Tratamento

Usar cremes que contenham corticoides, aplicar compressas úmidas e evitar alérgenos e irritantes fazem parte da maioria dos planos de tratamento. Para alguns tipos de dermatite, as medicações não esteroides podem ajudar a aliviar os sinais e sintomas. Para todos os tipos de dermatite, o uso ocasional de anti-histamínicos pode reduzir o prurido.

Usatine RP, Riojas M: Diagnosis and management of contact dermatitis. Am Fam Physician 2010;82:249–255.

INTERTRIGO

FUNDAMENTOS DO DIAGNÓSTICO

- ▶ Infecção bacteriana, fúngica ou viral da pele.
- ▶ Desenvolve-se em um local de ruptura da pele como resultado de inflamação, muitas vezes nas dobras do corpo.
- ▶ Comum em pacientes obesos, diabéticos ou imobilizados.

▶ Considerações gerais

Intertrigo refere-se a uma infecção bacteriana, fúngica ou viral que se desenvolve em um local de ruptura da pele por inflamação e atrito de pele úmida e quente. É comumente visto em indivíduos com sobrepeso, por causa do aumento no número de dobras da pele, e em pacientes com diabetes melito. Também é comum em pacientes que estão restritos ao repouso na cama, usam fraldas ou têm membros artificiais, pois isso tudo pode levar à retenção de umidade na pele. Uma forma comum é o intertrigo candidiásico. As lesões são vermelhas e ásperas, podem coçar e gotejar.

▶ Tratamento

As infecções podem ser tratadas com medicações tópicas ou orais. O tratamento mais comum é o óxido de zinco. Para intertrigo persistente, um creme antifúngico é benéfico. Manter a área seca, perder peso se o indivíduo tiver sobrepeso, fazer mudanças de posição, ter boa higiene corporal e dos membros artificiais e usar tecidos absorventes ou talcos sobre a área ajudará a prevenir ocorrências futuras, embora recidivas sejam comuns.

CALOSIDADES E CALOS

FUNDAMENTOS DO DIAGNÓSTICO

- ▶ Respostas cutâneas que se desenvolvem a partir de fricção inapropriada da pele.
- ▶ Calosidades são a resposta da pele a fricção, pressão ou irritação.
- ▶ Calos são vistos em muitos pacientes com diabetes.

▶ Considerações gerais

As calosidades são áreas enrijecidas da pele que se tornam espessadas e duras em resposta a fricção, pressão ou outra irritação repetitiva. Em geral, elas são encontradas nas palmas das mãos ou nas solas dos pés. Embora não sejam perigosas, as calosidades podem levar a ulceração ou infecção da pele. A formação de calosidade é observada em muitos pacientes com diabetes melito e, se estiver junto com pulso ausente no pé e formação de dedo em martelo, pode ser sinal inicial de risco aumentado de úlceras no pé.

Os calos se formam quando o ponto de pressão contra a pele traça um caminho elíptico ou semielíptico durante o movimento de fricção, cujo centro é no ponto de pressão, aumentando de forma gradual. Eles podem ser secos, cerosos ou transluzentes em aparência e com frequência são encontrados sobre o arco metatársico no lado de fora do quinto dedo. Se houver estimulação constante do tecido que produz o calo, a pele pode continuar crescendo mesmo depois da remoção cirúrgica de um calo existente.

A rigidez de uma calosidade ou de um calo, junto com o movimento de cisalhamento e pressão que o causou, pode danificar os capilares no local, causando sangramento.

▶ Tratamento

A anatomia anormal dos pés ou um padrão de marcha anormal pode levar à formação de calo ou de calosidade, assim como proeminências ósseas nos pés e na doença subjacente (p. ex., diabetes). O calçado que é muito apertado ou que exerce fricção em pontos específicos pode promover o espessamento da pele, que leva a calos e calosidades. Nesses casos, coxins protetores ou curativos na pele podem ser usados. As anormalidades na marcha ou no movimento que aumentam a pressão em áreas específicas também podem causar calos ou calosidades. Essa população de pacientes deve ser avaliada para uso de órtese. Os calçados apropriados devem ter um bico largo e profundo, uma sola larga e o calcanhar baixo. Os pacientes que usam cadeira de rodas manual podem desenvolver calosidades nas palmas das mãos, porém luvas podem ser usadas para diminuir a fricção e proteger a integridade da pele. Os pacientes que utilizam aparelhos de assistência presos na mão podem se beneficiar da colocação de coxins para limitar o risco de desenvolver calosidades. Como o diabetes afeta os capilares, o espessamento da pele com calosidade aumenta a dificuldade de suprir os nutrientes para a pele. Os pacientes diabéticos e outros com circulação ou sensibilidade insatisfatória devem verificar sua pele com frequência para ver se há sinais de vermelhidão e irritação.

Alavi A, Sanjari M, Haghdoost A, Sibbald RG: Common foot examination features of 247 Iranian patients with diabetes. Int Wound J 2009;6:117–122.

CELULITE

FUNDAMENTOS DO DIAGNÓSTICO

- Uma infecção da pele e do tecido subcutâneo.
- Estafilococos e estreptococos são as causas mais comuns.
- Linfadenopatia pode estar presente na área ou drenagem adjacente.

Considerações gerais

As bactérias estafilocócicas e estreptocócicas são as causas mais comuns de celulite. Os fatores de risco incluem ulceração da pele, história de doença vascular periférica, feridas cutâneas ou cirúrgicas e terapia imunossupressora. A sintomatologia inclui febre, *rash* súbito e de crescimento rápido e sensibilidade. A pele no local é quente, vermelha, irritada e dolorosa e pode parecer tensa, brilhante e "estirada". A linfadenopatia na área ou drenagem adjacente pode ser visível na inspeção.

Tratamento

Os antibióticos são o tratamento primário, embora irrigação e drenagem possam ser indicadas. Os pacientes em alto risco de desenvolver celulite incluem aqueles com trauma na pele, diabetes melito, problemas circulatórios, doença hepática e doenças de pele, bem como indivíduos pós-cirúrgicos, com déficit de sensibilidade ou imobilizados. É importante monitorar as margens da área infectada para assegurar tratamento adequado.

INFECÇÕES FÚNGICAS

FUNDAMENTOS DO DIAGNÓSTICO

- Podem ser superficiais, cutâneas, subcutâneas ou sistêmicas.
- Os grupos de alto risco incluem pacientes imunossuprimidos, diabéticos, os muito jovens e os idosos.

Considerações gerais

As infecções fúngicas ocorrem com mais frequência em pessoas que estão tomando antibióticos, têm diabetes, são imunossuprimidas ou são muito jovens ou idosas. Os pacientes de reabilitação têm risco de desenvolver infecções fúngicas se a pele não for bem limpa ou se um equipamento terapêutico anti-higiênico for compartilhado entre os pacientes. Em todos os casos, é importante manter precauções na população de risco.

Achados clínicos

As micoses são classificadas de acordo com os níveis de tecido colonizados: superficiais, cutâneas, subcutâneas ou sistêmicas.

As micoses superficiais, como a pitiríase versicolor, produzem manchas que são mais claras do que a pele ou marrom-avermelhadas. Os fatores que podem fazer o fungo tornar-se mais visível incluem alta umidade e anormalidades imunológicas ou hormonais.

As micoses cutâneas estendem-se para a epiderme. Essas infecções ficam restritas às camadas queratinizadas da pele, do cabelo e das unhas. As doenças resultantes com frequência são chamadas de tínea ou tinha. O pé de atleta é uma doença fúngica comum que vive sobre a pele morta e pode causar inflamação de pele e amolecimento das unhas.

As micoses subcutâneas envolvem a derme, os tecidos subcutâneos, os músculos e a fáscia. Essas infecções são crônicas e podem ser facilitadas por trauma perfurante na pele, que permite a entrada de fungos. Essas infecções são difíceis de tratar e podem exigir tratamento cirúrgico.

Tratamento

Dependendo da natureza da infecção, um agente antifúngico tópico ou sistêmico pode ser usado, tal como fluconazol, ou, para envolvimento sistêmico, anfotericina B.

Hsu AR, Hsu JW: Topical review: Skin infections in the foot and ankle patient. Foot Ankle Int 2012;33:612–619.

DOENÇAS VIRAIS DE PELE (HERPES VÍRUS)

FUNDAMENTOS DO DIAGNÓSTICO

- Os herpes vírus causam vários tipos de infecções de pele.
- Lesões cutâneas de herpes simples (HSV-1) ou herpes genital (HSV-2) aparecem como bolhas aquosas, que curam com formação de crosta.
- Após uma infecção inicial, o vírus pode permanecer dormente por longos períodos antes de ser reativado.
- A infecção aguda por herpes-zóster é caracterizada por dor, *rash* e mudanças sensoriais cutâneas, mas também pode causar fraqueza muscular ou neuropatia.

Considerações gerais

O vírus do herpes simples tipo 1 (HSV-1), que produz a maioria das erupções nos lábios, e o tipo 2 (HSV-2), que produz a maioria dos herpes genitais, são patógenos disseminados e contagiosos. Após uma infecção inicial, eles podem permanecer dormentes por longos períodos. Eles são transmitidos pelo contato com uma área infecciosa da pele durante períodos de reativação, quando a pessoa infectada está produzindo e propagando o vírus.

Achados clínicos

Os sintomas de infecção por vírus do herpes simples incluem bolhas aquosas sobre a pele ou membranas mucosas que curam com uma crosta característica. Contudo, sintomas leves ou atípicos também podem ocorrer. O herpes-zóster agudo é caracterizado por dor, *rash* e mudanças sensoriais cutâneas. Alguns pacientes desenvolvem fraqueza muscular 2 a 3 semanas após o aparecimento do *rash*. A infecção por herpes vírus pode causar neuropatia. Embora a recuperação motora seja lenta, em geral é quase completa. O teste eletrodiagnóstico mostra degeneração axônica em uma distribuição de miótomos.

Tratamento

Medicações antivirais como aciclovir e famciclovir podem reduzir a frequência, a duração e a severidade das rupturas causadas por infecções de herpes vírus. O aciclovir tópico é ineficaz no tratamento de manifestações cutâneas do herpes-zóster; contudo, a forma oral (IC Aciclovir) ajuda a aliviar os sintomas. O famciclovir e o valaciclovir oral também são eficazes. Os pacientes imunocomprometidos devem ser tratados com aciclovir intravenoso.

TRAUMA DE PELE

Considerações gerais

O trauma de pele pode ocorrer na forma de cortes, queimaduras, rupturas ou outras lesões. Os pacientes com doenças crônicas que são incapazes de mudar sua posição com frequência desenvolvem ruptura na pele como resultado das forças de cisalhamento em pontos de pressão. As queimaduras podem ser de várias origens – térmicas, elétricas, químicas e mecânicas – e podem causar vários graus de dano no corpo; elas são descritas em detalhes no Capítulo 25. Em uma queimadura de primeiro grau, o dano é limitado à epiderme; a pele torna-se úmida e vermelha e é dolorosa por um curto período de tempo. Uma queimadura de segundo grau, ou de espessura parcial, afeta a epiderme e a derme e pode causar cicatriz. Uma queimadura de terceiro grau, ou de espessura total, afeta todas as camadas de tecido e requer enxerto para restaurar a integridade da pele. As queimaduras de terceiro grau não são dolorosas no início como as outras queimaduras, pois as terminações nervosas também são destruídas.

Tratamento

Há alguma evidência de que a suplementação de vitamina C e zinco ajuda na cicatrização da ferida. Em pacientes com ruptura de pele ou úlceras de pressão, os níveis de pré-albumina devem ser monitorados todos os dias, o peso deve ser deslocado, e as feridas devem ser monitoradas de forma frequente. Deve-se observar as proeminências ósseas para verificar rupturas, especialmente em pacientes magros e fracos.

Órteses (p. ex., botas Multi Podus), talas, mudança de posicionamento e repouso dos membros sobre travesseiros podem ajudar a aliviar a pressão para diminuir o risco de trauma na pele. Em pacientes com punhos cerrados, o comprimento das unhas deve ser monitorado para prevenir ruptura palmar.

A discussão detalhada sobre o tratamento de queimaduras é encontrada no Capítulo 25. A maturação da cicatriz pode levar até um ano e meio, e as medidas para minimizar a formação de cicatriz estão em estudo. A aplicação de pressão (25 mmHg, 23 horas por dia) é necessária para prevenir a contratura de uma cicatriz. Os pacientes devem ser posicionados em extensão e abdução enquanto mantêm a amplitude de movimento. Os pacientes que não são capazes de colaborar com o posicionamento podem precisar de tala. Devido às necessidades metabólicas, os pacientes queimados podem requerer medicação adicional para obter alívio de dor suficiente. A ingestão nutricional deve ser avaliada de forma cuidadosa, e as mudanças precisam ser implementadas conforme a necessidade, em resposta a equilíbrio de nitrogênio positivo, taxa metabólica aumentada e possível perda de células adiposas. É comum encontrar osteofitose no olécrano ou no processo coracoide. Durante a cicatrização cutânea, a pele traciona a articulação em hiperextensão, o que pode causar subluxação articular.

> Desneves KJ, Todorovic BE, Cassar A, Crowe TC: Treatment with supplementary arginine, vitamin C and zinc in patients with pressure ulcers: A randomized controlled trial. Clin Nutr 2005;24:979–987.

DOENÇAS ENDÓCRINAS E METABÓLICAS

DIABETES MELITO

FUNDAMENTOS DO DIAGNÓSTICO

- Nível de glicose no sangue ≥ 126 mg/dL em jejum, nível de glicose aleatório ≥ 200 mg/dL junto com sintomas característicos (poliúria e polidipsia) ou nível de glicose ≥ 200 mg/dL em 2 horas após uma carga de glicose de 75 g.

- Níveis de glicose no sangue levemente elevados são aceitáveis em pacientes diabéticos que estão passando por reabilitação aguda, visto que isso é compensado por um aumento na taxa metabólica basal.

Considerações gerais

A classificação do diabetes melito continua a evoluir e está partindo de um foco no tratamento para um que reflete o mecanismo da disfunção. Nos dias atuais, quatro classes são diferenciáveis: (1) diabetes tipo 1, que está associado à destruição das células-β, geralmente mediado pela imunidade – a maioria dos pacientes tem deficiência absoluta de insulina e é propensa à cetose –, (2) diabetes tipo 2, no qual os pacientes têm resistência insulínica, desenvolvendo mais adiante um problema de secreção de insulina, (3) diabetes que resulta de endocrinopatias, defeitos exócrinos pancreáticos, doenças infecciosas e defeitos genéticos, e (4) diabetes gestacional, que afeta mulheres durante a gravidez. Assim como as outras formas de diabetes, a prevalência do diabetes gestacional vem aumentando nos últimos 20 anos.

Achados clínicos

Os níveis elevados de glicose obtidos e reconfirmados por qualquer um dos seguintes estudos constituem o diagnóstico: nível de glicose no sangue em jejum elevado, de 126 mg/dL ou maior, nível de glicose aleatório de 200 mg/dL ou maior, junto com sintomas importantes (poliúria e polidipsia), ou nível de glicose em 2 horas de 200 mg/dL ou maior após uma carga de 75 g de glicose.

Tratamento

As orientações de prática de exercício para a maioria dos pacientes com diabetes tipo 1 ou 2 incluem exercício diário por 20 a 30 minutos. Para pacientes com diabetes melito não dependente de insulina, o gasto calórico deve ser maximizado se eles estiverem obesos. As precauções específicas da doença incluem boa higiene do pé e cuidado na prescrição de β-bloqueadores, uma vez que esses agentes podem interferir na capacidade do paciente de identificar sintomas de hipoglicemia. Diuréticos como a tiazida e os β-bloqueadores apresentam maior probabilidade de provocar hiperglicemia quando comparados com fármacos que bloqueiam o sistema renina-angiotensina. Os bloqueadores de canal de cálcio podem predispor os pacientes a um calor excessivo e causar problemas naqueles com neuropatia periférica diabética. Neuropatia, aterosclerose e doença microvascular aumentam o risco de feridas crônicas, o que pode resultar em amputação. Essa população de pacientes corre também risco de retinopatia, o que os coloca em um risco maior de quedas.

Os pacientes com diabetes dependente de insulina devem ter um bom controle da glicose no sangue antes de iniciar um programa de exercícios. O exercício é contraindicado se a glicose no soro em jejum for superior a 400 mg/dL. A hipoglicemia induzida pelo exercício é o problema mais comum em pacientes com diabetes que se exercitam; ela pode durar por até 6 horas após o exercício.

Alderman MH: New onset diabetes during antihypertensive therapy. Am J Hypertens 2008;21:493–439.

Peirce NS: Diabetes and exercise. Br J Sports Med 1999;33:161–172.

HIPERTIREOIDISMO

FUNDAMENTOS DO DIAGNÓSTICO

▶ Os diversos sintomas incluem concentração deficiente, fadiga, intolerância ao calor, glicose sanguínea baixa, pressão arterial baixa, dores musculares e aumento no apetite.

▶ Níveis elevados de T_3 (tri-iodotironina) e T_4 livre (tiroxina).

▶ A tempestade tireoidiana é uma emergência clínica caracterizada por sintomas graves de agitação, confusão, taquicardia e transpiração, que pode ocorrer em pacientes com hipertireoidismo não tratado ou maltratado.

O hipertireoidismo é uma condição da glândula tireoide na qual há excesso na produção de hormônio da tireoide. Os sintomas incluem dificuldade de concentração, fadiga, intolerância ao calor, baixa glicose sanguínea, pressão arterial baixa, ausência de capacidade de resposta, dores musculares, aumento no apetite e aumento na transpiração. Os testes sanguíneos mostrando níveis do hormônio tireoestimulante (TSH) baixos e de tri-iodotironina (T_3) e tiroxina livre (T_4) altos levam ao diagnóstico.

O tratamento inclui medicações antitireoidianas, iodo radioativo ou cirurgia para remover a glândula. A tempestade tireoidiana é uma emergência fatal que pode ocorrer em pacientes com hipertireoidismo não tratado ou maltratado. Os sintomas são graves e incluem agitação, confusão, taquicardia e transpiração. A ação imediata, incluindo administração de medicação antitireoidiana, é necessária.

A fraqueza muscular proximal pode ser um sinal de disfunção na tireoide e deve precipitar a avaliação do nível de TSH. Há aumento no risco de osteoporose em pacientes com hipertireoidismo; portanto, há maior risco de fraturas.

Biondi B: Natural history, diagnosis and management of subclinical thyroid dysfunction. Best Pract Res Clin Endocrinol Metab 2012;26:431–446.

HIPOTIREOIDISMO

FUNDAMENTOS DO DIAGNÓSTICO

▶ Os diversos sintomas incluem sensibilidade ao frio, constipação, depressão, fadiga, fraqueza e ganho de peso, fala lenta, rouquidão e queixas musculoesqueléticas, incluindo fraqueza muscular.

▶ Níveis baixos de T_3 (tri-iodotironina) e T_4 livre (tiroxina).

▶ O coma mixedematoso é uma emergência clínica rara, porém fatal, caracterizada pelo estado mental alterado e hipotermia, que pode se desenvolver rapidamente em pacientes idosos com hipotireoidismo.

O hipotireoidismo é uma condição da glândula tireoide na qual não é produzida uma quantidade suficiente de hormônio da tireoide. Os sintomas incluem sensibilidade ao frio, constipação, depressão, fadiga, fraqueza e ganho de peso, fala lenta e rouquidão. As queixas musculoesqueléticas incluem mialgia, fraqueza, rigidez, cãibras, fadiga precoce e hipertrofia muscular. A fraqueza muscular proximal sem explicação deve instigar uma avaliação do nível de TSH e pode ser um sinal de hipotireoidismo ou hipertireoidismo (ver abordagem anterior). A síndrome de Hoffmann é um tipo de hipotireoidismo que causa fraqueza proximal e hipertrofia dos músculos no período inicial, com manifestações neurológicas tardias de hipotireoidismo.

Os testes sanguíneos mostrando níveis baixos de TSH, T_3 e T_4 livre confirmam o diagnóstico. O tratamento consiste em terapia de reposição de hormônio da tireoide. O coma mixedematoso é uma complicação rara do hipotireoidismo na qual os sintomas de estado mental alterado e hipotermia se desenvolvem com rapidez em resposta a um agente de estresse, com frequência em pacientes idosos. Trata-se de uma emergência clínica fatal que requer administração de oxigênio, hormônios da tireoide e outros agentes para estabilizar a função fisiológica.

Udayakumar N, Rameshkumar AC, Srinivasan AV: Hoffmann syndrome: Presentation in hypothyroidism. J Postgrad Med 2005;51:332–333.

DISTÚRBIOS NEUROLÓGICOS

CEFALEIA

FUNDAMENTOS DO DIAGNÓSTICO

- As cefaleias primárias incluem cefaleias do tipo enxaqueca, tensional e em salvas.
- As cefaleias secundárias são causadas por um problema estrutural na cabeça ou no pescoço.
- O exame de TC do encéfalo com contraste deve ser solicitado se houver suspeita de uma massa.
- O exame de TC do encéfalo sem contraste deve ser solicitado se houver suspeita de sangramento.

Um paciente em reabilitação com uma nova cefaleia deve primeiro ser avaliado para mudanças neurológicas, em especial no caso de uma história recente de trauma na cabeça, AVC ou hemorragia. Se houver presença de mudanças neurológicas, um exame de imagem do cérebro pode ser necessário.

▶ Cefaleias primárias

As cefaleias primárias incluem cefaleias do tipo enxaqueca, tensional e em salvas. A neuralgia occipital é uma dor aguda paroxística nos dermátomos do nervo occipital maior ou do nervo occipital menor, ou ambos. A dor origina-se na região suboccipital e irradia-se para o vértice. Esse diagnóstico pode ser confirmado com um bloqueio. A cefaleia cervicogênica é uma dor unilateral na cabeça que é desencadeada por pressões específicas ou pelo posicionamento. As opções de tratamento incluem fisioterapia ou terapia manual, medicações preventivas, bloqueios anestésicos, procedimentos de injeção e cirurgia.

A enxaqueca é uma cefaleia grave que ocorre com náusea, vômito, fonofobia ou fotofobia. Ela se inicia como uma dor latejante e pode durar até 48 horas. Outros sinais de alerta incluem bocejo, dificuldade de concentração, náusea e problemas em achar as palavras corretas. Uma aura visual pode ou não estar presente. Mais comum em mulheres, as enxaquecas afetam o fluxo sanguíneo no cérebro. Ansiedade, odores, abstinência de cafeína, níveis hormonais ou falta de sono podem desencadear crises de enxaqueca.

As cefaleias tensionais ocorrem quando os músculos que cobrem o crânio são sobrecarregados ou sofrem espasmo, causando dor. Os locais comuns são os músculos trapézio, elevador da escápula, escaleno e temporal. Os desencadeadores incluem estresse físico ou emocional. As cefaleias tensionais são o tipo mais comum de cefaleia e podem ser tratadas com várias modalidades, entre as quais alongamento, analgésicos, injeções em pontos-gatilho e toxina botulínica.

▶ Cefaleias secundárias

As cefaleias secundárias são causadas por um problema estrutural na cabeça ou no pescoço, incluindo massas, sangramento, meningite ou encefalite. As cefaleias por trauma à cabeça ou ao pescoço podem causar sangramento entre as camadas do cérebro ou lesões sem sangramento, tais como concussões ou em chicote. Tais cefaleias podem ser ocasionadas por AVC, ataque isquêmico transitório, má formação arteriovenosa, aneurisma ou arterite temporal. Na neuralgia craniana, as cefaleias ocorrem por inflamação dos nervos na cabeça e no pescoço. Mudanças no ambiente corporal, incluindo hipertensão, desidratação, hipotireoidismo, doença renal, problemas de otorrinolaringologia ou transtornos psiquiátricos também podem causar cefaleias. Para diagnosticar a cefaleia secundária, testes sanguíneos, exames de imagem da cabeça ou punção lombar podem ser indicados. Deve-se prestar atenção a um paciente que afirma que está sentindo "a pior dor de cabeça da minha vida", uma vez que isso pode ser indicativo de hemorragia subaracnoide.

Vanelderen P, Lataster A, Levy R, et al: Occipital neuralgia. Pain Practice 2010;10:137–144.

Vincent MB: Headache and neck. Curr Pain Headache Rep 2011;15:324–331.

TREMOR

FUNDAMENTOS DO DIAGNÓSTICO

- O tremor é uma oscilação involuntária, muitas vezes rítmica, que afeta os movimentos de um paciente.
- Os achados físicos e o teste eletrodiagnóstico são empregados para fazer a diferenciação da causa subjacente.

Considerações gerais

O tremor é um elemento presente em vários distúrbios prevalentes em pacientes de internação e de atendimento ambulatorial. Essas oscilações involuntárias, muitas vezes rítmicas, variam de sutis a graves e, quando significativas, podem prejudicar a capacidade do paciente de participar de atividades da vida diária e realizar o autocuidado.

Existem diferentes tipos de tremores, entre eles essencial, em repouso, distônico, psicogênico e de intenção. A maioria dos tremores é causada por um problema no cérebro, incluindo esclerose múltipla, lesão cerebral traumática e doenças neurodegenerativas; esses tipos de tremores e seu manejo são descritos nos capítulos anteriores. Uso de anfetaminas, corticoides e medicações psiquiátricas, abuso ou abstinência de álcool, envenenamento por mercúrio, tireoide hiperativa ou insuficiência renal também podem causar tremores. Mais de 50% dos tremores essenciais são hereditários. Um tremor essencial pode ser exacerbado por estresse, febre, exaustão física ou hipoglicemia. Um exemplo de tremor de repouso é o tremor de contar pílulas observado em pacientes com doença de Parkinson. Esse tremor se inicia em um lado do corpo e avança para o outro lado.

Os tremores distônicos, observados em pacientes com distonia, ocorrem de forma irregular e são aliviados pelo repouso. O toque no músculo afetado pode reduzir a gravidade. Os tremores psicogênicos são súbitos no início e na remissão, de modo que desaparecem com a distração. Os tremores ortostáticos ocorrem nas pernas e no tronco logo após o permanecer em pé. Os tremores de intenção ocorrem no fim do movimento intencional e são o resultado do dano ao cerebelo. Esse tipo de tremor é minimamente tratável com medicações ou cirurgia, mas pesos para punhos podem ser úteis.

Os achados físicos e o teste eletrodiagnóstico são relevantes para a identificação de tremores e a diferenciação de suas causas subjacentes. O teste eletromiográfico confirma a atividade neurológica envolvida na iniciação do tremor, mostrando surtos simultâneos produzidos a partir das contraturas concomitantes de agonistas e antagonistas.

Tratamento

O tratamento dos tremores inclui o uso de β-bloqueadores, primidona e drogas anticolinérgicas, a estimulação cerebral profunda ao tálamo e a talatomia cirúrgica. O álcool pode diminuir os tremores, mas os tremores de rebote podem se manifestar. Para detalhes sobre o tremor de Parkinson e seu manejo, consultar o Capítulo 19.

As precauções de segurança devem ser implementadas para pessoas com tremores. Por exemplo, elas não devem usar copos de vidro, e seus copos devem ser preenchidos até a metade para evitar lesões ou derramamento. Se houver presença de tremores no membro inferior, dispositivos de assistência devem ser usados para prevenir quedas. Os níveis de glicose no sangue precisam sempre ser verificados em um paciente com um novo tremor, uma vez que a causa pode ser a hipoglicemia.

Zeuner KE, Deuschl G: An update on tremors. Curr Opin Neurol 2012;25:475–482.

CONVULSÕES

FUNDAMENTOS DO DIAGNÓSTICO

- Sequelas comuns após um AVC ou trauma craniano.
- As convulsões pós-AVC estão associadas a idade mais avançada, confusão e grandes hemorragias parietais ou temporais.
- Os fatores de risco para convulsões pós-traumáticas incluem lesões corticais, contusão parietal bilateral, penetração dural, cirurgia intracraniana e contusões subcorticais múltiplas.

Considerações gerais

Conforme abordado no Capítulo 36, as convulsões são sequelas comuns de AVC ou trauma encefálico. Elas também estão associadas a idade avançada, confusão e grandes hemorragias parietais ou temporais. A maioria das convulsões é tônico-clônica. As convulsões recorrentes são uma complicação potencialmente fatal do AVC, pois podem elevar a pressão intracraniana. Se um paciente sofre novas convulsões, as benzodiazepinas são o agente de primeira linha. Se não houver resposta às benzodiazepinas, anticonvulsivantes podem ser empregados. Uma convulsão precoce é aquela que ocorre 1 a 2 semanas após um AVC; após esse período, ela é considerada tardia. Os pacientes de AVC que requerem reabilitação com internação carregam uma probabilidade mais elevada de desenvolver convulsões do que aqueles na população em geral de AVC.

As convulsões pós-traumáticas são classificadas como parciais (parciais simples se a consciência é preservada; parciais complexas se a consciência é prejudicada) ou gerais (generalizadas ou tônico-clônicas). A maioria das convulsões pós-traumáticas é classificada como convulsões parciais simples. Uma convulsão imediata é aquela que ocorre nas primeiras 24 horas após a lesão. Uma convulsão pós-traumática inicial ocorre na primeira semana; aquela que ocorre após sete dias é considerada tardia. A incidência de convulsão pós-traumática varia dependendo da gravidade da lesão, do tempo decorrido da lesão e de fatores de risco relacionados com a duração da perda de consciência (PDC). Pacientes com PDC que dura de 30 minutos a 24 horas ou com fratura no crânio correm risco maior de convulsão pós-traumática. A maioria dessas lesões ocorre 1 a 3 meses após a lesão. Os fatores de risco incluem lesões corticais, contusão parietal bilateral, penetração dural, cirurgia intracraniana e contusões subcorticais múltiplas. Há risco maior de desenvolvimento de convulsões pós-traumáticas nos primeiros dois anos após a lesão. A profilaxia para a convulsão é recomendada durante 10 dias se o paciente não sofreu uma convulsão. A medicação anticonvulsiva terapêutica é utilizada em pacientes que sofrem convulsões tardias.

Tratamento

Embora todos os anticonvulsivantes possam causar sedação e déficits cognitivos, a carbamazepina e o ácido valproico são preferidos em pacientes com lesão cerebral traumática, uma vez que esses agentes têm melhor perfil de efeito colateral. O uso prolongado de fenitoína está associado a efeito cognitivo adverso.

Os protocolos gerais de cuidado com a convulsão são aplicáveis à maioria dos pacientes em cenários de reabilitação. Um paciente que está sofrendo uma convulsão deve ser monitorado de forma cuidadosa para aspiração ou aumento da temperatura. Sinais de complicações neurológicas ou paralisia de Todd devem ser avaliados. As complicações adicionais incluem rabdomiólise, acidose láctica, edema pulmonar neurogênico e hipoglicemia. Os leitores são encaminhados a outras fontes e ao Capítulo 36 para informações adicionais.

> Weiting MW: *Emergency Care and Transportation of the Sick and Injured.* Jones and Bartlet Publishers, 2010:573-577.

TRANSTORNOS PSIQUIÁTRICOS

DEPRESSÃO

FUNDAMENTOS DO DIAGNÓSTICO

▶ A depressão pode ser uma manifestação de distúrbio sistêmico.

▶ A depressão pós-AVC pode ser causada por depleção de catecolamina.

▶ Considerações gerais

A depressão é um estado de mau humor e aversão à atividade que pode afetar as ideias, o comportamento, os sentimentos e a saúde física do indivíduo. Os sintomas incluem sentir-se mal e ter sensação de ansiedade, desamparo, inutilidade, culpa, irritabilidade ou impotência. As pessoas com depressão clínica podem apresentar anedonia, distúrbios alimentares e problemas de concentração, lembrança de detalhes ou tomadas de decisões e podem contemplar ou tentar o suicídio. Insônia, sono excessivo, fadiga, perda de energia, dor e problemas digestivos resistentes ao tratamento podem estar presentes.

A incidência de depressão maior nos idosos varia de 16 a 30%. Com frequência, a depressão nos idosos está ligada a problemas de saúde progressivos e isolamento, em particular após a perda de um cônjuge. O humor depressivo é uma reação normal a determinados eventos da vida, como uma amputação recente ou lesão completa da medula espinal. Os pacientes com depressão desencadeada por um motivo identificável podem se beneficiar de sessões com psicólogo, neuropsicólogo ou líder religioso, os quais podem ajudá-los a acessar os recursos ou tratamento necessários.

Várias síndromes psiquiátricas apresentam o humor deprimido como principal sintoma. Estas incluem transtorno depressivo maior, transtorno bipolar, transtorno da personalidade *borderline* e transtorno de adaptação. O humor deprimido pode estar associado com estados de doença crônica e exacerbação de doenças sistêmicas, como doença celíaca, lúpus eritematoso sistêmico e outros. Ele também está ligado a anemia, síndrome de fadiga crônica, má absorção de frutose e intolerância à lactose.

A depressão pós-AVC é registrada em cerca de 40% dos pacientes de AVC e seus fornecedores de cuidado e é mais prevalente 6 meses a 2 anos após o evento. Nos pacientes, a depressão pós-AVC pode estar relacionada à depleção de catecolamina ou à resposta psicológica à perda de função. É importante abordar esse componente no cuidado do paciente, uma vez que a depressão está associada a resultados funcionais insatisfatórios após o AVC.

Questionários padronizados, como o Inventário de Depressão de Beck e a Escala de Depressão de Hamilton, podem ser usados para avaliar pacientes com sintomas de depressão.

▶ Tratamento

Diversas opções de tratamento estão disponíveis para o manejo da depressão em várias populações de pacientes e cenários. Estas incluem psicoterapia, farmacoterapia (antidepressivos), terapia por eletroconvulsão, musicoterapia, arteterapia, terapia de grupo, terapia por convívio com animais e terapia com luz. Para pacientes com depressão prolongada, trazodona e inibidores seletivos da recaptação de serotonina ou antidepressivos tricíclicos com os mais baixos efeitos anticolinérgicos podem ser muito úteis.

Os pacientes devem ser estimulados a participar de um programa de exercício físico regular, uma vez que isso tem sido consistentemente ligado à melhora nos escores de humor. A manutenção de um diário de agradecimento também se mostrou benéfica.

> Zimmerman M, Chelminski I, Posternak M: A review of studies of the Hamilton Depression Rating Scale in healthy controls: Implications for the definition of remission in treatment studies of depression. *J Nerv Ment Dis* 2004;192:595-601.

ABUSO DE SUBSTÂNCIA

FUNDAMENTOS DO DIAGNÓSTICO

▶ Um padrão inadequado de uso de substância que ocorre de forma branda a grave.

▶ Os pacientes podem ter problemas de saúde mental subjacentes, manifestar codependência de múltiplas substâncias ou apresentar problemas de controle do impulso.

▶ A tolerância ocorre quando maior quantidade da substância é necessária para produzir os efeitos desejados.

O abuso de substância está presente quando um indivíduo continua a usar álcool ou fármacos apesar dos problemas relacionados à substância. Os pacientes com um transtorno por uso de substâncias demonstram padrão inadequado de uso de substância, o que leva a dano ou problemas significativos. A tolerância ocorre quando o sistema nervoso central requer uma quantidade maior da substância para produzir o efeito desejado. Quando esse ponto é atingido, interromper a substância irá causar abstinência.

As altas taxas de suicídio em alcoólatras e usuários de drogas estão ligadas à alteração fisiológica da química cerebral e ao isolamento social. Além disso, o uso de anfetaminas, alucinógenos e cocaína está ligado à indução de transtornos psiquiátricos. Os sintomas de abstinência podem continuar durante meses após a interrupção do uso de benzodiazepinas. O consumo de maconha pode desencadear crises de pânico e causar um estado distímico. A ansiedade e a depressão graves são comumente induzidas pelo abuso prolongado de álcool.

A suspeita de abuso de substâncias em um paciente deve desencadear uma avaliação minuciosa para identificar possíveis transtornos psicológicos ou físicos coexistentes. Os pacientes em uso de substância com frequência apresentam problemas de saúde mental subjacentes, manifestam codependência de múltiplas substâncias ou apresentam problemas com o controle de impulsos. O tratamento é multifacetado e, em geral, inclui terapia cognitivo-comportamental, familiar ou de grupo. As terapias de reposição, como buprenorfina e metadona, e a medicação antagonista também são usadas no tratamento de alguns pacientes com vício em álcool ou opiáceos.

American Psychiatric Association: *Diagnostic and Statistical Manual of Mental Disorders,* 5th edition APA, 2013.

PREOCUPAÇÕES CLÍNICAS EM PACIENTES NA REABILITAÇÃO

FADIGA

FUNDAMENTOS DO DIAGNÓSTICO

▶ Definida pela exaustão ou falta de energia exacerbada pela atividade.

▶ Pode estar associada com fraqueza muscular, anormalidades de eletrólitos e diversas doenças sistêmicas.

▶ Considerações gerais

A fadiga pode ser classificada em: (1) secundária a uma condição clínica, (2) fisiológica (causada por um desequilíbrio no gasto de energia; aliviada com repouso) e (3) crônica (durando mais de seis meses; não aliviada com o repouso). Ao avaliar um paciente com fadiga, é necessário diferenciar esse sintoma do cansaço. No cansaço, existe a possibilidade de se ficar estimulado temporariamente por uma atividade, enquanto os sintomas em pessoas com fadiga irão piorar com a atividade. Na população em reabilitação, é comum a fadiga fisiológica ser causada por uma combinação de esforço excessivo e descondicionamento.

Sinais de alerta de fadiga incluem perda de peso não intencional, suores noturnos, linfadenopatia, melena ou hematoquezia, hemoptise, achados neurológicos localizados, apneia do sono, novos sintomas cardiopulmonares, artrite inflamatória e vasculite. Se os sintomas persistirem por mais de 30 dias ou se qualquer um desses sinais de alerta se fizerem presentes, uma avaliação adicional é necessária. Em geral, a fadiga tende a ser transitória; menos de 50% dos pacientes realmente recebem um diagnóstico confirmando a etiologia de sua fadiga. Contudo, o médico deve ter consciência de que a fadiga pode persistir, em especial nos pacientes com lesão cerebral, o que pode prejudicar as atividades da vida diária e o progresso do paciente em direção a uma maior mobilidade funcional.

▶ Tratamento

O tratamento da fadiga depende do diagnóstico primário do paciente. Embora a fadiga seja a queixa primária em 5 a 7% das consultas de cuidado primário, cerca de 75% desses casos são episódios simples que não requerem acompanhamento específico. Em outras palavras, mesmo sem tratamento, a vasta maioria dos pacientes melhora com o passar do tempo. Existem, é claro, determinadas condições nas quais a fadiga é um sintoma preocupante, necessitando de acompanhamento ou tratamento (em particular quando associada com aumento da intensidade da fadiga ou outro sintoma preocupante observado anteriormente). A American Academy of Family Physicians recomenda a prática de exercícios para todos os pacientes com fadiga, independentemente da etiologia, uma vez que não há evidência para sugerir que o exercício possa ocasionar um declínio clínico.

de Groot MH, Phillips SJ, Eskes GA: Fatigue associated with stroke and other neurologic conditions: Implications for stroke rehabilitation. Arch Phys Med Rehabil 2003;84:1714–1720.

Hamilton W, Watson J, Round A: Investigating fatigue in primary care. BMJ 2010;341:502–504.

Rosenthal TC, Majeroni BA, Pretorius R, Malik K: Fatigue: An overview. Am Fam Physician 2008;78:1173–1179.

PERDA OU GANHO DE PESO

▶ Considerações gerais

Na avaliação da perda ou ganho de peso no cuidado primário, o médico deve primeiro considerar se a mudança é intencional. A perda ou o ganho de peso intencionais podem estar associados com condições psicológicas (anorexia nervosa, bulimia nervosa, compulsão alimentar periódica) ou fatores psicossociais. As mudanças de peso não intencionais, contudo, requerem uma avaliação adicional. Nos pacientes com incapacidades físicas, com frequência o exercício pode ser um desafio; o ganho de peso pode ser uma infeliz consequência.

A perda ou o ganho significativo de peso pode levar a desequilíbrios hormonais, o que resulta em desmineralização óssea e osteoporose, amenorreia, em mulheres, desgaste muscular, disfunção cardiovascular e morte. O ganho considerável de peso e o estilo de vida sedentário associados aumentam significativamente o risco de desenvolver osteoporose.

Tratamento

A perda ou o ganho de peso significativo e intencional muitas vezes requer uma avaliação psicológica. Para aqueles com mudanças de peso não intencionais, contudo, um diagnóstico definitivo é necessário antes do início do tratamento. O ganho de peso como resultado de efeito colateral de uma medicação pode instigar o médico a procurar medicações alternativas. No caso da perda de peso não intencional, várias medicações foram citadas como benéficas, embora não estudadas em todas as populações com perda de peso. Estas incluem mirtazapina, dronabinol, megestrol e oxandrolona.

Ells LJ, Lang R, Shield JP, et al: Obesity and disability–a short review. Obesity Rev 2006;7:341–345.

Hoch AZ, Lal S, Jurva JW, Gutterman DD: The female athlete triad and cardiovascular dysfunction. Phys Med Rehabil Clin N Am 2007;18:385–400.

Huffman GB: Evaluating and treating unintentional weight loss in the elderly. Am Fam Physician 2002;65:640–651.

Wilkins CH, Birge SJ: Prevention of osteoporotic fractures in the elderly. Am J Med 2005;188:1190–1195.

INSÔNIA

FUNDAMENTOS DO DIAGNÓSTICO

- Definida como a dificuldade em iniciar ou manter o sono, ou ambos, ou sono não reparador.
- A dificuldade em dormir quando se está hospitalizado não é insônia.
- Ocorre como efeito colateral de alguns fármacos (p. ex., opioides diminuem o sono REM).

Considerações gerais

A insônia é definida como a dificuldade de iniciar ou manter o sono, ou ambos, ou como o sono não restaurador, e está associada a danos ao funcionamento diurno ou cansaço acentuado por mais de 30 dias. Ela pode ser transitória, aguda ou crônica.

A insônia pode ter um grande número de causas. Entre elas estão distúrbio do ritmo circadiano (p. ex., trabalho em turnos ou *jet lag*), consumo de drogas psicoativas, dor, estresse, ansiedade, toxicidade de fluoroquinolona, síndrome das pernas inquietas, mudanças hormonais, demência, distúrbios neurológicos, lesões cerebrais ou história de lesão cerebral traumática. A insônia de início do sono pode ser indicativa de transtornos de ansiedade ou de fase de sono tardia. Despertares noturnos podem ser indicativos de dor ou doenças, como a depressão clínica.

A capacidade de dormir por longos períodos diminui com a idade. Alterações de saúde como hipertireoidismo ou poliúria podem causar insônia. A prescrição de fármaco para dormir pode produzir insônia de rebote. O sono deficiente pode levar à irritabilidade e à diminuição da concentração e da memória.

Tratamento

As estratégias de tratamento não farmacológicas são superiores à medicação hipnótica para a insônia. As estratégias incluem terapia cognitivo-comportamental, atenção à higiene do sono, controle de estímulo, terapia de restrição do sono, educação do paciente e terapia de relaxamento. A redução da temperatura do sangue que flui ao cérebro desacelera a taxa metabólica cerebral, resultando em melhoras na duração e na qualidade do sono. Estudos eletrencefalográficos do sono podem ajudar no diagnóstico das condições de saúde subjacentes.

As medicações usadas no tratamento da insônia incluem benzodiazepinas, opioides, difenidramina, melatonina e ciproeptadina. Muitos desses agentes apresentam efeitos colaterais que podem limitar a utilidade nos pacientes em reabilitação, em particular nos idosos.

As benzodiazepinas têm um perfil de efeito colateral que inclui fadiga diurna, danos cognitivos, quedas e fraturas – efeitos colaterais aos quais os idosos são mais sensíveis. Algumas benzodiazepinas têm demonstrado efetividade na manutenção do sono em curto prazo, mas em longo prazo elas geram tolerância e dependência. As medicações opioides podem fragmentar o sono e diminuir o sono REM.

Embora a difenidramina seja um fármaco vendido sem prescrição bastante usado para ajudar no sono, ela apresenta vários inconvenientes quando usada em longo prazo. A eficácia diminui com o passar do tempo, ela pode causar sedação no dia seguinte, e os efeitos colaterais anticolinérgicos podem aparecer com o uso contínuo. Ela também pode gerar dependência e efeitos de rebote na cessação. A difenidramina não é apropriada para o uso em pacientes geriátricos.

A melatonina trata a insônia sem alterar o padrão de sono e não prejudica as habilidades relacionadas ao desempenho. A ciproeptadina intensifica a qualidade e a quantidade do sono e o apetite.

Roehrs T, Roth T: Insomnia pharmacotherapy. Neurotherapeutics 2012;9:728–738.

Zimmerman ME, Bigal ME, Katz MJ, et al: Sleep onset/maintenance difficulties and cognitive function in nondemented older adults: The role of cognitive reserve. J Int Neuropsychol Soc 2012;18:461–170.

DOENÇA DO REFLUXO GASTRESOFÁGICO

FUNDAMENTOS DO DIAGNÓSTICO

- Os conteúdos estomacais refluem do estômago de volta para o esôfago, causando sintomas de azia, soluço, rouquidão ou dificuldade de engolir.
- O diagnóstico é confirmado por esofagogastroduodenoscopia, estudo radiográfico com ingestão de bário, monitoramento do pH esofágico ou manometria esofágica.

▶ Considerações gerais

Na doença do refluxo gastresofágico (DRGE), os conteúdos estomacais refluem do estômago de volta para o esôfago. Os fatores de risco incluem consumo de álcool, hérnia de hiato, obesidade, gravidez, escleroderma e tabagismo. A condição também pode ser iatrogênica. Os pacientes podem se queixar de azia, soluço, rouquidão ou dificuldade de engolir. Entre os pacientes em reabilitação, o uso de aspirina pode desencadear o desenvolvimento de DRGE. Com frequência, tais pacientes iniciaram o uso de aspirina para AVC, doença da artéria coronária ou profilaxia para a trombose venosa profunda. A erosão do revestimento gástrico induzida por aspirina pode causar sintomas de DRGE. O diagnóstico pode ser confirmado com o emprego de esofagogastroduodenoscopia, estudo radiográfico com ingestão de bário, monitoramento do pH esofágico ou manometria esofágica.

▶ Tratamento

O tratamento inclui modificar o consumo alimentar e/ou usar inibidores da bomba de prótons ou bloqueadores de H_2. Recomenda-se uso cuidadoso dos bloqueadores de H_2, uma vez que esses agentes podem causar confusão nas populações geriátricas. A cirurgia de fundoplicatura é a opção de tratamento nos casos graves.

Kahrilas PJ, Shaheen NJ, Vaezi MF: American Gastroenterological Association medical position statement on the management of gastroesophageal reflux disease. Gastroenterology 2008;135:1383-1391.

DOR PÉLVICA

FUNDAMENTOS DO DIAGNÓSTICO

▶ As causas incluem dismenorreia, endometriose, doença inflamatória pélvica (DIP), cisto ou torsão ovariana.

▶ Os pacientes com lesão na medula espinal podem ser incapazes de detectar a dor pélvica, portanto, devem ser monitorados com regularidade.

A dor pélvica feminina pode ser causada pela dor visceral proveniente de bexiga ou intestino distendidos. Ela também pode ser causada por dor uterina ou dor na cintura pélvica. Durante a gravidez, há um afrouxamento dos ligamentos pélvicos. Após a gravidez, as mulheres podem se queixar de dor pélvica resultante de um mau alinhamento da pelve.

A dismenorreia secundária é diagnosticada quando os sintomas podem ser atribuídos a uma doença subjacente, distúrbios ou anormalidade estrutural dentro ou fora do útero. A dismenorreia primária é diagnosticada quando estes não são detectados. O tratamento inclui AINEs ou contraceptivos orais.

A endometriose ocorre quando as células que compõem o revestimento do útero estão presentes fora da cavidade uterina, mais comumente nos ovários. Ela pode estar associada com dispareunia, disúria e constipação. A laparoscopia é o padrão de excelência para o diagnóstico. As opções de tratamento incluem medicação para a dor, hormônios ou uma variedade de procedimentos cirúrgicos.

A doença inflamatória pélvica causa dor pélvica. As causas mais comuns são infecções por *Neisseria gonorrhea* ou *Chlamydia trachomatis;* contudo, a flora vaginal normal pode estar envolvida. Os sintomas da doença inflamatória pélvica variam de subclínicos a graves. O tratamento empírico por antibióticos é iniciado de modo a evitar complicações graves. A doença inflamatória pélvica aguda é altamente improvável quando uma relação sexual não ocorreu recentemente ou um dispositivo intrauterino (DIU) não está sendo usado. Ultrassons pélvicos e vaginais são úteis no diagnóstico diferencial da gravidez ectópica de mais de seis semanas. Embora a infecção por DIP possa ser curada, essa condição pode causar aderências, dor pélvica crônica e infertilidade.

Os pacientes com lesão medular podem não conseguir perceber a dor pélvica, mas, se demonstrarem sinais de disreflexia autonômica e hipertensão, um exame pélvico deve ser realizado.

Amesse LS, Lucidi RS (Eds): Müllerian duct anomalies. Emedicine, March 2012. Available at: http://emedicine.medscape.com/article/273534-overview. Accessed January 13, 2014.

Helm CW, Rivilin ME (Eds): Ovarian cysts treatment & management. Emedicine, August 2013. Available at: http://emedicine.medscape.com/article/255865-treatment. Accessed January 13, 2014.

DISFUNÇÃO SEXUAL

FUNDAMENTOS DO DIAGNÓSTICO

▶ A disfunção sexual é a incapacidade de realizar atividade sexual, variando entre problemas de desejo, excitação e orgasmo.

▶ A causa pode ser de origem física, psicológica ou farmacológica.

▶ A disfunção erétil é a incapacidade de desenvolver ou manter uma ereção do pênis.

▶ Considerações gerais

A disfunção sexual é definida como uma dificuldade durante a atividade sexual normal. Os distúrbios de disfunção sexual podem ser relacionados ao desejo sexual, à excitação, ao orgasmo ou aos distúrbios de dor. Esses problemas têm uma ampla gama de causas. Uma diminuição da libido pode resultar de níveis muito baixos de hormônios sexuais, envelhecimento, fadiga, gravidez, medicações ou condições psiquiátricas. Anti-hipertensivos, antipsicóticos, antidepressivos, sedativos, narcóticos, antiácidos, nicotina, anti-histamínicos ou álcool podem causar disfunção sexual.

A disfunção erétil é a incapacidade de desenvolver ou manter uma ereção do pênis. Ela pode ocorrer como consequência de distúrbios vasculares, diabetes melito, doença vascular periférica, lesão nervosa, hipertensão ou abuso de substâncias. Deficiências hormonais, radioterapia, quimioterapia, caxumba, tumores do sistema nervoso central e distúrbios endócrinos também podem causar disfunção erétil. Pacientes com doença falciforme podem apresentar priapismo.

Os distúrbios de orgasmo são atrasos persistentes ou ausência de orgasmo após uma fase de excitação sexual normal. O distúrbio pode ter origens físicas, psicológicas ou farmacológicas. A razão para o vaginismo não é conhecida, mas imagina-se que um trauma sexual passado esteja envolvido. A vulvodinia parece estar relacionada a problemas com a pele nas áreas da vulva e da vagina.

▶ Tratamento

O tratamento para a disfunção sexual masculina inclui psicoterapia e modificações no estilo de vida. As opções de medicação incluem sildenafila, tadalafila, vardenafila ou farmacoterapia intracavernosa. O tratamento para a disfunção sexual feminina inclui psicoterapia, analgésicos para dor, agentes dessensibilizadores, lubrificantes e terapia hormonal. Mulheres com distúrbios de excitação e de orgasmo podem se beneficiar do uso de um pequeno dispositivo a vácuo para aumentar o fluxo sanguíneo para o clítoris e a genitália externa.

Em geral, pacientes no período pós-AVC não sentem mudança significativa no interesse sexual, mas há um declínio no comportamento sexual. A diminuição nos comportamentos é atribuída a medicações como antidepressivos, antipsicóticos, anticolinérgicos, opioides e inibidores do ácido gama-aminobutírico. As preocupações psicológicas incluem sensação diminuída e aspectos relacionados ao papel protetor do parceiro ou cônjuge do paciente. O tratamento inclui avaliação de uma causa orgânica e aconselhamento de apoio.

A disfunção sexual é comum em pacientes com lesões na medula espinal. Para mais informações, consultar o Capítulo 12. De modo geral, pacientes com lesão cerebral traumática apresentam diminuição na função e na satisfação sexual, independentemente de onde a lesão ocorre.

Sandel ME, William KS, Dellapietra L, et al: Sexual functioning following traumatic brain injury. Brain Inj 1996:10:719–728.

INFECÇÃO POR HIV E AIDS

FUNDAMENTOS DO DIAGNÓSTICO

- ▶ Vírus transmitido pelo sangue (lentivírus, membro da família do retrovírus) que causa a síndrome da imunodeficiência adquirida (aids).
- ▶ Essa infecção é transmitida via sexo sem proteção, compartilhamento de agulhas intravenosas ou de mãe para filho durante o nascimento ou a amamentação.
- ▶ Os sinais e sintomas variam dependendo do estágio clínico (infecção aguda, latência clínica ou aids).

▶ Considerações gerais

O vírus da imunodeficiência humana (HIV) foi identificado pela primeira vez no início da década de 1980, quando um aumento incomum em várias infecções raras (especialmente sarcoma de Kaposi e pneumonia por *Pneumocystis carinii jiroveci* [PCP]), agora conhecidas como oportunistas no cenário do HIV, foi registrado em jovens homossexuais. Logo depois, essas infecções foram também observadas na população usuária de drogas intravenosas. Dois tipos de HIV infectam os seres humanos: HIV-1 e HIV-2. O HIV-1 é o mais virulento e mais transmissível, sendo a causa da maioria das infecções conhecidas no mundo. O CDC estima que existem 1,2 milhão de pessoas nos Estados Unidos vivendo com HIV. Desses pacientes, 1 em cada 5 não tem conhecimento de sua condição. Por isso, é importante a obtenção de uma história minuciosa, com perguntas específicas sobre comportamentos de risco.

▶ Achados clínicos

Durante a fase aguda da infecção por HIV (em geral 2 a 6 semanas após a infecção), também chamada de síndrome retroviral aguda, ou infecção por HIV primária, os pacientes podem apresentar sintomas semelhantes aos da gripe (mal-estar, garganta irritada, febre) ou podem estar assintomáticos. Durante esse estágio, uma grande quantidade de vírus é produzida, e a contagem de CD4 pode cair. Um teste de HIV provavelmente será positivo durante a fase aguda. O teste imunoenzimático (ELISA) é usado para rastreamento. Se for negativo, mas a suspeita clínica permanecer alta, recomenda-se um novo teste em sete dias. Um teste ELISA positivo deve ser confirmado com ensaio de Western blot. Vários outros métodos de detecção encontram-se disponíveis, e o leitor é encaminhado a outras fontes de informação.

▶ Complicações

As complicações mais notáveis em pacientes com infecção por HIV são coinfecção com hepatite B ou C, bem como várias infecções oportunistas associadas ao vírus. Estas incluem candidíase, infecção pelo vírus do herpes simples, PCP, sarcoma de Kaposi, retinite por citomegalovírus e infecção por *Mycobacterium avium intracellulare*. Além disso, o vírus que causa o HIV e as medicações usadas em seu tratamento podem ocasionar miopatia, neuropatia ou ambas.

▶ Tratamento

Embora não haja cura para o HIV, o tratamento disponível pode diminuir a carga viral a um nível indetectável. As medicações disponíveis incluem inibidores não nucleosídeos da transcriptase reversa (NNRTI), inibidores nucleosídeos da transcriptase reversa (NRTI), inibidores da protease, inibidores de entrada ou fusão e inibidores da integrase. Com frequência, pelo menos três medicações de duas classes diferentes são empregadas em combinação para prevenir que o vírus se torne imune ao tratamento.

Prognóstico

Muitos fatores desempenham um papel na determinação do prognóstico de um paciente com HIV. Estes incluem idade do paciente, presença de coinfecções ou infecções oportunistas, contagem de CD4, carga viral, se o paciente está recebendo tratamento e se ele tem reclamações quanto ao esquema de tratamento. Em geral, com o advento da terapia antirretroviral e a detecção mais precoce, os pacientes estão vivendo mais tempo com o HIV.

> Bennett NJ: HIV disease. Medscape. 2011. Available at: http://emedicine.medscape.com/article/211316-overview. Accessed January 10, 2014.
>
> Centers for Disease Control and Prevention: HIV in the United States: At a Glance. CDC Fact Sheet, 2012. Available at: http://www.cdc.gov/hiv/resources/factsheets/us.htm. Accessed January 10, 2014.
>
> Hall HI, Song R, Rhodes P, et al: Estimation of HIV Incidence in the United States. JAMA 2008;300:520–529.
>
> Madge S, Matthews P, Singh S, Theobald N: *HIV in Primary Care*, 2nd ed. Medical Foundation for AIDS and Sexual Health, 2011.

PREOCUPAÇÕES CLÍNICAS EM PACIETNES GERIÁTRICOS

OSTEOPOROSE

FUNDAMNETOS DO DIAGNÓSTICO

- Os fatores de risco primários incluem idade mais avançada, descendência norte-europeia, história familiar positiva, biotipo esguio, consumo de tabaco e álcool e ser paciente do sexo feminino na pós-menopausa.
- Os estudos laboratoriais podem identificar condições metabólicas ou hormonais associadas a causas secundárias (p. ex., síndrome de Cushing, hipertireoidismo, hiperparatireoidismo, mieloma múltiplo e hipogonadismo).
- A avaliação da densidade mineral óssea usando absorciometria de raios X de dupla energia (DXA) é a preferida para o diagnóstico.
- Um escore-T de densidade mineral óssea de −2,5 ou inferior indica osteoporose.

Considerações gerais

A osteoporose é comum na população geriátrica e, em geral, é suspeitada pela apresentação clínica. Ela pode ser dividida em causas primárias e secundárias. As causas primárias refletem os fatores de risco para densidade óssea baixa, como idade avançada, descendência norte-europeia, história familiar positiva, biotipo esguio, consumo de tabaco e álcool e ser paciente do sexo feminino na pós-menopausa. As causas secundárias incluem uso de corticosteroides e presença de condições como síndrome de Cushing, hipertireoidismo, hiperparatireoidismo, mieloma múltiplo e hipogonadismo.

Achados clínicos

Os achados radiográficos mais comuns são fraturas múltiplas por compressão vertebral. O diagnóstico de osteoporose é feito pela determinação da densidade mineral óssea (DMO) do paciente. Os seguintes testes podem ser usados para avaliar a densidade óssea: tomografia computadorizada (TC) quantitativa, absorciometria de fóton duplo e absorciometria de raios X de dupla energia (DXA). A DXA é o método preferido – a opção mais nova, mais rápida, menos dispendiosa e mais precisa. O rastreamento por TC quantitativa requer grandes doses de radiação e é mais dispendioso. Além disso, tanto o exame de TC quanto a absorciometria de fóton duplo podem ser demorados.

O teste de DMO registra dois escores separados, referidos como escore-T e escore-Z, e compara esses resultados com os de um osso saudável jovem normal (escore-T) ou um controle de mesmo sexo e idade (escore-Z). Um escore-T de −2,5 ou menos indica osteoporose, e um de −1 a -2,5 sugere osteopenia. O escore-Z não é usado para tratamento da osteoporose, e sim para determinar se o paciente apresenta perda óssea acelerada. Recomenda-se que todas as mulheres com 65 anos de idade ou mais sejam rastreadas usando exames DXA e que o rastreamento seletivo seja feito em mulheres com idades entre 60 e 64 anos que apresentam fatores de risco.

Tratamento

O tratamento e a prevenção da osteoporose em mulheres na pré-menopausa baseia-se na administração de cálcio elementar a uma dosagem de 1 g/dia. Para mulheres na pós-menopausa, ele inclui a administração de cálcio elementar a 1,5 g/dia e bisfosfonatos. O uso de terapia de reposição hormonal é controverso. Exercícios de sustentação de peso ou atividades e ingesta de vitamina D adequada (800 UI/dia, necessária para a absorção adequada de cálcio) são necessários para mulheres na pré e pós-menopausa.

Deve ser observado que poucos ensaios controlados randomizados investigando agentes antiosteoporóticos com fraturas essenciais incluíram participantes com mais de 80 anos. Com relação aos bisfosfonatos, apenas ensaios principais de risedronato e ácido zoledrônico mostrando reduções significativas de fraturas incluíram participantes acima dessa faixa etária. O ácido zoledrônico também demonstrou reduzir a taxa de novas fraturas clínicas após o reparo de uma fratura de quadril de trauma baixo. Mais recentemente, o denosumab foi associado a redução significativa do risco de novas fraturas radiográficas, vertebrais, de quadril e não vertebrais em mulheres com até 89 anos de idade com osteoporose. O ranelato de estrôncio e a teriparatida demonstraram reduzir a ocorrência de fraturas em populações que incluíram indivíduos com mais de 80 anos. Há evidências mostrando que uma combinação de cálcio e vitamina D reduz as fraturas não vertebrais em populações mais velhas. O papel da vitamina D isolada é menos claro, embora seja sugerido que ela possa ser efetiva em doses mais elevadas.

> Black DM, Delmas PD, Eastell R, et al: Once-yearly zoledronic acid for treatment of postmenopausal osteoporosis. N Engl J Med 2007;356:1809-1822.
>
> Boonen S, Marin F, Mellstrom D, et al: Safety and efficacy of teriparatide in elderly women with established osteoporosis: Bone anabolic therapy from a geriatric perspective. J Am Geriatr Soc 2006;54:782-789.
>
> Cummings SR, San Martin J, McClung MR, et al: Denosumab for prevention of fractures in postmenopausal women with osteoporosis. N Engl J Med 2009;361:756-765.
>
> Maraldo MV, Vestergaard P, McMurdo ME, Schwarz P: The evidence for antiresorptive osteoporosis treatment in the elderly and old. Eur Geriatr Med 2010;5:279-292.
>
> Meunier PJ, Roux C, Seeman E, et al: The effects of strontium ranelate on the risk of vertebral fracture in women with postmenopausal osteoporosis. N Engl J Med 2004;350:459-468.

DEMÊNCIA

FUNDAMENTOS DO DIAGNÓSTICO

- O primeiro sintoma é o esquecimento.
- O diagnóstico diferencial inclui depressão, hemorragia cerebral, efeitos colaterais de medicação, confusão aguda e infecção.

Considerações gerais

A demência é encontrada em 1,5% das pessoas com idade entre 65 e 70 anos e em 25% das pessoas com 85 anos de idade ou mais. A demência deve ser diferenciada de depressão, esquecimento, hemorragia cerebral, efeitos colaterais de medicação, confusão aguda ou infecção. A maioria dos tipos é irreversível. Embora a doença de Alzheimer (abordada a seguir) seja a principal causa de demência entre adultos de todas as idades, a doença dos corpúsculos de Lewy é a principal causa de demência nos adultos idosos. Outras causas de demência incluem lesão cerebral, tumores, abuso crônico de álcool, mudanças nos níveis sanguíneos de glicose, sódio ou cálcio; baixa taxa de vitamina B12 e hidrocefalia de pressão normal. A demência pode também ser idiopática.

Achados clínicos

A demência abrange déficits de linguagem, memória, percepção, comportamento emocional e habilidades cognitivas. Ela aparece primeiro como esquecimento. À medida que o distúrbio avança, a velocidade da marcha do paciente diminui, ocorre aumento na rigidez e dificuldade nas atividades da vida diária. A prevalência de quedas e diminuição da mobilidade é mais alta em pacientes com demência do que em adultos saudáveis.

A doença dos corpúsculos de Lewy é um termo abrangente que inclui duas condições relacionadas: a demência da doença de Parkinson e a demência dos corpúsculos de Lewy. Embora os sintomas iniciais variem, as manifestações tardias dessas doenças podem ser de difícil distinção. Em ambas as condições, os pacientes são hipersensíveis a fármacos que afetam a dopamina e os receptores colinérgicos.

Tratamento

O exercício intenso e a fisioterapia de longo prazo mostraram aumentar a mobilidade e a função. Os benefícios relatados incluem redução nas quedas, melhora da força e melhora da cognição. A sobrecarga de responsabilidades do cuidador pode ser diminuída ensinando-se aos membros da família abordagens para selecionar, desenvolver e implementar objetivos de cuidado e ensiná-los como usar as habilidades de reabilitação cognitivas nos cuidados.

O tratamento de pacientes com demência branda a moderada usando inibidores da colinesterase e memantina tem resultado em melhoras estatisticamente significativas, mas clinicamente marginais, nas medidas de cognição e avaliação global da demência. Existem achados questionáveis na demência grave. O estado nutricional deve ser monitorado, pois pacientes com demência têm risco aumentado de ingestão oral deficiente. Eles podem também precisar de assistência para a higiene pessoal e para memorizar e seguir comandos. A repetição ou redação de um diário são mecanismos adaptativos que podem ser empregados nas terapias. Em geral, os pacientes apresentam problemas para dormir; contudo, o tratamento com os agentes comumente prescritos é problemático. A difenidramina pode aumentar a confusão mental; o temazepam pode causar hipotensão, taquicardia e ataxia da marcha; e o zolpidem pode aumentar a confusão e as quedas.

> Judge KS, Yarry SJ, Looman WJ, Bass DM: Improved strain and psychosocial outcomes for caregivers of individuals with dementia: Findings from Project ANSWERS. Gerontologist 2013;53:280-292.
>
> Levine M, Booker L, Oremus M, et al: Effectiveness of cholinesterase inhibitors and memantine for treating dementia: Evidence review for a clinical practice guideline. Ann Intern Med 2008;148:379-397.
>
> McGough EL, Logsdon RG, Kelly VE, Teri L: Functional mobility limitations and falls in assisted living residents with dementia: Physical performance assessment and quantitative gait analysis. J Geriatr Phys Ther 2013;36:78-86.
>
> Pitkälä K, Raivio M, Strandberg T, et al: Efficacy of physical exercise intervention on mobility and physical functioning in older people with dementia: A systematic review. Exp Gerontol 2013;48:85-93.

DOENÇA DE ALZHEIMER

FUNDAMENTOS DO DIAGNÓSTICO

- Forma mais comum de demência.
- Em geral, de evolução lenta, mas a forma de início precoce pode avançar rapidamente.
- Os pacientes apresentam dificuldades em nomear itens, adquirir nova informação, processar informação visuoespacial, realizar funções executivas e realizar atividades da vida diária.
- Os sintomas tardios incluem perda de inibição social, ciclo do sono perturbado e marcha arrastada.

Considerações gerais

A doença de Alzheimer tem uma prevalência estimada de 1% entre as pessoas com idade entre 60 e 64 anos e 40% entre aquelas com mais de 85 anos. Ela é a forma mais comum de demência e, em geral, avança de forma lenta. Os sintomas iniciais podem ser sutis, mas, à medida que a doença evolui, o impacto disseminado sobre a função cognitiva e as atividades da vida diária torna-se cada vez mais evidente. As placas senis e a degeneração neurofibrilar são observadas no córtex e na substância cinzenta de pacientes com a doença de Alzheimer.

Achados clínicos

Os pacientes apresentam dificuldade em nomear itens, adquirir novas informações, processar informação visuoespacial, realizar funções executivas e realizar atividades da vida diária. À medida que a doença avança, há perda de inibição social e um padrão de sono perturbado. A confluência de danos pode ter um impacto negativo sobre a autoconfiança e o bem-estar do paciente. Uma marcha arrastada com rigidez pode também se desenvolver. A doença de Alzheimer de início precoce, antes dos 60 anos, avança com mais rapidez. Em todos os casos, o médico deve garantir que as mudanças neurológicas não são causadas por um tumor cerebral ou AVC.

Tratamento

Os objetivos do tratamento incluem manejo de problemas cognitivo-comportamentais e do sono. A casa deve ser preparada para maximizar a independência. Os métodos de tratamento psicossocial e a farmacoterapia são usados. Oferecer aos pacientes o apoio adequado pode ter um efeito positivo sobre a capacidade do paciente e do cuidador em lidar com os danos relacionados à doença.

A. Farmacoterapia

Medicações como inibidores da colinesterase (para a doença branda) e inibidores de N-metil-D-aspartato (NMDA) (para a doença mais grave) têm mostrado eficácia em pacientes com Alzheimer. Esses agentes são usados para ajudar a desacelerar a progressão da doença; contudo, o perfil de efeito colateral inclui problemas estomacais, diarreia, vômito, cãibras musculares, fadiga, agitação e ansiedade. Os efeitos anticolinérgicos são comuns, e os pacientes que tomam acetilcolinesterásicos precisam ser monitorados para bradicardia.

B. Terapias psicossociais

Os métodos psicossociais focam o estímulo do funcionamento do indivíduo e previnem a incapacidade posterior por meio de estimulação cognitiva e exercício ou pela aplicação de auxílios compensatórios. Os métodos visam acomodar a variação de necessidades, desejos e capacidades cognitivas de pessoas com demência.

O treinamento cognitivo nos estágios iniciais da doença de Alzheimer melhora a cognição, a tomada de decisão e a capacidade de realizar atividades da vida diária. As intervenções devem ser estruturadas, trabalhadas e combinadas com medicação para aumento da cognição para um benefício máximo. Os objetivos da reabilitação cognitiva precisam mudar à medida que a doença avança. A reabilitação cognitiva pode abordar os problemas de memória de um paciente por meio da melhora das habilidades de memória atuais ou pelo ensino de auxílios compensatórios.

C. Exercício

Acredita-se que o aumento da atividade física ajude a prevenir a doença de Alzheimer. O exercício físico regular visa estimular o indivíduo como um sistema de processamento de informações e influenciar positivamente os processos neurofisiológicos ou fisiopatológicos subjacentes ao sistema (perturbado).

Denkinger MD, Nikolaus T, Denkinger C, Lukas A: Physical activity for the prevention of cognitive decline: Current evidence from observational and controlled studies. Z Gerontol Geriatr 2012;45:11–16.

Dröes RM, van der Roest HG, van Mierlo L, Meiland FJ: Memory problems in dementia: Adaptation and coping strategies and psychosocial treatments. Expert Rev Neurother 2011;11:1769–1781.

SEQUELAS DE TRANSPLANTES DE ÓRGÃOS

Considerações gerais

À medida que o transplante de órgãos obtém mais sucesso e é mais amplamente realizado, a necessidade de reabilitação pós-transplante também aumenta. Com frequência, os pacientes submetidos a transplantes têm hospitalizações longas, grande parte do tempo passado confinados na cama. Isso, em combinação com o uso de agentes imunossupressores, torna os pacientes vulneráveis ao descondicionamento e a muitas doenças miopáticas e neuropáticas.

1. Tremores, miopatia e neuropatia

> **FUNDAMENTOS DO DIAGNÓSTICO**
>
> ► Agentes imunossupressores têm propriedades neurotóxicas; os sintomas brandos incluem tremores e neuralgia.
>
> ► Nos casos graves, os pacientes podem apresentar diversos sintomas, incluindo fraqueza significativa, dor, convulsões e encefalopatia.

► Considerações gerais

As complicações neurológicas pós-transplante são registradas em 10 a 59% dos casos. Mais especificamente, 10 a 28% dos pacientes que usam ciclosporina irão desenvolver alguma forma de neurotoxicidade. Entre os agentes imunossupressores empregados, os inibidores de calcineurina são os principais geradores de neurotoxicidade. Outros incluem OKT3 e corticoides. Pacientes submetidos a transplante de fígado têm maior probabilidade de sofrer complicações neurológicas do que outros pacientes receptores de transplantes. Outras causas de complicações neurológicas nos pacientes de transplantes incluem anormalidades metabólicas e infecções, em especial aquelas oportunistas.

► Achados clínicos

Os achados clínicos variam com base no tipo de alteração neurológica. O achado mais comum é o tremor, experimentado por mais de 20% de transplantados de rins. Ele tende a reduzir com o tempo. Houve relatos de casos nos quais os pacientes desenvolveram polineuropatia simétrica como resultado de degeneração axonal. Além disso, encefalopatia aguda e até mesmo distúrbios cerebelares como ataxia, tremor, hiporreflexia e fraqueza foram observados. Contudo, tais sequelas são eventos graves e, felizmente, raros.

► Complicações

Com frequência, os pacientes ficam com poucas ou nenhuma sequela dos eventos neurotóxicos. No entanto, determinados fenômenos podem ser debilitantes, deixando os pacientes com fraqueza residual e déficits sensoriais que podem prejudicar a mobilidade funcional e as atividades da vida diária.

► Tratamento

O tremor fino, relacionado com maior frequência ao uso do inibidor de calcineurina, responde aos β-bloqueadores. Quando os sinais clínicos de neurotoxicidade são observados, as dosagens de agentes imunossupressores podem ser diminuídas ou um agente pode ser trocado por outro na tentativa de aliviar os sintomas sem permitir que a rejeição ocorra. Os pacientes com miopatia ou polineuropatia críticas devem ser tratados. Os corticoides são diminuídos o mais cedo possível, e a mobilidade inicial com fisioterapia e terapia ocupacional é estimulada.

► Prognóstico

Em geral, os sintomas diminuem ou cessam com a diminuição das dosagens de imunossupressores ou com a interrupção do uso do agente causador. Para aqueles com miopatias ou polineuropatias, a recuperação pode levar semanas a meses.

> Bechstein WO: Neurotoxicity of calcineurin inhibitors: Impact and clinical management. Transpl Int 2000;13:313–326.
>
> Marco S, Ferronato C, Patrizia B: Neurologic complications after solid organ transplantation. Transpl Int 2009;22:269–278.
>
> Zivkovic S: Neurologic complications of organ transplantation. In: Berman SA (Ed): Medscape, 2012. Available at: http://emedicine.medscape.com/article/1137308-overview. Accessed January 12, 2014.

2. Desequilíbrios eletrolíticos

► Considerações gerais

Determinadas alterações eletrolíticas são esperadas após o transplante de órgãos. A hipocalemia, por exemplo, pode ocorrer após qualquer cirurgia na qual ocorram deslocamentos de líquido e grandes doses de diuréticos sejam empregados. A hipercalemia, por sua vez, pode acontecer como resultado de uma acidose tubular renal. Com frequência, isso é causado pelos inibidores de calcineurina comumente prescritos (ciclosporina, tacrolimo) e pode ser controlado apenas pela dieta.

A hiperglicemia é outra reação adversa aos inibidores da calcineurina e aos corticoides. Ela com frequência se resolve com a cessação ou a redução do agente causador.

A hipomagnesemia muitas vezes é indicativa de um estado nutricional insatisfatório. Muitos indivíduos receptores de transplantes têm um nível baixo de magnésio no soro no pré-operatório, que é então apenas exacerbado pela cirurgia e hospitalização prolongada. O monitoramento e a suplementação são recomendados.

A doença óssea se desenvolve em uma grande proporção de receptores de transplante de órgão sólido, e sua consequência pode ser devastadora. Muitos pacientes apresentam doença óssea antes do procedimento de transplante como resultado direto da insuficiência do órgão. Para esses pacientes, o transplante pode trazer alguns efeitos benéficos. Para muitos outros, os agentes imunossupressores usados para prevenir a rejeição do novo órgão levarão a dano adicional a um esqueleto já enfraquecido.

► Tratamento

Recomenda-se que os pacientes se submetam a uma avaliação para osteoporose no pré-transplante, incluindo densitometria óssea da coluna e do quadril e radiografias da coluna torácica e lombar. No pós-operatório, atividades de sustentação de peso e fortalecimento devem ser estimuladas. Os corticoides devem ser retirados, quando permitido. Todos os pacientes devem receber suplementação de cálcio (1.000-1.500 mg/dia) e vitamina D (400-800 IU/dia), independentemente da densidade mineral óssea antes do transplante.

> Shane E: Organ transplantation. In Kleerekoper M, Siris E, McClung M (Eds): *The Bone and Mineral Manual: A Practical Guide*. Elsevier, 2005:115–116.
>
> Weisinger JR, Carlini RG, Rojas E, Bellorin-Font E: Bone disease after renal transplantation. Clin J Am So Nephrol 2006;1:1300–1313.

3. Nutrição inadequada

Recomenda-se que os pacientes sejam submetidos a uma avaliação nutricional pré-transplante para abordar déficits nutricionais momentâneos, preocupações de pós-transplante, bem como quaisquer sintomas relacionados à insuficiência do órgão que afetem o estado nutricional do paciente. A má nutrição nos pacientes de transplante abaixo do peso e obesos pode afetar a cicatrização da ferida operatória, a sobrevida do enxerto e a morbidade e mortalidade gerais. Rejeição, infecção, hiperglicemia e cicatrização inadequada da ferida operatória têm implicações nutricionais para o paciente transplantado. Por fim, é importante ter consciência de que certos produtos alimentares podem afetar o metabolismo dos agentes imunossupressores e que as próprias medicações, por sua natureza, suprimem as respostas naturais.

> Hasse JM: Nutrition assessment and support of organ transplant recipients. J Parent Ent Nutr 2001;25:120–131.
>
> Zivkovic S: Neurologic complications of organ transplantation. In Berman SA (Ed): Medscape, 2012. Available at: http://emedicine.medscape.com/article/1137308-overview. Accessed January 12, 2014.

Índice

Observação: Os números das páginas seguidos por *f* indicam figuras.

A

AARV. *Ver* vacina contra sarampo, caxumba e rubéola
abatacepte, 383
abobotulinumtoxina A, 79
absortometria com raios X de dupla energia (DEXA), 179, 580, 710
abuso de substância, 705-706
    LCT e, 205-206
ação à distância, 136
acetato de glatiramer, 242
acetilcolina (ACh), 247
ACF. *Ver* avaliação da capacidade funcional
ácido acetilsalicílico, 132
ácido hialurônico, 645
    hidratação
    LCT e, 199
    lesão na medula espinal e, 176-177
ácido tricarboxílico (TCA), 113
aconselhamento sobre atividade física, 404
acromegalia, 300
ACS. *Ver* apneia central do sono
ACSM. *Ver* American College of Sports Medicine
actina, 114*f*
adalimumabe, 383
afasia, 3
    achados clínicos, 615-617
    anômica, 618
    AVC e, 227-228
    classificação da, 617*f*
    condução, 618
    de Broca, 618
    de Wernicke, 228, 618
    estratégias de compensação, 618
    subcortical, 618
    subtipos, 618
    terapia de entonação melódica, 617-618
    terapia direta, 617
    transcortical motora, 618
    transcortical sensorial, 618
    tratamento, 617
    tratamento com base na evidência, 617-618
afasia anômica, 618

afetar, 4
agonista da vitamina K, 176
agonistas da dopamina, 317
Aids. *Ver* síndrome da imunodeficiência adquirida
AINEs. *Ver* medicações anti-inflamatórias não esteroides
AIT. *Ver* ataque isquêmico transitório
alavanca de braço, 48, 48*f*
    comparação da, 50*f*
    tipo 1, 49*f*
    tipo 2, 49*f*, 50*f*
    tipo 3, 49*f*, 50*f*
alcaloides da vinca, 575
álcool, 403
    miopatias relacionadas ao, 297
alergia a látex, 189
alergias, 2
almofadas de assento, 667
    de alto perfil Roho, 674*f*
    de combinação, 668
    de proteção da pele, 668, 673-674, 675
    encosto, 668-669
    posicionamento, 668
alongamento, 125-127
    balístico, 125
    dinâmico, 126-127
    espasticidade e, 76
    estático, 125-126
    manejo do, 127
    métodos, 125
    reflexos de alongamento muscular, 8
amantadina
    para a doença de Parkinson, 317
    para a lesão cerebral traumática, 130
American College of Sports Medicine (ACSM), 584
American Physical Therapy Association (APTA), 566
AME. *Ver* atrofia muscular espinal
amígdala, 614
amiotrofia diabética, 264-265
amlodipina, 45
amnesia pós-traumática (APT), 196

amplitude, 248
amputação. *Ver também* amputação do membro inferior; amputação do membro inferior
    cadeiras de rodas e, 675-676
    contratura na, 545
    desarticulação do tornozelo de Syme, 441*f*
    edema na, 545
    joelho, 443
    parcial do pé, 440-441
    quadril, 445
    reabilitação traumática, 545
    tornozelo, 441
amputação de membro inferior
    aspectos cutâneos, 451
    aspectos vasculares, 451-452
    avaliação do paciente, 439-440
    classificações, 440-445
    complicações, 451-452
    crescimento ósseo, 451
    dor, 451
    educação, 446
    epidemiologia, 438
    exame físico e, 439-440
    fase perioperatória, 446
    fase pré-protética, 446-447
    história clínica, 439
    história social e, 439
    prognóstico, 452
    programa de terapia, 447
    reabilitação, 446-448
    resultado funcional, 447
amputação de membro superior
    classificação, 454-455, 454*f*
    epidemiologia, 453
    fase pós-operatória, 455
    fase pré-operatória, 455
    manejo da dor, 456
    prognóstico, 459
    reabilitação, 455, 455
amputação do artelho, 440
amputação transfemoral, 443-445, 444*f*
amputação transmetatársica, 440*f*
amputação transtibial, 441-442, 442*f*
AMP. *Ver* atrofia muscular progressiva

ÍNDICE

analgésicos não opioides, 132
analgésicos opioides, 185
anatomia funcional, 13
andadores
   andador com quatro rodas (*rollator*), 686
   de rolagem, 685-686
   padrão, 685
andadores de rodas com plataforma. 686-687
andadores eretos, 685
anemia falciforme, 213
anestésicos locais, 643-644
anfetamina, 130
angiografia por ressonância magnética (ARM), 211*f*
angioplastia, 405
angústia do fornecedor de cuidado, 604
ansiedade, 603
antibióticos, 27
antifator de necrose tumoral, 383
anti-volteios, 666-667, 666*f*
aomplitude de movimento (ADM), 9
AOS. *Ver* apneia obstrutiva do sono
aparelho robótico-assistido, 225
apneia central do sono (ACS), 696
apneia do sono, 213
   central, 696
   obstrutiva, 696
apneia obstrutiva do sono (AOS), 696
apoio de perna, 666, 673, 675
apoio para cabeça, 675
apoio para os pés, 671, 673, 677
apoios para braços, 667
apoio terminal, 141-143, 143*f*
apraxia, 4
   achados clínicos, 624
   AVC e 228
   neurapraxia, 248
   tratamento, 624
APTA. *Ver* American Physical Therapy Association
APT. *Ver* amnésia pós-traumática
área de superfície corporal total (ASCT), 426*f*
argatroban, 71
ARM. *Ver* angiografia por ressonância magnética
arritmia
   achados clínicos, 599-600
   sinais e sintomas, 599
   testes diagnósticos, 599-600
   tratamento, 600
arterite da célula gigante, 212

achados clínicos, 395
tratamento, 395
articulação. *Ver também* injeção na articulação periférica
   deformidades, 381-382
   estabilidade, 9
   momentos, 137
articulação acriomioclavicular, 642*f*
   injeção, 651-652
articulação de faceta, 360-361
articulação de joelho hidráulico, 450*f*
articulação do ombro
   anterior, 16*f*
   atividade muscular através, 54-55
   cinesiologia, 52-55
   compressão do nervo radial, 278
   dor, 231
   estabilidade, 54
   forças na, 54
   injeção subacromial, 650-651
   injeções, 649
   movimento, 53-54
   movimento escapulotorácico, 55
   movimento umeral, 54
   osteoartrite, 555*f*
articulação glenoumeral posterior, 641*f*
articulação sacroilíaca, 360-361
articulações, 458-459
artistas de desempenho atlético, 494-498
artralgias, 580
artrite psoriática
   achados clínicos, 388
   critérios para, 388
   tratamento, 388-389
artrite reativa
   achados clínicos, 387
   tratamento, 387-388
artrite reumatoide
   achados clínicos, 379-380
   achados da biópsia, 381
   achados laboratoriais, 380
   classificação, 380
   complicações, 381-382
   critérios diagnósticos, 380
   deformidades articulares em, 381-382
   do punho, 557*f*
   envolvimento extra-articular, 382
   estudos de imagem, 380-381
   exercício terapêutico para, 382-383
   farmacoterapia, 382
   órteses para, 383
   sinais e sintomas, 379-380
   terapia ocupacional, 383
   tratamento, 382-383
artrocentese, 646-647

artrodese, 83
artropatia da articulação zigapofisárias
   achados clínicos, 536
   diagnóstico diferencial, 536
   patogense, 535
   prognóstico, 536
   tratamento, 536
ASCT. *Ver* área da superfície corporal total
asma, 414
   achados clínicos, 698
   tratamento, 698
assento flexível, 665
assento sólido articulado, 665
ataque isquêmico transitório (AIT), 210
ataxia de Friedreich, 324
atenção, 4
   avaliação da, 605
   déficits, 620-621
   LCT e, 204
aterosclerose, 211-212
atividades da vida diária, AVC e, 224-225
ATP. *Ver* trifosfato de adenosina
atrofia muscular espinal (AME)
   achados clínicos, 343-344
   avaliação pediátrica, 343-344
   diagnóstico diferencial, 344
   estudos de imagem, 344
   estudos laboratoriais, 344
   tipo 1, 343
   tipo 2 até 4, 343-344
   tratamento, 344
atrofia muscular progressiva (AMP), 302
avaliação da capacidade funcional (ACF), 566-567
avaliação neuropsicológica
   atenção e memória de trabalho, 605
   condições de comorbidade, 607-608
   cuidado pós-alta e, 608-609
   função cognitiva na, 608
   função executiva, 607
   habilidades visuoespaciais na, 607
   instrumentos na, 606
   linguagem na, 607
   memória na, 607
   objetivos, 607
   resultados, 608-609
   testes, 605
avaliação pediátrica, 321
   atrofia muscular espinal, 343-344
   deficiência de membro congênita, 347-348
   distrofia muscular de Becker, 338-342
   distrofia muscular de Duchenne, 338-342
   distúrbios de desenvolvimento, 322-323

LCT, 348-351
lesão cerebral não traumática, 351-352
paralisia cerebral, 325-333
paralisia no nascimento do plexo braquial. 345-346
síndrome da fossa posterior, 352
torcicolo muscular congênita, 346-347
avaliação psicológica, 602
   barreiras à, 609-610
   distúrbios, 705-706
   entrevista clínica, 604
   questionários, 604
   reabilitação aguda, 609-610
   técnicas de avaliação, 604
avanço da fase de apoio prejudicado, 152f
avanço do apoio normal, 152f
avanço na fase de apoio, 147-148, 149f
avanço na fase de oscilação, 146-147, 148f
avanços do membro de apoio, 151-152
avanços do membro em oscilação, 152-153
AVC
   achados clínicos, 214-216
   afasia e, 227-228
   apraxia e, 228
   aterosclerose e, 211-212
   atividades da vida diária e, 224-225
   complicações, 224-235
   complicações clínicas, 230-235
   complicações no membro inferior, 225-226
   complicações no membro superior, 224-225
   déficits sensoriais e, 228-229
   definições, 209-211
   diagnóstico agudo e manejo, 209
   diagnóstico diferencial, 216
   direção e, 222
   disfagia e, 227
   disfunção do sono e, 234
   distúrbios de humor, 233-234
   distúrbios de movimento, 232-233
   dor no ombro e, 231
   embólico, 213-214
   equilíbrio e, 227
   espasticidade e, 230-231
   fadiga durante o dia e, 234-235
   fatores de risco modificáveis, 211-214
   fatores de risco não modificáveis, 211
   função executiva e, 230
   hemianopsia e, 229-230
   hemi-inatenção e, 230
   hemorrágico, 210, 214
   hidrocefalia e, 232
   hipertensão e, 219
   incapacidade após, 224-225
   isolamento social e, 222
   isquêmico, 211-213
   lacunar, 216
   manejo intestinal e vesical, 220-221
   memória e, 230
   nutrição e, 220
   patogênese, 211-214
   prevenção de contratura, 221
   prognóstico, 235-236
   quedas e, 235
   reabilitação, 217-221
   reabilitação cardíaca e, 408
   reintrodução na comunidade, 221-223
   RM e, 210f
   sintomas, 215, 216
   sistema gastrintestinal e, 220
   sistema respiratório e, 219
   TC do, 210f
   traqueostomia e, 219-220
   tratamento, 216-223
   treinamento vocacional e, 223
AVC embólico, 213-214
AVC isquêmico, 211-213
AVC hemorrágico, 87-88

B

baclofeno
   intratecal, 80-82
   para espasticidade, 77-78, 128
bandejas de colo, 667
banhos de parafina, 100-101
base de suporte, 140
basquetebol, 482-483
beisebol, 485-486
bengalas
   de ponta simples, 680-681
   de quatro pontas, 681-682
   de plataforma, 684
bexiga neurogênica
   achados clínicos, 92
   avaliação do trato inferior, 93
   avaliação urodinâmica, 93
   cateterismo na, 95
   complicações, 94-95
   controle da trajetória central, 91
   controles da trajetória periférica, 91-92
   diagnóstico diferencial, 93-94
   epidemiologia, 90
   estimulação nervosa para, 97-98
   estudos diagnósticos, 92-93
   etiologias centrais, 93-94
   etiologias periféricas, 94
   farmacoterapia, 95-96
   ITU na, 94-95
   lesão da medula espinal e, 188
   na espinha bífida, 336
   NMI na, 91
   NMS na, 91
   prognóstico, 98
   sinais e sintomas, 92
   terapia por toxina botulínica para, 97
   tratamento, 95-98
   tratamento cirúrgico, 97-98
bexiga. *Ver também* bexiga neurogênica
   aumento, 97
   AVC e, 220-221
   diversão, 97
   LCT e, 350
   tumores, 95
bíceps braquial, 116
bivalirudina, 71
bloqueadores do canal de cálcio, 45
bloqueio do nervo simpático percutâneo, 46
bloqueios simpáticos, 353-359
BOLD. *Ver* sinal dependente da oxigenação do sangue
bolo alimentar, 627f
bortezomib, 575
bradicinesia, 314
bromocriptina, 130
bronquite crônica, 414
buflomedil, 32
bupivacaína, 644, 644

C

CABG. *Ver* cirurgia de revascularização do miocárdio
cadeia cinética aberta, 141
cadeia cinética fechada, 141
cadeira de rodas do viajante, 677
cadeiras de rodas
   almofadas de assentos, 667-669, 673-674, 675
   altura do assento, 664
   altura do braço, 664
   altura do encosto, 665
   anti-tombos, 666-667, 666f
   apoio para a cabeça, 675
   apoio para os pés, 671, 673, 677
   apoios para as pernas, 666, 673, 675
   apoios para os braços, 667
   assento dobrável, 665
   assento sólido articulado, 665
   autorização de seguro, 663
   avaliação clínica, 662-663
   bandejas de colo, 667
   barras de mão, 667, 670-671
   cinto de segurança, 667
   comprimento da perna, 664
   considerações de manejo, 669-679

controlada por sucção e sopro, 678
de peso leve, 669-670, 672-674
direção com apenas um braço, 670
do viajante, 677
eixos, 666, 673
em pé, 679
encaixe do assento sólido, 665
encosto de tensão ajustável, 669, 669f
esportivas, 672-674
exame físico, 663
hemi-cadeiras de rodas, 669
história do paciente, 662-663
largura do assento, 663-664
montagens de forquilha e haste, 666, 671
motorizadas, 677-678
para pacientes amputados, 675-676
para pacientes com lesão na medula espinal alta, 674-675
para pacientes com lesão na medula espinal baixa, 672-674
para pacientes com paralisia cerebral, 676-677
para pacientes obesos, 676
pediátrica, 676f
peso ultraleve, 670
prescrição, 663-665
profundidade do assento, 664
reclinadas motorizadas, 674f
rodas e pneus, 665-666, 671, 672-673
rodilhas, 666
tipos de assento, 665
tipos manuais, 665-669
travas de rodas, 667, 671-672, 673
cadeiras de rodas de impulso com um braço, 670
cadeiras de rodas de peso leve, 669-670, 672-674
cadência, 140
calcâneo, 642f
cálculos, 95
cálculos biliares, 177
calos, 699-700
canalopatias, 291, 293
câncer colorretal, 88
câncer de cabeça e pescoço, 580-581
câncer de mama, 35
    complicações, 579-580
capacidade de difusão pulmonar do monóxido de carbono (DLCO), 412-413
carbidopa-levodopa, 130
catecolaminas, 119
cateterismo
    na bexiga neurogênica, 95
    reabilitação cardíaca após, 405

CB1. *Ver* receptores canabinoides tipo 1
CdM. *Ver* centro de massa
cefaleia
    pós-traumática, 202
    primária, 703
    secundária, 703
    tensão muscular, 202
celexicob, 132
celulite, 700
centro da massa (CdM)
    deslocamento do, 138f
    deslocamento vertical do, 138f
    na marcha, 137-138
cérebro. *Ver também* lesão cerebral não traumática; lesão cerebral traumática
    aspectos chave do, 613
    organização funcional do, 616
cessação do uso de tabaco, 212
    em pacientes cronicamente doentes, 691
    na reabilitação cardíaca, 402
    na reabilitação pulmonar, 415
    para DPOC, 697
cetorolaco, 132
choque espinal, 166
cifoplastia, 368f
    efeitos colaterais e complicações, 368
    estudos dos resultados, 368
    indicações, 366-367
    técnica, 367-368
cinemática de cadeia aberta, 51-52
cinemática de cadeia fechada, 51-52
cinesiologia, 47-48
    da articulação do ombro, 52-55
    joelho, 59-61
    mão, 56-57
    na articulação do joelho, 55-56
    punho, 56-57
    quadril, 57-59
cinto de segurança, 667
circundução, 156f
cirurgia de revascularização do miocárdio (CABG), 405-406
cisticercose, 296
cistos de Tarlov, 537
    achados clínicos, 538
    patogênese, 538
    prognóstico, 538
    tratamento, 538
classe do inibidor da fosfodiesterase, 45
classificação de Fontaine, 31
classificação de Wagner, 26
classificação do prejuízo, 567-568, 568
clonidina, 78

cloroprocaína, 644
Clostridium botulinum, 79
CMEE. *Ver* compressão da medula espinal epidural
coberturas estéticas, 459
codeína, 133[
cognição, 618-622
    avaliação da, 619
    espacial, 196
    funções, 620
    na EM, 245
    prejudicada, 194-196
    sinais e sintomas da prejudicada, 619
    tratamento, 619-620
colágeno, 122-123
colocação de *stent* uretral, 97
colostomia, 89
coluna cervical, 126
coluna lombar, 126
    RM da, 527f, 530f, 531f
    TC da, 532f
colunas dorsais, 163
coluna torácica, 533f
Coma Recovery Scale-Revised, 195f
complexo do músculo fibular, 52f
compreensão, 4
compressão da medula espinal epidural (CMEE), 576
compressão do nervo femoral lateral, 279
compressão do nervo fibular profundo, 279-280
compressão do nervo fibular superficial, 280
compressão do nervo musculocutâneo, 272-273
compressão do nervo radial
    no cotovelo, 277-278
    no ombro, 278
compressão nervosa fibular comum, 279
compressas quentes, 99
comprimento do passo, 140, 154f, 160f
comunicação, 4-5
concentração, 4
concussões, 206-207
    em esportes de contato, 472-473
condições de comorbidades, 565
condições de hipercoagulação, 213
condições de pré-morbidade, 607-608
conduto ileal, 97
consciência, 3-4
    aspectos comportamentais dos distúrbios de, 193
    distúrbios de, 193-194, 206
contato inicial, 139, 141f

contração muscular, 116
    excêntrica, 115
    isométrica, 115
contração voluntária máxima (CVM), 117
contraceptivos orais, 213
contratura
    cicatriz, 429f
    flexão, 327
    inatividade e, 63
    na amputação, 545
    prevenção, 221
    queimaduras e, 429
controle da região anal, 86-87
controle do sistema entérico, 86
controle do sistema nervoso somático, 86
contusões, 192
contusões do quadríceps, 475-476
convulsões, 328
    LCT em, 198-199, 349
    tratamento, 588-589, 704-705
coordenação, 7
corticosteroides, 242
cotovelo
    cinesiologia no, 55-56
    compressão do nervo radial no, 277-278
    dor, 17
    forças no, 56
    liga menor, 488
    movimento, 55-56
    protético, 458
    TC do, 504f
cotovelo da liga menor, 488
coxa, 20f
crioterapia, 102-103
    contraindicações, 102
crise simpática na LCT
    achados clínicos, 588
    tratamento, 588
CRS-R. *Ver* Coma Recovery Scale-Revised
cuidado pós-alta, 608-609
culpa, 306
curativos nas feridas, 27
CVM. *Ver* contração voluntária máxima

D

DAC. *Ver* doença da artéria coronária
dalteparina, 71
dantrolene, 78, 129
DAP. *Ver* doença da artéria periférica
debridamento, 27
dedo em martelo, 478
dedo fletido, 479

defeitos do tubo neural, 337
deficiência do membro congênita
    achados clínicos, 347
    avaliação pediátrica, 347-348
    membro inferior, 348
    membro superior, 348
    tratamento, 347-348
deficiência femoral proximal parcial (DFP), 348
deficiência longitudinal fibular, 348
deficiência transradial terminal esquerda, 348
deficiência transumeral, 348
déficits de processamento visual, 622
deformidade em botoeira, 381f
deformidade equina, 327
deglutição. *Ver também* disfunção de fala
        e deglutição
    ajustes comportamentais, 630-631
    avaliação clínica, 626-630
    base anatômica de, 628f
    base neurológica de, 628f
    exame físico, 626-630
    exercícios motores orais, 630
    fisiologia de, 626
    mecanismo, 627f
    modificações dietéticas, 630
    monitoramento pós-avaliação, 630
    sinais e sintomas de lesionada, 629
    testes, 629-630
    tratamento de lesionada, 630-631
DeLorme, Thomas, 124
deltoide anterior, 53f
demência, 711
densidade mineral óssea (DMO), 710
depressão, 602-603
    no DP, 315
    no tratamento, 705
depuração espinal, 540
dermatite, 698-699
dermatomiosite, 292-293, 393
desenvolvimento ósseo, 58f
desequilíbrio de eletrólito, 713-714
desgaste adventícial vascular distal, 46
desimpactação digital, 89
despertar, LCT e, 204
desvio ulnar, 381f
de Trendelenburg positiva, 153
DEXA. *Ver* absortometria com raios X de
        dupla energia
dextrose esterilizada, 645
DFP. *Ver* deficiência femoral proximal parcial
diabetes melito, 212, 701-702
    reabilitação cardíaca e, 402

diatermia por micro-ondas, 105
diatermia por ondas curtas, 104-105, 104
diazepam, 77, 128
diclofenaco, 132
digoxina, 600
di-hidropirina, 45
DII. *Ver* doença inflamatória intestinal
DIM. *Ver* distância interincisiva máxima
dinamômetros, 76
DIP. *Ver* doença inflamatória pélvica
direção, 608
    AVC e, 222
disartria, 5
    achados clínicos, 623
    tipos de, 623
    tratamento, 623-624
disautonomia, 199
discectomia lombar endoscópica, 371f
    efeitos colaterais e complicações, 370-371
    indicações, 369-370
    resultados dos estudos, 371-372
    técnica, 370
discrepâncias no comprimento da perna, 550
disfagia, 176, 199
    AVC e, 227
disfonia, 5
disfunção autônoma central, 349
disfunção autônomica, 188
disfunção da articulação sacroilíaca
    achados clínicos, 537
    patogênese, 536-537
    prognóstico, 537
    tratamento, 537
disfunção de fala e deglutição
    achados clínicos, 582
    avaliação clínica, 615
    tratamento, 582
disfunção do músculo deltoide, 556
disfunção do sono
    AVC e, 234
    LCT e, 201-202
disfunção intestinal. *Ver também* intestino
        neurogênico
    AVC e, 220-221
    LCT e, 350
    lesão na medula espinal e, 177
disfunção neuroendócrina, 349
displasia fibromuscular, 212
dispneia
    achados clínicos, 592-593
    diagnóstico diferencial, 592
    sinais e sintomas, 592-593

testes diagnósticos, 593
   tratamento, 593
dispositivo de assistência ventricular esquerdo, 213
dispositivos de assistência, 680-687
   na paralisia cerebral, 330
   robóticos, 225
dispositivos de mobilidade de potência (DMP), 662
disreflexia autonômica, 95
   achados clínicos, 587
   lesão da medula espinal, 173
   tratamento, 587
dissecções da artéria carótida e vertebrobasilar, 212
distância interincisiva máxima (DIM), 581
distonia
   cervical, 583-584
   com instabilidade autonômica paroxística, 588
   farmacoterapia oral, 332
distrofia miotônica, 287-288
distrofia muscular da membro-cintura, 286-287
distrofia muscular de Becker, 286
   achados clínicos, 339
   aspectos chaves, 339
   avaliação pediátrica, 338-342
   diagnóstico diferencial, 340
   farmacoterapia, 341-342
   manejo cirúrgico, 342
   nutrição e, 341
   reabilitação, 342
   sistema cardíaco e, 340
   sistema musculoesquelético e, 341
   sistema pulmonar e, 340-341
   tratamento, 341-342
distrofia muscular de Duchenne, 283-285
   achados clínicos, 339
   aspectos chave, 339
   avaliação pediátrica, 338-342
   diagnóstico diferencial, 340
   farmacoterapia, 341-342
   nutrição e, 341
   reabilitação, 342
   sistema cardíaco e, 340
   sistema musculoesquelético e, 341
   sistema pulmonar e, 340-341
   tratamento, 341-342
distrofia muscular de Emery-Dreifuss, 288-289
distrofia muscular fascioscapuloumeral, 287
distrofias musculares, 282-288
   fascioescapuloumeral, 287
distrofinopatias, 283
distúrbios cutâneos virais, 700-701

distúrbios da voz
   aspectos clínicos, 625
   avaliação de, 622-623
   sinais e sintomas de, 622
   tratamento, 625
distúrbios de personalidade, 603-604
distúrbios dermatológicos, 698-700
distúrbios mistos do tecido conectivo, 390-393
distúrbios neurológicos, 703-705. *Ver também distúrbios específicos*
DLCO. *Ver* capacidade de difusão pulmonar do monóxido de carbono
DLCP. *Ver* doença de Legg-Calvé-Perthes
DMO. *Ver* densidade mineral óssea
DMP. *Ver* dispositivos de mobilidade de potência
doença da artéria coronária (DAC)
   achados clínicos, 695
   sinais e sintomas, 695
   terapia de exercícios, 695-696
   tratamento, 695-696
doença da artéria periférica (DAP), 24
   achados clínicos, 30-31
   classificação de Fontaine da, 31
   diagnóstico diferencial, 31
   estudos diagnósticos, 31
   farmacoterapia, 31-32
   modificação do estilo de vida para, 31
   reabilitação cardíaca e, 408
   sinais e sintomas, 30-31
   tratamento, 31-33
doença de Alzheimer, 712
doença de Buerger. *Ver* tromboangeíte obliterante
doença de Charcot-Marie-Tooth, 267-269
doença degenerativa do disco, 530
doença de Kienböck
   achados clínicos, 504
   radiografias na, 504*f*
   tratamento, 504-505
doença de Legg-Calvé-Perthes (DLCP), 509*f*
   achados clínicos, 509-510
   diagnóstico diferencial, 510
   estudos de imagem, 510
   sinais e sintomas, 509-510
   tratamento, 510
doença de Lyme, 266-267
doença de Moyamoya, 213
doença de Osgood-Schlatter
   achados clínicos, 512
   complicações, 512
   diagnóstico diferencial, 512
   estudos de imagem, 512
   sinais e sintomas, 512
   tratamento, 512

doença de Parkinson
   achados clínicos 313-315
   agonistas da dopamina para, 318
   amantadina para, 317
   complicações, 316
   critérios clínicos para, 315
   critérios diagnósticos para, 316
   depressão no, 315
   diagnóstico diferencial, 315-316
   escala de Hochn e Yahr para, 319
   estudos diagnósticos, 315
   inibidores com COMT para, 317
   inibidores da monoaminoxidase para, 317
   levodopa para, 317
   neurorreabilitação, 313-320
   patogênese, 313
   prognóstico, 319-320
   quedas no, 319
   sequelas secundárias no, 318-319
   sintomas motores de, 313-314
   sintomas não motores do, 314-315
   tratamento, 316
   tratamento cirúrgico para, 318
doença de Sinding-Larsen-Johansson, 512
doença do refluxo gastroesofágico (DRGE), 707-708
doença inflamatória intestinal (DII), 389
doença inflamatória pélvica (DIP), 708
doença óssea metastática, 576
   achados clínicos, 577
   sistema de classificação de Mirels, 577
   tratamento, 577
doença pulmonar obstrutiva, 414
doença pulmonar obstrutiva crônica (DPOC), 696
   parar de fumar para, 697
   terapia por oxigênio, 697
doença pulmonar restritiva, 413-414
doenças de armazenamento de glicogênio, 291, 292
dor, 131-134
   amputação do membro inferior, 451
   amputação do membro superior, 456
   cotovelo, 17
   lesão na medula espinal, 183-185
   membro fantasma, 545
   nádegas, 19-20
   ombro, 231
   pélvica, 708
   pós-mastectomia, 580
   punho, 18
   quadril, 19-20, 60*f*
   tórax, 591-592
   trocantérica maior, 511

dor do câncer, 571-572
    achados clínicos, 571
    patogênese, 571
    tratamento, 571-572
dor lombar discogênica
    achados clínicos, 531
    patogênese, 530-531
    tratamento, 531-532
dor no peito
    achados clínicos, 591
    eletrocardiograma, 591
    sinais e sintomas, 591
    testes diagnósticos, 591-592
    tratamento, 592
dor no pescoço. Ver também câncer de cabeça e pescoço; linfedema de cabeça e pescoço
    achados clínicos, 523
    prognóstico, 523
    tratamento, 523
dor pélvica, 708
doxazosina, 45
DPOC. Ver doença pulmonar obstrutiva crônica
DREZ, 85
DRGE. Ver doença do refluxo gastroesofágico
dronabinol, 185

E
EAM. Ver equipamento de assistência à mobilidade
ECG. Ver eletrocardiograma
edema, 545
EECF. Ver epífise femoral capital deslizada
EEF. Ver estimulação elétrica funcional
EENM. Ver estimulação elétrica neuromuscular
efeitos psiquiátricos, 186
Eixos, 666, 673
ELA. Ver esclerose lateral amiotrófica
elefantíase verrucosa nostra (ENV), 35
eletrocardiograma (ECG)
    dor no peito, 591
    reabilitação cardíaca, 399
eletromiografia com agulha, 256-259
eletromiografia (EMG), 26
    ajustes de filtro, 260
    anatomia neuromuscular e, 247-248
    estudos, 250-251
    estudos de condução nervosa, 251-256
    instrumentação diagnóstica, 260
    lesões de condução nervosa e, 248-251
    mudanças diagnósticas com patologia, 250

    respostas tardias, 254-256
eletroterapia
    contraindicações, 106
    EEF, 76, 107
    iontoforese, 107-108
    TENS, 76, 105-106
ELP. Ver esclerose lateral progressiva
embolia pulmonar, 175-176, 218
    substituição do quadril e, 549
EM. Ver esclerose múltipla
EMG. Ver eletromiografia
encefalomalacia, 329f
encostos de bancos de tensão ajustável, 669, 669f
endotelina, 45
enemas, 89
enfisema, 414
enoxaparina, 70, 71, 134
entorse da articulação acriomioclavicular, 499-500
entorse do tornozelo, 22
    em esportes de contato limitado, 482
entorse do tornozelo lateral
    achados clínicos, 513-514
    diagnóstico diferencial, 514
    estudos de imagem, 513-514
    patogênese, 512-513
    prognóstico, 514
    sinais e sintomas, 513
entorse do tornozelo medial
    achados clínicos, 515
    complicações, 515
    estudos de imagem, 515
    patogênese, 514-515
    tratamento, 515
entorse na primeira articulação metatarsofalângica, 483-484
entrevista clínica, 604
entrevista motivacional, 611
ENV. Ver elefantíase verrucosa nostra
enxaqueca, 202, 212
enxerto de pele, 430, 456f
epicôndilo medial, 641f
epífise femoral capital deslizada (EECF)
    achados clínicos, 508-509
    diagnóstico diferencial, 509
    estudos de imagem, 508-509
    sinais e sintomas, 508
    tratamento, 509
equilíbrio, 314
    AVC e, 227
equinovaro, 157f

equipamento de assistência à mobilidade (EAM), 662
equivalente metabólico (MET), 117-118
ERM. Ver espectroscopia por ressonância magnética
escadas, 683-684, 685
Escala de Coma de Glasgow (GCS), 193
Escala de Hoehn e Yahr para a doença de Parkinson, 319
Escala de Resultados de Glasgow, 207
escápula, 14f, 48f
escápula alada, 13
escarotomia, 430
esclerose lateral amiotrófica (ELA)
    achados clínicos na, 303-304
    diagnóstico diferencial, 303-304
    estudos diagnósticos, 303-304
    prognóstico, 305
    reabilitação neurológica, 302-305
    tratamento, 304-305
esclerose lateral progressiva (ELP), 302
esclerose múltipla (EM), 237-238
    acetato de glatiramer para, 242
    achados clínicos, 239-241
    corticosteroides para, 242
    critérios diagnósticos, 241
    diagnóstico diferencial, 242
    espasticidade, 245
    estudos laboratoriais, 240
    fadiga e, 245
    fármacos modificadores de doença, 242-244
    fingolimode para, 243-244
    fumarato de dimetila para, 244
    interferon para, 242
    marcha e, 245
    mitoxantrona para, 243
    natalizumabe para, 242-243
    patogênese, 238
    potenciais evocados em, 241
    progressiva primária, 239-240
    progressiva secundária, 239
    reabilitação, 244-245
    RM, 240-241
    sintomas, 239
    surto progressivo, 240
    teriflunomida, 244
    tratamento, 242-245
esclerose múltipla tipo surto-remissão, 239
esclerose sistêmica, 393
escoliose, 341, 342
esfíncteres uretrais, 92
esfincterotomia, 97
espasticidade

achados clínicos, 73-75
agentes investigatórios para, 78
alongamento e, 76
artrodese para, 83
AVC e, 230-231
baclofeno para, 77-78, 128
clonidina para, 78
colocação de tala e, 76
dantrolene para, 78, 129
diazepam para, 77, 128
escalas de classificação, 75
escalas de classificação clínica, 74-75
estimulação nervosa, 76-77
farmacoterapia, 128-129
farmacoterapia oral, 77-78, 332
fenol, 129
imobilização e, 76
início de, 80-81
LCT e, 196-197
lesão na medula espinal, 185-186
medida de, 74-75
medidas subjetivas, 75
na EM, 245
na paralisia cerebral, 330-331
nos Estados Unidos, 74
osteotomia para, 83
padrões, 74
para LCT, 80-82
sinais e sintomas, 73-74
técnicas de alongamento muscular para, 83
técnicas de reabilitação, 76-77
terapia com toxina botulínica, 79-80, 129
testes neurofisiológicos, 75
tizanidina para, 78, 128-129
transferência de tendão para, 83
tratamento, 75-85
tratamento neurocirúrgico, 84-85
tratamento ortopédico, 82-84
treinamento de força e, 76
espectroscopia por ressonância magnética (ERM), 197
espinha bífida
achados clínicos, 335
achados motores em, 335
avaliação pediátrica, 333-338
bexiga neurogênica em, 336
classificação, 334
epidemiologia, 334
etiologia, 334-335
fatores de risco, 334-335
intestino neurogênico em, 336-337
tratamento, 335-338
espirometria, 412
espondilite anquilosante
achados clínicos, 386

exercício e, 387
farmacoterapia, 387
tratamento, 386-387
espondiloartropatia, associada a DII
achados clínicos, 389
tratamento, 389
espondiloartropatia não diferenciada, 390
espondiloartropatia soronegativa, 385
espondilólise, 497
achados clínicos, 525
diagnóstico diferencial, 525
patogênese, 524-525
prognóstico, 525
tratamento, 525
espondilolistese, 497
achados clínicos, 525
classificação, 524
classificação, 525f
diagnóstico diferencial, 525
patogênese, 524-525
prognóstico, 525
tratamento, 525
esportes de contato, 472-481
avulsão do tendão flexor profundo na, 479
concussões na, 472-473
contusões do quadríceps, 475-476
dedo em martelo na, 478
entorse do tornozelo, 482
estiramento do músculo adutor na, 481
hip pointer no, 475
luxações glenoumerais anteriores, 476-477
polegar do guarda-caça, 479
pubalgia atlética, 479-180
rupturas do ligamento colateral, 474
rupturas meniscais, 475
separação da articulação acromioclavicular na, 477-478
esportes de contato limitado, 481-482
entorse da primeira articulação metatarsofalângica, 483-484
lesão na articulação tarsometatársica, 484-485
tendinopatia patelar, 483
esportes de não contato, 485-488
entorses do ligamento colateral ulnar, 487
esportes de resistência, 488-494
fasciite plantar, 491-192
fratura por estresse, 490-491
síndrome da fricção da banda iliotibial, 489
síndrome do estresse tibial medial, 489-490
síndrome patelofemoral nos, 488-489
tendinopatia do calcâneo, 491
esportes. *Ver tipos específicos*
estado de sustentação de peso, 680

estado mental, 3
achados clínicos, 595-596
diagnóstico diferencial, 596
mudança no, 595-596
testes diagnósticos, 595-596
tratamento, 596
estatinas, 694
estenose espinal
achados clínicos, 526-527
estudos de imagem, 526-527
patogênese, 526
prognóstico, 528
sinais e sintomas, 526
tratamento, 527-528
estenose sintomática da carótida, 212
estimulação da medula espinal
colocação de eletrodo, 374f
efeitos colaterais e complicações, 373
estudos dos resultados, 373-374
indicações, 372-373
técnica, 373
estimulação digital, 89
estimulação do nervo periférico
efeitos colaterais e complicações, 376
estudos de resultados, 376
implante de condutor, 375f
indicações, 374
técnica, 374-375
estimulação elétrica
para feridas diabéticas, 28
estimulação elétrica funcional (EEF), 76, 107, 171, 224
estimulação elétrica neuromuscular (EENM), 224
estimulação nervosa elétrica transcutânea (TENS), 76, 105-106, 572
estiramento do músculo adutor, 481
estudos de condução nervosa, 575
EMG, 251-256
etanercepte, 383
etexilato de dabigatrana, 71
etidocaína, 644
evacuação assistida, 89
exame físico, 3-5
amputação de membro inferior, 439-440
cadeiras de rodas, 663
lesão na medula espinal, 167
exercício. *Ver também* treinamento de força
alta intensidade, 417-418
baixa intensidade, 418
contraindicações ao, 409
de Shaker, 631
especificidade, 124-125
espondilite anquilosante e, 387

na reabilitação cardíaca, 404-405
na reabilitação pulmonar, 416-418, 423
para a artrite reumatoide, 328-383
para a doença de Parkinson, 318
para a IVC, 41
para DAC, 695-696
resistência, 123
teste de reabilitação cardíaca, 400
treinamento aeróbio, 120
uma articulação, 123-124
exercício de resistência, 123
exercícios de articulação única, 123-124
exercícios motores orais, 630
exercícios multiarticulares, 123-124
extensor do antebraço, 18f

F

facilitação neuromuscular proprioceptiva (FNP), 125, 127
fadiga
  durante o dia, 234-235
  EM e, 245
  músculo, 117
  tratamento, 706
fadiga relacionada ao câncer
  patogênese, 570
  tratamento, 570
falha no acoplamento de excitação-contração, 117
fármacos antirreumáticos modificadores da doença (FARMD), 382, 383
FARMD. *Ver* fármacos antirreumáticos modificadores da doença
fáscia plantar (FP), 637f
fascículo cuneiforme, 163
fascículo grácil, 163
fasciíte plantar, 491-492
fator de crescimento mecânico (MGF), 122
fator de crescimento semelhante à insulina 1 (IGF-1), 122
fator de necrose tumoral-alfa (TNF-α), 570
fator estimulante de colônias de granulócitos e macrófagos (GM-CSF), 27
febre, 593
  achados clínicos, 594-595
  sinais e sintomas, 594-595
  testes diagnósticos, 595
  tratamento, 595
fenol, 129
fentanil transdérmico, 133
feridas diabéticas
  achados clínicos, 25-26
  antibióticos para, 27

classificação da, 26
classificação de Wagner para, 26
complicações, 26
cuidado preventivo, 36
curativos em feridas para, 27
debridamento para, 27
diagnóstico diferencial, 26
estimulação elétrica para, 28
fundamentos do diagnóstico, 24-25
International Working Group
métodos de desembolso de pressão, 28
modulação da pressão e descarga mecânica, 28
opções ortóticas para, 28-29
patogênese, 25
prognóstico, 29
promoção da cicatrização, 27
terapia por oxigênio hiperbárico, 28
terapia por pressão negativa na ferida, 28
terapias adjuvantes, 28
terapias tópicas para, 27
tratamento, 26-29
úlcera, 25f
festinação, 314
FFPM. *Ver* fração flavonoide purificada micronizada
fibratos, 694
fibrilação atrial, 213
fibromialgia
  achados clínicos, 396-397
  tratamento, 397
fingolimod, 243-244
fisioterapia do tórax, 420
fixação de cimento, 548-549
fixação sem cimento, 548-549
flexibilidade, 125-126
  manejo da, 127
flexor do antebraço, 16f
FNP. *Ver* facilitação neuromuscular proprioceptiva
fondaparinux, 70, 71, 134
fonoaudiólogos, 612
fonoforese, 108-109
força de reação do solo (GRF), 52f
  marcha e, 136-137
FP. *Ver* fáscia plantar
fração flavonoide purificada micronizada (FFPM), 41
fraqueza, inatividade e, 62-63
fratura da clavícula
  achados clínicos, 519
  classificação, 518-519
  estudos de imagem, 519

reabilitação, 519
sinais e sintomas, 519
tratamento, 519
fratura do escafoide
  achados clínicos, 521
  classificação, 521
  complicações, 521
  reabilitação, 521
  tratamento, 521
fratura do olécrano, 520
  classificação, 521
  reabilitação, 521
  tratamento, 521
fratura periprotética
  joelho, 553
  ombro, 556
fratura radial
  classificação, 519
  tratamento, 520
fraturas, 178-179
  avaliação clínica, 517-518, 544
  classificação, 517
  complicações, 544
  consolidação, 518, 518
  de Galeazzi, 520f
  do olecrano, 520-521
  espinal, 532-534
  estudos de imagem, 518
  por estresse, 490-491
  reabilitação traumática, 544
  sinais e sintomas, 518
  ulnar, 519-520
fraturas espinais
  achados clínicos, 532-533
  diagnóstico diferencial, 533
  prognóstico, 534
  tratamento, 533-534
fratura ulnar
  classificação, 519
  tratamento, 520
fumarato de dimetila, 244
função cognitiva, 3-4
  LCT e, 204-205
  na avaliação neuropsicológica, 608
  na reabilitação cardíaca, 406-407
função do nervo craniano, 5-6
função executiva
  avaliação neuropsicológica, 607
  AVC e, 230
  déficits, 621
  LCT e, 204
função motora, 7-9
função sensorial, 6-7
função sexual, 708

lesão na medula espinal e, 181-183
tratamento, 709
funcionamento vocacional, 608-609
futebol, 483-485
futebol americano, 472-479

G

gabapentina, 588
gabapentinoides, 134
gânglios basais, 614
gânglios da raiz dorsal, 363-364
ganho de peso, 706-707
gastrite ileal, 88
gastrostomia endoscópica percutânea (GEP), 589-590
GEP. *Ver* gastrostomia endoscópica percutânea
GH. *Ver* hormônio do crescimento
giro em bloco, 314
glenoumeral posterior, 641*f*
glicocorticoides, 298
glicólise, 113
glúteo máximo. 52*f*
GM-CSF. *Ver* fator estimulante de colônias de granulócitos e macrófagos
GMFCS. *Ver* Gross Motor Function Scale
gravidez, 213
lesão na medula espinal, 182-183
GRF. *Ver* força de reação do solo
Gross Motor Function Scale (GMFCS), 326*f*, 588
grupos de apoio, 611

H

habilidades visuoespaciais, 607
hálux rígido, 495-496
hálux valgo, 495-496
hanseníase, 266
HBPM. *Ver* heparina de baixo peso molecular
hematomas subdurais, 192
hematoma subaracnoide, (HSA), 209-210, 214
hemiandador, 682
hemianopsia, 229-230
hemiplégico, 669
hemicorporectomia, 445-446
hemi-inatenção, AVC e, 230
hemipelvectomia, 445-446
hemorragia intracraniana (HIC), 212, 214
hemorragia intraventricular, 211
heparina de baixo peso molecular (HBPM), 134, 175

heparina não fracionada, 71, 134, 175
hepatite C, 267
hérnia de disco, 530-531
hérnia de esporte. *Ver* pubalgia atlética
herpesvírus, 700-701
HIC. *Ver* hemorragia intracerebral
hidrocefalia
AVC e, 232
na LCT, 198
hidrocodona, 133
hidromorfona, 133
hidronefrose, 95
hidroterapia, 101-102
hipercalcemia, 189
hiperlipidemia, 212
achados clínicos, 693-694
objetivos alvo na, 694
prevenção primária, 694
tratamento, 694
hipertensão, 691
achados clínicos na, 692
AVC e, 219
classificação, 691
complicações, 692
na reabilitação cardíaca, 402
sem controle, 596-597
terapia com fármaco, 693
tratamento, 692
hipertensão não controlada, 596
achados clínicos, 597
testes diagnósticos, 597
tratamento, 597
hipertireoidismo, 702
hipocampo, 614
hipotálamo, 614
hipotensão
achados clínicos, 598
ortostática, 172-173
tratamento, 598-599
hipotireoidismo, 702-703
hipovolemia, 598
hipóxia
achados clínicos, 592-593
diagnóstico diferencial, 592
sinais e sintomas, 592-593
testes diagnósticos, 593
tratamento, 593
história de doença presente, 2
na reabilitação de traumatismo, 540
história de medicações, 2
história do paciente
amputação de membro inferior e, 439
cadeira de rodas, 662-663

de alergias, 2
de doença presente, 540
medicações, 2
queixa principal, 1-2
revisão de sistemas, 3
história familiar, 2
história médica e cirúrgica passada, 2
história social, 2
amputação de membro inferior e, 439
HIV. *Ver* vírus da imunodeficiência adquirida
Hoffman, Paul, 255
hóquei na grama, 483-485
hóquei no gelo, 479-481
hormônio antidiurético, 200
hormônio do crescimento (GH), 122
hormônios, 118-119
hospitalização prolongada, 542
HPV. *Ver* papilomavírus humano
HSA. *Ver* hematoma subaracnoide
humor, 4
distúrbios, 233-234

I

IAPD. *Ver* instabilidade autonômica paroxística com distonia
ibuprofeno, 132
ICC. *Ver* Insuficiência cardíaca congestiva
idosos
demência nos, 711
doença de Alzheimer nos, 712
osteoporose nos, 710-711
reabilitação cardíaca nos, 407
sequelas do transplante de órgão nos, 712-714
IEM. *Ver* insuflação e desinsuflação mecânica
IGF-1. *Ver* fator de crescimento semelhante à insulina 1
IGRT. *Ver* radioterapia orientada por imagem
ileostomia, 89-90
ileovesicostomia, 97
imagem de perfusão com radionuclídeo, 400-401
imagem por tensão difusional (ITD), 197
imagem por ressonância magnética (RM), 197, 329*f*
AVC e, 210*f*
da coluna lombar, 527*f*, 530*f*, 531*f*
da coluna torácica, 533*f*
esclerose múltipla, 240-241
imobilização
espasticidade e, 76
na paralisia cerebral, 330

imobilização, 62-65, 76
imobilização espinal, 171, 531
impactação fecal, 87
impacto do ombro, 500-502
    achados clínicos, 501
    diagnóstico diferencial, 501-502
    estudos de imagem, 501
    externo, 500-502
    interno, 502
    sintomas, 501
    tratamento, 502
impacto femoroacetabular, 19, 506
    achados clínicos, 507
    complicações, 507
    diagnóstico diferencial, 507
    estudos de imagem, 507
    sinais e sintomas, 507
imunização de manutenção da saúde, 689-690
IM. *Ver* infarto do miocárdio
inatividade
    achados clínicos, 63
    consequências cardiovasculares, 64
    consequências gastrintestinais, 64
    consequências musculoesqueléticas da, 62-64
    contratura e, 63
    fatores de risco, 63
    fraqueza e, 62-63
    saúde mental e, 65
    sistema pulmonar e, 65
    sistema urinário e, 64-65
inatividade física, 213
incapacidade, 567-568
incapacidade no trabalho, 566-567
incapacidade pós-AVC, 224-225, 324-325
incontinência, 92
    manejo clínico, 97
índice tornozelo-braço (ITB), 24
indometacina, 132
infarto do miocárdio (IM), 405
infarto muscular diabético, 300-301
infecções do trato urinário (ITUs)
    assintomática, 94
    na bexiga neurogênica, 94-95
    profilaxia, 94-95
    sintomática, 94
infecções espinais, 528
    achados clínicos, 529
    complicações, 529
    diagnóstico diferencial, 529
    patogênese, 529
    prognóstico, 529
infecções fúngicas, 700
infliximab, 383

inibidores da ciclo-oxigenase (COX), 70, 132
inibidores da COMT. *Ver* Inibidores de catecol-*O*-metil transferase
inibidores da Cox. *Ver* inibidores da ciclo-oxigenase
inibidores da fosfodiesterase-5 (PDE-5), 182
inibidores da (MAO). *Ver* inibidores da monoaminoxidase
inibidores da monoaminoxidase, 317
inibidores de catecol-*O*-metil transferase (COMT), 317
injeção na articulação periférica
    ácido hialurônico, 645
    anestésico local, 643-644
    articulação acromioclavicular, 651-652
    articulação subtalar, 660-661
    articulação tibiotalar, 659-660, 660*f*
    articulação ulnoumeral, 652
    bursa do olécrano, 653-654
    bursa isquiática, 656-657, 657*f*
    bursa trocantérica, 657-658, 658*f*
    corticosteroides, 644-645
    cuidado pós-injeção, 647-648
    cuidado pré-injeção, 647
    dextrose esterilizada, 645
    efeitos adversos, 646, 646
    epicondilite lateral, 652-653
    epicondilite medial, 653
    esternoclavicular, 649-650
    joelho, 658-659
    na articulação glenoumeral, 650
    no membro superior, 649-655
    ombro, 649
    ombro subacromial, 650-651
    para tenossinovite de DeQuervain, 654-655
    pé anserino, 659
    plasma rico em plaquetas autólogo, 645-646
    primeira articulação carpometacarpiana, 654
    princípios da, 643-648
    procedimento, 647-648
    quadril, 656
    temporomandibular, 648-649
    túnel do carpo, 655
injeção na articulação subtalar, 660-661
injeção simpática celíaca
    efeitos colaterais e complicações, 356
    indicações, 355-356
    resultados dos estudos, 356
    técnicas, 356
injeção simpática cervical, 354*f*
    efeitos colaterais, 354
    estudos dos resultados, 354
    técnica, 353-354
injeção simpática hipogástrica superior, 357*f*

efeitos colaterais e complicações, 358
    estudos dos resultados, 358
    indicações, 357
    técnica, 357-358
injeção simpática lombar
    efeitos colaterais, 357
    estudos dos resultados, 357
    indicações, 356
    técnica, 356-357
injeção simpática no gânglio ímpar, 358*f*
    efeitos colaterais e complicações, 358
    estudos dos resultados, 359
    indicações, 358
    técnica, 358
injeção simpática torácica, 355*f*
    efeitos colaterais e complicações, 354
    indicações, 354
    técnica, 354
inserção de assento sólido, 665
insônia, 707
instabilidade autonômica paroxística com distonia (IAPD), 588
instabilidade glenoumeral, 556
instalações para reabilitação com internação, 584
insuficiência cardíaca congestiva (ICC), 591
insuficiência venosa crônica (IVC)
    achados clínicos, 39
    classificação, 40
    exercício para, 41
    farmacoterapia, 41
    terapia de compressão para, 40
    tratamento cirúrgico da, 41
insuflação e desinsuflação mecânica (IEM), 174
integridade da pele, 541-542
interações de contato, 136
interferons, 242
International Working Group
    classificação das feridas diabéticas, 26
intertrigo, 699
intestino neurogênico
    achados clínicos, 87
    câncer colorretal e, 88
    complicações, 87-88
    controle da região anal e, 86-87
    controle do sistema entérico e, 86
    controle do sistema nervoso somático no, 86
    diagnóstico diferencial, 87
    envolvimento da vesícula biliar no, 88
    epidemiologia, 86
    fase aguda pós-lesão, 88
    fase crônica pós-lesão, 88
    gastrite ileal, 88

hemorroidas no, 87-88
impactação fecal em, 87
lesão na medula espinal, 188-189
lesões de neurônio motor inferior, 87
lesões de neurônio motor superior e, 87
medidas de evacuação assistida, 89
na espinha bífida, 336-337
neuroanatomia intestinal no, 86
prognóstico, 90
síndrome da artéria mesentérica superior, 88
sistema nervoso autônomo em, 86
tratamento, 88-90
tratamento cirúrgico, 89-90
iontoforese, 107-108
irrigação anterógrada, 89
irrigação transanal, 89
isolamento social, 222
ITB. *Ver* índice tornozelo-braço
ITD. *Ver* Imagem por tensão difusional
IVC. *Ver* Insuficiência venosa crônica

J

joelho, 20*f*
 amputação, 443
 articulação, 21
 cinesiologia, 59-61
 forças no, 59
 infecção, 553
 injeção na articulação, 658-659
 lesões na natação, 494
 medial posterior, 640*f*
 movimento, 59
 osteoartrite, 385
 protético, 449-450
 rigidez, 553
joelho com articulação hidráulica controlado por microprocessador, 450*f*
joelho policêntrico, 450*f*
julgamento, 4
junção neuromuscular, 249*f*

L

lacrosse, 483-485
lâmpadas de aquecimento, 100
latíssimo do dorso, 48*f*, 53*f*
LCA. *Ver* Ligamento cruzado anterior
LCL. *Ver* ligamento colateral lateral
LCP. *Ver* ligamento cruzado posterior
LCS. *Ver* Líquido cerebrospinal
LCT. *Ver* lesão cerebral traumática
leflunomida, 382
lei de Wolf, 179

leito respiratório, 174
lesão anteroposterio do lábio superior (SLAP), 485-486, 502
lesão cerebral não traumática. *Ver também* lesão cerebral traumática
 achados clínicos, 351-352
 avaliação pediátrica, 351-352
 sinais e sintomas, 351-352
Lesão cerebral traumática (LCT), 129-131. *Ver também* lesão cerebral não traumática
 abuso de substância e, 205-206
 achados clínicos, 192-197, 349
 amantadina para, 130
 anfetaminas para, 130
 anormalidades eletrolíticas, 200-201
 atenção e, 204
 avaliação pediátrica, 348-351
 bromocriptina para, 130
 carbidopa-levodopa para, 130
 cefaleias pós-traumáticas, 202
 complicações, 198-203, 349, 543-544
 convulsões em, 198-199, 349
 cuidado agudo, 203
 déficits cognitivos e, 204-205
 déficits e danos associados, 350-351
 déficits visuais e, 202-203
 demografia, 191
 disautonomia, 199
 disfunção autônoma central e, 349
 disfunção do sono e, 201-202
 disfunção neuroendócrina em, 349
 epidemiologia, 191
 espasticidade e, 196-197
 estudos de imagem, 197
 excitação e, 204
 função executiva e, 204
 hidratação e, 199
 hidrocéfalo em, 198
 lesão na medula espinal e, 186-187
 linguagem e, 205
 manejo da bexiga e do intestino, 350
 memória e, 205
 metilfenidato para, 130
 modafinil para, 130-131
 nas populações especiais, 206-207
 nutrição e, 199, 350
 Ossificação heterotópica, 200, 350
 patogênese, 192, 348-349
 preocupações de avaliação clínica, 543
 pressão intracraniana em, 198
 problemas comportamentais após, 203-204
 prognóstico, 207-208, 544
 reabilitação, 203-205, 351
 reabilitação traumática, 543-544
 reingresso na comunidade e, 205, 351

sinais e sintomas, 193-194
sistema respiratório e, 349
SNMS e, 199-200
tempestade simpática na, 588
TEV e, 198
tratamento, 203-207
lesão do joelho interno, 21-22
lesão na articulação tarsometatársica, 484-485
lesão na medula espinal
 achados clínicos em, 165-169
 avaliação clínica, 542-543
 avaliação de, 167-169
 avaliação neurológica, 168-169
 bexiga neurogênica e, 188
 cadeiras de rodas para, 672-675
 cálculos biliares e, 177
 classificação de, 169*f*, 184*f*
 coluna espinal e, 163
 complicações, 172-186, 543
 complicações neurológicas, 180-181
 considerações anatômicas, 163
 disfunção intestinal e, 177
 disreflexia autônoma, 173
 dor, 183-185
 efeitos psiquiátricos de, 186
 epidemiologia, 162
 escala de lesão, 169
 espasticidade, 185-186
 estudos de imagem, 167-168
 etiologia, 162-163
 exame físico, 167
 função sexual e, 181-183
 gravidez, 182-183
 grupos musculares principais para teste em, 169
 hidratação e, 176-177
 hipercalcemia e, 189
 incompleta, 166-167
 intestino neurogênico, 188-189
 LCT e, 186-187
 manejo agudo, 171
 não traumática, 165
 nutrição e, 176-177, 188
 objetivos funcionais após, 171
 ossificação heterotópica e, 179-180
 patogênese, 164-165
 pediátrica, 187-188
 prognóstico, 190, 543
 reabilitação, 171-72, 189-190
 reabilitação traumática, 542-543
 sintomas, 165-166
 sistema circulatório e, 172-173, 543
 sistema endócrino e, 181
 sistema gastrintestinal e, 176-177, 543
 sistema geniturinário, 177
 sistema integumentar, 178

sistema ósseo e, 178-180
sistema reprodutor e, 183-183
sistema respiratório e, 173-175, 188, 543
sistema vascular e, 175-176
suprimento vascular e, 163
terapia ocupacional, 190
transmissão de sinal neurológico e, 163
tratamento, 170-172
tratamento cirúrgico, 170-171
tratamento não cirúrgico, 170-171
tratos longos ascendentes em, 164f
tratos longos descendentes em, 164f
traumática, 164-165
lesão no nervo interósseo anterior, 16-17
lesão nos isquiotibiais, 22-23
lesão por estresse do rádio distal, 497
lesão por inalação, 430-431
lesão por movimento repetitivo
definição, 564
tendências em, 564
lesões de ciclismo
traumática, 492-493
uso excessivo, 492
lesões de condução nervosa
classificação das, 249
EMG e, 248-251
lesões elétricas, 428
lesões lombares
achados clínicos, 523
bandeiras vermelhas, 524
na natação, 493-494
prognóstico, 523
tratamento, 523
lesões na extremidade inferior, 505-517
lesões na extremidade superior, 499-505
lesões no local de trabalho
avaliação das, 562-563
classificação da incapacidade, 567-568
condições de comorbidades, 565
custos das, 656
fatores de risco, 561-562
processo de retorno ao trabalho, 564-565
registro das, 562
regulação, 561
lesões por arma de fogo
complicações, 545-546
reabilitação traumática, 545-546
lesões SLAP. *Ver* lesão anteroposterior do lábio superior
LES. *Ver* lúpus eritematoso sistêmico
leucomalacia periventricular 329f
levodopa, 317
lidocaína, 644, 644

ligamento colateral lateral (LCL), 638
rupturas, 474
ligamento colateral medial (MCL), 638f
rupturas, 474
ligamento colateral ulnar (UCL), 638f
entorses, 487
ruptura, 18-19
ligamento cruzado anterior (LCA), 60
rupturas, 473-474
ligamento cruzado posterior (LCP), 60
ligamentos, ultrassom musculoesquelético dos, 634. *Ver também* ligamentos específicos
ligamento talofibular anterior (LTFA), 642
limiar de lactato, 119-120
liner com gel, 442f
linfedema, 36f, 578
achados clínicos, 35-37
estadiamento, 37f
patogênese, 35
primário, 35
secundário, 35
tratamento, 37-38
linfedema de cabeça e pescoço
achados clínicos, 579
tratamento, 579
linfedema interno, 580f
linguagem, 328, 613-615
áreas, 616
LCT e, 205
na avaliação neuropsicológica, 607
linha de progressão, 141
lipodermatoesclerose, 40f
líquido cerebrospinal (LCS), 306
lise das adesões epidurais, 360f
efeitos colaterais e complicações, 360
indicações, 359
resultados dos estudos, 360
técnica, 359-360
lobo frontal, 613
lobo occipital, 613
lobo parietal, 613
lobo temporal, 613
locomoção, 136-139. *Ver também* marcha
lorazepam, 588
LTFA. *Ver* ligamento talofibular anterior
lúpus eritematoso sistêmico (LES), 390
achados clínicos, 391-392
achados laboratoriais, 392
classificação de, 391
sinais e sintomas, 391-392
tratamento, 392
luxação do quadril

achados clínicos, 510
complicações, 510
diagnóstico diferencial, 510
estudos de imagem, 510
sinais e sintomas, 510
tratamento, 510-511
luxação glenoumeral
achados clínicos, 503
anterior, 476-477
complicações, 503
inferior, 477
membro superior, 15-16
patogênese, 502-503
posterior, 477
tratamento, 503

M

maléolo lateral, 52f
manejo de lipídio, 401-402
manejo psicossocial
das queimaduras, 436
na reabilitação pulmonar, 419
reabilitação cardíaca, 404
manguito rotador, 15f
patologia, 13-14
ruptura, 556
manobra de estimulação térmica-tátil, 631
manobra de Gower, 339
manobra de Masako, 631
manobra de Mendelsohn, 631
mão
bordas, 667, 670-671
cinesiologia, 56-57
osteoartrite, 385
tala, 432f
maquinário funcional, 48-52
braço de alavanca, 48
roda e eixo, 51
roldana, 51
marcha, 52f, 136, 314
apoio terminal, 141-142, 141-143, 143f
aspectos operacionais da, 146-150
avanço da fase de apoio, 147-148, 149f
avanço da fase de oscilação, 146-147, 148f
avanço do apoio normal, 152f
avanço do apoio prejudicado, 152f
avanço do membro de apoio, 151-152
avanços do membro em oscilação, 152-153
base de suporte, 140
cadeia cinética aberta, 141
cadeia cinética fechada, 141
cadência, 140
características da, 140
ciclo, 140

CoM na, 137-138
comprimento do passo, 140, 154*f*, 160*f*
contato inicial, 139, 141*f*
desvios comuns, 151
de Tredelenburg, 59, 153, 156*f*
EM e, 245
estabilidade de sustentação de peso, 145-155
estudo de caso clínico, 155-159
fases da, 139-146
FRT e, 136-137
liberação, 150, 153-154, 159*f*
linha de progressão, 141
mecanismo de substituição, 140
médio apoio, 139-141, 142*f*, 148*f*
momentos articulares na, 137
oscilação inicial, 144, 155*f*
oscilação média, 145, 146*f*
oscilação terminal, 145-146, 147*f*
patológica, 151-155
pré-oscilação, 143-144, 154*f*
resposta de carga, 139, 142*f*
subfases da, 139-146
suporte de sustentação de peso, 149
suporte duplo, 149-150
suporte simples, 150, 157*f*, 158*f*
treinador, 331*f*
velocidade livre, 140
visão frontal, 141
visão sagital, 141
massagem, 111-112
  contraindicações, 111
MCL. *Ver* ligamento colateral medial
mecanismo de substituição, 140
medicações anti-inflamatórias não esteroides (AINEs), 70, 132, 531
Medicare, 663
medicina física e reabilitação (MF&R), 1
Medida de Independência Funcional (MIF), 584
médio apoio, 139-141, 142*f*, 148*f*
meloxicam, 132
membro inferior
  dor na nádega e dor no quadril lateral, 19-20
  entorse do tornozelo, 22
  impacto femoroacetabular, 19
  injeção, 656-661
  lesão no joelho interno, 21-22
  lesão nos isquiotibiais, 22-23
  protético, 448-450
  síndrome patelofemoral, 20-21
membro residual transtibial, 451*f*
membro superior
  dor no cotovelo no atleta de arremesso, 17
  dor no punho, 18

escápula alada, 13
injeção, 649-655
lesão do nervo interósseo anterior, 16-17
luxação glenoumeral, 15-16
neuropatia ulnar, 17
patologia do manguito rotador, 13-14
ruptura do ligamento colateral ulnar, 18-19
separação da articulação acromioclavicular, 14-15
síndrome do túnel do carpo, 18
memória, 4
  AVC e, 230
  déficits, 621
  de trabalho, 605
  LCT e, 205
  na avaliação neuropsicológica, 607
memória de trabalho, 605
meniscos, 22
mepivacaína, 644
metabolismo aeróbio, 113-114
metadona, 133
metatarsalgia, 495
metilfenidato, 570
  para lesão cerebral traumática, 130
métodos de desembolso da pressão, 28
metotrexato, 382
MF&R. *Ver* medicina física e reabilitação
MGF. *Ver* fator de crescimento mecânico
MIDCAB. *Ver* revascularização cardíaca direta minimamente invasiva
mielomalácia pós-traumática, 179
mielopatia, 573
MIF. *Ver* Medida de independência funcional
minociclina, 382
minorias raciais, 407=408
miócito, 115*f*
miopatia centronuclear, 291
miopatia de doença crítica, 32-33, 32*f*
miopatia desproporcional do tipo de fibra, 289-290
miopatia do núcleo central, 289
miopatia hiperparatireoide, 299-300
miopatia hipotireoide, 299
miopatia multinúcleo-mininúcleo, 291
miopatia nemalínica por bastonete, 289
miopatias
  adquiridas, 291-298
  avaliação das, 282
  bacterianas, 296
  bastonete nemalínico, 289
  centronuclear, 291
  comuns, 284
  congênitas, 289-291, 290

desproporção do tipo fibra, 289-290
doenças críticas, 298-299
doença sistêmica, 298-299
endócrinas, 299
esteroide, 298
etiologia das, 283
hereditárias, 282-288
hiperparatireóideas, 299-300
hipotireóideas, 299
induzidas por infecção, 295-297
induzidas por medicação, 297-298
infecção parasítica, 296-297
inflamatórias, 292-297, 393-395
metabólicas, 291
multinúcleo-mininúcleo, 291
no transplante de órgãos, 713
núcleo central, 289
reabilitação, 301
relacionadas à cocaína, 297
relacionadas ao álcool, 297
sarcoide, 295
tireotóxicas, 299
tóxicas, 297
virais, 295-296
miosina, 114*f*
miosite de corpos de inclusão, 295, 393
mitoxantrona, 243
modafinil, 130-131
modificação do comportamento, 611
Modifield Vancouver Scar Scale (MVSS), 435*f*
mononeuropatia
  cutâneo femoral lateral, 278-279
  nervo axilar, 272
  nervo mediano, 273-275
  nervo radial, 277
  nervo supraescapular, 272
  nervo torácico longo, 273
  nervo ulnar, 276-277
montagens de forquilha e haste, 666, 671
morfina, 133
movimento acima da cabeça, 56
movimento escapulotorácico, 55
movimentos involuntários, 8
movimento, tipos de, 47. *Ver também* marcha
movimento umeral, 54
mucosite, 581
muletas
  axilares, 682-684
  de Lofstrand, 684
  plataforma, 684
mulheres, reabilitação cardíaca nas, 407
músculo
  ativação, 116-117
  atividade em excesso, 73

cefaleia de tensão, 202
comprimento *versus* força, 114
distensão, 57
estrutura, 114-116
fadiga, 117
falha, 124
força, 12
hiperplasia, 122
hipertrofia, 121-122
massa, 7
reflexos de alongamento, 8, 8
tipos, 114-115
músculos das costas, 14*f*
músculo serrátil anterior, 56*f*
MVSS. *Ver Modified Vancouver Scar Scale*

N

naproxeno, 132
natação
   joelho, 494
   lesões lombares em, 493-494
natalizumab, 242-243
necrose avascular da cabeça femoral
   achados clínicos, 507-508
   tratamento, 508
negação da doença 603
nelarabine, 575
nervo abducente, 5-6
nervo craniano, 5
   funções do, 615
nervo espinal acessório, 6
nervo facial, 6
nervo glossofaríngeo, 6
nervo hipoglosso, 6
nervo interósseo posterior (NIP), 639*f*
nervo mediano (NM), 639*f*
   compressão no ligamento de Struthers, 275
nervo oculomotor, 5-6
nervo olfatório, 5
nervos, ultrassom musculoesquelético, 639
nervo trigêmeo, 6
nervo tróclea, 5-6
nervo ulnar, 639
   compressão, 276-277
   mononeuropatia, 276-277
nervo vago, 6
nervo vestíbulococlear, 6
neuralgia, 202
neurapraxia, 248
neuroestimulação para bexiga neurogênica, 97-98
neuromodulação sacral, 89

neurônio motor inferior (NMI), 91
   lesões, 87
neurônio motor superior (NMS)
   LCT e, 199-200
   lesões, 87
   na bexiga neurogênica, 91
neuropatia espinal acessória, 583
neuropatia infecciosa, 266-267
neuropatia periférica, 428
neuropatia sural, 280-281
neuropatia ulnar, 17
neuropatia. *Ver também* mononeuropatia; polineuropatia
   autonômica diabética, 265-266
   focal, 270-281
   induzida por toxina e medicação, 267, 268
   no transplante de órgãos, 713
neurorreabilitação
   doença de Parkinson, 313-320
   ELA, 302-305
neutrófilos, 122
niacina, 694
NIP. *Ver* nervo interósseo posterior
nitratos, 45
nível de Chopart, 441*f*
NMI. *Ver* neurônio motor inferior
NMS. *Ver* neurônio motor superior
NM. *Ver* nervo mediano
nutrição
   AVC e, 220
   distrofia muscular de Becker e, 341
   distrofia muscular de Duchenne e, 341
   LCT e, 199, 350
   lesão da medula espinal e, 176-177, 188
   na paralisia cerebral, 330
   na reabilitação pulmonar, 418-419
   queimaduras e, 431
   reabilitação cardíaca e, 402-403
   reabilitação do trauma, 541
   transplante de órgão e, 714

O

oateoporose no idoso, 710-711
OA. *Ver* osteoartrite
obesidade, cadeira de rodas e, 676
Occupational Safety and Health Administration (OSHA), 561, 562
OH. *Ver* ossificação heterotópica
ombro da liga menor, 486-487
ombro de nadador, 493
onda, 254
órgão do tendão de Golgi (OTG), 127

orientação, 4
ORN. *Ver* osteorradionecrose
orofaringe, 627*f*
órteses para artrite reumatoide, 383
oscilação inicial, 144, 155*f*
oscilação média, 145, 146*f*
oscilação terminal, 145-146, 147*f*
OSHA. *Ver* Occupational Safety and Health Administration
ossificação heterotópica (OH), 66-70
   achados clínicos, 69
   LCT e, 200, 350
   lesão da medula espinal e, 179-180
   na substituição do quadril, 550
   patogênese, 69
   queimaduras e, 428
   sinais e sintomas, 69
   tratamento, 69-70
osso, 122-123. *Ver também* sistema ósseo, lesão na medula espinal e
ossos do carpo, 521*f*
osteoartrite do quadril, 548*f*
   achados clínicos, 505
   complicações, 505
   diagnóstico diferencial, 506
   farmacoterapia, 506
   patogênese, 505
   sinais e sintomas, 505
   tratamento, 506
osteoartrite (OA)
   achados clínicos, 384
   joelho, 385
   mão, 385
   ombro, 555*f*
   tornozelo, 559*f*
   tratamento, 384-385
osteocondrite dissecante do capítulo
   achados clínicos, 503
   diagnóstico diferencial, 503
osteomielite, 25
osteopenia, 178-179
osteorradionecrose (ORN), 581-582
osteotomia, 83
OTG. *Ver* órgão do tendão de Golgi
oxicodona, 133
oximorfona, 133

P

pacientes com insuficiência cardíaca, 408
pacientes cronicamente doentes
   imunização de manutenção da saúde na, 689-690
   parar de fumar na, 691

ÍNDICE

rastreamento preventivo na, 688-689
pacientes de transplante cardíaco, 408
pacientes geriátricos. *Ver* idosos
PAMC. *Ver* potenciais de ação muscular compostos
PAM. *Ver* pressão arterial média
PANSs. *Ver* potenciais de ação de nervo sensorial
papilomavírus humano (HPV), 581
paralisia bulbar progressiva, 302-303
paralisia cerebral
   achados clínicos, 325-328
   avaliação pediátrica, 325-333
   cadeiras de rodas para pacientes com, 676-677
   classificação, 325
   diagnóstico diferencial, 328-329
   dispositivos de assistência na, 330
   estudos de imagem, 328
   farmacoterapia, 331
   fisioterapia e terapia ocupacional, 329-330
   fonoaudiologia e, 330
   imobilização na, 330
   manejo da espasticidade, 330-331
   medidas cirúrgicas, 331-332
   medidas de resultado, 333
   nutrição na, 330
   patogênese, 325
   sinais e sintomas, 325-328
   tratamento, 329-333
paralisia no nascimento do plexo braquial
   achados clínicos, 345-346
   avaliação pediátrica, 345-346
   classificação, 345
   sinais e sintomas, 345-346
   tratamento, 346
paraplegia, 174
patela proximal, 641*f*
PAUMs. *Ver* potenciais de ação de unidade motora
PCr. *Ver* troteina C reativa
PDE-5. *Ver* inibidores da fosfodiesterase-5
pé
   amputação, 440-441
   caído, 158
   de fibra de carbono, 449*f*
   lesões, 494-495
   protético, 448-449
   tala, 433*f*
peitoral maior, 53*f*
pensamento abstrato, 4
pentoxifilina, 32
perda de peso, 706-707

perfusão, pulmonar, 411
periodização, 124-125
PET. *Ver* tomografia por emissão de pósitrons
PGE. *Ver* prostaglandina E
PGI. *Ver* prostaciclina
plano coronal, 53*f*
plano sagital, 53*f*
plasma rico em plaquetas autólogo, 645-646
pletismografia, 413*f*
plexo celíaco, 355*f*
plexopatia braquial, 271, 271*f*
pneumonia, 174
polegar do guarda-caça, 479
poliarterite nodosa, 394
polidocanol, 43
polimialgia reumática, 395-396
polimiosite, 294-295, 393
polineuropatia, 25
   aspectos chave da, 264*f*
   simétrica distal (PSD), 263-264
polirradiculoneuropatia desmielinizante inflamatória crônica, 269-270
potenciais de ação de unidade motora (PAUMs), 258m 259*f*
potenciais de ação muscular compostos (PAMC), 252-253, 253*f*, 575
potenciais de ação nervosos sensoriais (PANSs), 251-252, 575
PPC. *Ver* Pressão de perfusão cerebral
pré-oscilação, 143-144, 154*f*
preservativos, 183
pressão arterial média (PAM), 203
pressão de perfusão cerebral (PPC), 203
pressão intracraniana na LCT, 198
princípios neuromusculares, 116-117
procaína, 644
processamento auditivo, 621
processo de retorno ao trabalho, 564-565
propriocepção, 7
prostaciclina (PGI), 32, 45
prostaglandina E (PGE), 32
proteína C reativa (PCr), 25
proteína da membrana associada à vesícula (VAMP), 79
prótese bipolar, 548
prótese de membro superior, 459
   aparelhos terminais, 458
   componentes, 456-457
   prescrição, 457-458
prótese de Syme, 442*f*
próteses unipolares, 548

protético, 545
   bipolar, 548
   cotovelo, 458
   de Syme, 442*f*
   joelho, 449-450
   membro inferior, 448-450
   membro superior, 456-459
   pé, 448-449
   quadril, 548
   reabilitação, 447
   unipolar, 548
   valvas cardíacas, 213
prurido, 428-429
PSD. *Ver* Polineuropatia simétrica distal
psicoeducação, 611
psicoterapia, 610
pubalgia atlética, 479-480, 515
pulmão. *Ver também* sistema pulmonar; sistema respiratório
   adesão, 411
   anatomia estrutural e funcional do, 410-411
   avaliação do, 411-413
   doença obstrutiva, 414
   doença restritiva, 413-414
   medida de volume, 412
   ventilação e perfusão, 411
   zonas de West de, 411*f*
punho
   artrite reumatoide do, 557*f*
   cinesiologia, 56-57
   dor, 18
   forças no, 57
   movimento, 57

Q

quadril
   amputação, 445
   apontador, 475
   cinesiologia, 57-59
   dor, 19-20, 60*f*
   estabilidade, 58
   forças no, 58
   injeção na articulação, 656
   luxação, 327
   movimento, 58
   músculos agindo sobre, 58-59
   posterior, 20*f*
   protético, 548
quedas
   AVC e, 235
   no MP, 319
   tratamento, 589
queimaduras
   achados clínicos, 425-427

aguda, 430-431
avaliação da cicatriz, 433-435
classificação, 425
complicações, 428-429
contratura e, 429
de espessura parcial, 425-426
de espessura total, 427
epidemiologia, 424
fisiopatologia, 424-425
manejo da cicatriz, 433-434
neuropatia periférica, 428
nutrição e, 432
OH e, 428
posicionamento, 431-432
prurido e, 428-429
reabilitação, 424-427
recuperação psicossocial, 436
reentrada na comunidade de, 437
subdérmica, 427f
superficial, 425
tratamento, 430-434
queimaduras agudas, 430-431
queixa principal, 1-2
questionários, 604

R

radioterapia de modulada por intensidade (RTMI), 572
radioterapia orientada por imagem (IGRT), 572
rastreamento preventivo, 688-689
reabilitação cardíaca
  aconselhamento de atividade física na, 404
  avaliação do paciente, 399-401
  AVC e, 408
  benefícios da, 399
  componentes centrais da, 401-405
  déficits cognitivos na, 406-407
  diabetes e, 402
  doença da artéria periférica e, 408
  ECG, 399
  em pacientes com insuficiência cardíaca, 408
  em pacientes de transplantes cardíacos, 408
  estratificação do risco, 401
  fase 1, 398
  fase 2, 398
  fase 3, 399
  imagem de perfusão de radionuclídeo, 400-401
  manejo da hipertensão, 401-402
  manejo do lipídeo, 401-402
  manejo do peso e, 403
  manejo psicossocial, 404
  nas minorias raciais, 407-408
  nas mulheres, 407
  nas populações especiais, 407-408
  nos idosos, 407
  nutrição e, 402-403
  parar de fumar na, 402
  pós-CABG, 405-406
  pós-cateterismo, 405
  pós-IM, 405
  pós-MIDCAB, 406
  precauções com atividades na, 405-406
  riscos associados com, 407
  subutilização da, 409
  teste de exercício, 400
  treinamento de exercício, 404-405
reabilitação da fala, 612-613
reabilitação de trauma
  amputação, 545
  avaliação do paciente em, 540-542
  cabeça, 541
  cuidado pós-agudo, 546
  depuração espinal, 540
  fraturas, 544
  função gastrintestinal, 541
  função pulmonar e, 541
  história da doença atual na, 540
  hospitalização prolongada e, 542
  informação de relevância em, 540
  integridade da pele, 541-542
  LCT, 543-544
  lesão na medula espinal, 542-543
  lesões por arma de fogo, 545-546
  nutrição, 541
  papel do médico na, 539-540
  questões financeiras, 546
  questões geográficas, 546
  questões sociais, 546
  sistema geniturinário, 541
reabilitação do câncer, 569
  serviços, 584
reabilitação de traumatismo, 541
reabilitação pulmonar, 410
  avaliação do desempenho, 423
  avaliação do resultado, 422-423
  avaliação do sintoma, 422-423
  benefícios da, 414-415
  cenário e pessoal do programa, 422
  cessação de fumar na, 415
  educação na, 415
  exercício na, 416-418, 423
  manejo psicossocial na, 419
  nutrição na, 418-419
  objetivos e benefícios da, 421
  programa, 415-423
  qualidade de vida relacionada à saúde e, 423
  retreinamento da respiração, 415-416
  seleção do paciente, 420
  treinamento familiar, 419
reabilitação. *Ver também* reabilitação cardíaca; reabilitação pulmonar; reabilitação de traumatismo
  ambulatorial, instalações, 584
  amputação de membro inferior, 446-448
  amputação de membro superior, 455, 455
  AVC, 217-221
  distrofia muscular de Becker, 342
  distrofia muscular de Duchenne, 342
  EM, 244-245
  espasticidade, 76-77
  fratura da clavícula, 519
  fratura do escafoide, 521
  fratura do olecrano, 521
  LCT, 203-205, 351
  lesão na medula espinal, 171-172, 189-190
  miopatias, 301
  pós-implante, 81
  protética, 447
  queimaduras, 424-427
  reabilitação neurológica, 302-305, 313-320
  reposicionamento do tornozelo, 560
  sistema pulmonar, 697
  substituição de joelho, 553-554
  substituição de punho, 558
  substituição do ombro, 556
  substituição do quadril, 550-551
receptores canabinoides tipo 1 (BC1), 78
reentrada na comunidade
  AVC e, 221-223
  de pacientes queimados, 437
  LCT e, 205, 351
reflexos, 8, 255-256
  alongamento muscular, 8, 8
  primitivos, 8-9, 324
  superficiais, 8
  trigêmino-faciais, 256, 257f, 257
repouso na cama, 62-65
resíduo de membro residual transumeral, 456f
respiração freno-labial, 416f
resposta de carga, 139, 142f
ressonância magnética, 197, 329f
  AVC e 210f
  da coluna lombar, 527f, 530f, 531f
  da coluna torácica, 533f
  esclerose múltipla, 240-241
reto femoral (RF), 640f
retreinamento da respiração, 415-416
revascularização cardíaca direta minimamente invasiva (MIDCAB), 406
RF. *Ver* reto femoral
rigidez, 314
rituximabe, 383

ÍNDICE

rivaroxaban, 71, 134, 135
RM. *Ver* ressonância magnética
roda e eixo, 51
rodilhas, 666
roldana, 51
RTMI. *Ver* radioterapia modulada por intensidade
rugby, 472-479
ruptura do disco interno, 530
rupturas meniscais, 475
Rusk, Howard, 569

S

sarcômeros, 114*f*
sartório, 116
saúde mental, 65
SCA. *Ver* síndrome coronariana aguda; síndrome do cordão anterior; soro condicionado autólogo
scooters motorizadas
   compacta portátil, 679
   quatro rodas, 679-680
   três rodas, 679
scooters. *Ver scooters* motorizadas
Segunda Lei de Newton do Movimento, 136
seguro, cadeiras de roda e, 663
semimembranáceo (SM), 640*f*
sem sustentação de peso (SSP), 680
separação da articulação acromioclavicular, 14-15
   em esportes de contato, 477-478
sequelas de transplante de órgãos em idosos, 712-714
sequelas secundárias, 318-319
serotonina, 570
sesamoidite, 495
SGB. *Ver* síndrome de Guillain-Barré
SIADH. *Ver* síndrome da secreção inapropriada de hormônio antidiurético
simpatectomia cervical, 364-365
simpatectomia cervicotorácica aberta, 46
simpatectomia lombar, 365-366
sinal de Neer, 501
sinal dependente da oxigenação do sangue (BOLD), 197
síndrome AMS. *Ver* síndrome da artéria mesentérica superior
síndrome compartimental aguda, 515-156
   achados clínicos, 516
   complicações, 516
   patogênese, 516

   tratamento, 516
síndrome coronariana aguda (SCA), 591
síndrome da artéria mesentérica superior (AMS), 88
síndrome da ataxia-telangiectasia, 324
síndrome da cauda equina, 167
síndrome da dor na pós-mastectomia, 580
síndrome dolorosa complexa regional (SDCR), 232
síndrome da dor trocantérica maior
   achados clínicos, 511
   complicações, 511
   diagnóstico diferencial, 511
   estudos de imagem, 511
   sinais e sintomas. 511
   tratamento, 511
síndrome da fossa posterior, 352
síndrome da imunodeficiência humana adquirida (Aids), 709-710. *Ver também* vírus da imunodeficiência humana
síndrome da secreção inapropriada de hormônio antidiurético (SIADH), 200
síndrome de Angelman, 324
síndrome de Brown-Séquard (SBS), 166-167
síndrome de Cornelia De Lange, 324
síndrome de Cushing, 300
síndrome de Down, 324
síndrome de Edward, 324
síndrome de fibrose por radiação, 573-574
síndrome de fricção da banda iliotibial, 489
síndrome de Guillain-Barré (SGB), 269
   achados clínicos, 306
   complicações, 307
   estudos diagnósticos, 306-307
   prognóstico, 307
   reabilitação neurológica, 305-307
   sinais e sintomas, 306
   tratamento. 307
síndrome de Klippel-Feil, 324
síndrome de Noonan, 324
síndrome de Patau, 324
síndrome de Prader-Willi, 324
síndrome de Raynaud
   achados clínicos, 44
   complicações, 44-45
   farmacoterapia, 45-46
   medidas conservadoras, 45
   modalidades invasivas, 46
   prognóstico, 46
   terapias alternativas, 46
   tratamento, 45-46
síndrome de Rett, 324

síndrome de Sjögren, 396
síndrome de Turner, 324
síndrome do compartimento
   aguda, 515-516
   esforço crônico, 516
síndrome do compartimento de esforço crônico
   achados clínicos, 516
   complicações, 516
   diagnóstico diferencial, 516
   patogênese, 516
   tratamento, 516
síndrome do cone medular, 167
síndrome do cordão acorrentado, 181
síndrome do epicone, 167
síndrome do impacto dorsal, 497
síndrome do impacto ulnar, 498
síndrome do pronador, 275
síndrome do treinamento excessivo, 120
síndrome do túnel cubital, 276
síndrome do túnel do carpo (STC), 18, 564
síndrome do túnel do tarso, 280
síndrome interóssea anterior, 274-275
síndrome medular anterior (SMA), 167
síndrome medular central (SMC), 166
síndrome medular posterior (SMP), 167
síndrome no pós-pólio, 309
síndrome patelofemoral, 20-21
   nos esportes de resistência, 488-489
síndrome por estresse do medial tibial, 489-490
Síndrome de VATER, 324
síndromes de AVC lacunar, 216
síndromes de impacto, 496-497
síndromes de pólio, 308-313
   achados clínicos, 308-310
   complicações, 310
   diagnóstico diferencial, 310
   estudos diagnósticos, 309-310
   patogênese, 308
   prognóstico, 312
   sintomas, 308-309
   tratamento, 311-312
siringomielia, 179-180, 336
sistema circulatório
   distrofia muscular de Becker e, 340
   distrofia muscular de Duchenne e, 340
   distúrbios, 691-696
   inatividade e, 64
   lesão da medula espinal e, 172-173
   lesão na medula espinal e, 543
   no treinamento aeróbio, 118
sistema de classificação de Mirels, 577

sistema endócrino
　distúrbios, 701-703
　LCT e, 200
　lesão na medula espinal e, 181
　miopatias, 299
sistema gastrintestinal
　AVC, 220
　inatividade, 64
　lesão na medula espinal e, 176-177, 543
　reabilitação traumática, 541
sistema geniturinário. *Ver também* sistema urinário
　lesão da medula espinal, 177
　na reabilitação traumática, 541
sistema musculoesquelético, 9-12
　distrofia muscular de Becker e, 341
　distrofia muscular de Duchenne e, 341
　estabilidade articular, 9
　inspeção e palpação, 9
sistema nervoso autônomo, 86
sistema ósseo, lesão da medula espinal e, 178-180. *Ver também* osso
sistema pulmonar. *Ver também* pulmão; sistema respiratório
　distrofia muscular de Becker e, 340-341
　distrofia muscular de Duchenne e, 340-341
　distúrbios, 696-698
　inatividade e, 65
　no teste aeróbio, 118
　reabilitação, 697
　reabilitação de traumatismo e, 541
sistema renina-angiotensina, 45
sistema reprodutivo, 181-183
sistema respiratório. *Ver também* sistema pulmonar
　AVC e, 219
　LCT e, 349
　lesão na medula espinal e, 188, 543
sistemas de administração da bomba intratecal
　efeitos colaterais e complicações, 378
　estudos dos resultados, 378
　indicações, 377
　técnica, 377-378
sistema tegumentar, 178
sistema urinário. *Ver também* bexiga; sistema geniturinário
　esvaziamento da bexiga, 92
　inatividade e, 64-65
　neuroanatomia do, 90-91
sistema vascular, 175-176
SM. *Ver* semimembranáceo
SMC. *Ver* síndrome medular central
SMR. *Ver* síndrome medular posterior
sombra acústica, 641

soro condicionado autólogo, 646
SPECT. *Ver* tomografia por emissão de fóton único
SPP. *Ver* sustentação de peso parcial
SPQT. *Ver* sustentação de peso quando tolerado
SPTD. *Ver* sustentação de peso com o toque de dedo do pé
SSP. *Ver* sem sustentação de peso
STC. *Ver* síndrome do túnel do carpo
STQ. *Ver* substituição do quadril
subescapular, 635f
substituição do joelho
　achados clínicos, 551-552
　cicatrização da ferida inadequada, 553
　complicações, 552-553
　contraindicações, 551, 552
　epidemiologia, 551
　estudos de imagem, 552
　fratura periprotética, 553
　indicações, 551
　lesão no nervo, 553
　prognóstico, 554
　reabilitação, 553-554
　total, 552f
　tratamento, 552
　TVP e, 553
substituição do ombro
　achados clínicos, 554-555
　afrouxamento protético, 556
　complicações, 555-556
　contraindicações, 554
　disfunção do músculo deltoide, 556
　epidemiologia, 554
　fratura periprotética, 556
　indicações, 554
　infecção na, 555-556
　instabilidade glenoumeral, 556
　lesões neurais, 556
　prognóstico, 556
　reabilitação, 556
　ruptura do manguito rotador na, 556
　total, 555f
　tratamento, 555
substituição do punho
　achados clínicos, 557-558
　comparações dos resultados, 558
　complicações, 558
　contraindicações, 557
　prognóstico, 558
　reabilitação, 558
　tratamento, 558
substituição do quadril
　abordagem anterior, 549

　abordagem póstero-lateral, 549
　achados clínicos, 547
　complicações, 549
　contraindicações, 547, 548
　discrepâncias no comprimento da perna, 550
　embolia pulmonar e, 549
　epidemiologia, 547
　estudos de imagem, 547
　fixação de cimento, 548-549
　fixação sem cimento, 548-549
　indicações, 547, 548
　infecção na, 549
　luxação, 549-550
　OH na, 550
　paralisias nervosas e, 549
　prognóstico, 551
　prótese bipolar, 548
　prótese unipolar, 548
　reabilitação, 550-551
　sinais e sintomas, 547
　tratamento, 547-548
　TVP e, 549
substituição do tornozelo
　achados clínicos, 559
　complicações, 550
　contraindicações, 559
　estudos de imagem, 559
　indicações, 559
　prognóstico, 560
　reabilitação, 560
　sinais e sintomas, 559
　tratamento, 559-560
sulfasalazina, 382[
sulindac, 132
suporte de sustentação de peso, 149
suporte duplo, marcha, 149-150
suporte único, 150, 157f, 158f
supositórios, 89
sustentação de peso com toque do dedo do pé (SPTD), 680
sustentação de peso parcial (SPP), 680
sustentação de peso quando tolerado (SPQT), 680

T

tabaco, 213
tálamo, 614
talidomida, 575
tapentadol, 133
taquicardias supraventriculares, 599
taxa de hemossedimentação (THS), 25
taxanes, 575
Taylor, Eugene, 569

TBI. *Ver* terapia com baclofeno intratecal
TC. *Ver* Tomografia computadorizada
TCA. *Ver* ácido tricarboxílico
TCC. *Ver* terapia cognitiva-comportamental
TCV. *Ver* trauma craniano violento
TDC. *Ver* terapia completa descongestiva
técnicas de neurólise por radiofrequência, 360
    da articulação sacroilíaca, 360-361
    de articulação facetária, 360-361, 362*f*
    de gânglios de raiz dorsal, 363-364
    simpatectomia cervical, 364-365
    simpatectomia lombar, 365-366
tendinopatia do calcâneo, 491
tendinopatia patelar, 483
tendões
    bíceps, 635*f*
    calcâneo distal, 637*f*
    extensor, 636*f*
    infraespinhoso, 635
    patela distal, 637*f*
    patela proximal, 636*f*
    quadríceps distal, 636*f*
    supraespinhoso, 634*f*, 635*f*
    transferência por espasticidade, 83
    ultrassom musculoesquelético de, 634
TENS. *Ver* estimulação nervosa elétrica transcutânea
TEPT. *Ver* transtorno de estresse pós-traumático
terapia antiplaquetária, 212
terapia com *laser* de baixa intensidade (TLBI), 109-110
    contraindicações, 109
terapia com oxigênio, 697
terapia com oxigênio hiperbárico, 28
terapia cognitiva-comportamental (TCC), 611
terapia da fala, 330
terapia de aquecimento profundo
    diatermia por micro-ondas, 105
    diatermia por ondas curtas, 104-105, 104
    ultrassom terapêutico, 103-104, 104
terapia de entonação melódica, 617-618
terapia por contenção induzida (TCI), 224, 329-330
terapia completa descongestiva (TDC), 37, 579
terapia ocupacional
    artrite reumatoide, 383
    lesão na medula espinal, 190
    paralisia cerebral, 329-330
terapia por baclofeno intratecal (TBI)
    complicações, 81-82
    implante da bomba, 81
    modificação da dose, 81

    overdose, 82
    para a espasticidade, 80-82
    reabilitação pós-implante, 81
    síndrome de abstinência, 82
    terapia de manutenção, 81
terapia por calor superficial, 99-102
    banhos de parafina, 100-101
    compressas quentes, 99
    contraindicações para, 100
    hidroterapia, 101-102
    lâmpadas de aquecimento, 100
    turbilhão, 101-102, 101
terapia por compressão, 40
terapia por pressão negativa na ferida, 28
terapias auxiliadas por robô, 226
terapias tópicas, 27
terazosina, 45
Terceira Lei de Newton do Movimento, 136
teriflunomida, 244
teste da extremidade superior, 10
teste da gaveta anterior, 513*f*
teste da lata vazia, 501
teste de Hawkins, 501*f*
teste de inclinação talar, 513*f*
teste de Speed, 501
teste para a extremidade inferior, 11
testes da função pulmonar (TFP), 411-412
testosterona, 122
tetraplegia, 174
TFP. *Ver* testes da função pulmonar
TFP. *Ver* tromboflebite superficial
THS. *Ver* taxa de hemossedimentação
titina, 114*f*
tizanidina, 78, 128-129
TLBI. *Ver* terapia com *laser* de baixa intensidade
TCI. *Ver* terapia por contenção induzida
tomografia computadorizada (TC), 710
    da coluna lombar, 532*f*
    do AVC, 210*f*
    do cotovelo, 504*f*
tomografia por emissão de pósitrons (PET), 197
tomografia por emissão de fóton único (SPECT), 197
tônus, 7-8
torcicolo muscular congênito
    achados clínicos, 346-347
    avaliação pediátrica, 346-347
    estudos de imagem, 347
    tratamento, 347

tornozelo
    amputação, 441
    flexores plantares, 51
    lesões, 494-495
    osteoartrite, 559*f*
tornozelo lateral, 22*f*
torque, 49*f*
toxicidade induzida por quimioterapia
    sistema nervoso central, 574, 576
    sistema nervoso periférico, 575-576
toxicidade induzida por quimioterapia do sistema nervoso central
    achados clínicos, 574
    complicações, 576
    patogênese, 574
    tratamento, 574
toxicidade induzida por quimioterapia para o sistema nervoso
    central, 574, 576
    periférico, 575-576
        patogênese, 575
        tratamento, 576
toxicidade por radiação
    complicações, 572
    doses de tolerância, 572
    efeitos de, 573
toxoplasmose, 296
tração, 110-111
    contraindicações, 110
trajetória da proteína linfática, 578*f*
tramadol, 133, 185
transplante de órgãos
    cardíaco, 408
    miopatia no, 713
    neuropatia no, 713
    no idoso, 712-714
    nutrição e, 714
    tremores no, 713
transtorno de estresse pós-traumático (TEPT), 186, 436, 603
trapéziom 48*f*
traqueostomia
    AVC e, 219-220
    colocação, 625-626
    descanulação do tubo, 590
    indicações clínicas, 625
tratamento com toxina botulínica, 331
    comercialmente disponível, 79
    espasticidade, 79-80, 129
    para a bexiga neurogênica, 97
    reações adversas, 80
trato corticospinal lateral, 163
trato espinotalâmico anterior, 163
trato espinotalâmico lateral, 163

trauma craniano violento (TCV), 348
traumatismo na pele, 701
treinamento aeróbio, 121
   duração do exercício, 120
   hormônios no, 118-119
   intensidade, 119
   limiar de lactato, 119-120
   manejo, 119-120
   respostas fisiológicas, 118-119
   respostas vasculares e pulmonares, 118
treinamento de força, 121-125. *Ver também* exercício
   colágeno, 122-123
   espasticidade e, 76
   especificidade do exercício, 124-125
   exercício de resistência, 123
   exercícios monoarticulares e multiarticulares, 123-124
   falha muscular no, 124
   hiperplasia muscular, 122
   hipertrofia muscular no, 121-122
   manejo do, 123-125
   osso no, 122-123
   periodização, 124
   respostas fisiológicas, 121-123
   sincronização neural no, 121
treinamento familiar, 419
treinamento vocacional, 223
tremor, 314, 702-703
   no transplante de órgãos, 713
trifosfato de adenosina (ATP), 113
triquinose, 296-297
trismo, 582
tromboangéite obliterante, 33-34
   achados clínicos, 34
   estudos diagnósticos, 34
   tratamento, 34
tromboembolismo venoso, 70-72, 188
   LCT e, 198
   profilaxia, 134
tromboflebite superficial (TFS)
   achados clínicos, 38
   diagnóstico diferencial, 38
   tratamento, 38-39
trombo mural intracardíaco, 213
trombose da veia profunda (TVP), 39, 175, 218
   achados clínicos, 70
   farmacoterapia, 71
   manejo clínico e, 70-71
   mobilização, 71-72
   pacientes neurocirúrgicos, 72
   pacientes ortopédicos, 72
   populações de pacientes especiais, 72
   substituição do joelho e, 553
   substituição do quadril e, 549
   tratamento, 70-72
trombose do seio venoso, 212
tronco encefálico, 614
tubo de gastrostomia acidental decanulação, 590
tumores espinais
   achados clínicos, 534
   diagnóstico diferencial, 535
   prognóstico, 535
   tratamento, 535
turbilhão, 101-102
   contraindicações, 101
TVP. *Ver* trombose da veia profunda

U

ulceras de pressão
   achados clínicos, 66
   complicações, 66
   estadiamento, 67, 68, 69
   patogênese, 65-66
   prevenção, 66
   tratamento, 66
úlcera venosa, 40*f*
ultrassom musculoesquelético
   básico, 633
   desvantagens, 633
   do osso, 641
   dos tendões, 634
   dos vasos, 641
   indicações, 632
   músculos, 639
   nervos, 639
   tecidos normais, 633-641
   vantagens, 632
ultrassom terapêutico, 103-104
   contraindicações, 103
ultrassom. *Ver* ultrassom musculoesquelético

V

vacina
   hepatite A, 690
   herpes zoster, 690
   meningocócica, 690
   MMR, 690
   sarampo, 690
   Streptococcus pneumoniae, 689
   tétano e difteria, 690
   varicela, 690
   vírus da influenza, 689-690
vacina tríplice viral (sarampo, caxumba e rubéola [AARV]), 690
valores do nervo motor, 262
valores nervosos sensoriais, 261
valvas cardíacas protéticas mecânicas, 213
válvula de fala Passy-Muir (VPM), 625
VAMP. *Ver* proteína da membrana associada à vesícula
varfarina, 71, 134, 135
vasculites, 394-395
vasos, ultrassom musculoesquelético dos, 641
VCI. *Ver* veia cava inferior
veia cava inferior (VCI), 70
veias varicosas, 690
   achados clínicos, 42
   medidas conservadoras, 42-43
   patogênese, 42
   procedimentos invasivos, 42
   prognóstico, 42
   tratamento, 42-43
   úlcera, 42*f*
velocidade livre, 140
ventilação, 411
ventilação de pressão positiva não invasiva (VPPNI), 304
vertebroplastia, 368*f*
   efeitos colaterais e complicações, 368
   estudos dos resultados, 368
   indicações, 366-367
   percutânea, 367*f*
   técnica, 367-368
vesícula biliar, 88
vibração, 7
vírus da imunodeficiência humana (HIV), 266, 296
   achados clínicos, 709
   complicações, 709
   prognóstico, 710
   tratamento, 709
virus da influenza, 296
   vacina, 689-690
visão, mudanças na, 600-601
vitamina D, 179
viver de modo independente, 608
VPM. *Ver* válvula da fala de Passy-Muir
VPPNI. *Ver* ventilação de pressão positiva não invasiva

X

xerostomia, 581

IMPRESSÃO:
Pallotti GRÁFICA EDITORA
Santa Maria - RS - Fone/Fax: (55) 3220.4500
www.pallotti.com.br